Pathways of the Pulp
根管治疗学

——牙髓之路

（第8版）

主　编 [美]Stephen Cohen　Richard C. Burns

主　译　李昂

世界图书出版公司

西安　北京　广州　上海

Pathways of the Pulp, 8/E.
Stephen Cohen, Richard C. Burns
ISBN – 13: 9780323011624
ISBN – 10: 0323011624
Copyright © 2002 by Elsevier. All right reserved.

Authorized Simplified Chinese translation from English language edition published by the Proprietor.
ISBN – 13: 978 – 981 – 259 – 090 – 9
ISBN – 10: 981 – 259 – 090 – 3
Copyright © 2010 by Elsevier(Singapore)Pte Ltd. All rights reserved.

Elsevier(Singapore)Pte Ltd.
3 Killiney Road
#08 – 01 Winsland House I
Singapore 239519
Tel: (65)6349 – 0200
Fax: (65)6733 – 1817

First Published 2010
2010年初版

Printed in China by *Xi'an World Publishing Corporation* under special arrangement with Elsevier (Singapore) Pte Ltd. This edition is authorized for sale in China only, excluding Hong Kong SAR and Taiwan. Unauthorized export of this edition is a violation of the Copyright Act. Violation of this Law is subject to Civil and Criminal Penalties.

本书简体中文版由世界图书出版西安公司与Elsevier(Singapore)Pte Ltd.在中国大陆境内合作出版。本版仅限在中国境内(不包括香港特别行政区及台湾)出版及标价销售。未经许可之出口,视为违反著作权法,将受法律制裁。

Pathways of the Pulp

根管治疗学

——牙髓之路

（第8版）

主　　编　[美]Stephen Cohen　Richard C. Burns

主　　译　李　昂

副 主 译　胡　伟　袁雪岩　王　峰

主　　审　阮梅生

译　　者　王　峰　王淑红　孙俊毅
　　　　　孙慧玲　宋金玲　李　昂
　　　　　姚天华　姚洪博　胡　伟
　　　　　赵东方　袁雪岩　郭青玉
　　　　　程　政　蒋月桂

世界图书出版公司

西安　北京　广州　上海

图书在版编目(CIP)数据

根管治疗学:牙髓之路:第8版/(美)柯恩,(美)伯恩斯著;李昂译.—西安:世界图书出版西安有限公司,2010.2(2012.1重印)

书名原文:Pathways of the Pulp

ISBN 978-7-5062-5477-9

Ⅰ.根... Ⅱ.①柯...②伯...③李... Ⅲ.牙髓病—根管疗法 Ⅳ.R781.305

中国版本图书馆 CIP 数据核字(2009)第 228870 号

版权登记号　25-2005-024 号

根管治疗学——牙髓之路(第8版)

原　　著	[美]Stephen Cohen, Richard C. Burns
主　　译	李　昂
策　　划	马可为　邵小婷
责任编辑	邵小婷
出版发行	世界图书出版西安有限公司
地　　址	西安市北大街85号
邮　　编	710003
电　　话	029-87214941　87233647(市场营销部)
传　　真	029-87279675
经　　销	全国各地新华书店
印　　刷	陕西天意印务有限责任公司
开　　本	889 mm×1194. mm　1/16
印　　张	57.75
字　　数	1740 千字
版　　次	2010 年 2 月第 1 版
印　　次	2012 年 1 月第 2 次印刷
书　　号	ISBN 978-7-5062-5477-9
定　　价	328.00 元

☆如有印装错误,请寄回本公司更换☆

根管治疗学
——牙髓之路
(第8版)

原著作者

Robert E. Averbach, DDS, FICD, FACD

Edward J. Barrett, BSc, DDS, MSc

J. Craig Baumgartner, DDS, MS, PhD

David Clifford Brown, BDS, MDS, MSD

Richard C. Burns, DDS, FICD, FACD

Joseph H. Camp, DDS, MSD

Peter F. Chase, DDS, MA

Noah Chivian, DDS, FACD, FICD

A. Scott Cohen, DDS

Stephen Cohen, MA, DDS, FICD, FACD

Lewis R. Eversole, MA, MSD, DDS

Gerald N. Glickman, DDS, MS, MBA

James L. Gutmann, DDS

Kenneth M. Hargreaves, DDS, PhD

Eric James Herbranson, DDS, MS

Jeffrey W. Hutter, DMD, MEd

William T. Johnson, DDS, MS

Syngcuk Kim, DDS, PhD

Donald J. Kleier, DMD, FACD, FICD

Martin D. Levin, DMD

Frederick Liewehr, DDS, MS, FICD

Stanley F. Malamed, DDS

Kathy I. Mueller, DMD

P. N. Ramachandran Nair, BVSc, DVM, PhD

Carl W. Newton, DDS, MSD

Jacinthe M. Paquette, DDS

Roberta Pileggi, DDS, MS

Franklin Pulver, DDS, MSc, FRCD, FICD, FACD

Paul Rosenberg, DDS

Clifford J. Ruddle, DDS, FACD, FICD

Cherilyn G. Sheets, DDS

Asgeir Sigurdsson, Cand. Odont, MS

Larz Spångberg, DDS, PhD

Hideaki Suda, DDS, PhD

Martin Trope, DMD, FICD, FACD

Henry Trowbridge, DDS, PhD

William F. Vann, Jr., DMD, PhD

Galen W. Wagnild, DDS

Richard E. Walton, DMD, MS

Hom-Lay Wang, DDS, MSD

Lisa R. Wilcox, DDS, MS

David E. Witherspoon, BDSc, MS

Robert S. Wright, DDS, MSEd, MS

Edwin J. Zinman, DDS, JD

原著序

编者们发现,在科学、医学、牙科学和工艺学日新月异的数码时代,编写一部完全与时俱进的专业著作是非常有挑战性的。在第8版《根管治疗学——牙髓之路》中,我们的主要目的是为了重新梳理和明晰牙髓病学的基本原理和通用理念——准确的诊断,合适的进路,完全的清理和成形精确地充填——使本书成为以实践为基础的、更加有说服力的专著,并包含有21世纪牙髓病领域的主要进展。

我们坚信,想要在临床实践中表现出色,保持终生学习的习惯是最基本的要求,因为现在科学知识的半衰期只有5年!本版本较上一版本有诸多改进,每一章经过重新编写或者做了实质性的修改。我们首次应用了斯坦福大学NASA研制的计算机X线摄影技术,将揭示人牙齿和髓腔的三维结构。该版本其中一个新特色是新增了版块:牙髓病或根尖周病引起的颌面部的感染;计算机和其他技术在诊室的应用及它们在获准应用领域的完美结合。

我们深深感谢为本书做出无私奉献的贡献者们,他们甘愿分享知识的美好品质源自于医生(或者说,教师)这个名称的崇高意义。是全体贡献者们共同完成了牙髓病学教科书初稿的书写——正因为此,我们谨以此书献给他们。

最后,我们要特别感谢编辑 Ms. Penney Rudolph 以及 Ms. Kimberly Frare 专家级的精深修改,他们把草稿和校样中一些生涩难懂的语句变得完美而生动。

StepheCohen

Richard C. Burns

前　言

历史性的观点

也许多年之后
在某个地方
我轻声叹息着
把往事回顾
树林里有两条路
我却选人迹更少的那条
从此决定了我
一生的道路

自 *The Road Not Taken*. Robert Frost. 1916.

关于"牙髓治疗方法"的争论已经持续了1个多世纪。人们不断产生新想法，迎接新挑战，发展新材料，提出新技术；同时，一些错误也被一再重复，有些治疗还在完全依靠个人的经验。在这段时期，这个被认为"小而不重要的组织"，一直在重复着历史，这促使我们选择了一种不同的方法——一条前人很少走过的路。随着对根管解剖系统的深入了解，其中有些方法和路径被证明为不可行、无用、偏离方向或没有出路；有的方法是明显的进步，有的却是退步；有的方法具有创造性，有的仅仅是重复；有的基于生理学基础，而有的仅仅依靠经验。在新千年到来之际，我们不仅需要重温这些不同的方法和路径，同时还要吸取过去几个世纪的历史经验和教训——因为它使牙髓病学（endodontology）和牙髓学（endodontics）发展变得完全不同了。

在20世纪初，牙髓和根尖周组织的治疗主要依赖于局部麻醉、X线检查、牙髓电活力测试和根管外科治疗原则，直到今天我们仍在应用这些方法和原则。此外，由于普遍认为控制局部感染是治疗牙髓感染及其并发症的主要原则，所以无菌术和消毒被认为是治疗牙髓疾病必须要考虑的方面。这是一个新时期的开始，却不是努力保存自然牙齿的时

I

代。随着牙髓电活力测试的广泛应用,及来自牙齿影像学方面信息的辅助,牙髓诊断方法显著提高了。我们要感激第一位使用牙齿X线检查的Otto Walkhoff,以及第一位在根管治疗中应用影像学诊断方法的C. Edmund Kell。在这之前,诊断牙髓是否具有活力的方法仅有冷热刺激试验,这是一种有痛苦的诊断方法,但是直到今天仍在应用。随着局部麻醉的应用,牙髓治疗可以在无痛状态下进行。最初是在1884年,维也纳眼科医师Carl Koller应用可卡因作为局部麻醉剂进行眼科手术,随后,Guido Fischer等报道在口腔中应用可卡因也有良好的效果。早在1917年,Harvey Cook就发明了应用玻璃和金属注射器进行臀部肌肉注射,但口腔医生接受这项新技术却很慢,他们只是用可卡因进行加压麻醉,治疗牙髓感染和疼痛。

尽管受到William Hu无菌术和消毒原则的影响,口腔专业人员很早就认识到口腔根管治疗中应该认真进行根管消毒,但是仍不重视保存牙齿。多数专家认为,牙髓和根尖周组织感染是多种系统疾病的感染源,因而,倾向于拔除被感染的牙齿。事实上,在很多年里,牙科领域都将Hunter提出的"去除病灶"作为治疗的原则,以至于直到新世纪,仍在某些地方影响了数百万患者的治疗。幸运的是,在世纪之交,W. D. Miller发表题为"Die mikroorganismen der mundhole – The microorganisms of the human mouth"的文章,影响了一大批口腔临床医师和学者,如Edwar Hatton,Edgar Coolidge,Charles Boedecker,J. Roy Blaney,W. Clyde Davis,William Skillen,Carl Grove等。通过其中微生物学方面的介绍,使他们更好的理解了牙髓和根尖周组织感染的途径,因而能改变以往错误的治疗方法。本书不仅详细介绍了疾病发展的过程,而且提出了预防牙髓和根尖周组织病损的方法。但这种对抗菌作用的正确认识,却在某种程度上导致了滥用酚类化合物控制菌群和组织不可控制的感染,从而造成了不可逆性的组织损害。而且直到今天,某些没有理论根据的牙髓治疗仍在继续进行。

提到牙髓病学——牙髓疾病的科学,我们必须感谢口腔生物学的先驱们。在20世纪20年代,尤其是1926年,虽然在费城国际口腔会议上的"美国口腔概况"主要介绍了牙齿保存技术,但最重要的是,在这时,生物学和临床治疗技术出现了交叉,新的学科——口腔生物学出现了。芝加哥的奥地利科学家Bernhard Gottlieb影响了当地的临床医生和研究者,如W. Skillen、E. Coolidge和E. Haton等,他们形成了口腔生物学发展的基础力量。紧接着,Gottlieb的许多助手和同事,包括他两个最亲密的助手Balint Orban和Rudolf Kronfeld,以及Harry Sicher和Joseph Weinmann,出于对科学的追求和逃避欧洲政治动乱的迫害而来到美国,他们促使了口腔生物学的产生和发展。这些绅士们以及许多他们初出茅庐的同事,如Louis Grossman,Maury Massler,Edgar Coolidge,J. Henry Kaiser,Robert Kesel,Harry Johnston,W. Clyde Davis和Ralph Sommer等的工作,对很多现在的牙髓病医生产生了很大的影响。对他们在牙体治疗方面的贡献,我们必须表示最真挚的感谢。

在19世纪晚期,曾经有过关于一次性根管治疗的激烈争论——这种治疗方法现在又有恢复的趋势。C. Edmund Kells Jr认为,"依靠现在的技术,可以一次性完成感染根管的治疗和充填,正如40多年前Cassius M. Richmond教导的一样。而且从那之后,我本人一直在进行一次性根管治疗。"其他诸如J. S. Dodge,C. T. Stockwell,G. O. Rogers,M. S. Merchant,E. Noyes,L. Ottofy和A. W. Harlan都曾强烈支持或试图提出一次性根管治疗的适应证或技术方法,他们提出了"鉴别哪些人适合一次性根管治疗"的方法。L. Ottofy认为,这种"伟大"的治疗方法不仅仅是一种促使根尖周组织愈合的基本治疗方法,而且为根管治疗后的自然愈合机制提供支持。这种备受争议的一次性根管充填治疗的方法是J. E. Cravens于1887年在华盛顿第九届国际医学会议上首次提出的,他倡导所有的根管治疗都要一次完成,这"引起很多著名学者的猛烈抨击"。具有讽刺意味的是,从此之后,就很少有关于一次性根管治疗效果的文章发表。按照循证医学的观点,这种方法仍需要进一步的研究。但在新千年到来之际,一次性根管治疗又一次出现在人们的视野中,它使治疗牙髓病的医生分为两派:进行一次性充填治疗的牙医生;不进行一次性充填治疗的牙医生。虽然他们治疗成功的几率相似,但做一次性充填治疗的牙医生每次花费的治疗时间更少,因而,治疗的患者量更大,经验增长更快,而且不必预约患者再次进行令人恐惧的根管治疗。但又是什么原因使另一些口腔医生不愿意采用这种方法呢?……愧疚、担心和恐惧。"令人沮丧的是,临床牙医生进行一次性根管治疗大多仅仅是出于经济方面和对医生的便利方面考虑,而从经验臆断考虑问题对患者可能弊大于利。"

20世纪30年代后,根管治疗方面一直没有新的方法出现,而在70年代、80年代和90年代,新的治疗方法却不断涌现。如 Hugo Tribitsch 和 Elmer Jasper 分别发明的银牙胶尖,在全世界范围内一度被广泛应用。但目前认为,银牙胶与古塔胶联合应用的封闭效果并不好。虽然银牙胶尖适用于充填古塔胶难以充填的细小弯曲根管,而且其影像学的高密度影容易观察,但是由于复杂根管系统难于彻底清洁,不容易制备根管形态,使得银牙胶尖充填不得不退出历史舞台。40 年后,Sam Seltzer 等报道,根尖附近的冠部的微漏在银牙胶尖附近产生的腐败物质,如细菌、支持组织碎片等,经常会导致牙周组织的破坏和根管治疗的失败。

从上个世纪上半叶开始直到 70 年代,根尖周手术都是根管再治疗的首选方法。在根管外科治疗方面,20 世纪初,我们的欧洲同行们就详细阐述了根尖手术中,手术瓣的设计和根尖部分切除的方法;而那时,尽管美国的口腔医生也可以做这类手术,但由于受到局限性感染病灶及某些地方性理论的影响,他们宁愿更多选择拔除牙齿。到 20 世纪后半叶,Jorgen Rud, Jens Andreasen 和 J. E. Moller - Jensen 发表了大量关于牙髓手术的浅显易懂的论文,其原理和理论被引入了根管外科学。他们不但确立了生物学指标作为根管外科治疗成功的标准,促使根尖充填材料向着更容易使根尖组织再生的方向改进,还使人们认识到根管治疗失败的原因多是根管不清洁、制备根管形态不良和不能封闭根管,因而,促进了大量的非手术根管治疗失败病例采取根管外科方法进行再治疗。在新千年中,由于显微镜的使用,为口腔医生在直接视野下的操作提供可能,使根尖周手术的各个操作步骤更加可控。

早在 19 世纪晚期,L. Friedel 和 J. Scheff 就分别试图确定牙周韧带在牙齿吸收中的作用……。在很长一段时间内,口腔医生都不能明确牙齿吸收的原因或确定预防方法,导致很多患者的牙齿丧失。

直到上个世纪,出现了很多治疗牙髓或者根尖周组织疾病的方法,但有些仅仅是通过简单的单一的经验性个案报道确定,或通过回顾性观察研究确定的。比如,20 世纪 50 年代的一篇回顾性研究就被很多作者和临床牙医生引用了 40 年。这篇文章指出,非手术性根管治疗失败的主要原因是根管封闭不全或根尖微漏。不论当时还是现在,人们普遍认为,解决根尖微漏需要彻底清洁根管,并制备良好的根管形态。而早在 1882 年,R. H. Hofheinz 就指出,在非手术根管治疗中,在"确定患牙根管治疗成功或失败的原因时,最重要的原因通常被忽略,而且治疗结果其实并不源于所谓的主要原因。在这些因素中,对根管治疗最重要的是根管的机械性清洁。"

再如,1959 年报道的一例手术治疗根管失败病例,其原因是含锌根尖填充物——碳酸锌——沉积并从根尖孔渗出。进而,在以后 20 年间,口腔医生都被告知,须采用"无锌汞合金"的材料进行根管充填治疗,但这样的说法显然是缺乏证据的。有趣的是,每当口腔学科出现新的观点时,当时的很多博士后学生就选择这个问题作为他们的研究方向。另外一个例子发生在 20 世纪 70 年代,有报道称切除根管治疗后牙齿的根尖部分时发现,用热器械抛光古塔胶充填可以导致根尖区欠填;因此,临床牙医生认为应该用冷的器械抛光古塔胶后充填,而这种单一的处理显然不能取得满意的效果。此外,推广超级 EBA 作为根尖填充材料,也仅仅是基于个案报道。

目前,人们已经了解了很多影响根管治疗效果的因素,少数几种被多数人推崇的治疗方法已经退出了历史舞台,"这是变革的原因"。即使现在,口腔临床医生们还持有一些错误的观点,他们还不完全清楚根管治疗成功或失败的根源。他们常常指着牙齿影像图片说,"看这些副根管都被充填得多密实,根管当然封闭得很好了"——难道这就是现代根管治疗成功的标准?

在 19 世纪晚期,R. Ottolengui 和 E. S. Talbot 报道了由冠方向根方进行根管治疗的方法,这种方法 100 年后又复兴了——但增加了新的技术,而且更加注意根管清洁和形态制备。在根管器械材质方面,从碳钢发展到不锈钢,最后改进为镍钛(合金),与 Edward 19 世纪时使用的锯齿状手表弹簧已经相去甚远。我们可以回想 20 世纪早期的那些根管治疗方法,以及在改进了工具的设计和使用了新型金属材料后,想象我们还会采用什么样的治疗方法。

多年来,人们多用根管微漏研究来评估根管封闭技术的质量和可行性,而很少关注临床牙医生的技术熟练程度。只是在最近 25 年,临床牙医生的技术水平才开始被认为是影响根管治疗成功与否的决定性因素。当数以千计的被拔除牙齿被使用各种方法如组织染色、核素、细菌培养,甚至离心法等检测其根尖微漏程度时,近期的大量研究却发现,来自冠方的细菌微漏才是根管治疗失败的主要原因。因而,根管治疗是否成功决定于冠方的治疗。这样说来,口腔专家们几十年来一直是在兴奋地沿着错误的方向研究根管治疗失败的原因。为什么他们没有吸取历史的经验和教训呢？B. E. Dahlgren 早在 1917 年就指出，冠方微漏是影响根管治疗的原因。显然他的观点以往很少被人注意，但这也远比 Robert Frost 的诗被人称颂得早。

20 世纪下半叶，牙髓疾病文献对焦点问题的研究及治疗工具的发展影响了牙髓学和牙髓病学的发展。*Journal of Endodontia* 创刊于 20 世纪 40 年代中后期，当时仅有几名编辑。那时，组织松散的牙髓病学界只是通过彼此偶尔通信来分享信息，没有形成正式统一的观点。40 年代后期，《口腔外科学、口腔医学和口腔病理学》杂志中才出现了牙髓病学内容。而后，关注牙髓病学的杂志也只有 *Journal of the British Endodontic Society*，此杂志是在 A. H. R. Rowe 指导下首次出版于 1967 年，1980 年更名为 *International Endodontic Journal*。牙髓病学地位的不断提高，促使于 1975 年，在编辑 Worth Gregory 的领导下，*Journal of Endodontics* 杂志创刊发行。它在全世界范围内建立了牙髓病学学术团体，提供牙髓治疗的全球观点及各个阶段治疗方法的改进。美国牙髓病学协会主席 Alfred L. Frank 指出："我们应当永远铭记牙髓病学的先驱者们，是他们不知疲倦的努力才使牙髓病学得到了大家的认可。"25 年已经过去了，这本杂志在牙髓病学和根管治疗学领域的作用一直很突出，它与 International Endodontic Journal 和 Endodontics & Dental Traumatology 一起，将引导牙髓病学迎接新千年的挑战。其他杂志的出现也增进了牙髓病学观点的传播和正确治疗方案的选择，它们都鼓励去提高全球的牙髓病治疗水平。

最后，读者们实际上已经接受了任务，就是阅读新版 Pathways of the Pulp，它包含了大量的事实材料、经验、知识、应用以及综合观点，对全科牙医师及专科牙医师都适用。在 21 世纪即将到来之际，强大的、天才的研究阵容为我们提供了对于牙髓病学的正确认识，将引领我们走向成功。我在此向编辑和作者表示衷心的感谢，因为由于他们的指导和持续支持，口腔医生才会获得新的治疗方法和相关知识，从而能取得成功。此外，新版也为即将发生的变化奠定了基础，因为我们预测了未来牙髓病学的发展方向，当前科技的迅速发展，新的根管治疗学科未来的发展及人们将会需要的方法和面临的新问题。将来牙髓病学专家将和其他口腔专科医师一样，需要以证据为基础进行牙髓治疗，选择治疗方案及技术依据。将来牙髓病学中循证医学将被更多的人重视……当然还有对患者的成功治疗……这将是发生变化的原因。

James L. Gutmann

总目录

前言 .... (Ⅰ~Ⅳ)

第一部分　根管治疗艺术 .... (1)
　第1章　诊断程序 .... (3)
　第2章　口腔、颌面牙齿疼痛急症:牙髓病的诊断和处理 .... (29)
　第3章　非牙源性口腔、颌面痛和牙髓病学:涉及上下颌、似牙源性痛的疼痛紊乱 ..... (71)
　第4章　病例选择与治疗计划 .... (83)
　第5章　治疗准备 .... (94)
　第6章　设备及消毒 .... (132)
　第7章　牙齿形态学和洞型预备 .... (157)
　第8章　根管系统的清理和成型 .... (212)
　第9章　根管系统清理、成型后的充填 .... (268)
　第10章　病历与法律责任 .... (338)

第二部分　根管治疗科学 .... (377)
　第11章　牙本质-牙髓复合物的结构和功能 .... (379)
　第12章　根尖周组织病理学 .... (420)
　第13章　牙髓病的微生物学及牙髓感染的治疗 .... (467)
　第14章　牙髓病变治疗的器械、材料与设备 .... (487)
　第15章　龋的牙髓反应及牙科治疗程序 .... (540)

第三部分　相关临床问题 .... (565)
　第16章　创伤性牙损伤 .... (567)
　第17章　牙髓与牙周的相互关系 .... (611)
　第18章　牙髓病药理学 .... (624)
　第19章　根管显微外科技术 .... (643)
　第20章　对疼痛和焦虑的控制 .... (682)
　第21章　无髓牙和变色牙的漂白方法 .... (702)
　第22章　根管治疗后牙齿的修复 .... (717)
　第23章　儿童牙髓病学:乳牙期和年轻恒牙期的牙髓治疗 .... (747)
　第24章　老年牙髓病学 .... (793)
　第25章　非外科的牙髓病再治疗 .... (823)
　第26章　数字技术在根管治疗中的应用 .... (878)
展望 .... (909)

第一部分
• PART.1

根管治疗艺术
GENGUANZHILIAOYISHU

第 1 章 诊断程序

Stephen Cohen, Frederick Liewehr

诊断技巧和方法 / 3
 主诉 / 3
 现病史 / 4
 疼痛 / 5
 主要体征 / 6
 既往用药史 / 6
检查和测试 / 6
 口外检查 / 6
 口内检查 / 7
 X 线检查 / 16
 X 线报告 / 18

特殊检查 / 20
 隐裂牙综合征与垂直性牙折 / 23
牙髓病和根尖周病的临床分类 / 23
 牙髓病 / 24
 牙髓坏死 / 25
 急性根尖周炎 / 26
 急性根尖周脓肿 / 26
 慢性根尖周炎 / 26
 凤凰脓肿 / 26
 根尖周骨硬化 / 27

诊断技巧和方法

在当今的电脑时代,一些牙医希望把诊断过程简化为程序表,牙医通过手工或电子计算机方法处理这张表,即可得出明确的诊断。然而,作出一个正确的诊断并非如此轻松。尽管对某些常见主诉进行诊断性测试,可得出典型结果,但有时测试的结果并不确定或并不完善,还需要敏锐且严谨的临床医师,通过仔细分析结果以解决这些矛盾。正确的诊断源于科学知识、临床经验、直觉及一般感觉的综合,故诊断过程既是技巧,又是科学。

诊断过程可分为 4 步,进行诊断与推理小说中的案例侦破异曲同工。第一步是汇总所有可得到的事实。可通过主诉、口腔专科病史、既往史及现病史获得线索;通过问诊了解一些症状;通过全面的检查,包括 X 线影像、实验室测试(必要时),揭示客观的物理体征。

第二步,由经验丰富的牙医生筛选和分析所得线索,从而发现与疾病密切相关的部分。他们必须确定患者所述症状是否准确,这些症状、体征及临床测试结果是否明显偏离正常范围。此外,他们还必须确定哪些发现需要进一步随访。

汇总和分析资料后,牙医生应制定鉴别诊断方案,即列出所有符合这些体征、症状及测试结果的疾病。最后一步,临床牙医师须仔细比较患者的症状、体征和测试结果以了解疾病的本质,并选择最符合的诊断,这就是手术诊断或治疗诊断。

通常,手术诊断即为最终诊断。它是在症状和体征与某一典型疾病的表现极为相近,几无疑问时得出的诊断。有些病例手术诊断不很确定,需要进一步检查来确诊。例如,对疑为"咬肌疼痛功能障碍综合征"(myofacial pain dysfunction syndrome)的患者,可用咬合夹板来确诊;也可用在龈沟进行牙周膜内麻醉来证实放射性牙痛的来源。在任何情况下,机敏的牙医总能不断挖掘出线索,随时准备修改诊断及未来的治疗。

对于做出准确诊断的重要性无论怎样强调也不为过。但有时虽然进行了一系列的诊断性测试,拿出了所有的经验和知识,也没有一个诊断能对患者症状做出满意的解释。有些复杂病例的病因可能是非牙源性的。

主 诉

首先记录促使患者来就诊的症状。记录的形式应该是一些简单的用语,即用患者自己的语言描述引起不适的症状。牙医或患者均不应使用诊断名词。用患者的语言记录的原因如下:首先,不管促使患者寻求治疗的原因是否重要,都必须提到,即使当牙医在检查过程中发现了其他令他更感兴趣的东西。其次,增添诊断和病史信息可能会造成不成熟的诊断,进而误导了进行检查的牙科医师,此时查询患者最初的诉说,可帮助医师重新作出正确的诊断。

现病史

填写一张预先制好的包括疼痛位置、强度及性质的牙病史调查表(表1-1),将有助于患者有序地描述其自己感觉到的情况。该表为临床牙医提供了关于疾病的症状和体征、疼痛持续的时间和强度及何种情况可使症状缓解或恶化的最初信息。此外,这张调查表中还应包括近期的牙科治疗情况、该部位受过的外伤情况及此前其他开业者提供的任何治疗。因此,牙病史调查表可为面谈提供一个模板。

通过面谈使病史得以展开,其间牙科医师应设法正确、完整、客观地评定患者的症状,避免作出不成熟的诊断。病史记录必须清楚、准确且依照时间顺序,应仔细描述从开始到现在患者出现的每个症状。鼓励患者不要有任何省略;提出的问题不要让患者简单地回答"是"或"不是",而要让患者能说出详细情况。牙科医师可以这样问患者:"请告诉我您的问题",而不是:"您的上前牙对冷敏感已几星期了,对吗?"。一些患者会回答"是"以表示合作,因为有些患者容易受暗示。另外一些会说"不是",简单地表示相反。只有采用无约束、无暗示的询问,才能了解到患者的感受,进而再询问特殊的问题,以了解患者所感受症状的性质:

- **开始:**"您什么时候发现牙齿疼痛的?以前出

表 1-1 牙病史调查表

告诉我们关于您的症状

姓名 _____

1. 您现在感觉痛吗?如果不痛,请回答第6题。 是 ____ 不是 ____
2. 如是,您能指出哪个牙痛吗? 是 ____ 不是 ____
3. 第一次是什么时候痛的? _____
4. 疼痛是突然发生的,还是慢慢发生的? _____

请指出不适感的频率和性质,并反映与您疼痛程度最接近的数字:

疼痛程度的等级 (在1至10的刻度尺上) 1=轻微,10=严重 1__2__3__4__5__6__7__8__9__10__	频率 ____持续的 ____间断的 ____瞬间的 ____偶尔的	性质 ____尖锐的 ____钝的 ____搏动的

您能用什么办法减轻疼痛吗? 是 ____ 不是 ____
如是,用的是什么办法? _____
有什么事能使疼痛加剧吗? 是 ____ 不是 ____
如是,是什么? _____
当吃或喝时,您的牙齿敏感吗? 热 ____ 冷 ____ 甜 ____
当您咬合或咀嚼时,您的牙痛吗? 是 ____ 不是 ____
当您改变体位时(躺下或弯腰),会引起牙痛吗? 是 ____ 不是 ____
6. 您有夜磨牙或紧咬牙习惯吗? 是 ____ 不是 ____
7. 如是,您晚上戴夜磨牙护板吗? 是 ____ 不是 ____
8. 最近这颗牙充填过或戴过冠吗? 是 ____ 不是 ____
9. 本次就诊前,这颗牙进行过根管治疗吗? 是 ____ 不是 ____
10. 关于您的牙齿、牙龈或窦腔还有什么我们应当知道以帮助我们作出诊断的?
_____

签字:患者或其父母 _____ 日期 _____

此表有助于患者组织和描述自己的疼痛感受。

现过吗？"
- **频率和过程**："疼痛间隔多长时间发生一次？疼痛发作越来越频繁还是越来越减少，或与您刚发现时一样？"
- **强度**："是有点痛（轻度）、比较痛（中度）还是痛得很厉害（重度）？"
- **性质**："疼痛是锐痛、钝痛、刺痛还是撕裂样痛？"
- **位置**："您能指出患牙位置或您感觉得到肿胀的部位吗？"
- **激惹因素**："热、冷、咬合或咀嚼能引起疼痛吗？"
- **持续时间**："冷（热）刺激引起的疼痛是一过性的，还是持久性的？"
- **自发性**："没有激惹会不会痛？"
- **缓解因素**："有什么能使疼痛减轻？譬如热水或冷水、坐起或躺下？"

仔细、认真地倾听患者对这些问题的回答，可帮助临床医师形成一个简洁的主诉和现病史的描述。牙医和患者的对话是诊断的第一步，它有 2 个作用：首先，它能使临床牙医做出"初步诊断"，这一诊断可在随后的临床检查中得到验证和完善；其次，它使患者与牙医互相熟悉，并建立患者对牙医的直率灵敏的信任——这是形成良好医患关系的重要一步。请记住威廉姆·奥斯勒（1849~1919）的话："仔细倾听患者诉说，因为他正在告诉您，他哪里不适。"

有时会出现这样的问题：病史应该记录得多详尽，特别在那些诊断似乎比较明确的病例。答案是临床医师应做到既详尽又适当，即重点关注那些与主要症状有关的问题时，又不能丢失其他重要信息。假如患者指出某一破坏严重的磨牙为患牙，并且吹风试验证实该牙为痛源，那么就没有必要再做进一步的检查。另一方面，大多数诊断并不那么简单，必须避免"管状视野"——将精力集中在可疑牙齿而忽略其他牙齿，而后者可能是问题的真正所在——以防误诊。临床经验和适当的怀疑态度将起到平衡作用。

疼 痛

本书所讨论的疼痛来源问题，就是指疼痛的起因，即它是从哪里来的。大多数病例中，疼痛的来源与患者感觉的部位是一致的。假如一颗牙齿患龋并发展到牙髓，那么牙髓炎和牙痛会接踵而至，这种情况称为"原发痛"，相对容易认识和诊断。

患者最常描述的疼痛为"牙痛"，这种疼痛源于牙的内部（即牙髓性疼痛）或外部（牙周韧带）。如同在随后的章节中所讲到的，牙齿疼痛通常是牙髓炎症和牙髓退化的结果。如果 Aδ 纤维有功能、有活性，疼痛的性质可能被描述为"锐痛"。锐痛是典型的组织急性损伤引起的疼痛。相反，假如严重的破坏引起 C 纤维反应时，疼痛可能被描述为"钝痛"、"闷痛"或"跳痛"（参见第 11 章牙髓神经学方面的讨论）。激惹（用冰水或热水冲洗隔离的患牙）往往能显效——引起疼痛。当疼痛源自牙髓组织，牙髓电活力测试为活髓时，一般可诊断为不可复性牙髓炎。

疼痛也可能源于牙周韧带，此时，患牙往往对叩诊、咀嚼敏感，也可能对触诊敏感。假如牙周炎是由牙髓病变扩散而来，诊断应涉及牙髓。疼痛的原因也可能只是单纯牙周源性或新修复体咬合高点所致。如果牙周炎症是牙髓疾病引起的，牙髓活力测试将呈阴性，此时，牙髓活力测试是诊断的关键。

另一个表明患者疼痛是否为牙髓源性的线索是疼痛的"强度"。为衡量这一强度，让患者想象一把从 0 到 10 有标记的尺子。告诉患者 0 为不痛，10 为他们能想象的最痛的阈值，然后让患者用一个数字来表示其疼痛程度。由 Aδ 纤维产生的牙髓性疼痛是剧烈的，并接近这把尺子的上限。而牙周疾病很少产生剧烈的疼痛。牙髓和牙周病变均可产生轻度到中度疼痛，但是，急性疼痛通常是牙髓源性疼痛的可靠指标。

患者能否准确指出患牙位置，取决于炎症是否仅局限于牙髓组织。由于牙髓组织没有本体感受纤维，如果牙髓炎症未波及牙周膜，患者很难指出患牙。一旦牙髓炎症扩散并超出根尖孔，进而波及到牙周膜，患者就易于指出患牙。这种情况下，叩诊和咀嚼测试可证实患者对痛源的感受。

患者可能诉说躺下或弯腰时牙痛加剧，还可能说疼痛出现在他们睡下后不久或使他们痛醒。这种疼痛出现的原因在于，炎性牙髓的痛阈减低，并且局限在没有弹性的牙髓腔内的炎性渗出液，使神经末梢受到的压力增高，同时，炎性介质使神经末梢敏感。当患者躺下后，不再因重力的作用而减少头部的动脉压，这又增加了局限于髓腔内的发炎的牙髓所受的压力。这些患者通常经受的跳痛（搏动痛）可能是由于收缩压产生高于阈值的刺激，而舒张期的压力又低于阈值。

"异位痛"比原发痛更令人迷惑和难于诊断。异位痛时疼痛的来源和位置不同，心源性牵涉痛是异位痛的典型例子,如缺血性心绞痛的患者会感到放射至左肩的疼痛。更令牙科医师感兴趣的是,Natkin指出,所有心源性疼痛病例中的18%只表现为牙痛。关键的一点是必须确定疼痛的真实来源,以便正确地治疗引起疼痛的疾病。对异位疼痛的牙齿进行根管治疗自然对心绞痛毫无帮助。

没有明显原因(如龋或牙折)的疼痛,必须马上引起注意。刺激痛源时疼痛增强,而进行麻醉时疼痛减轻,这有助于异位疼痛的诊断。对怀疑患有心源性左下颌痛的患者,使用触诊、叩诊和冷水刺激不会引起疼痛;同样,下颌阻滞麻醉也不会使疼痛缓解。此时,应考虑做其他方面的检查。

通常,牙髓炎患牙的疼痛会牵涉到邻牙和对颌牙。牵涉痛可放散至同侧耳周附近,下到颈部、上到颞部。在这些病例中,后牙常常是痛源(第3章讨论明显的非牙源性牙痛,如:痛经性的、心源性的、血管性的、精神性的、恶性肿瘤或窦性疾病的)。

疼痛可由多种因素引起,它不仅是对一种有害刺激的感觉,也可以是对情绪的一种反应。此外,认知过程,如注意力、信仰和学习也能进一步改变患者对疼痛的感受,如一个胆小的患者对疼痛的感觉可能与所给的刺激不成比例。有时,情绪异常也可表现为牙痛。如果发现牙痛不是牙源性或其他器官引起的,应将患者转到疼痛诊所或请内科医师进行医疗咨询。

主要体征

正如一个古老的医学格言所说:绝不要治疗陌生人。为了准确评估患者,必须了解他们全身生理状况的所有细节。当牙科医师熟悉患者的健康状况及其所用药物后,正确诊断和成功治疗的概率就会增加。任何治疗,不论是开一张简单的止痛药方或进行一个复杂根尖手术,假如事先未能全面了解患者的情况,都会对患者造成危害,并可能产生不可预料的后果。测血压、体温、脉搏和呼吸,应成为牙科综合检查的常规。这些测量在任何有关内科诊断的医学教科书中均有详细说明(见内科诊断:诊断和功能的床边评估)。

既往用药史

进行根管治疗的有利条件之一是它很少有系统性的禁忌证。当其他治疗方法可能对患者的健康造成难以接受的危险时,根管治疗仍可进行。然而,只有通过完整的病史才能了解患者的全身状况,从而使牙科医师能决定治疗开始前是否需内科会诊或预先用药。填写预先印制的、综合的、简洁明了的病历(表1-2)是必要的。但只是简单地填写还不够,牙科医师必须与患者一同回顾答案,以获得更多的信息,并保证对这些信息的理解是正确的,涉及问题是全面的。对牙医师来讲,另外一个保险的措施就是检查完后再着手填表格。

应根据美国心脏协会1997年的标准,对患者进行仔细筛选,了解是否有特殊心脏状况及特殊的牙科治疗是否有发生细菌性心内膜炎的危险(这些状况和治疗在第5章中将有详尽的讨论)。此外,免疫功能低下的患者可能需要采取预防措施;每天用抗凝药物如华法令(苄丙酮香豆素钠)的患者,在牙周检查前可能需要减量或停药。

人口老龄化致使服药治疗慢性疾病的人数增加;还有许多患者用他们并不懂的非处方药自己进行治疗,而这本是应该告诉医师的;此外,一些人在使用非法药物,这些药与齿科用药如局部麻醉药相互作用,会产生严重的后果。进行根管治疗前,医师必须了解患者的所有用药,以确定可能产生的不良药物作用,有些病例可能需要向给患者治疗的内科医师咨询。患者的病历记录应包括与其他牙科医师和内科医师谈话的摘要,并标明治疗建议。

检查和测试

口外检查

当患者进入诊室后,就应开始口外视诊。应观察患者的步态、平衡和不同寻常的习惯,这些可能是系统性疾患、服用药物、酒精或心理异常的表征。当临床医师问诊书写病史时,应观察患者的面部特征。像对所有其他检查一样,应全面地、一步一步地记录观察结果,尽量减少由于忽略某部分的检查而造成重要信息丢失的情况。这种谨慎作风可帮助医师养成有条理的、良好的诊断和检查习惯。

观察患者时,牙医首先应注意患者面部是否不对称或膨大,它们很可能是由牙源性囊肿或系统性疾病引起的;应观察患者瞳孔是否放大或缩小,它可能是有系统性疾病、预先用药或恐惧的信号;应检查患者的皮肤有无病损,包括划破、挫伤、瘢痕及变色,如有2个或多个病损同时存在,则应检查其分布及其与三叉神经分支的关系;有时从面部病灶如皮肤的窦道,可追查到患牙。

检查头颈部时应包括用双手触诊咀嚼肌和颞下颌关节。需触诊检查的肌肉还包括咬肌、颞肌、翼

表1-2 可提供详细全身状况而设计的简洁、综合的医疗史表

```
                        告诉我们您的健康状况
姓名 _____
您怎样评价您的健康,请画圈:  极好   好   一般   差
上次内科检查的时间 _____
假如您正在看内科医生,请给出接受治疗的原因:
_____

内科医生的姓名、地址和电话号码:
姓名 _____ 地址 _____
市 _____ 省(州) _____ 邮编 _____ 电话 _____
您曾经做过手术吗?      是 _____   不是 _____
假如做过,是哪一种?     _____ 日期 _____
                        _____ 日期 _____
有没有过手术后出血?  有 _____   没有 _____
您戴起搏器或假肢吗?  是 _____   不是 _____
目前您在服药吗?      是 _____   不是 _____
假如是,写出药物名称和服药原因:
药名:_____
原因:_____
您对麻药或其他药物(如青霉素)有不良反应吗?
是 _____ 否 _____
假如是,请解释 _____
请圈出您曾经患过或目前患有的疾病:
酒精中毒  高血压  肝炎  肾炎  过敏  癌  疱疹  精神病  贫血  糖尿病  免疫缺陷
偏头痛  气喘(病)  药物成瘾  感染性疾病  呼吸系统病  风湿热  鼻窦炎  溃疡  性病
您对树胶或其他物质过敏吗? 是 _____ 不是 _____
假如是,请解释
如是女性,您正在妊娠期吗? _____
关于您的健康还有其他什么需要说明的情况? _____

签名:患者或家长 _____ 日期 _____
```

这些全身状况可能引起或影响患者的症状从而要求改变治疗方式或改变治疗计划。

内肌、二腹肌及下颌舌骨肌,检查它们有无触痛及扳机点。在患者闭口时,牙医师应把食指放入患者的外耳道(两个)并轻轻向前拉,观察有无疼痛反应。然后牙医把手放在两边的颞下颌关节处进行触诊,寻找疼痛区域。让患者张口,注意患者张口度及髁状突在医师的手指下向前转时是否有疼痛表情。在张口位时,牙医师触诊髁状突后的凹陷,检查髁状突后外方和关节盘后组织是否有压痛。

应检查最大张口度,成人最大张口度约为3指。牙医师可以帮助患者张口,用一手的食指和拇指在上、下颌的切牙上做剪刀样动作,这样能帮助确定张口受限是由于关节盘不能复位还是肌肉痉挛。应注意在张口、闭口时有无关节盘移位、特殊的偏离和偏斜。

检查颈部肌肉有无肥大、萎缩和疼痛。还应对整个颈部的淋巴结进行触诊,要特别注意耳前和耳后区,颅底,胸锁乳突肌的上方、内侧和后方及下颌骨的下方。评定这些区域淋巴结的大小、活动度和软硬度。

口内检查

完成彻底的口外、头颈部的检查后,牙医师需进行口腔检查。综合性口腔检查所需器械为:探针1把、口镜2把、2″×2″纱布若干、棉卷若干、吸唾器、头灯及1个好的放大镜(图1-1C)。唾液很容易遮盖异常的地方,所以任何需要检查的组织都必须先用气枪或纱布使其干燥(图1-1D)。牙医师要寻找龋坏的征象、刷牙所致的磨耗(图1-1E)、变暗的牙齿(图1-1F)、可见的肿胀(图1-1G)、折断的牙冠(图1-1H)和不良修复体。另外,牙医师也应注意磨耗、楔缺或发育缺陷(如牙冠结节和舌侧沟)(图1-

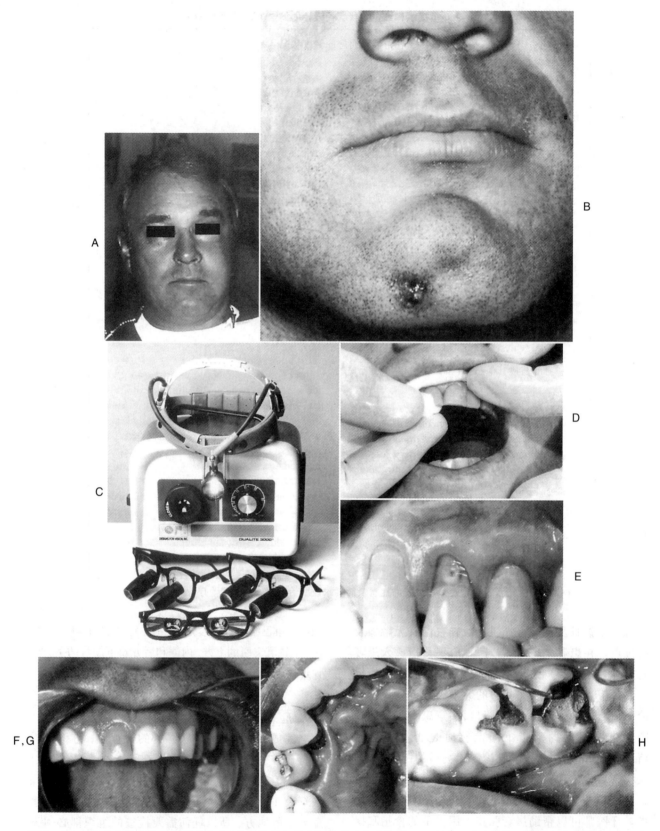

图1-1 A. 在收集内科和牙科病史时,应检查患者的面部是否对称及协调。B. 偶尔,牙髓感染可引起口外病损,如皮肤瘘管。C. 光纤头灯和放大镜可改善照明并可放大影像。D. 用纱布和棉球干燥组织有利于临床检查。E. 视诊常可发现刷牙或受热刺激时发生疼痛的一些原因,如楔缺。F. 受伤后牙齿变色,但变色牙的牙髓可能仍然有活性,在做出诊断前,应进行活力测试。G. 多数口内肿胀可在面部被发现,但也可发生在舌侧或腭部。H. 细心做临床检查可发现X线片不能查出的冠折。

1,I~K);还应记录是否有咬合紊乱。

如同口外视诊那样,高度疑似时,牙医应进行彻底的、个体化的口腔检查。注意软组织颜色、质地和外形的改变,例如,牙医应仔细寻找牙源性的损害,如窦道、附着部位的局限性红肿等。一般来说,窦道表明存在坏死,坏死组织产生的根尖脓液可通过破坏筛状骨、硬骨板和黏骨膜,最终到达黏膜表面并排出。所有窦道都应用牙胶尖(一般建议采用35号)示踪以确定窦道的来源,这是由于窦道的来源并不一定直接紧挨着窦道口[60](图1-1,N~O)。

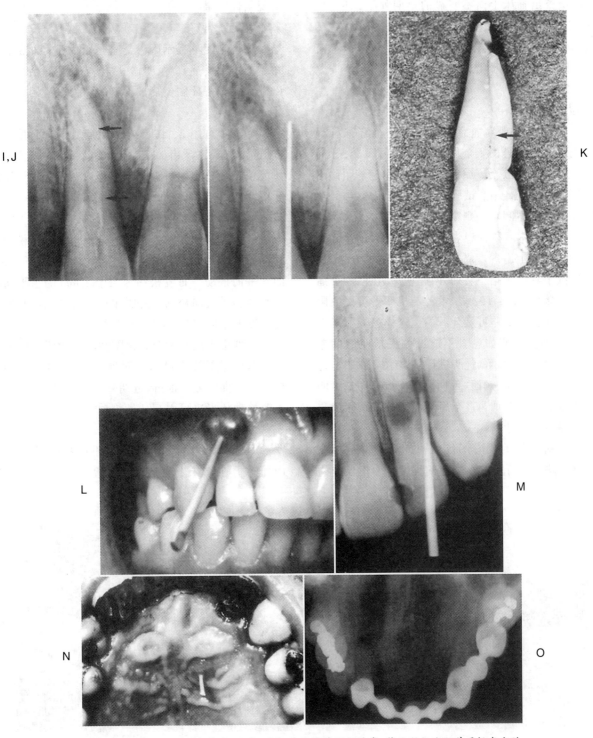

图1-1(续) I.舌侧发育沟。注意,中切牙的根管明显异常。箭头所指为顺着牙根走向的沟槽。J.一根放入舌侧牙周袋的银尖显示牙周损坏的范围。K.本病例现在唯一的治疗方法是拔除。在将来,用激光外科手术使这些沟融合,可使这些牙得以保存。 L.任何时候发现窦道时,可用一根牙胶尖追踪。 M.牙胶尖在窦道中时拍摄的X线片。N.用牙胶尖追踪腭侧窦道。O.咬合片发现对侧尖牙是患牙

触诊

触诊是指用手指压迫来检查覆盖在可疑牙齿牙根上面的软组织（图1-2A），如敏感，则表明患牙牙周韧带的炎症已经扩散至颌骨表面的骨膜。将食指在黏膜上来回转动并压向其下方的牙槽骨，可检查出临床上尚不明显的早期肿胀，还可感知软组织是否存在波动及变硬和其下方骨结构的变化。由于存在个体差异，所以双手触诊最为有效，它使牙医师可对比出左、右两侧相同和不同之处（图1-2B）。

叩诊

叩诊牙齿出现疼痛意味着牙周韧带有某种程度的炎症。炎症可由咬合创伤、外伤、鼻窦炎、牙周病或牙髓病变扩散至牙周韧带等原因引起。叩诊不是牙髓活力试验，用热试验法结合评定牙髓神经功能的牙髓电活力测定可判断牙髓活力。

测试前，术者须向患者说明测试的目的，并告知患者如何表示出现疼痛（如举手）。测试开始时，术者用戴手套的手指甲轻叩牙齿，特别在以咬合痛为主诉的患牙（图1-3A）。术者随机叩击可疑象限的牙齿，并从叩击非可疑牙开始，这样患者可以知道正常的感觉。假如患者不能区分手指叩诊的差别，就应使用口镜手柄的钝头进行叩诊（图1-3B）。每个牙齿都应在唇面、颊面、舌面及殆面进行叩诊。叩诊的力量应逐渐增加，直至患者能区分正常牙齿与患牙周膜炎症的牙齿。

患者对叩诊的反应不仅表明牙周韧带是否存在感染，同时还可反映出炎症的程度。叩诊反应的程度与炎症的程度成正比。组织学上，根尖部的牙髓组织与牙周韧带无明显界限（图1-3C）。因此，当牙髓感染时，炎症将扩散至牙周韧带。此外，根尖部的内毒素、细胞毒素和细菌的扩散也可以引起根尖周的炎症反应。而当为慢性根尖周炎时，叩诊常常出现阴性结果。

动度

牙齿动度可提示附着器官是否完整（即是否存在牙周韧带炎症）。像叩诊一样，需做牙髓活力试验以排除或支持牙髓炎症的诊断，因为多种因素可致牙周炎症。

牙医师可用2个口镜柄，从唇舌向交替施以侧方压力，以观察牙齿的松动度（图1-4）。还要测定牙齿位于牙槽窝内可被压低的程度，即把牙齿压向牙槽窝内，记录垂直向的动度。

所有动度均有个体差异，所以，个别牙齿的移位应以患者其他牙齿为背景进行测量。Ⅰ度松动仅为能感觉到的水平向松动，Ⅱ度松动为小于1 mm的水平向松动，Ⅲ度松动为大于1 mm的水平向松动和(或)垂直向松动。需要注意比较与患者其他牙齿动度的不同，以确定松动的意义。

急性根尖周脓肿时，化脓性渗出物所致的压力可引起明显的牙齿松动；而当渗出物得以引流时，松动度立即恢复。根折、近期外伤、慢性磨牙习惯和正畸移动牙齿也可引起牙齿松动。

牙周检查

尽管当附着器的完整性严重受损时牙齿动度增加，但在临床上通过牙齿动度检查出牙周损伤

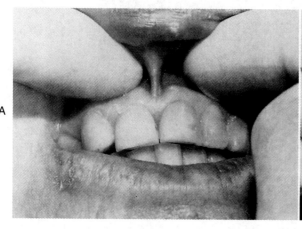
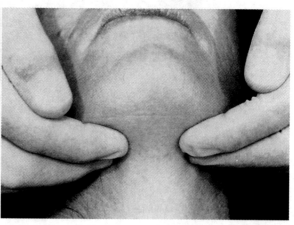

图1-2 A. 触诊。应当用食指轻压唇颊皱褶的黏膜，以确定是否有海绵感、波动感、变硬的区域或触诊时是否引起疼痛。如果发现任何疼痛，应记录疼痛的程度（+ = 轻度疼痛，+ + = 中度疼痛，+ + + = 重度）。触诊对侧同样的区域可帮助验证每位患者的正常范围。B. 用双手口外触诊可发现肿胀的颌下和颈淋巴结。在两个手指间将肿胀的淋巴结压于下颌骨升支，患者会感到疼痛

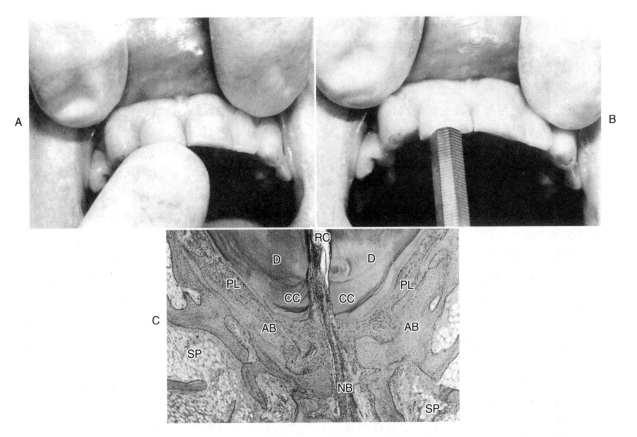

图 1-3　A. 叩诊。如主诉的一部分是咬合或咀嚼痛，应进行叩诊，用食指轻叩切缘或𬌗面。B. 如手指叩诊引起牙齿疼痛，可用口镜柄进行较确定的叩诊。如对叩诊敏感，应按图 1-2 记录疼痛的程度。C. 健康人根尖周光学显微镜下观察，显示从根管(RC)到牙周韧带(PL)牙髓组织和神经血管束(NB)的连续性

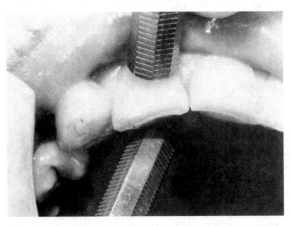

图 1-4　松动度测试。用两个口镜柄，交替在同一牙的颊舌向上施压。应将测得的松动程度记录：Ⅰ度 = 勉强感觉到动度；Ⅱ度 < 1 毫米动度；Ⅲ度 > 1 毫米或被压下去

整个口腔的牙周都必须进行探诊，像进行牙周病筛查和记录那样，以便了解患者的整个牙周状况。多个牙齿有宽的和漏斗状的牙周袋是牙周病的特征。在一个有广泛牙周袋的患者，其某个牙齿的附着器水平丧失不像孤立的垂直性骨吸收那样让人担心，后者常提示有垂直性根折存在。有时，通过前，牙槽骨往往已经丧失很多。因此，更敏感的测试是用钝头带有刻度的探针在牙齿周围的龈沟内探测附着水平。应检查每个根面及根分叉，检查结果应记录在患者的病历上(图 1-5)。

牙周探诊应当围绕牙齿一圈进行，即围绕着牙齿移动探针，同时轻轻压向沟底。

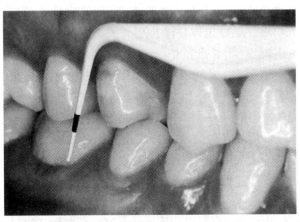

图 1-5　牙周检查。用一根牙周探针，如本图所示的 PSR 器械，检查龈沟附着是否完整。牙周检查应记录龈沟的深度和组织的特性，如轮廓、质地、颜色和是否出血等

一个窦道将脓液从坏死的牙齿根尖通过牙周韧带排入口腔,这种情况下可形成一个窄而深的牙周袋,而在进行牙髓治疗后会很快闭合。

牙髓温度测试

典型的牙髓炎最常见的症状是温度刺激引起疼痛。虽然有些患者当牙髓遇冷时出现疼痛,遇热感觉舒服;但另外一些患者则需经常用冷水使疼痛缓解。牙髓处于某一特殊病理状况时,也可能对冷或热没有独特反应。当牙髓温度反应不正常(无论反应过大或无反应)时,牙医师可以得出的唯一结论是:牙齿不健康。

身体结构中的神经对正在发生或即将发生的损伤有发出警告的作用。按照这种理解,温度刺激引起的短暂锐痛是正常的,同时也是患者保护机制的一个重要部分。疼痛与刺激成正比,即使釉质完好无损的牙齿也会对特别冷的东西,如冰或二氧化碳干冰出现反应。当牙齿对正常情况下不引起疼痛的刺激,如水龙头内流出的水发生反应,可能是由于龋坏已使牙本质暴露、有牙折或不良修复、磨耗及由牙周病引起的附着丧失。另外,对温度刺激的过度反应表明,由于牙髓炎症使刺激阈值降低。这种情况下,解决的方法不是通过拔髓而"杀死信使",相反,应是用暂时性的安抚材料如用垫底材料封闭牙本质小管,以消除牙本质敏感的原因。之后,牙医师应等待以观察急性炎症是否可在短时间内消退。

当主诉是温度刺激(通常是冷刺激)痛时,临床牙医师需用温度测试再现患者的疼痛症状,以确定患牙;同时也应确定患牙牙髓有无活力。前者,患者诉说遇冷时牙髓出现疼痛,因此,牙髓存在活力无可置疑。应当使用逐渐加大刺激的方法以避免引起患者不必要的疼痛。用气水枪里的气体和水,然后用橡皮障将患牙隔离并冲洗,可诱发疼痛症状,并可很快确定患牙。相反,当主诉不是冷敏感时,建议用下面的冷刺激方法确定牙髓活力。

冷测试

可应用各种方法将冷刺激置于牙齿表面进行测试。最常用的方法是冰棒、各种压缩气体和二氧化碳雪。将水置于皮下注射针头的套内,冻成冰棒(图1-6A),需用时,从冰箱内取出。牙医将其紧紧握住几分钟,这样可使冰棒的外层融化以便从塑料管内取出,放置在一个2″×2″(2英寸×2英寸,下同)的纱布上待用。立即将冰棒置于患者牙齿冠部的唇、颊侧中1/3或任何暴露的金属表面,接触5秒钟或直至患者出现疼痛为止。

四乙基氯(Ethyl chloride)作为压缩气雾,常被用做皮肤冷冻剂,但现已不推荐使用于牙髓测试,因为它没有二氧化碳雪或双氯氟甲烷有效。后者是市场上以压缩气雾包装的冷冻剂R-12(Endo-Ice)[4,18]。由于关心环境保护,双氯氟甲烷(沸点21.6°F)的生产已于1996年1月1日被美国"清洁空气行动"禁止。然而,此处提到它,是因为有几个国家仍然允许使用。它已经被制造者用氟乙烷取代,后者是没有氯氟碳的冷冻剂R-134a,可称为绿色Endo-Ice。关于这种代替品的效能与其他测试方法的比较尚无法研究,但其沸点也很低(-15.1°F)。将这种物质均匀地喷到棉球或海绵上,然后迅速将其放置在牙冠唇、颊侧(图1-6B、C),保持棉球接触牙冠5秒钟或直至患者出现疼痛为止。

棒状的二氧化碳干冰(图1-6D)是非常冷的(-77.7℃,-108°F),它是诱发活髓牙反应最有效的方法,对活髓组织无害且受试牙釉质不会发生折裂或表面不规则。将二氧化碳放入一个特殊注射器中(图1-6E),使它形成"雪"。用活塞将它压实,把小棒挤压至2″×2″纱布块上,迅速将其放置在牙冠唇、颊侧中点处,并保持接触2秒钟或直至患者出现疼痛为止(图1-6F)。还有一种方法是用橡皮障隔离牙齿,并用注射器注射凉水于每个牙齿上5秒钟,尽管没有喷雾方便,但这会诱发患者牙齿最准确的反应,因为它同时使牙齿各个面都被冷却。

热测试

像冷测试一样,热测试也有许多方法。尽管都是将热传递到牙齿,但最常用的是热牙胶棒和热水浴。对临床牙医来讲,热牙胶棒最方便。然而,热水浴会产生最准确的患牙反应。

热牙胶棒是由3英寸长的牙胶棒制成。用这种技术时,首先涂抹一薄层凡士林于受试牙表面以防止热牙胶黏着;于火焰上将牙胶棒加热至其变软并刚开始闪亮(Grossman's method)[23](图1-6G),但不能使其崩坍,以至太软而不能使用。将其置于牙冠唇、颊面中1/3,一般2秒钟内即出现反应(图1-6H)。放置5秒钟发现釉牙本质界的温度增加少于2℃,因此不会损伤牙髓[47]。

与冷水浴相同,热水浴也需用橡皮障逐个隔离要测试的牙齿(图1-6I)。用塑料注射器内很热的水冲洗牙齿5秒钟或直至患者出现疼痛反应为止。

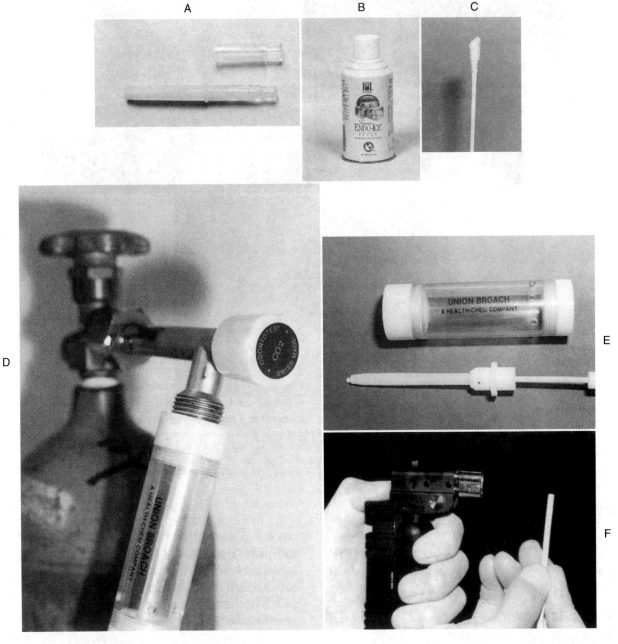

图1-6 A. 可将水注入针头盖后冷冻制作诊断用的冷试验冰棒。B. 市售四氟乙烷喷雾剂方便,但没有冰水浴准确。C. 将喷雾剂喷至棉签上,然后将棉签放置在牙面上5~10秒或直至患者感到疼痛为止。D. 准备二氧化碳冰棒。E. 用于制备二氧化碳冰棒的注射器。F. 用纱布包裹二氧化碳干冰棒,然后放置在牙面上

由于患者的主诉是热刺激痛,假如患者无反应,可逐渐增加水温,而不是一开始就使用过烫的液体,以免产生不必要的疼痛。

虽然温度测试(冷水浴和热水浴)较费时间,但其准确性明显优于热的牙胶棒和冰笔。水的应用可使整个牙冠浸湿,而不是一个牙面的某一部分,即使是牙齿已用全冠修复(金属或瓷),足够的接触也可使牙髓变热或变冷。此外,冷、热水浴方法还可防止由于过度温度变化引起的牙齿损伤。

温度测试的反应

无论牙髓受热或受冷,牙髓的感觉纤维仅传导痛觉(参见第11章 牙髓神经生理学的讨论)。对温度刺激可能有以下4种反应:

1. 无反应。

2. 轻至中度疼痛,刺激去除后疼痛于1~2秒内消除。

3. 重度、短暂的疼痛反应,刺激去除后1~2秒内消退。

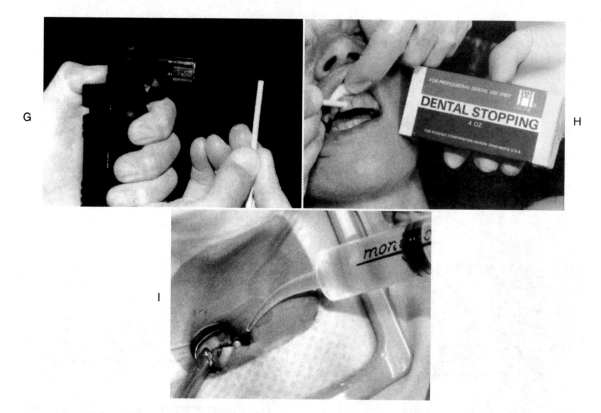

图1-6(续) G. 热试验的另一方法是加热暂封条至其表面发光为止。H. 牙面涂凡士林以防止黏附,将加热的牙胶棒放置其上5秒或直到患者感到疼痛为止。I. 牙齿用橡皮障隔离后,用塑料注射器加热水使牙齿浸于其中。这种方法也可用来加冷水做冷试验。这是最准确的测试方法,因为所有牙面均与水接触

4. 中至重度疼痛反应,刺激去除后,疼痛延续数秒或更久。

如对热诊无反应,经常为牙髓无活性所致,但也可由于过度钙化、根尖发育未完成、近期外伤或患者事先用药而出现假阴性。热诊轻至中度短暂疼痛可认为是在正常范围内;很快消失的过度反应是可复性牙髓炎的特征;刺激去除后,延续数秒的疼痛反应是不可复性牙髓炎的特征。

牙髓电活力测试

牙髓电活力测定仪(EPT)利用电兴奋刺激牙髓Aδ感觉纤维(图1-7A)。牙髓电活力测试反应阳性并不表明牙髓处于健康或完整情况,仅表明牙髓内有活的感觉纤维。不可复性炎症的牙髓经常对电活力测试有反应,因为它仍含有活的、能产生疼痛的神经纤维。EPT提供有无反应的结果,多数情况下并不与牙髓状况(活髓或非活髓)相对应,因此,不主张用电活力测定的数值说明牙髓状况。牙髓电活力测试不能提供任何牙髓血供情况,而后者是牙髓活性的真正决定因素。因此,暂时或长期失去感觉功能的牙齿,如外伤的牙齿或正进行正畸的牙齿,都会对电活力测试无反应,然而,其血供是完好无损的[9]。

有分析技术装置的EPT更可靠一些。调查者没有发现重复试验会使患者产生明显的习惯或适应。同一天或不在一天进行的重复试验,结果有可重复性[12]。但是,EPT的准确性也受到一定的质疑,Seltzer等报道28%的牙髓坏死牙EPT试验呈阳性,半数以上部分牙髓坏死的牙齿有反应[56]。

当患者说牙髓坏死的牙齿有感觉时,称为假阳性反应。能引起电活力测试假阳性反应的因素有患者的焦虑、唾液将刺激传导给牙龈、金属修复体将刺激传导给邻牙及液化的坏死组织将刺激传导给附着器官等。

假阴性的意思是尽管牙髓是活的,但患者却不能指出牙齿有任何感觉。这种情况可由预先服用药物或喝酒、年轻恒牙、外伤、与牙齿接触不良、介质不足、牙髓部分坏死但根尖部分仍有活髓、个别患者牙髓退行性变、痛阈较高等引起,因此,在做出最终诊断之前必须进行多种测试[42]。

EPT是一种不完善的诊断牙髓状况的方法,虽然有些情况下也很有用。当根尖周有X射线透射区时,EPT能帮助牙医师确定牙髓是否有活性。温度

第 1 章 诊断程序

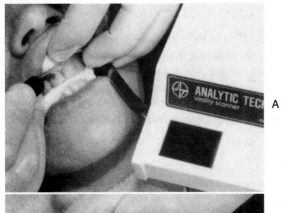
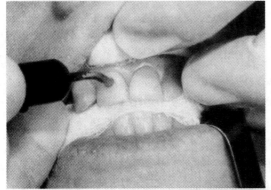
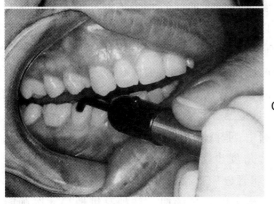

图 1-7 A. 牙髓电活力测试。测试前必须将牙齿隔离、干燥，口腔的一侧应放置唇夹。B. 放置导电介质（如牙膏）于电极与牙齿之间，调整电流使其缓慢增加。C. 患者的手指放置在电极上作为"开关"，预防过度不适。嘱患者当其牙齿感到疼痛或热时，松开放在电极上的手指。每个牙齿至少试 2～3 次，以确保可获得一个准确和可重复的反应结果

测试与牙周测试同时应用时，EPT 有助于鉴别牙髓疾病与牙周疾病或非牙源性的疾病。

EPT 技术

将受试牙隔离并用 2″×2″纱布擦干，用吸唾器保持受试区干燥以防电流传导至邻牙出现假阳性结果（图 1-7B）。假如牙齿邻面有金属修复体，需在邻面置橡皮障或塑料条以防止电流传导至邻牙[37]。

术前，牙医师应告诉患者测试的诊断价值和程序；告知患者测试中有关热或刺痛的感觉也很重要。由于牙医师戴着不导电的乳胶手套，患者必须将一个手指放在设备的柄上做为一个"开关"（图 1-7C）。只有当患者触及设备时，仪器才工作，当放开时任何感觉都将终止；这样使患者放心，因为他们可控制任何感觉的发生。

许多临床牙医师采用分析技术牙髓活力测试仪（Analytic Technology Pulp Tester），数字读数（表明电流）一般是从"0"开始。另外，仪器前面的指针盘很容易控制电流大小。使用时，连接上唇夹，在牙髓测试仪的电极上均匀地涂上一层黏性介质（如牙膏）。将电极放置在干燥的受试牙齿牙冠唇、颊侧中 1/3 的釉质上。慢慢增加电流量，使患者有时间感受由针刺转为疼痛的感觉。电极不能放置在修复体上，因为这样可导致错误读数。假如没有阳性结果，电极还需放在牙齿颊、舌侧不同部位，以保证阴性读数不是电极放置部位的问题。

每个牙齿至少要测 2～3 次，并记录下平均结果。每次测试时患者的反应可能有些变化。但反应如有明显变动，提示可能存在误读。釉质厚度可影响反应的时间。前牙釉质较后牙薄，反应也比后牙快。实验室试验中，牙髓电活力测验不干扰起搏器（pacemaker）的功能，因此，EPT 用于佩戴此种装置的患者也是安全的。这可能是由于新的 EPT 配有改良的屏蔽和滤过电路[35,59]。

激光多普勒流量计（LDF）

EPT 用电流刺激牙髓神经 Aδ 纤维的疼痛感受器，当这些纤维完好无损时，刺激导致疼痛，牙髓显示为活髓。然而，完好的神经功能并不是牙髓活力的基础。有近期外伤史的牙齿或进行过正颌外科手术的那部份颌骨上的牙齿可失去感觉，而血供和牙髓活性正常。调查者发现：进行过 Le Fort I 型手术的患者对电刺激无反应的牙齿，用 LDF 检查时，21% 的牙齿血供正常。如果仅用一个电活力测定，将会认为牙髓已坏死，并进行不必要的牙髓治疗。

为了突破这种局限性，已有一些其他的测试产品。LDF 采用一束已知波长的激光直接通过牙齿的牙冠到达牙髓的血管。流动的红细胞引起激光束的频率呈多普勒样摆动改变，一些光从牙齿往回散射出来。这些反射出来的光由置于牙齿表面的光电池检测，光量与血细胞的数量和速度成正比[15,19,50]。

由于激光光束必须与牙髓血管内的移动细胞

相互作用,从而使 LDF 复杂化。为避免人为干扰,需要一种专门制做的夹具(jig, mouth guard)以夹住传感器使其不动,并保持传感器与牙齿接触。传感器在牙冠上的位置和牙髓在牙齿内的位置可造成牙髓血流测定的改变[46]。另外,由于传感器输出的差异和制造厂家校准的不同,必须使用多个探测器,才能得到精确的评估[34,49]。抗高血压药和尼古丁可能影响血液流向牙髓,从而产生不准确的结果[36]。最后,对一般口腔诊所而言,这样的设备仍然太昂贵。

除目前的局限性外,LDF 可以客观地测量牙髓的活力和健康。当设备降价且临床应用改善后,这种技术可用于不能有效交流或其反应不可信的患者,如幼童。由于这种检测产品的有害刺激为零,较之目前的其他方法,抑郁和怕痛的患者更易接受。

脉冲氧测量法

目前正研究的另外一种光学诊断方法是采用脉冲氧定量法诊断牙髓活性。脉冲氧定量法是一种广泛应用于静脉内麻醉时记录血氧饱和度的技术。炎症引起的酸性和代谢速度的增加造成血红蛋白去氧,从而改变了血液的氧饱和度。脉冲氧测量仪装有一个两极真空管的探头,该探头能放出 2 种波长的光:①波长约为 660 nm 的红光;②波长为 850 nm 的红外光。这些光由连接着微处理器的光测定两极真空管接收。这种装置将放出的红外光与红光振幅的比率进行比较。用这一结果以及已知的氧化血红蛋白和去氧血红蛋白的吸收曲线测定氧饱和度[21,40,54]。

通过监测氧饱和度的变化,脉冲氧测量法能检查出牙髓炎症或牙髓部分坏死但仍有活性的牙齿。一些调查者已成功地用改良的手指探针或适合用于牙齿上的器械证实了牙髓活力诊断系统的可信性(图 1 - 8A、B)。另外一些研究者指出,反射光优于透射光,并且可能需要不同波长或多种波长的光以改进该技术的敏感性[53]。

X 线检查

关于 X 线是否是牙科医师的配置中唯一最有效的诊断工具仍有争议,同时 X 线也是误用最多的。常用的二维 X 线的暗影容易被错误地理解,这可造成诊断的错误从而导致不适当的治疗。X 线片仅仅是诊断的辅助工具。因此,X 线诊断应在病史的收集记录及临床检查之后进行[11]。

X 线检查有几个局限性:首先,X 线片像一张照片一样,它仅提供一个三维实体的二维图像。虽然二维 X 线片是平面的,但我们能用光学的迹象来感觉影像的深度。光学的迹象是自然的特征,人们在日常生活中已经学会去辨别。例如:线性远景(linear perspective),当物体远离时,它们似乎在变小,从而有助于决定相片中哪一个距照相机更近。因此假如一张相片上照出一条路上的两辆车,一辆比另一辆小,那么可以肯定小一些的车距离相机较远。

同样地,必须知道 X 线片的光学特征,这可通过学习颌骨和牙齿的解剖,和这些结构的 X 线影像来完成。例如牙医熟悉根管存在分叉这一事实,就不会把 X 线片上的根管分叉当作钙化了(图 1 - 9A)。

如临床牙医师自己拍摄 X 线片而不只是一个简单的观片者,他们将有决定性的优势。为了克服胶片的局限性,他们能从不同的角度拍摄,就像体育赛事或戏院的观看者,他们的头必须向左或右以绕过妨碍其视线的物体。临床牙医师可从同一垂直角度,并将球管水平角度改变 10°~15°,拍摄两张 X 线片。如此,通过记录与球管相对应的物体的移动方向,可以看清该物的颊舌向位置,如旁穿(参见第 5 章)、重叠的根管也可以分开;在一些病例中,垂直性牙折也能看到(图 1 - 9B、C)。改变球管角度也可使似乎是附属于根面上的损害分离。球管也能垂直向移动。用这种方法也可避开叠加于根尖的颧弓影像。这种改进使得牙医师能在头脑中建立起一个解剖实体的三维模式,这正是 X 线检查试图达到的。

多张 X 线片曝光技术并不限于水平及垂直向移动的根尖周照片。为了得到一个牙或几个涉及到的牙齿及其周围结构的完整图象,牙医师可能需要几种 X 线片。这些 X 线片包括全景图片曲面断层片(panographs)、颌骨侧位片(lateral jaw radiographs)、咬合片(occlusal radiographs)或𬌗翼片(bite-wing films)。在解剖变异可能被误读,诊断有疑虑时,同类型 X 线片将有助于判断。例如,某患者下颌第二磨牙根尖周有可疑透射区,对侧的 X 线检查结果相同,可确定此透光区为颏孔(图 1 - 9D)。最后,要记住,当 X 线片上出现不常见或未预料到的特征时,特别是那些需要进行治疗的特征时,应再拍一张 X 线片以排除人为的像差(图 1 - 9,E、F)(第 2 章和第 5 章详细讨论特殊口腔放射学)。

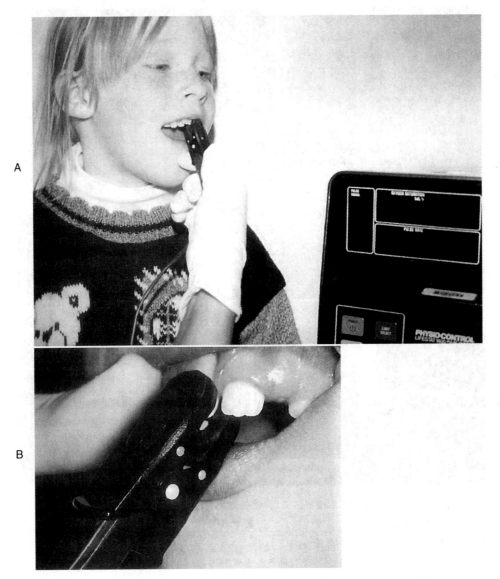

图1-8 A. 放置改良的脉冲血氧计耳探子于部分萌出的中切牙上。B. 改良的耳探子在牙齿上的位置（A. 引自 Goho C：脉冲仪评估乳牙和年轻恒牙牙髓活力 Pediatr Dent. 21: 126, 1999 B. Courtesy Dr. G. Goho）

X线片的第2个局限性：读片是后天学会的技能，因而不同的观片者可能得出不同的结论。X线片的阅读，像诊断本身一样，是科学、技巧和直觉的综合。正如英国小说家 George Eliot 所说："我们的认知，取决于理解。"Goldman 等让2个根管治疗专科医师、3个第2年的牙髓病科住院医师和1个放射学副教授检查一系列X线片，确定有无密度减低区，6个检查者意见一致的不足50%；其中3个检查者6~8个月后复查同样的病例，意见与他们以前的结论一致的只有75%~83%；最后 Gelfand 及其助手于1981年的美国牙髓学协会会议上，要求牙科医师观看10张以前学习过的X线片，并根据暗影判断这些病例是成功的、失败的或有疑问的。在这些病例中有2张是完全相同的X线片。对不到半数的病例，这些牙科医师意见的一致率大于50%，他们中的22%对2个相同的病例，观察仅相隔不到2分半钟，答案就不同[20]。

由于诊断中存在着各种因素，一些X线现象尤其容易导致多种阅片结果，这包括以下几方面：

根尖暗影

第一眼看到的根尖透射区似乎是根尖暗影，然而，温度试验或电活力试验反应阳性、完整无缺的硬骨板、无症状和缺少可能的病因，以及它的解剖位置，清楚地表明这是颏孔（图1-10A）。

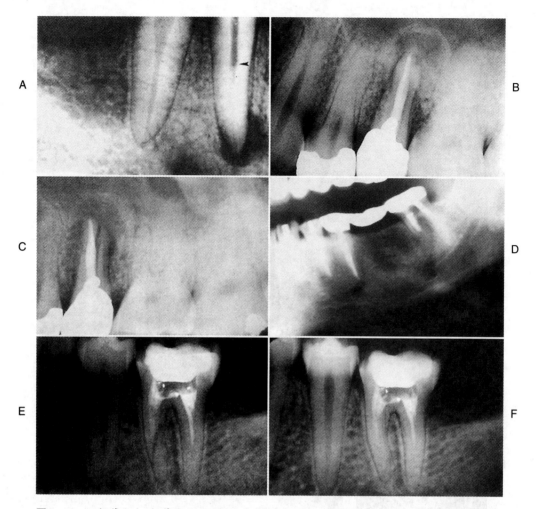

图1-9 A. 根管分支。根管突然由暗黑变亮(箭头),说明它已分叉。B. 建议对该牙齿进行重新治疗,注意环绕牙齿的"晕环"(X线透射)。 C. 远中投射角度拍摄的X线片显示有垂直根折。D. 下颌第二前磨牙的根尖透射区在全景X线片上显示为颏孔。E. 最初该牙似乎是根折。但是,仔细检查片子发现指甲样弯曲。F. 当拍摄第二张X线片时,"折断"消失

根尖或近根尖区界限清晰的透射区

最初,这个界限清晰的、位于根尖或接近根尖的透射区似乎是根尖病损。但无症状、有根尖外科手术史和完整的硬骨板表明,正确的诊断应为根尖瘢痕(apical scar)(图1-10B)。

表面的根尖周病损:表面的根尖周病损的来源只有经过完整的测试(包括温度测试和电活力测试)才能确定。对这个病例,仅用X线片做诊断可导致治错牙位。准确的鉴别诊断需仔细地考虑受检区的解剖标志(图1-10C~E)。

第3个局限性:不能单纯应用X线检查来确定牙髓的健康状况和完整性,只有牙髓测试结合综合检查才能确定牙髓是否有活性。发现有深龋、盖髓、大的充填体、活髓切断、髓石、广泛根管钙化、吸收、根尖或近根尖的暗影、根折、增厚的牙周韧带、引起骨丧失的牙周病等,提示有牙髓炎症或退变。

X线报告

适当地曝光和处理X线片是正确读片的开始。没有临床医师(不论多么精明)能准确读出一张密度不合适、对比不当、聚焦不良或失真的X线片。只能用高质量的X线片,不能为了节省时间或金钱而不对有疑问的X线片进行重拍,这会由于误诊而造成失牙。牙医师应努力使其患者少受X线照射,并尽最大可能提高自身及同事的技术和技能以达到这一目的。由于X线片的益处大于其风险,应当使X线片具有诊断价值,即使是花钱重拍。

一旦得到具有高质量的X线片后,下一步是正确的读片。Wenlander等研究了各种观片条件对观片者观察X线片细节的影响。他们评价了各种条件

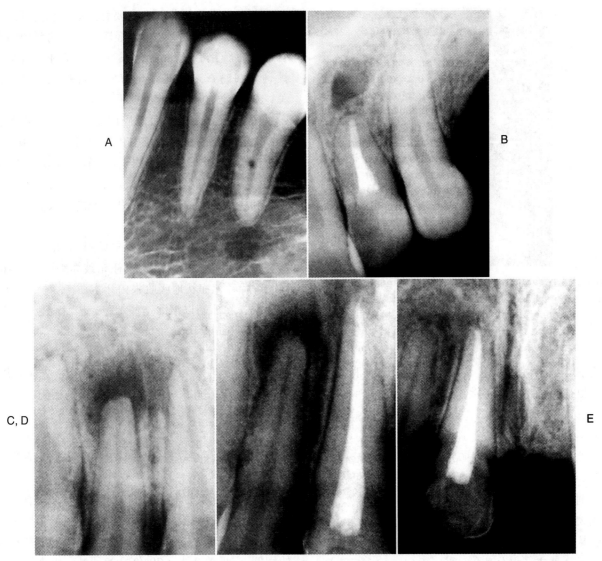

图1-10 A. 可能发生X线片的误读。牙髓热测试及电活力测试正常,同时伴有一个完整的硬板,表明这个无症状的根尖透射区为颏孔。B. 有根尖外科手术史及完整的硬板,表明这个无症状的透射区为根尖瘢痕。C. 牙髓活力测试证实,无活力的中切牙是侧切牙根方透射区的病源。D. 根管治疗完成后,立即拍摄的X线片。E. 6个月后,可见透射区完全再矿化(Courtesy Dr. John Sapone)

下对X线片细节的观察效果,发现外来的光及遮光不恰当会降低影像的对比度。这是由于观片者的瞳孔收缩以适应来自观片灯(盒)或室内的、围绕X线片的较强灯光。这样,对眼睛来说X线片相对太暗,不能观察到必要的细节(图1-11A、B)。而在光线较弱的房间内,将X线片放置在观片灯(盒)上,X线片周围遮蔽后,观片会收到与使用X-produkter(一种不仅能遮挡外源性光线,而且能将X线片放大的装置)同样好的效果。因此,将X线片置于遮蔽光线的框架中,去除观片灯(盒)多余的光线和降低室内光线强度以取得最大的诊断效果是至关重要的。

像临床检查一样,应当在适当光照下有条理地、前后一致地观看X线片,以避免忽略重要特征。要仔细检查牙冠、附着器(牙周膜)、根管系统和根尖区。只要这些内容全部考虑到了,观看这些部位特征的顺序并不重要。

考虑到不同观察者读片结果不同,研究者们评估了18个不同的放射特征以确定哪些与根尖区状况关系最密切。例如哪些特征使观片者能一致做出正确的牙髓诊断。他们发现在鉴别死髓牙时,基于硬骨板的形状和连续性及牙周间隙宽度、形态做出的诊断最准确。

除了检查硬骨板和牙周间隙,临床牙医师还应

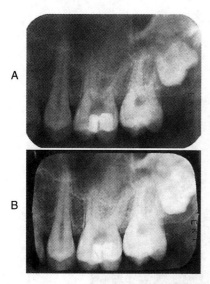

图1-11 A. 看一张未遮蔽的X线片，使得眼睛必须调节以适应观片灯的亮度，因此难以看清片子的细节。B. 遮蔽X线片的周边，眼睛可调节至适应片子本身的亮度

考虑骨的结构是否在正常范围内或是否有脱矿现象；根管系统是否在正常范围内，是否有吸收或矿化；此区内有什么解剖标志等。一个合理、正确的检查方案应包括仔细调查上述的每一个方面。

除了后牙区的X线根尖片以外，𬌗翼片也很有帮助。在𬌗翼片中均能看到早期龋、充填体的深度、盖髓剂、牙髓摘除术或畸形舌侧窝（牙齿陷入）。深龋或大面积修复体增加了牙髓被波及的可能性。单根管从冠至根应呈锥形，根管突然从黑变白，提示有二根分叉或三根分叉（见图1-9A）。

有"额外"牙根或根管的情况远比原先想象的要多。例如，虽然认为磨牙有3个根和3个根管，但研究表明约95%的上颌磨牙有4个根管，大约有75%可进行临床治疗。牙医师永远应当考虑到有出现"额外"根管的可能性，如应考虑一个磨牙有4个根管，直至证明不是。随着牙医师解剖知识、怀疑指数（index of suspicion）和诊断技巧的提高，发现3个根管的下颌磨牙和上颌前磨牙及2个根管的下颌尖牙和切牙的频率也增加了。在辨认过程中使用良好的照明和放大也很重要（图1-12A）。

直到炎性过程开始产生酶使皮质骨板脱矿时，坏死的牙髓才会引起X线片的变化。因此，在X线征出现前，可能已经发生了明显的骨质破坏。毒性物质和刺激性物质可由侧支根管释放，引起根周围组织（而不是根尖周）的脱矿。反过来，患牙周病牙齿的侧支根管也可成为有害毒物侵入的入口（图1-12B、C）。

髓石和根管钙化不一定要有病原。它们可由正常的牙髓增龄所致[58]。在对轻度至重度的牙周病患者牙齿的研究中，研究者[51]发现82%的牙齿有弥散性钙化和髓石。这些钙化与牙周病的严重程度无关，不产生强的电活力反应，并与年龄无关。

研究表明因外伤而髓腔闭塞的牙齿（外伤后7~22年）中，有51%对EPT反应正常，另外40%无反应，但临床及X线检查均正常。有人计算出20年牙髓残存的平均概率为84%。因此，没有任何附加症状和体征的髓石和根管钙化，不能纳入为需行根管治疗的病变。

但是，内吸收（外伤后偶尔见到）是根管治疗的适应证。炎性牙髓从血管中补充破坏细胞（clastic cells），后者无症状地吸收根内牙本质。这种情况下，应尽快去除牙髓以消除这些细胞，从而避免病理性牙根旁穿孔（第16章更详细地讨论）。

根尖周X线片使牙医师能认出根尖未发育完成的牙齿（图1-12E）。认出未发育完成的根尖，可使临床牙医师预料到其对温度和电活力测试的错误反应。

如果与对侧牙的X线片相比，根管不清晰，且周围有不规则的脱矿暗影，常表明有舌侧发育沟存在（图1-1I~K）。

个别情况下的根折可引起牙髓变性。只有水平性根折在早期可能被察觉（图1-12, F）。随后可见与中央X线呈±15°以内的牙折线。对于水平根折的病例，应再拍2张±30°角的X线片。垂直性和斜性根折最终会引起脱矿和接近折断部弥散性透射区（图1-12, G）（第2章与第16章详谈）。

特殊检查

很多时候，患者会描述不可复性牙髓炎的症状，但临床X线片上可疑牙被全冠修复体遮掩而看不到。尽管有可能做温度及电活力试验，如果牙髓神经完好，试验结果可能与正常牙髓难以区分。这种情况下，经常需仔细将全冠去掉，以对其下方的牙齿做检查。临床不能探及的龈下边缘渗漏（修复体与牙冠之间）可导致龋蚀性牙髓暴露。偶尔，露髓是牙冠完全被破坏造成的。去除全冠不仅能确诊，而且还使牙医师能够评估患牙是否可以修复。

选择性麻醉试验

在特殊临床情况下，使用牙周膜内麻醉是一种有效的诊断工具。例如，通过前期的测试，患者对于温度测试产生严重的、持续性的余痛，临床牙医师

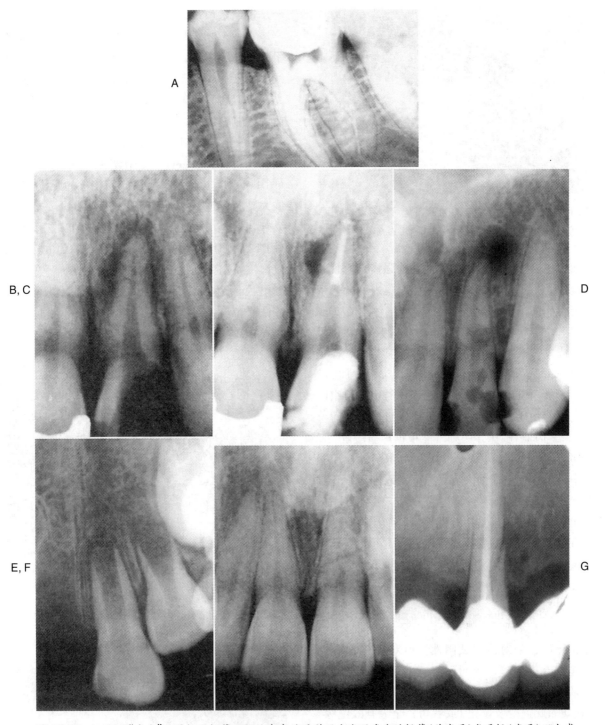

图 1-12 A. 预测"多生"的牙根及根管。经验丰富的牙科医生发现多生的根管(前磨牙)或牙根(磨牙)不会感到意外。B. 根尖周及根周的脱矿。细菌或内毒素或两者同时可由侧支根管及根尖出口扩散,引起弥散性根周脱矿。C. 当出口封闭良好时,将进行再矿化。当牙周有疾病时,这些侧支根管会被感染,最终使牙髓感染。D. 内吸收,一种内部的,无症状的炎性过程。如不进行牙髓治疗,将会造成牙根旁穿。E. 根尖孔未发育完成时,牙髓活力测试不可靠。F. 外伤后短期内,只有水平根折容易被察觉。G. 通常垂直或斜行根折只有在脱矿或根分离使它们变得明显时才能被看到

已经确定了产生疼痛的来源时,可采用牙周膜内麻醉。注射 0.2 ml 局部麻醉药进入远中龈沟会使患者的疼痛令人满意地缓解。这些条件下,牙周膜内麻醉的应用在数分钟内打断了患者的疼痛周期,而且通过疼痛消失,再次确诊了(事先诱发疼痛而确诊的)患牙[61]。

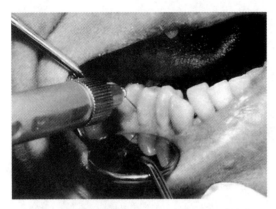

图 1-13 选择性麻醉测试。可采用牙周韧带内麻醉,向远中龈沟内注射 0.2 ml 麻醉剂,确定疼痛来源

如果患者仍有隐约的、弥散性的强痛,而且前期试验的结果也不确定,可以用牙周膜内麻醉来帮助确定疼痛的来源。于患牙远中龈沟内注射 0.2 ml 局部麻醉药会很快止痛。然而,一些研究者[60]将阻射溶液或胶体碳混悬液注入狗的牙周韧带内,检查染料的分布,发现于注射牙的牙周韧带、根尖周、髓质骨和牙髓内有碳。他们还发现邻牙的这些组织内也有同样的物质,表明麻醉药不能进行选择性的单个牙麻醉。因此,临床牙医师不能根据疼痛缓解在 2 个相邻牙中做出最终诊断。然而,麻醉药的使用能有助于确定疼痛可能的来源,并可靠地排除颌间牵涉性疼痛。

如果患者的主诉是持续性疼痛,而且这种疼痛不能由牙周膜内注射麻药而缓解,病因可能是异位性疼痛。面对这种情况,医师应考虑非牙源性病因(第 3 章综合讨论这种疼痛)。

备洞测试

有时,牙医师可能遇到一颗对牙髓测试呈混淆反应的牙齿,如对冷测试阴性,但对 EPT 却有反应。这是由于牙龈传导而引起的 EPT 假阳性反应吗?即使将微小探针置于龈下,牙髓仍对 EPT 有反应,它就如此退变及硬化(或者烤瓷全冠有效绝缘)以至于牙髓对温度测试无法反应?

用来发现牙髓是否具有活性的最精确的技术,是不麻醉下在牙齿的隐蔽区域备洞。事先向患者详细说明可能出现的情况及感到不适时如何反应。当超过釉牙本质界或接近牙髓时,如果是活髓,患者应感觉到疼痛。引起活髓反应时,应停止制备洞型并将其修复。如果没有引起反应,可进一步制备入口洞型,完成根管治疗。尽管缺损能够修复,但这是一种不可逆的过程。因此,只适用于其他方法不可能做出牙髓诊断的情况。

透照法 (Transillumination)

在一个光线暗淡的室内,将一光线照明设备水平置于牙龈沟部,可发现垂直性折线或某一可疑折线更清晰(图 1-14A)。通常情况下,正常牙冠受到光纤维照射时均匀变亮,如有折裂存在,光接触一侧的牙冠被照亮,而折裂区对侧的牙冠仍然发暗。一个专业化的光纤棒和有光纤装置的检耳镜、一束微孔光线(bore light)或一个光纤手柄均可用于检查(图 1-14B)。建议不采用光固化机的光线,因其光线太亮,可使整个牙冠被照亮,使牙折不易看清。如果牙齿上有充填物,须去除充填物以暴露牙折线(图 1-14C)。尽管光纤透照法也可揭示由外伤后血液渗出及髓室钙化引起的变色,但这种变色与牙髓健康状况无可信的相关性,因此不能用来确定牙髓活性[27,48]。

楔力和染色

咀嚼过程中形成的楔入力量会导致患者咀嚼

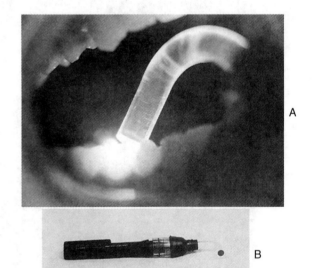

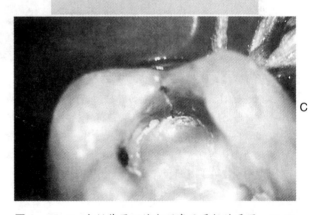

图 1-14 A. 光纤装置可均匀照亮无牙折的牙冠。B. 以电池为动力的 borelight 装置是透照的理想工具。C. 去除银汞充填体可见其下方的牙折(A 和 B 引自 Liewehr FR: An inexpensive device for transillumination, J Endod 2000)

时疼痛。产生楔入力量最可信的方法是让患者将小木棒选择性地置于连续的几个牙尖上，并咬住，直至发现受累牙尖（图1-15A、B）。这种技术有助于医师确定可能不涉及牙髓的垂直性冠根折和牙尖剪力性折断（即隐裂牙综合征）。

把甲基蓝或藻红染料涂在一根棉棒上是楔力技术的有效延伸。这是由于它能使检查中可能被忽略的微小冠折显现出来。将牙冠表面干燥，用染料湿润棉花棒，置于牙齿咬合面。然后嘱患者咬紧小棒，并移动下颌做侧向运动（图1-15C）。用70%异丙醇湿润的纱布擦去牙面上过多的染料，仔细检查牙齿会发现难以看到的冠折已被染料染色。假如无法确定充填体下的可疑折裂或隐裂，可将染料加入IRM中，并作为暂时充填物置于窝洞中。下次复诊时，可见足够量的染料已从暂封材料中滤出并使隐裂着色。

隐裂牙综合征与垂直性牙折

牙医遇到的更让人迷惑的病例之一是患者诉说咀嚼时偶发的锐痛，伴随冷水及进食时的偶痛。有时患者可能诉说疼痛在咀嚼后数分钟发生或咬紧可使疼痛缓解，例如，患者可回想起咬爆米花或偶尔咬到骨头或橄榄核时，突然出现疼痛。通常患者不能指出痛源，且无其他症状。这种情况下，牙医必须依靠诊断测试，使患者的症状重复产生并确定痛源。Cameron[10]称之为"隐裂牙综合征"，因为这些症状是由头发样细的、不完全的牙折引起的。咬合力使牙冠两部分分开时，隐裂下方的牙本质顷刻被暴露。由于牙本质小管内液体的流体运动，患者感觉到疼痛。任何牙齿均可受累，但下颌磨牙最易发生牙折。大面积修复的牙齿易患此症，未修复的牙齿患此症的概率仅为大面积银汞充填牙齿的一半[33]。

这种情况可能有几种不同的结局。对于垂直向的裂纹，连续使用该患牙会使裂纹增宽。如果裂纹增宽，患牙会产生不可逆性牙髓炎的症状，或出现牙髓坏死而无临床症状。牙折线可能增宽，并向根尖方向发展形成垂直性根折。

如果隐裂方向较倾斜且很小，或隐蔽于充填体下方，会持续有牙髓敏感症状，数年内检查不出原因。最终，它会向牙髓发展造成与垂直性隐裂相同的结果，或患牙牙尖折断，从而缓解患者的症状。

偶尔，临床检查会发现一个着色并伸展越过边缘嵴的裂纹。如果遇到这种情况，可能需做进一步的检查。通常，检查会发现所有牙齿上都有多条裂纹或一条裂纹也没有。在严重的折裂时，可发现松动或折裂的充填体。用咬合纸可显现平衡尖（balancing cusps）上的咬合紊乱。一般情况下，出现磨出的小平面（wear facets）提示该牙可能折裂。

一般地讲，如果隐裂仅限于牙齿的冠部，其他的临床检查，如叩诊、触诊、动度和探诊会在正常范围内。最有效的测试是令患者逐次在几个牙尖上咬住小木棒直至产生疼痛（见图1-15A、B）。着色也有助于发现细小的牙折。通常透照能有效地对牙冠受累的部位进行定位。除非累及牙髓否则EPT试验反应正常。冷测试可能有诊断价值，而热测试帮助不大。大多数病例X线片上看不到裂纹，因为这些折裂多为近远中向，不在X光束通过的平面内。因此X线片上不可见。

如果牙折线超出牙冠到达牙根，可见到邻近牙折区有牙周缺损呈窄而深的袋。此时牙髓可能已经坏死，没有锐痛和冷敏感，只有由牙周韧带纤维炎症引起的咬合时的钝痛。这种情况，叩诊有助于诊断，这是因为牙周韧带内的本体感受纤维已受累。由于垂直性牙折对附着器的影响，在X线片上可见环绕折裂牙根周有弥散性透光区或呈晕状（halo）（图1-15D、E）。鉴于根折的暗影均匀地位于根周而不是在根尖孔或侧支根管出口处，从而可与根尖及根尖周暗影相区别。

除了上述的不完全性牙折向根向进展，有时垂直性牙折是由根管治疗中不正确使用侧方挤压器（spreader）或根管充填器（plugger）造成的。牙胶尖是不可压缩的，侧方挤压仅能用来压紧副牙胶尖以消除空隙。但增加侧方挤压器的压力并不能减少微渗漏[24]。患者的现病史表明，虽然患者已做过数次非外科和外科的根管治疗，但患牙仍有症状。有时，患者可能已做牙周治疗，但却未能解决再次出现的1个或2个牙根表面牙周缺损的再发，而且，没有明显牙周病存在的证明。在这些情况下，翻开黏骨膜瓣，可以发现患处有牙折（用放大镜和照明协助，其中包括牙科手术显微镜）。

牙髓病和根尖周病的临床分类

20世纪60年代，一些研究者发现牙髓组织学与临床症状和体征之间无相关性[57]。由于不能摘除牙髓做组织学检查，因而不可能做出牙髓的组织学诊断，由此提出了临床分类系统。这一系统是在患者的症状和临床检查结果的基础上制定的。它的形

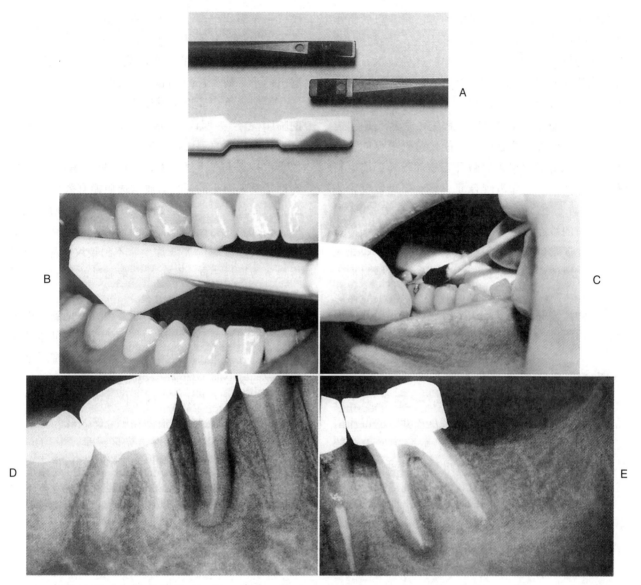

图 1-15 A. 利用 Tooth Slooth 和 Tooth Slooth II 对牙尖或牙窝给以选择性咬合力。B. 嘱患者连续咬在各个牙尖上,直至疼痛重现。C. 使咬合面干燥后,可涂亚甲蓝。嘱患者用力咬棉签,下颌做侧向运动。用异丙醇浸湿的纱布擦去过多的染料,垂直的冠折即会被染色。D. 左下颌第二前磨牙牙根周围的"晕环"明显提示根折。E. 同一下颌的磨牙近中根周可见同样的"晕环"

成是为临床牙医师在选择治疗方法前,提供描述牙髓和根尖周病变程度的专业术语和短语。这种临床分类不是为列出牙髓炎症、溃疡、增生、钙化和退变、附着器的各种可能的变化,其目的是尽可能地说明牙髓健康或不健康,根据临床情况帮助临床牙医师决定是否需要去除牙髓。

以后章节所列出的专业术语概括了牙髓和尖周组织的炎症和变性的主要临床症状和体征。根尖周病的临床专业术语将用于说明疾病过程中渗出物的性质、持续的时间和类型。

牙髓病

一般情况下正常牙髓无症状,对温度和电刺激能产生轻至中度的瞬间反应。刺激去除后,反应几乎立即消失。牙齿及其附着器官(牙周韧带)对叩诊和触诊无疼痛反应。X线片显示界限清晰的根管向根尖缓缓变细。无根吸收,硬骨板完整。

在无其他病理性症状和体征时,根管钙化的牙齿属正常范围。增龄性变化、特发患者特征(idiopathic patient characteristics)、修复操作中的物理压力、牙周病或牙周治疗、磨耗、腐蚀或外伤可在根管内引起健康牙髓过量沉积牙本质。通常,根管钙化像内吸收一样,可由常规 X 线检查诊断。有时,前牙牙冠变色提示髓室钙化。然而,由于钙化变性很少导致牙髓坏死,因此,只需监视这些牙齿是否发生其他病理变化。

可复性牙髓炎

表示牙髓炎症程度如下：温度刺激（通常为冷刺激）可引起快的、尖锐的、高敏感的反应，刺激去除后疼痛立即消失，否则牙髓仍会无症状。任何可波及牙髓的刺激，均可引起可复性牙髓炎，包括早期龋、牙周刮治术、根面平整、微漏、未垫底的充填物等。

可复性牙髓炎不是病变，而是一种症状。如果将与发炎的牙髓相交通的牙本质小管封闭，以去除刺激和防止进一步侵害，牙髓会恢复到无症状、无炎症状态。相反，如果刺激物仍存在，症状可能会持续，也可能会进一步发展成不可复性牙髓炎。区别可复性与不可复性的牙髓炎有2种方法：

(1) 温度变化可引起可复性牙髓炎短暂的疼痛反应，刺激物去除后，疼痛立即消失。而在有症状的不可复性牙髓炎时，温度变化引起的疼痛在刺激去除后会迁延一段时间。

(2) 可复性牙髓炎无自发的、无激惹的痛。有症状的不可复性牙髓炎常有自发痛。因此，区别的关键在于可复性牙髓炎只有在受刺激时产生反应，甚至是过大的反应。

不可复性牙髓炎

不可复性牙髓炎可以是急性、亚急性或慢性的，可以是部分的或全部的，感染的或无菌的。临床上，急性牙髓炎症状明显，而慢性牙髓炎多数情况下无症状。在炎症介质波及牙周韧带使牙齿变得对叩诊敏感前，不能断定不可复性牙髓炎已向根尖延伸。不可复性炎性牙髓内的流体力学变化是持续性的，数小时内牙髓可能从静止的慢性期发展成急性疼痛。

无症状的不可复性牙髓炎

尽管不常见，无症状的不可复性牙髓炎可能由有症状的不可复性牙髓炎转为静止状态而来。龋坏和外伤是这种情况的常见原因，这一点可由收集到的患者的现病史和拍摄较佳的X线片得到确认。

增生性牙髓炎

穿过或围绕龋性穿髓孔生长的微红色、菜花样牙髓是无症状不可复性牙髓炎的一种变异。这种牙髓增生反应的本质，有时被认为是"牙髓息肉"，是牙髓受到低度的、慢性的刺激及年轻人牙髓的血供丰富造成的。当咀嚼时，有时会引起轻度、短暂的疼痛。

内吸收

内吸收是一种无痛的状态，由于血源性分解细胞（blood-bore clastic cells）游出所形成的；常由外伤引起，可致牙本质破坏。常规X线检查可发现内吸收（图1-12D）；假如没有发现，内吸收最终会致牙根旁穿。在牙冠旁穿前可在牙冠表面看到一个粉色斑点的内吸收区。只有立即进行根管治疗去除这些分解细胞，才能阻止对牙齿的破坏（第16章有详细的讨论）。

有症状的不可复性牙髓炎

有症状的不可复性牙髓炎以自发性（即非激惹性的）、间歇性或持续性突发痛为特点。突然的温度变化，通常为冷，会诱发长时间的疼痛，以及温度刺激去除后的疼痛迁延。有些患者用冷或热可使这种疼痛缓解。有时，患者会诉说体位改变如躺下或弯腰会诱发疼痛，影响睡眠。即使用几个枕头把自己固定在一个比较适合的姿势，患者仍会感到疼痛。

有症状不可复性牙髓炎的疼痛一般是中至重度。它可以是锐痛，也可以是钝痛；可以是局限的，也可以是放散的。大部分病例中，因为炎症仍局限于牙髓内，X线检查无助于其诊断。但是，X线片有助于确定患牙，如有深龋、大面积修复体、钉、盖髓术修复史、钙化的牙齿等[2]。在有症状不可复性牙髓炎的进展期，根尖部分增厚的牙周韧带在X线片上变得明显（第2章提供有关有症状不可复性牙髓炎放散痛的综合讨论）。

有症状不可复性牙髓炎的诊断，可通过综合完整的现病史、全面的视诊、恰当曝光的X线片和仔细进行的温度测试提供的信息而得出。如果有放射性或异位疼痛，于准确定位的牙齿远中龈沟内注射0.2 ml局麻药进行牙周膜内麻醉，会立即止痛。EPT在诊断有症状不可复性牙髓炎中几乎没有价值，因为尽管牙髓有炎症，但仍对电刺激有反应。

有症状不可复性牙髓炎的炎症过程较严重，可造成牙髓坏死。在牙髓炎恶化为牙髓坏死时，有症状不可复性牙髓炎的常见症状会随牙髓的坏死而消失。

牙髓坏死

坏死即牙髓死亡，事实上是不可复性牙髓炎未经治疗、外伤或任何引起长期牙髓供血阻断的原因引起的组织学变化。牙髓坏死可以是部分的或全部的；残余的牙髓可液化或凝固。在未波及牙周韧带前，牙髓全部坏死可无症状，因为牙髓神经已无功能。据此，牙髓对温度或EPT无反应。一些前牙的牙冠变色可能伴随有牙髓坏死，但这个诊断体征并不可靠[27,48]。部分牙髓坏死可能很难诊断，因为它能产生与不可复性牙髓炎有关的症状。例如：一个有2个或2个以上根管的牙齿，一个根管内为炎性牙髓，而另一个根管内为坏死牙髓。

致牙髓坏死的细菌毒素（有时为细菌）可随牙髓组织通过根尖孔到达牙周韧带，造成牙周组织的炎症反应（图1-3C）。这个炎症会使牙周韧带增宽，并表现为叩痛及咀嚼痛[3,58]。随着这些刺激物扩散出根管系统，即可发生根尖周病[5]。

使用专业名词"坏死"的困难在于，牙髓活力测试局限于温度和电流刺激牙髓的神经。经受过外伤的牙齿[9]，外科重新复位的骨段上的牙齿[1]，根尖孔未发育完成的牙齿[17,18,31]或有增龄钙化的牙齿[8]，这些牙齿的神经功能可能减退或停止，而牙髓仍有完好的血供。因此，依靠温度和EPT牙髓测试会导致不必要的去除牙髓，或许用更精确的测试技术，如激光多普勒流量仪或脉冲氧测量仪会克服这一局限性，并能提供一个可信的判断牙髓坏死的临床测试。

急性根尖周炎

急性根尖周炎是能引起根尖周疼痛的炎症，它可由牙髓炎症扩散到根尖周组织、根管治疗器械和材料造成机械性或化学性的损伤、咬合高点或夜磨牙引起的咬合创伤造成。由于急性根尖周炎可发生在活髓牙和死髓牙，进行EPT和牙髓温度测试来确定是否行根管治疗术是唯一的途径。多数情况下，是否进行根管治疗的决定性因素是牙髓的状况。

尽管有急性根尖周炎存在，但在治疗前的X线片上，根尖牙周膜可在正常范围内或轻微增宽。然而，在叩诊及咀嚼测试时，牙齿可有轻至重度疼痛。如果牙齿为活髓，简单的调𬌗可缓解疼痛。如果牙髓为死髓，且由此而来的急性根尖周炎未经治疗，当疾病进一步发展时，会出现急性根尖周脓肿的症状。

急性根尖周脓肿

急性根尖周脓肿是由根尖周围脓性渗出物组成，这一脓肿是感染坏死牙髓使急性根尖周炎加重造成的。尽管这一疾病很严重，但牙周膜可在正常范围内或仅稍稍增宽，这是由于感染的进程快速发展，在X线片能查出脱矿前就已越过皮质骨界。因此，根尖X线片仅显示硬骨板相对正常或轻微增宽。

急性根尖周脓肿的症状和体征包括初起快速的轻至重度肿胀、中至重度疼痛、叩痛和触痛及牙齿动度可轻微增加，在较重的病例可有发热。肿胀的程度和分布取决于根尖孔的位置、肌肉的附着和皮质骨板的厚度[5,25]。急性根尖周脓肿与牙周脓肿和凤凰脓肿的鉴别诊断基于以下两点：

（1）牙周脓肿的病例，尽管牙周脓肿与急性根尖周脓肿的症状相似，但温度及电活力测试可证实牙髓有活性。此外，除个别情况外，可发现与牙周脓肿有关的深牙周袋。

（2）凤凰脓肿的症状与急性根尖周脓肿相同（当根尖出现暗影时，它叫做凤凰脓肿）。

慢性根尖周炎

一般来讲，慢性根尖周炎是无症状的、在X线片上可见的根尖破坏，由牙髓坏死而来的细菌及其内毒素扩散出根尖孔，并进入根尖区引起炎症反应，这导致松质骨与皮质骨的广泛脱矿。X线片上的暗影可大可小，边界弥散或界限清晰。有时叩诊或触诊或两种检查方法均有轻微疼痛。叩诊时尽管不痛，但患者经常会诉说患牙感觉"不同"或有"空"的感觉。窦道（错误地被称为瘘或牙龈疖）显示明显的化脓，称作慢性化脓性根尖周炎或慢性根尖周脓肿。由于脓液经窦道排出后，压力减轻，窦道可暂时闭合；当脓液形成的压力再次增高时（触诊有轻微疼痛），窦道可重新出现。

缺乏主观症状、根尖有暗影及牙髓坏死可支持慢性根尖周炎的诊断。完全坏死的牙髓为厌氧微生物及其有害伙伴提供了一个安全的港湾；假如没有血供，就没有防御细胞。基于此，只有彻底的清理、制备和充填根管才能消除根尖周病的来源，并创造一个有利于根尖缺损区再矿化的微环境。

凤凰脓肿

凤凰（Phoenix）脓肿总以慢性根尖周炎为先

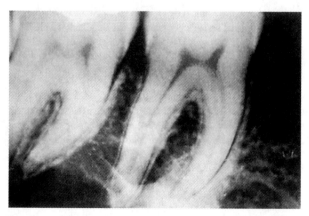

图1-16 根尖骨硬化症，可能是由轻微的牙髓刺激引起的

导。凤凰脓肿的症状和体征与急性根尖周脓肿相同,但 X 线检查会发现根尖有暗影,提示有慢性疾病存在。如果慢性化脓性根尖周炎加重而没有窦道缓解其压力时,其症状与急性根尖周脓肿相同(第 2 章详细地讨论这种病理情况的原因和治疗)。

根尖周骨硬化

根尖周骨硬化是在无症状活髓牙根尖周围有过度骨矿化而形成(图 1-16)。这种 X 线透射区可能是由低度的牙髓刺激引起,因为这种情况无症状并且无害,因而无需进行根管治疗。

参考文献

[1] Aanderud-Larsen K, Brodin P, Aars H, Skjelbred P: Laser Doppler flowmetry in the assessment of tooth vitality after Le Fort I osteotomy, *J Craniomaxillofac Surg* 23: 391, 1995.

[2] Abou-Rass M: The stressed pulp condition: an endodontic-restorative diagnostic concept, *J Prosthet Dent* 48: 264, 1982.

[3] Andreasen JO: *Atlas of replantation and transplantation of teeth*, Philadelphia, 1992, WB Saunders.

[4] Augsburger RA, Peters DD: In vitro effects of ice, skin refrigerant, and CO_2 snow on intrapulpal temperature, *J Endod* 7: 110, 1981.

[5] Baumgartner JC: Treatment of infections and associated lesions of endodontic origin, *J Endod* 17: 418, 1991.

[6] Bender IB, Seltzer S: The effect of periodontal disease on the pulp, *J Oral Surg* 33: 458, 1972.

[7] Bender IB, Seltzer S: Roentgenographic and direct observation of experimental lesions in bone (part 1), *J Am Dent Assoc* 62: 152, 1961.

[8] Bernick S: Effect of aging on the nerve supply to human teeth, *J Dent Res* 46: 694, 1967.

[9] Bhaskar SN, Rappaport HM: Dental vitality tests and pulp status, *J Am Dent Assoc* 86: 409, 1973.

[10] Cameron CE: Cracked tooth syndrome, *J Am Dent Assoc* 68: 930, 1964.

[11] Council on Dental Materials, Instruments, and Equipment: Recommendations in radiographic practices: an update, *J Am Dent Assn* 118: 115, 1989.

[12] Dal Santl FB, Throckmorton GS, Ellis E Ⅲ: Reproducibility of data from a hand-held digital pulp tester used on teeth and oral soft tissue, *Oral Surg Oral Med Oral Pathol Oral Radiol Endod* 72: 103, 1992.

[13] Degering CI: Radiography of dental fractures, *J Oral Surg* 30: 213, 1970.

[14] Drinnan AL: Differential diagnosis oforofacial pain, *Dent Clin North Am* 31: 627, 1987.

[15] Ebihara A, Tokita Y, Izawa T, Suda H: Pulpal blood flow assessed by laser Doppler flowmetry in a tooth with a horizontal root fracture, *Oral Surg Oral Med Oral Pathol Oral Radiol Endod* 81: 229, 1996.

[16] Fogel HM, Peikoff MD, Christie WH: Canal configuration in the mesiobuccal root of the maxillary first molar: a clinical study, *J Endod* 20: 135, 1994.

[17] Fulling HJ, Andreasen JO: Influence of maturation status and tooth type of permanent teeth upon electrometric and thermal pulp testing procedures, *Scand J Dent Res* 84: 286, 1976.

[18] Fuss Z et al: S: Assessment of reliability of electrical and thermal pulp testing agents, *J Endod* 12: 30l, 1986.

[19] Gazelius B, Olgart L, Edwall B, Edwall L: Non-invasive recording of blood flow in human dental pulp, *Endod Dent Traumatol* 2: 219, 1986.

[20] Gelfand M, Sunderman EJ, Goldman M: Reliability of radiographical interpretations, *J Endod* 9: 71, 1983.

[21] Goho C: Pulse oximetry evaluation of vitality in primary and immature permanent teeth, *Pediatr Dent* 21: 125, 1999.

[22] Goldman M, Pearson A, Darzenta N: Reliability of radiographic interpretations, *J Oral Surg* 32: 287, 1974.

[23] Grossman LI: *Endodontic practice*, ed 10, Philadelphia, 1981, Lea and Febiger.

[24] Hatton JF, Ferrillo PJ, Wagner G, Stewart GP: The effect of condensation pressure on the apical seal, *J Endod* 14: 305, 1988.

[25] Hutter JW: Facial space infections of odontogenic origin, *J Endod* 17: 422, 1991.

[26] Ingram TA, Peters DD: Evaluation of the effects of carbon dioxide used as a pulpal test. I. In vivo effect on canine enamel and pulpal tissues, *J Endod* 9: 296, 1983.

[27] Jacobsen I, Kerekes K: Long-term prognosis of traumatized permanent anterior teeth showing calcifying processes in the pulp cavity, *Scand J Dent Res* 85: 588, 1977.

[28] Kaffe I, Gratt BM: Variations in the radiographic interpretation of the periapical dental region, *J Endod* 14: 330, 1988.

[29] Kaplan AS: History and examination of the orofacial pain patient, *Dent Clin North Am* 41: 155, 1997.

[30] Khocht A, Zohn H, Deasy M, Chang KM: Screening for periodontal disease: radiographs vs. PSR, *J Am Dent Assoc* 127: 749, 1996.

[31] Klein H: Pulp response to electrical pulp stimulator in the developing permanent dentition, *J Dent Child* 45:

199, 1978.

[32] Kulild JC, Peters DD: Incidence and configuration of canal systems in the mesiobuccal root of the maxillary first and second molars, *J Endod* 16: 311, 1990.

[33] Maxwell EH, Braly BV, Eakle WS: Incompletely fractured teeth: a survey of endodontists, *Oral Surg Oral Med Oral Patho* 61: 113, 1986.

[34] Mesaros SV, Trope M: Revascularization of traumatized teeth assessed by laser Doppler flowmetry: case report, *Endod Dent Traumatol* 13: 24, 1997.

[35] Miller CA, Leonelli FM, Latham E: Selective interference with pacemaker activity by electrical dental devices, *Oral Surg Oral Med Oral Pathol Oral Radiol Endod* 85: 33, 1998.

[36] Musselwhite JM, Klitzman B, Maixner W, Burkes EJ: Laser Doppler flowmetry: a clinical test of pulpal vitality, *Oral Surg Oral Med Oral Pathol Oral Radiol Endod* 84: 411, 1997.

[37] Myers J: Demonstration of a possible source of error with an electric pulp tester, *J Endod* 24: 199, 1998.

[38] Natkin E, Harrington GW, Mandel MA: Anginal pain referred to the teeth. Report of a case, *Oral Surg Oral Med Oral Pathol Oral Radiol Endod* 40: 678, 1975.

[39] Neaverth EJ, Kotler LM, Kaltenbach RF: Clinical investigation (In vitro) of endodontically treated maxillary first molars, *J Endod* 13: 506, 1987.

[40] Oikarinen K, Kopola H, Makiniemi M, Herrala E: Detection of pulse in oral mucosa and dental pulp by means of optical reflection method, *Endod Dent Traumatol* 12: 54, 1996.

[41] Okeson JP, Bell WE: *Bell's orofacial pains*, ed 5, St Louis, 1995, Mosby.

[42] Peters DD, Banmgarmer JC, Lorton L: Adult pulpal diagnosis. I. Evaluation of the positive and negative responses to cold and electrical pulp tests, *J Endod* 20: 506, 1994.

[43] Peters DD et al: Evaluation of the effects of carbon dioxide used as a pulpal test. I. In vitro effect on human enamel, *J Endod* 9: 219, 1983.

[44] Piazzini LF: Periodontal screening and recording (PSR) application in children and adolescent, *J Clin Pediatr Dent* 18: 165, 1994.

[45] Ramadan AE, Mitchell DF: A roentgenographic study of experimental bone destruction, *J Oral Surg* 15: 934, 1962.

[46] Ramsay DS, Artun J, Martinten SS: Reliability ofpulpal bloodflow measurements utilizing laser Doppler flowmetry, *J Dent Res* 70: 1427, 1991.

[47] Rickoff B et al: Effects of thermal vitality tests on human dental pulp, *J Endod* 14: 482, 1988.

[48] Robertson A, Andreasen FM, Bergenholtz G, Andreasen JO, Noren JG: Incidence of pulp necrosis subsequent to pulp canal obliteration from trauma of permanent incisors, *J Endod* 22: 557, 1996.

[49] Roeykens H, Van Maele G, De Moor R, Martens L: Reliability of laser Doppler flowmetry in a 2-probe assessment of pulpal blood flow, *Oral Surg Oral Med Oral Pathol Oral Radiol Endod* 87: 742, 1999.

[50] Rowe AHR, Pitt-Ford TR: The assessment of pulp vitality, *Int Endod J* 23: 77, 1990.

[51] Rubach WE, Mitchell DF: Periodontal disease, age and pulp status, *J Oral Surg* 19: 482, 1965.

[52] Rugh JD: Psychological components of pain, *Dent Clin North Am* 31: 579, 1987.

[53] Schmitt JM, Webber RL, Walker EC: Optical determination of dental pulp vitality, *IEEE Trans Biomed Eng* 38: 346, 1991.

[54] Schnettler JM, Wallace JA: Pulse oximetry as a diagnostic tool of pulpal vitality, *J Endod* 17: 488, 1991.

[55] Schwartz SF, Foster JK: Roentgenographic interpretation of experimentally produced bony lesions (part 1), *J Oral Surg* 32: 606, 1971.

[56] Seltzer S, Bender IB, Ziontz M: The dynamics of pulp inflammation: correlations between diagnostic data and actual histologic findings in the pulp, *Oral Surg Oral Med Oral Pathol* 16: 846, 1963.

[57] Seltzer S: Classification of pulpal pathosis, *Oral Surg Oral Med Oral Pathol* 34: 269, 1972.

[58] Seltzer S: *Endodontology: biologic consideration in endodontic procedures*, ed 2, Philadelphia, 1988, Lea and Febiger.

[59] Simon AB, Linde B, Bonnette GH, Schlentz RJ: The individual with a pacemaker in the dental environment, *J Am Dent Assn* 91: 1224, 1975.

[60] Smith GN, Walton RE: Periodontal ligament injection: distri-bution of injected solutions, *J Oral Surg* 55: 232, 1983.

[61] Colleagues for Excellence: Systematic endodontic diagnosis, endodontics, *Am Assoc Endod*, Winter 1996.

[62] Walton RE, Torabinejad M: *Principles and practice of endodontics*, ed 3, Philadelphia, WB Saunders (in press).

[63] Welander U, McDavid WD, Higgins NM, Morris CR: The effect of viewing conditions on the perceptibility of radiographic details, *Oral Surg Oral Med Oral Pathol Oral Radiol Endod* 56: 651, 1983.

[64] Willms JL, Schneiderman H, Algranati PS: *Physical diagnosis: bedside evaluation of diagnosis and function*, Baltimore, 1994, Williams and Wilkins.

[65] Zachrisson BU, Jacobsen I: Long-term prognosis of 66 permanent anterior teeth with root fractures, *Scand J Dent Res* 83: 345, 1975.

第 2 章 口腔、颌面牙齿疼痛急症：牙髓病的诊断和处理

A. Scott Cohen, David Clifford Brown

一名牙医师的责任：
  有时可以给予治愈，
  多数情况应使减轻，
  永远都要有爱心，
  最重要的是，不能造成伤害。

疼痛的发生率 /30
疼痛的传导路径 /30
  疼痛现象 /30
  疼痛的检测 /30
  Aδ 神经纤维 /30
  Aβ 神经纤维 /31
  C 神经纤维 /31
  信号处理 /31
  感受 /32
牙髓性疼痛的生理学 /32
  痛觉过敏和痛阈降低 /32
  炎症周期 /32
  炎症介质 /33
  痛觉过敏和痛阈降低的中枢机制 /33
牙源性疼痛 /33
  牙髓性疼痛 /33
  根尖周疼痛 /35
  牵涉痛 /36
非牙源性疼痛 /36
  神经血管源性牙痛 /36
  神经源性牙痛 /36
  上颌窦源性牙痛 /37
  面部肌源性牙痛 /38
  心源性牙痛 /38
  肿瘤性疾病 /38
  精神性牙痛 /39
口颌系统疼痛的诊断 /39
  记录 /39
  疼痛患者的分类 /39
  内科病史 /40
  牙科病史 /42
  主诉 /42
  疼痛的特性 /42
  临床检查 /44
  牙科检查 /44
  敏感测试 /45
  机械测试 /46
  补充的诊断性测试 /46
  影像学检查 /46
  根尖周 X 线片 /47
  咬翼片 /47
  其他影像学检查 /47
确诊 /47
  预后 /48
  治疗计划 /49
牙科急诊患者的处理 /49
  麻醉 /49
  "火牙" /50
紧急处理 /50
  牙本质过敏 /50
  可复性牙髓炎 /50
  隐裂牙综合征 /51
  不可复性牙髓炎 /51
  不可复性牙髓炎合并急性根尖周炎 /51
  牙髓坏死伴急性根尖周脓肿 /52
  药物处理 /56
牙髓病的急性发作和治疗中紧急处理 /56
  定义 /56
  病因 /57
  影响因素 /57
  急性发作的治疗和预防 /58
次氯酸盐事故 /62
  定义 /62
  病因 /62
  处理 /62
  预防 /64

在牙科治疗领域中，急性口面部疼痛的急诊就医会给患者带来很大的恐惧和不适。疼痛是患者寻求牙科治疗最常见的原因，因此，牙医有责任诊治牙痛和其他面部的疼痛。本章将阐述正确而完善的诊断途径和对牙髓急症患者的处理。

疼痛的发生率

为了确定口腔和颌面部疼痛的发生率，美国曾经进行过一项庞大的研究[108]。该研究表明，6个月内，美国有21.8%的成年人有过口腔和颌面部疼痛的症状，最常见的疼痛是牙痛，占12.3%。该调查是在美国全部人口中非患病者人群中进行的，所以，显然有很多人牙痛，但未去治疗。恐惧是人们回避牙科治疗的首要原因[39]，而根管治疗是牙科治疗中最能让人产生焦虑的治疗方法之一[49]。

疼痛的传导路径

疼痛现象

疼痛是一种复杂的生理现象[173]，就其性质来说，它不再被认为是单一的，相反，它融入了很多叠加的成分。"伴随着实际存在或潜在的组织损坏，从而产生的不愉快感觉和情感体验，说明了疼痛的心理学和生理学含义"[118]。

由于中枢神经通路的调节和交叉，使得患者对疼痛的描述很难做到客观。调节可以加强疼痛或抑制疼痛，使得疼痛具有多维的特点。疼痛的过程起始于周围组织，在那里有接受疼痛物质刺激的特殊神经纤维。这些神经纤维把这些信息传递给脊髓，并最终传递给大脑，在那儿信息被读取并被认定为"疼痛"。

疼痛的检测

牙源性疼痛的传递主要通过三叉神经的周围感觉神经元。这些周围神经末梢支配牙髓和其他口腔组织，而中枢神经末端释放神经介质，如能引起疼痛的P物质。这些三叉神经感觉传入神经元随同上一级的颈部神经节和血管的交感神经分支，通过牙齿的根尖孔进入牙髓腔。同时，这些神经和血管形成血管神经束。

在神经束中有有鞘和无鞘的神经纤维。有鞘纤维又叫A纤维，可根据它们的直径和传导速度分类，A纤维主要支配牙本质细胞[6]。无鞘纤维，也就是C纤维，支配牙髓和血管。两种感觉纤维的不同使患者能够区分和描述疼痛的性质、强度和疼痛反应持续的时间。

牙髓内的A纤维和C纤维都是伤害性感受器，能感受有毒的刺激物。一些Aδ和C纤维能充当致痛的机械性刺激感受器，它警告有组织损害发生。然而其他纤维为多元态的，具有一个较宽和动态的刺激范围。多元态感受器可以对机械的、温度的和化学的刺激有反应[25]，而且它们还可以和自主神经系统相互作用。

根据疼痛的特异性理论，伤害性感受器是感受疼痛的专门化的神经元。而目前的理论认为，疼痛是刺激多种感觉神经元的结果，而不仅是刺激伤害性感受器。这种刺激的作用是解除抑制或打开多种伤害性刺激的上行通道[34]。根据这一理论，毒性刺激并非感知疼痛所必需。是由刺激的形式引起疼痛的感知而不是由病理的实体。这种机制可以解释慢性疼痛的原因，因为无毒性的刺激可以被感知为疼痛。

Aδ神经纤维

牙髓中大多数有鞘的神经纤维是Aδ(A-Delta)神经纤维。它们被认为是伤害性传导纤维，因为组织受损的危险是最有效的刺激[25]。A-Delta神经纤维是一种传导速度很快的粗纤维。它们进入根管后分成为较小的分支，通过牙髓向冠方分布。到达牙本质细胞突层的下方后，A-Delta神经纤维就脱去了它们的髓磷脂鞘，并且交织吻合形成神经网络，称为Raschkow网状组织。这种髓周的神经层可向牙本质细胞层发出游离神经末梢，或通过牙本质细胞层，一直向上延伸200 μm到达牙本质小管[23]，同时和牙本质细胞突发生联系。A-Delta神经纤维与牙本质细胞层和牙本质的密切联系被称为牙髓牙本质复合体(Pulpodentinal Complex)。研究者发现，感觉仅在有活力的成牙本质细胞发生，并且只在有神经支配的区域，成牙本质细胞能保持它们结构的完整性[25]。

在一颗有生命的牙齿中，最先受影响的是牙髓牙周复合体中的低阈值A-Delta神经纤维。钻磨、探诊、用空气干燥和将高渗溶液涂于被暴露的牙本质都会导致疼痛。根据牙本质小管内液体的移动，可刺激A-Delta神经纤维[20]，牙髓的反应为牙本质性的疼痛[32]。但一些高渗性的介质涂于牙本质并不会导致疼痛，除非它们被放入预备较深的窝洞内。这种发现支持另外一种牙本质敏感机制，即直接离子扩散理论[95]。

并非所有的刺激都会达到兴奋阈值而产生疼痛反应,例如浅龋和轻度的牙周疾病很少引起疼痛。但它们也足以引起修复性牙本质的形成。牙髓能够在毫无疼痛的情况下坏死的事实还表明,存在着可以控制伤害性感受器感觉和激活的机制。

当A-Delta神经纤维被激发,通过快速传递的有髓鞘神经通路,伤害性信号迅速地被感知为快速的、尖锐的阵发性疼痛。这种感觉随着刺激因素的去除而迅速地消失,例如喝冷饮或探及被暴露的牙本质。临床上存在A-Delta神经纤维的疼痛症状表明,牙髓牙本质复合体是完整的,并能够对外界刺激做出应答。

$A\beta$ 神经纤维

$A\beta$(A-beta)神经纤维是牙齿内传导速度最快的纤维,是能引起缩回防御反应的机械性刺激感受器,以避免可能发生的损伤[25]。极度冷却、血清毒素和液体流动的变化均可刺激A-beta神经纤维。尽管有研究[91,131]认为,它们可以感受到即将发生的疼痛,但对A-beta纤维的作用依然不十分了解。希望未来的研究能够阐明它们的作用。

C 神经纤维

C纤维是分布于牙髓内的小的无鞘神经。它们是高阈值的纤维,分布于牙髓基质的最中央,并位于A-delta神经纤维的下方。不同于A-delta神经纤维,C纤维并不直接加入牙髓牙本质复合体,并且不易被激惹。与C纤维相关的疼痛是钝痛,且难以定位。在大多数的情况下,这种疼痛发生得较迟,是继发性的疼痛。C纤维有一个较高的阈值,能够在牙冠受到的高温、低温或牙髓受机械性刺激时被激发。这些神经纤维的接受区全部在牙髓本身,一旦被激发,源于C纤维的疼痛可以放散到同侧颌面部的任何地方。

C纤维的疼痛与组织的受损有关,并且受炎症介质、血管中血容量和血液流动的变化和组织压增大的影响。被激活的C纤维可以释放炎症调节神经肽,如降钙素基因相关肽(CGRP)和P物质,并通过刺激组织胺和花生四烯酸的释放,加重炎症反应[202]。

当炎症导致牙髓坏死时,牙髓的病理改变会发展成根尖周的损害。但当影像学的改变已经清晰可见时,一些神经纤维仍可以对活力测试作出反应[103,105]。有鞘和无鞘的神经纤维都可以在已发生牙髓坏死和根尖周损害的牙齿中找到[104]。因此,当用器械对牙髓坏死的牙齿进行操作时,仍然可以引起疼痛。由于C纤维比A-delta纤维对有害的血流和无氧条件更具抵抗性,因此牙髓坏死时的疼痛可能是由C纤维引起的。

信号处理[137]

伤害性(例如有毒刺激物)信号输入的疼痛是在皮质区(cortex)被感知和确认的。在大多数情况下,来自牙髓组织和根尖周组织的信号通过三叉神经的上颌支和下颌支传导到中枢神经系统进行处理。初级的传入神经元在桥脑(pons)水平进入脑干(brain stem)。三叉神经的胞体位于三叉神经节。初级神经元在三叉神经脊束核亚核尾部与二级神经元形成突触。三叉神经脊束核也从第Ⅸ和第Ⅹ对脑神经以及颈神经接受信号。第二级神经元一接受到信号,就将信号送到丘脑。第二级神经元在脑干交叉到对侧,并继续向更高级的中枢传导。

牙髓的Aδ纤维形成在亚核尾部的lamina Ⅰ区形成突触,C纤维在lamina Ⅱ区和Ⅲ区形成突触。Aδ神经元通过新脊髓丘脑束的途径直接到达丘脑,以传导快速的疼痛。第二级的C纤维神经元将冲动经由旧脊髓丘脑束的途径传送。这是一种网状结构传导,神经冲动在到达丘脑之前,受到许多中间神经元(interneurons)的影响,由于冲动到达丘脑需要较长时间,这种疼痛称慢痛。快痛大多比较剧烈而且易于定位,慢痛多为钝痛。

伤害性信号到达大脑更高级的中枢后,将在神经元与丘脑、皮质和边缘系统间进一步相互作用。中枢神经系统有控制和调节疼痛传导神经元(pain-transmitting neurons)的能力。已明确,在皮质和脑干中有几个区域能增强或减弱由传递神经元(transmitting neurons)传来的伤害性信号。当神经冲动到达感觉皮质时,疼痛的确认便发生了。皮质可以依靠记忆的帮助对感觉进行评估。正是基于这一点,以前牙痛的经历和过去的牙科治疗的痛苦便开始给感觉以影响。

三叉神经系统并不是唯一的从牙髓牙周组织传导疼痛的路径[34]。第Ⅶ、第Ⅸ和第Ⅹ对脑神经以及第1、2和第3颈脊神经也分布于口腔区域。交感传入神经(sympathetic afferent nerves)和副交感神经(parasympathetic nerves)可能也介导疼痛[135],两者已被证实存在于牙髓组织中。三叉神经运动根也有许多传入神经,这些运动神经(motor nerves)也应该包括在伤害性传导通路中。

感 受

对疼痛的主观体验的最终结果是感知。当伤害性信号到达皮质,感知也就发生了。只有这时才会产生痛苦,痛苦即是患者对引起疼痛的刺激发生反应的一种方式。不同个体对疼痛的反应程度不同,这是一个普遍而明显的临床现象[45]。一些患者可能仅有轻微的体征,但似乎遭受着无法忍受的疼痛;另一些人,虽然有很明显的临床体征,可是却能保持正常状态,并没有让人感到有病或有危险[153]。

一些因素,如对疾病的注意力、过去的牙科治疗体验和对治疗的期待决定病员感受痛苦的程度。感情因素,尤其是焦虑,可以降低痛阈,增加患者对疼痛的反应[214]。分散注意力对抑制疼痛很有效,如全神贯注于某一件事和某种体育活动。这可以解释为什么夜间当患者躺在床上,不再忙碌于日常事物时,牙痛会更加剧烈。

患者如何对待他们的疼痛,涉及到一个客观认识过程,事实上,疼痛的体验牵涉到客观认知[153]。患者如何理解疼痛,对调整他们对疼痛的反应非常重要,并且有助于他们对疼痛的控制。如告知患者上腭的肿胀是来自牙髓疾病,并无生命危险,这些患者将与没有被通知者表现不同。先前成功或不成功的治疗经历也会影响患者的行为。相信牙医能够治疗和除去疼痛,将减少患者的忧虑。性格特点和文化因素是后天的,它们也可以影响患者对疼痛的反应,因此,在疼痛的处理过程中应该考虑这些因素。

疼痛的行为表现是临床医师能够接收到的关于疼痛体验的唯一信息,并且随患者的不同而不同。一个医师应当认识到,患者从牙科医师那儿所得到的信息不应当是伤害,疼痛,甚至痛苦,这一点非常重要。虽然患者只有疼痛的行为表现,然而通过交流,临床医师必须洞察患者病症的根本所在。对于临床医师,解决患者的疼痛问题并非一件容易的事。

口腔颌面部疼痛可能使一个充满恐惧感的患者产生特别强的焦虑,医生应该以富于知识的方式、平静的语气和用患者能够理解的语言与患者交流,这样能明显增加患者的自信。告诉患者具体的治疗操作过程和感觉的信息(视觉、声音、气味、振动和一些其他物理刺激)是一个解除患者对于治疗计划的不信任感的、十分有效的方法[81]。

指导患者控制疼痛的方法是另一个重要的方面。当牙科医师教会患者一种使操作停止或要求停止操作的方法,常能增加他们对可能出现疼痛的操作的忍耐力。如果患者可以对治疗过程中可能发生什么给予控制,他们对疼痛的感觉会舒适些,并且对这些操作就会显示出较高的耐受性[33]。

牙髓性疼痛的生理学[95,201]

痛觉过敏和痛阈降低[72]

痛觉过敏的3个特征是:①自发痛;②痛阈降低;③对疼痛性刺激的反应增高。在牙痛的患者中,经常遇到痛觉敏感的症状。自发痛经常提示有不可逆性牙髓炎或牙髓坏死的存在。在炎症过程中,牙髓和根尖周组织可以变得敏感,导致痛阈降低。在这种状态下,无害的刺激也被感觉为疼痛性的。

由于痛阈降低,可导致热阈的降低而发生自发痛,以致于体温也可激活牙髓伤害性感受器。患者描述为热敏感,并且可以用冷来减轻症状,他们可能含一大口冰水来减轻不适。一些患者苦于搏动性疼痛,这种疼痛可能是由于机械性刺激感受器的痛阈降低,心跳造成的动脉压的搏动刺激牙髓内血管周围的伤害性感受器,使其敏感性升高而引起。与牙髓的伤害性感受器一样,牙周机械性伤害性感受器阈值也降低了,并且被激惹的频率也增加了。因此,在痛阈降低的情况下,进行诊断性测试,如叩诊和触诊,也可产生疼痛。同样,进行牙髓活力测试也会产生疼痛,因为牙髓伤害性感受被致敏。

这些症状和体征表明,牙髓和根尖周组织正处在一种痛觉过敏的状态。合并神经炎症也可以导致痛觉过敏,有些发生于炎症的部位,另一些发生在中枢神经系统。

炎症周期

被激惹的牙髓防御系统一般能够以血液流动去除刺激物和调节炎症过程以修复炎症组织。包括血管淤血、毛细血管渗透压升高、白细胞向受损组织趋化性移动等,同时伴随着刺激物从炎症区域排出。中度和重度损伤时,毛细血管压力不断增高,局部的小静脉和淋巴通道受压和崩溃,牙髓中的分泌物不能被分流或排出。此时,血液流动会静止,受伤的组织开始坏死。该区域内的白细胞退化变性并且释放出细胞内溶酶体酶,形成一个微脓肿。

炎症介质

炎症介质，如组织胺、缓激肽、前列腺素、血清素、P物质、CGRP和白三烯，可以通过激活牙髓伤害性感受器而直接导致疼痛[95,190]。它们也可通过一系列炎症反应导致血管的渗透性增高、水肿，最终引起髓腔内压力增高，间接引起疼痛[202]。一些介质存留时间很短，但是它们能不断地从血管渗出物中得到补充[71]，炎症介质的更新使炎症的过程持续到受外伤之后。液体的外渗减少了血流量并导致血管的淤滞[36]，聚集在血管中的血小板释放神经化学物质——血清素。随着血浆渗透到周围的组织间隙，血清素和其他炎症介质导致牙髓伤害性感受器处于痛觉敏感的状态。

改变了的组织状态可造成急性伤害活性致敏，并激活了起初平静的多态感受器（polymodal nociceptors）组。这些神经纤维可分为急性或休眠性伤害性感受器[25]。急性伤害性感受器在刺激到达阈值时便做出反应，而休眠性伤害性感受器直到炎症充分确立时才被激活，炎症介质能使这两种伤害性感受器致敏。与没发炎的牙髓相比，发炎时，更多的Aδ纤维对牙本质的刺激做出反应[25]。另外，感受区（即刺激激活神经纤维区域）在发炎的牙髓中变大，这可能是由于神经的出芽或被激活，或者因为急性伤害性感受器被激活造成的。

当组织处于发炎状态，通过神经源性的炎症反应，多态感受器纤维开始参与并加强这一过程。P物质和降钙素基因相关的肽（CGRP）对炎症过程各起一部分作用[222]。研究表明，它们有共同加强血管反应的作用[61]。在局部炎症区，神经肽激活组织胺的释放，这给血管炎症的周期补充了必需的物质。持续的炎症周期对牙髓的康复是有害的，并最终使牙髓坏死。

痛觉过敏和痛阈降低的中枢机制

神经元的致敏过程也可以在中枢神经系统内发生。第二级神经元在受到持续的伤害性信号的强烈刺激时，可以被改变或致敏，致敏受体包括N-甲基-D天门冬氨酸（NMDA）受体。氨基酸对这些感受器的刺激可增强对这些神经元的致敏作用。总的来说，这种变化是可逆的，然而，慢性致敏作用可以最终导致神经永久性改变。持久性的刺激可以导致慢性的神经性疼痛。当中枢性的致敏作用发生时，甚至正常的信号也会被感知为疼痛。此时，大多数情况下并不介导疼痛的Aδ神经纤维携带的信号，也可以转变为伤害性信号。当这种情况发生时，对具有征候的牙齿周围的一个轻触，就可以被感知为疼痛。

牙源性疼痛

牙源性疼痛可来自牙髓或根尖周组织，这些结构在功能上或胚胎学上是不同的，因此来自它们的疼痛也各不相同。

牙髓性疼痛

牙髓病变的诊断有两种模式：①基于临床的发现；②基于组织学的发现。临床诊断的目的是应用有关的临床信息来确定引起症状的患牙，并且对可能的牙髓组织学情况做出一个良好的判断。多数情况下，临床体征、症状和诊断性测试并不与牙髓的组织病理学状态相关[169]。这种差异的一个原因是，在很多的病例中，牙髓和根尖周炎症是无症状的。当症状存在时，临床医师只能推测牙髓的组织病理学情况。临床上，牙髓可以被诊断为健康或受损，但在刺激因素去除之后有些可以恢复（可逆性牙髓炎），但有些则不能修复（不可逆性牙髓炎或牙髓坏死）。组织学上，牙髓炎可以分为急性、慢性和增生性。

健康牙髓

健康的牙髓是有生命并且无炎症的。它可以被冷或热的敏感测试激惹，表现为轻度的疼痛并且在刺激去除后1至2秒消失。主要是由有鞘（Aδ纤维）和无鞘（C纤维）传入神经控制着牙髓的感觉。在不同的病理生理学情况下，两种感觉神经纤维都可以向大脑传导伤害性信号。这两种感觉纤维的不同使患者能够区别和描绘疼痛反应的性质、强度和持续时间[36]。

在正常情况下，牙本质对外界的激惹是敏感的。Aδ纤维疼痛的临床表现说明牙髓牙本质复合体是完好的，能够对外界的干扰作出反应。这是活的牙髓的正常反应。许多医师经常把牙本质性疼痛解释为可复性牙髓炎，这是错误的。应当把牙本质性敏感和疼痛与牙髓炎症区别开来。

牙本质过敏

这个术语用于描述因牙本质暴露而引起的疼痛，这种疼痛的典型表现是对温度刺激、化学刺激、触动及渗透性的刺激发生反应，但不是由于任何其他牙体缺损或病变所引起。这种疼痛类似于牙本质牙髓复合体的过度反应：对暴露的牙本质进行刺激，疼痛严重而尖锐，然而刺激一经去除，疼痛立即消失。

牙本质过敏可能是一个综合症状，而非一种真正的疾病，它是由刺激穿过暴露的牙本质而引起的。虽然确切的机制还不清楚，但Bränwström[18]提出的液体传递机制理论被广泛接受[200]。这种机制认为，牙本质小管内液体的突然移动引起牙本质牙髓界面机械敏感纤维变形，进而引起神经末梢短暂的局限性锐痛。

扫描电子显微镜研究显示，敏感牙本质表现有7倍于非敏感牙本质表面的牙本质小管[2]。非敏感牙本质小管是封闭的，而高敏感牙本质小管的孔径是开放的或者是增宽的[139]。染料穿过试验表明，开放的牙本质小管可到达髓腔[3]，因此，细菌及其毒性产物可穿透牙本质而造成感染[16]。

当症状与暴露的牙本质相关时，可诊断为牙本质过敏。然而，当一个特定病因造成这种敏感时，如龋坏、牙折、充填体渗漏及近期的充填治疗，活髓牙也会呈现与牙本质过敏相同的症状。这种情况进一步发展，可诊断为可复性牙髓炎。详细的病史加上临床及影像学的检查，对于牙本质过敏的确诊是必要的。当可复性牙髓炎的临床病因与牙本质暴露同时存在时，确诊比较困难。

可复性牙髓炎

长期的外部刺激可造成牙髓明显的损害。虽然一个局限的损害可引发组织感染，但牙髓损害的性质、程度和炎症反应的动力学将决定这个过程能否局限和组织修复能否重建牙髓的平衡。可复性牙髓炎是指临床症状、体征及诊断试验判定牙髓为活髓，但存在炎症反应，去除刺激后，具有恢复到正常的能力。可复性牙髓炎的紧急治疗将在后面的章节中讨论。

区别正常牙髓与可复性炎症的牙髓是困难的，例如，牙本质龋、修复体微渗漏、附着丧失、牙颈部的侵蚀及牙周病和牙周治疗能够造成牙本质过敏。然而综合牙本质疼痛的强度、牙病史和全面的牙齿检查，能使临床医师区分正常牙髓、牙本质敏感及可复性牙髓炎。

牙髓疼痛较常见于充填治疗后。各种治疗，如备洞和牙冠预备使牙齿特别敏感。产热、压力、牙本质干燥和充填材料的毒性成分，特别是牙本质充填界面微渗漏伴细菌滋生，可使牙髓受到损害。通常对龋坏和充填材料的组织学反应是慢性炎症过程。多数情况下，当对这样的牙齿进行治疗操作时，发生的疼痛往往是先前已有的无症状慢性炎症的急性加重。

当用银汞充填后，几个星期内牙齿会对温度敏感。银汞充填后最初出现的收缩，会造成牙本质与充填体之间10~15μm的空隙，间隙中的液体会使细菌生长，由此而来的牙髓炎会造成牙本质敏感及疼痛。用冷刺激时，间隙中牙本质液体收缩也会引发疼痛。这种牙本质小管内液体迅速的运动会刺激牙髓中的纤维。几星期后，当银汞腐蚀的产物充满间隙[115]，血浆蛋白和来自牙髓的细胞碎片封闭了牙本质小管时，这种对冷的敏感常消失。在牙髓炎症反应的同时，牙髓可形成修复性牙本质以封闭牙本质小管的牙髓末端。

当银汞充填体遇到另一种不同金属的材料如金冠时，腐蚀将加速。由此产生的直流电流穿过金属，同时也穿过牙本质、牙髓和牙龈，从而导致敏感和疼痛的产生。当表面薄膜形成后，症状会在相对短的一段时间内减轻。

复合树脂的使用能够减少，但不能完全避免微漏。复合树脂修复体也可造成术后咀嚼敏感，多数情况下，这些症状可能是因负荷引起的牙本质液体的流动所造成的。研究者已经发现，这种液体流动比银汞合金充填或未作充填的对照组大得多[79]。这种液体会支持[37]残留在牙本质小管内的及通过牙本质修复体界面穿透牙本质的新的微生物的生长，进而发生牙髓炎症导致牙齿过敏。

已经证明[24]，当预备浅的窝洞造成轻微牙髓损伤后，牙髓内新的CGRP神经纤维及P物质神经纤维将会迅速而广泛地萌芽，这些新生的纤维通常会在几个月内消失。窝洞预备术后的即刻疼痛可能就是由于这些新增加的神经元流体动力刺激造成的。

不可复性牙髓炎

牙髓被封闭在坚硬矿化的环境中，在炎症期间，其体积增加受限。在这种低顺应的环境中，剧烈的炎症反应将导致组织压力的不利升高，超过了牙髓减轻压力的补偿机制。这种炎症过程逐渐加重并向周围扩散，形成破坏性的恶性循环。[205]

受到激惹后，受损伤的伴有局限性炎症的活髓牙表现为Aδ纤维疼痛。有炎症存在时，反应是放大的，与相关的刺激性质并不完全相符，这种刺激经常为热刺激。发炎的介质引起这种过敏。不可复性牙髓炎最典型的表现之一就是温度刺激后引起长时间的疼痛。当放大的 Aδ 纤维疼痛减退时,可能有迟钝的、抽动性的疼痛持续。后一种疼痛症状表明,炎症已涉及了 C 神经纤维。

随着牙髓组织炎症反应程度的增加,C 神经纤维的疼痛成为最主要的。由开始时短暂的、间断性的(lingering)不适,逐步上升为剧烈的、持续性的或不断的、弥散的、抽动的疼痛。自发痛(非激惹)是不可复性牙髓炎另一特点。如果牙髓性疼痛是持续的和剧烈的,中心激动效应(central excitatory effects)会产生可牵涉到远处或其他牙齿上的疼痛。当 C 神经纤维的疼痛比 A 神经纤维占优势时,疼痛会更加弥散,此时,牙科医师很难通过激惹法来确定患牙。通常牙医们[121]诊断没有根尖病变的不可复性牙髓炎是最困难的。如果牙周本体神经纤维没有受累,这颗牙齿就没有叩诊痛,患牙也就难以定位。

有时,感染的牙髓会对冷刺激有反应,因为冷刺激可使扩张的血管收缩并减轻组织压力,从而使疼痛得以短暂减轻,这可以解释为什么有些患者到急诊室带着冰水袋。冷刺激使疼痛缓解是有诊断意义的,它提示活的、不可复性发炎的牙髓正逐渐坏死。如果不及时进行根管治疗,这种情况会迅速恶化,逐渐发展为急性根尖周脓肿。[95]

C 神经纤维的疼痛是一个预后差的标志,它提示不可复性的局部牙髓组织损害已经发生。不可复性牙髓炎是一个临床术语,它意味着发炎的活髓已缺乏恢复健康的能力。患牙要么进行根管治疗,要么拔除。

牙髓坏死(Pulp Necrosis)

牙髓坏死没有真正的症状,因为牙髓敏感神经已经被彻底地摧毁了。然而,由于牙髓变性可使根尖周组织感染而出现疼痛,坏死可以累及部分或全部牙髓,因此会有各种各样的伴随症状。在根管系统的某一部分可能有残余活髓存在,这会令人迷惑,这种情况在多根牙最为普遍。在大多数病例中,牙髓对冷热刺激及电活力测定都没有反应,有时也会碰到有活髓反应。X 线片会显示异常增宽的牙周韧带或根尖透射区。由于可能有假阳性的活髓反应存在,确诊需要得到温度测试与 X 线片的支持。

根尖周疼痛

牙髓疾病扩散到根尖组织是根尖周疼痛最主要的原因。由于牙周韧带的本体感受器能精确地定位压力刺激,根尖周疼痛的诊断几乎没有问题,患病的牙齿可很快被找到。牙髓源性的根尖周疼痛可能与急性根尖周炎或急性根尖周脓肿有关。

急性根尖周炎

急性根尖周炎常是不可复性牙髓炎的后果,或由于根管治疗引起。不可复性牙髓炎的炎症反应可扩展到根尖周组织,导致局部牙周韧带的炎症。当牙髓炎症迅速波及根尖周时,患者会感到剧烈疼痛,因为急性根尖周炎与急性牙髓炎是同时发生。患者主诉与不可复性牙髓炎一致,并且患牙的触痛非常明显,伴有钝的持续的搏动性痛。急性根尖周炎的病因常很明显,而症状前面已经阐述过。

在 X 线片上可见急性根尖周炎的牙齿上有深的未治疗的龋洞、一个大范围的充填体或以前做过盖髓术。在 X 线片上其根尖部往往无改变,或只有牙周韧带轻度增宽。但必须认识到,对于一个急性不可复性牙髓炎同时伴发有急性根尖周炎的牙齿,很可能在根尖部有一个透射区[105]。

在多数情况下,根管治疗的术后疼痛是由急性根尖周炎所致。根管器械超出根尖孔或残髓从根管被挤入根尖周组织均可引起急性炎症反应。在这种情形下,临床上鉴别急性根尖周炎和正在发生的根尖脓肿是困难的。

急性根尖周炎还可由创伤殆、咬合超载、磨牙症、正畸治疗或上颌窦炎等造成。其他的原因包括邻近外伤和手术创面炎症反应的蔓延。由于有许多可能的因素,用活髓检测法(vitality pulp testing)确定病因及最好的治疗方法是绝对必要的。

慢性根尖周炎是无症状的,X 线片上可见根尖区有透射阴影,其牙髓是坏死的。患者常有持续的不可复性牙髓炎或根尖周脓肿的病史。患牙会对压力敏感,感觉与其他牙齿不同。常用根管治疗解决慢性根尖周炎,但治疗的激惹也能诱发急性根尖脓肿。由于慢性根尖周炎不是急症,因此可择期治疗。

急性根尖周脓肿

牙髓病变蔓延至根尖周组织可导致根尖感染。急性根尖周脓肿是牙髓感染和坏死引起的根尖周炎性反应,表现为急性发作、自发痛、牙齿对压力敏感、形成脓液和相关组织的肿胀。这种肿胀可由牙髓迅速退化、变性或坏死而来,有时也可源于慢性根尖周炎的急性发作。虽然牙髓是坏疽的,对温度试验不敏感,但急性根尖周脓肿最初的疼痛仍然是剧烈的。当发生骨吸收后,脓液排入周围软组织间隙,肿胀就发生了。但此时骨内的压力降低,疼痛可稍微减轻。

肿胀的部位取决于根尖的倾斜方向、穿透皮质骨的部位与肌肉在上、下颌骨附着的关系。通常脓液由牙齿颊侧进入口腔，上颌侧切牙和磨牙则从腭侧排出。炎症从上下颌磨牙区经由翼丛，可导致窦状血栓静脉炎和大脑血管的损害。最严重的感染传播途径是经由下颌前磨牙或磨牙区的舌侧，从下颌舌骨肌的下方进入咽后间隙，或从下颌后牙扩散到双侧咽后，形成Ludwig咽峡炎造成呼吸道阻塞。涉及下颌前磨牙或磨牙的急性根尖脓肿会造成颏神经或下齿槽神经感觉异常，这是由于脓肿的压力侵及神经血管组织[125]。

影像学上可没有明显损害，没有牙周韧带的增宽或根尖区的透射影（这与骨破坏的数量、牙根尖在牙槽骨的部位和脓肿是从慢性根尖周炎还是从迅速变性的牙髓发展而来有关）。偶尔根尖脓肿（伴有肿胀）也没有影像学的改变，这是由于脓液经皮质骨的开口引流进入软组织中。

伴随急性根尖周炎的肿胀可通过口内或口外的窦道引流，一旦脓被排出，疼痛症状将会减轻，此时急性根尖脓肿会减退为化脓性的慢性根尖周炎。

牙周脓肿

急性牙周脓肿是源于牙周韧带的炎症反应。它表现为急性发作、自发痛、牙齿对压力敏感、化脓和肿胀。它经常是由于异物引起的，涉及的牙齿往往是活髓。脓肿由牙周袋的感染发展而来或者由牙龈的感染发展而来。牙周脓肿的疼痛与根尖周脓肿相似，但它没有那么严重。通常有深牙周袋和局限的脓肿存在。

可通过牙髓状况的测定鉴别急性根尖周脓肿与牙周脓肿。急性根尖周脓肿时，牙髓是坏死的，而牙周脓肿的牙髓是活的。但如果曾进行过根管治疗，则鉴别诊断较为困难。研究者发现，牙周脓肿中螺旋体的数量3倍于根尖周脓肿，因此有人建议用暗视野显微镜技术检查微生物数量以鉴别这两种疾病。但这种技术比较难，所以应通过细致的临床及影像学检查来进行诊断。

牵涉痛

疼痛可以从牙齿牵涉到其他颌面部结构，或从远处解剖部位牵涉到牙齿。急性牙源性疼痛通常累及一颗牙齿或同一牙弓内更多相邻牙齿、相对牙弓的牙齿或两者都有。临床上，牙髓源性疼痛很少超过中线，除非最先的疼痛部位就靠近中线。牙源性疼痛的牵涉痛最常见于不可复性牙髓炎。经常表现为头痛，伴随着不可复性牙髓炎的多变的、自发的、不能定位的、搏动性的疼痛，与它的牵涉痛的模式一起，类似于所有头面部的疼痛。

非牙源性疼痛

对于医师来说，牙痛的诊断确实存在一定的困难，因为一个牙齿的疼痛可能来源于另一个牙齿或其他颌面部的结构。为了有效地治疗牙痛，医师应首先确定疼痛是否真的是牙源性的。如果不是，医师就面临着确定疼痛的真正来源的挑战。牙科医师必须了解疼痛的机制、各种类型疼痛的临床特点、区别不同类型疼痛的要点、非牙源性疼痛的最主要的警告体征（cardinal warning signs）等知识。

有了这些关于疼痛的全面知识，牙科医师就能够承担起仔细考虑和排除非实质性疼痛的任务。通过这样的过程，提出主要的诊断，并可获得确诊。应该注意的是，只有证明疼痛确实来源于牙齿时，才能开始牙科治疗。

有许多疾病情况与牙髓症状相似[137]。我们将简短地回顾一遍最常见的、需要紧急护理的非牙源性疼痛的情况，重点放在鉴别诊断上。我们将讨论、对比它们与急性牙髓疼痛相仿的疼痛表现。区分牙源性和非牙源性疼痛是有严格的临床指标的（完整的非牙源性疼痛的诊断及处理规范见第3章）。

神经血管源性牙痛

神经血管源性牙痛包括一组疼痛紊乱性疾病，它们都涉及三叉神经系统[137]。最常见的是偏头痛（migraine headache）。偏头痛可牵涉到牙齿，由于牙痛的发生与神经血管性头痛（如偏头痛的先兆，丛集性头痛，慢性发作性的偏头痛）相关联，诊断一般不会有问题。重要的是，这种牙痛随着头痛的减轻而减轻。

有一些偏头痛较难诊断，例如变异的神经血管性头痛，或能引起牙痛的、但无传统牙痛陈述的偏头痛性神经痛。神经血管性牙痛与不可复性牙髓炎相似，表现为自发的、不确定的搏动性痛。但是神经血管性牙痛有在数月或数年时间内时好时坏的特点，而且没有能造成疼痛的牙齿。

神经源性牙痛

神经结构异常引起的疼痛也可表现为牙痛。这些疼痛可以是偶发的，也可以是持续性的。在采集牙病史时，当患者使用的词汇与通常的牙源性病变有差异时（如把疼痛描述为烧灼样、电击样或叮咬样），医师应该怀疑以下的情形：

偶发性神经病变性牙痛：自发的、剧烈的、突然的、尖锐的、针刺或电击样牙痛出现在牙齿上，并放射到其他牙齿，表明是偶发性神经源性牙痛。疼痛一般持续数秒至几分钟。它与三叉神经相关。患者多在 50～80 岁间发作[42]。疼痛局限在一侧（虽然双侧也有发生），仅涉及三叉神经的一支。偶发性神经源性牙痛最明显的特征是有扳机点。扳机点常定位于唇、颊部皮肤或牙龈黏膜，当触及时就会激发一个疼痛反应。尽管如此，仍应排除由牙髓病变激发这些症状的可能性[145]。

病变发作以连续的疼痛开始，以突然的中断结束。在缓解期，无牙髓病变时会见到的对温度刺激的反应和根尖区的改变。在疼痛发作的阶段，一些患者会避免触及皮肤或口内某部位，以避免遭受疼痛的激惹。患者能够描述和证明在发作前有针刺样的前驱症状。不幸的是，使用麻药能阻碍疼痛的发作，这可能导致错误地诊断为牙痛[100]。三叉神经痛的病因还未确定，有人提出是病毒源性、继发于脑卒中、脑肿瘤[52]或牙外伤等。年龄的增长与脱髓鞘之间的因果关系可能是最好的解释。"镇痛定"（Carbamazepine - Tegretol）被认为是诊断和治疗这种疾病的一线药物，具有很好的初始疗效[100]。

持续性神经源性牙痛

一些神经源性牙痛能产生顽固的、不间断的疼痛。这些疼痛可被局部刺激所激惹，如叩齿或触动牙龈的周围，从而增加了诊断的难度。神经性疼痛（即神经炎）、传入神经痛或交感神经疼痛等都能够产生这种持续性牙痛的状态。

来源于三叉神经上、下颌支的神经痛能导致牙痛，它是由于炎症从周围组织波及神经所致。疼痛常常是持续性的、针刺样的烧灼痛。

偶尔神经痛可发生于牙齿治疗后，例如简单的充填、牙髓摘除术、根尖切除术或拔牙术。这些情形如同幻觉牙痛（phantom toothache），被描述为非典型性牙痛。这个词汇来源于非典型颜面痛这个广泛的范畴，医师不能诊断的任何疼痛都可以归于这个诊断。

非典型性牙痛

非典型性牙痛是指那些无明显器质性原因的牙痛，在无牙源性疼痛的牙齿或牙槽骨上出现长时间的搏动性或烧灼样疼痛。通常可持续数月或更长时间，反复进行牙齿治疗也不能解决这种疼痛。患者通常有多次牙髓治疗和根尖治疗的经历，甚至还有拔牙史，然而疼痛仍持续出现于其他牙齿或颌骨。这种情况最常见于高加索地区的中年妇女，可累及上颌尖牙或前磨牙。

虽然还不知道非典型性牙痛的病理生理学机制，但根据临床特点可将其归入传入神经疼痛。交感神经的兴奋也能使疼痛持续。

幻觉牙痛是一种牙齿或口腔结构疼痛综合征，它多继发于拔牙后或拔髓后。少数情况下也会继发于下齿槽神经阻滞麻醉[12,110,111]。

水痘 - 带状疱疹

涉及三叉神经第二、三支的水痘 - 带状疱疹的复发可表现为一种罕见的类似牙髓炎的前驱症状[189]。在原发性水痘（i. e., varicella virus）感染后，病毒潜存于半月神经节。如果仅涉及三叉神经，牙髓疼痛只局限于单侧。牙痛位于一个或多个牙齿，症状为持续性痛、搏动性痛或间歇性痛，牙髓疼痛的症状会被认为是"真正"的而不是"假的"。

在持续数星期的前驱症状期，识别水痘 - 带状疱疹病毒的复发几乎是不可能的。这些症状常被认为是不可复性牙髓炎，患者很容易指出患牙。检查中，牙科医师会发现牙齿完整无缺，无龋坏和新近的外伤。牙医师面临的最大困难就是认定症状是不是真的。最近有人报道水痘病毒能导致不利于牙髓的反应，甚至坏死[68]。其他并发症包括牙齿脱落、内吸收和骨坏死。在带状疱疹的前驱症状期，给予牙髓干预能减轻牙髓炎样的剧烈疼痛。而在没有干预时，带状疱疹感染将按照它的病程进行。因此，在疱疹感染后，监控牙髓或根尖病变的进展是必要的[174]。

疱疹后的神经痛表现为持续性的针刺样、烧灼样或叮咬样疼痛。疱疹后的神经痛包括脑三叉神经支配的面部区域。受累神经通路的退化变性或中断，可导致传入神经阻滞或随后的神经重组。

上颌窦源性牙痛

上颌尖牙到磨牙的根尖与上颌窦间被一层薄骨板或薄膜相隔。上颌窦腔内层黏膜的炎症可诱发涉及范围内多个牙齿的持续性中等强度钝痛，及面部疼痛。通常，上颌窦邻近的牙齿，牙髓是健康的，它们对叩诊敏感，牙髓测试反应正常。疼痛随咀嚼活动而增强，可涉及整个象限（直至中线）或牵涉到同侧的下颌牙。

患者可诉说面部有胀满感，随躺下或弯腰疼痛加重,上颌窦表面的皮肤敏感。此外,患者还诉及疼痛蔓延到头皮或鼻子,经常伴流涕,并确定近期有上呼吸道感染、鼻阻塞及鼻充血史,这些都有助于医师做出早期诊断。瓦氏位片显示上颌窦内有液平面或增厚的黏膜。

在上颌窦炎的鉴别诊断中,应当考虑到慢性牙髓病变或根尖病变导致的窦内综合征 (endoantral syndrome) 和高空牙痛性高空窦炎 (barodontalgia barosinusitis),以排除牙髓炎症引起的上颌窦内层感染[165]。

面部肌源性牙痛

咀嚼肌特别是咬肌、颞肌和二腹肌前腹,都能发生牙痛样疼痛。肌源性疼痛是非搏动性的,可持续数月或数年,有静止期。在大量的牙科治疗后,由于张口时间过长,患者常诉说有肌肉痛。疼痛常随情绪紧张或激动、肌肉疲劳而加重[41]。

当患者主诉为牙痛但无任何牙髓或根尖周病变存在时,应进行咀嚼肌的触诊检查。如肌肉扳机点的触诊产生疼痛症状,则可证明肌源性疼痛的诊断。这种疼痛不能用止痛片止痛,但可于最先疼痛的某些肌肉点进行麻醉,麻痹冲动的传出。

心源性牙痛[42]

颌骨疼痛可能与心绞痛 (angina pectoris) 及心肌梗塞(myocardial infarction)有关,这使得记录每一个患者的内科病史和相关的症状显得很重要。有关心脏病引起颌骨痛的报道称,有10%的病例涉及下颌骨疼痛。心肌梗塞疼痛的特点是突然的、剧烈的疼痛,而且不被口腔刺激所引起。在慢性心绞痛及冠心病发作时,疼痛范围较小并与运动及情绪激动有关。在多数情况,心肌缺血引起的疼痛会随活动的停止而消失。

心源性疼痛可表现为左臂痛,特别是沿内侧向下,还可表现为颈部、颌骨和牙齿痛。真正的胸部的不适感,可有可无。同时可伴有休克、恶心、呼吸困难、出汗、皮肤湿冷和面色苍白。

如心肌梗塞即将来临,疼痛症状是持续性的,可波及上下颌骨的广大区域。疼痛可向下传到达颈部或向上传到达颞骨和颧骨区。在此期间,患者变得焦躁,自述疼痛难以忍受。

心源性牵涉疼痛的诊断中,认真询问病史是很重要的。通常疼痛不能用止痛片控制,但能用硝酸甘油控制。疼痛区的所有牙齿拍 X 线片和做牙髓测试,结果都是不明确或正常的。敏感测试不能重现疼痛。止痛片不能立即和完全止痛,即可证实疼痛的最初来源不是牙齿。怀疑是心源性疼痛时,患者应立刻被送往急诊室。

肿瘤性疾病

肿瘤性疾病较少见,它们可有拟似于牙痛的症状[9,166](图 2-1)。疼痛的性质可能是剧烈的,随时间逐渐增强,并伴有进行性的感觉异常。疼痛特点不

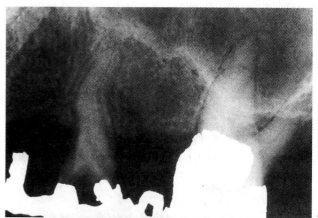

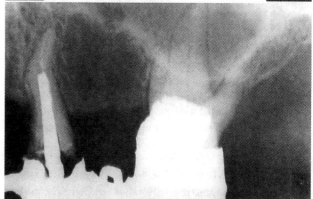

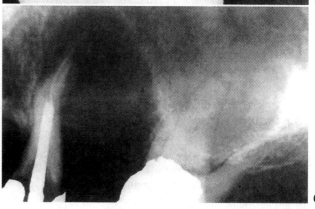

图 2-1 A. 左上颌第一前磨牙术前根尖病变范围。B. 根管治疗完成后。C. 术后6个月复查,X 线片上可见明显的牙槽骨及根尖吸收,这是不典型的根管治疗失败。活体组织样本检查为多发性骨髓瘤,一种恶性网状淋巴系统瘤。头颅及胸部 X 线片显示广泛的扩散,从而证实了牙片上发现的系统性疾病。患者7个月后死亡(Courtesy Dr. Alan H. Gluskin.)

同于牙髓炎症性疾病,此时牙科医师应立刻请口腔颌面外科或内科医师会诊。

精神性牙痛

有时患者的主诉不符合任何已知的临床颌面部器质性疼痛的症状,这可能是机体疼痛紊乱的结果。这种情况下,患者往往只诉说主观症状但并无客观体征。当疼痛的主诉定位于一个牙齿时,称为精神源性牙痛。牙科医师只有在排除其他牙痛的器质性病因后,才能怀疑精神源性疼痛。

Munchamseen 综合征[42]表现为详细的描述或创造疼痛,但无真正的疼痛或只是自我想像的疼痛,这些患者包括从精神病患者到神经病患者、病理性说谎者以及化学药物依赖成瘾者。

精神病患者或神经病患者,通常会主诉颌面部疼痛病史,但不能被临床的检查或测试所证实。患者常花无数的时间在医学图书馆"研究"这种情形,并且拜访许多牙科医师以确定疼痛的原因。对于坚持要进行治疗的患者,必须确定疼痛是真实的。

化学药物滥用的患者经常详细地描述牙痛,并且在检查中,牙科医师会发现疼痛是自我诱导的,或者患者坚持认为是牙科医师引起的。成瘾的患者总是在假日或周末急诊就诊。一些患者还会在节假日给诊所打紧急电话。这些患者常诉说使人信服的故事(如止痛药"忘了"或"丢失了")以及对其他牙科医师的不满。患者要求对他们进行有效的药物治疗直到下一个工作日。上瘾的人甚至会允许牙科医师完成治疗,因为当紧急处理开始后拒绝诊治是困难的。患者指定要什么药,通常是一些强效的麻醉性药物。

总之,非牙源性疼痛的症状和体征列表如下:
1. 没有与症状相一致的牙科病因;
2. 烧灼样、无跳动感的牙痛;
3. 持续的、无变化的牙痛;
4. 长达数年或数月的牙痛;
5. 多发性、自发性牙痛;
6. 对被怀疑的牙齿进行阻滞麻醉止痛失败者;
7. 对可能的牙齿治疗失败者。

口颌系统疼痛的诊断

对于任何颌面部急诊的患者,牙科医师都必须依据病因及疾病的表现作出谨慎而合理的诊断。牙医师必须收集有关症状、体征、现病史的信息和临床检查及测试的结果。一个有计划的、训练有素的处理程序,将有助于建立一个正确的诊断。

牙髓病急诊是指当牙髓和(或)根尖周病变表现为疼痛、肿胀或两者都有时,它经常会打断诊室的正常秩序。此外,此时必须对患者进行数小时的监护。

在决定对疼痛牙进行治疗前,要提出2个问题:①疼痛是来源于牙齿吗?②如果是,是哪一颗牙疼? 医师必须认识到即使真是牙髓急诊,通常也只是一颗牙齿引起的急性症状。临床上,在生物学水平,两颗牙齿在同一时间发生同样程度的牙源性急诊是很罕见的。

在急诊时,牙科医师对急诊患者的资料应仔细全面地阅读和考虑,以避免不正确的诊断和不适当的治疗。

记 录

如果牙科医师希望对患者的主诉有一个精确的评价,应该全面地记录临床及牙科检查的细节。这要求医师有一些富于效率的记录及高质量的诊断数据(表2-1,2-2,2-3)。

疼痛患者的分类

颌面部急诊需要快速、专业的处置。紧急性体现在难以给患者一个全面的临床评估。颌面部疼痛可能是头颈部各种疾病的表现,因此对病因要进行认真的鉴别,是牙源性还是非牙源性的。如果没有关于牙髓及根尖周炎症的全面病理学知识,要完成这一任务无疑是困难的。

通过对疼痛症状及体征的系统分类整理,可加快鉴别诊断的过程。列出各类牙源性或非牙源性疼痛所具有的特点,对共有和不排除两者之一来源的也应注明。分析通过这种方式收集到的症状和体征,就可以发现疼痛的主要特征是属于牙源性还是非牙源性的范畴,由此就可确定治疗的方法。当然,鉴别诊断只是一个开始,用以指导牙科医师去做进一步的检查。

牙源性症状的分类要鉴别出由牙髓炎症及根尖周病变产生的敏感及本体感受。

当疼痛点由局部牙齿转移到面部广泛的区域时,要鉴别颌面部疼痛是否为牙髓痛引起的就变得格外困难。许多颌面部疾病都有类似于牙髓的疼痛,这是三叉神经的感觉神经纤维和头、颈感觉神经末梢交叠而产生的错觉[44]。髓质信号的集中引起感觉超负荷的发生,从而导致大脑皮质的错觉。

非牙源性症状分类需鉴别出不符合牙髓炎症及根尖周疾病的疼痛类型。非牙源性牙痛经常是难于诊断的,对医师的诊断能力是一种挑战。考虑到疼痛可能不是来源于牙齿,因此这是恰当处理牙痛最重要的一步。

本章所说牙髓急诊的诊断步骤,重点在急诊或复杂的颌面部疼痛的急诊。从业者应收集适当的、诊断所需的数据(如症状、体征、检查结果)。在获取诊断数据时,牙科医师必须得到以下的内容:

1. 主观检查:包括内科病史,牙齿病史及主诉;
2. 客观的临床检查;
3. 诊断性测试,包括牙髓活力测定及放射学的检查。

内科病史

主观问诊必须包括对患者内科病史的全面评估。虽然许多专家认为牙髓治疗没有内科禁忌证,但了解一个个体的身体情况、治疗情况及最近使用的药物,对治疗及预后是重要的。

内科病史提示医师注意那些需改变治疗计划的高危患者,例如一个心脏病患者只能耐受短时间的治疗操作。病史也能帮助辨认需要预防性使用抗生素的先天性、风湿性心脏病及心内膜炎的患者,

表2-1 通用于综合牙科记录的内科系统病史表

你是否曾经发生过以下状况?请填写每一项。

	是	否		是	否		是	否		是	否
高血压			二尖瓣脱垂			结核			糖尿病		
心脏病			心脏瓣膜置换术			肝炎			甲状腺疾病		
中风			人工关节			黄疸			癫痫		
心律失常			哮喘			肝脏疾病			神经系统疾病		
起搏器			季节性过敏			肾脏疾病			输血		
风湿热			窦房结疾病			关节炎			艾滋病/HIV 阳性		
心脏杂音			呼吸系统疾病			溃疡			药物依赖		

在上表中如果你回答任意一项为是,请在下面列出药物的名字和剂量。

你是否对下面的药物过敏或敏感?请填写每一项。

	是	否		是	否		是	否
普鲁卡因或利多卡因			磺胺			可待因		
青霉素			其他抗生素			乳胶制品		
红霉素			阿司匹林			其他药物		

列出其他药物

你有何种类型的反应?

1. 你是否曾对肿瘤或增生物进行过外科、X线治疗或化疗? 是 否
2. 你是否曾有过与以前的摘除术、外科手术和创伤有关的异常出血? 是 否
3. 你是否曾有过上面未提到的疾病、状况或问题? 是 否
4. 女性患者:你是否妊娠? 是 否 如果是,妊娠几个月? 产科医生
5. 你是否服用食欲抑制药? 是 否

其他医学问题:

你现在是否服用以下药物?请填写每一项

	是	否		是	否		是	否
抗生素			阿司匹林			甲状腺制剂		
抗高血压药物			抗凝剂(血液黏稠者)			类固醇		
洋地黄/其他心脏药物			苯并甲氨二氮䓬类			生育控制药		
硝酸甘油			镇静剂			止痛药		
抗组胺药			胰岛素/其他糖尿病药物			其他药物		

6. 你以前曾经接受过牙髓治疗? 是 否

根据我的了解,上述所有答案均为真实可信。我将告知牙医健康状况和(或)服用药物的变化。

患者签字   日期   审查

患者签字   日期   审查

表2-2 系统模式牙科病史

牙科病史：		主诉	症状	无症状		

症状	定位	时间	性质		诱因		以往牙科治疗史		首诊
定位 弥散	建议 拍片	发病 临床过程 持续 短暂 间断 拖延	尖锐 钝痛+ 跳痛 稳定 扩大	强度 ++ +++ 自发 刺激 重现 偶发	热 冷 咬 嚼 叩	触诊 处理 头部位置 动度 天数	Tx: 恢复 急诊 RCT Sx 前 Tx: Sx 后 Tx:	是 否 是 否 是 否 是 否 是 否	牙位 R ─┼─ L

表2-3 临床检查和诊断图表

检查	X线检查		临床检查		临床检查				
牙	附着检查		牙	软组织	牙#				
WNL（正常范围内） 龋 修复 钙化 再吸收 断裂 穿孔/移位 前 RCTx/RCF 器械折断 根管不通 后/重建 开顶	PDL(牙周韧带)正常 PDL(牙周韧带)增厚 牙槽骨 WNL 弥散性透亮 局限性透亮 再吸收 顶部 侧面 牙骨质增生 骨样硬化 周期：		WNL（正常范围内） 变色 龋 髓暴露 早期 磨损/磨破 断裂 修复 汞合金混合物 嵌体/高嵌体 临时冠 桥基	WNL（正常范围内） 口腔外部肿胀 口腔内部肿胀 窦道 淋巴结病 TMJ（颞颌关节） 周期： B M ─┼─ D L	周期 活动度 叩诊 触诊 冷 热 EPT 内窥 镜切开术 透视 洞 咬/嚼 日期				

给这些患者使用抗生素以预防心内膜炎的发生是合理的。抗生素也预防性使用于那些牙科治疗可能引起菌血症的高危患者，如有移植修复装置、进行血液透析者和宿主防卫系统受损者。接受化疗或免疫系统受损害的患者也应预防性使用抗生素[109,140]。

内科病史还能提示那些牙髓的愈合和修复会复杂化或延迟的患者，如有未控制的糖尿病或AIDS。具备关于患者特异的重要血液数值、免疫状况及正在使用的药物方面的知识，对治疗AIDS病毒感染者或患者是必要的。对使用药物或疾病改变了止血能力的患者进行牙科治疗是非常危险的，除非牙科医师在进行治疗前发现了这个问题，并采取了适当措施。

患者的全身疾病治疗史也影响主诉、恢复的潜能及X线表现。镰形细胞贫血、维生素D缺乏性佝偻病和带状疱疹病毒与牙髓的自发性变性有关[168]。

营养性疾病、紧张和肾上腺皮质激素治疗也会降低牙髓的愈合及修复[168]能力。

牙科医师应该通过回顾患者提供的信息，寻找患者认为不重要的细节。例如一些妇女不情愿讨论避孕药的使用，但许多一般的用于治疗牙髓感染的抗生素会明显降低口服避孕药的效能[32]。牙科医师应该了解并在病历中记录最近给患者开的药物与牙髓急诊时开的药物间可能发生的相互影响。

为了降低患者遗漏重要数据的可能性，诊断者应该询问以下问题：

1. 最近的内科诊治情况[45]。
2. 重大疾病史及严重的外伤史。
3. 情绪及心理疾病史。
4. 以往住院情况。
5. 最近使用的药物，包括在药店买的药物。
6. 有何嗜好（如喝酒、抽烟、吸毒）。

7. 其他任何可提示尚未被诊断的健康问题、值得注意的症状及体征。

所有重要的内科病史数据都应记录到患者的病历中（表2-1）。在急诊室，当患者有感染恶化或不适感时，牙医师应测量和记录患者的生命体征（如脉搏、血压、呼吸频率和体温）。如果患者最近的内科检查情况有问题，应该请适当的内科医师来会诊。

牙科病史

采集牙科病史无疑是诊断最重要的部分，如果认真处理，有助于建立和谐的医患关系。仔细倾听患者的诉说是非常重要的。应从患者那里收集关于先前牙科治疗的时间及治疗前后出现症状方面的信息。表2-2能有效地帮助牙医师和患者把重点放在主诉、影响因素、牙科症状持续的时间及强度等方面。

主 诉

应该用提问的方式进行，以便得到患者用自己的语言叙述的主诉，包括以下内容：

1. 部位——感觉异常的部位。
2. 症状开始发作的时间。
3. 症状的特点
  症状的时间持续类型；
  疼痛的性质——患者怎样描述的；
  疼痛的程度。
4. 影响因素——能使症状加重、减轻及改变症状的方法。
5. 附加病史——较难诊断的疼痛的详细情况。

诊断者应该仔细倾听患者的用词选择，过滤其他心理及情绪的干扰，并作详尽记录。这些心理和情绪成分可能影响患者对疼痛感受的描述。在右栏列出的问题将有助于对主诉进行全面和合理的评估。

主诉的部位

让患者用手指直接指向疼痛的位置，以避免口头表达的含糊性，使牙医师更能明确异常发生部位，如疼痛是口内还是口外的，是明确的还是模糊的，是局限的还是弥散的，症状是放射性的还是牵涉性的，以及方向及范围。

应当留心牵涉痛的途径，因为当没有产生根尖周组织的症状及体征时，不可复性牙髓炎常会有牵涉痛的症状及体征。在后磨牙，疼痛可牵涉到对殆象限或同一象限的其他牙齿。上颌磨牙的疼痛常牵涉到头部的颧骨、顶骨及枕骨区域，而下颌磨牙常牵涉到耳、下颌骨角或颈后部。当怀疑为牵涉痛时，必须以其他检查及数据进行证实。

症状的发作

患者应当叙述是在什么时候最早感觉到主诉症状的。其他有用的信息包括近期接受的牙科治疗操作病史，以往对颌面部外伤、疼痛及肿胀的治疗史。

大多数牙痛患者都在某一个部位有过疼痛史，过去的疼痛史与存在牙髓病变密切相关。

疼痛的特性

疼痛的时间特点

在症状发作时，牙科医师记录症状的细节是很重要的。应当反复强调以下各个方面：

1. 症状是否有时间性？是持续发生的还是间歇发生的？
2. 疼痛的发作是自发的还是激惹引起的？是突然的还是逐渐的？如果症状是由刺激引起，它们是即刻发生还是延迟的？
3. 症状从开始一直持续，还是有间断性的？
4. 症状持续多长时间？它们是瞬间的，还是延续的？如果是持续的，持续的时间是用秒、分钟、小时估算还是更长？如果能诱发症状，症状是瞬间的，还是拖延的？

疼痛的性质

应要求患者对牙源性急诊疼痛相关的每一个症状都作出描述。这种描述对疼痛的鉴别诊断及选择诱发疼痛的临床测试是非常重要的。

一些特定的形容词可用于描述骨源性疼痛，如钝痛、咬殆痛等；其他的形容词，如跳痛、打击痛和搏动痛，则用于描述组织炎症的血管反应。尖锐的、电击样的、周期性发作的或刺痛，通常是因神经根复合体、感觉神经节，或外周神经性病变引起的疼痛，这些与不可复性牙髓炎或三叉神经痛有关。一过性的尖锐的、持续性疼痛可来源于肌肉或韧带的急性损伤，例如颞下颌关节脱位或医疗器械造成的穿孔。

牙髓及根尖周病变产生的疼痛，可描述为搏动痛、跳痛、钝痛、放射性痛、刺痛或打击痛。尽管这些描述支持牙源性病因，但诊断者不能忽略这些形容词也可描述非牙源性病变。

疼痛的程度

患者对急性疼痛（尤其是牙源性的）症状的反应及感觉有极大的差异性。对于持续性牙痛，牙医应根据疼痛的强度决定是否给予紧急治疗。牙医还应对患者所诉说的疼痛强度进行量化。以下是量化疼痛的方法：

1. 患者可以设法量化疼痛。将疼痛由0度（无痛）至10度（剧痛或不能忍受的疼痛）分级，患者应指出自己的疼痛是哪一度，这有助于医师在整个治疗过程中监控患者对疼痛的感受。

2. 患者也可以把疼痛分为轻度、中度和重度。这种分类的含义是：疼痛是怎样影响患者生活的。如疼痛明显妨碍或改变了患者的生活方式，就可定义为重度，通常这种疼痛明显影响睡眠、工作和业余活动。如果需要以强的止痛药止痛，也可视为重度疼痛。

疼痛通常反映组织受到损伤，在某种程度上，也反映了损伤的程度。但有时对牙科医师和牙科治疗的恐惧会加重患者对疼痛的感受，使症状与牙髓的病变不一致，牙医不能发现与特异的疼痛有联系的牙髓组织学状况。无论症状在临床上是否可再现，牙医均可根据疼痛的强度去选择适当的临床及诊断的测试。牙医再现这些测试时，较重的症状能帮助对病变定位和提供确切的信息；而轻的症状将无助于鉴别患牙与正常的牙齿。

影响因素

下面各项检查的目的是证实哪些因素激惹、加重、减轻或影响患者的症状。在测试开始前（如温度测试或叩诊），必须知道所使用的刺激的强度水平以及刺激与反应之间的间隔时间。如患者诉说喝热咖啡时牙齿出现疼痛，则提示牙齿对热有延迟反应。这些描述对如何进行临床测试有重要意义。应当让刺激与反应间有足够的间隔时间，否则可能出现巧合，如当医师正刺激第二颗牙齿时，先受刺激的那颗牙齿刚巧表现出延迟的反应。

细心的牙医应谨慎地使用叩诊检查。如果患者说咀嚼可能引起剧烈的疼痛，一开始就进行叩诊检查将是不明智的，这将会给患者带来极大的不适，从而使诊断受到影响。因此，调查者如能花时间倾听及理解症状发生的情景，症状显示更多的意义。

通常与牙源性症状有关的刺激有热、冷、甜、叩、咬合、操作及触诊等。长期对温度改变有疼痛反应提示牙髓有异常。此时，用温度测试方法来找出反应的来源和强度是合适的，因为温度测试最能使患者的主诉重现。如果患者主诉遇冷疼痛，则测试需采用冷刺激；如果患者主诉喝热饮料疼痛，则应使用热刺激。

正如有些因素可引起牙源性疼痛一样，有些因素也可引发非牙源性疼痛：

1. 体位改变——弯腰、鼻通气、振动骨骼如颠簸等产生的头痛或颌骨痛提示上颌窦可能被牵连。

2. 早晨醒来时颌骨和咀嚼肌的僵硬和疼痛提示咬合紊乱或颞下颌关节紊乱。牙源性疼痛经常在夜间或躺下时加重，这是因为仰卧时血液流向头部及发炎的牙髓组织。此外由于夜间不像白天那么忙碌，疼痛在夜间似乎更严重。

劳累或剧烈活动后产生的疼痛提示有牙髓或根尖周炎症。通过改变气压也可使牙髓性或窦腔源性的症状显露，如在深部潜水或高空飞行时。另外一个重要的情况是，用力时颌骨痛可能是冠状动脉疾病的警示。

大多数牙源性的急诊患者都有较明确的因果关系，但也经常有一些使高明的牙医也感到为难和混淆的病例。每一位牙科医师都可能遇到症状含混不清，病因难于确定的急诊患者需要诊断和治疗。

在急症出诊时，面对一个症状不能定位、疼痛不能再现的患者是极大的挑战。患者有剧烈的疼痛，而又不能给牙医师提供有根据的信息，但却要求给他做点什么以缓解剧痛。当面对这样一个不满的、要求强烈的患者，在甚至还没有明确诊断的情况下去做点"什么"的诱惑是很大的。但此时，牙科医师一定要避免这么做，以防止做出错误的诊断或疏忽大意。在诊断过程中，必须使患者意识到医师关心他们的病情及同情他们的痛苦，这样他们将乐于接受一个谨慎的治疗方案。牙医必须强调诊断的科学性，需要多次就诊以确定问题所在的重要性及对其进行适宜治疗的必要性。

牙医必须告诉患者，需要等待模糊的症状有较明确的定位，而且这种保守的方式是必要的。当病变局限于牙髓时，疼痛可牵涉到其他牙齿或牙齿以外部位，可能需要等待炎症累及根尖周组织才能定位。此时，患者可使用止痛药维持，直到能做出明确的诊断。但在疼痛发作时服用止痛药，也会使诊断变得困难，因为在牙科检查时疼痛会减轻或消失。

补充病史——牙痛日记。日记能够为难于诊断的病例提供有用的信息。患者的口头报告经常是含糊的、过分戏剧性的或矛盾的。症状的频率及严重性会随时间而变化,焦虑的患者常常不能精确地报告重要的信息。在这些少数病例中,一本记录疼痛的日记可提供每小时或每天的情况,它可帮助医师确定疼痛是牙源性或非牙源性的。日记中应该记录以下信息,例如疼痛的严重程度(1~10级),疼痛的持续时间,疼痛发生于一天的什么时间,与疼痛有关的原因和活动等。这些不适的情况会给牙医师提供简明扼要的信息,它们还可帮助患者改变行为去避免疼痛。

提供了关于他们主诉的描述性信息后,患者应该列举受影响区域发生过什么(如外伤、以前的症状或治疗、合并症等),一些关于疼痛的描述,如扳机点(trigger zone)或头痛,以及内科情况,如冠状动脉病或肿瘤史,这些都是在寻找疼痛的原因和鉴别诊断时应当考虑的。

在组织、分析及参考了所有相关的描述、事实和数据后,牙科医师就应该准备着手进入诊断过程中的临床检查阶段了。

临床检查

口外检查:对所有的患者都应该检查颌面部是否存在不对称、肿胀、肤色改变、窦道流脓及外伤等病变(图2-2)。

口外检查应包括视诊和面部、唇部及颈部的触诊。口外肿胀提示口内疾病在严重蔓延。尤其重要的是疼痛或增大的淋巴结,因为它们提示感染的扩散及恶性疾病的可能。开口运动的方式及范围可提供感染扩散的信息及可能的肌筋膜疼痛性功能紊乱(myofascial pain dysfunction)。

口内检查:口外检查后应进行一个全面的口内检查,包括口腔内软、硬组织的视诊。为了避免遗漏任何细微的损害,检查软组织及牙齿时应事先隔湿。必须检查口咽部、颊部、牙槽黏膜、牙龈、硬腭、软腭、舌及口底,以验证炎症、擦伤、溃疡、新生物及其他异常,良好的光线及放大镜会使检查更加容易和有效(见第5章)。

牙科检查

牙科检查有两个主要内容:
1. 物理检查;
2. 诊断性测试。

物理检查

物理检查包括牙周健康状况,组织的颜色及组织结构的观察。医师应该注意有无任何充填体、龋

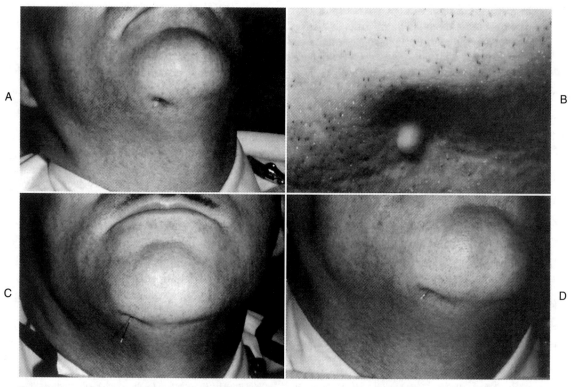

图2-2 A. 对一名中年男性进行的颌面部皮肤检查,他的右颏下区域有慢性窦道。B. 仔细检查发现窦道有分泌物排出。C、D. 将银针插入窦道内证实患牙为下颌第一双尖牙。通过牙片及牙髓活力测试确定了诊断

坏、牙齿变色、腐蚀、牙折、肿胀及窦道。通过龈沟及附着上皮的仔细探诊及牙齿活动度的检查可得到一个完整的牙周评价,这是物理检查标准的和必需的步骤。牙周检查应该明确是否有附着丧失或牙周袋存在。

诊断的一个重要方面是确定病变牙齿的牙周健康状况。例如：导致疼痛的牙齿同时有牙根纵折和牙周病损,则牙齿应拔除。这种诊断只有在对患牙的龈沟进行仔细的探诊后才能作出。牙周袋测量及根分叉累及病变的检查失误,可导致牙医对患者病情的误诊。

在进行鉴别诊断时,牙周病的任何症状都必须考虑到。牙周源性牙周袋是宽阔的,而牙髓源性牙周袋是狭窄的,例如：当有通过龈沟的窦道或牙根纵折时,在牙根的一侧可探及深而狭窄的牙周袋。与牙周病[48]有关的疼痛症状是钝痛,而牙髓源性的疼痛则是尖锐或跳动的。因为牙周和牙髓源性的疼痛症状可以重叠,检查者必须细心地评估一个牙齿的牙周及牙髓状况,以确定疼痛的性质及牙齿的预后。

诊断性测试

诊断性测试能使检查者达到以下目的：

1. 通过激发再现主诉所说疼痛而确定诊断;
2. 比较正常反应与异常反应,后者可提示有病变。

诊断测试的有效性取决于牙医对这些测试是否能正确地、系统地使用和解释。诊断测试包括牙髓对冷、热的敏感测试和牙髓电测试。机械测试包括牙齿叩诊、组织触诊。透照及放大、测试性备洞以及麻醉测试是确定诊断的附加手段。这些基于临床考虑的测试对证明和治疗牙髓急症是非常必要的(第1章提供了诊断性测试的细节)。

当诊断性测试用于评估患者的主诉时,成功与否取决于以下方面：

1. 对为何实施特有的测试的理解;
2. 知道各种测试的局限性;
3. 炎症过程及疼痛现象的生物学知识,以及对类似于牙髓及根尖周病变的非牙源性病变的理解。

调查者曾证实临床影像学已有可见的根尖周病变的牙齿,但却发现预料已经坏死的[105]牙髓仍有神经支配。这一事实可对牙髓敏感测试结果的解释造成混乱,以致牙科医师不敢进行治疗,即使牙髓真有病变。所以应当强调,在确诊前,牙医需要一个全面的评估及确切的数据。

牙科医师应该对所应用的测试操作进行适当的控制。为了建立患者反应的正常值范围,在测试患牙前,应对几个相邻的、相对的及对侧的牙齿也进行测试。牙医应该注意,不要提示患者正在测试的是正常的还是被怀疑的牙齿,以免影响患者的反应[49]。

敏感测试

热及电测试有助于牙科医师确定牙齿的牙髓状况。

热测试：根管治疗专家们已证实,对症状的错误理解、对数据的错误解释或者不完全的诊断检查是诊断错误的主要原因。可以得出这样的结论：在用热敏感诊断时,精确地再造使刺激产生痛的环境是必要的。如将热胶或冷棉球置于牙齿表面可引发症状,然而对于许多病例,用这种方法不能重现患者的症状,因为这些测试仅能刺激牙齿上的一个接触点。

当刺激足以使活髓反应,但还不足以使不可复性牙髓炎延迟性反应再现时,牙齿应该用橡皮障隔离,并置于热水或冰水浴中,以便再现引发疼痛的环境(详见第1章)。

当牙齿用橡皮障隔离后,牙齿所有的表面都能同时被刺激,这是热刺激测试最可靠的手段。这种手段对于评估全冠修复的牙齿也是非常有效的,无论它是树脂冠还是瓷冠。一旦重现了主诉,必需立刻从牙齿上去除热水或冷水,以缓解疼痛。医师使用的诊断技术必须保证不产生矛盾的和不可靠的反应。重复的热刺激会使牙齿不反应。为了避免对反应的错误解释,牙科医师应该等待合适时机,以便受试牙齿从被测试所引发的疼痛中恢复过来(图2-3)。

电活力测试：牙医应该知道电活力测试的局限性。电活力测试是检测牙髓神经反应的辅助设备,而不能确定牙髓是健康的还是有病变的。只靠电活力测试无反应来确定牙髓坏死会忽视测试装置的失灵或医师在技术上的失误。另外,修复性牙本质、外伤、充填体及不全钙化常会导致正常牙齿的阴性反应。牙髓的热和电测试依人的主观反应而定,因此结果应仔细分析,还需进行重复测试以证实(第1章中有关于电活力测试的潜在错误,包括假阳性及假阴性的讨论[84])。

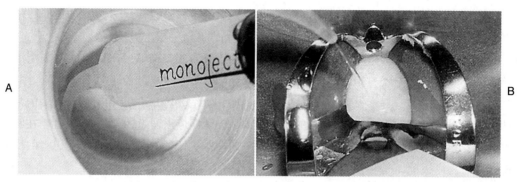

图 2-3　A. 用注射器装上热水对可疑牙进行热水浴测试。B. 将对热敏感的中切牙用橡皮障隔离。患者可以用手指试水温,以确定引起疼痛的温度

机械测试

这些测试能使医师确诊牙髓炎症是否波及牙周。

叩诊

如果患者的主诉包括咬合及咀嚼痛,应采用叩诊及咬合的联合测试使症状重现。从不同角度进行选择性叩诊可以帮助识别早期牙周炎症的牙齿。当进行叩诊时,应特别小心,因为有些人的牙齿对接触特别敏感。在测试患牙前,应先对无症状的牙齿进行叩诊,以便牙科医师知道患者的一般反应。

有时叩诊也会有阴性结果,甚至当患者主诉有咀嚼痛时。使用 Tooth slooth 咬诊测试是检测隐藏在充填体下方的牙本质折断的方法之一,一个更细致的测试是使患者咬住和咀嚼白杨树棒的末端。因为在这个测试中,牙齿咬合更加紧密,更易复制咀嚼时的动作。当 Tooth slooth 不能帮助证实患牙(牙尖)时,白杨木棒测试可能会有帮助。隐裂牙用咬诊比叩诊更容易诊断。

触诊

当发炎或坏死牙髓的炎症介质波及到根尖周区域时,症状表现为对牙齿叩诊或黏膜触诊敏感。多数情况下,叩诊敏感先于触诊敏感,这是因为炎症最初会影响最接近的尖周区域。当炎症和感染穿透骨皮质后,触及覆盖其上的黏膜组织可引起疼痛。在肿胀广泛弥散前,可出现压痛、波动、坚硬或有咿轧声。

颊及舌的触诊也是必要的,因为二者都可能被波及(取决于涉及的牙根及它们在牙槽骨中的位置)。

补充的诊断性测试

为了确诊,另一些测试有时也是必要的。放大法、透照法、测试性备洞以及麻醉测试都不是常规性的,这些测试的用处将在接下来的部分中讨论。

放大法及透照法:在寻找隐裂、牙折、未发现的穿孔及根管治疗中的阻碍物时,纤维光镜及椅边放大镜是必不可少的。

在寻找隐裂及牙折前,去除牙齿上所有的充填体是必要的。应根据隐裂的位置、深度及牙髓和根尖周部分的状况,综合考虑问题的严重性及牙齿的可恢复性。

测试性备洞(见 22 页):在极少数情况下,当其他确定牙髓状况的测试都失败时,可进行测试性备洞。在无麻醉下,牙齿应用橡皮障隔离,用小的钻头进入髓室。一旦到达牙本质,一个活髓牙通常会有疼痛或敏感的反应。如牙髓是坏死的,当进入髓室时,通常牙是没有反应的。这种情况下,应使用麻醉药且应继续根管治疗。

选择性麻醉(麻醉测试):选择性麻醉是指使用局部麻醉,以帮助确定引起疼痛的患牙。这种测试只限用于先前诊断无结果的困难情况。这应是最后一项测试,因为牙齿被麻醉后,在本次就诊中,不可能再进行更进一步的敏感测试了。这种测试的目是麻醉单个牙齿以排除它作为疼痛来源的可能。对一个牙齿的麻醉最好使用韧带内注射法或 Stabident 系统。如果麻醉一颗牙齿减轻了所有疼痛,疼痛的来源就被确定了。给予麻醉后,对怀疑有病变的牙进行牙髓测试以测定它是否深度麻醉是很重要的。对邻近牙齿进行牙髓测试,以证实只有一颗牙被麻药影响,也是很重要的。只麻醉一颗牙而不影响邻牙往往是困难的,因此,解释这项测试时必须慎重(这项技术的更进一步讨论见第 1 章),麻醉测试的其他使用和解释将在本章稍后讨论。

影像学检查

从病史、物理检查和临床检查中收集到主诉细

节后，医师应该获取影像学资料，这将有助于找出并证实患者的病情。影像学的解释可使医师受到启发，但也可能是错误信息的来源。髓室形态的改变经常是牙髓曾受损害的证据。龋齿、充填体下的修复性牙本质、相对于邻牙非常巨大或非常狭小的髓腔、深的髓底(deep bases)、钙化及致密性骨炎，所有这些都提示牙髓组织有慢性炎症改变。一个光学放大镜和合适的光照将帮助医师辨别X线片上细微和复杂的细节。患者的病历上应该有记录影像学改变的区域(见表2-3)。

影像学可提供关于牙齿及支持组织的重要信息。选择适当的X线片观测(见第5章)方式是完成鉴别诊断所必须的。医师应谨慎接受患者或另一位牙科医师的影像学结果（不论是否是最近拍摄的），因为他们可能没有精确反映牙槽结构的最新状况。研究显示,要使X线片上显示根尖有透射影，病损必须扩展到皮质髓质交界，一部分骨矿物质必须已丢失[15]。在有毒性强的感染时,这种情况在短时间内即可发生。

重新拍一张X线片（在治疗开始时拍摄）有助于确定诊断或发现一个不同的、未被怀疑的病灶牙齿。另外，也有助于现在的牙科医师发现先前的治疗失误，如根管内形成台阶、穿孔，器械折断等。而忽略了拍新片的医师将承担先前治疗失误的法律责任，因为没有证据证明它出现在当前的治疗以前（第10章将讨论法律责任）。

好的影像技术包括恰当的X光片放置、曝光、处理及保存方法。这些准则是获得一张高质量诊断X线片的基础，它们会提供支持治疗结果的唯一合法辩词。全面了解解剖结构和它们的变异对于是否能恰当地读片是非常关键的。另外，细心地评估牙周韧带、硬骨板的连续性和根管的解剖结构，将有助于区别健康组织和病灶。

根尖周X线片

根尖周X线片不仅需要显示牙齿的根尖，而且需要显示牙根周围几毫米内的骨质。如果有与牙齿相关的病损，那么片子必须显示整个缺损。有时会需要一张以上的根尖周片，因为关于牙根大小、形态及对称性等，不同的投射角度提供的信息不同。在角度合适的片子上，可检查出未经治疗的根管。根尖周片对检查根尖周围区域也很有价值，但它仅能提供有关冠、冠/根比、牙槽嵴及患龋情况等有限信息。曝光的角度会使被诊断牙齿的某方面变形或被隐藏。因此,所有后牙都应拍咬翼片。

咬翼片

咬翼片是非常好的诊断协助手段。不同于根尖周片，咬翼片可显示牙齿的真实大小，因为牙齿的形态被拉长或缩短的机会最少。许多在根尖周片上看不到的有助于诊断的细节都可在咬翼片上清晰见到。继发龋、龋蚀相对于牙槽嵴的深度，开放的边缘嵴及桩的大小和深度均可由咬翼片明确观察并诊断(图2-4)。

其他影像学检查

除根尖片及咬翼片外，有时也需要拍其他补充片，例如，如需要观察上颌窦及下颌管，曲面体层片是很有用的。当评估一个需要做根尖手术的患者时，拍补充片尤为重要，因为接近根尖的一些解剖结构可能会妨碍手术的进行。一些颌骨病损很大，在根尖周片上可能看不清晰或看不完整，因为必须看到病损的整个范围，所以曲面体层片是绝对必要的。由于此类片子在前牙区失真最大，因而对评估前牙没有太大帮助。

当怀疑有囊肿时，咬合片特别有助于检查鼻腭管。评估颊舌向的位置或在下颌骨中物体的大小时，咬合片也非常有用（关于放射照相术的进一步讨论,参阅第5章）。

确 诊

诊断程序的最后一项是对有关病史以及临床、口腔和放射检查的资料进行系统的分析。牙科医师必须采用方法学手段来做出诊断。

确诊时首先要考虑患者的主诉是否能再现。如果患者诉说就诊前两天有严重的疼痛，而诊断测试未能再现那种疼痛，则诊断是不确定的。除非症状可复制，否则不能做出诊断。但是，牙科医师必须记住，主诉过去对热敏感的患者现在对热测试可能不敏感,因为患牙牙髓已坏死。

一旦确立工作诊断后，应麻醉患牙以确定是否该牙为疼痛病源。如确定的患牙是准确的，麻醉该牙可使疼痛彻底消失。假如实施麻醉后疼痛依然存在，则有两种可能：①患牙麻醉不全（完全麻醉的牙齿对所有刺激因素均不产生反应，患者应无症状）；②未能正确确定痛源。有放射痛的患者也许认为疼痛来自某颗牙齿，但实际上疼痛可能来自另外一颗

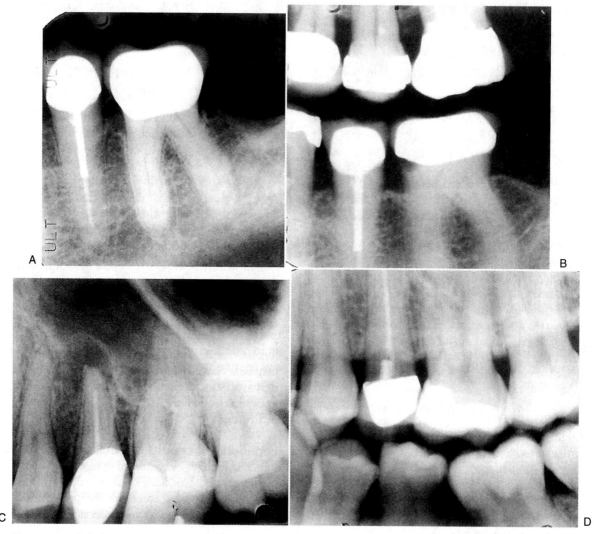

图2-4 A. 患者自诉左下颌隐痛。根尖周片显示无明显异常。B. 咬翼片显示19号牙齿近中边缘嵴下方明显龋坏。C. 患者颊部肿胀涉及13号牙齿。根尖片显示根管欠填,重新治疗似乎并不复杂。D. 咬翼片显示桩周围有广泛龋坏,在根尖片上桩及龋坏均未能显示出来。重新治疗需去除桩及冠

牙齿或为非牙源性的疼痛。

当实施麻醉后疼痛依然存在时,就需要重新考虑临床牙医师所使用的诊断方法。是否进行了所有的牙髓试验?假如没有,补充的牙髓测试会帮助确定真正的患牙。如果对痛源仍有疑虑,建议患者去看牙髓病专家,以进一步确诊。

牙髓疼痛可由龋、牙折、肿瘤、近期修复治疗及不明显的原因,如发育异常、正畸移动牙齿或病毒等引起。当做出的诊断是正确的,疼痛的原因应当很容易理解。诊断必须与病因一致。

预 后

诊断一旦确立,在开始治疗前明确患牙的预后就显得至关重要。需要考虑的重要因素包括牙周、修复体及牙髓的预后,进而全面的预后评价即可得出。

牙周预后

测量牙周袋的深度及附着丧失的水平是评估牙周状况的第一步。没有适当的干预治疗,深的牙周袋会使牙周病原菌增殖,维持牙周疾病。附着丧失的增加会危害牙齿和它的远期预后。如果牙周袋深至与牙髓病损相通,这种联合病损的预后更差。后牙还应检查根分叉处的骨丧失。如果探针能进入根分叉,则患牙的远期预后会比较差。当有牙周疾病存在时,治疗前应将此情况告知患者。如果有严重的牙周病,最好将患牙拔除。

修复体预后

根管治疗后在患牙上是否能制做一个好的修复体(不侵犯生物学高度)应当是临床牙医师首先需要考虑的问题。如果修复体损害了生物学高度,那么,在开始修复治疗前应进行牙冠延长术。牙齿

的冠根比例必须合适,以便修复体不会损害牙齿。有关牙髓治疗后牙齿的修复,详见第22章。

如患牙没有美学、咀嚼或间隙保持功能时,可拔除患牙。如果牙齿没有足够的牙周支持,有严重的吸收,不可修复或患者拒绝牙髓治疗时,也可拔除。

牙髓预后

临床牙医师的专业技能及完成根管治疗的技术难度是决定牙髓预后的因素。进路受限、钙化或牙根弯曲的根管会增加治疗的难度。曾做过根管治疗并伴有医源性问题(如阻塞根管、台阶、旁穿)的牙齿要再进行根管治疗,即使对经验丰富的临床医师也是一种挑战。此种情况下,建议患者就诊于牙髓病专家更为合适。[53]

另一个影响临床牙医进行理想的牙髓治疗的因素是如何对待患者。一些患者太过于忧虑,使整个诊室感到压力。他们使治疗无法进行,尽管他们希望得到治疗。最好给予这些患者口服或静脉注射镇静剂,以减少焦虑。假如临床牙医不便进行镇静治疗,应向患者介绍有关专家进行治疗。

治疗计划

一旦做出诊断和明确了预后,就要制订治疗计划。如果牙科医师掌握了治疗所需的理论和技术,就可以立即进行治疗。假如诊断仍不确定或所需治疗太复杂,可以介绍患者去看牙髓病专家或其他的疼痛专家,以便做进一步的评估和处理。

牙科急诊患者的处理

患者因急性疼痛就诊时,其身体和情绪的状况都应当被考虑。牙科医师的反应对处理疼痛和安抚患者很重要。医师应当对患者的需求、恐惧及防备的心理给予同情和理解。临床牙医对患者情况的评估及与患者建立友好关系的能力是医患间相互影响的关键因素。这种心理的交流涉及5个重要方面[58,81,153]:

1. 患者可得到负责任的对待。牙医应当相信患者所有的症状及主诉都是真实的,患者应当看到医师正在认真地考虑所有的主诉及症状,牙医必须对每位患者表现出关心和同情。

2. 通过主动地倾听、表示同情、不指责、与患者保持目光接触等方法来表达对患者诉说的支持。[81]但是,这种支持并不意味着绝对的同意。在作出诊断前,必须全面评估患者的症状和主诉。

3. 要展示冷静和自信的职业特点,这种态度可通过语言或非语言的方式表达。目光接触,支持性的拍拍患者的肩膀,或让患者坐进治疗椅时的身体接触,可使患者再次感到安心。建立与患者的友好关系需要敏感性(如用自信的语言或手势提供关心,有利于对患者的处理)。

4. 以肯定的态度对待患者的问题,能使其意识到医师将提供效率高而效果好的治疗或建议。绝不应当让患者感到他们将被放弃。

5. 一旦做出诊断,确定了治疗方案,应告知患者将要做些什么。讨论患者将经历的治疗和身体的感觉是有价值的,患者的焦虑也应视为常见的和正常的。在急诊情况下,允许患者焦虑将有助于调整他们的情绪[81,214]。

处理颌面部疼痛急诊,需要全面理解患者的体验和感受。有洞察力的、适应性强的、乐于积极互动的牙科医师在接诊患者时,可避免许多困难和失败。下面为根尖已形成的恒牙的治疗方法(关于乳牙、年轻恒牙及外伤的诊断和治疗,见第16章)。

麻 醉

在提供急诊治疗时,获得良好的麻醉效果是最为重要的。这可能是困难的,即使是对于一个有丰富经验的医师。患处有无数炎性的路径阻碍着疼痛抑制。随着炎症病程的进展,局部组织pH值急速下降,酸性环境阻碍麻醉剂分子离解为离子形式,及阳离子穿过神经鞘。而且,由于神经肽,如CGRP和其他神经化学物质的作用,发炎的神经纤维在形态和生物化学方面均发生了改变。因此,在痛觉超敏状态下,远离炎性患牙的阻滞麻醉效果欠佳[129](详见第20章)。

为了避免这种情况的发生,临床牙医可以选择另外的和补充的进针位置注射麻醉剂。而且在这种情况下,必须考虑使用的麻醉剂的种类和剂量,还有解剖条件的限制,如致密的骨板、神经束分布的变异或附加的神经支配等,尤其是在下颌骨。临床牙医应该掌握所需的各种麻醉技术(详见第20章)。

阻滞麻醉(支配一个区域或牙的神经干)是使用标准的口内麻醉法以达到区域麻醉的效果。但是,在进行牙髓治疗时,常规的阻滞麻醉技术有时不能取得很好的麻醉效果。对一些疑难的病例,在手术区内增加麻醉药的剂量似乎可增加对疼痛的控制。牙周韧带注射(如韧带内注射)[30,208]和骨内注射[43]是常规神经阻滞的有效辅助措施。如果髓室[54]

暴露而牙髓仍然敏感，髓腔内注射可使残髓麻醉。良好的麻醉是必需的，只有使感觉完全消失，才能保证有效的治疗。

"火牙"

大多数牙科医师都曾遇到过难以麻醉的患牙："火牙"。研究表明，C 纤维上有一种特殊的钠通道，被称为河豚毒素阻抗性通路（tetrodotoxin-resistant TTX）[67]。神经炎性反应时，钠通道表现由 TTX 敏感变为 TTX 抗性（不敏感），TTX 抗性钠通道在使 C 纤维致敏及造成炎性痛觉过敏中起重要作用。

这些钠通道的重要临床特征之一就是它们相对耐受利多卡因（lidocaine）[160]。研究者发现，与 TTX 敏感通道相比，这些通道能耐受 5 倍的麻醉剂。下颌阻滞麻醉后，患者会描述同侧的唇及舌麻木。但是，进入活髓髓腔仍会引起疼痛，这可用 TTX 钠通道未完全阻断来解释。必须追加麻醉剂量或补充注射以取得好的麻醉效果。目前已发现布比卡因（bupivicaine）比利多卡因（lidocaine）阻断 TTX 通道更加有效[160]，可以作为治疗"火牙"时的麻醉剂。补加韧带内注射或骨内注射是保证获得充分麻醉的最佳方法。

紧急处理

牙本质过敏

了解与可复性牙髓炎症状相似但牙髓未发炎的牙本质敏感症是很重要的。对这样的病例，可采用封闭牙本质小管的治疗，旨在减少或消除牙本质液体的流动。对由于附着龈退缩，牙颈部磨损或牙周治疗造成牙本质小管暴露引起的牙本质敏感，治疗成功的病例有限。

减小牙本质小管的直径可降低牙本质的液体传导性，进而减少牙本质的敏感性。研究者已经发现减小牙本质小管直径的一些生理学现象包括从唾液及牙本质液体来的小管内晶体、小管内胶原栓塞、刺激性牙本质的形成及大量血浆蛋白渗入小管等。

可通过使用氟化钠[141]、氟和薄的护漆、[19]草酸钾[5]和草酸铁[41]及氢氧化钙[69]，氰基丙烯酸盐黏合剂[89]和树脂渗入[217]暴露的牙本质小管使牙本质敏感症减轻。另外一些研究者[86,203]发现，高浓度的磷酸钙溶液很容易在牙本质表面沉积非结晶性的磷酸钙。这些盐可堵塞牙本质小管，使牙本质小管的渗透性降低 85%。但是每天的刷牙和饮用酸性饮料可去除此层沉淀，使牙本质敏感性恢复。

牙本质小管的闭合不是唯一减少牙本质敏感的方法。由于牙齿内神经的高度极化，可通过提高细胞外钾离子浓度而干扰神经的传递。一些研究表明，含有硝酸钾的牙膏（粉）是有效的。将硝酸钾置于龋洞深处，最初神经传递激增，随后，神经对以后的刺激不再敏感。

有报道称激光照射可降低牙本质的渗透性，也有采用各种激光包括 Nd:YAG、二氧化碳及激态原子（excimer）治疗的报道。但是，体内激光照射牙本质必须谨慎，因为牙本质变热可使牙髓受到损伤[163]。

可复性牙髓炎

在处理可复性牙髓炎之前，应先采取适当的保护牙髓的措施。去除刺激因素可使牙髓炎症消退，症状消失。

如果诊断为龋坏，在彻底无损伤地去除龋蚀后，应将患牙恰当修复。如果临床医师确定，手术操作后患牙出现了可复性牙髓炎，在考虑是否进行牙髓治疗前，应给该牙几周时间使之恢复。假如症状没有缓解或进一步发展为不可复性牙髓炎，则应当开始根管治疗。当检查一个新近充填的修复体，发现边缘嵴缺损和可能的微渗漏时，应当去除修复体和暂时换置安抚性填料，如丁香油氧化锌。为确定这种治疗的疗效，在作出判断前应等待患牙恢复。如果症状消退，则应当充填永久性修复材料。但应告诉患者，将来牙髓可能会出现退行性变化。

如果在新近完成的修复体上有咬合高点，应当进行调𬌗，以消除造成不适的咬合创伤。咬合高点不是不可复性牙髓炎的病因。

在处理可复性牙髓炎的过程中，一些因素可改变治疗的结果。这些因素包括：患牙以前存在"牙髓压力"，包括明显的折裂线，龋坏面积大或深，广泛的继发龋或慢性病理状态（如年龄或当前健康状况）。随着对老化牙齿的连续治疗，牙髓的防御能力递减，这对牙髓活力不利[185]。慢性病理因素包括露髓史及盖髓史、外伤史、牙周疾病和大面积修复史等。

临床牙医必须确定过去和将来对牙髓健康有不利影响的各种因素，然后选择最合适的治疗方法以保存完整的牙髓组织。但有时候这样做可能并不实际，此时，治疗可能会由保髓转向去髓，封闭根管系统并进行长期修复体预备（尤其是修复治疗计划对牙齿过于复杂时）。

隐裂牙综合征

"隐裂牙综合征"是指不完全折裂的活髓牙。折裂涉及牙釉质和牙本质，一些病例还可能波及牙髓。症状可变化不定，包括咀嚼疼痛，不同类型的放射痛及对热敏感[7]。最常见的症状是解除咀嚼压力时的锐痛。叩诊、用探针仔细探查、咬 Tooth slooth 有助于诊断。Tooth slooth 是一小块锥形塑料块，锥形顶端的凹陷是用来容纳牙尖的。将这个小凹痕放置在牙尖上，嘱患者咬合，将给可疑的牙尖施以适当的力量，且每次只给一个牙尖施加咬合力。压力刚一解除就出现疼痛是有隐裂的有力指征。用光纤光束透视折线或用染料如亚甲基蓝使折裂线染色均可有效帮助发现牙折。大多数的牙折都是近远中向的，当折裂不完全时 X 线很难查出。

老年人的磨牙最易患"隐裂牙综合征"[28]。大多数的牙折发生在有Ⅰ类洞充填体（39%）或未充填的（25%）牙齿，其对𬌗牙尖常呈凿形，恰好咬在边缘嵴的中央。最常发生在下颌磨牙，其次为上颌磨牙和上颌前磨牙[78]。

隐裂牙的紧急处置包括立即调磨隐裂区、牙尖或对𬌗牙尖，以降低患牙的咬合接触。隐裂牙最终的治疗是做冠修复，将咬合面完全覆盖以保护牙尖，从而保存牙髓活性[161]。覆盖牙尖看起来似乎很彻底，但遗留下来的未加保护的垂直裂缝会向牙龈和根尖方向延伸。当裂缝侵及牙髓时，便出现与不可复性牙髓炎一样的牙髓症状，这时必须做根管治疗。无症状牙上长期存在的缺损可呈浓染色，无症状的原因可用牙髓缓慢退变解释。

垂直牙折时，牙髓治疗可缓解不可复性牙髓炎症状，但是，牙齿是否能保留仍是一个问题。裂纹沿牙根向根尖的延伸程度将决定患牙的结局[161]。如果没有发现牙折，牙髓退变和根尖周病变将是完全性垂直牙折存在的早期指征。

垂直性根折最多见于根充后的牙齿。根充时，侧方加压器和根管充填器的楔入作用会引起牙折[212]。以短而宽的锥形桩楔入根管治疗后的牙齿（结构薄弱）进行修复，发生垂直牙折的概率最高[38]。如果冠修复体不能对残根起箍样加固作用，将增加根折的机会[87]。咀嚼疼痛是最常见的症状。严重的病例，X线片上可见到根折，侧方牙周韧带的增宽是特异的 X 线片表现。用牙周探针可探及与折断相邻部位的孤立、狭窄的牙周袋。经常在接近龈缘处有窦道形成。如怀疑有牙折，为了确诊应翻开全厚黏膜骨膜瓣对牙根进行染色，并在放大镜下观察。

从牙槽嵴向根尖延伸的根折预后差，通常建议拔牙。

不可复性牙髓炎

不可复性牙髓炎疼痛的紧急处理包括立即进行根管治疗以减轻疼痛。不可复性牙髓炎可通过彻底去除牙髓、清洁及预备根管系统得到满意的疗效。

在多根牙，有人提出急诊时，可用牙髓切断术（即去除冠髓）或牙髓部分摘除术（即去除粗根管内的牙髓）治疗不可复性牙髓炎。但是由于临床不可能检测到牙髓炎症向根尖延伸的范围以取得预期的疼痛缓解，所以急诊时进行牙髓摘除术（pulpectomy）是很必要的[59]。

除非即将开始牙髓摘除术，否则锉不应进入任何根管。根管锉割裂炎性活髓组织常会增加不适，因为牙髓已经发炎、破碎和受损。如果炎性牙髓仍留在根管中，疼痛症状会持续或加重，因为发炎的过程将向根尖周组织蔓延。一种流行的观点认为，根管封药有助于控制或预防疼痛，但尚未得到完全证实[56]。干棉球与浸有樟脑酚、醋酸间甲酚酯丁香油或盐水的棉球都有缓解疼痛的作用[77]，但彻底去除牙髓是最好的治疗方法。

如根尖周炎症不需处理，可对诊断为不可复性牙髓炎的患牙进行一次完成法牙髓治疗。一次完成牙髓治疗的远期预后及术后疼痛与多次完成的根管治疗没有区别。由于暂封材料可能会出现泄漏，根管一次充填消除了两次复诊间细菌污染根管的机会。但是，急诊治疗时间紧迫，这使得一次完成治疗较为困难。假如在稍后完成根管充填，根管内应放置氢氧化钙，以减少两次诊治期间根管内细菌增殖的机会。彻底去除龋坏和严密的窝洞暂时封闭对预防复诊间根管系统污染非常重要。可以调低咬合，尽管去除牙髓后通常不需要这样做[152]。

不可复性牙髓炎合并急性根尖周炎

急诊治疗不可复性牙髓炎合并急性根尖周炎时，彻底去除牙髓显得尤为重要。在这种情况下，牙髓炎症已扩散至根尖周组织，导致出现牙髓及根尖的联合症状。两次就诊之间，根管内应使用氢氧化钙，以防止细菌再增殖。有报告显示，对于牙髓有活力,叩诊敏感、疼痛的牙齿,降低咬合可减少患者术后疼痛[152]。在两次就诊间,不可复性牙髓炎的患牙不应该开放,否则,清洁过的根管会再次被细菌污染。

根管治疗后,由于对根尖周组织造成了损伤或将碎屑推出根管系统以外,可发生根尖周炎。如果确信所有的牙髓组织已从根管系统内去除,此时使用口腔止痛药物将是最好的处理方法。

咬合创伤引起的根尖周炎常导致咬合、进食时疼痛。通常出现在新近充填的、有修复体早接触的患牙上。治疗方法包括调整咬合以去除早接触。

牙髓坏死伴急性根尖周脓肿

无肿胀

牙髓坏死合并根尖周症状的治疗应涉及彻底去除根管系统内的坏死牙髓。彻底的清洁、根管预备及放置氢氧化钙是急诊治疗的目标。一些临床医生认为:如果坏死的碎屑未被推出根尖孔,患者在术后将有较少的不适[152],因此应保持根管器械距根尖2~3mm。但是,作者认为,对一个根管或多个根管完成器械操作,尽可能的全部去除根管内容物是恰当的(急诊就诊时)。这包括使用小号锉(10#或15#)轻轻通过根尖孔以保证根管开放,以利根尖周引流。当患牙被诊断为牙髓坏死合并急性根尖脓肿,根管尚未开放引流时,这样做特别有效。因为有发生医源性损伤的可能(如根管侧穿),所以应特别小心,避免用大的锉通过根尖孔。

急诊治疗有症状、有大的修复体(包括桩、核、冠和桥)的先前牙根经过治疗的牙齿,是困难且费时的。但治疗目的是一样的:从根管系统中去除感染物并使根尖开放以利引流。通过根管进入根尖周需要去除桩、失败的根管充填材料及扩通阻塞的或有台阶的根管。有时根管被块状物或台阶阻塞,妨碍根管通畅。不能彻底清除根管碎屑、建立根尖引流会导致疼痛持续。外科环钻术对这些病例可能有所帮助。

环钻术是指穿通患牙根端上方牙槽骨皮质层,以释放引起疼痛的积聚的组织渗出液的外科疗法,此方法可缓解严重顽固性根尖疼痛。手术方法是在患牙的邻近根尖处做一小的垂直切口。用一个组织牵开器分开黏膜,用6号钻穿通骨皮质板。建议使用牙髓锉钻通骨松质到达根尖周组织或病损区,应避免接触牙根结构或相邻的正常牙根,这样就可建立根尖周组织的引流途径[70]。近来报道了一种新的技术,不作切口,用机动穿孔器直接钻入骨髓质[29]。在根管治疗的同时,预防性进行这种手术,对于患慢性根尖周炎的患者可减轻术后疼痛[144]。但是,最近有研究指出,对有根尖周炎的患者进行牙髓摘除术时,做或不做环钻术,术后疼痛没有差异[122]。的确,手术过程造成的附加创伤可能会增加疼痛过程。

研究表明,牙髓坏死的患牙急诊时做根管充填[57]与以后复诊时进行根管充填,其术后疼痛几乎没有差异[48]。但是,最近的研究也质疑了这种治疗的远期预后。例如,少数研究者指出[178,199],与活髓病例相比,牙髓坏死的病例一次完成治疗的成功率低。他们认为造成这种差异的原因是根管器械操作后,还有活着的细菌。但详细检查他们的方法和材料发现,这可能是由于次氯酸钠不寻常的高倍稀释至0.5%造成的(有关更多次方面的情况见第8章)。假如根管充填时根管内存在细菌,牙髓治疗的远期效果是难以预料的。对感染病例,建议在复诊间隔期将氢氧化钙置于根管内,以助于根管充填前消除残留的细菌[26,177]。

有肿胀

伴随急性根尖周脓肿的组织肿胀可见于急诊就诊(第一次就诊)、就诊期间的急性发作及根管治疗后的并发症。肿胀可能局限或蔓延,有波动或坚实。局部肿胀一般局限于口腔内,弥散的肿胀或蜂窝织炎的炎症可穿过相邻的软组织,在组织间隙沿着筋膜扩散。

有3种方法解决肿胀和感染:
1. 通过根管建立引流途径;
2. 切开波动的肿胀建立引流;
3. 全身抗生素治疗。

处理所有这些感染的基本原则都是建立引流[73]。当出现局部肿胀时,牙髓病专家一致认为,清洁和成型根管系统时,应用大量的≥2.5%的次氯酸钠(NaOCl)冲洗。引流停止后干燥根管,放置氢氧化钙并暂时封闭[59]。以手指轻压肿胀黏膜的表面及吸干髓室内液体有助于引流。在很少情况下,脓液持续由根管排出,在比较长的时间内无法干燥,此时就应保持患牙开放。如果通过开髓和使用根管治疗器械取得了良好的引流效果,则不需切开引流(图2-5、2-6)。

在治疗由牙髓坏死引发的肿胀时,应把全身使用抗生素做为局部引流的辅助治疗手段,[59]目的是帮助消除组织间隙的脓液。但是如果根管系

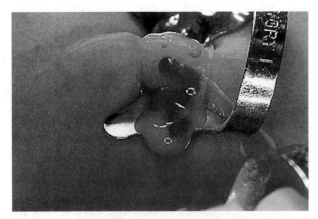

图2-5 开髓排脓后急性根尖周脓肿得到缓解

统内仍有残留细菌,消除急性状况的疗效就会受到影响[59,116]。彻底去除病变的牙髓、主要的厌氧菌和内毒素,可防止这些刺激物破坏根尖周组织。一般认为仅仅单独使用抗生素(不同时建立引流和清理髓腔)是不恰当的[73,83]。

局限性肿胀是局限在口腔内的一种脓肿,它不具有弥散性扩散的趋势,因此治疗具有较小的攻击性。弥散性肿胀则提示存在对患者有危险的进行性感染(有关如何处理这些感染的详细讨论见13章),需要更加具有攻击性的治疗,来减少感染扩散的可能性。对于任何弥散性肿胀,全身使用抗生素治疗都是恰当的,不论是否经根管或软组织获得引流(图2-7)。

切开和引流

局部切开引流有助于治疗局限性软组织肿胀(图2-8)。波动感——组织下方有液体流动的感觉(触诊时),表明有脓液形成。一般在感染区难以取得深的麻醉,但沿着肿胀周围使麻药浸润软组织,可取得良好的麻醉效果,能以最少的不适感进行组织处理。麻药可浸润进入肿胀上方的表层黏膜,使其直接作用于感染组织的上方。

切开引流治疗应遵守以下原则:

1. 牙医应在波动感最强的地方做切口。

2. 牙医应轻轻分离,贯穿深层组织,彻底探察脓腔的每个部分,这样可破坏脓腔的分隔,使脓液流出。分离应延伸到形成病变的牙根。

3. 为促进引流,应用热盐水漱口以保持伤口清洁,并且热量作用于口内感染组织,可使小血管扩张,通过促进血液循环加强患者防御能力[73,83]。

一些牙医建议将引流条缝合于切口内以维持主动引流;另一些主张[59]不在切口内放置任何引流条。在颏神经孔区域操作时须特别小心,以防止损

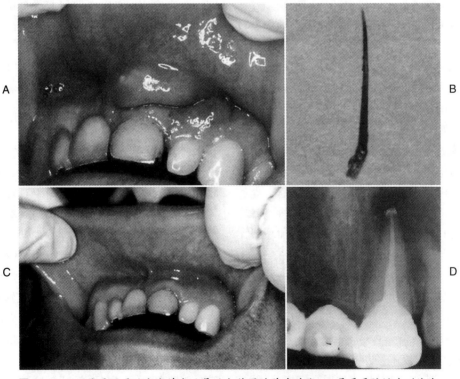

图2-6 A.9号牙因牙胶尖充填失败导致大范围的前庭肿胀。10号牙牙髓活力测试为活髓。B.去除牙胶尖后,根管排脓极多,进行切开引流。变黑的牙胶尖与细菌生长所致的着色有关。C.清理和根管成型1周后,肿胀几乎完全消失。D.术后X线片

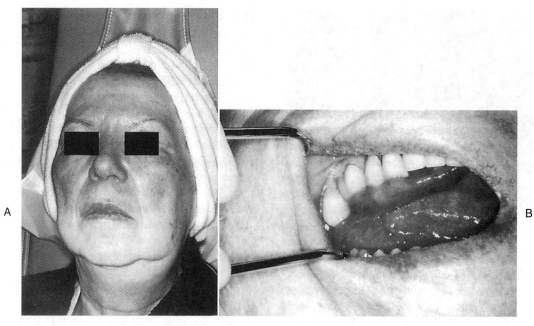

图 2-7 A. 这名患者早晨很早赶到诊所，诉及左侧面部疼痛、肿胀，并伴有吞咽困难。B. 口内检查表明，肿胀明显，口底抬高，并突向前牙。舌体被推向口腔顶部，使其进食和吞咽困难。18 号牙齿牙髓坏死，感染传播至下颌下、颏下及嚼肌间隙。同一天被送住院，并接受了静脉注射抗生素，拔除了患牙。患者两天后出院

伤下方的神经血管束。争论的焦点是在什么时候切开引流，是坚硬的肿胀期还是等待其软化出现波动后。早期切开坚硬的肿胀会减轻组织肿胀产生的疼痛，即使只有血性液体流出。齿槽脓肿的药物治疗主要是全身支持治疗，包括补液、软食、镇痛和保持口腔卫生。

弥散性肿胀可转变成威胁生命的严重并发症，进而成为内科急症。因此大多数牙髓病专家建议应采取更加积极的治疗方法，如打开髓腔、彻底的预备和冲洗根管。如果有可能，进行根尖开放，以促进根尖周组织引流。当不能经牙齿引流时，必须通过切开弥散肿胀的组织建立软组织引流，同时切口内缝合引流条以促进组织引流。当出现中毒症状，如中枢神经系统（CNS）变化或呼吸不畅时，应将患者转给口腔外科医师，以便立即住院和给予更加积极的药物和外科干预。

抗生素治疗

如果已建立充分的引流，对局部肿胀的患者就没有必要使用抗生素治疗；相反，免疫缺陷患者的微小感染就应尽快使用杀菌药物进行治疗[60]。抗生素适用于弥散性肿胀而引流不畅，或牙髓坏死的又不能进入根管末端的病例。感染扩散或出现全身症状（如体温升高或不适）的患者也需要使用抗生素[70]。

依据实验室培养和药敏试验结果选择抗生素是最理想的。由于大多数的齿槽脓肿发生于其他方面健康的患者，培养并非常规进行。根据科学资料和临床经验选择抗生素，是可以接受的，也是合理的。青霉素 VK 对大多数口腔厌氧菌和需氧菌是有效的，它仍是许多口腔感染的首选药物。阿莫西林是青霉素的衍生物，它的抗菌谱更广，但是，它比青霉素易引起耐药性[76]。甲硝唑是一种合成的、有效的抗厌氧菌杀菌剂，但它对兼性厌氧菌无作用。如使用青霉素 48～72 h 后还无效，则应联合使用青霉素和甲硝唑（见第 13 章和 18 章）。

氯林可霉素适合用于对青霉素过敏的患者[116,192]，它对 β-内酰胺酶具有抵抗性，对抗口面部感染有高效。红霉素常用于对青霉素过敏的患者，对大多数与牙髓感染有关的厌氧菌无效，因此已不再推荐。

合适的药物剂量及选择对致病菌有抗菌作用的抗生素是重要的。为了达到药物治疗的浓度和减少产生耐药性的危险，抗生素治疗应该短暂而具有攻击性。应指导患者严格依从剂量表并完成抗生素的整个疗程。青霉素 VK 首次量（loading dose）1000 mg，以后每 6 h 500 mg，共 7 天。推荐的甲硝唑口服剂量为首次剂量 300 mg，以后每 6 h 150 mg，共 7 天。

实验室辅助诊断

感染严重或患者对药物治疗效果欠佳时，应收

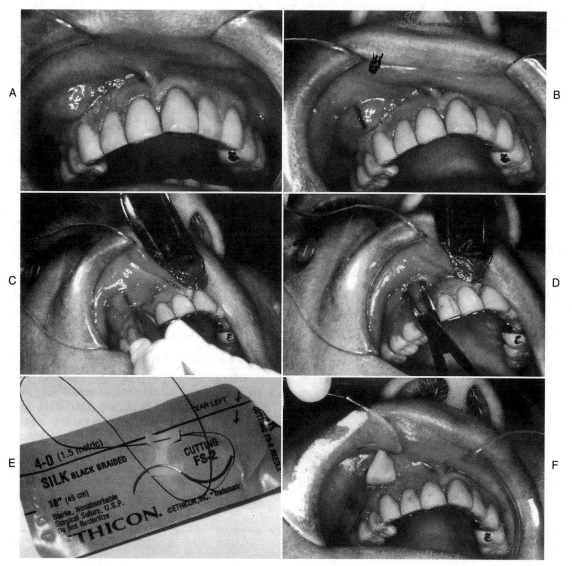

图 2-8 A. 上颌磨牙所致的、有波动感的口内前庭肿胀，需要切开引流。B. 为垂直切口的位置定位，做了标记。C. 切开肿胀至牙槽骨表面。D. 外科止血钳分离，促进引流。E. 将放置的橡皮引流条缝合（可选择）。F. 24~48 小时取出内置引流条

集脓液标本,立即送实验室分离培养。在这种严重情形下，任何感染病原菌的临床诊断都须用实验室方法来确认(图 2-9)。但是,应预料到,等待实验室结果会拖延治疗,因为厌氧菌的培养至少需要 1~2 周的时间(见第 13 章)。因此,即使已送培养,抗生素治疗也应立即开始。因为口腔感染发展很快,在等待实验室结果期间,患者的状况有可能恶化。

收集感染标本的量应足够用来直接检查和培养。标本可用一次性注射器吸取，再盖上盖子运送。这为收集需氧及厌氧菌提供了一个安全的方法，而且能进行革兰染色。由于牙槽感染物中经常有厌氧菌存在[4]，标本应置于转运培养基中运送，以防止其干燥和氧气进入。各种商品化的预先包装的转运系统都适用于此目的。从标本收集到微生物学

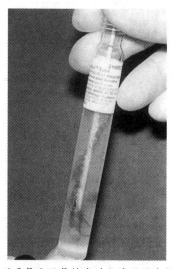

图 2-9 用需氧和厌氧技术进行病原微生物的培养和药敏试验。按说明使用市售的标本棉签和转运培养基

检验最多只能相隔 2 h。

需要强调的是，患者应随时与牙科医师保持联系，以了解相关的医嘱或选择的治疗方案，及情况是否恶化等。应给镇痛药，并在随后的几天里严密观察患者，直至其病情有所改善。

如患者病情进行性恶化，出现肿胀加重、持续高烧、意识模糊、吞咽或呼吸困难时，有充分的理由让患者住院治疗，以接受专业护理或 24 h 监护。实验室的结果可指导临床医师或后续医师选择合适的抗菌药物[73,83,125]。

药物处理

牙髓急症患者的用药目的主要是控制疼痛和感染。如前所述，应当对使用抗生素的患者嘱咐要按照剂量及时刻表用药[61]，并要完成整个用药疗程。对于疼痛，非类固醇抗炎药物（NSAID）是最好的选择，因为它能抑制部分炎症反应的级联放大，而乙酰氨基酚却不能。因此，对有中重度疼痛的患者，阿片类止痛剂与 NSAID 的联合应用，效果最好（关于药理学和特殊制度的详尽讨论，见 18 章）。

牙髓诊断摘要及突发情况的处理，见表 2-4，2-5。

牙髓病的急性发作和治疗中紧急处理

定 义

为牙髓急性发作写书的研究者和临床医师，对这一治疗的并发症界定各不相同。一些人把急性发作界定为未经预约的就诊及需要牙科医师尽快干预的疼痛和（或）肿胀[209]。美国牙髓病协会将急性发作定义为一种根管治疗开始或治疗中出现的、根尖周病的急性加重[762]。由于对牙髓病的急性发作的定义各不相同，对这些病变发生率的报道也不同（由 1.4% 至大约 45%）[85,123,126,196,209]。由于报道急性发作发生率的多样性，当比较不同研究结果时，采取审慎的态度是十分重要的。

表 2-4 临床牙髓急症的诊断

症状和体征	牙髓诊断	根尖周诊断
暴露的牙本质受到热和（或）渗透压的刺激，可引起锐痛，没有相关牙齿的异常	正 常（牙本质过敏）	正 常
热刺激和（或）渗透压刺激，可引起锐痛，有龋病、折断的修复体、修复治疗和牙尖折裂	可逆性牙髓炎	正 常
自发性跳痛和热刺激后锐痛，刺激消除后疼痛仍继续	不可逆性牙髓炎	正 常
自发性跳痛和热刺激后锐痛，刺激消除后，疼痛仍继续，有咬合和（或）叩痛，X 线片示可能有牙周膜增宽	不可逆性牙髓炎	急性根尖周炎
自发性跳痛。热刺激无反应，有咬合和（或）叩击痛。可能出现局限性或弥散性的肿胀。X 线片示可能不确定，或有损害	牙髓坏死	急性根尖周脓肿

表 2-5 牙髓的紧急处理

诊断和症状	处理	术后用药
不可逆性牙髓炎（无症状的）	完成根管的清理、成型，如果时间允许，可以充填	NSAID 皮质激素
不可逆性牙髓炎（伴急性根尖周炎）	完成根管的清理、成型 *见下	NSAID（麻醉剂）皮质激素
牙髓坏死（无肿胀）	完成根管的清理、成型 氢氧化钙疗法	NSAID
牙髓坏死（局限性肿胀）	完成根管的清理成型 氢氧化钙疗法	切开、引流 NSAID
牙髓坏死（弥散性肿胀）	完成根管的清理、成型 氢氧化钙疗法 切开、引流	NSAID 抗生素

*初次就诊是否需放置氢氧化钙是由牙髓变性及根尖周的炎症程度决定的。牙科医师必须基于临床及科学的原则，决定根管治疗是一次或几次完成。

病 因

牙髓病变急性发作的原因很多,是多因素的。以下是对治疗中病变加重时紧急处理的讨论,将集中在促成因素、治疗方式及预防等方面。

影响因素

不恰当清创

持续的疼痛或急性疼痛的发作通常表明,在器械处理不当或尚未找到的根管中,有残余的牙髓组织存在。对一个已退化变性的或正在退化变性的牙髓未进行恰当清创,可使细菌及其毒素残留在根管内,成为持续的刺激物[73]。过度的药物治疗也会使药物渗透到根尖周组织而引起急性发作。但对整个根管系统进行彻底的清创,可以消除疼痛。死髓牙(有或无根尖周联合病变)比活髓牙更容易发生治疗中的急性发作。彻底消除根管系统中的刺激物是应选择的最好的治疗,这通常可以使炎症反应终止。对整个根管系统进行彻底清创术是所有牙齿开始治疗时的合理目标。

碎屑超出根尖孔

尽管在根管预备时严格控制着器械的长度,牙髓组织碎片、坏死组织、微生物、扩锉出的牙本质碎屑和根管刺激物仍可能被挤出根尖孔[21,206],可导致根尖周的炎症和治疗中或治疗后的疼痛。当急性发作时,死髓牙是最可能发生问题的。伴有根尖周病的死髓牙很可能已被感染[57,184],而根管内感染物质不慎超出根尖孔易使死髓牙根尖周病变加重[57,73]。

所有器械操作技术都可能出现碎屑超出根尖孔的问题,虽然一些技术会比另一些技术超出少一些。比较碎屑超出根尖的平均重量,研究者们发现,音波器械超出根尖的碎屑最少,紧随其后的是根管开口张开技术和超声技术[51],而传统的手用器械超出的碎屑最多。先成型冠方的根管,再预备根尖的根管,可以减少碎屑超出根尖孔。扩锉时采用逐步深入技术[154]和平衡力技术[117]比逐步后退技术超出碎屑明显少(见第 8 章)。这两种技术都依赖于早期冠部根管的喇叭口状扩大和器械的旋转操作。最近的一项研究发现,手动或引擎驱动的器械旋转式操作与推拉式(扩锉)技术相比,可以大大减少碎屑超出根尖孔的数量。冲洗液也可以在操作时被挤出根尖孔,如将次氯酸钠冲洗液挤压出根尖,会引起强烈的组织反应和无法忍受的疼痛。在活髓组织中,只在器械形成的空间可发现被挤出的冲洗液;在坏死的组织内,冲洗液可以超出器械形成的空间[158]。

根尖牙本质栓子的存在可以帮助阻止碎屑超出根尖孔。这种栓子可以减少急性发作的可能性,防止器械超出根尖组织,而且常可防止充填材料超出。然而因为栓子可能隐藏感染物质,远期预后不确定。

过度器械操作

在牙髓病治疗中,已证明器械超出根尖与术后疼痛有关[62]。器械超出根尖孔,引起中度到重度疼痛的发生率很高。如果认真仔细地操作,严重的器械超出根尖是可以避免的(见第 8 章)。严重的器械超出根尖可以引起急性根尖周炎和炎症性疼痛。如果在活髓牙治疗中,操作是无菌的,器械超出根尖不会发生感染。但将消毒纸捻放入根管的根尖部时,可见血性渗出物(无脓)。在许多器械超出根尖有症状的病例中,较多的渗出物会持续地排出。将氢氧化钙制剂 [Ca(OH)$_2$USP 加无菌水、Pulpdent,Hypo–Cal,VitApex] 置于或微超出旁穿孔,可以控制渗出的问题。一旦牙齿无不适感,就可以去除糊剂,并在根管内继续进行器械操作。

超填

在 X 线片根尖无暗影的牙齿,封闭剂、牙胶尖或二者都超出根尖,比充满或充填至距根尖 1mm 处术后疼痛的发生率高且严重[74,167,168]。但是,这不是一个普遍现象,因为一些临床医师发现,充填到什么位置,封闭剂是否超填与术后疼痛强度之间没有关联[194]。

尽管丁香油酚氧化锌剂超填可引起慢性炎症[168],但少量的牙胶和(或)充填剂超填不是引起术后疼痛的主要原因。确切地说,在充填前就已发生了一定程度的器械超出,而牙胶尖伸出根尖可能是器械超出的结果。此外,如果根尖孔被偏移,那么器械过分操作的根管,就不可能有很好的根尖封闭。这样,根管中残余的细菌不能被封闭,而根尖周组织液可渗透进入根管内,为这些残余细菌的生长提供营养。随着细菌在根管内的增殖,这些细菌会向根尖周释放有毒物质,从而可出现症状。大量的超填是术后疼痛一个原因,由于粗暴的超填,超出材料的化学毒性可以引起神经损害,异物的挤压可造成机械性神经损伤[132]。多聚甲醛糊剂是神经毒性物质的典型实例,当这些物质渗出根尖时,可以引起不可逆的神经损伤。常需用外科手段除去这些有毒的物质。轻微的牙胶尖超填可能是无关紧要的,不仅对远期效果无影响[106],而且对术后疼痛的发生也无影响[194]。

一次性完成的牙髓治疗

大多数患者经过一次法根管治疗处理后,很少或没有自发性疼痛。只有2%的人有剧烈疼痛[55]。实际上疼痛的发生率在一次法或多次法之间是没有区别的。一些研究显示,一次法所造成的术后疼痛比多次法少[48,85,150]。研究结果不一致的原因很多,包括决定哪些病例能够或者应该用一次疗法的标准不同。大多数根管治疗专科医师已发现,一次法根管治疗不会比多次法更多地引起急性发作。

重新治疗

重新治疗的病例有更高的急性发作的发生率[85,192,197]。在这些病例中,宿主对充填材料超填及有毒溶剂的反应可引起疼痛[213]。许多重新治疗的病例已经伴有根尖周病变和症状,这些症状增加了急性发作的可能性[192]。治疗这些病例在技术上是最困难的,而且很费时间,同时也会增加医源性事故发生的机会。

微生物学及免疫学

在文献中关于根管治疗急性发作提及到7个可能的致病因素[171]:

1. 局部适应综合征:一种新的刺激进入炎症组织使慢性病变加重。
2. 根尖周组织压力的改变:因为过多的渗出物使压力增加,压迫神经末梢,引起疼痛;压力降低抽吸刺激物及微生物进入根尖周区,也可以加重炎症反应。
3. 某种微生物与临床体征及症状相关联。
4. 炎症的化学介质:如前列腺素、白细胞介素、哈格曼因子及补体的级联。
5. 核苷酸循环的变化:如环磷酸腺苷影响生物合成及生物降解通道。
6. 免疫应答:抗体的产生在炎症反应过程中起到中心作用。
7. 心理因素:恐惧和焦虑可使患者对疼痛的感受和耐受性降低。

根尖周损害

一些研究发现根尖透射影与急性发作概率的增加之间有关联[85,126,196,209]。伴有大的根尖暗影的牙髓有较多细菌种系且感染较重[104,126]。如果感染扩散到根尖周,那么这些细菌可以引起急性根尖周炎。另一些研究者发现,当根尖有病损或窦道存在时[114,123,127,192],因为有空间使压力得到释放,问题较少。那些有完整牙周韧带的牙齿,随着炎症反应升高,压力无处释放,所以会有比较剧烈的疼痛。

根尖周病损的存在与病情加重之间的联系还不十分清楚,因为争论的双方都有根据,而且对于牙髓的状态对急性发作有多大意义,还不很确定。一些调查者发现,死髓牙急性发作的较多[123,209],而另一些调查者则没有此种发现[65,85,113]。

宿主因素

术前患者疼痛和焦虑的程度与术后疼痛的程度正相关[85,192,194,209]。患有牙科恐惧症的患者很难进行治疗,因为他们的心理生理耐受力很低。对这类患者最好预先使用口服或静脉注射镇静药物,使他们在根管治疗过程中能保持安静。其他与急性发作有阳性和阴性关系的因素包括,患者的年龄、性别、过敏反应[191,209]和牙齿的情况。而种族[127,209]和系统性疾病[55,126,192]与急性发作的增加无关。

急性发作的治疗和预防

研究显示,术后疼痛可以在72 h内减少至低水平[65,74],这段时间对被疼痛折磨的患者是很紧张的,对医师也是这样,因为他们的工作是帮助患者解除疼痛。在这个紧要关头,临床医师必须懂得如何迅速有效地缓解患者的痛苦及防止其复发[64]。

使患者放松

治疗前必须使患者放松,感觉舒适,这样才可以使治疗顺利高效地进行。根管治疗是最让患者产生忧虑的牙科治疗之一[49]。研究显示,牙科患者预期及经历的疼痛,直接与他们的忧虑有关[96]。对操作的误解常常使他们产生恐惧,所以在治疗前,就即将完成的操作对患者进行有关的教育,会使他们具有知识和力量。

一些患者被恐惧折磨以致于无法合作,这些患者常使牙科医师的助手及全体诊所人员感到紧张。全身麻醉和静脉注射保持意识清醒的镇静药,是治疗这类患者的最好助手。不幸的是,大多数牙科医师没有受过这种服务的培训。一种有效的选择是,口服有抗忧虑作用的镇静剂。术前给镇静剂三唑仑(三氮唑)0.25 mg是一种安全有效的方法[47]。

与地西泮相比,三氮唑是一种半衰期短,可以产生更强的术中遗忘作用的麻醉剂,使患者无法记起局部麻醉给药的过程。另一些研究表明,三氮唑舌下给药比口服有更强的抗焦虑的作用。这是因为这种给药方式避免了第一途径代谢而增强了生物效力[17](关于疼痛及焦虑处理的完整讨论见第20章)。

清洗及成型

减少牙髓炎急性发作的最有效的方法,就是第一次就诊时即将根管系统彻底地清洗及扩锉成型。逐步深入地清洗和成型根管及保证根尖开放,是对治疗过程中可能出现急性发作牙齿处理的两个重要环节(第8章讨论)[66]。如前所述,有症状死髓牙及重新治疗的病例两次就诊间容易发生病情加重。逐步深入成型策略可将感染的有机碎屑从根管中除去,这样两次就诊间急性发作的可能性也就减小了。

氢氧化钙疗法

将$Ca(OH)_2$作为根管内敷料对预防或治疗急性发作很有效。尽管急性发作的原因很多,但细菌残留于根管内是引起这个问题的最重要原因之一[26]。应用$Ca(OH)_2$作为根管内敷料可以减少菌群及其毒性产物。试验显示,$Ca(OH)_2$置于根管内1周,其抗菌作用最好[177](图2-10)。去除玷污层有助于$Ca(OH)_2$扩散进入牙本质小管[53],而涉及很多炎症反应的细菌脂多糖[156]可以扩散进入牙本质[134]。另外,维持根尖开放可以提高$Ca(OH)_2$的疗效。研究发现Ca^{2+}通过根尖孔的扩散比通过牙本质小管多[149]。

有许多方法可以将$Ca(OH)_2$放入根管内。使用Messing枪、垂直挤压、可注射的$Ca(OH)_2$配方、Lentulo螺旋法、手用锉及纸捻法都是可以接受的技术[175]。一个比较Lentulo螺旋法、注射法、手用锉法放置$Ca(OH)_2$的研究发现,用Lentulo螺旋法时,不管根部是否弯曲都可以非常准确地将$Ca(OH)_2$密合地送至工作长度[175]。尽管有报道称注射法是有效的递送方法,但对比之下它还是受到根管弯曲度及直径的限制[181]。另一种递送暂时充填料的形式是用$Ca(OH)_2$牙胶尖。但研究表明,这与前面提到的方法相比效果较差[27,44]。

$Ca(OH)_2$可减轻术后疼痛的原因可能是由于它能杀死细菌,并中和其产物。研究显示,$Ca(OH)_2$可以水解细菌脂多糖的部分脂类,使其无法产生生物效应,例如毒性、致热性、活化巨噬细胞、活化补体等[156]。其他研究者提出,$Ca(OH)_2$的抗菌机制可能与它能吸收CO_2有关,这样可使根管中的嗜CO_2细菌饿死[97]。另外,$Ca(OH)_2$可以通过占据根管空间而起作用,这能将组织渗出液的进入降至最低点,而组织渗出液是残留细菌的营养来源[50,138,207]。

$Ca(OH)_2$超出根尖组织可以减少巨噬细胞底物黏附力,从而减轻炎症反应[162]。有人将$Ca(OH)_2$分解软组织的潜能及其抗菌作用归功于它的高pH值[8]。$Ca(OH)_2$具有杀灭厌氧菌的能力,可以减少急性发作[63]。$Ca(OH)_2$确切的治疗机制还不清楚,但其某些作用已被深入研究。因为$Ca(OH)_2$可以分解坏死组织,有使蛋白质变性的作用,使次氯酸钠分解残余组织更加容易[8,77]。这种组织分解作用在需氧及厌氧环境是相同的[216]。$Ca(OH)_2$唯一的缺点是它无法杀灭肠球菌[184],而后者常与根管治疗的失败有关[119,183,184]。

就诊间隔期放置$Ca(OH)_2$适用于所有牙齿,

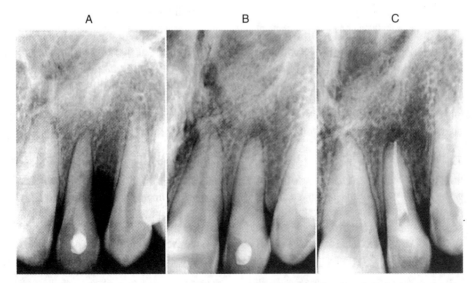

图2-10 A.钝性外伤致上侧切牙牙髓坏死1周后,放置$Ca(OH)_2$。在彻底的清理及预备根管后,放置$Ca(OH)_2$以刺激邻近骨组织再矿化和中和根管内酸性产物。B.1周后。牙槽骨明显再矿化。C.充填后

它对有症状的、就诊间隔期长或有根尖感染存在的牙齿,治疗价值特别明显。

其他根管内用药

对于需要多次就诊才能完成的根管治疗[65],在两次就诊之间根管系统内细菌可能大量繁殖,使根管再感染[14]。因此,根管内封药成为防止细菌再生的普遍方法。想象中,消除细菌可将再感染引起的症状减少至最低点,但大量研究发现,传统根管内封药的作法对急性发作无作用[74,191,196]。

在决定根管内用什么药时,应该考虑其抗菌效力、毒性和特异性,例如,尽管甲醛煤酚合剂(formocresol FC)有优良的抗厌氧菌的效力[136],但它可造成根尖周刺激,有胚胎毒性及致畸性[56]。醋酸间甲酚酯(cresatin)和酚的复合物,如樟脑氯酚(camphorated parachlorophenol CD),有杀菌作用[63,136,138],但对人体细胞也有毒性[179]。最近有人提议把氯林可霉素浸透的纤维作为抗生素的载体,但还需要进一步研究,以证明它们在体内的安全性和有效性[64]。洗必太葡萄糖酸盐的抗菌效力与次氯酸钠相类似[37,90,172],二者均具有进入牙本质小管的能力,[138]不过前者对根周组织毒性较小[90]。碘钾化合物(iodine potassium iodide)也有抗菌能力,且毒性最小[136,138,157]。

$Ca(OH)_2$和洗必太葡萄糖酸盐是两种基本的药物。洗必太容易递送,且能用注射器直接送入根管。而且它与次氯酸钠一样安全有效[90,138,172],其作用可持续72小时[211]。$Ca(OH)_2$是一种安全有效的根管内用药,将它与洗必太葡萄糖酸盐或碘钾化合物混合作用可能效果更好[119]。

降低咬合

患牙周炎的牙齿对咬合力特别敏感。应当采取降低咬合或牙尖选择性调殆作为一个姑息措施[35,58,59,73]。研究者发现,这样做对以下患者最有利:牙齿在术前疼痛、活髓、叩诊敏感、根尖周无暗影,或这些症状的组合[152]。突出来的暂时充填物,由于高出咬合可引起剧烈疼痛,因此,应当用咬合纸调整以保证牙齿没有早接触。

保持牙齿开放

当牙齿开放,脓液逸出时,渗出可在几分钟后停止。告诉患者他们的牙齿需引流20分钟,而橡皮障还需在原位。最好在治疗后立即封闭牙齿,以防被唾液污染[13,59],同时也预防今后发生问题。因为留下开放着的牙齿,通常会引起治疗过程中的急性发作[171]。极少数情况下,当渗出物不断地流出牙齿时,为防止阻塞,可以在开放的牙齿中用棉球或类似的东西防止食物嵌入。这种牙齿在第二天经清洗和成型根管后可封闭,而不会发生意外。

尽管一些牙医师推荐在两次治疗之间常规地开放牙齿,但这很少被采用,且没有充分的理论基础[66]。将牙齿开放在口腔环境中比不开放时显示较高水平的SIgA[195]。在唾液中发现的一种多肽——上皮生长因子,可以激活根尖周病损区的马尼拉瑟斯上皮剩余,使其增殖[107,195],其结果是牙齿开放可以增加囊肿形成的机会[186]。因此,所有的牙齿,除极少数例外,都应该在使用橡皮障治疗后的无菌条件下封闭起来。

肿胀切开及排脓

治疗中及术后肿胀的处理与术前肿胀的处理相似,包括建立引流及给予适当的抗菌药物[75,128]。如果根管没有充填或是充填不当,应设法用器械打通根管以建立引流通道。对于根尖有堵塞,外科环钻术可能是必要的。如果充填适当,则可通过切开达到引流。急性感染的情况下,行根尖外科手术是禁忌的,因为很难得到深的麻醉。

根尖周外科

对于大多数急性发作,非手术的根管治疗是最好的治疗方法,因为根管可以用无创方法进行彻底清洗。然而在一些情况下,根尖外科手术是急诊处理的最佳选择。因为此时非手术疗法是不行的,如因为修复问题、重新治疗失败、严重的超填或操作事故等。一些病例中,根尖切除术可以作为姑息疗法。然而,一般不主张行根尖切除术,因为附加的侵入性创伤会使治疗效果不可靠[122]。

抗生素与止痛药

当需要用抗生素控制感染时,氨苄青霉素是首先应当考虑的药物,还可以加入甲硝唑以加强杀灭厌氧菌。当对青霉素过敏时,可以用氯林可霉素替代。

如前所述,如果引流已达到目的,用抗生素治疗来局限肿胀是不必要的。一项双盲法研究发现,对于牙髓坏死的有根尖区疼痛和(或)局限性肿胀等急症的患者,同时给予青霉素比给予安慰剂的患者并没有更快地恢复[54]。对于大多数患者,用NSAID控制疼痛足够了[88]。此外,阿片类止痛药可以作为NSAID的补充。

尽管不能因满足患者要求或为阿片成瘾患者开处方[124],但合乎情理的要求必须给予考虑(这不仅因为其药理学作用,还因其心理学的价值)。

在根管治疗前预防性给予患者抗生素是否可

以减少急性发作的发生这个问题上，存在着争论。在双盲法前瞻性的研究中，预防性的给予青霉素与减少根管治疗术后症状及体征是没有联系的[210]。一项最近的研究[210]也支持预防性应用抗生素不能减少急性发作的发生率的观点。

然而也有证据支持预防性应用抗生素可以防止急性发作[126,193,194]。对于从中度到重度疼痛的患者，红霉素是减少根管预备术后疼痛发生率的最有效的药物[193]。

另一些研究者喜欢青霉素的杀菌作用和功效[126]。在一项系列研究中，作者报道其急性发作率可由20%降至2%[126]。他们的基本理论是牙髓坏死且同时有根尖周损害的牙齿，其根管系统内有正在繁殖的厌氧菌。根管治疗前使用青霉素，其目的是在感染扩散之前先处理已存在的感染。另外，青霉素可用来抑制引起急性发作的某些微生物的协同作用，例如革兰阳性菌可给卟啉菌属细菌提供维生素K。

给患者开抗生素，潜伏着致病及致死的危险。患者不仅可能受害于副作用，例如恶心、腹泻，甚至引起过敏反应，另一些并发症还包括抗生素致敏、重复感染，甚至微生物出现抗药性。一个牙科医师将抗生素处方开给患者，使患者处于危险之中的做法值得质疑。如果发生严重副反应，牙医师将承担责任[210]。

是否给牙髓坏死和根尖周损伤的患者应用抗生素仍然是一个问题。尽管两种观点都有证据支持，但最新的研究认为，预防性应用抗生素一般是没有必要的。认真清理及成型根管，使用逐步深入技术和大量液体冲洗，可以降低急性发作的比率。这种低发生率，加上对抗生素副作用和危险性的认识，应该可以使临床医师相信预防性应用抗生素是不必要的。

非类固醇抗炎药口服和注射

术前及术后止痛药的应用可以大大减少急性发作的发生率[191,193]，特别是对有中度到重度疼痛的患者。因为牙髓病的疼痛来源于无数炎症和免疫反应，因此大多数牙髓病学专家喜欢使用非类固醇抗炎药（NSAID）而不是麻醉剂，来干扰病程及减轻疼痛症状。

有研究对酮咯酸氨丁三醇（Toradol）用于局部浸润[143]或肌肉内注射[36,14367]的效果进行了评价。酮咯酸是最早用于肌肉内注射的NSAID。当用于肌肉注射时，通过阻断环氧化酶，酮咯酸可抑制前列腺素的合成，而且可以得到与吗啡硫酸盐相似或更好的效果[36,143]。一个研究组发现，在肌肉注射酮咯酸之后，几乎所有疼痛剧烈的患者在40分钟内疼痛减轻了67%，90分钟后疼痛减轻了99.5%[36]。另有一些研究者发现，酮咯酸在局部浸润之后可以取得很好的无痛效果，与上颌骨相比，下颌骨的效果更显著。因此他们断定酮咯酸的药物动力学与其他的局部麻醉剂有很大区别，且酮咯酸可能有附加缓解疼痛的能力。

有两种NSAID——双氯芬酸和酮洛芬——已被作为根管内用药来控制疼痛[133]。当注射于根管内时，这两种药对根管预备后减轻疼痛的效果比安慰剂更好。在最近的一项研究中，研究者将酮咯酸注入根管以便送到根尖周[151]。但大部分药物未被送到根尖周，而是向后被挤出根管。此外，还发现在减轻疼痛方面酮咯酸不比布洛芬更有效。这可能是因为向根尖周递送足够剂量的药物有困难。然而以口服形式，在对减轻急性根尖周炎引起的疼痛方面，酮咯酸比扑热息痛、可待因联合应用有更好的效果[155]。

在测试氟比洛芬（也是一种NSAID）和曲马多（一种主要的止痛药）联合口服时，研究者们发现一种NSAID与曲马多的联合应用比其中任何一种药单独使用的短期止痛效果都好[40]。一种好的止痛疗法应该包括NSAID，因为术前使用这种药物对减轻术后疼痛效果很好[88]（对疼痛治疗完整的讨论见第18章）。

皮质激素类——口服和注射

皮质激素能抑制磷脂酶A_2，而磷脂酶A_2决定着膜磷脂转变为花生四烯酸。花生四烯酸是很多炎症介质的前体，包括前列腺素、血栓烷、前列环素和白三烯。因此皮质激素可以通过阻止炎症的级联反应来减少炎症反应及疼痛。

研究者指出，地塞米松局部浸润，对器械超出根尖周组织有明显的抗炎作用[135]。通过对牙本质及牙髓的研究，发现地塞米松可减少对降钙素相关蛋白和P物质的免疫反应；也可以减少神经末梢对牙本质备洞损害的反应[80,82]。这种抑制神经对创伤的反应，可能是皮质激素影响牙本质疼痛的原因。

对有中度至重度疼痛的患者，口服甲基泼尼松并同时应用青霉素可减少术后的症状[193]。甲基泼尼松也可以减少一次性充填疗法后疼痛产生的发生率和强度[93]。甲强龙药袋内含有21片药，患者可在6天内减量服用，这样的包装使这种药容易发放。

研究者对给予口服地塞米松或安慰剂的患者器械预备根管后的疼痛(在 8 h、24 h 和 48 h)进行了评估,发现服用安慰剂的人在整个治疗过程中要承受明显大的疼痛[65,98]。另一些研究评估肌肉注射皮质激素对术后疼痛的作用,得到了相同的结果[113,114]。

皮质激素似乎在术后头 24 h 内显示出最大的效力。对有剧痛的患者,给予某些形式的皮质激素可能是有益的。在众多的皮质激素治疗方案中,根管内置药可能是效果最差的。因为很难将足够的药量送入根尖周。

不管被治疗牙齿的牙髓或根尖周状况如何,尚无证据表明注射地塞米松可以增加感染,例如蜂窝织炎、发热或淋巴结病[113]。因此,根据患者的健康状况,牙医可自行决定是否使用抗生素。然而,重要的是,牙医应确信是在发炎或损伤引起的疼痛时使用激素,而不是在疼痛伴有感染和肿胀时使用。

一次法根管治疗

牙髓病学专家及临床研究者已发现,及时进行根管充填将减少急性发作和疼痛[194,209]。充填后最严重的疼痛发生在最初 24 h 内,随后会大大减轻[74,194]。一次法的普及归于令人满意的报道,报道证实,与多次法比较,治疗的并发症和成功率没有差别[48,142,150,209]。然而必须认识到,一次法要得到令人满意的结果,临床牙医的专业技能和病例的选择起着重要的作用。

因为细菌是牙髓和根尖周感染的根源,所以消除细菌就会解决相关的症状。一位作者建议"应该在治疗一开始,就设法彻底清理根管,此时细菌特别脆弱,如干扰其生态环境,细菌特别容易被杀灭"[182]。在两次就诊治疗之间,当牙髓腔被封闭,"厌氧菌将复活,再加上组织液流入根管内,会支持细菌再次生长"。如果根管内未封药,则有抵抗力的细菌[68]可以逃避生物和机械的治疗作用活下来,繁殖和再次引起感染,这就很难治疗了[26,182]。

将 Ca(OH)$_2$ 作为根管内用药后,由于减少了根管内细菌数量,从而改善了根尖周炎的远期疗效[92,199]。另外一组调查发现,40% 一次法治疗的根管,根充前根尖细菌培养呈阳性[178]。他们认为,在充填时根管内有细菌比无细菌的远期成功率低 26%。检测发现,失败病例的根管内均有放线菌(Actinomyces);而另一些临床医师在一些难治的病损中也发现了放线菌[1,120,183]。有人推荐在根充前使用 Ca(OH)$_2$ 来消灭感染根管内的细菌,因为 Ca(OH)$_2$ 具有杀灭放线菌的能力[176]。

这些研究显示,与一次法相比,在两次就诊之间根管内置 Ca(OH)$_2$ 的多次法可以改善预后。其他研究表明,充填前 Ca(OH)$_2$ 很难从根管壁完全去除[112],而残余的 Ca(OH)$_2$ 对根尖封闭的质量会产生不利影响。基于临床及科学的原理,牙医师必须决定根管治疗是一次还是多次就诊完成。

次氯酸盐事故

次氯酸钠意外注射至根尖周组织是一种无论患者还是医师都不会很快忘记的体验。文献中有大量关于这种事故发生率的报道[14,46,60,147]。

定 义

次氯酸盐事故是指次氯酸钠被压出牙齿根尖,患者立即出现以下一些症状:

1. 严重的疼痛,甚至是在治疗中曾进行麻醉的区域。
2. 肿胀。
3. 组织间隙和通过牙齿有大量出血。

病 因

发生次氯酸盐事故的原因可能是强行注射冲洗溶液;注射冲洗液针头塞入根管以及被冲洗的牙齿根尖孔大、根尖吸收或未发育完成。大多数患者有持续几天的水肿和瘀斑,伴有组织坏死,可能有感觉异常和继发感染(图 2-11)。尽管大多数患者可在 1~2 周内痊愈,但已有远期感觉异常和瘢痕形成的报道[60,147]。被压出根尖的次氯酸钠的体积、浓度、温度以及牙医是否能及时对事故进行处理,将决定最后的结果。

处 理

1. 临床牙医必须确认次氯酸盐事故已发生。
2. 应立即处理疼痛和肿胀。应给予局部长效阻滞麻醉。随着药液迅速蔓延至广阔的区域,疼痛将很难处理,因为来自远处组织的症状会继续引起不适感。这也可解释为什么事故中,尽管在治疗前给予了充分的局部麻醉,仍有极严重的疼痛。在一个事故的报道中提到,用无菌的水冲洗上颌磨牙的腭侧根管,可以起到稀释从同一路径被压进上颌窦的次氯酸盐的作用[46]。
3. 临床牙医应该让患者放心,且平静下来。虽然反应强烈,但仍是一个局限的症候,会随时间而

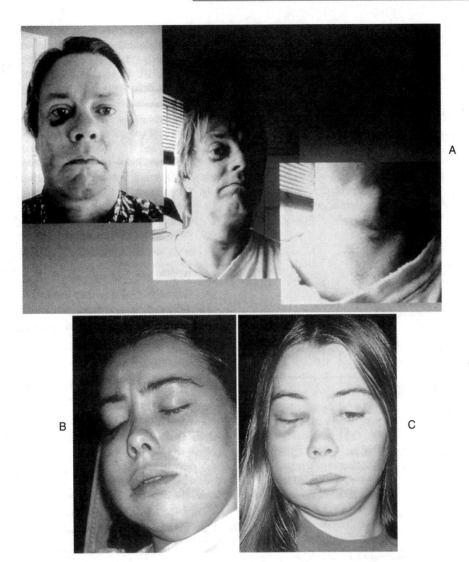

图 2-11 A. 次氯酸盐事故。最左边照片显示，患者 3 号牙齿远中颊侧根管被 5.25% 的次氯酸钠穿出 24 h 后。注意右眼周围颜色很深的瘀斑和右脸颊轻微的肿胀；中间的照片显示事故发生 48 h 后，肿胀进展到面部。最右边的照片为事故发生后 72 h，肿胀蔓延至颈部。B. 5.25% 溶液不幸穿过上颌尖牙根尖的事故发生后的即刻照片。肿胀扩散至尖牙区和眶下区。C. 24 h 后肿块和瘀斑仍很明显

减退的。如果可能，可以用笑气（N_2O）镇静剂帮助患者应付余留的症状。

4. 在随后的 30 分钟内，应对牙齿进行监护。血性渗出物可能排回到根管中；这种出血现象是机体对药液的反应。应该用强力吸引器清除根管内液体，以促进渗出物从根尖周组织引流。如果引流通道还存在，临床医师应考虑使牙齿在随后 24 小时内保持开放。

5. 临床医师应该考虑采用抗生素治疗。如果被治疗的牙齿是死髓牙，且根管的清理成型操作尚未完成，给予青霉素 500 mg，5 次/天，7 天以上，可能是有帮助的。

6. 临床牙医应考虑使用止痛药。因为阿司匹林和其他的 NSAID 可能引起出血的并发症，对乙酰氨基酚和麻醉止痛药联合使用可能更为适宜。如果是广泛的肿胀，当它消退时，患者可能会出现青肿和血肿。

7. 临床牙医应考虑使用皮质激素。激素可以帮助减轻后续发生的炎症反应。

8. 应给予患者家庭护理教育。在头 6 小时内，患者可以冷敷，随后热敷。

9. 临床牙医应考虑对患者进行会诊。如果患者持续担忧[69]，需要再进行安慰，如有并发症，应请口腔外科医师或牙髓病学专家会诊。把患者的病情告

知专家,以保证患者顺利转科。

预 防

次氯酸盐事故是完全可以避免的。作为根管冲洗剂,次氯酸盐溶液可用来从根管系统中将碎屑冲洗出来。次氯酸盐的部分效力取决于冲洗液的量,同时也与冲洗针头侵入根管的深度有关。即便如此,将溶液送入根管时不要用力过大,以避免药液超出根尖。由于在清理和成型预备根管时,根管是向冠方敞开的,因此在没有受到根管壁夹紧之前,冲洗的针头可以进入根管更深处。

推荐以下几个预防次氯酸盐事故的措施:

1. 应该将冲洗针的中部弯曲,使针头的尖端局制在根管内较高水平,并从不同角度容易直接进入所有的牙齿。

2. 不能把冲洗针插入根管太深,否则冲洗针会卡在根管壁上[70]。

3. 冲洗针应该摆动着进出根管,以保证冲洗针尖端可以毫无阻力地、自由地释放出药液。

4. 应该缓慢轻柔地挤出冲洗液。

5. 如果冲洗针被卡住或挤压注射器活塞时发现有任何阻力,应立即停止冲洗。

6. 应检查冲洗针的插孔与注射器是否紧密接触,以防偶然的松脱和意外地使冲洗液进入患者的眼睛。

尽管次氯酸盐事故需要立即处理,但对牙科急诊患者必须遵循本章中概括的步骤进行最后的评价和正确的辨认。

在20世纪的后半个世纪里,牙髓病诊断和治疗的技巧和理论经历了巨大的发展。其结果是牙科专业已能够以同情心、专业知识和技术来医治人类最疼痛最恐惧的病痛。

参 考 文 献

[1] Abou-Rass M, Bogen G: Microorganisms in closed periapical lesions, *Iht Endodod J* 31: 39, 1998.

[2] Absi EG, Addy M, Adams D: Dentine hypersensitivity: a study of the patency of dentinal tubules in sensitive and nonsensitive cervical dentine, *J Clin Periodontol* 14: 280, 1987.

[3] Addy M: Etiology and clinical implications of dentin hypersensitivity, *Dent Clin North Am* 34: 503, 1990.

[4] Aderhold L, Konthe H, Frenkel G: The bacteriology of dentigerous pyogenic infections, *Oral Surg Oral Med Oral Pathol* 52: 583, 1981.

[5] Ahlquist M, Franzen O, Coffey J, Pashley D: Dental pain evoked by hydrostatic pressures applied to exposed dentin in man: a test of the hydrodynamic theory of dentin sensitivity, *J Endod* 20: 130, 1994.

[6] Ahlquist M, Franzen O: Pulpal ischemia in man: effects on detection threshold, A-delta neural response and sharp dentinal pain, *Endod Dent Traumatol* 15: 6, 1999.

[7] American Association of Endodontists: *Glossary: contemporary terminology for endodontics*, ed 6, Chicago, Ill., 1998, The Association.

[8] Andersen M, Andreasen JO, Andreasen FM: In vitro solubility of human pulp tissue in calcium hydroxide and sodium hypochlorite, *Endod Dent Traumatol* 8: 104, 1992.

[9] Ardekian L et al: Burkitts lymphoma mimicking an acute dentoalveolar abscess, *J Endod* 22: 697, 1996.

[10] Balaban FS, Skidmore AE, Griffin JA: Acute exacerbations following initial treatment of necrotic pulps, *J Endod* 10: 78, 1984.

[11] Barr CE: Practical considerations in the treatment of the HIVinfected patient, *Dent Clin North Am* 38: 403, 1994.

[12] Battrum DE and Gutman JL: Phantom tooth pain: a diagnosis of exclusion, *lnt Endod J* 29: 190, 1996.

[13] Baumgartner JC: Treatment of infections and associated lesions ofendodontic origin, 1991.

[14] Becket GL, Cohen S, Borer R: The sequelae of accidentally injecting sodium hypochlorite beyond the root apex: report of a case, *Oral Surg Oral Med Oral Pathol* 38: 633, 1974.

[15] Bender IB: Factors influencing radiographic appearance of bony lesions, *J Endod* 8: 161, 1982.

[16] Bergenholtz G: Effects of bacterial products on inflammatory reactions in the dental pulp, *Scand J Dent Res* 85: 122, 1977.

[17] Berthold CW, Dionne RA, Corey SE: Comparison of sublingually and orally administered triazolam for premedication before oral surgery, *Oral Surg Oral Med Oral Pathol* 84: 119, 1997.

[18] Brfinnstrrm M: The hydrodynamic theory of dentinal pain: sensation in preparations, caries, and the dentinal crack syndrome, *J Endod* 12: 453, 1986.

[19] Brfinnstrrm M: The cause ofpostrestorative sensitivity and its prevention, *J Endod* 12: 475, 1986.

[20] Bräinnström M: Etiology of dentin hypersensitivity, *Proc Finn Dent Soc* 88 (suppl 1): 7, 1992.

[21] Brown DC, Moore BK, Brown CE Jr, Newton CW: An in vitro study of apical extrusion of sodium hypochlorite during endodontic canal preparation, *J Endod* 21: 587,

[22] Buck S et al: Pulpal exposure alters neuropeptide levels in inflamed dental pulp and trigeminal ganglia: evaluation of axonal transport, *J Endod* 16: 718, 1999.

[23] Byers MR: Dentinal sensory receptors, *Int Rev Neurobiol* 25: 39, 1984.

[24] Byers MR, Taylor PE, Khayat BG, Kimberly CL: Effects of injury and inflammation on pulpal and periapical nerves, *J Endod* 16: 78, 1990.

[25] Byers MR, Narhi MVO: Dentinal injury models: experimental tools for understanding neuroinflammatory interactions and polymodal nociceptor functions, *Crit Rev Oral Biol Med* 10: 4, 1999.

[26] Bystrom A, Sundqvist G: Bacteriologic evaluation of the efficacy of mechanical root canal instrumentation in endodontic therapy, *Scan J Dent Res* 89: 321, 1981.

[27] Calt S, Serper A, Ozxelik B, Dalat MD: PH changes and calcium ion diffusion from calcium hydroxide dressing materials through root dentin, *J Endod* 25: 329, 1999.

[28] Chan CP et al: Vertical root fracture in nonendodontically treated teeth: a clinical report of 64 cases in Chinese patients, *J Endod* 24: 678, 1998.

[29] Chestner SB, Selman AJ, Friedman J, Heyman RA: Apical fenestration: solution to recalcitrant pain in root canal therapy, *J Am Dent Assoc* 77: 846, 1968.

[30] Childers M et al: Anesthetic efficacy of the periodontal ligament injection after an inferior alveolar nerve block, *J Endod* 22: 317, 1996.

[31] Chong BS, Pitt Ford TR: The role of intracanal medication in root canal therapy, *Int Endod J* 25: 97, 1992.

[32] Ciancio S: Oral contraceptives, antibiotics, and pregnancy, *Dent Manag* 5: 54, 1989.

[33] Corah NL: Effect of perceived control on stress reduction in pedodontic patients, *J Dent Res* 52: 1261, 1973.

[34] Craig AD, Reiman EM, Evans A, Bushnell MC: Functional imaging of an illusion of pain, *Nature* 384: 258, 1996.

[35] Creech TL, Walton RE, Kaltenbach R: Effect of occlusal relief of endodontic pain, *J Am Dent Assoc* 109: 64, 1984.

[36] Curtis P, Gartman LA, Green DB: Utilization of ketorolac tromethamine for control of severe odontogenic pain, *J Endod* 20: 457, 1994.

[37] D'Arcangelo C, Varvara G, De Fazio P: An evaluation of the action of different root canal irrigants on facultative aerobicanaerobic, obligate anaerobic, and microaerophilic bacteria, *J Endod* 25: 351, 1999.

[38] Duetsch et al: Root fracture during insertion of prefabricated posts related to root size, *J Prosthet Dent* 53: 786, 1985.

[39] Dionne RA, Gordon SM, McCullagh LM, Phero JC: Assessing the need for anesthesia and sedation in the general population, *J Am Dent Assoc* 129: 167, 1998.

[40] Doroschak AM, Bowles WR, Hargreaves KM: Evaluation of the combination offlurbiprofen and tramadol for management of endodontic pain, *J Endod* 25: 660, 1999.

[41] Dragolich WE et al: An in vitro study of dentinal tubule occlusion by ferric oxalate, *J Periodontol* 64: 1045, 1993.

[42] Drinnan AL: Differential diagnosis of orofacial pain, *Dent Clin North Am* 31: 627, 1987.

[43] Dunbar D et al: Anesthetic efficacy of the intraosseous injection after an inferior alveolar nerve block, *J Endod* 22: 481, 1996.

[44] Economides N, Koulaouzidou EA, Beltes P, Kortsaris AH: In vitro release of hydroxyl ions from calcium hydroxide guttapercha points, *J Endod* 25: 481, 1999.

[45] Ehlers I: Pain and new cultural diseases, *Endod Dent Traumatol* 15: 193, 1999.

[46] Ehrich DG, Brian JD Jr, Walker WA: Sodium hypochlorite accident: inadvertent injection into the maxillary sinus, *J Endod* 19: 180, 1993.

[47] Ehrich DG, Lundgren JP, Dionne RA, Nicoll BK, Hutter JW: Comparison of triazolam, diazepam, and placebo as outpatient oral premedication for endodontic patients, *J Endod* 23: 181, 1997.

[48] Eleazer PD, Eleazer KR: Flare-up rate in pulpally necrotic molars in one-visit versus two-visit endodontic treatment, *J Endod* 24: 614, 1998.

[49] Eli I, Bar-Tal Y, Fuss Z, Silberg A: Effect of intended treatment on anxiety and on reaction to electric pulp stimulation in dental patients, *J Endod* 23: 694, 1997.

[50] Estrela C, Pimenta FC, Ito IY, Bammann LL: Antimicrobial evaluation of calcium hydroxide in infected dentinal tubules, *J Endod* 25: 416, 1999.

[51] Fairboum DR, McWalter GM, Montgomery S: The effect of four preparation techniques on the amount of apically extruded debris, *J Endod* 13: 102, 1987.

[52] Feinerman DM, Goldberg MH: Acoustic neuroma appearing as trigeminal neuralgia, *J Am Dent Assoc* 125: 1122, 1994.

[53] Foster KH, Kulild JC, Weller RN: Effect of smear layer removal on the diffusion of calcium hydroxide through radicular dentin, *J Endod* 19: 136, 1993.

[54] Fouad AF, Rivera EM, Walton RE: Penicillin as a supplement in resolving the localized acute apical abscess, *Oral Surg Oral Med Oral Pathol* 81: 590, 1996.

[55] Fox J et al: Incidence of pain following one-visit endodontic treatment, *Oral Surg Oral Med Oral Pathol* 30: 123, 1970.

[56] Friedberg BH, Gartner LP: Embryotoxicity and teratogenicity of formocresol on developing chick embryos, *J Endod* 16: 434, 1990.

[57] Fukushima H et al: Localization and identification of root canal bacteria in clinically asymptomatic periapical pathosis, *J Endod* 16: 534, 1990.

[58] Gatchel RJ: Managing anxiety and pain during dental treatment, *J Am Dent Assoc* 123: 37, 1992.

[59] Gatewood RS, Himel VT, Dom SO: Treatment of the endodontic emergency: a decade later, *J Endod* 16: 284, 1990.

[60] Gatot A, Arbelle J, Leiberman A, Yanai-Inbar I: Effects of sodium hypochlorite on soft tissues after its inadvertent injection beyond the root apex, *J Endod* 17: 573, 1991.

[61] Gazelius et al: Vasodilatory effects and coexistence of calcitonin gene-related peptide and substance P in sensory nerves of cat dental pulp, *Acta Physiol Scand* 130: 33, 1987.

[62] Georgopoulou M, Anastassiadis P, Sykaras S: Pain after chemicmechanical preparation, *Int Endod J* 19: 309, 1986.

[63] Georgopoulou M, Kontakiotis E, Nakou M: In vitro evaluation of the effectiveness of calcium hydroxide and paramonochlorophenol on anaerobic bacteria from the root canal, *Endod Dent Traumatol* 9: 249, 1993.

[64] Gilad JZ et al: Development of a clindamycin-impregnated fiber as an intracanal medication in endodontic therapy, *J Endod* 25: 722, 1999.

[65] Glassman G et al: A prospective randomized double-blind trial on efficacy of dexamethasone for endodontic interappointment pain in teeth with asymptomatic inflamed pulps, *Oral Surg Oral Med Oral Pathol* 67: 96, 1989.

[66] Goerig AC, Michelich RJ, Schulz HH: Instrumentation of root canals in molars using the step-down technique, *J Endod* 8: 550, 1982.

[67] Gold MS: Tetrodotoxin-resistant Na+ currents and inflammatory hyperalgesia, *Proc Natl Acad Sci USA* 96: 7645, 1999.

[68] Goon WWY, Jacobsen PL: Prodromal odontalgia and multiple devitalized teeth caused by a herpes zoster infection of the trigeminal nerve: report of case, *J Am Dent Assoc* 116: 500, 1988.

[69] Green BL, Green ML, Mcfall WT: Calcium hydroxide and potassium nitrate as desensitizing agents for hypersensitive root surfaces, *J Periodontol* 48: 667, 1977.

[70] Gutmann J, Harrison JW: *Surgical endodontics*, Boston, 1991, Blackwell Scientific Publications Inc.

[71] Hargreaves KM, Troullos ES, Dionne RA: Pharmacologic rationale for the treatment of acute pain, *Dent Clin North Am* 31: 675, 1987.

[72] Hargreaves KM: Mechanisms of orofacial pain and hyperalgesia. Paper presented at the meeting of the American Association of Endodontists, Atlanta, April 1999.

[73] Harrington GW, Natkin E: Midtreatment flare-ups, *Dent Clin North Am* 36: 409, 1992.

[74] Harrison JW, Baumgarmer JC, Svec TA: Incidence of pain associated with clinical factors during and after root canal therapy. II. Postobturation pain, *J Endod* 9: 434, 1983.

[75] Harrison JW: The appropriate use of antibiotics in dentistry: endodontic indications, *Quintessence Int* 28: 827, 1997.

[76] Harrison JW, Svec TA: The beginning of the end of the antibiotic era? I. The problem: abuse of the "miracle drugs," *Quintessence Int* 29: 151, 1998.

[77] Hasselgren G, Olsson B, Cvek M: Effects of calcium hydroxide and sodium hypochlorite on the dissolution of necrotic porcine muscle tissue, *J Endod* 14: 125, 1988.

[78] Hiatt WH: Incomplete crown root fracture and pulpal-periodontal disease, *J Periodontol* 44: 4, 1975.

[79] Hirata T et al: Dentinal fluid movement associated with loading of restorations, *J Dent Res* 70: 975, 1991.

[80] Holland GR: Steroids reduce the periapical inflammatory and neural changes after pulpectomy, *J Endod* 22: 455, 1996.

[81] Holmes-Johnson E, Geboy M, Getka EJ: Behavior considerations, *Dent Clin North Am* 30: 391, 1986.

[82] Hong D, Byers MR, Oswald RJ: Dexamethasone treatment reduces sensory neuropeptides and nerve sprouting reactions in injured teeth, *Pain* 55: 171, 1993.

[83] Hutter JW: Facial space infections of odontogenic origin, *J Endod* 17: 422, 1991.

[84] Ikeda H, Suda H: subjective sensation and objective neural discharges recorded from clinically nonvital intact teeth, *J Endod* 24: 552, 1998.

[85] Imura N, Zuolo ML: Factors associated with endodontic flareups: a prospective study, *Int Endod J* 28: 261, 1995.

[86] Ishikawa K et al: Occlusion of dentinal tubules with calcium phosphate using acidic calcium phosphate solution followed by neutralization, *J Dent Res* 73: 1197, 1994.

[87] Isidor F, Brodum K, Raunholt G: The influence of post length and crown ferrule length on the resistance to cyclic loads of bovine teeth with prefabricated titanium posts, *Int J Oral Prosthodont* 12: 78, 1999.

[88] Jackson DL, Moore PA, Hargreaves KM: Postoperative nonsteroidal antiinflammatory medication for the prevention of postoperative dental pain, *J Am Dent Assoc* 119: 641, 1989.

[89] Javid B, Barkhorder RA, Bhinda SV: Cyanacrylate—a

new treatment for hypersensitive dentin and cementum, *J Am Dent Assoc* 114: 486, 1987.

[90] Jeansonne M J, White RR: A comparison of 2.0% chlorhexidine gluconate and 5.25% sodium hypochlorite as antimicrobial endodontic irrigants, *J Endod* 20: 276, 1994.

[91] Jyvasjarvi E, Kniffki KD: Cold stimulation of teeth: a comparison between the responses of cat intradental A and C fibers and human sensations, *J Physiol* 391: 193, 1987.

[92] Katebzadeh N, Hupp J, Trope M: Histological repair after obturation of infected root canals in dogs, *J Endod* 25: 364, 1999.

[93] Kaufinan E et al: Intraligamentary injection of slow-release methylprednisolone for the prevention of pain after endodontic treatment, *Oral Surg Oral Med Oral Pathol* 77: 651, 1994.

[94] Kim S: Microcirculation of the dental pulp in health and disease, *J Endod* 11: 465, 1985.

[95] Kim S: Neurovascular interactions in the dental pulp in health and inflammation, *J Endod* 16: 48, 1990.

[96] Klepac RK et al: Repons of pain after dental treatment, electrical tooth stimulation and cutaneous shock, *J Am Dent Assoc* 100: 692, 1980.

[97] Kontakiotis E, Nakou M, Georgopoulou M: In vitro study of the indirect action of calcium hydroxide on the anaerobic flora of the root canal system, *Int Endod J* 28: 285, 1995.

[98] Krasner P, Jackson E: Management of posttreatment endodontic pain with oral dexamethasone: a double-blind study, *Oral Surg Oral Med Oral Pathol* 62: 187, 1986.

[99] Laskin DM: Anatomic considerations in diagnosis and treatment of odontogenic infections, *J Am Dent Assoc* 69: 38, 1964.

[100] Law AS, Lily JP: Trigeminal neuralgia mimicking odontogenic pain, *Oral Surg Oral Med Oral Pathol* 80: 96, 1995.

[101] Li X, Tronstad L, Olsen I: Brain abscess caused by oral infection, *Endod Dent Traumatol* 15: 95, 1999.

[102] Lilly JP, Law AS: Atypical odontalgia misdiagnosed as odontogenic pain: a case report and discussion of treatment, *J Endod* 23: 337, 1997.

[103] Lin LM, Langeland K: Light and electron microscopic study of teeth with carious pulp exposures, *Oral Surg Oral Med Oral Patrol* 5 1: 292, 1981.

[104] Lin LM, Shovlin F, Skribner JE, Langeland K: Pulp biopsies from teeth associated with periapical radiolucency, *J Endod* 10: 436, 1984.

[105] Lin LM, Skribner J: Why teeth associated with periapical lesions can have a vital response, *Clin Prevent Dent* 12: 3, 1990.

[106] Lin LM, Skribner JE, Gaengler P: Factors associated with endodontic treatment failures, *J Endod* 18: 625, 1992.

[107] Lin LM et al: Detection of epidermal growth factor receptor in inflammatory periapical lesions, *Int Endod J* 29: 179, 1996.

[108] Lipton JA, Ship JA, Larach-Robinson D: Estimated prevalence and distribution of reported orofacial pain in the United States, *J Am Dent Assoc* 124: 115, 1993.

[109] Little JW: Prosthetic implants: risk of infection from transient dental bacteremias, *Compend Contin Educ Dent* 12: 160, 1991.

[110] Marbach JJ: Is phantom tooth pain a deafferentation (neuropathic) syndrome? Part II: psychosocial considerations, *Oral Surg Oral Med Oral Pathol* 75: 225, 1993.

[111] Marbach JJ: Orofacial phantom pain: theory and phenomenology, *J Am Dent Assoc* 127: 221, 1996.

[112] Margelos J, Eliades G, Verdelis C, Palaghias G: Interaction of calcium hydroxide with zinc oxide-eugenol type sealers: a potential clinical problem, *J Endod* 23: 115, 1993.

[113] Marshall JG, Walton RE: The effect of intramuscular injection of steroid on posttreatment endodontic pain, *J Endod* 10: 584, 1984.

[114] Marshall JG, Liesinger AW: Factors associated with endodontic posttreatment pain, *J Endod* 19: 573, 1993.

[115] Marshall S J, Marshall GW: Dental amalgam: the materials, *Adv Dent Res*, 6: 94, 1992.

[116] Matusow RJ, Goodall LB: Anaerobic isolates in primary pulpal-alveolar cellulitis cases: endodontic resolutions and drug therapy considerations, *J Endod* 9: 535, 1983.

[117] McKendry DJ: Comparison of balanced forces, endosonic, and step-back filing instrumentation techniques: quantification of extruded apical debris, *J Endod* 16: 24, 1990.

[118] Merskey H et al: Pain terms: a list with definitions and notes on usage, recommended by the IASP subcommittee on taxonomy, *Pain* 6: 249, 1979.

[119] Molander A, Reit C, Dahlen G: The antimicrohial effect of calcium hydroxide in root canals pretreated with 5% iodine potassium iodide, *Endod Dent Traumatol* 15: 205, 1999.

[120] Molander A, Reit C, Dahlen G, Kvist T: Microbiological status of root filled teeth with apical periodontitis, *Int Endod J* 31: 1, 1998.

[121] Montgomery S, Ferguson CD: Endodontics-diagnosis, treatment planning, and prognostic considerations, *Dent Clin North Am* 533: 548, 1986.

[122] Moos H, Bramell JD, Roahen JO: A comparison of pulpectomy alone versus pulpectomy with trephination for relief of pain, *J Endod* 22: 422, 1996.

[123] Mor C, Rotstein I, Friedman S: Incidence of interappointment emergency associated with endodontic therapy, *J Endod* 18: 509, 1992.

[124] Morse DR: The use of analgesics and antibiotics in endodontics: current concepts, *Alpha Omegan* 83: 26, 1990.

[125] Morse DR: Infection related mental and inferior alveolar nerve paraesthesia: literature review and presentation of two cases, *J Endod* 23: 457, 1997.

[126] Morse DR et al: Infectious flare-ups and serious sequelae following endodontic treatment: a prospective randomized trial on efficacy of antibiotic prophylaxis in cases of asymptomatic pulpal-periapical lesions, *Oral Surg Oral Med Oral Pathol* 64: 96, 1987.

[127] Mulhem JM, Patterson SS, Newton CW, Ringel AM: Incidence of postoperative pain after one-appointment endodontic treatment of asymptomatic pulpal necrosis in single-rooted teeth, *J Endod* 8: 370, 1982.

[128] Natkin E: Treatment of endodontic emergencies, *Dent Clin North Am* 18: 243, 1974.

[129] Najjar TA: Why can't you achieve adequate regional anesthesia in the presence of infection? *Oral Surg Oral Med Oral Pathol* 44: 7, 1977.

[130] Narhi MVO, Haegerstam G: Interdental nerve activity induced by reduced pressure applied to exposed dentin in the cat, *Acta Physiol Scand* 119: 381, 1983.

[131] Narhi MVO et al: Neurophsiological mechanisms of dentin hypersensitivity, *Proc Finn Dent Soc* 88 (suppl 1): 15, 1992.

[132] Neaverth EJ: Disabling complications following inadvertent overextension of a root canal filling material, *J Endod* 15: 135, 1989.

[133] Negm MM: Effect of intracanal use of nonsteroidal anti-inflammatory agents on posttreatment endodontic pain, *Oral Surg Oral Med Oral Patrol* 77: 507, 1974.

[134] Nissan R et al: Ability of bacterial endotoxin to diffuse through human dentin, *J Endod* 21: 62, 1995.

[135] Nobuhara WK, Cames DL, Gilles JA: Antiinflammatory effects of dexamethasone on periapical tissues following endodontic overinstrumentation, *J Endod* 19: 501, 1993.

[136] Obara P, Torabinejad M, Kettering JD: Antibacterial effects of various endodontic medicaments on selected anaerobic bacteria, *J Endod* 19: 498, 1993.

[137] Okeson JP, Bell WE: *Bell's orofacial pains*, ed 5, Chicago, 1995, Quintessence Publishing Co.

[138] Orstavik D, Haapasalo M: Disinfection by endodontic irrigants and dressings of experimentally infected dentinal tubules, *Endod Dent Traumatol* 6: 142, 1990.

[139] Oyama T, Matsumoto KA: Clinical and morphological study of cervical hypersensitivity, *J Endod* 17: 500, 1991.

[140] Pallasch TJ: Antibiotic prophylaxis: theory and reality, *Calif Dent Assoc J* 6: 27, 1989.

[141] Pashley DH: Dentin permeability, dentin sensitivity and treatment through tubule occlusion, *J Endod* 12: 465, 1986.

[142] Pekruhn RB: The incidence of failure following single-visit endodontic therapy, *J Endod* 12: 68, 1986.

[143] Penniston SG, Hargreaves KM: Evaluation of periapical injection of ketorolac for management of endodontic pain, *J Endod* 22: 55, 1996.

[144] Peters DD: Evaluation of prophylactic alveolar trephination to avoid pain, *J Endod* 6: 518, 1980.

[145] Pinsawasdi P, Seltzer S: The induction of trigeminal neuralgia-like symptoms by pulp-periapical pathosis, *J Endod* 12: 73, 1986.

[146] Reddy SA, Hicks ML: Apical extrusion of debris using two hand and two rotary instrumentation techniques, *J Endod* 24: 180, 1998.

[147] Reeh ES, Messer HH: Long-term paresthesia following inadvertent forcing of sodium hypochlorite through perforation in maxillary incisor, *Endod Dent Traumatol* 5: 200, 1989.

[148] Rees RS, Harris M: Atypical odontalgia, *Br J Oral Maxillofac Surg* 16: 212, 1979.

[149] Rehman K, Saunders WP, Foye RH, Sharkley W: Calcium ion diffusion from calcium hydroxide-containing materials in endodontically treated teeth: an in vitro study, *Int Endod J* 29: 271, 1996.

[150] Roane JB, Dryden JA, Grimes EW: Incidence of postoperative pain after single- and multiple-visit endodontic procedures, *Oral Surg Oral Med Oral Pathol* 55: 68, 1983.

[151] Rogers MJ, Johnson BR, Remeikis NA, BeGole EA: Compafison of the effect of intracanal use of ketorolac tromethamine and dexamethasone with oral ibuprofen on post treatment endodontic pain, *J Endod* 25: 381, 1999.

[152] Rosenberg PA, Babick PJ, Schertzer L, Leung A: The effect of occlusal reduction on pain after endodontic instrumentation, *J Endod* 24: 492, 1998.

[153] Rugh JD: Psychological components of pain, *Dent Clin North Am* 31: 579, 1987.

[154] Ruiz-Hubbard EE, Gutmann JL, Wagner, MJ: A quantitative assessment of canal debris forced periapically during root canal instrumentation using two different

techniques, *J Endod* 13:554, 1987.
[155] Sadeghein A, Shahidi N, Dehpour AR: A comparison of ketorolac tromethamine and acetaminophen codeine in the management of acute apical periodontitis, *J Endod* 25:257, 1999.
[156] Safavi KE, Nichols FC: Alteration of biological properties of bacterial lipopolysaccharide by calcium hydroxide treatment, *J Endod* 20:127, 1994.
[157] Safavi KE, Spangberg LSW, Langeland K: Root canal tubule disinfection, *J Endod* 16:207, 1990.
[158] Salzgeber RM, Brilliant JD: An in vivo evaluation of the penetration of an irrigating solution in root canals, *J Endod* 3:394, 1977.
[159] Sandler NA, Ziccardi V, Ochs M: Differential diagnosis of jaw pain in the elderly, *J Am Dent Assoc* 126:1263, 1995.
[160] Scholz A et al: Complex blockade of TTX-resistant NA+ currents by lidocaine and bupivicaine reduce firing frequency in DRG neurons, *J Neurophysiol* 79:1746, 1998.
[161] Schwartz S, Cohen S: The difficult differential diagnosis, *Dent Clin North Am* 36:279, 1992.
[162] Segura JJ et al: Calcium hydroxide inhibits substrate adherence capacity of macrophages, *J Endod* 23:444, 1997.
[163] Seka W et al: Light deposition in dentinal hard tissue and simulated thermal response, *J Dent Res* 74:1086, 1995.
[164] Selbst AG: Understanding informed consent and its relationship to the incidence of adverse treatment events in conventional endodontic therapy, *J Endod* 16:387, 1990.
[165] Selden HS: The endoantral syndrome, *J Endod* 3:462, 1977.
[166] Selden HS, Manhoff PT, Hatges NA, Michel RC: Metastatic carcinoma to the mandible that mimicked pulpal/periodontal disease, *J Endod* 24:267, 1998.
[167] Seltzer S: Long-term radiographic and histological observations of endodontically treated teeth, *J Endod* 25:818, 1999.
[168] Seltzer S: *Endodontology: biologic considerations in endodontic procedures*, ed 2, Philadelphia, 1988, Lea and Febiger.
[169] Seltzer S, Bender IB, Ziontz M: The dynamics of pulp inflammation: correlations between diagnostic data and actual histologic findings in the pulp, *Oral Surg Oral Med Oral Pathol* 16:846, 1963.
[170] Seltzer S, Boston D: Hypersensitivity and pain induced by operative procedures and the cracked tooth syndrome, *General Dentistry* 45:148, 1997.

[171] Seltzer S, Naidorf IJ: Flare-ups in endodontics. I. Etiological factors, *J Endod* 11:472, 1985.
[172] Sen BH, Safavi KE, Spangberg LSW: Antifungal effects of sodium hypochlorite and chlorhexidine in root canals, *J Endod*, 25:235, 1999.
[173] Sessle BJ: Neurophysiology of orofacial pain, *Dent Clin North Am* 31:595, 1987.
[174] Sigurdsson A, Jacoway JR: Herpes zoster infection presenting as an acute pulpitis, *Oral Surg Oral Med Oral Pathol* 80:92, 1995.
[175] Sigurdsson A, Stancill R, Madison S: Intracanal placement of $Ca(OH)_2$: a comparison of techniques, *J Endod* 18:367, 1992.
[176] Siqueira JF Jr, De Uzeda M: Disinfection by calcium hydroxide pastes of dentinal tubules infected with two obligate and one facultative anaerobic bacteria, *J Endod* 22:674, 1996.
[177] Sjogren U, Figdor D, Spangberg L, Sundqvist G: The antimicrobial effect of calcium hydroxide as a short-term intracanal dressing, *Int Endod J* 24:119, 1991.
[178] Sjogren U, Figdor D, Persson S, Sundqvist G: Influence of infection at the time of root filling on the outcome of endodontic treatment of teeth with apical periodontitis, *Int Endod J* 30:297, 1997.
[179] Soekanto A et al: Toxicity of camphorated phenol and camphorated parachlorophenol in dental pulp cell culture, *J Endod* 22:284, 1996.
[180] Stabholz A et al: Efficacy of XeCI 308 nm excimer laser in reducing dye penetration through coronal dentinal tubules, *J Endod* 21:266, 1995.
[181] Staehle HJ, Thoma C, Muller HP: Comparative in vitro investigation of different methods for temporary root canal filling with aqueous suspensions of calcium hydroxide, *Endod Dent Traumatol*, 13:106, 1997.
[182] Sundqvist G: Ecology of the root canal flora, *J Endod* 18:427, 1992.
[183] Sundqvist G et al: Microbiologic analysis of teeth with failed endodontic treatment and the outcome of conservative retreatment, *Oral Surg Oral Med Oral Pathol* 85:86, 1998.
[184] Sundqvist G, Johansson E, Sjogren U: Prevalence of blackpigmented bacteroides species in root canal infections, *J Endod* 15:13, 1989.
[185] Takahashi K: Changes in the pulp vasculature during inflammation, *J Endod* 16:92, 1990.
[186] Takahashi K, Macdonald FD, Kinane DF: Detection of IgA subclasses and J chain mRNA bearing plasma cells in human dental periapical lesions by in situ hybridization, *J Endod* 23:513, 1997.
[187] Tamse A, Fuss Z, Lustig J, Kaplavi J: An evaluation of

endodonticallytreated vertically fractured teeth, *J Endod* 25: 506, 1999.
[188] Tarbet W, Silverman G, Fraterangelo PA, Kanapfa JA: Home treatment for dentinal hypersensitivity: a comparative study, *J Am Dent Assoc* 105: 227, 1982.
[189] Tidwell E et al: Herpes zoster of the trigeminal nerve third branch: a case report and review of the literature, *Int Endod J* 32: 61, 1999.
[190] Torabinejad M: Mediators of pulpal and periapical pathosis, *Calif Dent Assoc J* 14: 21, 1986.
[191] Torabinejad M: Management of endodontic emergencies: facts and fallacies, 1992.
[192] Torabinejad M et al: Factors associated with endodontic interappointment emergencies of teeth with necrotic pulps, *J Endod* 14: 261, 1988.
[193] Torabinejad M et al: Effectiveness of various medications on postoperative pain following complete instrumentation, *J Endod* 20: 345, 1994.
[194] Torabinejad M et al: Effectiveness of various medications on postoperative pain following root canal obturation, *J Endod* 20: 427, 1994.
[195] Torres JOC, Torabinejad M, Matiz RAR, Mantilla EG: Presence of secretory IgA in human periapical lesions, *J Endod*, 20: 87, 1994.
[196] Trope M: Relationship of intracanal medicaments to endodontic flare-ups, *Endod Dent Traumatol* 6: 226, 1990.
[197] Trope M: Flare-up rate of single-visit endodontics, *Int Endod J* 24: 24, 1991.
[198] Trope M, Tronstad L, Rosenberg E, Listgarten M: Darkfield microscopy as a diagnostic aid in differentiating exudates from endodontic and periodontal abscesses, *J Endod* 14: 35, 1988.
[199] Trope M, Delano EO, Orstavik D: Endodontic treatment of teeth with apical periodontitis: single vs. multivisit treatment, *J Endod* 25: 345, 1999.
[200] Trowbridge HO: Mechanism of pain induction in hypersensitive teeth: proceedings of symposium on hypersensitive dentin. In Rowe NH, editor: *Origin and management*, Ann Arbor, Mich, 1985, University of Michigan.
[201] Trowbridge HO: Intradental sensory units: physiological and clinical aspects, *J Endod* 11: 489, 1985.
[202] Trowbridge HO, Emling RC: *Inflammation: a review of the process*, ed 5, Chicago, 1997, Quintessence Publishing Co.
[203] Tung MS, Bowen HJ, Derkson GD, Pashley DH: Effects of calcium phosphate solutions on dentin permeability, *J Endod* 19: 383, 1993.
[204] Tyldesley WR, Mummford JM: Dental pain and the histological condition of the pulp, *Dent Pac Dent Rec* 20: 333, 1970.
[205] Van Hassel HJ: Physiology of the human dental pulp, *Oral Surg Oral Med Oral Pathol* 32: 126, 1971.
[206] Vande Visse JE, Brilliant JD: Effect of irrigation on the production of extruded material at the root apex during instrumentation, *J Endod* 1: 243, 1974.
[207] Waltimo TMT, Siren EK, Orstavik D, Haapasalo MPP: Susceptibility of oral candida species to calcium hydroxide in vitro, *Int Endod J* 32: 94, 1999.
[208] Walton RE: The periodontal ligament injection as a primary technique, *J Endod* 16: 62, 1990.
[209] Walton RE, Fouad A: Endodontic interappointment flare-ups: a prospective study of incidence and related factors, *J Endod* 18: 172, 1992.
[210] Walton RE, Chiappinelli J: Prophylactic penicillin: effect on posttreatment symptoms following root canal treatment of asymptomatic periapical pathosis, *J Endod* 19: 466, 1993.
[211] White RR, Hays GL, Janer LR: Residual antimicrobial activity after canal irrigation with chlorhexidine, *J Endod* 23: 229, 1997.
[212] Wilcox LR, Roskelley C, Sutton C: The relationship of root canal enlargement to finger spreader induced vertical root fracture, *J Endod* 23: 533, 1997.
[213] Wolfson EM, Seltzer S: Reaction of cat connective tissue to some gutta-percha formulations, *J Endod* 1: 395, 1975.
[214] Wong M, Lytle WR: A comparison of anxiety levels associated with root canal treatment and oral surgery treatment, *J Endod* 17: 461, 1991.
[215] Wright EF, Gullickson DC: Identifying acute pulpalgia as a factor in TMD pain, *J Am Dent Assoc* 127: 773, 1996.
[216] Yang SF, Rivera EM, Baumgardner KR, Walton RE, Stanford C: Anaerobic tissue-dissolving abilities of calcium hydroxide and sodium hypochlorite, *J Endod* 21: 613, 1995.
[217] Yoshiyama M et al: Treatment of dentin hypersensitivity: effect of a light-curing resin liner on tubule occlusion, *Jpn J Conserv Dent* 34: 76, 1991.
[218] Zhang C et al: Effects of CO_2 laser in treatment of cervical dentinal hypersensitivity, *J Endod* 24: 595, 1998.

第 3 章 非牙源性口腔、颌面痛和牙髓病学：涉及上下颌、似牙源性痛的疼痛紊乱

Lewis R. Eversole, Peter F. Chase

疼痛的性质 / 71
似牙源性痛的疼痛紊乱 / 73
　牙周痛 / 73
　神经痛 / 74
　颅面部血管性痛 / 75
　颞动脉炎 / 75
　中耳炎 / 76
　窦源性痛 / 76
　心源性颌骨痛 / 77
　涎石病 / 77
　肌肉骨骼紊乱 / 77

关节功能异常(关节内紊乱) / 77
肌痛 / 78
肌筋膜痛 / 78
肿瘤形成 / 78
似牙痛的非典型疼痛紊乱症 / 79
幻想牙痛 / 79
神经痛-形成空洞的骨坏死 / 79
复杂的局部疼痛综合征 / 80
灼痛 / 80
结论 / 80

牙科医师遇到的所有症状中，疼痛是患者最难以忍受的。有时疼痛仅仅是人们日常生活中某一轻微的破坏引起的不适；也有时疼痛非常剧烈，甚至什么事情也不能做。使患者摆脱疼痛可能是牙科医疗中最值得奖赏的行为。

疼痛反应的最大意义在于向患者提示解剖、生理或行为的失调。这些问题可能很轻，也可能很严重。患者对口腔颌面部疼痛的抱怨基于8个不同区域的紊乱：①牙周组织；②牙髓组织；③邻近部位的组织（鼻窦、眼、耳、鼻、喉、颈椎、脑、心脏）；④神经系统（周围神经、中枢神经）；⑤精神系；⑥脉管壁；⑦肌肉与骨骼组织（颞下颌部的、颈部的）；⑧特发性病程(慢性非典型的颅面部疼痛)。

牙科医师的责任是鉴别、诊断和治疗牙体牙周疾病。在一些病例中，医师的技术可能需要扩展到治疗颞下颌关节紊乱；另一些病例中，医师则需要适当地转诊。

偶尔，疼痛信号系统在没有有害刺激时被激发或将实际病理过程夸大为严重的疼痛；另一些情况下，在病因消失后，疼痛仍持续一段时间。疼痛可比作机体的免疫反应，因为免疫系统有保护本体不受外来有害物质损害的作用。然而在某些个体，无害的外来物质也可激活机体的免疫系统，引起过敏或变态反应，此时，参与这一反应的各种细胞和生化成分经常会引起不舒服的症状，包括疼痛。

在没有明显的病理损害时出现的疼痛与变态反应相似。虽然一些疼痛症状与低度炎症损害有关，但另一些似乎与潜在的疾病无关。据认为，许多疼痛综合征与精神因素有关，但其准确的原因和发病机制还有待解释。随着对各种神经递质肽的深入研究，关于当前还不能解释的慢性特发性痛的秘密将会得到解决。

疼痛的性质

正常情况下，疼痛体验开始于周围神经系统。神经纤维回归于神经元（即细胞体），后者位于中枢神经系统或周围神经的神经节中。神经细胞胞体发出的长突起称做轴突。一根神经由数以百计的轴突组成，它们被称谓神经鞘膜的纤维囊包裹着。每一

根轴突又被特殊的施万细胞包绕。因此，周围神经可被看做是一束互相绝缘的电缆。

一些被施万细胞包绕的轴突另有一额外的绝缘层，称为髓鞘质，髓鞘质是一种由施万细胞合成的特殊脂质。传递有害刺激的纤维（即伤害感受器）没有髓鞘。这些无髓鞘纤维又称为 C 纤维，与其相对的，是非疼痛感觉传导神经 A 或 B 纤维。在皮肤和黏膜中发现有伤害感受器即 C 纤维的末端，当然，C 纤维也遍布于颌骨、牙齿及牙周组织。在颌骨，伤害感受纤维是三叉神经的一部分。三叉神经中所有伤害感受器的胞体均位于半月神经节，它们在神经节内转换神经细胞，由这些细胞的轴突出神经节，通过进入脑桥的三叉神经干向中枢神经系统延伸。

然后这些纤维从脑桥到达脊髓颈段的上方。在这些区域，三叉神经轴突终止于尾侧核。传递本体感觉和轻触觉的神经终止在脊髓较高处（中脑核）。终止于尾侧核的纤维是伤害感受器，它们与二级神经元犬牙交错，这些二级神经元随后进入大脑。在尾核中的突触能分泌一种神经肽，这种神经肽能将从 C 纤维来的有害脉冲传给二级神经纤维。此外，已证实其他纤维能调整传递的路径。中间神经元也有与传入伤害感受纤维接触的纤维终端，而且可分泌能阻止有害刺激传播的其他神经介质。许多阻止神经分泌的分子属于一种称为内啡肽的特殊肽。

不久前的一种学说可用来解释大脑高级中枢如何有意识地识别伤害刺激。这一闸门控制学说是基于对突触区各种相互连接的观察。当有害刺激到达一定强度时，所谓的闸门将打开，使脉冲通过突触而传递。事实上，神经科学研究者已经证实了一种"闸门控制者"的存在，它的本质是神经介质分子。

一旦有害刺激，如细菌释放的酶、毒素以及机体的介质和细胞活素，在急性发炎的牙髓中积累，即可刺激伤害感受纤维，并通过突触结构将脉冲传导至尾侧核，信号通过二级神经元进一步传播到中脑。中脑的这一部分即管周灰质区，受神经分泌分子的影响很大，与各种情感有关。因此，推测患者的精神、情感状态如何缓和某些疼痛综合征是很有趣的。在大脑的这一区域，第三、四级神经元互相接触，将冲动传递到大脑皮质。到这一级，患者才能将疼痛症状变为疼痛意识。

伤害神经纤维可被各种物理化学刺激激发。在炎症或外伤期间，组织释放有毒的化学物质，包括肽类和脂质。在急性炎症时，pH 常降至 5。事实证明，酸和碱性溶液可激发伤害感受纤维。极端的热，如电灼或温度损伤也可激发伤害感受纤维。在炎症反应情况下，激肽及前列腺素等作用于血管的小分子，也有强烈的伤害刺激作用。神经末梢受到剧烈的挤压，也可引起疼痛，这种挤压可由细胞液渗出到组织中引起的水肿所致。一般患者能指出引起疼痛的病变组织的部位，但正如临床医师都知道的，严重的急性疼痛并不容易定位。其神经解剖基础尚不明了。最终，在几小时、几天内疼痛可变得较为局限。

急性炎症或急性外伤经常引起短暂的尖锐疼痛；而轻度或慢性炎症经常表现为长期钝痛。此外，无任何器质病变的疼痛紊乱，经常表现为长期的慢性痛。因此，在医师做出诊断前，必须对疼痛症状准确定性。医师经常面对许多的症状，为此不能只考虑一个诊断。本文将根据患者所叙述的疼痛症状的类型来区分面部疼痛紊乱[79]，进而以症状的特殊类型构建鉴别诊断。

疼痛可分为典型的（有可预料的特征和一定的持续时间）和非典型的（即没有可预料的特征和持续时间过长）。典型的急性疼痛通常是短暂的，根据所患疾病可持续几秒、几分、几小时、几天或上月。然而非典型的慢性疼痛病程较长，从几个月到几年不等，疼痛可能是持续的或间断的。有些急性疼痛只发生一次，不重复发生；而另外一些急性痛则多次发生。慢性疼痛时，痛的感受频繁波动，持续时间超过正常恢复时间，不符合预期的疼痛模式。有些慢性痛患者会抱怨说，在早上开始时只有一点不舒服，到傍晚逐渐加重。

是否能识别促使疼痛发生、持续、加重或减轻的因素，具有重要的诊断意义。有时重力会加重疼痛，如仅仅把头弯到膝盖以下，患者就会感到疼痛加重。众所周知，使牙齿接触冷、热是引起牙髓性疼痛的诱发因素。有些患者也会说在情绪紧张、咬紧牙、摇头或进餐时疼痛加剧。所以，在鉴别诊断时，找出促使疼痛发生、促使持续、促使加重或缓解的因素是很重要的。

虽然多数定位于牙齿或颌骨的牙痛是牙源性的，临床牙科医师也经常遇到非牙源性的牙齿和颌骨疼痛。因此，在颌面部疼痛的鉴别诊断中，解剖因素的考虑也是很重要的。

当怀疑患者所说的牙痛不是牙源性的时候，必须对以下解剖部位进行评估：

牙周组织（牙周痛）；

咀嚼肌(肌痛);

颞下颌关节(关节痛);

涎腺;

鼻窦衬里黏膜及黏膜下;

中耳(耳痛);

相关的神经血管。

在评估患者的整个过程中,尤其是在收集体格检查所见时,脑神经功能的检查也十分重要。医师要考虑到面部痛可能是某些恶性病的先兆(前驱症状)。事实上,引起面部痛的恶性肿瘤虽然很少见,一旦它们已确实发生,通常侵袭到颅骨和颅底部,并对神经产生压迫,因此常常伴有运动障碍。一个简短的头颅部问诊仅需要 1 分钟,且容易完成:一开始应询问患者的主观不适,问题应包括发现的特殊感觉异常;询问患者是否感到视觉、嗅觉、听觉、味觉改变或异常以及面部麻木或感觉异常。

脑神经的客观检查相对简单。首先,按三叉神经感觉路径的 3 个分支,用棉签末端分别检查前额、颊部及颏部的轻触觉。也可在口内对舌外侧缘、上腭及颊黏膜进行同样的检查。对第Ⅶ脑神经感觉支的检查,可通过刺激外耳道周围的皮肤来完成。然后用牙科探针评估痛的感觉。首先,让患者的手感受一下探针针刺的感觉(让他们知道将会有什么样的感觉),然后用探针刺向面部相应部位的皮肤。如果所有的感觉通路都正常,则感觉在所有部位都应一样。

完成感觉神经路径检查后,客观检查将转向运动神经的功能。支配面部肌肉的脑神经是按肌群分布的。据此,应分别检查支配眼外肌的Ⅲ、Ⅳ、Ⅵ脑神经。脑神经的检查可通过让患者的眼睛跟踪一个移动的物体进行运动来实现。跟踪包括垂直向上下移动和左右移动。使物体回到患者注视的中央,向下和外,向左、向右移动。如果患者的眼睛能跟随做上、下、两侧及下外移动,则Ⅲ、Ⅳ、Ⅵ脑神经是正常的。

检查面神经运动功能时要求患者做皱额头、抬眉、闭眼、噘嘴唇和笑的运动;检查舌下神经时让患者伸舌并左右运动。最后,检查副神经支配时按住患者双肩,让其耸肩。当一个面部痛的患者出现感觉或运动缺陷,如感觉异常或感觉减退时,应当高度怀疑是否存在某种严重的器质性疾病。

似牙源性痛的疼痛紊乱

牙科医师应知道似牙源性牙痛可分为两类:①典型性疼痛紊乱;②非典型性疼痛紊乱(表 3-1)。典型疼痛紊乱是已知其病理过程的;非典型疼痛紊乱的发病机制不明确。表 3-1 列出了主要的疼痛紊乱,包含典型性颌面部痛。对每一种疼痛紊乱,都应当考虑疼痛的临床特色、性质和持续时间及促进发生的因素。

表 3-1 疼痛紊乱

典型性疼痛紊乱
- 牙周痛(炎症、感染)
- 神经性的(三叉神经痛、疱疹后神经痛、创伤性神经瘤)
- 血管源性的(偏头痛、颞动脉炎、其他)
- 耳源性的(中耳炎)
- 窦源性的(急性化脓性鼻窦炎、慢性鼻窦炎)
- 心脏源性的(心源性颌骨痛)
- 涎腺(涎石病)
- 肌肉骨骼(头、颌骨及颈挫伤、劳损、扭伤;关节紊乱、肌腱紊乱;肌痛;其他)
- 肿瘤(颌骨和颅底转移)

非典型性疼痛紊乱
- 灼痛
- 反射性交感神经营养障碍
- 非典型性面部痛
- 幻想性牙痛
- 神经痛包括腔洞型骨坏死

典型的颌面部痛通常是短暂的,与患者过去曾经发生过的疼痛相似。患者通常描述为尖锐的刺痛或撕裂痛。依照疼痛的来源和个人对痛的感受的不同,症状和临床表现也不同。一旦用通常的诊断方法排除了牙髓或牙周源性疼痛,就应当考虑可引起疼痛的其他疾病。偶发的、阵发性的或短暂的疼痛通常提示是神经痛或血管扩张性痛综合征。持续几小时几天的急性尖锐痛,通常是伤害性感受器对某一器质性疾病(一般是急性感染)的反应。也可采用排除法对一些疼痛综合征进行诊断,它们多数有特殊的体征和症状,临床牙医师可根据这些体征和症状得出最后的诊断(表 3-2)。

牙周痛

牙周疼痛的主观症状通常表现为涉及一个或多个牙周围的组织局限的深部痛。这种紊乱经常伴

表 3-2 典型和非典型似牙源性痛、颌面痛的鉴别诊断

条件	性质	诱因	持续时间
牙痛	刺痛、搏动痛、非阵发的痛	热、冷、叩牙	几小时、几天
牙周痛	钝痛、搏动痛、持续痛	咬合、叩诊	同上
三叉神经痛	刺痛、电击样痛、阵发痛	皮肤或黏膜上 1~2mm 的某点轻触扳机痛	几秒
疱疹后痛	剧烈的神经烧灼痛	面部带状疱疹后，自发的	几周、几年
丛集性头痛	剧痛，眼眶后部，阵发性	缺少睡眠、酒精	几分钟
颞动脉炎	搏动性痛、钝痛、皮肤红斑	自发的	几小时
中耳炎	剧痛，搏动性，向耳深部非阵发的	低头、气压	几小时、几天
细菌性鼻窦炎	剧痛、压力，多数上颌后牙搏动性痛、持续痛	低头、叩牙	同上
过敏性鼻窦炎	磨牙区，多数上颌后牙钝痛	低头、季节性	几周、几月
心源性	左下颌骨后方，短暂痛、阵发性痛	用力	几分钟
涎石病	尖锐、阵发性	进食，诱发唾液分泌时	同上
颞下颌关节紊乱	钝痛、阵发性，关节功能紊乱	张口、咀嚼	几周、几年
肌肉痛	钝痛，程度多变	紧张、咬紧牙时	几周、几年
肿瘤	多变的、运动障碍、感觉异常及面部痛	自发	几天、几月
非典型性痛	症状不确定	无特有诱因	几秒、几天

有软组织感染或发炎（肿胀、发红、组织敏感）。患牙常对温度和压力敏感及有伸长感，也可见牙齿松动。检查时常可见牙龈出血及深牙周袋，X线检查可见牙槽骨吸收。当牙周病涉及多个牙，包括对殆牙时，应考虑有创伤殆。这时诊断应包括创伤的影响、咬合不良、磨牙症和紧咬牙，在许多病例中，牙周痛与牙痛共存，并累及多处组织。

神经痛

三叉神经痛

三叉神经痛是具有特殊临床症状的面部疼痛紊乱[2, 11, 21, 31, 35, 42, 45, 46, 57, 59, 62, 63]，疼痛可涉及一个或多个三叉神经分支。虽然确切的病因尚不明了，但有证据表明，症状的进展与半月神经节脉管受压有关，但其神经生理机制尚不明确。有关这一具体紊乱，尚有病毒感染神经细胞或施万细胞的学说。

有两个极明显的特征使三叉神经痛可与其他面部疼痛综合征相区别，即独特的疼痛性质及持续时间，及特殊解剖部位的扳机点。虽然疼痛有时也累及眼支，但主要是上颌支和下颌支。此外，疼痛是剧烈的刺痛，并放射至骨和牙齿，常令患者和医师误认为是牙髓源性的。但电击样痛是三叉神经痛所特有的，这种痛几乎不出现在牙源性感染。而且疼痛虽然会连续多次发作，但每次只持续几秒。扳机点通常位于面部某处皮肤，偶尔也会在口腔内。扳机点可能为 2 mm 直径的区域。用手指或器械触及扳机点，即可激发疼痛。患者对此解剖位置很清楚，且做任何事时都设法避免刺激此处。

三叉神经痛的治疗方法很多，包括可缓解疼痛的特殊药物和各种外科干预。牙科医师要注意在明确诊断前应避免进行侵入性牙科治疗。三叉神经痛的患者都经受过无数的牙髓治疗和拔除牙齿，但仍在遭受疼痛折磨的经历，因为疼痛与牙髓及牙周的感染无关。因此，尽管患者坚持认为疼痛与牙有关，但在确定诊断后，应将患者转给神经科专科医师进行治疗。

三叉神经痛标准的治疗药物卡马西平（氨甲酰苯䓬）是非常有效的。不足之处是这种药物会抑制骨髓，并导致粒性白细胞减少。由于这一副作用与剂量有关，剂量必须严格控制在既不引起白细胞减少又能缓解疼痛的水平。多数患者可保持使用氨甲酰苯䓬而没有不适的反应。对于药物治疗无效的患者，提出过各种各样的外科治疗方法，包括末梢神经切除术、脊神经根切断术（从神经节出口处切断神经干）、乙醇注射、甘油注射、冷疗法、放射疗法、激光疗法。所有这些治疗方法均有一定疗效。

在神经学界，有两种缓解三叉神经痛的外科疗法被广为接受：①神经节外科减压术；②经皮肤的神经分离术。神经节外科减压术可长期减少疼痛症状，表明血管对神经节的压力可能是引起疼痛的原因。经皮肤神经分离术也是一种能成功地缓解疼痛

的外科治疗方法，这项技术包括将一个探针放入神经节，用热使神经元融化破坏。这两种方法的 5 年治愈率均为 90%。需再次强调拔牙或牙髓治疗对于三叉神经痛是禁忌的。

疱疹后神经痛

原发水痘-带状疱疹病毒感染可引起水痘的发生，它可影响 90% 的幼儿人群[6, 13, 29, 55]。它的继发或复发形式称为带状疱疹。这种疾病是潜伏在感觉神经节中的病毒引起的。在头部和颈部，病毒潜伏在三叉神经节，但激活病毒使其从神经节出来并进入轴突的因素尚不清楚。重要的是，一旦病毒从神经末梢释放，它便进入上皮细胞，导致特有的疱疹发疹。与单纯疱疹不同，水痘-带状疱疹病毒的复发可导致水疱沿感觉神经整个分布，因此水疱止于中线，仅涉及三叉神经的某一分支。偶尔可能发生于一个以上分支，但几乎不可能双侧同时发生。

带状疱疹可引起深部的钻痛，不仅涉及表浅的黏膜和皮肤组织，还包括上下颌骨。在水疱发疹之前常有先驱痛，从而影响做出明确的诊断。这些前驱症状常与三叉神经痛相似：电击样痛，持续几秒钟。但一旦疱疹出现，诊断也就明确了。如果还有疑虑，可收集前 3 天的水疱液体做病毒培养，或用免疫过氧化物酶使细胞涂片着色，检查病毒抗体和抗原。

少于 5% 的带状疱疹病毒感染者水疱可完全消退且疼痛消失。一般疱疹后的神经痛可持续几周、几月或几年。前驱痛为急性电击样痛，伴随水疱发疹的疼痛是深部的钻痛。一旦水疱消退，残余的疼痛为烧灼样的和慢性的。偶尔深部的钻痛可能伴有烧灼疼痛成分，提示有牙源性疼痛。尽管如此，根据伴有先行水疱发疹的典型次序不难做出诊断。疱疹性神经痛的治疗仍是问题，无法知道这些症状什么时候能自行消退。曾采用各种各样的技术来处理疼痛，包括经皮肤电刺激神经法、内服抗癫痫发作药、止痛药和局部用药。应立即将患者转给神经科医师。现在对儿童均接种水痘-带状疱疹疫菌，带状疱疹将成为过去的疾病。

颅面部血管性痛

丛集性头痛

丛集性头痛又称 Sluder 综合征或蝶腭神经节神经痛，是一种原因不明的急性阵发性疼痛综合征[10, 14, 17, 30, 40, 41, 43, 50, 58, 61]。其发病机制被假设为阵发性血管扩张所致。假定在急性血管扩张时，环绕在血管周围的伤害感受纤维被刺激。如果是这样，那么丛集性头痛就是偏头痛的一种形式。

丛集性头痛多见于 30～50 岁男性。虽然不易找出致病因素，但多数患者称疼痛常在饮酒之后发生。有一个倾向认为，丛集性头痛患者有一个独特的面部外貌：他们常有雀斑和红的肤色。发作的开始和持续期间均有特点，很容易诊断。典型的丛集性头痛，疼痛定位于单侧的上颌、鼻窦和眶后区。

丛集性头痛常被误诊为急性牙髓炎，或上颌后牙尖周脓肿。疼痛常发生在刚就寝并进入快速动眼睡眠的早期。疼痛发作时患者常感到剧痛，像一个火棒被塞入到上颌或眼后，疼痛可逐渐加重并持续 30～45 分钟，在此期间，患者坐立不安。多数病例每晚发作一次，几乎都在同一时间。典型病例阵发性痛仅持续 6～8 周，即自行消失。疼痛发生在一天中的一定时间和一年中的一定的季节，似乎多发生于春季，因此有丛集性头痛之称。

丛集性头痛的另一种类型是慢性的。这类头痛与典型类型相似之处在于是阵发性发作且每次持续时间为 30～45 分钟；不同之处是并非发生在某一个季度，而是一年四季都可发生。

过去认为丛集性头痛的发病机制与脉管扩张有关，所以用酒石酸麦角胺处理。这种药有很大的副作用，包括反胃和呕吐，因此只用栓剂。由于麦角碱可使血管收缩，对高血压患者禁用（多数丛集性头痛患者也有高血压）。最近发现，如果在疼痛发作时给予吸氧气，则可明显减轻疼痛，因此吸氧也可作为一种诊断方式。

当前治疗丛集性头痛使用的药物主要是作用于血管的药物，尤其是钙离子通道阻滞剂。尼非地平可预防典型性和慢性丛集性头痛的突然发作。此外，泼尼松（与锂合用）有缓解和预防丛集性头痛的作用。高压氧疗也有一定疗效。此外，作用于血管的抗偏头痛药琥珀酸苏回坦，皮下注射 5-羟色胺受体促效药，对治疗丛集性头痛均有效。但口服 5-羟色胺受体促效药不是特别有效。

颞动脉炎

颞动脉炎又称巨细胞动脉炎，是颞动脉壁炎性肉芽肿性疾病，其血管壁增厚，发炎，可引起颞区搏动性痛。颞动脉炎常发生在老年人，可见颞动脉明显变粗，其表面为红斑皮肤覆盖。红细胞沉降率增加和实验室检测可帮助确定诊断。活体组织检查也可作为一种确诊手段,因为在动脉外膜可看到巨细胞和炎性肉芽。颞动脉炎可涉及其他颈动脉分支,包括面动脉,可引起上颌疼痛,很像牙痛。

中耳炎

中耳感染是常见病,特别是在儿童。它是由化脓性细菌(如链球菌)引起[18]。众所周知,后牙牙髓炎时,疼痛可放射到中耳及颞下颌关节区。同样,中耳炎易与牙源性疼痛混淆,因为疼痛可从耳部放射至上、下颌的后部,但中耳炎的疼痛不只表现为上、下颌痛。患者诉及剧烈的疼痛,常伴有搏动痛。重力也可以影响疼痛,低头时疼痛加重。

中耳炎发病机制很明确,在许多方面与急性牙髓炎相似。在牙髓中,炎症的有害成分和病原菌分泌的因子积累在有限的空间。在中耳炎症时,感染发生在中耳,它被限制在外侧的鼓膜和后侧的卵圆窗之间(侧方的耳咽管也可做为出口)。在急性炎症时,随着中性粒细胞、渗出液的积聚,和伴随黏膜水肿,耳咽管衬里黏膜肿胀和堵塞,从而将感染的有害成分局限在中耳室内。

可通过耳镜检查鼓膜最终诊断,炎症时鼓膜通常发红且向外突出。治疗通常以抗菌为主,青霉素与 P-乳糖酶抑制剂合用或使用克林霉素,偶尔需行瘘管切开术。一旦确诊,建议去耳鼻喉科治疗。

窦源性痛

急性上颌窦炎

由于上颌牙根向上颌窦底延伸,因此上颌窦黏膜急性感染时将会有类似牙痛的症状[4, 28]。多数上颌窦炎为过敏性,其特点为磨牙区和上颌牙槽骨的钝痛。

上颌窦炎如果为急性化脓性感染,症状一般较急。疼痛为刺痛、压迫痛和搏动痛。通常疼痛向上放射至眶下,向下放射至上颌后牙区。重要的是疼痛不是放射到单颗牙,而是一个象限的全部牙齿。通常显示为后牙对叩诊敏感,当将头低于膝以下,疼痛常会加重。

上述症状和体征是特异性的,也可用其他诊断手段使最终诊断更加可靠。透照法是一种简易的辅助方法。将光导纤维的光束对着上颚放置,在暗室中,一个清澈的上颌窦照射可透照,充满渗出物的窦腔则呈云雾状而不能透照。虽然有更先进的影像检查,如磁共振成像(MRI)、X线断层照相术(CT)也可用于检查与诊断,但是,一张上颌窦华氏位 X 线片已足够了。

由于上颌牙根尖与窦底之间只有几毫米的骨相隔,所以上颌牙齿急性根尖周炎感染可扩散到上颌窦。因此,细菌性上颌窦炎也可能由牙髓感染引起。在急性上颌窦炎时,评估每一颗上颌牙齿是很重要的,因为治疗上颌窦炎而不处理患牙,会导致症状的复发。

虽然抗菌治疗对细菌性上颌窦炎疗效很好,但当上颌窦口因水肿而被堵塞时,可能还需做上颌窦冲洗引流术。在检查时,应做细菌培养和药敏实验来选择适当的抗生素(初步治疗失败后应重新选择)。建议转到耳鼻喉科治疗。

过敏性鼻窦炎

如同在急性面部疼痛的鉴别诊断时讨论的那样,鼻窦炎性疾病的性质一般多为慢性和过敏性的[4, 28]。过敏性病有季节性,因为大多数上呼吸道过敏的人对各种花粉和种子都会有反应。在北方气候条件下,鼻窦炎的患病率在春、秋季增高。然而,在温暖地带,如加利福尼亚和佛罗里达州,一年四季都有过敏反应(有些过敏则多发生在冬季)。

窦黏膜与过敏原接触后可发生速发型超敏反应,这是因抗原穿过呼吸道上皮进入黏膜下层与免疫球蛋白 E 抗体结合而发生。E 抗体可以与 E 肥大细胞结合,并且一旦与抗原结合,就释放组胺,继而影响血管,引起液体的渗出和水肿。上颌窦受累,引起窦黏膜增厚,窦腔内形成水平液面。当窦口被堵塞时,就产生疼痛症状。在疼痛发生前,患者感到上颌窦内有压力,这种感觉持续几小时或几天,然后逐渐发生钝性和慢性的疼痛。患者常常感到上颌后牙"发痒",而不得不把牙咬紧。所有上颌磨牙都对叩诊非常敏感;前磨牙常常对叩诊也敏感,但不是很严重,而是钝性不适感。

像急性上颌窦炎一样,当患者低头至两膝间时症状会加重,这是由于重力使液体在窦内改变了位置导致疼痛加重。特别是当大气压力改变时,上颌窦的疼痛将加重,因此,去海拔高的地带或乘飞机均会使疼痛加重。在空气中存在过敏原期间,如不治疗,疼痛症状将会持续。窦腔透照可辅助诊断,因为光线将不能在暗室照亮一个患病的上颌窦。华氏位 X 光片将揭示上颌窦壁黏膜是否增厚及是否有气液平面。黏膜的改变在 MRI、CT 扫描片上也可显示出来。

一般慢性窦炎均为过敏性的,所以治疗不同于急性细菌性窦炎,应当采用减轻充血的药剂、鼻喷剂和抗组胺药进行治疗。鉴别出过敏原并进行脱敏治疗对一些患者有缓解作用，也应考虑将患者转给耳鼻喉科医师或变态反应专家治疗。

心源性颌骨痛[3,48]

血管阻塞性疾病也是最常引起疼痛的病症之一。冠状动脉粥样硬化斑块的积累（同时伴有血管痉挛）将导致心绞痛的发生。冠脉堵塞的通常表现，尤其是急性表现是胸骨后痛，疼痛可放射到左肩和前臂。疼痛常常由于过度用力而诱发。据推测，疼痛是由围绕冠脉的伤害感受器传导，并因血管痉挛而激发。因为心绞痛是急性心肌梗死的先兆，所以这些症状十分重要，它表明生命处于危险状态，应通过适当的影像学检查确定冠脉堵塞的程度。偶尔心绞痛表现为左肩、左臂疼痛而无胸骨后疼痛。更少见的是疼痛向上放射到颈部直至左下颌角，在这种情况下，牵扯痛（referred pain）很像牙痛。

当患者诉说左下颌后区痛而没有明显牙源性感染时，即应考虑心源性牵扯痛。最重要的是要问清患者症状发作时情况，如果发生在劳累或用力之后，则可考虑为冠心病。

一旦怀疑为冠心病，应做一些特殊的诊断测试，特别是心电图检查或负荷测试，来确定是否有潜在的冠状血管阻塞性疾病，如果这些检查都支持冠脉性心肌缺血的诊断，则应做心脏导管导入和血管造影。治疗有多种方法，包括控制脂质摄入，口服阿司匹林预防血栓形成。如血管造影显示有明显堵塞时，可采用外科方法包括冠脉血管成形术或侧支循环改建术。

涎石病

与肾结石和胆结石不同，涎石与血清中钙的增加及饮食无关。虽然关于它的发病机制理解得较好，但病因尚不明确。从唾液主导管脱落的上皮细胞可积聚并与唾液黏蛋白结合，为钙化形成一个核。进一步不断沉积磷酸钙，像树的年轮一样。一旦涎石达到一定大小，腺导管被堵塞，即产生症状。涎石病最多见于颌下腺导管。颌下腺涎石病疼痛与下颌后牙牙髓疼痛极相似，堵塞的导管常导致颌下区肿胀。因此，涎石病与下颌后牙牙髓感染所引起的淋巴结炎极相似。

通过详细的检查和询问，很容易做出诊断，因为疼痛很有特点。虽然慢性痛可扩展至下颌骨，但最初的疼痛是位于下颌下软组织，特别是在唾液分泌增多时疼痛加重（如喝柠檬饮料或进餐时）。可用挤奶的动作触诊口底，当主导管被堵塞时，导管口无唾液分泌。患者在该区有被用力汲出的疼痛感觉。当遇到这种现象时，应首先检查涎腺堵塞情况，而后考虑邻近牙齿。在咬合片上，在口底沿导管走向可见软组织钙化影。在全景X线片上，可见下颌骨有一个不透射影，这是软组织钙化影被重叠，很像硬化的骨髓炎。

腮腺导管涎石很少见，但其疼痛可能被误认为牙痛。症状与颌下腺涎石极相似，均有进餐或刺激唾液分泌时疼痛加重。涎石通常可以用下颌全景X线片检查发现。

治疗包括以物理方法从导管口将涎石取出。不能用这种方法取出的大涎石需手术切开导管。确实，对于长期存在的大的涎石通常以与腺体的分泌部分一起摘除而告终，因为无功能腺体常发生逆行性感染，同时进行涎腺摘除和取石便成为必要的。

肌肉骨骼紊乱

颌骨与肌肉的疼痛常与颈部、头颅和颌骨肌群的外伤及功能障碍有关[16,19,23,24,26,32,38,44,47,52,60]。疼痛可被描述为表浅的或深部的，是持续性的，强度是变化的，下颌运动时通常会加重疼痛。疼痛范围包括牙齿、下颌关节（即颞下颌关节）、面颊（即咬肌）、颞区（即颞肌）、颈侧（即胸锁乳突肌）和头后（枕骨下肌群）。多数情况下，疼痛主诉的一部分是基于肌痛或关节痛。颞下颌关节功能紊乱和颈椎功能紊乱包含在肌肉骨骼组里。这些紊乱相对局限，但也可涉及其他肌肉骨骼系统。肌肉与骨骼紊乱也可变为难治的慢性疾患，患者须忍受较长时间的疼痛。

其他关节疾病（如风湿性、痛风性、牛皮癣性关节炎和关节纤维化疾病）也可累及颞下颌关节和颈椎，并引起疼痛症状。上述关节炎在颞下颌关节区很少见。多数与颌骨及颈部肌肉骨骼有关的疼痛都局限于颌骨及颈部骨骼肌。但也有一些患者可能认为疼痛与牙齿有关。

关节功能异常（关节内紊乱）

颞下颌关节内紊乱通常有局部疼痛，它包括关节盘移位、关节内黏连和各种关节炎。其发病因素多种多样，但还没有一个假说被普遍接受。有人认为咬合压力、夜磨牙症会给关节盘施加压力，使其向前移位。此外，意外创伤（如车祸）、打呵欠和过度张口，均可引起关节盘受压和韧带过度伸长，继发关节盘前移。一旦关节盘前移，则可能形成粘连。关节盘和盘后组织不承担负荷，可能发生变性，并且发生适应性骨改变和退行性关节疾病。虽然不正常的上下颌位置可能是重要的发病因素，但错殆畸形患者并不易患此病。

关节内紊乱的主要表现是张口受限、开口型异常、关节弹响或杂音，疼痛定位在耳屏前关节区。关节内紊乱的疼痛通常是钝痛，张大嘴或咀嚼时疼痛加剧。有些患者原本慢性的症状可逐渐恶化，疼痛加剧。此时，疼痛变得更加广泛。颞下颌关节疼痛常放射到颞部、颊部和上、下颌后牙区。此时，患者通常把关节问题当作牙齿问题或颞部的头痛。

肌痛

咀嚼肌群的肌肉痛常被当做牙痛。这种疼痛出现在肌肉长久收缩后，常与紧咬牙和磨牙症以及肌肉紧张和夹板疗法有关。肌痉挛（或功能错乱）是受伤的组织和结构自发或不自发的保护性反应，也是应激性反应。面部肌肉疼痛常被等同于紧张性头痛。肌肉痛是持续性的，强度多变，通常是钝痛，并累及多个肌群。一般多数患者诉说疼痛发生在颞部和下颌区。触诊咀嚼肌时，常发现有局限的疼痛敏感区。这些敏感区不应与三叉神经痛的扳机点或上述的面部肌肉痛混淆。面部肌肉痛可能是一种单独存在的病，或可能与其他痛紊乱有关，如颈部痛、颞下颌关节痛、牙痛、牙周痛。疼痛症状可能多变，易使检查者迷惑。这种情况下就应做以下检查，包括颌骨的功能、颞下颌关节听诊检查、咀嚼肌的触诊、颈部检查、牙髓及牙周的检查。如果有牙髓感染，根管治疗可能会缓解似乎是肌肉痛的疼痛。疼痛区的理疗（多用于颈部）也可能解除似乎是颌骨肌肉痛的疼痛。

肌筋膜痛

肌筋膜痛通常是持续的不同程度的钝痛，伴有一个或多个肌肉局部的触痛。诊断要点是：触诊时发现有局限的过敏区（即扳机点）伴有震颤反应。激活扳机点常伴有可预料的、邻近和远处的牵扯疼痛。咬肌表面的扳机点将疼痛固定地放射到上、下颌牙齿；患者的疼痛主诉常常是牙痛。其他相关症状包括耳鸣、张口受限、开口型异常、颌骨痛和耳痛等。

激活颞肌扳机点可将疼痛放射到上颌后牙和前牙；患者常诉及头痛和牙痛。激活颈部肌肉扳机点也可引起颌面部牵涉性痛。

许多非典型面部痛，对三环抗抑郁药尤其是阿米替林反应良好。这些药还影响神经递质，除抗抑郁作用以外，似乎还有止痛作用。在一些严重的病例中，也可采用三叉神经痛的治疗方法，特别是微血管减压术、经皮肤热神经松解术或放射治疗对一些较严重的非典型面部痛患者有疗效。偶尔应用星状神经节和蝶腭神经节阻滞术治疗也很成功。

各种疼痛，包括颌骨、头面部和颈部，均可有类似牙痛（即牙源性痛）的症状。在评估牙髓或牙周疼痛及做鉴别诊断时，必须考虑其他的疼痛紊乱。当用一般物理检查未发现明显患牙时，这一点尤为重要。在鉴别诊断时，有些疼痛紊乱发病率高于其他的疾病，包括从牙周感染到侵袭性肿瘤和心理紊乱等。此外，一个患者可能同时患几种紊乱。因此，如一个患者有这些疼痛紊乱中的一种，而同时也有牙髓或牙周的感染是完全可能的。鉴于以上原因，详细询问病史，全面进行身体检查及对牙列和其他解剖部位进行检查是非常重要的。

确定扳机点且确诊面肌紊乱症后，即可制定治疗方案。消除扳机点和相关疼痛症状的最常用的技术包括：①物理疗法；②喷雾－牵张技术；③扳机点注射疗法。

当排除病灶牙齿引起并且确定为关节内紊乱，肌痛，关节内紊乱伴肌痛，或面肌紊乱时，应当制定出恰当的治疗方案。精神和行为因素在颞下颌关节及面肌疼痛紊乱症中起一定作用。治疗可包括行为、心理、物理、牙齿和药物的疗法。采用保守的疗法是明智的，保守疗法一般包括肌肉松弛疗法，非激素类的抗炎疗法，物理疗法，调整压力疗法，和咬合夹板。针灸疗法对某些人群也有一定疗效，但并非对所有人都有效。

应避免旨在治疗殆关系紊乱症的广泛的牙齿磨削（即调殆）。经保守治疗后疼痛仍难消除时，应考虑外科手术，包括关节穿刺术，关节镜下手术，或切开关节手术。即使进行了外科手术，术后几个月内严重的疼痛仍可能再次发生。对所选病例，可能需要长期的夹板治疗或固定牙齿的治疗。

肿瘤形成

虽然累及上颌骨和下颌骨的癌症很少表现出疼痛的症状，但也有关于成胶质细胞瘤有面部疼痛前驱症状的病例报告[8]。患者陈诉有典型的感觉异常或感觉迟钝。来自上颌窦的癌瘤可能会增生并侵蚀窦壁的骨边缘，当肿瘤蔓延到眶下壁，侵蚀眶下神经时，可诱发颧部及上颌牙齿的感觉异常。同样，下颌骨内的恶性肿瘤，例如来自远处（如肺，胸部，结肠）的转移癌可侵及神经。因此，麻木感是颌骨癌症的不祥症状（虽然此类肿瘤偶尔也出现疼痛症状）。多发性的骨髓瘤（如 B 淋巴细胞恶性瘤）是众所周知的、导致剧烈骨痛的原因。因此，在颌骨，这样一些损害容易出现类似牙痛的症状。然而骨髓瘤很少只在颌骨表现出症状，因为它是一种弥散性疾病，因此，疼痛也可表现在其他部位的骨组织。肿瘤可产生骨边缘模糊的、虫蚀状透射区。此类损害应当进行活体组织检查。

许多与癌症相关的面部疼痛，在文献里已有报道。这些情况少见，且被有关的人所命名。一般他们指的是转移至颅骨基底部的肿瘤，在那里肿瘤侵犯离开脑髓的脑神经。大部分这类肿瘤不仅侵害感觉神经，而且侵害运动神经，因此疼痛的部位常伴有肌无力或肌麻痹。当肿瘤影响到鼻咽及颅骨基底的上方时，将出现颜面上部分疼痛，而且Ⅲ、Ⅳ和Ⅵ脑神经受累，从而导致眼肌麻痹。通常，三叉神经孔周围的肿瘤可影响第Ⅴ对脑神经的运动支，出现明显的咀嚼肌无力。当非典型面部疼痛伴有眼部、面部或咀嚼肌轻瘫时，应该引起临床医师的警觉：可能存在恶性肿瘤。此时应着手进行高级的影像研究，如 MRI 和 CT 扫描。如果有肿瘤存在，在这样的影像中可进行定位，建议将患者转给肿瘤专科医师。

似牙痛的非典型疼痛紊乱症

在所有的面部疼痛综合征中，最像牙髓源性或牙源性疼痛的是非典型面部疼痛[5,7,8,15,20,25,27,33,36,37,39,49,51,54,56,64]。此时，患者坚持认为疼痛是由牙齿引起的，并且恳求将这些疼痛的牙齿拔掉。当临床牙医师诊断颌骨和牙髓源性疼痛时，必须很熟悉这种疼痛紊乱症的临床特征，因为拔除牙齿或进行牙髓治疗不能减轻疼痛。

非典型口面部疼痛有很多类型的紊乱，它包括幻想牙痛，神经痛-形成空洞的骨坏死（NICO），灼痛，复杂的局部疼痛综合征 CRPS），神经病性痛，交感维持的痛（sympathetically maintained pain）。根据定义，非典型面部疼痛是一种疼痛综合征，不是一种特定的器质性疾病，也不是另一种有完整定义的疼痛紊乱症。虽然没有可证实的病因，但是许多专家认为这与自主神经系统有关。

虽然非典型面部疼痛的确切病理生理学机制不清，但是，不同命名的同一个紊乱症有不同的表现是可能的（如前所述）。这些类型的非典型疼痛都是慢性的和以疼痛为主的：这类患者感觉疼痛在骨的深部，而且疼痛很难定位。事实上，很多非典型面部疼痛的患者称，症状似乎从一个部位游走到另一个部位。另外，许多这类患者在身体其他部位也可有疼痛症状。这些非典型疼痛的强度在一个患者与另一个患者之间有很大差异。一些患者抱怨持续的恼人的疼痛；另一些人称，疼痛不时地折磨他。非典型疼痛的病因一直是个谜，而且许多临床牙医师强调，精神因素可能起主要作用。

综合评价应包括用来评估抑郁、焦虑及敌对行为的精神和行为障碍的检查。牙科培训使大家确信，身体条件是各种疾病或紊乱症的基础，而疼痛又与各种疾病或紊乱症有关。然而，精神性紊乱症可能是非典型疼痛最初的起因。因此，机敏的临床医生应知道，没有疼痛不受精神因素影响的，因为这些因素可与患者的口面部疼痛有关（或者是其病因）。另外，在诊断疑病症、躯体型疼痛紊乱症、诈病紊乱症及基因转变紊乱症时，应当把它们看作是非典型面部疼痛问题。请心理或精神医生咨询是恰当的。

幻想牙痛

"幻想牙痛"（Phantom Tooth Pain）这个词是用来描述在牙髓被摘除后，牙齿或该牙齿区域仍存在的疼痛。据估计，经过根管治疗后，近 3% 的患者会出现幻想牙痛。有人提出，手术摘除牙髓可导致牙齿根尖处神经纤维的损伤，认为这是创伤性的神经痛。另一个可能的机制是，在根尖牙周膜形成了小的创伤性神经瘤。虽然认为精神因素对幻想牙痛很重要，但是却没有足够的心理病理的证据（在心理测试的基础上）证明其为主要因素。因为在传入神经阻滞后，动物也会出现疼痛行为，提示幻想牙痛可能是一种传入神经阻滞疼痛（deafferentation pain）。虽然这些牙髓摘除后的疼痛焦点源于手术操作，但是疼痛常持续存在。因此，目前幻想牙痛的器质性因素仍是个谜。

神经痛-形成空洞的骨坏死

神经痛-形成空洞的骨坏死（Neuralgia-Inducing Cavitational Osteonecrosis）是一种局限于无牙病灶区的非典型性颌面部疼痛，有时骨膜下注射局麻药物可减轻疼痛。有人提出，在这种情况下，在骨内膜有残留的小感染病灶和局部坏死，并伴有神经的损伤。在所选的病例中，用外科刮除术可减轻相关的疼痛。从这些形成的空洞中刮除的组织，常呈现出少量的病理变化，例如纤维化和轻微的炎症。但是这种无牙病灶区非典型面部疼痛的理论，目前还没有被普遍接受，而且存在某些争议。

复杂的局部疼痛综合征

复杂的局部疼痛综合征是指疼痛症状比正常痊愈期持续时间长，而且复杂程度增加。根据疼痛的原因，该病应当在4～6周内作出诊断。然而，一些复杂局部疼痛症状的诊断需要半年至1年时间。对这种现象的解释是，这种模式的疼痛涉及高级中枢神经的参与。此病也被称作交感维持性疼痛（sympathetically maintained pain）。

许多因素与疼痛症状的持续存在有关，包括愈合不良，治疗不当，误诊，心理因素的干扰，以及疾病性获益（secondary gain）。这些患者多有医疗和社会心理问题的既往史，常表现出抑郁，焦虑，有（毒）瘾，依赖性强，自尊心弱，及有敌意等特点。对未解决的医疗争议问题也不能忽视，因其也可能是一个影响因素。诊断为慢性疼痛的5个其他特征包括：①症状反复无常，疼痛发作不定期或持续；②尽管经过治疗和恢复时间，但疼痛仍持续；③疼痛症状的出现与刺激的强弱不成比例；④常规阻滞麻醉不能消除疼痛症状；⑤疼痛症状不一定遵循正常的解剖路径或依照确立的参考模式。

灼痛

灼痛（Causalgia）涉及颌骨、头部及颈部。当有灼痛时，可能与牙痛混淆。灼痛常伴随外伤、颌骨骨折或撕裂伤，也可在外科手术后发生。有人认为灼痛时，伤害感受器的纤维进入了自主神经纤维。在疼痛发作时，疼痛区表面的皮肤会出现红斑。患者总想去摩擦和搔抓疼痛区的皮肤，致使皮肤变硬和角化。疼痛呈阵发性和烧灼样，有时浅表，有时深在。当主要症状为深在疼痛时，可能会与牙痛相混淆。为了得到灼痛的明确诊断，必须确定外伤史和临床特征。带状疱疹后神经痛表现出相似的特征，应该与其进行鉴别诊断。

无牙颌区的非典型面部神经疼痛或者很少局限，或者集中于牙齿，治疗应该谨慎。许多患者为了缓解疼痛都承受过牙髓治疗及牙拔除术，但在侵入性操作之后，疼痛仍持续。在患者的坚持要求下，许多医生对坚信自己的痛苦为牙源性的患者采取了以上的治疗操作。当症状减轻后，应给予镇痛药和镇定剂。

三环类抗抑郁药对许多非典型面部疼痛的患者都有效，特别是阿米替林。这种药物作用于神经递质除了抗抑郁作用，还表现出镇痛的特性。在更严重的病例中，这种方法可用于治疗三叉神经痛。在治疗一些较严重的非典型面部疼痛问题时，特别是微血管减压术和经皮肤热神经松解术或射频毁损术，都有好的疗效。偶尔，星状和蝶状神经节阻滞是一种成功的治疗方法。

结　论

许多关于颌骨，头部，面部，颈部的疼痛紊乱症都可能有类似于牙齿疼痛（牙源性）的特点。在评价神经性和根尖周性疼痛时，应与其他疼痛紊乱症进行鉴别诊断。当进行一般的物理检查不能找到"牙"痛与一颗特定的牙齿有牵连时，尤其要进行鉴别诊断。在鉴别诊断时，一些疼痛紊乱症比另一些发病率更高，包括局部的牙周感染、浸润性的肿瘤到心理障碍。另外，患者可能患有不只一种紊乱症。因此，一个有疼痛紊乱症的患者，还可能潜伏有牙齿或牙周的感染。因此，要特别强调全面的病史收集和彻底的物理检查，以评估牙列和其他解剖部位，这是非常重要的。

参 考 文 献

[1] Achkar AA, Lie JT, Gabriel SE, Hunder GG: Giant cell arteritis involving the facial artery, *J Rheumatol* 22: 360, 1995.

[2] Barker FG II et al: The long-term outcome of microvascular decompression for trigeminal neuropathy, *N Engl J Med* 334: 1077, 1996.

[3] Batchelder B J, Krutchkoff DJ, Amara J: Mandibular pain as the initial and sole clinical manifestation of coronary insufficiency: report of case, *J Am Dent Assoc* 115: 710, 1987.

[4] Berg O, Lejdeborn L: Experience of a permanent ventilation and drainage system in the management of purulent maxillary sinusitis, *Ann Otol Rhinol Laryngol* 99: 192, 1990.

[5] Bouquot JE, Christian J: Long-term effects of jawbone curettage on the pain of facial neuralgia, *J Oral Maxillofac Surg* 53: 387, 1995.

[6] Bernstein JE et al: Topical capsaidcin: treatment of chronic postherpetic neuralgia, *J Am Acad Dermatol* 21: 265, 1989.

[7] Bouquot JE et al: Neuralgia-inducing cavitational osteonecrosis (NICO), *Oral Surg Oral Med Oral Pathol* 73: 307, 1992.

[8] Brooke RI: Atypical odontalgia, *Oral Sug Oral Med Oral Pathol* 49: 196, 1980.

[9] Cohen S et al: Oral prodromal signs of a central nervous system malignant neoplasm-glioblastoma multiform, *J Am Dent Assoc* 121: 643, 1986.

[10] Connors M J: Cluster headache: a review, *J Am Osteopath Assoc* 95: 533, 1995.

[11] Dalessio DJ: Management of the cranial neuralgias and atypical facial pain. A review, *Clin J Pain* 5: 55, 1989.

[12] Das AK, Laskin DM: Temporal arteritis of the facial artery, *J Oral Surg* 24: 226, 1966.

[13] De Benedittis G, Besana F, Lorenzetti A: A new topical treatment for acute herpetic neuralgia and post-herpetic neuralgia: the aspirin/diethyl ether mixture. An open-label study plus a double-blind controlled clinical trial, *Pain* 48: 383, 1992.

[14] Dechant KL, Clissold SP: Sumatriptin. A review of its pharmacodynamic and pharmacokinetic properties, and therapeutic efficacy in the acute treatment of migraine and cluster headache, *Drugs* 43: 776, 1992.

[15] Donlon WC: Neuralgia-inducing cavitational osteonecrosis, *Oral Surg Oral Med Oral Pathol* 73: 319, 1992.

[16] Dworkin SF et al: Brief group cognitive-behavioral intervention for temporomandibular disorders, *Pain* 59: 175, 1994.

[17] Ekbom K et al: Cluster headache attacks treated for up to three months with subcutaneous sumatriptin (6 mg). Sumatriptin cluster headache long-term study group, *Cephalagia* 15: 230, 1995.

[18] Froorn J et al: Diagnosis and antibiotic treatment of acute otitis media: report from international primary care network, *BMJ* 300: 582, 1990.

[19] Gallagher RM et al: Myofascial face pain: seasonal variability in pain intensity and demoralization, *Pain* 61: 113, 1995.

[20] Graff-Radford SB, Solberg WK: Atypical odontalgia, *J Craniomandib Disord* 6: 260, 1992.

[21] Graff-Radford SB et al: Thermographic assessment of neuropathic facial pain, *J Orofac Pain* 9: 138, 1995.

[22] Greenberg HS: Metastasis to the base of the skull: clinical findings in 43 patients, *Neurology* 31: 530, 1981.

[23] Hapak L et al: Differentiation between musculoligamentous, dentoalveolar, and neurologically based craniofacial pain with a diagnostic questionnaire, *J Orofac Pain* 8: 357, 1994.

[24] Harness DM, Donlon WC, Eversole LR: Comparison of clinical characteristics in myogenic TMJ internal derangement and atypical facial pain patients, *Clin J Pain* 8: 4, 1990.

[25] Harness DM, Rome HP: Psychologic and behavioral aspects of chronic facial pain, *Otolaryngol Clin North Am* 22: 1073, 1989.

[26] Helms CA et al: Staging of internal derangements of the TMJ with magnetic resonance imaging: preliminary observations, *J Craniomandib Disord* 3: 93, 1989.

[27] Hoffman KD, Matthews MA: Comparison of sympathetic neurons in orofacial and upper extremity nerves: implications for causalgia, *J Oral Maxillofac Surg* 48: 720, 1990.

[28] Kennedy DW, Loury MC: Nasal and sinus pain: current diagnosis and treatment, *Semin Neural* 8: 303, 1988.

[29] Kishore-Kumar R et al: Desipramine? relieves postherpetic neuralgia, *Clin Pharmacol Ther* 47: 305, 1990.

[30] Kudrow L: Cluster headache. A review, *Clin J Pain* 6: 29, 1989.

[31] Lichtor T, Mullan JR: A 10-year follow-up review of percutaneous microcompression of the trigeminal ganglion, *J Neurosurg* 72: 49, 1990.

[32] Linde A, Isacsson G, Jonsson BG: Outcome of 6-week treatment with transcutaneous electric nerve stimulation compared with splint on symptomatic temporomandibular joint disk displacement without reduction, *Acta Odontol Scand* 53: 92, 1995.

[33] Lipton JA, Ship JA, Larach-Robinson D: Estimated prevalence and distribution of reported orofacial pain in the United States, *J Am Dent Assoc* 124: 115, 1993.

[34] Lustmann J, Regev E, Melamed Y: Sialolithiasis. A survey on 245 patients and a review of the literature, *Int J Oral Maxillofac Surg* 19: 135, 1990.

[35] Main JH, Jordan RC, Barewal R: Facial neuralgias: a clinical review of 34 cases, *J Can Dent Assoc* 58: 752, 1992.

[36] Marbach JJ: Is phantom tooth pain a deafferentation (neuropathic) syndrome. I. Evidence derived from pathophysiology and treatment, *Oral Surg Oral Med Oral Pathol* 75: 95, 1993.

[37] Marbach JJ: Is phantom tooth pain a deafferentation (neuropathic) syndrome? II. Psychosocial considerations, *Oral Surg Oral Med Oral Pathol* 75: 225, 1993.

[38] Marbach JJ, Raphael KG, Dohrenwend BP: Do premenstrual pain and edema exhibit seasonal variability? *Psychosom Med* 57: 536, 1995.

[39] Marbach JJ et al: Incidence of phantom tooth pain: an atypical facial neuralgia, *Oral Surg Oral Med Oral Pathol* 53: 190, 1982.

[40] Mathew NT: Advances in cluster headache, *Neurol Clin* 8: 867, 1990.

[41] Mauskop A, Altura BT, Cracco RQ, Altura BM: Intravenous magnesium sulfate relieves cluster headaches in patients with low serum ionized magnesium levels, *Headache* 35: 597, 1995.

[42] McLaughlin MR et al: Microvascular decompression of cranial nerves: lessons learned after 4400 operations, *J Neurosurg* 90: 1, 1999.

[43] Medina JL, Diamond S, Fareed J: The nature of cluster headache, *Headache* 19: 309, 1979.

[44] Mock D: The differential diagnosis of temporomandibular disorders, *J Orof ac Pain* 13: 246, 1999.

[45] Moller AR: The cranial nerve vascular compression syndrome. I. A review of treatment, *Acta Neurochir (Wien)* 113: 18, 1991.

[46] Moraci M et al: Trigeminal neuralgia treated by percutaneous thermocoagulation: comparative analysis of percutaneous thermocoagulation and other surgical procedures, *Acta Neurochir* 35: 48, 1992.

[47] Murakami K et al: Four-year follow-up study of temporomandibular joint arthroscopic surgery for advanced stage internal derangements, *J Oral Maxillofac Surg* 54: 285, 1996.

[48] Natkin E, Harrington GW, Mandel MA: Anginal pain referred to the teeth, *Oral Surg Oral Med Oral Pathol* 40: 678, 1975.

[49] Nicolodi M, Sicuteri F: Phantom tooth diagnosis and an anamnestic focus on headache, *N Y State Dent J* 59: 35, 1993.

[50] Pascual J, Peralta G, Sanchez U: Preventive effects of hyperbaric oxygen in cluster headache, *Headache* 35: 260, 1995.

[51] Okeson JP, Bell WE: *Bell's orofacial pains*, ed 5, Chicago, 1995, Quintessence Publishing.

[52] Pertes R, Gross S: *Clinical management of temporomandibular disorders and orofacial pain*, ed 1, Chicago, 1995, Quintessence Publishing.

[53] Pollack CV Jr, Severance HW Jr: Sialolithiasis: case studies and review, *J Emerg Med* 8: 561, 1990.

[54] Pollmann L: Determining factors of the phantom tooth, *N Y State Dent J* 59: 42, 1993.

[55] Robertson DR, George DP: Treatment of post-herpetic neuralgia in the elderly, *Br Med Bull* 48: 113, 1990.

[56] Schnurr RR, Brooke RI: Atypical odontalgia: update and comment on long-term follow-up, *Oral Surg Oral Med Oral Patrol* 73: 445, 1992.

[57] Sicuteri R et al: Idiopathic headache as a possible risk factor for phantom tooth pain, *Headache* 31: 577, 1991.

[58] Stovner LJ, Sjaastad O: Treatment of cluster headache and its variants, *Curt Opin Neurol* 8: 243, 1995.

[59] Taarhj P: Decompression of the posterior tfigeminal root in trigeminal neuralgia: a 30-year follow-up review, *J Neurosurg* 57: 14, 1982.

[60] Truelove EL: The chemotherapeutic management of chronic and persistent orofacial pain, *Dent Clin North Am* 38: 669, 1994.

[61] Wilkinson M et al: Migraine and cluster headache—their management with sumatriptin: a critical review of the current clinical experience, *Cephalagia* 15: 337, 1995.

[62] Zakrewska JM: Medical management of trigeminal neuralgia, *Br Dent J* 168: 399, 1990.

[63] Ziccardi VB et al: Trigeminal neuralgia: review of etiologies and treatments, *Compendium* 14: 1256, 1993.

[64] Ziccardi VB et al: Peripheral trigeminal nerve surgery for patients with atypical facial pain, *J Craniomaxillofac Surg* 22: 355, 1994.

第 4 章 病例选择与治疗计划

Lewis R. Eversole, Peter F. Chase

可能影响根管治疗的医学检查结果 / 83
  妊娠 / 83
  心血管疾病 / 83
  癌症 / 84
  人类免疫缺陷病毒(HIV)和艾滋病(AIDS) / 84
  透析 / 84
  糖尿病 / 84
  假体植入 / 85
  行为和精神失常 / 85
  社会心理评估 / 85
牙科评估 / 85
  牙周情况 / 85
  外科评估 / 85
  修复考虑 / 86
  其他可能影响病例选择的因素 / 86
  根管治疗的预后 / 88
治疗计划的制定 / 88
  重新治疗的病例 / 88
  未发育完全的牙齿 / 89
  牙髓和牙周因素的考虑 / 89
  牙体外科 / 89
  一次与多次就诊方式 / 91
  降低咬合 / 92
  日程安排 / 92

当临床牙医师确定患者是牙髓有问题后，就开始进入病例选择和制定治疗计划阶段。牙科医师必须确定，患者需要的最好服务是提供根管治疗保存牙齿还是拔除牙齿。如果患者选择保留患牙，紧接着的问题是，是否需要将患者转给根管治疗专科医师。这个问题的解决必须在对患者进行了全面评估后做出。对患者的评估包括内科、社会心理和牙科的病史。尽管多数内科情况不是根管治疗的禁忌证，但是有一些内科疾病可以影响疗程。本章所列举的医学检查结果仅是选择了一些情况作为例子，而不是本题目的全面复习。关于内科疾病患者的牙科服务这一课题，有许多优秀的文章可供参阅[2,10,20,27]。

也许对一个执业者来说，最重要的是随时准备与内科疾病患者的内科医师取得联系。牙科医师可以和内科医师一起讨论所提出的治疗方案并应将建议记入病历。

可能影响根管治疗的医学检查结果

妊 娠

虽然妊娠不是根管治疗的禁忌证，但需修改根管治疗的治疗计划。有关给妊娠期患者拍 X 线片和使用药物方面的问题有大量的文献资料[7,12,16,23,24]。牙科医师应与内科医师会诊以明确该患者的治疗计划，尤其是当牙科急症发生在妊娠的前 3 个月时。

除非需要急症治疗，否则在妊娠最初 3 个月内应推迟牙科治疗，因为此时的胎儿较为脆弱。妊娠 4~6 个月是提供牙科常规治疗最安全的时期，治疗计划的制定应以避免妊娠后期和产后立刻出现问题为原则[10]。

心血管疾病

在牙科治疗包括根管治疗期间，有某种心脏疾病的患者因身体和情绪上的压力容易使治疗计划受到不利的影响。患者可能对他们所患疾病的特殊性认识不清或得到的信息不准确，在这种情况下，根管治疗开始前必须请患者的内科医师会诊。

在最近 6 个月中发生过心肌梗塞的患者，不能进行牙齿治疗。因为在刚发生梗塞后的短时间内，患者再度发生心肌梗塞和心肌并发症的敏感性增加。此类患者可能正采取药物治疗，此类药物可与局部麻醉药中的血管收缩药相互作用。此外，血管收缩药不应当用于有不稳定性或进行性的心绞痛或高血压的患者。血管收缩药可能与抗高血压的药物有相互作用,并且只有在患者的内科医师会诊后才能得出结论。例如,在患者服用洋地黄糖苷如地高辛期间,使用收缩药必须谨慎,因为这些药物的组合会增加心律失常的发生率[10]。局部麻醉剂中加有最低浓度的血管收缩剂,一般用于非外科根管治疗的操作。

由于病理情况造成心脏杂音的患者,他的心脏瓣膜或其附近组织容易被进入循环中的微生物感染,这种感染被称作传染性或细菌性心内膜炎,有致死的可能。有杂音或二尖瓣脱垂伴返流、风湿性或先天性的心脏缺损病史的患者,应在根管治疗之前预防性使用抗菌治疗,使发生细菌性心内膜炎的风险减到最小[10]。美国心脏协会不时修改有关牙科治疗过程中抗生素预防性使用的制度,牙科医师必须经常关注这个重要问题。只有一小部分高危患者会遵从关于在牙科治疗之前应用抗生素的建议,所以牙科医师必须在根管治疗之前,询问患者是否接受关于预防性应用抗生素的治疗方案。如果患者不接受,那么这个治疗必须推迟。

有人造心脏瓣膜的患者被认为是细菌性心内膜炎的高度易患者,因此,请患者的内科医师会诊关于术前给予抗生素疗法是必需的。许多内科医师会选择非经胃肠道给予抗生素与同时口服给予的方式。

冠状动脉分流术是一类普通的心脏手术。在术后头3个月最好将血管收缩药减至最低量,以避免心律失常的突然发生。通常这类患者经过几个月恢复之后就不再需要预防性地使用抗生素了,除非出现其他并发症[10]。

癌 症

一些癌症可以转移至颌骨,产生类似于牙髓炎的病症,而另外一些则可以是原发病灶。全景X线片可提供一个全面的、所有牙齿结构的图像。只有当经过牙髓活力测试证实为死髓牙时,牙科医师才可开始对一个根尖有界限清晰的暗影的牙齿进行根管治疗。如果没有使用局部麻醉剂,当进入髓腔或用根管器械操作时患者感到疼痛,那么应重新考虑最初的诊断是否恰当,因为可能是非牙源性病损造成的透射影。只有在活组织检查后才能得出根尖骨炎的最终诊断。当初期诊断与临床发现有差异时,应当请一位牙髓病学专家会诊。正接受化疗和(或)头颈部放疗的患者,其愈合能力可能被损害,必须在请内科医师会诊后方可进行治疗。

人类免疫缺陷病毒(HIV)和艾滋病(AIDS)

虽然在牙科诊室医护人员偶然被器械损伤常常很令人担忧,因为有可能被传染AIDS,但实际的职业危险是非常低的。应当特别指出的是,针刺后被传染乙型或丙型肝炎的可能性比感染HIV的可能性更大。在处理HIV感染者或AIDS患者时,主要考虑的是当前的CD4淋巴细胞计数。确定是否存在传染机会以及此类患者是否正在服用什么药物是同样重要的。HIV血清阳性但无临床症状的患者通常是可以考虑进行根管治疗的,这是对CD4计数大于400的患者而言[10]。在给HIV感染者进行牙髓外科治疗之前,应进行医学会诊。

透 析

应该请内科医师帮助评估一下正在接受透析治疗的患者。因为血液透析的物理作用可破坏血小板,从而易于加重出血倾向。因此在根管治疗之前,与有关内科医师复查患者的状况是很重要的。一般患者在血液透析期间会感到疲劳,并且有出血倾向,此时,根管治疗应该延期至血液透析完后第二天进行。牙科医师也应该意识到血液透析能够清除血液中的某些药物,因而减低处方中药物的作用。一些在根管治疗期间使用的药物会受到透析的影响,它们包括乙酰水杨酸和对乙酰氨基酚,应避免使用或增加两次用药的间隔。青霉素V需要增加剂量,先锋霉素Ⅳ和四环素也是如此,而红霉素不需要调整剂量。关于在根管治疗中需要使用的特异性药物,应当请内科医师会诊[10]。

糖尿病

糖尿病患者,甚至是那些控制得很好的患者,在根管治疗中也需要特别注意。药物控制良好而且无严重并发症,如肾脏疾病、高血压或冠状动脉粥样硬化等病的糖尿病患者,是做根管治疗的候选人。但当有急性感染时,需要一些特殊的处置。非胰岛素依赖性患者可能会需要胰岛素;一些胰岛素依赖性患者可能需增加胰岛素剂量。当牙髓无活性并有细菌感染时,应从感染区做培养以测定抗生素敏感性,以防使用的抗生素无效。对于糖尿病患者的牙髓感染应采取标准的治疗程序,包括治疗前的洗必泰含漱,切开引流,牙髓摘除术以及当需要时应用抗生素[10]。

了解患者的正常饮食和使用胰岛素的时间安排与减少炎症病灶内压力同样重要。在必要时应请患者的内科医师会诊。包括根尖周手术在内的治疗计划，需与有关内科医师交换意见，以审查治疗计划的操作步骤和它对全身的影响。

假体植入

在牙科诊所中，可以见到越来越多的患者带有修复植入体，其中有些人需要做根管治疗。一个重要的问题是，是否有必要预防性应用抗生素，以防止由于对死髓牙进行根管治疗发生的短暂的菌血症引起植入体区的感染。事实证明，与拔除牙齿、牙周手术、刮治术以及洁治术不同，根管治疗未必会引起菌血症[1,14]。

确定是否需要预防性使用抗生素防止在植入装置（如心脏瓣膜、血管移植、起搏器、脑脊髓液分流器、假关节）区感染的一个重要问题是，没有充分的有关这些装置后期感染的报道。最准确地报道的感染是急性的、发生于患者仍在住院时的感染。每个装置有各自的结论，有不同数量的证据支持预防性使用抗生素。建议请患者的内科医师会诊，根据每个患者的具体情况确定是否需要预防性使用抗生素[10]。

行为和精神失常

对于行为和精神失常的患者，减少压力是治疗中一个非常重要的组成部分。对患者需求的理解应成为整个牙科治疗组工作方法的一部分。三环类抗抑郁药、单胺氧化酶抑制剂和抗焦虑药有明显的药物相互作用和副作用。在使用镇静药、安眠药、抗组胺药和阿片类药物前，请患者的内科医师会诊是必需的。

社会心理评估

首次就诊时收集内科与牙科病史给医师提供了一个考虑患者心理状态的机会。一些患者希望保留一个预后不好的牙齿，但缺乏必要的经验去了解潜在的风险和好处。引导患者超出他们所能理解的范围做决定是错误的，同时也不能依从患者而进行不可能成功的治疗。牙科医师的部分任务是教育患者，并且提出合理的治疗计划。

牙科评估

在开始制定治疗计划时，应当考虑患牙髓病的牙齿是否处在关键位置。虽然有些决定经常是直截了当的，但它们也是一种对智力的挑战，因为牙科医师要考虑对最终成功或失败起决定作用的许多因素。复杂的病例应该转科，因为牙科专科医师的加入对所提出的治疗计划的预后评估是有益的。

牙周情况

广泛的牙周病损常常使将进行的根管治疗复杂化，此时，请根管治疗专科医师或牙周病专科医师或二者会诊成为必要，以便搜集更多关于牙齿预后的资料。在牙髓病病例选择中，牙周探查是必需的，因为伴有牙周并发症的多根牙涉及多学科的复杂情况和多种治疗的可能性。例如一个牙周预后较差的牙齿可能不得不拔除，尽管它的牙髓治疗预后可能良好。在一些情况下，原发病变是牙周的还是牙髓的，可能不是很明确，这一事实会影响治疗计划。经过活力测试、牙周探查、X线片检查、牙齿病史的评估后，会更好地理解发病原因。应当记住，操作程序的问题对整个治疗计划的危险性，将一个慢性病灶埋入一个新的复杂的修复体内是不明智的（图4-1和4-2）。

外科评估

外科评估在诊断非牙源性病损时有特别的价值。活体组织检查是唯一能确诊这种病损的方法。当考虑需要重新治疗，而先前根管治疗已经完成得很好时，活体组织检查是在术后改进治疗计划的有价值的步骤。

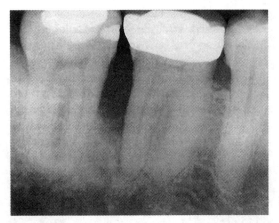

图4-1 19号牙齿预后不良。牙周探查可达远中根尖。需要尽快拔除以防造成与相邻的18号牙齿的近中牙槽骨损伤。关于最终的治疗计划有一个修复的问题：19号牙的近中根是否应该保留？20号牙可否用作基牙？是否可做种植牙？（Courtesy Dr. Brian Licari）

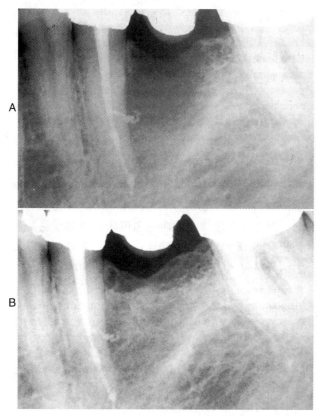

图 4-2 A、B. 根管治疗后,与 29 号牙相关的大的骨缺损愈合了。这个牙是死髓牙,牙周探查没有深的牙周袋,提示是牙髓疾病

修复考虑

一个满意的修复体可能会受到若干因素的影响。骨下根面龋(可能要求牙冠延长)、冠根比例不良、广泛的牙周损害或牙齿排列不齐都可能会影响最后的修复效果,因此在根管治疗之前认识到这些问题是明智的。对于复杂的病例,在开始治疗之前,牙科医师请修复专科牙医师会诊也是适当的。在非急诊情况下,根管治疗开始之前应当制定一个修复治疗计划。一些牙齿适于根管治疗,但是不可修复,或者它们可能给一个大的义齿带来潜在的并发症。此外,在一个全冠修复体下方,牙冠的牙体结构减少,使得进入髓腔更困难,因为减少了可见度,并缺乏髓腔解剖的 X 线照相信息。因此,当根管治疗制备入口时,修复体常被损害(图 4-3)。只要有可能,在根管治疗前都应将修复体去除。

其他可能影响病例选择的因素

还有多种因素可使根管治疗复杂化。钙化、弯曲牙、吸收性缺损等,可使一个有价值牙齿的根管治疗受影响(图 4-4)。不能将一个牙齿隔离也是一个问题,这可能导致细菌进入根管。额外的根和根管也是一个难以对付的解剖问题,X 线片常不能显示(图 4-5)。需重新治疗的病例往往有特殊的难以对付的机械性问题(图 4-6),如台阶、旁穿或根管桩,所有这些都可使治疗复杂化,并且会改变预后。牙科医师应该认识到这些潜在的问题,并且应当有能力去处理它们。在作出预后决定时,也应考虑到这些问题,包括有可能将患者转给专科牙医师。Rosenberg 和 Goodis 建议允许临床牙医评估每

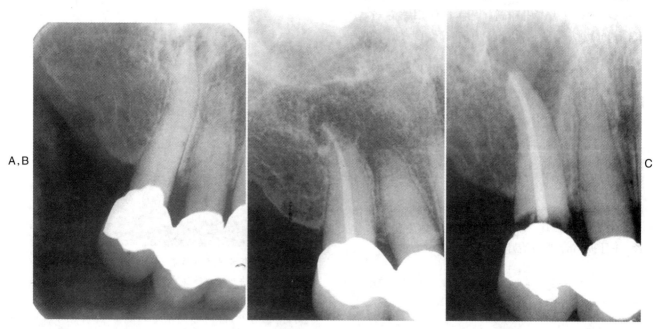

图 4-3 A~C. 根管治疗后 4 年,患者主诉与 6 号牙有关的疼痛和肿胀,最初的印象是需要做根尖手术。但是,进一步的 X 线片显示了根管治疗失败的真正原因。最初根管治疗是从冠套或龋坏进入的,可能损害了冠套的密封性

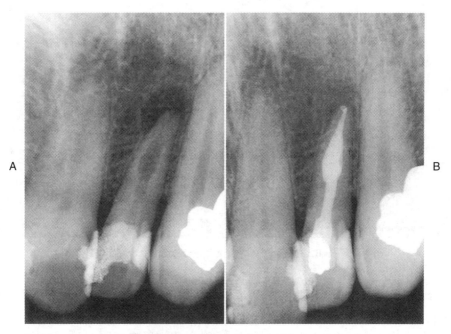

图 4-4 A、B. 根管内吸收是可以成功治疗的。在牙根穿孔之前,早期的介入,可提高成功的几率(Courtesy Dr. Leon Schertzer)

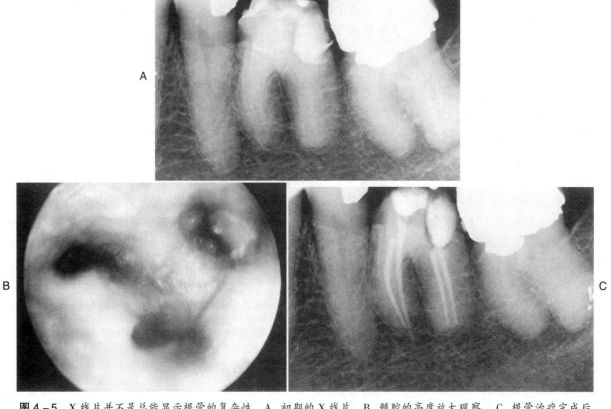

图 4-5 X 线片并不是总能显示根管的复杂性。A. 初期的 X 线片。B. 髓腔的高度放大观察。C. 根管治疗完成后 (Courtesy Dr. Lea Adamo)

个患者,以确定预期的困难程度,并帮助全科牙医鉴定哪些病例需要转给专科牙医处理[19]。

一些执业者用一种简单的公式决定哪些根管治疗病例由他们治疗,哪些交给专科牙医师。牙根的数目可能是决定转诊的决定因素,或者是病例的急慢性情况。如果全科牙医师决定治疗这一病例,

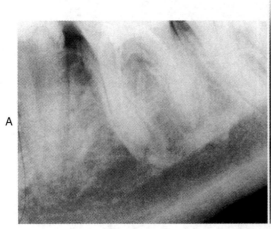
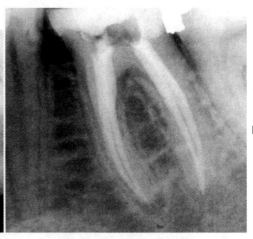

图4-6　A、B．因有4个根管,使重新治疗30号牙齿变得很复杂

那么，每一次就诊都有明确的目标将有助于安排治疗。例如一个不复杂的磨牙或前磨牙，一些全科牙医师会为第一次就诊制定一个明确的目的，包括制备入口和精确的器械操作，而把充填延到第二次就诊[96]；不复杂的单根、活髓牙齿可计划一次治疗完成。应该留有充足的时间，以便治疗过程能轻松完成，否则不完全的器械操作会将发炎的牙髓剩余在根管中，这在生物学上是不正确的，因为残髓有可能引起疼痛并且容易感染。应忠告执业者，只有在有时间将全部牙髓组织摘除的情况下，才能开始在根管内进行器械操作。决定是否将患者转给专科牙医师的最重要因素应该是执业者的技能水平以及病例的复杂程度。

根管治疗的预后

临床研究发现，似乎影响根管治疗预后最重要的因素是牙齿的术前状况。许多研究表明,术前X线片显示是否有损害存在,对成功率有重要影响[11,13,21,25,26,28]。X线片显示有根尖透射区者的成功率要比无损害者低20%。在经典研究中，Strinberg发现根尖部有损害的患牙在术后9年才恢复健康[28]。最近，Sjogren和助手发现术前根尖部损害的大小和充填物超填对根管治疗结果的影响并不确定[26]。他们认为不确定的原因可能是观察时间不足，因此，Sjogren和助手对356个患者根管治疗后8～10年的随访情况进行了评估。在被分析的原因中，牙髓和根尖周围组织的术前情况对根管治疗的结果非常重要。根尖周围没有损害的牙齿96%治疗很成功，然而牙髓坏死并且根尖周围组织有损害的病例只有86%痊愈。重新治疗的伴有根尖周组织损害的病例预后结果最不好,只有62%的病例成功[26]。此外，还有其他重要

的牙髓和系统因素存在，包括患者的全身抵抗力、器械操作和根管充填的质量等，也对根管治疗的最终效果有影响(图4-7)。

治疗计划的制定

对有急性炎症的活髓牙病例，最好是用以生物学为基础的方法处理。进行深部活髓切断术或者控制长度并对根管系统进行彻底的器械处理，将减少髓腔内部压力。事实表明，简单地清除髓腔的碎屑是解除疼痛的一种有效方法[8]。一旦进入根管,执业者必须清除其中的所有组织。不彻底的器械处理（如遗留组织残余）可能给患者带来比开始治疗前更多的痛苦。当叩诊敏感时，减轻咬合疼痛是急诊就诊需要解决的重要问题之一（见92页降低咬合部分）。在两次复诊之间牙齿应该封闭。

急性炎症期的死髓牙可能会非常疼痛。疼痛可能主要来自根尖周组织，因在根管系统中有坏死的组织和细菌。对这样的病例，治疗的目的在于通过完全彻底地清洗和成型根管，以减轻牙根尖周围组织的压力。当需要的时候，切开引流和根管器械处理要同时进行(见第21章)。

重新治疗的病例

重新治疗的病例为执业者提出了一个特殊的挑战。需解决的问题有：
- 有以前的可供阅读的X线片吗？
- 该病例为什么会失败？
- 是否有可以纠正的、明显的操作问题？
- 根管系统是否容易再进入？
- 除根管治疗外,是否有其他的可能因素促成失败？

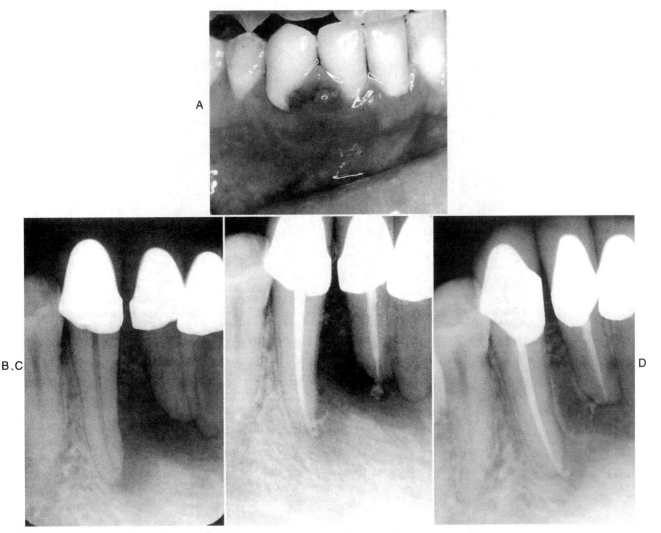

图 4-7 长期牙髓患病造成根周骨组织广泛被坏。在慢性牙髓损害急性发作期间,牙龈组织发炎。1年后,经非手术的根管治疗后痊愈。A. 在牙髓病损急性发作期间牙龈水肿。 B. 牙根周围组织脱矿。C. 根管治疗完成。D. 痊愈(再矿化)

- 这个牙齿是整体治疗计划的关键吗?
- 患者是否理解牙齿的预后,愿意接受重新治疗吗?

在明确了失败的原因,并衡量了其他影响预后的因素后(如根折、有缺陷的修复),牙医师才可做出重新治疗的计划(图 4-8,4-9 和 4-10)。在一个新的治疗计划中,避免包含潜在的慢性问题是明智的。重新治疗的病例可能需要牙髓的外科治疗与非外科的重新治疗相结合。当为复杂病例制定治疗计划时,请专业人士会诊是有益的。

未发育完全的牙齿

乳牙和未发育完全的恒牙可能因龋坏或外伤造成牙髓的病变。必需保存这些牙齿,因为前牙早失可导致错𬌗,易使患者染上舌习惯,损害美观,并且损伤患者的自尊心(第 23 章中有这些问题的讨论)。

牙髓和牙周因素的考虑

牙髓和牙周组织的复杂关系开始于牙齿的胚胎发育时期。血管丰富的牙乳头与其周围的未来的牙周组织有着共同的循环。这种相互关系为疾病提供了解剖学基础(第 17 章提供了附着器官和牙髓密切的相互关系的讨论)[6,9,15,17]。

牙体外科

牙体的外科手术可能在病变初期进行或作为重新治疗的步骤。在确定治疗之前,牙科医师应该考虑周到,以防止问题再次发生。例如,如果失败原因是由于牙冠修复的渗漏,根尖手术可能也会失败。作为一种基本的治疗方式,根尖手术通常用于完全钙化或阻塞的根管(如有固定黏住的桩)。作为一个重新治疗的步骤,根尖手术是补救根管治疗失败的第二次努力。采用根尖手术的主要原因是为了

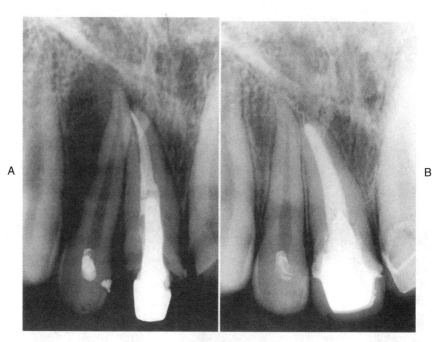

图4-8 A、B. 8号牙根管治疗后2年,患者因疼痛和肿胀返回就诊,一位牙科医师未将X线照片的诊断用活力测试进一步证实,错误地对7号牙开始进行根管治疗。7号牙是活髓,8号牙去掉桩后成功地重新进行了治疗

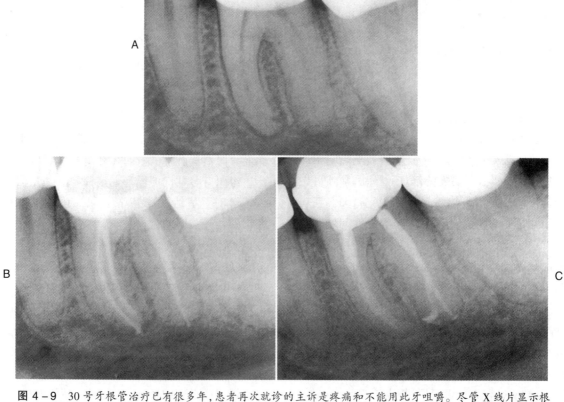

图4-9 30号牙根管治疗已有很多年,患者再次就诊的主诉是疼痛和不能用此牙咀嚼。尽管X线片显示根管治疗很完美,但是这个牙齿又重新进行治疗后,患者疼痛消失了。请特别注意远中根的特殊解剖形态,在最初治疗时并不明显。A. 初次的X线片。B. 完成了初次的根管治疗。C. 重新治疗

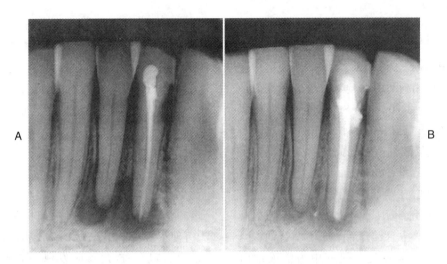

图 4-10　A、B. 重新治疗 26 号牙齿,使根尖周组织病损愈合。由于最初 X 线片的误导,认为 25 号牙和 26 号牙均为患牙。牙髓测试表明 25 号牙是活髓,所以未予治疗(Courtesy Dr. Leon)

提高根尖封闭的质量。近年来,对于复杂病例的外科解决方法在技术和材料上都有戏剧性的改变。

一次与多次就诊方式

关于根管治疗应一次还是多次完成有过很多讨论。每一种选择都有其适应证和禁忌证。新近的研究加深了我们对这两种治疗方式各自有关的术后疼痛发生率的理解;新近的研究也加深了我们对相应成功率的理解[6,9,15,17]。

适应证

活髓牙病例经常是一次法治疗的候选者。牙根的数目、有无足够的时间和牙科医师的技能也是应考虑的重要因素。一些研究表明,一个活髓的病例即使有症状也可一次完成根管治疗。当然,解剖学的或牙周的并发症可能使治疗计划改变。在两次就诊之间不能够很好封闭的活髓无症状的牙齿,是一次根管治疗法的理想候选人。例如,折断于龈缘的前牙常可一次性完成治疗。

禁忌证

一些研究指出,伴根尖周炎的死髓牙一次治疗法成功率低于多次治疗法。有人指出,在两次就诊之间使用抗菌充填材料是清除根管内感染物质的重要步骤[25,26,28]。重新治疗的病例是另一个可以从多次治疗法中获益的组群[29]。

研究

大量的临床调查文献表明,一次法比多次就诊治疗法的术后疼痛发生率小[6,9,15,17]。Roane 和他的同事[17]复查了 250 例一次法和 109 例多次就诊治疗法的术后疼痛情况,他们的调查结果支持这一观点。调查的两组甚至包括伴有肿胀和疼痛的患者。他们的研究结果表明,活髓和死髓病例采用多次治疗法其术后疼痛的频率均较高 (2 比 1)。他们认为"立即充填可以防止根管与根尖的交通",充填根管也可防止因暂封渗漏而使根管再次被感染。

最近,在一个前瞻性的研究中,Imura 和 Zuolo 评估了在接受根管治疗的患者中急性发作的发生率。他们的结果表明,在 1012 个根管治疗的牙齿中,急性发作的发生率是 1.58%。用卡方试验($P < 0.05$)的统计分析表明,急性发作与多次就诊、重新治疗的病例、治疗前有根尖周疼痛和 X 线片根尖有暗影存在成正相关[9]。

虽然关于一次法的术后疼痛有大量意见一致的文献报导,但远期成功率则是另一种情况。确定某一特定治疗方式的远期成功率仍然是一个挑战性的研究课题。重要的问题包括病例选择、明确的治疗步骤和足够的追踪时间。

最近,有一个关于一次法和多次法成功率问题的重要信息[25,26]。Sjogren 和助手调查了在根管充填时,感染对根尖周炎牙齿根管治疗效果的影响。跟踪根尖周愈合情况长达 5 年后,他们发现:"根管充填前培养阴性的病例中,根尖周完全愈合的占 94%;根管充填前培养阳性的,治疗的成功率仅为 68%,有统计学差异。"他们的结论是:一次治疗不能达到从根管中消灭细菌的目的,因为没有两次就诊间的抗菌填充材料的支持,不能将根管中所有的感染根除。

虽然对用 0.5% 次氯酸钠(低浓度的)来作为冲洗剂,有人可能会提出异议,但应当指出,这是一个有充分资料证明的研究结果。根管治疗专科医师广泛采用次氯酸钠作为一种根管药液来消灭微生物,并作为一种组织溶剂。但关于最适宜的浓度仍然存在着争论。关于使用何种百分比浓度,文献报道是各种各样的[3,4,5,30]。Bystrom 和 Sundquist 同意 Cvek 等的意见[5],Cvek 等在一项临床研究中未能证明"0.5%与5%的次氯酸钠溶液之间的抗菌效果有明显差异"。Bystrom 和 Sundquist 也报道:"当用 0.5%的次氯酸钠时,在第5次就诊时,没有在 12~15 个根管中重新找到细菌。"因此,将 0.5%的次氯酸钠溶液用于一次法根管治疗看来是不明智的,因为 Bystrom 和 Sundquist 在这一研究中为消灭细菌复诊了5次。

Trepagnier 和助手们报道"加用等量水稀释 5%次氯酸钠并不明显影响其溶解作用,但是一个经修改的 Dakins 溶液(0.5% NaOCl)几乎无溶解作用"[30]。他们也指明 5%的次氯酸钠溶液"作用 5 分钟比 Dakins 溶液(0.5%)效果强 65%;二者有显著性的差异($p = 0.001$)"[30]。最近,Sequeira 和助手们用琼脂扩散试验评价了根管冲洗液对 4 种产黑色素革兰阴性厌氧菌和 4 种兼性厌氧菌的抗菌效果。基于抑制细菌生长区域的平均直径,几种溶液的抗菌效果由强到弱排列如下:

- 4% NaOCl;
- 2.5% NaOCl;
- 2% NaOCl;
- 2% 洗必泰(Chlorhexidine);
- 0.2% 洗必泰;
- 乙二胺四乙酸(EDTA)和枸橼酸;
- 0.5% 次氯酸钠[22]。

最近压倒多数的研究提出,对于根管治疗,次氯酸钠的最佳浓度是不低于 2.5%(可能应更高)。关于一次法治疗的适应证与禁忌证,将有更多的研究结果出现。

降低咬合

最近 Rosenbery 和助手们在纽约大学牙医学院的临床研究中,检查了 117 位患者是否有提示需降低咬合的特殊指征。必需进行降低咬合的指征是:

- 活髓牙;
- 有疼痛病史;
- 叩诊敏感;
- 无根尖周骨炎(osteitis)。

有这些指征的病例,在降低咬合后,疼痛缓解的可能性很大。如果这类病例未降低咬合,那么在根管治疗后疼痛很可能持续。

当与长效局部麻醉药和手术前的非类固醇抗炎药物(NSAID)合用,降低咬合对预防疼痛特别有效。

日程安排

当用多次法治疗活髓牙病例时,在根管器械操作和充填之间留有足够的时间是明智的。一般 5~7 天可使根尖周组织在充填前有足够的时间恢复,因为如果最后一次复诊时发现根尖周炎而拖延根管充填,将使牙医师和患者都感到灰心丧气。

当一个活髓牙病例要一次完成治疗时,安排在适当的时间也很重要。临床医师必须在没有压力的情况下有计划的完成治疗步骤。一个很好的策略是,安排需要下颌阻滞麻醉的患者比预约复诊时间提前 15~20 分钟到达。这样可以避免在麻醉药起效之前"浪费治疗时间"。死髓的病例应该比活髓病例约定时间更加严密。

参 考 文 献

[1] Bender IB, Naidorf IJ, Garvey G J: Bacterial endocarditis: a consideration for physician and dentist, *J Am Dent Assoc* 109: 415, 1984.

[2] Bricker SL, Langlais RP, Miller CS: *Oral diagnosis, oral medicine, and treatment planning*, ed 2, Philadelphia, 1994, Lea and Febiger.

[3] Bystrom A, Sundqvist G: The antibacterial action of sodium hypochlorite and EDTA in 60 cases of endodontic therapy, *Int Endod J* 18: 35, 1985.

[4] Bystrom A, Sundquist G: Bacteriologic evaluation of the effect of 0.5 % sodium hypochlorite in endodontic therapy, *Oral Surg Oral Med Oral Pathol* 55: 307, 1983.

[5] Cvek M, Nord CE, Hollander L: Antimicrobial effect of root canal debridement in teeth with immature roots. A clinical and microbiologic study, *Odontol Revy* 27: 1, 1976.

[6] Fava LRG: One appointment root canal treatment: incidence of postoperative pain using a modified double-flapped technique, *Int Endod J* 24: 258, 1991.

[7] Freeman JP, Brand JW: Radiation doses of commonly used dental radiographic surveys, *Oral Surg Oral Med Oral Pathol* 77: 285, 1994.

[8] Hasselgren G, Reit C: Emergency pulpotomy: pain relieving effect with and without the use of sedative dressings, *J Endod* 15: 254, 1989.

[9] Imura N, Zuolo ML: Factors associated with endodontic flareups: a prospective study, *Int Endod J*, 28: 261, 1995.

[10] Little JW, Falace DA, Miller CS, Rhodus NL: *Dental management of the medically compromised patient*, ed 5, St Louis, 1997, Mosby.

[11] Matsumoto T et al: Factors affecting successful prognosis of root canal treatment, *J Endod* 13: 239, 1987.

[12] Mole RH: Radiation effects on prenatal development and their radiological significance, *Br J RadioL* 52: 89, 1979.

[13] Natkin E, Oswald RJ, Carnes LI: The relationship of lesion size to diagnosis, incidence and treatment of periapical cysts and granulomas, *Oral Surg Oral Med Oral Pathol* 57: 82, 1984.

[14] Pallasch TJ: Antibiotic prophylaxis: theory and reality, *J Calif DentAssoc* 17: 27, 1989.

[15] Pekruhn BP: Single-visit endodontic therapy: a preliminary clinical study, *J Am Dent Assoc* 103: 875, 1981.

[16] Food and Drug Administration: Federal drug pregnancy categories for prescription drugs, FDA Bulletin 12: 24, Washington DC, 1982, Government Printing Office.

[17] Roane JB, Dryden JA, Grimes EW: Incidence of postoperative pain after single and multiple visit endodontic procedures, *Oral Surg Oral Med Oral Pathol* 55: 68, 1983.

[18] Rosenberg PA, Babick P J, Schertzer L, Leung D: The effect of occlusal reduction on pain after endodontic instrumentation, *J Endod* 24: 492, 1998.

[19] Rosenberg RJ, Goodis HE: Endodontic case selection to treat or to refer, *J Am Dent Assoc* 123: 57, 1992.

[20] Scully C, Cawson RA: *Medical problems in dentistry*, ed 4, Boston, 1998, Reed Educational and Professional Publishing.

[21] Seltzer S, Bender lB, Turkenkopf S: Factors affecting successful repair after root canal therapy, *J Am Dent Assoc* 67: 651, 1962.

[22] Sequeira JF, Batista MM, Fraga RC, de Uzeda M: Antibacterial effects of endodontic irrigants on black pigmented gram negative anaerobes and falcultative bacteria, *J Endod* 24: 414, 1998.

[23] Serman NJ, Singer S: Exposure of the pregnant patient to ionizing radiation, *Ann Dent* 53: 13, 1994.

[24] Shrout MK et al: Treating the pregnant dental patient: four basic rules addressed, *J Am Dent Assoc* 123: 75, 1992.

[25] Sjögren U, Figdor D, Persson S, Sundqvist G: Influence of infection at the time of root filing on the outcome of endodontic treatment of teeth with apical periodontitis, *Int EndodJ* 30: 297, 1997.

[26] Sjögren U, Hagglund B, Sundquist G, Wing K: Factors affecting the long term results of endodontic treatment, *J Endod* 16: 498, 1990.

[27] Sonis S, Fang L ST, Fazio R: *Principles and practice of oral medicine*, ed 2, Philadelphia, 1995, WB Saunders.

[28] Strindberg LZ: The dependence of the results of root canal therapy on certain factors. An analytic study based on radiographic and clinical follow up examinations, *Acta Odontol Scand* 14(suppl 21): 1, 1956.

[29] Sundquist G, Figdor D, Persson S, Sjögren U: Microbiologic analysis of teeth with failed endodontic treatment and the outcome of conservative retreatment, *Oral Surg Oral Med Oral Pathol* 85: 86, 1998.

[30] Trepagnier CM, Madden RM, Lazzari EP: Quantitative study of sodium hypochlorite as an in vitro endodontic irrigant, *J Endod* 3: 194, 1977.

第 5 章 治疗准备

Lewis R. Eversole, Peter F. Chase

手术室的准备 / 94	**X 线片的准备** / 103
感染控制 / 94	牙髓病学 X 线片的功能、必要条件
患者的准备 / 97	和局限性 / 103
治疗计划 / 97	牙髓 X 线片的原则 / 104
情况介绍 / 97	牙髓 X 线片的阅读 / 109
知情同意 / 98	口腔内窥镜和根管内窥镜 / 117
放射安全 / 100	**口内准备：牙齿的隔离** / 117
ALARA 原理 / 101	原则和理论基础 / 117
抗生素的术前应用 / 102	牙齿隔离设备 / 118
抗焦虑的方法 / 103	橡皮障的安置方法 / 121
术前应用 NSAID 镇痛 / 103	橡皮障安置的辅助措施 / 122
局部麻醉镇痛 / 103	牙齿隔离中的问题 / 123
	结 论 / 127

在开始非手术根管治疗前，必须讨论多项治疗准备，以满足医师和患者的需求，包括适当的感染控制，即整个健康护理小组各成员和治疗环境的职业安全措施；与患者的适当交流，包括病历陈述和知情同意；必要时的术前用药，有效的局部麻醉；高质量的 X 线片、数码影像检查及治疗部位的完全隔离等。

手术室的准备

感染控制

所有的牙科工作人员都有接触传染性生物体的危险，这些传染性生物体可引起一些传染病，如流行性感冒，上呼吸道疾病，结核病，疱疹，乙、丙、丁型肝炎和获得性免疫缺陷综合征（AIDS）等，因此，有必要采取有效措施以减少工作环境的交叉感染[19,22,43,56]。这些控制感染的措施不仅要保护患者和牙科工作人员在治疗过程中不受感染，还应将工作环境的微生物数量降至最低。

随着 AIDS 流行范围的不断扩大，已证实，人HIV 和其他体液源性病原体可通过职业行为传播，而加强感染控制措施（即为减少与血液和其他传染性体液接触而特别制定的措施[12,14,43,56]）可将这种可能性降至最低。由于 HIV 很脆弱，且易被加热或化学消毒剂破坏，所以控制具有高度耐受性及高血浓度的乙型肝炎病毒的方法，就成为控制其他经血液或唾液传播疾病的病原体的标准。由于不易通过常规病史识别被感染的患者，且许多人没有症状，所以美国牙科学会（ADA）建议，应考虑每例患者均可能被感染，这就意味着，对所有的患者都应采取同样严格的控制感染方法即"普遍警惕"[20,56]。美国劳动部职业安全和健康管理部门（OSHA）连同 ADA、疾病预防和控制中心（CDC）已经公布了关于牙科工作环境危险和安全控制的详细条例[2,3,10~13,36,56]。依照OSHA制定的职业接触血源性病原体的标准，对接触血源性疾病进行管理的法律于 1992 年开始生效[22]。为保护有可能接触血或其他来源的感染物的每位雇员，该标准包含了技术和工作实践的联合控制，建议使用防护用具和防护衣、防护训练、做标记、标签和注射乙肝疫苗等。该标准法还委托 OSHA 对不遵守规定的组织或个人进行调查并实施罚款[22]。

1993 年 ADA、CDC 和 OSHA 推荐或要求感染控制的方针包括以下措施[2,3,10~13,19,20,36,43,56]：

1. ADA 和 CDC 建议所有与患者有接触的牙科

医师及其小组成员均应注射乙肝疫苗。OSHA 标准要求雇主在分派雇员进行接触乙肝病毒的工作时，由雇主出资，在 10 个工作日内为其注射乙肝疫苗。而拒绝注射乙肝疫苗的雇员必须签署一份使用 OSHA 标准语言的拒绝表格。另外，对所有有接触史的雇员必须进行接触后随访，并评估其健康状况。

2. 在随后就诊时，应收集和更新一份完整的病史，包括肝炎、AIDS、现患疾病、未意识到的体重降低、淋巴结病和口腔软组织损害等特殊问题。

3. 牙科工作人员必须穿戴防护服，并应用适当的屏障技术。该标准要求雇主确保雇员使用个人防护设备，而这些设备不应由雇员出资。

(1) 在接触体液、黏膜或可能污染的表面时，希望工作人员佩戴一次性的乳胶或乙烯基手套，这些手套不能在清洗后重新使用。OSHA 要求在接触每例患者之后、手套被撕破或被刺破后均应更换。结实的、无皱褶的手套，如果完整性未遭到损坏，消毒后可用于清洁器械和物体表面。可将聚乙烯手套戴在治疗用的手套外层以防止抽屉、灯的把手或记录纸的污染。

(2) 在每天工作开始戴手套前以及工作结束脱去个人的防护装备和防护服后，用肥皂清洗手、手腕和前臂。在进行外科操作前，应将手臂擦洗并消毒。该标准还要求，身体任何部位在接触可能被感染的物品（包括唾液）后，必须立即清洗消毒。水池应该配有由肘、脚或膝控制的开关，以利于保持无菌并便于操作。雇主必须为雇员提供方便使用的洗涤设备（包括洗眼设备）。

(3) 在可能有传染性的物质飞溅或喷射及对所有的器械和环境进行清洁时，要求佩戴面具和有密实边框的防护眼罩或者直到下巴的面罩。去除面罩时应该通过面罩上的有弹性的或布制的带子来实现，而并非面罩本身。另外建议患者同时佩戴防护眼罩。

(4) 当衣服或皮肤有可能与体液接触时，必须穿可再利用的或一次性的防护服，且防护服明显被体液污染或浸透时应进行更换。OSHA 对防护服（如长袍、围裙、实验服和病房里穿的短上衣）的要求很难——说明，因为这些防护服的"类型和特点根据执行的任务和可能接触感染的程度来决定"。ADA 和 CDC 推荐使用长袖的制服。但根据 OSHA 标准，只有在可能会发生血液或体液大量喷溅到手臂或前臂的情况下才使用长袖制服。据此在做根管外科手术时要保证穿长袖衣服。OSHA 标准要求，防护服不允许被穿到工作区以外的区域，禁止雇员将被污染的防护服带回家洗涤，必须在办公室清洗或送到外边的洗衣店清洗。被污染的衣服必须放在不可透过的洗衣袋中，该洗衣袋上涂有红色并贴上"生物危害"标签。尽管 OSHA 并未对防护服以外的衣物（如刷子）进行规定，但是一旦体液将这些衣物浸透，其处理方法应与防护服一致。

(5) 患者的衣服和一次性围兜应该用齐腰长的塑料单覆盖，以防止血液的喷溅及次氯酸钠等具腐蚀性物质的侵蚀。

(6) 高容量的排气扇可极大地降低含有牙齿悬浮颗粒空气中的细菌数量，因此在使用高速手机、水喷雾器或超声波时，应打开排气扇。

(7) 在非手术根管治疗过程中，使用橡皮障作为防护屏障是一种强制措施，如不使用橡皮障则被视为不符合护理标准[14, 15, 25]。

4. OSHA 还对污染的锐利器械的处理进行了规定。被污染的一次性尖锐器械（如注射器、缝合针和解剖刀片等）和被污染的可再利用的尖锐器械（如根管锉）必须放进单独的、防漏的、可关闭的、不易被刺穿的容器中。并将这些容器涂成红色或贴上"生物危害"的标签，而且还应标上生物危害的记号。该标准还规定，在这些器械净化之前（如消毒），不能要求雇员用手进入容器中和取回被污染的、可再利用的尖锐器械。OSHA 规定，只有在净化之后才允许用手拾取尖锐器械[19, 36, 43]。

(1) 临床牙医应遵循以下步骤处理被污染的根管锉：首先用镊子将使用过的根管锉放进含有非酚类消毒和清洁液的玻璃烧杯中[105]。在一天工作结束时，将烧杯中的消毒液弃掉，用自来水冲洗。加入超声清洗液，将烧杯放进超声清洗槽中，直至完全清洗干净（即 5~15 分钟）。弃掉超声清洗液，用自来水冲洗干净。将烧杯中的物品倒到清洁的毛巾上，然后用镊子夹取，放进金属盒中进行消毒。如果根管锉上有可见的碎片，则应单独进行消毒。消毒后的根管锉可用手拾取，并用 2×2（英寸²）的海绵清除碎片，干净后再放进金属盒中进行消毒（参见第 8 章）。治疗中所有的根管锉都应视为一次性的。

(2) 通常该标准禁止将麻醉针弯曲或重新套上盖。然而在根管治疗过程中，经常需要对同一患者进行二次注射，所以对注射针重新套上盖也是允许的。用单手重新套上盖或用机械装置进行重新套上盖是唯一被允许的方法。将污染的麻醉针剪断或折断是绝对禁止的。

5. 柜台顶和操作部位的表面，比如照明灯把手、X线照相设备的球管头、治疗椅的开关及其他任何有可能受到污染的物体表面，要么进行覆盖，要么进行消毒。可以使用保护性的覆盖物（例如透明的塑料薄膜、专用的塑料袖子和铝箔）。在不同患者间及受到污染时，这些覆盖物应进行更换。OSHA 要求，在每次治疗结束及受到明显污染后，工作台面应该立即消毒或再覆盖。覆盖物应该由戴手套的工作人员去除并弃掉，摘掉手套后重新铺上干净的覆盖物。除此以外，还可以用具有吸收性的毛巾擦去柜台顶和操作部位表面上的外源性有机物，然后喷洒经过注册的环境保护剂（EPA）和 ADA 允许使用的杀灭结核菌的消毒剂（如次氯酸钠 1∶10 的稀释液、碘伏和复方苯酚）。随着根管显微镜技术的出现，为了防止交叉感染，应该在显微镜的把手、调节装置或整个操作元件上放置适宜的防护屏障。如果显微镜系统受到污染，则应按照厂家的说明书进行消毒。

6. 处理被污染的 X 线片袋时，必须注意防止交叉感染。通过恰当地从污染的片袋中取出胶片，或在使用过程中防止片袋污染，可以防止胶片（当从片袋中取出时）及冲洗设备受到污染[27]。曝光之后，在污染的手套上应套上另一双手套，以防止冲洗设备或暗室表面发生交叉感染[35]。在暗室里，将胶片小心地从持片夹中取出，不要用手碰，使其落在消过毒的表面上或落入干净的杯子。一旦胶片从片袋中取出，手套即应该摘掉并弃去，然后将胶片进行冲洗。将所有污染的片袋集中在一起（在胶片被取出后），放进一个位置适当的、防渗的袋子中，再按规定将其处置。对于白天拍片的工作人员，曝光后的片袋应该放进纸杯中，弃掉手套后洗手。然后戴一双新手套，将装有片袋的纸杯和空纸杯放进暗箱。用戴手套的手进入暗箱，小心的打开片袋，在暗箱里让胶片落在干净的表面上。然后应该将空片袋放进空纸杯中，摘掉的手套也弃在纸杯中，之后再处理胶片[36]。塑料信封如 ClinAsept Barriers 可通过防止胶片在曝光过程中与唾液和血液接触，简化了污染的曝光胶片的处理方法。一旦胶片曝光之后，在处理前，屏障信封很容易被打开，让胶片落进纸杯或落在干净的表面上。但是此种胶片在打开过程中应该用 EPA 规定的消毒剂擦拭，作为抗感染的附加防范措施[27]。

7. 与前面提到的感染控制方针有关的还有，在治疗前建议使用 0.12% 洗必泰葡萄糖酸盐漱口，如 Peridex。在治疗前含漱可以将口腔内微生物数量减至最少，且相应地减少治疗过程中产生的喷溅和空气悬浮颗粒中微生物的数量[19,43,56]。

8. 治疗后所有的器械和钻针必须用有生物指示剂监测的消毒器进行清洗和消毒。盒子、包裹或盘子都应用原来的包裹重新打包，并将个别打包的器械放进有盖子的容器内。气水枪必须进行大流量的冲洗、清洁和消毒。应该安装防回吸阀（如流量控制单向阀）防止吸入液体，同时减少传递传染性物质的危险。ADA 和 CDC 推荐在患者之间所有的牙科用手机和"预防弯机头"应该进行加热消毒[3,19,36,43]。在消毒之前，应该将所有的手机用 EPA 注册的消毒剂擦拭。另外，高速手机还应该至少转动 30 秒钟，以排空水分和空气，将水气直接喷入高流量的排除系统。在使用前，牙科治疗机使用的水路应该定期用水或 5.25% 次氯酸钠 1∶10 的稀释液进行大流量的冲洗，以减少生物水膜的形成。必须在符合特殊标准的容器内，将所有感染废弃物立即处理。处理的方法必须依照联邦、州以及当地可行的规定进行。

1987 年，通过 OSHA，将感染控制决策过程转交给了美国政府。OSHA 的目的是建立一个加强感染控制的常规和实施标准的计划，以确保牙科工作人员健康和安全。根据 OSHA 标准[36,43,56]，牙科医师必须对人员和任务按接触传染性物质的程度进行分类，而且必须建立"标准操作程序"，防止患者和工作人员传染上疾病。OSHA 要求牙科医师对所有雇员进行感染控制的培训，并保留培训记录。对雇员在工作中接触的所有危险物品进行适当标记，要有厂商提供的所有危险物品的书面信息交流单（物质安全信息单）。随着 OSHA 血源性病原体标准在 1991 年的颁布实施，雇主必须对血液性接触做出限定，制定控制接触计划。如前所述，这项规定包括若干重要方面（如普遍性警惕、技术和工作实施控制、雇员的培训和特殊记录的保留等），以防止雇员接触血源性病原体，特别是 HIV 和乙型肝炎病毒。尽管 OSHA 标准原则上用来保护雇员，但并不包含 ADA 和 CDC 所建议以保护牙科医师和患者的所有感染控制做法。

1994 年，CDC 发表了一项关于牙科工作环境中防止肺结核传播的声明。该声明建议，对怀疑有肺结核的患者的牙科治疗，可延期至确认该患者痊愈时进行。CDC 还声明肺结核患者急诊护理时，应该提供适当的呼吸器、负压处理区及其他的呼吸技术控制[10]。OSHA 的规定和 ADA 及 CDC 提出的感染控制措施将会给牙科治疗小组全部成员提供一个较安全的工作环境[19,36,43,56]。

患者的准备

治疗计划

除了急诊患者需要立即处理外,通常在整个治疗计划中,根管治疗也应尽早进行。因此,任何无症状、不可复性牙髓炎和根尖周炎,应在其出现症状和变得难以处理前进行治疗。根管治疗优先的重要性在于它将为下一步治疗打下一个良好的基础。在正常的根尖周和牙周组织中,有一个稳固的牙根系统是做好最后修复的首要条件。

无论病例有多特殊,临床牙医师都有责任向患者解释治疗的性质,告诉患者可能出现的危险、预后以及一些相关事宜。由于不良的宣传和一些道听途说,根管治疗被认为是一种可怕的体验。从而使一些患者不愿、担心或害怕接受根管治疗。这样牙科医师就有必要在治疗前对患者进行宣传教育,以减轻其忧虑并减少错误的理解。

良好的医患关系是建立在有效的交流上的。有足够的事实表明,那些通过询问病史与患者建立温暖、爱护关系的牙医师被认为是可以信赖的。这些牙医师对减轻患者焦虑、增加认识和合作方面比没感情、与患者缺乏交流的牙医师具有更多的正面影响[18]。大多数患者在坐上治疗椅后,焦虑就会增加。而简洁但详尽的情况介绍,能减轻患者的焦虑情绪,并坚定其对牙科医师的信任。

情况介绍

ADA和美国牙髓病学协会(AAE)出版了一些小册子(如《牙髓病学:您的根管治疗指导手册》),以帮助对根管治疗的理解。在介绍情况前,应能得到这些有价值的科普资料。这些资料涉及关于根管治疗最常问到的问题。在以下段落将复习这些问题。每个问题都有易被患者理解的解释。另外,医师将会发现一些有用的说明或图解,可利用它们帮助解释根管治疗的过程。还有一个非常好的介绍情况的辅助用具叫根管治疗板"Endoboard"(图5-1),它是一个塑料包被的可擦拭的板,可以显示各种类型的牙髓疾病和治疗选择。美国牙髓病学协会还提供了特制的情况介绍表格,带有无碳复写纸以备保存记录和使用。

什么是牙髓治疗(根管治疗)?牙髓病学是牙科学中的一门专业,它涉及牙髓疾病或损伤的预防、诊断和治疗。牙髓,即某些人所说的"神经",是牙齿内部的软组织,富含神经、血管,负责牙齿的生长和发育。根管治疗是一种保存牙齿的安全有效的治疗方法。

牙髓坏死或牙髓患病的原因是什么?当牙髓受伤、患病、不能自行修复时,就会发炎和最终坏死。牙髓坏死最常见的原因是广泛的龋蚀、深的充填体、创伤(如牙齿受到严重撞击)、牙折、牙周病或牙龈病。当牙髓接触到从龋洞或唾液进入的细菌时,

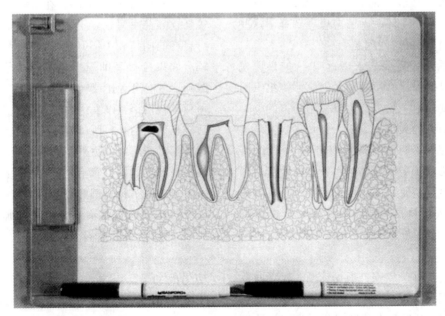

图5-1 根管治疗板是一个手用可擦板,用于对需作根管治疗患者的宣教

在牙齿内部就会发生感染，如不及时治疗，会导致根尖感染，形成脓肿。最终支持牙齿的骨组织将被破坏，并常伴有疼痛和肿胀。不进行根管治疗，牙齿最终将被拔除。

患病牙髓的症状是什么？当牙齿接触冷、热或咀嚼、咬东西时，发生短暂或持续、中度或重度疼痛。某些病例可没有任何症状。应该告知患者，X线检查可能显示，也可能不显示牙齿异常。临床医师还应让患者清楚，有时没有疼痛，但在X线片上却显示有牙髓或根尖疾病或两者兼有。

根管治疗的成功率有多大？如果治疗恰当，根管治疗是可预料预后的少数治疗方法之一。研究表明，根管治疗的成功率一般为90%～95%。失败的病例还可以重新治疗或改行外科治疗，以挽救患牙，但不能保证成功。另外，必须理解，预后如何依赖于个体的特异性，如果根管治疗后没有良好的口腔卫生习惯和适当的修复体，失败的概率就会增加。必须告诉患者，治疗后还应定期复查，以便对牙齿和根尖周的远期状态进行评估。

根管治疗后牙齿会变色吗？如果治疗的操作是正确的，很少发生变色。可用加热或化学药品漂白治疗变色牙。某些根管治疗过的牙齿发生变色，是由于修复时使用了着色的充填材料，或使用了可析出银离子的银汞合金修复。在这种情况下，虽然可以替换充填材料，但常采用冠修复或贴面。

除了根管治疗外还有其他选择吗？唯一的选择就是拔除患牙，而这经常会导致邻牙的移位和拥挤，以及随后的咀嚼效率丧失。应该让患者了解，拔除患牙常是一种比较容易的方式，但就长远来说，花费可能更大。假使牙科医师已向患者解释了这些危害，患者仍有权无视这些问题。

根管治疗后牙齿需要做人造冠吗？如果原先未做冠，则需根据根管治疗后剩余健康牙体组织的量决定是否需要做冠。另外，还可根据牙齿的类型和所承担的咀嚼力的大小决定是否需要做冠。牙齿结构的丧失将使牙齿明显削弱，易于折裂。因此，需要用修复的方法保护剩余牙体组织，比如做冠。牙齿结构的显著丧失，使冠方部份失去固位，可能需要在根管内植入金属、树脂或陶瓷桩[109]以保持加高材料的稳固性（图5-2, I, J）（关于这一论点，详见第22章）。

根管治疗包括哪些步骤？根据诊断，根管的数量以及病变的复杂程度，根管治疗需要1～3次复诊。在复诊期间，牙医师会拔除受伤或患病的牙髓组织，清洁、扩大和密封根管系统以防止再感染等。以下为根管治疗的步骤（应采用插图、图表、X线片和数码影像作为介绍的辅助内容）。

1. 通常采用局部麻醉。
2. 用橡皮障隔离患牙，以防唾液污染并保护患部。这个步骤在每次复诊时都须采用。
3. 在牙齿的顶端开髓，以获得进入根管的通路。
4. 采用特殊器械即锉将牙髓组织无痛拔除。
5. 拍摄X线片或数码照相，确保这些器械到达牙根的准确长度，以便将牙髓全部拔除。还可以采用电子根尖定位器辅助判定牙齿的长度[110]。
6. 清洁、扩大、成型根管，以便在最后一次复诊时进行恰当的充填或封闭。
7. 有时在两次就诊之间，要在髓腔内放置药物以防止感染。
8. 在两次就诊之间在牙冠开口处需放置暂时充填材料。
9. 在最后一次就诊时将根管密封，以防止再感染。
10. 完成根管治疗后将牙齿永久充填。

治疗后还有几点需向患者说明。不应给患者留下治疗后不会疼痛的印象[54]。在大多数情况下，可能会感到短暂的轻度不适，通常可以用在柜台上能买到的抗炎药或止痛药治疗，如阿司匹林或含布洛芬的合成药。事实上，在离开诊所前预防性应用这些药，从而可在局部麻醉药效消失之前，让止痛药在血液中达到治疗浓度，这将帮助减少术后不适（如第20章所述的那样）。在某些情况下，给患者开较强止痛药手写处方，写上"必要时服"，可以表达对患者的同情和关怀，增强医患关系。

如果牙科医师想把患者转交给根管治疗专科医师，在向患者建议转诊时要采用一些技巧性的鼓励和解释话语，以表达关心和爱护之情。许多患者已经和他们的牙科医师建立了轻松惬意的关系，他们害怕看新医师。另外，他们可能不理解为什么全科牙医师不能做根管治疗。转诊牙医师可以通过向患者耐心地解释病例的复杂性，和把他们介绍给经过专门培训的根管治疗专科牙医师是符合他们的利益的，从而帮助他们消除疑虑[54]。

知情同意

围绕知情同意的法律问题有许多争论。目前法庭的观点是，必须是在自愿的情况下做出的同意才

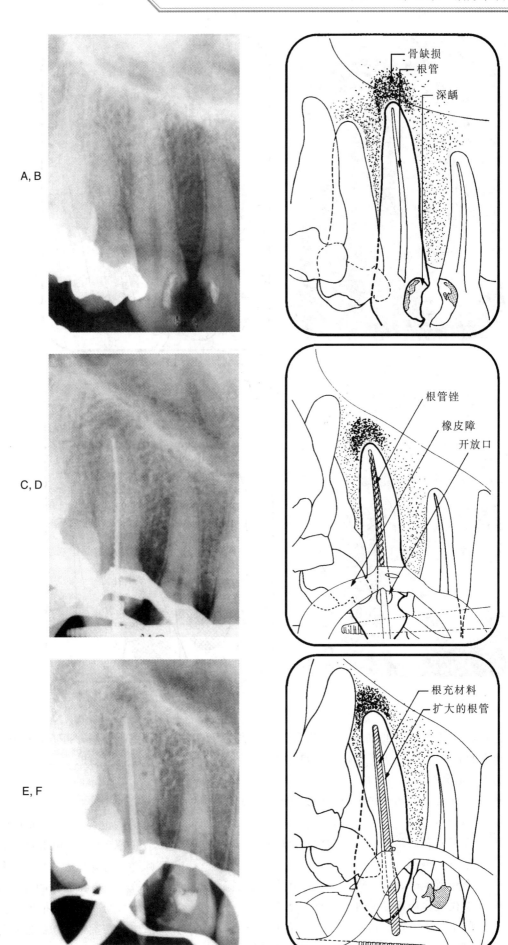

图 5-2 展示上颌尖牙根管治疗和修复的一系列 X 线片和图片。A 和 B. 上颌尖牙有牙源性根尖周病损。C 和 D. 根管锉符合根管长度，整个操作过程有橡皮障。E 和 F. 根管清理和成型后，放置根管充填材料

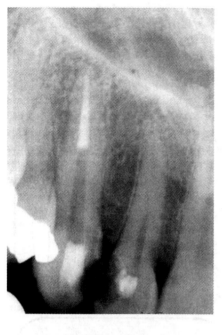
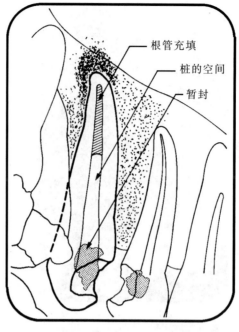
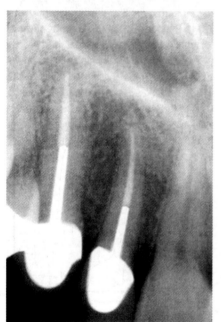
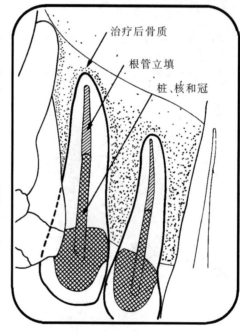

图 5-2（续） G 和 H. 根管已充填和桩道已备好。I 和 J. 一年随访显示根尖周骨组织已修复和愈合

有效。所用措词必须是能理解的语言，必须是被告知后的同意[15,16,46]。为了取得知情同意，向患者介绍的内容必须包括以下方面：

- 必须介绍治疗的过程和预后（包括如不进行治疗时的预后）。
- 除介绍推荐的治疗外，还应介绍其他的治疗方法及相应的预后。
- 应介绍所能预见的危险和所用材料的危险。
- 应有使提出的问题得到回答的机会[46]。

填写一张有效的知情同意书是有利于医患关系的。随着牙科诉讼案件的不断上升，意识到"再多的文件也不算多，再多的细节也不算细"这一点是非常重要的[46]（关于这一主题详见第10章）。

放射安全

牙髓病情况介绍和知情同意的一个重要部分是，告知患者关于拍摄 X 线片是治疗的一部分。牙科医师必须告知患者，只要操作恰当和采取必要的预防措施，拍摄 X 线片的好处远远超过小剂量放射线带来的危险[2]。尽管拍摄牙髓 X 线片的放射线量只有造成伤害剂量的 1‰至 1%[45,52]，但为了保护患者和治疗小组成员，最好还是使离子辐射剂量保持在最低量。

可以用2个简单的例子来帮助患者理解拍摄牙片的危险性很小。患者在很短的时间内拍摄25个全口系列X线片(即450次曝光)，才会明显增加患皮肤癌的风险[42]。已有研究证明一个全口检查(即：采用矩形平行光管拍摄20张E-速片)所接受到的放射剂量不到胸片的50%，不到胃肠钡餐剂量的1%。尽管如此，仍应严格遵循ALARA(尽可能低)的原理(ALARA原理是用来减少放射曝光的一些技术)，以降低患者和医师接受的放射量。ALARA还提示不管放射剂量有多小，仍然会对身体产生某些有害作用[27,42]。

ALARA 原理

在牙髓病学的放射照相中，应该选择快速(即敏感的)胶片，要么选择超速(U)型，要么选择E型[42]。虽然E型胶片比D型胶片所需的放射曝光时间缩短50%[23]，但在对比研究E型胶片与D型胶片在质量、清晰度和诊断方面的差异时，结果使人有些迷惑。E型胶片的处理也很敏感[23,24,34]。有专门的放射照相系统[27,45](包括直接或间接数字口内放射照相)，包括数字化的离子放射照相，使用相当小剂量的放射线，可以在曝光之后立即成像(详见本章后部"数字化的离子放射照相")。

精细的放射照相技术可减少重摄次数，避免再一次曝光。胶片夹持装置(在本章后部讨论)连同恰当的胶片，以及球管头部的正确放置，对于保持胶片的稳定及拍摄出有诊断价值的X线片是必不可少的[27,42]。还应建立胶片处理的质量保证程序，以确保胶片的正确处理[27,42]。

牙科X线装置使用的电压最低为70 kV。千伏数越低，患者皮肤接受的剂量越高。最适宜的电压为90 kVp(千伏峰值)。在70 kV或更高电压下拍摄X线片必须配备一个相当于2.5毫米铝片的过滤器，以便为患者除去外来的低能量X线[27,42]。

平行校准也可减少曝光范围。平行校准主要是通过铅光栅限制X线光束的大小，使照射到患者皮肤表面的范围不超过直径2.75英寸(7厘米)。末端敞开的、圆形的或有铅衬里的矩形柱体，称为定位装置(PIDS)，有助于将光线对准目标物(图5-3)。通用矩形柱体平行校准X线光束，可通过减少光束的大小，减少皮肤表面接触光线区域的面积，降低约50%的放射剂量(图5-4)。这些定位装置或遮线筒应至少12~16英寸长，因为遮线筒较短(即8英

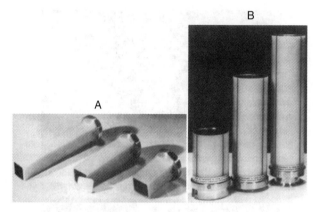

图5-3 定位装置：末端开放，有铅衬里的8英寸、12英寸和16英寸规格。A. 矩形的。B. 圆柱形的

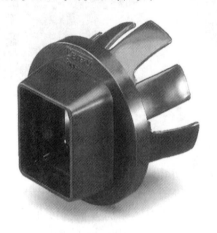

图5-4 万能视准仪搭锁在瞄准窗上，以便将矩形视准仪的额外防护延伸到圆的、末端开放的遮线筒

寸)时，光源至胶片的距离短，导致光束发散，患者接触光线增加[27,42]。由于尖头遮线筒使X线的散射量增加，在美国有些州是禁止使用的。

每次曝光时，应该使用铅围裙或甲状腺领圈对患者进行保护(图5-5)。在胶片曝光时，医师应该站在屏障后面。灰泥、煤渣屏障以及至少2.5英寸厚的不涂灰泥的墙能为医师提供必要的保护，防止接受拍摄牙片所产生的放射线。如果没有保护屏障，医师应该站在散射线最少的范围内：离患者至少6英尺远，位于与光束呈90°~135°的区域内[27,42]。所有因职业原因可能接触X线的牙科工作人员，都应该佩带胶片徽章，以记录接触次数。如果严格遵守ALARA原理，牙科治疗小组成员均不会接受到近似于最大允许剂量(MPD，即50 mSv/每年·全身)的放射线[27]。

对于"宣称"妊娠的工作人员，"核规章制度委员会"限定在妊娠期间胎儿接受的放射剂量为0.5 mSv。请注意，MPD是特指职业的接触量，不应该与患者在作放射线检查时允许接受的剂量混淆，这点

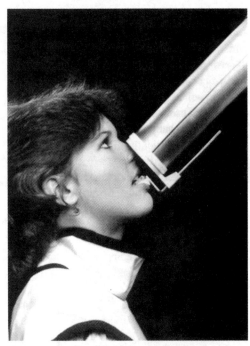

图 5-5 带有胶片夹持和定位装置的瞄准设备正对着用铅裙和甲状腺领圈保护的患者

非常重要。尽管没有州建议的最大患者接受剂量标准，但是任何管理离子放射线的工作人员都有义务向各自州的放射控制局咨询，以获知有关的现行法律。虽然如此，还应该尽力使所有个体接受尽可能低剂量的放射线，并且避免任何不必要的射线接触。

抗生素的术前应用

预防性应用抗生素或抗感染药物的适应证是那些在菌血症之后容易患系统性疾病的患者。虽然有文献表明，只要根管器械限于根管内，非外科根管治疗引起菌血症的发生率基本可以忽略[7,8]，但美国心脏协会（AHA）还是建议对那些做过心脏瓣膜修复术、分流术或有某种疾病的患者预防性应用抗生素。这样可以防止血源性微生物定居在支路和瓣膜假体上，或者防止微生物在衰退的系统里繁殖[21,37,44,48]。

在根管治疗前，是否给有全关节修复假体的牙科患者常规应用抗生素，有相当多的争论。1997 年 ADA 和 AAOS（美国矫形外科学会）起草了一份关于带有全关节修复体的患者术前使用抗生素的建议声明[4]。研究关节的组织承认，关于是否必须给带有全关节修复体的患者应用抗生素以预防感染转移，尚无一致意见。他们也同意，那种认为晚期关节修复体感染与感染性心内膜炎的发生相似的看法，是没有根据的，因为两者在解剖、血供、参与感染的微生物的类型及感染机制方面均不同。ADA 和 AAOS 得出结论，预防性应用抗生素既不是使用钉、金属板、螺纹钉的牙科患者的适应证，也不是大多数带有全关节修复体的牙科患者常规的适应证。

然而，由于某些牙病治疗过程是高危过程的证据有限（如拔牙、牙周韧带内局部麻醉、根管外科和根管治疗器械超出根尖孔），而患全身疾病伴有全关节修复体的患者（胰岛素依赖性糖尿病、关节炎如类风湿性关节炎、免疫抑制性疾病、血友病和既往关节修复体感染）可能是血源性感染的高危患者，应当考虑术前应用抗生素。在关节替换术后的头两年，也建议预防性应用抗生素。抗生素的应用方法是头孢氨苄、头孢拉定或阿莫西林（在根管治疗前 1 小时，口服 2 g）。对青霉素或头孢菌素过敏的患者，建议使用克林霉素（在根管治疗前 1 小时，口服 600 mg）。对青霉素不过敏，但不能口服药物的患者，建议在根管治疗前肌肉注射或静脉点滴头孢唑啉（1 g）或氨苄青霉素（2 g）。对青霉素过敏而又不能口服的患者，建议在根管治疗前 1 小时，肌肉注射或静脉点滴 600 mg 克林霉素。与 AHA 方针相同，建议不再使用后续剂量。以上所述仅提供一个用药的建议，不是一个护理的标准，因为不可能对所有的临床情况都做出建议，如全关节修复体或许会发生晚期感染。开业牙科医师必须运用自己的临床经验来判断是否给患者术前用药。

患有某种心脏病的患者应是采用抗生素以防止亚急性细菌性心内膜炎（SBE）发生的候选人[48]。1997 年，AHA 修订了关于预防侵入性操作可能引起的细菌性心内膜炎的建议[21]。主要的修改包括承认并强调大多数细菌性心内膜炎病例不是侵入性治疗的结果。假如可能发生心内膜炎，根据可能发生的后果、易患心脏病的状况，可以分为高、中和无风险 3 种，并修改了预防性应用的药物及所需剂量。

根据新的指导方针，建议对高危和中危个体进行预防性用药。高危个体是指那些具有人工瓣膜，存在心内膜炎病史、发绀性先天性心脏病综合征和外科建造系统性肺动脉分流术的患者。中危个体是指患有其他的先天性心脏畸形、风湿性心脏病、肥大性心肌病、左房室瓣脱垂伴有瓣膜性回流或增厚的小叶或两者兼有的患者。无危个体（与一般人相比没有更大的感染风险）及不建议预防性用药的人群是指以前做过冠状动脉搭桥移植术、左房室瓣脱垂不伴有瓣膜性回流、以前有过风湿热不伴有瓣膜功能障碍及装有心脏起搏器（位于血管内和贲门上部）的患者。

AHA 为危险患者建立了一个预防性应用抗生素的标准用药制度，还为不能口服用药的患者、对标准抗生素过敏的患者及非应用标准用药制度候选人的患者建立了一系列其他制度[21]。标准预防用药制度建议在所有牙科、口腔和上呼吸道治疗操作中，可使用阿莫西林。因为阿莫西林在胃肠道内比青霉素吸收更好，而且可以提供比青霉素更高并且更稳定的血液浓度。

新制度中重要的调整是取消了术后用药，该项调整的理论基础是阿莫西林有足够时间维持高血浆浓度以预防心内膜炎。也取消了青霉素过敏患者可服用红霉素的建议，因为红霉素引起胃肠道反应的发生率较高，而且各种红霉素制剂具有不同的药物动力学。AHA 关于预防性应用抗生素制度的正式建议并没有对患者可能面临的所有危险情况都进行明确规定。因此，治疗前根据自己的经验进行判断或咨询患者的内科医师是牙科医师的职责（现行的预防性应用抗生素的指导方针，见第 13 章）。

抗焦虑的方法

因为患者经常对根管治疗存在错误认识，因此，某些患者在治疗过程中的焦虑情绪是可以理解的。幸运的是，大多数患者都能忍受这种焦虑并控制他们的行为，使治疗得以顺利进行。可以采用适当的行为方式对待大多数焦虑的牙科患者。对牙科患者焦虑的回顾性研究表明，在开始根管治疗前向患者解释每一个步骤，可以有效地减轻患者的担心。临床牙医在治疗过程中给患者提供具体的信息，告诉患者可能会有轻微不适，向患者解释如何控制这种不适，也可以减轻患者的恐惧心理。口头的支持、保证及牙医个人给予的温暖，也可以帮助患者减轻在根管治疗中的恐惧心理。在陈述病史时，可以采取多种措施以减轻患者的恐惧感。

尽管牙医的希望和愿望不能根除患者对根管治疗的恐惧，但是每一个牙医都应该认识到，所有患者的恐惧是不一样的。因此对每个患者都要区别对待。如果对某一个患者进行行为疗法不合适或无效，可用药物治疗来消除恐惧。在选择药物治疗时，必须对由此产生的相应的风险及益处进行认真评估。所有的药物治疗方法都包括需要使用良好的局部麻醉技术。对于处理轻度至中度的恐惧状态，这些用药方法包括使用一氧化二氮加氧气，口服药物，静脉滴注药物或意识镇静法（详见第 20 章）。

术前应用 NSAID 镇痛

在根管清洁、成型过程中，很有可能将少量残髓组织及牙本质残屑挤出根尖孔。这种挤出经常会导致附加的炎症反应和一些术后不适。已经证明，预防性应用非类固醇抗炎药物（NSAID），如在治疗前 30~60 分钟，口服 200~400 mg 布洛芬，可以减轻或防止术后疼痛[31]（详见第 18 章）。

局部麻醉镇痛

进行根管治疗时，有效的镇痛最为重要。在任何其他专业，这一任务都没有如此高的要求及挑战性。临床牙医师必须努力掌握"无痛性"局部麻醉注射技术并达到快速止痛（见第 20 章）。

X 线片的准备

X 线片在根管治疗的所有阶段都是必不可少的。X 线片可以提供诊断和不同治疗阶段的信息，估计治疗的成败。由于根管治疗要依赖高质量的 X 线片，因此，必须掌握拍 X 线片的技术，以获得具有最大诊断意义的 X 线片。掌握熟练的放射线技术，能使重新拍摄次数降至最低，从而避免使患者过多地接触放射线。阅读 X 线片的技术对于认识偏离正常的 X 线表现和理解根管 X 线片的局限性是必不可少的。

牙髓病学 X 线片的功能、必要条件和局限性

根管治疗中使用的 X 线片主要是根尖周。在诊断中，根尖周 X 线片可用来确认牙髓和根尖周组织的异常状态，也可以用于确定牙根和根管的数目、根管的位置以及牙根的弯曲度。在治疗多根管和多根牙时，因为 X 线片为二维影像（其主要的局限性），在水平或垂直的不同角度拍摄附加 X 线片是有益的。当进行重度弯曲根管治疗时，拍摄附加 X 线片也是必要的。这些补充的 X 线片有助于牙齿三维结构的显现和评估。

从技术上讲，为了根管治疗的目的，拍 X 线片时应使牙齿位于胶片的中心。自始至终按照这种方式放置胶片，将使读片错误降至最低，因为此时胶片的中心扭曲最少。另外，根尖外至少应能见到 3 mm 的骨组织。如果不能拍摄这部分骨组织，常会导致诊断错误，不能准确判定牙根根尖的延

伸，或不能正确确定根管锉在根管清洁与成型过程中的长度。最后，胶片上的影像还必须尽可能在解剖学上是正确的。影像的延长或缩短所造成的影像失真，会导致诊断和治疗过程中读片的错误[26,27]。

咬翼片是一种有用的补充胶片。由于它平行放置胶片，在正常情况下很少发生影像失真，并且还可以提供解剖牙冠的一些关键信息。这些信息包括髓室的解剖范围，是否存在髓石、牙髓钙化、继发龋、现存修复体的深度及以前是否做过牙髓治疗[54]。咬翼片还可以显示剩余牙齿结构和牙槽嵴顶高度之间的关系[114]。因此咬翼片有助于决定牙齿的可修复性。

除了具有诊断价值外，在治疗过程中高质量的 X 线片也是必不可少的。然而，由于工作 X 线片必须在放置有橡皮障的条件下拍摄，拍摄技术就显得更加重要。橡皮障使可见度降低，并且橡皮障夹的弓部往往限制胶片的精确放置。在治疗过程中，根尖周片用于确定根管的工作长度、重叠物体的位置、根管和解剖标志的定位（通过改变遮线筒的角度）、器械预备和主牙胶尖的调节（见图 5-2，C~F）。根管治疗完成后，还应拍摄一张 X 线片，以确定根管充填的质量。复查时在同一角度下拍摄的 X 线片，可以提高对根管治疗成败的评估（见图 5-2，I、J）。

明智的牙医师应能认识到，虽然准确的读片无疑可为牙髓病的诊断和治疗提供最有价值的信息，但 X 线片只是一个辅助工具，可能会造成误导。恰当地观察 X 线片获得的信息并不总是完美无缺的，必须与全面的内科、牙科病史、临床检查及各种牙髓测试相结合（详见第 1 章）。

应用 X 线技术时，需对其局限性和优点有所理解。其优点非常明显：通过 X 线片，能查看颌骨内部结构。它提供的信息是重要的，是从其他来源无法获得的，不能用对其局限性的批评而抹煞其在根管治疗中的价值。

X 线片最主要的局限性在于，通过它不能查出松质骨的异常或病变。研究证明[50]，通常只有当外层或内层皮质骨板被破坏时才能表现出 X 线透射影。当牙齿有症状但无 X 线改变时，必须考虑到这个因素。大多数病例，在解剖上牙根的结构接近皮质骨，如果骨板很薄，在其被严重破坏前，可以看见放射透射性损坏。尽管如此，还须待皮质骨板的炎症和吸收相当广泛时，才能在 X 线片上见到损坏。

牙髓 X 线片的原则
胶片的放置与遮线筒的角度

基于根管治疗的目的，平行投照技术能拍摄出最准确的根尖周片。众所周知的长遮线筒技术或直角技术产生的影像有所改善。将胶片与牙齿的长轴平行放置，中心光束垂直于胶片和校准根尖（图 5-6）。为了达到平行投照，经常需要将胶片远离牙齿，向口腔中部放置，特别是当橡皮障夹已放好时，更需如此[27]。在平行投照技术中应用长的遮线筒瞄准装置（16~20 英寸），以增加焦点至物体的距离。这样就可以达到将光束的中心和平行射线对准牙齿和胶片的效果，减少牙齿尺寸的扭曲[27,41,42]。这种技术允许更准确地将牙齿尺寸重现，从而增强牙齿长度及其与周围解剖结构关系的确定[26]。另外，平行投照技术还可以降低颧突与上颌磨牙根尖重叠的可能性，而采用分角线投照技术时常发生这种情况（图 5-6，C、D）。如果使用适当，平行投照技术将为临床医师提供扭曲最小、重叠最少、最清晰的胶片。

口腔结构的大小和形态的变异（如低平腭穹隆、隆突、过长的牙根）或患者作呕使真正平行放置胶片成为不可能。为了弥补放置胶片的困难，胶片可以放在偏离牙齿长轴 20°角的位置上，这时纵向扭曲最小。拍摄上颌磨牙时，任何垂直角度的增加都会增加颧突与颊根重叠的机会。垂直角度不大于 15°时，通常可以将颧突拍向上方，而使之远离磨牙根。为此，可以采用改良平行投照技术[17]，即垂直角度增加 10°~20°。虽然按照这个角度投照，拍到的牙根有一点缩短，但在不太容易拍摄的上颌后牙区，这样拍摄增加了根尖的清晰度。Dunvale Snapex 系统的胶片夹和瞄准仪最初是为分角技术设计的，现已经改动并可用于改良平行投照技术[17]。与这项技术相联系的，远中成角 X 线片（将遮线筒向远中水平移动 10°~20°，使光束指向近中）趋向于使颊根和颧突投射至近中，因此提高了解剖清晰度[17]。

分角技术并不是根管治疗最可取的 X 线投照技术。然而，当由于解剖结构的关系和患者配合方面的原因，不能采用改良平行投照技术时，就没别的选择了[17,24,41,42]。该项技术的理论基础是将胶片紧贴牙齿放置，但不使胶片变形（见图 5-6，C、D）。但是由于牙齿结构的原因，这样就会在胶片平面与牙齿长轴之间形成一个明显的角度。两者不平行，从而导致影像失真。如果 X 线光束垂直于胶片照射，所成的影像将比真牙短。如光束与牙长轴垂

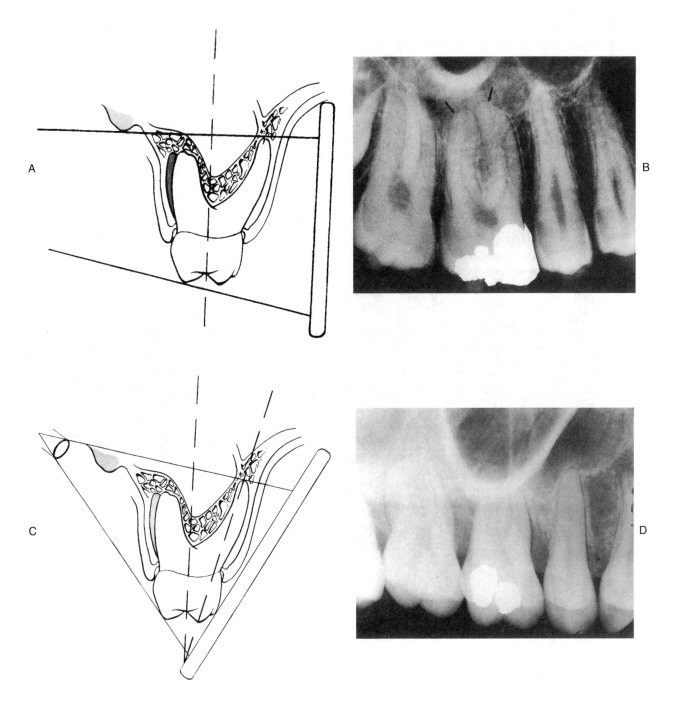

图5-6　A. 平行或直角技术。B. 直角技术将颧突投射至颊侧根尖上方,使根尖可见(箭头)。C. 分角线技术。D. 用分角线技术,颧突与上颌第一磨牙根尖相重叠

直,影像就会被拉长[115]。因此,将X线中心光束与牙齿和胶片夹角平分线相垂直投照,胶片上牙齿的影像就应该与真牙一样。

虽然牙齿的投照长度是正确的,但是由于胶片与牙齿不平行,X线光束与两者都不垂直,将导致影像失真。而且越向根尖方向失真越严重。这项技术有产生另外一种误差的可能性,因为在投照时,医师必须假想一条夹角平分线(而这个角很难估计)。除了更经常容易发生颧突与上颌磨牙根尖重叠之外,分角技术比平行投照会产生更大的影像失真,而且使操作者难于在相同角度上重现牙齿影像,以评估根管治疗后的疗效[27](图5-6,C、D)。

胶片夹和瞄准器

胶片夹和瞄准器都是平行投照技术所必需的装置,因为它们可以减少胶片、X 线中心光束与牙齿之间由于定位错误所造成的几何扭曲[17,27,41,42,54]。

这些装置还可将遮线筒的切割减至最低,提高影像质量,使在治疗中和复诊时,能拍摄出相同角度的 X 线片。这些装置还可将患者的手指从 X 线照射区域摆脱出来,因此减少胶片移位的可能性和使重拍概率降至最低,也使患者和医师更加容易将胶片放置在正确的位置。

市场上有许多能将胶片放置于平行和离牙齿不同距离处的装置,但是最通用的持片夹是止血钳(图 5-7,A)。操作者将夹持有胶片的止血钳放在适当的位置,利用止血钳的柄以垂直和水平校准遮线筒。然后,患者在此位置手持止血钳,使遮线筒与胶片呈 90°角(图 5-7,B)。当拍摄工作 X 线片时,应该使用透射的塑料橡皮障架,如 Ostby 或 Young,可不用移去。为了能把止血钳或其他胶片夹放在适当位置,可以放开橡皮障的一角,以增加可见度和随后放置夹持的胶片(图 5-7,C)。另外一种理想的用于治疗前、后拍摄的胶片夹是 Greene Stabe 一次性胶片夹(图 5-8)。

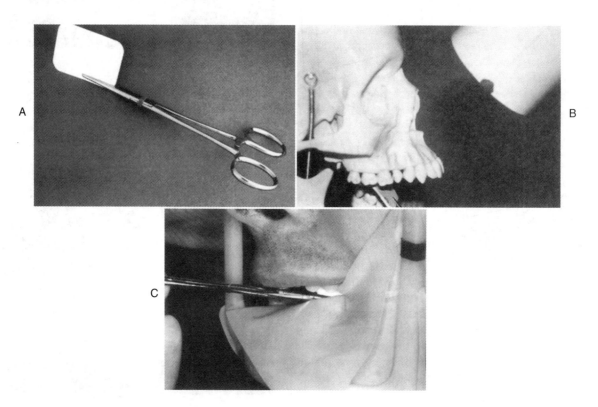

图 5-7 A. 止血钳帮助放置胶片和遮线筒的校准。B. 用平行投射,球管头与胶片呈 90°定位。注意,止血钳支撑在下颌前牙上,以便胶片与上颌中切牙长轴平行。C. 放开橡皮障一个角帮助放置止血钳,以便恰当调准胶片

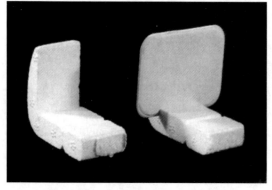

图 5-8 Greene Stabe 一次性持片夹

除了先前提到的 Dunvale Snapex 系统以外,主要的商品胶片夹和瞄准器装置还包括 XCP 仪(平行延伸遮线筒)、EndoRay 根管胶片夹、Uni-Bite 胶片夹、Snap-A-Ray 胶片夹、带有瞄准器的 Snap Ex System 胶片夹和 Crawford 胶片夹持系统(图 5-9,5-10,5-11,5-12)。

例如,改变 XCP 系统的使用方法,可以防止根管治疗中橡皮障夹的移位,增加拍摄到的根尖范围。将胶片远离咬合块中心放置,同时使遮线筒偏离瞄准环中心。这样使咬合块可紧邻橡皮障夹放

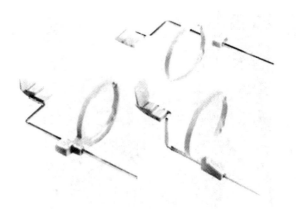

图 5-9 CPX 器械夹持 X 线片袋和帮助遮线筒的定位。可避免遮线筒剪切和保持角度自始至终一致

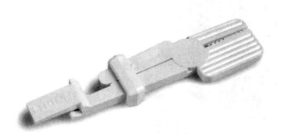

图 5-10 Snap-A-Ray 胶片夹持装置

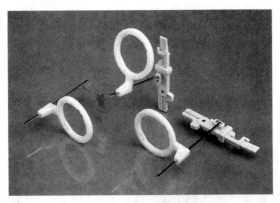

图 5-11 Snap Ex 系统胶片夹持装置和瞄准窗。器械咬合的部分被减少,以便在橡皮障周围容易放置

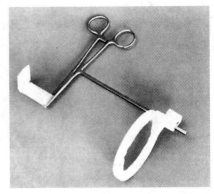

图 5-12 Crawfold 胶片夹持系统,其组成包括带有瞄准杆(附着的)的 Kelly 止血钳、瞄准窗和咬合块

置,无需改变遮线筒与胶片的平行关系(图 5-13)。在拍摄工作 X 线片时,还可以采用定制的止血钳(带有橡皮咬合板),以协助放置胶片。其他的专门胶片夹如 EndoRay 和 Cramford 胶片夹持系统,设计成可以帮助牙科医师在有橡皮障夹的情况下获得平行的工作 X 线片。总的来说,这些胶片夹都有一个 X 线光束引导仪(以确定光束与胶片的正确关系),一个改良的咬合块和胶片夹,以便将胶片准确放置在橡皮障夹之上或其周围(图 5-14、5-15)。

曝光与胶片质量

需要合适的千伏数、毫安培和时间选择的复杂性,说明胶片的密度和对比度的改变是如何影响一张胶片的诊断质量的[27,42]。密度是胶片黑暗的程度,而对比度则是各种密度之间的差别。黑暗的程度取决于到达胶片的放射线的质和量,被照物体的厚度及冲洗或处理的条件。毫安培控制电子从阳极流向阴极,单位时间电子流得越多,所产生的放射线越多。合适的密度是毫安培与时间的函数。电压通过控制 X 线的质量和透过性也影响着胶片的密度。较高的伏特设置产生的波长较短,短波长比低电压产生的长波长更易穿透胶片。通过改变电压的大小控制 X 线透过的能力,从而影响 X 线到达胶片的量及胶片的黑暗度或密度。改变设备的曝光时间或毫安培的大小或两者可控制密度的变化[27,42]。

对比度是指灰度之间的差异或密度之间的差异[119]。在根管治疗 X 线片上观察到的大多数灰度的变化是由物体的对比度造成的,而物体的对比度取决于物体的厚度和密度以及电压的大小。因此,千伏特数是临床牙医师唯一能控制的曝光参数,后者直接影响了物体的对比度[26,27,42]。曝光时间和毫安培只控制 X 线的数量,因此,主要影响胶片上影像的密度。X 线片可能表现为长刻度的对比度或者低的对比度(即更多的灰度梯度或更有用的密度)。高千伏技术(90 kVp)可产生这种长刻度的对比度,因为增加了 X 线的穿透力。这导致影像有很多灰度梯度和较少差异(图 5-16)。胶片在低千伏特(60 kVp)下曝光表现为短刻度的对比度或高对比度,在少量的灰、黑和白色梯度之间产生强烈对比[27,42]。尽管在高千伏特(90 kVp)下曝光的胶片也许不容易解读,但是在影像之间可进行区别,常可提高诊断质量,在较低千伏特(70 kVp)下曝光的胶片,在 X 线阻射和透射结构之间具有高清晰度和对比度,如位合合于根尖附近的根管治疗器械。不过,

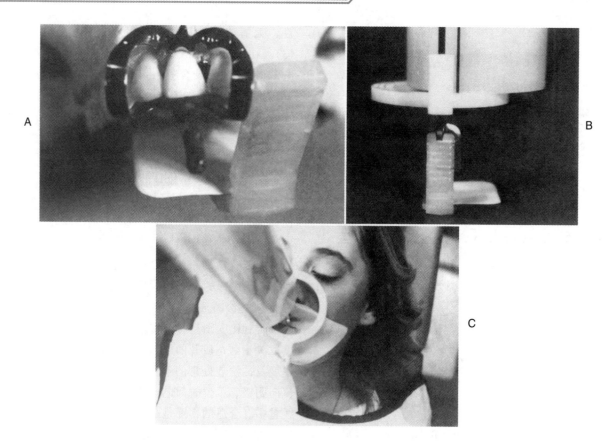

图5-13 A. 在邻近橡皮障夹的牙齿上放置一个咬合块。B. 离开中心在咬合块上放置胶片。C. 校准X线遮线筒

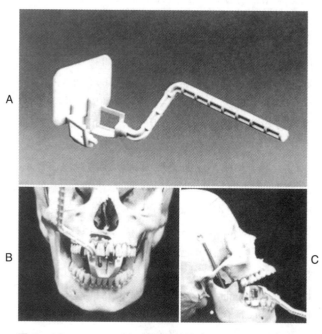

图5-14 A. EndoRay(后牙)持片夹有一个定位臂,以引导遮线筒对准胶片中心。B、C. 前牙和后牙 EndoRay 胶片持片夹越过橡皮障夹放置。柄可帮助确定遮线筒定位和定角度

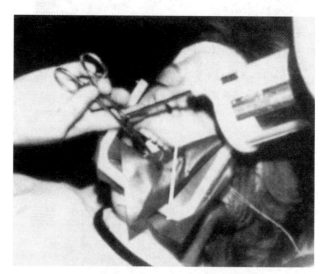

图5-15 患者通过握住 Crawford 胶片夹持系统的止血钳柄,保持胶片的位置。注意当有橡皮障时,不用咬合块

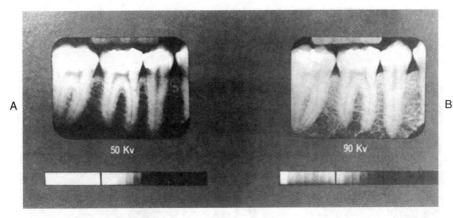

图5-16 改变千伏特形成的短刻度和长刻度对比度的比较。注意在90千伏特时，灰度梯度增加

应根据每台X线拍片设备的具体情况和曝光需要来选择最适宜的千伏特数和曝光时间。

处理

合适的暗室结构，对胶片的恰当操作以及严格遵循处理胶片所需时间和温度对洗出高质量的胶片都起着重要作用[42]。在根管治疗过程中，为了使拍摄工作胶片方便起见，应使用快速冲洗技术，可在1~2分钟内洗出相对较好的X线片(图5-17)[27, 42]。虽然应用快速处理化学药品洗出的胶片其对比度要比用普通技术的差，但其仍然具有足够的诊断质量可供治疗时使用；并且所需时间短，患者不适感也较少。市场上有快速冲洗药液出售，但在保质期、使用期以及冲洗后胶片的耐久性方面有所不同。

为使X线影像能作为资料保存下来，建议对X线影像进行评估之后，将其放回固定液中再处理十几分钟，然后冲洗20分钟，晾干。另外一种方法是用普通技术重新处理胶片。双片袋也可以用于工作胶片：一张用快速冲洗，另一张用普通技术处理。不管使用哪一种方法处理工作胶片，都应该控制时间和温度，以便为治疗前、后及复查获得满足诊断质量的X线片。在根管治疗过程中所拍摄的X线片都应该保存，作为患者病历永久记录的一部分。

牙髓X线片的阅读

检查与鉴别

严格说来，读片并不能精确地辨认出问题和确立诊断。牙科医师带着诊断和治疗两个目的去仔细读片，但往往容易忽略小范围的吸收、内陷的釉质、细小的折裂线、额外的根管或牙根、弯曲或钙化根管，而在治疗过程中它们却有可能引起麻烦(图5-18)。如果对X线片进行了全面的检查，就可能避免在治疗中出现问题、花费额外的时间和费用，或至少也可事先预知。如前所述，为更好地观察牙齿的三维结构，还需要从不同角度追加拍片。

有许多正常解剖结构和溶骨性损害可能被误认为牙髓根尖周损害。最常被误认的解剖结构是颏孔(图5-19)和切牙孔。这些放射透射性结构可以通过从不同角度拍摄X线片及配合牙髓测试与病理状态相鉴别。与根尖无关的X线透射结构可以通过移动，或者通过改变角度拍摄使之与根尖分离。骨小梁疏松所产生的透射区也可以与损害性透射区相类似。在这种情况下，必须从硬骨板和牙周膜韧带间隙来鉴别。

通常容易被误读的溶骨性损害是根尖周牙骨质发育不良或牙骨质瘤(图5-20)。进行牙髓活力测验和X线随访检查，可以防止将其误诊为牙髓

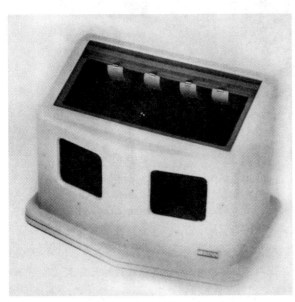

图5-17 椅旁暗室可快速冲洗根管工作胶片

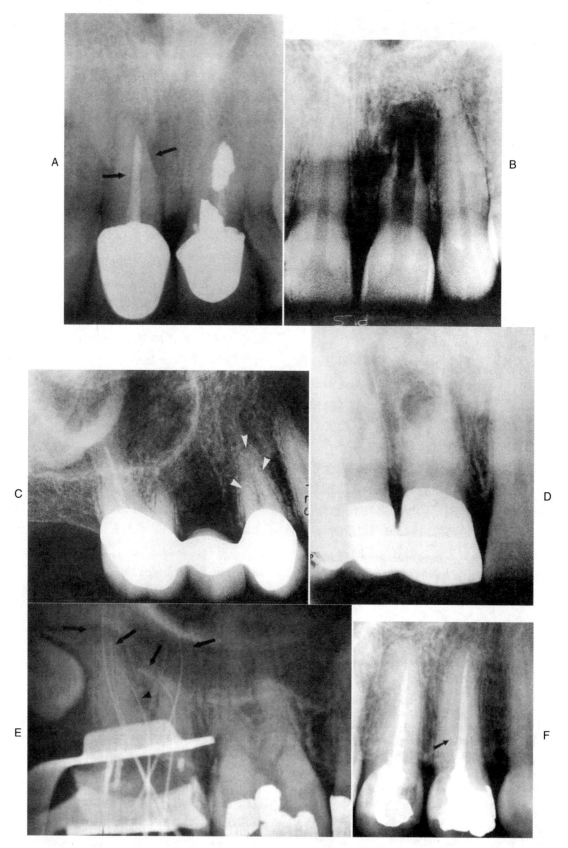

图 5-18 A. 右侧上颌中切牙根管治疗后牙根外吸收(箭头所指)和内吸收。B. 左侧上颌中切牙有外伤史,根尖 1/3 处壁薄。一旦根尖屏障形成以后,在充填中施加的压力可造成根折。C. 右侧上颌第一前磨牙有 3 个分开的牙根(箭头所示)。D. 右侧上颌中切牙有外伤史。根尖吸收和根管系统钙化,增加了治疗的难度。E. 上颌第二磨牙的工作长度在 X 线片上显示,有 5 个分开的牙根(箭头所示),两个近中颊根、两个腭根和一个远中颊根。F. 上颌第一前磨牙在根管治疗中显示另一个牙根,箭头所示,有根管封闭剂在未预备的根管内

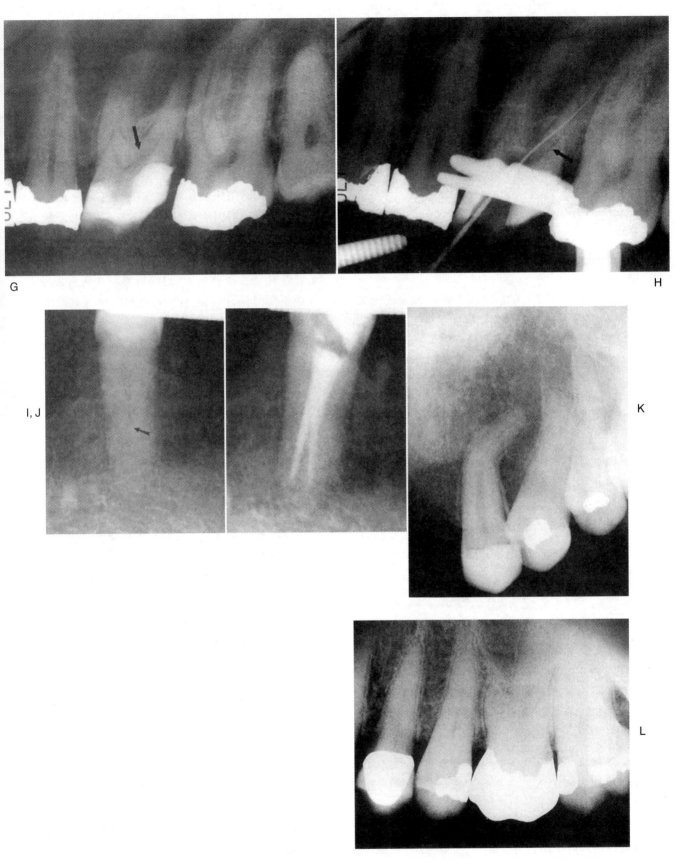

图 5-18(续) G. 需要做根管治疗的上颌第一磨牙在近根分叉处有一模糊的吸收影像。H. 在最初根管扩锉中发现,根管锉从 G 图中所示的吸收缺陷处穿出,而不是进入远颊根管(箭头)。I. 下颌第一前磨牙根管分叉(箭头)。J. I 图所示的牙齿在根管治疗完成以后显示存在两个根管。K. 上颌左侧尖牙牙根弯曲。L. 左侧上颌第一磨牙髓腔及根管系统钙化(E和J)

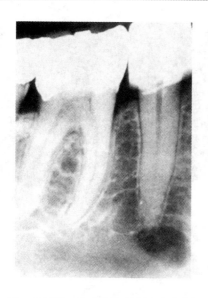

图 5-19 下颌第二前磨牙根尖有明显的透射区。牙髓活力测试显示牙活力正常;透射区为颏孔

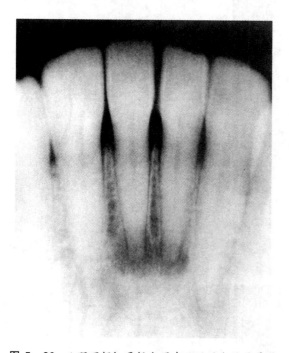

图 5-20 4颗下颌切牙根尖周有不同时期的牙骨质发育不良(即牙骨质瘤)。所有牙齿都是活髓牙

根尖周损害。可以从 X 线片上观察到这种损害的发展早期表现为 X 线透射性,成熟期发展成为 X 线阻射。

其他的必须与牙髓根尖周损害相鉴别的 X 线透射性正常解剖结构有上颌窦、下颌管、鼻前庭、侧面的或下颌下窝。许多全身情况可以产生类似或影响牙槽突的 X 线表现。讨论这些状况将超出本章范围,但读者可在任何口腔病理教科书中读到。

硬骨板:完整性问题

在根管治疗 X 线片阅读中,一个关键性问题是对硬骨板的完整或者不完整的理解,特别是在硬骨板与牙髓健康的关系方面。硬骨板[27]在解剖上是衬于牙槽窝里面的一层致密的骨组织(筛状板或固有牙槽骨)。源于根管系统的有害物质,可以在此结构中,形成 X 线片上可见的改变。垂直通过牙槽窝的 X 线光束必须多次通过邻近的牙槽骨,这些 X 线光束被较厚的骨组织衰减而成一条典型的"白线"。如将光束斜形照射,使其不发生衰减,硬骨板就比较模糊,甚至完全不能看出。因此,有或无硬骨板及其完整性,主要是由牙根的形态和位置来确定,其次是骨隐窝与 X 线的关系。这一解释与牙髓正常而硬骨板不明显的牙齿的 X 线表现和临床检查结果相符合[50]。

牙周韧带间隙、硬骨板及根尖周骨组织完整性的改变无疑具有诊断价值,特别是以近期的与以往的 X 线片进行比较时,更是如此。然而,必须在对产生这些影像的细节进行全面理解的基础上来看待这种改变的意义。

颊物原则(移动遮线筒)

在根管治疗过程中,临床医师必须知道,一个物体在牙齿或牙槽窝内空间的或颊-舌向的位置关系。用于确定一个物体的空间关系的技术称为遮线筒或球管移动技术。其他名称有颊物原则、Clark 原则和 SLOB 原则[27,28,42,49]。适当使用该项技术,医师可对额外根管或牙根进行定位,鉴别互相重叠的物体和区别各种类型的吸收。该项原则还可以帮助医师确定折裂线和穿孔缺损的颊舌向位置、异物的定位、解剖标志与根尖关系的定位,如下颌管[54]。

颊物原则是指当成像的投射角度发生改变时,两个互相分离的物体的 X 线影像的相对位置也发生改变。该原则讲的是,当与第二张片子相比时,最靠近颊侧的物体移动的方向与遮线筒或球管头部移动的方向相反。最靠近舌侧的物体移动的方向(在胶片上)与遮线筒移动的方向相同。这就是"舌相同,颊相反"原则。图 5-21 是颊侧物体(圆形)和舌侧物体(三角形)在不同水平角度曝光得到的 3 张模拟 X 线片。每一张 X 线片上的物体位置都与参考结构(上颌第一磨牙的近中颊根根尖)进行了比较。第一张 X 线片(图 5-21,A、B)表明两个物体互相重叠,此时球管头(遮线筒)呈垂直角度拍摄。拍第二张 X 线片时,球管向近中方向移动(图 5-21,C、D),光束从近中的角度射向参考物体,舌侧物体

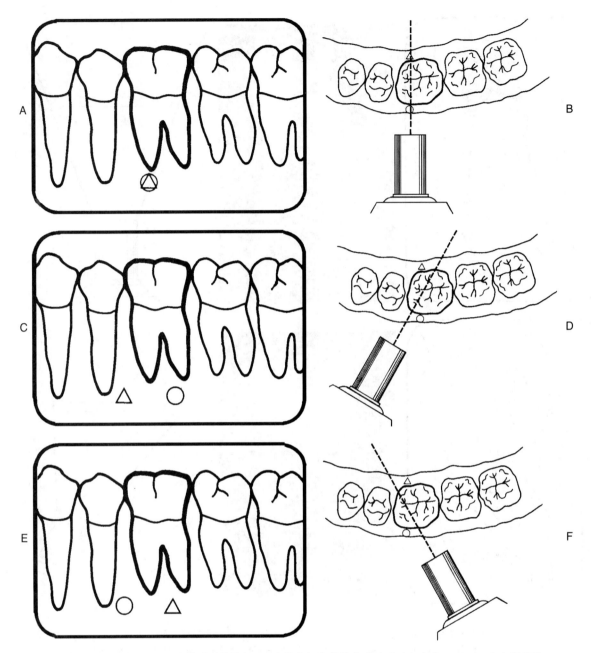

图 5-21 根据颊物原则(即球管移动技术)可以对物体与参考结构的关系进行定位。A 和 B. 垂直投照技术造成颊侧物体(圆形所示)与舌侧物体(三角所示)重叠。C 和 D. 使用球管移动技术,从近中投照的第二次图象显示,下颌第一磨牙舌侧物体(三角形)相对于近中根更偏近中,而颊侧物体(圆形)表现为更偏远中。E 和 F. 从远中投照时,影像为舌侧物体(三角形),以下颌第一磨牙近中根为参照更偏远中,而颊侧物体(圆形)则更偏近中

(三角形)相对于参考物向近中移动,颊侧物体(圆形)相对于参考物向远中移动。拍第三张 X 线片时(图 5-21,E、F),球管向远中方向移动,光束从较远中的角度射向参考物。三角形相对于下颌第一磨牙近中根移向远中,圆形移向近中。这些 X 线关系证实,舌侧物体(三角形)相对于参考结构移动的方向与球管移动的方向一致,颊侧物体(圆形)移动的方向与球管则相反。因此,根据这个原则,离胶片最远的物体(最靠近颊侧)根据球管水平角度的改变,在胶片上移动最远。根管治疗 4 个根的下颌磨牙(图 5-22),垂直照射导致充填的根管互相重叠。如果球管从近中向远中成角度,与垂直照射的片子相比,近舌和远舌根管向近中方向移动,近颊根管和远颊根管向远中方向移动。

前面举的例子应用了改变水平角度的颊物原则。临床牙医师必须知道,这个原则还可用于垂直

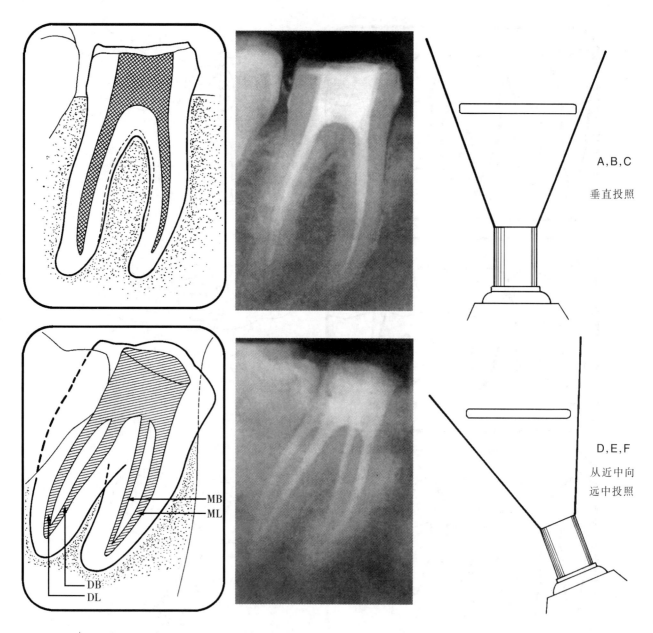

图 5-22 经根管治疗的有4个根管的下颌磨牙,垂直投照影像和斜向近中投照影像的比较。A, B, C. 垂直投照下颌磨牙显示根管充填影像重叠。D, E, F. 从近中向远中成角度投照,可使根管影像分开。近中舌(ML)和远中舌(DL)充填的根管影像移向近中(即朝向球管)。近中颊(MB)和远中颊(DB)充填的根管的影像移向远中(即远离球管)

方向改变角度(图5-23)。为了定位下颌管相对于下颌磨牙根尖的位置,必须在不同的垂直角度进行拍摄。如果下颌管与球管头部移动的方向一致,则下颌管位于根尖的舌侧,如果下颌管向球管相反的方向移动,则位于根尖的颊侧。牙医师应认识到,颊物原则可广泛地应用于确定某一结构的颊舌向关系,这种关系在二维影像上是看不见的。

数字化离子放射技术

计算机技术在放射照相术上的发展使即刻获得影像、增强影像、储存、重摄,甚至将图象向远处传送成为可能。采用数字化离子放射技术最主要的优点就是可以即刻获得影像,并且与普通的胶片技术相比放射曝光减少 50%~90%[27,45]。主要的缺点是与普通放射片相比最初的投入高,影像的质量可能有所降低。

数字化影像系统需要有一个电子传感器或检测器,一个模拟数字转换器,一台计算机,一个监视器或用来显示图像的打印机[27](关于数字成像系统和它们的功能详见第26章)。

早在80年代末期,随着 Francis Mouyen 的放射

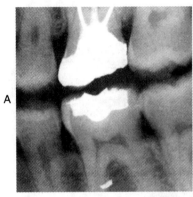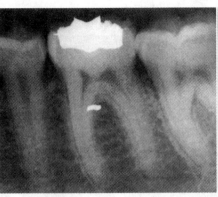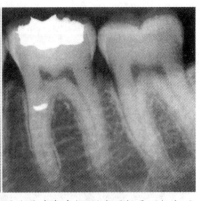

图 5-23 改变垂直和水平角度时,颊物原则应用的举例。A. 咬翼片(以最小的水平和垂直角度投照)发现银汞颗粒和下颌第一磨牙的近中根影像重叠。为了判断它的颊舌向位置必须应用球管移动技术(颊物技术)。B. 改变球管垂直角度的根尖片(即把 X 线光束更陡一点向上投照)。因为银汞颗粒影像的移动方向与球管的移动方向相反(与咬翼片相比),所以银汞颗粒在牙的颊侧。C. 改变球管水平角度的根尖片(从远中角度投照)。与 A 和 B(以小的水平角度垂直投照)相似,银汞颗粒移动的方向和遮线筒或球管的移动方向相反,证实银汞颗粒在牙的颊侧

显影(RGV)系统的发展,数字化离子放射技术的使用成为了现实[45]。这个系统后来发展成为 RVGui。现有的另一个系统包括 Dexis 数字化放射技术和计算机化的牙科放射照相术(CDR)(图 5-24, A、C)。(美国)食品和药品管理局已经同意批准使用这些系统。

直接数字化系统有 3 个组成部分:①放射部分;②可视部分;③图像部分。放射部分包括[126]高分辨率传感器,带有一个与普通胶片同样大小的有效工作面积。但各系统在长度、宽度和厚度上有细微差别(图 5-24, B、D)。传感器有一个光纤维屏蔽,以保护其不被 X 线降解,并可以进行冷消毒。现市场上有各种类型的专门设计的传感器夹持器,在使用时用一个一次性的塑料套将传感器覆盖,以控制交叉感染。

直接数字系统的第二部分即可视部分,包括图像监视器和显示处理装置。当图像被传送到处理装置时,就被计算机数字化处理并储存。处理装置可将图像放大,并在图像监视器上立即显示。它还能产生彩色图像,并同时显示数张图像,包括在一个屏幕上显示全口牙列。因为图像被数字化,所以可以对其作进一步处理,包括增强、对比延伸和翻转。还有一个可变焦距性能,可以将图像的一部分放大至全屏。

第三个部分即图片部分,是一个高分辨率图像打印机,它使用相同的视频信号,可以提供一个反差强的、屏幕图像的拷贝。另外,可将数字口内摄像机与大多数系统连接。间接数字影像或无绳系统如 Digora(图 5-24, E)和 DenOptix 数字影像系统,使用的是一种可重复使用的、无绳的、类似胶片的感光板(图 5-24, F)。用激光扫描的图像(在计算机上显影之前被数字化处理)将被记录在这张感光板上。虽然间接数字成像还具有低放射曝光和图像处理功能,但要用较长的时间才能显示图像。

直接和间接数字化放射照相似乎优点很多,但前者不需要标准的放射胶片和进行处理用的化学药品,明显降低了曝光时间(与 D 型胶片相比,降低 80%~90%的曝光时间),并快速显像。事实上,所有的系统都可以与电子记录系统连接,从而使患者的资料容易储存、存取和传递。形成一个图像只需要几百分之 1 秒的曝光时间[27]。一项研究表明,数字放射照相的分辨率略低于用卤化银胶片乳剂感光照相的分辨率,但可以用电子图像处理系统增加其照片的信息[45]。这些系统对根管治疗学和普通牙科来说,都是非常有帮助的。

数字减影放射技术[47]是检测(一段时间后)X 线照片密度改变的一个敏感方法。在根管治疗学中,数字减影技术对于评价治疗后骨的愈合,以及作为一个辅助诊断工具特别有用。从字面上讲,减影摄线照相术要求两个图像有几乎一模一样的几何形状;要求有专门的定位装置和咬合定位辅助器。减影图像是一个复合图像,代表密度上的变化。通过减去在两次 X 线检查间未发生改变的所有解剖结构,就比较容易理解在诊断信息上的变化。如果有改变,在中性的、灰色的背景对照下的组合图像上就会有所显示。目前计算机技术的发展[47](图 5-25)已经实现了内置式规则系统,用以校正

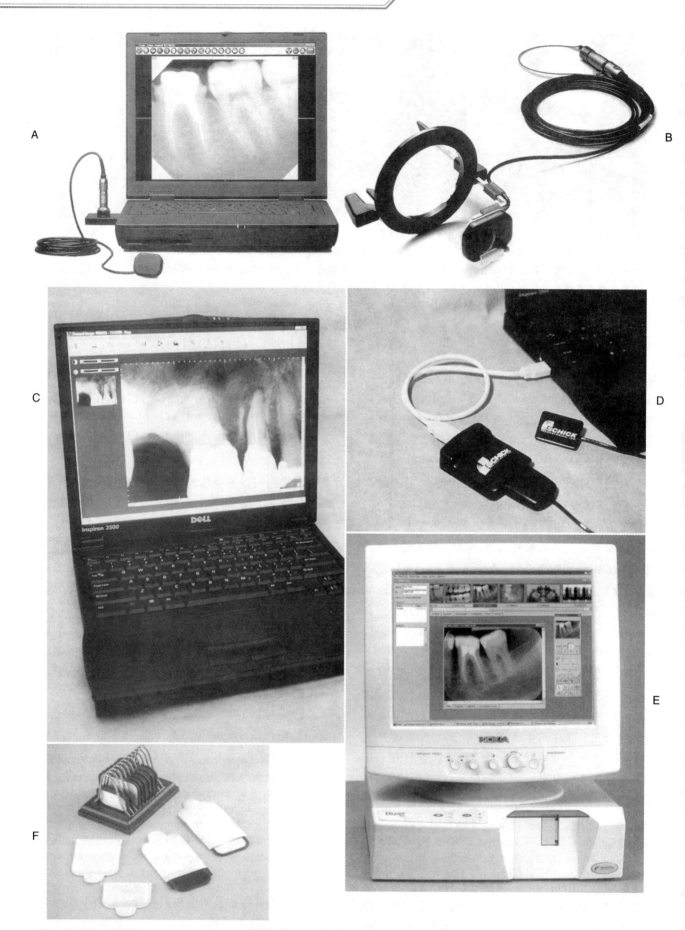

图5-24 数字影像系统。A. Dexis 数字 X 线影像系统。B. 带有 Dexis 感应器的定位装置。C. CDR 系统。D. Schick 口内感应器。E. 口腔数字成像仪(Digora)。F. Digora 可再次使用的薄而柔韧的成像胶片,与普通胶片相似

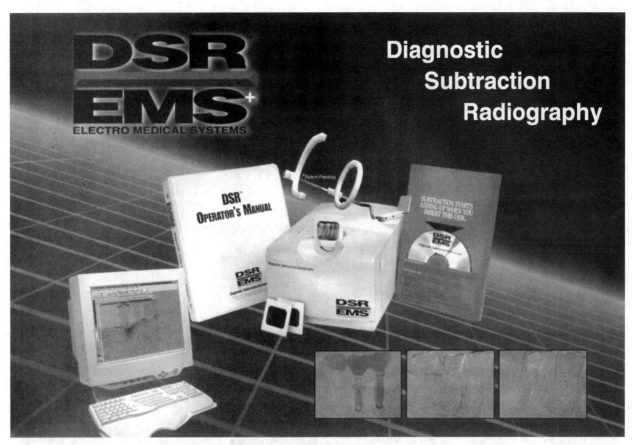

图 5-25 X 线减影诊断技术

在曝光和投照几何学中的偏差。新的技术进步还能对密度的变化进行彩色处理，目的是用一种颜色表示硬组织的增加，用另一种颜色表示丧失。

口腔内窥镜和根管内窥镜

　　口腔内窥镜观察（图 5-26，A）或根管内窥镜观察是指在根管治疗中，使用易弯曲的光导纤维根管内窥镜，以增加可见度的一种新方法。市场上有 0.7 mm 和 1.8 mm 两种直径的光导纤维探头（图 5-26，B）。使用探头可以看到根管深部，并且在最初聚焦之后无需重新聚焦。一旦使用这种光导纤维探头，操作者就可以从监视器上看到放大的常规或外科部位的图像。使用根管内窥镜进行根管治疗，能使临床牙医师具有可移动的视野，可以从物体的不同角度和距离操纵探头，还能保持焦点和图像清晰。使用口腔内窥镜可以看到细微的骨折线（图 5-26，C）、副根管以及根尖组织。正在发展的技术将会提高光导纤维探头的精密度和准确度。

口内预备：牙齿的隔离

原则和理论基础

　　在根管治疗过程中，必须使用橡皮障[14,16]。橡皮障是 19 世纪 S. C. Barnum 发明的，从放置金箔发展到复杂的体系，以隔离牙齿，最终达到保护牙科医师和患者的目的[54]。橡皮障的优点[7,13,14,25,29]和绝对必要性比方便和便利（不赞成使用橡皮障的临床牙科医师经常提出的理由）更重要。正确放置的橡皮障可以使牙齿与影响操作的障碍物（如唾液，舌）隔离。快速正确地放置橡皮障将提高整个治疗进程。

　　在根管治疗中应该使用橡皮障，因为它可以确保以下几点[5,14,25,32,54]：

　　1. 防止患者吸入或吞咽治疗器械、牙齿碎屑、药剂和冲洗液。

　　2. 防止牙科医师因患者误吸或吞咽根管锉而被提起诉讼。因为常规放置橡皮障是医疗护理的标准[15,16]。

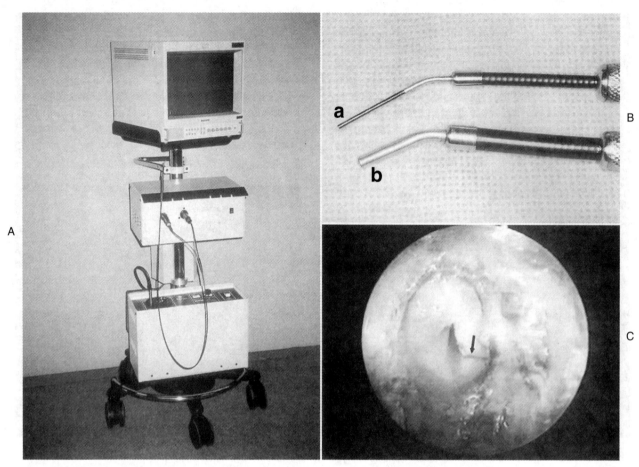

图 5-26 A. 口腔内窥镜。B. 口腔内窥镜的可弯曲光导纤维镜探头(a. 直径 0.7 mm,b. 直径 1.8 mm)。C. 在内窥镜下,可见牙根的切断面有根折线(箭头所示)

3. 橡皮障可以隔离唾液、血液及其他组织液,使手术区清洁。橡皮障还可以减少根管系统交叉感染的危险,并为防止感染物质的传播提供良好的屏障[14,25]。它是感染控制程序的必要组成部分[2,10-14,19,20,22,36,43,56]。

4. 使软组织回缩并保护软组织。

5. 改善可视性。橡皮障可提供干燥的视野,并减少口镜雾化。

6. 提高工作效率。橡皮障减少了患者在治疗过程中交谈的可能性和频繁漱口的需要。还可以使患者放松,节约时间。

牙科医师应该了解,在某些情况下,特别是当牙齿有套冠时,如果不先确定牙根与邻牙及牙周组织的关系,入口预备是很困难的。在 X 线片上,冠部髓腔常被修复体遮盖,结果,在入口预备时,牙科医师常将牙钻钻错方向。此时,在安装橡皮障前,必须先探查根管系统。为此,牙科医师应想象牙根的局部解剖,以利于牙钻沿牙根长轴方向前进,避免旁穿。一旦探查出根管系统,应当立即安装橡皮障。

牙齿隔离设备

橡皮障系统的主要部分是橡皮障本身。它由扁平的可高压灭菌的乳胶片制成,有不同的厚度(薄、中厚、厚、超厚和特厚)和两种尺寸(5×5英寸和6×6英寸)[131]。根管治疗最好选用中厚型,因为它与薄型的相比,不容易被撕裂和能使软组织较好缩回,比厚型的易于安装。但是,如果放置保持器有困难,或保持器支撑在带状物上,则薄型橡皮障由于可降低张力而更适用。橡皮障有多种颜色,包括浅黄、蓝、绿和灰色。深色的橡皮障能提供更好的对比度,减轻眼部疲劳。而颜色较亮的橡皮障,由于其具有半透明性,有利于照亮治疗区,更易于在橡皮障下放置胶片。牙科医师可根据个人喜好和牙齿的具体条件,选择橡皮障的颜色和厚度。通常将橡皮障暗的一面朝向操作者,以减轻对眼部的刺激、眼部的疲劳和增强对比度。

对乳胶过敏的患者,可选用 Coltene/Whaledent

生产的非乳胶类橡皮障(图 5-27)。这种无粉末、蓝绿色的合成橡皮障只有一种尺寸(6×6英寸),一种厚度(中厚),其保质期为 3 年,但其伸展性只有乳胶障的 1/3。其他公司还提供腈橡皮障。

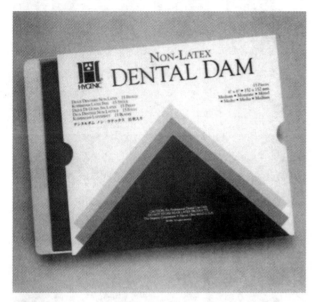

图 5-27 无橡胶橡皮障是橡胶过敏患者的理想选择

橡皮障装置的另一个组成部分是橡皮障架,其作用是使橡皮障回缩和将橡皮障固定。橡皮障架有金属和塑料两种类型,在根管治疗过程中,建议使用塑料橡皮障架。因其具有放射透射性,在拍摄工作胶片时,不会遮挡关键区域,而且在放置胶片前不必取下。如 Young's 橡皮障架(塑料)、Star Visi 橡皮障架和 Nygaard-Ostby(N-O) 橡皮障架 (图 5-28),都是根管治疗中使用的放射透射性架。有一种新型的专门设计用于根管治疗的可折叠式塑料橡皮障架(图 5-29),带有一个枢纽,可方便地放置胶片或传感器而不需要拆除整个橡皮障架。一次性的 Handidam 橡皮障装置也有一个具有放射透射性的塑料橡皮障架(图 5-30)。Quickdam 也是一次性的可拆开式橡皮障装置,它有一个可弯曲的外环,使用时不需另外放置橡皮障架 (图 5-31)。尽管也可以用金属橡皮障架 (图 5-28),但是因其具有放射阻射性,将阻挡拍摄。如果拍片时将其去除,则可能导致橡皮障不稳定,唾液污染根管系统,而使以前所建立的无菌环境付诸东流。

橡皮障夹或保持器的作用是将橡皮障固定在需要治疗的患牙上;或在多颗牙的隔离中,将橡皮障固定在最后一颗牙上。橡皮障夹还可以辅助拉回软组织。橡皮障夹由不锈钢材料制成,每一个橡皮障夹都有一个弧(弓)形结构和两个夹片或钳口。不

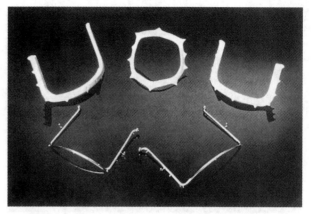

图 5-28 塑料的、X 线透照的和金属的橡皮障支架。左上为 Young's 支架。中上为 Nygaard-Ostby 支架

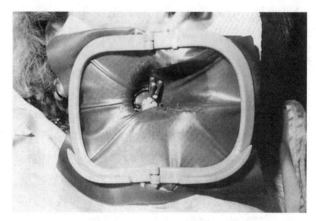

图 5-29 可折叠塑料橡皮障支架,带有铰链以便于放置胶片传感器

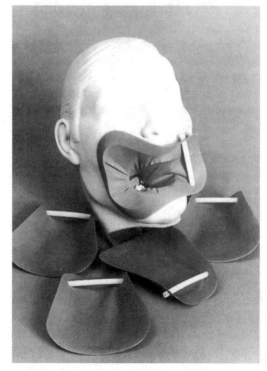

图 5-30 Handidam 是内置塑料支架的橡皮障系统。一次性支架可弯曲以便于放置胶片

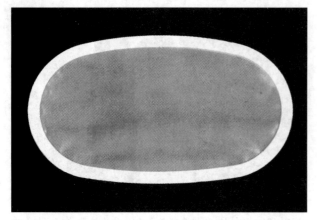

图 5-31 Quickdam 是一个一次性隔离系统，它外周有一个柔韧的环

管是哪种类型的夹片，其尖部都至少有 4 个点与牙齿啮合，这样可以固定保持器，并防止滑动和对硬、软组织造成伤害。

市场上，可买到为每类牙齿解剖结构设计的、不同厂家生产的橡皮障夹。对于多数不太复杂的根管治疗的隔离，牙科医师应拥有的基本橡皮障夹有带翼的夹子，用于前牙的蝴蝶形夹子，通用的前磨牙夹子、下颌磨牙夹子和上颌磨牙夹子（图 5-32）。翼是夹片的延伸，它不仅能辅助回缩软组织，而且还有利于放置橡皮障、橡皮障架和橡皮障夹（见后面"放置橡皮障的方法"部分）。

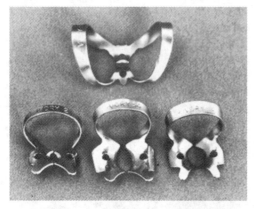

图 5-32 牙本质翼状橡皮障夹的基本类型：图的上方，为前牙 9 号蝴蝶夹。图的下方，从左到右依次为：前磨牙 2 号夹，下颌磨牙 56 号夹，上颌磨牙 14 号夹

还有为放置夹子较困难的特殊情况而设计的其他类型的保持器。如对于残留少量牙冠的牙齿，可以使用夹片向根方倾斜的橡皮障夹，将其夹在游离龈下或游离龈水平（图 5-33）。对于碎裂牙可用锯齿状夹片的橡皮障夹（Tiger 夹）来增强其稳固性。还有一种 S-G 橡皮障夹的夹片，也应包括在牙医的设备中（图 5-34）。其前部延伸，使橡皮障沿严

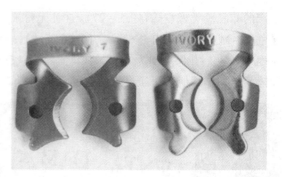

图 5-33 下颌磨牙橡皮障夹。右边的橡皮障夹夹片向根尖倾斜，可以使严重缺损的牙得到隔离

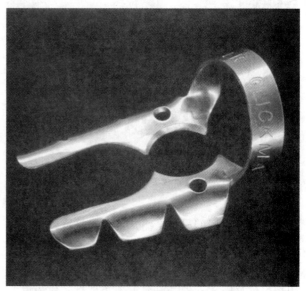

图 5-34 隔离牙冠严重破坏的 S-G 型夹

重损坏的牙齿缩回，而橡皮障夹本身放在所治疗的牙齿的邻牙之上（图 5-35）。

橡皮障系统的其余部分还包括橡皮障打孔器、橡皮障钳。橡皮障打孔器的旋转圆盘上有一系列的孔，牙科医师可以根据待隔离牙的大小来选择不同

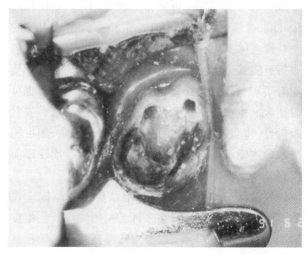

图 5-35 S-G 型橡皮障夹安放于上颌第二磨牙，以隔离牙冠严重破坏的上颌第一磨牙

的孔径。橡皮障钳在放置和取下橡皮障时,起夹持和运送橡皮障夹的作用。

橡皮障的安置方法

如前所述,一种比较简便的方法是将橡皮障夹的弓形部分穿过橡皮障上的孔,并将橡皮障置于橡皮障夹的翼上(必须是带翼的夹子)[51]。用橡皮障钳将橡皮障夹张开,以保持橡皮障夹在橡皮障上的位置,将塑料橡皮障架与橡皮障相连,这样就可将橡皮障、橡皮障夹和橡皮障架以一个动作放置好(图5-36)。当橡皮障夹固定在牙齿上之后,用一个塑料器械在橡皮障夹翼下将橡皮障拉展。

另一种方法是将橡皮障夹先安置在牙齿上(通常是无翼的夹子),然后将橡皮障在已夹住的牙齿上拉开(图5-37)[25,54]。这样可便于临床牙医师看清橡皮障夹子的夹片与牙齿接触的部位,由此避免可能对牙龈造成的损害。在安装橡皮障之前,还可用手指轻压夹子的颊舌侧裙部,以检查夹子贴合的牢固程度。这种方法还可以先放橡皮障夹和橡皮障,再安装橡皮障架,或者先放橡皮障,再放橡皮障夹,最后放橡皮障架[54]。

第三种方法又称劈障技术,可不使用橡皮障夹隔离前牙。它不仅适用于牙冠结构不足的牙齿的隔离,如水平折断牙齿的分离,而且还可避免夹子的夹片对烤瓷冠或贴面修复的牙齿的边缘造成剪切。关于保持器对烤瓷-金属联合修复体及牙齿结构本身的影响的研究表明[33,40],保持器也会对颈部烤瓷及牙本质、牙骨质产生明显的损害,即使橡皮障夹很稳定。因此对于烤瓷修复过的牙,建议使用牙线结扎代替夹子使橡皮障和组织缩回,或将橡皮障夹固定在邻牙上。

在劈障技术中,在橡皮障上打两个相互重叠的孔,在待治疗牙的唇颊侧黏膜转折处放一棉卷。然后将橡皮障从待治疗牙及两侧各一颗邻牙上拉开。小心地使橡皮障的边缘通过两颗邻牙的远中接触区。用牙线帮助橡皮障向下压至周围牙龈。由橡皮障伸展产生的张力连同橡皮障架的作用,可使橡皮障固定。橡皮障的紧密贴合和棉卷有助于形成相对干燥的治疗区(图5-38),如果橡皮障有滑动的趋势,可以在三颗被隔离牙的远中牙上或就在邻牙上安装前磨牙夹(图5-39)。将橡皮障夹置于橡皮障上,后者可作为橡皮障夹片的垫子。

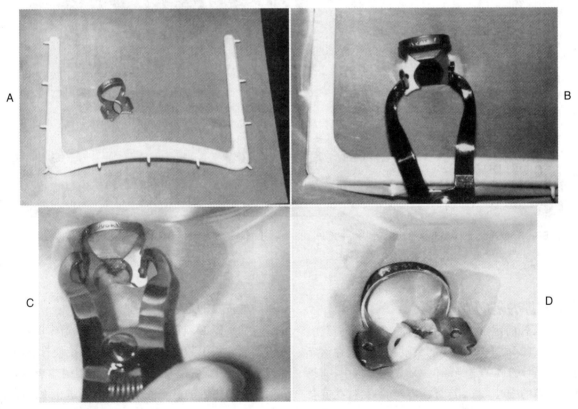

图5-36 A. 橡皮障、橡皮障夹以及橡皮障支架。B. 将橡皮障夹安放在装有橡皮障支架的橡皮障中,然后用橡皮障钳就位。C. 橡皮障、橡皮障夹以及橡皮障支架作为一个整体,安放于牙上。D. 橡皮障夹以4点接触就位,将橡皮障置于橡皮障夹翼部下面

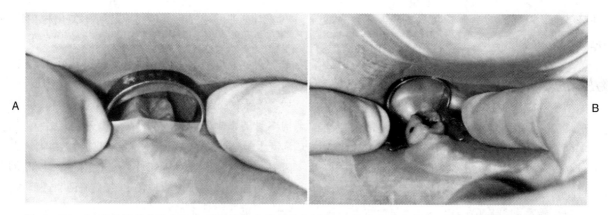

图 5-37 A. 安放好橡皮障夹后，把橡皮障系在橡皮障支架上。在被夹住的患牙上，用双手食指轻轻地将橡皮障绷开。B. 用双手手指轻压橡皮障夹的颊舌侧裙部，以检测橡皮障夹是否稳固

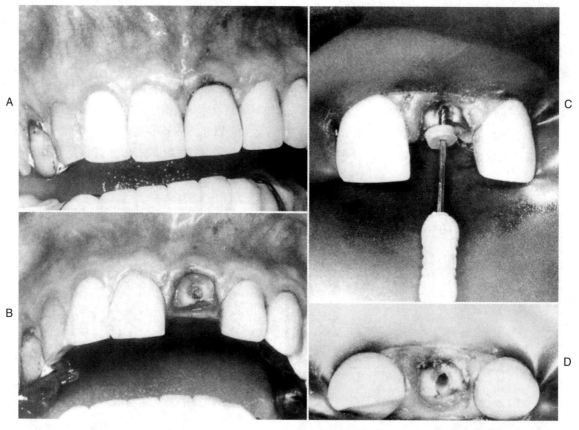

图 5-38 劈障技术。A. 上颌中切牙颈部水平牙折。B. 去掉牙冠断端以后。C. 颊黏膜转折处放置棉卷，在两侧的邻牙上绷开橡皮障。D. 拔除牙髓后的状况

橡皮障安置的辅助措施

打孔及孔的定位

将橡皮障分成4个相等的象限，根据正在治疗牙的位置估计打孔的适当部位。牙齿越靠远中，孔越靠近橡皮障的中心。当临床牙医有经验后，打孔就会变得比较容易。孔必须打整齐，不能有碎片或撕裂。假如橡皮障被撕裂，当橡皮障在橡皮障夹和牙齿上被拉开时，可能会产生泄漏或进一步被撕开。

橡皮障的定位和隆起

橡皮障必须以足够的张力固定于橡皮障架上，以回缩软组织和防止隆起，同时不能使橡皮障撕裂或橡皮障夹移位。橡皮障应完全覆盖患者的口腔，而不侵及患者的鼻子或眼睛。为了防止橡皮障在𬌗面楔状隙处隆起，应在牙齿之间将橡皮障的边缘梳理，然后用牙线使橡皮障通过接触点。在安置橡皮障以前，应当用牙线检查这些接触点。可用一塑料

第5章 治疗准备

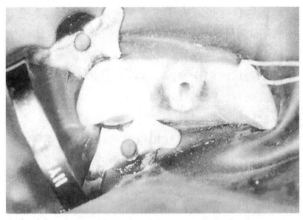

图 5-39 劈障技术。上颌中切牙上的前磨牙橡皮障夹连同上颌同侧尖牙一同结扎可防止橡皮障滑动，同时有利于对上颌侧切牙残根进行根管治疗过程中橡皮障的回缩

器械沿牙齿周围将橡皮障的边缘内翻，以产生封闭的效果。

牙齿隔离中的问题

泄漏

防止通过橡皮障渗漏的最好办法是仔细安放整个系统。正确地选择和安放橡皮障夹，轮廓分明地打孔，正确地确定孔的位置，使用适当厚度的橡皮障及在牙齿周围将橡皮障适当翻转，都可以帮助减少通过橡皮障渗漏进入根管系统[5,32,39,54]。但在临床上，有时仍可发生小的撕裂、孔或少量持续性渗漏。一般可以用 Cavit、Oraseal Caulking 和橡皮基托黏接剂[9]，液态橡皮障或牙周塞治剂来补缀或堵塞。若仍不能控制，则应更换新的橡皮障。

即使橡皮障安放良好，也可能有唾液分泌物渗漏，因此，对于那些唾液分泌过多的患者，需用药物来减少唾液流量，以达到易处理的水平。不能控制唾液的分泌，将导致唾液污染根管系统，唾液聚集在橡皮障下，唾液外溢甚至发生窒息。发生这种情况将使治疗中断，所以应当避免。一般用抗胆碱能药可减少唾液的过量分泌，如阿托品、普鲁本辛、本辛或格隆溴安[30]。成人阿托品的治疗剂量为 0.3～1.0 mg，在操作之前 1～2 小时口服。据报道，普鲁本辛（合成的抗胆碱药）的副作用比本辛少[30]。普鲁本辛的常用剂量为 7.5～15mg，在就诊前 30～45 分钟口服。由于抗胆碱药可以引起不期望发生的自主神经效应，特别是通过各种药物的相互作用时，因此抗胆碱药只应用于特殊的病例，并作为最后的选择。

引起橡皮障夹不能恰当安置的牙齿形态异常、位置异常

某些牙齿无合适的橡皮障夹。这包括部分萌出的牙、已制备作全冠的牙、牙齿折断或缺损至龈下的牙等。在处理这些情况时，可通过调整夹子的夹片来适应特殊牙齿的需要(图 5-40)[55]。对于部分萌出的

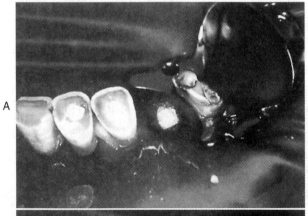

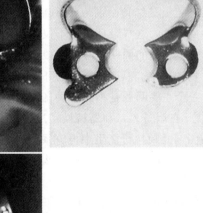

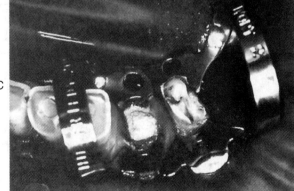

图 5-40 A. 隔离多个严重破坏的下颌前磨牙困难很大。B. 改良型下颌前磨牙的橡皮障夹。C. 放置于第一前磨牙的改良型橡皮障夹以容纳远中橡皮障夹的翼部

牙齿或锥形牙，如已制备作全冠的牙，一种方法[53]是在牙齿的颈部表面放少量自凝树脂，这些树脂可作为治疗过程中放置保持器的支架；另一种方法[29]是在牙上放少量的酸蚀复合树脂，其唇状边缘充当人工倒凹，并在两次就诊之间保留在牙齿上。根管治疗完毕之后，很容易将这些树脂去除。对于需多次就诊的病例，包括畸形牙，可以使用定做的丙烯酸酯保持器[51]和橡皮障，以隔离手术区。

牙齿结构的丧失

如果牙齿结构不足，妨碍放置橡皮障夹，临床医师必须首先确定该牙牙周是否健康，以及该牙是否可以修复。慎重和全面的治疗计划经常可以避免医师和患者产生尴尬局面。一个相反的例子如，在确定可否修复前，根管治疗已完成，然后发现所治疗的牙齿不能修复。

当认定牙齿是可以修复的，但牙齿健康结构的边缘位于龈下，这时有许多方法可以考虑。如前面提及的，首先应考虑使用损伤少的方法[136]，将橡皮障夹的尖部向根方倾斜或使用 S-G 橡皮障夹（见图 5-34）。若这两种方法都不能有效地隔离牙齿，还可以考虑用橡皮障夹夹住附着龈和牙槽突。在这种情况下，在安放橡皮障之前，必须麻醉深部软组织。尽管这种方法可导致术后的轻度不适，但只需术后稍加护理，牙周组织即可迅速恢复。

修复方法

若以上方法均行不通，可以考虑用各种修复的方法加高牙齿，以便适当地放置保持器[38,39,54]。如可以在残留的天然牙冠上黏结预制铜带环、临时冠或正畸带环（图 5-41,42）。这些带环或冠不仅可使保持器成功固位，还在就诊间隔期间有助于根管内药物的封闭和暂封物的固位。但这些暂时的环或冠也存在一些缺点，一个主要问题是不能提供良好的密封；另一个问题是，在制备入口和器械操作过程中，这些软金属或黏固剂的颗粒可能阻塞根管系统；第三个问题是若这些临时冠或带环移位或形态不良可引起牙周炎症。

偶而，因残留的牙体结构太少，以至于无法放置带环或临时冠。在这种情况下，必须恢复缺失的牙体结构以便放置橡皮障夹，防止在治疗过程中渗漏而污染髓腔[38,39,54]。可采用钉加高的汞合金，复合树脂，玻璃离子黏固粉如 Ketac-Silver、Fuji II（图 5-43）或 Photac-Fil，或牙本质黏结系统如 Scotchbond 2、Tenure Bond、Gluma、Optibond、PermaQuik（图 5-44）或 C&B Metabond 等固位以替代丢失的牙体结构。尽管这些新的牙本质黏结体系可形成比较牢固的、即刻的黏结，而且使用简便，但是任何加高恢复已破坏的牙体结构都很费时，并妨碍根管治疗，使修复治疗的工作加倍。这些修复体往往在制备入口时被钻空，变得脆弱而需要重做。

根管投影技术

根管投影技术即使用根管器械投影引导系统，有助于结构脆弱的牙齿在根管治疗术前的重建（图 5-45，A），同时保护每一个根管的入口。该项技术的操作如下：

1. 获得入口后，在所有的根管口各形成一个 2 号低速球钻深度的窝。

2. 使用一个合适的成型片，酸蚀所有可黏结的表面，然后涂一层洞漆。

3. 将投影套 (projectors，有不同直径的锥形塑料套子) 套在根管锉上，将根管锉插入根管，投影套向根尖方向滑动直至准确进入窝内（图 5-45，B）。

4. 在涂上洞漆的表面涂上黏结剂，将自凝复合树脂加高材料注入髓腔，从髓室底注至入口洞型的表面。

5. 当材料聚合后，取出根管锉，此时投影套的尖端已埋在树脂中。

6. 用大鼻型金刚砂钻针沿着树脂钻出牙体轮廓，并磨平牙殆面和被埋的投影套。在这个过程中，保留埋在树脂中投影套不动，以防止树脂碎屑进入投射的根管内。

7. 使 60 号 H 型锉与管腔壁啮合，抽回锉并取出投射套。

8. 在投射套的外表面涂上一层防黏剂，使其易于从任何加高材料中取出。根据投射套如何从髓室底出现，在牙殆面上被投射的根管口将以各种形状展现。这一步可以得到可靠的根管治疗的参考点（图 5-45，E，D）。

9. 在根管清洁、成型和充填之后，将复合树脂直接注入投射部分根管的牙胶上，从髓室底直到窝洞表面，在 X 线片上呈现出极好的图象（图 5-45，E 和 F）。

牙周处理

对于牙冠破坏严重或萌出不全的牙，由于牙龈组织的存在，不可能使用橡皮障夹而不严重损伤牙龈。对于残余牙体结构仍位于牙槽嵴之上的患牙，建议采用龈切除术（图 5-46）或电外科手术。附着龈不足、骨质缺损或解剖形态较差时，可选择反斜切口根尖位翻瓣术加长牙冠[38,39]。

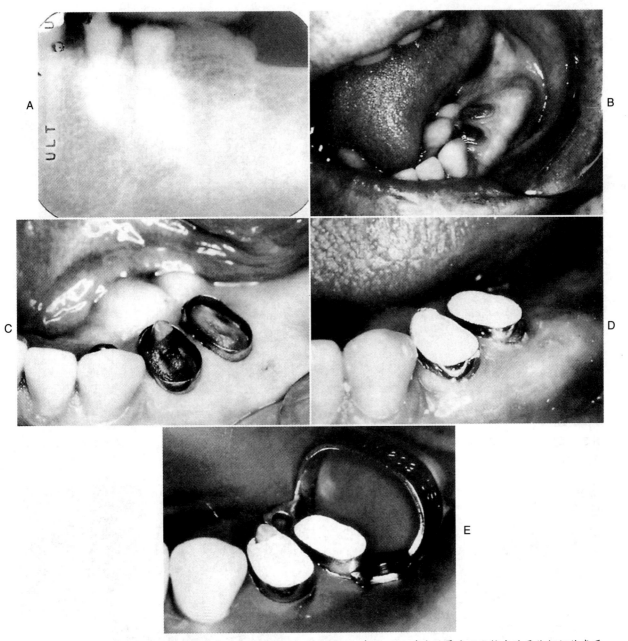

图 5-41　A. 术前 X 线片显示下颌前磨牙区牙槽嵴以上的牙体组织有限。B. 外生性骨疣以及较少的牙体组织使患牙的隔离变得困难。C. 在下颌前磨牙上放置正畸带环。D. 用 IRM 将正畸带环黏固。E. 在远中牙上放置橡皮障夹,以达到有效的患牙隔离

电外科和常规的龈切除术用于有足够的附着龈,而且无骨质下破坏的牙齿以延长牙冠[38,39]。电外科术有利于创造无血区,可立即安置橡皮障。电外科装置已变得越来越先进,既能切除组织又起凝血作用,如使用正确,不会造成细胞凝集。外科电极有各种尺寸和形状,使牙医师能到达手术刀片所不能及的区域。另外,电外科易于去除不必要的组织,从而重建正常牙龈形态。这个特点及止血功能,在为放置橡皮障夹进行牙体预备时,特别有用。

电外科的主要缺点是可能对附近的组织造成破坏,如果电极接触到骨组织,可使骨组织发生严重破坏。因此,对于牙槽嵴顶与残留牙体结构距离太近的病例,建议不采用电外科技术。与电外科相比,常规的龈切除术的主要问题是手术后出血,这使根管治疗必须推迟到龈组织愈合之后。

根尖位翻瓣术是一种牙冠延长技术,用于附着龈不足,有骨下袋或残留牙体结构位于牙槽嵴水平之下时。采用这种技术时,根管治疗也应推迟到龈组织充分愈合后进行。

正畸处理

采用正畸法牵拉萌出的适应证是前牙折断而边缘位于牙槽嵴之下[38,39]。临床牙医师必须了解,

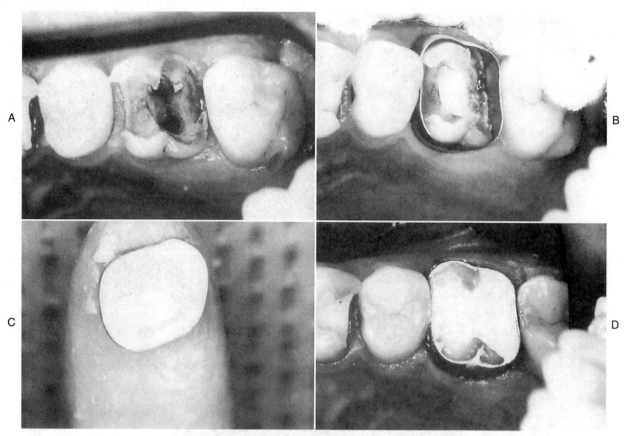

图 5-42 A. 去除了充填体、桩和龋坏组织的上颌磨牙。B. 放置正畸用带环，入口窝洞内放棉球以保护根管口。C. 黏固前用 IRM 填入带环内。D. 在上橡皮障前完成临时修复

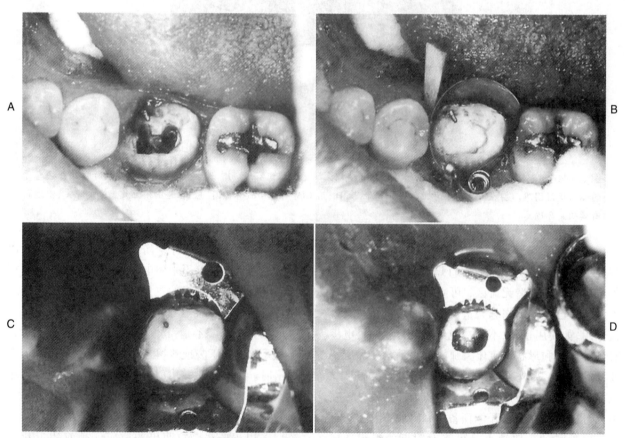

图 5-43 A. 去除冠和龋坏组织的下颌磨牙。原有的固位钉有利于修复材料的固位。B. 用带楔子的成型片隔离患牙。C. 用玻璃离子水门汀完成暂时修复。D. 橡皮障就位后通过完成的暂时修复体进入

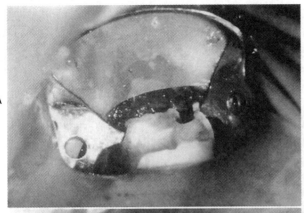
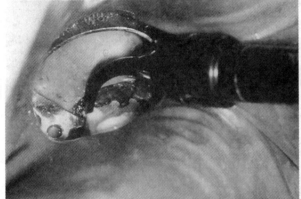
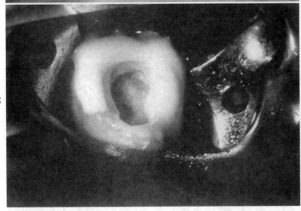

图 5-44 A. 由于牙体严重损坏，隔离效果差，保持器的夹片几乎没有卡住患牙。B. 牙本质酸蚀后，用 PermaQuik Primer 和黏结树脂黏结。把"Donut"和光固化玻璃离子加到已黏结的树脂上，再增加固化。C. 根管治疗时可以进入 Donut 的增高体，当根管治疗完成以后，可以作为树脂核的基质

由于在牵拉过程中骨组织和软组织同牙齿一起被牵拉，因此，牵拉后常需作牙冠延伸术，以获得想要的临床牙冠长度及修复生物学和美学的组织关系。最终，通过正畸牵拉应使牙冠萌出，在牙槽骨嵴水平之上形成 2~3 mm 的根长。

结 论

根管治疗成功与许多因素有关，在牙医师开始治疗前，其中许多因素是可以控制的。为进行根管治疗对患者和牙齿作恰当的、彻底的准备是最终顺利、成功完成治疗的基础。

参考文献

[1] American Association of Endodontists: *Endodontics: your guide to endodontic treatment*, Chicago, 1996, The Association.

[2] American Dental Association: OSHA: *What you must know*, Chicago, 1992, The Association.

[3] American Dental Association: *Statement regarding dental handpieces*, Chicago, 1992, The Association.

[4] American Dental Association and American Academy of Orthopaedic Surgeons: Advisory statement: antibiotic prophylaxis for dental patients with total joint replacements, *J Am Dent Assoc* 128: 1004, 1997.

[5] Antrim DD: Endodontics and the rubber dam: a review of techniques, *J Acad Gen Dent* 31: 294, 1983.

[6] Bahcall JK, DiFiore PM, Poulakidas TK: An endoscopic technique for endodontic surgery, *J Endod* 25: 132, 1999.

[7] Baumgartner lC, Heggers JP, Harrison JW: The incidence of bacteremias related to endodontic procedures. I. Non-surgical endodontics, *J Endod* 2: 135, 1976.

[8] Bender IB, Seltzer S, Yermish, M: The incidence ofbacteremia in patients with rheumatic heart disease, *J Oral Surg* 13: 353, 1960.

[9] Bramwell JD, Hicks ML: Solving isolation problems with rubber base adhesive, *J Endod* 12: 363, 1986.

[10] Centers for Disease Control: *Guidelines for preventing the transmission of mycobacterium tuberculosis in health care facilities*, Fed. Reg. 59: 54242-54303, 1994, Washington DC.

[11] Centers for Disease Control: Recommended infection control practices for dentistry, *MMWR Morb* 35: 237, 1986.

[12] Centers for Disease Control: Recommendations for prevention of HIV transmission in health care settings, *MMWR Morb* 36 (suppl 2S): 1, 1987.

[13] Centers for Disease Control: Recommendations for preventing transmission of human immunodeficiency virus and hepatitis B virus to patients during exposure-prone invasive procedures, *MMWR Morb* 40: 1, 1991.

[14] Cochran MA, Miller CH, Sheldrake MA: The efficacy of the rubber dam as a barrier to the spread of microorganisms during dental treatment, *J Am Dent Assoc* 119: 141, 1989.

[15] Cohen S: Endodontics and litigation: an American

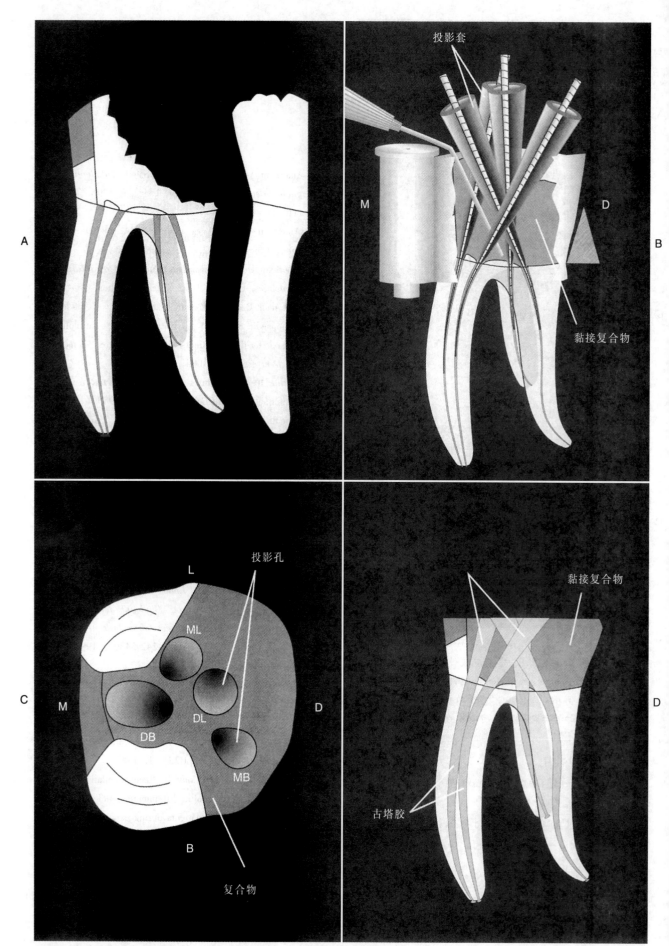

图 5-45 见下页说明

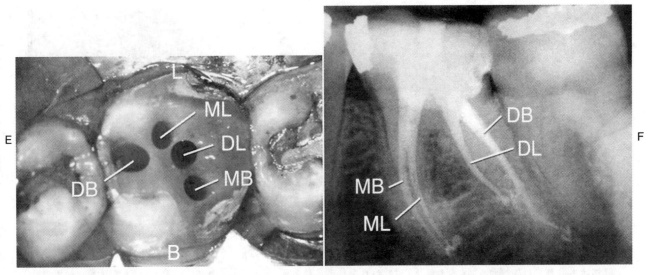

图 5-45 A. 严重损坏的下颌磨牙颊面观。随着龋坏的去除发现第二个远中根;隔离的问题导致严重的渗漏。B. 使用适当的黏结基质后酸蚀所有可黏结的表面,并且涂黏结剂。选择大小合适的根管锉放进每一个根管。C. 在聚合后去除根管锉,于是在形成的树脂增高体上留下了投影套。通过根管的投影,消除了感染的可能性。D. 接下来就可以常规进行根管清理、成型、充填了。E. 根据操作者如何让投影套从髓室底出现,在重建的咬合面上,根管投影的分布呈多种多样的形状。在本例中,远中颊根管口向近中边缘嵴投射,远中舌根管口投在殆面中央,而近中根管则投射于远中,并分别位于远中舌根管口的两侧。F. 根据临床情况,黏结投影的材料可在进行根管治疗以后去除,因为增高的材料有利于根管治疗;或者可将增高材料保留下来,作为牙冠永久修复的一部分

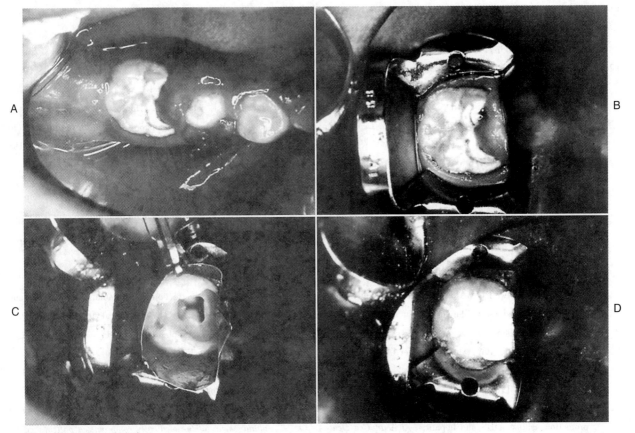

图 5-46 见下页说明

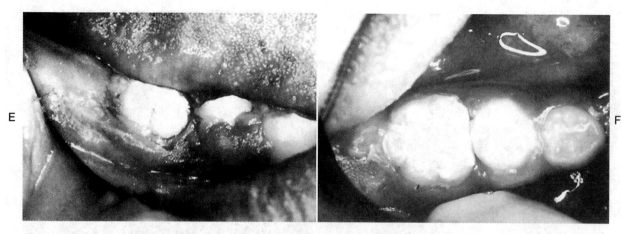

图5-46 A. 年轻患者的下颌磨牙牙龈增生和前磨牙正在萌出,下颌磨牙需要根管治疗。B. 橡皮障夹将会损伤牙龈组织,用手术刀切除了增生的牙龈组织。C. 牙龈切除后立即放置成型片,出血很少。D. 拔除牙髓后用IRM暂时修复。E. 牙龈切除术后患牙的唇颊面观,注意止血。F. 治疗后6个月患牙殆面观,显示完全暴露的下颌磨牙,以及新近萌出的前磨牙

perspective, *Int Dent J* 39: 13, 1989.

[16] Cohen S, Schwartz SF: Endodontic complications and the law, *J Endod* 13: 191, 1987.

[17] Cohn SA: *Endodontic radiography: principles and clinical techniques*, Gilberts, IL, 1988, Dunvale Corp.

[18] Corah NL, Gale EN, Illig SJ: Assessment of a dental anxiety scale, *J Am Dent Assoc* 97: 816, 1978.

[19] Cottone lA, Terezhalmy GT, Molinari lA: *Practical infection control in dentistry*, ed 2, Baltimore, 1996, Williams and Wilkins.

[20] Council on Dental Materials, Instruments, and Equipment; Council on Dental Practice; and Council on Dental Therapeutics: Infection control recommendations for the dental office and the dental laboratory, *J Am Dent Assoc* 116: 241, 1988.

[21] Dajani AS et al: Prevention of bacterial endocarditis: recommendations by the American Heart Association, *J Am Med Assoc* 277: 1794, 1997.

[22] Department of Labor, Occupational Safety and Health Administration: *Occupational exposure to bloodborne pathogens, final rule*, Fed. Reg. 56(235): 64004, Washington, DC, 1991.

[23] Donnelly JC, Hartwell GR, Johnson WB: Clinical evaluation of Ektaspeed x-ray film for use in endodontics, *J Endod* 11: 90, 1985.

[24] Farman AG, Mendel RW, yon Fraunhofer lA: Ultraspeed versus Ektaspeed x-ray film: endodontists' perceptions, *J Endod* 14: 615, 1988.

[25] Forrest W, Perez RS: The rubber dam as a surgical drape: protection against AIDS and hepatitis, *J Acad Gen Dent* 37: 236, 1989.

[26] Forsberg J: Radiographic reproduction of endodontic "working length" comparing the paralleling and bisecting-angle techniques, *J Oral Surg* 64: 353, 1987.

[27] White SC, Pharoah MJ: *Oral radiology: principles and interpretation*, ed 4, St Louis, 1999, Mosby.

[28] Goerig AC, Neaverth El: A simplified look at the buccal object rule in endodontics, *J Endod* 13: 570, 1987.

[29] Greene RR, Sikora FA, House JE: Rubber dam application to crownless and cone-shaped teeth, *J Endod* 10: 82, 1984.

[30] Holroyd SV, Wynn RL, Requa-Clark B: *Clinical pharmacology in dental practice*, ed 4, St Louis, 1988, Mosby.

[31] Jackson DJ, Moore PA, Hargreaves KM: Preoperative nonsteroidal anti-inflammatory medication for the prevention of postoperative dental pain, *J Am Dent Assoc* 119: 641, 1989.

[32] Janus CE: The rubber dam reviewed, *Compend Contin Educ Dent* 5: 155, 1984.

[33] Jeffrey IWM, Woolford MJ: An investigation of possible iatrogenic damage caused by metal rubber dam clamps, *Int Endod J* 22: 85, 1989.

[34] Kantor ML et al: Efficacy of dental radiographic practices: options for image receptors, examination selection, and patient selection, *J Am Dent Assoc* 119: 259, 1989.

[35] Kelly WH: Radiographic asepsis in endodontic practice, *J Acad Gen Dent* 37: 302, 1989.

[36] Kolstad RA: *Biohazard control in dentistry*, Dallas, TX, 1993, Baylor College of Dentistry Press.

[37] Little JW, Falace DA, Miller CS, Rhodus NL: *Dental management of the medically compromised patient*, ed 5, St Louis, 1997, Mosby.

[38] Lovdahl PE, Gutmann JL: Periodontal and restorative

considerations prior to endodontic therapy, *J Acad Gen Dent* 28: 38, 1980.

[39] Lovdahl PE, Wade CK: Problems in tooth isolation and periodontal support for the endodontically compromised tooth. In Gutmann JL et al, editors: *Problem-solving in endodontics: prevention, identification, and management*, ed 3, St Louis, 1997, Mosby.

[40] Madison S, Jordan RD, Krell KV: The effects of rubber dam retainers on porcelain-fused-to-metal restorations, *J Endod* 12: 183, 1986.

[41] Messing JJ, Stock CJR: *Color atlas of endodontics*, St Louis, 1988, Mosby.

[42] Miles DA et al: *Radiographic imaging for dental auxiliaries*, ed 3, *Philadelphia*, 1999, WB Saunders Co.

[43] Miller CH: Infection control, *Dent Clin North Am* 40: 437, 1996.

[44] Montgomery EH, Kroeger DC: Principles of anti-infective therapy, *Dent Clin North Am* 28: 423, 1984.

[45] Mouyen F et al: Presentation and physical evaluation of Radiovisiography, *J Oral Surg* 68: 238, 1989.

[46] Pollack BR, editor: *Handbook of dental jurisprudence and risk management*, Littleton, MA, 1987, PSG Publishing Co.

[47] Reddy MS, Jeffcoat MK: Digital subtraction radiography, *Dent Clin North Am* 37: 553, 1993.

[48] Requa-Clark B, Holroyd SV: Antiinfective agents. In Holroyd SV, Wynn RL, Requa-Clark B, editors: *Clinical pharmacology in dental practice*, ed 4, St Louis, 1988, Mosby.

[49] Richards AG: The buccal object rule, *Dent Radiogr Photogr* 53: 37, 1980.

[50] Schwartz SF, Foster JK: Roentgenographic interpretation of experimentally produced boney lesions. I. *J Oral Surg* 32: 606, 1971.

[51] Teplitsky PE: Custom acrylic retainer for endodontic isolation, *J Endod* 14: 150, 1988.

[52] Torabinejad M et al: Absorbed radiation by various tissues during simulated endodontic radiography, *J Endod* 15: 249, 1989.

[53] Wakabayashi H et al: A clinical technique for the retention of a rubber dam clamp, *J Endod* 12: 422, 1986.

[54] Walton RE, Torabinejad M: *Principles and practice of endodontics*, ed 3, Philadelphia, WB Saunders Co (in press).

[55] Weisman M: A modification of the no. 3 rubber dam clamp, *J Endod* 9: 30, 1983.

[56] Wood PR: *Practical cross infection control in dentistry*, St Louis, 1992, Mosby.

第 6 章 设备及消毒

Armamentarium and Sterilization

设 备 /132	灭菌消毒 /147
照明及放大 /132	接种疫苗 /147
X线片 /134	屏障技术 /149
诊断 /135	名词定义 /149
组织系统 /135	器械准备 /150
橡皮障 /135	灭菌的方法 /150
经冠制备入口 /137	灭菌消毒监测 /154
手用器械 /138	消毒的方法 /154
根管制备 /138	牙胶的消毒 /155
冲洗 /138	反复灭菌消毒对器械的影响 /155
充填 /140	

设 备

在许多通科牙科的业务中,根管治疗已变成综合治疗中日益增加的部分。据美国牙科协会的一项调查显示,最近的牙科毕业生需花掉1/10的工作时间为患者提供根管治疗服务[1]。"牙科再教育纲要"进行的一个调查提到,根管治疗是读者们最感兴趣的领域之一。由于根管治疗的新产品和新技术的不断问世,出现了大量的,有时甚至是令人迷惑的根管治疗方法。尽管本章将强调这些新趋势,但对临床牙医师来说,当考虑这些新方法时,应保持一个基于生物学原则的正常的科学态度。严格地讲,在长期独立的科学研究的基础上,需要坚持事实,作出正确选择。产品和技术进攻式的推销不应取代循证的、科学的证实和临床经验。

照明及放大

在牙科治疗中使用高质量的放大仪器已日益普遍。使用者相信,放大仪器确实可提高治疗的质量和速度[7]。在外科用的显微镜系统上加装一个头灯,可显著提高视野的深度和放大的清晰度,极大地增加术者视觉的敏锐性。头灯提供视线(line-of-sight)照明,无阴影,且不像传统(戴在头上的)牙科手术灯那样需要多次调节。照明和放大的联合应用在根管治疗中尤其有用,因为在完成制备入口后,医师必须在难以接近的区域寻找那些钙化的细小根管。

一旦牙医在工作中使用了带有照明和放大功能的设备后,就经常听到他们说起:"在没有这些东西的时候,我是怎么做的治疗?"虽然在操作中使用放大器械需要一个简短的学习过程,但是多数医师认为,如果回到没有这些辅助设备的条件下操作,显然是非常困难的。最流行的外科用放大镜可以提供放大范围为 2.0×到 3.5×,平均工作距离为14～16英寸。一些比较流行的照明和放大系统可在图 6-1、6-2 中找到。

在根管治疗领域,使用外科手术显微镜是增强照明和放大的手术理论的进一步逻辑延伸。尽管最初手术显微镜仅用于各种根管外科操作,但现在更多地用于疑难的非外科根管治疗(如取出根管内的钉、桩,牙折的诊断,根管的重新治疗)。外科手术显微镜提供的放大倍数范围更大,一般是从 4×至 25×(详见第 19 章关于外科手术显微镜)。最近在影像领域里新添了一个口内光纤内窥镜(fiber-optic endoscope)。口内光纤内窥镜(OraScope)是用一个光纤探头、一个氙光源和一个医用影像监视器提

第 6 章 设备及消毒

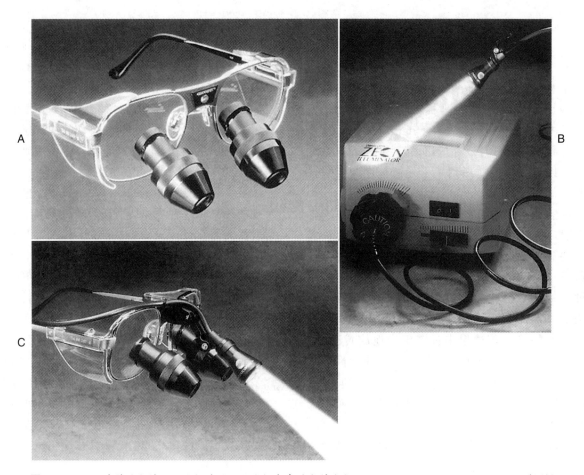

图 6-1　A. 外科放大镜。B. 头灯系统。C. 头灯夹在放大镜上（Orascoptic Research Inc., Madison, Wis 提供）

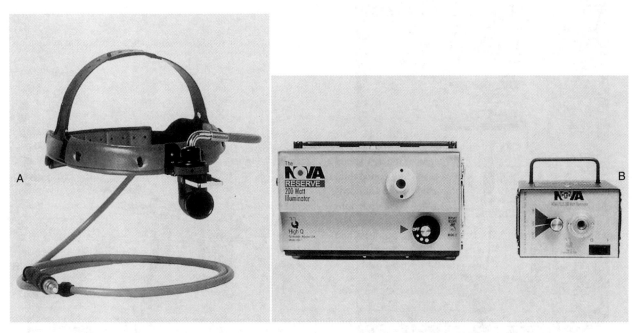

图 6-2　A. 头戴型头灯。B. 光导纤维光源（High Q System, Scottsdale, Ariz 提供）

供一个放大的手术区图像(图6-3)。

X线片

在根管治疗开始前,必须拍摄一张高质量的术前X线片。就像在第5章所提到的一样,医师们使用平行技术,用特殊的胶片夹(film holders)可以得到失真最小的X线片。在应用平行技术时,在X线片上可以更为准确地得到关于牙齿长度和疾病诊断的信息。

在根管治疗过程中,拍摄X线片面临一连串的问题。包括在有橡皮障时,测量根管长度、核实牙胶尖放置位置以及一些其他的操作。橡皮障使牙科医师难以正确拍摄工作X线片,这时可以用各种胶片夹来解决X线片的失真问题(详见第5章图5-14,5-15)。所有这些特别设计的装置,都是用来在根管治疗过程中帮助正确地放置胶片,并使球管与正在进行根管治疗的牙齿处于恰当的位置关系。当牙齿里有锉或充填尖突出,同时还有橡皮障时,胶片夹可帮助牙医师获得准确而不失真的工作X线片。

在根管治疗用的X线胶片的选择上,已经从"超快"(Ultraspeed)转到了"Ektaspeed"(Eeastmen Kodak Company, Rochester, NY)。因为Ektaspeed比"超快"片快2倍,且仅需其X线曝光时间的一半。尽管它与"超快"片子相比可能有更多颗粒,对比度差,但细心地曝光和冲洗可使Ektaspeed生成诊断质量好的图像[4]。使用快速、全自动的冲洗仪器有助于得到高质量图片。不在暗室里,将胶片放入手动快速冲洗箱中冲洗,也可获得工作X线片。

数字X线照相术(digital radiography)包括一个常规的牙科拍片装置和一个微处理机。采用口内放射线探测器(intraoral radiation detector)代替X线胶片,口内放射线探测器比常规的银卤胶片更为敏感。高敏感口内传感器即带电耦合装置(charged-coupled device)和精确的微处理机联合应用,可大大减少放射量。另外,可用计算机来改变图像的显示,增强和放大细节,还可将负图像转换为正图像。另外一种系统使用一个可充电磷储存板代替带电耦合装置。这两种系统结束了牙医师们对传统胶片和暗室化学的使用,并让牙医师可以储存、恢复并通过计算机传递数字图像。第26章有有关这种新的高科技数字成像系统的插图和具体说明。

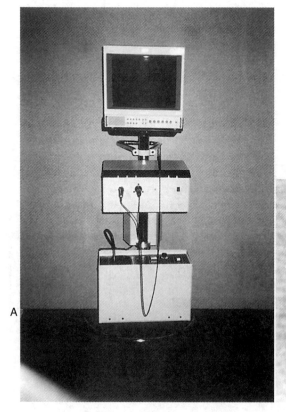
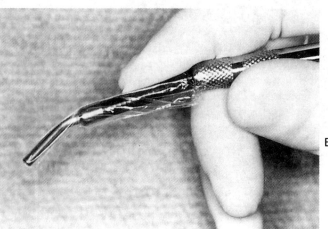

图6-3　A. 口内光纤内窥镜(OraScope)。B. 口内光纤内窥镜的探头(Dr. James Bachcall 提供)

诊 断

在第 1 章中已讨论了关于诊断器械的一些细节。牙髓活力的检测技术变得越来越复杂，可信度也逐渐提高。在第 1 章中已展示了使用光纤光源判断是否有牙折的检查过程。在广泛制备牙体后，将诊室灯调暗，并将光纤光源放到制备的牙齿舌侧，使用这项透照技术判断牙髓"透红"（blush）的程度很有价值（图 6-4）。

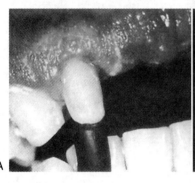
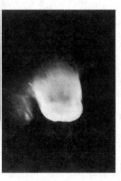

图 6-4 透照牙髓"透红"。A. 为做全冠制备牙齿后，从舌侧透照。B. 将诊室灯关灭即可显示红色

可在上、下颌牙尖之间插入一根棉签、白杨树枝，或使用在第 1 章中提到过的其他类似物体检查牙隐裂。另外一种用来诊断牙折的方式是插入 Tooth Slooth（图 6-5）。将这一塑料装置放在牙尖上，或放在上颌和下颌牙尖之间让患者咬合。当咬合压力解除时，突然出现尖锐的疼痛，提示牙齿有裂纹。

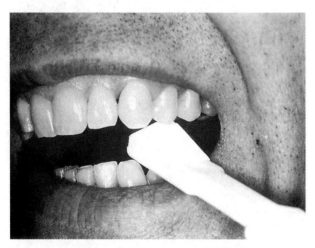

图 6-5 用 Tooth Slooth 发现折裂

组织系统

在根管治疗中，使用预先准备好的托盘和器械盒（cassettes）简化了选取、储存和递送根管器械的程序。尽管牙医师可以选择不同的器械和托盘配置，但对所有的系统来说有一些共同的基本原则。一个标准的器械盒包括最常用的长柄器械，如口镜、根管探针、长挖匙、塑料器械和带锁镊子。其他如冲洗注射器和针头、尺子、无菌纸尖、钻头和橡皮障夹也常被放入标准器械盒。图 6-6 展示了一个简单器械盒的配置。可买到各种各样的根管锉架和盒，使器械既简洁又无菌（图 6-7）。无论选择哪种系统，重要的是，无论是单独一人操作还是有椅旁助手，都应使配置便于工作人员再储存和消毒，方便牙医师使用。

橡皮障

用橡皮障隔离是根管治疗中的一项标准要求。然而，最近全美国的一项调查显示，在根管治疗过程中，92% 的开业根管治疗专科牙医师在坚持使用橡皮障，而全科牙医师只有 59% 坚持使用橡皮障[32]。这一点需要再次强调：进行根管治疗的牙齿一定要用橡皮障隔离，除非临床情况不允许。

根管治疗使用的橡皮障有各种各样的颜色、厚度、气味及原料。随着逐渐对乳胶引起变态反应的认识，传统乳胶橡皮障已获得非乳胶材料补充[26]。这种非乳胶制品是 100% 无乳胶、无粉末的合成橡胶（图 6-8）。研究报告显示，该产品的抗撕破性能与乳胶近似，最低保质期限为 3 年。

在使用传统的乳胶橡皮障时，许多临床牙医师喜欢用中型或轻型材料的，因为它的回复力好，而且容易使用。颜色可以根据个人的喜好。黑色橡皮障可使牙齿与橡皮障间对比鲜明；治疗过程中拍片时，浅色橡皮障使牙医师容易看到胶片夹的位置。其他选项包括绿色橡皮障（带冬青油味）和品蓝色橡皮障，它们能形成良好的视觉对比，加上"眼睛喜欢"（eye appeal）。

无论选用哪种颜色和厚度，所有橡皮障均应保存在远离热源和阳光的地方，以避免干燥和弹性减低。使用时如橡皮障被撕破，则表示该橡皮障已干燥，应该立即扔掉。将橡皮障放在冰箱中保存，似乎可以延长其使用寿命。

可以买到很多用于各种特殊情况的橡皮障夹（clamp），如对破碎的后牙，用"tiger-jaw"夹保持橡皮障，特别有用（图 6-9）。这里最好用有翼的夹，因为它可以使组织很好地退缩，并且可以使用第 5 章中提到的整体放置技术。

高质量的橡皮障打孔器（rubber dam punch）将

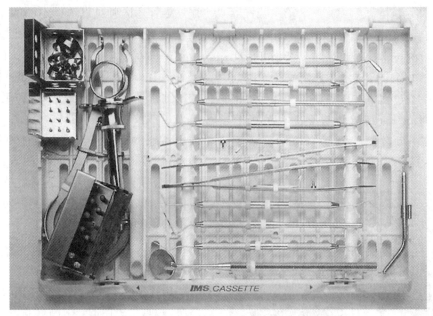

图6-6　IMS器械盒(Hu-Friedy Co, Chicago, Ill 提供)

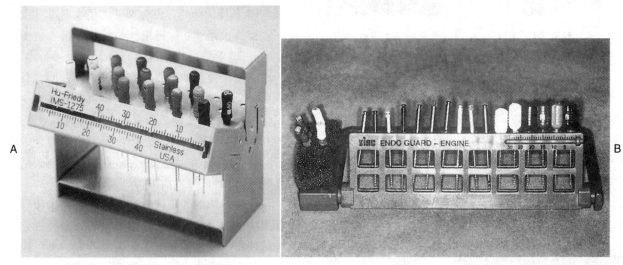

图6-7　A. 根管锉架。B. 机用器械架(Zirc Dental Products, Buffallo, N.Y 提供)

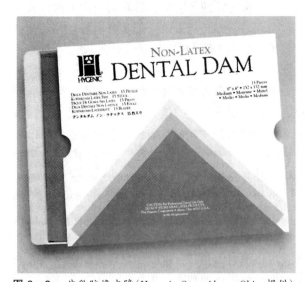

图6-8　非乳胶橡皮障(Hygenic Corp. Akron, Okio, 提供)

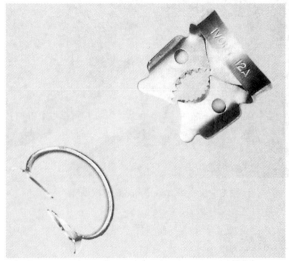

图6-9　有锯齿的象牙"tiger-jaw"橡皮障夹(Miles Dental Products, South Bend, Ind. 提供)

会在橡皮障上给牙齿制造一个边缘整齐的洞。打孔时应注意,不要使边缘有裂痕(nick),以防不小心造成撕裂或发生微漏。对于小的渗漏,可以方便地用 OraSeal 来填补上。这是一种有弹性的封泥样的产品,装在一个塑料注射器中(图 6-10)。一种 X 线透射的塑料橡皮障架(rubber dam frame)使在拍摄 X 线工作片时,无需去掉橡皮障支架。

经冠制备入口

通过金属烤瓷冠进入髓腔要比通过自然牙体组织或其他修复材料进入困难得多。有一种方法是用小的金刚砂球钻在大量喷水的情况下,在烤瓷部分制备出一个轮廓,用尖端为钨钢或碳钢的车针穿透下方的金属结构(图 6-11)。这种两步法技术减少了瓷层折断和劈碎的可能性(详见第 7 章关于本技术的更多信息)。暴露狭窄的或钙化的根管口,对医师来讲常常是一种挑战,解决这种难题的有用助手是使用低速 Mueller 钻。它有一个超长的、有弹性的柄部,当钻头向深处进入时,操作者仍能看见。图 6-12 展示了使用这种钻头的一个临床病例。

在制备磨牙入口洞型过程中,偶尔会因疏忽造成根分叉穿透,这是一个不幸的事故。用称为 Pro-

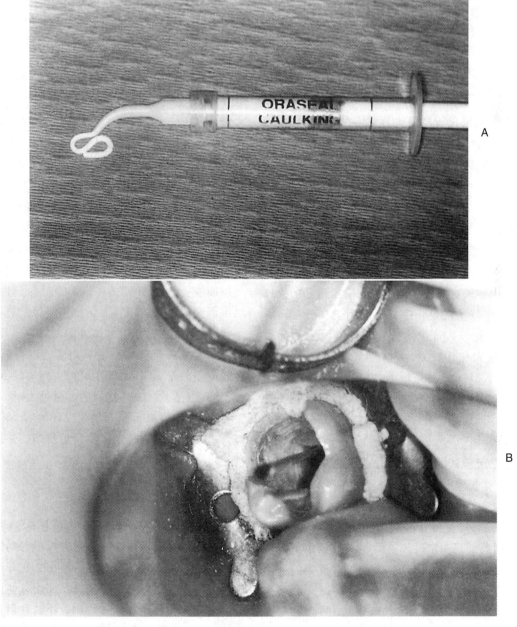

图 6-10　A. 用 OraSeal 堵缝。B. 用 OraSeal 封闭橡皮障夹

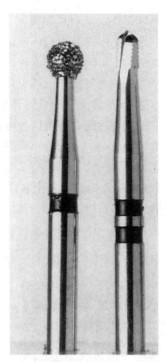

图 6-11 用来进入烤瓷冠的金刚砂球钻和钨钢钻 (Brasseler USA, Savannah, Ga)

Root 的无机三氧化物聚合体（mineral trioxide aggregate，MTA）封闭这些穿孔，显示出极好的愈合效果[20,29]。图 6-13 展示了传递和使用调拌好的 MTA 的一种方法。

手用器械

图 6-6 展示了一个简单的根管器械盒。其中一根长的双端挖匙是为根管治疗特别设计的。牙科医师可以用它来去除冠髓组织、软龋或深部的棉球（图 6-14）。双头的根管探针可以用来在髓室底寻找和探测根管口。带锁的根管镊便于助手给牙科医师传递纸尖和牙胶尖。为放置和填压暂时充填材料，专门设计了塑料充填器械。一根牙周探针是基本装备。

根管制备

关于在用器械扩锉根管（instrumentation）前，确定根管"工作长度"（working length）的技术，将在第8章详细描述。测量台（measuring block）和特制的拇指毫米尺用来测量根管锉和牙胶尖非常有用（图6-15）。用电子根尖定位仪辅助 X 线片测定工作长度，已越来越普及（图 6-16），并且这些仪器的准确性也越来越高[11,24]。

正如在第 8~9 章中讲到的，清洁、成型和充填根管是临床成功的重要组成部分。拔髓针（barbed broach）主要用来整个地去除大根管中的活髓，将一次性的拔髓针插入根管内，旋转使其嵌入牙髓组织。由于这些器械脆弱和容易折断，在使用时必须小心。在制备根管时，最常用的手用器械是根管锉（endodontic files）。在过去的几年中，引用新设计和新金属加工技术的根管锉迅猛增多。一般用三角形、四方形和菱形截面的坯料制成这些手用器械。各种各样的冶金术（metallurgy），锥度（taper），切刃角度（cutting-blade angle），扭曲程度（degree of twist），切槽的间距（flute spacing）和切削或非切削尖端（cutting and noncutting tip）等使牙医们对器械的选择复杂化。另外，越来越多的迹象表明，与不锈钢产品相比，使用有弹性的镍钛合金根管锉制备的根管连续性较好[12]。关于这些锉的进展详见第 14 章。

镍钛机动锉（engine-driven files）的发展带动了超低速、高扭矩手机装置的使用（图 6-17）。在图 6-18 中展示了两种较流行的旋转装置。其他现代的镍钛旋转器械（rotary instruments）包括 Light speed 和 Hero 装置。尽管这些旋转装置在锉的设计、锥度、切槽角度方面有所不同，但有一些共同的特点。例如，它们都从镍钛合金独有的、可沿根管弯曲度前进的特性中获益。另外，所有这些装置都在低转速下工作，有一个高扭矩手机装置，并且允许锉呈完全的 360 度旋转，而不是反复的摆动。应当用轻轻接触的方式使用这些器械，并向根尖施加最小的压力（例如就像用锐利铅笔写字一样的压力），以避免器械折断。重要的是要使根管上部预先敞开，以便能更好地控制根尖 1/3 的制备。各种装置的临床研究显示，使用这一新技术能保留自然的解剖弯曲度，同时获得光滑和清洁的根管壁[14,27]。

传统的旋转器械主要用来使根管的冠部敞开，最常用的是 GG 钻。现在可以买到短的型号，以便用于后牙（图 6-19）。使用的力量过大时，可能使根管旁穿，或使器械折断。现在设计的 GG 钻，在遇到过大阻力时，将在杆上较高位置折断，使得牙医师容易将折断部分取出。

冲　洗

在第 8 章中介绍了在用器械扩锉根管过程中应冲洗根管。将冲洗液递送进入根管的装置有简单的一次性注射器和复杂的能同时冲洗和回吸的装置。对牙科医师来讲，应选择使用方便而价格低廉的系统。在器械操作过程中，小的注射器（即小于10ml）要求不断地重新装满液体。10~20ml 塑料注

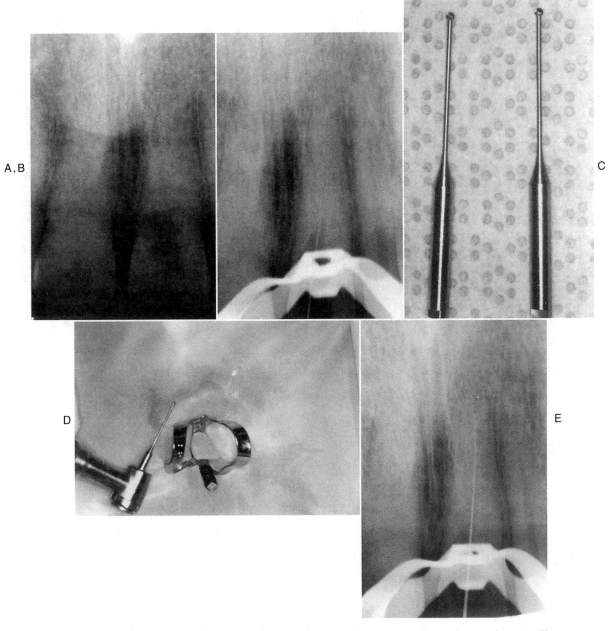

图 6-12　A. 钙化根管术前 X 线片。B. 制备入口后插入初锉。C. Mueller 钻。D. 用 Mueller 钻钻完后插入锉。E. 展示工作长度的 X 线片

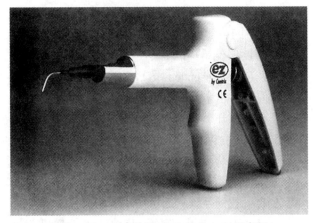

图 6-13　用来传递 MTA 的 Centrix 注射器

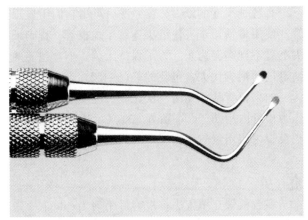

图 6-14　手术挖匙(上面)和根管挖匙(下面)
(Brasseler USA, Savannah, Ga 提供)

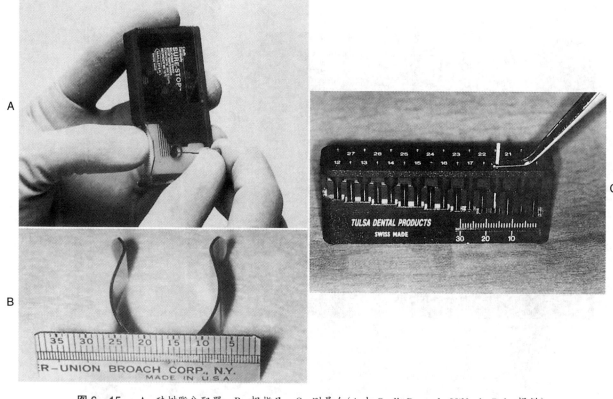

图6-15　A. 硅树脂分配器。B. 拇指尺。C. 测量台（A 由 Caulk Dentsply Milford, Del. 提供）

射器既可提供足够的液体，而且操作也方便。与用注射器从容器中抽吸冲洗液相比，将冲洗液从500ml的试验用塑料水瓶中通过注射器的后部注入（back filling），既可节约医师的时间又省力（图6-20）。注射器针头的设计应是路厄氏锁型（Luer-lok）而不是摩擦固定的，以防止在冲洗过程中针头脱落。

图6-21展示了冲洗针尖端侧方递送冲洗液的一张设计图。当针头在根管中被紧固时，该设计有助于防止将冲洗液注入根尖周组织。据报道，它可给根尖1/3根管提供最好的冲洗[19]。

有各种尺寸的纸尖，在冲洗后可用它们干燥根管。使用带锁镊子夹住纸尖连续干燥根管，直到纸尖上看不到潮湿为止。为了保持无菌，小盒包装的消毒过的纸尖比大盒包装的好（6-22）。

如果根管治疗无法一次完成，建议用氢氧化钙作为根管内用药[30,31]。图6-23展示通过不同装置在根管内应用氢氧化钙。

充　填

多数根管充填方法将根管封闭剂（sealer）视为充填技术不可缺少的一部分。在根管治疗时，最普遍使用的封闭剂是基于氧化锌和丁香油（eugenol）的配方。这些产品要求用一块玻璃板和调拌刀调拌，以获得需要的稠度。也能买到含氢氧化钙的封闭剂。在第9章将详细讨论根管充填技术。在当前根管治疗中，牙胶是最常用的根管充填材料。在市场上可以购买到与国际标准组织（ISO）根管治疗器械尖端尺寸相符合的标准牙胶尖，其锥度从0.02到0.06（图6-24）。非标准的牙胶尖更尖，并按尺寸分类（从很细到很粗）。

使用牙胶尖充填根管时，常用到一些特殊的手用器械，包括侧方加压器（spreader）和垂直充填器（pluggers）。侧方加压器从长度、锥度上来分有很多种。它们首先被用来在侧压技术（lateral compaction technique）中压紧牙胶充填材料。镍钛合金侧方加压器的柔韧性比不锈钢的更好[18]（图6-25）。垂直充填器也叫压紧器（condensers），末端是平的而不是尖的，它们主要用来从垂直方向压紧充填材料。有一种专门取出被压紧的牙胶的镍钛旋转器械（图6-26），该器械能打碎并从根管中取出牙胶，以便于重新治疗。采用从根管中取出桩的装置，已成为重新治疗器械中备受欢迎的补充部分（图6-27）。

在高科技的今天，已可以买到用来加热、传递和在制备好的根管中压紧牙胶的装置，详见第9章。图6-28展示了这些牙胶加热装置的实例。关

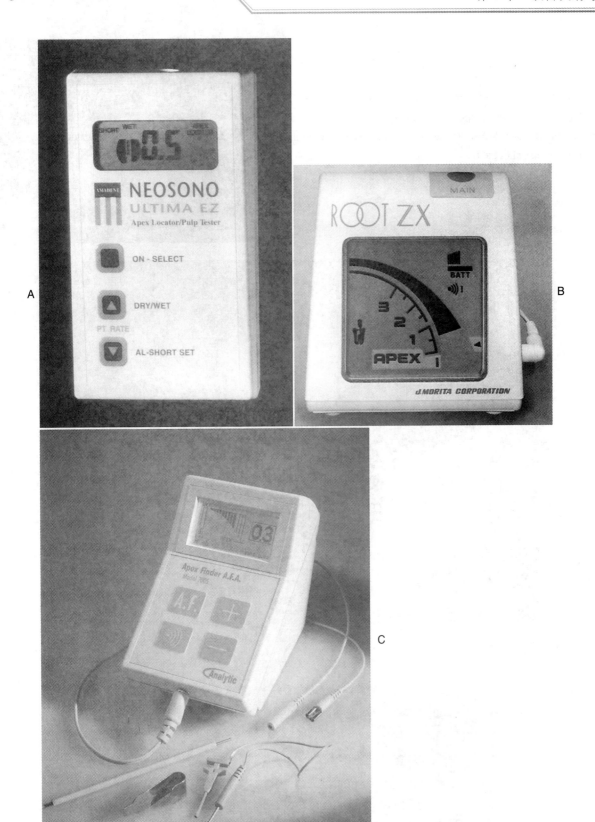

图 6-16 电子定位仪。A. Neosono. B. Root ZX。C. Analytic 根尖搜索器(A, Amadent, Cherry Hill, N, J. 提供。B, J. Morita USA, Tustin, Calif. 提供。C, Analytic Endodontics, Orange Clif. 提供)

图6-17 根管旋转手机。A. Endo-Mate 2。B. Quantec。C. Aseptico 扭矩控制（A, NSK America Corp, Schaumburg, ILL. 提供。B, Analytic Endodontics, Orange, Calif. 提供。C, Dentsply Tulsa Dental, Tulsa, Okla 提供）

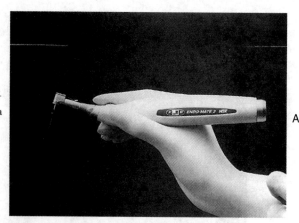
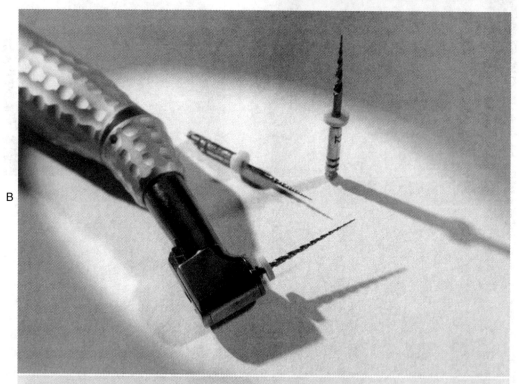
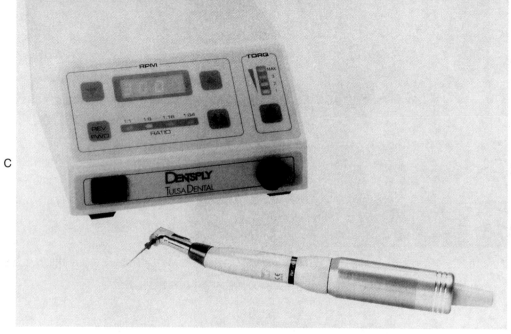

第6章 设备及消毒

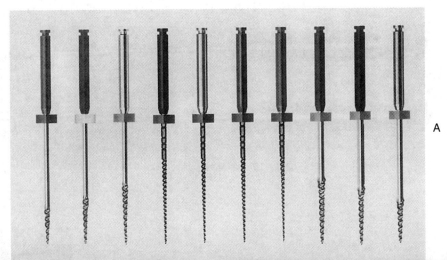

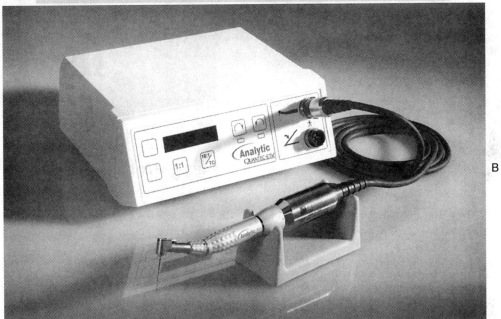

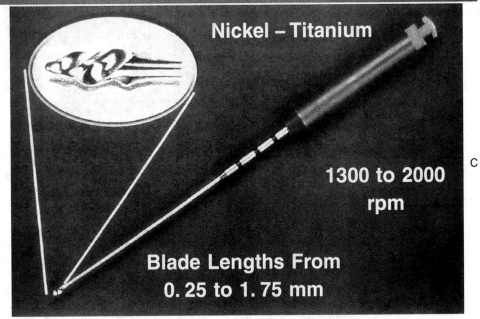

图6-18　A. ProFile GT 旋转装置。B. Quantec 旋转装置。C. Light-speed 旋转装置（A, Dentsply Tulsa dental, Tulsa, Okla。B, Analytic Endodontics, Orange, Calif. 提供）

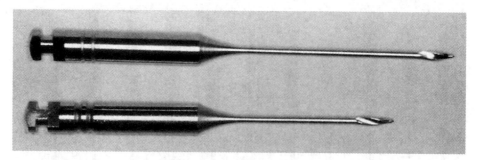

图 6-19　常规的和短的 GG 钻

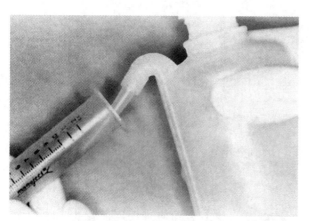

图 6-20　从 500ml 洗瓶（wash bottle）中将冲洗液通过注射器后部注入

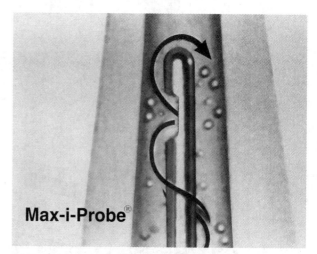

图 6-21　Max-1-Probe 冲洗针头（MPC Technologies, Franklin Park Ill 提供）

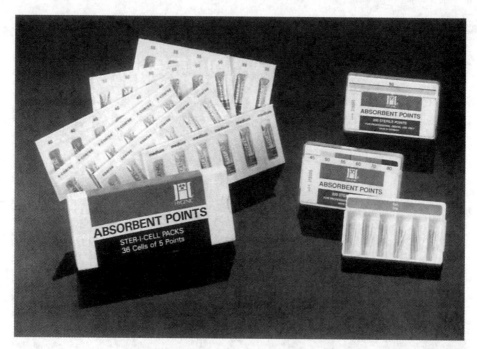

图 6-22　大盒包装与小盒包装纸尖的比较

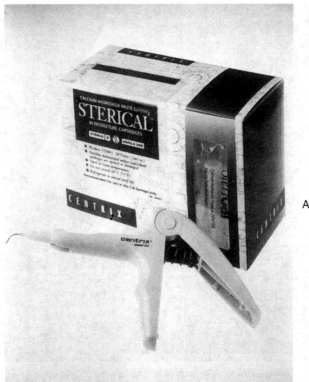
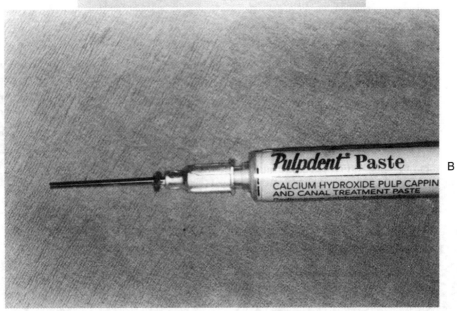

图6-23 A. Calciject 氢氧化钙系统。B. Pulpdent 氢氧化钙糊剂

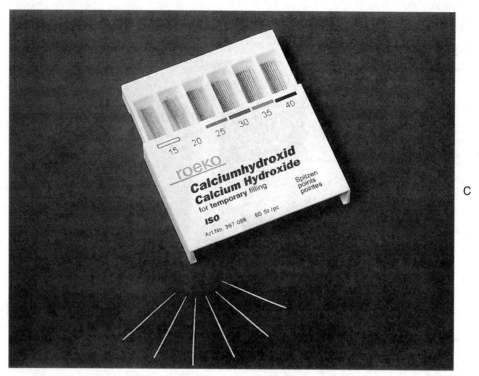

图6-23(续) C.锥形氢氧化钙管内疗法,接触潮湿后活化（经康涅狄格州谢尔顿市Centrix公司允许）

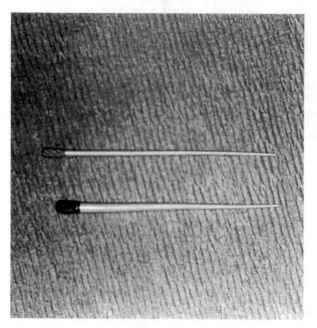

图6-24 0.02锥度的牙胶尖(上)与0.04锥度的牙胶尖(下)比较（Charles B. Schwed Co. Inc., Kew Gardens, N.Y提供）

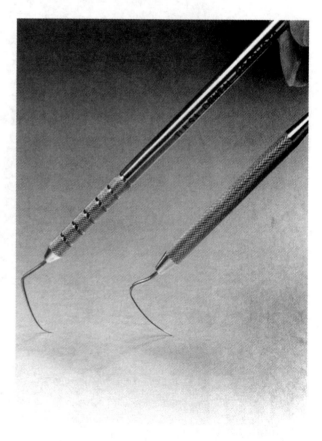

图6-25 显示镍钛侧方加压器(左)与不锈钢侧方加压器(右)尖端柔韧性的不同（Tulsa Dental Products, Tulsa, Okla提供）

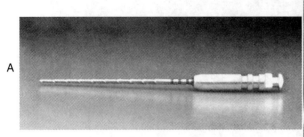
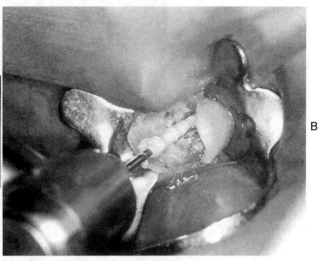

图 6-26　A. GPX 牙胶取出器。B. 正在用 GPX 取出牙胶(Brasseler USA, Savannah, Ga 提供)

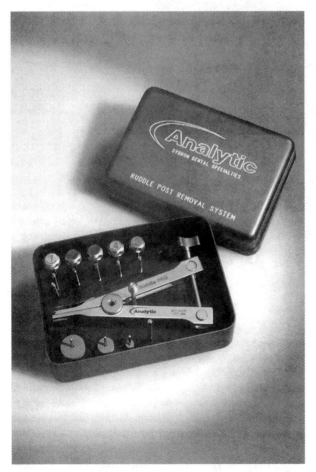

图 6-27　Ruddle 桩取出器 (Analytic Endodontics, Orange, Calif. 提供)

于是否一种装置像声称的那样优于另一种装置，还存在着大量的争论[16]。

在根管治疗中使用的暂封材料必须能为入口洞型提供高质量的密封，以防止微生物污染根管。用于暂封入口洞型的，已经调配好的产品（例如Cavit）已得到广泛的应用。Cavit是一种水分激活的、自凝的、预先调好的、含硫酸钙的醋酸聚氯乙烯酯(polyvinyl chloride acetate)。

灭菌消毒

由于彻底控制感染技术的进展，从而永远地改变了牙科医师提供治疗的方法。最近 Molanari 对牙科学的主要进展进行了汇编[22]。其中就包括无菌操作、戴乳胶手套、口罩、防护镜、防护服、科学而安全地处理污染的器械、热消毒、化学表面消毒、使用一次性用品和特制的一次性屏障等控制感染的方法。本章中的灭菌消毒部分将研究这些进展，它们涉及牙科和根管治疗实践中一般感染控制措施的理论和实践。

接种疫苗

与患者直接接触的牙科医师和口腔健康工作者均有接触或传播传染病的危险。对传染性疾病进行适当的疫苗接种仍然是控制传染病工作中的重

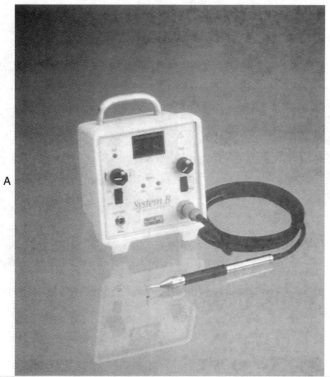
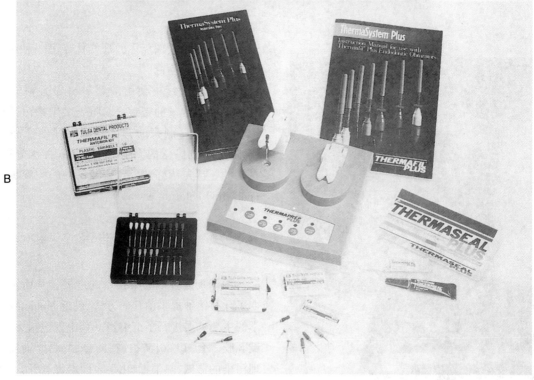

图6-28　A. 加热装置。B. 加热装置的附件(ThermaSystem Plus)

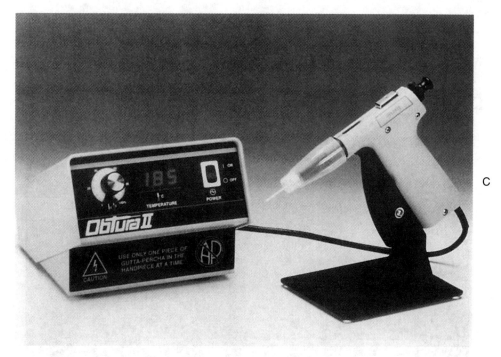

图6-28(续) C. Obtura 11. (A, ElE/Analytic Technology, San Diego, Calif. B, Dentsply Tulsa Dental, Tulsa, Okla. C, Obtura Spartan, Fenton, Md. 提供)

要方面。对肝炎病毒家族尤其如此,因此应当对口腔健康工作者进行甲肝和乙肝的预防接种[9,13]。

屏障技术

职业安全和健康管理局(OSHA)要求牙科医师遵循疾病控制和预防中心(CDC)提出的传染控制指南[10]。指南规定要注意防止治疗患者时发生交叉感染。最有效的防止交叉感染的方法就是采取个人的和环境的屏障技术(personal- and environmental-barrier techniques)(图6-29)。Hackney和Crawford指出,与非牙科设施表面相比较,牙科操作环境中存在着大量口腔致病菌。这种情况甚至发生在使用了最好的表面消毒技术后。清洗和消毒是很好的方法,但在繁忙的口腔诊所,这不是最有效和最可靠的控制感染的方法。对于在就诊过程中可能会碰到的表面,他们建议用一次性的塑料薄膜覆盖[15]。

名词定义

牙医师应熟悉下列关于诊所感染控制的名词:
- 细菌的芽胞型 芽胞是一种比无性繁殖型细胞更为复杂的结构,它是由无性繁殖细胞产生的。芽胞的形成是对自然环境的适应,其对消毒措施比无性繁殖型有更强的抵抗力。
- 细菌的无性繁殖型(bacterial vegetative form) 即常见的有活性的、正在繁殖的微生物。
- 生物膜(Biofilm) 由微生物在一个表面和溶液的界面聚集和繁殖而成。特别是牙科综合治疗台上的小孔水路。已确定细菌、真菌、原生动物、水生线虫等是水路生物膜中的常住者。
- 生物指示剂(biologic indicator) 是一种微生物的样本,一般是细菌芽胞,用它来检验某次消毒或某个消毒周期是否有效。如生物指示剂显示无细菌生长,则证实已达到灭菌消毒。
- 交叉感染(cross-infection) 将传染物质从一个人转移到另一个人身上。
- 消毒(disinfection) 比灭菌(sterilization)较弱的过程,它可以消灭几乎所有的致病无性繁殖型微生物,但不一定消灭所有的微生物类型(如芽胞)。一般这一消毒方法用于处理无法灭菌的大的表面(例如牙科椅)。消毒缺乏灭菌法所达到的安全系数。消毒是不可证实的。
- 过程指示剂(process indicator) 是贴在灭菌包上或放在包内的纸条,布带。指示剂中特殊的墨水或化学物质随温度、水蒸汽或化学蒸气而改变颜色,提示指示剂通过灭菌消毒器。过程指示剂不能用来证实是否达到了灭菌消毒的效果。
- 灭菌(sterilization) 应用物理或化学方法消灭所有微生物,包括抵抗力强的细菌芽胞。灭菌是

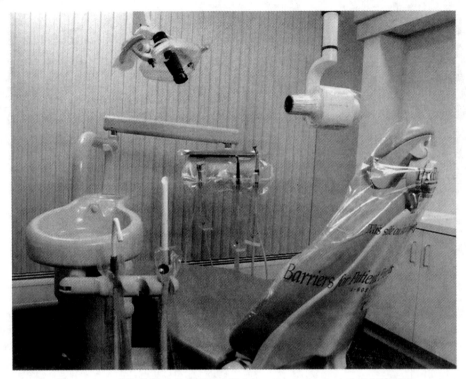

图6-29 有塑料薄膜覆盖的操作区(Cottrell Ltd, Englewood, Calif 提供)

可证实的过程。

● 普遍预防 对所有患者采取同样的传染控制步骤,不考虑其用药史及社会史。

器械准备

治疗前装卸、清洁和封装污染的器械经常是受伤和感染的根源。牙科工作人员进行这项操作时,应戴上可重复使用的橡胶工作手套,就像家庭清洁时用的一样。污染器械不要立即清洗,而是先浸泡在处理液(handling solution)中,以便血液、唾液和组织不会在器械表面变干。超声清洗剂、碘伏溶液或一种酶预浸液都是有效的处理液。

使用超声清洗机比用手擦洗效率高好几倍,并且安全,因此超声清洗机是清洁灭菌消毒器械的最佳选择。在超声设备中清洗的器械应当悬挂在一个带孔的篮子中。当超声清洗机工作时,任何东西都不要接触槽的底部,同时要盖好盖子。每装进一批器械至少清洗5分钟。一个周期结束后,要用大量混有空气的水彻底洗净器械;然后放在一个清洁的、干燥的毛巾上,滚动或轻拍;再用空气干燥[5]。超声清洗液随着清洗次数的增加逐渐被污染,因此至少每天更换一次,同时超声清洁机的槽也应当消毒。曾经污染的器械现在已经非常干净,但它们并未被灭菌。使用器械盒时,应将污染的器械放回器械盒的支架中,再通过超声清洗机或热消毒器,从而减少在器械准备过程中工作人员的手接触器械的机会。在超声清洗机中或热消毒器中消毒时,装在盒里的器械可能需要更多的时间;要严格遵循厂家的说明。在器械灭菌完成之前不可掉以轻心。

应将准备灭菌的、清洁的器械或器械盒用专为灭菌而设计的材料包裹(图6-30)。灭菌消毒剂必须能穿透包裹的材料而直接与微生物接触。污染的手用根管锉必须在超声水浴中洗净,再在高压蒸汽中进行灭菌和灭活内毒素[28]。

灭菌的方法

最可靠的杀死微生物的方法是加热。在根管治疗实践中,灭菌方法包括使用水蒸汽或一定压力下的化学物质的蒸气、干热和戊二醛溶液等。

压力下的水蒸汽(Steam under pressure)

高压消毒锅(autoclave)是最常用的灭菌工具,除非蒸汽无法进入或高温、潮湿会造成器械损伤时才不应用。湿热气体通过凝集蛋白,破坏RNA和DNA,以及释放胞内的小分子量成分杀死微生物[3]。高压消毒锅灭菌需在温度121℃(249.8°F)和压力为15磅/英寸^2(psi)下持续15至40分钟。灭菌时间取决于装进高压消毒锅的物品的种类及其穿透性。一旦整个物品达到期望的121℃,15分钟后,它

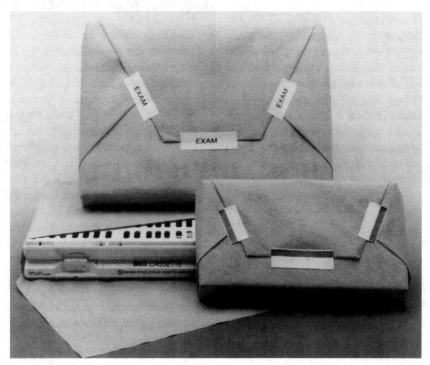

图 6-30 为灭菌作准备,将器械盒包裹在有气孔的高压消毒纸中(Hu-Friedy Co., Chicago, Ill 提供)

将已被灭菌消毒。高压消毒时间至少要 30 分钟,才能使装进锅内的物品热起来和被蒸汽穿透以达到适当安全系数要求。如果对要求的安全系数拿不准,临床医师应将物品的加热时间延长。

高压消毒锅内的空气不利于有效地灭菌消毒。现代高压消毒锅使用重力置换法(gravity displacement method)来排出气体,从而使高压消毒锅内呈被水蒸汽完全浸润状态,没有冷热不均的部位。器械和器械包必须整齐地放在高压锅内,以便高压蒸汽能在装载的物品间自由流动。由于水的重复循环可能使感染物质集中在高压消毒锅内,因此每个周期应当更换新鲜的无离子水(蒸馏水)。现在一些厂家提供柜式蒸馏器(countertop water distiller)以简化灭菌消毒的操作(图 6-31)。必须注意,决不能允许有银汞合金的牙齿或器械在高压消毒锅中灭菌,因为它们在加热灭菌消毒过程中将释放出水银蒸气,会危害健康或污染高压消毒锅[25]。器械在高压消毒锅中加热,会生锈和腐蚀。市场上可以买到化学防腐蚀剂,可用来保护锐利器械。

已开发出一些主要用于牙科的快速高压消毒锅。其中一些高压消毒锅容器的尺寸有限,但灭菌消毒的周期比传统高压消毒锅短(图 6-32)。

快速高压消毒锅的优点包括:

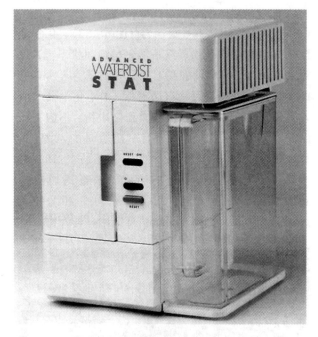

图 6-31 柜式蒸馏器(countertop water distiller)(SciCan, Pittburg, Pa 提供)

1. 灭菌消毒器械速度相对较快。
2. 灭菌效力可穿透器械包和手机内部。
3. 灭菌消毒过程中对棉、布制品无损害。
4. 灭菌消毒可得到证实。

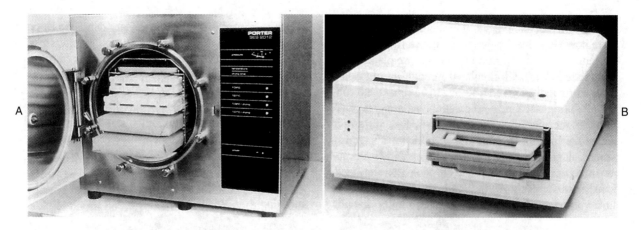

图6-32 快速高压消毒锅。A. 自动的可编程的高压消毒锅。B. Statim器械盒快速高压消毒锅(A, Porter Instrument Co., Hatfield。B, SciCan, Pittburg, Pa 提供)

快速高压消毒锅的缺点：

1. 在一个周期结束后，器材需空气干燥。
2. 由于某些金属可能会被腐蚀或变钝，需要预先用防腐蚀剂处理；但高压消毒锅对大部分不锈钢器械不会造成损害。
3. 反复多次进行灭菌消毒对热敏感器材会造成损害。

不饱和化学物质蒸气(Unsaturated chemical vapor)

有一个与高压消毒锅相似的装置，称为Harvey Chemiclave或化学蒸气灭菌器（图6-33）。化学高压锅灭菌的原理是水蒸汽不需要呈饱和状态，尽管需要一些水，以促使在相对短的时间里消灭所有的微生物。像高压消毒锅灭菌消毒一样，化学蒸气消毒是通过摧毁活的蛋白系统杀死微生物。不饱和化学蒸气灭菌使用的液体含有一定数量的乙醇（酒精）、丙酮、甲酮、甲醛和大大低于15%的水；15%的水将使器械腐蚀和生锈。当化学消毒锅加热到132℃(270°F)，压力至少20 psi时，可在20分钟内达到灭菌要求。如同在高压消毒锅中一样，物品应整齐排列。应使蒸气能在化学消毒锅内充分循环和穿透器械包。化学消毒锅中的液体不能反复使用，每个周期应当使用新鲜配制的溶液。

化学消毒灭菌的优点：

1. 消毒过程不腐蚀金属。
2. 器械灭菌周期相对较短。
3. 物品出锅是干的。
4. 可证实是否灭菌。

化学消毒灭菌的缺点：

1. 气体味道令人不快，要求加强通风。
2. 必须购买和储存特殊的化学物质。
3. 消毒过程可能会毁坏热敏感物质。
4. 消毒过程无法穿透手机复杂的内部工作区，蒸气也不能进入[21]。

干热法(Dry heat)

干热灭菌消毒牵扯到很多复杂因素。时间和温度因素可能会随下列情况的变化而变化，如热的扩散，经产热介质得到的热量，可能存在的水份的量，经容器壁而丧失掉的热量。干热法主要通过氧化过程杀死微生物，也发生蛋白凝聚，这取决于蛋白的含水量和灭菌消毒的温度。与化学蒸气灭菌和高压消毒锅消毒一样，干热灭菌消毒可以被证实。然而，干热穿透器械包很慢；它可在温度160℃(320°F)，在30分钟后达到灭菌。但器械包需要30到90分钟才能达到那样的温度，安全系数要求器械应在至少160℃，持续2小时才能达到灭菌消毒。机内测定和校准温度的工具是一个干热消毒器必不可少的组成部分。如果干热消毒器在不同的层面上有多个加热单元，共同使用一台机内风扇使空气循环，热传递的效率将大大提高。将器械包放置在干热消毒器内时，不让它们彼此接触，这点非常重要。不要

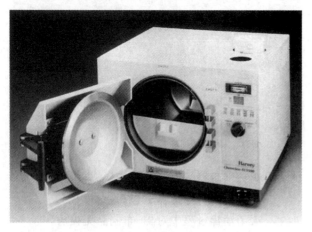

图6-33 化学蒸气灭菌器(MDT Co., Gardena, Calif. 提供)

将一个器械包放在另一个包的上面,以便热气可以在干热消毒器内自由循环。消毒有银汞合金的器械会使干热消毒器内水银蒸气浓度升高。必须注意将银汞合金从消毒的器械上刮掉。一旦消毒器被水银或银汞合金污染,它将在很多周期中不停地释放水银蒸气。已开发出主要用于牙科的小容器高速度干热消毒器。虽然每次装载的物品有限,但它们比费时间的大型干热消毒器快得多。这类消毒器有费时间干热消毒器的优点(如前所述),而没有它的缺点(图6-34)。

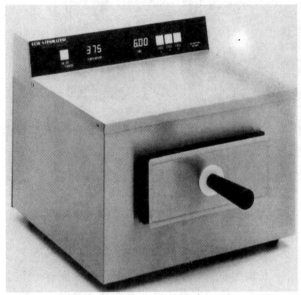

图6-34 快速热传递灭菌消毒器(Cox Sterile Product Inc., Dallas, Tex. 提供)

干热消毒器的优点包括:

1. 消毒过程一次可容纳大量物品。
2. 消毒过程可防止腐蚀。
3. 灭菌效果可以证实。

干热消毒器的缺点包括:

1. 消毒过程由于热交换不良,所以灭菌周期长。
2. 灭菌周期没有湿热灭菌那样严格。
3. 必须校准和监测干热灭菌器。
4. 如果干热消毒器温度太高,器械可能损坏。

手机灭菌

牙科用手机和有关器械,在两名患者使用之间,必须进行灭菌消毒,以避免交叉感染。手机设计的不断改进使反复灭菌消毒成为可能。应严格遵循厂家的建议,以减少因灭菌消毒出现的相关问题,如扭力的丧失,轴承的磨损,光纤的老化。Christensen最近概括地论述了手机灭菌时可能会出现的问题。他希望厂家能继续改进产品和供给一种无需用热消毒手机的灭菌消毒装置[8]。

牙科水路污染

牙科手机、水枪、声波和超声手机可被牙科综合治疗台水路的生物膜污染(在灭菌后患者使用前)。通常污染的来源是进入诊所的商业供水。生物膜是一种附着在流体浸泡表面上的复杂的异源微生物膜;它是由细菌将它们自己黏附在表面形成的一个复杂的菌落群。由于在牙科综合治疗台水路中,水的流速很低,从而为生物膜的形成提供了一个理想的环境。生物膜污染的结果使手机、水枪喷出的水中和超声装置中微生物的密度升高。ADA(美国牙科协会)要求,牙科治疗用的每毫升未经过滤的水中含生物膜菌落形成单位CFU要低于200[2]。美国食品药品管理局(FDA)已通过一些产品用来改善牙科工作用水,可将这些产品分成4组:

1. 独立的供水系统(图6-35)。
2. 化学处理规程(是间断的还是持续的)。
3. 使用点过滤器(point-of-use filters)。
4. 无菌水的输送系统。

由于某些用来处理水路的化学物质可能有腐蚀性,所以按照厂家说明书使用很重要。

戊二醛溶液(Glutaraldehyde solution)

只要可能,可重复使用的牙科器械都应该用生物学可监测的热灭菌方法消毒。然而,热灭菌消毒可使某些牙科和医用器械毁坏。这种情况下可以用高效杀菌、消毒的戊二醛水溶液。

戊二醛的灭菌活性可受以下不利因素的影响:未达标的所谓"活化的"戊二醛溶液被蛋白碎屑污染,未及时更换溶液,冲洗后的器械未曾干燥使剩余溶液稀释,戊二醛分子慢但却持续地聚合。被血液或唾液污染的器械应较长时间浸泡在戊二醛中,以杀死芽胞型细菌。

根据所用产品的不同,无菌消毒需要6~10小时。

戊二醛溶液消毒灭菌的优点包括:

1. 溶液可用来消毒对热敏感的物品。
2. 消毒过程对器械相对无腐蚀性、无毒害。

戊二醛溶液消毒灭菌的缺点包括:

1. 需要较长时间浸泡。
2. 溶液有令人不愉快的气味,尤其是加热时。
3. 灭菌效果无法证实。
4. 溶液对黏膜组织有刺激性(例如眼睛)。

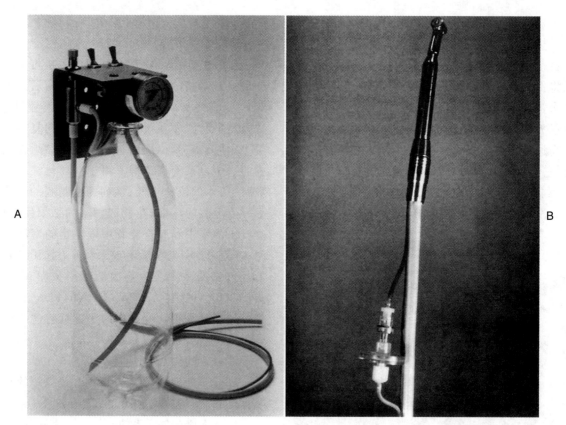

图 6-35　A. 针对牙科综合治疗台水路污染的装置。B. 溶液外储存器（EIE/Analytic Technology, San Diego, Calif 提供）

灭菌消毒监测

常用的诊所内监测方法有两种：①过程指示剂；②生物指示剂。这两种方法是控制传染所必需的。

过程指示剂常是指纸带或含特殊墨水的纸制品，后者接触热、水蒸汽或化学蒸气时颜色会改变。当需要处理的物品经历了灭菌消毒状态时，墨水会变色，然而，过程指示剂一般不能监测处于这种状态的时间长短。对于各种不同的灭菌消毒法有各种特殊的过程指示剂。过程指示剂的主要作用是在控制传染中，防止偶然使用没有经过灭菌消毒的器械。过程指示剂的颜色改变并不能说明设备运行正常或已达到灭菌消毒。

生物指示剂一般是用非致病细菌的芽胞作试验，以此来监测的一种特殊灭菌方法。如果一种灭菌消毒法能杀死对其高度耐受的芽胞，那么从逻辑上设想，所有的生命形式，包括病毒，也已被消灭。一般是使细菌芽胞附着在纸带上，再放入有生物保护性质的袋子中。将芽胞带放在器械包之间或放在器械包里面。在灭菌消毒完成后，将芽胞带培养一段时间。如培养阴性，提示已无菌。

每次消毒时，在灭菌消毒器内至少应有一个过程指示剂，比较安全的办法是在每一件要消毒的物品上各贴一张过程指示剂。灭菌消毒器应定期用生物指示剂检查，以确保灭菌消毒器运行正常及装载方法正确。应保存记录，特别是生物指示剂的检测结果。没有定期的生物学检测，临床医师就无法确定会不会发生灭菌失败。愈来愈多的院校和私人公司提供邮寄生物监测服务（图 6-36）。如果灭菌失败，这些监测服务可以提供咨询和建议。

灭菌消毒失败的原因包括：
1. 器械准备不正确。
2. 器械打包不正确。
3. 灭菌消毒器的装载不正确。
4. 灭菌消毒器的容器内温度不正确。
5. 灭菌消毒周期的计时不正确。
6. 设备运行不正常。

消毒的方法

消毒不能杀死细菌芽胞型，只能用来清洁和消毒大的表面，如柜台顶部和牙椅。环境保护署（Environmental Protection Agency, EPA）提供的表面

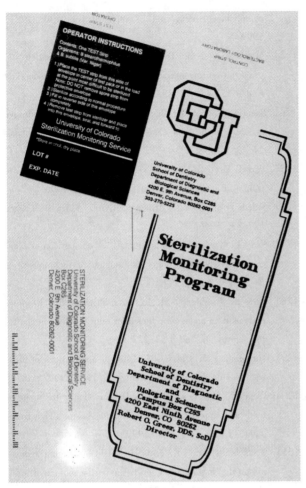

图6-36 灭菌消毒检测程序：操作须知，芽胞测试带和微生物报告（University of Colorado School of Dentistry, Denver, Colo. 提供）

消毒剂包括碘伏（iodophors）、合成酚（Synthetic phenolics）和氯水（chlorine solutions）。表面消毒剂应有EPA注册号和在10分钟内杀死结核杆菌的能力。

次氯酸钠（Sodium hypochlorite）或家用漂白剂（household bleach）稀释后（如1/4杯漂白剂加入1加仑自来水中）可用来擦洗环境表面。消毒后的表面应保持潮湿10分钟（理想是30分钟），因为溶液中自由的氯可抑制巯基酶和核酸，并使蛋白质变性。次氯酸钠对细菌无性繁殖型、病毒和某些芽胞型具有极强的生物杀伤性。但是，它可腐蚀金属，并且刺激皮肤和眼睛。

碘伏是碘和一种增溶剂的混合物。关于稀释，应严格遵守厂家的说明稀释，以便消毒液中的游离碘达到最理想的数量。碘伏有一个固有的颜色指示剂，当碘游离分子耗尽时，它的颜色会改变。这种消毒方法是有效可行的方法，并且没有其他消毒剂可能带来的问题。

牙胶的消毒

在根管治疗操作中牙胶尖的灭菌消毒非常重要，因为在充填过程中这个材料要与牙周组织紧密接触。将其浸泡于5.25%的次氯酸钠中（即家用漂白剂的全浓度）1分钟，对杀死无性繁殖型微生物和芽胞非常有效。在1.0%次氯酸钠中浸泡1分钟或在0.5%的次氯酸钠中浸泡5分钟，也可以使牙胶尖消毒[6]。

反复灭菌消毒对器械的影响

已有关于反复灭菌消毒对根管锉物理学性能影响的研究[17,23]。但使用本章介绍的任何加热方法对不锈钢根管锉进行反复消毒时，都不会使它腐蚀，变脆，或增加折断率。

参 考 文 献

[1] American Dental Association: *Survey of dental practice*, Chicago, 1994, The Association.

[2] American Dental Association Council on Scientific Affairs: Dental unit waterlines: approaching the year 2000, *J Am Dent Assoc* 130: 1653, 1999.

[3] Block S et al: *Disinfection, sterilization and preservation*, ed 4, Philadelphia, 1991, Lea & Febiger.

[4] Brown R, Hadley J, Chambers D: An evaluation of Ektaspeed Plus film versus Ultraspeed film for endodontic working length determination, *J Endod* 24: 54, 1998.

[5] Burkhart N, Crawford J: Critical steps in instrument cleaning: removing debris after sonication, *J Am Dent Assoc* 128: 456, 1997.

[6] Cardoso C et al: Rapid decontamination of gutta-percha cones with sodium hypochlorite, *J Endod* 25: 498-501, 1999.

[7] Christensen G: Magnification, *Clinical Research Associates Newsletter*, 19: 8, 1995.

[8] Christensen G: The high-speed handpiece dilemma, *J Am Dent Assoc* 130: 1494, 1999.

[9] Cleveland J et al: Risk and prevention of hepatitis C virus infection, *J Am Dent Assoc* 130: 641, 1999.

[10] Department of Labor, Occupational Safety and Health Administration: *Occupational exposure to bloodborne pathogens, final rule*, Fed. Reg. 56(235): 64004-64182, Washington, DC, 1991.

[11] Dunlap C et al: An in vitro evaluation of an electronic apex locator that uses the ratio method in vital and

necrotic canals, *J Endod* 24: 48, 1998.

[12] Gambill J, Alder M, del Rio C: Comparison of nickel-titanium and stainless steel hand-file, instrumentation using computed tomography, *J Endod* 22: 369, 1996.

[13] Gillcrist J: Hepatitis viruses A, B, C, D, E and G: implications for dental personnel, *J Am Dent Assoc* 130: 509, 1999.

[14] Glossen C et al: A comparison of root canal preparation using NJ-Ti Hand, NJ-Ti engine-driven, and K-Flex endodontic instruments, *J Endod* 21: 146, 1995.

[15] Hackney R et al: Using a biological indicator to detect potential sources of cross-contamination in the dental operatory, *J Am Dent Assoc* 129: 1567, 1998.

[16] Ingle J: A new paradigm for filling and sealing root canals, *Compendium* 16: 306, 1995.

[17] Iverson G et al: The effects of various sterilization methods on the torsional strength of endodontic files, *J Endod* 11: 266, 1985.

[18] Joyce A et al: Photoelastic comparison of stress induced by using stainless steel versus nickel-titanium spreaders in vitro, *J Endod* 24: 714, 1998.

[19] Kahn F, Rosenberg P, Gliksberg J: An in vitro evaluation of the irrigating characteristics of ultrasonic and subsonic handpieces and irrigating needles and probes, *J Endod* 21: 277, 1995.

[20] Koh E et al: Cellular response to mineral trioxide aggregate, *J Endod* 24: 543, 1998.

[21] Kolstad R: How well does the chemiclave sterilize handpieces? *J Am Dent Assoc* 129: 985, 1998.

[22] Molinari J: Dental infection control at the year 2000: accomplishment recognized, *J Am Dent Assoc* 130: 1291, 1999.

[23] Morrison S et al: The effects of steam sterilization and usage on cutting efficiency of endodontic instruments, *J Endod* 15: 427, 1989.

[24] Pagarino G, Pace R, Baccetti T: An SEM study of in vivo accuracy of the Root ZX electronic apex locator, *J Endod* 24: 438, 1998.

[25] Parsell D et al: Mercury release during autoclave sterilization of amalgam, *J Dent Educ* 60: 453, 1996.

[26] Safedi G et al: Latex hypersensitivity, *J Am Dent Assoc* 127: 83, 1996.

[27] Short J, Morgan L, Baumgartner J: A comparison of canal centering ability of four instrumentation techniques, *J Endod* 23: 503, 1997.

[28] Tittle K, Torabinejad M: Research abstract #50: Residual endotoxin on endodontic files after routine infection control procedures, *J Endod* 21: 227, 1995.

[29] Torabinejad M, Chivian N: Clinical applications of mineral trioxide aggregate, *J Endod* 25: 197, 1999.

[30] Trope M, Delano E, Orstavik D: Endodontic treatment of teeth with apical periodontitis: single vs. multivisit treatment, *J Endod* 25: 345, 1999.

[31] Wadachi R, Araki K, Suda H: Effect of calcium hydroxide on the dissolution of soti tissue on the root canal wall, *J Endod* 24: 326, 1998.

[32] Whitten B et al: Current trends in endodontic treatment: report of a national survey, *J Am Dent Assoc* 127: 1333, 1996.

第 7 章 牙齿形态学和洞型预备

Richard C. Burns, Eric James Herbranson

复杂的解剖结构 /157
   理想的入口 /158
   上颌切牙和尖牙入口洞型的预备 /158
   下颌切牙和尖牙入口洞型的预备 /159
   上颌前磨牙入口洞型的预备 /160
   下颌前磨牙入口洞型的预备 /160
   上颌磨牙入口洞型的预备 /160
   下颌磨牙入口洞型的预备 /161
   磨牙的便利形 /161
入口预备指南 /162
用根管探针寻找根管口位置 /163
通过全冠的入口预备 /165
图片介绍 /167
   图片Ⅰ—上颌中切牙 /168
   图片Ⅱ—上颌侧切牙 /170
   图片Ⅲ—上颌尖牙 /172
   图片Ⅳ—上颌第一前磨牙 /174
   图片Ⅴ—上颌第二前磨牙 /176
   图片Ⅵ—上颌第一磨牙 /178
   图片Ⅶ—上颌第二磨牙 /180
   图片Ⅷ—上颌第三磨牙 /182
   图片Ⅸ—下颌中切牙和侧切牙 /184
   图片Ⅹ—下颌尖牙 /186
   图片Ⅺ—下颌第一前磨牙 /188
   图片Ⅻ—下颌第二前磨牙 /190
   图片ⅩⅢ—下颌第一磨牙 /192
   图片ⅩⅣ—下颌第二磨牙 /194
   图片ⅩⅤ—下颌第三磨牙 /196
   图片ⅩⅥ—C形下颌磨牙 /198
钙化根管的寻找方法 /200
通过复杂修复体的入口预备 /200
牙周和牙髓状况 /209

在开始治疗之前，我们应该知道，人类牙髓周围坚硬组织的形态是多种多样的。本章将描述并用图片阐明牙齿的形态学及顺利进入牙髓腔这一关键技术的基础理论。资料分为3部分：①入口设计和预备的基本要点；②人类牙齿真实内、外影像的图解；③髓腔进路困难的多样性、问题所在和解决办法。

复杂的解剖结构

从 Hess 和 Zurcher 的早期工作到最近的关于根管解剖复杂结构的研究均认为，牙根只有一个优美的、锥形的根管和一个根尖孔是例外而不是惯例。研究者们指出，大多数牙齿都有数个根尖孔，根管内有鳍状突起、三角形物、环状物和根分叉副根管（furcation accessory canals）等。Kasahara 等研究了510个被拔除的上颌中切牙透明标本，以了解其详细的解剖结构，发现60%的标本有不可能被机械清洗干净的副根管，45%的牙齿根尖孔远离根尖。因此，"变异"经常发生，以致于学生和临床牙医师在治疗这类牙齿时，都认为这是正常解剖结构。

图 7-1，A 中展示的下颌第一前磨牙是解剖结构复杂性的最好例证。在正常的 X 线片中，它的额外牙根不明显（图 7-1，B）。图 7-2 显示类似的一颗牙齿的横断面[13]。不是两个明显的根管，而是一个细的带状根管系统。这两颗牙齿给临床牙医师展现出几乎是不可能彻底地清洗、成型和封闭根管系统的困难处境。

图 7-3 中显示的是最长记录的牙齿。上颌尖牙从切缘到根尖长 40 mm，中切牙长 30 mm。这些牙齿是在做即刻义齿前被 Gary 博士等拔除的，它们是一位 31 岁 5.2 英尺高的欧洲女性的牙齿[3]。拔除牙齿的决定是由牙医师和患者共同做出的。

临床牙医师应清楚地意识到将要进入、清洗和充填的这些根管的复杂性。值得欣慰的是，牙科医

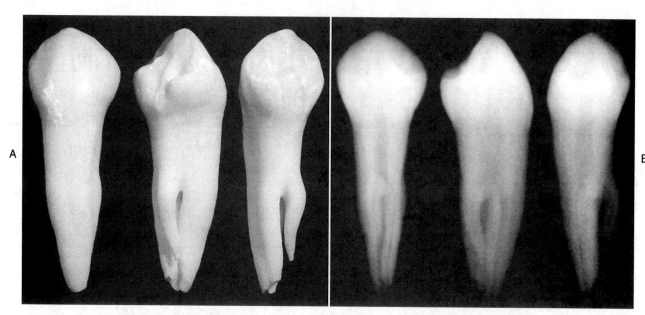

图7-1 一个形态结构非典型和复杂的例子。A. 这颗下颌第一前磨牙在牙根中部分岔形成3个牙根。从主根管分出小根管，使器械操作非常困难。B. X线片的三面观

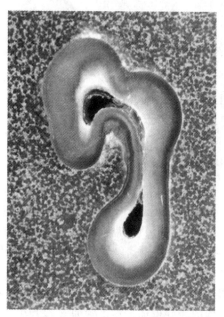

图7-2 一颗与图7-1相似的前磨牙牙根横断面观

师们知道即使在这种异常形态的困难条件下，目前的根管治疗方法仍然有着令人惊讶的成功率。

理想的入口

一个优良的入口设计是高质量地完成根管治疗所必需的。不良的入口将使治疗操作困难，影响最终的效果，进而影响牙齿的长期保留。

入口预备的目的是形成一个通往根管并最终至根尖的、光滑的、呈直线的通道（图7-11，7-12，7-13）。正确做到这一点，才能做到彻底的冲洗、容易成型和高质量的封闭。理想的入口能以直线进入根管，并伴有一个多线角形成的漏斗，后者光滑地延伸入根管。将根管的中线投射到牙齿的咬合面形成多个线角的定位，连接各线角形成外形轮廓。为了有利于寻找根管的位置和制备便利形，可能需要修改外形轮廓。

临床牙医师必须掌握好恰当的入口与过多磨除牙本质之间的平衡关系，这一点可能影响最后的修复。熟悉牙齿解剖，对想象出哪里应该制备是必需的。由于在牙齿发育时期，牙本质是以同样的速度围绕牙齿四周堆积的，所以牙齿的外形有助于预见髓腔和根管的位置。Shoje[29]指出牙根的外形可提示根管的位置，利用所有可能的信息可提高我们想象的准确性。牙齿在釉牙骨质界处的横断面通常能展现出牙髓腔的上半部，理解这一部分的解剖对临床医师是非常重要的。仔细地研究牙颈部的外形、牙齿的倾斜角度和修复体是必要的。在处理全冠修复后的牙齿时要特别小心，因为它们的中轴已发生变化（见图7-33，A～C）。

上颌切牙和尖牙入口洞型的预备

上颌中、侧切牙有相似的解剖形态。它们具有圆形的根和一个铲状的牙冠，中轴的投影在舌面靠近切缘。理想的入口预备是在牙齿的舌面做一个卵圆形或钝三角形的入口，向舌侧有一个轻微的弧度以免降低切缘。桩的放置一般要求有一个直的入口，这可能要累及切缘嵴（图7-4）。

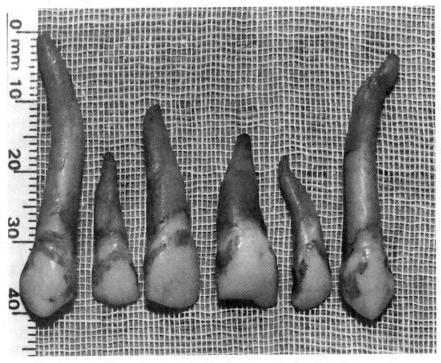

图 7-3 右上颌尖牙从切缘到根尖长 41 mm。注意中切牙 30 mm 长

上颌尖牙与切牙相似，但它有一个较卵圆的牙根，入口的预备应按照这一形态，在舌面制备卵圆形的入口。

下颌切牙和尖牙入口洞型的预备

下颌切牙问题较复杂，它们的唇舌径较近远中径宽。由于牙根比牙冠提示的牙体组织少，应小心避免旁穿。牙颈部的横断面各异，从长椭圆形到计时沙漏状。在正常角度拍摄的 X 线片中，横断面不明显，但通过改变水平角度可以看出。报告中近 41.4%的下颌前牙有两个根管，因此临床医师必须留意第二个根管的存在。

根管中轴的投影应在切嵴，甚至在切缘的唇侧。从美学角度来说，传统的入口应在舌面，但这与直线原则有一定的冲突，因为它必须弯曲以避开切嵴。在某种情况下，对拥挤的牙列或出于结构上的原因，一个唇侧的入口也是更可取的（图 7-5），它可能会更少的违背直线原则。如果切缘明显磨损，入口就可直接在牙齿长轴上（图 7-7）。关于采取上述哪种方式，取决于是否容易进入和保留尽可能多的牙齿结构。由于现代修复材料的使用，从美学角度，唇侧入口的修补也是可接受的。下颌尖牙的近

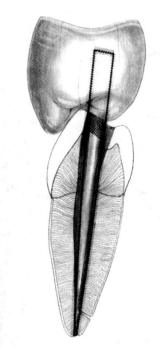

图 7-4 直线进入根管。在某些情况下，必须牺牲牙冠组织结构，以便能直接进入髓腔。多数后牙经根管治疗后，要求做全冠覆盖。极端保守的入口洞型预备是禁忌的。阴影区代表需磨除的尖牙硬组织，以获得理想的入口

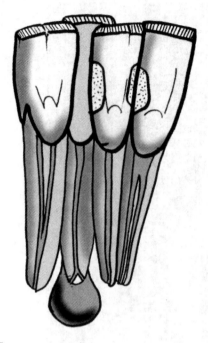

图7-5 因为拥挤,不可能从舌侧制备入口

远中径较宽,但设计原则是一样的。

上颌前磨牙入口洞型的预备

上颌第一、二前磨牙有相似的入口设计。第一前磨牙通常有两个牙根,第二前磨牙是单根,入口应是卵圆形的,直接通过殆面中央。在牙根分岔的牙齿上制备入口时,颊舌向可小一些;牙根平行的牙齿需将入口进一步扩大。牙根在牙颈部的宽度是接触点处的2/3,这会使牙医师对牙颈部有多少牙体组织产生错觉。通常情况下,第一前磨牙的近中有一凹面,所以应做保守性根管预备,以防近中根管侧穿(图7-8)。

下颌前磨牙入口洞型的预备

下颌前磨牙有一个圆形的横断面。因此,主根管多位于牙根的中间。尽管通常只有一个根管,但下颌前磨牙在牙根的形态上有明显的变异。根管中轴的投影通常在牙尖上。理想的入口呈卵圆形,从中央沟槽向颊尖扩展,将包括颊嵴。下颌前磨牙的殆平面很少与牙根的中轴相垂直。钻头垂直于殆平面操作会导致颊向侧穿(图7-9)。

上颌磨牙入口洞型的预备

上颌磨牙入口预备通常为三角形状,这跟近中颊根管、远中颊根管、腭根管的三个投影有关系。上颌磨牙近中颊根在全口的牙根中最复杂。各种不同

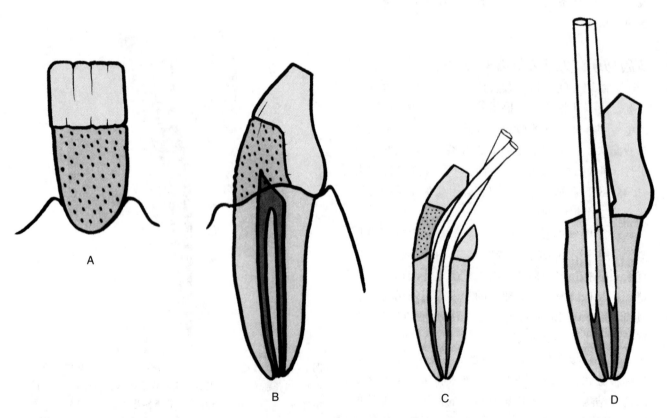

图7-6 A.已修复的下切牙颊侧观。B.邻面观。C.从惯例的入口进入髓腔很困难。D.去除旧的修复体。注意直线入口

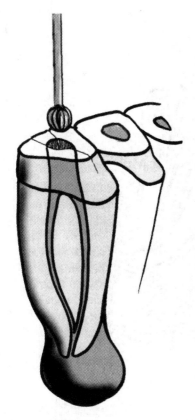

图 7-7 磨损的下切牙使直线入口变得简单

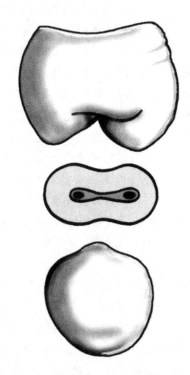

图 7-8 上颌前磨牙近远中宽度窄并呈峡形

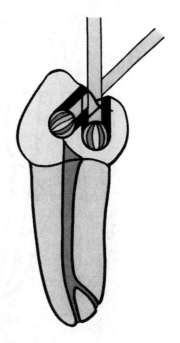

图 7-9 下颌前磨牙,显示车针与殆面垂直有产生错误的可能

嵴的下方。可将传统的轮廓形状修改成一个斜方形,使其向近中侧扩展以暴露这一额外的解剖部位。

下颌磨牙入口洞型的预备

下颌磨牙入口的形状必须是根管在殆面上投影的扩大。如果牙齿有一个远中根管,入口通常是一个三角形(图 7-36,B)。如果是两个远中根管,形状呈斜方形(图 7-36,C)。应指出的是,殆面中央沟实际是在牙髓腔中轴的舌侧。下颌磨牙近中颊根管口实际上是位于近中颊尖下方。轻微改变近中的角度可改变器械进出的方向(图 7-36,A)。

磨牙的便利形

当临床医师的操作进入牙髓腔后,有两个重要步骤可提高根管的可视性和预备水平:

1. 清除髓角的悬垂部分(图 7-12),[179]最好用球钻的侧面以垂直提拉方式完成。

2. 可用 G 钻和圆鼻形、锥形、金刚砂器械(图 7-10)去除牙颈部内侧的自然隆突部分。在 Grossman 的"Endodontic Practice"一书中的一张早期插图揭示了这一步骤的重要性(图 7-11)。

为使锉更容易地进入上颌磨牙近中颊根管,一般需将便利形状扩展,这需要用 G 钻和锥形金刚砂器械向上轻扫入口的线角部分(图 7-12)。由于根分叉处牙本质薄,应注意保持小的操作直径,避免向分叉处加压以免穿孔。

的报告认为,高达 90% 以上的近中颊根都有第 2 个根管或有始于近中颊根管的鳍状突起。这些根管通常位于近中颊根管和腭根管连线的近中侧,在近中边缘

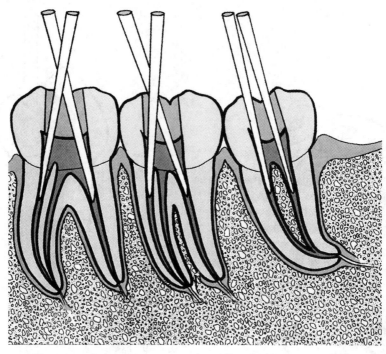

图 7-10　牙齿走向轻微的变更将明显改变根管器械进入的路径

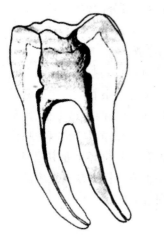
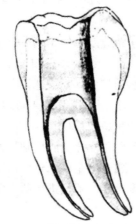

图 7-11　去除固有的内部突起

入口预备指南

大多数牙医师将清洗、成型分成入口预备、牙根根管的成型和根尖根管的成型。牙医师使用下面的步骤可获得一个很好的入口预备：

1. 由于内部解剖决定了入口的形状，入口预备的第一步是想象牙髓腔的位置(图 7-13,A)。通过视诊可以判断牙齿颊舌向的倾斜角度和冠的形态。颈部形态通过触诊判断，可用一根探针在龈沟下感觉颈部形态(图 7-16,D)。沿附着龈触诊将帮助我们判断根的位置和方向(图 7-28)。可用 X 线片分析估计牙髓腔的位置、髓腔钙化的程度、根管的大概长度(图 7-13,A)。牙医用这些方法获得的信息来判断一开始钻头进入牙体组织的方向。在有困难的情况下，有时建议开始预备入口时不用橡皮障。

2. 在开髓之前，任何影响直线入口的修复材料都应当去除，以防止碎屑进入根管内(图 7-36,E)，这在治疗下颌磨牙时尤其重要。没有必要去除全部的修复材料，只去除在理想入口通道上的那一部分即可。去除龋坏组织以防止冲洗液漏出、越过橡皮障进入口腔和防止唾液对根管系统的污染。偶尔，需要进行一个暂时充填，以形成严密的封闭和方便橡皮障的放置。降低牙齿𬌗面 1mm 或 2mm，以建立一个测量根管长度时较准确的点和减少术后对压力的敏感性。

3. 开髓最好用高速球钻(图 7-13,C)。在前牙和前磨牙用 2#钻，在磨牙用 4#钻。如果牙齿有瓷冠，应用冷水冷却，用球形的金刚砂器械钻至牙本质，这可防止薄的瓷冠破碎。钻头最好朝向髓腔最大的部分。在钙化的多根牙齿，最好将入口对准最大根管。这将便于找到根管和避免穿孔发生。

4. 一旦找到髓腔，用球钻从下至上去除髓顶，用钻的侧面以提拉动作切削。这将建立一个最初的形状。应不停地用次氯酸钠溶液冲洗髓腔以去除碎屑和细菌。

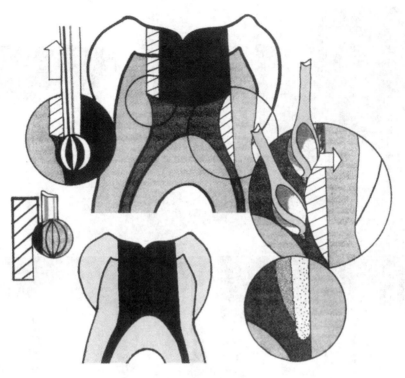

图 7-12　获得理想便利形的方法

5. 用一个尖形 DG16 双头探针来寻找根管口的位置,并可判断根管离开髓腔的角度(图 7-13,D,和 7-14)。在钙化严重的牙齿,提高可见度、透照、仔细检查内部牙本质的颜色,可帮助寻找根管口(图 7-17,7-18)。一种纤维光导束可用来照射牙冠颈部,这种方法常可显示用其他方法很难看到的细微的标志。

6. 一旦找到根管,用 10#或 15#K 型锉进入根管以确定根管根尖孔是否通畅(图 7-13,E)。如果根管足够大,能进入一个 20#或 25#的锉,医师可以直接进行下一步。如果根管狭窄,根管上部需用 K 型或 H 型锉处理,以便使用 G 钻时有足够的空间。使用 H 型锉时,用远离根分叉的侧向压力,使根管向侧方扩大以免穿孔。在此时可测定牙齿的长度,但是也可推迟这一步骤。应小心地将锉保持在根管内直到长度被准确测定。可导入润滑剂如 RC Prep,它是一种水制剂,不会凝固活牙髓。凝固的牙髓组织可能在根尖部形成一种胶原质,阻塞根尖,妨碍清洗和成型[7]。

7. 下一步着手根管入口的预备。完成这一步有两种方法。传统的和最流行的方法是使用 G 型钻以逐步后退的方式进行(图 7-13,F)。这种技术包括先插入最小的 G 型钻钻到微感阻力,然后用较大的钻并逐渐减少深度使根管呈锥形。医师将锉插入根管直到能感受到阻力,重要的是不要将锉压向根尖。使用 1#、2#、3#G 型钻进行根部逐步后退操作。4#、5#、6#只用在根管口的冠部使其呈漏斗状、以利于锉进入根管。便利形状是用 G 钻在远离根分叉处向上扫,同时向侧方加压而建立。另一种可选择的方法是用一个 0.08 至 0.12 锥度的机用镍钛锉使根管上部成型;然后用 5#或 6#G 型钻使根管口敞开(图 7-13,G)。

8. 在找到根管位置和完成根管口初始形态之后,用一个尖部呈圆形的、锥形的金刚砂钻建立最后的轮廓外形(图 7-13,H)。这一重要的轮廓外形(在理想入口描述和本章图片中阐明的)是由内部解剖结构所决定的,经修饰后的这一轮廓外形有助于改善可见度,建立便利外形,保存重要牙齿结构(图 7-13,I 和 J)。

用根管探针寻找根管口位置

髓腔开放之后,用根管探针寻找根管口(图 7-14)。这种器械对根管治疗专科医师来说就像是牙周病专科医师用的探针一样重要。可用它触及、感觉和挖掘硬组织,它就是临床牙医师手指的延长。

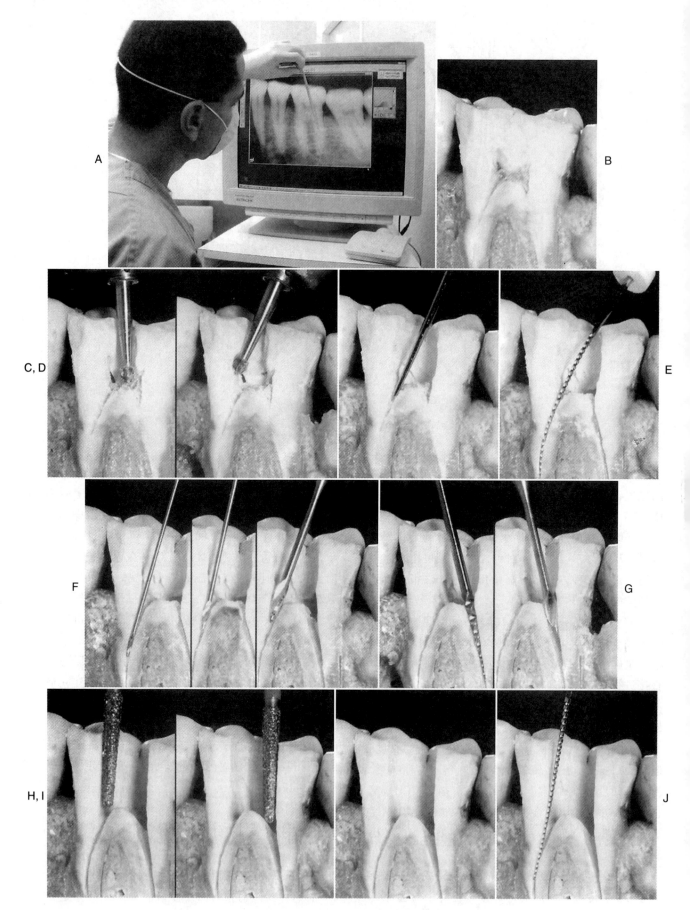

图7-13 A~J. 入口洞型制备的指南

固有的解剖通常决定根管口的位置,但是修复体、牙本质的突起、异常的钙化物可改变牙医师面临的状况。当用探针探查髓室底时,常可用探针穿过或取出阻塞根管口的钙化沉积物。

将器械放入根管口中,使牙医师通过察看器械柄了解根管口壁是否需要清除障碍。另外,探针还可用来测定根管离开髓腔后的角度(图 7 – 10, 7 – 13, D, 和 7 – 16)。

作为寻找根管口的器械,牙科医师更喜欢用根管探针,而不是旋转的牙钻(图 7 – 14)。双头的设计使它能从两个角度进入。

通过全冠的入口预备

在恰当地制作冠的过程中,首先要考虑与对𬌗牙的咬合关系,因此,一个铸造冠可能被制造成任何形状、直径、高度和角度。铸造冠的这种变化可能

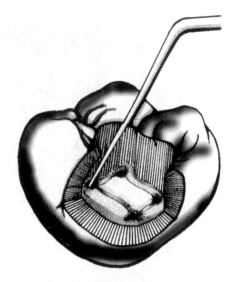

图 7 – 14 根管探针是根管治疗不可缺少的器械。它作为一根探针可确定根管口的位置,作为一个指示器可指示根管的角度,作为一个切削工具可去除钙化物

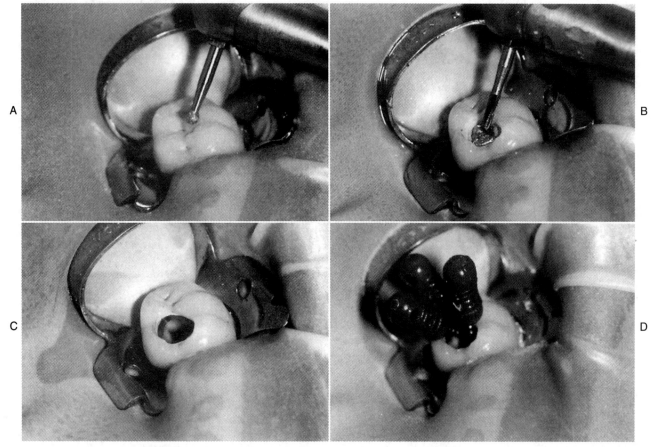

图 7 – 15 通过一个烤瓷金属冠制备入口洞型。A. 金刚砂圆钻。B. 用圆形金刚砂钻制备入口轮廓后,用 end – cutting 或圆碳钢钻钻透金属。C. 入口洞型制备好后,就可直接进入根管。D. 测试插入的锉是否能不撞击入口洞型的洞壁

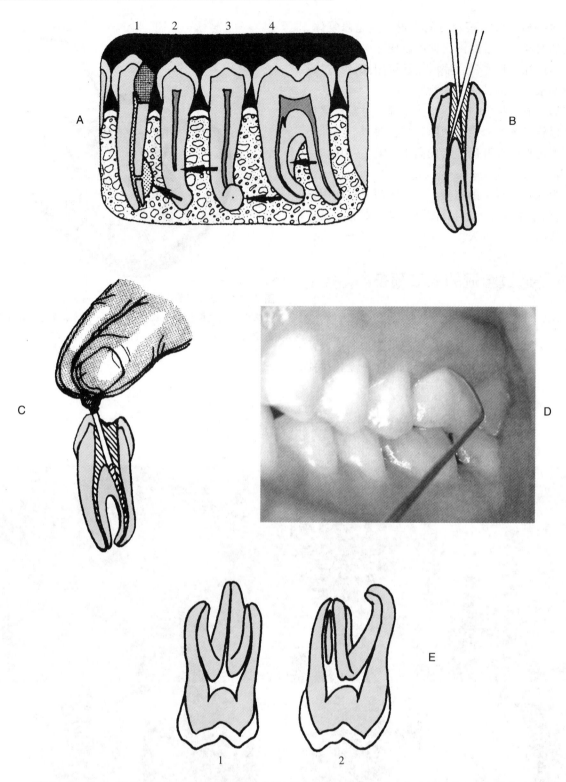

图7-16 A. 一张X线片揭示了许多解剖"异常"的迹象。①侧方的X线透射区提示有侧支根管或副根管存在;①~②一个粗大的根管突然终止意味着有分叉;③一个扣子样图象提示根尖朝着或远离X线球管弯曲;④在弯曲的近中根显示多数垂直的线条提示可能是一个细的根,它可能在横断面呈沙漏形,和有穿孔可能。B. 进入根管口的根管探针可揭示根管离开髓腔的方向。C. 借手用器械手指的感觉可辨认弯曲度、堵塞、根分叉和附加的根管口。D. 用根管探针可触知牙颈部的解剖形态。E. 熟悉牙根形成的知识能解决用器械进行根管操作的困难。如实际上上颌第一恒磨牙腭侧牙根根尖呈锐角①,向颊侧弯曲②

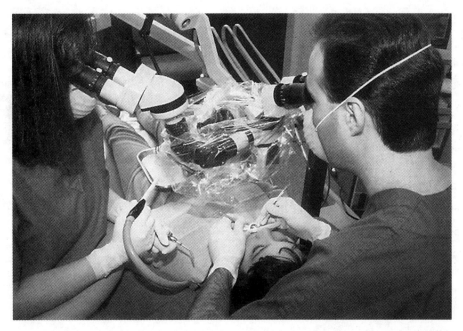

图 7-18 光导纤维灯，作为具有最大可见度伴放大作用的辅助工具，可用于牙冠的颈部。透照法可揭示一些肉眼看不见的标志

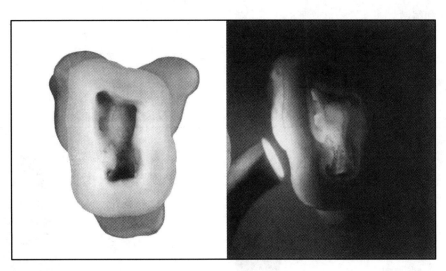

图 7-18 光导纤维灯，作为具有最大可见度伴放大作用的辅助工具，可用于牙冠的颈部。透照法可揭示一些肉眼看不见的标志

破坏𬌗面形态与牙齿实际长轴的关系（图 7-33，A~C）。在仔细研究术前的 X 线片后，发现有很多这种情况。

通过冠获得入口时（图 7-15）都必须使用冷却，即使在使用橡皮障时。摩擦产生的热可能会损伤邻近的软组织，包括牙周韧带；当使用麻醉或死髓牙时，患者不会感到疼痛。一旦金属被穿透，牙医师可改用一个锋利的、圆的钻头直接向髓腔中央钻入。应不断地清除金属屑和制备通道时产生的牙本质碎屑，因为小的碎屑可能成为细小的根管内大的阻塞物。

当获得足够的入口后，牙医师应在边缘和内部寻找龋坏和渗漏的地方。牙医师还应察看髓室底有无裂缝或穿孔的迹象。有时，可通过𬌗面洞清除龋坏并可适当地修复牙齿。冠可以是一个令人惊奇的包裹，里面什么都有，从大范围的龋坏到未受损害的牙本质（如由牙周引起的牙髓坏死时所见到的）。

图片介绍

下面介绍的是真的人类牙齿图片，是采用最新三维成像技术制成的。牙齿经高分辨微型计算机辅

助层析 X 线扫描仪扫描。然后,这些资料经适当的计算机软件处理,以形成三维重建和成像。下列人员使本项目成为可能:

层析 X 线扫描:承蒙 Michael J, Flynn, PhD; Head, X–Ray Imaging Research Lab; Henry Ford Health Science; Detroit Michigan; Professor(Adjunct); Nuclear Engineering and Radiological Science; University of Michigan 许可。

三维重建和成像:承蒙 Kevin Montgomery, PhD; Technical Director; Stanford – NASA National Biocomputation Center; Plao Alto, California 许可。

Facilitator:Dr. L. Paul Brown

X 线片:承蒙 Dr, L. Stephen Buchanan and Dr. John Khademi 特许。

解剖变异图解:来自 the work of the late Quintiliano deDeus of Brazil。

入口洞型:由 Dr. Richard Burns and Dr. Eric Herbranson 设计和编制。

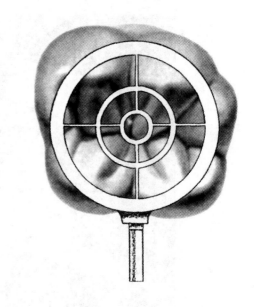

图片 I——上颌中切牙

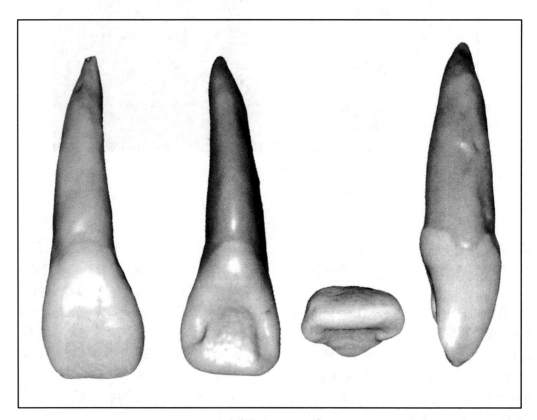

平均萌出时间:7~8 岁

平均钙化年龄:10 岁

平均长度:22.5 毫米

第7章　牙齿形态学和洞型预备

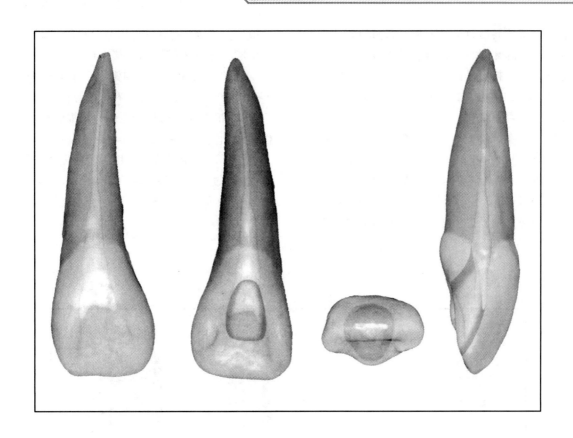

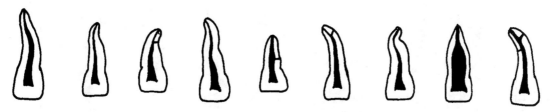

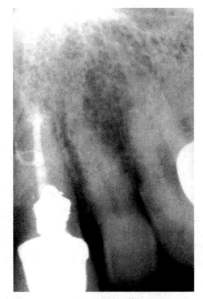

图7-Ⅰ-1　弯曲的副根管和直的侧支根管交叉

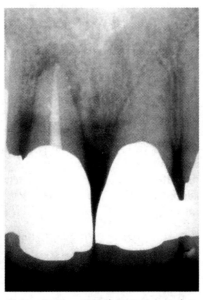

图7-Ⅰ-2　副根管通过侧支根管与主根管并联

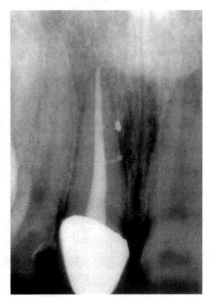

图7-Ⅰ-3　双侧支根管

上颌中切牙唇面微呈长方形，邻面似铲状，所以上颌中切牙的牙冠非常适合制备入口洞型，它的位置也有利于直接用口镜观察。该牙对初次临床实习者尤其适用，因为超过 1/3 的根管都可以直视。用光导纤维束可使观察更清楚。

应用球钻在舌隆突下方制备最初的入口点（注意保留舌隆突），方向与牙根长轴一致，按预想的入口形状形成一个粗略的三角形开口。刚开始就直接穿透进入髓腔浅层，当感觉通过髓顶落入髓腔后，用球钻向切缘方向提拉。牙医师必须确定整个髓腔已被完全暴露，然后可再用一个长的、圆鼻形、锥形的金刚砂球钻来扩展和修整入口。

上颌中切牙牙根呈圆锥形，迅速向根尖变细，形态十分特殊。从横断面看，根管在牙颈部类似三角形，向根尖孔方向逐渐变圆。多根管很少见，但副根管和侧支根管多见。Kasahara 等研究了 510 例上颌中切牙以确定根管的宽度、弯曲度和位置，结果显示，超过 60% 的标本都有副根管，有 45% 的牙齿其根尖孔远离根尖部。

图片 II——上颌侧切牙

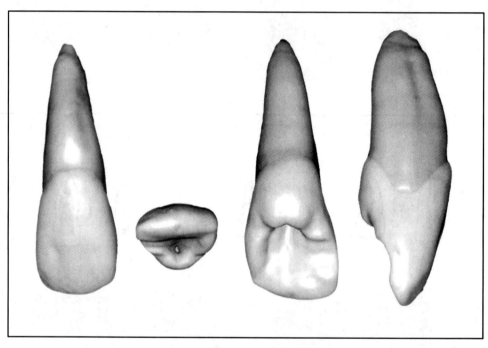

平均萌出时间：8~9 岁
平均钙化年龄：11 岁
平均长度：22.0 毫米

上颌侧切牙的牙冠趋于卵圆形，对于进入根管是近乎理想的。用 2# 和 4# 球钻在舌隆突的下方制备最初的入口。入口洞型为卵圆形，再用一圆钻或长的、圆鼻形的、锥形的金刚砂钻来修整。

侧切牙有一些少见的畸形发生。偶尔，牙冠形似一根无尖的铅笔。如果牙齿经根管治疗后准备做冠修复，应将入口预备扩展到冠的中部，否则入口应在舌侧。有些侧切牙在舌侧有一始于舌隆突的深的裂隙。偶尔裂隙向根尖方向延伸并进入牙根，这会造成难治的牙周损害。

牙根髓腔的横断面形态是多变的，从颈部的卵圆形到尖部的圆形。根微呈圆锥形，有一定的弯曲度，其根尖通常弯向远中。

偶尔，牙中牙（即牙齿舌面部分内陷进入牙冠）可使入口变得复杂。侧切牙经常发生牙中牙，其发生率为 0.04%~10%。由于解剖畸形，这些牙易患龋齿，在牙根发育完全之前，牙髓可能受累。很多病例报告中，牙髓还保持活性[33]。

Goon 等[14] 报告了第 1 例牙根整个唇颊面受累的情况。从牙槽嵴到根尖牙根唇颊面的缺陷可导致早期牙髓坏死和根尖周组织疏松症[14]。

第 7 章 牙齿形态学和洞型预备

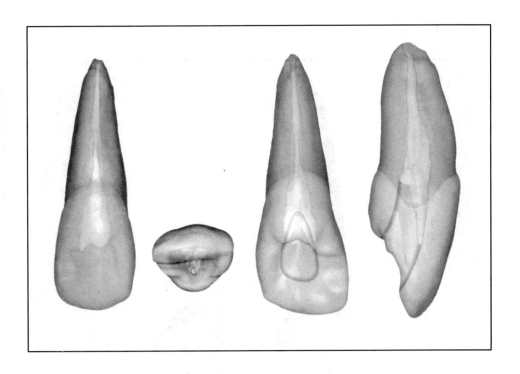

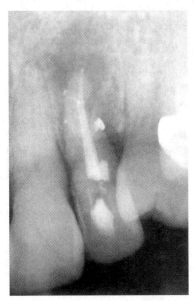

图 7-Ⅱ-1 侧切牙的环型复合根管及相关缺损

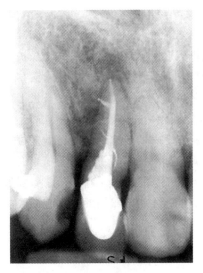

图 7-Ⅱ-2 复合根尖孔

171

图片Ⅲ——上颌尖牙

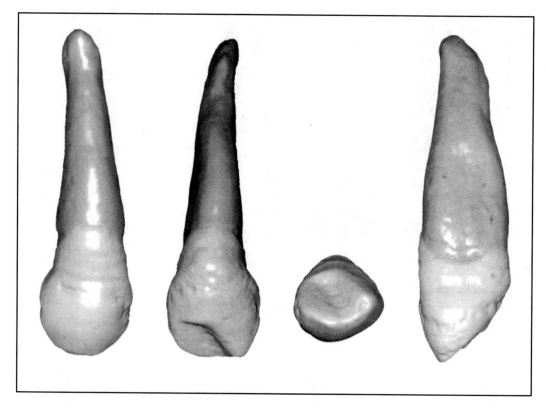

平均萌出时间:10~12 岁
平均钙化年龄:13~15 岁
平均长度:26.5 毫米

尖牙是牙弓内最长的牙,有一个庞大的外形以承受大的咬合力。它的长而釉质厚的牙冠能承受大的切缘磨损。随着年龄的增长,牙颈部常出现深的磨损。

入口洞型与舌面冠形态相一致,为卵圆形。为了获得直线进入,医师必须将窝洞向切缘扩大。注意不要过份削弱功能尖。用 2#或 4#球钻在舌面冠中部偏上方制备最初入口,再用一个长锥形的、尖端为圆形的金刚砂钻修整。如果髓腔靠近根尖方向,可能需要一个长柄的钻。用此钻做提拉和扫的动作可以暴露出卵圆形的牙髓腔。牙髓腔通过牙颈部区域和以上向根方延伸处,都保持着卵圆形。应注意向四周扩锉,才能使卵圆形的髓腔彻底被清洁干净。

根管是相当直和长的,许多尖牙需要用长于 25 mm 的器械操作。根尖在离末端 2~3 mm 处常弯曲,可弯向任何方向。

覆盖在隆起上方的薄的唇侧骨壁常裂开,偶尔发现有穿通。准确地测定长度很重要。穿通的另一个后果是轻度的、持久性的根尖压力性敏感,它偶尔也发生在根管治疗后。这种敏感性可通过根尖手术来纠正。一般根尖孔离解剖根尖很近,但也可能位于根的侧面。无论哪种情况,如需要,外科进入是相对容易的。

尖牙形态很少有变化,比起上颌切牙也很少发生侧支和副根管。

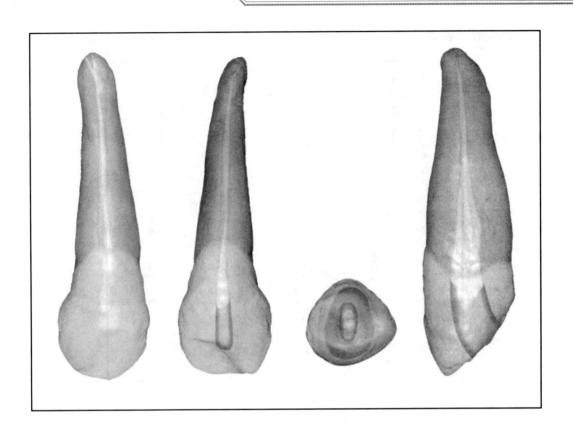

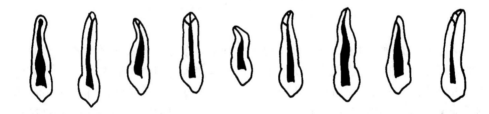

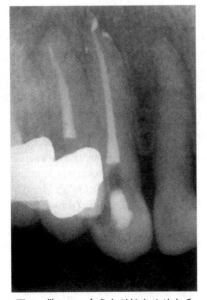

图 7-Ⅲ-1 有多个副根尖孔的尖牙

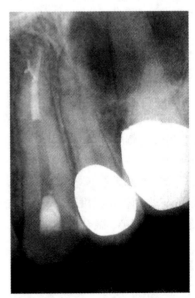

图 7-Ⅲ-2 上颌尖牙的侧支根管分成 2 个根管

图片 IV——上颌第一前磨牙

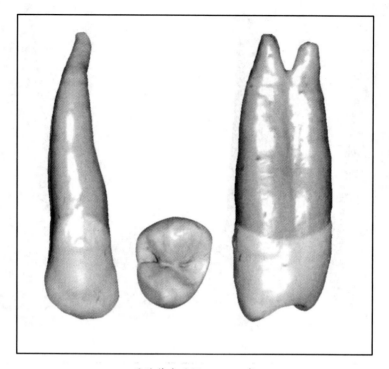

平均萌出时间:10~11 岁
平均钙化年龄:12~13 岁
平均长度:20.6 毫米

上颌第一前磨牙通常有两个牙根,它是介于切牙和磨牙之间的过渡牙齿。根管口在两个牙尖的上方并偏向中心。将球钻进入中央窝制备最初入口。最初入口呈颊舌向卵圆形。再用圆鼻的、锥形的、长的金刚砂钻进行修整。当一个根管口找到后,牙医师可以沿发育沟找到另一个根管口。

如果后面牙齿的咬合早期丧失,前磨牙就得承受过度的来自可摘义齿的殆向和扭力的负载。这将促使髓腔严重钙化,寻找根管变得困难,不是找不到就是很难找到。由于在近远中向牙颈部是狭窄的,牙医必须小心谨慎以免旁穿。牙齿在近中常有一凹面,这使髓腔侧壁变薄。当寻找根管、开放根管口和桩冠修复时,应特别注意这些情况。它不是一颗强壮的牙齿,不像牙冠形态所显示的那样。

牙根的不规则性包括融合根伴分离的根管,融合根内部有网状连接,融合根有一个共同根尖孔的和不寻常的 3 个牙根。在 3 个牙根的牙齿中,通常不能清楚看见颊侧的根管口。可借助根管探针或一个小锉来识别这些解剖结构。Carnsh 和 Skismore 报告,第一前磨牙有 3 个牙根、3 个根管和 3 个根管口的病例占研究例数的 6%。

牙根较尖牙的相对要短和细。在双根牙中,两个牙根的长度一般相同。根尖孔靠近解剖生理根尖,根尖部很快变细,一般以极窄而弯曲的根尖结束。颊根可能穿破骨壁(开窗),可引起像尖牙那样的问题发生(即根尖定位不准确,术后对根尖部触诊的慢性敏感,容易发生冲洗事故)。

上颌第一前磨牙容易发生近远中向的牙根折裂,和牙尖基底部的折裂,特别是在颊尖。如果怀疑有折裂,所有的修复体应去除,用光导纤维束和放大镜检查牙冠解剖。根管治疗后,全冠修复对确保牙尖、牙冠和牙根不折裂是必要的。

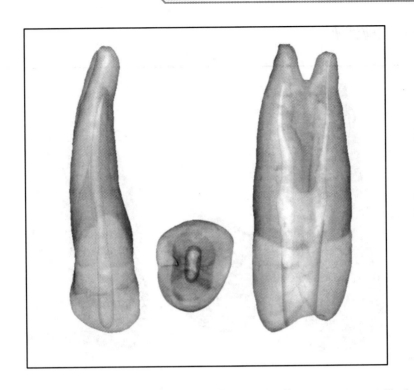

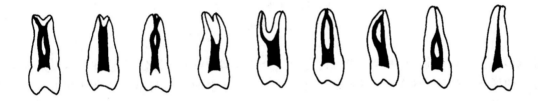

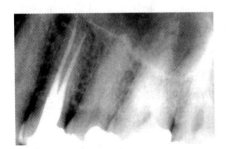

图 7-Ⅳ-1 与充填的侧支根管相关的侧面骨缺损

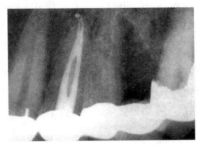

图 7-Ⅳ-2 双根管的融合和分离

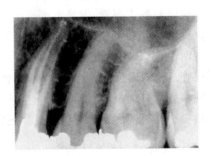

图 7-Ⅳ-3 上颌第一前磨牙的 3 个根管

图片V——上颌第二前磨牙

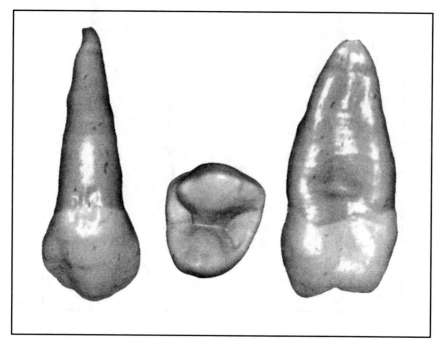

平均萌出时间:10~12岁
平均钙化年龄:12~14岁
平均长度:21.5毫米

在牙冠形态上与第一前磨牙相似,第二前磨牙主要在牙根的形态上有不同的变化。尽管第一前磨牙常是两个牙根,而第二前磨牙通常为1个牙根。它可能有两个分开的根管,两个根管可能又合并成一个根管,或两个根管在内部呈网状连接。可能有副根管和侧支根管,但是出现率比切牙少。Vetucciet宣称[36],57%的第二前磨牙在根尖有1个孔,24%有两个孔,1%有3个孔。59.9%被观察的牙齿有副根管。他们还报告,当两个根管结合成一个时,舌侧的根管常直通根尖。他们进一步指出,如果根管突然变窄甚至消失,意味着此根管被分成了两部分。

这两部分可能保持分开,或在到达根尖前融合。

牙根的长度与第一前磨牙相似,根尖普遍弯曲,特别是当伴有大的鼻窦腔时。它与窦腔的临近会导致根尖周脓肿将脓液排入窦腔和在根尖周手术时暴露窦腔。

像第一前磨牙一样,此牙齿容易发生近远中向的根折,及在牙尖底部的折裂,通常在颊尖。如果怀疑有根折,牙上所有的修复体应去除,用纤维光束和放大镜检查牙冠的解剖形态。根管治疗以后,必须进行全冠修复以确保牙尖、牙冠和牙根不被折裂。

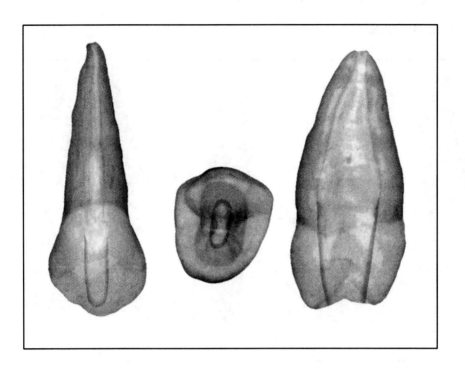

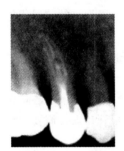

图7-V-1 有一个大的侧支根管的不常见的3根管第二前磨牙

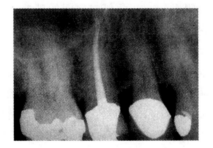

图7-V-2 单个根管分成双根管

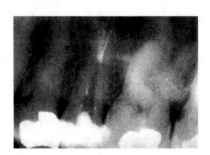

图7-V-3 单根管分成3个根管

图片Ⅵ——上颌第一磨牙

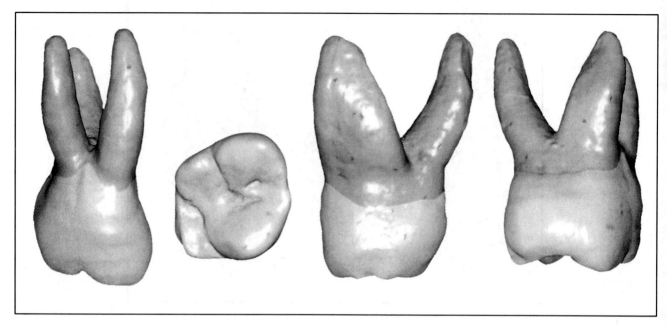

平均萌出时间:6~7岁
平均钙化年龄:9~10岁
平均长度:20.8毫米

它是体积最大,牙根和根管解剖最复杂的"六龄牙",也是最常需要治疗而被了解得又最少的后牙。它的根管治疗失败率最高,但毫无疑问它是最重要的牙齿之一。

上颌第一磨牙有3个独立的牙根,近中颊根、远中颊根和舌(腭)根,形成一个三足鼎。舌侧根最长,直径最大,从而提供了最便利的入口。它通常在根尖1/3处弯向颊侧,但在X线片上显示不明显(图7-16,E)。舌侧根呈锐角离开中线,其根管口朝向舌面。横断面呈扁平或带状,清创和器械操作时要特别注意。幸运的是,很少有多于1个根尖孔的。远中颊根呈圆锥形,通常是直的,多为1个根管,然而偶尔有两个根管,到根尖前又结合成1个根管。

关于第一磨牙近中颊根的研究和临床观察比对口腔内其他任何牙齿的都多[12]。Green报道[15],在他研究的上颌第一磨牙的近中颊根中,14%有两个根尖孔,36%的有两个根管口。Pineda报道[28]42%的近中颊根有两个根管和两个根尖孔。Slowey[31]关于近中颊根比率的结果支持Pineda的结论。Kulild和Deters[23]指出,在所检查的95.2%近中颊根的冠1/2处有第二个根管。这个研究揭示了有71.1%在根尖部有两个开放的根管。由于这种复杂性,牙医师应该始终考虑在近中颊根中有两个根管,直到证明只有1个根管。这个额外的根管口位于近中颊和舌根管口之间的某处。有时这个根管口的位置很靠近中,牙医师一定得寻找到它。一个菱形的入口预备可以帮助找到这些位于近中的根管。在很少的情况下,这一牙根有3个根管。

可通过光导纤维在近颊和舌根管口之间先找到发育沟来帮助寻找额外的根管口。常需要用放大镜或手术显微镜放大以寻找额外根管。Stropko[32]用8年时间治疗过的1095例上颌第一磨牙的临床研究说明了这一点。他发现使用这些仪器之前,第二个根管的发现率为73.2%,使用这些仪器后为93%。像前磨牙一样,上颌第一磨牙也会折裂,折裂通常通过中央沟或颊尖的底部。折裂能扩展到根分叉处,造成难治的牙周损伤。

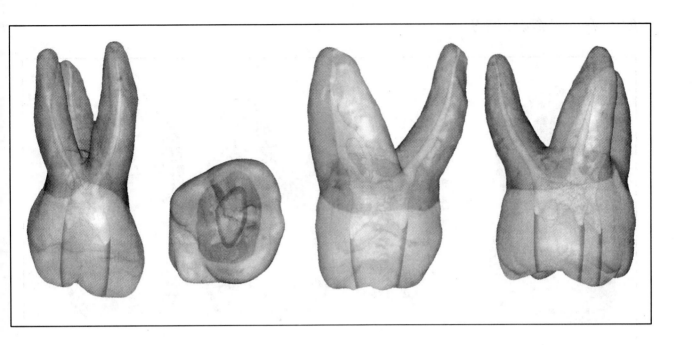

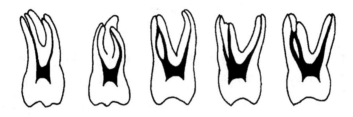

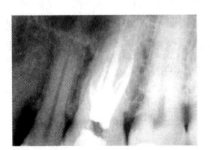

图 7-Ⅵ-1 近中颊根的 4 个根管；弧型的副根管

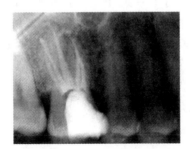

图 7-Ⅵ-2 两个颊侧根都有 2 个根管和 1 个共同的根尖孔

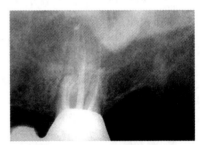

图 7-Ⅵ-3 近中颊根和舌根的第 2 个根管

图片Ⅶ——上颌第二磨牙

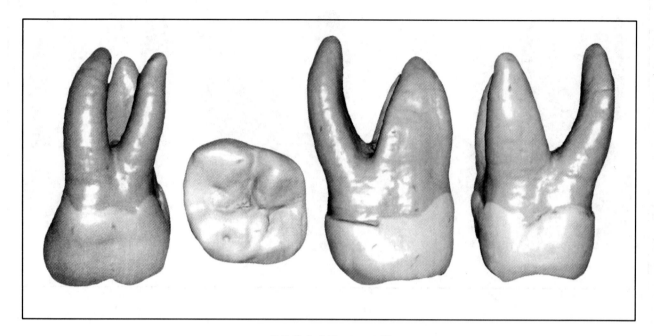

平均萌出时间：11~13岁
平均钙化年龄：14~16岁
平均长度：20.0毫米

从冠的形态来说，上颌第二磨牙与第一磨牙很相似，尽管不像它那么大。制备这两个牙的根管入口时，通常不用侵及横嵴。因为可直线进入根管口，所以第二磨牙更易制备。

上颌第二磨牙最突出的形态特点是，它的3个牙根靠拢，有时融合在一起。牙根较第一磨牙短且不像它那么弯曲，4个根管的发生率较第一磨牙少。3个根管口可呈三角形分布，有时几乎呈一条直线排列。髓室底明显突出，从而使根管口呈微漏斗状。偶尔，根管弯曲呈较为水平的角度进入髓腔，为了能以与根管长轴一致的方向进入根管，需将"唇"状的牙本质去除。伴有融合根的牙齿偶尔只有两个根管，单根管者罕见。两根管牙齿的颊根和舌根其长短和直径常相同。这些平行根通常在X线片上重叠，但是从远中投射可反映出来。为了便于X线的观察，特别当有上颌骨颧突干扰时，应从较垂直和远中两个角度投照。

用球钻制备最初的入口，用它揭髓顶也很理想，然后再用一个圆的、锥形的金刚砂锉修整外形。第二磨牙通常向远中或颊向倾斜或二者都有，这都使制备入口更感困难，特别是当张口受限或口很小的时候。远中倾斜的牙齿要求制备扩大的便利形，以便能进入近中颊根管。颊向倾斜的牙齿会使牙医师对根管长轴的感觉丧失，易导致入口错误。该牙折裂的方式与第一磨牙相似。

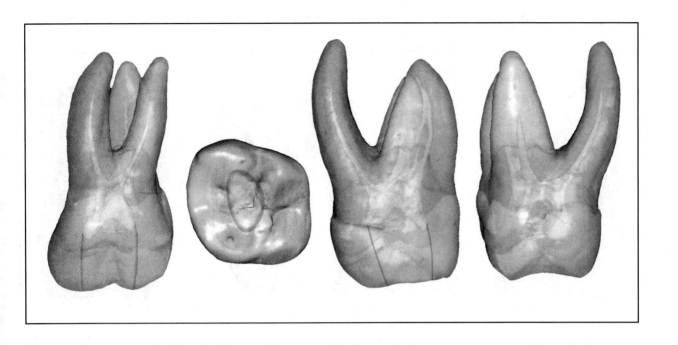

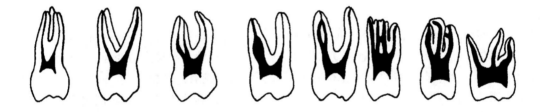

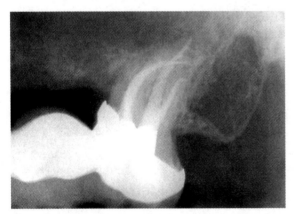

图 7-Ⅶ-1 几个弯曲的近中颊根和呈直角弯曲的远中颊根

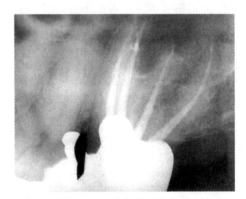

图 7-Ⅶ-2 4个根管的上颌第二磨牙

图片Ⅷ——上颌第三磨牙

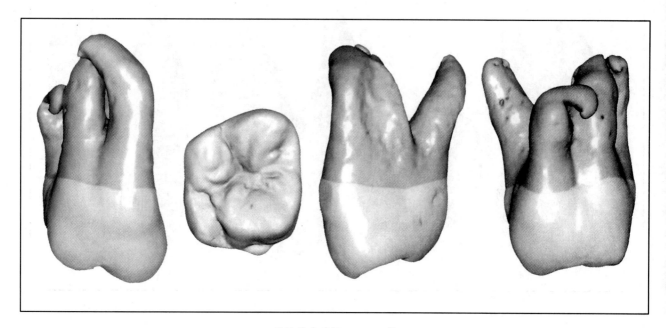

平均萌出时间:17~22岁
平均钙化年龄:18~25岁
平均长度:17.0毫米

当第一、二磨牙缺失时,常需将第三磨牙作为基牙。另一个对它进行根管治疗和全冠修复的指征是在牙弓内上颌第三磨牙有足够的空间完全萌出,能完全行使功能并符合口腔保健的要求。

在选择治疗方案前,对牙根形态的仔细检查是很重要的。第三磨牙的根部解剖完全不可预测。建议在允诺成功之前,必须对根管的形态进行探察。然而,许多第三磨牙牙根的形成正常,也可进入,没有理由不进行根管治疗并保留它们。

牙根解剖有很大的变异。有些牙齿只有1个根管,有些则有两个根管,但多数牙齿有3个根管。入口预备的洞型是由内部解剖决定的。许多呈三角形,一些几乎呈直线形。这些牙齿向远中或向颊侧倾斜或二者同时存在。这可造成比第二磨牙更多的入口制备难题。

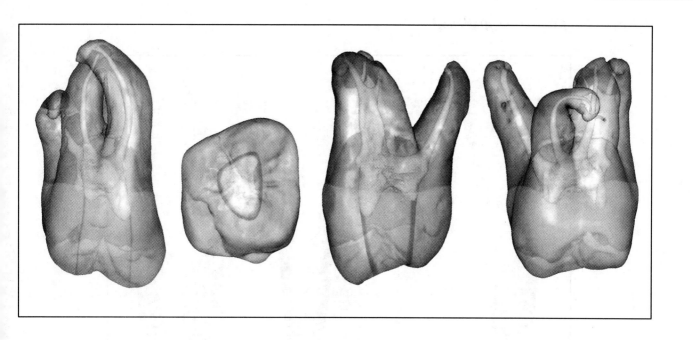

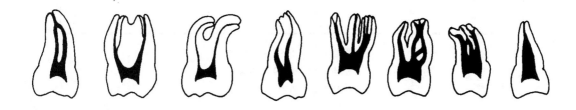

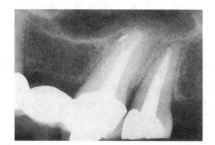

图 7-Ⅷ-1　显示根管融合为单根管。注意在第二磨牙的多个副根管

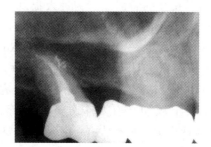

图 7-Ⅷ-2　有较大副根管的远中桥基牙

图片 Ⅸ——下颌中切牙和侧切牙

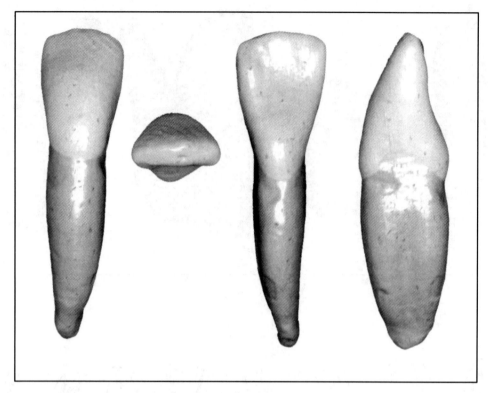

平均萌出时间:6~8岁
平均钙化年龄:9~10岁
平均长度:20.7毫米

下颌切牙是成人牙中最小的牙齿,颊舌径狭窄而扁平。X线片上仅从两个平面能看清楚,它们常常看起来比实际上的容易进入,治疗它们是很具挑战性的。狭窄的舌侧牙冠为进入提供了有限的面积。2#球钻是制备入口的理想钻头。入口外形应为卵圆形(图7-4)。传统上从舌侧制备入口,在某些情况下从唇侧进入更适合(图7-6A,D)。

下切牙经常有两个根管。有一个研究报告[2],41.4%的下颌切牙有两个分开的根管,其中仅1.3%有两个分离的根尖孔。牙医一定要仔细寻找第二个根管。在X线片上,如果一个明显的根管突然消失,牙医应怀疑是否有两个根管。下颌切牙根管治疗失败通常是由于根管没有清洁干净,特别是向髓腔的舌侧部分。从唇侧进入可使舌侧根管更易被找到和清洁。常见下切牙有两个根管(图7-7)。

尽管唇侧穿孔很常见,但是这种穿孔是可以避免的,如果牙医师记住从舌侧进入时朝向舌的方向,穿孔几乎是不可能的。带状根管也是正常的,它要求特别注意清洁和成型。近远中径狭窄(与牙冠宽度相比),容易侧穿。应注意使牙钻与牙齿的长轴在一条线上。

下切牙的根尖常弯曲和有副根管。

第7章 牙齿形态学和洞型预备

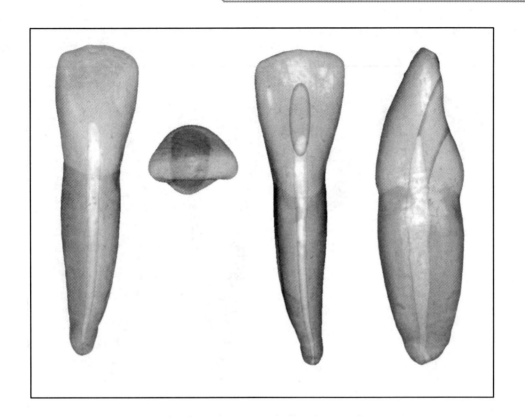

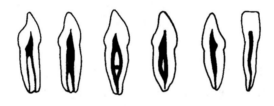

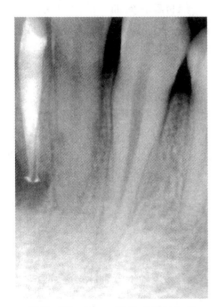

图7-Ⅸ-1 双根的下颌侧切牙

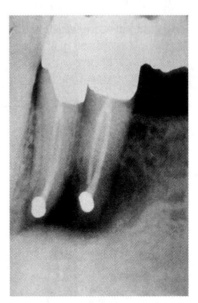

图7-Ⅸ-2 下颌切牙和侧切牙都有2个根管

图X——下颌尖牙

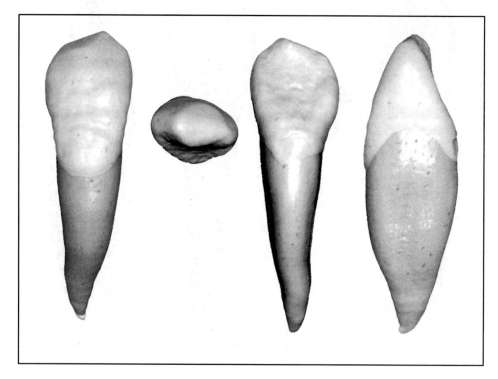

平均萌出时间:9~10 岁
平均钙化年龄:13 岁
平均长度:25.6 毫米

下颌尖牙强健,近远中径相对比切牙宽,很少发生牙髓疾病。偶尔,它们有两个根管和两个牙根。

入口洞型为卵圆形,可向切方扩展。根管在牙颈部呈卵圆形,但到根尖变成圆形。应注意清除根管壁的腐质。

如果有两个根管,其中一个总是较容易操作。一定要进入另一个并与第一个根管一起制成漏斗状,要防止牙本质碎屑的阻塞和入口的迷失。在开始进入时,先将器械弯曲,沿着颊或舌侧管壁向下直到器械尖部到达根管口。当找到疑难根管后,应尽力制成漏斗状以便持续地进入。

第 7 章 牙齿形态学和洞型预备

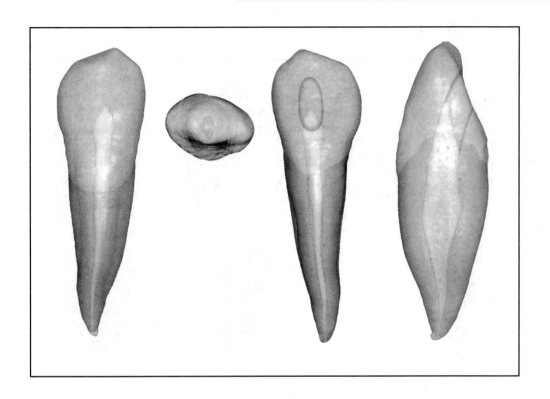

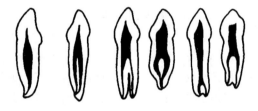

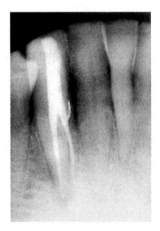

图 7-X-1 双根的下颌尖牙

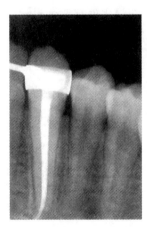

图 7-X-2 向远中弯曲的根尖

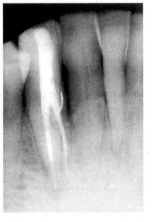

图 7-X-3 2 个侧支根管。切端的侧支根管在牙槽嵴之上，可能是造成深的牙周袋的原因

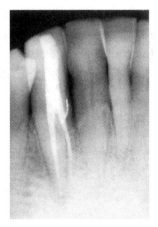

图 7-X-4 双根管的下颌尖牙，两个明显的侧支根管造成牙周病损

187

图XI——下颌第一前磨牙

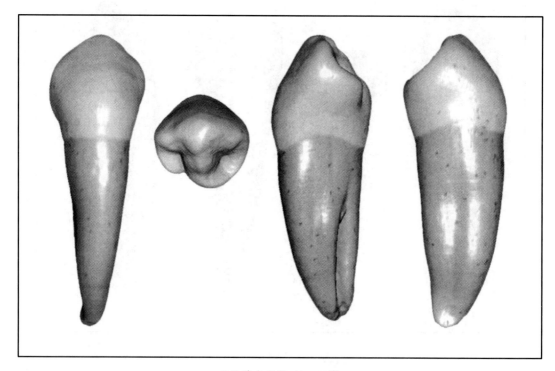

平均萌出时间：10~12岁
平均钙化年龄：12~13岁
平均长度：21.6毫米

治疗下颌第一前磨牙要么很容易，要么很困难。在X线片上很难发现牙根解剖形态的复杂性。

牙冠的解剖形态是由一个发育好的颊尖和一个小的（或几乎不存在的）舌尖组成。牙根的中线通过牙尖。入口预备开始于中央沟，向牙尖尖部扩展，常包括牙尖的嵴。用2#或4#球钻制作一个卵圆形的入口，再用圆头的、长的、锥形的金刚砂钻修整。注意使钻头与牙根长轴一致。常见颊侧穿孔。髓腔的横断面在单根管牙是圆形的，在双根管牙是卵圆形的。牙根的中线延伸到牙尖。

Zillich和Dowson报告[43]至少23%的下颌第一前磨牙有第二个或第三个根管。这些根管可在根下几乎任何部位分开。由于没有直接的入口，清洗、成型和充填都会十分困难。

Vertucei的研究[35]显示，74%下颌第一前磨牙在根尖处有1个根管，25.5%有两个，剩下的0.5%在根尖处有3个根管（图7-2）。Baisden. Kulild和Weller[1]等报告指出，在下颌第一前磨牙中有14%的牙根根管呈"C"形，并且有1个根管和两个根尖孔。

第 7 章 牙齿形态学和洞型预备

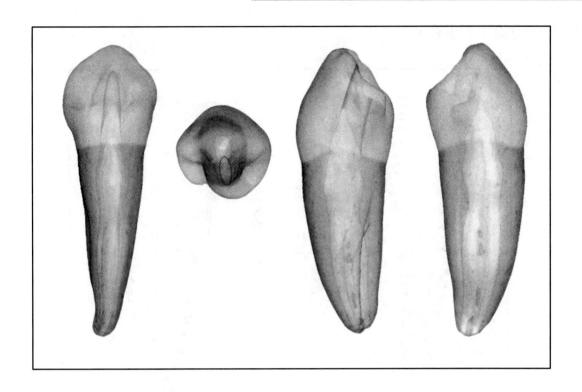

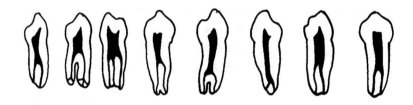

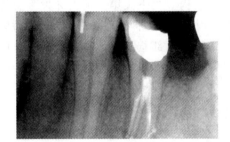

图 7-XI-1　3 个牙根的下颌第一前磨牙

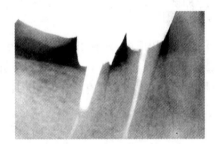

图 7-XI-2　单根管在根尖分叉

图片 XII——下颌第二前磨牙

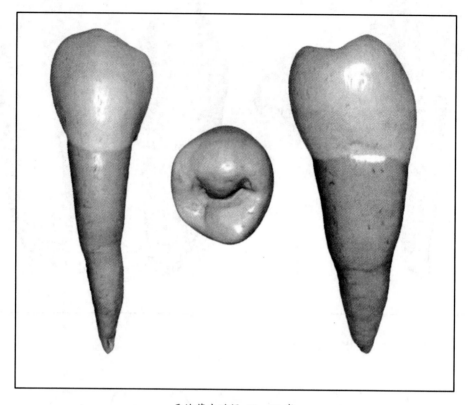

平均萌出时间:11~12 岁
平均钙化年龄:12~13 岁
平均长度:22.3 毫米

下颌第二前磨牙冠部与下颌第一前磨牙十分相似,很少有牙根的问题。冠部有一个发育良好的颊尖和一个比第一前磨牙发育好的舌尖。制备入口也相似,卵圆形的外形,从中央沟向牙尖尖部扩展,包括牙尖的嵴。

研究人员[35]报告,只有 12%的下颌第二前磨牙有第二个或第三个根管。Vertucei, SeeligGillis[36]指出下颌第二前磨牙根尖部有 1 个根管的占 97.5%,两个根管的只有 2.5%。1991 年 Bram 和 Fleisher[4]报告 1 例有 4 个明显的根管。

应特别关注的是颏孔的解剖位置和穿过这里的神经血管结构。当下颌第二前磨牙发生急性根尖脓肿症时,由于离神经血管近,会导致暂时性的感觉异常。这一部位的病情恶化似乎比口腔其他部位更剧烈,非外科的治疗疗效也不如口腔其他部位。

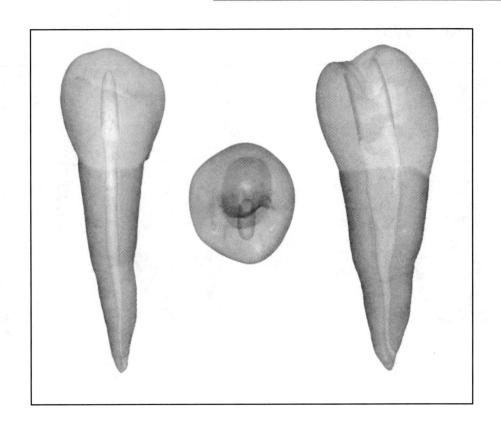

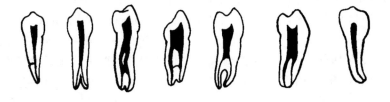

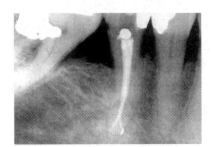

图7-Ⅻ-1 单根管在根尖分叉

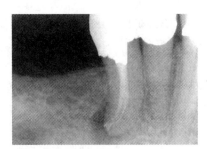

图7-Ⅻ-2 单根管在根尖分叉并交叉

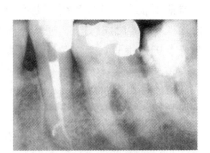

图7-Ⅻ-3 单根管和侧支副根管

图片 XIII——下颌第一磨牙

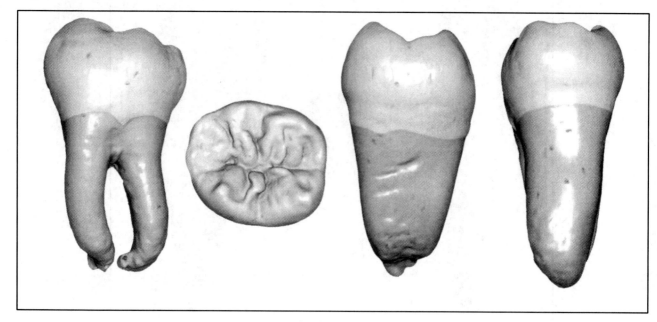

平均萌出时间：6岁
平均钙化年龄：9~10岁
平均长度：21.0毫米

下颌第一磨牙是最早萌出的恒牙，似乎也是最常需要做根管治疗的恒牙。尽管它一般有2个牙根，但偶尔也有3个根，近中根有2个根管，远中根有1个或2个根管。

远中根很容易进入，牙医师通常可直接看到根管口。远中根管比近中根管粗，如根管口的颊舌向宽，提示可能有第2个根管，或者是有复杂网状连接的带状根管，这将使清洗和成型更困难。

近中根通常弯曲，近颊根弯度最大。在颊舌平面弯曲度很大，但在X线片上不明显。这可用预先使之变弯曲的器械测出。通常在髓腔内根管口明显分开。近颊根管口一般位于近颊尖下方。

该牙经常有大面积的修复体。它总是承受着沉重的咬合力，所以冠部的髓腔经常钙化。远中根管最容易找到，一旦找到，可利用它作为标记来寻找近中根管。先用4#球钻进入以寻找根管，然后用长的、圆鼻形、锥形金刚砂钻修整洞型。

因为近中根管口位于近中牙尖的下方，所以用常规的入口预备很难找到。有必要去除牙尖部或修复体以寻找根管口。作为入口预备的一部分，应降低后牙无支持的牙尖[39]。下颌第一磨牙与所有后牙一样，在根管治疗后总是要用全冠修复。所以，用一个较宽的入口洞型以寻找标记和根管口，要比为了保守的预备而漏掉1个或更多根管的做法要好。

Skidmore和Bjorndal[30]指出，近1/3的下颌第一磨牙有4个根管。当一个牙齿有两个根管时，"它们或保持着两个明显的根管和分开的根尖孔，或是联合形成一个共同的根尖孔，或是彼此部分或全部横向吻合。如果把传统的三角形入口洞型变成一个长方形，将会有一个较好的视野和可能在远中牙根找到第4个根管。"

偶尔有一个小而短的第3个牙根存在。它一般位于远中的舌侧，根尖可能有一个尖锐的指向颊侧的钩，在X线片上不明显。可在极颊和极舌处找到两个远中根管口的位置。

在下颌第一磨牙根分叉部分可发现数个副根管孔[21]，这些孔通常不可能直接被清洗和成型，也很难看见，当它们被根管封闭物或热牙胶充填后，偶尔在术后的X线片上可发现。由于次氯酸钠溶液具有溶解蛋白变性产物的特点，髓腔的根分叉部位应完全暴露，让溶液到达这些小孔。

偶尔，在邻面的边缘嵴处发生折裂并向下沿根部延伸或在舌尖的下方发生折裂。

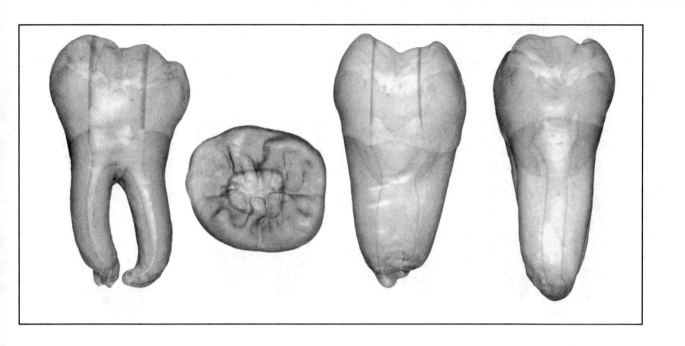

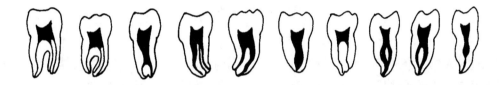

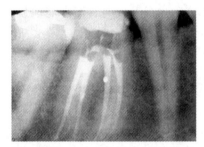

图7-XIII-1　4个根的下颌第一磨牙

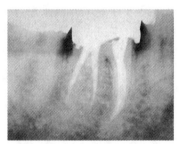

图7-XIII-2　4个根的下颌第一磨牙，远中根宽扁分叉

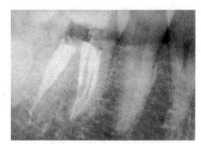

图7-XIII-3　3个近中根管的下颌第一磨牙

图片 XIV——下颌第二磨牙

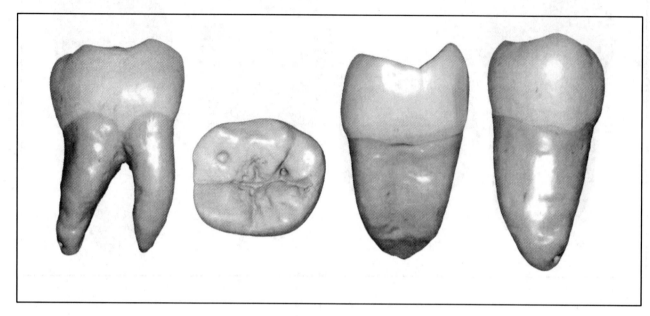

平均萌出时间:11~13岁
平均钙化年龄:14~15岁
平均长度:19.8毫米

下颌第二磨牙较第一磨牙牙冠要小一些,更趋于对称,下颌第二磨牙可通过其几个牙根相靠近而被认出。牙根常以一个渐进的曲线归向远中,伴根尖靠拢。在100例随机选择的下颌第一、二磨牙近中牙根根管的弯曲程度和形态的研究中,100%显示了牙根向舌侧和近远中弯曲[11]。Weine[38]在几个不同研究中报道了4%和7.6%的下颌第二磨牙有C形的根管结构。他们还报道了4%有两个牙根伴有两个根管,大部分是两个牙根伴3个根管,两个远中根管比下颌第一磨牙少见。

在牙冠的近中部位制备入口,将洞口微向中央沟的远中扩大。用4#钻开髓,寻找根管。用圆头的、长的、锥形金刚砂钻修整洞型。

下颌第二磨牙最易折裂,因为它离咀嚼肌附着的位置很近,从而使承受的咬合力很大。折裂通常发生在远中边缘嵴或者舌尖的下方。入口预备完成之后,牙医师应仔细检查髓腔是否有折裂的情况。同时采用放大镜或手术显微镜与透照灯能增强可见度,加大发现折裂的可能性。

由于大的咬合负载和折裂的危险,根管治疗后进行全冠修复是必要的。

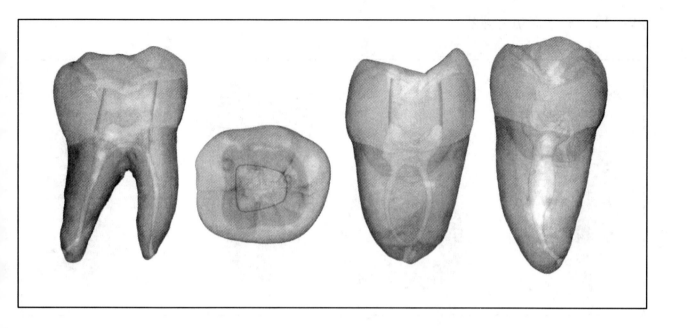

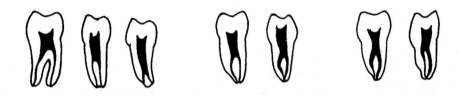

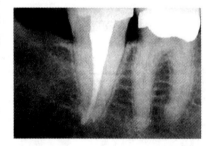

图 7-XIV-1 下颌第二磨牙所有根管吻合成一个

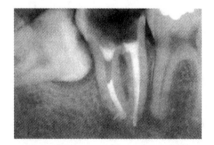

图 7-XIV-2 远中根尖的副根管

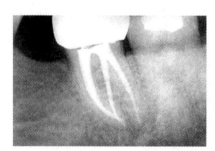

图 7-XIV-3 近中根管在根尖融合

图片XV——下颌第三磨牙

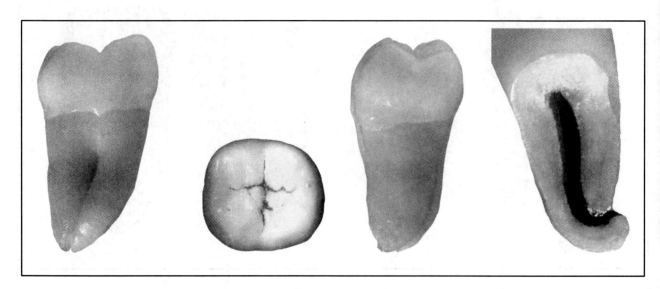

平均萌出时间:17~21岁
平均钙化年龄:18~25岁
平均长度:18.5毫米

由于解剖上的不可预测性,下颌第三磨牙的根管必须在牙根结构的基础上来估计。牙冠发育良好而牙根可能是融合的、短的、严重弯曲的或畸形的。不管解剖结构如何不规则,大部分牙齿都可成功地进行根管治疗,但是牙根与骨接触的面积大小决定着它的预后。要在治疗第三磨牙的益处与预后之间进行权衡后再做出决定。在大多数病例中,因益处太少以至拔除成为最好的选择。

牙医师可能发现一个单根管,在颈部很宽大,逐渐变细直至一个根尖孔。可穿过牙冠的近中部获得入口。当牙根向远中成角时,易使窝洞入口扩展受限。如果牙齿处于功能状态,根管治疗后也要做全冠修复。

第7章 牙齿形态学和洞型预备

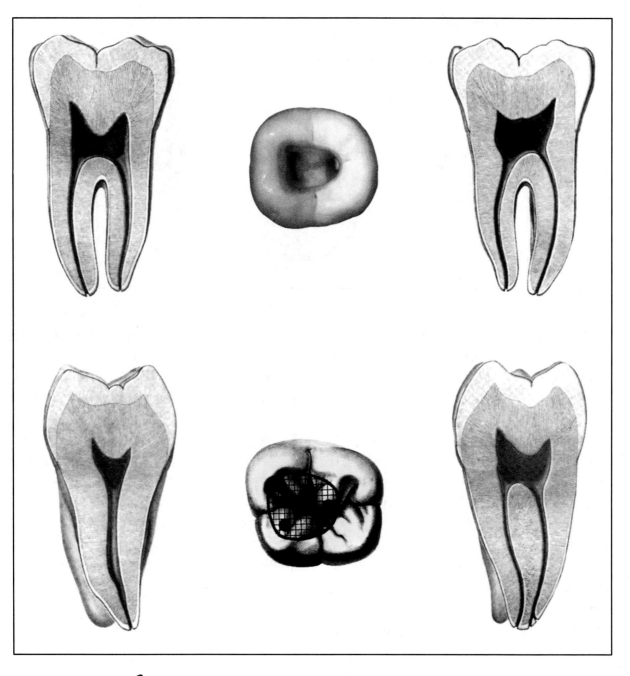

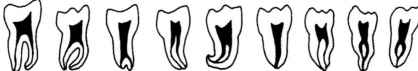

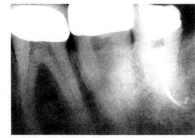

图 7-XV-1 第三磨牙在根尖的副根尖孔

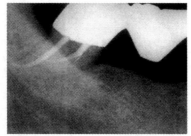

图 7-XV-2 复杂的弯曲根的解剖结构

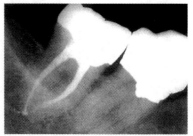

图 7-XV-3 复杂的根尖的解剖结构

图片 XVI——C形下颌磨牙

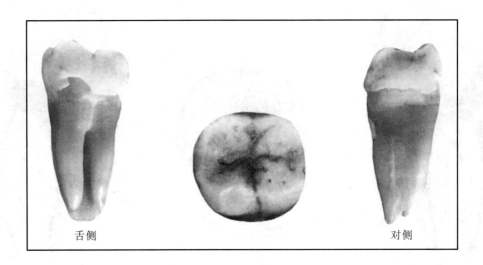

舌侧　　　　　　　　　对侧

C形磨牙是根据牙根和根管的横断面形态而命名的。C形磨牙有一个180°或更大弓形的带状根管口,开始于近中舌侧线角,横越颊侧,止于髓腔的远中部分,不是几个分开的根管口。

在根管口以下,C形磨牙牙根的结构可有很大的解剖多样性。这可分为两个基本类型:①从根管口到根尖呈单个、带状C形根管;②在C形根管口以下有3个或更多明显的根管。

幸运的是,C形磨牙具有单个带状根管是例外,不是常规。Melton、Krall 和 Fuller[26]发现,C形磨牙根管沿牙根长度在数量和形态上很多变,从而使去除腐质、封闭和修复变得异常困难(见图片7-XVI-6和7-XVI-7)。常见的是C形根管的第二类,有分开的根管,伴有异常的形态。近中舌侧根管是单独的和显著的,尽管它比近颊和远中根管明显要短。在有单根尖的C形磨牙中,这些根管容易被器械过分操作(见图片7-XVI-4)。

在这类磨牙中,近颊根管向后与远中根管融合,通过一个根尖孔开口于牙根表面。少数伴有C形根管口的磨牙其近中颊和远中根管不相互融合,并且有各自的出口。

尽管C形磨牙在技术上具有相当的挑战性,但采用手术显微镜能使可见度增加,从而提高了治疗的成功率。

C形磨牙的发生率有明显的种族差异。亚洲人比白种人中多见这种C形磨牙的解剖形态。日本[22]和中国[41]的研究者们指出,C形根管的发生率为31.5%,而 Haddad、Nehma 和 Qunci[17]发现,在黎巴嫩人中为19.1%。

第7章 牙齿形态学和洞型预备

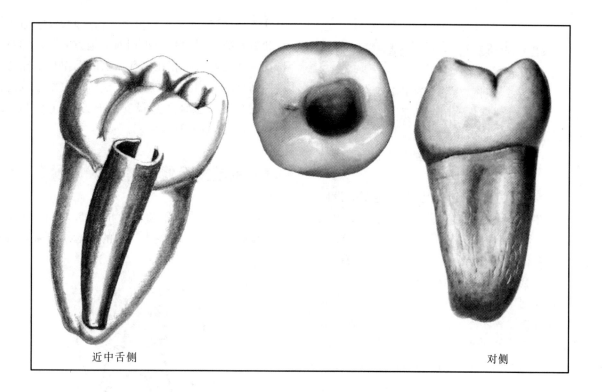

近中舌侧　　　　　　　　　　　　　　　　　　对侧

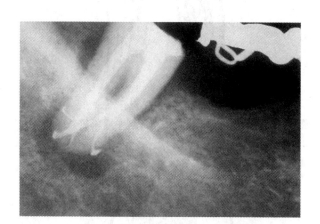

图7-XVI-1　下颌第二磨牙的多个根尖孔

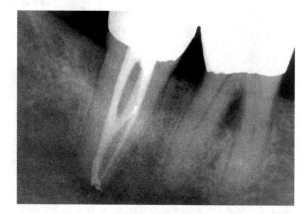

图7-XVI-2　下颌第二磨牙相互连接的根管解剖结构

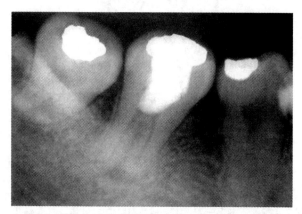

图7-XVI-3　操作前的下颌第一磨牙是C型根管

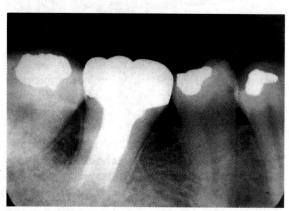

图7-XVI-4　根管治疗完成后显示已封闭的带状根管空间

钙化根管的寻找方法

手术前的 X 线片(图 7-20)常可揭示全部或几乎全部髓腔和根管的钙化。不幸的是，它仍有足够的空间让数以百万计的微生物通过。长期的炎症过程（如龋齿、药物、咬合创伤和增龄）经常导致牙髓通路变窄。

尽管有严重的冠部钙化，牙医师一定要假设所有的根管都存在，而且一定要清洁、成型和充填到根管的终点。愈接近根尖，根管钙化的程度愈轻。寻找这些空间有很多方法(图 7-12, 7-30)。遵循举例说明的顺序会得到成功的治疗效果。

若无法找到根管口，谨慎的牙医师应停止去除牙本质，否则会导致牙体结构变弱。若过度或不适当地设法寻找根管会产生严重的错误（图 7-33，34，37）。尽管牙医师是在非常小心地寻找根管，但根管壁、分叉处的穿孔仍可发生。这时，应立即修复与韧带间隙和周边骨组织相通的地方（图 7-38）。与发生穿孔或根折相比，有节制的操作是稳健的。对付钙化的病例没有快速的方法。每次慎重地去除少量的牙本质被证明是最安全的方法（图 7-25，7-27、7-30、7-31、7-32）。

通过复杂修复体的入口预备

绝大多数需要牙髓治疗的牙齿都有（或曾经有）较大的龋坏。这些大面积的牙冠缺损需要用多

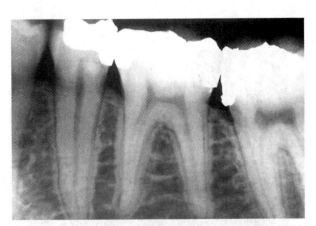

图 7-19 1976 年，第一次出现症状时拍摄的 X 线片。牙齿未做根管治疗，因为测试显示为活髓。从近中银汞下方去龋，在邻近髓腔窝洞内放置氢氧化钙

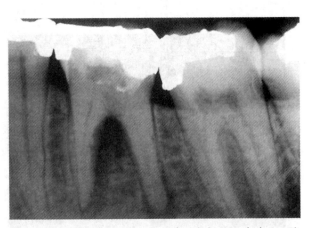

图 7-20 1989 年，图 7-19 那颗牙拍摄的 X 线片显示髓腔严重钙化，根尖周和根分歧有 X 线透射区

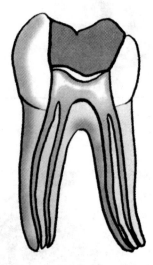

图 7-21 下颌第一磨牙伴有 I 类洞银汞充填体和正常大小的髓腔

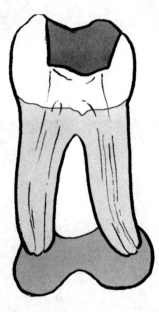

图 7-22 下颌第一磨牙伴有 I 类洞银汞充填体，根管钙化和牙根尖暗影。推测牙髓曾暴露，引起钙化和牙髓最终坏死

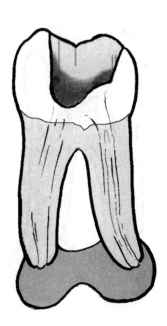

图7-23 图示银汞和垫底材料被挖出。窝洞制备应向设想的髓腔位置扩展。在治疗的这一阶段,临床牙医生应当设法看清髓顶。应将所有龋坏、锌丁和变色的牙本质去除

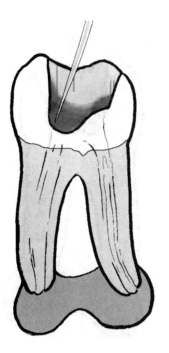

图7-25 用牙髓探测器械DG16探测髓底。根管探测器械对于进行根管治疗非常重要,就像牙周探针对于要进行牙周检查的牙科医生一样重要。二者都是检查工具和切削工具,常用来除去钙化的牙本质。修复性牙本质比正常牙本质稍软。在根管口有轻微"往后拉"的感觉,提示有根管存在

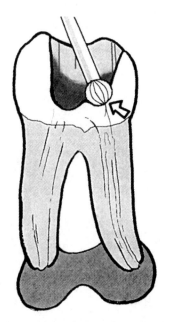

图7-24 临床牙医师用长杆的4#或6#圆钻探察设想的髓腔位置

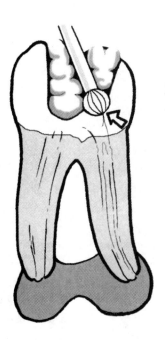

图7-26 在寻找的这一阶段,如未能进入髓腔,临床牙医师应当开始考虑是否有过多的牙齿结构丧失,这样可能会导致垂直性根折。应从手机上取下钻头,将其置于钻洞的位置。将小棉球填塞在杆的四周以保持钻头的位置和角度。通过与牙齿呈直角投照的X线片将揭示寻找的深度和角度

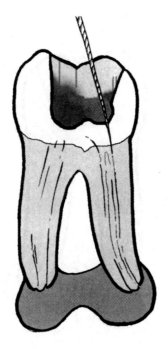

图7-27 当出现有空隙的征兆时，可用最小号器械06或08号锉，慢慢地向根尖同时旋转移动，往往可进入一些。当有微微的拖住和出现抵抗感时，这常是临床牙医师找到根管的迹象。建议此时用GG钻扩大根管的入口，直到临床牙医师能辨认出根管为止

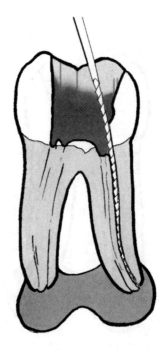

图7-28 图示确定多根管牙齿中的一个根管位置后，大号器械通过两个弯曲到达根尖。一旦找到第1个根管的位置，往往可找到第2、3、4个根管

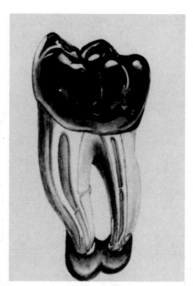

图7-29 最后的根管充填和修复显露出解剖的复杂性。此图画面曾出现在《根管治疗学——牙髓之路》第5版的封面上

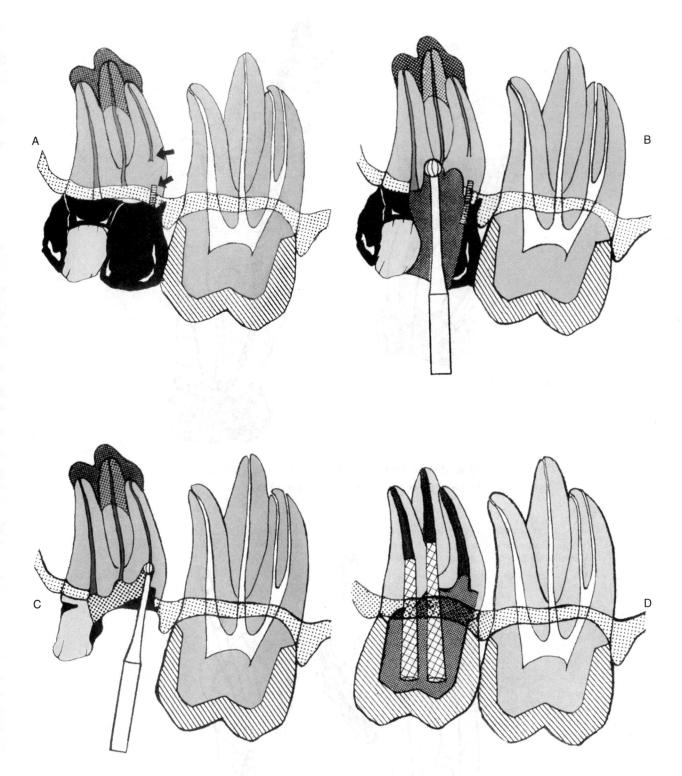

图 7-30　A. 上颌第二磨牙有大面积修复体，现在需要进行根管治疗，临床牙医师决定设法进入根管。修复体本身提供了 3 个线索：①有加固钉（箭头）；②牙冠至少 2/3 是充填材料；③近中颊根管显示已钙化（箭头）。仅这些因素就提示需全部去除修复体。B. 但有时患者要求牙医师在寻找根管时，不要去除原有充填体，但这样可能导致根分歧处穿孔，对预后不利。此时，患者应当参与关于决定是否采用去除原充填体治疗方案的讨论。C. 去除银汞充填物、钉和原有的锌钉是一个较安全和保守的方案。D. 在加强可见度的条件下细心地磨除牙体组织以便能进入髓腔，并给了牙医师完成常规根管治疗的机会，然后做内部加固和全冠修复

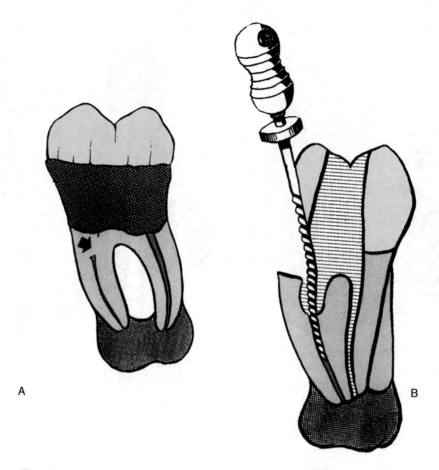

图7-31 A. 因根龋和牙周病做的大面积Ⅴ类洞充填体导致根管钙化(箭头)。B. 要想进入被钙化堵塞的根管,就要去除颊侧修复体,以便从颊面获得入口

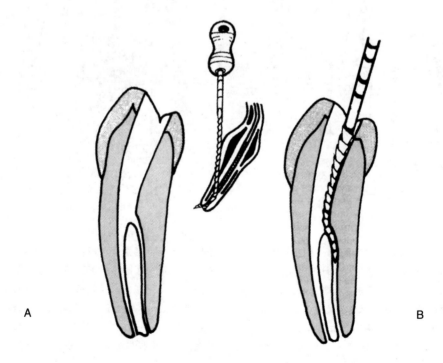

图7-32 A. 下颌第一前磨牙根管系统在根部有分叉。B. 预先使根管锉弯曲,以便进入根管。C. 将预弯的器械沿根管壁滑入直至其尖部与分叉处接触

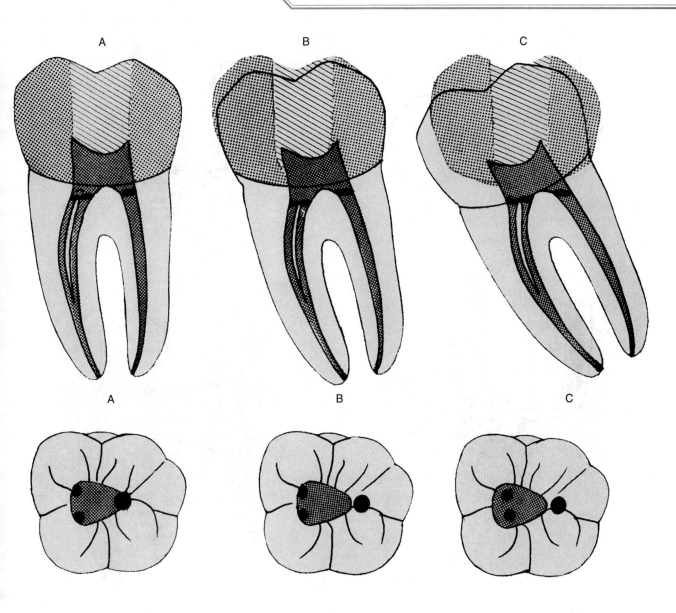

图 7-33 在倾斜的磨牙中根管口的位置。丧失牙齿后常发生牙齿倾斜,常常需制做一个咬合面与对殆接触的全冠。全冠咬合面的外貌容易误导临床牙医师,即使是 11°的倾斜也能使颈下根管口的位置明显移动。要求细心钻磨,特别是当牙齿伴有 18°或更大角度的倾斜时。严重倾斜的磨牙牙根旁穿的发生率很高。A. 在一个正常垂直位置的下颌磨牙全冠上做保守入口。B. 在一个倾斜 11°的、被遮蔽的上颌磨牙咬合面上做同样角度的入口。C. 在一个倾斜 18°的牙齿上做同样角度的入口

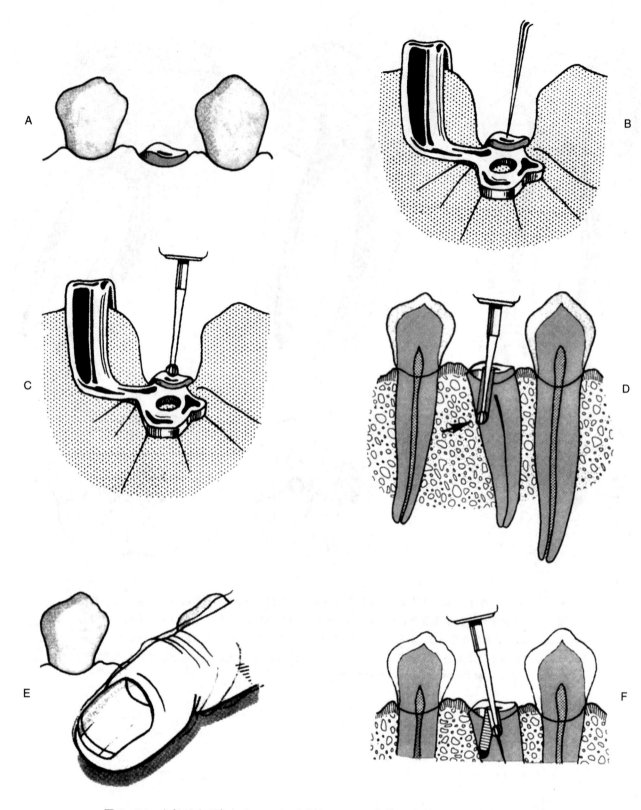

图7-34 当解剖牙冠丧失时,入口洞型的错误。A. 下颌第一前磨牙伴牙冠丧失。B. 根管探针不能进入钙化的髓腔。C. 长杆圆钻对准想象中的牙根长轴。D. 旁穿根管壁(箭头),因为临床牙医生未考虑牙根的倾斜角度。E. 用手触诊牙根颊侧的解剖形态以确定牙根的倾斜角度。F. 用MTA34材料修补穿孔后纠正钻头的角度

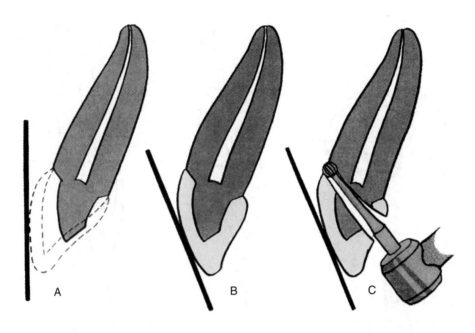

图7-35 由于牙冠的变更产生了错误。当临床牙医生依靠的是铸造冠(B)而不是牙根的长轴进行判断时,本来可以避免的穿孔也会发生。为了美观,牙齿的唇面被变更(A)(这样就使人误解牙髓的真正位置)从而导致穿孔(C)。细心探诊,记住牙根的形态,采取增强可见度的措施,可达到理想的入口预备

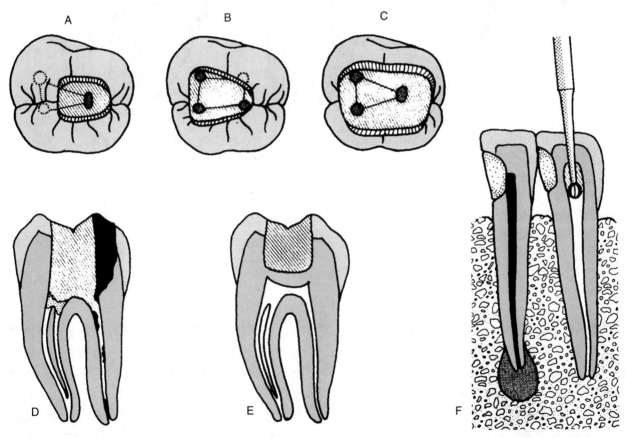

图7-36 入口预备中的常见错误。A. 入口位置差,扩展不适当,使根管口未暴露。B. 扩展较好,但未包括第4根管管口。C. 扩展过度,削弱了冠部牙体组织,影响最后的修复。D. 不能到达髓腔是最大的错误,除非髓腔严重钙化。在确定垂直深度中,咬翼片是极好的助手。E. 让碎屑掉进根管口是医源性失败。银汞充填材料和牙本质碎屑可堵塞入口从而导致根管治疗失败。F. 最大的破坏,医疗和法律上最尴尬的错误是进入了不该进的牙齿。这是由于橡皮障隔离的错误。在放置橡皮障前,确定牙齿以后,临床牙医师才应开始制备入口洞型,以避免发生这类问题

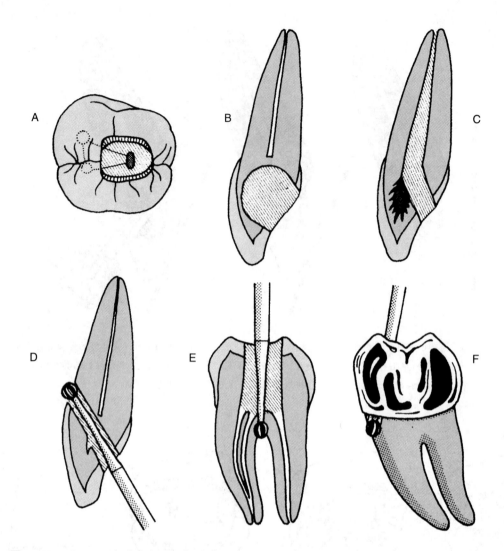

图7-37 因入口预备差产生的困难。A. 开口不当，影响器械操作引起牙冠变色和阻碍最理想的充填。B. 过度去除牙体组织导致牙冠牙体组织脆弱和受损，牙冠折断。C. 唇侧穿孔（在切牙，从完整的牙冠舌侧穿孔简直不可能）。D. 可进行外科修补，但将导致永久性的外形毁坏和牙周的破坏。E. 任何大小的根分叉穿孔都很难修补，它将引起牙周的破坏和削弱牙体结构，导致折断。F. 错误理解角度（当牙冠伴有全冠时特别普遍）和随后的牙根穿孔。即使修补正确，结果仍是一个永久性的牙周问题，因为它发生在一个很难维护的区域

种类型的修复体修复。龈下龋坏需要进行复杂的修复治疗，这经常导致冠、根方的根管后退（钙化）。因此，为了进入这些牙齿需要去除大量的充填材料、龋坏和钙化了的牙体组织。制备冠部入口时，常需穿过多层充填材料，这些材料放置已久。制备直线形入口时可能会遇到困难（图7-32），特别是当根管钙化（图7-21、22、23、24、25、26）或是错位牙时（图7-7，C）。如果牙医只用铸造冠的解剖作为指导，倾斜的有铸造冠修复的牙齿的入口预备将会遇到困难。根管口可能被隐藏（图7-33、35）。

只有通过全部去除修复材料才能达到理想的入口。在有合金冠或烤瓷冠时，入口的选择可能受到经济因素的影响。在这种情况下，牙医师应告知患者所有有关的潜在危险（穿孔或折裂）。如果患者接受这些危险，牙医师将小心地试着穿过现有的修复体制备入口，同时牙医师应当清楚，如果不能制备满意的入口洞型，修复体将不得不全部去除，根管治疗后将需要重新制作一个新的修复体（图7-30，A～D）。

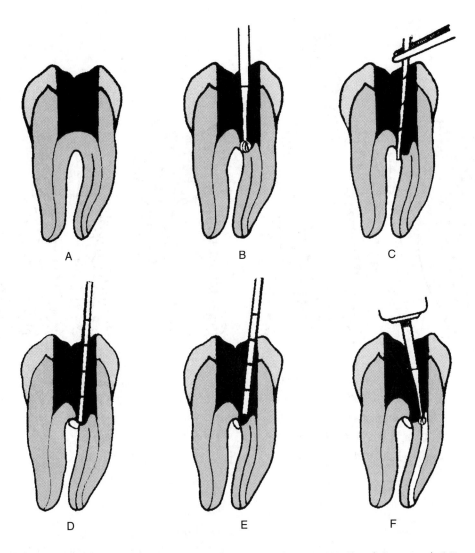

图 7-38 修补穿孔。A. 进入了两个根管的入口,而第 3 个钙化根管没有发现。B. 在寻找未被发现的根管时,根分叉发生微小的穿孔。C. 用纸尖控制出血。D. 使用 Collacote 作为修补材料的基底。E. 采用 MTA[34]。F. 在随后就诊时,设法确定未找到的根管的位置。建议放大视野,包括使用根管显微镜

牙周和牙髓状况

增龄性的变化使寻找根管口变得很困难。骨的丧失、牙周韧带的长期炎症、牙齿松动、渗漏进入根管系统等问题,是一个牙周、牙髓综合的状态。当牙周膜脱矿而从根面上分离时,可观察到髓腔逐渐被封闭。髓腔的顶向根尖方移动,使从殆面进入变得困难。当牙科医师用长柄球钻向深部进入时,根管壁和分叉处的穿孔是真正的危险(图 7-38)。一种确定钻头的位置和进入角度是否合适的方法是:停下来,从直机头上取下钻头,再放回洞中,在钻头周围塞上棉花以固定钻头(图 7-26),再拍一张根尖周 X 线片。牙周病患者可能在暴露的牙根表面有龋坏,这样就需要大面积的 V 类洞修复体。这些修复体和伴随着它们的钙化可使从殆面进入根管变得不可能。在一些特殊病例中,必须去除修复材料,从颊侧寻找、清洗和成型根管(图 7-31)。

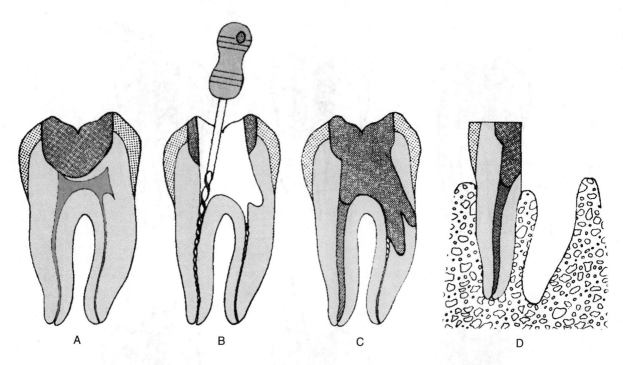

图7-39 入口预备中出现损害时,可选择牙半切术。A. 大面积龋蚀和使用氢氧化钙后的钙化使制备入口非常困难。B. ①一根器械折断于近中根管内;②第2个近中根管完全钙化;③远中根中的第3个根管通畅。C. 寻找根管和折断的器械可导致牙体组织的破坏。D. 充填一个牙根和在入口区放置银汞,修复牙根之间的空间,准备行常规半切术。在最后修复前,可用钉和核再加固

参考文献

[1] Baisden MD, Kulild JC, Weller RN: Root canal configuration of the mandibular first premolar, *J Endod* 18: 505, 1992.

[2] Benjamin KA, Dowson J: Incidence of two root canals in human mandibular incisor teeth, *J Oral Surg* 38: 122, 1974.

[3] Booth JM: The longest tooth? *Aust Endod News* 13: 17, 1988.

[4] Bram SM, Fleisher R: Endodontic therapy in a mandibular second bicuspid with four canals, *J Endod* 17: 513, 1991.

[5] Brand RW, Isselhard DE: *Anatomy of orofacial structures*, ed 5, St Louis, 1994, Mosby.

[6] Buchanan LS: Management of the curved root canal: predictably treating the most common endodontic complexity, *J Calif Dent Assoc* 17: 40, 1989.

[7] Cams EJ, Skidmore AE: Configuration and deviation of root canals of maxillary first premolars, *J Oral Surg* 36: 880, 1973.

[8] Carr GB: Surgical endodontics. In Cohen S, Burns RC, editors: *Pathways of the pulp*, ed 6, St Louis, 1994, Mosby.

[9] Clements RE, Gilboe DB: Labial endodontic access opening for mandibular incisors: Endodontic and restorative considerations, *J Can Dent Assoc* 57: 587, 1991.

[10] Cooke HG, Cox FL: C-shaped canal configurations in mandibular molars, *J Am Dent Assoc* 99: 836, 1979.

[11] Cunningham CJ, Senia ES: A three-dimensional study of canal curvature in the mesial roots of mandibular molars, *J Endod* 18: 294, 1992.

[12] Fogel HM, Peikoff MD, Christie WH: Canal configuration in the mesiobuccal root of the maxillary first molar: a clinical study, *J Endod* 20: 135, 1994.

[13] Gher ME, Vemino AR: Root anatomy: a local factor in inflammatory periodontal disease, *Iht J Periodontics Restorative Dent* 1: 53, 1981.

[14] Goon WW et al: Complex facial radicular groove in a maxillary lateral incisor, *J Endod* 17: 244, 1991.

[15] Green D: Double canals in single roots, *J Oral Surg* 35: 689, 1973.

[16] Grossman LI: Endodontic practice, ed 10, Philadelphia, 1981, Lea & Febiger.

[17] Haddad GY, Nehma WB, Ounsi HF: Diagnosis, classification, and frequency of C-shaped canals in mandibular second molars in the Lebanese population, *J Endod* 25: 268, 1999.

[18] Hess W, Zurcher E: *The anatomy of the root canals of the teeth of the permanent and deciduous dentitions*, New York, 1925, William Wood & Co.

[19] Hovland EJ, Block RM: Nonrecognition and subsequent endodontic treatment of dents invaginatus, *J Endod* 3: 360, 1977.

[20] Kasahara E et al: Root canal systems of the maxillary central incisor, *J Endod* 16(4): 158, 1990.

[21] Koenigs JF, Brillant JD, Foreman DW Jr: Preliminary scanning electron microscope investigation of accessory foramina in the furcation areas of human molar teeth, *J Oral Surg* 38: 773, 1974.

[22] Kotoku K: Morphological studies on the roots of the Japanese mandibular second molars, *Shikwa Gakuho* 85: 43, 1985

[23] Kulild JC, Peters DD: Incidence and configuration of canal systems in the mesiobuccal root of maxillary first and second molars, *J Endod* 16: 311, 1990.

[24] Loushine RJ, Jurak JJ, Jeffhlone DM: A two-rooted mandibular incisor, *J Endod* 19: 250, 1991.

[25] Mauger MJ et al: Ideal endodontic access in mandibular incisors, *J Endod* 25: 206, 1999.

[26] Melton DC, Krall KV, Fuller MW: Anatomical and histological features of C-shaped canals in mandibular second molars, *J Endod*, 17: 8, Aug 1991.

[27] Meyers VWE: Die anatomie der Wurzelkanale, dargestellt and mikroskopischen, Rekonstruktionsmodellen, *Dtsch Azhnarztl Z* 25: 1064, 1970.

[28] Pineda F: Roentgenographic investigations of the mesiobuccal root of the maxillary first molar, *J Oral Surg* 36: 253, 1973.

[29] Shoji Y: What is new or unchanged in shaping the pulp cavity? Proceedings of the fifty-sixth annual meeting of the American Association of Endodontists, Atlanta, April 1999.

[30] Skidmore AE, Bjorndal AM: Root canal morphology of the human mandibular first molar, *J Oral Surg* 32: 778, 1971.

[31] Slowey RR: Radiographic aids in the detection of extra root canals, *J Oral Surg* 37: 762, 1974.

[32] Stropko JJ: Canal morphology of maxillary molars: clinical observations of canal configurations, *J Endod* 25: 446, 1999.

[33] Szajkis S, Kaufman A: Root invagination: a conservative approach in endodontics, *J Endod* 11: 576, 1993.

[34] Torabinejad M: Sealing ability of a mineral trioxide aggregate for repair of lateral root perforations, *J Endod* 11: 541, 1993.

[35] Vertucci FJ: Root canal morphology of mandibular premolars, *J Am Dent Assoc* 97: 47, 1978.

[36] Vertucci FJ, Seelig A, Gillis R: Root canal morphology of the human maxillary second premolar, *J Oral Surg* 38: 456, 1974.

[37] Weine FS et al: Canal configuration in the mesiobuccal root of the maxillary first molar and its endodontic significance, *J Oral Surg* 28: 419, 1969.

[38] Weine FS: The C-shaped mandibular second molar: Incidence and other considerations, *J Endod* 24: 372, 1998.

[39] Weine FS, Pasiewicz RA, Rice RT: Canal configuration in the maxillary second molar using a clinically oriented in vitro method, *J Endod* 14: 207, 1988.

[40] Wilkie G: Personal communication, 1993.

[41] Yang ZP, Yang SF, Lin YL: C-shaped canals in mandibular second molars in Chinese population, *Endod Dent Traumatol* 4: 160, 1988.

[42] Zeisz RC, Nuckolls J: *Dental Anatomv*, St Louis, 1949, Mosby.

[43] Zillich R, Dowson J: Root canal morphology of the mandibular first and second premolars, *J Oral Surg* 36: 738, 1973.

第 8 章 根管系统的清理和成型

Clifford J. Ruddle

治疗的理论基础 /212	制备根管的设备 /228
牙髓崩解与疾病的蔓延 /212	器械和几何学 /228
临床治疗的目的 /213	清洗剂,装置和指示剂 /236
循证成功 /217	根管制备技术 /239
传统的清理和成型的分析 /221	根管制备的顺序 /239
短操作长度 /221	根管冠2/3 的探察 /240
首先制备根尖 /222	根管冠2/3 的制备 /242
器械和使用方法 /222	根管根尖1/3 的制备 /252
清理和成型:目的和策略 /224	完成制备 /261
机械学目的 /224	玷污层的处理 /261
根管制备的概念和策略 /224	

对于制备根管最佳方法的认识存在着很大差异。一篇回顾性文献发现,在各种重要的临床问题上,实际上都没有统一的认识。关于入口洞型的大小,冲洗液的浓度、温度、种类和它们能清洁的潜力,一直进行着争论。关于工作长度和开放锉、根管制备的顺序和确保根管三维清洁、成型、充填所需理想锥度的争论还在继续。由于这些观点的分歧,以致医师在试图鉴别、理解和综合最好最适当的新技术和新仪器的时候,会感到迷惑。

牙医师应当用自己的临床经验和长期的随访结果来判断牙科文献上的研究结论。大量根管治疗病例的随机调查开始揭示影响治疗成功的因素。成功的病例可提供指导我们临床工作的线索。然而,大量的失败病例也提供了不可辩驳的事实,即那些我们无法解决的争论使临床工作长期受阻,并导致治疗成功率下降。有责任心的牙医师正在继续寻找不受争论影响的、最有效的技术。

本章将重点介绍概念、策略和建立在实践基础上的技术,这些技术将对清洗、成型根管系统产生较好的影响。一个成熟的牙医师总是在面临同时存在的不同观点的挑战,直到真理被确定。归根结底,客观的科学研究将指引临床的努力方向。临床效果是衡量成功与否的标准。

治疗的理论基础

牙髓崩解与疾病的蔓延

牙髓的损伤常常导致不可逆的炎症状态,从局部缺血到栓塞形成,再到坏死,最终炎症向根尖周扩散。这种现象发生于沿根管长度延伸的、无数的、错综复杂的解剖空间内(图 8-1)。根管系统通常含有与根分叉的和侧方的附着器相连接的分支,这些分支经常在根尖部终止,形成数个出口(图 8-2)[60]。因而任何一个从根管到牙周韧带的开口都应看作是一个出口 (POE),潜伏的有机坏死产物可以穿过这里(图 8-3)[117,145]。当进行根管治疗时,牙医师如何处理这部分解剖结构将最终影响牙齿的命运。当应用三维清洁和消毒技术进行根管制备时,根管治疗成功的可能性就会很大。尽管技术、设备和材料都发生了惊人的变化,但唯一不变的是牙根和根管系统的结构。

随着对牙髓疾病的蔓延和刺激物沿牙髓通道外流之间相互联系的不断认识(图 8-4)[116],也就提高了对牙髓来源损害(LEO)的诊断和治疗水平。在一般情况下,牙髓变性和疾病的蔓延是从冠方向根方发展的。重要的是,当看到 X 线片上的髓源性

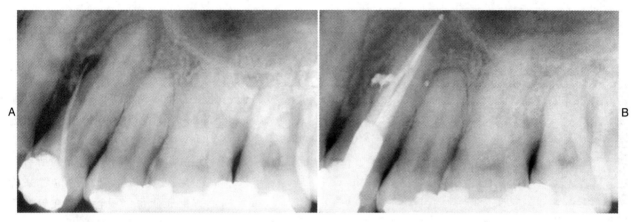

图 8-1　A. 上颌第一前磨牙术前 X 线片。一根牙胶尖示踪一个窦道并指向根尖病损。
B. 5 年后随访 X 线片显示再矿化良好；这说明三维清理、成型和充填的重要性

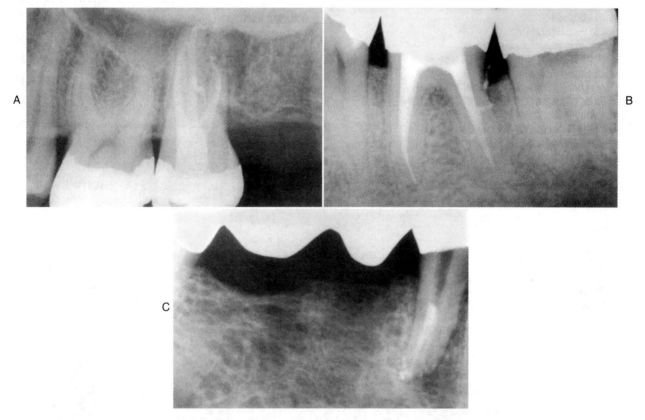

图 8-2　A. 上颌第二磨牙根管治疗术后的 X 线片。可见治疗过的分支根管和远颊系统根尖的反弯曲。B. 下颌第一磨牙根管治疗术后的 X 线片。可见侧支根管和根管系统治疗对牙周的重要意义。C. 前桥基牙根管治疗后的后 X 线片。可见牙根中部分叉和进一步向根尖分开

损害时，就应联想到它是牙髓崩解引起的和在出口（根尖孔）附近形成的损害。除很少病例外，LEO 将在拔除该牙齿后治愈，因为拔牙去除了牙齿和 100% 的根管内容物。如果将根管内容物全部去除，除了病情严重的和有垂直性牙折的患牙外，根管治疗可以获得 100% 的成功，因为这些内容物是附着器受刺激的根源（图 8-5）[35, 118]。

临床治疗的目的

有句老话"记住从结果入手"(Start with the end in mind)。当然，当医师观察了术前 X 线片，想象了一个理想的结果，然后用这一设想来指导每一治疗步骤[95]，这样自然会提高根管治疗的操作水平。在开始治疗前，医师一定要考虑、想象和制定计划，以便使所有临床工作都是为了达到预期的清洁和成

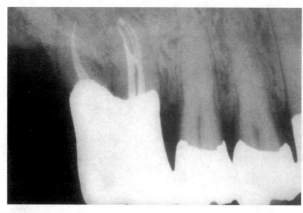

图 8-3　上颌第一磨牙腭侧牙根切除 10 年后的随访 X 线片。可见起自 MB¹ 和 MB¹¹ 根管吻合处的第三个系统和独立的根尖出口

型的目的来进行。

治疗前

在根管治疗前，应对患牙进行评价以确定其可修复性。有时需将牙齿戴上环，以利于随后进行的根管治疗（图 8-6）。应对严重破坏的牙齿是否需要进行牙冠延长术进行评估，以便修复医师做金属套圈和使牙冠保持一个健康的生理宽度[76, 91, 129]。当需要时，冠部延长还可有利于涉及几门学科的治疗。在根管治疗方面，冠部延长还涉及隔离问题、创建一个能保留冲洗液的髓腔和有利于两次就诊间的暂时封闭。

成功的入口

入口制备是根管治疗成功的基本因素[77]。制备一个周密设计的根管入口洞型是根管三维充填涉及的一系列重要步骤的第一步。设计的入口洞型应去除髓室顶，包括覆盖于其上方的所有牙本质。入口洞型的大小应以根管口的位置来确定。轴壁可向侧方扩展使每个根管口都在轮廓范围之内（图 8-7）。应使内侧壁向外张开、光滑，以便器械能沿直线方向进入根管口和根管。另外，入口制备应扩大以消除冠部对随后的器械制备的干扰。如果所有的根管口在不移动口镜的情况下都能同时看见，入口制备的目的就达到了。理想的入口洞型应与修复学的要求一致，完成的轴壁应是向外倾斜的，以利于蜡型的取出。当器械能方便地通过𬌗面入口，毫不费力地沿光滑轴壁滑下，很容易地进入根管口，就能明显改善清理和成型的效果。

成型有利于清洗

三维填塞根管的重要性已被公认（图 8-8）。关

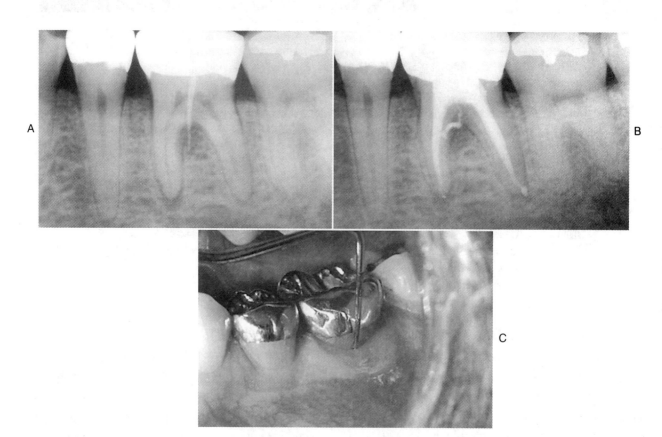

图 8-4　A. 下颌第一磨牙术后 X 线片。一根牙胶尖示踪经窦道通到根分叉的牙髓源性病损。B. 术后 X 线片揭示有一个治疗过的根分叉根管，提示牙髓-牙周的相互关系。C. 治疗后 30 天检查证实牙周再附着良好

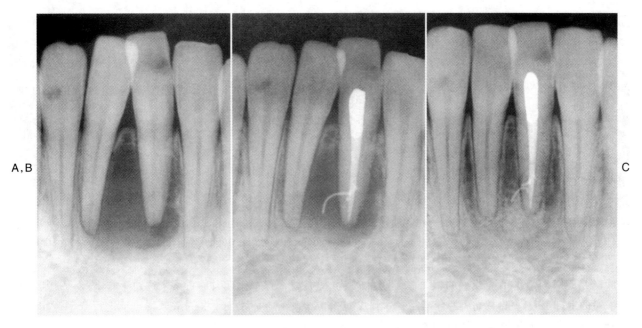

图 8-5　A. 下颌中切牙术前 X 线片揭示有一个大的牙髓源性病损围绕着分开的牙根。B. 术后 X 线片显示有几个出口,包括有一丝牙胶从中线出来。C. 20 年后随访 X 线片显示,牙根重新排列,骨组织重建,同时也显示对三维充填的多余材料耐受良好

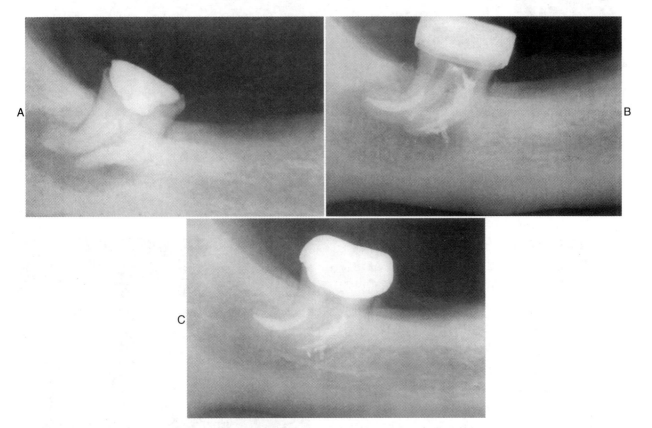

图 8-6　A. 牙冠破碎和病变累及牙髓的下颌第三磨牙术前 X 线片。可见牙根弯曲和广泛的根尖病变。B. 治疗后拍片显示增高牙冠和带环的作用,展示了复杂根管系统根管治疗完成后的情况。C. 7 年后随访发现骨组织修复非常好

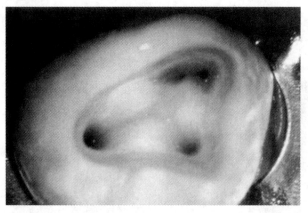

图8-7 照片显示能直线进入，扩张的轴壁、根管口均在轮廓之内

图8-8 下颌第一磨牙治疗后的X线片。可见近中的吻合和相互联系的多个根尖出口

键问题是，必须懂得不经成型的根管是不可能被清理干净的道理[43]。去除有妨碍的牙本质来达到成型，有利于清洗，能使足够量的清洗剂在较深处清洗和较快地在根管系统的各个方面循环[80]。成型还通过去除牙髓、细菌及内毒素来达到清洁(图8-9)[117]。成型是根据每个牙根的解剖特点，进行合乎逻辑的根管制备[98]。懂得用锉使根管成型是重要的，但理解用冲洗液使根管系统清洁也是必需的。

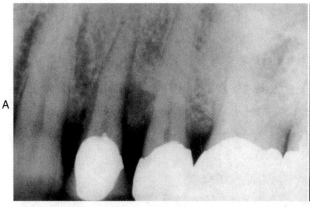
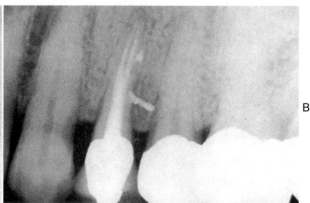

图8-9 A.牙髓受累的上颌第一前磨牙术前X线片。可见远中牙槽嵴处的病损危及龈沟。B.治疗10年后X线片显示再矿化非常好，这说明彻底的根管系统三维治疗的重要性

成型有利于充填

如果将根管成型得很好，牙医师就能紧密地将牙胶尖从三维方向填入根管内[13]。理想的成型是制备出一个任何一位牙科医师都能进行有效充填的三维清洁的根管系统(图8-10)[6,118]。成型有利于从根管去除所有的内容物，制备出通往终点的光滑、锥形通道，以便三维充填根管。成型可通过去除有妨碍的牙本质以利于三维充填。这使器械可以进入深处工作，不受牙本质壁的约束，从而使热、软的牙胶和封闭物能进入制备好的根管的各个方面(图8-11)[110]。

在传统上，清洗和成型是相伴进行的，相隔时间较长。由于镍和钛转动成型器械的出现，许多根管仅需几分钟就能成型，尽管它们尚未被清洗干

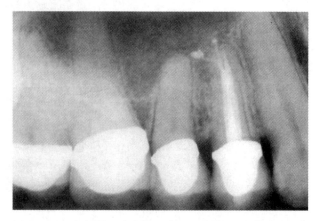

图8-10 上颌第一前磨牙治疗后X线片，强调成型的根管系统有利于三维清洁和充填

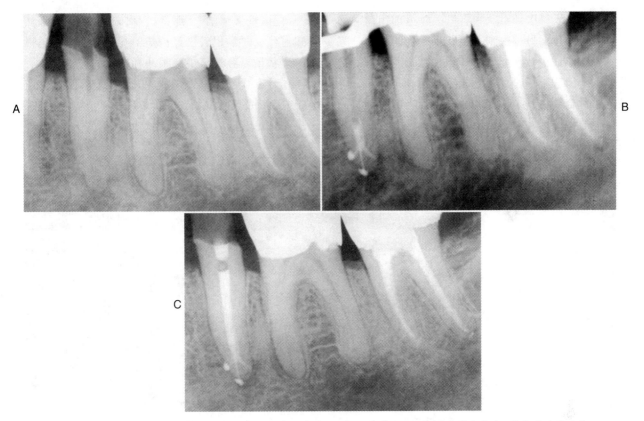

图 8-11　A. 下颌第二前磨牙开放引流术前 X 线片。B. 工作片显示,成型有利于清洁,使热牙胶移动和充填根管。C. 术后 X 线片显示根管内的充填物和待修复的牙齿

净。"成型和清洗"是强调,一般先成型根管,然后按照常规冲洗。总之,成型是重要的,不只是为了有效冲洗,也为了三维充填[79]。显然,根管成型好,充填也就会好(图 8-12)[117,118]。可见,自始至终都要把根管成型好看作是根管治疗成功的战略基石之一。

修复与复查

一颗牙齿根管治疗成功的基础是应有一个设计良好的、边缘密封的、美的、有保护作用的修复体[72]。根管治疗后的牙齿如果修复体边缘不密合,就不可避免地会导致微生物的渗入和失败,从而需要重新治疗,甚至拔除(见第 25 章)[7]。最近使用的一些黏接材料是亲水性的,当暴露在水分中,其体积扩大,从而导致渗漏[5]。因此,修复科医师和根管治疗医师要相互沟通,对最后封闭髓腔和关闭入口洞型要明确责任。及时的修复对防止微渗漏进入根管是很重要的(见第 22 章)[130]。

要定期复查,直到痊愈。然后再安排适当的根管治疗和修复情况的终身评价(图 8-1,8-3,8-5,8-6,8-9)。

循证成功

清洗和成型操作的生物学目的是从根管内去除牙髓组织、细菌和它们的内毒素。机械学目的是为了完成生物学目的,另外,是为了制备出足以满足三维充填所需液压要求的根管形状。

根管能被彻底清洗干净吗?围绕这个问题仍在

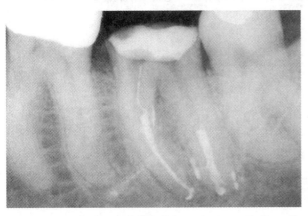

图 8-12　下颌第二磨牙术后片显示,成型好的根管,充填也好

争论。一些牙科医师对从根管里去除全部组织的必要性争论不休。另一些则不能断定是否能把根管完全清理干净。少数牙科医师错误地认为,不可能把根管完全清理干净。许多牙科医师正确地相信,可以把根管全部清理干净[146]。很清楚,当考虑到每一个根管的特殊结构时,只用器械进行机械性的操作是不能完成生物学目的的(图8-13)。

今天,有学识的牙科医师都同意应该"用锉成型,用清洗液清洁"。那么,在临床上,牙科医师如何知道什么时候根管已经清洁了呢?答案是,当根管的形状足以容纳至少一根非标准化的"细-中"或"中"号主牙胶尖时[6,87,147]。因为按能容纳锥形主牙胶尖制备的这些根管,能装下有效容量的冲洗液,从而有足够的时间浸泡和清洁根管(图8-14)[80]。

在X线片上观察到根管已三维充填,提示牙科医师是按照有效地完成根管治疗的生物学目的和

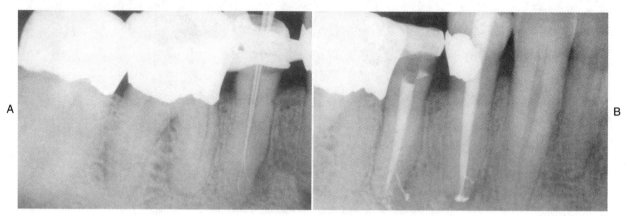

图8-13 A. 工作片显示下颌第二前磨牙中有2根锉,证实在冠部有1个根管,在根尖部分成2个。B. 术后片显示成型良好的根管可三维充填

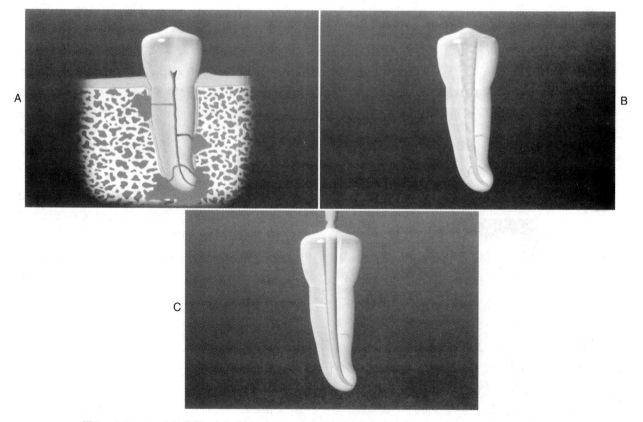

图8-14 A. 牙髓崩解,病变蔓延,在根尖孔附近形成牙髓源性病损。B. 成型后的根管使冲洗液可穿入和清洁根管系统的各个部位。C. 成型的根管有利于冲洗和完全符合牙胶主尖的锥度

提高远期疗效操作的。尽管一个根管充填满意是值得兴奋的，科学事实也支持牙科医师的积极性。但表面上将牙胶尖或封闭物或两者都放入了根管的所有解剖部位，并不表明已将根管系统完全清洁和无感染。

在牙科领域，已有实验性研究使用一种 X 线阻射对照溶液，以显示根管系统的结构和剩余根管壁的厚度；也用来验证根管制备后的形态（图 8-15）[80,114]。在体内进行根管制备后，用大剂量次氯酸钠溶液清洗，再用水溶性的 X 线阻射对照溶液冲洗。在根管成型操作过程中定期地拍摄的 X 线片显示，这种 X 线阻射对照溶液逐渐深入到根管系统的各个方面，像次氯酸钠溶解有机物质一样（图 8-16）[71]。阻射性对照溶液图像或根管图像（endogram）提供了看得见的证据证明，冲洗液可以沿着牙髓的路径动态地循环[80]（见本章根管图像一节）。

尽管根管图像和术后 X 线片都证明，根管系统是三维彻底清洁而无感染的，但是，当用组织学检查时，仍然有人怀疑根管系统是否清洁。然而，在有关牙科杂志上发表的大量研究支持"可以从三维角

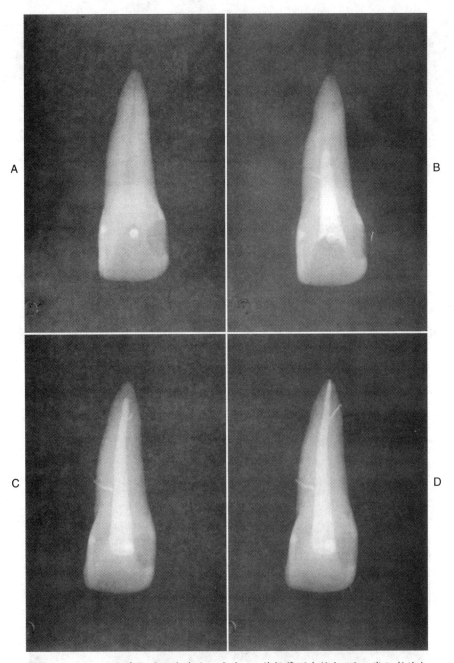

图 8-15　A. 上颌中切牙治疗前的 X 线片。B. 将根管预先扩大，用 X 线阻射的水溶性"溶液"冲洗。水溶液进入侧支根管。C. 在渐进的成型过程中，溶液循环进入解剖深部。D. 根管成像可显示解剖的路径，确认成型和检验剩余牙根壁的厚度

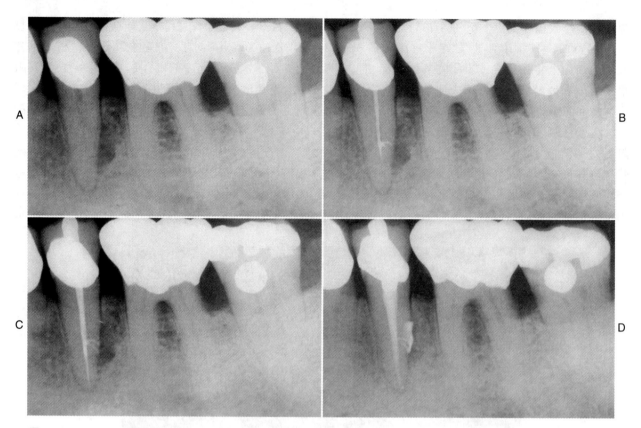

图8-16　A.下颌第二前磨牙侧面有一个牙髓源性病损。B.进入和预扩根管后,去掉橡皮障,拍片显示,X线阻射的冲洗液部分进入2个侧支根管。C.去掉橡皮障,拍另一张工作片显示,尽管成型尚不完全,但水溶性溶液完全进入了根管系统。D.10年后复查显示,经三维清理、成型和充填根管,达到了预期的治愈

度清洁和充填根管"的结论。早在1941年Dr.Louis Grossman的体外实验就证实,牙髓组织在用5.25%次氯酸钠浸泡20~30分钟后将被溶解。后来,1971年Dr.Gery Grey用清晰的切片证实,5.25%次氯酸钠溶液能溶解有机组织和清洁粗的与极细的根管分支[52](图8-17)。

后来,Dr.Jeff Daughenbaugh在体内的牙齿上进行了根管制备,然后由于修复的原因拔除了该牙

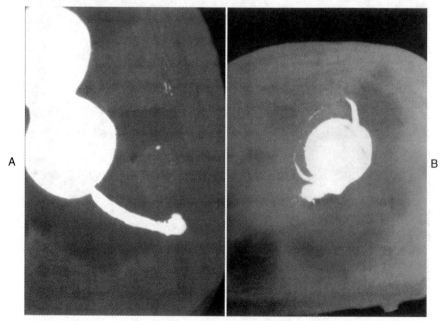

图8-17　A.上颌前磨牙的组织切片证实,锉可成型主要根管,而侧支根管是经由NaOCl清洁的。B.通过近颊根的组织切片显示,成型的根管可让NaOCl进入和清洁非常细小的分支(Dr.GeryGrey提供)

(图 8-18,A)。他证明,5.25%次氯酸钠溶液能够渗透和溶解锉不能到达的、根管内的有机组织和碎屑,并将它们冲洗出来[33]。在他的研究中,一个标本显示两个相隔很近的侧支根管(图 8-18,B)。从位于近冠方的侧支根管入口向里看,可见开放的、沿侧支根管壁排列的牙本质小管(图 8-18,C);幸运的是,这一侧支根管的纵切面显示,没有有机组织和碎屑(图 8-18,D)[33]。研究人员最后证实,用 5.25%次氯酸钠溶液和 17%EDTA 溶液冲洗后,可以使成型过的根管清洁干净[10,22,134]。在 90 年代,Dr. Elio Berutti 和他的研究小组证实,在成型后,用次氯酸钠溶液可使根管清洁,在适当的温度、浓度和足够时间的情况下使用时,它可渗入牙本质小管很深(图 8-19)[14,15,111]。

传统的清理和成型的分析

不尊重和不正确评价清洗和成型的生物学、机械学目的,将使治疗失败率和不必要的并发症增加,如阻塞、台阶、根管偏移、穿孔(图 8-20)[21,115,144]。这些治疗引起的不幸要归因于不适当的清洁、成型观念和器械使用的顺序与方法[13,141]。

短操作长度

几代牙科医师都被传授,操作长度应短于 X 线片上的终点(radiographic terminus RT)。尽管意图是好的,但短的限度是任意的,是基于错误的信息、错误的概念和神话[20]。凡是按短操作长度操作的牙医师都经历了根尖被阻塞的挫折,结果以比预想的更

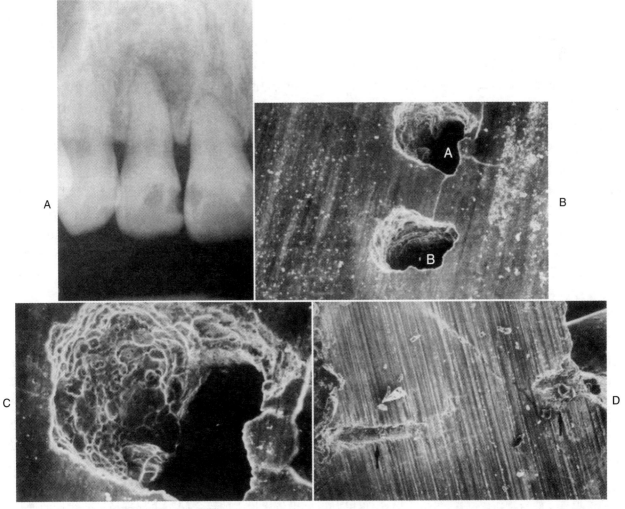

图 8-18 A. 无髓上颌侧切牙治疗前 X 线片证实,在出口附近有牙髓源性病损形成。B. 因需镶牙,在根管清洁和成型后将牙齿拔除。扫描电镜(160×)照片显示,经清洁制备的根管壁上含有 2 个标记的、没有有机组织的副根管。C. 扫描电镜贴近(470×)副根管"A"照片显示,沿副根管"A"壁排列着开放的牙本质小管,并证实它们不含有机组织。D. 通过副根管"A"一部分的扫描电镜纵切面可见,在其内、外末端均没有有机碎屑

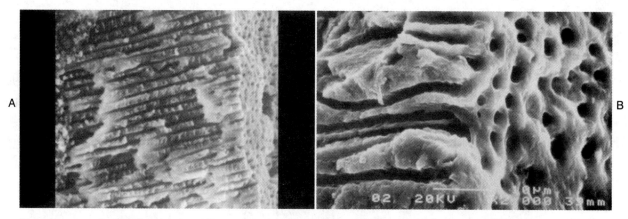

图8-19 A. 扫描电镜照片(750×)显示2个侧支根管和牙本质小管均用NaOCl清洁过,没有有机碎屑。B. 扫描电镜照片(2000×)显示用加热的全浓度NaOCl制备的根管是清洁的,不含有机碎屑,小管是开放的(B由Dr. Berutti提供)

短而结束。发生操作长度减少是因为胶状物或牙本质碎屑或二者在根尖的堆积。被堵塞的根尖部根管内常包含有牙髓、细菌、它们的毒素和牙本质泥浆[148]。当失去根尖孔时,许多牙科医师变得灰心,并极力想去除障碍,这会无意地将碎屑向根尖压紧。所以,许多根管都有残留组织及其副产品遗留在它们的末端。将残髓和坏死碎屑留在无血管的根管内是持续的附着器疾病的主要因素之一[145]。

研究者、学会会员和临床牙医都认识到,牙根表面根尖孔的解剖位置和X线片上所观察到的根尖位置不相符[50,51]。传统的理论认为,根管终止于牙骨质和牙本质交界处(CDJ)。操作长度应延伸到这一解剖标志。组织学资料显示,牙与牙、根与根、一个根管中壁与壁之间的CDJ都明显不同;在临床操作过程中,X线片不可能准确定位。电子根尖定位仪(electronic apex locator)尽管尚不完美,但比X线片有明显改进,因为它能较准确地确定根尖孔的位置[62,86]。操作长度短于根尖终点(根据统计的平均数)助长了碎屑的堆积和滞留,这可导致根管堵塞,从而使根管易出现台阶和穿孔。操作长度短已经导致许多失败、就诊间急性发作、外科处理甚至拔除[106,108]。

首先制备根尖

根管制备的传统方法是先制备根管的根尖1/3,然后采用冠向张开技术以利于充填[48,49,54]。这种技术是,牙医师选择一个小的诊断锉,弯成一定的弧度,先试探根管的长度。当锉不能到终点时,取出,再冲洗根管。然后重新弯制锉,再插入根管,再用力使其到达长度。问题是没有认识到,往往是器械的锥度超过了根管的锥度,从而阻碍了器械向根尖方向的移动。当器械刃部的近柄侧被夹紧,牙医师将失去对锉的控制。

要想成功制备根管的根尖1/3,首先要解决微形解剖最纤细部分的难题。通常一个直的牙根拥有一个弯的根管。牙医师应认识到,大多数根管的全长经过多个曲面。在X线片上可很好地看见近中、远中面的曲度。然而应该知道隐藏的颊侧、舌侧的曲度[95]。另外,通常根管在根尖部弯曲最大,分支最多。根管弯曲的程度、长度、陡峭度,以及它分叉的倾向,都将影响制备的效果。特别是当将预先弯曲的锉通过一个冠部紧、未制备的根管时,器械会被拉直[131]。无知地试图用较直的锉,去制备弯曲根管,首先会遇到阻碍,然后造成台阶[78]。

先制备根尖的另一个问题是,没有张开的根管只能容纳很少的冲洗溶液,从而导致牙本质碎屑的堆积[6,19,87]。短操作长度,加上首先制备根尖1/3,是造成根尖孔阻塞的原因。另外,它还将导致根管内台阶的形成、根管偏移或根尖部穿孔(图8-20)[109,120]。

器械和使用方法

传统上,大多数牙科医师用锉(files)、扩孔钻(reamers)和H型器械(hedstroems)结合旋转驱动器械(rotary driven instruments)来进行根管成型。直到最近,所有手用器械都是末端切削式,切削刃部的长度为16mm,锥度为0.32mm,用不锈钢原料拧成或用机器制成[124]。在实践中,用任何一种器械操作时,临床上注意到器械的刚性也在增加。事实上,由于依次增大的锉之间,尖部直径呈非线性的增加,使刚性问题复杂化[119]。尤其是较小器械的直径有明显的变化百分率(见本章"器械和几何学"一节和第14章)。

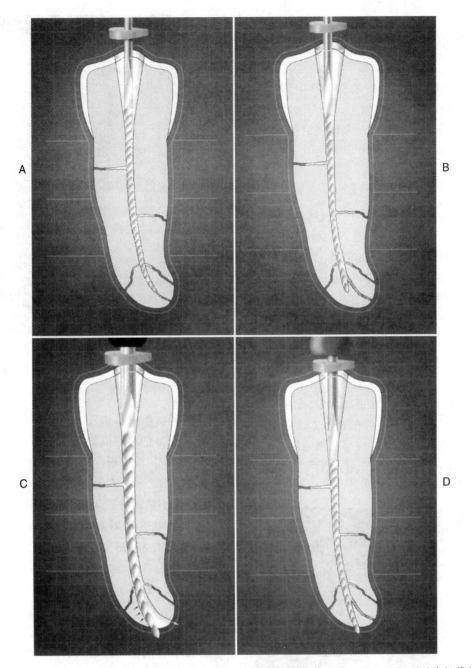

图 8-20　A. 将锉往被牙本质限制的峡谷旋转会引起根尖部根管不通。图上可见,器械在根管整个长度被夹紧。B. 一个根尖部不通的根管,再加上选择器械和操作方法不当,容易在根尖部形成台阶。C. 强迫一个大的、不容易弯曲的、无弹性的锉到达工作长度将导致根管口偏移。D. 根尖部不通的根管容易形成台阶;如果继续向根尖钻磨,可导致穿孔

除了锉的设计不够完美外,清理和成型的失败主要在于使用方法[12,144]。提倡早期达到根管长度的技术使得切削过分。将粗的、弹性小的锉旋进根管内是造成医疗事故的主要原因。制备出现的问题使越来越多的病例需要进行根管重新治疗(见第 25 章)[79,109,120]。了解器械的局限性是很重要的,但知道如何使用它们是关键。

克服医疗事故的最好方法是预防。具有根管系统的解剖知识,同时又有一个如何选择、操作和使用成型器械的清晰计划,以减少在进行根管制备时可以避免的问题,是一个漫长的过程[26]。

清理和成型:目的和策略

清理和成型的生物学目的是从根管中清除牙髓、细菌和它们的内毒素。机械学目的是去除根管内有妨碍的牙本质,和制备好一个彻底清洗过的、为三维充填做好准备的根管[112,118,146]。

机械学目的

达到清理和成型的机械学目的,也就达到了生物学目的和提高了成功的可能性。在根管制备期间,不能预见器械应该进入多深;但是,当治疗结束时,应符合清理和成型所有的要求(易行、有效和可预见)[90,104]。清理和成型的目的有:

1. **制备持续的锥形** 必须将根管制备成流畅的、逐渐向根尖变窄的锥形[6]。从根管口开始,并向根尖移动,制备完成后,每一横截面的直径应是逐渐减小,根管在根尖终点的直径最小(图 8-21)。在冠方,入口洞型直径应最大。在细的牙根,或牙根表面有明显凹陷或二者都有时,可在冠方 2/3 制备成接近平行。但是,在根尖 1/3 时应呈持续的锥形,这样,在根管内形成一个阻力形,以容纳牙胶尖,减少超填的可能性[27,117]。

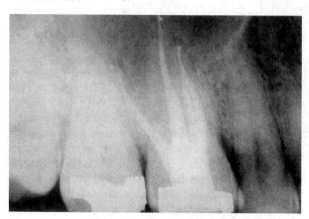

图 8-21 上颌磨牙治疗后 X 线片显示,每个系统都丰满流畅,达到了根管制备的机械学目的

2. **保持原有解剖形态** 根管走向呈多个几何平面弯曲,弯曲程度明显大于容纳它们的牙根的弯曲程度。另外应注意牙根表面的凹陷,以免牙医师在扩锉时发生危险。为了确保清理需要去除一些牙本质时,在根管周围应留有足够牙本质,尤其是在多根牙的根分叉处[1,70,84]。制备时,要注意保持三维的清理、成型、充填根管和最大程度保留牙根结构之间的平衡(图 8-22)。

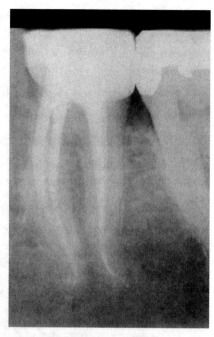

图 8-22 下颌第一磨牙根管充填后的 X 线片显示,尽管牙根长、根管弯曲,仍可观察到根管制备符合机械学目的

3. **保持根尖孔位置** 轻轻地、仔细地扩大根尖孔而不改变它们的位置是精湛机械成型技术的体现[36,117,144]。改变根尖孔的位置是根管治疗失败的最主要原因之一。在治疗过程中,为了保持根尖孔的位置,小的清洗锉可轻轻地稍微穿过根尖终点,以防止牙本质碎屑的堆积和保持根尖孔的开放(patency)(图 8-23)。

4. **根尖孔应尽可能小** 要保持根尖孔尽可能小,这需要训练。这样做可提高根管成型的效果和在三维充填时的自信[118]。过多地扩大根尖孔将导致一些医源性事故的发生。一个圆周面积的数学表达是 πr^2,锉尖部直径增大两倍,封闭的面积就要增加 4 倍[51,145]。在预先扩大和恰当成型的根管中,当根尖孔扩大到 15#或更大时,冲洗液才可以到达终点[71]。热牙胶容易被压入根尖部的横断面直径等于或大于 0.2mm 的锥形根管[118]。换句话说,因为加热变软的、压实的牙胶将很贴合制备好的根管,没必要过度地扩大来容纳未加热的牙胶。然而,在某些情况下,要求制备完成时,根尖孔的直径超过 0.2mm。尤其是在年轻的或者有病理改变的牙齿。医师应保持根尖孔尽可能小,这样容易控制三维充填(图 8-24)。

根管制备的概念和策略

可将根管治疗整个过程分成一系列的小步骤

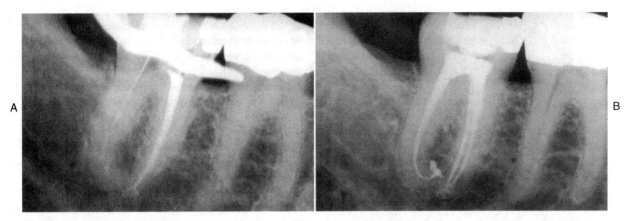

图8-23 A. 下颌第二磨牙工作片显示近颊和近舌根管系统达到了根管制备的机械学目的,有一个探察锉沿着很弯曲的远中根管进入。B. 治疗后的X线片显示,达到了清洁和成型根管系统的机械学目的

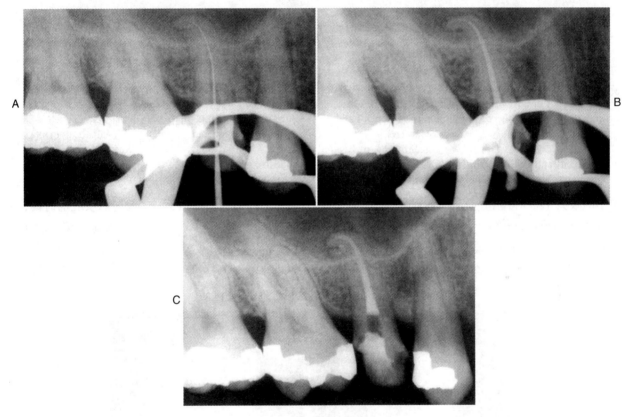

图8-24 A. 上颌第二前磨牙工作片显示一根诊断锉沿弯曲根管进入,并到达终点。B. 工作片显示,制备得光滑流畅的根管有利于主牙胶尖的就位。C. 治疗后的X线片强调保持根尖孔尽可能小,可明显减少医源性事故的发生

而使其简化。除了个别例外,大多数牙齿的长度在19～25 mm的范围之内。大部分临床冠为10 mm左右,牙根长为9～15 mm。如果我们将牙根分为冠、中、尖三部分,那么每1/3都是3～5 mm长(图8-25)。对于牙根较长的牙齿,这种策略更有意义。这些牙齿的牙根常有较复杂的根管结构,根管有明显的钙化、难以应付的弯曲或深处的分支。一般髓腔常钙化。钙化可延伸到根管的冠1/3,少量延伸到中1/3。幸运的是,尽管根管尖部1/3较狭窄,但常敞开和无钙化。当制备根尖1/3时,预先扩大根管,以便使用大剂量的冲洗液来清除碎屑,并提供良好的进入通道[19,137]。先扩大根管再完成根尖1/3,这个思路和冠的制备过程相似,后者在完成边缘制备之前,先降低牙齿高度。

根管冠2/3的预先扩大

先探察和扩大根管的冠2/3,能明显地提高清

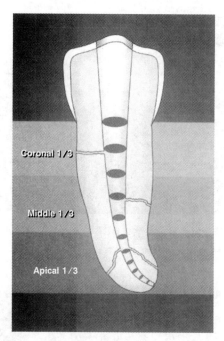

图 8-25 这张图说明把牙根分成 3 段的概念和根管每个横断面的直径向根尖孔方向逐渐变窄

理和成型的效果(图 8-26)[137]。正如本章即将讨论的,可用各种手用和机动成型器械来完成根管的预扩。预扩根管的冠 2/3 的好处是:

1. 预扩使牙医师在用小的、预先弯曲的锉插入细小的根尖 1/3 时,有一个较好的触觉。早期根管的冠 2/3 的预扩,去除了有妨碍的牙本质,并减少了根管锉靠近冠的刃部所受的压力。预扩根管的冠 2/3 使预弯的锉较易插入,容易通过有约束性的牙本质所占据的部位,从而渐渐地和巧妙地进入根尖 1/3 弯曲的路径。

2. 预扩后的根管可容纳大量的冲洗液,这可加强清理效果。狭窄的、制备不足的根管是危险的,因为锉是在干燥的根管内工作。预先使根管呈喇叭样张开,可以容纳大量的热的冲洗液,这可促进根尖和侧支根管内牙髓的溶解。早期使根管冠部扩大,可增加冲洗液渗透进入根管和在其中循环的时间。

3. 经预扩和锥形制备的根管将大大有利于牙本质碎屑的去除。事先制备成喇叭状的根管,将增加冲洗液的量并且为清除碎屑提供了一个良好的通道。

4. 因为预先扩大根管可清除大量的牙髓组织、细菌及其内毒素,从而可减少治疗后的许多问题。将锉通过一个已经清洁、制备过的根管,无意接种于根尖的碎屑也相应较少。将锉通过满载碎屑和感染的根管,有可能将更多的刺激物推向根尖周,从而造成更多的术后病情恶化[39,99]。

5. 预扩可改善对根尖孔的定位。预扩的根管使较粗的锉能进入其根尖 1/3,在 X 线片上较容易看到锉的终点。当将电子根尖定位仪用于预扩后的根管时,更加可靠,因为器械在接近根尖孔的时候,更容易接触牙本质[75,125]。在较直的,通向终点的通道建立之后,医师测定工作长度较准确。局限于根管冠 2/3 的锉、G 型钻、机动成型的锉,通常不要求拍

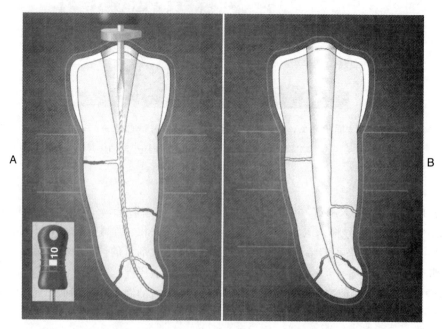

图 8-26 A. 这张图显示在用探察锉收集根管冠 2/3 的信息。B. 一旦根管冠 2/3 探察完毕,即可预扩根管,以便进入根尖 1/3

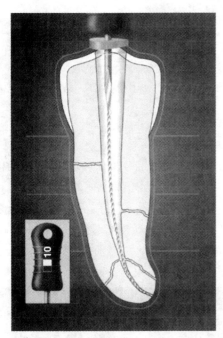

图8-27 预扩的根管可增大冲洗液的容积和有利于10#锉向根管的终点移动

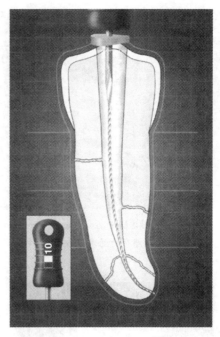

图8-28 用10#锉建立和保持根尖开放(apical patency)

X线工作片。

根管根尖1/3的完成

将根管的冠2/3很好地预扩之后,进入根管系统的根尖1/3就更有把握[89]。由于根管在这部分呈现出明显的弯曲和分支,所以要用小的、有弹性的、一次性的不锈钢锉进行探察和收集重要信息。当开始进行根尖1/3最后切削的时候,牙医师应坚持以下步骤:

1. 探察至终点 使用小的探察锉可得到有关根尖1/3的信息。预扩的根管通常可容纳小的预弯的手用锉,可用它收集有关根尖1/3横截面直径和解剖的信息(图8-27)[21]。通常遇到的解剖形式是根管合并、弯曲、反弯曲、裂开、分叉(见第7章)。甚至在每一个类型内还有相当多的变异。

2. 建立开放 根管开放是通过轻轻地将小的、有高度柔韧性的锉推进X线片上显示的终点(RT)来完成的(图8-28)[117]。为确保开放,将锉尖特别小心地稍微(1.0 mm)穿过根尖孔,以防止堆积的碎屑阻塞通往根尖孔的通道。用小的、有弹性的锉制备到终点(RT),将有助于清除残余牙髓、有关的刺激物和牙本质碎屑。保持根管终点的开放,可避免阻塞、台阶、穿孔的发生[21]。考虑到根管内丰富的侧支循环和附着器愈合的潜力,那种认为用小的锉稍微穿过根尖孔会影响治疗结果,或者会给患者造成一种不可逆转的情况,是不合乎逻辑的推断。

3. 操作长度 通常,经验丰富的牙医可准确地估计操作长度。尽管如此,还是需要采用电子根尖定位仪来保证有关操作长度的信息是准确和可靠的。最新生产的根尖定位仪在长度测定方面有更大的准确性,甚至在有渗出物和电解质的根管中(图8-29)[93,125]。但是,根尖定位仪不能替代胶片,它们可以与X线片联合使用[37,46]。当制备好了一个通向RT的滑行路径和确定了操作长度后,可通过各种方式来完成根尖1/3的制备[123]。

4. 完成 制备根管使横断面直径向根尖方向逐渐变窄,这有利于三维充填[110]。完成根管制备,使其呈连续的锥形是治疗成功绝对必需的条件,这由测量和调校来确定。

用ISO 0.02锥度的器械进行测量和调校是使根尖1/3根管制备成具有均匀锥度的一种技术(图8-30)[21]。当感到一根手用或旋转器械在末端被夹紧,并进一步向根尖移动受阻时,牙医师就应开始测量最靠近根尖处根管横断面的直径。为证明这一锉在操作长度的直径代表着孔的真实大小,牙医师一定要调校。调校是指牙医师将一组连续增大的器械进入根尖部根管并进行临床操作直到这些器械均匀地从根管退出。在两个连续增大的锉之间,后退的距离不能超过0.5 mm(图8-31)[117]。假如每一根逐号增大的器械以0.5 mm距离均匀退出根管,在工作长度开始感觉到被夹紧的那根锉就代表这个根管最尖部真实的横断面直径。测量和调校可检验根尖1/3的纵深成型[107]。

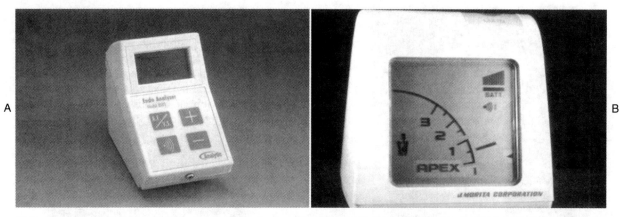

图8-29 A. 两用牙髓分析仪(dual-use Endo Analyzer)使牙医既可进行牙髓活力测试,又可测定工作长度。B. Root ZX 有一个大的、背后有照明灯的屏幕,一个容易读的数字显示装置,为测定工作长度提供了一个精密的方法

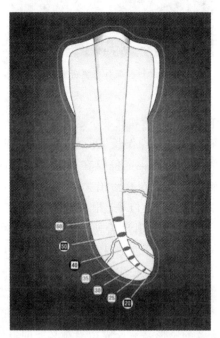

图8-30 测量和调校程序可检验深部的成型和确定已完成制备

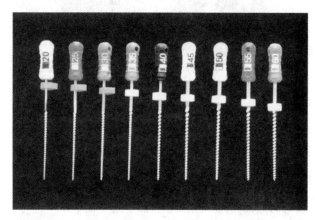

图8-31 如果20#锉到了工作长度,则应从根管内均匀地逐步取出连续增大的器械

另外,临床牙医师可选择尖端切削或非切削的器械,他们还可选择使用单个锉或多个锉[88]。

今天,计算机辅助加工可提供最佳性能的器械。尽管科学、工艺和市场宣称它是好器械,但它是否成功最终要由临床实践来衡量。下面的讨论是想说明一些具体的器械并描述它们的性能,包含器械的使用顺序和使用方法(第14章将进一步讨论下列所有器械)。

拔髓针

拔髓针(Moyco Union Broach. York. PA)有不同的尺寸,每根拔髓针的杆呈圆柱形,其上有足够数量的、短而锐的、向冠方倾斜的、半柔韧的倒钩。尽管拔髓针使用的频率在减少,但仍在用它去除一些物体,如小棉球和纸尖。采用恰当的技巧和适当的拔髓针可快速、有效地拔除活的、发炎出血的牙髓组织(图8-32)。尽管已出现了镍钛机动成型器械,仍然有时要用它来拔除牙髓。牙医师用拔髓针可完整地拔除全部牙髓。

制备根管的设备

器械和几何学

制备根管的器械种类之多令人惊讶。根管治疗器械随金属、锥度、切刃长度和尖端设计的不同而变化。模拟软件可预测锥度、螺旋角度和倾斜角度如何影响一个器械的临床使用状态。数学模型可优化锉的设计和预测沿锉工作部分任何一处的应力、张力、移位的情况。有限元分析可准确地预测锉的最有效尺寸、最佳几何形状、切刃的理想深度和形状、最好的材料、推荐的使用方法和安全指南[122]。

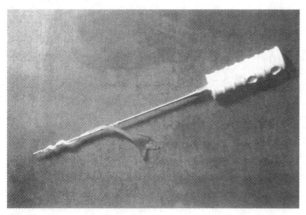

图 8-32 恰当大小的拔髓针，结合适当的技术可去除整个活髓

手用器械

传统上，手用锉的加工制造方法是将方形或三角形的金属杆拧成螺旋形，从而使呈直角的边缘转变成不完全水平的切削刀刃。但是，计算机辅助加工使生产厂家得以修改现有锉的几何形状[122,132]。这些新的非传统器械的开发是为了在临床应用时更安全、可预测和有效。他们声称这些器械的优点是无切削尖端，核心是平行的而不是有斜度的，这样可使柔韧性增加；横断面的几何形状从方形转变成菱形，从而可使核心的直径减小，改善柔韧性。另外，减小螺旋角度和增加切刃之间的距离可改善切削效率。通过加深切刃之间的凹槽，可使容纳牙本质碎屑的空间增大。改善根管成型效果的另一种手段是采用手用镍钛器械[140]。在弯曲的根管进行深部成型时，有时较小的镍钛锉太柔软，但增大锉的尺寸（30#到 60#）可使它的性能大大改善[55,105]。用于根管治疗的主要手用器械有锉、扩孔钻、H 型锉，最近还有大锥度（GT）手用锉（Dantsply Tulsa Dental, Tulsa, Okla）。可用多种方式使用这些器械切削牙本质。下一节将讨论最重要的系列锉并描述其几何形状。

ISO 器械

可买到不同长度的 ISO 尺寸的器械（Dantsply Maillefer, Tulsa, Okla），所有器械刃部均为 16 mm[142]长。在第一个刀角面处，锉横断面直径为 D_0。D_0 冠方 1mm 处为 D_1，D_0 冠方 2 mm 处为 D_2 等等。切刃离柄最近处在 D_0 冠方 16 mm 处，为 D_{16}。它代表器械的最大直径和最有力的部分。每个器械依据它在 D_0 处的直径命名。这一通用的命名原则是有用的，它使机械师和牙科医生可具体讨论锉的某个部位各个方面的问题。因为 ISO 锉整个 16 mm 刃部的标准锥度为 0.32 mm，所以任何一个器械的平均锥度是 0.02 mm/mm（图 8-33）。

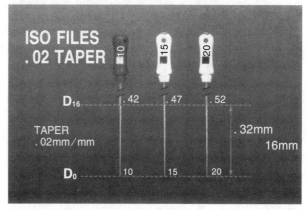

图 8-33 图片显示 ISO 0.02 锥度的 10#、15#和 20#锉。每个器械全长 16 mm 的刀刃锥度为 0.32mm

尽管锉的名称代表它在 D_0 横断面直径的尺寸，但任何一个器械工作刃部的全长有多个横断面直径。10#锉在 D_0 直径为 0.1 mm，沿全长 16 mm 锥度为 0.32 mm，在 D_{16} 直径为 0.42 mm。ISO 锉从 10#到 60#在 D_0 的直径递增 0.05 mm（即 0.10，0.15，0.20，0.25，0.30，0.35，0.40，0.45，0.50，0.55，和0.60）。从 60#到 140#锉，在 D_0 的直径各增加 0.10 mm（即 0.60，0.70，0.80，0.90，1.00，1.10，1.20，1.30，1.40）。8#锉在 D_0 比 6#锉大 0.02 mm，在同一点上它比 10#锉小 0.02 mm。

一个长期严重影响清理和成型效果的问题是过分简单化地把 10#到 60#锉递增 0.05mm。Dr. Pierre Machtou 和 Dr. Herb Schilder 首先告诫，从一个器械到另一个器械，D_0 直径没有一个恒定的变化百分率（percentage change）[79,119]。逐次增大的器械之间变化百分率的计算方法是将它们之间的差异除以小一号锉的 D_0 直径，再将答数乘以 100。例如，10#和 15#锉之间 D_0 直径增加的百分数为 50%。在 D_0，20#锉比 15#锉大 33%，55#比 50#大 10%。一张逐次增大的锉之间变化百分率的比较图很好地阐明了这一信息（图 8-34）。

ISO 的器械设计尺寸规格无意间妨碍了清洁和成型根管的机械学目的[142]。事实上，在较小的锉逐次增大的 D_0 直径之间有较低的变化百分率会更好一些[119]。较小器械之间有较大的变化百分率是危险的，因为这些锉是在解剖上最纤细的部分工作，该处根管最弯曲，分叉最多（见第 7 章）。为了降低较小尺寸锉之间较大的变化百分率，引入了 Golden Medium 器械系列（Dentsply Maillefer, Tulsa, Okla）。尽管

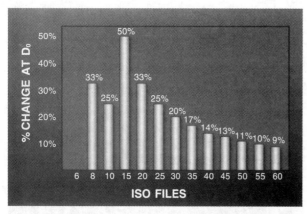

图 8-34 连续增大的锉在 D_0 的变化百分率。可见较小号的器械变化百分率最大

Golden Medium 器械是打算消除逐次增大锉之间的大的百分率跳跃,但将它们用于临床并不是那么有效,因为 ±0.02mm 的机械应力抵消了它们的优点。临床医师需要理解器械的非线性变化百分率和适当地使用它们。

已开发了另一个器械生产线 ProFile Series 29 (Dentsply Tulsa Dental, Tulsa, Okla),以便部分地解决逐次增大的较小尺寸 ISO 器械之间在 D_0 的较大变化百分率[81,119]。在这个器械系列中,每一个逐次增大的锉在 D_0 增加 29%。这一系统产品的设计是符合逻辑的,因此它生产的较小号的器械很有用。但当锉的尺寸增大时,这一设计具有的优点被抵消了,甚至可能产生相反的结果。在这些大型号器械的直径问题上,逐次增大的锉之间变化百分率增加 29%,实际上大于 ISO 锉系列的变化百分率。在较大尺寸 Series 29#锉之间这一百分率的增加可使根管深部弯曲处的成型遇到困难。临床上,使用 ISO 器械时,通过将 10#锉轻轻穿出根尖孔 1mm 以建立根尖开放,可使 10#和 15#锉之间直径增加的百分数(50%)得以降低。0.02 锥度的 10#锉在 D_1 的直径为 0.12 mm。将一个 10#锉穿出根尖孔 1 mm 将大大降低 10#和 15#锉之间的变化百分率,可从 50% 降至 25%(见图 8-28)。将 10#锉微微穿出根尖孔,为 15#锉插到操作长度铺平了道路。根尖孔开放锉(patency files)有助于实现清洗和成型指南中"机械学目的"的第 3 条。

大锥度手用锉

最近,市面上可买到一种新型系列手用锉,它可给牙科医师提供锥度超过 ISO 指南 0.02 mm/mm 的器械。这一套 4 个大锥度(GT)锉是用镍钛合金制成。每个手用器械设计呈反时针方向工作,其 D_0 直径为 0.20 mm。GT 锉的锥度增加到 0.06 mm/mm, 0.08 mm/mm, 0.10 mm/mm 和 0.12 mm/mm,相当于细、细-中、中、和中-大号主牙胶尖。与 ISO 用的数字符号不同,每个 GT 器械按它的锥度比率获得数字符号。为了有更好的柔韧性,这些器械的最大出屑槽直径(MFD)为 1.00 mm。确切的说,根据锥度的不同,每个锉刃部的长度也不同(图 8-35)。这些器械切槽的倾斜角度是变化的,先在扩孔钻刃部近柄侧进行有效的切削,然后切削转移到 D_0 方向。GT 锉的设计使其在近柄侧切削多一些。绝不能将 GT 锉尖端部分拧入牙本质,它应当不用力地,沿着末端至少有 0.15 mm 直径的根管进入。

GG 扩孔钻

GG 扩孔钻(Dentsply Maillefer, Tulsa, Okla)是重要的切削器械,可用它们来预先扩大多数根管的冠 2/3[79]。系列中有 6 个型号,其表面环行标记的数目代表某一个型号 GG 扩孔钻。GG 扩孔钻用不锈钢或镍钛制成,可有不同的长度。每个器械有一个长而细的杆和火焰状的切削头。图 8-36 显示了切削头最大的横断面直径。GG 钻是侧方切削的末端安全

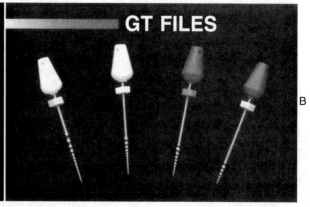

图 8-35 A. 每个 GT 锉的颜色代号、锥度、D_0 直径、最大切槽直径和切刃近似长度。B. 0.06, 0.08, 0.10 和 0.12 锥度的 GT 锉

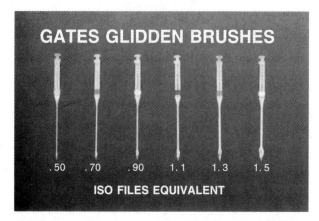

图 8-36　6个GG钻,可以把它们看作是把刷子。每个刀刃头部最大直径按 mm 计

型器械。当在根管中提拉时,用它切削牙本质最理想(即提拉时切削)。在呈圆形的牙根中,它的切削作用一般呈圆周形,在单根牙和有根分叉的牙齿牙根外侧有凹面时,用它们切削时应有意识地远离这些凹面[1,63]。应按顺序使用 GG 钻,用大一号钻操作时应比先前用的较小的钻进入根管短一些[117]。GG 钻也可用于扩大根管口。扩大根管口有利于后续的清理和成型,且能很快地形成一个从入口洞型通往根管系统的光滑路径(图 8-37)[123]。使用适当时,

GG 钻是一种便宜、安全和有用的器械;但使用不当时,它可把根管制备成"可乐瓶"状,使牙根变薄和穿孔[70]。将它称作"钻"是想提示使用它的方法。在制备根管时,用太高的转速和太大的压力将 GG 钻钻入根管,会发生事故。将 GG 钻钻入根管会给其头部施加扭力,进行圆周式的接触会很危险,可能引起过分扩大、穿孔和头部折断。在 750 到 1000 rpm 时,这些器械可安全、充分地发挥它们的潜力。使用低速档、低转速、高扭矩的手机时,GG 器械可取得最佳效果。应当把 GG 钻看作是一把"刷子"。就像一个画家在粗帆布上刷颜料,牙科医师可把有阻碍的牙本质"刷"掉或雕刻掉[107]。

镍钛机动成型器械

新一代非常柔韧的、镍钛机动成型器械在临床使用时受许多变量及其相互的关系的影响[34,104]。许多关于镍钛机动成型器械的知识是从临床实践中学到的。机动器械是被普遍认可的,是根管成型操作中的重要辅助工具,将被继续改进,但它们不是包治百病的灵药。机动器械的使用明显降低了临床事故的发生率,如堵塞、台阶、根管偏移和穿孔。但是,这些锉也容易折断且不可预测[73,126,140]。如果严格按照使用规程操作,锉的折断率可大大降低[97];偏离

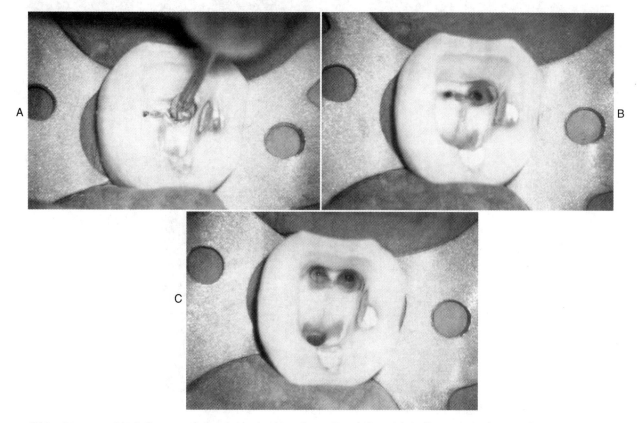

图 8-37　A. 下颌磨牙入口洞型的照片(9×)显示一个 GG 钻正在钻开近颊根管口。B. 照片(9×)展示漏斗状的入口,它使器械容易插入根管。C. 照片(9×)显示已将根管口敞开,以利于进行清洁和成型操作

操作规程，折断的可能性就会增加[42,127]。除了使用方法不当外，多次使用本应当扔掉的锉是器械折断的另一个重要原因[67]。因此，鉴于金属的疲劳、切削效率的丧失和根管长度、直径和弯曲度的多变，这些器械用过一次就应当扔掉[40,107]。

下面将讨论目前用于根管制备最重要和最广泛的几种镍钛器械。在如何成功使用的概念、策略和技术等方面，任何一个系统都没有什么独特之处，它们一般适用于所有的镍钛器械，不管是什么几何形状或品牌。

ProFile 机动器械

ProFile 镍钛机动器械包括根管口成型器（orifice shapers）、ProFile0.04 和 0.06 锉、大锥度（GT）锉。这些器械有相同的几何横断面，有3个引导平台，每个引导平台有双向切削边缘。引导平台可使器械保持在根管的中央；它们的切刃可以刮去牙本质而不是主动地嵌入或旋入牙本质[18,87]。3个引导平台被3个U形切槽分开，切槽可为堆集的碎屑提供空间(图8-38)。在临床使用时，U形切槽可有效地将碎屑向根管冠方推运[81]。这些器械有一个平行的核心（core）以增强柔韧性。在根管制备过程中，它们的非切削尖端可沿着导洞（pilot hole）前进，并引导器械深入根管(图8-39)[38,88,123]。不管使用什么产品系列，这些器械的旋转速度均应为150～300 rpm[42]。

ProFile0.04 和 0.06 锥度　ProFile0.04 和 0.06 器械系列（Dentsply Tulsa Dental, Tulsa, Okla）是衡量所有其他机动成型锉的标准[73]。这些机动成型器械是机械加工切削制成的，它们具有安全的非切削尖端，逐渐增加的D_0直径，切刃均为16mm长。采用载体为基础的充填技术充填根管的牙科医师早期曾选择使用 ProFile 0.04 器械系列。为满足一些医师希望整个根管长度的形态比单独使用 0.04 锥度锉所能提供的根管预备更完美，厂商开发了 ProFile 0.06 锥度的器械[66]。在图8-40中，可见为数不多的、较小的 ProFile 0.06 锥度的器械系列和它们的几何形状。

根管口成型器　根管口成型器（Dentsply Tulsa Dental, Tulsa, Okla）在手机头下方的长度为 19 mm，切刃有 10mm 长。这个系列是由6个器械组成，它们的末端是安全型的，D_0 直径逐渐增加。如果牙医师需要比 ProFile 0.04 和 0.06 系列器械所能制备的

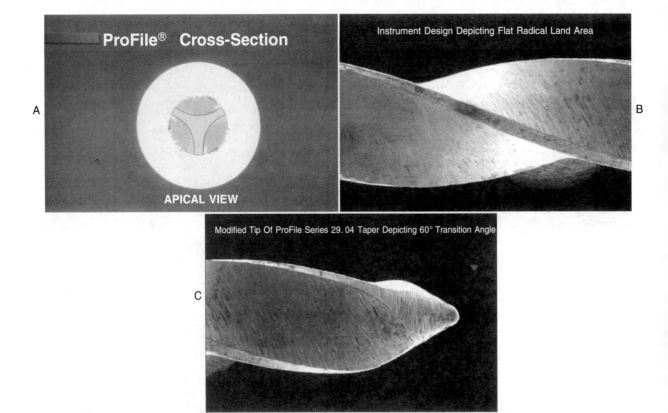

图8-38　A. ProFile 锉横断面图展示切削牙本质的引导平台和为堆积碎屑提供空间的 U 形切槽。B. ProFile 系列机动器械的扫描电镜照片(150×)描绘了一个平滑的引导平台区域。C. ProFile 系列机动器械的扫描电镜照片(150×)描绘了一个有60度角的安全尖端(B 和 C 由 Dr. Edward L. McGreevey 提供)

A

B

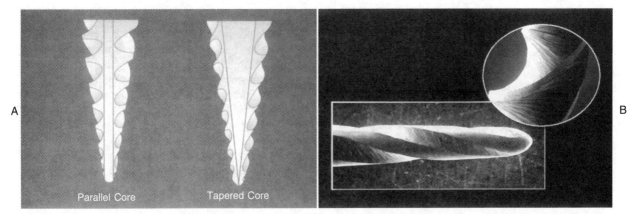

图 8-39　A. ProFile 锉的柔韧性明显增加，因为器械的芯子是平行的而不是锥形的。B. ProFile 锉的扫描电镜照片显示它的非切削尖端和刀刃间可容纳碎屑的空间

A

PROFILE® .06 TAPERS

COLOR CODE	TAPER mm/mm	DIAMETER D_0 in mm	DIAMETER D_{16} in mm
GOLD	.06	.20	1.16
RED	.06	.25	1.21
BLUE	.06	.30	1.26
GREEN	.06	.35	1.31

B

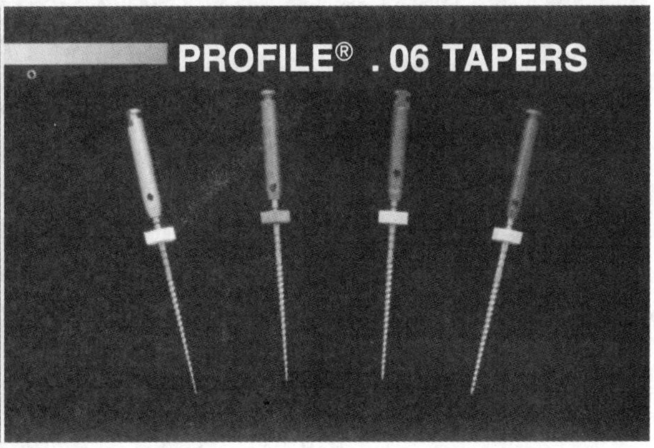

图 8-40　A. 一套 ProFile 0.06 锥度锉中的 4 个器械。B. 0.06 锥度的 0.20，0.25，0.30 和 0.35 锉

更连续的根管冠方成型，可按牙根直径选择适当的根管口成型器械。一般用 2 或 3 个根管口成型器即可制备好根管系统的冠 2/3；在较短的牙齿，可用它们制备根管的整个长度。图 8-41 复习了这些最有用的器械和它们的几何形状。这些器械设计成能使根管冠 2/3 呈连续的形态。

GT 机动锉　GT 机动锉（Dentsply Tulsa Dental, Tulsa, Okla）是由 4 个末端安全型的、用来制备根管的器械组成。有几个特征，如切槽倾斜角度可变，最小和最大切槽直径恒定，这些均有利于根管制备的机械学目的。各器械有不同的切刃线性长度，因为在固定的 D_0 直径 0.20 mm 和切槽最大直径 1.0 mm 之间锥度可变。图 8-42 复习了 GT 系列器械和它们的几何形状。

辅助 GT 锉　辅助 GT 锉（Dentsply Tulsa Dental, Tulsa, Okla）是设计来预扩根管的冠部或制备大根管系统的根尖 1/3。一套器械由 3 根镍钛器械组成，锥度为 0.12 mm/mm，MSDs 1.5 mm，D_0 直径为 0.35，0.50 或 0.70 mm（图 8-43）。辅助 GT

A

PROFILE® ORIFICE SHAPERS™

COLOR CODE	TAPER mm/mm	DIAMETER D_0 in mm	DIAMETER D_{10} in mm
GOLD	.05	.20	0.70
BLUE	.06	.30	0.90
BLACK	.06	.40	1.00
GOLD	.07	.50	1.20
BLUE	.08	.60	1.40

B

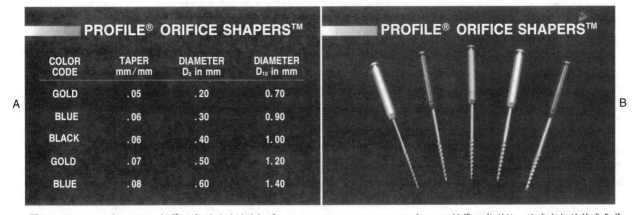

图 8-41　A. 5 根 ProFile 根管口成型器的性能概要。B. 0.20，0.30，0.40，0.50 和 0.60 根管口成型锉。注意它们的锥度各异

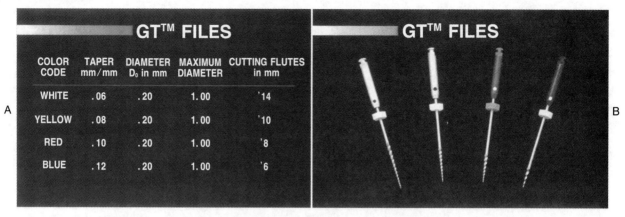

图 8-42　A. 旋转 GT 锉的性能概要。B. 0.06,0.08,0.10 和 0.12 锥度的 GT 锉

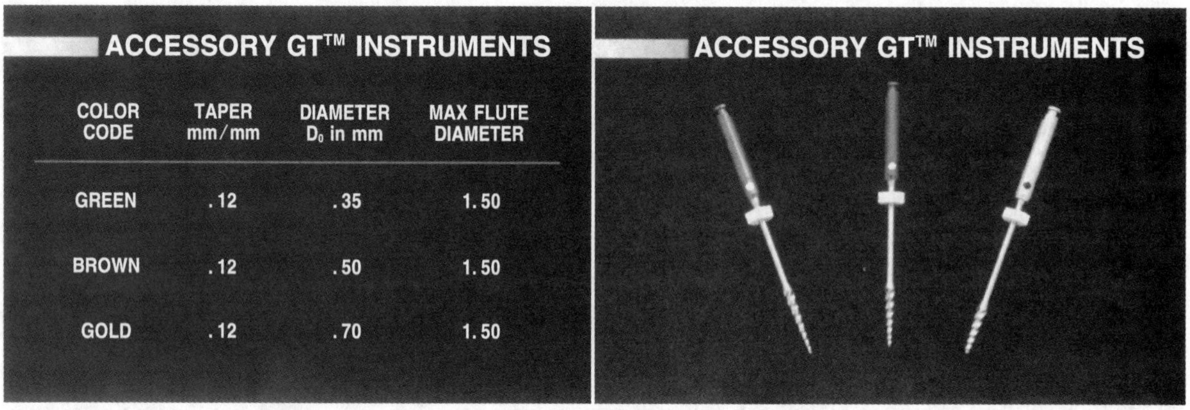

图 8-43　A. 3 根辅助 GT 锉的性能概要。B. 3 根辅助 GT 锉

锉在后牙根管局限用于冠 2/3,因为在柄侧它们的切槽相当于 GG 6#。

ProTaper 器械

新的 ProTaper 器械(Dentsply Maillefer, Tulsa, Okla)体现了根管制备操作技术的显著发展。其主要系列由 3 个成型器械和 3 个完成器械组成(图 8-44)。

辅助成型锉或 X 成型锉　整个长度为 19 mm,有一个部分起作用的尖端,切刃为 14 mm,D_{14} 直径为 1.2 mm。与其他两个成型锉相比,X 成型锉从 D_0 到 D_9 锥度的变化率大大加快。X 成型锉可使短牙根的根管成型达到最佳,使根管远离牙根外侧的凹陷和使长牙根根管的冠部达到理想的成型。

成型锉 1# 和 2# D_0 直径为 0.185 mm 和 0.20 mm,切刃 14 mm 长,尖端部分起作用,D_{14} 直径为 1.2 mm 和 1.1 mm。成型锉整个切刃的锥度逐渐增大,以便每根器械能接触、切削和制备根管的某一特殊部位。成型锉 1# 设计用来制备根管冠 1/3,而成型锉 2# 扩大和制备中 1/3。这两根器械除了可满意地制备根管冠 2/3 外,它们确实也在逐步扩大根尖 1/3。

开发 3 根完成锉是为了适应在根尖 1/3 根管横断面直径呈现的明显变异。完成器械的 D_0 直径为 0.20 mm、0.25 mm、0.30 mm, D_0 和 D_3 间它们的锥度分别为 0.07%、0.08% 和 0.09%。从 $D_4 \sim D_{16}$ 每根器械的锥度逐渐减小,这样可增加柔韧性和减少发生"锥度锁定"的可能性。尽管这些器械的设计是为了满意地完成根尖 1/3,它们的确还能细微地逐渐地扩大根管的中 1/3。一般制备根管根尖 1/3 只需要一根完成锉,可根据根管的特殊弯曲和横断面进行选择。

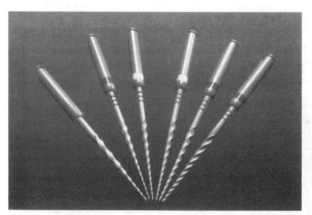

图 8-44　ProTaper 机动锉系列

这些成型锉的一个独特之处是它们渐进的锥度,从而明显地改善了柔韧性和切削效率;它特别减少了为达到操作长度而进入根管使碎屑松开的次数,特别是在紧的或较弯曲的根管。另外,呈渐进锥度的锉接触牙本质的面积小,从而可减少扭转的负荷、锉的疲劳和折断的可能性。

ProTaper 器械的另一个独特之处是与它们凸三角形的横断面有关,它可减少锉与牙本质之间的接触面积。通过倾斜角度和螺旋角度的平衡,已使这一较大的切削效率得以改进而不会导致损害,并且可以防止器械不经意地旋进根管。一般,制备好一个有锥度的、整个长度形态均匀的根管,只需要 3 根器械。

根据通用原则,ProTaper 器械使用减速电手机,旋转速度 300 rpm(转数/分钟)。电马达的进展使医师可为某一具体器械选择需要的 rpm 和控制扭力。这种电马达的特色和优点有望使旋转根管成型水平达到另一个高度。

Quantec 锉

Quantec 锉系列(Analytic Endodontics, Orange, Calif.)是一套镍钛器械,锥度有 0.12 mm/mm, 0.10 mm/mm, 0.08 mm/mm, 0.06 mm/mm, 0.05 mm/mm, 0.04 mm/mm, 0.03 mm/mm, 0.02 mm/mm。所有这些器械 D_0 直径均为 0.25 mm。Quantec 锉引导平台的表面张力、接触面积和器械承受的压力减少到了最低。理论上,一个缓和的引导平台有利于冲洗液向根尖流入,碎屑往冠方移动。

Quantec 锉是一个双切槽器械,它与有同样尖端、大小和直径的 3 切槽器械相比,切槽深度较大。切槽深度的增加给堆积的碎屑和随后将它们运出提供了较大的空间;这也减少了锉被折断的可能性。Quantec 锉切槽可变的螺旋角度设计,减少了锉被旋进根管的可能性(图 8-45)。

Quantec 锉的锥度和锥度的变化率沿它们的长

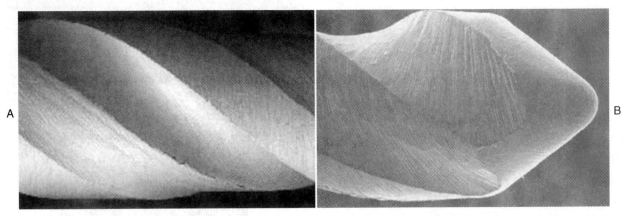

图 8-45　A. Quantec 锉的扫描电镜照片显示其缓和的引导平台。B. 扫描电镜显示 Quantec 锉的非切削尖端

度变化。设计这一特征是为了使锉的强度与柔韧性达到平衡。Quantec 锉系列给医师提供了一个特别的非切削尖端或一个安全的切削尖端;所有器械推荐的旋转速度为 340 rpm。这些器械的 Axxess 手柄比同类锉短 30%。当把它放入反角手机(Analytic Endodontics, Orange, Calif.)小头里时,在上下颌之间留有 5mm 附加空隙(图 8-46)。

根管成型和锉的锥度

由于有大量各种不同锥度的器械可选择,往往容易忽视根管锥形的恰当百分数,这个百分数可保证根管得以消毒和三维充填。评价根管清洁的研究(与牙根各 1/3 处根管形态作比较)明确指出,根管制备的锥度至少应为 0.08 mm/mm 到理想的 0.10 mm/mm,以保证有足够量的冲洗液有效地循环进入根管[6,80,87]。尽管只有 0.02 mm/mm 到 0.12 mm/mm

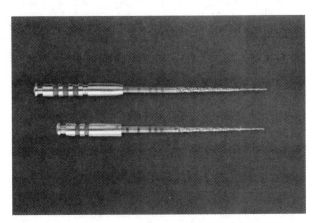

图 8-46　Quantecde(下)的 Axxess 柄比同类锉(上)短 30%

锥度的器械,在根管治疗过程中,使用恰当的技术可制备出任何锥度的根管形态(图 8-47)。

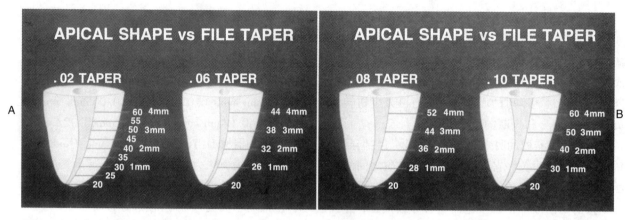

图 8-47 根尖形态和锉的锥度的比较。A. 注意逐步后退时用 0.02 锥度器械可产生 10% 的锥度。B. 注意制备之间在同样水平直径的差异

清洗剂、装置和指示剂

关于冲洗剂的浓度、理想的温度、冲洗的次数和传送的方法，以及这些溶液彻底清理已成型的根管系统需要的时间等问题，仍在进行探讨[9,10,56]。事实上，交替使用各种特殊的根管冲洗液或将它们结合使用均有利于清理根管[136]。此外，用 X 线阻射对比溶液，结合有效的连续传送技术可加强冲洗作用[71,114,147]。

次氯酸钠 (Sodium Hypochlorite)

第一次世界大战期间，一位叫 Dakin 的牙医将次氯酸钠 (NaOCl) 溶液用于治疗创面[32]。因为当时是在细菌学家 Alexander Flemming 发现青霉素以前，还没有抗生素，牙医使用"Dakin 溶液"冲洗大面积肌肉创面挽救了许多人的生命，否则伤员会因感染坏疽而丧失生命[41]。从 Clorox 或 Purex 可获得高浓度的 5.25% 的 NaOCl。临床上，应当使用 3%~5% 浓度的 NaOCl；当直接接触时，它可杀灭所有细菌和溶解根管各个部位的牙髓组织[71,128,147]。

例如，将拔髓针刚拔除的牙髓置于一个盛满 5.25% NaOCl 的盘中，在 20~30 分钟内可见 NaOCl 将牙髓溶解，就像 Grossman 60 年前证明的那样[222]。有研究表明，加温到约 60℃（140°F）可明显增加 NaOCl 溶解组织的速度和效率[15,28,44]。临床上，可将一烧杯水置于电炉上，准备 60℃ 的温水浴。再将盛有 NaOCl 的空针置于温水浴中加温（图 8-48）。NaOCl 溶液应当是每天新配制的，以获得最理想的临床效果[96]。为了能最大限度地溶解组织，应将 NaOCl 充满入口洞型直到边缘（图 8-49）。事实上，治疗前将牙齿加高，以便有一个髓腔容纳冲洗剂是很有好处的。给冲洗剂加热、使它充满已成型的根管，并给它充分作用的时间，可使冲洗剂的作用最佳[15,19,107]。

冲洗的频率由某一根器械需要完成的工作量

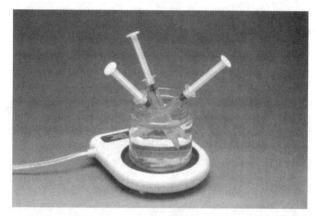

图 8-48 将预先装满次氯酸钠的注射器放入 140°F 水浴中加热

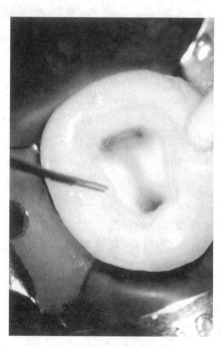

图 8-49 用热的全浓度次氯酸钠充满下颌磨牙的入口洞型

决定,但至少每用 2~3 根器械后牙医就应当进行大量冲洗。先将较细的锉进到工作长度,并使牙本质碎屑松开和进入溶液,然后再冲洗。在较窄、较长和弯曲的根管,特别是解剖异常的根管系统,这种循环的次数必须更频繁[21]。锉可通过表面张力将冲洗液逐渐送到根管的深部。但是将器械放进一个相对较细的根管时,锉可使冲洗液移位(displace)。当抽出器械时,冲洗液一般可回流进入锉曾占据的空间,除非有气泡存在。应当认识到这一现象是最有效冲洗方法的组成部分[107]。

临床牙医师可选择他们喜欢的方法输送冲洗液。可采用注射器用手注射冲洗液。可将各种有定位装置的细管子(gauged canuli)安全地放进根管的深部。也可通过侧方开口末端闭合的细管子给予冲洗液(图 8-50)[65]。不管采用什么方法,最重要的是将髓腔充满 NaOCl 以促进组织分解,将碎屑冲洗出去和将根管三维清洁。当输送冲洗液时,手握冲洗注射器应不停地移动,以防不慎将针头在根管内卡紧。缓慢注射冲洗液,同时手不停地移动,实际上,可消除事故的发生[11,107,113]。重要的是,频繁地、大量地冲洗可导入新鲜的溶液,并使其在根管系统的各个部位循环。最近开发了一些新技术,可从室内空气压缩瓶输出各种类型的机内冲洗液(Vista Dental Products, Racine, WI)。用这种方法,牙医师只需按一下按钮就可在几种冲洗液中进行选择。有各种尺寸的、连接在冲洗手机上的细管子供选择。新的冲洗技术使牙医师能方便地进行选择、输送和有效地冲洗根管系统(图 8-51)。

螯合剂

含有乙二胺四乙酸(ethylenediaminetetracitic acid, EDTA)的螯合剂可清除在清理和成型过程中遇到的很多障碍[47,61,135]。螯合剂用来润滑、乳化

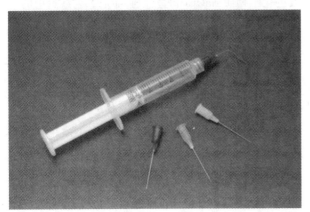

图 8-50 Max-1-Probe 冲洗系统是由测量过的、末端封闭的和侧方有孔的 25、28 和 30 号冲洗针头组成

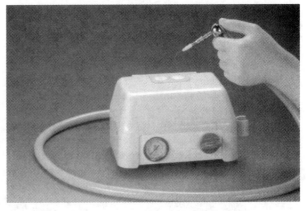

图 8-51 根管冲洗装置。这一套装置使牙医只需按一个按钮即可进行选择和使用各种冲洗液

和使碎屑悬浮于冲洗液中。有供临床使用的螯合剂配方,可选用黏性的悬浮液或水溶液。黏性的悬浮液中有一些成分可独特地悬浮在可溶于水的载体中。

RCPrep(Premier Dental Products, King of Prussia, Pa)是一种黏性悬浮螯合剂;它重要的成分是 EDTA,尿过氧化物(Urea peroxide),丙二醇(Propylene glycol)。Glycol 是润滑剂,在通畅的有钙化物的根管或受阻碍的有不同程度钙化的根管中,Glycol 可覆盖在器械的表面,使器械容易移动[59,133]。可买到预先装有 RCPrep 的大注射器,然后将适当的量挤入一个小的一次性的注射器供一个患者用。当需要时,可将髓腔用螯合剂充满(图 8-52)。将预弯的锉缓缓地插入髓腔,借助表面张力将螯合剂送入根管。润滑剂可帮助锉滑过和溜过根管内的钙化物,如髓石或纤维组织鞘[107]。在最初扩大较窄和受阻根管冠部时,螯合剂是非常有用的,因为这些悬浮物可乳化组织,软化牙本质,使堵塞物变小和使碎屑保持在悬浮液中随后被吸出。螯合剂的黏性悬浮液有利于有机组织的乳化和使根管容易通过。胶原是活牙髓的主要成分,它容易堆积成胶样团块,从而导致医源性堵塞。在活髓病例,企图用 10# 锉通过根管的任何部位而不用螯合剂是危险的。当抽出器械时,活的组织趋向于折叠和互相再黏附在一起。螯合剂可阻碍这一组织现象的发生,它促进乳化,留下一个有利的导洞,以便于下一根大一号的器械进入。含螯合剂的黏性悬浮液是很重要的助手,它可帮助克服根管内有阻力的凹处和帮助形成通向根尖的光滑路径。螯合剂只能短期使用,因为长时间使用可软化牙本质,容易发生医源性事故[47]。

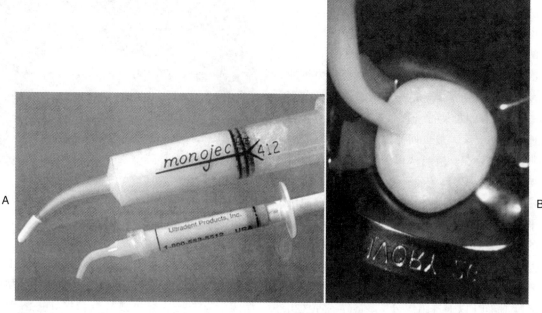

图 8-52 A. 将 RCPrep 从大注射器注入小的一次性注射器,以供单独一个患者使用。B. 敞开根管口后,将 RCPrep 充满下颌磨牙

黏性螯合剂最好的用途是保持碎屑悬浮于液体中。RCPrep 可使牙髓残屑和牙本质泥浆漂浮,从而可减少根管被堵塞的可能性。继使用 RCPrep 之后,应当多次、大量地用 NaOCl 冲洗。RCPrep 和 NaOCl 一起使用可释放出杀灭厌氧菌的新生态氧。而且,RCPrep 和 NaOCl 可产生大量气泡,这些气泡将根管系统中切削下来的碎屑抬起以便排出根管(图 8-53)[35,134]。

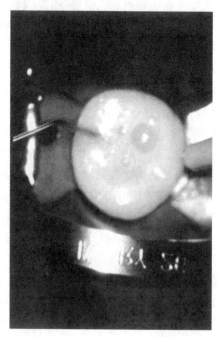

图 8-53 注意,当将次氯酸钠注入充满 RCPrep 的髓腔时,会产生大量气泡

螯合剂的水溶液最好在完成制备时使用;它可去除玷污层,玷污层是由器械切削作用在根管壁上形成的有机物或无机物或二者均有的薄膜(图 8-54)[75,82,85]。尽管大家都知道,机动镍钛器械可有效地将碎屑钻出根管,但机动镍钛器械同时也将牙本质泥浆和有机碎屑磨进牙本质小管[87]。因此,理想地制备根管之后,应当用 17% EDTA 水溶液 (Roth International, Chicago, IL) 冲洗根管[61]。研究证明,EDTA 冲洗 1 分钟可消除玷污层,将牙本质小管打开,为牙胶和封闭剂的进入提供一个清洁的表面[69,139]。

根管成像

对根管治疗极为重要的是确保化学物质进入、循环和清洁根管系统的各个部位。用于清洁根管的最重要的化学物质 NaOCl 和螯合剂,都是 X 射线透射的。

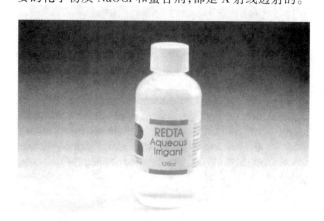

图 8-54 一瓶含有 17% EDTA 的水溶液

因此，这些试剂不能帮助牙科医师看到根管系统的解剖投影。传统的 X 线片和数字 X 线成像技术（Schick Technologies，New York，NY）没有足够的分辨率以便完全揭示根管系统的复杂结构和细微的解剖结构。

近来，一种新的试验性冲洗液配制成功，即 Ruddle 冲洗液，它使临床根管治疗有了突破[80,114,147]。这种冲洗剂含有 5% NaOCl，造影剂（hypaque）和 17% EDTA。临床上，内科将 Hypaque，一种高对比和可注射染色剂，用于血管造影、动脉造影、尿路造影和肾造影。Hypaque 是一种二碘盐、泛影葡胺和碘化钠的水溶液。这种溶液的比重与 NaOCl 相同，可溶于水，pH 值为 6.7 到 7.7，室温下稳定。至今，在临床上，牙科医师尚未使用放射阻射对比溶液在 X 线片上观察根管系统。这个混合物同时还提供全浓度 NaOCl 的溶解作用、成像（因为它的 X 线不透明度与牙胶相似）和改善了的渗入性（因为张力活性介质可使表面张力降低）[12]。临床牙医师可利用根管成像技术在根管制备过程中观察根管的细微解剖，核实形态和监视剩余根管壁的厚度[147]。

在临床上，制备好足够进入髓腔的入口洞型后，即可用此溶液冲洗根管系统。这一混合物中的次氯酸钠将溶解牙髓并消除细菌以及隐藏在根管内的内毒素。这一溶液的溶解作用可逐渐地清除根管系统中的内容物，从而使这一混合物中的碘流入腾出的空间[71]。根管成像技术在观察病理过程方面是有价值的，如龋坏、某些折断、遗漏的根管和充填物的渗漏。另外，根管成像技术还能帮助医师处理根管内吸收，因为此溶液可标示它的位置、大小和范围。在非外科根管重新治疗中，根管成像技术可展示改善诊断的承诺、治疗计划和医源性事故的处理。这一成像方法可帮助牙科医师做出最佳处理决策和做出挽救或拔除某一颗牙齿的决定。

超声与微刷

学者们提倡使用超声装置，希望它们能在制备根管过程中和之后，能理想地清理根管系统[8,29,30]。但是，作为一种制备根管的基本方法，超声器械操作从未满足过临床牙医的希望[48,84]。而且用超声技术制备根管未曾明确地展示它是可预测的、有效的、或类似于传统的方法[78,94]。

但是，利用超声能量在已理想制备的根管中激活冲洗液，依然是人们感兴趣的[8,49,64]。按照机械学目的第一条的要求制备成的锥形根管是超声液激活的好的候选者。传统上，应将一根小号的锉放进根管，然后超声激活。增能的锉产生液体流动，称为声流。这一机械能量使 NaOCl 加温，并将制备好的根管内的剩余碎屑移出[2,3,4]。激活和加热冲洗液的组合是使冲洗液进入和清理根管系统各个部位的有力助手[15,28]。对于使用超声激活的锉，临床上发现这些器械可能在已制备完成的根管壁上凿槽和划痕[31]。最近，一种设计用来激活冲洗液和增强清洁作用的非切削镍钛器械已进行了临床试验。这种超声增能的器械是对有切刃增能器械的改良，然而它不能与根管系统的壁紧密接触。这些缺点已促使厂家对装置进行进一步的精心改进。

细金属丝技术、注射模具加工、刷毛材料和刷毛-附着技术的进展使根管微刷的临床试验成为可能（图 8-55，A）。每根细金属丝的直径、长度、刚性和材料已确定，最理想的外形也已研究（图 8-55，B）。刷毛可固定在辫状细金属丝上或柔韧的塑料核心上；刷子可用旋转或超声手机启动，以理想地完成根管预备[64,68]。已生产的旋转和超声根管刷子具有 ISO 长度，沿 16 mm 长有刷毛，刷毛在 D_0 直径为 0.40 mm, 0.50 mm, 0.60 mm, 和 0.80 mm；它们的锥度分别相当于非标准牙胶尖主尖细-中，中，中-粗，和粗（图 8-55，C，D）。旋转启动的微刷转速为 300 rpm，刷毛螺旋模式可有效地将碎屑从根管内向冠方刷出。设计的超声微刷可有效地刷洗根管壁，激活 NaOCl 和 17% EDTA 以清洁根管[64,134,149]。正在进行关于用哪种方法启动微刷，用什么溶液，采用什么顺序冲洗最可预测和有效地清理根管壁和使牙本质小管开放的研究。不管是旋转还是超声启动，微刷可完成根管制备；使用微刷前，应将 17% EDTA 置于根管内 1 分钟，以理想地清理根管系统。

根管制备技术

根管制备的机械学目的可通过使用各种不同的器械来达到。尽管根管制备的概念仍保持没变，但器械、策略和用来进行根管清理、成型的技术在不断发展。最好的技术、高水平的组织和协同工作有助于临床的操作（图 8-56）。在网球场上，最棒的运动员能排除所有的干扰，专心地和一个拿球的对手拼搏。与此相似，牙医需要排除所有干扰，进入专心处理根管的状态。精力和体力全面投入于根管制备的牙医，才能把注意力集中在做好一些小事情，从而提高预期的效果。

根管制备的顺序

当制备完直线入口和探明所有根管口后，注意力

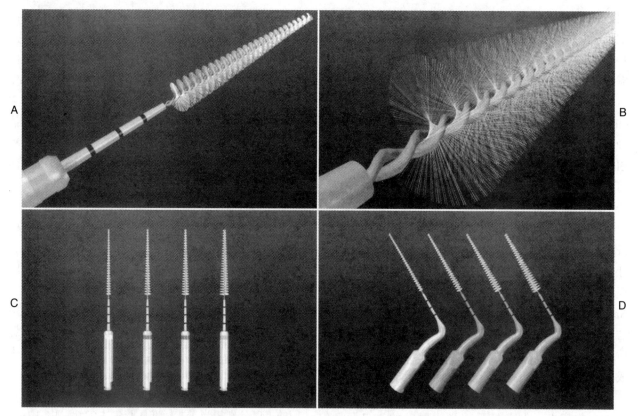

图 8-55　A. 一个锥形根管微型刷的样品。B. 微型刷的近距离观察显示发辫样编织的金属丝使刷毛牢固和成型。C. 4 根锥度不同的旋转驱动的微型刷。D. 4 根锥度不同的超声驱动的微型刷

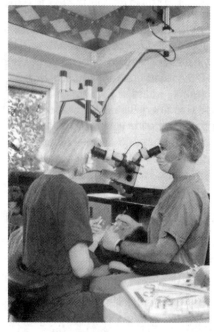

图 8-56　对患者的治疗强调显微镜、协作和组织的应用

应转向根管的制备。当牙髓是活的并出血时,髓腔里充满了黏性的螯合物。当牙髓坏死时,应当用温的 5.25% 的次氯酸钠溶液冲洗和充满髓腔。根据术前的 X 线片,按照预计的根管长度和弯曲度,测量和预弯较小的不锈钢锉。然后用不锈钢的、锥度为 0.02 的 10# 和 15# 手工锉探察牙根冠 2/3 根管系统。探察完毕后,用次氯酸钠冲洗根管,再用手工器械或机动成型锉预扩根管。将根管冠 2/3 制备和充满冲洗液后,探察根尖 1/3 并收集信息。用探察锉使根管的其他部分畅通,使通向终点有一个光滑的路径并使根尖孔开放。用电子根尖定位仪或拍 X 线片来确定工作长度。尽管电子根尖定位仪很先进,用 X 线片来确定锉在根管内的位置也是有价值的。当扩通根管并了解根管解剖之后,应决定是用手用还是机动器械来完成根尖 1/3 的制备。下面的制备根管方法将讲述如何选择、使用根管制备器械及使用顺序。

根管冠 2/3 的探察

用一次性不锈钢 ISO 0.02 锥度的 10#、15# 手用锉来探察根管冠 2/3。探察锉不只是一根用来测量的金属丝,它还提供以下重要信息(图 8-57)[107]:

1. 可揭示根管的横截面直径,提供关于根管是否通畅、部分狭窄或钙化的信息。

2. 可确定是否呈直线进入。医师还可以通过观察器械手柄的状态来了解根管是直的、与牙齿长轴

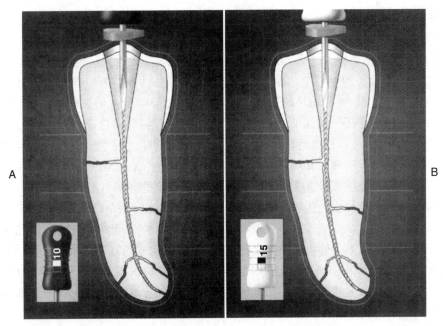

图 8-57　A. 用探察锉确认直线的进入，检验根管的直径和判明根管系统的解剖。B. 用 15#锉沿 10#锉走过的路径前进，改善滑行的路径和判断下一步的治疗

平行的还是偏离长轴的。当牙根在临床牙冠范围之内时，若锉的手柄垂直，牙医师可确定冠和根都呈直线进入。可是，当一开始探察时，器械的手柄就偏离牙齿长轴时，则应采取预扩步骤，使手柄直立起来。这一临床操作通常包括精心修整、扩大入口和有选择地去除根管冠 1/3 有妨碍的牙本质。这一操作有重要意义，它可简化以后的器械操作过程，减少清理和成型的失败(图 8-58)。

3. 可提供重要的根管解剖信息。牙医师应能鉴别 5 种常见的解剖形式（根管融合、弯曲、反弯、裂开、分叉）。

大多数的根管都有足够的空间容纳 10#锉。将器械插入根管内，推向根尖，同时将手柄轻微来回转动。将锉的手柄做 15 度顺时针旋转后再做 15 度逆时针旋转。重复这种往复运动使锉向尖部移动，这样器械自然地进入根管内。在临床上处理根管

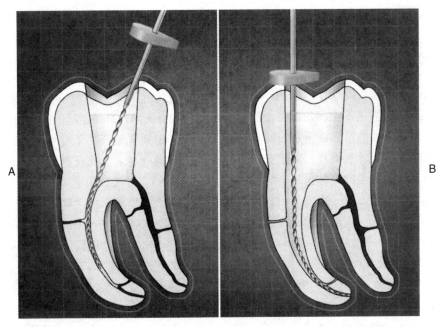

图 8-58　A. 由于入口制备不当，锉的手柄偏离长轴，此时企图开通根管容易发生医源性事故。B. 扩展入口洞型同时预先扩大根管冠 1/3 可使锉直立并可滑行到工作长度

时,只有两种可能性存在:

1. 在较直的根管中,手柄的往复运动可将锉推入根管内,甚至可以滑到工作长度。

2. 在较狭窄、弯曲和分叉的根管中,器械的锥度通常超过根管的锥度。所以,锉尖的移动受限。

在早期根管探察阶段,在任何情况下,不要试图到达根管的终点。当10#锉可容易地通过根管,并且好像可到达工作长度时,牙医师可开始用大一号的器械。进行探察的目的是建立或核实根管冠2/3有一条可预测的路径。另外,探察锉还可用来探察根管的任何1/3段。

在狭窄较严重的根管中,10#锉通常不能到达工作长度。对此不必担心,因为这一制备根管的方法对于一根锉应当进入的深度是没法预见的。当感到锉被夹紧时,牙医师应将锉向冠方回拉1~2mm。提拉时应使器械离开根管的终点向横断面直径增大的方向切削。然后,将锉再置入根管内直至被夹紧,再向冠方做短距离的拉动,完成另一个切削周期。牙医师应利用根管让出的地方继续做5~6次进入和回拉切削周期,每一个切削周期将去除有妨碍的牙本质,并将更多的冲洗液或螯合物引向深部,使更多的碎屑呈悬浮状态,从而改善进入根管深部的滑行路径。当10#锉较容易地进入根管内时,牙医师应开始使用15#锉。进行预先扩大是为了给更有效的机动器械制备提供空间;这样,在这个治疗阶段,最好应用探察锉在短于工作长度内切削,并在器械拔出根管的同时向侧方切削牙本质,就可为进一步治疗打下良好的基础。

而后,牙医师换用15#锉,它在D_0的直径比10#锉大50%。使器械不用力地进入根管直至通过手柄感到被夹紧。当扩锉到暂定的工作长度,开始用下一号器械20#。如果感觉锉被束缚在短于估计的工作长度的根管内,应向侧方上下来回切削,使侧方形成空间,以增加冲洗液的容量和改善滑行路径。如果15#锉的切槽稍微碰到牙本质且长度短于工作长度时,牙医师应以远离根尖孔(即出根管方向)、朝根管横截面大的方向切削。每一次轻微地推拉往复的切削使冠方的锥度加大,从而增大了冲洗空间和有助于碎屑的清除。

在使用15#锉以后,当根管已明确时,通常有足够的空间容纳机动成型锉(rotary-shaping files)。牙医师应用大量次氯酸钠冲洗。如果髓腔内有RCPrep,生成的泡沫可将碎屑浮起直至殆面,然后再被吸走。而后,牙医师应用10#清洗锉(clearing file)进到工作长度以便将新鲜的清洗液带到深部,使碎屑进入溶液。通常情况下,10#锉较容易通过以前狭窄,甚至有一定程度钙化的根管区域,进而向深部移动。当清洗锉进一步向根尖延伸时,牙医师应以1~2 mm的振幅轻微地提拉。这种重复的运动可以将碎屑打碎,使器械滑或溜过去。进而提拉动作的幅度可增至2~3 mm。如果锉可沿根管的长度滑动,牙医师应当再冲洗,以冲出那些已经进入溶液里的碎屑(图8-59)。

在用完两根0.02锥度的锉以后,根管的冠部已有足够的空间,可容纳更有效的机动成型器械。但是,如果根管还是不够大时,应使用20#、25#、30#锉扩大根管的腔隙。这将改善滑行路径和形成足够的空间以容纳机动成型器械(图8-60)。

根管冠2/3的制备

通过逐步后退法或逐步深入法完成根管冠2/3的预扩;应了解两种技术间的差别。不管使用什么系列器械,逐步后退技术连续使用器械的顺序是从小号逐渐到大号[27,49,100]。而逐步深入法则是从大号逐渐到小号[83,90]。事实上一致认为,最好是将镍钛机动成型锉用于逐步深入法,ISO手用锉和GG型钻用于逐步后退技术[81]。在逐步后退技术中使用锉和GG型钻预扩根管的优点有两方面:

1. 一开始,用小一点的器械比较容易进入根管,而且能进入较深,在深处通过提拉的动作切削。在逐步深入法中,器械是通过推的动作切削,这很容易无意中将髓石、纤维组织和碎屑推向根管深部。

2. 当将GG型钻用于逐步后退技术时,可容易地将根管冠2/3向牙本质厚的地方移位,使远离根分叉危险处[63,79,107]。这一点,在最初探察锉手柄偏离有根分叉的牙齿长轴时,尤为重要(见图8-58)。当我们考虑到有根分叉牙齿的解剖形态时,使根管冠部远离根分叉危险处有重要的临床意义[70,84,98](图8-61,A)。分叉牙根冠1/3的横截面显示,根管并不是典型地位于牙根的解剖中央。而是通常偏向分叉侧的凹陷处(图8-61,B)(见第7章)。可使GG型钻只切削和去除根管的1或2个外侧壁,以远离根分叉危险处(图8-61,C)。通常,必须修整和扩大入口洞型,使轴壁向近中移位,以便呈直线通往根尖1/3(图8-61,D)。在逐步后退技术中,应用GG型钻可保存牙根的结构,将根管重新定位于远离根分叉危险处,从而实现清理和成型的机械学目的

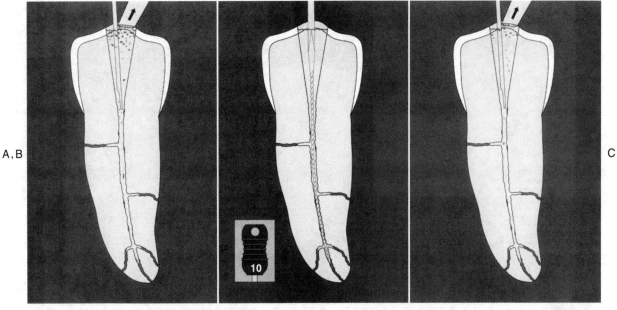

图8-59　A. 牙医应当用大量液体不加力地冲洗将碎屑冲向冠方,再将它吸出牙齿。B. 将10#锉进到工作长度,以小的振幅上下移动使碎屑袋(pockets of debris)破碎,进入溶液。C. 用完清洁锉后,医生应不加力地冲洗使碎屑从已制备的根管壁上除去

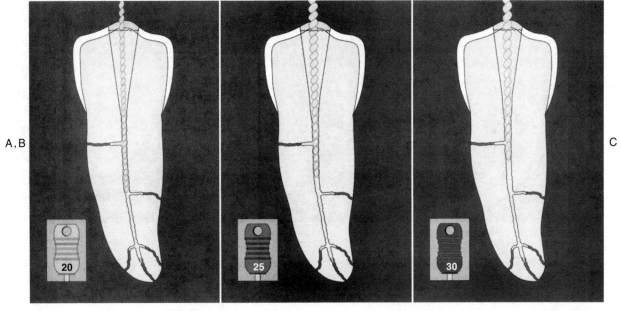

图8-60　A. 将20# flexofile 送入根管,如果没到工作长度,可不加力地使锉工作以延伸制备。B. 可用25#锉操作以便能进入根尖1/3。C. 用30#锉消除牙本质的约束,增大冲洗量以利于达到制备的目的

(图8-61,E)。经验证明,当根管入口不呈直线时,机动器械(从大到小使用)会导致最终制备好的根管不在牙根的中央。制备趋向于向牙根的凹陷侧移动,因为逐步后退法是围绕着根管长轴均匀地切削牙本质的。

可用各种不同的技术来完成根管冠2/3的预扩。

手用器械

如果牙医师选择手用器械制备根管冠2/3,平衡力技术[57,102,105]是去除这个部位牙本质的最佳方法。对平衡力技术的修改(取其优点,同时去掉了某些不理想的方面)包括:

● 使用有安全尖端的35#~60#镍钛锉[104]。

● 在弯曲度较大的根管中,只限制在根管内较直的部分使用。

● 在有复杂结构的根尖2~3mm处,小心使用。

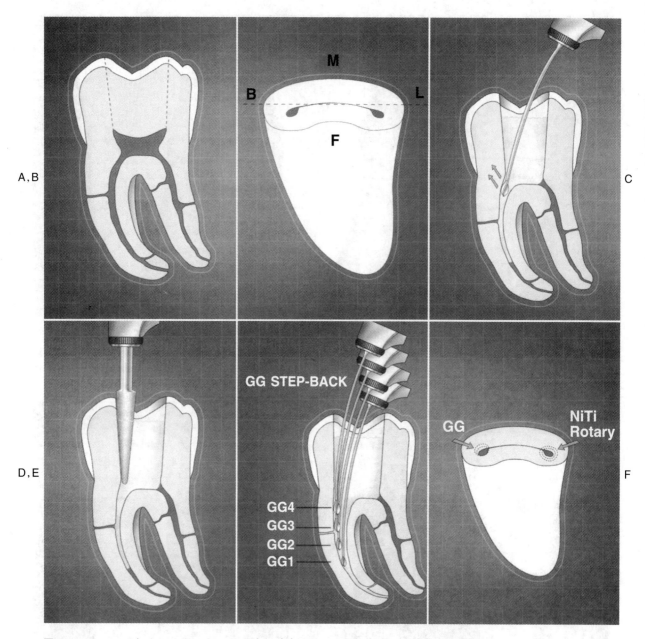

图8-61 A. 预期的入口路径图显示,近中根管急转进入髓腔应注意近中根分叉侧的凹陷。B. 近中根横断面图显示根管和峡朝向牙根分叉侧。C. GG钻是理想的切削这两个根管壁的器械。使杆呈弓形可让头部远离分叉切削和去除根管壁。D. 用外科长度锥形金刚砂钻精修制备入口,可使近中壁向近中移位。E. 用GG钻使根管向远离根分叉危险区移位,并逐步退出根管。F. 近中根横断面图阐明,GG钻可使制备成的根管在牙根的中央,相反,镍钛机动器械则围绕根管长轴均等地切削根管壁

平衡力技术是以逐步后退的方式开始预扩和迅速进入根尖1/3的。下面描述一个"平衡力法"操作周期,它由三个阶段组成:

阶段 I——插入锉 通过锉手柄往返的运动将锉插入根管,直到感觉被夹紧。然后,顺时针旋转手柄45°~90°使器械向下移动,使刃部进入根管更深处,并旋进牙本质(图8-62,A)。

阶段 II——用锉切削 在这一阶段,牙医师应在手柄上同时施加两种力量:使手柄反时针旋转,同时向根尖推进(图8-62,B)。当反时针旋转时,锉有向根管外退出的倾向,它与将锉向根管内推进的力量平衡[23,101,102]。在刃部切削时,由于牙本质被从根管壁上切削下来,可听到乒、乓的声音,这是正常的。第一个切削周期完成后,应像第一阶段描述的那样,使器械稍微进入根管的更深处,再重复第二阶段的切削周期。重复第一、二阶段2~4次;最后,因为锉的直径和堆积碎屑的数量,使刃部不能旋进牙本质,而不能再重复。

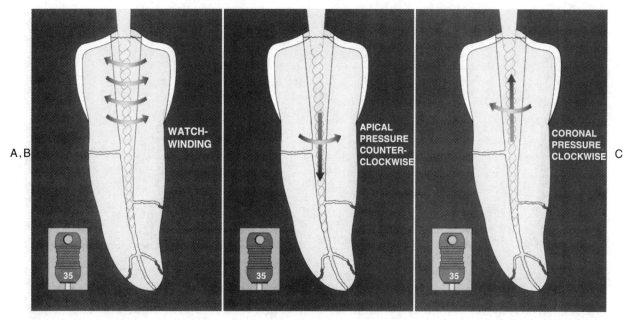

图 8-62　A. 往复移动 15#锉的手柄以使其向下进入根管。B. 当通过手柄开始感到夹紧时,顺时针旋转 45°~90°,使锉拧入牙本质。为了切削,将锉柄反时针旋转,同时将器械推向根尖,以防止器械退出根管。C. 顺时针旋转锉柄,以去除碎屑,同时向冠方抽出器械以防止旋入根管

阶段Ⅲ——切槽装载　第二阶段切削下的牙本质,一部分堆积在锉切刃间的空隙里,一部分堆积在器械根尖端的根管内。通过顺时针旋转手柄,同时向冠方提拉,可从根管内将碎屑除去(图 8-62,C)。当切槽装载适当时,锉的尖端不会向根尖区移动,因为锉向下进入根管的倾向被向上取出根管的力量所平衡。2~3 次旋转后,将锉从根管内取出;切槽间会装载有牙本质泥浆。

与其他用来预扩根管冠 2/3 手用成型技术相比,平衡力技术是最有效的,它有 3 个明显的优势[107]:

1. 锉的切削主要是在镍钛锉的尖部进行的,而不是沿它的长度。因此,牙科医师能较好地控制锉在根管内的某个区域进行选择性的切削和去除牙本质。

2. 当在第二阶段进行切削时,可使有安全尖端的镍钛锉保持在牙根的中心。所以可以安全地围绕根管长轴均匀地切削牙本质而不会延伸到多根牙根分叉的壁。

3. 没有必要按根管形态预先使镍钛锉弯曲,可按制造出的形态直接使用。因为它的冶金技术和使用方法使锉可维持在根管的中心;这样,在弯曲根管中,根管本身能有效地引导手用锉。

牙科医师可继续选用 35#、40#、45#镍钛锉进行预扩,用轻柔的、往返推拉运动或平衡力技术切削牙本质、成型根管(图 8-63)。用这种方法,不能预想锉应该走多深,根管本身决定牙科医师将器械反复地谨慎地切削到什么深度。如果一个锉不能旋进牙本质,通常是因为锉的锥度超过了根管的锥度,或是因为它的刃部装满了牙本质碎屑而离开了根管壁。

在这一扩大过程中,牙科医师应反复冲洗根管,用 10#清洗锉击碎由碎屑形成的阻力袋,使碎屑进入溶液,再冲出根管(图 8-64)。操作一定时间后,牙医师可将 10#锉更深地插入根管内(通常至根管终点)。然后可继续用 50#、55#、60#锉成型(图 8-65)。牙科医师可选择柄和锉以适当的移动方式逐渐扩大、清除碎屑并清洗根管冠 2/3。每用过 3 根锉后,牙医师将冲洗、用锉使牙本质碎屑松解、再冲洗(图 8-66)。在成型过程中,冲洗针应逐渐进入根管的深部,冲刷和去除牙本质碎浆。新鲜的溶液可以更深地穿透牙本质小管和侧支根管,从而加强清理效果。

牙科医师可用锉使牙本质碎屑松解(recapitulate),然后进行另一轮成型和逐渐进入根管较深部。二、三或更多次使牙本质碎屑松解(用一系列锉不加力地,逐渐地),使每根器械可自如地进入根管更深处。一系列锉的切削,使根管形成一个连续的锥度,此锥度可通过观察到连续增大的器械可均匀取出根管来证实。在这种根管制备方法中,尽管没有机动器械效率高,但仍可部分或全部使用手用锉来制备冠 2/3 的根管。

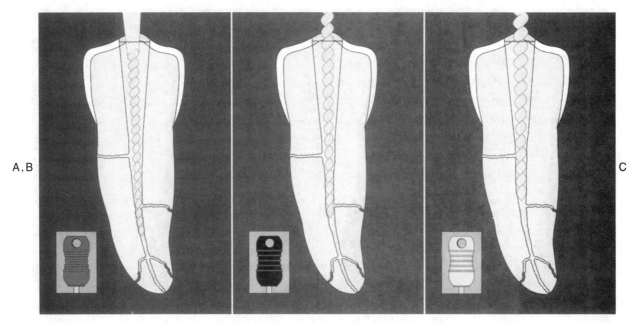

图 8-63　A. 可用 35# 镍钛锉采用各种方法使根管的主体得到更多的成型。B. 用 40# 镍钛锉操作和逐渐扩大根管一般稍短一些。C. 在更冠方一些,用 45# 镍钛锉操作和增进根尖 1/3 的进入

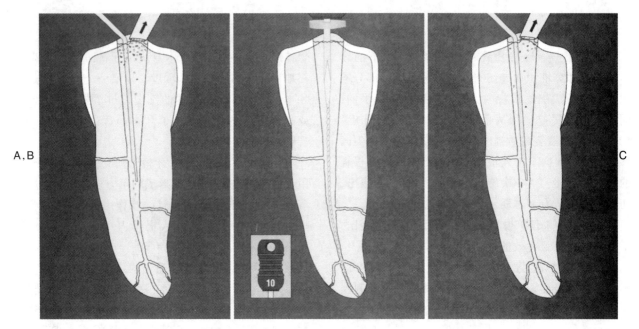

图 8-64　A. 渐进地预扩后,可将冲洗针头放入根管较深处,以便不用力地进行冲洗。B. 将清洗锉以小的振幅和短距离的移动使碎屑散开和进入溶液。C. 用清洗锉移动更多的碎屑后,再冲洗。这样可使更多新鲜的冲洗液进入根管系统

GG 型钻

使用 GG 型系列钻是可迅速去除根管冠 2/3 有妨碍的牙本质的一种途径[117]。经验提示,可用 GG 型钻预扩大多数根管的冠 2/3。GG 型钻只能放入已经先用 10# 或 15# 锉探察过的根管内。10# 和 15# 锉在 D_{16} 的直径分别等于 0.42mm 和 0.47mm。一个 GG-1# 钻头部的最大直径相当于 ISO 50# 锉在 D_0 的尺寸(0.50mm)。探察后,如果根管还是太小不能容纳 GG-1# 钻,牙医师应继续用手用锉逐渐扩大根管,直到有足够的空间。如果在探察过程中使用了 RCPrep,在使用 GG 钻之前用 NaOCl 冲洗和充满入口洞型是很重要的。

采用 GG 钻预扩技术是先将一个尚未旋转的 GG-1 钻置入根管,直到轻轻接触有妨碍的牙本质时,才开始启动。牙医将 GG 钻向冠方提起约 1mm 使其离开阻力,可在根管内移动。然后,将火焰形

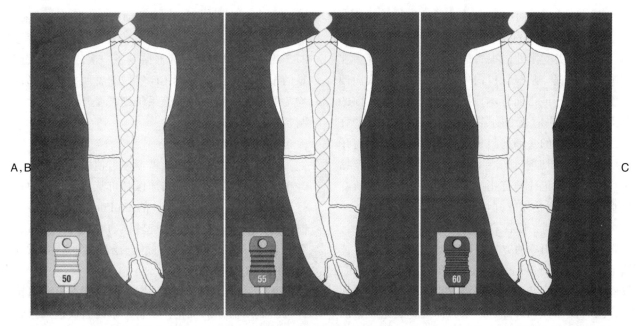

图 8-65　A. 在根管的主体部分可用 50#镍钛锉切削和去除约束的牙本质。B. 需要时可用 55#镍钛锉进行更多的成型,尽管在 D_0 比 50#锉只大 10%。C. 用 60#镍钛锉渐进地扩大和精修根管的冠 2/3 以便更容易地进入根尖 1/3

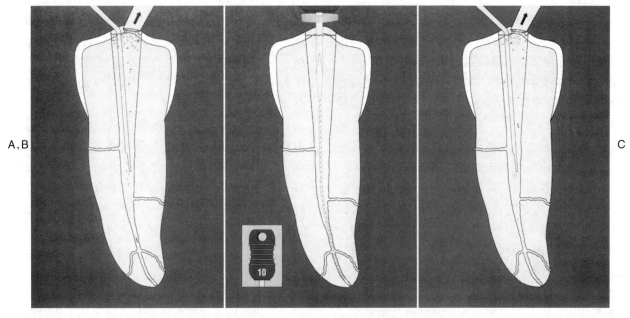

图 8-66　A. 冲洗的目的在于将碎屑冲出根管和使根管系统重新充满新鲜的溶液。B. 用 10#锉以短振幅使碎屑袋破碎并使其进入溶液。C. 用 10#锉进入根管长度使碎屑分散开并进入溶液后,再冲洗以除去更多的碎屑,并使根管系统充满新鲜的冲洗液

GG 钻的头部置于选择好的牙本质壁上,并向根管的冠方提拉。将 GG 钻的杆弯成弓状,这将成比例地增加 GG 钻顶端在所选根管壁上的压力,使制备的根管远离牙根的凹面和根分叉危险处。下一步,牙医应慢慢地、细心地、井井有条地使 GG 钻的头部从根管并向外扫,以达到第一个机械学目的。将较小 GG 钻的杆弯成弓形是一个很好的技术,器械偶尔会折断,但容易被取出。用 GG 钻进行预扩,有利于锉进入根管,增强冲洗和促进清除碎屑。

一旦根管冠部敞开和形成大于几个毫米的空间以后,GG 钻可以更深一点地进入根管。为了进入根管更深处,用像尖头铅笔轻轻写字那样小的力量,轻轻啄着使旋转的 GG 钻进入根管。这种轻敲和啄的动作,可使 GG 钻进入根管内几个毫米。可根据 3 张术前 X 线片提供的有关牙根的粗细、凹度和弯曲度的信息来判断 GG 钻向根尖应移动的范围。

当 GG 钻停止向根管内进入时，牙医应解除阻力，向冠方退出约 1mm。下一步，牙医应重复刷 – 切削，使从根尖受限处向根管口逐渐扩大和敞开。在较圆形的牙根，从根管口向外提拉切削，每次向四周刷 – 切削 1 或 2 面牙本质壁。在单根和有凹面的分叉牙，牙医应向冠方刷 – 切削，并应使 GG 钻的杆呈弓形，使它的头部远离根分叉危险处，而朝着牙本质厚的部分切削。当在有根分叉牙中使用 GG 钻时，一个值得记住的有用的原则是，你的钻头所在根管的名字，就是你应刷切的那个根管壁[107]。

用 GG 钻制备根管冠 2/3 的秘诀是先使某一区域敞开，然后用啄的方式轻轻地向下进入根管。谨慎地重复这一周期，逐渐扩大到预计的形状。在直根管内使用 GG – 1 之后，手机的头部几乎担在殆面上，同时使器械的刃部进入根管深处，这是正常的情况(图 8 – 67, A)。用完每根 GG 钻后，牙医师要用次氯酸钠冲洗，反复用 10#清洗锉击碎有阻力的牙本质碎屑袋，再将碎屑冲洗出去。

当根管系统充满次氯酸钠时，牙医师开始使用下一根较大的 GG 钻。将 GG – 2 不旋转地置入根管，直到头部与牙本质壁接触。如前所述，牙医师离开阻力点，向冠方提起 GG – 2，直至刚松动。然后启动 GG 钻，按前面讲述的方式进行操作。然后连续使用 GG – 2、GG – 3、GG – 4，每使用大一号的 GG 钻时，应比前一号离根管终点远一些（图 8 – 67, B ~ D）。通常，将 GG – 1 置于参考点以下 16 ~ 17 mm。每大一号 GG 各自退出根管 2 ~ 3mm，这样，就可将 GG – 4 置于分叉牙的根管口以下约一个钻头的深度。GG – 5、GG – 6 用于根管口以上，使入口洞型向冠方扩大，从而，使髓腔和根管之间能光滑地过渡。在制备过程中，将很多或全部 GG 钻都在同一水平进行制备会导致过度去除牙本质、不必要地削弱牙根的强度，并在术后 X 线片中可见制备的形状呈"可口可乐瓶"样。

当用 GG 钻成型时，必须有很好的感知和触觉：按牙根形态和根管弯曲程度决定进入的深度。牙医师必须学会给每一根牙根制定出合乎逻辑的、具体的制备方案[98,107,117]。用 GG 钻磨光、修整根管时，根管冠 2/3 同时会产生相当多的碎屑（即牙本质泥浆）。用完每根或每两根 GG 钻之后，应进行冲洗，反复用 10#清洗锉搅碎碎屑袋，然后将碎屑冲洗出根管。如果 10#锉遇到阻力，牙医师应轻轻穿透它。一旦到了这个令人讨厌的易堵塞的根尖孔处，应将清洗锉轻轻地、反复用短振幅（1 ~ 2 mm）振动，直到清洗锉能自由移动。用 10#锉搅动，使碎屑进入溶液，所以有必要再冲洗。一般完成较直的、大的根管冠 2/3 的成型，仅需用一套器械制备一次。然而，较困难的根管，需要将一套 GG 器械制备两次才能形成均匀的锥度。复杂的根管系统则需要几次重复才能制备出理想的形态。

机动镍钛成型器械

实际上，镍钛机动成型器械可使所有根管的冠 2/3 得到最佳的制备。临床医师可从以下器械中进行选择：0.04 或 0.06 锥度的 ProFile、根管口成型器械(orifice shapers)、GT 旋转锉、ProTaper、Quantec 系列锉或上述器械之间的组合或与其他品牌系列器械组合。

机动成型指南 已经建立了一些关于使用镍钛机动成型器械的规则。制备一个能直线进入根管口的入口洞型是非常重要的。机动器械只能进入预先用手用器械探察过的那一部分根管内（图 8 – 68）。用小的、有弹性的、不锈钢 ISO 0.02 锥度的手工锉进一步确定直线形入口、横断面的直径和根管形态；这样，让牙医师了解是否适合使用机动器械。另外，已经建立了关于机动器械的具体速度、顺序和使用方法的一些标准。下面总结的是机动成型器械的使用指南。

1. *直线进入* 通过观察手柄的状态是平行或偏离牙齿长轴来判断是否呈直线形进入（图 8 – 58）。当牙根在临床牙冠之下，锉的手柄偏离长轴时，用机动成型器械进行操作会使牙根变薄而易被折断，或沿牙根侧壁造成一个细长的穿孔(strip perforation)。使用 GG 钻可使锉直立以便它与牙根长轴平行。一旦锉的手柄与牙根长轴平行，就可开始用机动成型技术操作。

2. *横断面的直径* 在使用机动成型锉之前，应用手用器械确定根管横断面的直径大小。要有足够的空间以容纳和引导没有或部分有切削作用的机动器械的尖端。例如，如果用 0.02 锥度的 10#或 15#锉探察到距预期工作长度 2 ~ 3 mm 之内，那么，在它们尖端冠方的空间比锉的号数提示的更大。10#和 15#锉的刃部长 16 mm，它们在 D_{16} 的直径分别为 0.42 mm 和 0.47 mm。这些小号器械可为机动器械开路。

3. *根管系统的解剖形态* 常见根管系统的解剖形态有 5 类。探察锉可提供根管的弯曲度、反弯曲度(recurvature)或根管是否有裂痕(dilaceration)的重要信息。所以，在用机动器械前，牙医师有必要

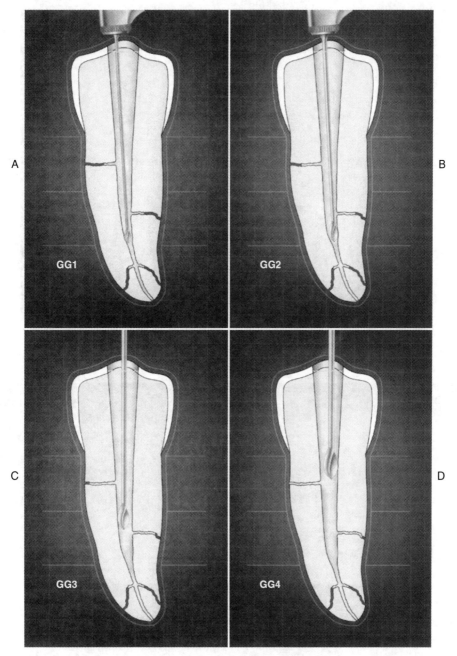

图 8-67　A. 用 GG-1 提拉，以切削掉约束的牙本质。B. GG-2 选择性地刷切牙本质壁和进一步成型根管。C. 将 GG-3 逐步后退和继续扩展根管冠 2/3 的制备。D. 用 GG-4 使根管的最冠部与入口洞型的轴壁协调一致

知道一个单根管是否有分支或一个牙根中的两个根管是否沿牙根长度有融合。通常，呈现这些解剖形态的根管是不适合使用镍钛机动器械的。因此，探察锉不仅是一根用来测量的金属丝，它还可为成型的顺利进行提供必要的信息。

4. 速度和顺序　当使用可为每一根锉自动调节扭矩的减速电马达时，所有机动器械都能很好地完成操作而且很少折断（图 8-69）。应按照厂家提供的规定使用机动器械。为了减少折断，最好先用 D_0 直径或锥度较大的机动成型锉，然后用较小尺寸的器械。在应用逐步深入法时，锉旋进根管的面积最小，从而减小了器械承受的扭力。D_0 直径可变的镍钛机动锉多用其末端刃部旋入和切削牙本质。然而，D_0 直径固定的镍钛机动成型锉多用其柄侧的切槽切削（器械的较强部位）。从大到小连续使用锉，可避免器械切刃的整个长度旋入牙本质时产生锥度锁定（taper lock）的危险[16~18]。

5. 润滑作用和"轻轻接触"　为了降低折断的

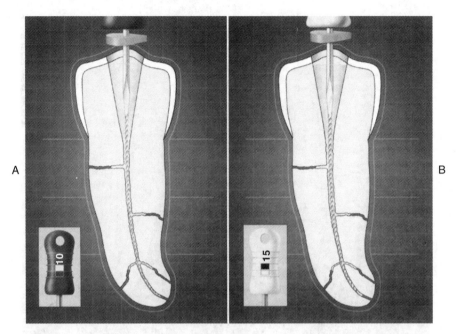

图 8-68　A. 用探察锉确认直线进入，核实根管的直径和根管系统的解剖。B. 用 15#锉沿 10#锉的路径进入，使滑行路径更完善和确定下一步的治疗

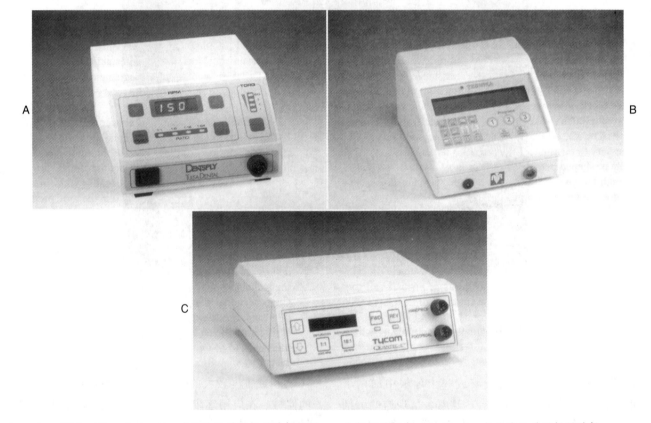

图 8-69　A. Aceptico 电马达给牙医提供选择控制 rpm 和扭矩的机会。B. Tecnica 电马达给牙医提供选择 rpm、扭矩控制和往复移动性能的机会。C. Quantec 电马达给牙医提供选择 rpm 的机会

危险，机动成型器械一定要与润滑剂同时使用[21]。应将髓腔充满次氯酸钠或螯合剂，以减少器械与根管壁之间的摩擦。在根管内使用机动器械应该是不要加力（passively），只要机动器械在根管内容易移动，就可以继续使用，就像前面所提到的，施加在器械上的压力应与用尖头铅笔写字时相同。

当镍钛机动器械向根尖移动受阻时，有两种可能。一种是由于器械尖部的大小不适合探察锉以前

建立的滑行路径,应将锉拔出。这时,牙医师应冲洗根管和用最小的锉进入到工作长度使碎屑进入溶液,同时确定根管现有的横断面直径和验证根管的形态结构。另一种可能性是,由于切刃间有碎屑堆积使器械根尖移动受阻。切刃间的碎屑使器械不能动,因为堆积的碎屑将锉的切削部分从根管壁推开。如果是这样,牙医师应将锉拔出,清洗其切刃部分并冲洗根管,用一小的手用锉进入到工作长度使碎屑进入溶液,从而确定以前建立的滑行路径,然后再冲洗以冲出碎屑。

冠2/3旋转成型技术 探察并用次氯酸钠充满冠2/3的根管后,牙医师应选择一根适合根管口的机动成型器械。不管用什么品牌的器械,都应采取逐步深入法(图8-70)。当使用恰当时,器械可不需加力地逐渐向根尖推进。器械进入的深度取决于根管的直径、弯曲度和解剖形态。牙医师决不能尝试贸然向未经探察的根管部分进入。

当机动器械进入根管受阻时,牙医师应将其取

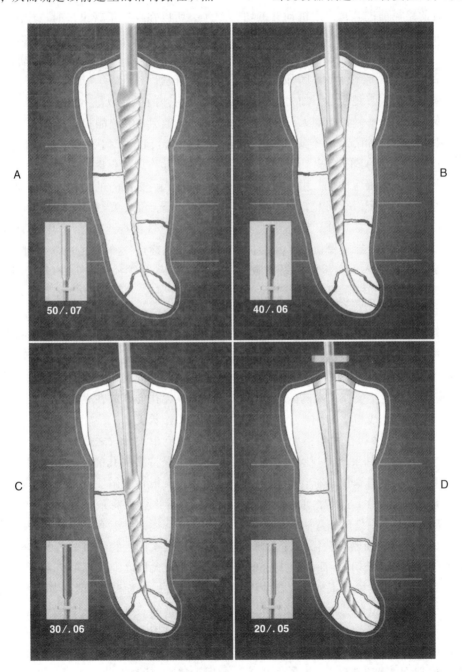

图 8-70 A. 一根 D_0 直径为 0.50mm,锥度为 0.07 的 ProFile 根管口成型器可用来使多数根管冠1/3呈漏斗状。B. 一根 D_0 直径为 0.40mm,锥度为 0.06 的 ProFile 根管口成型器可用来成型多数根管的中1/3。C. 一根 D_0 直径为 0.30mm,锥度为 0.06 的 ProFile 根管口成型器可用来成型根尖1/3。D. 一根 D_0 直径为 0.20mm,锥度为 0.05 的 ProFile 根管口成型器可用来在近终点处建立深部成型

出并应注意沿锉的切刃是否有碎屑堆积。如果器械选择正确，碎屑应局限在几个毫米长的切刃内。如果在较长一段切刃有碎屑，说明器械承受了过大的扭力。此时，牙医师应选择一个大一点或小一点的器械以避免锥度锁定危险的发生。将器械上的碎屑清洗后，才能仔细检查切刃所受的压力、张力和变形的情况。根据所用锉的几何学特点，碎屑应位于刃部近柄端，该处的横断面较大。另外，碎屑位于柄端提示，靠近 D_0 端器械较小、较弱的部分没有被紧固，和能沿着原有的路径前进。每次用机动器械切削后，牙医师应冲洗，用小的清洗锉进入工作长度以便使碎屑进入溶液，再冲出碎屑，清洁根管。

确定根管冠 2/3 呈光滑路径后，牙医师应将同一机动器械再次插入，以检查是否可不加力地进入根管更深一点，或开始用下一号器械。无论什么情况，牙医师都应"按根管的具体情况"，而不要给器械强行施力，从而使根管制备成最好的形态[107,117]。每次用机动器械切削后，牙医师都应冲洗，用小的锉进入工作长度搅碎碎屑袋，确定滑行路径，再冲洗并继续从大号到小号按逐步深入法操作。在钙化较多和解剖形态复杂的根管中，可能需要使用一套器械中的部分器械或全部器械进入工作长度 2 到 3 遍，以便使根管冠 2/3 清洁、光滑和流畅。

根管根尖 1/3 的制备

当冠 2/3 预扩后，根尖 1/3 根管系统的制备就有了很好的进路[89,107,137]。在将锉进入根尖前，医师一定要从 X 线片或根尖电子定位仪获得准确的工作长度[46]。与只拍一个角度的 X 线相比，近中、远中和垂直角度拍的 X 线片能帮助医师在想象中建立起一个更为三维的牙齿模型[95]。如采用常规 X 线片，医师应在探察锉上放置单相性硅树脂止标，并把 10# 锉插入 X 线片上的治疗牙齿中；这样，可按照根管的弯度使锉的尖部预先弯曲。只预先弯曲较细的锉以符合根管的弯度，而较粗的器械只需少许预弯，因为它们在离根尖 1/3 较远处切削，而根尖 1/3 的弯曲度最大。然后将单相性硅树脂止标设置在估计工作长度，再转动使与器械尖部弯曲一致。

探察根尖 1/3 根管

将髓腔充满润滑剂或次氯酸钠的同时，医师将预弯的、测量好长度的 10# 锉插入根管。当牙齿在 X 线片上显示根尖有病变时，将锉直接进入透射区是很有用的（因为邻近根管出口处有牙髓源性损害形成）。将器械的手柄以 30°往返移动。手柄的运动将带动锉向下进入根管（图 8-71, A），当硅树脂止标较冠参考点略短约 1~2mm 时，应停止手柄的往返移动，将锉轻轻推向工作长度。

在一些病例中，锉很容易就到达距终点（RT）几个毫米之内，然后突然会遇到阻力，这就是所谓的"模糊的阻力"。这可能提示狭窄的根管分成了多个根管口（POES）或在到达终点前突然改变了方向。此时，牙医师应取出锉，在接近根尖部预弯成一个较锐的弯曲，并再次进入根管。由于冠 2/3 预先扩大了，所以在探察根管出口时，牙医师很容易控制锉的走行。一旦锉到达全长，牙医师应将锉向冠方提拉，以确保锉离开根尖孔向外移动和切削。

开放

将锉的手柄以推-拉动作轻轻移动，重复这个动作，直到 10# 锉能很容易地到达预先确立的长度（图 8-71, B）。牙医师应用短幅度（0.5~1.0 mm）的推拉动作以确保路径光滑和可重复。然后，以较长幅度（1~2 mm）的推拉动作以确定器械能沿工作长度滑行。再以 2~3 mm 的幅度推拉，以证明器械能沿根尖 1/3 滑行。如果 10# 锉不能通过根管的末尾部分到达终点，这时应使用螯合剂。牙医师应有意识地将 10# 锉的尖插入根尖孔（然后超出 1 mm）使根尖孔开放（图 8-71, C）。10# 锉在 D_1 相当于 0.12 mm。如果在根管尖部的几个毫米有根管狭窄的话，牙医师应轻轻移动 0.02 锥度 10# 锉 1 mm 长度，这将减少 10# 和 15# 锉间在 D_0 的变化百分率从 50% 到 25%。考虑到根尖周组织的血液供应和免疫能力，建立和保持根尖孔的开放在生物学上是无害的。

工作长度

建立根尖开放之后，牙科医师在随后的成型过程中应保持根尖孔的开放，使冲洗液能到达终点，并在侧支根管中循环。为加强清理和成型的机械学目的，牙医师应将最小号的、最富弹性的锉插入到终点。清理到终点有利于达到去除所有牙髓、细菌及其内毒素的生物学目的。保持根尖孔一直是开放的，在很大程度上减少了堵塞、台阶和穿孔的可能性。制备一个逐渐变窄、在尖部直径最小的根管，有利于严密的三维充填。

一旦用 10# 锉证实到达先前建立的长度是一个光滑的路径后，牙科医师就应开始使用 15# 锉。如果根管狭窄，牙科医师应重复柄的推拉动作，直到 15# 锉容易地进到期望的工作长度。这证明 15# 锉已到根管的终点（图 8-71, D）。数字 X 线照片使牙科医师有更多的选择机会来了解锉的位置。由于可调整

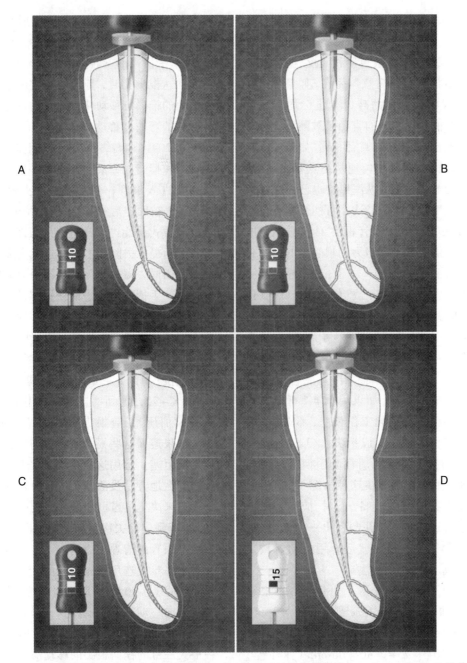

图 8-71　A. 完成预扩大和充满冲洗液后，用一根 10#锉开始探察根管根尖 1/3。B. 将 10#锉操作到根尖孔，短距离推-拉以建立或检验滑行路径。C. 将 10#锉有意地和轻轻地插入并超出根尖孔以建立开放（patency）并为下一根器械铺路。D. 用 15#锉到工作长度可使阅读 X 线片容易些并可增加电子根尖定位仪的精确度

照片的对比度，并可放大，从而能更准确地观察到器械的终点。当测量工作长度时，电子根尖定位仪可替代 X 线片。Endo Analyzer (Analytic Endodontics, Orange, CA) 和 Root ZX (J. Morita Corporation, Tustin, CA)采用先进的电子技术，可以准确地、可预测地和省时地提供有关根尖孔位置的信息（图 8-29）。这些电子根尖定位仪不受根管内分泌物和电解质的影响。当工作器械的杆不接触金属修复体时，错误的读数是可以避免的。锉的尖部在估计长度应接触牙本质，冲洗液应局限于多根牙齿的根管中；如果髓腔内充满导电的液体时，就很可能出现错误的读数。

完成根尖 1/3 的制备

当扩锉至根管全长（根管全长已通畅）并且根尖孔扩大到 15#锉的大小，根管根尖 1/3 的制备就算完成了。完美的根管制备的必要条件是连续地完成制备根尖 1/3。理想的、制备好的根管应呈纵深形态，其锥形指向根管的末端。至少用 20#锉扩大到终

点，器械每增大一号退离根尖孔的距离各增加0.5mm。

当用ISO 0.02手用器械测量和调校后，牙医师将确信根尖1/3的制备已满意地完成。如果牙医师能看到连续增大的器械上的硅树脂止标均匀地远离参考点，那么根尖孔准确的直径已被测定，且与在工作长度被夹紧的锉的D_0直径相同。如果牙医师能观察到连续增大的器械均匀地从终点移出根管，说明根尖1/3已经调校好，纵深形状也已形成。用一系列器械进入工作长度一二次，可能3次，将逐步调整和调校根管和证实根管根尖1/3最终完成的形状。调校提供了一个有阻力的根管形状，这是三维充填根管需要的。

手工与机动完成 当15#或更大的锉已能到达工作长度时，应做出如何能最好地完成根尖1/3制备的决定，用手工锉还是机动器械。用手工器械完成解剖结构复杂根管的制备是明智的。小的有弹性的探察根尖1/3的锉可提供有关根管突然融合、过度弯曲、分支的信息。如果用15#锉可轻微推几个毫米和不用力地滑动到工作长度，那么，一般可以用机动的镍钛器械来完成根尖1/3。然而，一些具有挑战性的根管需要采用往复手柄运动使预弯的15#锉到达工作长度。在这种情况下，应当用手工锉来完成根尖1/3的制备。有时，应用手工锉能使难制备根管逐渐扩大，并制备出一个光滑的、有把握到终点的路径；这时就适合用机动器械来进行最后的完成。

用ISO 0.02锥形器械完成 当仔细探察根管长度，并用10#和15#锉完全开通到终点后，就可用ISO 0.02从20#到60#的手工锉来完成根尖1/3。一开始可选用20#、25#、30# flexofile(弹性锉)(Dentsply Maillefer, Tulsa, Okla)，因为它们有弹性和尖端无切削作用，所以能够容易地、安全地进入已有的导洞[138]。用于根尖1/3的不锈钢器械都应根据以正确角度拍摄的术前X线片预弯，以模拟根管的弯曲。由于镍钛手工锉(35#~60#)的无比弹性所提供的安全性和可控性，所以应选择它们来完成根尖1/3[105]。

用次氯酸钠充满髓腔后，牙医师应选择20#锉，并将其预弯。根据根管的直径和解剖形态，20#锉或可移动到全工作长度或在短于工作长度的某处被夹紧。如果某根锉可不用力地进到工作长度，牙医师可直接用大一号锉继续操作。将20#锉的手柄以15度顺时针和15度反时针来回旋转，这可使锉向根尖移动。手柄总共30度的弧形旋转适合用于根管的主要部分。通常，当器械的工作尖端到达根尖1/3时，手柄来回旋转的程度应减小，当器械的工作尖端到达根尖孔时，应当使用直的推拉动作。根管锉手柄的推、拉移动使有弹性的预弯器械能准确地沿根管的弯曲度移动。

在20#锉远离终点2mm以上时，牙医师应轻微用食指和拇指来回旋转器械的手柄。这种运动将使锉向下进入根管；当手柄感觉夹紧，移动就结束了。当锉被固定后，即刻向冠方拉出1~2mm，同时以提拉方式使旋进牙体组织的刃部切削。将锉插入根管，用提拉去除牙本质，这就完成了第一个切削周期。用同一器械再就位，不用力地使手柄来回前后转动。手柄的运动进而使锉移动；这样器械可进一步深入根管内。能进入根管多深，牙医师就将锉进入多深；当锉的手柄感到夹紧时，牙医师应将器械拉向冠方直到松开。将20#锉手柄运动(即插入，然后提拉)持续5~6个切削周期，直到器械到达终点(图8-72,A)。所有器械的使用都是不用力的(即绝不要加压)，对根尖1/3段绝不能采取进攻方式。如果遵循这些根管制备指南的话，将不会错误地形成阻塞。运用这种技术，对于一个锉应到达根管的什么地方是没法预见的；根管进入的深度由根管形态来决定。当根管形态复杂或其内容物纤维化时，牙医师应除去次氯酸钠，而用RCPrep充满髓腔来促进根管的清理和成型。

下一步应选用预先弯制的25#锉。将25#锉插入根管，应用与20#锉前后来回旋转一样的运动，使向根尖方向移动直到手柄感到夹紧。牙医师应向冠方提拉器械手柄，以远离根尖孔方向切削牙本质。每一根大一号的锉向根尖的移动应受到限制，使每根锉比前一根较小号的锉工作长度短0.5mm(图8-72,B)。有时不用切削，因为它们可不用力地到达比前面的锉刚好短一点的长度；有时需5~6个切削周期才能使器械逐渐深入根管，以确保制备成一个均匀的锥形。

现在牙医师应开始使用预弯的30#锉。通常，较大的锉其工作端的弯曲度可小一些，因为这些器械不需进入根管太深。同样，反复来回旋转，使器械进入根管，向根尖部移动直到开始感觉夹紧。医师应将30#根管锉向冠方拉出1~2mm，从有阻力处向冠方切削牙本质。经过几个切削周期，通常，30#锉可向下进入离25#根管锉到达处0.5mm(图8-72,C)。较大的器械通常在短于先前使用较小器械的地

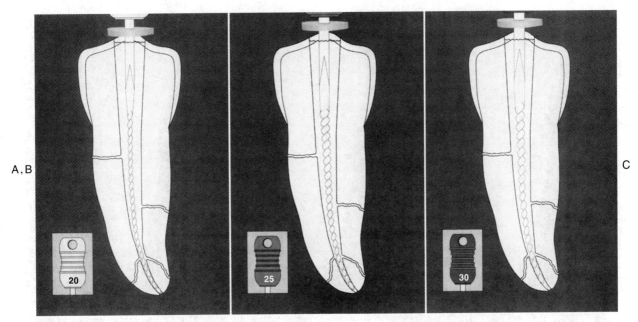

图8-72 A.当把约束性的牙本质去除后,可将预先弯曲的20# flexofile 轻轻地插进根尖孔。B.当20#flexofile 锉(在终点)被夹紧时,然后最好使25# flexofile 锉离开终点0.5mm。C.几个切削周期后,30# flexofile 一般可进入根管更深,离根尖孔1mm之内

方感到夹紧。

每用完2到3根锉之后,冲洗,将锉进入工作长度使碎屑进入溶液,再冲洗,以去除制备时产生的碎屑,这是必不可少的。这时,小的开放锉将会轻松地通过根管到达终点。但是,器械偶尔可能遇到阻力。当这种情况发生时,牙医师应当轻轻连续敲击,直到器械的尖端延伸到碎屑。然后反复用清洁锉以短的、1~2mm的垂直敲打以击碎碎屑团块,并使碎屑进入溶液。当开放锉沿滑行路径容易滑至终点时,牙医师应再冲洗,以冲出碎屑。

牙医师开始用镍钛35#~60#手工锉逐步调校、扩大,使整个根管长度形成均匀的锥度(图8-73,A~E)。55#锉通常没有必要使用,因为它在D_0比50#锉的直径只增大10%。这些镍钛手用器械的使用与20#到30# Flexofiles 相同,或结合应用平衡力法。镍钛手用锉可有效、安全和高效率地进行成型操作,尤其是在弯曲的根管[121,122,140]。牙医师应当用一系列器械进行操作和周期性地进行冲洗,使锉进到工作长度搅动碎屑,证实根尖孔是开放和再冲洗以清除牙本质泥浆。每大一号锉进入的长度应当比小一号锉进入的短0.5mm;这样,制备的锥度就会均匀。根据具体情况,在结束根管制备时,通常使60#锉或相同大小的器械进入离根管末端3~5mm内(图8-73,F)。使60#锉进入根中和根尖1/3的交界处,可确保有足够的空间供有效地冲洗和清洁,也为三维充填根管制备了最好的形状。

证明制备好的根管已具有均匀的锥度的最好方法是在临床上观察到每大一号锉上的硅树脂止标以0.5mm的间隔远离参考点。通常,在开始制备时,逐号增大的器械不能均匀地退出根管。重复使用一组器械直到制备出均匀的锥度才算完成制备。如果根管没有均匀的锥度,牙医师应重复完成制备的程序直到确定有均匀的锥度。不断冲洗和保持根尖孔开放是非常重要的(图8-74)。在较难制备的根管中,牙医师应再重复整个过程(可能还要再一次),以制备出一个异常清洁、光滑、流畅和均匀的锥形根管(图8-75)。很多时候,当进行清理和成型操作时,牙医师只差一次进到工作长度就可以达到优秀。

用手用 GT 锉完成制备 GT 镍钛手用锉是另外一种扩大和完成根尖1/3根管制备的有效器械(见本章"制备根管的设备"一节)。最好是在牙根冠2/3已预先扩大,根尖1/3根管已开通,根尖孔已至少用 ISO 0.02 手用锉15#(或20#)扩大后使用这些锉(图8-76,A)。逐号使用 GT 锉,从最大号开始,以最小号结束。这种使用顺序有助于使用近柄侧的切槽切削,采用逐步深入法去除牙本质。这些器械的尖端不会旋入和切削牙本质,而是不加力地按照已有的和确定了的滑行路径移动。GT 锉在制备根尖部使呈均匀锥形时是非常有效的。

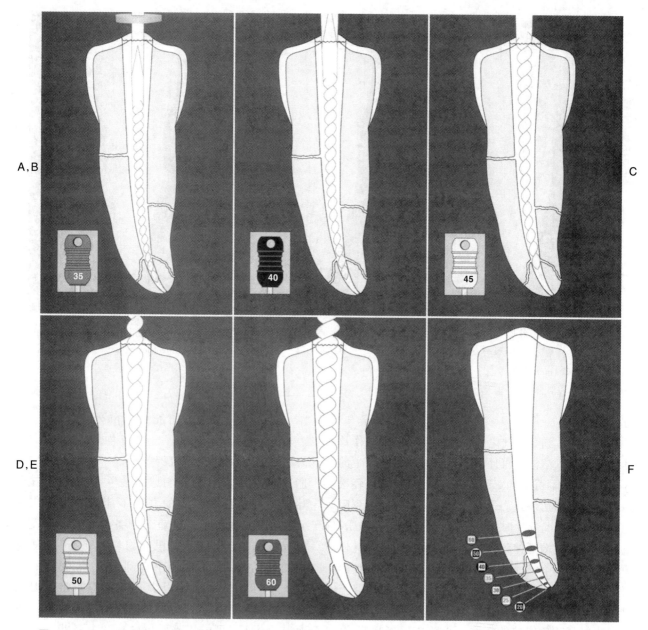

图8-73 A. 用镍钛35#锉继续进行深部成型;当离终点1.5 mm时,即可结束操作。B. 可将镍钛40#锉进入根管系统深部和操作到离工作长度2.0mm处。C. 用镍钛45#锉继续成型,当它短于根尖孔2.5mm时,结束操作。D. 用镍钛50#锉使根中1/3与根尖1/3协调一致直到短于工作长度3.0mm。E. 按照根管的弯曲度和长度,镍钛60#锉可在离终点4.0mm处结束操作。F. 当每一根逐次增大的器械均匀地从根管退出时,即确认已完成深部成型

GT锉是以反方向车螺纹加工成的,所以,应以反时针旋转旋入牙本质。当需要应用手用器械时,GT 0.08和0.10锥度锉能最有效地将根尖1/3制备成特殊的和预先确定的形状。在临床使用中,用往复的转动将一根GT 0.10锥度手用锉插进根管,直至手柄感到夹紧。然后将手柄反时针旋转45度到90度将器械推进根管。这样的反时针旋转可启动倾斜角度不定的近柄侧刀刃工作,使牙本质上形成螺纹。为了切削牙本质,牙医必须将手柄向根尖部推,同时顺时针旋转。在手柄运动中,沿被旋入的刀刃形成扭力。当超过牙本质的弹性限度时,它将切削牙本质并伴有可听到的咔嚓声。此时,牙医应将锉保持在根管内,重复操作步骤,通过反时针旋转手柄45°~90°,使锉向下旋进牙本质。牙医应向根尖方向给手柄施压,同时用顺时针旋转力平衡向下推进的力量。在牙本质被切削时牙医可再次听到咔嚓声,这就完成了另一个切削周期。牙医应重复3~4个切削周期或直到反时针旋转时,0.10锥度锉不能再深入根管为止(图8-76,B)。在这种技术中,是将GT锉用于反平衡力技术(reverse balanced-force

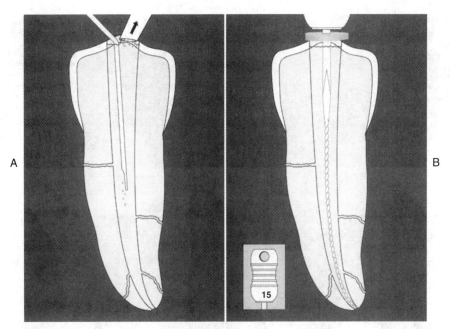

图8-74　A. 用全浓度、热的NaOCl和17% EDTA浸泡根管系统可加强清洁作用。B. 用15#锉检验滑行路径和确认根尖孔是开放的

technique)。

当器械不再向根尖方向移动时，通常是由于堆积的牙本质碎屑使锉的刀刃离开了根管壁。其他的原因还有锉的锥度超过了根管锥度，或锉的尖端几个毫米太刚硬，不能弯曲以顺应根管的弯曲度。不管怎么样，必须不断地向冠方提拉手柄，并同时反时针旋转器械，以去除牙本质泥浆。在反时针旋转时，拉的力量将阻止器械旋进根管。最终的效果是器械将停留在同一水平，旋转，往锉的刀刃间装载碎屑。

GT锉取出后，牙医师应检查器械，以确定碎屑停留在刀刃的什么部位。理想的是牙本质泥浆停留在刀刃的近柄端。牙医师应从器械上清洗碎屑，冲洗根管，用10#或15#锉进到工作长度使碎屑进入溶液，再将碎屑冲出。可将同一GT锉再次插入根管内，继续使用原来的方法。如果GT锉不容易旋入牙本质和向下进入根管，牙医师应使用小一号的0.08锥度GT锉。通常，只要做几个切削周期就可以到达工作长度（图8-76,C）。一般0.10锥度锉可以进到大多数根管的根尖孔。但是，牙根较窄或有深的凹陷时，可用0.08锥度的锉进到工作长度。

红色手柄0.10 GT锉制备的正规根管形态与9根ISO 0.02（20# ~ 60#）锉制备的一样好。例如，如果20#锉在工作长度被夹紧时，将30# ~ 60#锉均匀地远离终点1、2、3、4 mm，将制备出满意的形状。尽管GT锉是经济型器械，能制备均匀的、深的形状，但是这些优点被锉固定的切槽直径所抵销。事实上，许多根管在根尖的横断面超过了GT锉在D_0固定的直径0.20 mm。甚至，当操作者确信GT锉到达工作长度和不能再向根尖移动时，实际上是近柄端的刀刃部分被根管约束，这提供的是一个假象，而不是根管在尖部的真正直径。

为了克服这种不确定性，牙医师需要先插入ISO 20#锉以确定根尖孔的大小。如果20#锉在工作长度时感到被夹紧，就可确定根尖孔的直径为0.20 mm。如果在工作长度时，20#锉是松的，牙医师应按顺序使用ISO 0.02系列锉测量和调校根尖孔，以证实它的形态（图8-76,E）。用GT手用锉后，常用ISO 0.02锉作为"测隙规"，可快速检验根尖孔的真正直径和根管的纵深形状（deep shape）。

固定的最大切槽直径是GT锉的另外一个缺点，因为它倾向于把根管冠部制备成平行的。平行的根管会限制冲洗和降低三维充填的可能性。为了避免这些缺点和使冠2/3平行的根管呈漏斗状敞开，需要使用更多的器械，从而否定了GT锉系列的简单性。

用镍钛机动器械完成根尖1/3根管的制备

当15#锉能轻轻地、试探性地移动几毫米到终点时，就可用机动镍钛器械完成根尖1/3的制备。镍钛机动锉包括Profile系列锉、ProTaper完成锉和Quantec系列器械。可用这些系列中任意一种或联合使用完成根尖1/3的制备（图8-77）。根管口成

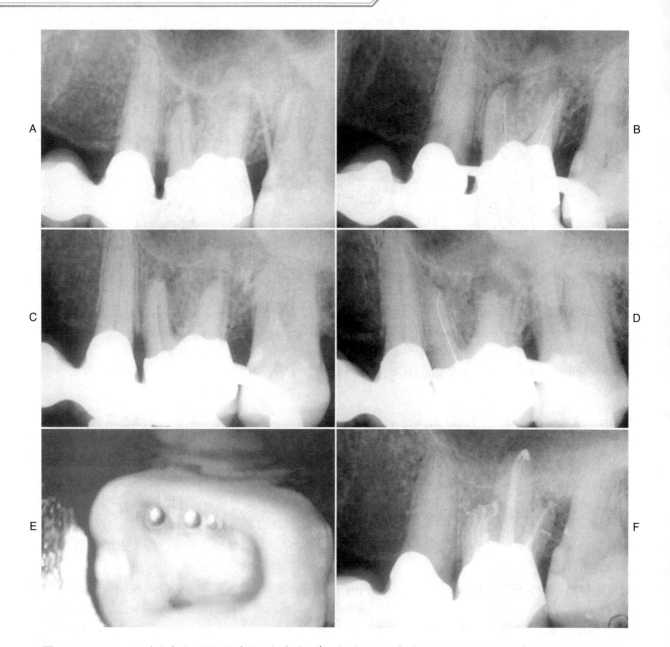

图 8-75 A. 一颗牙髓受累而需做桥基的上颌磨牙。有一根牙胶尖沿窦道跟踪。B. 预扩大根管后立即拍的工作片显示 2 根 10# 锉到达近中颊 1 (MB¹) 和远中颊 (DB) 根管系统。C. 向远中倾斜投射的 X 线片显示,10# 锉突然弯曲并到达近中颊 2 (MB ᴵᴵ) 根管系统的终点。D. 一张更远中倾斜投射的 X 线片揭示近中颊根 (MB) 分叉侧凹陷,一根 10# 锉在近中颊 3 (MB ᴵᴵᴵ) 根管系统终点弯曲。E. 去掉金属冠后的照片显示孤立的牙齿和充填了的 MB ᴵ,MB ᴵᴵ 和 MB ᴵᴵᴵ 根管系统。F. 一张治疗后的 X 线片强调根管治疗是修复和重建牙科的基础

型器长 19 毫米,所以它们只能到达终点,并完成与此长度相同或短于此长度的根管。最后,应根据前面章节所描述的一些因素来选择完成根管制备的器械。

不管各套器械系列之间存在什么几何学上的差异,根据它们的使用方法,任何一套系列锉都可以将根尖 1/3 制备成各种不同的锥度。例如,当以 0.5mm 的间隔逐步退出根管时,ISO 0.02 手用锉可以制备出 0.10 mm/mm 或 10% 的锥度[117]。同样,如果将一个 0.04 锥度的锉用于整个根管长度,并只用这种器械完成根尖 1/3 的制备,那么这部分根管的锥度是 0.04 mm/mm 或 4%。锥度为 4% 的根管明显太窄和平行,不能有效保证清理和充填。但是,如果将一套 0.04 锥度器械用来完成根尖 1/3,让每增大一号的锉均匀地退出根管,那么也可以制备出 0.10 mm/mm 锥度的根管(图 8-47)[87]。

任何一套有固定 D_0 直径的机动器械,都需要另外用 ISO 0.02 手用锉来测量和调校,以确定根尖孔

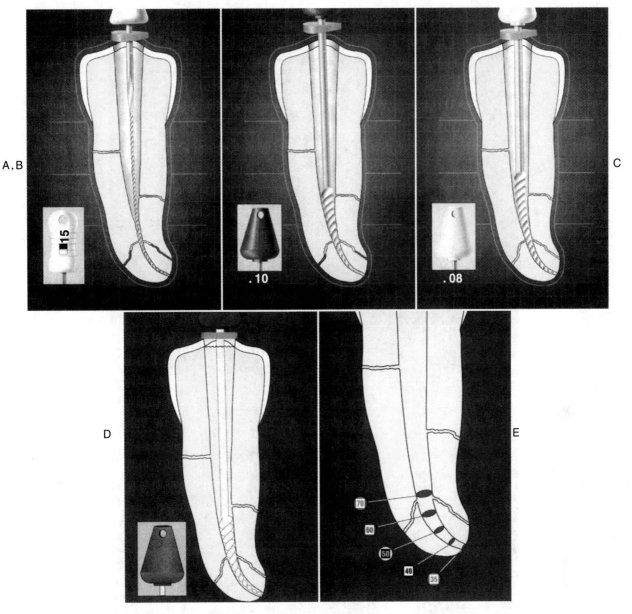

图 8-76　A. 用一根15#锉通过预扩大的根管,开通根尖1/3直到终点。B. 用一根0.10锥度的GT锉进行深部成型直到稍短于根管末端。C. 用一根0.08锥度GT锉进行深部成型直到终点。D. GT锉近柄侧刃在根管中可能被夹紧,而在末端,似乎向根尖是宽松的。E. 图解说明使用测量和调校验证根尖孔的大小和确认深部成型的重要性

的直径(图8-78)。为了获得某一器械在 D_1、D_2、D_3 的直径,用任何机动成型器械通过直径大于0.2 mm的根尖孔都是不明智的。理论上讲,镍钛锉的设计可使它沿着根管的长度移动,因为牙本质中的导洞可引导镍钛锉无切削功能和富有弹性的工作尖端。如果机动锉的一部分超出了根尖孔,特别是在弯曲根管,那么在这里器械没有导洞引导,再加上器械的锥度和刚度迅速增加,医疗事故发生的可能性就会增加。

不管机动镍钛成型锉在 D_0 的直径是固定的还是变化的,最好采用逐步深入法,由大号器械开始,然后器械号数逐渐减小。将每一器械以推荐的 rpm 旋转和不加力地向根尖移动。在已预扩的根管中,小锥度器械的工作尖端容易被旋入牙本质。如果是这样,牙医师施加于锉的压力应是轻的,就像使用尖头铅笔写字一样。当机动器械向根尖移动受阻时,牙医师应进行冲洗,将锉再进到工作长度使碎屑进入溶液,再冲洗,以确保路径光滑和根尖孔开放。然后,牙医师用同一器械或用小一号的锉又回到制备根管。

甚至在根管根尖1/3已呈光滑路径的情况下,在离根管终点1~2 mm处,也必须谨慎操作,以防止

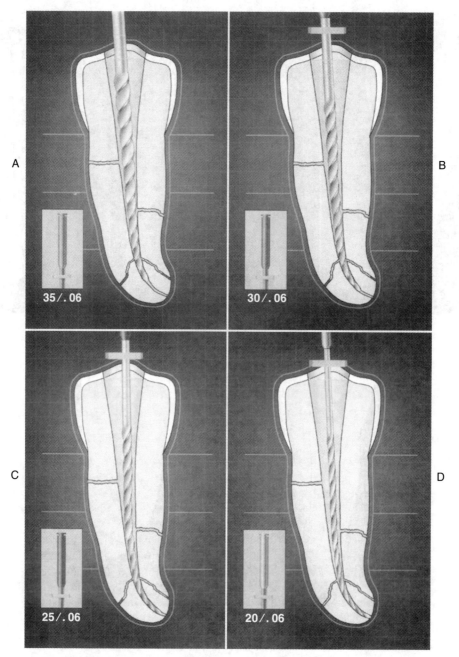

图 8-77　A. 35# 0.06 锥度的镍钛机动 ProFile 在一个预扩大的根管中，并沿着滑行路径进入根管的弯曲部分。B. 30# 0.06 锥度的镍钛机动 ProFile 正在避免锥度锁定，逐渐进入根管深部，向根管终点靠近。C. 25# 0.06 锥度的镍钛机动 ProFile 沿整个长度是宽松的，仅其末端切槽在切削，几乎到达终点。D. 20# 0.06 锥度的镍钛机动 ProFile 在根管的终点

器械折断。如果机动器械不能达到长度，牙医师应用手用锉完成或反复用机动器械使碎屑进入溶液以达到工作长度。当牙医师失去耐心、不严格执行安全操作规则或器械已使用多次，锉折断的可能性也就增大了。器械折断的事故是可以预防的，要达到这个目的就要把成型器械当作一次性使用的[40,67]。每个新病例都使用崭新锉的好处在于，锐利的器械切削牙本质更有效，效率也更高。

如果用来完成根尖 1/3 的机动成型器械有足够的锥度和可变的 D_0 直径，制备好的根管已经自动测量、调校并可以充填。当机动成型器械的锥度未达到清理、成型和充填目的的话，那理想的根管锥度可通过用连续增大器械均匀退出根管的方式来获得。

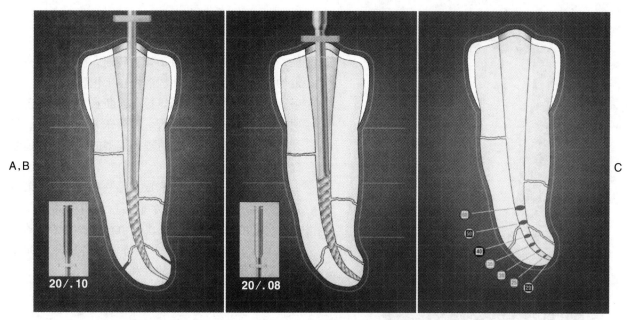

图8-78　A. 0.10锥度镍钛GT锉正在一个预扩大的相对平行的根管中操作,离终点很近。B. 0.08锥度镍钛GT锉在终点。注意,根管在冠1/2是平行的。C. 可用一根根管口成型器将根管沿长度制成锥形;当用D_0直径固定的任何器械时,测量和调校都是非常重要的

完成制备

玷污层的处理

当一根锉的刀刃旋入和切削牙本质时,在根管壁上会形成一层有机物和无机物的玷污层[48,82]。大量和多次的冲洗,同时使用清洗锉和开放锉,可以减少但不能去除玷污层。玷污层包含牙本质碎屑、牙髓残留物、细菌、内毒素,有时还有修复材料。关于是去除这一层还是让它原封不动,存在着激烈的讨论,并仍在争论。如果去除这一层,在充填材料和根管壁之间将有较紧密的接触[69,139]。如果不去除,根管就不能完全密闭,微渗漏和治疗失败的可能性就明显增大。

EDTA 和超声

将成型制备好的根管充满17% EDTA 水溶液1分钟,可去除玷污层(图8-79)[61,149]。许多医师喜欢采用压电超声加强去除碎屑[24,53]。临床上对增加根管内冲洗液的温度、循环和根管内冲洗感兴趣是有根据的[14,15]。然而,对超声激活根管内的冲洗液引起的声学流动的好处与由超声器械制备对根管壁造成的损伤应进行权衡[31]。

EDTA 和微型毛刷

近来,已将微型毛刷用于完成根管的制备。可将微型毛刷置于旋转或超声手机中使用(图8-55)。将

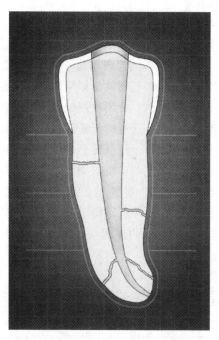

图8-79　图解说明用17% EDTA 冲洗制备完成的根管以去除玷污层是很重要的

已充满冲洗液和成型好的根管再用微型毛刷完成制备,可明显增强制备的清洁度(图8-80)[68]。正在进行关于用旋转启动的微型毛刷和超声驱动的微型毛刷完成制备的清洁度的对比研究。在两种情况下不论哪一种,锥形的微型毛刷都可增强清洁度,因为刷毛可变形进入不规则区域,使根管系统中的碎

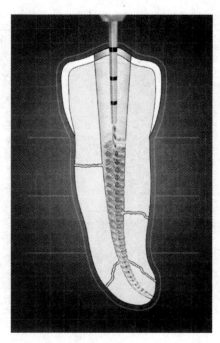

图8-80 在有17% EDTA存在时，可使用超声或旋转器驱动的根管微型刷子完成制备

屑进入溶液中。

暂时封药（Medicaments and Provisionalization）

当一次就诊不能完成根管治疗时，两次就诊间可将氢氧化钙作为根管内用药。尽管它的治疗机制还不太清楚，但是它在就诊间期的作用已经过详尽的研究。在复诊时，可用次氯酸钠溶液冲洗被氢氧化钙填满的根管，这有助于清除根管内的组织和有关的刺激物[24]。由于氢氧化钙是一种极佳的就诊间期敷料，很多其他药物将被淘汰。当需要放置就诊间期敷料时，可用一种氢氧化钙药剂（例如Vitapex）充填根管。然后，牙科医师可将一个浸有洗必泰的棉球置于髓腔内，再用耐久的修复材料封闭入口，以防止微渗漏。

术后医嘱

若可行时，应使正在进行根管治疗的牙齿脱离咬合接触。在每次就诊间隔期间，降低咬合的牙齿通常会感到比较舒服[103]。术后应有口头上和书面的医嘱，以增强患者的记忆和合作。应告知患者，2～3天内可能有咬合疼痛，在此期间避免用该牙咀嚼。

采用本章讨论的概念、策略和技术进行清理和成型，将使那些不需药物治疗的患者满意。一般，温和的和不用处方可购买的消炎止痛药可很好地应对临床上观察到的暂时性炎症症状。

由于技术上的发展，未来根管治疗技术将会明显提高。未来的机动成型锉，将在材料和几何学方面有很大提高；它们的安全性将会改善，它们的效率将会提高。未来的马达将提高锉的效率和安全性能，电子反馈性能将自动调整转速，控制扭矩和往返的运动。根管内的冲洗液将在工作胶片上显示阻射，未来的根管片将明显提高诊断水平。而且还将明显改进冲洗设备和插管。尽管未来前景广阔，但牙科医师永远要记住，清理和成型的基本概念是治疗成功的保证。

可能有人会说清理和成型是一种游戏，如果是这样，就可在不同技巧水平上玩出不同的治疗结果。良好的根管制备为三维充填根管提供了基础。想象和实施成功的治疗方法将使牙科医师掌握和赢得这场根管治疗游戏的胜利。

参考文献

[1] Abou-Rass M, Frank A, Glick D: The anticurvature filing method to prepare the curved root canal, *J Am Dent Assoc* 101: 792, 1980.

[2] Ahmad M et al: Ultrasonic débridement of root canals: acoustic cavitation and its relevance, *J Endod* 14: 486, 1989.

[3] Ahmad M, Pit-Ford TR, Crum LA: Ultrasonic débridement of root canals: acoustic streaming and its possible role, *J Endod* 13: 490, 1987.

[4] Ahmad M, Pitt-Ford TR, Crum LA: Ultrasonic débridement of root canals: an insight into the mechanisms involved, *J Endod* 13: 93, 1987.

[5] Albers H: *Tooth-colored restoratives*, ed. 8, Santa Rosa, Calif., 1996, Alto Books.

[6] Allison CA, Weber CR, Walton RE: The influence of the method of canal preparation on the quality of the apical and coronal obturation, *J Endod* 5: 298, 1979.

[7] Alves J, Walton R, Drake D: Coronal leakage: endotoxin penetration from mixed bacterial communities through obturated, post-prepared root canals, *J Endod* 24(9): 587, 1998.

[8] Archer R et al: An in vivo evaluation of the efficacy of ultrasound after step-back preparation in mandibular molars, *J Endod* 18 (11): 549, 1992.

[9] Baker NA et al: Scanning electron microscopic study of the efficacy of various irrigating solutions, *J Endod* 1: 127, 1975.

[10] Baumgartner JC, Mader CL: A scanning electron microscopic evaluation of four root canal irrigation regiments, *J Endod* 13: 147, 1987.

[11] Becket GL, Cohen S, Borer R: The sequelae of acciden-

tally injecting sodium hypochlorite beyond the root apex, *Oral Surg* 38: 633, 1974.

[12] Bergenhotz G, Lekhohm U, Milthon R, Engström B: Influence of apical overinstrumentation and overfilling on retreated root canals, *J Endod* 5: 310, 1979.

[13] Berutti E: Computerized analysis of the instrumentation of the root canal system, *J Endod* 19(5): 236, 1993.

[14] Berutti E, Marini R, Angeretti A: Penetration ability of different irrigants into dentinal tubules, *J Endod* 23(12): 725, 1997.

[15] Berutti E, Marini R: A scanning electron microscopic evaluation of the débridement capability of sodium hypochlorite at different temperatures, *J Endod* 22(9): 467, 1996.

[16] Blum JY, Cohen AG, Machtou P, Micallef JP: Analysis of forces developed during mechanical preparation of extracted teeth using Profile NiTi rotary instruments, *Int Endod J* 32(1): 24, 1999.

[17] Blum JY, Machtou P, Esber S, Micallef JP: Analysis of forces developed during endodontic preparations: balanced force technique, *Int Endod J* 30: 386, 1997.

[18] Blum JY, Machtou P, Micallef JP: Location of contact areas of Profile NiTi rotary instruments in relation to the forces developed during mechanical preparation of extracted teeth, *Int Endod J* 32(2): 108, 1999.

[19] Brown DC, Moore BK, Brown CE Jr, Newton CW: An in vitro study of apical extrusion of sodium hypochlorite during endodontic canal preparation, *J Endod* 21 (12): 587, 1995.

[20] Brynolf I: A histological and roentgenological study of the periapical region of human upper incisors, *Odontol Revy* 18 (suppl 11), 1967.

[21] Buchanan LS: Management of the curved root canal: predictably treating the most common endodontic complexity, *J Calif Dent Assoc* 17: 40, 1989.

[22] Bystrom A, Sundqvist G: The antibacterial action of sodium hypochlorite and EDTA in 60 cases of endodontic therapy, *Int Endod J* 18(1): 35, 1985.

[23] Calhoun G, Montgomery S: The effects of four instrumentation techniques on root canal shape, *J Endod* 14 (6): 273, 1988.

[24] Cameron JA: The synergistic relationship between ultrasound and sodium hypochlorite: a scanning electron microscope evaluation, *J Endod* 13: 541, 1987.

[25] Chow TW: Mechanical effectiveness of root canal irrigation, *J Endod* 9: 475, 1983.

[26] Cimis GM, Boyer T J, Pelleu GB: Effect of three file types on the apical preparation of moderately curved canals, *J Endod* 14: 441, 1988.

[27] Coffae KP, Brilliant JD: The effect of serial preparation versus nonserial preparation on tissue removal in the root canals of extracted mandibular human molars, *J Endod* 1 (6): 211, 1975.

[28] Cunningham W, Balekjion A: Effect of temperature on collagen-dissolving ability of sodium hypochlorite irrigating solution, *Oral Surg* 49: 175, 1980.

[29] Cunningham W, Martin H: A scanning electron microscope evaluation of root canal dèbridement with the endosonic ultrasonic synergistic system, *Oral Surg* 53: 527, 1982.

[30] Cunningham WT, Martin H, Pelleu GB, Stoops DE: A comparison of antimicrobial effectiveness of endosonic and hand root canal therapy, *Oral Surg* 54(2): 238, 1982.

[31] Cymerman JJ, Jerome LA, Moodnik RM: A scanning electron microscope study comparing the efficacy of hand instrumentation with ultrasonic instrumentation of the root canal, *J Endod* 9(8): 327, 1983.

[32] Dakin D II: On the use of certain antiseptic substances in the treatment of infected wounds, *Br Medd* 2: 318, 1915.

[33] Daughenbaugh, JA: A scanning electron microscopic evaluation of NaOCl in the cleaning and shaping of human root canal systems, Boston, 1980, master's thesis, Boston University, 1980.

[34] Dietz DB, Di Fiore PM, Bahcall JK, Lautenschlager EP: The effect of rotational speed on the breakage of nickel-titanium rotary files, *J Endod* 24: 273, 1998.

[35] Dow PR, Ingle JI: Isotope determination of root canal failure, *Oral Surg* 8: 1100, 1955.

[36] Dummer PMH, McGinn JH, Rees DG: The position and topography of the apical canal constriction and apical foramen, *Int End J* 17: 192, 1984.

[37] Ellingsen MA, Harrington GW, Hollender LG: Radiovisiography versus conventional radiography for detection of small instruments in endodontic length determination. I. In vitro evaluation, *J Endod* 21(6): 326, 1995.

[38] Esposito PT, Cunningham CJ: A comparison of canal preparation with nickel-titanium and stainless steel instruments, *J Endod* 21 (4): 173, 1995.

[39] Fairboum DR, McWalter GM, Montgomery S: The effect of four preparation techniques on the amount of apically extruded debris, *J Endod* 13: 102, 1987.

[40] Filho IB, Esberard RM, Leonardo R, del Rio CE: Microscopic evaluation of three endodontic files pre-and postinstrumentation, *J Endod* 24(7): 461, 1998.

[41] Fleming A: History and development of penicillin. *Penicillin: its practical application*, Philadelphia, 1946, The Blakiston Co.

[42] Gabel WP et al: Effect of rotational speed on nick-

el-titanium file distortion, *J Endod* 25(11): 752, 1999.

[43] Gambarini G: Shaping and cleaning the root canal system: a scanning electron microscopic evaluation of a new instrumentation and irrigation technique, *J Endod* 25(12): 800, 1999.

[44] Gambarini G, De Luca M, Gerosa R: Chemical stability of heated sodium hypochlorite endodontic irrigants, *J Endod* 24(6): 432, 1998.

[45] Ganzberg S: Analgesics: Opioids and Nonopioids. In Ciancio SG, editor, *ADA Guide to Dental Therapeutics*, Chicago, 1998, ADA Publishing Co.

[46] Garcia AA, Navarro LF, Castelló VU, Laliga RM: Evaluation of a digital radiography to estimate working length, *J Endod* 23(6): 363, 1997.

[47] Goldberg F, Speilberg C: The effect of EDTAC and the variations of its working time analyzed with scanning electron microscopy, *Oral Surg* 53: 74, 1982.

[48] Goldman M, White RR, Moser CR, Tenca JI: A comparison of three methods of cleaning and shaping the root canal in vitro, *J Endod* 14(1): 7, 1988.

[49] Goodman A et al: An in vitro comparison of the efficacy of the step-back technique versus a step-back/ultrasonic technique in human mandibular molars, *J Endod* 11(6): 249, 1985.

[50] Green D: Stereomicroscopic study of the root apices of 400 maxillary and mandibular anterior teeth, *Oral Sarg* 9: 1224, 1956.

[51] Green D: Stereomicroscopic study of the root apices of 700 maxillary and mandibular posterior teeth, *Oral Surg* 13: 728, 1960.

[52] Grey GC: The capabilities of sodium hypochlorite to digest organic debris from root canals with emphasis on accessory canals, master's thesis, Boston, 1990, Boston University.

[53] Guignes P, Faure J, Maurette A: Relationship between endodontic preparations and human dentin permeability measured in situ, *J Endod* 22(2): 60, 1996.

[54] Haider J et al: An in vivo comparison of the step-back technique versus a step-back/ultrasonic technique in human mandibular molars, *J Endod* 15: 195, 1989.

[55] Haïkel Y et al: Mechanical properties of nickel-titanium endodontic instruments and the effect of sodium hypochlorite treatment, *J Endod* 24(11): 731, 1998.

[56] Hand RE, Smith ML, Harrison JW: Analysis of the effect of dilution on the necrotic tissue dissolution property of sodium hypochlorite, *J Endod* 4: 60, 1978.

[57] Hankins PJ, El Deeb ME: An evaluation of the Canal Master, balanced-force, and step-back techniques, *J Endod* 22(3): 123, 1996.

[58] Hasselgren G, Olsson B, Cvek M: Effects of calcium hydroxide and sodium hypochlorite on the dissolution of necrotic porcine muscle tissue, *J Endod* 14: 125, 1988.

[59] Heling I, Irani E, Karni S, Steinberg D: In vitro antimicrobial effect of RC-Prep within dentinal tubules, *J Endod* 25(12): 782, 1999.

[60] Hess W: *Anatomy of the root canals of the teeth of the permanent dentition*, New York, 1925, William Wood & Co.

[61] Hottel TL, El-Refai NY, Jones JJ: A comparison of the effects of three chelating agents on the root canals of extracted human teeth, *J Endod* 25(11): 716, 1999.

[62] Huang L: An experimental study of the principle of electronic root canal measurement, *J Endod* 13: 60, 1987.

[63] Isom TL, Marshall JG, Baumgartner JC: Evaluation of root thickness in curved canals after flaring, *J Endod* 21(7): 368, 1995.

[64] Jensen SA, Walker TL, Hutter JW, Nicoll BK: Comparison of the cleaning efficacy of passive sonic activation and passive ultrasonic activation after hand instrumentation in molar root canals, *J Endod* 25(11): 735, 1999.

[65] Kahn FH, Rosenberg PA, Gliksberg J: An in vitro evaluation of the irrigating characteristics of ultrasonic and subsonic handpieces and irrigating needles and probes, *J Endod* 21(5): 277, 1995.

[66] Kavanagh D, Lumley PJ: An *in vitro* evaluation of canal preparation using Profile .04 and .06 taper instruments, *Endod Dent Traumatol* 14: 16, 1998.

[67] Kazemi RB, Stenman E, Spangberg LSW: The endodontic file is a disposable instrument, *J Endod* 21(9): 451, 1995.

[68] Keir DM, Senia SE, Montgomery S: Effectiveness of a brush in removing post-instrumentation canal debris, *J Endod* 16(7): 323, 1990.

[69] Kennedy WA, Walker WA III, Gough RW: Smear layer removal effects on apical leakage, *J Endod* 12: 21, 1986.

[70] Kessler JR, Peters DD, Lorton L: Comparison of the relative risk of molar root perforations using various endodontic instrumentation techniques, *J Endod* 9: 439, 1983.

[71] Klinghofer A: An in vivo study of penetration of sodium hypochlorite during the cleaning and shaping (Schilder technique) on necrotic pulp teeth, master's thesis, Boston, 1990, Boston University.

[72] Kois J, Spear FM: Periodontal prosthesis: creating successful restorations, *J Am Dent Assoc* 10: 123, 1992.

[73] Kosa DA, Marshall G, Baumgartner JC: An analysis of canal centering using mechanical instrumentation techniques, *J Endod* 25(6): 441, 1999.

[74] Koskinen KP, Meurman JH, Stenvall LH: Appearance of chemically treated root canal walls in the scanning electron microscope, *Scand J Dent Res* 88: 397, 1980.

[75] Kovacevic M, Tamarut T: Influence of the concentration of ions and foramen diameter on the accuracy of electronic root canal length measurement—an experimental study, *J Endod* 24(5): 346, 1998.

[76] Lenchner NH: Restoring endodontically treated teeth: ferrule effect and biologic width, *Pract Periodontics Aesthet Dent* 1: 19, 1989.

[77] Levin H: Access cavities, *Dent Clin North Am* 701, November, 1967.

[78] Luiten DJ, Morgan LA, Baumgartner JC, Marshall JG: A comparison of four instrumentation techniques on apical canal transportation, *J Endod* 21(1): 26, 1995.

[79] Machtou P: *Endodontie-guide clinique*, ed CDP, Paris 1993, CDP.

[80] Machtou P: Irrigation investigation in endodontics, master's thesis, Paris, France, 1980, Paris VII.

[81] Machtou P, Martin D: Utilisation raisonnee des ProFile, *Clinic* 18: 253, 1997.

[82] Mandel E, Machtou P, Friedman S: Scanning electron microscope observation of canal cleanliness, *J Endod* 16(6): 279, 1990.

[83] Marshall FJ, Pappin J: A crown-down pressureless preparation root canal enlargement technique, technique manual, Portland, 1980, Oregon Health Sciences University.

[84] McCann JT, Keller DL, LaBounty GL: Remaining dentin/cementum thickness after hand or ultrasonic instrumentation, *J Endod* 16(3): 109, 1990.

[85] McComb D, Smith DC: A preliminary scanning electron microscopic study of root canals after endodontic procedures, *J Endod* 1: 238, 1975.

[86] McDonald NJ: The electronic determination of working length, *Dent Clin North Am* 36: 293, 1992.

[87] McGreevey, E: Investigation of profile series 29.04 taper rotary instruments, Boston, 1995, master's thesis, Boston University.

[88] Miserendino LJ, Moser JB, Heuer MA, Osetek EM: Cutting efficiency of endodontic instruments. II. Analysis of tip design, *J Endod* 12(1): 8, 1986.

[89] Montgomery S: Root canal wall thickness of mandibular molars after biomechanical preparation, *J Endod* 11(6): 257, 1988.

[90] Morgan LF, Montgomery S: An evaluation of the crown-down pressureless technique, *J Endod* 10(10): 491, 1984.

[91] Nevins M, Mellonig JT, editors: *Periodontal Therapy, Clinical Approaches and Evidence of Success*, Chicago, 1998, Quintessence Publishing Co.

[92] Newman MG, Goodman AD: Antibiotics in endodontic therapy. In Smith J, editor: *Guide to antibiotic use in dental practice*, Chicago, 1984, Quintessence Publishing Co.

[93] Pagavino G, Pace R, Baccetti T: A SEM study of in vivo accuracy of the Root ZX electronic apex locator, *J Endod* 24(6): 438, 1998.

[94] Pedicord D, El Deeb ME, Messer HH: Hand versus ultrasonic instrumentation: its effect on canal shape and instrumentation time, *J Endod* 12(9): 375, 1986.

[95] Pineda F, Kuttler Y: Mesiodistal and buccolingual roentgenographic investigation of 7275 root canals, *Oral Surg* 33: 101, 1972.

[96] Piskin B, Turkun M: Stability of various sodium hypochlorite solutions, *J Endod* 21(5): 253, 1995.

[97] Pruett JP, Clement DJ, Carnes DL Jr: Cyclic fatigue testing of nickel-titanium endodontic instruments, *J Endod* 23(2): 77, 1997.

[98] Raiden G et al: Residual thickness of root in first maxillary premolars with post space preparation, *J Endod* 25(7): 502, 1998.

[99] Reddy SA, Hicks ML: Apical extrusion of debris using two hand and two rotary instrumentation techniques, *J Endod* 24: 180, 1998.

[100] Reynolds MA et al: An in vitro histological comparison of the step-back, sonic, and ultrasonic instrumentation techniques in small, curved root canals, *J Endod* 13(7): 307, 1987.

[101] Roane JB, Sabala CL: Clockwise or counterclockwise, *J Endod* 10: 349, 1984.

[102] Roane JB, Sabala CL, Duncanson MG: The "balanced force" concept for instrumentation of curved canals, *J Endod* 11(5): 203, 1985.

[103] Rosenberg PA, Babick PJ, Schertzer L, Leung A: The effect of occlusal reduction on pain after endodontic instrumentation, *J Endod* 24(7): 492, 1998.

[104] Rowan MB, Nicholls JI, Steiner J: Torsional properties of stainless steel and nickel-titanium endodontic files, *J Endod* 22(7): 341, 1996.

[105] Royal JR, Donnelly JC: A comparison of maintenance of canal curvature using balanced-force instrumentation with three different file types, *J Endod* 21(6): 300, 1995.

[106] Ruddle CJ: Endodontic failures: the rationale and application of surgical retreatment, *Revue d'Odonto Stomatologia* 17(6): 511, 1988.

[107] Ruddle CJ: Erfolreiche strategien bei der preparation des wurzelkanals, *Endodontie* 3: 217, 1994.

[108] Ruddle CJ: Microendodontic nonsurgical retreatment, Microscopes in Endodontics, *Dent Clin of North Am* 41 (3): 429, WB Saunders, Philadelphia, PA, July 1997.

[109] Ruddle CJ: Nonsurgical endodontic retreatment, *J Calif Dent Assoc* 25: 11 1997.

[110] Ruddle CJ: Obturation of the root canal system; Three-dimensional obturation: the rationale and application of warm guttapercha with vertical condensation. In Cohen S, Burns RC, editors: *Pathways of the pulp*, ed 6, St Louis, 1994, Mosby.

[111] Ruddle CJ: Scanning electron microscopic analysis of the warm gutta-percha vertical condensation technique, master's thesis, Boston, 1976, Harvard University.

[112] Ruddle CJ: Three-dimensional obturation: The rationale and application of warm gutta-percha with vertical condensation, *J Mass Dent Soc* 43: 3, 1994.

[113] Sabala CL, Powell SE: Sodium hypochlorite injection into periapical tissues, *J Endod* 15: 490, 1989.

[114] Scarfe WC, Fana CR Jr, Farman AG: Radiographic detection of accessory/lateral canals: Use of RadioVisioGraphy and Hypaque, *J Endod* 21 (4): 185, 1995.

[115] Schäfer E, Tepel J, Hoppe W: Properties of endodontic hand instruments used in rotary motion. II. Instrumentation of curved canals, *J Endod* 21 (10): 493, 1995.

[116] Schilder H: Canal débridement and disinfection. In Cohen S, Bums RC, editors: *Pathways of the pulp*, ed 1, St Louis, 1976, Mosby.

[117] Schilder H: Cleaning and shaping the root canal system, *Dent Clin North Am* 18(2): 269, 1974.

[118] Schilder H: Filling root canals in three dimensions, *Dent Clin North Am* 723, Nov. 1967.

[119] Schilder H: Instruments, materials, and devices: a new concept in instrument design. In Cohen S and Bums RC, editors: *Pathways of the Pulp*, ed 6, St Louis, 1994, Mosby.

[120] Scianamblo MJ: Principales causes d'echecs endodontiques, *Rev Odontoestomatol* 17: 409, 1988.

[121] Sepic AO, Pantera EA, Neaverth EJ, Anderson RW: A comparison of Flex-O-Files and K-type files for enlargement of severely curved molar root canals, *J Endod* 15 (6): 240, 1989.

[122] Serene TP, Adams JD, Saxena A: *Nickel-titanium instruments: applications in endodontics*, St Louis, 1995, Ishiyaku EuroAmerica.

[123] Serota KS, Glassman GD: Root canal preparation using engine-driven nickel-titanium rotary instruments, *Pract Periodontics Aesthet Dent* 11(9): 1117, 1999.

[124] Seto BG, Nicholls JI, Harrington GW: Torsional properties of twisted and machined endodontic files, *J Endod* 18(8): 355, 1990.

[125] Shabahang S, Goon WWY, Gluskin AH: An in vitro evaluation of Root ZX electronic apex locator, *J Endod* 22 (11): 616, 1996.

[126] Short JA, Morgan LA, Baumgartner JC: A comparison of canal centering ability of four instrumentation techniques, *J Endod* 23: 503, 1997.

[127] Silvaggio J, Hicks ML: Effect of heat sterilization on the torsional properties of rotary nickel-titanium endodontic files, *J Endod* 23: 731, 1997.

[128] Siqueira JF Jr, Batista M, Fraga RC, de Uzeda M: Antibacterial effects of endodontie irrigants on black-pigmented gramnegative anaerobes and facultative bacteria, *J Endod* 24(6): 414, 1998.

[129] Sorensen JA, Engehnan MJ: Ferrule design and fracture resistance of endodontically treated teeth, *J Prosthet Dent* 63: 529, 1990.

[130] Southard DW: Immediate core build up of endodontically treated teeth: the rest of the seal, *Pract Periodontics Aesthet Dent* 11(4): 519, 1999.

[131] Southard DW, Oswald RJ, Natkin E: Instrumentation of curved molar root canals with the Roane technique, *J Endod* 13(10): 479, 1987.

[132] Stenman E, Spangberg LSW: Machining efficiency of endodontic files: a new methodology, *J Endod* 16(4): 151, 1990.

[133] Stewart GG: The importance of chemomechanical preparation of the root canal, *Oral Surg* 8: 993, 1955.

[134] Stewart GG: A scanning electron microscopic study of the cleansing effectiveness of three irrigating modalities on tile tubular structure of dentin, *J Endod* 24(7): 485, 1998.

[135] Stewart G, Cobe H, Rappaport H: A study of a new medicament in the chemomechanical preparation of infected root canals, *J Am Dent Assoc* 63: 33, 1961.

[136] Svec TA, Hanson JW: The effect of effervescence on débridement of the apical regions of root canals in single-rooted teeth, *J Endod* 7: 335, 1981.

[137] Swindle RB, Neaverth EJ, Pantera EA, Ringle RD: Effect of coronal-radicular flaring on apical transportation, *J Endod* 17(4): 147, 1991.

[138] Tepel J, Schafer E, Hoppe W: Properties of endodontic hand instruments used in rotary motion, I. Cutting efficiency, *J Endod* 21(8): 418, 1995.

[139] Wade AK, Walker WA, Gough RW: Smear layer removal effects on apical leakage, *J Endod* 12: 21, 1986.

[140] Walia H, Brantley WA, Gerstein H: An initial investigation of the bending and torsional properties of Nitinol root canal files, *J Endod* 14(7): 346, 1988.

[141] Walton RE: Histologic evaluation of different methods of enlarging the pulp canal space, *J Endod* 2: 304, 1976.

[142] Weine FS: The use of non-ISO tapered instruments for canal flaring, *Compend Contin Educ Dent* 17: 651, 1996.

[143] Weine FS, Buchanan LS: Controversies in clinical endodontics: filling from the open position, *Compendium* 18(9): 906, 1997.

[144] Weine FS, Kelly RF, Lio PJ: The effect of preparation procedures on original canal shape and on apical foramen shape, *J Endod* 1(8): 255, 1975.

[145] West JD: The relation between the three-dimensional endodontic seal and endodontic failure, master's thesis, Boston, 1975, Boston University.

[146] West JD, Roane JB: Cleaning and shaping the root canal system. In Cohen S, Bums RC, editors: *Pathways of the Pulp*, ed 7, St Louis, 1998, Mosby.

[147] Yana Y: An in vivo comparative study of the penetration of sodium hypochlorite in root canal systems during cleaning and shaping procedures using the B. U. technique and sonic instrumentation, master's thesis, Boston, 1989, Boston University.

[148] Yee RDJ et al: The effect of canal preparation on the formation and leakage characteristics of the apical dentin plug, *J Endod* 10: 308, 1984.

[149] Yoshida T et al: Clinical evaluation of the efficacy of EDTA solution as an endodontic irrigant, *J Endod* 21 (12): 592: 1995.

第 9 章 根管系统清理、成型后的充填

James L. Gutmann, David E. Witherspoon

- 历史回顾 / 268
- 目的、理论基础和意义：治疗标准 / 269
- 理想根管充填的特点：治疗标准 / 269
- 理想根管充填材料的特点 / 272
  - 牙胶 / 272
  - 根管封闭剂/黏固粉 / 274
  - 新方向 / 275
- 当代根管充填观点的争议 / 275
  - 密封的封闭：神话还是概念错误 / 277
  - 挤压与压缩 / 277
  - 侧方与垂直挤压技术 / 277
  - 软化材料与固体材料 / 278
  - 用溶剂使材料适应根管 / 278
  - 玷污层的去除和保留 / 278
  - 充填过程中器械进入的深度 / 280
  - 不锈钢挤压器与镍钛挤压器 / 281
  - 根管充填的均质性：根管充填的空隙 / 281
- 根管充填糊剂 / 281
- 高X线阻射性封闭剂 / 281
- 充填材料的根尖位置 / 282
- 根尖封闭和冠封闭：何者更重要 / 285
- 根尖屏障的应用 / 288
- 根管充填的时机 / 289
- 充填前确定根管预备是否充分的标准 / 291
- 根管充填的方法和技巧 / 291
  - 冷挤压法 / 291
  - 热软化牙胶挤压法 / 305
  - 技术变异 / 313
- 根管充填的评估及治疗标准 / 328
  - 病例 1 / 328
  - 病例 2 / 328
  - 病例 3 / 329
  - 病例 4 / 329
  - 病例 5 / 329
  - 病例 6 / 329

历史回顾

Hatton 在 1924 年就指出"在牙科学或外科学中，也许没有一项技术像根管充填那样严格地坚持着治疗的高度完美性"[76]。这一声明的精髓源于多年来根管充填技术和材料所遭受的磨难和失误。由于根管预备技术发展的不足及那个时代"病灶感染"的指责，使根管治疗经历了很多挫折和挑战[84]。

1800 年以前，如果做根管充填，也仅局限于采用金，之后发展为用各种金属、氯氧化锌、石蜡和汞合金充填根管，得到了不同程度的成功和令人满意的效果。在 1847 年 Hill 发明了第一代牙胶根管充填材料，称"Hill's stopping"[96]，成分主要包括无色牙胶、熟石灰和石英的配制品，该产品于 1848 年获得了专利，并被引进牙科治疗中。1867 年，Bowman 声称在离体第一磨牙上首次用牙胶充填了根管[79]。

在进入 20 世纪之前，用牙胶充填根管的参考资料很少，也不详细。1883 年 Perry 声称他曾用软化的牙胶包裹的金丝来充填根管(今天的核心载体技术？)[129]；他还将牙胶滚动，使成细尖，然后充填进根管；他还把片状牙胶切成细条，用酒精灯烤软，放在操作台上，用另一个平面将其碾成细尖(现在的特制的大牙胶尖技术？)。Perry 还将虫胶在酒精灯上烤软后，根据根管的形状和长度碾成相应大小的虫胶尖；在将牙胶尖放入根管内之前，他还用乙醇充满髓腔。这样，毛细虹吸作用能使乙醇进入根管，使虫胶软化，以便将牙胶压紧(化学软化法的祖先？)。

1887 年，S.S. White 公司开始大批生产牙胶尖[92]。1893 年，Rollins 引进了一种新型牙胶，他将朱砂加

入到牙胶中[182]。但由于朱砂是水银的纯氧化物,因此,这种牙胶有危险性,对这项技术的使用曾有许多批评。

随着X线片用来评估根管充填后,人们发现,根管并不像以前所想象的那样呈圆柱形,这让人很伤脑筋,因为还需要额外的材料来充填观察到的空隙。最初使用了能硬化的牙科黏固粉充填根管,但结果证明不能令人满意。当时还想到使用的黏固粉应该具有强抗菌作用,从而发明了许多酚类或福尔马林类的黏固糊剂。1914年,Callahan提出用松香软化和溶解牙胶来充当黏固剂。这之后,产生了多种类型的糊剂、封闭剂及黏固剂,试图找出更好的、可能与牙胶一起使用的封闭剂。

在过去70~80年间,牙科团体看到了用这些黏固剂和各种不同的方法将牙胶送入根管,以提高根管充填的质量所做的种种努力。在这段时间,这些努力的动力主要在于继续相信一些概念,如感染病灶,选择性定位,空管理论和根管治疗失败的主要原因是液体和(可能)微生物从根尖渗漏进入充填不良的根管系统的概念[32,133,140]。本章正是根据这些按年代发展的对根管充填技术的展望和科学观点,阐明并编著了当代的关于充填清洁、成型根管系统的概念。

目的、理论基础和意义:治疗标准

关于充填根管的目的,在"现代根管治疗艺术与科学"中有充分的阐述,可简述如下:①消除从口腔或根尖周组织向根管系统渗透的所有途径;②将在根管清洁和成型过程中不能被彻底清除的刺激物封闭在根管系统中。该目的基于以下两点认识:微生物的刺激产物(如微生物、毒素和代谢产物)和牙髓组织的变性产物是牙髓坏死和病变进一步向根尖周组织扩散的主要原因。不能清除这些致病因素,不能防止来自持续感染的根管系统的刺激是非外科和外科根管治疗失败的主要原因[25,57,142,160]。

无论怎样强调根管系统三维(3-D)充填的重要性都不过分。但是要达到这个目的主要取决于根管清洁和成型的质量以及临床牙医师的技能。即使是最熟练的医师,也有一些其他因素影响他对每个病例治疗的最后成败(包括使用的材料、如何使用这些材料、对治疗中及治疗后X线片的解读)。而根管充填之后,最重要的则是对牙冠的永久修复。有充分的证据表明,根管治疗之后,修复体安置不恰当[136,148]、

修复治疗失败或牙周支持组织不健康,是造成最终根管治疗失败的决定性因素[180](图9-1)。

当前,对根管充填质量的评估过份依赖于根尖渗漏的研究及对二维X线片的评估(图9-2)。这使临床牙医师产生一种错误的安全感,因为目前还没有一种根管充填技术或材料能阻止渗漏[57](图9-3,A、B),而且根管充填的质量(特别是绝对密封性)与颊侧X线片所观察到的结果之间具有弱相关性[34,95]。因此,当X线显示根管充填满意,渗漏发生的可能性仍然很高,失败的发生率可能超过14%[25,95]。同样地,当X线片表现为充填结果不满意,则渗漏发生的可能性更高。因此,临床牙医师必须选择最佳的方法进行根管清洁和成型,同时采用根管系统范围内根尖、侧方和冠方3个方向3-D的封闭。如果这些技术参数都能达到,那么就有极大可能达到根尖组织再生的生物学参数。这些参数的最重要的部分是形成牙骨质覆盖,并封闭根尖孔和有夏皮氏(sharpey)纤维附着的出现(图9-4,A和B)。

理想根管充填的特点:治疗标准

美国根管治疗专家协会(AAE)出版了《适当的治疗和质量保证指南》一书,其内容包括了当代根管治疗的各个方面。在这本书里,根管充填的定义是"三维的、尽可能靠近牙骨质牙本质界并将整个根管充填起来。用最少量的、生物相容性的根管封闭剂和核心充填材料一起使根管恰当地封闭"。另外,"用含多聚甲醛的材料充填根管是低于根管治疗标准的"。最后,关于用X线片评估根管充填方面,"应该有一个致密的尽量接近牙骨质牙本质界的三维充填,即在一个扩大的根管里,没有明显的超填或欠填。"这些标准应当作为所有医师进行根管治疗的最低标准,低于这些标准,应当视为不可接受。但是,只有通过"解决问题"的方法对待根管治疗,才能保证根管治疗质量[63]。这种方法要求检查治疗的过程,并消除导致偏离治疗标准的所有因素。

尽管根管系统的解剖形态有很大的变异,但充填后的根管都应与牙根形态大致相同。因此,在根管范围内和结合根管的外部形态,恰当地进行清洁与成型根管是必不可少的。另外,充填后的根管形状还应该表现为连续的逐渐变细的漏斗状,在根管系统的任何部位都不能过多地去除牙体结构(图9-5)。由于以下3个原因,不提倡使用会过多去除

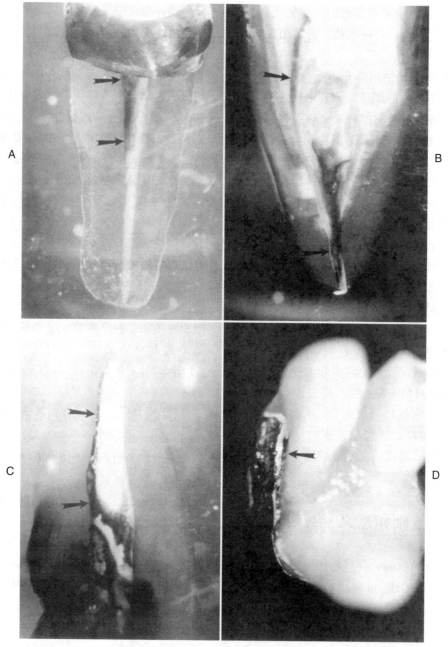

图9-1 A. 全冠下的冠部渗漏沿着根管充填材料向根尖方向移动(箭头)。B. 在下颌磨牙近中根,从牙冠到根尖孔渗漏(箭头)。C. 上颌磨牙牙冠下发生的冠部渗漏。图之所见为腭根,在其整个表面有明显渗漏。A至C中牙齿曾被脱矿、脱水和清洁以便观察。D. 人工冠的边缘助长了渗漏(箭头)。如果根管治疗是成功的,应当阻挡或者去除这些渗漏途径

根管冠1/3牙本质的机动器械预备技术[58](图9-6,A、B),这是因为:①根管壁将被削弱;②在后牙极有可能发生侧穿或带状穿孔;③尽管可用牙胶和根管封闭剂将根管冠部1/3处致密且很好地充填,但并不能加强牙根强度或弥补损失的牙本质。在这些根管中放置根管桩,并不能加强牙根强度,而且还会使牙根更易折断[58]。

由于在阅读X线片时临床医师之间可有较大差异,充填后根管的一些细微情况可能没有被注意到。另外,由于根管封闭剂/黏固粉的X线阻射性的差异、不同牌子牙胶的组成成分不同、体内或是体外的空隙、骨解剖的重叠、放射投射的角度和在二维X线片观察充填根管的限制,因而不可能对充填到达的位置和根管充填时,质量进行充分的评估。例如,在评估根管充填质量时,一个最常被忽视的方面就是根尖部分充填的密度[61]。实质上,根尖1/3

第 9 章 根管系统清理、成型后的充填

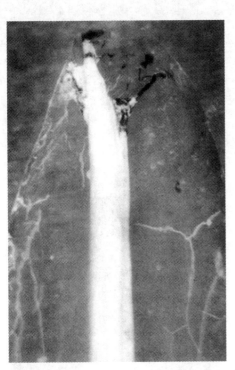

图9-2 尽管根尖部分牙胶和封闭剂充填严密,但仍有明显渗漏进入副根管。在充填前,根尖部分的牙胶曾用氯仿软化

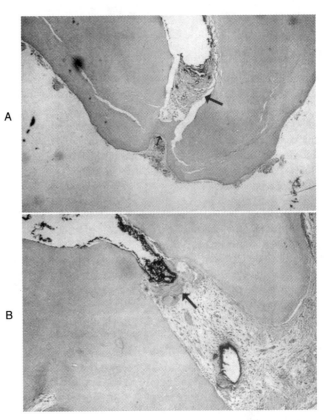

图9-4 A.组织学检查显示有完全的牙本质修复,根管系统内有封闭剂(小箭头所示),尽管根尖有碎屑存在(大箭头所示)。注意,此时封闭剂的位置短于根尖孔。B.进一步的证据表明,根尖区有硬组织形成,当根充材料短于根尖孔时,根尖周组织(即牙周组织)避免了器械操作和充填时的损伤

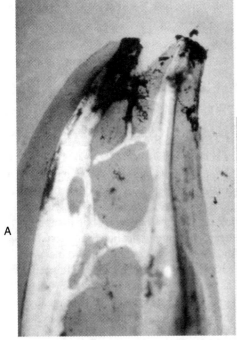

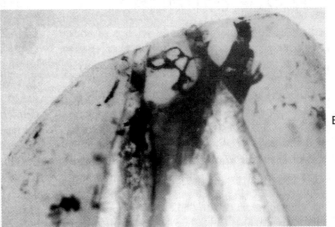

图9-3 A.有广泛的根尖渗漏进入下颌磨牙近颊和近舌根管之间的吻合。B.在下颌磨牙近中根根尖区有黑色三角区形成。广泛的渗漏进入根尖不规则区,尽管根管已被堵塞

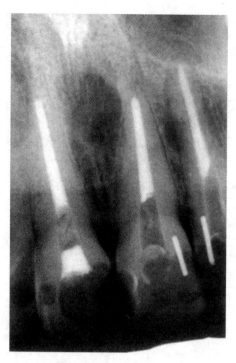

图9-5 优良成型并且用牙胶、封闭剂和侧方挤压技术充填的根管

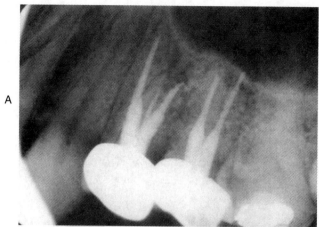

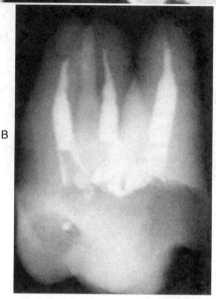

图9-6 不当的根管成型反映在根管冠2/3机动器械使用过度。两颗牙齿的根管壁被削弱，前磨牙根尖仅能用单根牙胶尖和封闭剂充填(A)；另外，由于根管预备不整齐，磨牙内充填的牙胶尖不能达到恰当的深度(B)

是用根管黏固剂和一根未被挤压的主牙胶尖或挤压不足的、先前软化的牙胶团块所充填。在X线片上，则根尖1/3表现为X线阻射性较差。根管壁界限不清以及充填材料内部或材料与根管壁间有明显的间隙或空虚就是证据（图9-7）。当根管封闭剂/黏固粉具有高度X线阻射时，根尖部分可能只有根管封闭剂，而使医师错误地认为根管已用牙胶三维充填，且是严密的。因此，医师需要掌握多种技术，并会使用各种封闭剂和黏固粉，以确保能恰当地应对所面临的、变化多端的解剖情况。

理想根管充填材料的特点

尽管在过去150年中，有许多种材料应用于根管充填，但事实证明，牙胶是从根管的冠部到根尖成功充填的最佳选择。尽管牙胶并不是理想的根充材料，但它能满足在1900年Brown提出的、在1940年又被Grossman（表9-1）反复强调的、理想根管充填材料的大多数原则要求，而且牙胶的缺点（包括缺乏硬度和黏性，在压力下容易移位）[115]并不能抹杀其优点。通常封闭剂/黏固剂与牙胶一起使用，因为，现代最好的根管充填材料是牙胶结合封闭剂/黏固剂[299]。不管采用何种输送装置，何种挤压技术，单独使用这两种材料中的任何一种进行根管充填，均不能达到治疗的标准。本章仅着重介绍这两种材料，强调其在当代根管充填中的应用及如何获得成功。不管使用哪一种材料或技术，如果没有恰当的根管清洁和成型，根管治疗都不会获得成功。同样的，材料和技术不可能完全封闭根管系统，所有的根管都会有不同程度的渗漏[57]。因此，需要医师掌握多种技术，并能使用各种封闭剂和黏固剂，以确保恰当应对所遇到的、变化多端的解剖情况。

牙 胶

牙胶作为固体的核心充填材料是根管充填的理想选择。它具有毒性小，对组织刺激性小的特点，而且是保留在根管系统内最不易发生过敏的材料[115]。当

第9章 根管系统清理、成型后的充填

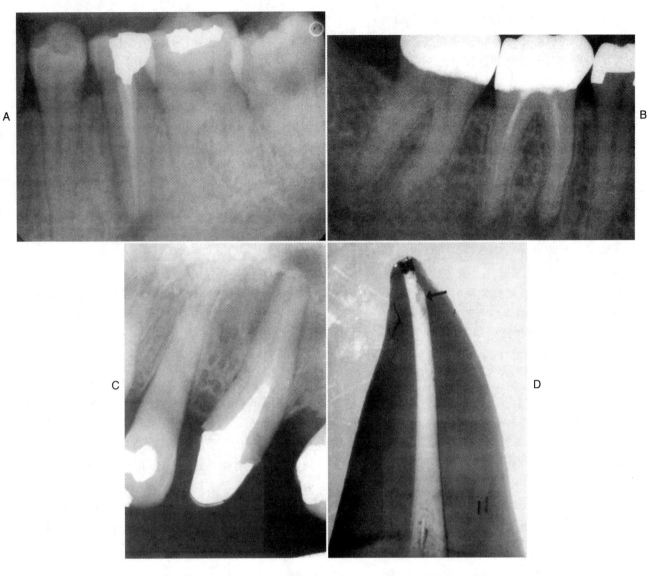

图9-7 从A到C图,为根管充填的举例。根管成型不适当,充填材料挤压不够,沿着充填材料长度可见空隙(根尖和侧方)。每个病例均未达到治疗标准而每位施行治疗的医师却听任这样做,因此,每个病例都有尖周病变。D. 在X线牙片上,空隙(箭头)并非都能清楚地看出,随着时间的推移它可能会导致治疗失败

表9-1 理想根管充填材料的要求

Brownlee 1900[23]	Grossman 1940[55]
容易充填	容易充填
有柔韧性	液体或半固体并可以硬固
能严密充填并密封根尖孔	能侧向和根尖向封闭根管
既不膨胀也不收缩	不收缩
不被液体渗透	不被液体渗透
防腐性和抗菌性	抑菌性
不使牙齿变色	不使牙齿变色
化学性质温和	不刺激尖周组织
易取出	易取出
无色无味	无菌的或能消毒的
持久的	有放射阻射性

不小心将牙胶尖超出根尖孔,进入根尖周组织时,只要根管是清洁的,密封的,是可以接受的。但当把小颗粒状牙胶或用软化剂(例如松香-氯仿)处理过的牙胶埋在皮下时,则会引起强烈的局部组织反应[161],这种潜在的可能性将会影响某些根管充填技术。

纯化学牙胶有两种完全不同的晶体形式,alpha和beta[51]。根据材料的温度,这两种形式可以相互转化。而大部分商品牙胶为beta结构。新型产品采用alpha晶体结构,为了在充填过程中能与加热软化材料相兼容。进行这种改变是由于beta相晶体加热时(98.6°F,37℃)引起晶体结构转变为alpha相(107.6°F~111.2°F,42℃~44℃),最后转变为无

定形熔化态（132.8°F ~ 147.2°F, 56℃ ~ 64℃）[51]。接着，在牙胶重新转化为 beta 相期间，牙胶会发生明显的收缩，因此，在冷却过程中需要充分挤压。而在 alpha 相生成的牙胶发生收缩少，使用挤压力量和技术可以较好地弥补可能发生的收缩。

牙胶还可以用化学溶剂来软化，从而提高其与不规则根管的适应性。然而，由于溶剂蒸发后，牙胶可能会发生收缩，如果溶剂被压出根管或大量软化的牙胶不可逆地进入根尖周组织，根尖周组织可能受到激惹[161]。

用于根管充填的牙胶尖有标准化和非标准化尺寸两种，标准化牙胶尖规格与 ISO 根管锉 15# ~ 140#的大小一致，主要做主牙胶尖使用（图9-8）。非标准化牙胶尖从顶端到尖端的锥度较大，通常设计为超细、细-细、中-细、细-中、中、中-大、大、超大。在一些充填技术中，非标准化牙胶尖在挤压过程中用作副尖或辅助尖，与制备的根管空间或挤压器械的形状相一致。虽然多年来标准化牙胶尖一直很流行（从根管锉系统标准化以来）[85]，但非标准化牙胶尖在现代的充填技术中，作为主要的核心材料所起的作用也越来越大。随着充填技术的发展，特别是热软化牙胶垂直加压技术的发展，人们重新对非标准化牙胶尖恢复了兴趣。在进行可注射热塑性充填技术时，使用的牙胶呈小球状或管状。可用加热的注射器行热机械充填技术（图9-9）。

商品牙胶的成分中包括 19% ~ 22% 的牙胶，59% ~ 75% 的氧化锌，其余为少量的各种石蜡、有色试剂及抗氧化剂和金属盐类等。这些具体的参数各个厂家都不相同，主要是牙胶和氧化锌的含量不同，致使各种牙胶尖在脆度、硬度、伸展强度及 X 线阻射性等方面也各不相同。牙胶尖具有一定的抗菌能力，主要由于含有氧化锌[112,113]，至少它们不利于微生物的生长。最近市场上有一种含碘仿的牙胶尖，称"含药牙胶"（MGP），以增进其抗微生物特性[106]。但是，尚无关于这些牙胶尖远期临床疗效的资料（关于牙胶详见第14章）。

根管封闭剂/黏固粉

根管充填中，使用根管封闭剂是质量成功的关键。根管封闭剂可提高密封的程度，并可以作为充填不规则根管及根管壁和核心充填材料间的不密合处。根管封闭剂通常还可被挤压进入侧支根管和副根管，如果根管壁或牙本质小管内遗留有微生物，封闭剂还可辅助控制微生物。此外封闭剂还可充当润滑剂，辅助核心充填材料在挤压过程中完全就位。在玷污层已被去除的根管，封闭剂与牙本质的黏附性增强（另外，还可流入开放的牙本质小管）[59,100,119,157,185]。

良好的根管封闭剂应该具有生物相容性，可以被根尖周组织所耐受。所有新鲜调制的封闭剂均有

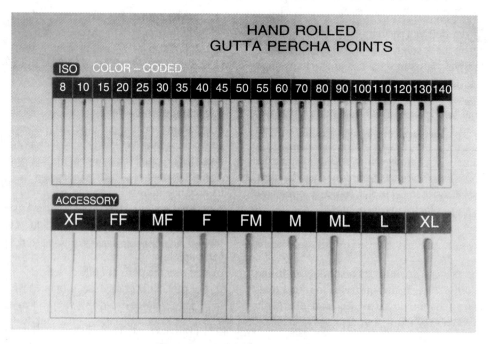

图9-8　手工制作（卷）的牙胶尖

标准化牙胶尖（上）与非标准化牙胶尖（下）的比较

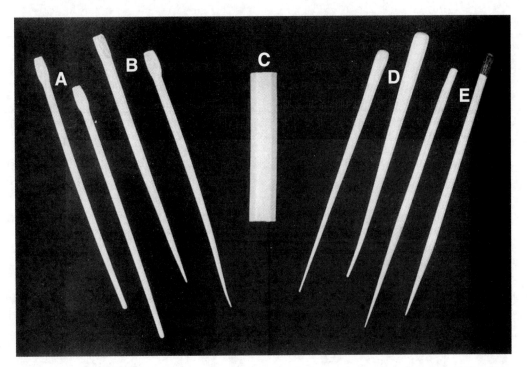

图 9-9 牙胶尖的分类。A. 标准化 ISO 大小的牙胶尖,锥度为 0.02。B. 非标准化副尖,锥度各不相同。C. 用于可注射式的热牙胶的牙胶小球。D. 锥度为 0.04 和 0.06 的牙胶尖。E. 锥度为 0.08 和 0.12 的牙胶尖

毒性,但凝固时,毒性大大降低。所有的封闭剂与组织或组织液接触时均可以被吸收。如随着时间的推移,封闭剂没有有害的崩解产物生成,则多数封闭剂不会对组织愈合和修复产生不利的影响。这些崩解产物对根尖周细胞群的增殖能力可能有害。因此,常规情况下,不应该将根管封闭剂推入根尖周组织。

根管封闭剂可以根据其主要成分或结构进行分类,如氧化锌-丁香油酚、氢氧化钙、树脂、玻璃离子或硅树脂。常用的封闭剂见表 9-2。但是,在这种分类中,许多封闭剂/黏固粉是由各种成分组合而成的,如氧化锌-丁香油酚和氢氧化钙(Sealapex)。将氢氧化钙加入到封闭剂中可以提高材料的 pH 值,甚至有可能诱导硬组织再生,起一定的治疗作用。虽然已经观察到成骨反应[82,164],但氢氧化钙封闭剂的溶解性[172,177,178]及其是否能在长时间内维持高 pH 值[97],尚有待于研究。

总的说来,表 9-2 列出的封闭剂尚不完备,但所有有效的和使用安全的封闭剂均已在列,仅是成分上有细微差别。每一位临床医师在使用购买的封闭剂之前,都应该阅读产品说明及安全使用清单(MSDS)。

新方向

随着全科牙医师和专科牙医师进行根管治疗数量的增加,为开发更好的封闭剂及核心充填材料和技术的努力也在增加。特别集中在以下材料和技术:玻璃离子[135],牙本质黏结型复合树脂(图 9-10, A, B),牙本质黏结型根尖牙本质填塞物[74],Super EBA 和牙胶[40]等材料,及采用超声牙胶加压法,真空下用牙胶和封闭剂充填根管[132]等。但到目前为止,上面提到的材料和技术尚没有一种达到了最高的生物学和技术水平。今后应该把重点放在这类材料上:①能渗透进入开放的牙本质小管;②能紧密地与牙本质的有机和无机相相结合;③能中和或破坏微生物及其产物;④能诱导根尖孔牙骨质的再生;⑤能加强根管系统。这些材料必须易于放置,且一旦被放入根管,能快速并完全地凝固。在这个未来发展的框架中,所有以前对根管封闭剂和充填材料的要求,包括目前使用的材料都是不完善的。

当代根管充填观点的争议

关于根管充填的诸多方面存在着许多经验主义的观点和意见。有许多以多年根管治疗的成功作

表 9-2 常用的根管封闭剂/黏固剂

名称	厂家	形式	组成:成分					时间		特殊说明:使用方法
			氧化锌丁香油糊剂	氢氧化钙	树脂	玻璃离子	硅酮	工作时间	凝固时间	
AH-26 (Thermaseal)	Dentsply, USA/Maillefer, Switzerland	P/L			X			L	L	过敏性/诱变可能,黏结性,释放甲醛(?),含银
AH-Plus* (Topseal)	Dentsply, USA/Maillefer, Switzerland	P/P			X			L	L	无诱变性,不释放甲醛,X线阻射,可适用于所有手术,低溶解性
Sealapex	Kerr Sybron, USA	P/P		X				L	L	成骨性(?),可能溶解,硬固时膨胀
Apexit	Ivoclar-vivadent, Liechtenstein			X						
CRCS(Caleiobiotic)	Hygenic, USA	P/L		X				L	L	软化牙胶,利于侧方挤压,黏性,黏结性
Pulp Canal Sealer	Kerr Sybron, USA	P/L	X					S/M	M/S	含银,X线阻射,应用于所有技术
Wach's Sealex-extra	Balas Dental Supply	P/L	X					S/M	M	黏结性,利于侧方挤压,特别适用于小根管,软化牙胶,如能过度伸展更好
Grossman-type Stainless										
Roth 801	Roth International, USA	P/L	X					L	L	应用于所有技术;延展性
Roth 811	Roth International, USA	P/L	X					M	M	应用于所有技术
Roth 601	Roth International, USA	P/L	X					S	S	不适用于垂直挤压技术
Procosal	Procosol Chemical, USA	P/L	X					L/M	L/M	应用于所有技术
Endoseal	Centric Inc. USA	P/L	X					L/M	L/M	应用于所有技术
Tubliseal	Kerr Sybron, USA	P/P	X					S	S	不适用于垂直挤压技术
Tubliseal-EWT	Kerr Sybron, USA	P/L	X					M	M	应用于所有技术
Grossman-Type Silver										应用于所有技术
Roth 511	Roth International, USA	P/L	X					L	L	前牙禁用
Roth 515	Roth International, USA	P/L	X					M	M	前牙禁用
Ketac-Endo	ESPE-Premier, German/USA	CAP				X		S/M	M/S	不能挤压;释放氟;向牙本质小管渗透;与牙本质黏接?使牙根加强(?);聚合收缩?
Lee Endo Fill	Lee Pharmaceuticals, USA	P/L					X			收缩(?)根管必须非常干燥;向牙本质小管渗透

收缩(?)根管必须非常干燥;向牙本质小管渗透
GI,玻璃离子;L,长;M,中;S,短;P/L,粉剂/液体;P/P,糊剂/糊剂;ZOE,氧化锌丁香油黏固剂。*生物相容性和临床使用情况未见报道,所得到的这些资料来源于德国柏林和慕尼黑大学所做的研究

第9章 根管系统清理、成型后的充填

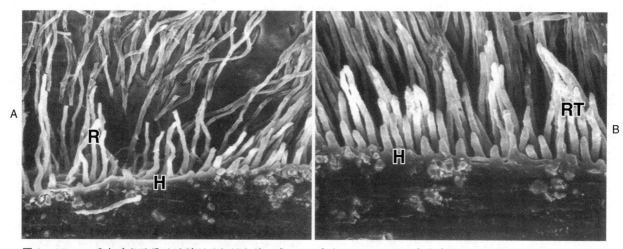

图9-10 A. 牙本质黏结界面的横剖面扫描电镜观察。可见杂交层(H), 树脂充填材料(R), 脱矿的牙本质(D), 伴有树脂突伸进脱矿的牙本质小管深层。原始大小940×。B. 扫描电镜观察横剖面,可以看见树脂突进入牙本质小管中,并且与杂交层相邻;原始尺寸660×(参照 Leonard JE, Gutmann JL, Guo IY:用牙本质黏结剂和树脂充填根管后根尖和根冠的封闭情况。Int Endod J 29:76, 1996)

依据,其他一些则反映了全科牙医师和专科牙医师的创新精神;一些是根据事实和想象的结合,另一些则是"我用起来很好"的哲学。在详细讨论具体根管充填技术之前,必须根据科学论据和临床效果来叙述这些观点。这个讨论是作为引用和采纳技术的基础而设计的。

密封的封闭:神话还是概念错误

经常说道,根管充填的主要目的是达到密封。根据人们普遍接受的辞典定义,"密封"一词是指封闭起来防止空气逸出或进入,或通过熔化或封闭使不透气。然而,根管密封通常是用来评价液体的渗漏,作为褒奖或贬斥充填材料和充填技术优劣的参数。渗漏发生在两个方面即根尖和牙冠。"密封"一词逐渐成为根管治疗的术语,就像发明一个使空气密闭的方法一样。古埃及的智慧、学习、魔术之神Hermes Trismegistus 被誉为这项发明的创造者。[134]他对文明最显著的贡献就是,他将石油、调料、香料、谷物及其他一些必需品放在原先有孔的陶瓷器皿中储存,用石蜡将容器壁简单地封起来便形成了密封。根管治疗学中用"密封"一词不太恰当,应该用防湿,不漏液或抗菌等词。

挤压与压缩(Compaclion Versus Condensation)

传统上的充填方法是指牙胶在根管空间内的压缩(垂直或侧向)。精确地看压缩一词,它与根管充填过程的内涵明显不同。尽管它强调更加紧密,但其中心意思是压缩、浓缩或减少气体或液体。因此,从最严格的意义上和临床意义上讲,牙胶不能被压缩、浓缩或减少。挤压一词是指紧紧地放在一起,更适于反映根管充填的过程。这个关于牙胶的概念在20年前就被深入地研究,并详细阐述过。AAE编写的第6版 Glossary – Contemporary Terminology for Endodontics(《专业词汇编——根管治疗学当代术语》)就已经认识到这个概念的意义,并强调充填技术中应使用挤压一词。本章将自始至终使用这个字。

侧方与垂直挤压技术

文献充满了关于侧方挤压与垂直挤压技术的对比研究,但其中个人喜爱方面的成份较多。权威人士将他们根管治疗的原则定位于这一种或另一种技术,分别支持两种技术的权威人士均称他们自己的方法更具有优越性。客观地来看,这场争论有很多有趣的地方。首先,就矢量的概念,纯粹的侧方挤压或垂直挤压都是几乎不存在的。在充填技术中使用的力的矢量是一种合力,它既不是垂直力也不是侧方力,而是一种力的矢量组合。即使使用不同的器械如带尖的根管侧方加压器,或平头的根管充填器,所产生的力的矢量仍然是复合力。采用工程模式[46,105],光弹性压力模式[73,105],三维有限元分析[137,174,191]等方法来确定根管充填过程中施加的力的性质和方向,结果表明,这种力是极其复杂的。其次,如果在两种充填技术之间存在如此大的差异(某种力确实有差异),为什么在几乎所有的充填研究中都选用侧方挤压作为对照标准呢？第三，显而易见，增加挤压压力，根尖渗漏并无明显差别[77]。第四，不管是使用侧方挤压还是垂直挤压，充填达不到治疗标准的原因都是相同的（不恰当的根管成型，牙医师对所选择的充填技术不胜任）。要认识到，重要的是根管预备的形状[46,73,137,174]，这两种技术都不是单纯的技术；另外还要认识到，任何一种技术是否有效，关键在于操作者。只要手法正确，不管哪一种技术都会获得高的成功率。临床牙医师必须认识到，当适当应用这两种技术之一或共用二者时，不管是用传统的，还是用改良的方法，都会如预计的那样获得成功。

软化材料与固体材料

Brownlee[23]和Grossman[55]都指出，软的、柔顺的或半固体充填材料是最理想的。目前的充填偏爱于使用某种最软的材料，这种材料能进入根管的复杂分支内，包括牙本质小管（图9-11，A-E）。然而即使这样仍不能保证建立封闭的密封[36,40,163]。同样，牙科广告媒体充斥着有关在临床上如何促进软的充填材料进入副根管的文章，来宣传这些技术。但没有证据说明，这些副根管充满充填材料或充填不良是治疗成功还是失败的关键[183]。然而更重要的是，采用软牙胶充填技术时，超填的发生率较高（图9-11，B）。虽然，临床上许多病例即使超填，治疗还是成功的。但是，如果充填材料很好地保持在根管系统内，更能确保根管治疗的远期效果[53,155,161,170]。虽然软的牙胶被认为是最理想的材料，当根管解剖表明需要以这种方法充填时，还必须由有资格的临床牙医师自行决定是否选择这一技术（单独使用或结合使用固体核心充填技术）。

用溶剂使材料适应根管

采用化学溶剂使牙胶变软，大约已有100年的历史[26]，而且有多种变异的方法，包括将牙胶尖浸在溶剂中（1秒钟）使其能较好地适应根管，或牙胶在溶剂中形成完全软化的糊剂（图9-2）。用这些技术获得成功的关键在于必须使化学溶剂消散（如为挥发性的），或用乙醇除去多余的溶剂，否则就会导致充填材料体积的明显改变，并且不能使根尖密封[93]，在"浸入法"软化中，最易发生这种情况[71]，但是，如果不能在浸入过后短时间内（即15~30秒钟）挤压牙胶，则会导致材料失去可塑性[110]。事实上，与残留溶剂相比，影响这一技术是否成功的因素还有根管的形状[109]。使用变软的牙胶充填根管，挤压的质量最终取决于牙胶是否能进入不规则根管内。

少量的牙胶也曾溶解于不同的溶剂中，如氯仿（即chloropercha）、氯仿与加拿大香脂和氧化锌混合（即kloropercha）或桉油醇（即eucapercha）等，以提高牙胶在根管内的适应性。但是，这些方法的有效性和可达成性既受到褒扬又受到质疑[68,187]。随着热塑性牙胶的出现和可以得到alpha相牙胶，人们对于是否任何时候都需要使用溶剂提出了疑问。这并不是想否认这种方法获得的成功，而是着重强调现代技术和不使用刺激性溶剂所能获得的充填效果[7]。在日常实践中，临床牙医师使用化学溶剂时仍面临许多挑战[108]。如使主牙胶尖在不规则的或在根尖诱导成型术后根管中的适应问题。常用的可以软化牙胶的溶剂有氯仿，甲基氯仿，氟烷，精馏的松脂和桉油醇[61,90]。

玷污层的去除和保留

玷污层是器械预备之后留在根管壁上的有机物和无机物碎屑的混合物[107]（图9-12，A、B）。在扫描电镜下观察，玷污层呈无定型、不规则或颗粒状[17,128,190]，它包括切削下来的牙本质薄片、组织碎屑、成牙本质细胞突及在感染根管内的微生物成分[107]。玷污层是在根管预备过程中牙本质壁表面成分被移位及磨除而形成的[9]。在广泛去除牙本质之前，在根管预备的早期阶段或在不规则的解剖变异的根管中，玷污层主要是有机物质[27]。

玷污层被描述为：①位于牙本质表面；②塞满在牙本质小管中。专家们认为牙本质小管中充满玷污层碎屑的现象主要是由于根管预备中使用根管器械操作的结果，虽然液体动力学和毛细虹吸作用也是产生这种现象的原因[2,103]。

由于根管壁上有玷污层残留这一特点，关于在充填前应否去除玷污层存在争论。从生物学角度来看，玷污层是渗漏的通道，而且是细菌生长和侵入所需底物的源泉[127]。当用热塑性牙胶和封闭剂充填根管时，有玷污层存在者，细菌侵入的频率明显高于玷污层已被除去者[111]。另一方面，虽然精心设计的模型证明，液体可以通过已充填的根管进入髓腔，但是细菌的进入几乎是不可能的[189]。进一步要关心的是生活细菌的存在，这些细菌可能留在牙本质小管内并利用玷污层维持其生长和活性[17,120]。玷污层的存在还可以妨碍或延缓消毒剂对牙本质小管内细菌的作用。如果不去除玷污层，玷污层可以沿着根管充填材料四周缓慢地分解和

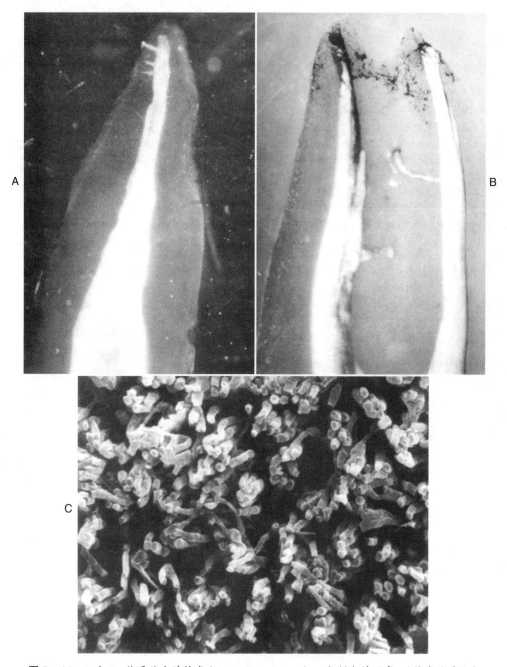

图 9-11　A 和 B. 热牙胶充填技术(Thermafil technique) C. 扫描电镜观察,用热塑性牙胶充填技术,在挤压过程中,牙胶渗入牙本质小管内。原始尺寸 640×(参见图 9-63)。各种技术均去除了玷污层

溶解,或者可能被细菌产物如酸和酶去除[158]。如果玷污层被去除而导致封闭失败,则牙本质小管同样有再感染的危险[101]。

技术上,玷污层可以干扰牙胶进入牙本质小管以及根管封闭剂附着和进入牙本质小管。玷污层去除后,采用热塑性牙胶充填根管可以观察到牙胶和封闭剂明显地进入牙本质小管[59](图 9-11,E),用牙本质黏结型复合树脂充填也可观察到同样的结果[100](图 9-10,A、B)。研究证明,充填前去除玷污层,用化学物质或热使牙胶软化可减少微渗漏的发生[43,91]。用牙本质黏结型复合树脂充填也可观察到同样的结果[100]。因此,充填前去除还是保留玷污层,影响到根管充填的质量。

去除玷污层的方法主要有用螯合剂(即 EDTA)或弱酸(即 10%乙酸)处理根管,之后用 3%~5%的次氯酸钠(NaOCl)彻底冲洗根管(表 9-3,图 9-13)。然而,常规使用这些方法还未得到普遍公认,而且尚未对玷污层去除的远期效果进行评估。而

充填过程中器械进入的深度

根管治疗的必需条件是将牙胶和封闭剂挤压到根尖牙本质间质或根管缩窄处。当采用垂直挤压或用软化的牙胶技术充填根管时，主张充填器械进入的深度要比（预备的）根管的根尖末端短。而且软化牙胶应按照三维充填原则挤压进入根尖预备区。然而，当采用侧方挤压技术时，主牙胶尖已在根尖预备区试过，挤压此尖或在根尖预备区使牙胶尖与管壁适应是获得恰当封闭的必不可少的条件。这就意味着，侧方挤压的器械（即 Spreader）要进入到根管的根尖区，但是，许多作者并不依照此标准，许多主牙胶尖并未被挤压进入根管的根尖部分，这会导致渗漏。[4]已证明侧方加压器进入离预备的根尖牙本质间质或根管缩窄处 1～2 mm 的重要性，特别是当侧方加压器与根管形状相适应时。由于不能将侧方加压器插至整个工作长度，使操作达不到理想的要求，可导致主牙胶尖在根管的尖部不能紧密贴合或挤压不足[61]（图 9-14）。此时在 X 线片上可见主牙胶尖周围充满根管黏固剂，看似可以接受，但其实根管并未被封闭。

有人可能会提出这样的问题，将侧方加压器插入到根管的工作长度，可能会向根尖施加不必要的压力，伴以发生根折的可能性[80]。同样，它可能会使主牙胶尖移位，超出根尖孔。但是，这些结果可能是由于不恰当的根管成型、缺乏良好的根尖间质或缺乏在健康牙本质处的缩窄造成的。现在主张将根管形态从根尖间质到根管口预备成漏斗状，以便使充填器械能恰当地进入根管工作长度并使主牙胶尖能恰当就位（见第 8 章）。

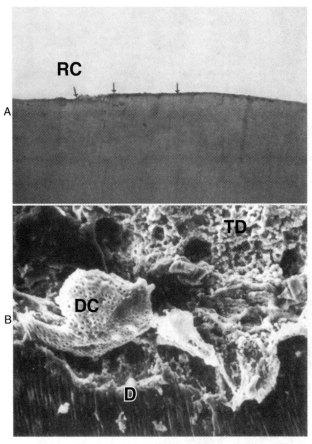

图 9-12　A. 根管内（RC）切下的牙本质表面（箭头）玷污层的组织学观察。原始大小 40× HE 染色。 B. 玷污层扫描电镜观（DC：牙本质碎屑；TD：组织碎屑；D：牙本质）原始大小 480×

且，充填前去除玷污层的价值还取决于根管清洁、成型及所用的化学输送系统（the chemical delivery system）（见第 8 章）。

表 9-3　去除玷污层的推荐方法

作　者	溶　液		数　量
Goldman et al.（1981）[47]	REDTA*	17%	20ml
Goleman et al.（1982）[49]	REDTA*	17%	10ml
	NaOCl	5.25%	10ml
Yamada et al.（1983）[190]	REDTA*	17%	10ml
	NaOCl	5.25%	10ml
White et al.（1984）[186]	REDTA*	17%	10ml
	NaOCl	5.25%	10ml
Ciucchi et al.（1989）[29]	NaOCl	3%	1ml
	EDTA	15%	2ml
Gettleman et al.（1991）[45]	EDTA	17%	—
	NaOCl	5.25%	—

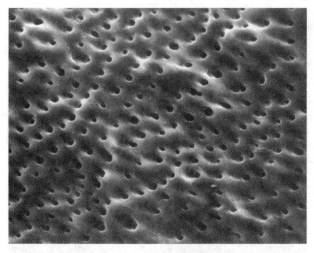

图9-13 去除玷污层后的牙本质小管。注意已经看不见图9-12 B中的碎屑,原始大小720×

不锈钢挤压器与镍钛挤压器

在以往根管治疗中,通常使用碳钢或不锈钢挤压器械挤压根管充填材料。然而,当器械进入的深度存在问题(特别是弯曲根管),压力集中在牙根的某一部分时,挤压可能使牙根劈开或折断。随着镍钛合金器械的出现,这些问题得到了解决,而且临床医师还可获得致密度更好的根管充填效果[168]。镍钛挤压器(即手指侧方加压器)在弯曲根管产生的压力明显低于同号不锈钢挤压器所产生的压力[33],而且镍钛挤压器在弯曲根管内比不锈钢挤压器能进入更深[131](图9-15,A、B)。其缺点主要是在挤压压力下,器械可能会折损(buckling),而且不能为了容易进入根管而预弯器械。建议在根管充填中联合使用这两种器械[168],如用镍钛挤压器进入根尖部分,用不锈钢器械挤压根管较敞开的部分——冠部。然而,目前研究还很有限,尚无远期使用的观察。目前临床上使用的这些新型器械各不相同,学院教学计划也刚开始将这些器械应用于教学过程。

根管充填的均质性:根管充填的空隙

根管充填应该是用均质的充填材料完美的从三维角度将预备好的根管充满。通常,根据根管充填后拍摄的X线片,并不能确定是否达到了这个目的。不能达到这个理想的充填效果一直是侧方挤压技术的反对者批评的一个焦点,除非使用软化的充填材料封闭剂,并使在根管内的牙胶尖发生化学融合。提倡用热软化牙胶垂直挤压技术者用这个参数作为自己的技术优势,然而,即使用热塑性牙胶垂直挤压技术,充填材料中的空隙也是常见的,而且其产生的原因很多(图9-16,A)。

在最终完成的充填根管中,存在空隙的主要原因是未掌握充填该根管的技巧和手法,同时根管的成型也不恰当。在一些病例中,根管封闭剂的高度X线阻射性掩盖了根管充填材料中存在的空隙,事实上,这有损于根管充填的质量。空隙还可以由于根充糊剂过多,或应用挤压器械挤压冷的或软化的牙胶不恰当而引起(图9-16,B)。空隙可能位于根充材料的四周或牙胶内部。不能将追加的牙胶放入挤压器械压出的空间也是产生空隙的一个原因(图9-16,C~E)。然而,对于存在空隙的重要性及空隙与根管充填成败之间的关系尚不十分清楚。

位于冠和根尖部分根管充填材料的空隙可为渗漏提供通道,如果发生渗漏,则液体可在此处积聚。空隙是部分充填或充填不完善的证据,可使细菌再生或再感染,导致治疗失败[130]。空隙的存在还会降低治疗的美学效果,但这个因素的重要性尚未肯定。在根管充填材料中观察到的空隙,事实上激发了临床医师进行进一步的实验或寻找其他技术以排除这些空隙的努力。如果根管系统经过恰当的清洁和成型,使用任何牙胶充填技术都可以获得良好的三维充填效果。单纯依靠二维X线片就判定达到了这一理想效果,则是不可信的[95]。

根管充填糊剂

由于以下原因,现代的根管治疗学不主张使用糊剂充填技术[61,99,115]。某些糊剂成分能浸出并进入根尖周组织,导致慢性炎症或细胞中毒。由于糊剂充填材料多孔,大部分糊剂将随时间被吸收,导致根尖渗漏、渗透,并有很大可能导致最终治疗失败。从全身情况看,某些糊剂材料的成分可在血样及各种器官中被检测到[15]。糊剂的化学成分还具有抗原性,可引起免疫反应[114]。在根尖部控制糊剂充填,几乎是不可能的,特别是当根尖无复体,或根尖穿孔时更是如此。

高X线阻射性封闭剂

一些根管封闭剂含有大量的X线阻射剂,如硫酸钡或银颗粒。这些添加剂使根管充填的X线显像加强,特别是当封闭剂[309]被压入副根管或侧支根管中时。然而,常规使用这些封闭剂会影响固体核心材料的挤压质量,给人以X线密度良好,充填完善的错觉。同样,经验主义者错误的声称,用高X线阻射封闭剂充填根管优于低X线阻射材料(基于X线

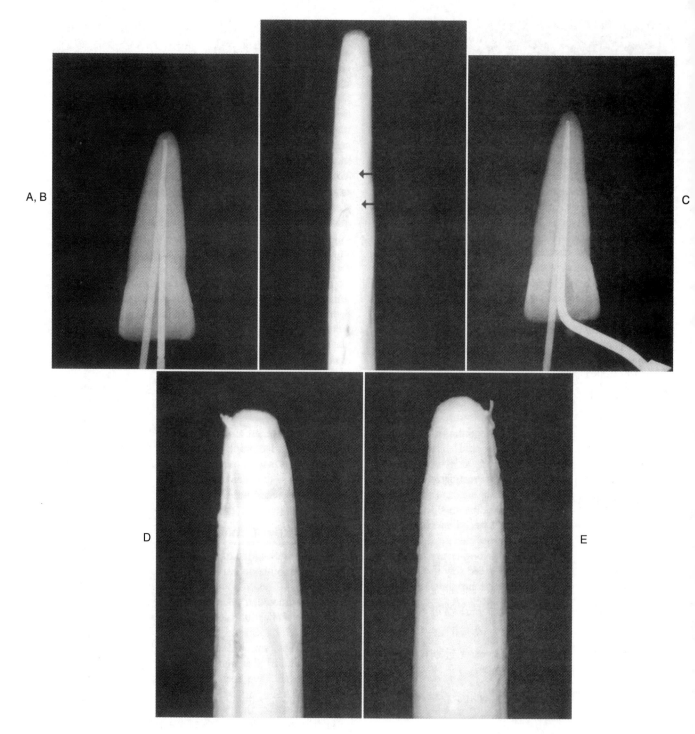

图 9-14 A.50 号侧方挤压器不能完全进入。B. 注意未进行根尖挤压的侧方挤压器在牙胶中的状态。C. D11T 侧方挤压器完全进入根管并与主牙胶尖相邻。D. 被挤压的牙胶尖正面观。E. 被挤压的牙胶尖舌面观。注意在根尖间质处已与预备后根管的不规则区完全适应

表现)。这种对比研究的声明是没有根据的,也是无保证的,它使临床牙医之间产生了分歧。因此,过分强调 X 线表现及充填后根管的美学效果是与要求注重根管清洁、成型和充填细节背道而驰的。虽然根管充填质量的评估[311]主要根据 X 线表现,但是,根管封闭剂并不是非得高 X 线阻射才是有效的。

充填材料的根尖位置

尽管根管充填的主要目的是充填整个根管系统,但是,主要的争论集中在根管充填材料在根管

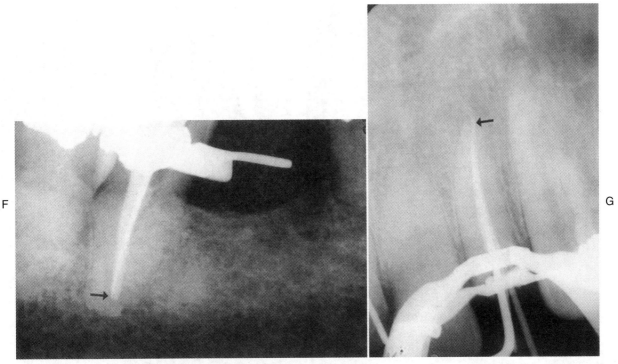

图9-14(续) F. D11T扩张器插入牙槽尖(箭头)到牙槽尖基质邻近下颌白齿的主要锥体部分。插入的深度必须贯穿整个牙槽尖致密处。G. D11T扩张器以相似的方式插入上颌骨侧切牙，邻近主要锥体和其中一个附属椎体

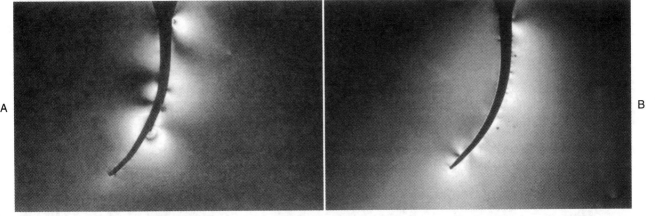

图9-15 A. 不锈钢手指用侧方挤压器光弹性压力模式。主牙胶尖，两个副牙胶尖，和指用侧方挤压器在负重情况下的模型。尖端压力区和不规则压力区分布明显。B. 镍钛指用侧方挤压器光弹性压力模式。主牙胶尖，两个副牙胶尖，和指用侧方挤压器在负重情况下的模型。尖端压力区最小，压力分布均匀明显

末端终止的部位。工作长度测定的准则要求根管清洁、成型终止的理想位置以及充填材料应当到达的位置是牙骨质牙本质交界或根管狭窄处[62]（图9-17）。其原因有三：首先，牙本质牙骨质交界是根管系统中的一个组织学标志，不是临床标志。第二，牙本质牙骨质交界并不总是在根尖部根管最狭窄处。第三，根尖孔到根管狭窄处的距离取决于多种因素，如牙骨质沉积增加或根尖吸收，而这两种过程受年龄、创伤、正畸移位、根尖病理学或牙周病的影响极大。特别是在牙周病时，由于吸收过程或牙骨质沉积可延伸进入根管，牙本质牙骨质交界没有可预料的形态和位置[154]（图9-18）。因此，根尖孔和牙骨质牙本质界的位置变化很大。在X线片上，它可位于从根尖到向冠方3 mm或更向冠方的任何地方（取决于该牙根的形态）。

这种解剖的变异对于测定工作长度、根管器械预备和充填的精确位置有很大的影响。出于这些考虑和为了根尖周组织的完整性，有关预后的一些研究提出了成功的基础，并证实最佳的结果是器械的末端和充填应在X线片上的根尖位置以内（接近

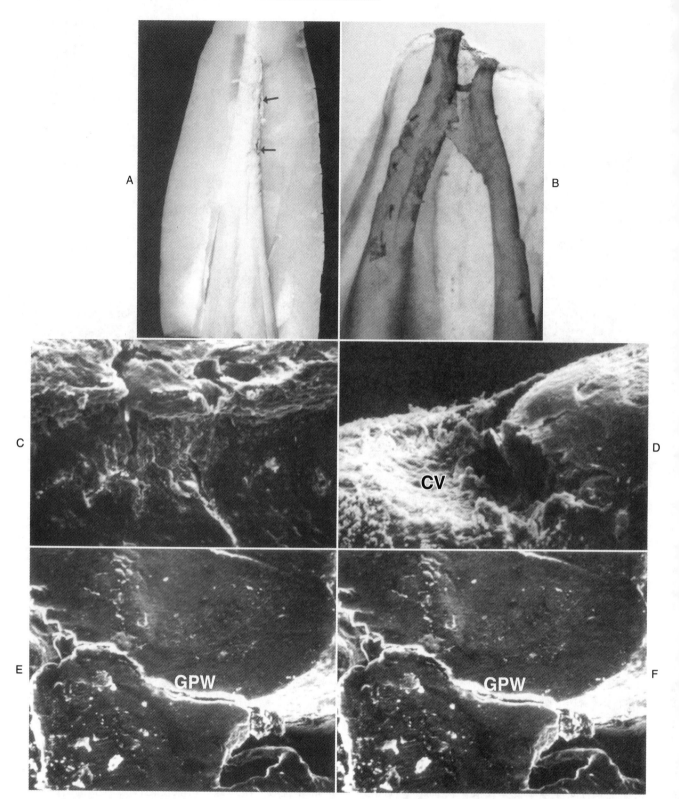

图9-16 A. 垂直挤压软化牙胶之后可见明显空隙（箭头所示）。B. 由于材料缺乏软度、流动性和适当挤压下的穿透性，空隙更明显。C. 扫描电镜观察，热软化牙胶垂直挤压过程中发生的空隙和裂隙。挤压后留下的空隙（CV）和牙胶接头（GPW）明显可见，但这些情况在X线片上并不明显。放大范围从200×到380×。D~F. 扫描电镜下可以清晰看见热软化牙胶垂直挤压过程中留下的空隙和裂隙。CV和GPW也清晰可见，而在X线片上并不明显

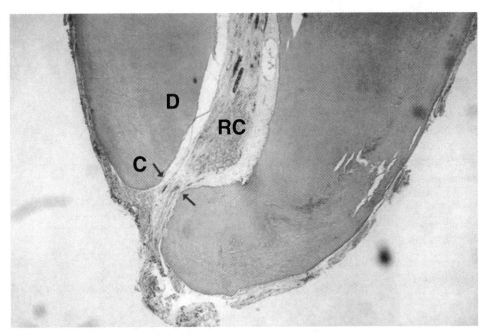

图9-17 根尖区组织学表现（C:牙骨质,D:牙本质,RC:根管）。箭头所指为最狭窄的缩窄区,并不一定位于牙骨质和牙本质的交界处。25×,HE染色

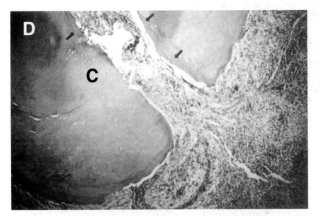

图9-18 典型的根尖组织学表现。可见厚的成层的牙骨质（C）和牙本质（D）。同时由于牙骨质沿着根管内侧牙本质壁沉积,所以并不能看见明显的牙本质和牙骨质的交界

牙骨质牙本质界 CDJ）（图9-19,A、B）。当器械操作和充填比这个短时,成功率下降。当比这个长时,特别是当充填材料超出 X 线片上的根尖时,其预后更差[75]（图9-20）。然而,从现实的角度讲,只有在根管充填之后,才有可能知道根尖孔和根尖狭窄处的确切位置。

许多更现代的充填技术提倡根管充填的位置应在 X 线片上的根尖以内 0.5 mm,根尖处或超填,这可以通过充填材料的存在来证实。经验主义观察者支持采用该项技术,认为这样可以获得高成功率（图9-21）。但尚无远期预后研究支持这一结果。而且,根管充填超出根管狭窄区会产生更大的术后不适[72,156]。

如果根管治疗的主要目的是在根尖孔的表面创造一个引导牙骨质再生的环境,那么,牙周组织就不应该被超出根尖孔的根管充填材料所激惹（图9-22,A、B）。65年来,这个概念[56,121,162]被认为是科学的、有效的,并为多数回顾性研究所支持[53,155,160,170]。即使在根尖有透射阴影的一些病例,根管也应尽可能充填至接近该狭窄处,而不主张超填（图9-23,9-24）。最近研究发现,当根管清洁、成型和充填终止于或短于根管狭窄处时,组织学反应最佳[138]。在生活牙髓或坏死牙髓,当细菌穿过根尖孔或根尖周组织时,结果是一样的。当封闭剂或牙胶或两者都被挤压出主根尖孔、侧支根管或副根管,并进入根尖周组织时,经常会出现包括机体对异物反应在内的严重的炎症反应。现代根管治疗的实践和远期效果的研究支持所有病例的充填材料都应该限制在根管系统内,尽量避免进一步刺激已经受到损伤和激惹的根尖周组织。

根尖封闭和冠封闭:何者更重要

在组织学上,关于根管系统的根尖封闭不足是根管治疗失败的主要原因,这已经得到了足够的重视,[32]但现代的认识和文献强调,需要从根尖和冠部两个方面彻底封闭根管系统（图9-25）。在根管治疗和随后的牙体修复中,所使用的技术都要有利于达到这两个目的。这意味着从根管口至根尖末端,

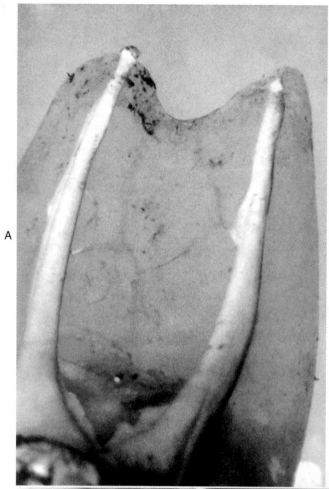
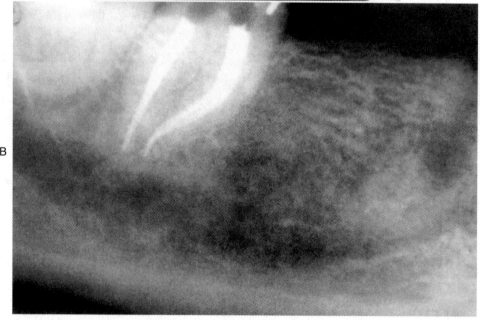

图 9-19 A. 含有两个根管的、清洁后的牙齿样本；左侧根管超填出根尖孔而右侧根管恰填在根管内。理想的充填位置是在牙根内。B. 临床案例证明，可以通过使用热牙胶和垂直挤压的方法达到理想的充填效果

第9章 根管系统清理、成型后的充填

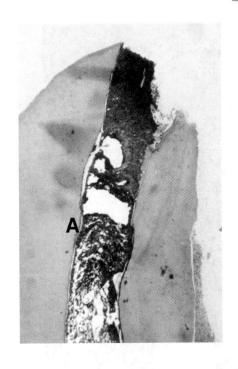

图9-20 器械预备根管时超出根尖孔和牙根,对根尖缩窄区造成损伤的组织学图像。牙胶充填到根管A水平,根管内其余部位是血凝块。这种环境不利于生物学愈合和组织再生。原始大小25×,HE染色

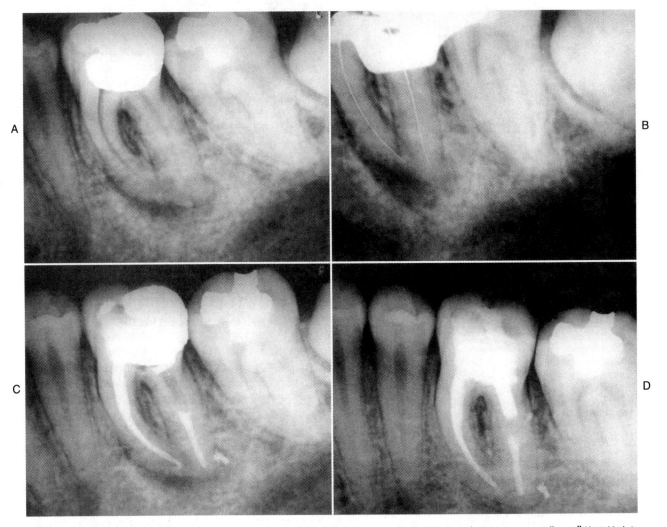

图9-21 A. 需要做根管治疗的下颌磨牙。B. 确定工作长度在根尖孔内。根管预备限制在牙根内。C. 用"puffs"封闭剂进行根管充填,糊剂超出两个牙根。但是牙胶尖在充填过程中位于根管内。D. 15个月后复查表明,修复几乎完成,但仍然可见在根尖周组织中的封闭剂

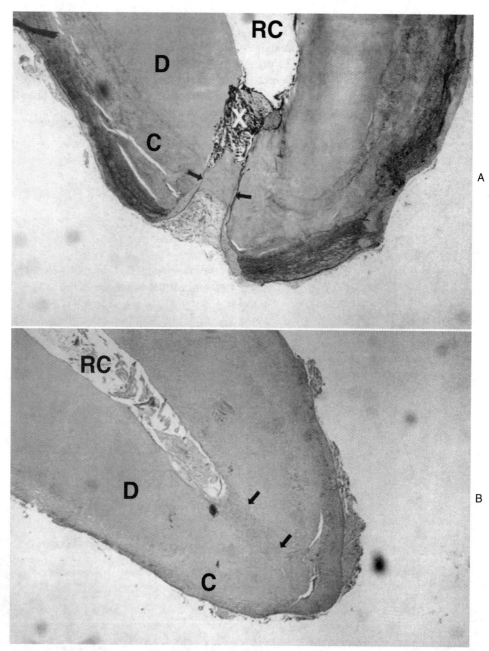

图9-22 A.充填材料位于牙根内时,已充填的根管有牙骨质再生(箭头所示)。当碎屑堆积在根尖处时,这种再生修复仍可能发生。(C:牙骨质,D:牙本质,RC:根管)原始大小25×,HE染色。B.邻近根充不足的根尖区根管末端,牙骨质修复有3~4mm(C:牙骨质,D:牙本质,RC:根管)原始大小25×,HE染色

牙胶充填根管系统必须是完善的。

根尖屏障的应用

一种经常用来形成根尖终止或间质以达到生物性根尖封闭的方法,是在根管充填前,在根尖填塞牙本质碎片或其他人工屏障(如:氢氧化钙,脱矿牙本质,冻干骨,磷酸三钙,羟基磷灰石,胶原)[30,141]。这并不是一项新技术,早在60多年前[50],就曾有人用牙本质碎片获得过满意的结果。更多的现代研究支持这些发现,只要牙本质碎片不被细菌或其副产品污染的话[83,176,178]。在根管成型和清理过程中,可能不小心使牙本质碎屑堆积[194],特别是不按常规使用锉以保持根尖开放时[126]。要有意识地放置牙本质碎片,可以在根管清洁和成型后,用机动器械(如GG钻,Peeso钻孔器)从根管冠部牙本质钻下碎片,然后,将其填塞根尖部根管1~3mm,之后用牙胶和封闭剂常规充填根管。

除了有可能起生物学封闭作用外,填塞的牙本

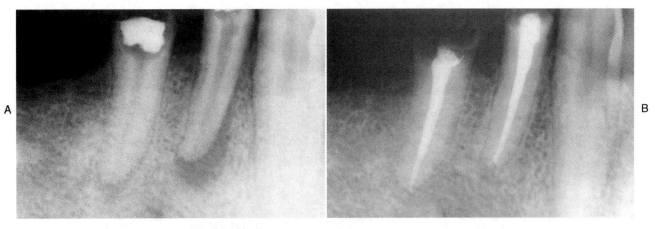

图 9-23 牙髓坏死的患牙用牙胶充填(位于牙根范围内)短于根尖孔时,根尖周组织修复的临床表现

质碎片还可以辅助将刺激性溶剂限制在根管内,防止超填,特别是当根管预备过度时[35]。但这可能会,也可能不会促进根尖封闭[1,194]。不管怎样,已经观察到有满意的根尖组织反应发生,它促进了[314]根尖愈合,炎症反应最小,根尖有牙骨质沉积[123]。

已经广泛地研究使用钙复合物特别是氢氧化钙作为根尖屏障。在根管充填前,将氢氧化钙(湿性或干性氢氧化钙)送入或压入预备好的根管距根尖 1~3 mm 处。这个过程可以用汞合金输送器、螺旋形根管糊剂输送器、装有预先混合好的氢氧化钙的注射器来完成。充填后,在根尖孔处有明显的钙化[131],而根尖周组织反应不明显(与牙本质碎片充填者比较)[81]。另外,根尖有氢氧化钙填料的牙齿渗漏比没有该填料的牙齿低[184]。

即使支持使用人工屏障填塞预备好的根管根尖部分的资料很有说服力,但按治疗标准并不要求常规使用这项技术。如果采用这种处理方法,就必须有可预测诱导能力的材料,它既能封闭根管,又不会受到细菌影响,还可以刺激根尖孔处牙骨质再生。未来,可能倾向于使用无机三氧聚合物(MTA)[175]或相似的材料来达到此目的。

根管充填的时机

过去,根管治疗要经过多次复诊,以满足微生物培养阴性,并确保症状或体征的消失。现在,尽管很少需要作细菌培养,但如果仍有急性症状或体征存在时,一般不主张在根管清洁和成型的同时进行根管充填。仍有一些资料支持一次性完成根尖脓肿的处理[165],虽然充填感染根管可能会增加术后不适[86]。事实上,一次性完成根管治疗可能发生术后疼痛是为什么不在根管清洁和成型的同时进行充填的基本理由。但是,许多研究表明,一次完成根管治疗,术后疼痛并没有增加[44,114,117,139]。

如果没有明显的症状和体征,可以一次完成根管治疗。牙髓坏死,有根尖暗影及有窦道的患者也可以一次完成根管治疗。一个最近的研究调查了牙髓坏死和根尖损害的患牙一次完成根管治疗的结果[159],发现多次就诊,并用氢氧化钙作为复诊期间的药物处理时,根管治疗的成功率较高。但这个研究中使用的许多治疗步骤没有反映平常的操作,而且样本量小,因此有人对结果的有效性提出了质疑。今后应进行控制更好的预后研究。

由于患者和牙科医师的原因,原本计划一次完成治疗的病例,往往不得不多次就诊才能完成。因此临床牙医师计划在根管清洁和成型的同时完成根管充填时,应该考虑以下几点:

- 患者是否曾有急性症状或体征?
- 如果有,这些症状或体征是否提示有明显的炎症或感染超出了牙齿,进入了骨组织或软组织内,或急性过程仅局限于牙齿内部?
- 该病例的根管解剖和技术的复杂性如何?
- 采用所选择的技术已将根管预备成合适的大小和形状了吗?
- 侧方加压器,充填器或核心载体(core carrier)能放进根管内恰当的深度而不被卡住吗?
- 牙胶输送器的尖端或针尖能放进离预备的根尖狭窄较远处而不被卡住吗?
- 根管清洁和干燥吗?根管内有没有持续的渗出?
- 患者能忍受增加的治疗时间吗?
- 患者依从一次性完成根管治疗吗?

最重要的和最新的关于根管充填时机的观点是防止根管清理和成型后根管的再感染。放置不当

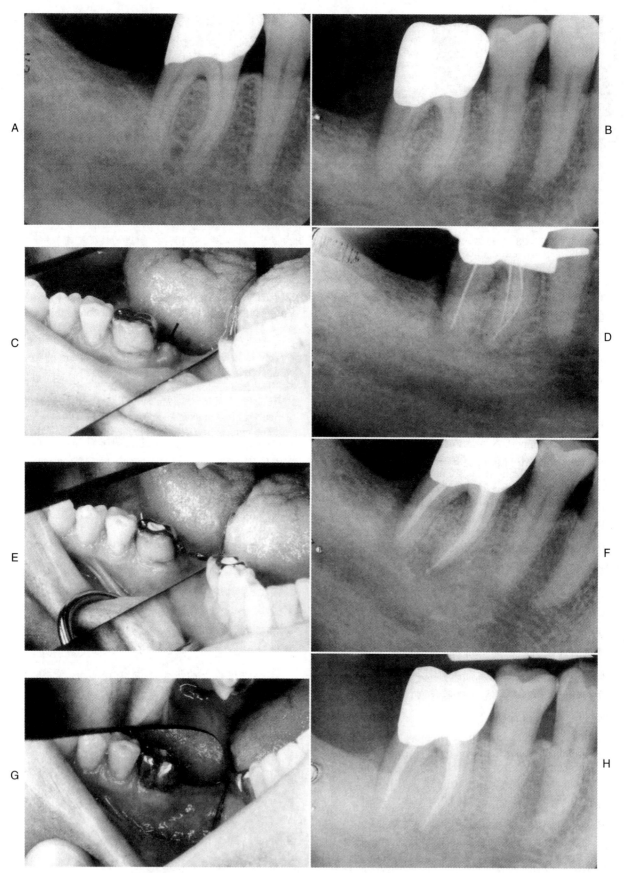

图 9-24 A. 金高嵌体修复后的下颌磨牙。远中有垂直型牙骨质缺损。B. 两年后两个牙根周围有 X 线透射影。远中的透射区延伸到表面形成窦道。C. 牙齿的远中(箭头),诊断为牙髓坏死伴慢性化脓性根尖周炎。D. 开始根管治疗,测定 3 个根管的工作长度位于 X 线片根尖以内。E. 根管清创术后 1 周,窦道消失。F. 用牙胶充填根管,牙胶局限在根管以内。但近中根有一小块糊剂超出。G. 临床可见修复。H. X 线片显示:几乎彻底治愈,患者无症状

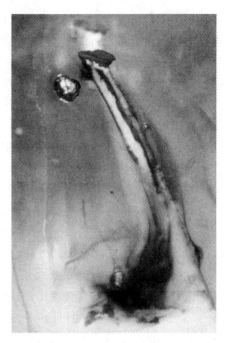

图9-25 已脱矿的、脱水的、清洁后的上颌第一磨牙标本。通过根管充填物和根尖充填物有明显向冠方的渗漏形成。曾试图解决患者非外科根管治疗后所导致的持续性不舒适感。但即使根尖充填也不能使渗漏及持续发作的症状停止

的暂封材料常在几小时内脱落,使根管系统被口腔细菌再感染。复诊期间牙髓急诊经常是由于暂封材料脱落造成的。即使根管内封药,如放氢氧化钙,也不能保证细菌不会在清洁后的根管内获得或重新获得立足处。因此,考虑到上述因素,清洁后的根管应该尽早进行充填,以防止再感染。

充填前确定根管预备是否充分的标准

尽管在前面的章节中已经讨论过根管充填的时机,但是关于根管预备技术是否充分还有最后7个问题需要注意、澄清和强调。

1. 牙齿必须恰当地隔离,以排除充填过程中污染根管的危险因素,这是保证治疗成功的不能忽视的一个非常重要的方面。

2. 清洁的白色的牙本质碎片不是充填的标准。牙本质的这种表现不能保证不带有细菌或细菌产物。同样,此时取样检查整个根管系统也几乎是不可能的。

3. 将根管的根尖部分预备成比第一根在根管的根尖部被夹紧的根管锉(例如20号或25号锉)大3~4倍,也不是充填的标准。用这个标准不可能进行适当的根管清洁和成型。没有适当的根管成型,则很难使冲洗液进入小根管的根尖部分。

4. 像某些较新的增加根管敞开度的根管预备技术所主张的,将所有根管向根尖预备成同样的大小(20号锉),并不能保证将根尖处的所有组织碎屑都被去除掉了。

5. 所有的充填器械都必须预先在根管内试过,以确定它们能进入的深度,它们是否合适而不被夹紧,如果夹紧,夹紧的部位在根管的某一部位,特别是在弯曲根管内是否合适。

6. 充填前根管内不应该有任何液体存在。如果有液体存在,并且是血性的或是脓性的液体,说明根管可能不清洁或曾被器械预备过度。临床医师还应该考虑可能有额外的根管存在,可能有残余的感染,或在两次复诊之间根管可能被污染。如果有上面的任何一种情况,在充填前都必须将其找出并加以解决。

7. 在多根牙必须尽一切努力确保整个根管系统都得到了清洁和成型。

根管充填的方法和技巧

多年来有无数种方法用来充填预备好的根管系统,每一种都声称方便、有效和优越。当代的充填技术没有什么不同,虽然它们反映了某种程度的复杂性和技术的先进性,但仍然依靠牙胶和封闭剂达到充填根管的目的——三维充填清洁和成型的根管空间。因此,本节的讨论集中在根管充填的理论基础,强调已经证明是成功的而且易于掌握的技术及其变异。

用牙胶和封闭剂充填根管有4种基本的技术:

1. 冷挤压牙胶充填法。
2. 挤压在根管内已经加热软化的牙胶和冷挤压牙胶。
3. 挤压已经被热塑化,注射进入根管系统的牙胶和冷挤压牙胶。
4. 挤压用机械方法放进根管的软化牙胶。

在这4种基本方法的基础上产生了多种变异方法,现重点介绍其中几种具有创造性的、现代的方法。

冷挤压法

多数读者将冷挤压法等同于侧方加压法。这种方法适用于多数根管,它要求将根管预备成具有连续锥度的漏斗,伴有健康的根尖牙本质基质。

简短概述

在这项技术中,根据最后达到工作长度的根管扩大器械的大小选择主牙胶尖。常用的挤压器械为侧方加压器,有各种不同的尺寸,可以根据根管的大小、长度和弯曲度来选择(表9-4)。侧方加压器可以是手用的或手指用的器械(图9-26,9-27)。选择能混合成均匀膏状的、能有足够操作时间(即15~30分钟)的根管封闭剂。将主牙胶尖与根管封闭剂一起放进根管内,用有锥度的侧方加压器从侧方和垂直方向挤压主牙胶尖和封闭剂。将侧方加压器挤压出来的空间用附加的较小的副牙胶尖充填,直到根管被完全充满。

详细技术

主牙胶尖的选择(Master Cone Selection) 根据最后预备成的根管尖部的大小选择主牙胶尖。如果使用标准化的K型锉和H型锉进行根管预备,根管在到达根尖基质前的长度内已无碎屑,此时应将主牙胶尖试着置于工作长度或略短于工作长度(0.5 mm)(图9-28)。用棉花镊子在大约等于根管工作长度的位置夹住牙胶尖的冠部。放进根管时,牙胶尖应该在距离根尖1~3 mm处接触根管壁,使其在计划长度时与根管紧密贴合,从冠方加压时不会向根尖移动超出根尖孔,当去除冠方压力时,不会移位。如果达不到这个要求,可以用锐利的剪刀小心地修剪该牙胶尖。但最好使用外科解剖刀修剪牙胶尖[61, 87],去掉尖端0.5~1.0 mm多余部分,直到获得合适的长度和紧密贴合。如果需要的话,还可以使用粗细量具来辅助预备主牙胶尖[104](图9-29)。通过用带尖的器械或用棉花镊子将牙胶尖在切缘或𬌗面参考点夹捏做标记,以记录牙胶尖在牙内的最后位置。接下来,拍摄X线片以确定牙胶尖的位置,并按下面条件进行评定:

1. 如果牙胶尖刚好在工作长度或工作长度以内0.5 mm,距根尖1~3 mm紧密贴合,并在X线片上显示,从根尖1/3和根中1/3交界处到根管口主牙胶尖的侧方有可见的空隙,则可进行挤压术。

2. 如果牙胶尖比预测的长度短,可能存在以下几种情况:

表9-4 根管侧方挤压器

根管侧方挤压器(RCS)代码	离尖端1mm处直径(mm)	离尖端16mm处直径(mm)	从尖端至弯曲处的距离(mm)
RCS3*	0.35	0.88	24.43
RCSD11*	0.50	1.01	22.46
RCSD11S*	0.28	0.80	23.18
RCSD11T*	0.34	1.01	21.50
RCSD11TS*	0.25	1.01	20.40
RCSGP1*	0.24	0.75	20.86
RCSGP2*	0.24	0.82	23.69
RCSGP3*	0.30	0.68	28.35
RCSMA57*	0.22	0.79	26.25
RCSW1S*	0.36	0.91	19.85
RCSW2S*	0.39	0.97	18.92
RCS30*	0.30	0.70	28.10
RCS40*	0.45	0.77	28.10
RCS50*	0.50	0.85	28.10
RCS60*	0.55	0.92	28.10
S20†	0.23	0.52	28.82
S25†	0.30	0.60	28.60
S30†	0.33	0.63	28.76
S40†	0.44	0.73	28.88
S50†	0.42	0.82	28.79
S60?	0.55	0.90	28.72

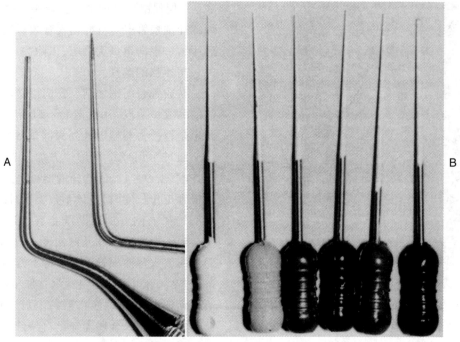

图9-26 A. 左侧是平头的根管充填器,距离尖端10mm和15mm处有深度的标志(左);侧方挤压器有一个尖端(右),参见表9-4和9-5。在进行根充时,侧方挤压器上放置有橡皮标记以标出侧方挤压的适当长度。B. 手指用的侧方挤压器(左)和充填器(右),均有塑料手柄。有许多厂家生产这种产品,包括不锈钢和镍钛合金两种

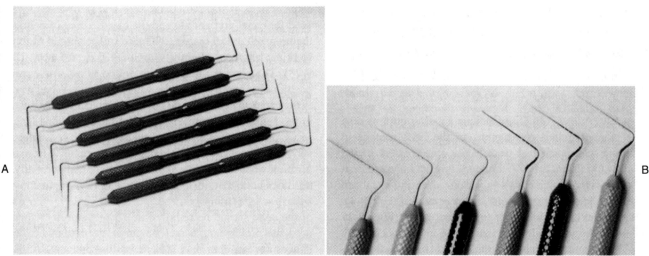

图9-27 经校准的以不同颜色标记的根管充填器及侧方挤压器,有不同的型号和锥度,符合ISO根管锉的标准。该图为霍华德·马丁医生的M型系列。A. 20,25,30,40,50和60号。其一端为侧方挤压器,用于侧向挤压,另一端是充填器,用于垂直挤压。B. 侧方挤压器末端的放大镜头(见表9-4和9-5)

(1) 牙本质碎屑可能被挤压在根管的尖部,这表示根管清洁不当。必须用小锉和大量冲洗去除这些碎屑后,再重新试尖(如第8章所述)。

(2) 可能在短于工作长度位置的根管内形成了台阶。如果是这种情况,应该努力重新扩锉根管至全长。

(3) 根管可能有弯曲,但在二维X线片上看不到。必须核实根管的解剖结构,放置弯曲的牙胶尖有助于进入根管全长。

(4) 主牙胶尖可能太粗,必须选择一个较细的牙胶尖。有时候同一个牙胶盒内的牙胶尖锥度可能不同或形状不同。这种情况下,使用粗细测量仪有助于解决问题。

(5) 牙胶尖不能就位的最重要的原因是根管根尖1/3到根中1/3的三维成型不恰当。这时,必须重新进行根管成型,以便使主牙胶尖能达到根管工

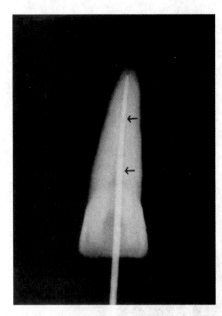

图9-28 主牙胶尖放置于适当的深度进行侧向挤压。注意在牙胶尖侧方(箭头)存在的空隙。这些空隙对于挤压器械能够达到的合适深度具有重要意义

作长度和紧密贴合。

3. 如果牙胶尖达到根管工作长度,并能贴合紧密,但根管冠2/3牙胶尖侧方无空隙,也必须重新进行根管成型,然后再充填根管。X线片上看不到空隙通常提示根管成型不恰当,未制备出充填过程中侧方加压器进入的空间。这通常导致不能使牙胶尖就位和不能在预备好的根尖区适当地挤压牙胶尖。

4. 如果主牙胶尖超出工作长度,要么剪去超出部分,要么选择一根新的、较粗的牙胶尖(图9-30)。但是,大号牙胶尖锥度也大,可能使侧方加压器进入的空间减小。而且,弯曲根管选择大号牙胶尖,由于在弯曲处根管缩窄,使牙胶尖远在根管冠方就有被夹紧的可能。

5. 如果牙胶尖达到根管工作长度并贴合紧密,而根尖1/3牙胶尖侧方可见有空隙,但根管冠2/3无空隙,这说明牙胶尖的形状和尺寸不适当或者根管冠2/3成型不足。

6. 如果牙胶尖达到根管工作长度,并且X线片显示扭曲或"S"状,则表示牙胶尖对于该根管太细,必须选择较大号的牙胶尖(图9-31)。

根管预备

一旦主牙胶尖试尖后,可将其从根管内取出,放在70%异丙醇或2.5%~5%次氯酸钠消毒液中。然后用纸尖干燥根管系统。如果要除去玷污层,这时可以用适当的溶液处理(参考本章玷污层去除和玷污层保留)。有些作者建议用95%乙醇或99%异丙醇冲洗根管[115]。将醇在根管内保留2~3分钟,然后用另一根消毒纸尖吸去,以除去所有残余液体。

挤压器的选择

在放置封闭剂之前,先选择挤压器械。在根管清洁和成型阶段,用无菌(或彻底消毒的)挤压器械测定是否已为器械进入到深部预备好形状。

通过手用或手指用侧方加压器来完成侧方加压技术(表9-4)。所选择的器械进入空的根管并达到根管工作长度时,应该不被夹紧(图9-32)。这提示所选择的侧方加压器既要有合适的长度又要具有与根管形状、尺寸及弯曲度一致的锥度(表9-5)。在放入弯曲根管前,可将不锈钢侧方加压器预弯(图9-33),或使用镍钛侧方加压器(图9-15)。不管何时都要尽可能在器械上於工作长度处放置橡皮止标。如果金属器械已有特殊的长度标记,则无需再放置橡皮止标。

封闭剂的放置

选择完挤压器械,并干燥根管之后,可向根管内放置根管封闭剂。将根管封闭剂有效地分布于整个根管系统是获得最佳根管密封的必要条件[36]。为了能达到这个目的,已经证实或评估了许多放置根管封闭剂的方法,包括用螺旋形输送器、锉或扩孔钻、主牙胶尖和超声器械。将拔下的牙齿采用连续切片,X线照相,制作透明牙样本,临床直接观察等方法对这些技术的效果进行了评估。使用的评估封闭剂分布情况的参数有牙本质壁覆盖率,封闭剂是否溢出根尖孔,进入副根管的情况,封闭剂内空隙的出现等,此外,还应该将操作者使用该充填技术的临床技能考虑进去。

在使用冷侧方加压术时,可采用牙胶尖,根管锉或螺旋形输送器放置封闭剂(图9-34)。为了达到最佳的封闭剂分布效果,也可以考虑用超声器械放置[169]。不管选择哪一种工具,都是在器械上涂少量的封闭剂送进根管,将其涂布于整个根管壁。在较大的根管,这个步骤不得不重复多次才能完成。对于侧方加压技术,封闭剂要求放至根管工作长度,但应避免将根管完全充满。在挤压副牙胶尖时,一般会将附加的封闭剂送进根管。如果使用超声根管锉,在锉上涂少量封闭剂送进根管,启动5秒钟,使锉做圆周运动[169],然后用一个主牙胶尖涂少量封闭剂,直接放至根尖基质处即可(图9-35)。

放置主牙胶尖

为了使封闭剂全面地分布于根管壁,需要排出

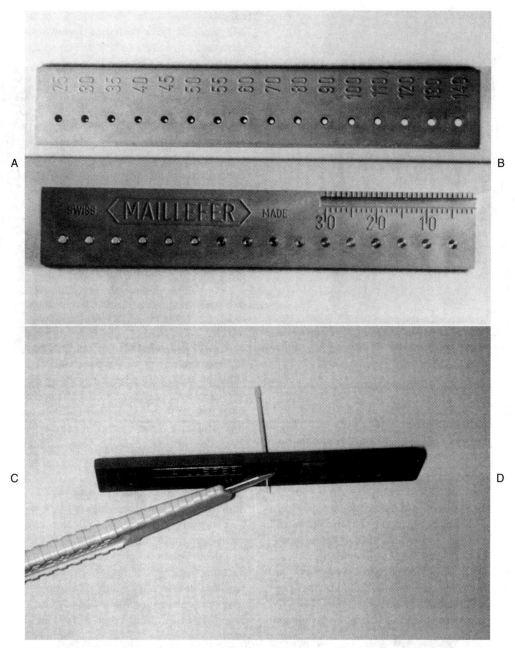

图 9-29 A. 测量牙胶尖的器械。B. 可以将牙胶尖穿过小孔放于标尺上,小孔的大小可以帮助使用者找出与根管大小匹配的牙胶尖。过长或尖端不合适,可用手术刀片剪去

陷入的空气。要使封闭剂向侧方和冠方移动和尽量使溢出根尖孔的封闭剂减至最低,必须缓慢地插入主牙胶尖。根据(做了标记的)主牙胶尖与殆面或切缘参考点的关系将其就位后,将主牙胶尖在这个位置[325]保持 20~30 秒钟,以确保其在根尖的位置。如果患者未施麻药,根管内陷入的空气或封闭剂向根尖移动可能导致短暂不适。提前告知患者可能会产生不适是很重要的。如果对主牙胶尖和封闭剂(用的是凝固慢的封闭剂)的位置有疑虑,此时可以拍 X线片核实。必要时,可将牙胶尖取出,根据需要的位置重新放置。

挤压主牙胶尖

放完主牙胶尖后,将侧方加压器沿着主牙胶尖缓慢插入根管,到达侧方加压器上标记的长度或比这个长度短 0.5~1.0 mm(见图 9-36)的位置。如前面讨论的,短于这个长度可能会使主牙胶尖不能到达制备好的根尖部位,尽管可以通过挤压使主牙胶尖向根尖延伸或移动,但由于根管系统成型的变化及牙胶尖性质,没有一项技术能保证达到这个目的。以前也讨论过,用这种方法可能会导致根折[92,134,151],但在根管充填前,恰当的根管成型和选择适当锥度的侧方加压器,产生的楔

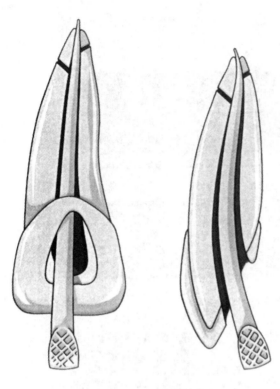

图9-30 图示主牙胶尖过长,必须修短或更换一个合适大小的牙胶尖。这时可以用刻度标尺和刀片来修整

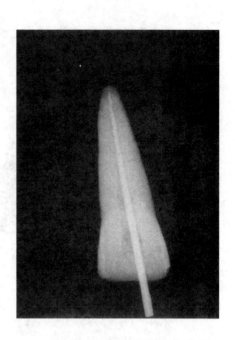

图9-31 在根尖牙胶尖不贴合,太细。无论是临床中还是X线片上,一旦出现这种不合常规的情况,都应选择其他尺寸大小和形状的牙胶尖

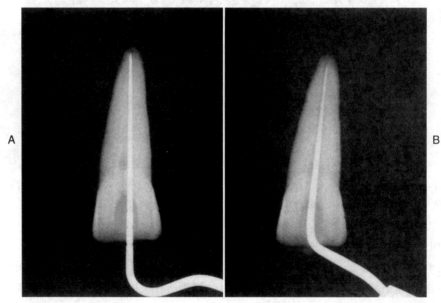

图9-32 A. 侧方挤压器不合适,请注意器械占据了整个根管的空间,在根管壁之间像个楔子。B. 合适的侧方挤压器在根管中应较宽松,并可达到适当长度

表9-5 建议选择与主牙胶尖的大小和型号匹配的侧方挤压器和根管充填器

最终的根尖大小	建议使用的侧方挤压器(手用或相应的手指用的侧方挤压器)	建议使用的根管充填器(手用或相应的手指用的侧方挤压器)
25	D11S, D11TS, GP1, GP2, W1S, S20, S25（取决于根管的锥度和长度）	P30, 8, 8A1/3(取决于根管的锥度、长度和所要进入的深度)
30	除了使用 S30 外，其余同 25 号；在根管长度大于 25mm 时，还可以采用 MA57 或 GP3	P30, 8, 8A1/3
35	除了采用 D11T 或 S35，其余同 25 号	P30, 8, 8A1/3
40	D11T, GP2, W2S, S40	P30, 8, 8A1/3
45	D11T, GP2 或 GP3, S40	P40, 81/2, 81/2A, 1/3
50	D11, D11T, GP2 或 GP3, S50	P50, 9, 9A, 或 91/2, 91/2A, PL1
55	D11, S3, S50	P50, 9, 9A, 或 91/2, 91/2A, PL2
60	D11, S3, S60	P50, 9, 9A, 或 91/2, 91/2A
70	D11, S3, S70	P70, 91/2, 91/2A, 10, 10A, 101/2, 101/2A, 5/7
80	D11, S3, S80	P80, 10, 10A, 101/2, 101/2A, PL3, 5/7
90	D11, S3, S80	P80, 10, 10A, 101/2, 101/2A, PL3, 5/7
100	D11, S3, S80	P80, 10, 10A, 101/2, 101/2A, PL3, 9/11
110	D11, MA57, S3, S80	PL3 或 PL4, 9/11, 11, 111/2, 11A, 111/2A 或更高

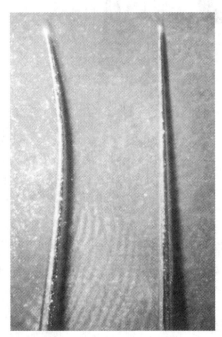

图9-33 在进入弯曲根管前，侧方挤压器的外形应容易被改变，这样有利于插入深处和挤压牙胶

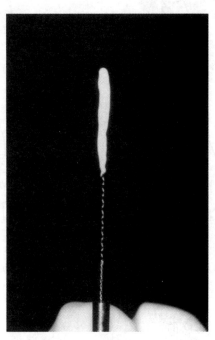

图9-34 使用螺旋形充填器放置根管封闭剂。采用任何技术都不应将过量的糊剂放入根管内

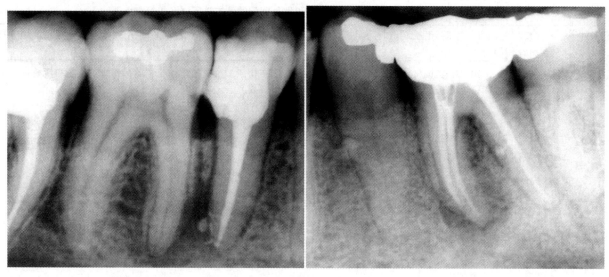

图9-35 这是两个根管充填的例子,在该例中已去除玷污层,用超声波设备放入封闭剂,用侧方挤压术将牙胶充填于根管系统。两个病例根管充填都局限在根管内,封闭剂都被挤进副根管内。只要去除玷污层,恰当分配封闭剂,使用任何技术均可达到这样的效果

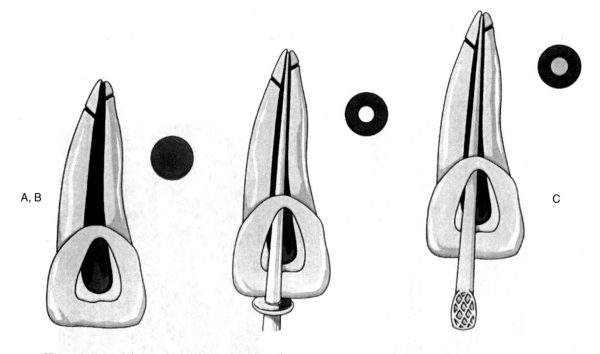

图9-36 A. 图中所示为已制备成漏斗状的根管系统。B. 使侧方挤压器置于适当长度。注意侧方挤压器周围有适当的空间。器械必须到达根部的适当深处,且不被夹紧。C. 试主牙胶尖。注意牙胶尖只在根尖处被夹紧

力是可以忽略的。

当侧方加压器到达所需要的长度时,将主牙胶尖向侧方和根尖方向挤压,并将侧方加压器转动180度。在弯曲根管内,可根据根管的弯曲程度减少转动弧度。在转动过程中将主牙胶尖挤向一侧根管壁,同时,在主牙胶尖侧方为副尖预备了空隙(图9-37)。

放置副牙胶尖

根据所使用的侧方加压器的大小、根管的大小、根管内所形成空隙的位置选择副牙胶尖(见表9-6)。如根据第一根侧方加压器进入的深度,可用超细到细-细范围内的副尖。这两种牙胶尖的大小正好与D11T或D11TS手用或25号或30号指用侧方加压器的大小相匹配。还有侧方加压器和特殊牙

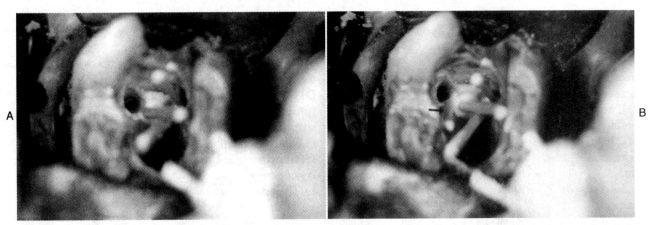

图9-37 A.下颌第一恒磨牙的近中颊根管。侧方挤压主牙胶尖和糊剂。注意牙胶尖如何被压向根管壁,为放入副尖准备空间。B.一根副尖加压后(箭头)。请再次注意由于在挤压过程中牙胶尖真正的侧向移动,从而为另一根副尖准备了空间。不这样做会导致根管充填的质量不佳

胶尖的一些其他的组合,见表9-6。在副尖上涂少量的封闭剂送到与侧方加压器同样的长度(图9-38)。如这不可能,则可能存在下面几种情况:

- 副尖太大或锥度与形成的空隙不适合。
- 侧方加压器大小与副尖不完全匹配。
- 对主牙胶尖挤压不够,不能为放置副尖提供足够的空隙。
- 根管没有必要的锥度以便侧方加压器和副尖能进入。
- 在最初的挤压过程中,主牙胶尖可能已移位。
- 副尖的小尖端可能在根管内卷曲或弯曲,妨碍了牙胶尖的完全就位。
- 根管封闭剂可能已经开始硬固,从而阻碍副尖的放置。

必须估计到放置副尖时可能发生的每一个问题,并在适当的时候采取纠正措施。如果不能将副尖放到合适的深度,会导致在整个根管内出现明显的空隙,在X线片上表现为不连续的透射区或纵向的空隙(侧方加压器的痕迹)。

出现任何一种情况,都不符合本章前面概括的根管充填的治疗标准。必要时,通过取出已经挤压的牙胶尖,重新清理根管,找出并去除导致出现空隙的原因,重新充填根管,多数情况是可以纠正的。

当根管用副尖充填至根尖时,根管内形成的空间向根管冠方移动(图9-39)。通常这个空间锥度大,根据制备的根管的解剖形态,可能应使用更大号的副尖(中细或细)。副尖通常都有非常细的尖端,在原始包装盒内或在生产过程中都容易弯曲。有些临床牙医,喜欢在充填前去掉牙胶尖非常细的尖端;同样有些牙医,在挤压副尖前,喜欢去掉副尖

表9-6 推荐的,与选择的侧方挤压器相匹配的副牙胶尖尺寸

侧方挤压器	推荐的副牙胶尖
D11TS, GP1 和 GP2, S20, MA57	极细或 20#
D11TS, D11T, GP3, S25	细或 20#或 25#
D11T, S3, W1S, W2S, S30	细或 25#
D11, S40, S50	中细

没有推荐侧方挤压的副牙胶尖细中,中,粗中和粗

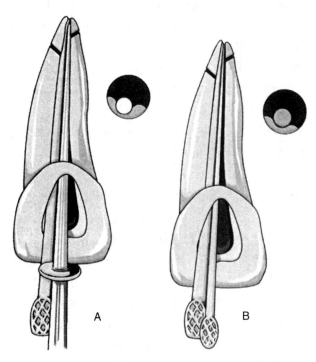

图9-38 A.将侧方挤压器置于主牙胶尖旁并放到根尖的适当深度。B.小心地去掉侧方挤压器后,把一根表面附以少许糊剂的副牙胶尖沿侧方挤压器准备好的通道放至根尖

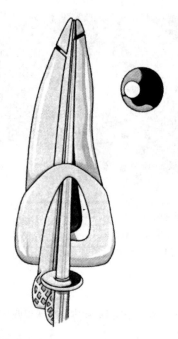

图9-39 随着充填的进行,侧方挤压器向根尖插入的深度越来越小,同时副牙胶尖逐渐地把根管充填起来

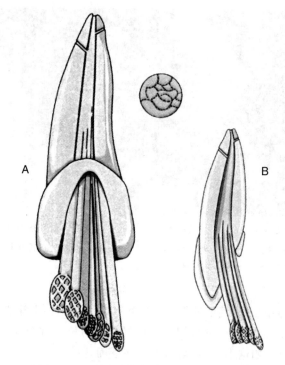

图9-40 A.充填完成牙的唇面观。B.邻面观

的冠部,使副尖的长度适合于要充填的根管,这在后牙或根管和根管口进路受限时,特别有用。

在挤压过程中,将侧加压器从根管中取出前,应该再次旋转180度[61],只是不挤压。旋转时,应该向冠方施加一个轻而稳的压力,使侧方加压器松动,而不会使挤压好的牙胶尖移位。也可以将转动角度限制在大约90度或低于90度(如果根管弯曲)。使用指用侧方加压器可以防止牙胶尖移位,因为在取出侧方加压器时,可以使用较大的转动角度而不会损坏已经挤压好的牙胶团块。

完成充填并处理髓腔

用副尖充满根管直到侧方加压器只能进入根管口 2~3 mm(图9-40)。此时,用加热的器械(如Glick 1号或加热根充加压器)或专门的加热装置(如 Touch n'Heat, ELE/Analytic Technology, San Diego, Calif)烧掉副尖伸出根管口的末端,并软化根管冠方的牙胶。之后用根管充填器垂直挤压(表9-7),使根管冠端牙胶与根管壁紧密贴合,并提高根管冠端的密封。用于这一操作的根管充填器一定不能楔入根管壁之间。这要求在充填前应小心地将根管充填器插入根管的冠端先试一试。不能将侧方加压器加热后用来去除牙胶,因为目前还没有设计出既能加热又可以作为侧方加压使用的金属制成的侧方加压器。同样,也有人主张使用牙髓挖匙切断牙胶,但是挖匙也未设计成能被加热的(其主要的用途是用来挖去软龋及去除牙髓组织)。

将牙胶在根管冠端挤压后,用蘸酒精的棉球彻底清洁髓腔,去除未凝结的根管封闭剂残渣及牙胶颗粒。放置一个结实的暂封修复体。

在有些情况下,可立即制备桩道(图9-41)(参见21章),然后进行永久修复。最后去掉橡皮障,从能充分显示每一个根管充填效果的角度拍摄X线片(图9-42,9-43)。

冷侧方加压技术的变异方法

前面所描述方法的变异使用是很常见的,通常

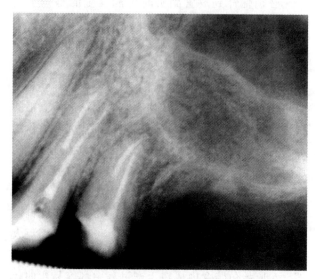

图9-41 经过侧方挤压后,就可容易地制作桩道。建议即刻对根管治疗后的患牙进行修复以防止牙冠渗漏和保护削弱了的牙齿

表 9-7　根管充填器(Root Canal Pluggers)

根管侧方挤压器(Root canal spreader)(RCS)代码	尖端直径(mm)	离尖端16mm处直径(mm)	从尖端到弯曲处的距离(mm)
RCP30*	0.33	0.66	27.96
RCP40*	0.41	0.70	27.82
RCP50*	0.53	0.82	27.78
RCP60*	0.63	0.94	27.72
RCP8A*	0.44	1.10	22.50
RCP81/2A*	0.48	1.12	21.40
RCP9A*	0.55	1.11	22.00
RCP91/2A*	0.66	1.11	22.10
RCP10A*	0.78	1.11	22.50
RCP101/2*	0.91	1.18	22.60
RCP11A*	1.04	1.27	22.60
RCP111/2A*	1.18	1.35	22.90
RCP12A*	1.32	1.40	22.40
RCP8*	0.40	1.09	21.38
RCP81/2*	0.50	1.20	21.49
RCP9*	0.55	1.18	21.45
RCP91/2*	0.65	1.25	22.40
RCP10	0.82	1.22	22.60
RCP101/2*	0.90	1.20	22.30
RCP11*	1.05	1.33	21.75
RCP111/2*	1.25	1.30	21.80
RCP12	1.40	1.40	22.90
RCP*1/3**	0.42	0.98	21.20
RCP1/3*	0.52	1.02	21.13
RCP*5/7**	0.56	1.05	21.21
RCP5/7*	0.79	1.13	21.13
RCP*9/11**	1.05	1.33	21.24
RCP9/*11**	1.17	1.32	21.09
RCPL1*	0.51	1.19	18.76
RCPL2*	0.53	1.05	18.80
RCPL3*	0.80	1.29	18.33
RCPL4*	1.07	1.37	16.94
P40†	0.39	0.72	28.69
P40†	0.39	0.72	28.69
P50†	0.52	0.84	28.74
P60†	0.62	0.92	27.59
P70†	0.73	1.02	28.42
P80†	0.80	1.12	28.60
热传递器械代码	离尖端1mm处直径(mm)	离尖端16mm处直径(mm)	从尖端至弯曲处的距离(mm)
RCSOOP	0.42	1.03	24.66
RCSOP	0.38	0.87	22.65

* Hu-Friedy Co
† Caulk M 系列
斜黑体意指应测量末端
RCP8A 至 RCP12A 和 RCP8 至 RCP12 代表 Schilder 类型的根管充填器。"A"属于前牙根管充填器；其他是后牙根管充填器。RCSOOP 和 RCSOP 代表 Schilder 类型的热传递器械

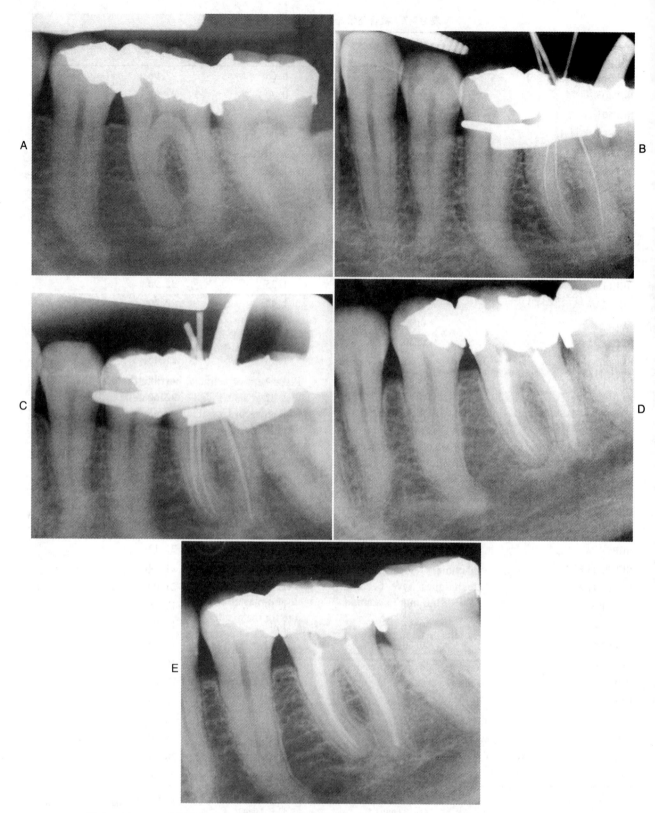

图 9-42 A. 下颌磨牙的诊断：不可复性牙髓炎伴急性根尖周炎。B. 确定工作长度在牙根以内。C. 在3个根管内试放主牙胶尖。注意牙胶尖周围有侧方挤压器进入的空间。D. 用侧方挤压和氧化锌丁香油糊剂进行根管充填；充填材料保留在根管内。E. 12个月以后复诊检查，发现该牙根尖周愈合；患者无临床症状

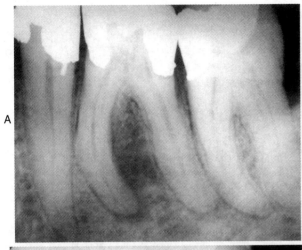
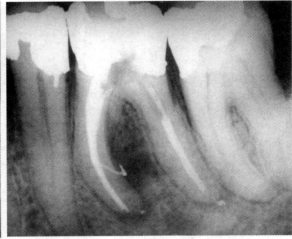
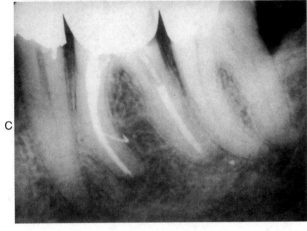

图9-43 A. 下颌磨牙呈现根尖周组织严重破坏。B. 根管清理、成型及用侧方挤压，牙胶尖和氧化锌丁香油酚封闭剂充填。用这种方法使主要的侧支根管得以充填。C. 12个月后复诊，发现根尖周已几乎痊愈

根据解剖的不规则性、医源性错误或个人选择来分类。由于使用的变异，许多方法以"杂交技术"著称。比较常用的变异技术包括以下几种：

- 使用溶剂使主牙胶尖适应根尖的技术。前面已经讨论过这个概念，通常是指"直接加压技术"。这项技术有多种变异方法，其中一些是根据根尖部预备的大小或根管弯曲的程度来决定[18]。
- 只在根尖1/3侧方加压充填根管，然后烧断延伸的牙胶尖后，用几节热牙胶（垂直加压）或者用注射热软化牙胶充填根管冠部（垂直挤压）（见下面部分）。
- 用侧方挤压法充填根管至根管口，之后除去一段牙胶，伴随垂直挤压根尖1/3。然后根管冠2/3用侧方或垂直加压法重新充填。
- 放置人工屏障（如前面讨论过的），包括以胶原为主剂的海绵，如CollaCote或CollaPlug。这在根尖诱导成型术或由于过度器械预备造成根尖填质破坏的情况下更为常用。
- 用侧方加压法充填根尖1/3，之后用热机械法挤压从根管延伸的副尖[173]。
- 主牙胶尖就位后，加热去掉牙胶尖的冠段，然后垂直挤压根尖段。根管其余部分用标准的侧方挤压法充填[52]。
- 在主牙胶尖附近放置侧方加压器到工作长度，停留大约1分钟使主牙胶尖与根尖紧密贴合[162]。在采用含有牙胶软化剂（如桉油醇）（见表9-2）的根管封闭剂时，特别主张使用此方法。在牙胶软化过程中，用挤压器械加压，使牙胶尖与根管壁紧密贴合。

解剖考虑

在这里简单提一下需要采用冷侧方加压技术变异方法的复杂的根管解剖。根管解剖的复杂性包括C形根管，C形根管有变异较大的根管吻合，呈网状以及不规则的交通，一般在第二磨牙中出现。采用热软化牙胶技术比较容易充填这类根管系统，并能促进牙胶进入不规则根管内（图9-44）。"杂交"技术也比较适合充填S形根管（图9-19，B），因为根管有两个弯曲，限制了不锈钢根管加压器械安全进入根管。主要出现在上颌第二前磨牙，对这些解剖结构变异的根管，一种方法是采用镍钛侧方加

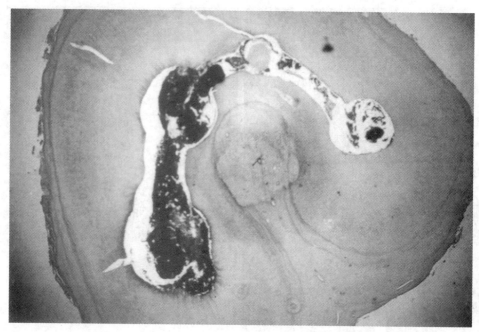

图 9-44　C 形根管的组织学检查。注意根管的不规则性。用侧方挤压法充填这种根管较难

压器，或者考虑采用杂交技术。对于严重弯曲的根管，建议最好使用镍钛侧方加压器。根管内吸收也使标准的冷侧方加压技术遇到一个难题。这里再一次强调，必须根据缺损的程度采取变异，而且经常需要用分段加热或注射热牙胶技术来完成（见下一节）（图 9-45）。

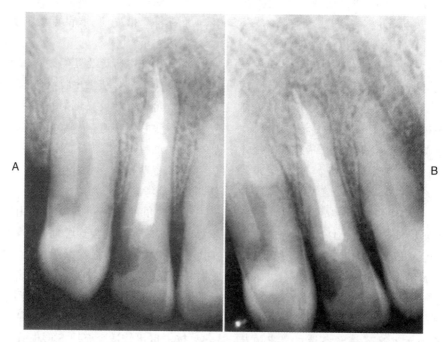

图 9-45　A. 上颌侧切牙伴有内吸收和较大范围的根尖周病变。用侧方挤压充填法，以牙胶尖和封闭剂充填根管。中 1/3 根管用加热软化根充材料使根管吸收缺损区得到立体的充填。B. 18 个月以后复诊，可见根尖周几乎完成骨性修复，患者没有任何症状

牙根末端有吸收性损害,三角结构或多个根尖开口的根管,可以采用根尖印模技术(apical impression techniques)结合冷侧方加压技术。最后,充填根尖诱导成型术后的根管,需要修剪主牙胶尖,以更好地适应不规则的根尖基质或屏障。也可以将市场上出售的大号牙胶尖加热或化学软化,或自制一根大的牙胶尖来充填。这些技术的详细方法如下:

化学软化和适应

将特大主牙胶尖的尖部2~3 mm放入溶液(氯仿、甲醇、精馏白松香、桉油醇)中,约3~5秒钟后取出,放入根管直到工作长度,使根尖紧密贴合(图9-46,A和B)。用棉花镊子或探针在牙胶尖上标出其在根管内的深度和弯曲的方向。将牙胶尖放入根管试尖,根管内应有冲洗剂,以防止软化的牙胶黏附于根管壁,并起中和溶剂的作用。试尖完成后,拍X线片检查(见图9-46,B),取出,用无菌水彻底冲洗牙胶尖,以除去任何可能残留的溶剂,也可以用乙醇去除溶剂。使主牙胶尖干燥1~2分钟,再进行黏结和挤压。

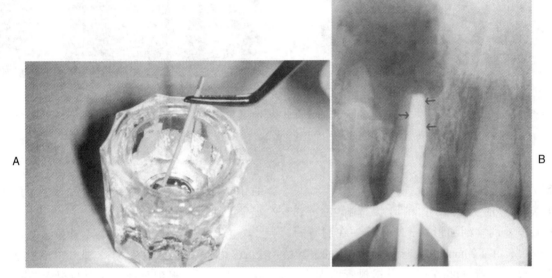

图9-46 A. 主牙胶尖放到溶剂中2到3秒钟使牙胶尖表面软化。B. 软化的牙胶尖适应这个大的,不规则的根管腔后的X线表现

热软化和适应

在将牙胶尖放进根管之前,也可以用热水来代替化学溶剂软化主牙胶尖的根尖部分。具体方法是将牙胶尖在水(100~120°F,37.8~48.8℃)中浸2~4秒钟,只软化牙胶尖根尖部分的外层,牙胶尖的冠端仍保持坚硬,充当机械根充加压器,使软化的牙胶在已预备的根尖基质处就位(图9-47,A~C)。从根管中取出牙胶尖前应当拍X线片以核实牙胶尖的位置,并作标记以定位(图9-47,B)。然后采用常规的挤压方法,可以是冷侧方加压法(图9-47,C),也可以是其变异方法充填根管。

定制牙胶尖的制作

根据根管的形状(图9-48,A)选择2根或2根以上的牙胶尖(可以是标准化,非标准化,或两种结合的)。将牙胶尖轻度加热软化使其变黏,并能互相黏附(图9-48,B)。将这些牙胶尖放在两块玻璃板之间滚动并扭在一起,制成需要的形状和锥度(图9-48,C和D)。最后,采用化学或加热法将所制成的牙胶尖的根尖部分软化,并使其适应根管不规则的根尖部分(图9-48,E)。然后用侧方或垂直加压法充填根管(图9-49)。

热软化牙胶挤压法

热塑性牙胶挤压法这个概念并不是新提出的,它是把加热软化牙胶及垂直挤压相结合的一种技术。它的最纯正的形式与侧方加压技术相似,只是材料被加热,并用垂直挤压法使其与制备的根管相适应。在学术界称之为分段加热技术,垂直挤压热牙胶技术或称Schilder技术[151]。这项技术的要素伴随我们大约已有1个世纪[181],随着企业家的努力,使其具有现代的演变和形式[12,151]。

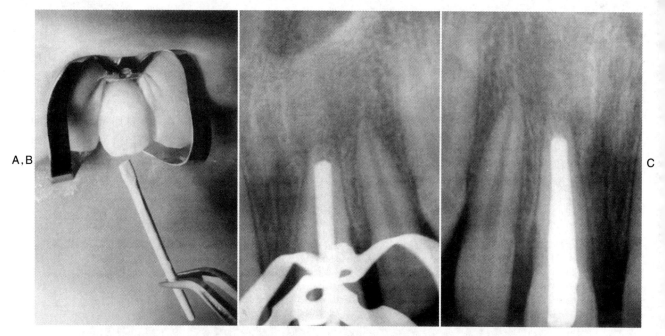

图9-47 A. 在放入根尖诱导成型术后的上颌中切牙根管中之前,将主牙胶尖颠倒,使冠端在热水中变软。鉴于根管的尺寸,所以选择了牙胶尖较大的一端。B. X线片显示,在牙齿中颠倒的牙胶尖的位置靠近根尖所形成的桥。C. 用侧方挤压充填后的根管。注意,少许封闭剂被压向根方并通过根尖桥的小孔

简短概述

根据根管的大致长度和形状选择主牙胶尖。根据根管的解剖和形状,使牙胶尖在制备的根尖部分根管1~2 mm内紧密贴合。常用的充填器械是根管充填器(plugger),根据根管的大小、长度、弯曲度来选择根管充填器(图9-50)(参见图9-26,9-27和表9-7)。根管充填器可以是手用的或手指用的器械,将选择好的根管充填器预先试着进入根管,以确定其在不被根管壁夹紧的情况下进入的深度。选择能混合成均质膏状并允许有足够操作时间(即15~30分钟)的根管封闭剂。将根管封闭剂放进根管至主牙胶尖放置的深度,将主牙胶尖根尖1/2涂少量封闭剂,放进根管。使用加热的器械烧断牙胶的冠端并取出,使热量传导到主牙胶尖的其余部分。用一根冷的根管充填器将软化的牙胶向根尖和侧方挤压。不间断地进行重复加热、切除、挤压过程,直到软化的牙胶被送进根管根尖的1~2 mm处。然后加入并挤压软化的牙胶片断,从根尖一直充填到根管口。

详细技术

主牙胶尖的选择 根据根管的大致长度和形状选择一根主牙胶尖。在这项技术中,最重要的就是选择的主牙胶尖的形状。最好的选择是非标准化的牙胶尖,如细、细中、中粗等,这些形状的牙胶尖提供了垂直挤压技术中必需的牙胶的量。

主牙胶尖要与制备的根尖基质或狭窄处1~2 mm内紧密贴合(图9-51)。选择的前提是牙胶以软化的状态向根尖移动,从而与根管壁贴合更紧密。必须仔细操作,确保牙胶尖只在根管内最尖端处被夹紧,而不在高于此处。这与适当的根管成型和牙胶尖的选择有关。一旦牙胶尖符合临床要求,则拍摄X线片以核实其在根管中的位置,并进行以下评价:

1. 如果牙胶尖正好到工作长度或在工作长度以内1~2 mm,在这一点上与根管贴合紧密,牙胶尖的形状与整个根管形状都匹配良好,则可进行充填。

2. 如果牙胶尖比期望的长度短,可能存在下列问题(图9-52):

(1) 牙胶尖在根管内较高处被夹紧。

(2) 选择的牙胶尖的锥度不合适。

(3) 可能在根尖有牙本质碎屑堆积。

(4) 临床操作失误,如在根管内形成台阶、阻塞或拉开(zip)。

(5) 根管内可能有在二维X线片上看不到的弯曲,根管制备使弯曲处迅速变窄。

3. 如果牙胶尖超过应有的长度,可能存在下列

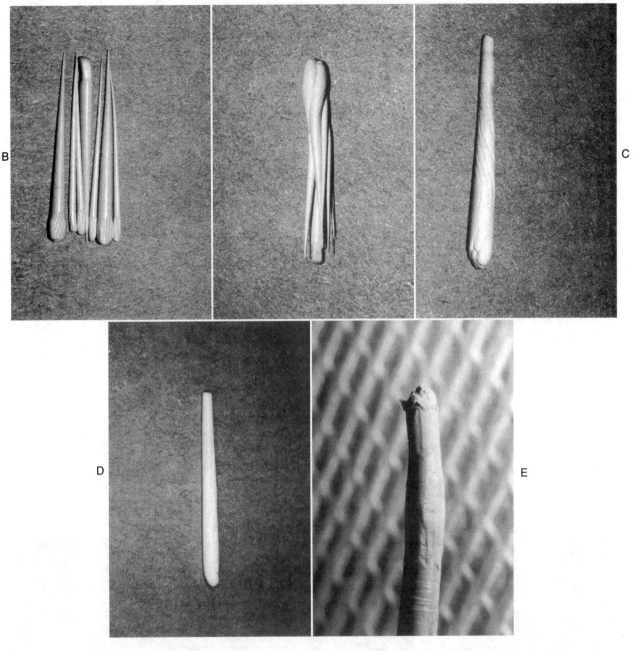

图 9-48 A. 可为特殊根管定做牙胶尖,将数根牙胶尖融合到一起,使其软化,适应要充填的根管形状,制成一根新的牙胶尖。根管的大小和形状决定了所融合牙胶尖的种类。这里选用的是非标准牙胶尖。B. 牙胶尖加热软化后,融合便开始了。随着加热,使这些牙胶尖在两块无菌的玻璃板中间滚动。上面的玻璃板与下面玻璃板的角度决定了牙胶尖的形状或者说锥度,而两块玻璃板之间的压力决定了沿牙胶尖长度上每一点的厚度。C. 定做好的牙胶尖。D. 不同形状牙胶尖的示例。E. 一旦成型以后,牙胶尖的尖端用加热的方法或者用化学的方法软化后放进根管的根尖部。注意这根牙胶尖已在侧方和根尖适应了根管的不规则性

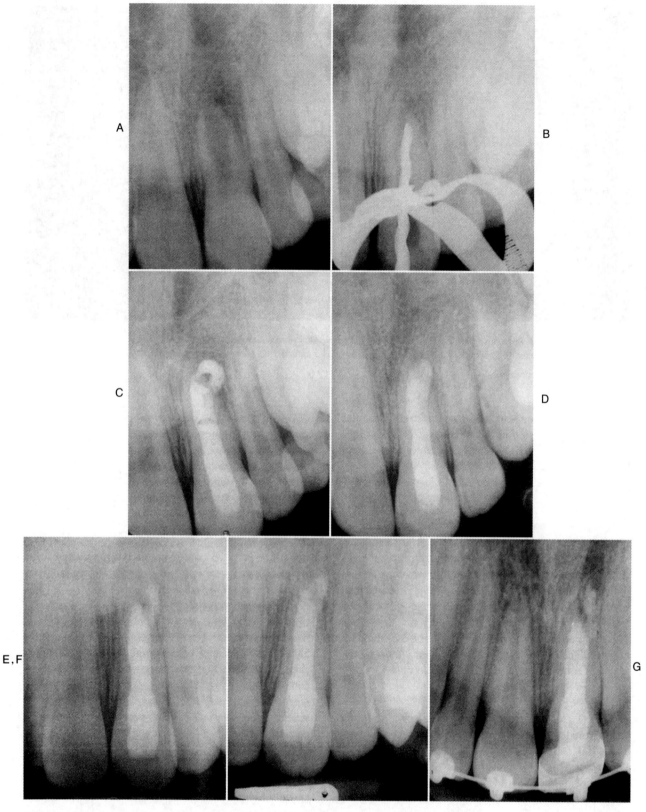

图9-49 A. 上颌中切牙受过外伤。在牙根闭合前牙髓发生坏死。B. 已进入和清理过的根管系统。工作长度保持在根管内。C. 将氢氧化钙和硫酸钡(以4份与10份的比例混合)放入根管，并且超填。超填使临床医生可判断关于根尖桥形成状况的重要信息。D. 6个月后复诊检查，可见骨修复开始。E. 制备定做牙胶尖后，用侧方挤压和垂直挤压结合将氢氧化钙封闭剂充填根管。一些封闭剂超出了根尖屏障。F. 充填后6个月，根尖修复更为明显。G. 充填后12个月超充的糊剂和氢氧化钙硫酸钡正在被吸收。患者在进行正畸治疗

第9章 根管系统清理、成型后的充填

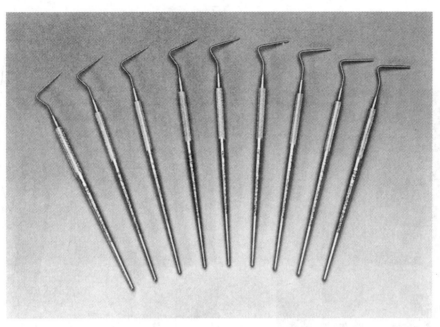

图9-50 用于垂直挤压热软化牙胶的根管充填器。这些充填器通常被称之为 schilder 充填器,有适合前牙长度的和后牙长度的

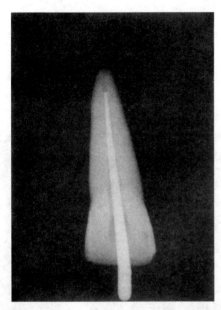

图9-51 非标准主牙胶尖试放至根管的适当深度以备垂直挤压。注意牙胶尖的形状与预备后的根管相匹配

问题(图9-53):

(1) 牙胶尖的锥度不够或不正确。

(2) 器械操作过度,破坏了根尖基质和狭窄处。

如果是牙胶尖太长或是太短,两种情况下,都必须确定存在的问题,并去除引起的原因。可以选择一根新牙胶尖,用解剖刀切去根尖部分,用化学或加热软化法定做一根合适的牙胶尖或者将根管重新成型,使之更好地适应所选择的牙胶尖。

根管预备 一旦主牙胶尖合适后,从根管中取出,放在灭菌溶液(如次氯酸钠)中。然后用纸尖干燥根管系统。如果要除去玷污层,此时可使用适当的溶液冲洗根管(参见本章玷污层去除与保留一节)。如果要除去根管内所有残留的水分,则用95%乙醇或99%异丙醇冲洗根管。将乙醇留在根管内2~3分钟后,用无菌纸尖吸去。

根管挤压器械的选择 仔细地选择根管挤压器(包括试进入根管,以检查是否合适)是垂直加压技术成功的关键(见表9-5,9-7)。许多根管需要2~3种不同尺寸的挤压器,以便与根管的锥度和敞开度相匹配。其中一根根管充填器应该在根管末端几毫米内与根管适合,而其他根管充填器应在根管不同深度分别与根管相适合(见图9-54)。不管哪一种情况,根管充填器都不应该以楔入方式接触根管壁,否则会导致牙根纵折[152]。因此根管充填器必须与根管的最深处相适合且不被夹紧。有印痕或以5 mm 递增刻痕的根管充填器较好。同样,必要时也可以在根管充填器上放置橡皮止标,以帮助控制其进入根管的深度。

另外,除了为垂直挤压选择根管充填器外,还应选择一根热传递器械(如0或00,Caulk/Dentsply,Milford,Del.;Hu-Friedy Co.,Chicago,Ⅲ.)或加热器械,用于在向根尖挤压过程中去除多余的牙胶片断,或在挤压根管冠端过程中加热和添加牙胶片断。

根管封闭剂的放置 与侧方挤压技术相反,垂直挤压法中根管封闭剂在根尖部分放置的量应减

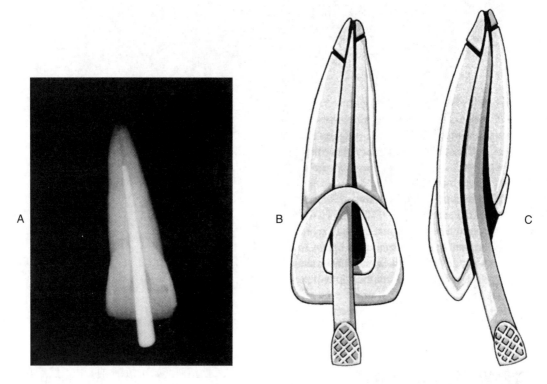

图 9-52　A. 非标准主牙胶尖过大,并且形状与预备的根管不匹配。牙胶尖进入的深度不足。B 和 C. 该临床问题的示意图

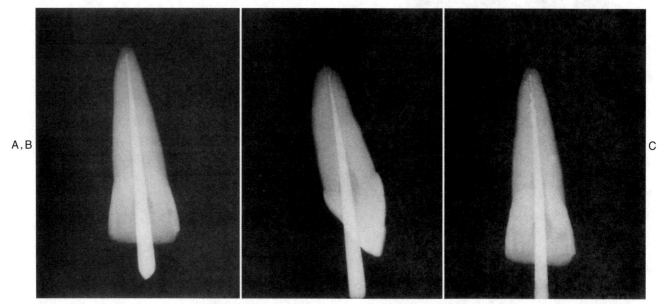

图 9-53　A 和 B. 非标准主牙胶尖太长,与预备的根管不匹配。注意它的唇颊面和邻面观。C. 主牙胶尖在根尖部太细,当向根尖加压时发生弯曲。这通常提示牙胶尖的锥度和所预备的根管形态不匹配。必须重换牙胶尖

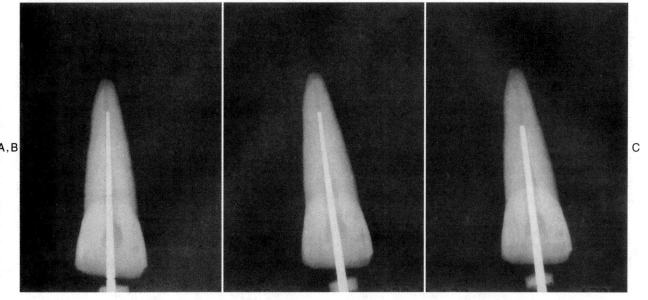

图9-54　A~C 充填前将从小到大的垂直充填器试放到根管的适当深度很重要

至最低。这既可防止封闭剂在根尖孔开放的情况下超出根尖;也可防止根尖孔没开放时根尖部分根管只有封闭剂充填。因此,使用与冷侧方挤压法相同的器械,沿根管壁四周涂少量封闭剂,大约到主尖放置的深度。垂直挤压使热软化牙胶向根尖和侧方移动的同时其表面被一薄层封闭剂所覆盖。同样,在挤压过程中,一些封闭剂由于液压也向冠方移动。

主牙胶尖的放置　在一根消毒过的主牙胶尖的根尖1/3涂少量封闭剂后,缓慢地放入根管,为的是不使大量的封闭剂挤向根尖。此时,一些临床医师愿意拍摄X线片,在挤压前观察牙胶尖的位置。

主牙胶尖的挤压　从冠端向根尖的充填　用加热器(热传递器械或加热装置)除去主牙胶尖露在根管口外的冠方末端,然后将留在根管内被加热软化的主尖折叠入根管冠端(图9-55,A),并用预先在根管内试过最大的根管充填器挤压,根管充填器的钝头在主牙胶尖中心产生深的压痕。然后将外壁的软化牙胶向内折叠,以填满空虚的中心,此时软化的牙胶块向侧方和根尖方向移动(图9-55,B)。之后,用热器械去除多余的2~3 mm牙胶,再挤压留在根管内软化的牙胶(图9-55,C)。重复上述顺序操作,直到根尖3~4 mm牙胶被软化并挤压进入根尖制备区。在这一步,通常建议拍摄X线片,以观察充填材料移动的情况(图9-55,D~F)。

热软化牙胶根尖挤压技术是否成功要根据临床医师控制的一系列因素来预测。因此坚持以下方针是非常重要的:

- 使用的根管充填器应在根管的每一部分或节段都已经过预试。较大的根管充填器通常用于根管冠端的挤压,当挤压向根尖方向继续进行时,应换用逐渐变细的根管充填器。最后使用的根管充填器在根管的根尖2~3 mm内应十分合适,不与根管壁接触。

- 根管充填器必须用乙醇擦拭,或在可能的情况下,用干燥的牙科黏固粉擦拭(作为分离介质),以防止与热软化的牙胶互相黏结。

- 临床牙医师不应该急于求成,不应将留在根管内的整块牙胶一次挤压完成。在去除冠端牙胶时,所用的热度只应传导到根管内剩余牙胶的3~4 mm内。因此只有冠端大部分牙胶被充分软化后,才能获得高质量的充填效果。另外,少量逐渐加热和挤压可以使牙胶呈液态流动,并与根管壁及不规则处相适应。

- 与快速、不规则地戳捅牙胶相反,有控制地向根尖施加压力,通常可以产生最佳的充填效果。

- 一旦根管充填器进入软化牙胶内1~3 mm深度后,小心地取出,然后将根管充填器压痕周边的牙胶向根管中心挤压。如果挤压不均匀,会导致软化牙胶内出现空腔。这虽然不是根冠到根尖挤压过程中要关心的主要问题,但是在之后要进行的根尖到根冠挤压过程中,要特别注意。

- 在充填弯曲根管时,需要在进入根管前将根管充填器弯成根管大致的形状。幸运的是大多数弯曲位于根尖1/3~1/2处,而且小的根管充填器容易被弯曲。用来使根管充填器弯曲的最好器械是

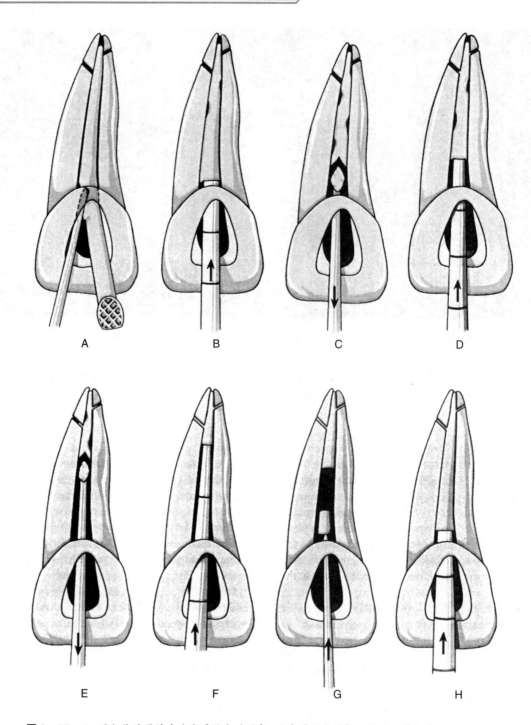

图 9-55 A. 用加热的器械去除主牙胶尖的冠部。注意牙胶尖的根段短于工作长度。B. 开始挤压被软化牙胶的冠方。注意充填器必须有合适的尺寸使牙胶移动而不仅是穿透而已。C. 用加热的传递器械将一段牙胶去除。D. 用适当大小的充填器在根管中 1/3 继续挤压软化的牙胶。E. 再去除一段牙胶,然后继续向根尖挤压。F,G,H. 将一小段牙胶在热传递器械上加热后放进根管,然后挤压充填根管直到需要的水平

正畸用的钳子或目前热塑性牙胶递送组件中的弯曲工具（Obtura Ⅱ, Obtura Corp., Fenton, Mo.）（参见下一节）。

- 在最靠近根尖的牙胶彻底软化并与根管壁、根尖狭窄或填质紧密贴合前,不要将根尖部分的牙胶挤压进制备的根尖区。

软化牙胶片段的放置　从根尖到冠端的充填过程中,一旦最后的牙胶片断挤压完毕,拍摄 X 线片检查根尖充填的情况。如果充填满意,除了最尖端部分是稠密的牙胶堵塞物外,根管其余部分基本

呈空虚状(图9-55,F)。剩下的部分根管用预先准备的与根管充填器及根管形状一致的小的牙胶片段(2~4 mm长),按照从根尖到根管口的顺序逐渐充填。用加热的器械刺入牙胶片段内小心地在火焰上稍微加热,使牙胶牢固而有黏性(图9-55,G和H)。之后,送入根管的深部。在那儿,使黏性的牙胶与根管内已经就位牙胶轻轻接触,黏性的牙胶便与根尖的牙胶黏结在一起。然后用预试好的根管充填器挤压。在这个过程中,应将牙胶卷叠后向各个方向进行挤压,形成与先前挤压好的牙胶完全黏结、融为一体,形成一个致密的团。这样可防止产生空隙。整个过程连续进行,直到完全充填到根管口;或者到某一具体深度,如果计划作桩核修复的话。

请注意以下指导原则:
- 牙胶片段不应该加热过度,因为牙胶会过软会导致无法充填,或易于燃烧。这方面的技术需要多实践,以获得稳定的结果。有在牙胶输送过程中,建议使用可控制的加热装置,以提高加热的稳定性,如 Touch n' Heat[88]。
- 不能将封闭剂涂在软化牙胶片段上,因为封闭剂会妨碍软化牙胶片段与根管内牙胶主体的黏结。
- 应当用轻但确实的、有控制的力量进行挤压。
- 使用的牙胶片段的长度不能超过2~4 mm。
- 使用的根管充填器,尺寸应该合适,并在根管内预试过。

该项技术的最后一点是,用新的注射式牙胶系统,可明显提高软化牙胶从根尖到根管口的充填过程(参见本章后面的技术的变异)。这项技术正如介绍的那样,可提供高质量的充填效果,它是许多临床牙医师喜欢使用的一种技术(图9-56和9-57)。

完成充填以及髓腔的处理

将牙胶挤压充填到根管冠端之后,用棉球蘸酒精彻底擦洗髓腔,去除未凝固的封闭剂或牙胶颗粒。放置一个坚固的修复体。在某些情况下,可以立即制备桩道(见第21章),进行永久修复。最后,去掉橡皮障,拍摄X线片,拍摄的角度应足以显示每一个根管的充填情况。

技术变异

自从热牙胶垂直加压技术及其现代的模式使用以来,[12,151]就有过多种尝试,以期简化加热软化和挤压牙胶这一步骤。这些革新主要集中在改良充填前软化根管内牙胶的加热系统(System B, EIE/Analytic Technology,San Diego,Calif.)[24];可注射的热塑性牙胶(Obtura II, Obtura Corp., Fenton, Mo.)[64,193];核心载体技术,在这项技术里将牙胶涂在载体上,进行加热后送进根管[89];用螺旋器械的热挤压技术[125,147]。现可以买到这些变异技术和它们的组合产品。在下一节中将讨论最流行的变异技术。

增强的加热系统

使用热软化牙胶垂直挤压充填根管技术中,最主要的进步就是B系统加热源的开发。这项装置可以监测热携带装置尖端的温度,并可以在无限期内传送准确的热量。当热携带器也被设计成根管充填器时,就可以同时进行加热和挤压,这个方法已经被命名为"连续波技术"[24]。这个系统中,根管充填器也被设计成与非标准化牙胶尖的锥度相匹配的形状。因此,当主牙胶尖完全合适后,就可以选择同样大小的根管充填器来加热和挤压。这种联合使用的方法允许在牙胶加热变软的时刻立即进行挤压,只用一个步骤就可以完成充填过程(与前面介绍的多步骤操作相反)。它的另一个优点是,在加热和挤压器械向根尖方向移动的全过程中,可以在各个平面同时挤压充填材料。

在这项技术中,根管充填器要和根管末端5~7 mm以内相适合。加热源设置为392°F±50°F(200°C±10°C),根管彻底干燥后,将试过的主尖(带封闭剂)放进根管。将根管充填器的尖端放进根管口,打开B系统开关。一次将根管充填器推入主尖,直到短于尖部夹紧位置3 mm处(图9-58,A~C)。继续保持给根管充填器以压力的同时,关掉B系统开关,当根管充填器尖端冷却时,将根管充填器向根尖缓慢移动。当根管充填器在短于尖部夹紧位置停下时,继续保持给根管充填器的压力,直到根尖牙胶硬固(5~10秒钟)。这样可以弥补材料在冷却过程中发生的收缩。然后,重新打开开关,短暂加热(1秒钟),以取出根管充填器和剩余的牙胶(图9-58,D)。在这个短暂启动过程中,B系统设置输出持续周期1/2秒钟的热冲击波到根管充填器上(572°F,300°C),然后回到392°F(200°C)。这个短暂的启动应该限制在刚好可将根管充填器取出(与向剩余牙胶加热相反)。

也有将B系统设计成使根管充填器的尖端温度保持在稳定的392°F(200°C),以确保向根尖挤压的整个过程保持恒温。如果温度太高,根管充填器就会迅速通过软化过度的牙胶,而失去了三维充填

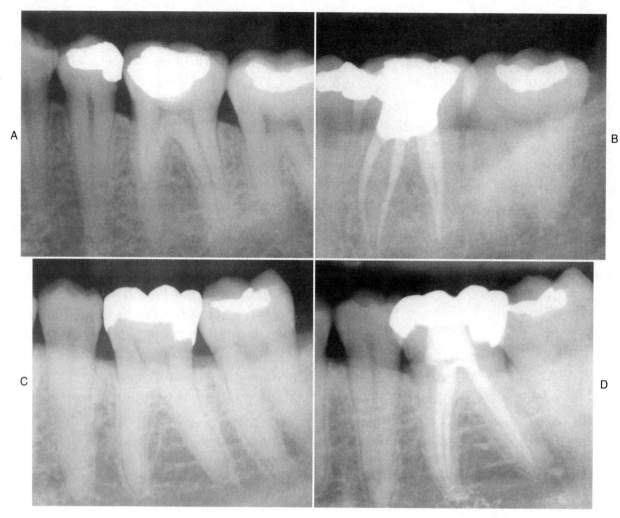

图9-56　A~D. 两颗各有4根管的下颌磨牙的术前、术后X线片,两例都是用垂直挤压热软化牙胶完成充填的

所需要的反压力。

一旦根尖部分充填完毕,应对根管冠端进行回充填(backfilled)。使用同一系统,并对温度进行调整(212°F,100℃)或使用可注射牙胶充填根管冠端。当使用B系统充填时,根管充填器与一开始充填根尖的相同,用另一根与主牙胶尖锥度相同,与根管充填器尖端直径匹配的牙胶尖。在预备回充填的牙胶尖时,同时选择初始用的主牙胶尖。将封闭剂和回充填牙胶尖置于根管内。在不加压的情况下,加热软化牙胶尖,然后用持续的压力使牙胶尖紧贴根管壁,并在根管内硬固。必须避免使用过高的温度和长时间加热,以防止根管充填器穿透牙胶尖内过深,并将其从根管内带出。从被充填的牙胶中取出根管充填器时应该轻轻旋转。这些追加到冠端的牙胶可以根据需要重新加热和挤压(图9-59)。

虽然完成这一技术所需要的设备很小,但购买时的费用仍必须考虑。而且将这一技术用于特殊情况及掌握简单病例的操作还需要实践。目前还没有支持这项技术的安全性、有效性及长期成功率的前瞻性或回顾性临床研究,也没有关于加热时产生的热量对牙周支持组织可能产生的影响的评估研究。颜色渗漏及材料适应性的研究已经表明,该技术与其他最新的充填技术质量相当[31]。

可注射的牙胶技术

现有的最好的可注射牙胶技术是Obtura Ⅱ(Obtura Corp. Fenton, Mo.)(图9-60)。这一技术也被称为"高热技术"。主要是根据向根管内输送的软化牙胶所需要的温度来命名的。

Obtura Ⅱ技术

要充填的根管必须从根尖基质到根管口呈连续锥度的漏斗状[64]。对根尖到中间过渡区域根管恰当地成型很重要,特别是对弯曲根管尤为重要。恰当的成型对于软化材料的流动是必不可少的,一定数量的根尖基质也是将牙胶限制及保留在根管内的必要因素,因为可能会发生充填超出根尖孔的情况[36]。

可以买到子弹状牙胶,将其填入热传递装置

第9章 根管系统清理、成型后的充填

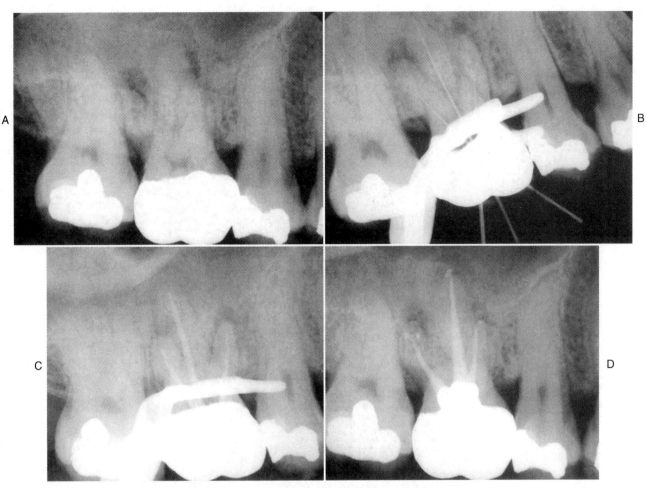

图9-57 A. 上颌磨牙牙髓坏死伴慢性根尖周炎。B. 确定工作长度。C. 非标准主牙胶尖放至适当的长度以垂直挤压充填。D. 根管充填后,少许封闭剂通过副根尖孔溢出

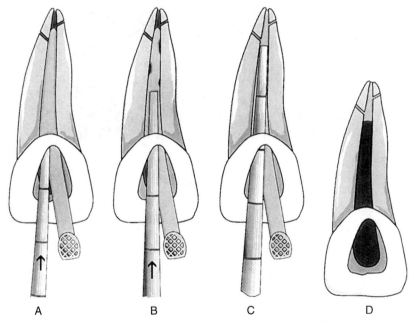

图9-58 A. 将根管充填器尖端紧邻牙胶尖插入根管内,并打开开关。B. 将热的根管充填器通过主牙胶尖。C. 使根管充填器继续插在根尖位置,减少加热,保持根管充填器向根尖施压力。D. 短暂加热,使根管充填器松动,并取出

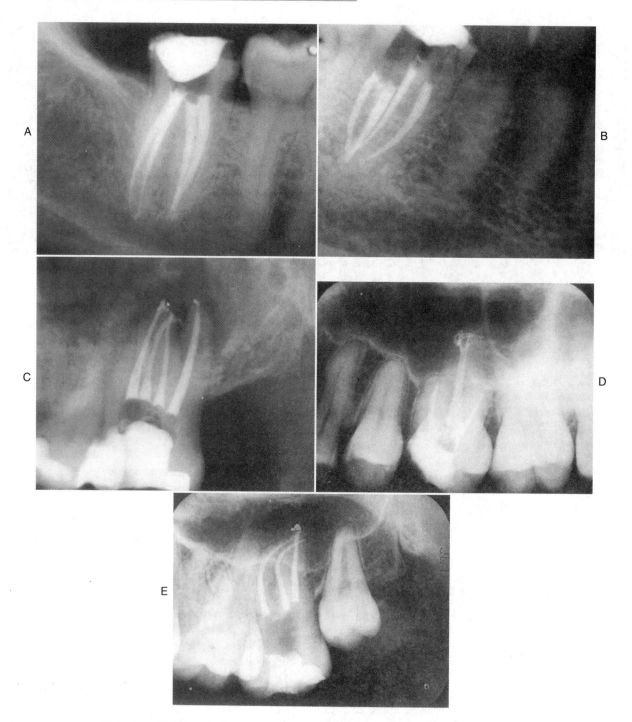

图 9-59 图 A 到 E 为用 Obtura B 后退充填系统和垂直挤压技术对磨牙进行充填的病例。注意根管成型的要求,封闭剂和牙胶均超出根尖范围或穿过了副根尖孔

中,后者看起来有点像堵缝装置(caulking device)(图 9-61)。牙胶被加热到约 365~392°F (185~200℃)。将用来输送软化牙胶的针或给药器的尖端(规格 20 和 23)插进根管内根尖 1/3 与根中 1/3 接合处(图 9-62)。预先将给药器尖端在根管内试插,以确保碰到根管壁后不会被夹紧。同样,根管充填器也要预先试插,以确定挤压时能进入到适当的深度(图 9-54)。根据需要还可将根管充填器弯曲或使用新的镍钛根管充填器。

即使牙胶已软化和能与制备的根管的复杂解剖结构紧密贴合,该项技术仍需使用根管封闭剂[36,163]。然而必须将封闭剂小心放入根管,以防止超出根尖狭窄区,并要保证将牙胶充填到根尖。用选择好的器械将 1~2 滴封闭剂放至给药器或针尖预试过的深度。牙科医师不能只用封闭剂充填根尖部分,建议不使用快速硬固的封闭剂。

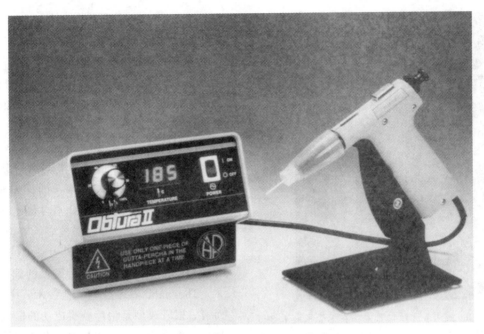

图 9-60 Obtura Ⅱ热塑牙胶充填系统

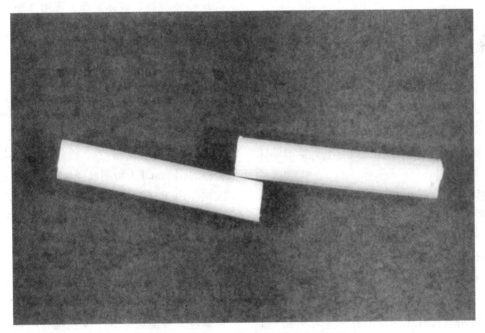

图 9-61 Obtura Ⅱ系统中使用的牙胶柱

当注射针进入到根管的适当位置后,将牙胶注射入根管系统,避免针尖受到来自根尖方的压力。2~5秒钟后软化的牙胶充满根尖部分,并将针向牙外撤出(图9-63,A~D)。软化、流动的牙胶在根管中升高期间,根管中段及冠端被填满直到注射针到达根管口。用预试过的根管充填器挤压牙胶使其与制备的根管壁紧密贴合(图9-63,B~D)。如果必要,可另外再注射牙胶直到根管完全被充填。在注射过程中应避免使用过大的压力,但可以将牙胶卷叠后垂直挤压(如前所述)。

这项技术有多种变异方法。可以将软化的牙胶放到离根尖2~3 mm处挤压(图9-63,E~G),根管的其余部分按前述方法充填,或分段添加并挤压[179]。用这种方法可以更好地控制牙胶和封闭剂向根尖的移动。通常这项技术与侧方挤压或垂直挤压法结合使用,即将主牙胶尖挤压进离根尖2~3 mm后,用加热的器械烧断,然后使用Obtura Ⅱ分段或整个地回充填剩下的根管。

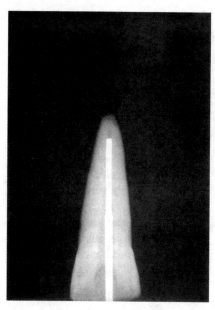

图9-62 将 Obtura II 系统注射器尖端在根管根尖 1/3 预试,而不被夹紧,是能适当输送和使软化材料流动所必需

随着对这项技术使用需要的增加,出现了各种不同稠度的牙胶(Schwed Co. Inc., Kew Gardens, N.Y.),用以提高牙胶的流动性并控制其黏度。正常流动的牙胶是具有良好流动性的均质物质;易流动的牙胶在低温时即可保持平稳的流动浓度,并有较长的工作时间。后者有利于充填复杂根管以及细的弯曲根管的操作(另外还有利于经验不丰富的临床牙科医师充填使用)。

当遇到根管内有鳍状物、网状根管、盲管状根管、根管内吸收、C 形根管、副根管或侧支根管及根管在根尖分叉等不规则根管时,使用可注射热塑性牙胶就特别有利[64]。用这种方法充填根管,牙胶与根管壁紧密贴合的程度远远优于侧方挤压法(图9-64,A)。去除玷污层和用可注射系统充填根管,可使牙胶和封闭剂进入牙本质小管[59](图9-11,E 及 9-64,B 和 C)。已经证明这一技术的临床成功率是令人满意的[164](图 9-65)。但这一技术的有效使用取决于掌握其要求和细微差别,在用于患者前,必须在离体牙或模型上进行操作训练[64]。

可能将牙胶和封闭剂压出根尖孔(图 9-66)和对牙周组织造成热损伤,二者曾被看作是该项技术潜在的不足。牙根表面温度的升高似乎可以忽略不计,它对组织造成的损伤很小或无。[8,64]但根尖周组织可能有炎症反应,甚至对保留在根管内的牙胶产生炎症反应[111]。这些发现的重要性在于此资料源于对最早的 Obtura 系统的评估。因此,此资料不适用于新的 Obtura II 系统,特别是对在低温情况下仍保持流动性的牙胶。

核心载体技术

最好的核心载体技术是 ThermaFil Plus(Tulsa Dental Product, Tulsa, Okla.)、Densfil(Caulk/Dentsply, Milford, Del.)及 Soft-Core(Soft-Core System Inc., North Richland Hills, Tex.)。由于商业原因,Densfil 是在 ThermaFil 的制造者特准同意情况下生产出来的,后来被视为同一产品。同样,Soft-Core 与 ThermaFil 的用法相似,因此不再赘述。一开始核心载体系统只设计采用金属核心,在其表面涂上牙胶。现代工艺学将其发展成为坚硬的塑料载体(图 9-67)。下面主要讨论这种类型的载体。

ThermaFil 技术 与其他技术一样,对这项技术而言,根管成型是治疗获得成功的最重要一环。其独特之处在于,可以用与覆盖有牙胶的核心尺寸一样的裸塑料核心核对根管尺寸(图9-68)。因而,在选择所要的核心载体之前,可用裸塑料核心准确地测定根管的大小和形状(图 9-69)。

将核心载体放进专门的烤箱中 (ThermaPrep Plus, Tulsa Dental Products, Tulsa, Okla.),按计划加热一定的时间(图 9-70)。在这期间,冲洗根管并用纸尖干燥。应当使用螯合剂或低浓度的酸(10%乙酸)去除玷污层。这将有助于软化牙胶进入牙本质小管,提高根管密封[11]。曾显示去除玷污层后放入塑料的 ThermaFil,可明显降低冠部细菌的进入[100]。这大概是由于充填材料可进入开放的牙本质小管。干燥根管后,向根管中 1/3 和冠 1/3 的所有管壁涂上一层薄薄的封闭剂。

ThermaFil 载体加热后,从烤箱中取出,放进根管到预先确定(在载体上有橡皮止标标记)的深度。在放置过程中,载体不能扭曲。如果试图重新放置载体,可能会导致牙胶在根管内移位(图 9-71,A~D),因为载体能使变软的牙胶向侧方和垂直向移动(图9-72)。载体和牙胶的位置可以通过拍摄 X 线片来确定。如果位置满意,则用 35 号或 37 号倒锥钻,握住手柄向根尖加压,逆时针旋转在根管口上方(上颌牙)将载体的杆剪去 1~2 mm。已研制出专门的车针来完成这项工作(Prepost Preparation Instrument-Prepi Bur, Tulsa Dental Products, Tulsa, Okla.)(图 9-71,D)。

如果被充填的根管颊舌向宽,可以沿核心载体插入侧方加压器或根管充填器,向一侧挤压整个牙胶块,形成能放入另外的牙胶尖的空隙(图 9-

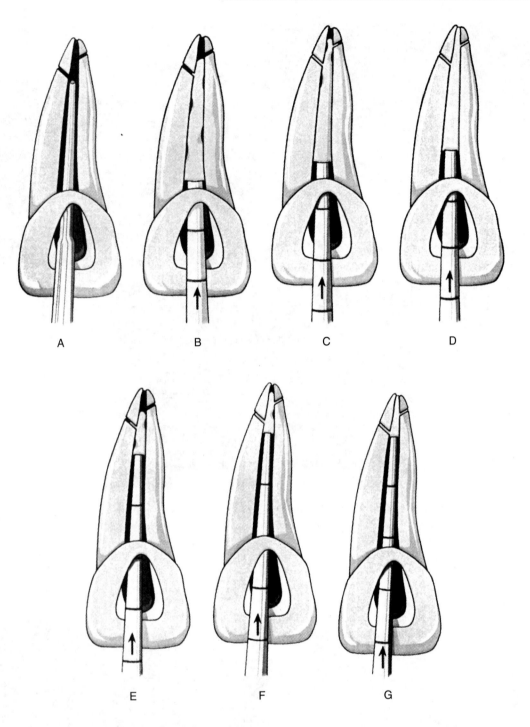

图9-63 A. 预试注射器尖端。B. 用软化牙胶充满根管的冠2/3,选择合适大小的充填器使牙胶向根尖方向移动;C. 当充填器进入根管深部时,使充填材料折叠于其自身上,并将其向根尖挤压。D. 在根尖区使用更小的充填器。E. 只能将软化的牙胶放进根尖1/3,然后用合适的充填器挤压,该充填器不应被夹紧(F和G)

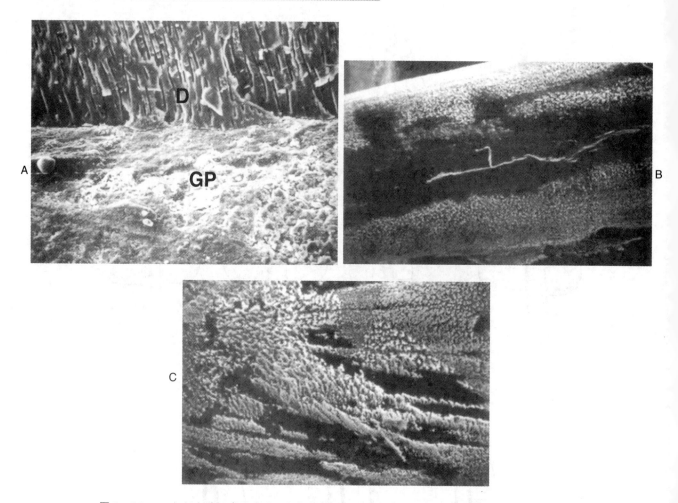

图 9-64　A. 扫描电镜观察热塑牙胶与根管壁贴合的情况（D：牙本质，GP：牙胶）。B 和 C. 在去除玷污层后，热塑牙胶进入牙本质小管内的情况。原始放大范围从 76× 到 220×

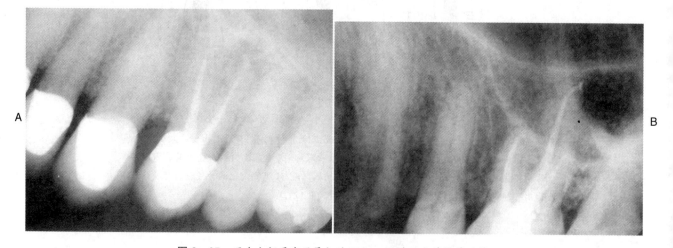

图 9-65　两个上颌牙齿用最初的 Obturated 系统充填根管的情况

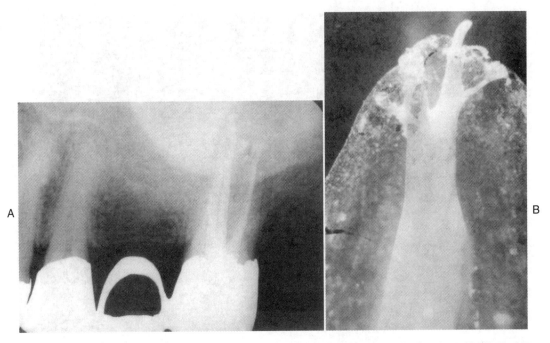

图9-66 A. 用Obtura系统充填上颌磨牙。注意软化牙胶与根管不规则区和副根管贴合,但材料超出了根尖孔。B. 根尖区用最初的Obtura系统充填的放大图像。注意根尖三角区充填情况和根管系统的超填现象

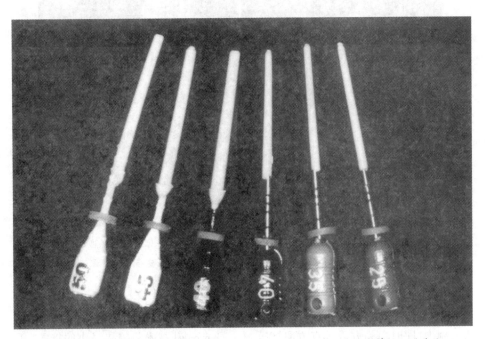

图9-67 热牙胶载体,塑料核心(左)和金属核心(右)。建议使用塑料核心的载体

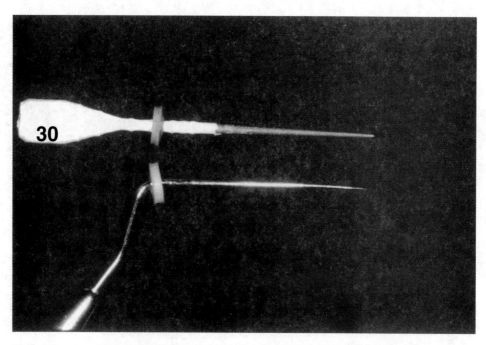

图9-68 可以用裸杆热牙胶载体来核实已制备根管的尺寸(上方)。与侧方挤压器(下方)对比

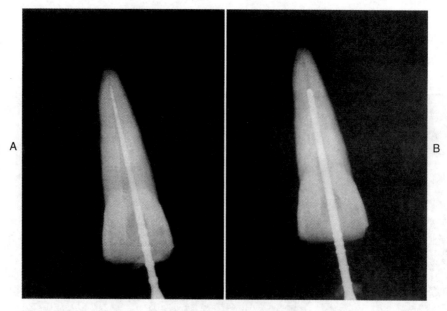

图9-69 A. 裸杆热牙胶载体与根管相匹配。B. 热牙胶载体与根管不匹配。热牙胶载体必须与根管的适当长度轻松匹配(与根管侧方挤压器要与根管匹配一样)

73)。从侧方插入副尖,同时向侧方或垂直方向挤压(图9-74)。如果有足够的间隙,也可以采用可注射牙胶技术,同时进行适当挤压。冷牙胶尖很容易嵌入软化的牙胶块中。牙胶的硬固时间约为2～4秒钟。对采用侧方挤压 Obtura 和 ThermaFil 牙胶对牙根产生的压力,曾进行了评估和比较。结果表明,ThermaFil 技术只需要最小的挤压,压力局限在载体冠端。因此,在输送和挤压过程中,ThermaFil 技术对牙根产生的压力明显小于其他充填技术。

如果根管预备适当,则无需预弯 ThermaFil 充填体,因为柔韧的载体在弯曲处容易移位。而且采用 ThermaFil 技术,牙胶可以流进根管不规则结构

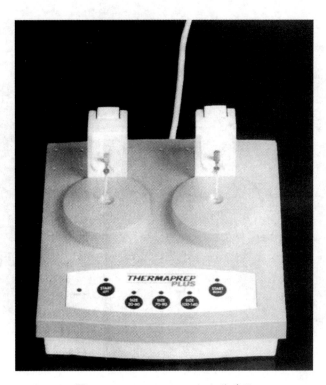

图 9-70 ThermaPrep Plus 加热系统

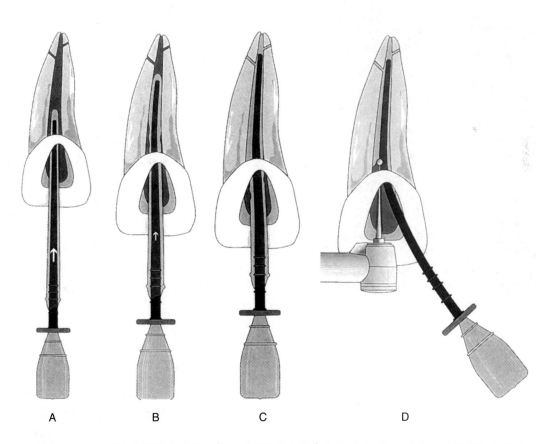

图 9-71 A. 将加热的载体置于根管口,并缓慢进入根管内,不要拧。B. 当载体放至较深时,软化的牙胶与根管内壁接触并向根尖及侧向流动。C. 当核到达根尖 1/3 时,软化的牙胶到达根尖缩窄处,这将减缓牙胶向根尖方向的移动,同时为热核材料进一步向根尖方向移动带来阻力。D. 用裂钻或球钻齐根管口处切断核芯;然后再向根尖加压

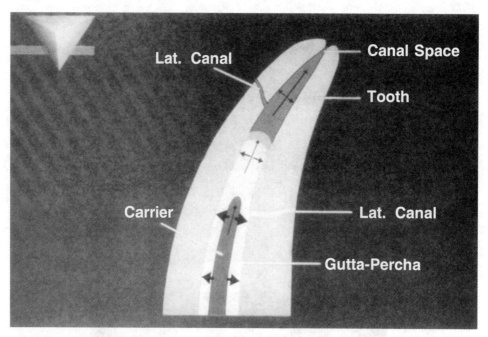

图9-72 在放置热牙胶塑料核载体过程中,牙胶在根管内流动的模式图。注意载体是如何使牙胶向侧方及垂直方向流动的

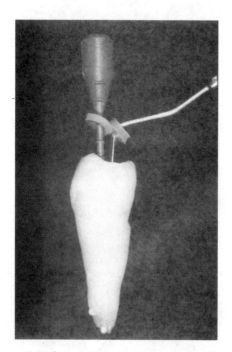

图9-73 将根管侧方挤压器置于加过热的、已就位的ThermaFil牙胶载体旁边,可以进一步挤压牙胶及封闭剂并使其通过根尖孔。这种方法对于宽大的颊舌根管十分必要,并能实现三维充填

内,如鳍状根管,吻合支,侧支根管及吸收陷窝[67]。

用X线评估显示这项输送技术相当可取[66]（图9-75），而且渗漏研究表明，这项技术的根管密封性即使不优于侧方挤压技术，也是与其旗鼓相当[42,67,153]。最近有人研究,在去除玷污层后,分别用ThermaFil和B系统充填根管的短期和长期渗漏情况[98]。结果表明,两者短期渗漏模式(10天和24天)无明显差别,但在67天时,ThermaFil的渗漏高于B系统。然而,与其他研究不同的是,这些样本曾保存在Hanks平衡盐溶液中,以模拟根尖周组织的液体环境。

用ThermaFil技术充填根管,牙胶与根管壁及不规则结构紧密贴合程度非常好[67,116]（图9-76）。在使用的快速性及有效性等临床参数方面也令人满意[69,116]（图9-77）。

已对使用这种技术预备桩道进行了评估，并通过使用不同的器械使其更易操作。可以在根管充填后即刻或延期制备根内桩道，而不改变根尖的密封性[149]（图9-78）。有效使用Peeso钻孔器（Tulsa Dental Products, Tulsa, Okla.）, Prepi钻或ThermaCut钻可以快速软化并去除冠部塑料载体和牙胶（详细过程见第21章）。

热机械挤压

首创于1979年的热机械挤压牙胶技术,是加热软化牙胶和充填根管的一种革新方法。使用新开发的McSpadden挤压器械,随着器械在根管中的旋转,可使牙胶变软,并向根尖及侧方移动。制造商还进一步努力开发了旋转挤压器，例如充填器（Condenser）（Maillefer Instruments SA, Ballaigues, Switzerland）和机动充填器（Engine Plugger）（Zipperer, VDW, Munich, Germany）。最近又开发了

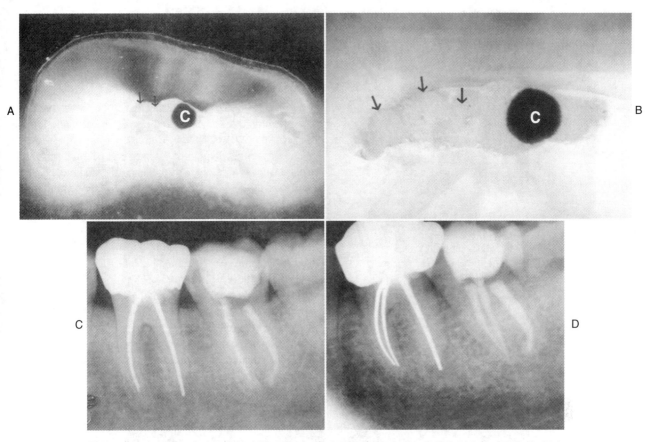

图9-74 下颌第一磨牙远中根的横剖面。A. 在放置塑料ThermaFil载体和侧方挤压副尖后,根尖1/3与根中1/3交界处的横剖面。箭头所示为副尖的位置,围绕着塑核(C)的牙胶来自载体。B. 根中1/3与根冠1/3交界区横剖面可见3个副根管(箭头所示),被载体热塑料牙胶包埋(C)。C. 用热牙胶充填技术充填了下颌磨牙的所有根管。远中根管再次侧向挤压并放置副尖。D. 近中面观:可见粗大的远中根管被充填,也说明了必须用附加的牙胶尖充填以获得三维充填效果的原因

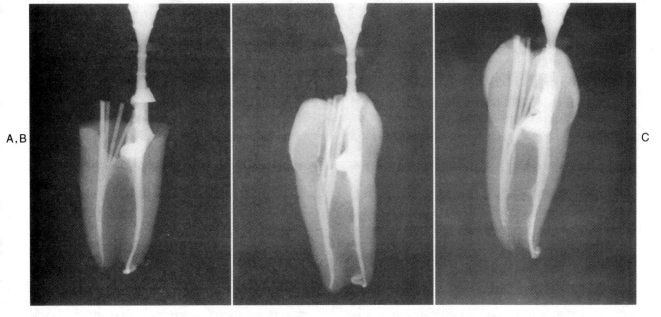

图9-75 A至C为3个下颌磨牙近中根的邻面观,用侧方挤压牙胶尖和封闭剂将其中一个根管充填,另一个根管用热牙胶充填技术充填。在A图中,两者充填质量差不多;在B图中,热牙胶充填长,但材料进入根管呈偏心状;在图C中,热牙胶充填质量明显优于侧方挤压充填

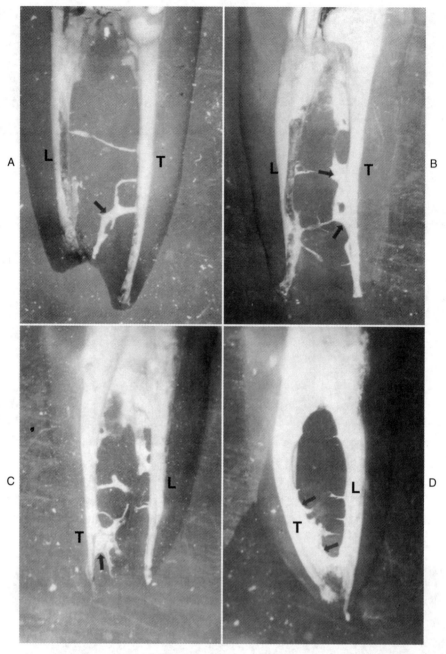

图9-76 图A至D所示为脱矿、脱水并清洁后的下颌磨牙近中根,根管用侧方挤压(L)或热充填技术充填。所有牙根均为邻面观,总体上,应用热充填技术充填的根管内牙胶与封闭剂向根管不规则区移动较多。尤其注意图中箭头所指的部分

一种预先包被有牙胶的挤压器如JS Quick-fill(JS Dental, Ridgefield, Conn.)及包被充填器的可注射系统,如Multi-Phase Pac Mac Compactors(NT Company, Chattanooga, Tenn.)。

最初曾有许多研究评估了此技术充填根管的效率,其结果虽然极不一致,但都是肯定的。这些技术操作快速,根管系统封闭充分,材料与根管壁适应性令人满意[28,71,94,102,144,171]。但刚开始使用这些技术时,存在诸如牙根纵折,牙本质被切割及充填器折断等问题[118,124]。同样发现牙根外表面有过多有害磨擦热产生[10,37,70,145,146]。因此为了使这项技术有效,在旋转挤压过程中,需要较低的速度和低温度的牙胶,以使温度及根管系统所承受的压力降至最低。同样,仔细进行根管成型,小心地将机动挤压器送进根管的预试深度,有助于防止产生上述问题。

第9章 根管系统清理、成型后的充填

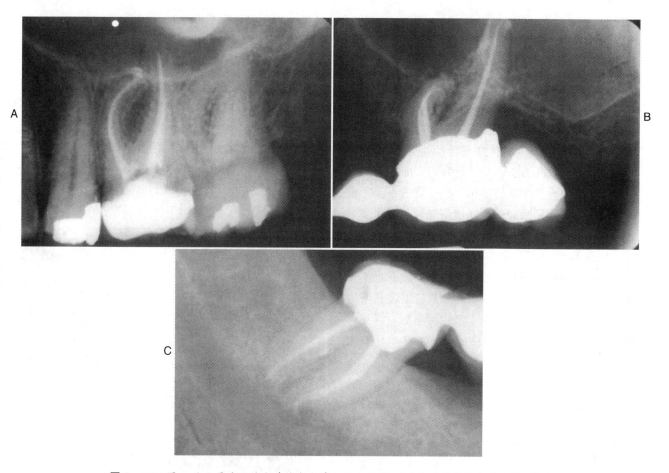

图9-77 图A至C是应用热充填技术充填的3个病例。注意核心载体技术可以完全适应弯曲和不规则的根管,尤其是侧支和副根管交通支的充填。存在极少量超填

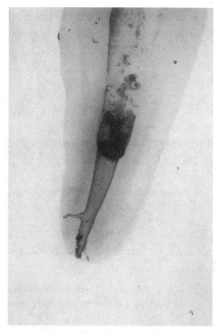

图9-78 在塑料热牙胶载体充填的根管中制备的桩道

由于这项技术有多种变异方法,这里只简要介绍这项技术的操作要点。建议临床医师将这项技术用于患者前,先在离体牙或模型上练习各项技术间的细微差别。

热挤压技术 Thermocompaction technique

将主牙胶尖在根管内试进后(如前所述),同封闭剂一起放入根管。牙胶尖与根管长度及形状适应良好是充填的要点。然后将机动挤压器放进根管,向根尖方向轻轻加压移动到比工作长度短3~4 mm处。然后,在向根尖及侧方旋转并挤压牙胶尖的同时,取出挤压器。如果根管太粗大,在挤压前可添加主牙胶尖和副牙胶尖。在开始旋转挤压之后,以不同的方法再添加牙胶。

- 变异1

可向在根尖部分的主牙胶尖垂直及侧方挤压。然后可以采用热机械挤压法挤压牙胶尖(侧方挤压技术)或在热机械挤压后添加一个合适的大号牙胶尖。

- 变异2

在一个大小合适的挤压器(如0.02或0.04锥度)表面覆盖β相牙胶(multiPhase I),然后在上面

再覆盖 α 相牙胶（如 multiPhase Ⅱ）(NT Company, Chatanooga, Tenn.)。

将封闭剂涂布于牙胶的外表面。将覆盖有 3 层材料的挤压器轻巧地插入根管，尽可能比工作长度略短（0.5 mm），不额外加力也不旋转。插入的力量应沿着挤压器的长轴。使挤压器在专门的减速手机内以 4000 ~ 5000 rpm 的速度旋转，不向根尖施加压力和无抵抗的反压力。转动 2 秒钟后，向根管一侧轻轻加压缓慢地将挤压器取出，持续转动直至完全取出。取出挤压器后如前所述清洁髓腔，去除多余的牙胶和封闭剂。

- 变异 3

如果由于根尖吸收，过度器械预备或发育不全而呈开放状，可以将一团 β 相牙胶放进根尖孔附近并小心挤压；也可以放置人工根尖屏障后（详见本章根尖屏障的使用），采用热加压技术充填牙胶尖或采用覆盖有软化牙胶的挤压器充填。

- 变异 4

预先包被有冷牙胶的挤压器械的应用也受到了关注（JS Quick - fill）。这项技术将封闭剂放置到根管工作长度，然后将挤压器放进根管，以 4000 ~ 4500 rpm 的速度旋转。在挤压器继续旋转的情况下，以向根尖和退出的平稳动作移动。将冠部多余的牙胶垂直挤压进入根管。在去除玷污层的病例，采用这项技术可以使牙胶及封闭剂与根管壁达到良好的适应[135]。对充填后 1 年发生冠部渗漏的研究发现，JS Quick - fill 的冠部渗漏高于侧方挤压技术[143]。

- 变异 5

即本章讨论过的牙胶超声软化挤压充填法。

根管充填的评估及治疗标准

在本章讨论根管充填的过程中可以看出，有多种好的现代技术可以达到充填根管的目的。有许多技术对操作者本身有要求，需要有较高的学习积极性。其他的则比较简单，随着时间的积累可达到高质量和成功的充填。本节旨在强调这些技术的一些重要的概念，以及如何应用这些概念（治疗的标准及质量保证的原则）对所施行的治疗进行综合评估。

病例 1

因长期疼痛和大面积龋坏，下颌第二磨牙曾做部分牙髓摘除术。略微清洁远中根管和成型，未曾进行近中根管的器械预备和充填。牙胶尖和封闭剂充填到了远中根管的一半，曾用银汞合金充填入口窝洞（图 9-79）。现患者无症状，但有大量的未进行清洁和充填的根管。从技术上讲，这种治疗不符合前面提到的根管治疗的标准。根据牙髓崩解坏死的病因学理论，预后较差。按照治疗标准进行的治疗应该提供最好的预后。虽然患者目前无症状，但一段时间以后，有可能出现牙髓坏死或冠部渗漏，从而导致治疗失败及出现不适。不管有无症状或体征，必须将这种情况告知患者，并劝告其重新进行正确的治疗。

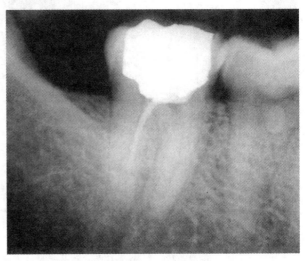

图 9-79 病例 1

病例 2

上颌第一磨牙疼痛，最近在咀嚼过程中套冠脱落，X 线片显示 3 个根管内各有一根牙胶尖（图 9-80）。从技术上讲，该根管充填不符合治疗标准。所有的临床牙医师都应该认识到一根牙胶尖充填根管是不能被接受的，而且使治疗易于失败。根据 X

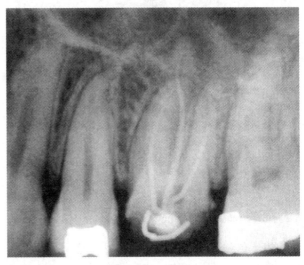

图 9-80 病例 2

线片上根管内牙胶尖的外观,很可能该根管并未进行彻底的清洁和成型。同样,很可能冠部有渗漏,因为3个根管根尖均有暗影。而且这颗牙有4个或更多根管的发生率较高,所以或许还有未清洁的根管。因此,不管是否有症状都必须重新进行根管治疗,再重新黏结或重新做冠。不这样做,将是牙医师的渎职,会将患者置于极端不安全的境地。

病例3

患者无症状,然而X线片显示上颌第一磨牙近颊根和远颊根根尖有暗影(图9-81)。所有的根管均显示成型和充填密度不佳。近颊根管中的充填材料偏离中心,提示可能有近中腭根管存在。从技术上讲,充填不符合治疗标准,而且生物学结果也支持这一点。无症状不表明可接受这一治疗水平,应重新进行治疗。

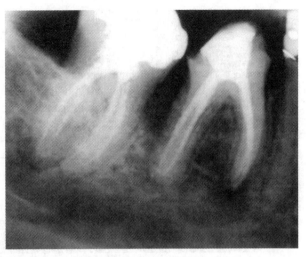

图9-82 病例4

病例5

患者上颌前磨牙曾作过根管治疗和套冠修复。最近套冠脱落,患者出于美观原因要求重新做套冠。X线检查发现根管成型及充填不良,而且根管侧方和根尖存在明显的空隙及未充填的间隙(图9-83,A)。向患者建议在重新做冠前,必须先纠正根管治疗的不足时,患者说该患牙在2个月前进行了根管治疗,以后一直很好。患者不理解为什么还要重新治疗,便向他原先的牙科医师诉苦,牙科医师认为根管治疗不仅可被接受,并且符合治疗标准。6周后,患者返回时,上颌前磨牙对叩诊、触诊有剧烈疼痛反应,同意重新进行根管治疗。重新确定了工作长度(图9-83,B),并进行了恰当的根管清洁、成型和充填(图9-83,C)。与本次治疗的比较说明,必须达到确保根管治疗预后良好的水平,或像本章开始时提到的质量保证。常规治疗达到的水平应确保为患者提供符合治疗标准的治疗。

本章最后介绍的病案是所有根管治疗牙医师常规可以达到的标准和理想。但是,需要知识、应用、评估的三结合才能获得成功。

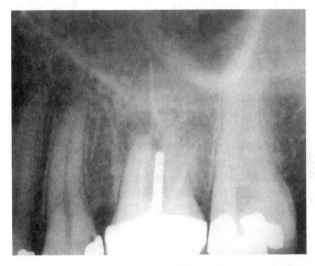

图9-81 病例3

病例4

两颗下颌磨牙在不同时间完成了根管治疗(图9-82),分别是由不同牙医师完成的。根据本章提到的治疗目的,从这个病例可以看出该治疗中的微小的缺陷。首先,与第一磨牙相比,第二磨牙根管充填材料中存在空隙。还请注意充填的长度和从根管口到根尖充填材料密度的不足。这个病例失败的关键不是充填技术中存在较多的缺陷,而是第二磨牙未进行适当的根管成型,很可能正是这一点妨碍了根管的完善充填。任何临床牙医师在着手解决充填技术中出现的问题及其后果之前,必须确保根管预备技术要根据治疗的标准进行,以达到根管治疗目的。

病例6

一位女患者自述在过去的1年里出现过自发性疼痛。下颌第一磨牙咬合痛,常对冷热敏感。该牙被诊断为不可复性牙髓炎伴急性根尖周炎(图9-84,A)。开始对该牙进行了根管治疗并一次完成治疗。用0.04和0.06的30#镍钛机动锉预备所有根管至略短于根尖狭窄处。采用System B和ObturaⅡ可注射技术,用非标准化牙胶尖和根管封闭剂,加热垂直挤压充填4个根管(图9-84,B)。

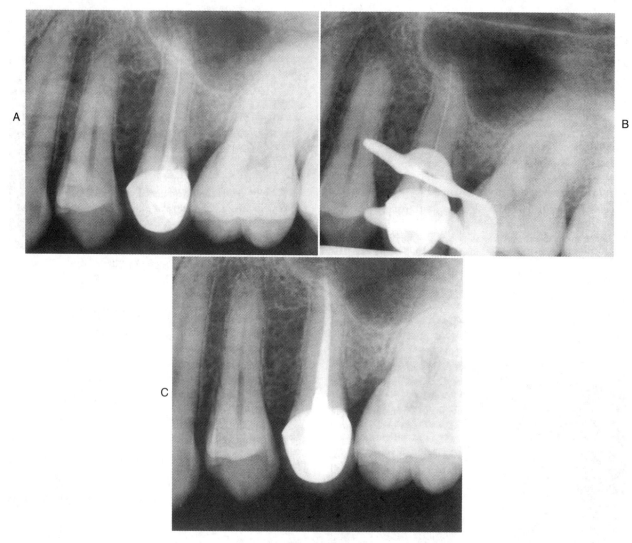

图 9-83 病例 5

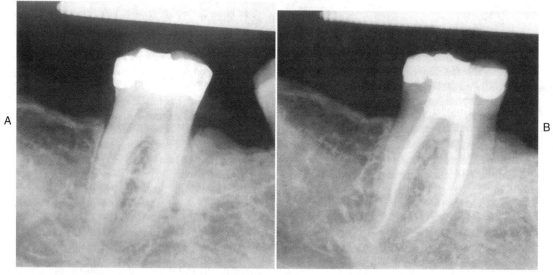

图 9-84 病例 6

从技术上讲，这个病案体现了现代根管治疗学的概念，并提供了可以被所有临床牙科医师仿效的成功的标准。

参 考 文 献

[1] Adams WR, Patterson SS, Swartz ML: The effect of the apical dentinal plug on broken endodontic instruments, *J Endod* 5: 121, 1979.

[2] Aktener BO, Cengiz T, Piskin B: The penetration of smear material into dentinal tubules during instrumentation with surface active reagents: a scanning electron microscopic study, *J Endod* 15: 588, 1989.

[3] A1-Khatib ZZ et al: The antimicrobial affect of various endodontic sealers, *Oral surg Oral Med Oral Pathol Oral Radiol Endod* 70: 784, 1990.

[4] Allison DA, Weber CR, Walton RE: The influence of the method of canal preparation on the quality of apical and coronal obturation, *J Endod* 5: 298, 1979.

[5] American Association of Endodontists: *Appropriateness of care and quality assurance guidelines*, Chicago, 1994, The Association.

[6] American Association of Endodontists: *Glossary, contemporary terminology for endodontics*, ed 6, Chicago, 1998, The Association.

[7] Barbosa SV, Burkard DH, Spångberg LSW: Cytotoxic effects of gutta-percha solvents, *J Endod* 20: 6, 1994.

[8] Barkhordar RA, Goodis HE, Wantanabe L, Koumdjian J: Evaluation of temperature rise on the outer surface of teeth during root canal obturation techniques, *Quintessence Int* 21: 585, 1990.

[9] Baumgartner JC, Mader CL: A scanning electron microscopic evaluation of four root canal irrigations regimens, *J Endod* 13: 147, 1987.

[10] Beatty RG, Vertucci FJ, Hojjatie B: Thermomechanical compaction of gutta-percha: effect of speed and duration, *J Endod* 21: 367, 1988.

[11] Behrend GD, Cutler CW, Gutmann JL: An in vitro study of smear layer removal and microbial leakage along root canal fillings, *Int Endod J* 29: 99, 1996.

[12] Berg B: The endodontic management of multirooted teeth, *Oral Surg Oral Med Oral Pathol Oral Radiol Endod* 6: 399, 1953.

[13] Berry KA, Primack PD, Loushine RJ: Nickel-titanium versus stainless steel finger spreaders in curved canals, *J Endod* 21: 221, 1995.

[14] Block RM et al: Antibody formation to dog pulp tissue altered by "N2" paste within the root canal, *J Endod* 3: 309, 1977.

[15] Block RM et al: Systemic distribution of N2 paste containing paraformaldehyde following root canal therapy in dogs, *Oral Surg Oral Med Oral Pathol Oral Radiol Endod* 50: 350, 1980.

[16] Boiesen J, Brodin P: Neurotoxic effect of two root canal sealers with calcium hydroxide on rat phrenic nerve in vitro, *Endod Dent Traumatol* 7: 242, 1991.

[17] Brannström M: Smear layer: pathological and treatment considerations, *Oper Dent Suppl* 3: 35, 1984.

[18] Brilliant JD, Christie WH: A taste of endodontics, *J Acad Gen Dent* 23: 29, 1975.

[19] Briseno BM, Willerhausen B: Root canal sealer cytotoxicity on human gingival fibroblasts. Ⅰ. Zinc oxide-eugenol based sealers, *J Endod* 16: 383, 1990.

[20] Briseno BM, Willerhausen B: Root canal sealer cytotoxicity on human gingival fibroblasts. Ⅱ. Silicone- and resin-based sealers, *J Endod* 17: 537, 1991.

[21] Briseno BM, Willerhausen B: Root canal sealer cytotoxicity on human gingival fibroblasts. Ⅲ. Calcium hydroxide-nbased sealers, *J Endod* 18: 110, 1992.

[22] Brodin P, Roed A, Aars H, Ørstavik D: Neurotoxic effects of root filling materials on rat phrenic nerve in vitro, *J Dent Res* 61: 1020, 1982.

[23] Brownlee WA: Filling of root canals in recently devitalized teeth, *Dominion Dent J* 12(8): 254, 1900.

[24] Buchanan LS: The continuous wave ofobturation technique: "centered" condensation of warm gutta-percha in 12 seconds, *Dent Today* 15: 60, 1996.

[25] Buckley M, Spångberg L: The prevalence and technical quality of endodontic treatment in an American subpopulation, *Oral Surg Oral Med Oral Pathol Oral Radiol Endod* 79: 92, 1995.

[26] Callahan JR: Rosin, solution for the sealing of the dental tubuli and as an adjuvant in the filling of root canals, *Allied Dent J* 9(53): 110, 1914.

[27] Cameron JA: The use of ultrasound for the removal of the smear layer: the effect of sodium hypochlorite concentrations: SEM study, *Aust Dent J* 33: 193, 1988.

[28] Chaisrisookumpom S, Rabinowitz JL: Evaluation of ionic leakage of lateral condensation and McSpadden methods by autoradiography, *J Endod* 8: 493, 1982.

[29] Ciucchi B, Khettabi M, Holz J: The effectiveness of different endodontic irrigation procedures on the removal of the smear layer: a scanning electron microscopic study, *Int Endod J* 22: 21, 1989.

[30] Coviello J, Brilliant JD: A preliminary clinical study on the use of tricalcium phosphate as an apical barrier, *J*

Endod 5: 6, 1979.

[31] Davalou S, Gutmann JL, Nunn MH: Assessment of apical and coronal root canal seals using contemporary endodontic obturation and restorative materials and techniques. Int Endod J 32: 388, 1999.

[32] Dow PR, Ingle JI: Isotope determination of root canal failures, Oral Surg Oral Med Oral Pathol Oral Radiol Endod 8: 1100, 1955.

[33] Dwan J J, Glickman GN: 2-D photoelastic stress analysis of NiTi and stainless steel finger spreaders during lateral condensation, J Endod 21: 221, 1995.

[34] Ebert J, Pawlick H, Petschelt A: Relation between dye penetration and radiographic assessment of root canal fillings in vitro, Int Endod J 29: 198, 1996.

[35] ElDeeb ME, Nguyen TT-Q, Jensen JR: The dentinal plug: its effect on confining substances to the canal and on the apical seal, J Endod 9: 355, 1983.

[36] Evans JT, Simon JHS: Evaluation of the apical seal produced by injected thermoplasticized gutta-percha in the absence of smear layer and root canal sealer, J Endod 12: 101, 1986.

[37] Fors U, Jonasson E, Bergquist A, Berg J-O: Measurements of the root surface temperature during thermomechanical root canal filling in vitro, Int Endod J 18: 199, 1985.

[38] Friedman CE, Sandrik JL, Heuer MA, Rapp GW: Composition and physical properties of gutta-percha endodontic filling materials, J Endod 3: 304, 1977.

[39] Friedman CE, Sandrik JL, Heuer MA, Rapp GW: Composition and mechanical properties of gutta-percha endodontic points, J Dent Res 54: 921, 1975.

[40] Fulkerson MS. Czerw RJ, Donnelly JC: An in vitro evaluation of the sealing ability of Super-EBA cement used as a root canal sealer, J Endod 22: 13, 1996.

[41] Gee JY: A comparison of five methods of root canal obturation by means of dye penetration, Aust Dent J 32: 279, 1987.

[42] Gençoglu N, Samani S, Günday M: Dentinal wall adaptation of thermoplasticized gutta-percha in the absence or presence of smear layer: a scanning electron microscopic study, J Endod 19: 558, 1993.

[43] Gençoglu N, Samani S, Günday M: Evaluation of sealing properties of Thermafil and Ultrafil techniques in the absence or presence of smear layer, J Endod 19: 599, 1993.

[44] Genet JM, Hart AAM, Wesselink PR, Thoden van Velzen SK: Preoperative and operative factors associated with pain after the first endodontic visit, Int Endocl J 20: 53, 1987.

[45] Gettleman BH, Messer HH, ElDeeb ME: Adhesion of sealer cements to dentin with and without the smear layer, J Endod 17: 15, 1991.

[46] Gimlin DR, Parr CH, Aguirre-Ramirez G: A comparison of stress produced during lateral and vertical condensation using engineering models, J Endod 12: 235, 1986.

[47] Goldman LB et al: The efficacy of several irrigating solutions for endodontics: a scanning electron microscopic study, Oral Surg Oral Med Oral Pathol Oral Radiol Endod 52: 197, 1981.

[48] Goldman M: Evaluation of two filling methods for root canals, J Endod 1: 69, 1975.

[49] Goldman M et al: The efficacy of several endodontic irrigating solutions: a scanning electron microscopic study: part 2, J Endod 8: 487, 1982.

[50] Göllmer L: Grund der reparativen Fahigkeit der Wurzelhaut (The use of dentin debris as a root canal filling), Z Stomatol 34: 761, 1936.

[51] Goodman A, Schilder H, Aldrich W: The thermomechanical properties of gutta-percha. II. The history and molecular structure of gutta-percha, Oral Surg Oral Med Oral Pathol Oral Radiol Endod 37: 954, 1974.

[52] Goon WWY: The apical push: hermetic seal enhancement using lateral condensation into warm gutta-percha, Compend Contin Educ Dent 6: 499, 1985.

[53] Grahnén H, Hansson L: The prognosis of pulp and root canal therapy: a clinical and radiographic follow-up examination, Odontol Revy 12: 146, 1961.

[54] Granche D et al: Endodontic cements induce alterations in the cell cycle of in vitro cultured osteoblasts, Oral Surg Oral Med Oral Pathol Oral Radiol Endod 79: 359, 1995.

[55] Grossman LI: Root canal therapy, Philadelphia, 1940, Lea & Febiger, p 189.

[56] Grove CJ: Why root canals should be filled to the dentinocemental junction, J Am Dent Assoc 17: 293, 1930.

[57] Gutmann JL: Clinical, radiographic, and histologic perspectives on success and failure in endodontics, Dent Clin North Am 36: 379, 1992.

[58] Gutmann JL: The dentin-root complex: anatomic and biologic considerations in restoring endodontically treated teeth, J Prosthet Dent 67: 458, 1992.

[59] Gutmann JL: Adaptation of injected thermoplasticized guttapercha in the absence of the dentinal smear layer, Int Endod J 26: 87, 1993.

[60] Gutmann JL, Heaton JF: Management of the open (immature) apex. II. Non-vital teeth; Int Endod J 14: 173, 1981.

[61] Gutmann JL, Hovland EJ: Problems in root canal obtura-

tion. In Gutmann JL, Dumsha TC, lovdahl PE, Hovland EJ, editors: *Problem solving in endodontics*, ed 3, St Louis, 1997, Mosby.

[62] Gutmann JL, Leonard JE: Problem solving in endodontic working length determination, *Compend Contin Educ Dent* 16: 288, 1995.

[63] Gutmann JL, Lovdahl PE: Problems in the assessment of success and failure, quality assurance and their integration into endodontic treatment planning. In Gutmann JL, Dumsha TC, Lovdahl PE, Hovland EJ, editors: *Problem solving in endodontics*, ed 3, St Louis, 1997, Mosby.

[64] Gutmann JL, Rakusin H: Perspectives on root canal obturation with thermoplasticized injectable gutta-percha, *Int Endod J* 20: 261, 1987.

[65] Gutmann JL, Rakusin H, Powe R, Bowles WH: Evaluation of heat transfer during root canal obturation with thermoplasticized gutta-percha. II. In-vivo response to heat levels generated, *J Endod* 13: 441, 1987.

[66] Gutmann JL, Saunders WP, Saunders EM, Nguyen L: An assessment of the plastic Thermafil obturation technique. I. Radiographic evaluation of adaptation and placement, *Int Endod J* 26: 173, 1993.

[67] Gutmann JL, Saunders WP, Saunders EM, Nguyen L: An assessment of the plastic Thermafil obturation technique. II. Material adaptation and sealability, *Int Endod J* 26: 179, 1993.

[68] Haas SB et al: A comparison of four root canal filling techniques, *J Endod* 15: 596, 1989.

[69] Haddix JE, Jarrell M, Mattison GD, Pink FE: An in vitro investigation of the apical seal produced by a new thermoplasticized gutta-percha obturation technique, *Quintessence Int* 22: 159, 1991.

[70] Hardie EM: Heat transmission to the outer surface of the tooth during the thermomechanical compaction technique of root canal obturation, *Int Endod J* 19: 73, 1986.

[71] Harris GZ, Dickey DJ, Lemon RR, Luebke RG: Apical seal: McSpadden vs. lateral condensation, *J Endod* 8: 273, 1982.

[72] Harrison JW, Baumgartner JC, Svec TA: Incidence of pain associated with clinical factors during and after root canal therapy. II. Postobturation pain, *J Endod* 9: 434, 1983.

[73] Harvey TE, White JT, Leeb IJ: Lateral condensation stress in root canals, *J Endod* 7: 151, 1981.

[74] Hasegawa M et al: An experimental study of the sealing ability of a dentinal apical plug treated with bonding agent, *J Endod* 19: 570, 1993.

[75] Hasselgren G: Where shall the root filling end? *N Y State Dent J* 60(6): 34, 1994.

[76] Hatton EH: Changes produced in the pulp and periapical regions, and their relationship to pulp-canal treatment and to systemic disease, *Dent Cosmos* 66: 1183, 1924.

[77] Hatton JF, Ferrillo PJ, Wagner G, Stewart GP: The effect of condensation pressure on the apical seal, *J Endod* 14: 305, 1988.

[78] Heling I, Chandler NP: The antimicrobial effect within dentinal tubules of four root canal sealers, *J Endod* 22: 257, 1996.

[79] *History of dentistry in Missouri*, Fulton, Mo, 1938, The Ovid Press, Inc.

[80] Holcomb J, Pitts D, Nicholls J: Further investigation of spreader loads required to cause vertical root fracture during lateral condensation, *J Endod* 13: 277, 1987.

[81] Holland GR: Periapical response to apical plugs of dentin and calcium hydroxide in ferret canines, *J Endod* 10: 71, 1984.

[82] Holland R, de Souza V: Ability of a new calcium hydroxide root canal filling material to induce hard tissue formation, *J Endod* 11: 535, 1985.

[83] Holland R et al: Tissue reactions following apical plugging of the root canal with infected dentin chips, *Oral Surg Oral Med Oral Pathol Oral Radio Endod* 49: 366, 1980.

[84] Hunter W: The role of sepsis and of antisepsis in medicine, *Lancet* 1: 79, 1911.

[85] Ingle JI: A standardized endodontic technique using newly designed instruments and filling materials, *Oral Surg Oral Med Oral Pathol Oral Radiol Endod* 14: 83, 1961.

[86] Ingle JI, Zeldow BJ: An evaluation of mechanical instrumentation and the negative culture in endodontic therapy, *J Am Dent Assoc* 57: 471, 1958.

[87] Jacobsen EL: Clinical aid: adapting the master gutta-percha cone for apical snugness, *J Endod* 10: 274, 1984.

[88] Jerome CE: Warm vertical gutta-percha obturation: a technique update, *J Endod* 20: 97, 1994.

[89] Johnson WB: A new gutta-percha technique, *J Endod* 4: 184, 1978.

[90] Kaplowitz GJ: Evaluation of gutta-percha solvents, *J Endod* 16: 539, 1990.

[91] Karagöz-Kücükay I, Bayirli G: An apical leakage study in the presence and absence of the smear layer, *Int Endod J* 27: 87, 1994.

[92] Keane HC: A century of service to dentistry, Philadelphia, 1944, SS White Dental Manufacturing Co.

[93] Keane K, Harrington GW: The use of a chloroform-softened gutta-percha master cone and its effect on the apical seal, *J Endod* 10: 57, 1984.

[94] Kersten HW, Fransman R, Thoden van Velzen SK:

Thermomechanical compaction of gutta-percha. I. A comparison of several compaction procedures, *Int Endod J* 19: 125, 1986.

[95] Kersten HW, Wesselink PR, Thoden van Velzen SK: The diagnostic reliability of the buccal radiograph after root canal filling, *Int Endod J* 20: 20, 1987.

[96] Koch CRE, Thorpe BL: *A history of dental surgery*, vols 2 and 3, Fort Wayne, Ind., 1909, National Art Publishing Co.

[97] Kontakiotis E, Panopoulos P: pH of root canal sealers containing calcium hydroxide, *Int Endod J* 29: 202, 1996.

[98] Kytridou V, Gutmann JL, Nunn MH: Adaptation and sealability of two contemporary obturation techniques in the absence of the dentinal smear layer, *Int Endodor* 32: 464, 1999.

[99] Langeland K: Root canal sealants and pastes, *Dent Clin North Am* 18: 309, 1974.

[100] Leonard JE, Gutmann JL, Guo IY: Apical and coronal seal of roots obturated with a dentine bonding agent and resin, *Int Endod J* 29: 76, 1996.

[101] Love RM, Chandler NP, Jenkinson HF: Penetration of smeared or nonsmeared dentine by *Streptococcus gordonii*, *Int Endod J* 29: 2, 1996.

[102] Lugassy AA, Yee F: Root canal obturation with gutta-percha: a scanning electron microscope comparison of vertical compaction and automated thermatic condensation, *J Endod* 8: 120, 1982.

[103] Mader CL, Baumgartner JC, Peters DD: Scanning electron microscopic investigation of the smeared layer on root canal walls, *J Endod* 10: 477, 1984.

[104] Marais JT, van der Vyver PJ: Sizing gutta-percha points with a gauge to ensure optimal lateral condensation, *J Dent Assoc South Afr* 51: 403, 1996.

[105] Martin H, Fischer E: Photoelastic stress comparison of warm (Endotec) versus cold lateral condensation techniques, *Oral Surg Oral Med Oral Pathol Oral Radiol Endod* 70: 325, 1990.

[106] Martin H, Marlin TR: Iodoform gutta-percha: MGP, a new endodontic paradigm. *Dent Today* 18(4): 76, 1999.

[107] McComb D, Smith DC: A preliminary scanning electron microscopic study of root canals after endodontic procedures, *J Endod* 7: 238, 1975.

[108] McDonald NM, Vire DE: Chloroform in the endodontic operatory, *J Endod* 18: 301, 1992.

[109] Metzger Z et al: Apical seal by customized versus standardized master cones: a comparative study in flat and round canals, *J Endod* 14: 381, 1988.

[110] Metzger Z et al: Residual chloroform and plasticity in customized gutta-percha master cones, *J Endod* 14: 546, 1988.

[111] Molyvdas I, Zervas P, Lanbrianidis T, Veis A: Periodontal tissue reactions following root canal obturation with an injection-thermoplasticized gutta-percha technique, *Endod Dent Traumatol* 5: 32, 1989.

[112] Moorer WR, Genet JM: Antibacterial activity of gutta-percha cones attributed to the zinc oxide component, *Oral Surg Oral Med Oral Pathol Oral Radiol Endod* 53: 508, 1982.

[113] Moorer WR, Genet JM: Evidence for antibacterial activity of endodontic gutta-percha cones, *Oral Surg Oral Med Oral Pathol Oral Radiol Endod* 53: 503, 1982.

[114] Mulhem JM, Patterson SS, Newton CW, Ringel AM: Incidence of postoperative pain after one-appointment endodontic treatment of a symptomatic pulpal necrosis in singlerooted teeth, *J Endod* 2: 370, 1982.

[115] Nguyen NT: Obturation of the root canal system. In Cohen S, Burns RC, editors: *Pathways of the pulp*, ed 6, St Louis, 1994, Mosby, pp. 219-271.

[116] Nykaza R, Wong M: Heat-softened gutta-percha: an update, *Gen Dent* 39: 196, 1991.

[117] O'Keefe EM: Pain in endodontic therapy: a preliminary clinical study, *J Endod* 2: 315, 1976.

[118] O'Neill KJ, Pitts DL, Harrington GW: Evaluation of the apical seal produced by the McSpadden compactor and by lateral condensation with a chloroform-softened primary cone, *J Endod* 9: 190, 1983.

[119] Oksan T, Aktener BO, Sen BH, Tezel H: The penetration of root canal sealers into dentinal tubules: a scanning electron microscopic study, *Int Endod J* 26: 301, 1993.

[120] Olgart L, Brannström M, Johnson G: Invasion of bacteria into dentinal tubules: experiments in-vivo and in-vitro, *Acta Odontol Scand* 32: 61, 1974.

[121] Orban B: Why root canals should be filled to the dentinocemental junction, *J Am Dent Assoc* 17: 1086, 1930.

[122] Orstavik D, Haapasalo M: Disinfection by endodontic irrigants and dressings or experimentally infected dentinal tubules, *Endod Dent Traumatol* 6: 142, 1990.

[123] Oswald RJ, Friedman CE: Periapical response to dentin filings, *Oral Surg Oral Med Oral Pathol Oral Radiol Endod* 49: 344, 1980.

[124] Page ML, Hargreaves KM, ElDeeb M: Comparison of concentric condensation technique with laterally condensed gutta-percha, *J Endod* 21: 308, 1995.

[125] Pallarés A, Faus V, Glickman GN: The adaptation of mechanically softened gutta-percha to the canal walls in

[126] Parris J, Wilcox L. Walton R: Effectiveness of apical clearing: histological and radiographic evaluation, *J Endod* 20: 219, 1994.

[127] Pashley DH: Smear layer: physiological considerations, *Oper Dent* (suppl) 3: 13, 1984.

[128] Pashley DH et al: Scanning electron microscopy of the substructure of smear layers in human dentine, *Arch Oral Biol* 33: 265, 1988.

[129] Perry SG: Preparing and filling the roots of teeth, *Dent Cosmos* 25: 185, 1883.

[130] Peters LB, Wesselink PR, Moorer WR: The fate and role of bacteria left in root dentinal tubules, *Int Endod J* 28: 95, 1995.

[131] Pitts DL, Jones JE, Oswald RJ: A histological comparison of calcium hydroxide plugs and dentin plugs used for the control of gutta-percha root canal filling material, *J Endod* 10: 283, 1984.

[132] Portmann P, Lussi A: A comparison between a new vacuum obturation technique and lateral condensation: an in vitro study, *J Endod* 20: 292, 1994.

[133] Prinz H: Filling root canals with an improved paraffin compound. Paper delivered to the St Louis Dental Society, St Louis, Sept 2, 1912.

[134] Ramsey WO: Hermetic sealing of root canals: the Greeks had a name for it, *J Endod* 8: 100, 1982.

[135] Ray H, Seltzer S: A new glass ionomer root canal sealer, *J Endod* 17: 598, 1991.

[136] Ray HA, Trope M: Periapicat status of endodontieally treated teeth in relation to the technical quality of the root filling and the coronal restoration, *Int Endod J* 28: 12, 1995.

[137] Ricks-Williamson LJ et al: A three-dimensional finiteelement stress analysis of an endodontieally prepared maxillary central incisor, *J Endod* 21: 362, 1995.

[138] Ricucci D, Langeland K: Apical limit of root canal instrumentation and obturation. Ⅱ. A histological study, *Int Endod J* 31: 394, 1998.

[139] Roane JB, Dryden JA, Grimes EW: Incidence of postoperative pain after single- and multiple-visit endodontic procedures, *Oral Surg Oral Med Oral Pathol Oral Radiol Endod* 55: 68, 1983.

[140] Rosenow EC: Studies on elective localization: focal infection with special reference to oral sepsis, *J Dent Res* 1: 205, 1919.

[141] Rossmeisl R, Reader A, Melfi R, Marquard J: A study of freeze-dried (lyophilized) cortical bone used as an apical barrier in adult monkey teeth, *Oral Surg Oral Med Oral Pathol Oral Radiol Endod* 53: 303, 1982.

[142] Rud J, Andreasen JO: A study of failures after endodontic surgery by radiographic, histologic, and stereomicroscopic methods, *lnt J Oral Surg* 1: 311, 1972.

[143] Sakkal S, Weine FS, Lemian L: Lateral condensation: inside view, *Compend Contin Educ Dent* 12: 796, 1991.

[144] Saunders EM: The effect of variation in thermomechanical compaction techniques upon the quality of the apical seal, *Int Endod J* 22: 163, 1989.

[145] Saunders EM: In vivo findings associated with heat generation during thermomechanical compaction of gutta-percha. Ⅰ. Temperature levels at the external surface of the root, *Int Endod J* 23: 263, 1990.

[146] Saunders EM: In vivo findings associated with heat generation during thermomechanical compaction of gutta-percha. Ⅱ. Histological response to temperature elevation on the external surface of the root, *Int Endod J* 23: 268, 1990.

[147] Saunders EM, Saunders WP: Long-term coronal leakage of JS Quickfill root fillings with Sealapex and Apexit sealers, *Endod Dent Traumatol* 11: 181, 1995.

[148] Saunders WP, Saunders EM: Coronal leakage as a cause of failure in root canal therapy: a review, *Endod Dent Traumatol* 10: 105. 1994.

[149] Saunders WP, Saunders EM, Gutmann JL, Gutmann ML: An assessment of the plastic Thermafil obturation technique. Ⅲ. The effect of post space preparation on the apical seal, *Int Endod J* 26: 184, 1993.

[150] Saw L-P, Messer HH: Root strains associated with different obturation techniques, *J Endod* 21: 314, 1995.

[151] Schilder H: Filling root canals in three dimensions, *Dent Clin North Am* 11: 723, 1967.

[152] Schilder H, Goodman A, Aldrich W: The thermomechanical properties of gutta-percha. Ⅰ. The compressibility of guttapercha, *Oral Surg Oral Med Oral Pathol Oral Radiol Endod* 37: 946, 1974.

[153] Scott AC, Vire DE: An evaluation of the ability of a dentin plug to control extrusion of thermoplasticized gutta-percha, *J Endod* 18: 52-57, 1992.

[154] Seltzer S: *Endodontology: biologic considerations in endodontieprocedures*, ed 2, Philadelphia, 1988, Lea & Febiger.

[155] Seltzer S, Bender IB, Turkenkopf S: Factors affecting successful repair after root canal therapy, *J Am Dent Assoc* 67: 651, 1963.

[156] Seltzer S, Naidorf Ⅰ: Flare-ups in endodontics. Ⅱ. Therapeutic measures, *J Endod* 11: 559, 1985.

[157] Sen BH, Piskin B, Baran N: The effect of tubular pen-

[157] ...etration of root canal sealers on dye microleakage, *Int Endod J* 29: 23, 1996.

[158] Sen BH, Wesselink PR, Türkfün M: The smear layer: a phenomenon in root canal therapy, *Int Endod J* 28: 141, 1995.

[159] Sjögren U, Figdor D, Persson S, Sundqvist G: Influence of infection at the time of root filling in the outcome ofendodontic treatment of teeth with apical periodontitis, *Int Endod J* 30: 297, 1997.

[160] Sjögren U, Hägglund B, Sundqvist G, Wing K: Factors affecting the long-term results of endodontic treatment, *J Endod* 16: 498, 1990.

[161] Sjögren U, Sundqvist G, Nair PNR: Tissue reaction to guttapercha particles of various sizes when implanted subcutaneously in guinea pigs, *Eur J Oral Sci* 103: 313, 1995.

[162] Skillen WG: Why root canals should be filled to the dentinocemental junction, *J Am Dent Assoe* 17: 2082, 1930.

[163] Skinner RL, Himel VT: The sealing ability of injection-molded thermoplasticized gutta-percha with and without the use of sealers, *J Endod* 13: 315, 1987.

[164] Sonat B, Dalat D, Günhan O: Periapical tissue reaction to root fillings with Sealapex, *Int Endod J* 23: 46, 1990.

[165] Southard D, Rooney T: Effective one-visit therapy for the acute apical abscess, *J Endod* 10: 580, 1984.

[166] Spångberg L: Biologic effect of root canal filling materials, *Odont Tidskr* 77: 502, 1969.

[167] Spågngberg L: Biologic effects of root canal filling materials, *Odontol Revy*, 20: 133, 1969.

[168] Speier MB, Glickman GN: Volumetric and densitonmetric comparison between nickel-titanium and stainless steel condensation, *J Endod* 22: 195, 1996.

[169] Stamos DE, Gutmann JL, Gettleman BH: In-vivo evaluation of root canal sealer placement and distribution, *J Endo* 21: 177, 1995.

[170] Swartz DB, Skidmore AE, Griffin JA: Twenty years of endodontic success and failure, *J Endod* 9: 198, 1983.

[171] Tagger M, Katz A, Tamse A: Apical seal using the GPII method in straight canals compared with lateral condensation, with or without sealer, *Oral Surg Oral Med Oral Pathol Oral Radiol Endod* 78: 225, 1994.

[172] Tagger M, Taffer E, Kfir A: Release of calcium and hydroxyl ions from set endodontic sealers containing calcium hydroxide, *J Endod* 14: 588, 1988.

[173] Tagger M, Tanse A, Katz A, Korzen BH: Evaluation of the apical seal produced by a hybrid root canal filling method, combining lateral condensation and thermatic compaction, *J Endod* 10: 299, 1984.

[174] Telli C, Gülkan P, Günel H: A critical reevaluation of stresses generated during vertical and lateral condensation of guttapercha in the root canal, *Endod Dent Traumatol* 10: 1, 1994.

[175] Torabinejad M, Chivian N. Clinical applications of mineral trioxide aggregate, *J Endod* 25: 197, 1999.

[176] Torneck CD, Smith JS, Grindall P: Biologic effects of procedures on developing incisor teeth. II. Effect of pulp injury and oral contamination, *Oral Surg Oral Med Oral Pathol Oral Radiol Endod* 35: 378, 1973.

[177] Tronstad L: Tissue reactions following apical plugging ofthe root canal with dentin chips in monkey teeth subjected to pulpectomy, *Oral Surg Oral Med Oral Pathol Oral Radiol Endod* 45: 297, 1978.

[178] Tronstad L, Barnett R, Flax M: Solubility and biocompatibility of calcium hydroxide-n-containing root canal sealers, *Endod Dent Traumatol* 4: 152, 1988.

[179] Veis A, Lambrianidis T, Molyvdas I, Zervas P: Sealing ability of sectional injection thermoplasticized gutta-percha technique with varying distance between needle tip and apical foramen, *Endod Dent Traumatol* 8: 63, 1992.

[180] Vire DE: Failure of endodontically treated teeth, *J Endod* 17: 338, 1991.

[181] Webster AE: Some experimental root canal fillings, *Dominion Dent J* 12: 109, 1900.

[182] Weinberger BW: *An introduction to the history of dentistry*, St Louis, 1948, Mosby.

[183] Weine FS: The enigma of the lateral canal, *Dent Clin North Am* 28: 833, 1984.

[184] Weisenseel JA Jr, Hicks ML, Pelleu GB Jr: Calcium hydroxide as an apical barrier, *J Endod* 13: 1, 1987.

[185] Wennberg A, ϕrstavik D: Adhesion of root canal sealers to bovine dentine and gutta-percha, *Int Endod J* 23: 13, 1990.

[186] White RR, Goldman M, Sun Lin P: The influence of the smeared layer upon dentinal tubule penetration by plastic filling materials, *J Endod* 10: 558, 1984.

[187] Wong M, Peters DB, Lorton L: Comparison of gutta-percha filling techniques: three chloroform gutta-percha filling techniques: part 2, *J Endod* 8: 4, 1982.

[188] Wu M-K, Wesselink PR: Endodontic leakage studies reconsidered. I. Methodology, application and relevance, *Int Endod J* 26: 37, 1993.

[189] Wu M-K et al: Fluid transport and bacterial penetration along root canal fillings, *Int Endod J* 26: 203, 1993.

[190] Yamada RS et al: A scanning electron microscopic comparison of a high volume final flush with several ir-

rigating solutions: part Ⅲ, *J Endod* 9:137, 1983.

[191] Yaman SD, Alacam T, Yaman Y: Analysis of stress distribution in a vertically condensed maxillary central incisor root canal, *J Endod* 21:321, 1995.

[192] Yared GM, Bou Dagher FE: Elongation and movement of the gutta-percha master cone during initial lateral condensation, *J Endod* 19:395, 1993.

[193] Yee FA, Marlin J, Krakow AA, Grøn P: Three-dimensional obturation of the root canal using injection-molded, thermoplasticized dental gutta-percha, *J Endod* 3:168, 1977.

[194] Yee RDJ, Newton CW, Patterson SS, Swartz M: The effect of canal preparation on the formation and leakage characteristics of the apical dentin plug, *J Endod* 10:308, 1984.

[195] Youngson CC, Nattress BR, Manogue M, Speirs AF: In vitro radiographic representation of the extent of voids within obturated root canals, *Int Endod J* 28:77, 1995.

[196] Zmener O et al: Biocompatibility of a thermoplasticized gutta-percha in the subcutaneous connective tissue of the rat, *J Dent Res* 67:616, 1988.

第 10 章　病历与法律责任

Edwin J. Zinman

牙髓病病历记录的优点 / 339
    重要性 / 339
    内容 / 339
    功能 / 339
    患者信息表 / 339
    医疗历史记录 / 339
    牙科治疗史 / 339
    诊断和病程记录 / 340
    X 线照片 / 340
    评估和鉴别诊断 / 340
    诊断试验 / 341
    治疗计划 / 341
    知情同意书 / 342
    治疗记录：牙髓病学表格 / 343
    缩略语 / 345
    电子化诊疗记录 / 345
    病历的大小 / 348
    记录者的一致性 / 348
    患者的记录要求 / 348
    患者教育手册 / 348
    术后指导 / 348
    记录安排 / 348
    记录伪造 / 348
    虚假声明 / 349
    篡改 / 349

法律责任 / 350
    医疗事故的预防 / 350
    治疗标准 / 350
    牙科差错界定 / 351
    地区性规则 / 351
    治疗标准：全科牙医师与牙髓病科医师 / 351
    牙髓病科专家的高标准治疗：诊断和治疗范围的扩展 / 351
    一般治疗等同于审慎治疗 / 352
    常规治疗与差错 / 353
    科研评估 / 353

    差错本身 / 354
    对潜在风险的预测能力 / 354
    知情同意原则 / 354
    牙髓病知情同意书 / 357
    技术选择 / 358
    伦理学 / 358
    转诊给其他牙医 / 359
    手术与非手术牙髓病治疗 / 359
    产品责任 / 359
    牙医对工作人员作为与不作为的责任 / 361
    放弃治疗 / 361
    专家鉴定 / 362

玩忽职守事件 / 362
    螺旋固位 / 362
    感觉异常 / 362
    治疗失败 / 363
    钻头滑脱 / 363
    电外科学 / 363
    合理的与不合理的判断失误 / 363

预防性的牙髓病科执业惯例 / 367
    牙周检查 / 367
    术前与术后 X 线片 / 368
    数字照相技术 / 368
    牙科恐惧症 / 368
    良好的医患关系 / 369
    治疗费用 / 370
    扩大针穿孔 / 370
    桩核 / 370
    创伤后治疗 / 371
    继续教育 / 371
    掌握牙髓病学最新进展 / 371
    其他牙医不合标准的治疗 / 371
    同行评议 / 371
    艾滋病与牙髓病 / 372
    感染性心内膜炎 / 372

结论 / 373

牙髓病病历记录的优点

重要性

牙髓病的治疗病历是牙科医师重要的行动指南，它能指导临床医师对患者做出正确的诊断和治疗。文件数据的记录对成功地完成牙髓治疗是非常必要的。

内容

牙髓病治疗病历应包括以下内容：
1. 患者姓名；
2. 接诊日期；
3. 全身疾病及牙病史（定期更新）；
4. 主诉；
5. 有诊断价值的 X 线片；
6. 临床检查所见；
7. 鉴别诊断和最终诊断；
8. 治疗计划；
9. 预后；
10. 治疗安排，包括患者拒绝接受的治疗安排（如有可能）；
11. 与其他保健提供者的沟通；
12. 病程记录（包括并发症）；
13. 治疗完成记录；
14. 未复诊或推迟复诊情况及其原因；
15. 急诊处理；
16. 患者的担心和不满；
17. 随访计划；
18. 药品处方和化验检查单；
19. 患者的不依从情况；
20. 知情同意书；
21. 费用结算；
22. 回访通知单；
23. 医师姓名或最初接诊者姓名。

功能

牙科病历应记录如下信息：
1. 由诊断、知情同意书、治疗及预后的记录所显示的治疗过程；
2. 主治医师与其他保健提供者、会诊医师、参与后续治疗的医师及第三方人员的沟通情况；
3. 诊断和治疗措施的必要性和合理性的回顾及保险公司的评估；
4. 对患者依从性的判断。

患者信息表

患者信息表为患者的确认和诊室间的交流提供了重要的信息。表中需要记录患者的姓名、家庭住址、工作、电子邮件地址、电话和传真号码，以便了解治疗效果和术后反应[35]。在紧急状况下也需要患者配偶、亲戚、朋友的信息。对未成年的患者，其双亲或监护人应提供相关信息。牙科保险及经济支付情况也应在表格中体现出来，以免以后的误解，这也有助于安排分期付款[21b]。应定期更新患者的信息及历史记录（表 10 – 1）。

医疗历史记录

在开始治疗前，牙医应详细了解患者过去和现在的健康状况，以便后续的治疗能够顺利进行。健康问卷调查有助于了解患者主要脏器系统的情况以及重要的生化功能，例如：凝血时间、变态反应、免疫学状态，及疾病易感性等。如在治疗前发现了可疑的健康问题，应要求患者提供内科医师的检查和实验室诊断数据，以决定在后续的口腔治疗中，是否需要对该健康问题提高警惕，及是否根据患者的药物敏感性或过敏史来改变相应的治疗计划[37, 70]。当出现紧急状况的时候，了解患者目前的用药和治疗情况，通过治疗医师的名字和住址与其取得联系是至关重要的。

诊疗历史应定期更新（至少 1 年 1 次），如果患者没有特殊情况，也应在表格中记录。患者应核实记录中的情况并签名（表 10 – 5）。应定期向患者提供一个新的记录表格，而不是在旧的表格上更改。早期的记录表格也应保留以便将来作为参考。如果有内科医师会诊，应在表中记录。牙科医师可通过传真或信件与会诊的内科医师取得联系并核实其内容，及保留备份文件。

在医疗记录中，牙医应注明患者医疗条件的变化及患者已采用的新的药物疗法。无医学常识的患者可能不会意识到，新的药物治疗可能引起新的疾病或者导致现有病情的恶化，例如：确诊的心脏瓣膜疾病可能需要抗生素预防；新的药物还可能与患者正在使用的或牙医的处方药物有协同效应。

牙科治疗史

牙科治疗史应包括患者既往的牙科治疗疑难问题，近期或最近对其进行治疗的牙科医师的姓名

表 10-1　患者信息格式

患者报告信息
姓名：＿＿＿＿　　社会保险号码：＿＿＿＿　　当天日期：＿＿＿＿
出生日期：＿＿＿＿　　父母或监护人姓名：＿＿＿＿
婚姻状况：　　＿＿＿＿未婚　　＿＿＿＿已婚　　＿＿＿＿丧偶　　＿＿＿＿离异
地址：＿＿＿＿　　城市：＿＿＿＿　　省份：＿＿＿＿　　邮政编码：＿＿＿＿
E-mail 地址：＿＿＿＿　　电话：＿＿＿＿　　传真：＿＿＿＿
转诊单位：＿＿＿＿　　患者驾驶执照号码：＿＿＿＿
职业：＿＿＿＿　　职务：＿＿＿＿　　工作年限：＿＿＿＿
公司地址：＿＿＿＿　　城市：＿＿＿＿　　省份：＿＿＿＿　　邮政编码：＿＿＿＿
E-mail 地址：＿＿＿＿　　电话：＿＿＿＿　　传真：＿＿＿＿
帐目财务负责人：＿＿＿＿
地址（如果和患者不同）：＿＿＿＿
城市：＿＿＿＿　　省份：＿＿＿＿　　邮政编码：＿＿＿＿　　电话：＿＿＿＿
与患者关系：＿＿＿＿
牙科保险费：＿＿＿＿
分组号码：＿＿＿＿　　本地号码：＿＿＿＿
被保险者姓名：＿＿＿＿　　社会安全号码：＿＿＿＿
与患者关系：＿＿＿＿
第二牙科保险费（如属双保险范围）：＿＿＿＿
分组号码：＿＿＿＿　　本地号码：＿＿＿＿
被保险者姓名：＿＿＿＿　　社会安全号码：＿＿＿＿
与患者关系：＿＿＿＿
日期：＿＿＿＿　　签名：＿＿＿＿

和地址，主诉、相关的牙科既往治疗史以及牙医师对牙齿保留的意见。应从患者的既往牙科医师处获取相关记录，以便为进一步治疗提供参考[46]。

在取得肯定的疗效后，牙医师或许也需要得到既往的 X 线片，以便同现在的情况做比较，来了解疾病的进展状况[63]（表 10-2）。

诊断和病程记录

诊断和病程记录一般包括填写式表格和判断式表格。填写式表格或叙述式记录有助于迅速了解患者病情，并能掌握更多的细节。然而这种记录方法的缺点是容易造成疏漏，除非在进一步随访过程中，该牙医非常有责任心。叙述式记录中的既往健康史有时是不充分的，患者通常可能对重要症状的意义缺乏认识，而一个判断式表格往往是有效且可行的。含有显示患者信息的表格可以为临床医师提供一些患者的一般情况及牙科健康状况，为进一步诊断奠定基础[111]。而且通过这样的记录，还可以得到一些患者口头难以提供的、已被遗忘的医学数据。在医疗史的核对部分，一些问题有助于引导患者提供一些医学上容易被忽略的医疗信息。

X 线照片

X 线照片对于诊断十分必要，并且可作为患者治疗前病情的附加记载。X 线照片并不是为了提高牙髓病的诊断率，而仅仅是用来作为一种鉴别诊断的手段[53, 74]（第 5 章）。高质量 X 线照片显示的根尖周情况有助于诊断和治疗（如测根长等），便于最终根管充填的校正和随访对照。因此，临床牙医应保留所有的 X 线照片，如果存在质量问题则建议重拍。

推荐使用数字化 X 线照片，因为它有助于提高口腔内科的诊疗效率。它不需要冲洗底片，拍摄完毕即可获取信息，即使重拍也只需要很短的时间。

评估和鉴别诊断

诊断包括综合评估患者的治疗史和目前的病情、临床检查、牙髓活力检测、牙周探针检查记录以及 X 线照片检查结果。如果需要进行治疗，必须与患者详细交流。在任何治疗开始前，如果有其他影响预后的因素，如重要的或可恢复功能的牙齿，临床牙医需同患者沟通，并进一步咨询其他相关的专家或牙医，如修复科医师及牙周病科医师等。

表 10-2　牙髓治疗记录

告诉我们您牙齿的症状

姓名：_____

1. 现在您的牙痛吗？如否，请转到问题 5。　　　　　　　　　　　　　　　　　　　　　是 _____ 否 _____
2. 如是，您能定位疼痛吗？　　　　　　　　　　　　　　　　　　　　　　　　　　　　是 _____ 否 _____
3. 您首次发现症状是什么时候？_____
4. 症状发生是突然的还是逐渐的？_____

请鉴别不适的频率和性质，选择最接近的、代表您疼痛程度的数字：

程度水平　　　　　　　　　　　　　　频率　　　性质

（从 1 到 10 的范围）

1 = 轻微的　10 = 严重的

1___ 2___ 3___ 4___ 5___ 6___ 7___ 8___ 9___ 10___　　持续的　　　尖锐的

　　　　　　　　　　　　　　　　　　　　　　　　　　间歇的　　　钝痛
　　　　　　　　　　　　　　　　　　　　　　　　　　瞬时的　　　搏动性的
　　　　　　　　　　　　　　　　　　　　　　　　　　偶然的

您有办法减轻疼痛吗？　　　　　　　　　　　　　　　　　　　　　　　　　　　　　　是 _____ 否 _____
如有，怎么做？_____
您怎样做会引起疼痛加剧？　　　　　　　　　　　　　　　　　　　　　　　　　　　　是 _____ 否 _____
如是，怎么做？_____
当吃饭或喝水时，您的牙齿对何敏感？　　　　　　　　　　　　　　　　　　　　热 ____ 冷 ____ 甜 ____
当咬合或咀嚼时，您的牙齿痛吗？　　　　　　　　　　　　　　　　　　　　　　　　　是 _____ 否 _____
当触压牙齿周围的牙龈组织时，您的牙齿痛吗？　　　　　　　　　　　　　　　　　　　是 _____ 否 _____
改变体位（平卧或弯腰时）能引起您的牙齿痛吗？　　　　　　　　　　　　　　　　　　是 _____ 否 _____
5. 您有夜磨牙或紧咬牙习惯吗？　　　　　　　　　　　　　　　　　　　　　　　　　是 _____ 否 _____
6. 如果是这样，您戴夜间矫正器吗？　　　　　　　　　　　　　　　　　　　　　　　是 _____ 否 _____
7. 最近牙齿进行修复（充填或齿冠）治疗了吗？　　　　　　　　　　　　　　　　　　是 _____ 否 _____
8. 这次预约之前，您这颗牙齿做过根管治疗吗？　　　　　　　　　　　　　　　　　　是 _____ 否 _____
9. 您这颗牙齿过去受过创伤吗？　　　　　　　　　　　　　　　　　　　　　　　　　是 _____ 否 _____
10. 如果前面的问题回答"是"，请描述过去所受的创伤和发生的时间等状况。

11. 我们希望了解关于您的牙齿的其他情况，如牙龈或鼻窦腔等，这将有助于我们进行正确的诊断。
_____

患者签名（或者父母）_____　　　日期_____

诊断试验

正确的诊断是口腔内科治疗的前提。否则，所进行的不必要的或有风险的治疗会导致严重的后果。为达到准确的诊断，通常需要进行下列牙髓病学检测。

1. 叩诊；
2. 冷、热诊；
3. 电活力检测；
4. 触诊；
5. 松动度检查；
6. 牙周评价（牙周袋和根分叉）。

牙髓检测的阳性和阴性结果均应记录。法官、保险公司等通常不承认未记录的检测结果。未记录的检测会被认为是该牙医师未做的检测，因为一个有责任心的牙医应该记录所有的检测结果。

治疗计划

治疗记录是一个包括患者口腔健康状况各个方面情况的一个书面计划，并应与其他同时或后续参与治疗的牙医师协作进行记录。如果接诊牙医师无法直接判断某些病情，应及时请相关治疗牙医师会诊。患者也应被告知所有情况，例如：如果牙周病变被忽略而没有进行治疗，牙髓病的治疗也可能是徒劳的。因此，临床牙医师应评估患者全部牙齿的健康状况，而并非一个单一的根管系统。如果需要，可请牙周科医师会诊。

如果检查或治疗条件受到限制,例如仅是一个筛选性检查或急性牙髓炎的治疗,应记录其就诊的范围,否则,该表格则会显得检查做得很肤浅,治疗也不彻底。如果存在可疑的根尖病变,则需要进一步的随访观察。临床牙医师应记录预约的时间和鉴别诊断,例如28号牙齿的小的根尖病变应在两个月复查以观察其变化,也应检查根折情况。如果表格内缺乏这些记录,则表明牙科医师可能忽略了潜在的病理情况,例如可疑的根折。软组织的总体情况也应做检查(包括癌变的检查),它也是完整的牙科检查必不可少的一部分。

知情同意书

在牙髓病学诊断完成后,关于治疗的益处和风险、治疗计划,可选择的口腔内科治疗方案(包括患者对推荐的治疗方案的拒绝等),均应告知患者(或其监护人),以便记载接受或拒绝情况。患者(或其监护人)应在知情同意书上签字并注明日期,包括任何确认已被告知"知情同意书"的视频(如录像带)。之后的治疗计划若有改变,包括可能存在的新的风险、新的治疗选择或医疗安排等,也应向患者说明,并得到患者的理解和认可。

尽管患者已在知情同意书上签字,陪审团也可认为患者在签字前或许根本没有理解其内容。这样一来,结果等同于患者仍然是不知情的,在法律上也是无效的。例如:患者可以表示他当时不可能阅读知情同意书,因为签字的时候没有戴眼镜(或者根本没有人解释给他听);另外一种情况是,患者被告知在知情同意书上签字是一种例行手续,这样即使知情同意书上已经有患者签字,在法律上也是不被认可的

为了避免患者抱怨根本没有人为他们解释过知情同意书上的内容,除了知情同意视频、知情同意签字和表格记录之外,我们还应采用问卷调查表,对患者进行指导教育。除非表上的得分为满分,否则任何计划的操作都不应被执行(因为患者的知情对于治疗的配合以及术后的保健至关重要)。为了提高效率,问卷表设计应简洁(表10-3)。在牙医评阅问卷时发现一些不正确的答案时,也应给予患者更正的机会。需要注意的是,大部分备选答案应设计成"错误的",以免患者认为所有的测试内容都可能是正确的,从而去猜测正确答案。

表10-3 "对错式"牙髓治疗知情同意表

牙髓治疗知情同意问卷表		
为了帮助您理解牙髓治疗的好处、风险以及治疗选择,请回答下列问题。认为对的请打勾,认为错误的请打叉,如果有不明白需要进一步了解的,Dr. Cohen 将同您一起讨论根管的一些信息并回答您的问题。		
请随意提问,以便使您对我们将在19号牙齿上采取的牙髓治疗操作有一个充分的了解,并知情同意。		
	对	错
1. 牙髓手术治疗肯定会成功。	□	□
2. 因为牙髓手术治疗操作谨慎,因此不会发生术后感染。	□	□
3. 如同人体其他外科操作,本操作也有相应的风险。其中风险之一是治疗侧的下唇及颏部麻木,通常这种麻木是暂时性的,但也有少部分人是永久的。	□	□
4. 术后不需要进行每日口腔卫生保健。	□	□
5. 下班后,即使有紧急情况也不能联系 Dr. Cohen。	□	□
我明白我可以在任何时候向 Dr. Cohen 问一些关于我的牙髓治疗的问题,Dr. Cohen 已经回答了我所有问题,若需要我会再次提问。		
日期:_____		
患者签名:_____ 证明人:_____		

治疗记录：牙髓病学表格

我们在这里推荐一款表格，以方便记录牙髓病患者的相关信息，如诊断、治疗情况等（表10-4）。应系统地采集和编辑患者信息，并包括临床和放射学检查结果。详尽记录治疗信息，有利于正确诊断和最大可能地提高临床医师的效率。推荐表格的格式和使用方法如下：

患者的一般信息：患者的全名，完整的日期、地址、电话、提及的医师、在患者初诊时在相应位置记录下来的主诉。

患者的预约情况和费用情况分成两个部分：

1. 在已明确并告知患者诊断和治疗计划后，由经治牙医师完成表格的第一部分。牙齿的数目和治疗费用也应标明。治疗计划应围绕相应的描述而记录。在"特殊指导"一栏里，经治医师应记录所需的特殊治疗。详细的治疗程序（如牙根切除或半切除）应写在邻近的空格里，牙医在未来的治疗过程中可以此为参照。牙科助理也可以此信息来安排预约和费用支付。

2. 由商业人员完成第二部分。包括财务协议，第三方责任险的范围、账户状况以及预约情况，包括时间和程序等。

牙医或其助理都可以完成以下的诊断和治疗内容，然而牙医应复查和认可所有记录。

牙科病史：牙科检查发现症状的患者，其既往主诉也应记录，这样与现在症状有关的情况就会被记录下来。与主诉相关的详细情况，应使用准确的词汇，通过一系列提问，将每个症状参数详细记录下来。应描述相应部位的疼痛强度指数（如0到10）或疼痛分类（如轻度+，中度++，重度+++）。为准确评估治疗效果，相关治疗程序均应详细记录，并且所有需预先处理的症状和体征也都应做记录。

医疗史：通过问卷调查的方式可以获得比患者的口头叙述更多的医疗史信息[58]。如果牙医和患者一起对其书写的健康史表进行回顾，将可获取最大信息量。

参考信息（如私人牙医的姓名、地址、电话号码、患者的年龄、最后一次查体时间等）也应被记录下来。通过一个完整的调查，牙医可以获取对牙科疾病诊治有重要意义的全身疾病医疗史，同时也对患者相关脏器系统和病理状态有一个综合的了解。影响患者的特殊治疗项目也要提到，关于这些治疗项目（如与患者内科医师会诊的细节）的相关备注也应记载在附件的空白页上，或者黏贴在该表的背面（表10-5），并注明治疗事件的日期。患者医疗史应至少每年更新一次，特别是在牙髓治疗失败而需再次治疗时。

目前的医药现状警示开业牙医，新开发药物可能会同患者既往使用的药物有协同效应。老年患者在牙科治疗时更倾向于服用药物。联邦食品与药品管理局（FDA）批准的新上市的药品中，出现了一些上市前药品试验未发现的药物间相互作用。目前，药品生产商的市场开发预算要高于研发费用[64]，一些药品生产商会隐瞒一些不利的研究结果[14]。

一些药品上市前的"临床药理试验"研究，因采用的患者样本量小，统计学效力往往不足，不能暴露出一些发生比率较低而又非常严重、甚至可能危及生命的毒副作用。例如：咪拉地尔在上市1年后退出市场，就是因为其与包括红霉素在内的其他25种药物[45]同时使用时，可以增加血浆浓度。其他如夜间胃灼热治疗药西沙比得，自1993年上市以来，已导致70例死亡和270例明显的副反应。因此，2000年，FDA的上市后药品危险评估机构改变了西沙比得标牌警告的内容，突出了患者同时服用其他药物时的风险，包括抗生素类药物如红霉素、所有的治疗艾滋病的免疫抑制剂、抗抑郁药如奈法唑酮等。同时服用西沙比得与葡萄柚汁被定义为危险[69]。

目前的医疗史应包括对患者服用草药和不法药品的记录，因为它们同口腔医师所开的药有潜在的协同或拮抗效应。麻黄与54例死亡病案有关，主要是导致颅内出血或中风[10, 10a]。松果菊同类固醇同时使用时，有潜在的肝损伤可能。银杏类和黑叶母菊类有干扰抗凝血药的效果，如苄丙酮香豆素钠[18]。在1998年，加州的调查者发现，260种亚洲进口的药品中，有1/3要么没有列出禁止配伍的用药，要么药品含有的汞、铅、砷超标。

新上市的药品可能没有列举出所有的药品间相互作用，因此，FDA药品监察组鼓励牙医上报可疑的药品间相互作用。牙医报告给FDA的内容是保密的，感兴趣的临床牙医可以通过电话（800）FDA-1088或传真（800）FDA-0178获取FDA药品报告程序表。内科医师桌面参考手册背面包含一个医药监测表，临床牙医可以通过拨号（800）FDA-7737来报告可疑的药品间相互作用；也可通过其他的电子数据库报告，获取重要的药品间相互作用的信息[72]。要获得FDA认证的相互安全的药品目录，可以登陆http://www.fda.gov/medwatchh

表 10-4 牙科治疗史表格

名字		姓氏		年龄	
牙科治疗史：	主诉　症状　无症状				

症状	部位	时间	性质		影响		既往的治疗：	签名：医生___ 助手___
			锐痛	强烈程度	热	触	治疗：	是 否　　　牙位
		初期	钝痛	（+++++）	冷	探	充填	是 否
		临床进程：	跳痛	自发痛	咬	体位	应急处理	是 否　R ─┼─ L
局部扩散		连续的　瞬间的	持续的	刺激痛	咀嚼	松动度	根管治疗	是 否（右） 　　（左）
牵涉性放射痛		间歇的　延迟的	加剧	继发痛	叩诊	时间	治疗前症状：	是 否
				偶尔痛			治疗后症状：	

医疗史					
心脏情况	贫血/出血	癫痫/昏厥	变态反应	主要医学问题	会诊
心绞痛	糖尿病/肾炎	震颤	青霉素/抗生素	女性：	日期：医生
冠状动脉血栓	肝炎/肝硬化	青光眼	阿司匹林/泰诺林	妊娠___月	建议
手术	疱疹	精神/神经	可待因/麻醉药	近期手术	
起搏器	甲状腺/激素	肿瘤/新生物	局部麻醉药	最近体检	
风湿热/心脏杂音	哮喘/呼吸	酗酒	N_2O/O_2	药物	
高血压/循环	溃疡/消化	传染病	橡胶	前期治疗	
免疫抑制	偏头痛/头痛	性病	其他	初诊：医生___ 助手___	

临床发现					
检查	放射线摄影	临床检查		诊断测试	
牙齿	牙周组织	牙齿	软组织	牙位#	
正常	牙周韧带正常	正常	正常	牙周	
龋	牙周韧带增厚	变色	口外肿胀	松动度	
充填	牙槽骨正常	龋坏	口内肿胀	叩诊	
钙化	弥散性透光影	露髓	窦道	触诊	
吸收	局限性透光影	开髓	淋巴结病	冷诊	
折裂	吸收	磨耗/磨损	TMJ　TMD	热诊	
穿孔/侧穿	牙槽嵴	折断		电活力	
先前根管治疗/失败	牙槽骨边缘	修复	B	咬/咀嚼	
器械折断	牙骨质增生	汞合金	M ─┼─ D	日期	
根管闭锁	骨质钙化	复合材料	L	夜磨牙症：是___ 否___	
桩/堵塞	牙周	玻璃离子		咬合板：是___否___ 初诊：医生___ 助手___	
根尖开放		嵌体/高嵌体			
		暂时冠			
		基牙			

诊断	牙髓	根尖周	病因		预后		
					牙髓	牙周病	修复体
牙髓正常		正常	原发性的	损伤	良好	良好	良好
可复性牙髓炎		急性根尖周炎	龋坏	牙周病	可疑	可疑	可疑
不可复性牙髓炎		急性根尖脓肿	修复	牙正畸	较差	较差	较差
牙髓坏死		慢性根尖周炎	磨耗/磨损	前期根管治疗	差	差	差
已行根管治疗/失败		根尖肉芽肿	发育性的	医源性			
		致密性骨炎	鼻窦炎	全身性疾病			

会诊	___检查结果　___牙周状况　___折断　___外科手术　___预后	提示：
	___治疗计划　___修复　___变色　___随访　___同意治疗表	签字：医师___ 助手___

治疗		会诊	前期治疗	清洗/成型				充填					外科手术				处方						
日期																								
月	日	年	患者	医生	局部	橡皮障	开髓	牙髓去除	根管	试验扩大针	最终扩大针	系列扩大针钻	暂时充填	牙胶尖	根充糊剂	根充技术方法	桩	桩位置	翼牙舒片	暂时充填	切开引流	半切除术	分牙术	根切除术	拆线	显微外科修复	止痛剂	抗生素	$Ca(OH)_2$	X-Ray	冠延长术	漂白	复诊	初诊医生	椅位号

根管	REF	电测	X光片	Adj	结果	长度	处方日期	药物	剂量		INSTR
B F										× q h	
L P										× q h	
MB										× q h	
ML										× q h	
DB										× q h	
DL										× q h	

表 10-5　医疗史表格

告诉我们有关您的医疗史
姓名：_____
您将如何描述您的健康状况？请划圈。　　　　　　　　　　　　　　　　　非常好　好　一般　不好
您最近一次体格检查的时间？_____
您因为疾病或身体原因正在进行治疗吗？　　　　　　　　　　　　　　　　　　是 _____ 否 _____
如果是，请描述：_____
谁正在为您进行治疗？_____
您曾经接受过外科手术治疗吗？何时？_____
您进行了何种外科手术治疗？_____
您曾经发生过术后出血不止的情况吗？　　　　　　　　　　　　　　　　　　　是 _____ 否 _____
您戴有心脏起搏器或其他种类假体装置吗？　　　　　　　　　　　　　　　　　是 _____ 否 _____
目前您正在服用内科药物吗？　　　　　　　　　　　　　　　　　　　　　　　是 _____ 否 _____
您曾经服用过食品药物、草本药物吗？　　　　　　　　　　　　　　　　　　　是 _____ 否 _____
您为什么服用这些药物？_____
您曾经对麻醉药或者其他药物（如青霉素）有不寻常的反应吗？　　　　　　　　是 _____ 否 _____
如是，请详细描述：_____
请圈出您过去或现在患有的疾病：
酒精中毒　　高血压　　癫痫　　肝炎　　肾病或肝病　　风湿热
变态反应　　癌症　　青光眼　　疱疹　　精神病　　鼻窦炎
贫血　　糖尿病　　颈椎病　　免疫缺陷　　偏头痛　　溃疡
哮喘　　药物依赖　　心血管疾病　　感染性疾病　　肺病　　性病
您对乳胶或其他物质材料过敏吗？　　　　　　　　　　　　　　　　　　　　　是 _____ 否 _____
如是，请详细描述：_____
如是女性，您怀孕了吗？　　　　　　　　　　　　　　　　　　　　　　　　　是 _____ 否 _____
有关您健康的其他信息？_____
患者（或父母）签名：　　　　　　　　　日期

进行查询。

牙科医师或许推诿说："哦，那是我的秘书或助理的事儿，无需我去做"，但牙医在法律上对自己工作组的作为或不作为是负有责任的。牙医过分的依赖于工作组成员，去到有众多患者的候诊室获取医疗史是一个错误，因为医疗史的准确性必须首先由牙医来核实，以便进行下一步的处理。训练和监察工作组成员是牙医不可忽视的义务。杜鲁门总统有一句名言："不要把麻烦传递给别人"，这句话可以奉送给那些过分依赖没有执照且未经严格训练的工作组成员去做医疗史随访的牙医。

缩略语

如果临床牙医不能读懂自己亲手写的缩略语，那将是有害的。因此临床牙医应使用标准的和容易理解的缩略语。在法律上，铅笔记录是有效的，但钢笔记录则因不易被擦除和更改而更易成为证据。好记性不如烂笔头，患者和牙医或许都已经忘记某些情况，但记录却能永远保留。

我们将通过一个完整的牙髓病学表（表 10-6）示范缩略语适当的应用，并列出该图表中所应用的缩略语及其解释（表 10-7）。

电子化诊疗记录

越来越多的牙医开始使用电子化记录，如第 26 章所述。为了避免伪造记录，无论使用什么样的计算机系统，都应能够证实早期的治疗记录不是近期伪造的。软件技术例如只读存贮系统，不能识别计算机数据是否被篡改，因为它不能监测到整个磁盘近期的数据是否被早期的数据所替代。应将计算机

表 10-6 牙髓病学记录表（英文示范）

LAST NAME	FIRST NAME	DR MR. MISS MRS.	ADDRESS	HOME PHONE
				BUSINESS PHONE
REF. DR.		REF. DR. ADDRESS		REF. DR. PHONE

TOOTH: R—L 30
FEE:
TREATMENT PLAN: (CONSULT) EET (RCT) AE PE (ME)
SURGERY Ca(OH)₂
SPECIAL INSTRUCTIONS: POST SPACE (PREFORMED POST/B.U.) COMP (AMAL) TEMP. CR. — Distal Canal

INSURANCE S D	AMT DUE	REC'D	DATE	DAY	TIME	PROCEDURE	X-RAY	REMARKS:
PRE-AUTH Y N								
% COVERED								
VERIFIED								
FORM SIGNED								
PT. INFORMED								
PT. PORTION								
INS SENT								

DATE MO	DAY	YR	REMARKS	SIGNATURE
2	14	01	Pt. urged to have a cast metal crown made as soon as possible. Confirming letter sent to referring doctor.	EZ

表10-6(续) 牙髓病学记录表(英文示范)

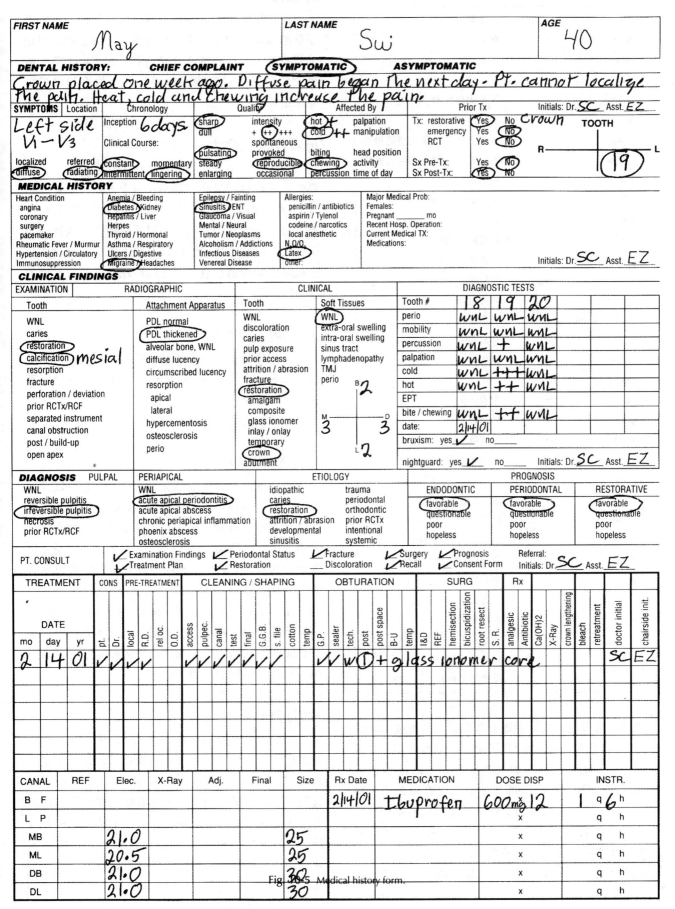

Fig. 10-5 Medical history form.

表 10-7　标准缩略语

Ab	=	抗生素
ABS	=	脓肿
access	=	开髓
analg	=	止痛药物
apico	=	牙根尖切除术
B-U	=	松牙固定
canal	=	辨别已经清理和成型的根管
cotton	=	治疗过程中覆盖髓腔的棉球
ENDO	=	根管治疗
EPT	=	牙髓电活力测试
epin	=	肾上腺素
final	=	最后的扩大针
G.G.B	=	圆头转
G.P	=	牙胶尖
L & d	=	切开引流
L.A. or local	=	局部麻醉
O.D.	=	开放和引流
perio	=	根尖周
post	=	桩
pt	=	患者
pulpec	=	牙髓摘除
R.D.	=	橡皮障
Rel occ	=	减轻牙殆力
resorp.	=	吸收
refro	=	逐步后退根充法
S/R	=	拆线
s. file	=	系列扩大针（根管锉）
S/D	=	单独或双重牙医保险
sealer	=	根充糊剂
tech.	=	根管充填技术方法
temp	=	临时充填
test	=	探察扩大针
WNL	=	在正常范围内
Y/N	=	保险预先授权？是/否

数据硬拷贝内容周期性地打印出来，再通过签字认定，注明日期，以作为计算机记录的书面核实。

美国卫生部认可的人类服务安全以及电子签名标准，已成为了 1996 年的健康保险和责任法案的一部分。该法案强调了健康保健信息的保护。一些州已经开始批准电子签名作为许多合同或订单的规范。数字签名和电子交易已被《第三千年电子商业法案》批准（也称《全球和国家商业中电子签名法案》）。

病历的大小

使用简单记录的临床医师，将承担记录可能不完整的风险。记录过多的信息肯定是无益的，但记录信息过少也会带来不小的麻烦。8.5×11 英寸或稍大的记录单可以为牙医提供足够的空间来进行临床记录。

记录者的一致性

临床记录不只是用来在法律上作为依据，更重要的是正确地记录临床信息。每个人在添加新的条目时，都应先记录时间。否则当一个法律程序里，需要条目记录人的信息时，不同牙医间的一致性就会被怀疑，例如通过记录可以保留下来最初接诊的牙医或牙医助理的信息，即使他们现在已经被其他地方雇佣。

患者的记录要求

应当尊重患者转移或复制病历的权利，拒绝患者要求将病历转移到其他牙医的行为是不合伦理的。而且在一些州，如果拒绝为患者提供病历，将会被视为不法行为而受到惩罚。

患者教育手册

患者教育手册可以作为诉讼证据，它可以证明患者已经充分理解了相关信息，并已经被告知需要先进行若干内科治疗而不是拔牙治疗。这种小册子包括美国牙医协会（ADA）的《你的牙齿可以通过根管治疗而保留》等指导内容，或美国牙髓病医师协会（AAE）的《牙髓治疗和牙髓手术治疗》等指导内容。作为术后指导，临床牙医应建议患者选读那些小册子，因为患者不大可能记住口腔术后指导，除非是文字形式的手册。临床口腔医师应根据患者不同情况选择不同的小册子。

术后指导

在没有书面形式信息的情况下，患者往往会忘记术后注意事项，例如在牙髓操作后，患者忘记可以选用的镇静或止痛药品，因此，文字形式的指导将是很有益处的。同时，牙科治疗医师的紧急求助电话也应在"术后指导"中记录。文字形式的指导可减少术后并发症和疼痛，增加患者的合作性[4]，临床牙科医师应记载"术后指导"的进行情况。

记录安排

每个牙医包括牙髓病学专家,都有义务记录医疗安排以便在需要时提供参考,如请求其他专家会诊时应记录,以免被遗忘或拒绝。临床牙医应做两份表格,一份给患者,另一份黏贴在病例上。临床牙医或工作组成员应在最初的医疗安排卡片上,记载与患者的预约时间及预约者的姓名。如果是以邮寄的方式联系患者,同样也应记录。医疗安排卡也应送到所安排的牙医那里。如果患者爽约没有服从医疗安排,这份卡片将能够证明医疗安排的确已经做过了。当已安排的预约取消后,临床牙医应要求患者和预约的牙医给予反馈信息,工作组成员应核对预约医疗的执行情况。

记录伪造

记录必须完整、准确、清晰易读并注明日期,所有的诊断、治疗及会诊情况均应记录下来,附加表格可以扩充、校正、定义、修改或分类。

为了校正记录,临床牙医应在错误的记录下画线,并在下面一行重新书写并注明日期。笔迹鉴定专家可以根据化学试剂、时间及红外线技术等来鉴别记录的真假、是否被擦除或替代。如果发现记录有伪造情况,牙医将会面临民事法律的惩罚,甚至可能因故意伤害而被吊销营业执照。大多数情况下,如果牙医被发现有造假行为,职业责任保险公司将不负担刑罚损害赔偿。并且,如果保险公司发现牙医有超过5次的不诚实行为,将不再允许他投保职业责任保险。

如果患者的病历被要求检查,最明智的做法是积极配合,并尽可能进行清楚的解释。擅自修改记录可能带来更大的麻烦。牙科病历是重要的执业数据,应及时记录,不能不记录或延迟记录。

记录会被保险公司审查是否做过治疗,会被检查委员会检查,也会被州理事会或代理检查。因此,如记录不完整或缺失,牙医不仅会被追究职业差错的民事责任,而且可能被视为故意犯罪而受到刑法惩罚,如保险诈骗罪等。

虚假声明

进行一些本不需要的牙髓治疗或乱收费属于欺诈行为,如对每个牙齿进行预防性牙髓治疗。对于没有暴露髓腔的牙体进行修复治疗时,需要后续牙髓治疗的仅有3%,因此,在其余97%的患者牙体上进行预防性的牙髓治疗是没有必要的,因而属于欺诈治疗。这种行为也违反了希波克拉底誓言:"首先,不能伤害。"

联邦《虚假声明法案》包括民事责任和刑事责任,一般处以损害3倍的罚款、罚金、不应由政府项目负担的代理律师费用,如Champus(公民健康和医疗项目统一服务)或医疗保险。如果联邦法院认为牙医的行为属"欺诈行为",一个投诉的罚金就在5000至10000美元之间,即便仅仅是牙医的部分治疗声明属欺诈行为,或仅为少数治疗的违约结果。欺诈企图不需要最终的证明,差错和提供不准确的资料均足以成为犯罪或民事犯罪证据。

篡 改

篡改是一种犯罪嫌疑人为了避免民事诉讼而修改牙科病历记录的侵权行为。牙医要想赢得牙科差错案件的胜诉,宁可用那种不是很完美的病历记录,也决不要用更改(如虚假)的病历记录。否则陪审团就会推论为,牙医明明知道应该如何处理而故意不去做。

有欺诈行为的医师篡改病历可能会在行业执照、伦理道德或者刑罚方面受到处罚。例如,Texaco被判处高达17.6亿美元的赔偿,因为在该公司执行官的录音磁带里,提出了一个"毁灭关于歧视雇佣实习者证据"的计划[29]。而且,Texaco的执行官被起诉妨碍司法公正[67]。

数字放射学在牙科的应用有很大的意义,但是,因为数字化图像可以通过计算机操作进行修改,所以它们在法律上并无可靠性[34, 65]。因此,数字影像的存储内容应打印出来,并注以日期,标识出临床牙医作出的诊断或治疗的依据。这样也可避免计算机的各种故障,如磁盘损坏、电流不稳定、计算机病毒或操作者的误删除等。

可以通过专家的笔迹鉴定、检测水印或使用红外线技术来揭示病历的篡改,如附加的或缺失的记录,包括擦除、覆盖及印在另一张纸上的凹痕。

如果出现了错误记录,临床牙医应在下边记载类似的新的记录,以提供新的纠正过的信息,例如:

10-12-01,热、冷、叩诊阴性。

10-13-01纠正了10-12-01的记录,应记载为:

热、冷、叩诊弱阳性。建议在24小时内再次检测,并重复牙髓检测。预约时间:10/13/01上午9点。

法律责任

医疗事故的预防

优秀的牙医应很好地记录病历。对于一个牙医而言，病历是在法庭上唯一的、而且是最为关键的证据，是准确诊断和恰当治疗的依据。预防是现代牙科保健的目标，在必要的范围内进行良好的牙髓学治疗，不仅挽救了治疗牙，也避免了法律纠纷，同时保护了牙医和患者。谨慎可以减少和避免因疏忽大意而造成的风险。

治疗标准

在法律的明确界定内，良好的牙髓内科实践经验是经治牙医合法且治疗恰当的标准。治疗的标准不需要很完备，实际上，法律上的标准是一个根据牙医的技巧、知识以及在类似情况下所受的诊疗常规训练和经验，应能达到的"合情合理"的治疗水平。

虽然治疗标准是一个柔性的准则，可在治疗过程中随患者个体的不同而适当变通，但应能基于熟练牙医的标准进行客观的判断。"合理的处理"是法律上要求的最低标准，在这个最低标准的基础上，增加一些预防性的措施，从而达到理想的治疗效果，是一种值得赞赏的行为，但这并不是法律上的要求。虽然如此，谨慎的实践练习并逐渐达到较高的治疗水平应该是我们奋斗的目标。优秀的临床牙医总是尽他们所能以最高标准去实践。

健康维护组织对于治疗标准的关注

谨慎的开业者而非保险公司代表制定了治疗标准。第三方支付者可以限定赔偿额度，但无权干涉医疗质量。开业牙科医师有义务为患者的权益呼吁保险机构慎重制定"否定性"政策，并且在一些州，法律禁止保险机构制定报复性条款。在牙科判决宣读的时候，牙科医师如果对第三方支付者强加的限制没有异议，最终将不可避免地要以别的方式对患者的治疗负责。

虽然保险机构没有设定治疗标准，但他们可以在合同上限定患者所享受的牙科利益。因此，牙科医师有责任告知患者他们的牙科需要，而不管保险机构是否赔偿。患者也可选择性地去增加投保项目或减少未保险范围。

如果牙医未能提供给患者全部可选择方案，患者的知情选择就会受影响。例如，一个牙齿可以通过牙髓治疗来保留而不应拔除，但保险机构拒绝牙髓治疗或者限定治疗范围。无论从法律上还是伦理上，一个审慎的开业牙医都必须提供给患者知情同意书[16]。加州牙科联合会的《牙病患者权利法案》建议患者：您有权利要求您的牙科医师解释所有的治疗选择，而不用担心保险范围问题或治疗费用[32]。

牙医可以同意健康维护组织酌情减低费用，但不能降低治疗质量。法律只认定唯一的治疗标准，不会为了健康维护组织的计划而降低标准或制定双重标准。提高效率不应以降低治疗质量为代价。

伊利诺伊州法庭宣判一名内科医师应为患者所受到的伤害负责，因为该医师被揭露同健康维护组织间达成了协议。该协议用金钱激励来减少医师进行诊断试验和安排专家会诊，而且该医师行为的明确动机就是为金钱激励。为了得出判决，法庭引用了美国医学联合会的伦理学观点，这种观点认为，内科医师必须保证患者清楚地了解到，医师选择采纳了保险公司的金融激励政策，是因为一些诊断试验和治疗选择不在健康保险公司限制范围内。

健康维护组织使用各种策略去影响治疗提供者的工作模式，其中最有争议的是在限制会诊安排方面的金融激励政策。这些金融激励政策通常采用红利的方式，资金来源于剩余回扣的基金库。这些基金来自于付款的初期治疗费用或者合同中规定的预留部分。在这种合同中，治疗提供者承担了一定的金融风险，这样，限制安排会诊的红利基金建立了[26]。

批准治疗计划的延迟所导致的牙髓病学并发症或牙齿不可治疗性，可以归咎于责任心的问题[62]。

然而，健康维护组织的组织者不断争辩，认为1974年的员工退休收入安全法案（ERISA），优先取得了州法律关于"牙科差错"的认定，并且在本质上过于有利于ERISA计划，而将责任完全转嫁到牙医和治疗费用提供者身上，使判例法在保险机构责任认定方面陷入了混乱。如果法院继续豁免ERISA机构应承担的责任，国会将会出面干预[39, 54]。

按人次收费系统含有一种促成牙医对患者不治疗、拖延或妨碍治疗的内在动力。对于牙医来说，采用按人次收费，接诊量的大小会直接影响到自己的利益。这种按人次收费系统创立了一种激励体制，能将牙医从患者的维护者变成敌对者。

虽然牙医看起来像服务于两方（保险机构和患者）的双重代理，但法律明确规定牙医必须永远维护患者的最高利益。如果保险机构拒绝了患者的医疗需求，牙医应积极促进在法律上制定保护患者健康的政策。

迎接21世纪的到来

虽然"成功的否定"或"利益界定"保护了保险机构的收益，但导致了"患者愤怒"和"牙医失落"时代的出现。因此，临床牙医必须告知患者，保险机构可以在他们的患者保险政策基础上界定保险的范围，但他们并没有权利设定治疗标准，这样说可以预防患者对被限制的保险利益的失望。因为不论保险机构为患者提供的保险范围大还是小，最终是由那些审慎的牙医设定治疗标准。

牙科差错界定

牙科差错被定义为违背治疗常规（一个合格的、审慎的牙医在相同情况下不会犯的疏漏），差错等同于粗心或注意力不集中[42]，医疗过失是这种职业差错的书面词汇。牙科差错的发生可能有两种原因：

1. 牙医没有经受过合适的教育和谨慎严格的训练。

2. 虽然有着良好的教育和训练，但不恰当的或粗心的操作导致了事故的发生。

可以做一个简单的测试，以确定一个不良的治疗结果是否是差错造成的，即提问如下的问题：不良的治疗结果是否可以通过适当的治疗避免？如果答案是"是的"，那么这极有可能是医疗过失；如果答案是"不是"，只能说是在合理的治疗基础上发生了不幸的突发事故。

注意：本章所有的举例，均不涉及牙髓治疗差错，因为发生的无数医疗事故远远超出可能提及的范围；相反，以教育为目的，举出一些正面的例子或许更能说明问题。

地区性规则

为不同的社区提供不同的治疗规则的所谓地区性规则，很快就要过时了。它最初起始于19世纪，这些规则的设计等于承认了在机构、训练和设备方面的城乡社区差别。

地区性标准变为州际标准已成为全国性的趋势，至少对于全科牙医师来说是如此。对于牙髓病科医师来说，因为拥有全国出版的牙髓病学文献、因特网上新进展的交流、继续教育课程以及合理的、可用的患者牙髓治疗标准传递方式，全国性的

医疗标准是可以执行和必须服从的。

不论患者来自哪个地区，一个牙医都应给予其恰当的牙髓病学诊疗。与其过分关注于不同社区的不同治疗标准，不如强调就一些更重要的内容进行学习，包括通过继续教育了解牙髓病学领域的新进展，使用功能更强的诊疗仪器。地区性规则有两大不利之处：首先，在一个人口较少的地区，牙医可能不愿作为一个专家证人为该地区其他牙医作证；其次，地区性规则允许该地区小部分牙医共同制定一个地区性治疗标准，但这个标准往往会低于法律规定的该区域的治疗标准。所有牙医均可获得各类出版物，包括印刷版本和网络版本。另外，牙医也可以去较远的地方学习，因此，对乡村牙医的差错，不能仅仅归咎于无知而予以原谅。

治疗标准：全科牙医师与牙髓病科医师

全科牙医师也在开展一些通常只能由专科牙医师进行的治疗，如根尖牙周手术、牙周外科移植或完全骨阻生牙拔出术等，但应该达到专科牙医师的治疗标准[24, 25]。全科牙医师应尽可能转诊给专科牙医师，而不是实施在医学上超出个人执业训练能力之外的操作，这样不至于以低于专科牙医师水平的标准实施治疗。临床技术的三个级别是：①有资格或初级水平；②熟练；③精通。

在任何技能训练和伦理实践中，"了解我们所不知道的"的能力是非常重要的[36]。

美国大约80%的全科牙医师可提供一些牙髓病方面的治疗。造成牙髓病学治疗方法扩展到全科牙医师领域的原因有以下几个方面：①目前的牙科学院传授的根管精细预备和改良充填技术；②继续教育课程；③牙科医疗材料和器械设备方面的明显改进。

牙髓病科专家的高标准治疗：诊断和治疗范围的扩展

作为专科牙医师，牙髓病科医师可能具有较全科牙医师更高的技术、知识水平和治疗能力。牙髓病学专科医师为牙髓病学诊治制定了常规标准。因此，如果不能达到同样的标准，全科牙医师必须安排专科牙医师会诊患者[24, 25]。

牙髓病学专家不应忘记他们的全科牙医师训练。即使被安排为患者会诊或治疗，牙髓病科专家也不能忽视"整体治疗"这一内在的生物学原则。除非转诊卡上的诊断或治疗措施有误，或显示的牙位

记录错误,专科牙医师应相信全科牙医师转诊卡的信息或X线片的信息。图10-1展示了一个全科牙医师拍摄的牙片,显示这是一颗牙髓腔已完整充填的根管,然而图10-2专科牙医师拍摄的牙片则显示,尚有一个正在引流的根管。这种差别只能用X线片质量和投照角度不当来解释。

因此,不经过一个自主的检查,牙髓病科专家就会冒误诊或不当治疗的风险。要避免如此就需要准确了解治疗史、牙病史及临床检查情况(不仅涉及单个或多个牙齿,而是整个口腔健康状况)。明显的口腔问题如损伤、牙周炎或重度龋齿均应记录在表格中,并建议患者在专科牙医那里进一步检查、检测或咨询。应复查来自全科牙医的X线片的完整性、清晰度和诊断准确性。专科牙医在治疗前应拍摄一张新的X线片,以便核实患者最新的状况。而全科牙医提供的X线片应仅作为历史参考对照。不幸的是,全科牙医送来的往往是一个治疗前的X线片,而不是他自己治疗后的、牙齿有着穿孔或折裂的X线片。这是因为全科牙医想尽量隐藏自己的过失,或者想嫁祸于专科牙医。在这种情况下,专科牙医应养成在自己治疗前再次拍摄X线片的习惯,而不再依赖于全科牙医的治疗前X线片。

糟糕的口腔卫生状况可能导致牙周疾病,在这种情况下,牙周状况的改善要先于牙髓治疗。因此,在开始牙髓治疗前,安排牙周专科医师会诊是十分必要的。

总而言之,牙髓病学专家需要注意如下事项:

1. 牙髓治疗期间注意任何相关的治疗或牙齿条件的变化。

2. 开展自己独立的检查和治疗计划,而不要仅仅依赖于全科牙医。

3. 对患者的口腔进行一个全面的检查。

4. 将发现的确切情况告知全科牙医及患者。

一般治疗等同于审慎治疗

"一般"被认为(在其法定内容之外)是"不大优秀"或"质量不高"[42],通常用来描述粗心大意的行为。然而,一般治疗在法律上的意义不同于通常的理解。在《Black法律大典》(第四版)中,对一般治疗的描述是:"一般治疗和审慎治疗是一种习惯用法,也就是说它是适当的治疗。"

对于二者间的区别,法院将"一般治疗"定义为"根据病情所采取的、符合合理预期的、人们通常认为的审慎治疗"。它已被认同为合理的治疗,及在相同情况下,谨慎的牙医通常应采取的审慎处置。实际上,根本不存在所谓非常好的或非常理想的治疗。

尽管标准应该是非常专业化的,但决不是仅仅只有高度熟练的开业牙医才能达到的,也不能根据从业人员的平均人员数来制定(半数以上人能达标)。因为低于平均技术水平的牙医,其治疗水平或许也是足够的和合格的。这种不合法的平均化定义,或仅仅使牙医人数一半以上达标的说法,已逐渐落伍并将会被法律剔除。正如一个判例所坚持的观点:"我们没有权利将庸医、无实践经验的年轻牙科医师、已经脱离临床的老牙科医师、好的牙科医师和非常优秀的牙科医师完全等同起来,并在他们中间强行推行一个平均标准。"

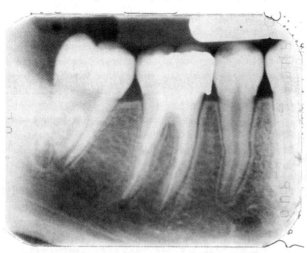

图10-1 全科牙医师的X线片显示牙髓腔已进行了完整的根管充填

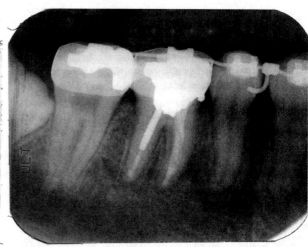

图10-2 牙髓病科专家的X线片显示一个正在引流的根管

常规治疗与差错

常规治疗可能是治疗标准的一个有力证据,但不是决定性的。而且,如果常规治疗导致了差错,就不能认为是合理的(虽然大多数牙医都经过常规治疗训练)。因此,坚持合理治疗的、谨慎的牙医往往选择遵循治疗标准,而不是仅仅达到平均水平或做一个普普通通的开业牙医师。例如,大部分牙医不会对牙科治疗椅的水路进行生物学检测,尽管ADA推荐这么做[2, 44],但是,谨慎的临床牙医师往往会自觉遵循这个程序。

牙医和卫生学家的典型差错体现在如下几个方面:
- 没有进行牙周探诊和记录牙周袋的深度[5]。
- 没有为明确诊断拍摄质量较高的X线片[53, 74]。
- 没有将复杂患者转诊给相应的专科医师。
- 没有进行较好的无菌操作,如戴手套和口罩[49]。
- 进行牙髓操作时没有使用橡皮障。
- 没有安装和定期检查牙科设备的止回阀,以防污水倒流引起交叉感染。
- 没有使用热牙胶法来诊断牙髓疾病[18a](见第1章)。
- 没有使用含氯消毒剂清洁消毒操作台表面。

如果所选择的治疗方法不合理的话,即使一个社区大多数临床牙医师都在用这种方法,也不能把它作为一种治疗的标准。最终,法庭会根据牙医的牙科知识,及对特定治疗程序的风险和益处的评估,来决定其医疗措施是否合理。

法律没有要求必须制定一个完美的牙科标准。实际上,其尺度仅仅是评估一个审慎的开业者在同样的条件下会做到什么程度,而并不在乎有多少开业者遵循着这个标准。

在一个案例中,华盛顿州的一名眼科学家没有对一名40岁以下的患者进行青光眼检测,因为其发病率只有1/25000。结果华盛顿州的最高法院依法宣判该眼科学家玩忽职守,而没有考虑这是常规的医疗措施。

没有理由在牙髓治疗前不进行牙周袋深度的常规探针检测并填写表格,不管有多少其他牙医也没有这样做。对牙周疾病进行牙髓检测和对牙髓疾病进行牙周袋探测,即使实施这些诊断操作存在一定风险,在本质上也要比不进行更有利于患者。

一种法律上的辩护之词很可能会引起陪审团的不满,比如说:"在患者的牙科和医疗健康处于危险状况下,进行一般所谓必要的诊断性或预防性的操作'太浪费时间了'。"

科研评估

在科研评估中,临床牙医应注意,流行病学上的危险因素往往并不等于病因,因此,流行病学不等于病因学。科研机构可能主要依靠流行病学上的因果关系做出一个医疗、临床或牙科学方面的决策,但是,临床牙医不应只根据这类资料作为最终证据来做出一个诊断,而是应考虑研究因素与其研究目标的相关程度,以及其他辅助因素[50, 71]。这就意味着,根据临床上的一个特定病例的特殊病情表现,其患病的危险率可以高于或低于平均水平。

新产品、过渡产品或操作程序常常已应用于临床,但还未进行流行病学和毒理学试验,以评估其潜在风险。牙医可能会面临患者对健康保健服务和毕业后医学教育的严重的索赔压力,需要国家税收预算给予资金上的支持,以帮助他们完成三重任务,包括教育、科研和患者保健实施。政府削减研究支出导致了专利基金(以专利为目的)更多投入到研究上来[28]。1984年以来,《新英格兰医药杂志》的政策是拒绝发表药品制造商赞助的研究项目论文,但是,到1999年,该杂志承认1997年以来,有一半左右的药物研究论文违背了这一政策[6a]。2000年,《新英格兰医药杂志》的一位退休的编辑也撰文认为,尽管有着税收支持的特权和额外的利益,社会投入未必总能产生最好的结果,因而,公众的参与和支持对科学研究也是非常必要的。

虽然现在重点强调的是循证临床医学和牙科学,但是,临床实践中的大多数结论并不都是基于随机化的临床试验而得出的[51]。事实上,也不可能对每一个患者去论证其有效性,许多治疗选择是无条件的,若做试验则有悖伦理。即使可以从随机化的临床试验中得到证据,内科医师和牙医也并不总是遵循循证临床医学或牙科学。这是因为在使用新的治疗方法前,他们会首先使用已知的、疗效可靠的方法,例如许多开业牙医不愿使用那些仅仅只有研究数据支持的新药。因此,在采用新的治疗前,对其作用机制进行深入的探讨是必要的。

但是,临床牙医不应排斥使用一些已经有确凿数据证实可以使用的药物。当临床试验结果与现在广泛接受的机制模式有冲突时,许多临床牙医就会怀疑研究的可信度[41]。然而,如果试验结果来自很好的临床试验,结果令人信服,那就不应被忽视了。审慎地接受新的模式,并逐渐摒弃既往持有的、旧的观念,牙髓病学才会有所发展。例如:拔牙前预防性使用抗生素抗感染的观念已经被抛弃;相反,及时拔除患牙并配合使用必要的抗生素是现代治疗的优先选择[4]。

应谨慎使用缺乏详细研究的新设备,例如,高强度的无线电-快速固化治疗灯可以在电机头产热,并导致牙髓病理变化。虽然第一代卤素灯需要长时间的照射来完成聚合作用,但其产热功率仅为 $400\sim800~mW/cm^2$;而离子灯虽然减少了治疗时间,但其产热功率可达 $2000~mW/cm^2$。

检查

在收集完牙病和医疗史后,应进行临床检查,各个阶段的临床检查和放射学的发现均应被记载下来。给临床牙医提供关于每一类的、系统的格式,以便于详细记录,将最终有助于得到一个恰当的诊断。应在表格邻近的空白处使用必要的符号进行适当的描述,表格的排列方式应易于记录和比较同一牙齿不同时期的诊断试验结果,或同一次就诊不同牙的差别。需要时,可使用疼痛强度指数(如 0~10)或疼痛分类指数(轻度+,中度++,重度+++)来区分诊断试验结果。

诊断

通过仔细分析所收集的资料,应能够得出准确的牙髓和牙周诊断,这样,目前主要的症状、临床的病情和可能的病因便明确了。接着考虑和分析可选择的治疗方案,倾向性治疗方案的预期效果也得以明了。

与患者协商

在治疗前应详细向患者解释每个疾病诊断,并让患者在知情同意书上签字。协商的内容应包括对合理选择方案的解释、治疗方法和原理的解释、治疗后果的解释,还包括不治疗或延迟治疗对疗效的影响的解释。通过在表格上核查打勾,可以轻松完成这些讨论内容的记载。

治疗

对所有的治疗程序,只需要在已设计好的表格上打勾选择并记录日期即可,但只有那些通常需反复治疗的程序才被制成表格。因此,对于临时的治疗程序,或需要解释说明的地方,仍需要书写录入。一些单个的、不同时期的条目应在患者每次就医时记录,如:电话号码、电子邮件、传真(如需同患者或其他医师交流)或资料(如活组织检查报告、治疗完成文件等)。

根管长度可以通过如下方式记录:

(1) 制定相应的解剖学命名,建立测根长方法(如 X 线片或电子测根长仪器)。

(2) 记录测量结果(毫米)。

(3) 制定参考点。

对于任何处方的、补充的或配置的药品,均应在标题"Po"的表格里记录使用日期及药品类型(包括剂量、数量和使用指导),在给定的空白处记录复诊时间、时间间隔及用药结果。

差错本身

完全服从安全规则的操作不一定就是最合适的治疗,因为安全规则规定的是最低要求的治疗,而不是慎重的治疗或者法律上认为最适的治疗。对公民进行治疗的责任和义务是通过法规或安全条例进行保障的,例如:对部分牙医违背健康安全法规,可以推论为医疗差错。虽然原告(患者)通常要举证说明差错所在,但如果出现下列情况则举证倒置,提供证据的责任会转换到被告(牙医)身上:

1. 扰乱健康安全法案、条例或公共规则。
2. 造成伤害。
3. 法规、条例或规则明文禁止的医疗操作所造成的伤害。
4. 法规、条例或规则明文保护的人受到医疗伤害。

对潜在风险的预测能力

每个牙髓治疗程序均有一定的内在风险,治疗标准要求牙医尽可能避免对患者造成伤害的过度风险。如果优秀的牙医可以预见到对患者造成伤害的风险,没有预计到的一般牙医的治疗行为就会被认为是差错。此外,还包括没有遵从正确的牙髓病学专业训练,进而增加了差错的风险所导致的有害结果。因此,预防性的牙髓病学专业训练,就是为避免可预见和可避免的伤害风险。

没有办法能确切预测所有可能发生的伤害,也没有必要预测所有可能发生伤害的环境或操作,能够预测到在没有足够保护措施下,通常可能发生的损害类型即可。

知情同意原则

一般介绍

法律上要求患者可以了解到牙髓治疗过程中能预见到的重要风险、治疗的性质、合理的选择方案及不接受治疗的后果[75],这是基于法律原则的规则。法律规定,患者有权力对自己的身体负责,只要他们觉得合适,可以不遵从牙医的建议而导致牙齿的过早脱落。因此,牙医只需告知患者病变的诊断、治疗的风险和预后及不接受治疗的后果,同时建议正确的治疗或替代疗法即可,最后由患者自己抉择。一个心智健全的成年人有权决定对已有的牙髓疾病选择不作处理,而不是正确的治疗。

为了有效起见,患者的知情同意书必须得到法律的认可。因此,牙医必须是可信赖的,他有义务给患者详细解释并让其抉择。牙医解释信息的范围是由其所拥有的知识量决定的,主要信息是指一个牙医公开他所知道(或应知道)的,而且从患者角度认为是最重要的,以便患者决定接受或是拒绝所推荐的牙髓治疗。

如果牙医没有很好地将治疗相关信息给患者解释清楚,从患者的角度就有可能因此而拒绝该治疗程序,牙医应对这种没有详尽提供信息的风险负有责任。除了这些基本信息之外,牙医也应告知患者,在相同的条件下一个训练有素的牙医的操作能带来什么好处。

患者和牙医间的医患关系长期以来一直被认为是医疗环境中必不可少的因素。提供信息是要经过授权的,并且法律要求知情同意信息应立足于患者。除了医患之间的信息传递,更关键的是医患之间谈话的长度和内容。定制化的公开信息替代了这种医患交流,因为有保险保障的牙医,可能通过人情与患者共同伪造违规行为的诉讼,来骗取保险金。

适用标准

知情同意书的标准应该是柔性的,可根据不同病情的预见性后果不同而变化,依临床上治疗前和治疗中的情况而定。例如断裂在根管内的牙髓治疗器械(如扩大针)可能影响根管治疗(视断针的位置不同而异,如在冠部、根中部或根尖)。因此,牙医必须告知断针的相应风险,并建议选择相应的校正治疗方案。这样,患者就可以做出明智的选择,是转诊到牙髓专科医师处尝试取出,或者是在复诊时通过X线片继续观察。如图10-3所示,显示牙医将器械超出根尖穿孔至下牙槽神经,导致了永久性的感觉迟钝。牙医应立即请牙髓病学专家会诊,并在髓腔封闭前取出牙胶,以免化学物质损伤下牙槽神经。如果取出失败,患者应在36小时内被安排到显微外科会诊。

牙医的临床判断和经验都应向社会充分披露,

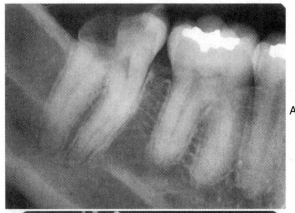

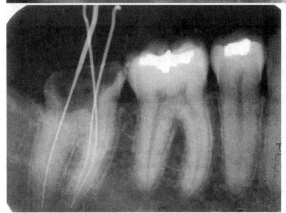

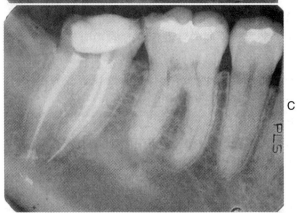

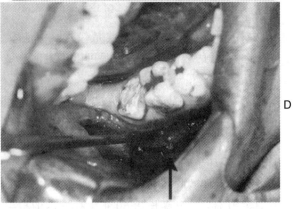

图10-3　A. 术前X线片。B. 无橡皮障X线片测量根管。C. 术后X线片。D. 减压显微外科显示,在下牙槽神经管下缘突出的骨尖,这可能是因为探针过度探察的结果(Dr. Tony Pogrell 提供)

这样才能评估现有的研究，并满足临床每个患者的需要。今天是先进的，到明天或许就会落后。如果对长期使用的材料、设备、器械缺乏足够的、长期的安全性和效率方面的研究，就可能会导致对患者的伤害。例如，单一成分的黏结剂要比双组分的黏结剂对技术要求高，这是因为单一成分的黏结剂包含有丙酮，它会使牙齿表面变干，因而需要潮湿的表面，这样不至于造成术后敏感。如果上市前进行长期跟踪检测，就应发现双组分的黏结剂系统更为可靠[61]。好的牙医不应为了追求速度和利润而牺牲患者的安全，因而应使用双组分的脱敏黏结剂。

资料披露的目的是给患者提供足够的信息，以了解治疗计划或操作程序，包括相关的可选择替代物，及可预知的严重损伤风险，还包括拒绝治疗的可能后果。判断实施情况的标准，就是站在一个心智健全的患者角度，在得到充分的信息后会做出正确的选择[16]，而不应让患者同意有内在风险的差错治疗。因为即使患者知情并同意了差错治疗，在法律上也是无效的，因为它有悖于公众政策。例如，一个拒绝必需的X线片检测的患者就等于拒绝了治疗。

来源于不同学院治疗理念的咨询

在告知患者的治疗计划后，如果其他优秀的牙医有不同意见，或其他资深学院有更好的关于治疗的相关信息资料，也都应告知患者。例如：关于理想的倒充填和根尖切除术，两个学院有各自不同的思路，其一认为：使用中间修复材料（IRM）是最恰当的操作；另有少数评论认为：倒充填术应首选EBA材料。这两种不同治疗方法构成了知情同意书中的资料信息。事实上，这只是牙髓病学术社团内学术观点的不一致，而非只能选择其中一种方法，而相对应的另一种就是错误的牙髓治疗。因此，胜任的牙髓病专科医师可以正式地使用两种方法。患者很难有时间证明它们是否属于差错操作，例如：牙髓病科专家不可能"拥有完全相同的知识和技能，使用完全相同的治疗方法和技术，让有声望的专家在相同的领域、相同或相似的地区、相同的环境下实践。"同样，教学医院也不可能获得很长时间的临床研究结果，如18岁患者使用根尖封闭剂后，观察长达60年生存期内的根尖吸收率。这种治疗方法是否长期耐久，主要依赖于密封物的不溶解性，以降低产生感染性瘘管的风险。图10-4描绘了一例成功的青少年根尖切除和倒充填的术前和术后X线片。

从另一方面来讲，专家有责任在假设情况下，公开两种已知的治疗方案，以便患者得到充分的信息来做出最后的、个人的决定。一个牙髓病科专家有责任正确评价计划操作过程中的风险，而做不同决定的风险，与治疗及治疗后的成功概率之间没有关系。只要向患者公开这些信息，牙髓病科专家方面的专家职能就算做到了。患者主观地对这些风险在失望和希望之间权衡，这并非专家有能力决定的。最终的判断和决定完全取决于患者个人而非牙科学技术判断。在这种假定情况下，没有告知患者相关信息便是剥夺了患者权衡风险的机会，牙医也就没有尽到自己公开信息的义务，这是知情同意原则所不允许的。

当改良的技术能确切提供良好的结果，就不再是患者是否抉择的问题，而变成一个完成标准治疗的基本技术要求。例如，根尖超声倒充填显微外科手术被证明是良好的改良技术，现已成为操作标准；同样地，根尖倒充填应使用无机三氧化聚合物（MTA）而不再是汞合金。

避免患者索赔

如果牙医没有让患者充分地知情同意，患者就会要求赔偿损失。即使不存在任何治疗过失，只要患者能证明如果当初牙医充分告知其相关的可能风险，他或许就会拒绝治疗。因此，关于治疗风险的探讨应记载下来。虽然没有法律的要求，但知情同意表格对牙医是十分有帮助的，因为陪审团也可以不相信患者已被口头告知。同样地，一些数据如图表，虽然没有知情同意书重要，但只要能够表示牙医已经告知过可能的风险和替代方案，并且患者理解和接受了这些信息，也是可以的。患者可能会从心理上封闭令人恐惧的信息，创伤和有效的麻醉也可能导致逆行性遗忘。因此，临床牙科医师必须详尽记载（在患者的表格里）提供给患者的任何相关信息，包括治疗风险、益处、替代方案以及不接受治疗的后果。

临床牙科医师应无条件地遵从患者授权和同意的治疗方案。如果在紧急情况下，未能告知患者治疗风险，缺少了知情同意书，只能使用"默示同意"做辩护（因为没有理智的人会拒绝这种需要，而不选择紧急治疗）。

下面的例子显示了一个临床牙科医师如何记录一名患者对推荐的治疗进行拒绝及其理由。

"患者拒绝请牙髓病专家（Dr. Gudguy）进行会诊治疗，因为她丈夫上个月失业了，付不起治疗费

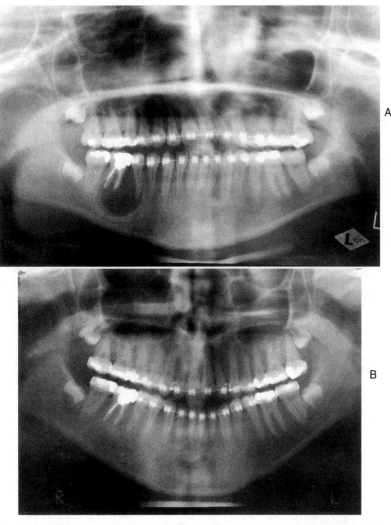

图10-4 术前(A)和术后(B)曲面断层X线片显示成功的逆行性牙根尖切除术

用。经解释后,患者理解延迟治疗的有害风险。"

开始,患者可能会拒绝会诊安排。尽管不能强制,但再次与患者讨论安排会诊问题,将有助于增加临床牙医师要求的可信度。

在使用前,牙医师必须对新产品或技术很熟悉。患者有权利了解牙医的个人经验和特长,因为患者有权利在优秀的牙医之间进行选择,并从一个有着丰富经验和特长的牙医那里寻求治疗。若没有获得知情同意,牙医师就必须对使用产品或仪器所造成的伤害负责。如果牙医仅是遵循制造商的指导,不能提供充分的、关于产品或仪器的相关风险证据,让患者了解所有信息并权衡做出选择,就不会得到法律的保护。

牙髓病知情同意书

根据全国关于成功率的文献报道,如果操作者自己的统计数据与全国的统计数据不同,则牙髓治疗过程会被认为没有充分说明其内容,也没有充分履行知情同意书的要求(表10-8)。

在专家的报道中,牙髓病治疗过程的并发症相对很低。以西南牙髓学会回顾性研究为基础,一个专业的牙髓病专家或水平相近的临床牙医师应告知患者以下事实[59]:

1. 牙髓治疗不能保证绝对成功。

2. 虽然牙髓治疗经常成功,但对一部分牙齿,由于并发症或治疗失败,将失去进行完善的牙髓治疗的可能。

3. 根管治疗中,轻微超填或欠填的发生率为2%~4%,这可能导致治疗失败。

4. 轻微短暂的术后疼痛可能发生,严重的术后疼痛极少发生。

5. 很少发生继发于牙髓治疗的牙冠或修复体的不可逆性损害。

表 10-8 牙髓病知情同意书

同 意 书

我们不仅关心您的牙齿健康和牙髓治疗需要,而且考虑作为患者,您有选择最好的治疗的权利。我们对您的承诺是,当我们对您的牙齿进行检查诊断时,会提供给您关于您的牙齿的全部详细信息。我们将与您充分交流诊断信息,欢迎您提问各种关于治疗方面的问题。

为了达到互相交流信息的目的,我们感到告知您牙髓治疗程序中一些可能发生的、不可预知的危险性是很重要的。以下这些重要信息有助于您决定是否接受该治疗方案:

■根管治疗是一种保留牙齿的治疗方法,否则,患牙往往需要被拔除。它有很高的成功率,然而,由于这涉及一些复杂的生物过程,因而,结果并不能完全保证。

■大约 5%～10% 经过非手术的根管治疗的牙齿,可能需要重新处理或进行根尖部手术。

■尽管我们会尽最大的努力,仍有大约 5% 经牙髓治疗的牙齿因治疗失败而需要拔除。

■最终牙齿(冠)的修复需要根管治疗程序的成功和牙齿的保留,修复应在根管治疗完成 30 天后进行,修复应当由您的修复科牙医师进行。

患者(监护人)签字＿＿＿＿＿＿＿＿＿＿＿＿＿＿＿＿＿＿＿＿日期＿＿＿＿＿＿＿＿＿＿＿＿＿＿＿＿＿＿

证人＿＿＿＿＿＿＿＿＿＿＿＿＿＿＿＿＿＿＿＿＿＿＿＿＿＿日期＿＿＿＿＿＿＿＿＿＿＿＿＿＿＿＿＿＿

视频同意书

生动的视频录像是一种提供给患者各种同意书的动态方法。因为视频同意被当作牙医记录的一部分,在与患者发生纠纷时,就可以知道他们曾被告知:①牙髓病的本质;②牙髓病专家的必要性或;③牙髓病相对的手术或非手术指征。视频可以作为已告知患者损害的证据。对陪审团来说,不大可能相信一个承认看过视频的健忘患者,因为视频录像如同给已消失的记忆中注入了一股急流。

技术选择

用侧方加压充填法进行根管充填,或用热牙胶输送系统,包括热传导器,进行垂直加压充填法根管充填,都在广泛使用,每项技术都有其提倡者。两种方法对于治疗来说都是合理的、可接受的和符合治疗目的的。支持每种技术的新产品都正在被推广,深入的科学研究也在进行。然而,热牙胶输送系统垂直加压充填法能改良侧副根管的密闭性,很可能在 21 世纪占优势。

伦理学

牙髓病是 ADA 系统认可的 8 种牙科疾病之一。虽然在法律上,每个获得许可的牙医都可以进行牙髓治疗,然而在伦理道德上,不允许一个专门从事牙髓病治疗的医师是未经过专门的培训或仅仅靠所谓"祖传"。伦理上也不允许一个普通牙科从业者将"可进行一般的治疗"描述为"仅限于牙髓病治疗"。然而允许一般牙科从业者以"可进行牙髓病治疗的普通从业者"的广告形式,来强调是牙髓病治疗方面的专家。

转诊给其他牙医

每个牙科从业者,甚至包括专科牙医师,有时为了治疗的需要,也会把一个患者转交给另一位专科牙医师,以遵从作为合理和谨慎的牙医的要求。

一般来说,假如转诊发生在同一种牙科治疗中,在法律上,高级职称医师可能更合适(让专家来回答)。在这个原则下,高年资牙医有责任为转诊牙医师的牙科差错负责,如果后者是他的代理人、雇员或合作伙伴。这还取决于最高职称的牙医是否能控制代理他的牙医的治疗方法,而不考虑这种控制是否有效。

假如这种转诊(甚至在同样的自然环境下)给了一个作为"独立承包人"的牙髓病科专家,而他没有在转诊牙医师的指引下或监督下进行诊断和治疗,转诊牙医师则无权控制治疗程序,代理原则和为另一个人行为负责的可能性均不适宜。法律上代理的界定是根据主要权利的控制,而不考虑控制是否超出了代理权限。

为了确保在相同设备条件下,接收牙医师不是转诊牙医师的代理商,接收牙医的费用不应由转诊牙医师规定。费用既不能平均分配也不能以其他方式分配,而且接收牙医师应独立收费,并进行独立的诊断和治疗计划。应告知患者接收牙医和转诊牙医是相互独立的。此外,接收牙医或专家可能被当作,或根据表面现象推断为同一办公室的转诊牙医的代理人(尽管实际并非如此)。法律上对代理的界定是:对患者来说在事实或情节上怎样显得更加合理,而不考虑牙医的理解或意图,如其他的牙医被当作独立的承包人。这样代理人可能事实上或者表面上公开化了(被环境情况所暗示)。

手术与非手术牙髓病治疗

关于牙髓病是选择手术还是非手术治疗的诉讼,不应当由任何一个临床牙科医师、ADA、AAE,甚至最有能力的法官来决定,而应该在考虑所有的证据和专家的观点后,由陪审团决定。根据患者的具体情况,陪审团有可能认为应结合牙髓病手术和非手术方法治疗,而不是单独使用一种方法;也可能认为应明确建议患者选择其中一种方法更为有益;还会考虑根尖部手术是否采用了显微外科技术,而不应当是非显微技术。这些都需要靠专家综合考虑每种方法的相对优点和临床环境而做出的证词(如可疑的钙化,看似断裂的器械)。

对牙髓腔有缺陷必须进行牙髓腔扩大术的病例,应当首先考虑非手术治疗方法,因为这种方法损伤小,危险性低。临床牙科医师应当首先全面评估牙冠缺损、牙齿折裂、根管不通、银汞腐蚀及根管欠充填的程度和情况。如果根管内的充填物能被清理和去除,然后重新扩洗成型,并在三维方向进行充填,则能避免根尖部手术,减少治疗的危险性,增加潜在的、长期的成功率。

产品责任

随着牙科新产品和新技术的不断推出,今天的牙科医师也在不断探索提高牙髓病治疗质量和成功率的方法。关于牙科医师开处方或使用药物及其他产品,ADA 在伦理原则的第十部分中,提出了如下纲领:

"牙科医师有责任不去使用、分发或促销使用那些分子结构不完全适于牙科需要的药物或产品;同时也有责任不去使用或分发其作用没有科学依据的任何制剂,除了为特定的研究目的外;牙医更有责任不要独家垄断任何制剂、方法或技术。"

道德规范要求牙医不应当歧视使用任何一种新的产品。但应当全面回顾支持性的研究文献,而不应以患者的健康冒险,去使用只进行过体外研究或试验的产品。

器械的断折

假如所有的手动和机动镍钛清理锉和成型锉都没有被重新消毒和重复使用,断锉的危险性将会降低,扩锉的效率也将提高。因为器械在第一次使用后,切割效率大约会下降 50%。当锉得到正确使用,并在一次使用后丢弃,断锉的情形将大大减少或几乎消失。手动或机动成型锉在重复使用时,断针的几率将增加,因而,口腔内科医师使用完机动锉后应将其抛弃。专家和服务机构为了提高安全性和效率,建议使用一次性锉。口腔内科医师不应当保存坏的或有缺陷的器械(比如针的一部分损坏将对患者软组织造成损伤)(图 10-5)。如果因为产品缺陷造成的责任应由器械制造商,而不应当由牙医来承担。电子显微镜分析仪可以帮助分析器械折断是由于器械本身的缺陷而造成的,还是由于大夫的过度弯曲而造成的。

装备和后勤供应

应按照制造商的维护单定期检查,以保证设备处于良好的状态。口腔内科医师应当认真阅读设备的注意事项,并和大家达成共识。必须严格控制牙科设备的交叉感染,比如可通过更新或维护管道以

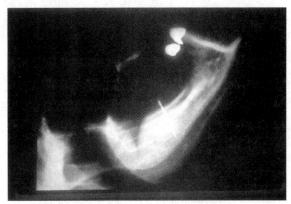

图10-5 扩大针进入患者的软组织中

免水重复利用等等。口腔内科医师应当每月检查真空管，并随时更换阻塞的管道。不必强求牙医作水重回收检查，可以求助于一些制造商来完成。牙医或后勤人员也应当将手动部分拆开，放水流通几秒钟，然后停下，假如管道末端可看到水流的泡沫，说明真空管正常运行；如果看不到水流的泡沫，水有可能由于缺乏阀门真空管而被重新吸收。阀门真空管是污染物交叉的根源，因而，对口腔内科医师和服务人员来说，每周进行水流的芽胞实验和每月的细菌培养是很重要的。口腔内科医师和服务人员应当考虑通过滤器或 FDA 规定的消毒剂，对水进行消毒以减少管道污染。一些化学消毒剂生产商宣称，可通过清除在使用时水的污染而提高设备的使用效率和使用期限。图10-6 展示了一个学生被缺乏维护而过热的手机烧伤的情况，案

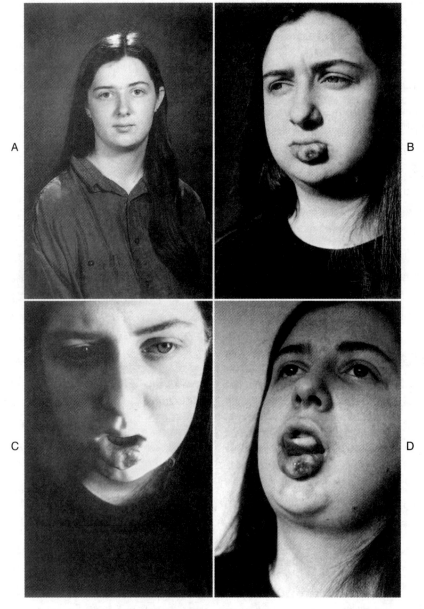

图10-6　A. 受伤前。B～D. 被缺乏维护而过热的手机烧伤的学生。法律赔偿28万美元

件调解金额达28万美元。

药物

医师在使用或开出危险药物时,应当非常谨慎。镇痛或麻醉药物应当在处方上写出注意事项,药师应当将这些事项写在药瓶上以提醒患者注意。比如医师在有些药物橡胶标签或已印刷好的卷标上标明以下事项:"服药后不要操作危险的机器,因为有可能嗜睡;假如和处方上的药物一起使用酒精、镇痛药和镇静药,有可能导致嗜睡。"

ADA和AMA提供药物警告标签,医师应当按照每种药物的说明提供给患者。

过多使用抗生素将导致耐药性和副作用的发生。研究表明,在牙髓治疗时如果面部不肿胀,抗生素并不会增加治疗效果[68]。如果没有感染发生或其他迫不得已的系统原因(比如未控制的糖尿病、二尖瓣瓣膜返流需预防性抗感染等)存在,就不应当使用抗生素[21a]。然而对面部肿胀、蜂窝织炎、淋巴管炎等,可能需要切开引流或使用抗生素,也可能需要两者结合使用。根据疾病控制预防中心(CDC)的评估,使用抗生素的患者中,大约有1/3实际上并不需要[6]。

牙医对工作人员作为与不作为的责任

牙科医师有责任在"最佳应答"(让专家回答)的原则下,规范诊所工作人员的作为或不作为,这被定位为"替代责任"。这意味着牙医所要担负的责任,不只是他或她个人犯下的错误,而且要为雇员和代理人在他们职责范围内的工作行为承担法律责任。

牙医应当指示员工,让他们叮嘱患者注意术后并发症。例如,假如雇员忽视了患者的感染症状,如吞咽困难、呼吸困难或体温上升等,把患者抱怨的情况看成是一般的术后肿胀,延迟了对蜂窝织炎、路德维希咽峡炎、脓肿或其他一些严重并发症的诊断和治疗,牙医就要对患者受到的伤害负责。

牙科医师在分配任务时,应当仔细说明注意事项,以确保雇员能严格执行和使用合适的治疗方法。不允许其进行其他的、超过他们能力水平或许可范围以外的实践操作。例如在法律允许的范围内,牙科医师应当在患者结束治疗以前,检查助手的操作情况。雇员在没有牙医参与的情况下,不应当独自做出诊断和处理患者的并发症。可以指导雇员询问患者一些合适的问题,然后将患者的回答递交给牙医,以便牙医决定如何去做。

放弃治疗

一旦牙髓治疗开始,牙医在法律上有义务完成操作,而不应考虑患者能否支付欠款。法律上要求,任何一个人在试图拯救另一个人免受损害时,必须用有益的干预措施,合理地完成救助,除非有另一个救助人(或牙医)愿意承担这个任务。另一种观点是,如果没有进行进一步的治疗,患者可能被置于危险境地,牙医必须采取合理的治疗措施以确保不发生不良后果。

牙医可在正常办公时间后,与进行牙髓治疗的患者进行合理的交流,以免他放弃治疗。牙医仅仅记录信息而不经常查看这些信息是不够的,因而服务台、记录员、电话是最基本的服务要求。

假如正在进行牙髓治疗的牙医要出去很长一段时间,一个替代牙医应处理患者的任何牙髓急症和回答患者的各种紧急咨询。牙髓病医师应当首先安排全科牙医处理紧急事件,不安排全科牙医而是仅仅把名字留在留言机或服务台上显然是个错误。

为了避免患者放弃治疗,应采取以下几个预防措施:

1. 法律上没有规定牙医有接受所有患者治疗的义务,因此,私人牙医可以拒绝治疗一个新患者,即使他牙齿有严重疼痛或感染的状况,除非涉及种族或残疾人。假如只采取了紧急的治疗措施,牙医师应告知患者只进行了暂时的紧急处理,牙髓治疗还未完成。牙医应当在患者病历上记录如下,例如:"8号牙齿只进行了急症处理,建议患者在这里或另一位牙医处完成牙髓治疗。已告知患者,假如不完成后续治疗,可能不久就会出现并发症,包括感染复发、牙齿脱落或两者都发生。"

2. 被告知只进行了紧急处理的患者,应和急诊科牙髓病医师签订以下协议:"我同意急诊牙医对8号牙的处理和对我的建议:①紧急处理只是缓解疼痛;②急诊处理后需要进行进一步的根管治疗以避免进一步的并发症,包括疼痛、感染、牙折、肿胀及牙齿缺失等。"

3. 一旦治疗完成,牙医没有法定义务处理以前患者的复诊或急症处理;如果牙髓病在治疗完成后数月内复发,牙医没有法定义务重新开始牙髓治疗。

4. 一旦牙髓治疗开始,任何患者都不能因为任意理由而要求放弃治疗,除非因种族或残疾。然而一个唤醒"仇恨"记忆的前患者,因为财政问题或在紧急肿胀处理后几年才去找牙医,虽然那个部位没

5. 假如一个患者已被告知合理的建议,而去求助于另一位牙医或自愿到另一家机构就医,就不应被认为是放弃。假如患者不再信任牙医,牙医应毫不犹豫地告知患者可转到另一位牙医处,那里能使治疗顺利完成并得到更好的服务。

在患者的牙齿损伤不能被一次解决时,牙髓专科医师可能不继续进行治疗。在中止治疗前,牙科医师应当采取以下措施:

1. 提醒患者将在一定的日期后中止治疗。
2. 留出足够的时间使患者能获得另一位牙医的治疗,一般大约是30天。
3. 在30天内提供紧急处理服务直到新的牙医接手。
4. 在转交给新的治疗牙医师时提供诊断记录、X线片副本及其他一些临床信息。
5. 允许患者选择新的操作者,或在有转诊服务的地区由当地牙科机构提供转诊安排。
6. 保存该患者上述的所有文档,包括给患者建议不继续治疗的信件。

专家鉴定

牙医应该具备鉴定治疗标准的能力,特别是对在牙科专家知识范围内的疾病。然而也有例外情况,有些知识是普通外行都知道的,这时就不需要专家的鉴定。在决定是否需要建立专家评估体系以排除差错时,一个加州法官写道:"关于建立专家评估体系的必要性,Bob Dylan总结为:'你不需要通过天气预报员来得知现在的风向。'"

有些差错行为,如由于错误的X线牙片或在转交时错误的标记牙位,造成在患者对侧牙齿上错误的操作,这些是外行都知道的差错,不需要专家鉴定。

法院越来越多地充当了是否让科学鉴定专家介入的守门人。列举一些有趣味性的小事情看起来很有说服力,然而法院一般不会采纳这些证据。一些专家只根据他们的经验进行观察,而不愿进行危险因素的研究实验,比如发生在流行病学研究中。

美国最高法院(Daubert 4个因素列表中)认为,专家的鉴定评估根据以下原则可以被采纳为证据:

1. 该专家提出的技术或理论是否可以被验证或反驳。
2. 该技术或理论是否是同行审议过或公开发表的专题。
3. 了解该技术潜在的错误率。
4. 该理论或技术在相关科学团体中被接受的程度。

法院将根据科学原理或临床应用经验决定是否进行评估。一般来说,法院在决定该证据是科学的还是不应受支持的、非科学的分界上,是灵活和随机应变的。常用技术或特定的专科知识是从继续教育和科学杂志上获得的,而不是某一个专家研究形成的。这些专家的观点只要符合Daubert原则就被认为是充分的。

各个州在审判时不应当只局限于依从联邦的证据规则,然而,最高法院的决定影响各州对专家评估体系限制的决定。各州法官要么更随意要么更有限地采纳专家评估证词。如果审判长认为科学证据是不可信的、不能信赖的或不相关的,便不会采用,结果将是不考虑专家提供的观点;另一方面,法庭也可能采纳那些证据,而陪审团会以专家观点作为科学的基础,从而给予这些证据足够的考虑。

最近,最高法院在Weisgram V. Marley制药公司事件上认为,如果上诉法院认为专家证词在Daubert V. Merrell Dow药品公司操纵下不可信和不值得采纳,在"联邦民事法规第50条规则"下,上诉法院有权力直接指示地方法院不经审判宣告原告获胜。

玩忽职守事件

螺旋固位

螺旋固位技术代表了一个时代性的错误。螺旋固位钉导致根折风险的危害远远大于它的优点,尤其在有其他方法可以选择时(第21章)。即使螺旋固位钉最初是被动的放在牙体内,但考虑到人牙齿的受力特点,螺旋固位钉在牙内扭转的可能性也非常大。因而,螺旋固位技术不是一种合理的、严谨的治疗手段。

感觉异常

在下颌管或脑神经管附近进行牙髓手术,有可能对下牙槽神经纤维造成不可逆性损害。

因而,口腔内科医师应当告知患者,在这些结构附近进行手术时,可能造成暂时的或永久的麻木或感觉异常。为了表明牙医已告知患者可能出现的情况,口腔内科医师需要患者签一项知情同意书,以证实患者已被告知。假如伤害是由于牙医错误的选择或操作造成的，那么知情同意书将无效，因为同意书只适用于不是差错造成的危险性。

治疗失败

牙医不应当向患者保证治疗一定成功，对患者承诺肯定会达到完美的效果是很愚蠢的。即使进行最精心的牙髓操作，牙髓治疗也可能失败[33]。导致治疗失败的医疗因素有：穿孔、遗漏根管、根管欠充、通过冠部的漏孔污染了充填物[17]、超填及充填时由于没有使用橡皮障将牙齿充分隔湿等。

为了避免因牙髓治疗失败而导致的纠纷，患者应当被告知治疗固有的（但相对较少）失败率（大约5%~10%）。同时，也要根据患者牙齿的条件和牙医遇到同样情况时的处置经验，告知牙髓病治疗的最高成功率。在遇到下列情况时，口腔内科医师应当避免使用"国内牙髓病治疗的成功率"：①当怀疑患者有根尖病变时；②当该牙医牙髓治疗有很高的失败率时（往往与国内统计率差异较大）。

如果牙髓治疗医师没有告知患者治疗区域附近其他明显的病理变化，就应对治疗后果负一定的责任。患者应当被告知根尖病可能会明显影响作为基牙的治疗牙的预后，如局部义齿中的基牙。牙医也应当建议患者注意囊肿、骨折或可疑肿物。另外口腔内科医师也不应忽视患者那些如不治疗将影响牙齿健康和身体健康的病理症状。牙医如果没有从总体上制定合理的治疗计划，最终往往导致治疗失败。

知情同意书条目既保护了牙医和患者，也使患者当出现相反的后果时也不感到惊奇和失望。如果非差错性的治疗失败或并发症发生，签订的同意书将提醒患者这是本来就存在的危险性，这些情况已经在治疗前与患者讨论过了，但是很不幸，该患者的牙髓治疗结果落到了该病90%以上成功率以外的区域。

钻头滑脱

钻头滑脱就象舌头滑脱一样，可能是无意识的，然而能造成伤害。经常是由于操作者这样的失误，造成舌头或嘴唇被划伤。为了提高患者接受发生舌头或嘴唇受损伤而必须治疗的可能性，口腔内科医师应当按照以下步骤进行：

1. 告知患者很遗憾损伤了他，这不是法律上的有罪供诉，而仅仅表明该口腔内科医师是个有同情心的人。

2. 根据损伤程度和瘢痕问题考虑是否需要整形修正，从而修补损伤组织或给患者推荐一位口腔医师或整形医师。

3. 告知患者，口腔内科医师将为患者支付其他口腔医师或整形医师的处理费用。要求其他口腔医师或整形医师直接将账单转给口腔内科医师，并给口腔内科医师列清费用清单。因为不希望这种责任被定位为"事故"，而会在职业范围内被定位为玩忽职守事件，所以大多数口腔内科医师将愿意支付这笔费用。相关医师还应告知患者定期检查伤口愈合、恢复情况，并进行序列整形修复。

电外科学

电外科学经常因错误操作而导致许多问题，如由于牙医对电外科装置的操作不熟练，而导致手术区牙龈和骨质坏死等口腔损害，并使受影响牙齿的牙髓坏死。

所用的电器设备都应当被合理维护和确保符合美国国家标准（ADA第44条关于电的安全性标准）。检查当前的设备是否符合这些标准，并检查电线和其他部分是否得到很好的维护。插座应当符合美国国家循环电路的要求，使用时应有地线保护。电路板应当远离牙椅的金属部分和患者衣物，因为皮肤接触有可能导致烧伤。因而，推荐使用塑料镜、吸唾器及专业操作人员。

大多数牙髓病根尖切除术失败的原因是没有完全封闭根管系统和周围根尖周组织。

要想达到完整的根尖手术封闭需求，就需要使用超声根端充填器至少充填根管末端3mm。

合理的与不合理的判断失误

牙医将为不合理的判断失误负责，尽管坚持合理的检查，这种事情偶然也会发生。如果这个失误不是因为麻痹大意而造成的，就不能定为玩忽职守。

例如磨牙侧支或第4个根管很难定位，对于最好的操作者也会有失误。因此，没有发现侧支或第4个根管不是绝对的不合理判断造成的，而是牙髓病治疗时的合理错误判断。然而，如果这额外的根管在X线片上已经比较明显地显示出来的话，第4个根管应当被考虑和采用器械装置封闭它。如果仍有症状，应当考虑重新处理定位第4或侧支根管。

患牙判断错误的处理

可能发生合理的而不是由于差错大意造成的

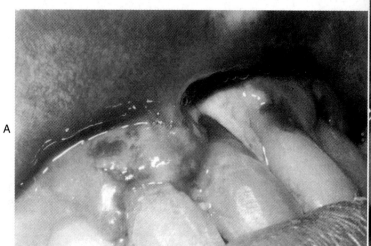
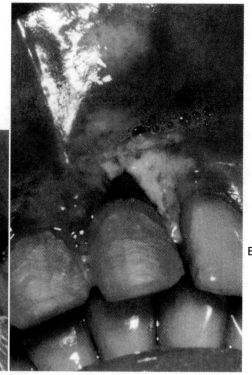

图 10-7　A 和 B. 使用超声设备导致根尖切除术区域过热

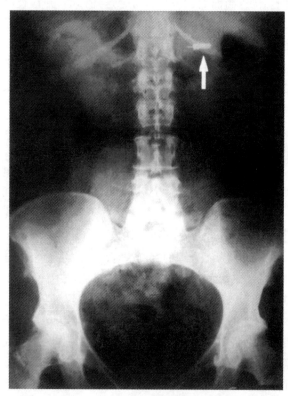

图 10-8　埋入体内的牙髓装置证明应用橡皮障（rubber dam）是明智之举

由于没有进行充分的牙髓活力测验，或者移交患者时记录错误，甚至 X 线片标记错误，从而造成牙齿治疗错误，那将是不合理的和不可宽恕的。然而，当很多牙齿（如全部象限内的）都经过牙髓治疗后，在定位慢性疼痛时，应想到有可能不是牙髓性的疼痛。

如果由于不合理的判断失误而造成牙齿治疗错误，牙医应当进行补偿，包括所有牙髓治疗的费用和不应治疗牙齿的冠修复费用。

事后修复

超声器械发生的震动可以使钉周围的黏接剂松动而使其脱落。口腔内科医师应当缓慢操作以免局部温度过高，并定时检查结合点周围温度。使用医疗温度探针将很有效。图 10-7 列举了口腔内科医师忽视操作时温度过高的后果，它导致了组织坏死、骨坏死，需要进行牙槽骨增高术，并导致临近牙齿不可逆转的牙髓炎，以及两颗牙齿缺失。

牙髓治疗器械落入消化道或呼吸道中　牙髓病治疗时，为了防止吞咽或吸入器械，应强制使用橡皮障。即使牙齿已经破坏而难以固位，橡皮障也应当使用。使用橡皮障不仅减少了微生物的污染，而且降低了吸入或吞咽器械的危险（图 10-8）。如果患者误吞了或吸入了器械，很可能是因为牙医操作不仔细造成的。假如吞咽或吸入事故已经发生，

判断失败，从而造成牙位治疗错误，这主要是由于口腔内科医师很难定位疼痛的牙髓。因此，为了诊断疼痛的来源，偶然的组织破坏也是必要的。如果

口腔内科医师应当遵循以下原则：

1. 告知患者，并为所发生的事件道歉。

2. 指导患者立刻进行内科检查，包括X线摄影，观察器械在气管还是胃内，以决定采取何种医疗措施将其取出。

3. 为患者支付医疗费用和误工工资补偿。大多数专业政策倾向于为事故进行赔偿而掩盖事件，不作为玩忽职守而公开化。

超填

传统上认为，根管治疗时轻微的超填不违反治疗原则（第9章）。明显的超填则意味着技术不完善。因为只要没有与重要结构，如下牙槽神经管、鼻窦等相连，超填一般不会造成损害，除非使用含有多聚甲醛的密封剂(会导致神经的化学性损害)。

然而，如果可以预知由于超填将造成术后疼痛，就应当告知患者，术后不适是由于根管充填剂与周围组织接触造成的。同样的，假如仅是轻微超填，术后不太可能疼痛，就不需要告知患者。但是，应当在病历上记录超填，并记录没有告知患者的原因，以免症状以后变得明显。幸运的是，使用传统的充填剂，例如滴入性封闭剂，若没有直接接触窦神经或微细神经末梢的轻中度超填，经常会自我修复，不会产生不可逆转的损伤。

如果扩锉根管时损伤了根尖部的末梢神经，那么超填的根管材料就有可能造成永久性的损伤。因为这时不仅是充填材料超填，而是器械操作的穿透，导致进入神经管。如果没有事先的器械穿孔，单独的柔软牙胶尖不会穿透发育完全的根尖孔进入下颌管。

含有多聚甲醛的根充材料能对附近的末梢齿槽神经产生毒性化学损害，尽管没有直接接触末梢齿槽神经。另一方面，传统的根管充填密封剂，只有在直接接触末梢齿槽神经后，才会产生麻木或感觉异常(图10-9)。因此，使用传统的充填材料较之含有多聚甲醛的封闭剂来说，发生持久性并发症的几率要低得多。由于使用含有多聚甲醛牙髓材料的高危险性，因此，加入N-2被视为禁忌和违反治疗原则。因为使用含有丁香油酚的传统充填材料只有很低的危险性。当存在更安全、更低危险性的治疗方法时，选择不安全的方法是很不合理的。同时，知情同意书条目也会无效，因为违反了公共政策，它要求使患者尽量获得传统的危险性低的治疗方法。

任何明显的超填都应考虑重新修复。口腔内科医师应该在材料固化前把患者转交给牙髓医师以便重新修复。

传统的充填剂，如牙胶，如果没有事先的穿通作用，就不会深入到下颌管的皮质壁。如果在磨牙或前磨牙区扩锉时，患者突然感到电击样的感觉，提示可能有末梢齿槽神经被牙髓锉损伤。假如发生这种情况，不应当充填根管，应把器械保留在原位，然后拍根尖区的X线片，以便证实或否认齿槽神经损伤。应当尽快除去侵入下牙槽神经管的牙胶和封闭剂（在24到36小时内），因为封闭剂中的丁香酚成分可能在局部造成炎性反应。这种反应可被恢复，但如果恢复失败，口腔外科医师应当尽早采取手术切开措施(最好在最初的24~36小时内)。

同样的，炎性水肿压迫和阻碍软组织及局部神经的血液供应，被称为间隙综合征。间隙综合征是一种由于局部解剖压力增高而产生的症状，严重影响血液循环，并最终威胁局部组织的功能。间隙综合征最初来自于面部封闭腔隙中局部压力的增高，导致微细血管受压。间隙综合征的病理生理学特征表现为正常局部代谢紊乱，导致组织压力增高，减少毛细血管血流，由于缺氧导致局部组织坏疽。它是局部小脉管关闭的结果，腔隙内压力的增高使局部细动脉壁压力增高。局部压力也使局部小静脉阻塞，导致局部静脉压力增高。受压组织中动静脉压力差由于组织灌流而不充分，口腔内科医师更应当怀疑腔隙中有出血或水肿。此综合征主要表现为疼痛，这是最初损害的表现，腔隙内的神经感觉可能下降。如果压力超过30mmHg持续8小时以上，将造成不可逆转的组织坏死。

当前银尖的使用

在过去的20多年中，滴入法和其他传统材料充填时的银尖使用研究表明，该治疗已经脱离当前的标准。这是由于银尖顶端会随时间而腐蚀，造成紧密的三维根尖封闭效果丧失。图10-10列出使用银尖严重超填时造成尖端缺失，最终导致牙髓治疗失败。

N-2(Sargenti Paste)的使用

牙科信息报告了由于过多使用含有多聚甲醛的封闭剂（N-2）而造成永久性的感觉异常，而这种情况在使用传统封闭剂时很少见(图10-11)[38, 48]。当前对含有多聚甲醛封闭剂的使用不是两个知名学校学术思想上的差异，其区别在于：合理严谨的学校主张使用传统的牙髓封闭剂；而不严谨的、激进的多聚甲醛供货商，则不合理地冒着超填会造成永久损害的危险推荐使用N-2。不管使用后一种方

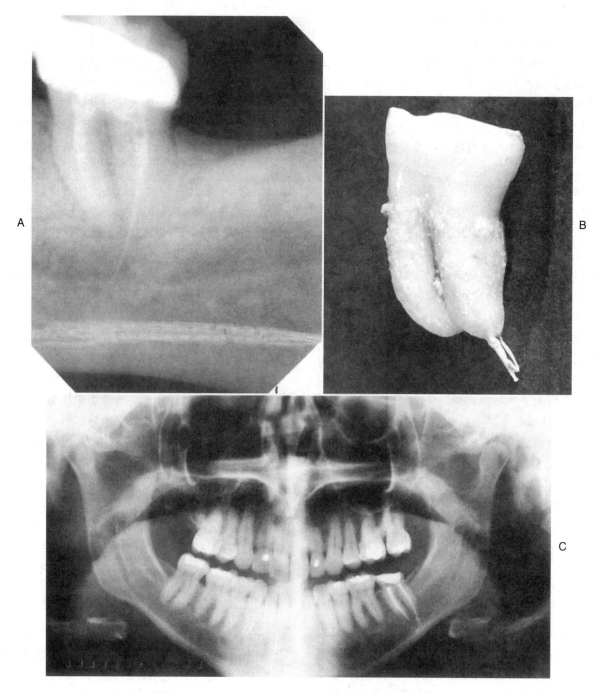

图 10-9 A~C. 超填的牙胶尖和牙胶尖完整的离体牙

法和毒性材料的从业者数目有多少，总之它是不安全的，应当避免使用。

假如牙科医师发现先前牙医的差错是导致牙病的原因，但未告知患者，他将对欺诈行为的隐瞒、故意误传或者阴谋负责。例如，X线片上明显显示，使用含有多聚甲醛的封闭剂存在超填，患者说明是另一位牙医造成的超填（可能导致永久性的唇麻木），此时，后来接诊的牙医却告知患者，使用N-2只是观念上的不同，而不是不合规格的操作，造成的麻木不久将很快消失，那么，后来接诊的牙医将为欺诈行为和故意隐瞒负责。因而，如果X线片上显示封闭剂在下颌管内，且患者抱怨下唇一直麻木，不应当告知患者等待着自己恢复，而应当请口腔内科医师立刻进行显微外科会诊，并考虑剥脱和减压手术。

联邦政府1938年的食品、药物、化妆品准则中，禁止各州间运输没有经过证实的药物或单一成分去合成药物。1993年2月12号，FDA牙科委员会提出质疑，认为N-2产品的安全性和有效性尚未得到验证，因此，即使各州需要任何N-2成分，也

第 10 章 病历与法律责任

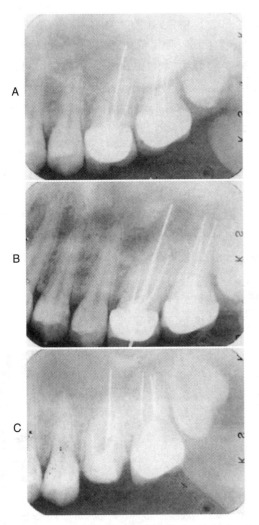

图 10-10　A~C. 肉眼可见银尖超填进入上颌窦，最终引起鼻窦炎及牙髓治疗失败，导致 14 号牙齿缺失

纽约药品机构，进行了严厉的处罚。

缺损修复

超过 50 微米的边缘缝隙可导致黏固剂溶解，并引起 10% 的冠在戴用 7 年内失败。尖锐的探针能检测出 35 微米大小的边缘缺损[9]，而钝的或磨损了的探针则增加了开放性边缘检测不出的可能，因此，精细的临床牙科医师利用尖锐的探针去检测开放边缘。开放边缘可导致牙髓治疗失败，故应当避免（见第 22 章）。

预防性的牙髓病科执业惯例

牙周检查

合适的牙髓治疗应当从充分的诊断分析开始，这已在第 1、2 章讨论过。充分的牙周检查必须与牙髓病的诊断相适应，这需要拍摄 X 线片、临床观察、牙周组织评估、使用标准牙周探针对牙周袋进行探察，尤其在根分叉处[40]。

尽管牙髓治疗很成功，牙齿仍可能由于任何残留的、没有处理的牙周炎的发展而缺失。因而，牙周评估和诊断必须是强制性的，以便牙医和患者有一个清晰的、明智的选择：是继续进行牙髓治疗，还是进行牙周和牙髓联合治疗，或者拔除患牙。

应当使用标准牙周器械，对牙髓治疗的牙齿（及邻近牙）进行六点牙周袋探诊。若牙周袋深度超过 4mm 或更深，应当记录在病历上。如果没有牙周袋，可用 WNL（在正常范围内）或相似的缩写进行记录。牙齿活动度应当按照 I、II、III 度进行记录，牙龈萎缩、增生或口腔牙龈缺损都应记录。

一个牙医即使治疗牙髓病很成功，但如忽视牙周情况，由于严重牙周病的预后极差，可能造成错

不应当进行运输和分散。不经国家药店，邮购运输的 N-2 数量比一个患者分散使用量大得多，所以被认为是大量销售而不是处方药物，因此这就违反了 FDA 的规定。一个旧金山陪审团判决，对漠视患者安全，明知违反 FDA 规则，却仍进行 N-2 运输的

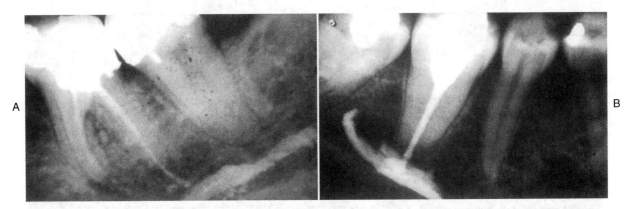

图 10-11　A 和 B. 超填的根管糊剂充盈下齿槽神经管。如果执业牙医选择常规充填材料，并注意长度控制技术的使用，这两个病例都能避免

误的诊断或错误估计失败的风险。即使是接转诊的牙髓病学医师,也不应当想当然地认为,由另一位牙医所进行的牙周评估已很充分,而应当使用标准的牙周探针进行独立的牙周评估。

如果实际中存在明显的牙周病,牙髓病学医师应与修复科医师进行协商,以决定牙周病是否能够得到合适的处理,或与另一位牙周科医师进行联合治疗。患者应当被告知进行牙髓治疗的牙齿的牙周状况,并与知情同意书上的内容相符合。

术前与术后 X 线片

对牙髓诊断和治疗来说,治疗前、治疗中、治疗后的 X 线片或数字影像是必需的。

1. 当前的术前诊断牙齿 X 线片是必需的。
2. 采用测量片或数字影像以确定根管长度(如没有使用电子根管测量仪),牙胶尖的尖端必须与 X 线片上显示的尖端符合。
3. 治疗后的 X 线片是必需的,以便观察根管封闭的程度及是否需要进一步处理(见第 9 章)。

采用数字牙髓 X 线片正逐渐增多。在当前医疗的水平下,不要求只能使用数字影像,传统的胶片也可做为一种选择。当有两种合理的方法可供选择时,操作者选择能满足治疗需要的即可。图 10 - 12 显示了牙齿根尖末端边缘(数字),而这在普通 X 线片上不明显(图 10 - 13)。

数字照相技术

广告上根据以下推测宣传,使用数字成像系统将减少 80% 放射量(比胶片):

1. 超速 D 胶片得到使用(超速 E 和新型 F 胶片分别减少放射线 50% 和 60%,而质量上可以与 D 胶片媲美)。
2. 不再使用方形瞄准器,这样可以减少 30% 的放射量。
3. 没有采取特殊的 X 线片去补偿更小的面积。比如二维装置传感器(CCD)比第一代更小,可能需要另外的放射源去显示其他图像。

总的来说,称数字成像更安全可能是制造商的宣传。放射线少的"F"胶片可能感觉更舒服,它将支撑每年牙医胶片市场大约 550 亿美元的份额。

牙科恐惧症

牙科恐惧征可能导致患者延迟或避免看牙

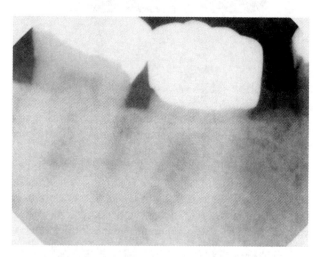

图 10 - 12 30 号牙齿的远中开放边缘

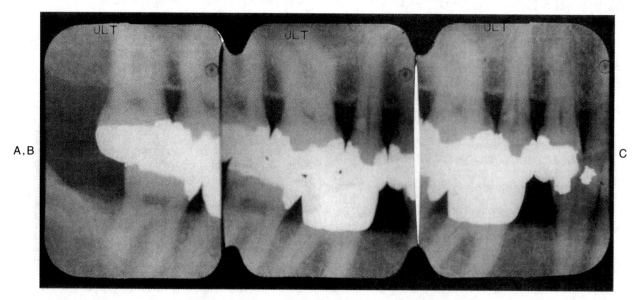

图 10 - 13 30 号牙齿的远中开放边缘,X 线平片显示不明显

医。经常发生的取消和失约，明显地与患者恐惧有关。虽然它通常是一种免除差错责任的证据，但是如果患者没有按照牙医的建议进行处理，患者保护机构可能提出牙医没能看出患者的恐惧。恐惧的患者趋向于避免牙科治疗，因为他们认为牙科经历将加重病情。可以考虑把这种患者转诊到擅长治疗恐惧患者的牙医那里，以取得患者的理解，从而利于牙科治疗，并且可以减少患者因反复不复诊而导致的急性症状的处理。

牙科焦虑和财政状况是阻止患者获得常规牙科护理的两个主要障碍。恐惧的患者会逃避必需的治疗，延迟复诊和不愿意进行有疼痛可能的治疗程序。因此，对这种患者应当采取合适的治疗方法或进行心理疗法。一个患者在牙椅上感到高度紧张，结合逃避牙科治疗的病史，就可以诊断为牙科恐惧症。恐惧的患者害怕在治疗中失去控制，他们要求得到保证，在治疗中他们可以通过举手或其他手势中止治疗。当得到患者的信任以后，就可以进行其他的治疗程序了。

除了应用减少疼痛的技术外，使用已得到验证的麻醉装置可能有助于局部无痛注射，已证实特殊的麻醉膜片和口腔麻醉剂有助于减轻恐惧患者的痛觉。

使用心理问卷如牙科焦虑调查表[30]或改良调查表[22]有助于鉴定这些患者。这些调查问题很短、很容易回答，使用者得到各级的分数，这些有助于牙医去确定哪些患者需要特殊的心理护理。通过这种方式牙医就可以在完成治疗的同时，帮助焦虑或恐惧的患者处理好这个问题。

良好的医患关系

良好的医患关系15%是依靠医师的治疗水平，85%是靠牙科医师向患者解释清楚现在进行的治疗是效果最好的方法的能力。

良好和谐的医患关系将减少患者投诉的可能性，即使有时治疗结果与预期的相反。口腔内科医师可以通过表达真实的想法引起患者兴趣，从而使患者感到被尊重，以此来发展友善的医患关系。患者在候诊室有一个合理的等候时间很重要，等的时间越长，挫折感和对立情绪就越大。如果不能在合理的时间内使患者就医，服务人员应当进行解释。如果可以，应重新约定时间。如果患者进行了一个复杂的治疗或手术，职员或牙医应在快要下班的时候打电话询问确认患者的状态和提醒患者按技术后须知去做。口腔内科医师应当记录每位患者的抱怨、症状和非并发症，这些都可能是应对患者起诉牙医差错时的证据。

牙医应当牢记，患者缺乏评定质量、效果的信息和知识。患者有自己的经验和感觉，其产生的判断经常依赖牙医的程序和治疗过程中收集和感受的事实。然而口腔内科医师应当希望患者(经常上网的)咨询技术问题并得到易懂的回答。

建立和谐关系的障碍

威廉爵士建议，"仔细聆听患者，他正在告诉你他怎么了。"最好的交流是听他们说。当他们说时，最容易明白患者的意思。交流不足往往会导致不良的医患关系。更好地理解患者的抱怨，更好地交流，将有助于治疗，并减少投诉的可能性。

在讨论患者的抱怨时，口腔内科医师应当问："你认为什么导致了这个问题？"然而，口腔内科医师可能能够解决患者的牙齿问题，而不能解决患者的认知问题。不清楚患者对于诊断和推荐治疗方法的期望，将使患者存有许多尚未解决的担心和忧虑。例如患者可能会担心封闭的牙科材料致癌，除非牙医解释清楚它并不会致癌，这种恐惧是不会消失的。

交谈不要太仓促

仔细聆听患者的抱怨、眼神的交流、很好的记录都将赢得友善的医患关系，改善交流和减少诉讼。口腔内科医师应当避免那些要求回答是或不是的问题，而应该问患者关于这个问题的感觉，复述患者的述说以避免交流不足。应询问患者，所记录的叙述内容是否准确，总结并重复重要的观点，还要问患者是否还有其他问题。非语言交流也很重要，见面时应与患者握手，如果距离允许应伸开的手安慰患者。

情绪是患者追究医疗失当的主要原因。如果感到被误导、背叛或抛弃，患者将会发怒，可能首先会要求解释而不是简单的要求经济补偿。因而口腔内科医师应当机智、有礼貌，并注意患者的需要和抱怨。另外牙医应确信与患者的交流是清楚的，因此要反复重复问题，经常询问患者是否还有其他问题。决不允许中途放弃对患者的治疗，并且临床牙科医师应该有效地提供后续治疗服务。牙医不应当只通过电话而对疾病作出诊断，而应当要求患者就诊或随访。

好的电话交流方法是正确地提出问题，比如问患者关于肿胀的症状，是否有呼吸或吞咽困难，以及肿胀的程度和位置等。当怀疑有感染时，牙医应要求患者或家属给患者测量体温，以确定患者有没有发热。

不要随意诊断 如一个牙医对患者的随行人员或客人的"牙髓疾病"误诊为"牙龈退缩而引起的过敏"反应，建议其使用抗过敏牙膏，即使交谈发生在公共场所，但不充分的诊断仍有可能导致诉讼。

使谈话专业化 如果牙医对小的事件轻描淡写，比如器械坠落时自嘲说："午饭酒喝的有点多了。"可能在当时看起来比较有趣，然而如果患者把你的妙语重复说给审判团，那将不再可笑了。

不要因为患者的阿谀奉承而破坏了你的专业判断力，个人英雄主义经常导致治疗失败和患者不满意，并最终由于患者不了解治疗内容而引起诉讼。

若患者对以前的治疗不满意，虽然治疗很充分，提醒牙医也应中止治疗。年轻的从业者更易因为患者不合理的治疗需求而陷入麻烦。一个富于同情心的和谨慎的牙医能够使患者明白自己被关心和照顾，以避免差错行为。这样当发生由于治疗引起的事故时，牙医最好对患者坦白和直接告知患者。而且，隐瞒差错可能增加法律责任，因为大多数州的"发现条例"规定，将患者发现差错引起的损害日期定为发现日期，而不是损害发生之日。而且由另一位牙医发现迟来的损害，将使患者有一种被出卖的感觉，破坏了可以阻止患者诉讼的友善关系。从2001年7月开始，卫生鉴定委员会要求医院对医疗事故提供真实的解释，设计的这些标准只是为了阻止发生错误及减少医疗差错的发生。1999年国内医药年会认定"内部解决是最好的政策"。肯塔基州列克星敦医院公布的信息显示，虽然索赔事件已高达最顶点的25%，但赔偿金却降到最低的25%（过去7年为1.3亿）。

治疗费用

在治疗开始前，口腔内科医师应当向患者说明收费标准和付款方式。如果治疗费用超过了预算，在继续治疗前，牙医应向患者解释增加的费用以及费用增加的原因。对于术后发生的，例如术后随访或发现损坏的器械，这些费用应当不收。

一个过于计较的收费员给不太满意的患者施加费用压力，或者牙医向愤怒的患者诉讼收费，都可能由于玩忽职守而招致反诉讼。牙医收取的后续治疗处理费，可能比1周内陪审团由于同情患者的痛苦和遭遇判给患者的罚金少得多。如果口腔内科医师必须为费用提出诉讼，他们只应选择在治疗时没有受到患者质疑，牙科记录证实诊断合理、处理合理、同意书条目合理时才能那样做。

牙医为患者未支付的费用提请诉讼，如最后证实牙医有差错，可能导致反诉讼。那些过去付费，而现在停止付费的患者可能是对牙医服务不满意，或者是资金紧张。患者如果被起诉，可能求助于律师，而律师将仔细观察牙医对患者的处理，并使用事后推测法判断牙医的治疗。因此，牙医面对患者的代理人，想收取未付的费用是很困难的。

一些对牙医玩忽职守的抱怨可能缺乏证据，但有些是有证据的。有可能的话，牙医师应尽可能不要因为未付费而诉讼患者。在考虑诉讼前，牙医应考虑患者的经济状况，应考虑推迟付费或减免部分费用。

陪审团判决医师应陪付的费用正逐年增加。1999年，纽约一个陪审团判罚牙医35万美元，由于这个牙医使用复合物替代银汞合金以减轻牙髓术后过敏症状，结果失败。由于拔牙造成的颞下颌关节症状可能导致患者痛苦一生。

扩大针穿孔

挑选合适的器械对减少穿孔来说很重要。一般器械的直径不应当超过牙齿近远中径的1/3，应当根据根管解剖形态，在根尖部应留3到5 mm封闭剂。过大的器械违反原则，不可避免地增加穿孔和牙折的危险。

一般来说，谨慎的牙髓治疗操作者不会造成穿孔。假如穿孔发生，早期诊断和治疗很重要，因为延迟诊断和治疗将增加牙髓治疗失败的危险。假如穿孔很小，并且在穿孔后立即做出诊断，在穿孔处采用封闭剂处理很可能成功。然而超过24小时的延迟诊断和治疗将导致穿孔周围细菌污染。推迟的穿孔修补治疗或诊断可能导致牙周或牙髓症状，或者发生侧部牙周肿胀，这经常预示着高的失败率。

桩核

不正确的选择桩核将导致治疗失败，包括牙折。例如，一些制造商反对在牙齿少于2/3剩余时使用桩核材料，在决定是否达到治疗需要时，不遵照制造商说明的可能被认为是专家。在结构上，树脂结合的桩核系统显示减弱了门牙的切力，但对其耐久性尚未报道。在增强牙齿的抵抗力和固位力上，金属环及反旋转核设计是很重要的[31]，而树脂增强系统销子没有被证实有统计学意义[56]。

创伤后治疗

读者应参考第 16 章，讨论如何治疗和护理那些忍受创伤痛苦的患者。

继续教育

法律上要求牙医必须掌握最新的牙髓病学知识，假如没有掌握，从医 30 年的牙医可能只有 1 年的专业知识（重复 30 次而已）。

牙髓治疗程序的进展包括根管清洗技术、根管成型技术、根管充填及封闭技术的提高，显微镜、可调节式根管锉系统、加热棒、树脂黏结剂、镍钛合金及其他一些技术进展。

如果不继续进行学习和改善技术，从业者可能因为不充分的诊断和处理而把本可以保留的牙齿错判了极刑。

掌握牙髓病学最新进展

追求完美的牙髓病学家极力鼓吹技术进步，然而真正可以采用的操作技术不像想象的那么完美。不可能要求一个合格和严谨的牙科医师知道和使用所有的牙髓病学最新进展。另一方面，一个合格和严谨的牙科医师，应当掌握被广泛接受的和已被研究证实的进展潮流。显微外科牙髓术就是牙髓技术进步的例子，仅仅使用放大镜或相似设备被证实是不够完善的。因而，牙医应当愿意采用牙髓病学领域已经得到证实的研究进展。

如果研究已证实，另外一些方法有比手术牙髓治疗更好的疗效，应在"知情同意书"中告知患者可以选择的治疗方法，即使该方法很昂贵。如果达到成功的路有不止一条，只要牙医使用合理的技术，并告知患者这种方法的合理性，就已经满足了牙科治疗的标准。然而，牙医应当铭记，今天的技术进步在明天有可能变成了后退，比如乳房和颞下颌关节假体的植入，由于不适当的验证技术，已被认为是灾难性的[52]。显微根尖手术已被大多数人所接受，大多数牙医都在运用，符合治疗标准。

牙医应当评估同行对新产品质量的回顾性研究资料，而不应根据新产品的表面价值就接受它。比如"个案报告"仅是牙医治疗一个患者的经历，一些作者却把两个患者报道为一系列患者，或只在 3 个患者身上发现相似的结果，就仓促地得出最后结论，这种情况时有发生。科学原则要求：一个实验结果能被其他有能力的科学家重复，一个特定的研究结果应能够被重复得出，假如研究不能重复，就不应当作出最终结论。

严谨的从业者不会随意采用一项新技术。在采用前，这种新技术必须证明有益，并且有可接受的冒险度。它也应当是经过充分研究的课题，并有充分的时间得到充分的验证。由于制造商可能会匆忙把产品推向市场，新技术很少能满足这个标准。除了突破性的技术改变外，从业者一般不会因没有采用最新设备或技术而被认为是玩忽职守。

然而，牙医应当注意信息技术工业，一年中有时会有新的进展[12,47]。

治疗标准不要求必须使用每一项新技术。但在一些州，"知情同意书"的法律效应是以认真的患者想知道的内容为基础，而不仅仅是一个严谨的牙医所告知的。患者可能争辩说，如果牙医告知患者这些治疗信息，他可能选择其他的从业者使用不同的技术或方法为其治疗。例如，即使绝大多数牙医不会采用显微外科移植技术治疗牙龈萎缩，并认为这会导致移植失败，患者可能宣称在签协议书前牙医没有告知有这种显微外科移植技术。

总之，采用公认的器械、材料和设备，通过使用仪器完整地密闭整个根管系统，是确保牙髓治疗成功的最好方式。

其他牙医不合标准的治疗

一个牙医不能因过度防护另外一个牙医不合标准的治疗而过度检查。一旦发现先前牙医可能的差错处理，牙医应当获得患者的授权以调阅先前牙医记录的副本，包括 X 线片。如果在看完记录后仍持怀疑态度，口腔内科医师应考虑与先前的牙医讨论以了解患者在过去治疗中发生了什么（在获得患者同意后）。

一旦发现治疗违背了治疗规则的底线，牙医在道德上有责任将情况告知当地牙科社团、同行评议会或牙科机构[3]。如果没有这样做，患者后来发现了这个明显的错误治疗，牙医可能作为包庇先前从业者差错行为的同谋而被起诉。

同行评议

如果牙医已经做到了维持良好的医患关系，公正地告知患者实情，并且提供正确的药品或手术收费，患者却仍然不满意，牙医应将患者提交同行进行讨论。同行评议委员会根据支付的现款判定补偿，而不是依据患者的疼痛、痛苦或损失的工资。因而，即使委员会的决定不利于牙医，判定损害的赔偿也远远少于陪审团的判决。如果委员会的判罚有利于牙医，患者可能对继续诉讼感到气馁。法院一般不会采纳同行的评议，包括委员会的决定。

保险公司经常赞赏和支付委员会的判罚，认为已经做出了相当公正的决定，判罚也经常轻于法庭判决，而且节约了诉讼费及律师费。

艾滋病与牙髓病

从道德上来说，牙医不应当仅仅因为患者 HIV 阳性这个诊断而拒绝对其治疗[20]。尽管在 80 年代还没有明确出台针对艾滋病患者的保护性法规，但联邦议会在 1990 年通过美国伤残法扩展的保护范围包括了牙医诊所。许多州也相继出台了地方保护法规[15]。

对患者告知的艾滋病史进行保密是十分重要的，因为稍不注意，泄露给了保险公司或其他人，可能导致患者的健康、伤残或生命保险被取消。

一旦这种情况发生，牙医将可能因未经授权泄露信息而面临诉讼。因而，雇员在按照表10-9列举的保密条例上签字后，应对患者病史在保密上的严重性和重要性保持警惕，因为这些病史可能记录着艾滋病、性病或其他易遭受歧视的疾病。

如果患者要求牙医不将患艾滋病的情况告知其他医务人员，牙医可以拒绝进行治疗，因为这个信息对其他可能接触感染的医务人员来说非常重要。比如不小心被黏有艾滋病血的针头刺伤，大约会增加25%的患病危险性。当前医疗机构或卫生防疫部门应当阻止或者减少由于偶然被黏有艾滋病人血的针头刺伤而引起的艾滋病扩散。

如果牙医告知其他患者他曾经接触过艾滋病患者，可能会吓跑患者；但如果不告知其他患者实情，法律上的危险性就更大。健康组织建议艾滋病患者在签订协议书后进行治疗（被告知因为意外损伤而冒很大危险）。即使就诊患者没机会接触艾滋病毒，也应当遵照合理的治疗材料危险性条例（比如患者偶然可能被切伤或刺伤）。患者可能会对蓄意隐瞒的行为进行诉讼，因为这涉及更改"知情同意书"从而掩盖精神压力和逃避惩罚。相反的，患者会因为隐瞒艾滋病病史而承担法律责任。

感染性心内膜炎

如果患者病史显示曾经得过感染性心内膜炎，

表10-9　牙科保密协议书

牙科辅助保密协议书

签字 _____（牙科助手）

签字 _____（牙医第一个名字）

所有的关于患者牙齿、治疗和经济的信息都将被保密。

作为雇员，我将对所有的包括处理表格在内的口头和书面信息保密，不向包括家人在内的任何未被授权人泄密，除非得到患者、患者代理人或上级医生的要求和授权。

我同意这份协议书，我将遵守协议，在没有得到患者、其代理人或上级医生的同意时，我将为侵犯患者隐私权和人权负法律责任。

日期 _____　　　　　　　　　签字（牙医助手）

证人 _____

（与 AHA 推荐的稍有差别）

根据当前美国心脏病管理（AHA）条例[19]，牙医应当咨询患者的内科医师以决定是否预防性应用抗生素。如果内科医师不了解条例知识，牙医应当向内科医师提供副本。如果内科医师的决定违反 AHA 条例，牙医应当了解内科医师为什么觉得这样做合适。牙医应当在病历上记录与内科医师的讨论，验证这个讨论，并且记录内科医师的建议（以信件的形式给内科医师）。

与内科医师的交流很特殊，因为他可能不赞成冒险进行牙齿治疗，比如非手术治疗时超填的锉或充填的封闭剂可能进入血液。书信可以用以下格式：

亲爱的医师：

您的患者需要进行有潜在侵入性的牙科治疗，可能会导致暂时性的菌血症。请问，是否由于该患者有心脏瓣膜的缺陷，而可能使其患感染性心内膜炎的几率增加？如果是这样，进行非手术牙髓治疗或根尖周手术时，请就此缺陷的诊断和预防性使用抗生素及其剂量给予建议。如果您需要对患者当前的心脏状况进行评估或要求患者进行"彩超"检查以提供判断，请告知我和患者。

也请您根据附上的美国心脏病协会关于《牙齿治疗相关的感染性心内膜炎的条例》提出您的意见。

谢谢您将来的合作

附件：1997年美国心脏病协会条例

一个人如果做过关节置换术，细菌感染也可能增加人工关节感染的几率。迟发性的关节感染（低于6个月）可能是由于细菌入侵口腔造成的。在进行特殊牙科治疗前，应对做过关节手术的患者预防性使用抗生素（与AHA的建议一致）。常使用头孢氨苄、青霉素等药物预防感染。

结 论

如果牙医按照本章描述的治疗标准范围进行牙髓治疗，你将不必担心在由于专业疏忽引起的诉讼中会败诉。本章中建议的预防措施可通过减少可避免的风险而减少牙医被诉讼的可能。

牙医和患者都将由于风险降低而获益。做的时间长并没有错，所以牙医最好花费更多一些的时间去把事情作好。我们的专业是值得公众信任的，但是这信任是我们自己争取的，通过给患者提供安全的、出色的、优质的服务，牙医才能够获得公众信任。抵制诉讼最好的防御措施是首先做得正确，而不是反复地对患者或陪审团辩解你的失误[21c]。

参考文献

[1] Ackers S: Personal correspondence with Kodak, Jan. 4, 2001.

[1a] ADA American Academy of Orthopeadic Surgeons: Advisory statement, antibiotic prophylaxis for dental patients with total joint replacements, *JADA* 128: 1004, 1997.

[2] ADA Council on Scientific Affairs: Dental unit waterlines: approaching the year 2000, *JADA* 130: 1653, 1999.

[3] ADA principles of ethics and code of professional conduct, I-G: justifiable criticism, *J Am Dent Assoc* 123: 102, 1992.

[4] Alexander RE: Eleven myths of dentoalveolar surgery, *JADA* 129: 1271, 1998.

[5] American Academy of Periodontology: *Periodontal screening and recording*, Chicago, 1992, The Academy.

[6] American Association of Endodontists: Endodontics-coleagues for excellence, prescription for the future-reasonable use of antibiotics in endodontic therapy, vol 2, Spring/Summer 1999.

[6a] Angell M: The pharmaceutical industry-to whom is it accountable, *N Engl J Med* 342: 1902, 2000.

[7] Aqrabawi J: Sealing ability of Super EBA & MTA when used as a retrograde filling material, *Br Dent J* 11: 266, 2000.

[8] Azar FM, Pickering RM: *Campbell's operative orthopaedics*, ed 9, vol 2, St Louis, 1998, Mosby.

[9] Baldissara P, Baldissara S, Scotti R: Reliability of tactile perception using sharp and dull explorers in marginal opening identification, *Int J Prosthodont* 11: 591, 1998.

[10] Benovitz N, Hailer C: New evidence of harm from herbal supplement: UCSF team cites 54 deaths since mid 90s, *San Francisco Chronicle*, Nov 7, 2000.

[10a] Haller CA, Benovitz NL: Adverse cardiovascular and central nervous system events associated with dietary supplements containing ephedra alkaloids, *N Engl J Med* 343: 1833, 2000.

[11] Berhelsen CL, Stilley KR: Automated personal health inventory for dentistry: a pilot study, *JADA* 131: 59, 2000.

[12] Berry J: Physicians report boost in use of world wide web, *ADA News* 31(1): 3, January 10, 2000.

[13] Brown R, Hadley JN, Chambers DW: An evaluation of Ektaspeed Plus film versus Ultraspeed film for endodontic working length determination, *J Endod* 24: 54, 1998.

[14] Burton TM: Unfavorable drug study sparks battle over publication of results, *Wall Street Journal* p B 1, Nov 1, 2000.

[15] California court upholds ban on AIDS discrimination, *ADA News* 21(3): 8, February 5, 1990.

[16] Carroll R: Risk management handbook for healthcare organizations, Chicago, 1997, American Hospital Publishing.

[17] Cheung G: Endodontic failures, *Int Dent J* 146: 131, 1996.

[18] Colline W: Should I stop taking herbs before surgery? *WebMD*, Sep 16, 2000.

[18a] CRA newsletter, 24: 12, 2000.

[19] Dajani AS et al: Prevention of bacterial endocarditis. Recommendations by the American Heart Association, *JADA* 128(8): 1142, 1997.

[20] Davis M: Dentistry and AIDS: an ethical opinion, *J Am Dent Assoc* 119: (suppl 9-5) 95, 1989.

[21] Dorn S, Gartner A: Retrograde filling materials: a retrospective study of amalgam, EBA, and IRM, *J Endod* 16: 391, 1990.

[21a] Epstein JB, Chong S, Le ND: A survey of antibiotic use in dentistry, *J Am Dent* 131, 1600, 2000.

[21b] Federal Truth in Lending Act, 15 U.S.C. §1601 et seq.

[21c] Forkner-Dunn DJ: Commentary: to err is human—but not in health care, *Am J Med Qual* 15: 263, 2000.

[22] Freeman R: Barriers to accessing dental care: patient factors, *Br Dent J* 187: 141, 1999.

[23] Gagliani M, Taschieri S, Molinari R: Ultrasonic root end preparation: influence of cutting angle on the apical seal, *J Endod* 24: 726, 1998.

[24] Goldman RP, Brown JL: *The California dentist's legal*

[25] Goldman RP: Your duty to refer, *ADA Legal Adviser* 2(9): 6, 1998.

[26] Grumbach K et al: Primary care physicians' experience of financial incentives in managed care systems, *New Engl J Med* 341: 2008, 1999.

[27] Hadley J: Dental radiology quality of care: the dentist makes the difference, *J Calif Dent Assoc* 23: 17, 1995.

[28] Hardison DC, Schnetzer T: Using information technology to improve the quality and efficiency of clinical trial research in academic medical centers, *Qual Manag Health Care* 7(3): 37, 1999.

[29] Holmes S: Texaco settlement could lead to more lawsuits, *San Francisco Examiner* p A-8, November 17, 1996.

[30] Humphris GM, Morrison T, Lindsay SJ: The modified dental anxiety scale: validation and United Kingdom norms, *Comm Dent Health* 12: 143, 1995.

[31] Hunt P, Gogamoiu D: Evaluation of post and core systems, *J Esthet Dent* 8(2): 74, 1996.

[32] California Dental Association: *Improved patient bill of rights unveiled, California dental association update*, Sacramento, 1996, The Association.

[33] Ingle J, Beveridge E: *Endodontics*, ed 2, Philadelphia, 1976, Lea & Febiger.

[34] Jones G, Behrents R, Bailey G: Legal considerations for digitized images, *Gen Dent* 44(3): 242, 1996.

[35] Kane B, Sands D: Guidelines for clinical use of electronic mail with patients, *J Am Med Inform Assoc* 5: 104, 1998.

[36] Kasegawa TK, Matthews M Jr: Knowing when you don't know: the ethics of competency, *Prosthodontic Insights* 10(1): 5, 1998.

[37] Keeling D: Malpractice claim prevention, *J Calif Dent Assoc* 3(8): 55, 1975.

[38] Kleirer D, Averbach R: Painful dysesthesia on the inferior alveolar nerve following use of a paraformaldehyde-containing root canal sealer, *Endod Dent Traumatol* 4: 46, 1988.

[39] Labor Secretary Robert Reich interview, *San Francisco Examiner*, p A-6, November 17, 1996.

[40] McFall WT, Bader JD, Rozier RG, Ramsey D: Presence of periodontal data in patient records of general practices: patient records, *J Periodontol* 59: 445, 1988.

[41] McNeill C: Occlusion: what it is and what it is not, *J Calif Dent Assoc* 28: 748, 2000.

[42] *Merriam Webster's Collegiate Dictionary*, Miami, 1994, PSI Associates, p. 777.

[43] Miller C: Cleaning, sterilization and disinfection: basics of microbial killing for infection control, *J Am Dent Assoc* 124: 48, 1993.

[44] Mills S: The dental unit waterline controversy: defusing the myths, defining the solutions, *JADA* 131: 1427, 2000.

[45] Moore PA et al: Adverse drug interactions in dental practice: professional and educational *implications, JADA* 130: 47, 1999.

[46] Morris WO: *Dental litigation*, ed 2, Charlottesville, Va., 1977, The Michie Co.

[47] *The National Law Journal*, p. B7, January 17, 2000.

[48] Neaverth E: Disabling complications following inadvertent overextension of a root canal filling material, *J Endod* 15: 135, 1989.

[49] OSHA: Occupational Safety and Health Administration Directive, Washington, DC, 1999, WWW. OSHA. 90V (on-line).

[50] Oxman AD, Thomson MA, Davis DA, Haynes RB: No magic bullets: a systematic review of 102 trials of interventions to improve professional practice, *Can Med Assoc J* 153: 423, 1995.

[51] Packer M, Miller AB: A symposium: can physicians always explain the results of clinical trials? A case study of amlodipine in heart failure, *Am J Cardiol* p. 1L-2L, August 19, 1999.

[52] Randall T: Antibodies to silicone detected in patients with severe inflammatory reactions, *JAMA* 268: 14, 1992.

[53] Rohlin M, Kullendorff B, Ahlqwist M, Stenstrom B: Observer performance in the assessment of periapical pathology: a comparison of panoramic with periapical radiography, *Dentomaxillofac Radiol* 20(3): 127, 1991.

[54] Rosenbaum S, Franktbrd DM, Moore B: Who should determine medical care necessity? *N Engl J Med* 340: 229, 1999.

[55] Roter DL: Patient participation in the patient-provider interactions: the effects of patient question asking on the quality of interaction, satisfaction, and compliance, *Health Educ Monogr* 50: 281, 1977.

[56] Saupe W, Gluskin A, Radke R: A comparative study of fracture resistance between morphologic dowel and cores and resin-reinforced dowel system in the intraradicular restoration of structurally compromised roots, *Quintessence Int* 27: 483, 1996.

[57] Schwartz SI, Shires GT, Spencer FC: *Principles of Surgery*, ed 7, New York, 1999, McGraw-Hill.

[58] Scully C, Boyle P: Reliability of a self-administered questionnaire for screening for medical problems in dentistry, *Comm Dent Oral Epiderm* 11(2): 105, 1983.

[59] Selbst A: Understanding informed consent and its relationship to the incidence of adverse treatment events in

conventional endodontic therapy, *J Endod* 16: 387, 1990.
[60] Serper A, Ucer O, Onur R, Etikan I: Comparative neurotoxic effects of root canal filling material on root sciatic nerve, *J Endod* 24: 592, 1998.
[61] Simonsen R: Greed and gravy train: is this success? *JEsthetic Dent* 11: 287, 1999.
[62] Studdert DM, Brennan TA: The problems with punitive damages in lawsuits against managed-care organizations, *N Eng J Med* 342(4): 280, 2000.
[63] Terezhalmy G, Bottomley W: General legal aspects of diagnostic dental radiography, *Oral Surg* 48: 486, 1979.
[64] Trust me - I'm a drug salesman, *Financial Times* p 6, October 24, 2000.
[65] Tsang A, Sweet D, Wood RE: Potential for fraudulent use of dental radiography, *JADA* 130: 1325, 1999.
[66] Tulsa dentist tbund guilty of mail fraud, conspiracy, *Tulsa World* p 1, January 12, 1993.
[67] *Wall Street Journal* p. A3, November 20, 1996.
[68] Walton RE: News: antibiotics not always necessary, *JADA* 130: 782, 1999.
[69] Warning on popular heartburn drug, FDA says Propulsid linked to 70 deaths, should be a last resort, *San Francisco Chronicle* p. A3, January 25, 2000.
[70] Weichman J: Malpractice prevention and defense, *J Calif Dent Assoc* 3(8): 58, 1975.
[71] Wensing M, Van der Weijden T, Grol R: Implementing guidelines and innovations in general practice: which interventions are effective? *Br J Gen Pract* 48: 991, 1998.
[72] Wynn RL: Intemet web sites for drug information, *Gen. Dent* 46(1): 12, 1998.
[73] Yatsushiro JD, Baumgartner JC, Tinkle JS: Longitudinal study of microleakage of two root end filling materials using a fluid conductive system, *J Endod* 24: 716, 1998.
[74] Zeider S, Ruttimann U, Webber R: Efficacy in the assessment of intraosseous lesions of the face and jaws in asymptomatic patients, *Radiology* 162: 691, 1987.
[75] Zinman E: Informed consent to periodontal surgery: advise before you incise, *J West Soc Perioclontol* 24: 101, 1976.

第二部分

• PART.2

根管治疗科学
GENGUANZHILIAOKEXUE

第11章 牙本质-牙髓复合物的结构和功能

Henry Trowbridge, Syngcuk Kim, Hideaki Suda

发育 /380
    发育的过程 /381
    成牙本质细胞的分化 /382
    牙根的发育 /383
    上皮残余 /383
    侧支根管 /383
牙本质 /383
    分类 /384
    前期牙本质 /384
    矿化 /384
    牙本质小管 /384
    管周牙本质 /385
    管间牙本质 /386
    牙本质的硬化 /386
    球间牙本质 /386
    牙本质液 /386
    牙本质的渗透性 /387
牙髓的形态学区域 /387
    成牙本质细胞层 /387
    疏细胞区 /388
    富细胞区 /388
    固有牙髓 /388
牙髓的细胞 /390
    成牙本质细胞 /390
    成牙本质细胞突 /390
    成牙本质细胞结构和功能的
        关系 /391
    牙髓成纤维细胞 /392
    巨噬细胞 /392
    树突状细胞 /393
    淋巴细胞 /393
    肥大细胞 /394
牙髓的代谢 /394
基质成分 /395
牙髓的结缔组织纤维 /395
神经支配 /396
    牙髓测试 /399
    牙本质的感受性 /400
    神经肽 /401
    牙本质内神经纤维的可塑性 /402
    痛觉过敏 /402
    疼痛的牙髓炎 /403
脉管分布 /403
    牙髓的血流调节 /406
    淋巴管 /407
修复 /407
    纤维化 /410
牙髓的钙化 /411
    钙化变形 /413
增龄性变化 /413

    牙髓是间质起源的疏松结缔组织，含有一类特殊的细胞——成牙本质细胞。成牙本质细胞分布于牙髓周边，直接与牙本质基质接触。牙本质和成牙本质细胞关系密切，因此，牙髓和牙本质被认为是一个功能实体，有时被称为牙髓-牙本质复合体。牙髓的最大特点是被刚性的矿化了的牙本质所包绕，这样一个低顺应性环境，限制了牙髓在发生血管舒张和组织压升高时，调整自身容积的能力。因为牙髓是不可压缩的，所以髓腔内的血容量也不能大幅增加，尽管微动脉、微静脉、淋巴管和血管外组织的相对容积可以改变。

    牙髓在很多方面与身体其他部位的结缔组织相似，但也有其自身的特点，即使成熟的牙髓仍具有某些与胚胎结缔组织相似的特性。牙髓包含有很多组织成分，包括神经、血管、纤维结缔组织、基质、间质液、成牙本质细胞、成纤维细胞、免疫活性细胞和其他细胞成分等。

牙髓实际上仅仅是一个微循环系统，其最大的血管成分是微动脉和微静脉，并无真正的动脉和静脉进出。与大部分组织不同，牙髓缺乏真正的侧支循环系统，其血供只能依靠相对稀少的、通过根尖孔进入髓腔的微动脉。牙髓的血管系统随着年龄的增加而发生渐进性退化。

牙髓是一个独特的感觉器官。既然被围在由釉质覆盖的保护层内，牙髓应该对外界刺激完全没有反应。但事实上，尽管牙本质的热传导性很低，牙髓仍对温度刺激敏感，如冰激凌和热饮料。我们将在其他章节讨论这个允许牙髓-牙本质复合体，在功能上成为一个反应敏锐的感觉系统的与众不同的机制。

牙齿发育完成后，牙髓仍终身保持形成牙本质的能力，这使活髓牙能部分地自我补偿由于机械磨损和病变造成的牙釉质和牙本质的损失，尽管这种修复功能还依赖于许多其他因素。这种再生和修补的潜能，在包括牙髓在内的身体其他部位的结缔组织中，广泛存在。

这一章的目的是集中讨论牙髓-牙本质复合体的发育、结构和功能，这些知识可为临床诊疗工作打下坚实的生物学基础。

发 育

胚胎学研究表明，牙髓是由胚胎头侧神经嵴发育而来的。来源于中胚层的神经嵴细胞沿着神经盘的外侧边缘向周围迁移。哪些头部边缘进入上颌和下颌的细胞团与牙胚形成有关。作为成熟牙髓起源的牙乳突是由外胚层间质细胞发育而来，牙乳突增殖和聚集于牙板，在该处发育为牙齿（图11-1）。其他章节中，在考虑牙髓细胞移动到受损部位，并替代被破坏的成牙本质细胞的能力时，应牢记外胚间质细胞的迁移潜能。

在胚胎发育的第6周，与上、下颌突相关的外胚层细胞的定位增殖，开始了牙齿的形成过程。在这个增殖活化过程中，上、下颌突内形成了两个马蹄形结构，此结构被称为原始牙板。每个原始牙板都可分裂成一个前庭板和一个牙板（图11-2）。

很多研究表明，任何组织的胚胎发育都和相邻组织有相互促进作用。在牙齿发育过程中，复层上皮和间质层的相互作用已被广泛研究。细胞和细胞、细胞和细胞外基质的相互作用，可引起细胞

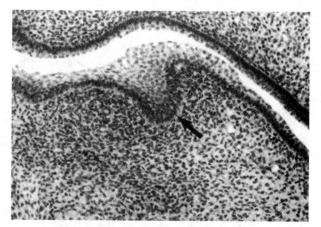

图11-1 牙板（箭头）发生于口腔外胚层

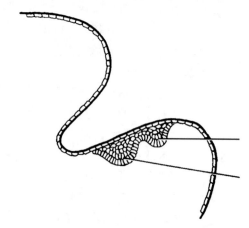

图11-2 在口腔外胚层形成前庭板和牙板示意图

基因表达的改变，导致造釉细胞和成牙本质细胞的分化。

依次表达的跨膜连接分子包括整合素、细胞黏附分子（CAM）和基质黏附分子（SAM），它们决定上皮层和间质层的发育时间和位置。CAM通过控制细胞增殖、特异性的细胞间黏附和细胞转移来介导器官的形态发生。细胞含有一种膜蛋白称为整合素，它是CAM的受体。层黏蛋白（LN）是基底膜上的CAM，它含有与硫酸乙酰肝素、Ⅳ型胶原蛋白和细胞的结合域。SAM则参与细胞与细胞外基质的相互作用。研究最多的SAM是纤维黏连蛋白，一种糖蛋白家族成员，它能与纤维蛋白、胶原蛋白、硫酸乙酰肝素和细胞表面相连。

生长因子是由细胞分泌的多肽物质，能够启动各类细胞的增殖、迁移和分化。可以确信，生长因子也介入了上皮和间充质间相互作用的信号传导，以调节牙齿的形态发生和细胞分化。例如，上皮生长因子（EGF）可通过刺激造釉质和前成牙本质细胞增殖，在牙齿发育中有重要作用[111]；转化生长因子b1（TGF-b1）可能与细胞外基质（ECM）的成分和结

构的调节有关[114];而成纤维细胞生长因子可能与成牙本质细胞的定性和分化有关。

从牙齿发育的初起阶段开始,在牙上皮内部和牙间充质层之间就有一层牙基底膜(DBM),DBM由一层很薄的基底层黏蛋白(LN)和一层ECM组成。LN由上皮细胞分泌,ECM则来源于牙间充质细胞。薄的基底层黏蛋白含有由Ⅳ型胶原蛋白组成的弹性网状物,Ⅳ型胶原蛋白具有与其他基底膜物质的连接位点,如层黏蛋白、纤维黏连蛋白和硫酸乙酰肝素蛋白多糖。LN除可与Ⅳ型胶原蛋白黏连外,还可与前造釉细胞和造釉细胞表面受体黏连。DBM还含有间充质源性的Ⅰ、Ⅲ型胶原蛋白、透明质胶、硫酸乙酰肝素、软骨素和4,6-硫酸乙酰。成牙本质细胞表面的蛋白多糖,在功能上是一种基质分子的受体,来源于基质成分的信号,可影响成牙本质细胞的迁移和分化。在牙齿发育过程中,DBM的成分可发生变化,这种变化似乎可调节牙本质生成的全部过程。随着成牙本质细胞的分化,Ⅲ型胶原蛋白从前期牙本质基质中消失。前期成牙本质细胞周围的纤维黏连蛋白,被限制在成熟的成牙本质细胞的极点[71]。

在牙板下,原始牙胚预期萌出的位置,牙乳突状胚的增殖活化标志着牙齿发育的开始。甚至在牙板开始形成造釉器之前,毛细血管网已长入间质层内侧,给假性牙胚的代谢活化提供营养支持。初期的血管化过程,被认为在牙齿生成的诱导中起着重要的作用。

发育的过程

牙齿的形成是一个连续的过程,为方便起见,将其分为三个阶段:蕾状期、帽状期和钟状期(图11-3)。蕾状期是牙齿发育的起始阶段,在此阶段,牙板的上皮细胞增殖,在相邻的外胚间质内产生蕾状突起。上皮细胞继续增殖,形成一个凹面,产生一个"帽状"结构,即为帽状期。"帽状"结构的外层细胞为立方型,称外釉上皮;内层或凹面处的上皮细胞延伸成高柱状,称内釉上皮。在内、外上皮之间是一层细胞网,称星网状层,该层细胞呈分支状的网状排列。造釉器的边缘(内、外釉上皮的连接处)称为颈环。当组成颈环的细胞继续增殖,造釉器会进一步内陷并把间质卷入其中,此造釉器呈钟状外形,发育进入钟状期。在钟状期,牙乳头的外胚间质被内陷的上皮细胞部分包绕,此时牙乳头的血管已建立。

包绕造釉器-牙乳头复合物的浓缩的外胚间质形成牙囊,最后发育成牙周韧带(图11-4)。随着蕾状牙胚的继续生长,它会携带一部分牙板,这些牙板的延伸部分被称为外侧板(lateral lamina)。在钟状期,外侧板退化并被间质组织侵入和替代,通过这种途径,造釉器和口腔上皮间的上皮连接被切断。与每一个原始牙齿形成相关的牙板的游离端继续生长,形成继发牙板,从继发牙板产生恒牙的牙胚。当上、下颌突长度增加时,第一恒磨牙的牙胚在继发牙板的远中延伸部形成。在出生前,第二、第三磨牙的始基随着牙板的增殖扩展而进入下方间质。

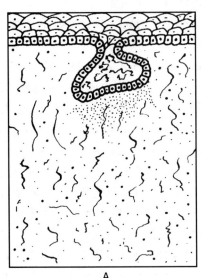 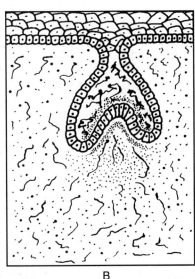 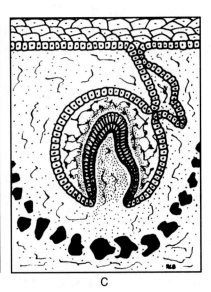

图11-3 牙齿发育示意图。A. 蕾状期。B. 帽状期。C. 钟状期

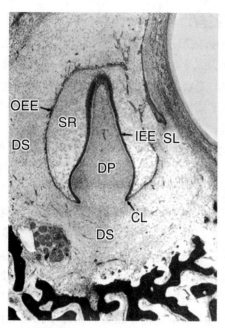

图11-4 牙齿发育的钟状期。显示外釉上皮(OEE)、星网状层(SR)、内釉上皮(IEE)、牙乳头(DP)、颈环(CL)、继发牙板(SL)和牙囊(DS)

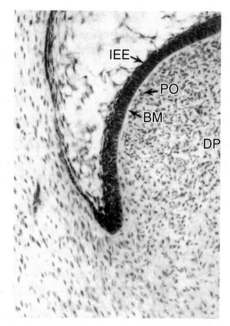

图11-5 在钟状期前成牙本质细胞(PO)沿着基底膜(BM)排列,将内釉上皮(IEE)与牙乳头(DP)分开

成牙本质细胞的分化

在牙齿发育的钟状期,上皮和间质细胞分别分化成造釉细胞和成牙本质细胞。钟状顶点处细胞(形成牙尖的部位)的分化比颈环处早,从颈环向上至顶点,细胞分化程度逐渐升高。前造釉细胞的分化速度较相应的成牙本质细胞快。因此,在任何发育水平上,造釉细胞都比成牙本质细胞成熟得早。但牙本质基质却在牙釉质基质之前形成。

在钟状期,颈环处内层造釉上皮的相对未成熟的细胞仍具有有丝分裂活性。随着向成熟的造釉细胞转变,有丝分裂停止,细胞伸长呈高柱状,显示出蛋白质分泌细胞的特征,如丰富的粗面内质网、发育良好的高尔基复合体和大量的线粒体等。

随着造釉细胞的分化,相邻的牙乳头处的基底膜也发生变化。在成牙本质细胞分化前,牙乳头包含有稀疏分散的多形性间质细胞,细胞间空间很大(图11-5)。随着分化的开始,前成牙本质细胞沿着基底膜排列成单层细胞,将内层的釉上皮与牙乳头分开(图11-6)。接着,细胞停止分裂,延伸为短柱状细胞,胞核位于基底部,每个细胞均向基板方向伸展出一些胞浆突。在此阶段,前成牙本质细胞尚未完成分化。

随着前成牙本质细胞继续分化,细胞进一步伸长并表现出蛋白质分泌细胞的超微结构特征。胞浆通过基底膜迁移延伸向基板,ECM中出现更多的胶原纤维。最早形成的胶原纤维穿过前成牙本质细胞之间伸向基板,形成巨大的直径1000~2000Å的扇形束,经常被称为von Korff纤维,这些纤维蛋白多糖含量高并可被银染。有些较小的胶原纤维直径约500Å,也穿过成牙本质细胞,被认为是从牙乳头下方伸向成牙本质细胞[10]。

研究发育的鼠磨牙中胶原基因的表达时发现,发育中的成牙本质细胞都有Ⅰ型和Ⅲ型胶原的mRNA的表达[23]。Ⅰ型胶原的mRNA的表达水平随着成牙本质细胞的分化而增高;反之,Ⅲ型胶原的mRNA的表达随着牙本质生成进程而降低。Ⅰ型和Ⅲ型胶原的mRNA的表达在牙髓间质中都可检测到。

牙本质生成首先出现在牙尖和切嵴部位。在这些区域,成牙本质细胞达到完全成熟并呈高柱状,高度为50μm或更高(图11-6),宽度相对恒定,约为7μm。最初牙基质的产生依赖于胶原纤维和蛋白多糖的形成、机化和成熟。随着越来越多的胶原纤维聚集在基板下,基底膜变得不连续,最后完全消失,这个过程发生在胶原纤维机化和伸入造釉细胞间的时期。同时成牙本质细胞向造釉细胞伸出一些小突起,这些小突起被包埋于造釉细胞之间,形成釉梭。膜包绕的囊泡脱离成牙本质细胞突,散布到牙基质胶原纤维中,在随后的起始矿化中起着重要作用。牙本质生成开始后,牙乳头变成牙髓。

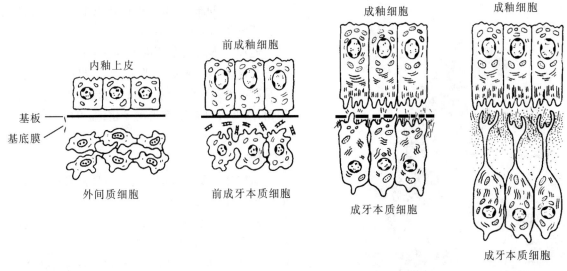

图 11-6　成牙本质细胞分化阶段示意图

当前期牙本质基质开始形成时，成牙本质细胞开始向牙髓中央移行，并以大约 4~8 μm/d 的速度沉积基质。在基质中，每一个成牙本质细胞均只有一个细胞突留存下来形成原始成牙本质细胞突。围绕着这些细胞突形成牙本质小管。

牙根的发育

牙釉质完全形成后牙根开始发育。组成颈环的内层和外层的釉上皮细胞扩增，形成一个特殊的结构，称为 Herwig 上皮根鞘（图 11-7）。根鞘决定牙根的大小和形态。牙冠形成后，内层的釉上皮细胞开始影响相邻的间质层细胞，诱导其分化为前成牙本质细胞和成牙本质细胞。当第一层牙基质矿化时，牙根鞘出现裂隙，允许牙囊处的间质细胞迁入，与新形成的牙质接触。这些细胞进一步分化为成牙骨质细胞，在牙根表面沉积牙骨质基质。

上皮残余

牙本质生成完成后，上皮根鞘细胞并不完全消失，一些细胞仍留存在于牙周膜内，称为上皮残余。尽管这些细胞的数量一般随着年龄的增长而减少，但已证实一些细胞最终仍保持着细胞分裂能力[127]（图 11-8）。在牙齿随后的生命过程中，如果牙髓病造成根尖周组织的慢性感染性损伤，这些上皮细胞可能会增殖形成根尖周（根尖）囊肿。

侧支根管

有时，在牙根鞘形成时，根鞘的连续性中断，

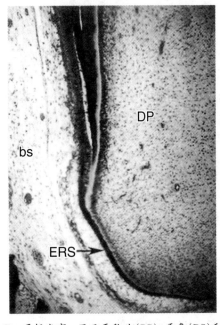

图 11-7　牙根发育。显示牙乳头（DP）、牙囊（DS）和上皮根鞘（ERS）

产生一个小裂隙，此处不能发生牙本质生成，这将导致一个在牙囊和根管间的所谓"侧支"根管。侧支根管可在牙根的任何部位形成，产生一个牙周-牙髓联系通路，如牙周组织失去完整性则成为一个通向牙髓的入口。牙周病时，牙周袋的发展使侧支根管暴露，病原微生物或其代谢产物能够循此进入牙髓。

牙本质

完全成熟的牙本质含有约 70% 的无机矿物质

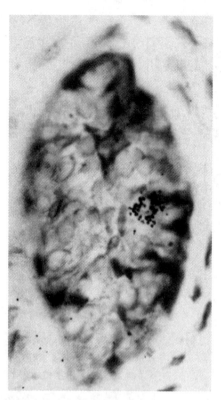

图11-8 上皮残余细胞的放射自显影显示 ^{3}H-脱氧胸腺嘧啶核苷标记于细胞核,说明细胞仍保持着细胞分裂能力

和10%的水。无机矿物质基本上是晶体形式的羟基磷灰石$[Ca_{10}(PO_4)_6(OH)_2]$。有机质约占20%,其中91%是胶原蛋白,大部分是I型胶原,也有少量V型胶原。非胶原成分包括磷蛋白质、蛋白多糖、g-含羟基谷氨酸蛋白、糖蛋白、生长因子和脂类。牙本质的弹性成分为外侧覆盖的易碎的釉质提供了一定的顺应性。

牙本质与牙釉质在釉牙本质界(DEJ)处紧密连接,与牙骨质在骨牙本质界(CDJ)处连接。电子显微镜已证实,牙本质和牙釉质的羟基磷灰石晶体最初是在内层釉上皮基板处开始沉积形成的。因为在牙质生成开始前基板会崩解,因此,在釉质晶体间没有有机物成分。

分 类

发育性牙本质是在牙齿发育期间形成的。在牙根完全形成后,生理情况下生成的牙本质称继发性牙本质。发育性牙本质是典型的直型牙本质,这种牙本质小管结构可在所有的有齿哺乳动物的牙齿中发现。被覆牙本质是最早形成的牙本质,紧接于牙釉质和牙骨质下方。它的特点是含有粗的扇型胶原纤维,它们在牙本质生成的初始阶段紧连于基板下。这些纤维与釉牙本质界形成接近垂直的角度,纤维间的空间被与DEJ和CDJ或多或少平行的细小胶原纤维所充填。

髓周牙本质是在被覆牙本质沉积后形成的,组成发育性牙本质的主要部分。其有机质基质成分主要是胶原纤维,直径约500Å,与牙本质小管长轴呈锐角,这些纤维紧密缠绕在一起,编织成网状。

前期牙本质

前期牙本质是未矿化的牙本质的有机基质,主要位于成牙本质细胞和矿化的牙本质之间。它的大分子成分包括I、II型三聚胶原,非胶原成分包括几种蛋白多糖,如糖胺多糖(GAG)、骨钙蛋白和高磷酸化磷蛋白,如牙本质磷酸蛋白(DDSP)。高磷酸化磷蛋白是高度磷酸化的组织特异性分子,仅存于成牙本质细胞[15],它由成牙本质细胞产生并运至矿化区前沿,与Ca^{2+}结合,在矿化中发挥作用。此外,在牙本质中还证实有生长因子,如FGF-b、胰岛素样生长因子和血小板衍生生长因子等。

矿 化

牙本质的矿化是从最先形成的被覆牙本质开始的。磷酸钙结晶沉积在前期牙本质的基质囊泡中,推测这些囊泡是从成牙本质细胞胞浆突芽生而成的。尽管基质囊泡在前牙本质中广泛分布,但它最主要集中在基板处。在囊泡破裂前,囊泡内的羟基磷灰石结晶迅速生成,从相邻囊泡中释放的结晶相互融合形成钙球,钙球逐渐增大并相互融合,最终基质被完全矿化。

研究发现,基质囊泡似乎只与牙本质最外层的矿化有关。随着矿化过程的进行,矿化前沿沿着前期牙本质的胶原纤维推进,在纤维的表面和内部出现羟基磷灰石结晶。矿化过程不断进行,直到牙本质最终完成矿化。

牙本质小管

人牙本质的一个特点是存在着牙本质小管,约占整个牙本质体积的20%~30%。这些小管容纳成牙本质细胞的主细胞突,小管包绕着成牙本质细胞突,从牙髓到釉牙本质界和骨牙本质界,穿过整个牙本质区域。牙本质小管在牙髓一侧较粗,然后逐渐变细,这是由于小管周牙本质逐渐形成,使伸向釉质方向的牙本质小管内径逐渐变小。

在冠部牙本质,小管从釉牙本质界向牙髓呈S形扭曲,这可能是由于牙本质细胞向牙髓中央移行时出现拥挤造成的。因为牙髓腔的表面积比牙本质的表面积要小得多，因此小管接近牙髓时会聚集。

小管在距牙髓腔不同距离处的数目和直径已被测定[38]（表11-1）。研究发现[2]，这些数值在鼠、猫、狗、猴和人的牙齿中递减，说明哺乳动物的牙本质在不断进化。

已经证实，后期牙本质小管内含有成牙本质细胞突的分支[61]，它们组成了成牙本质细胞突和更远端基质间物质流动的旁路途径，分支的方向能影响小管间牙本质胶原纤维的方向。

在靠近釉牙本质界处，牙本质小管分岔为一个或多个终末分支（图11-9）。这是因为在牙本质生成的初期，正在分化的成牙本质细胞会向DEJ伸出几个细胞质突，但随着成牙本质细胞的收缩，这些突起会聚集为一个主突起（图11-6）。

管周牙本质

包绕小管的牙本质称管周牙本质；而在小管间的牙本质称管间牙本质（图11-10）。管周牙本质基质的前体沉积在每个成牙本质细胞突周围，它是由成牙本质细胞合成的，并以分泌性囊泡形式转运至胞突，通过逆向胞饮方式分泌。随着管周牙本质的生成，胞突的直径逐渐缩小。

管周牙本质是一种特殊的直形牙本质，在哺乳动物中并不常见。管周牙本质基质与管间牙本质基质不同，胶原纤维较少，硫酸蛋白多糖比例很高。因胶原含量低，使管周牙本质比管间牙本质更易在酸中快速溶解。通过优先移动管周牙本质，参与牙本质恢复过程的酸性腐蚀性成分可扩大牙本质小管的管径，使牙本质通透性增强。

管周牙本质比管间牙本质矿化程度更高、更坚

表11-1 神经纤维的分类

距牙髓的距离(mm)	小管数目(1000/mm²)		小管直径(μm)	
	平均数	范围	平均数	范围
髓壁	45	30~52	2.5	2.0~3.2
0.1~0.5	43	22~59	1.9	1.0~2.3
0.6~1.0	38	16~47	1.6	1.0~1.6
1.1~1.5	35	21~47	1.2	0.9~1.5
1.6~2.0	30	12~47	1.1	0.8~1.6
2.1~2.5	23	11~36	0.9	0.6~1.3
2.6~3.0	20	7~40	0.8	0.5~1.4
3.1~3.5	19	10~25	0.8	0.5~1.2

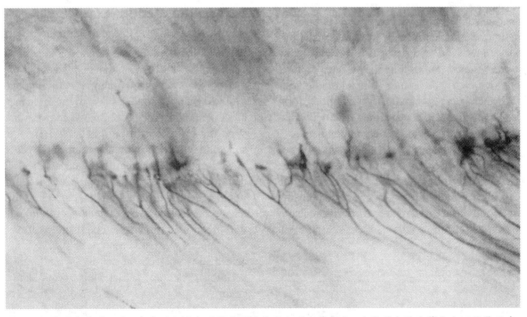

图11-9 牙齿磨片证实，在靠近釉牙本质界（DEJ）处牙本质小管分岔，这些牙本质小管分支可能导致在DEJ处的临床敏感性增强

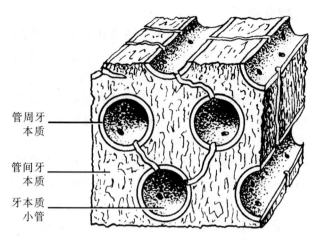

管周牙本质
管间牙本质
牙本质小管

图11-10 示意图显示管周牙本质和管间牙本质

硬。坚硬的管周牙本质可以为管间牙本质提供更多的结构支持以加固牙齿。

管间牙本质

管间牙本质位于管周牙本质之间,组成牙本质的绝大部分(图11-10)。它的有机基质主要由直径500~1000 Å的胶原纤维组成,这些纤维与牙本质小管呈锐角方向。

牙本质的硬化

随着年龄的增长,在外源性刺激的作用下,部分或全部的牙本质小管会发生堵塞。当小管完全被矿化物沉淀充满时,牙本质即发生硬化。牙本质硬化易于在组织磨片中被识别。半透明性是由于基质矿化造成的。用染色、溶解和放射性离子方法研究显示,硬化导致牙本质的通透性降低,限制了有害物质的弥散,可帮助牙髓抵御外界刺激。

牙本质硬化的一种方式表现为管周牙本质的加速形成。这是一种生理过程,作为增龄性变化主要发生在牙根的上1/3[109]。由于小管内羟磷灰石和指状结晶的沉淀,牙本质小管逐渐阻塞。如果硬化发生在龋坏和磨损牙本质的透明区内则被称为病理性硬化[135]。

球间牙本质

球间牙本质是指由于矿化小球未能融合而保留的仍未矿化的有机基质。这种情况经常发生在被覆牙本质下方的髓周牙本质。此处矿化的模式近似于球状而非方格状。在特殊缺陷动物(如佝偻病和低磷酸酯酶血症)的牙本质中,大面积的球间牙本质是其特征性的表现(图11-11)。

牙本质液

牙本质内的流动液体占牙本质总体积的22%。牙本质液是牙髓毛细血管中血液的超滤成分,其组成在许多方面与血浆相似。牙本质液从成牙本质细胞之间流出,进入牙本质小管内,最后通过釉质的微孔扩散。牙髓的组织压为14 cm H_2O(10.3 mmHg)[21],因此在牙髓与口腔之间存在着一个压力梯度,导致液体外向流动。窝洞制备或牙齿折裂后牙本质小管暴露,导致牙本质液以微液滴形

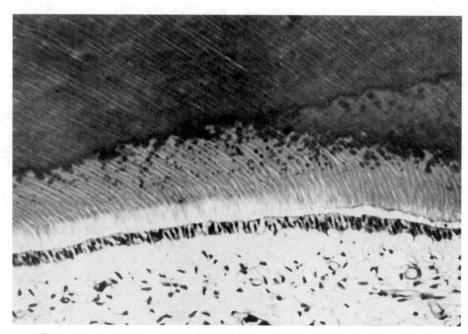

图11-11 切片显示一个患低磷酸酯酶症的3岁男孩脱落的切牙的球间牙本质

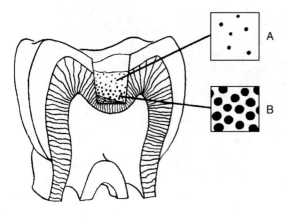

图 11-12 示意图说明在浅(A)和深(B)的窝洞制备下的牙本质壁处,牙本质小管的直径和数目是不同的

式移向暴露的牙本质表面。对牙本质表面的干燥处理,如吹气、干热或用吸水纸尖可以使这种液体的外向移动加速。牙本质液在小管内的快速移动被认为是牙本质敏感症的原因之一。

细菌产物或其他污染物可因多种原因进入牙本质液中,如龋病、修复过程或修复体下的细菌生长[11, 12]。这些损伤因子进而通过牙本质液渗透入牙髓内,导致牙髓的炎症反应。

牙本质的渗透性

牙本质的渗透性已被详细研究[94~96]。牙本质小管是牙本质内液体流动、扩散的主要通道。液体渗透性与小管直径和数目成正比,因此,牙本质渗透性与覆盖牙髓的牙本质小管数目成正比(图 11-12)。在釉牙本质界处,小管表面积占牙本质表面积的 1%[94],而在近髓腔处,小管表面积可达 45%。因此,深窝洞制备下的牙本质渗透性要比浅洞型下的大很多;外周牙本质的抗渗能力要比近牙髓牙本质强。

一些研究发现,根部牙本质小管密度显著降低,如颈部牙本质小管密度为 42000/mm²,而根部牙本质则仅为 8000/mm²,根部牙本质内的液体流动仅为冠部牙本质的 2%,因此,根部牙本质渗透性远低于冠部。根部外层牙本质的低渗透性使得毒性物质如菌斑、细菌等的产物不易透过。

影响牙本质渗透性的因素还包括小管内成牙本质细胞突的存在、内衬于小管壁的呈鞘状的限制板结构及小管内胶原纤维的存在,这使得小管的生理性或功能性直径仅为解剖直径(显微镜下测量的断面直径)的 5%~10%[81]。

龋病时牙髓在感染之前就已出现炎症反应[125],这表明细菌产物较细菌本身更早进入牙髓。龋损下的牙本质可发生硬化,通过阻塞牙本质小管以减少细菌产物的通过。

在窝洞制备时对牙本质的切割产生微晶碎屑,可以覆盖牙本质,阻塞牙本质小管的开口,这些碎屑称牙本质涂层。因为颗粒很细小,因此牙本质涂层可以降低牙本质渗透性,防止细菌进入牙本质内[83]。酸蚀牙本质能去除这些碎屑,降低牙本质表面的抗性,增加牙本质小管的孔径,因而显著增加了牙本质的渗透性。因此,如果窝洞用酸蚀处理,牙髓感染的可能性会显著增加,除非使用窝洞衬垫、垫底或牙本质黏结剂。

研究者将活髓牙和死髓牙的牙本质在模拟口腔环境中暴露了 150 天,发现在死髓牙中,细菌能更快地侵入牙本质小管内。推测这可能是因为在活髓牙中,存在外向流动的牙本质液和成牙本质细胞突,还可能由于活髓牙牙本质液中存在着抗体或其他抗菌物质。

牙髓的形态学区域

成牙本质细胞层

健康牙髓的最外层是成牙本质细胞层(图 11-13,11-14),这一层与发育期牙本质直接相邻,成牙本质细胞突就是通过发育期牙本质进入牙本质层。成牙本质细胞层主要由成牙本质细胞的胞体组成,在细胞周围也分布有毛细血管、神经纤维和树突状细胞。

在年轻牙髓的冠部,成牙本质细胞为高柱状细胞,呈多层栅栏状排列,最厚处约 3~4 层细胞。可能由于成牙本质细胞高度不一,它们的胞核不在一个平面上。在成牙本质细胞之间,存在着一个很小的细胞间隙,宽约 300~400Å。

牙髓根部的成牙本质细胞密度(单位面积的数量)较冠部少,细胞为立方状。在近根尖孔处,成牙本质细胞呈扁平状(图 11-15),这是因为牙髓根部牙本质小管的密度较冠部低,此处的成牙本质细胞的胞体不显拥挤而能侧向延展。

相邻的成牙本质细胞之间有 3 种特殊的细胞连接方式,包括点状桥粒、间隙连接、紧密连接。点状桥粒位于成牙本质细胞的根部,使相邻成牙本质细胞机械性相联在一起。间隙连接数量最多,尤其是在前期牙本质形成时。间隙连接为电刺激信号在细胞之间通过提供了一个低阻通道(图 11-16)。成

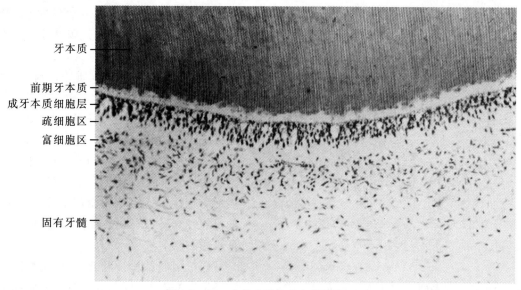

图 11-13　成熟牙髓的形态学区域

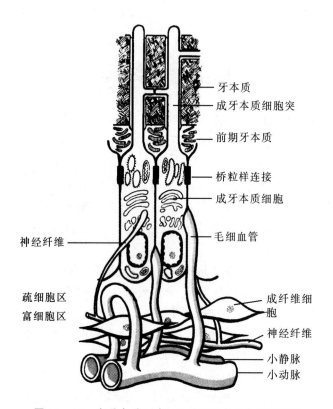

图 11-14　成牙本质细胞层和牙髓的成牙本质下区域

牙本质细胞还可通过间隙连接和桥粒，与位于成牙本质细胞层下方的成纤维细胞突相连接。紧密连接主要位于年轻牙齿的成牙本质细胞根部，呈线性的凸起和凹槽，嵌合在一起封闭了细胞间隙。紧密连接能限制分子、离子和溶液在牙髓的胞外间隙与牙本质之间流动，从而决定了成牙本质细胞层的通透性。

疏细胞区

在冠部牙髓，紧邻在成牙本质细胞层下方，有一个很窄的细胞相对稀少区，宽约 40 μm，称疏细胞区，也称 Weil 层（图 11-13）。毛细血管、无髓鞘神经纤维以及细长的成纤维细胞胞浆突起穿越此层（图 11-14）。此层的出现与否，取决于牙髓的功能状态。在牙本质正在迅速形成的年轻牙髓和修复性牙本质已经产生了的老年牙髓中，都不出现此层。

富细胞区

富细胞区也称 Holh 层，位于成牙本质细胞层下方。与牙髓中央区域相比，此层中成纤维细胞的比例较高，冠髓区比根髓区更加明显（图 11-13）。富细胞区除含有成纤维细胞外，还包括一些巨噬细胞、树突状细胞和淋巴细胞。

富细胞区是由于在牙齿萌出期，牙髓中央区域的细胞向周边移行造成的[39]。正常牙髓中富细胞区的细胞很少发生分裂，但成牙本质细胞的死亡能引起处于有丝分裂期的牙髓细胞的大量增生。目前认为，替代发生不可逆损伤的成牙本质细胞的细胞正来源于富细胞区。

固有牙髓

固有牙髓占牙髓的绝大部分（图 11-13），它含有较多的血管和神经。此层中的结缔组织细胞是成纤维细胞或牙髓细胞。

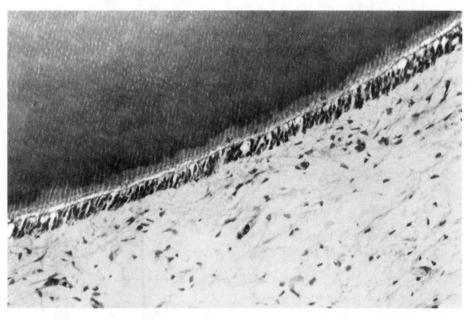

图 11-15 根间孔处牙髓的低柱状成牙本质细胞。富细胞区不明显

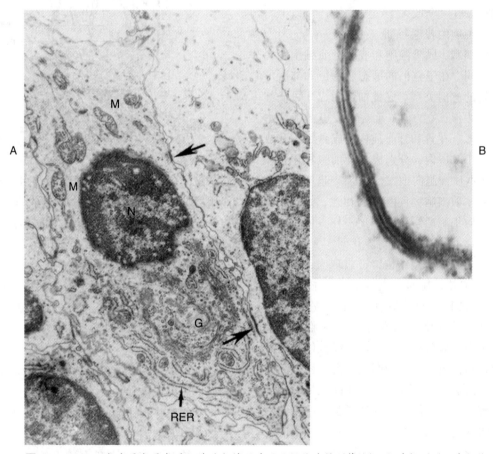

图 11-16 A. 鼠磨牙成牙本质细胞的电镜照片显示间隙连接（箭头）、细胞核（N）、线粒体（M）、高尔基复合体（G）和粗面内质网（RER）。B. 固定和硝酸银染色切片的高分辨率照片证实一个典型的间隙连接

牙髓的细胞

成牙本质细胞

成牙本质细胞的功能是在牙齿发育期间和成熟牙齿内生成牙本质，是牙髓-牙本质复合体的特征性细胞。牙本质发生时，成牙本质细胞形成牙本质小管，位于小管内的成牙本质细胞突使得牙本质成为一个活的组织。

牙本质发生、骨发生和牙骨质发生在许多方面具有相似性。成牙本质细胞、成骨细胞、成牙骨质细胞具有许多相似的特点。这几种细胞均可产生胶原纤维、蛋白多糖等基质成分，这些成分随后都可发生矿化。3种细胞的超微结构特点也很相似，如均表现出高度有序的粗面内质网、明显的高尔基复合体、分泌颗粒及大量的线粒体。另外，这些细胞均富含RNA，细胞核有一个或多个明显的核仁。以上均是蛋白质分泌细胞的普遍特征。

成牙本质细胞、成骨细胞和成牙骨质细胞三者之间最大的不同，在于它们的形态学特征和与所形成的结构之间的解剖关系。成骨细胞和成牙骨质细胞的外形为多边形、立方形；而完全发育的成牙本质细胞为高柱形。在骨和牙骨质内，成骨细胞和成牙骨质细胞陷于基质内，分别成为骨细胞和牙骨质细胞；而成牙本质细胞向前发出胞浆突起形成牙本质小管。成牙本质细胞突间有侧支相连，如同成骨细胞和成牙骨质细胞通过微管相连一样，可提供细胞间的信息传递、液体循环和新陈代谢。

成牙本质细胞的超微结构特征表现为：细胞体有一个较大的胞核，胞核可能含有4个核仁（图11-17）；胞核位于细胞的基底部，有一层核膜；一个发育良好的高尔基复合体位于核上区胞浆的中央部位，由小泡和储泡组成；大量的线粒体均匀分布在胞体内；粗面内质网特别明显，由紧密堆起的储泡组成，成平行排列，散布于胞浆内；大量的核分泌小泡、溶酶体、线粒体和核糖体紧密连结在储泡的膜上，表明这是蛋白质合成的部位；在储泡的腔隙内，丝状物可能代表着新合成的蛋白质。

成牙本质细胞仅仅合成Ⅰ型胶原以及含3条α链的Ⅰ型胶原三聚体，尽管在ECM中也可见Ⅴ型胶原。除了胶原和蛋白多糖外，成牙本质细胞还分泌牙本质唾液酸蛋白和磷蛋白。牙本质磷蛋白是牙本质所特有的，可能参与胞外基质的矿化。酸性磷酸酶和碱性磷酸酶是成牙本质细胞两个重要的酶。酸

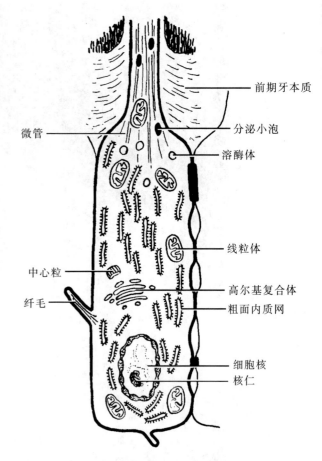

图11-17　完全分化的成牙本质细胞示意图

性磷酸酶主要存在于高尔基复合体及溶酶体内，其作用可能是消化从前期牙本质吸收来的代谢物质，如与矿化有关的蛋白多糖。碱性磷酸酶参与牙本质矿化，但其详细作用还未完全阐明。

与活化的成牙本质细胞相反，处于静止期和非活化期的成牙本质细胞含有较少的细胞器并逐渐变短，这些变化是在牙根发育完成后开始的。

成牙本质细胞突

每个成牙本质细胞突都被牙本质小管所包绕，成牙本质细胞突占据了牙本质小管的大部分空间，并介导管周牙本质的形成。微细胞丝是在成牙本质细胞突中发现的另一种结构。

微管和微丝是成牙本质细胞突主要的超微结构成分[53]。微管从胞体发出进入胞突内，与细胞的长轴平行，它们的作用可能与胞浆延伸、物质转运或构成结构框架有关。偶尔，在穿过前期牙本质处，成牙本质细胞突中可见线粒体。

成牙本质细胞突的原生质膜紧贴在牙本质小管的内壁，有时局部受压会造成两者间的空间增

大，这些空间可容纳胶原纤维和细小的颗粒状物质——可能是基底物。沿小管周围排列着管周牙本质，它被一层高电子密度的限制性膜衬绕[107]。在成牙本质细胞突的原生质膜和限制性膜之间有空间分隔，除了一些细胞突被压缩的区域外，这个间隙通常都很窄。

在牙体修复性治疗时，龋坏和窝洞预备经常会破坏成牙本质细胞，因此，确定成牙本质细胞突在人类牙齿中的伸展度是一个对临床至关重要的问题。有了这方面的知识，临床医师就能很好地估计修复过程对下面的成牙本质细胞所造成的影响。

成牙本质细胞突的伸展度一直是有争议的问题。长期以来多认为细胞突存在于牙本质的全部长度内。然而电镜观察结果发现，有的胞浆突仅仅局限于牙本质的内1/3[51,116]，但这可能是由于组织样本在制作过程中因固定和染色造成细胞突收缩的结果。另一些研究中，采用扫描电镜方法，证实细胞突延伸在整个牙小管，直到釉牙本质界[40,62,139]。然而，有人怀疑在扫描电镜中，观察到的实际上是内衬于小管内壁的高电子密度物质和层膜[106,107]。

为解决这个问题，有人利用抗微管的抗体进行免疫组化研究，证实成牙本质细胞突存在于整个牙本质小管内。然而，最新用 carbocyanine 荧光染色法和共聚焦电子显微镜法研究发现，在鼠磨牙中，除了在牙齿发育的早期阶段，成牙本质细胞突并没有延伸到外侧牙本质或釉牙本质界[18]。因此，这个问题还有待进一步研究。

一旦牙齿完成分化，成牙本质细胞就成为已定型的有丝分裂后期细胞，似乎失去了进一步分裂的能力，如果是这样，牙本质细胞的寿命将与活髓牙一致。

成牙本质细胞结构和功能的关系

放射性核素研究发现，活跃的成牙本质细胞的功能显著的胞质细胞器能发射大量的放射性物质[127]。在实验动物的腹膜内注射胶原的前体物 ^3H – 脯氨酸后，成牙本质细胞和前期牙本质基质即被放射自显影所标记（图 11 – 18）。RER 中快速相互作用的放射性核素物质不久就在高尔基复合体中出现，在此细胞器中，前体胶原被包装和浓缩形成分泌囊泡。被标记的囊泡可沿着迁移途径到达成牙本质细胞突的基底部。它们在此部位与细胞膜融合，通过反向胞饮作用将原胶原分子释放入前期牙本质基质中。

众所周知，胶原纤维是由原胶原溶液沉积形成的。在成牙本质细胞膜外表层处聚集成原纤维的。随后，原胶原进入前期牙本质基质中，在接近矿化前沿时厚度增加，在成牙本质细胞突基底部时直径为 150Å，而在矿化前沿达 500Å。

以相同方法研究了蛋白多糖和非胶原蛋白质的合成、转运和分泌途径。蛋白多糖的蛋白部分在成牙本质细胞的粗面内质网内合成、硫化，在高尔

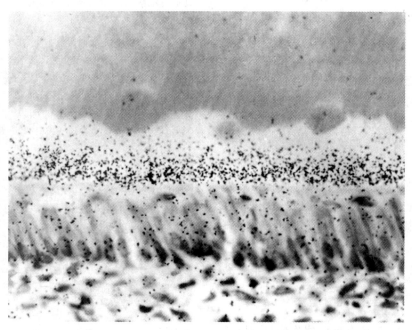

图 11 – 18 鼠腹膜内注射 ^3H – 脯氨酸 1 小时后，在发育的鼠磨牙中，成牙本质细胞和前期牙本质被放射自显影所标记

基复合体内将多糖部分加在蛋白分子上。蛋白多糖的分泌部位有两个,一个位于成牙本质细胞突的基底部,一个位于细胞突近矿化前沿处。蛋白多糖在这两个部位分泌进入前期牙本质,在矿化前沿聚集。显然,在牙本质发生期,牙本质基质的分泌有两个不同部位。前胶原分子、一部分蛋白多糖在成牙本质细胞突的基底部与胞体交接处分泌,进入前期牙本质的远中侧;同时,另一部分蛋白多糖、谷氨酸蛋白、磷蛋白等非胶原蛋白在靠近前期牙本质-牙本质交界处的成牙本质细胞突内分泌[25]。

牙髓成纤维细胞

成纤维细胞是牙髓中数量最多的细胞。牙髓成纤维细胞是一种组织特异性细胞,在适当信号刺激下能继续分化为其他细胞,如成牙本质细胞样细胞等。成纤维细胞能产生Ⅰ和Ⅲ型胶原纤维、糖蛋白和GAG,因此,它能制造和维持ECM的基质蛋白;因为它同时又能吞噬和降解胶原,因此,成纤维细胞可调节分布于整个牙髓的胶原。

尽管成纤维细胞分布于整个牙髓,但其在富细胞区内特别丰富。早期分化的成纤维细胞呈高柱状,广泛分布于牙髓基质中。细胞与细胞间可通过每个细胞发出的突起进行接触,很多接触形式为缝隙连接,能为电子对提供在细胞间转移的通道。未成熟的成纤维细胞的超微结构表现为细胞发育初期的特征,如不显著的高尔基复合体、大量的游离核糖体及散在的粗面内质网等。成熟的成纤维细胞呈卫星状,高尔基复合体增大,粗面内质网增加,出现分泌小泡,表现为蛋白质分泌细胞的特征。沿着胞体的外表面,胶原纤维开始出现。随着血管、神经和纤维的增加,牙髓中的成纤维细胞相对减少。

与其他组织中的相比,牙髓成纤维细胞似乎维持着一种相对未分化的特征[44],表现为含有大量的类似蜂窝状的纤维。蜂窝状纤维对银染有亲和力,与牙髓的嗜银性纤维相似。经过仔细的回顾性研究,Baume等证实,因为截然不同的组织化学分化,这种牙龈和淋巴组织中的蜂窝状纤维在牙髓中并不存在。他们建议称这种类似蜂窝状的牙髓纤维为嗜银性胶原纤维。这种纤维似乎需要GAG鞘膜,正是这种鞘膜被银染浸渍。在年轻牙髓中,非嗜银性胶原纤维含量稀少,但其随着年龄的增加而逐渐增多。

许多实验模型用于研究牙髓的损伤修复,特别是牙髓暴露或牙髓切断术后牙本质桥的形成模型。有实验发现,主要是成纤维细胞可发生有丝分裂,分化为成牙本质细胞样细胞。

巨噬细胞

单核细胞离开血流进入组织内,分化成巨噬细胞,因此,很多巨噬细胞非常靠近血管(图11-19)。大部分巨噬细胞在胞吞作用和吞噬作用中十分活跃(图11-20)。因为其游走能力和吞噬活性,它们可以作为清道夫从组织中清除红细胞碎片、死细胞和外源性抗原,摄入细胞内的物质可被溶酶体酶消化掉。另一部分巨噬细胞作为佐细胞,通过处理和呈递针对淋巴细胞的抗原来参与免疫反应。处理过的抗原结合至巨噬细胞Ⅱ型组织相容性抗原上,可与裸性或记忆性T细胞上的特殊受体反应,这种反应是T细胞依赖性免疫反应的最重要的环

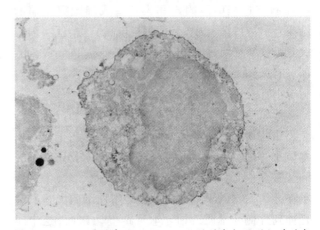

图11-19 人牙髓中HLA-DR+阳性的年轻巨噬细胞的免疫电镜观察,显示沿着细胞质膜的反应产物

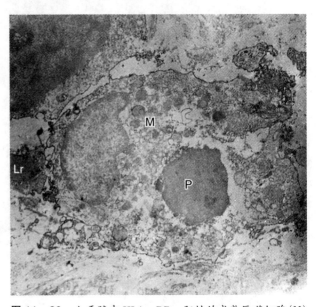

图11-20 人牙髓中HLA-DR+阳性的成熟巨噬细胞(M)的免疫电镜观察,显示吞噬体(P)

节。受到感染物刺激后,巨噬细胞还产生多种水溶性因子,包括白介素-1、肿瘤坏死因子、生长因子和其他细胞因子。

树突状细胞

树突状细胞也是免疫系统的佐细胞。在上皮或黏膜处也可发现相似的细胞,称为郎格汉斯细胞。树突状细胞最初在淋巴组织中发现,在结缔组织中广泛存在,包括牙髓[60,70](图11-21)。这些细胞可统称为抗原呈递细胞,其特征为树状胞浆突起,有细胞表面Ⅱ型抗原(图11-22)。它们在T细胞依赖性免疫反应中起重要作用。与抗原呈递巨噬细胞相似,它们也能吞噬蛋白抗原,提呈抗原肽片断和Ⅱ型分子聚合。聚合物可被T细胞识别,并与T细胞受体结合,刺激T细胞活化(图11-23)。图11-24显示了树突状细胞和淋巴细胞的细胞-细胞间结合。

淋巴细胞

Hahn报道在人牙齿的正常牙髓中发现了T淋巴细胞,其中的优势亚型是CD8抑制性淋巴细胞。阻生齿的牙髓中也存在淋巴细胞[69]。巨噬细胞、淋巴细胞和树突状细胞的存在,表明牙髓已具备了激

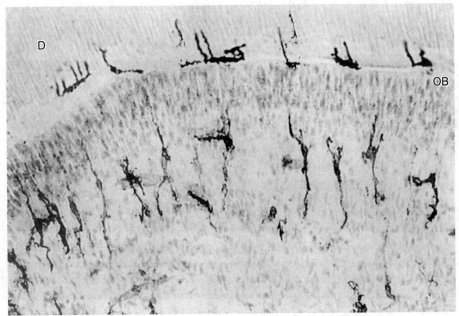

图11-21 免疫细胞化学染色证实,在正常人牙髓组织中的牙髓和牙本质交界处,存在表达Ⅱ型抗原的树突状细胞

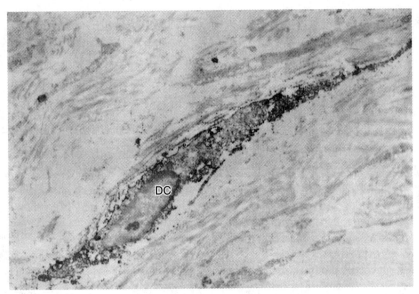

图11-22 人牙髓中树突状细胞的免疫电镜显微照片显示树突剖面中相对少量的溶酶体结构

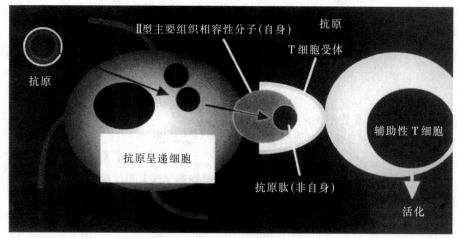

图 11-23　表达 MHC-Ⅱ型表面分子的细胞的功能。它们作为抗原呈递细胞,对诱导辅助性 T 细胞依赖性免疫反应具有重要作用

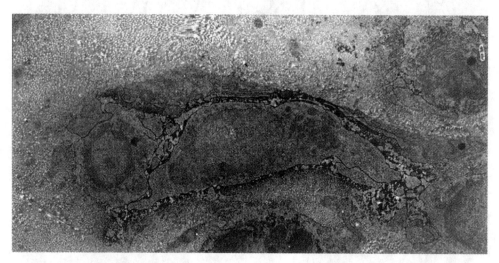

图 11-24　免疫电镜显微照片显示一个树突状细胞和一个淋巴细胞,它们表现为细胞-细胞间结合

发免疫反应所需的细胞。在正常牙髓中很少能发现 B 淋巴细胞。

肥大细胞

肥大细胞（mast cells）广泛分布于结缔组织中,在血管周围聚集成小群。肥大细胞在正常牙髓中很少被发现,而在炎症牙髓中往往存在。肥大细胞的颗粒内含有肝素（一种抗血凝剂）和组织胺（一种重要的炎症介质）,因此它在炎症反应中起着重要作用。

牙髓的代谢

牙髓的代谢活性可以通过测定耗氧率和二氧化碳或乳酸的产生率进行研究[29,32,100]。后面将介绍这种放射性计量的研究方法[43]。

与其他组织相比,牙髓细胞组成相对松散,因此牙髓的耗氧率也较低。在牙质生成活跃期,代谢活动较强,而牙冠发育完成后代谢活动降低。代谢活动最活跃的区域是成牙本质细胞层。

除了正常的糖酵解途径外,牙髓可通过磷酸戊糖旁路途径产生能量[30],这表明牙髓能够耐受一定程度的局部缺血,亦可解释牙髓为何能够耐受含肾上腺素的局部浸润麻醉所产生的血管收缩[65]。

一些常用的牙科材料,如丁香油、氧化锌丁香油、氢氧化钙、银汞合金等,能抑制牙髓组织的氧消耗,因此这些材料可抑制牙髓细胞的代谢[31,59]。有研究发现,正畸力对牙髓的代谢也有影响,正畸力作用于前磨牙 3 天后,牙髓的呼吸活动减少 27%[43]。

基质成分

结缔组织是一个系统，它包括细胞和纤维，及包埋两者的弥漫性的基质成分或称细胞外基质（ECM）。细胞能产生结缔组织纤维，也能合成 ECM 的主要成分。细胞和纤维有确定的形状，而细胞外基质是无定形的，通常被认为是一种凝胶而不是溶胶，这与组织液明显不同。因为含有高分子的多聚糖，细胞外基质被认为是结缔组织的储水器。

在 ECM 中，几乎所有的蛋白都是糖蛋白。蛋白聚糖是其中一种重要的糖蛋白，它能支持细胞，提供组织充盈度，并介导各种细胞间的相互作用。蛋白聚糖分子的主要结构为相互连接的糖胺多糖长链和蛋白环，其中除了含有硫酸乙酰肝素和肝素外，还含有双糖分子。糖胺多糖长链的最基本的功能是作为黏附分子介导细胞和其他基质分子相连。

纤连蛋白是一种主要的表面糖蛋白，它与胶原共同形成一个完整的纤维状支架，能影响细胞的附着、运动、生长和分化。层黏连蛋白是一种重要的基底膜成分，能吸附Ⅳ型胶原和细胞表面受体。肌腱蛋白是另一种基质附着糖蛋白[1]。

牙髓中最基本的蛋白多糖主要包括透明质酸、硫酸软骨素 B、硫酸乙酰肝素和硫酸软骨素[77]。结缔组织保留水分的作用主要归功于糖胺多糖。牙齿萌出后蛋白多糖的成分减少了 50%[74]。在牙本质发生期，硫酸软骨素是主要的蛋白多糖，尤其在成牙本质细胞层和前期牙本质内，因而它可能参与了矿化过程。牙齿萌出后，透明质酸和硫酸软骨素－B 含量增加，而硫酸软骨素显著减少。

牙髓的密度主要取决于基质中的蛋白多糖成分。在蛋白多糖分子中，糖胺多糖长链形成相对较硬的环状结构，产生一个支架，保留水分形成凝胶。透明质酸也是基质中的一种主要成分，也具有很强的亲水性。牙髓的含水量较高，有近 90%，因此基质形成一种弹性作用，能保护牙齿内的细胞和血管成分。

基质还可作为一种分子筛，能去除大的蛋白分子和尿素。当细胞的营养物质、代谢产物和水在细胞和血管间的基质内通过时，基质内的糖胺多糖的阴离子长链能吸附阳离子，因此，在某种程度上，基质可被认为是一种离子交换树脂。此外，基质还可通过排除渗透压活性分子来改变渗透压。蛋白多糖通过调节基质间隙的溶液、溶胶和水的扩散，在很大程度上决定着牙髓的物理性状。

基质能在含有较高浓度溶解性酶的炎症病损区发生降解。这些溶解性酶包括蛋白水解酶、透明质酸酶、硫酸软骨素酶以及细菌来源的水解酶等，它们均能破坏基质成分。同时，炎症和感染途径也会受到牙髓基质成分聚合状态的显著影响。

牙髓的结缔组织纤维

牙髓中存在着两种结构蛋白：①胶原；②弹性蛋白。胶原组成胞外基质成分，弹性蛋白的纤维构成小动脉的管壁。

单个胶原分子即原胶原分子含有 3 个多肽链，根据氨基酸序列和成分的不同命名为 α1 和 α2 链。由不同链组成的原胶原分子构成不同类型的胶原纤维：

Ⅰ 型胶原存在于皮肤、肌腱、骨、牙本质和牙髓。

Ⅱ 型胶原存在于软骨。

Ⅲ 型胶原存在于大多数非矿化的结缔组织中。在牙乳头及发育成熟的牙髓中可见其胚胎形式。在各个发育过程的牛牙髓中，Ⅲ 型胶原占牙髓胶原总量的 45%。

Ⅳ 和 Ⅶ 型胶原是基底膜的主要成分。

Ⅴ 型胶原是间质组织的成分。

Ⅰ 型胶原由成牙本质细胞和造釉细胞合成，成纤维细胞合成 Ⅰ、Ⅲ、Ⅴ 型和 Ⅶ 型胶原。

在粗面内质网中，组成胶原的分子由多核糖体按比例合成，多肽链上的脯氨酸和赖氨酸残基被羟基化，并在滑面内质网中装配成三螺旋结构。这些装配产物被称为后期胶原，它具有氨基酸的末端单位，命名为后期胶原分子端肽。这些分子在高尔基体中被糖基化并被包绕在分泌囊泡中，运送到原生质膜，通过胞吐作用到达细胞外基质，完成后期胶原的释放。然后，后期胶原的端肽被水解酶切除，原胶原分子开始聚合为胶原纤维，这种原胶原的聚合通常是由 GAG 介导的。原胶原分子继续交联聚合，可溶性胶原就转化为不可溶性胶原。

在年轻牙髓中，有一种细小的胶原纤维，银染为黑色，称之为嗜银性纤维（图 11－25）。它们非常细小，不能形成束状进而编制成精细的网络，因此在其他疏松结缔组织中不能成为网状纤维。在已完全萌出的牙齿中，这种纤维在成牙本质细胞之间通过牙本质基质进入牙髓内[10]。在老年牙髓，更常见

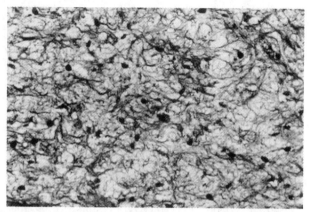

图 11-25 用皮尔森银浸渍法染色证实牙髓胶原纤维的非网状编织结构

一些较粗大的非嗜银性纤维束，它们可通过其他特殊组织学方法显示出来，如 Masson 三色染色或 Mallory 三色结缔组织染色（图 11-26）。这些纤维束最常见于近根尖孔处的根髓内（图 11-27），因此 Torneck[123]建议在拔髓时，拔髓针应进入此处，才有最大机会拔除完整牙髓。

神经支配

疼痛是一种综合现象，不仅涉及感觉反应，还涉及行为的情绪、观念和动机。尽管如此，只有牙齿受到激惹引起的电信号传入大脑才会引起疼痛，因此，要控制牙齿疼痛必须要了解这些疼痛信

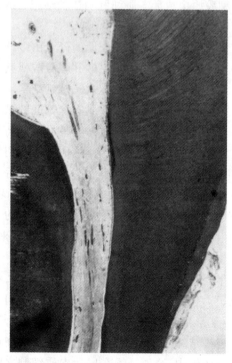

图 11-26 牙髓组织切片的 Masson 三色染色显示，与冠髓相比，在近根尖孔处的根髓内有大量的胶原纤维

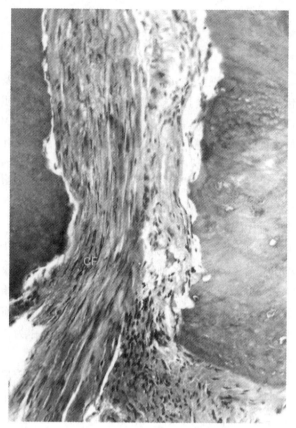

图 11-27 根尖孔处牙髓密集成束的胶原纤维(CF)

号的机制。

牙髓的感觉系统似乎非常适于传导对牙齿有潜在伤害的信号。牙齿的神经网络由大量的有髓鞘和无髓鞘的神经纤维组成，仅进入前磨牙的轴突就达 2000 条以上。

除了自然的感觉刺激，如热量变化、机械变形和组织损伤外，几乎所有的传入性刺激都可导致疼痛。但当牙髓被电子牙髓测试仪轻微刺激时，也能产生非疼痛性感觉。牙髓的神经支配包括传入神经元和自主纤维。传入神经元传导感觉刺激，自主神经提供牙髓微循环的神经性调节，也可调节牙本质发生。

除了感觉神经外，牙髓中的交感神经来源于颈上神经节，在牙乳头内，伴随血管系统的建立而出现。在成人牙齿，交感纤维通常围绕小动脉形成神经丛，对这些纤维的刺激可导致小动脉的收缩和血流量的减少。交感纤维还可见于成牙本质细胞层，且并不围绕血管。肾上腺素能纤维和胆碱能纤维都在成牙本质细胞层出现[55]，说明自主神经纤维可能在某种程度上调节牙本质的发生。

根据神经纤维的功能、直径和传导速率，将其分类如下（见表 11-2）。在牙髓主要有两类神经纤

表 11-2 神经纤维的分类

纤维的类型	功 能	直 径(μm)	传导速度(m/s)
Aα	运动,本体感觉	12~20	70~120
Aβ	压力,触觉	5~12	30~70
Aγ	运动	3~6	15~30
Aδ	疼痛,温度,触觉	1~5	6~30
B	节前自主神经	<3	3~15
C	疼痛	0.4~1.0	0.5~2
交感纤维	节后交感神经	0.3~1.3	0.7~2.3

表 11-3 神经纤维的特征

纤维	髓鞘形式	终末定位	疼痛特征	应激阈值
Aδ	是	牙髓牙本质交界处	尖锐,刺痛	相对低
C	否	分布于整个牙髓	剧烈,持续,更难忍受	相对高,通常与组织伤害程度有关

维:①有髓鞘的神经纤维(A 纤维);②无髓鞘的神经纤维(C 纤维)。此外还有些功能介于两者之间的神经纤维[54]。A 纤维包括 Aβ 和 Aδ 纤维。虽然两者功能相同,但 Aβ 比 Aδ 纤维对刺激更敏感。大约 90% 的 A 纤维是 Aδ 纤维。这些纤维的基本特点见表 11-3。

在牙齿发育钟状期,最早的神经纤维沿着血管的路径进入牙乳头。此时在牙乳头仅能观察到无髓鞘的纤维,其中一部分可能是尚未髓鞘化的 A 纤维。髓鞘化纤维是牙髓最后发育的神经纤维。神经纤维的数目会逐渐增加,当纤维接近牙本质时将发出一些分支。在钟状期,仅有极少的神经纤维进入前期牙本质。

牙髓的感觉神经来自三叉神经,以成束方式通过根尖孔进入根髓,与微小动静脉紧密相邻(图 11-28)。每个进入牙髓的神经都伴行着神经膜细胞,其产生的鞘膜包绕神经纤维。牙根发育结束后,在牙髓的中央区域有髓鞘纤维成束团聚(图 11-29)。大部分无髓鞘的 C 纤维位于这些纤维束中,剩余的纤维位于牙髓的周边[98]。值得注意的是,一条牙髓神经纤维可以分布于多个牙髓[49]。

有研究者发现[56],在人类前磨牙中,当牙齿刚刚萌出时,根尖孔处无髓鞘的轴突数目最多,平均每颗牙有 1800 条,并伴行着 100~400 条有髓鞘的轴突。牙齿萌出 5 年后,A 纤维数目逐渐增加到 700 条。由于牙髓中的 A 纤维出现相对较迟,牙髓电活力测定在年轻牙齿中并不可靠[36]。

大量的研究数据提示,在发育完成的尖牙和切

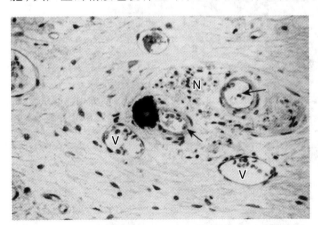

图 11-28 人前磨牙根尖孔牙髓的横切片,显示神经纤维束(N)、小动脉(箭头)和小静脉(V)。可注意到一个小髓石紧邻小动脉壁

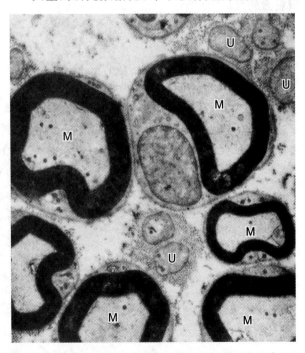

图 11-29 一个年轻尖牙根尖孔牙髓的电镜显微照片,显示在横断面上神经膜细胞内的有髓鞘的神经轴突(M);较小的无髓鞘轴突(U)单独和成组的被神经膜细胞包绕

牙，其根尖孔以上约 1~2 mm 处测量到的有髓鞘的轴突[57]分别为 361 和 359 条；无髓鞘的轴突数量更多，分别为 2240 和 1591 条；因此，牙髓中大约 80% 的神经是无髓鞘纤维。但在年轻牙齿中，有些有髓鞘的轴突在进入根尖前失去髓鞘，因此，很难准确评定进入牙髓的有髓鞘的轴突和无髓鞘的轴突的比例。

神经束与血管一起通过根髓上行，到达冠髓后在富细胞区下方成扇形分开，分支成小束，最后分支形成只有单个神经轴突的神经丛，称之为 Rasehkow 丛（图 11-30）。完全发育的 Rasehkow 丛只是在牙根形成的最后阶段才形成[27]。估计进入牙髓的每一个神经纤维至少发出 8 个分支到 Rasehkow 丛。在 Rasehkow 丛，大量的纤维分支产生许多重叠感受区[45]。A 纤维从髓鞘中伸展出来，但仍位于神经鞘细胞内，经反复分支形成成牙本质细胞下丛（subodontoblasfic plexus）。最后，终末轴突从神经鞘细胞中发出，作为游离的神经末梢，在成牙本质细胞间通过（图 11-31、11-32）。

除上面提到的根管内神经纤维外，牙本质内没有其他感觉神经纤维。这可以解释为什么疼痛刺激因子（如乙酰胆碱和氯化钾）作用于暴露的牙本质表面不能引起疼痛。同样的，局部麻醉剂作用于牙本质也不能降低其敏感性，需要非常高浓度的利多卡因溶液，才能抑制牙齿内部牙本质神经纤维对机械刺激的反应[3]。

有人研究了神经纤维在牙本质-牙髓交界区的分布和组织结构的特点。根据分支的部位和方式，可以将神经末梢分成几种形式（图 11-33）。其中一种神经纤维能从成牙本质细胞下神经丛延伸向成牙本质细胞层，但未到达前期牙本质，仅终止于富细胞区、疏细胞区或成牙本质细胞层的胞外间隙；另一种神经纤维深入到前期牙本质内，进一步呈垂直或螺旋状延伸至与成牙本质细胞层紧密相关的牙本质小管内。大部分的小管内纤维只有几个微米长，也有一些深入达 100 μm 以上。一个终末复合体可覆盖几千平方微米。

在髓角区的小管内神经末梢最密集，约 40% 以上的小管内含有神经末梢[72]。在牙本质其他部位密度减小。在根部牙本质，每 100 个小管内才有 1 个神经末梢。成牙本质细胞突与管内神经末梢的解剖及其功能关系很值得关注。研究发现，神经纤维位于成牙本质细胞突表面的沟状结构内，在终末端，神经纤维围绕胞浆突起成螺旋状卷曲。成牙本质细胞突的胞膜与神经纤维紧密相邻，沿其长轴平行伸展，而没有突触性接触[52]。

没有足够的证据证明，成牙本质细胞与相关神经轴突的功能有关，并共同在牙本质感觉功能中起作用。如果成牙本质细胞可作为受体细胞，它们应该与相邻的神经纤维有突触性连接，然而在两者间这种功能性连接尚未发现。并且，成牙本质细胞的膜电位很低（约 30mV），不足以对电刺激产

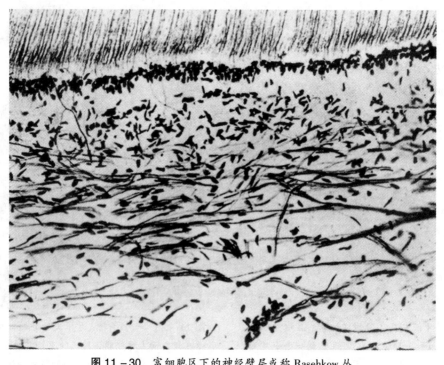

图 11-30　富细胞区下的神经壁层或称 Rasehkow 丛

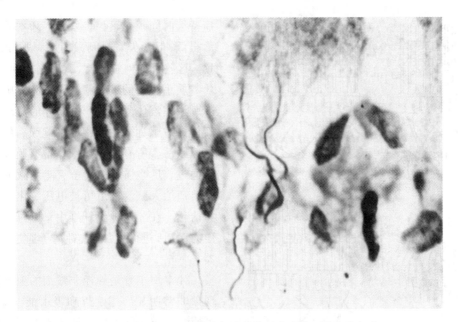

图 11-31　神经纤维穿过成牙本质细胞层进入前期牙本质

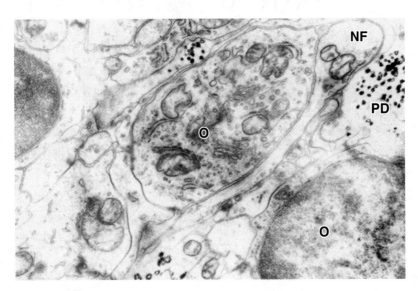

图 11-32　在鼠磨牙髓角上部，无神经膜细胞包绕的无髓鞘神经纤维（NF）位于紧密相连的成牙本质细胞间；图上右部可见前期牙本质（PD）。神经内可见纵向分布的细神经丝、微泡和线粒体

生反应[68,138]。因而，牙本质的敏感性不会在成牙本质细胞层受到破坏后衰减[14,73]。

研究发现，当交感神经纤维受到刺激时可引起牙髓血流减少，进而导致牙髓 A 纤维兴奋性降低[24]，而 C 纤维受到的影响则较小[122]。

临床发现，牙髓神经纤维对坏死有一定的抵抗性[25,82]。神经束一般不易自溶。即使是变性牙髓，血运受到影响，神经纤维仍然对刺激有反应，这是因为 C 纤维在低氧情况下仍能较好地保持功能完整性[122]。这可以解释为什么根管器械预备非活髓牙根管时仍能激发疼痛。

牙髓测试

牙髓电活力测定仪能释放一定强度的电流，当超过牙釉质和牙本质的电阻时，即能刺激牙本质牙髓交界区的 A 神经纤维。但常规的牙髓实验并不能引起牙髓 C 纤维的反应，为了刺激 C 纤维需要更强的电流[86]。Bender 等[6]发现在前牙最适电刺激位点是前牙切端，此处电刺激反应阈值较低，随着刺激点向牙根区移动，阈值升高。

冷试验可采用固态或液态 CO_2 冰冻；热试验一般用热马来乳胶或热水喷施于牙本质小管。这些方法可刺激牙本质小管中的 A 纤维，但 C 纤维一般不

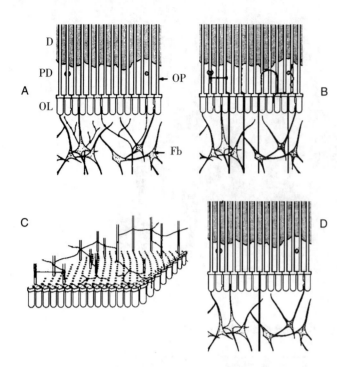

图11-33 牙髓牙本质交界区的神经纤维分布示意图。A. 神经纤维从成牙本质细胞下神经丛延伸向成牙本质细胞层（D：牙本质；Fb：成纤维细胞；OL：成牙本质细胞层；OP：成牙本质细胞突；PD：前期牙本质）。B. 神经纤维深入到前期牙本质小管内。C. 延伸到前期牙本质内的神经纤维复合体。D. 延伸到牙本质的小管内的神经纤维

会受到激惹，除非刺激已对牙髓产生损伤。通常，冷试验不会损伤牙髓[36]，而热试验则有很大的这种可能性。但如果试验方法适当，对牙髓的损伤则完全可以避免。

牙本质的感受性

近年来牙本质感受性机制越来越受到关注。外界刺激是怎样传递到位于牙本质-牙髓交界区的感觉受体的呢？所有的证据集中表明，牙本质小管内的液体流动是引发疼痛最基本的因素[124]。现已发现，能引起疼痛的刺激，如热、冷、吹气和探针探察都能使牙本质小管内的液体流动[11]，这被称为"牙本质敏感性的液体流动机制"。这种牙本质小管内的液体流动可被位于小管内的感觉受体，或下方的成牙本质细胞层转化为电信号。研究者证实[79,132]，牙本质小管内液体流动的速率和小管内神经纤维的电荷成正比。研究还发现，液体向外流动比向内流动引起的神经反射更强。

在人体试验中，仅仅使前磨牙表面受冷或受热就能引起疼痛反应，但这种冷热还不足以引起温度的变化而刺激下面牙髓的感觉受体[129]。这种激惹

痛持续时间很短，仅1~2秒。牙本质的热量扩散能力很低，但牙齿对热刺激的反应非常迅速，常小于1秒。这些都如何解释呢？有证据表明，热刺激能导致牙本质小管内的液体膨胀，向牙髓方向流动；反之，冷刺激使液体凝缩，产生向外的流动。快速流动的液体穿过感觉受体细胞的细胞膜，使其变形，引起受体激活。所有的神经细胞都有膜通道，能使离子流通过，足够强度的离子流能刺激细胞活化并将冲动传递给大脑。通道可被电压、化学物质和机械压力活化。在牙髓神经纤维中，压力活化通道被流体压力激活，进而增加钠、钾离子通过，从而激活换能器。

牙本质小管是管径非常细的毛细管，其毛细管现象非常明显。用吹气和吸水纸干燥牙本质表面，可使牙本质小管外侧的液体流失，毛细作用力就会使牙本质小管内的液体产生一个快速的外向移动（图11-34）。在理论上，Brännström干燥法引起牙本质小管由内向外的移动速率是2~3 mm/s。除空气吹干外，含有高渗性蔗糖和氯化钙的脱水剂，如作用于牙本质表面，也能引起疼痛。

研究者还发现，当受到冷、热、气流等刺激时，仅有A神经纤维被激活[88]；如果足够的热量使釉牙本质界的温度升高几摄氏度，尤其是产生热损伤

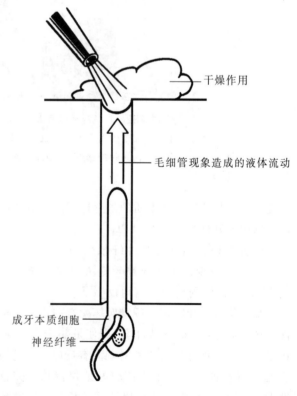

图11-34 气枪产生气流造成的脱水作用使牙本质小管内的液体外向移动示意图

时，C神经纤维才能被激活。似乎A神经纤维主要被牙本质小管内容物的快速移动激活[85]，而只有温度达到43.8℃时，C神经纤维才被激活，但此时牙髓已发生热损伤。

研究还表明，当暴露的牙本质小管口径变宽，牙本质小管内的液体能向外自由流动时，疼痛刺激物更容易从牙本质表面向内传递[58]。如酸处理去除黏附层，开放牙本质小管开口，会使牙本质对刺激更敏感[50]。

也许最难以解释的现象是轻轻用探针探察牙本质也能引起疼痛。这是因为即使探针轻压也能产生很大的力量，这种力量能机械性压缩牙本质小管的开口，引起牙本质液的充分流动，刺激牙髓内的感觉受体。考虑到牙本质小管的密度，将有数以千计的神经末梢同时受到刺激，因而会产生一个叠加的作用。

另一个说明在牙本质小管内能产生强大流体力量的例子，是成牙本质细胞的移位现象。在这种现象中，成牙本质细胞胞体向上方的牙本质小管内移位。这可能是当暴露的牙本质被气枪和窝洞干燥剂干燥时，小管内的液体迅速移动造成的（图11-35）。这种位移可导致成牙本质细胞的丧失，因为移位的细胞会发生自溶，随之在牙本质小管内消失（移位的成牙本质细胞可能会被从牙髓富细胞区迁移而来的细胞所替代，本章后面将讨论该现象）。

这种流体理论还可以解释牙本质过敏的机制。牙本质过敏与正常情况下应被牙骨质覆盖的牙本质暴露有关。当牙龈退缩时，牙骨质暴露于口腔环境中，薄层的牙骨质会由于刷洗、使用牙签等而耗损。牙本质一旦暴露，就会对各种刺激产生反应。尽管初期牙本质非常敏感，但几周后，敏感性会降低，这是由于牙本质小管被矿物质沉淀逐渐堵塞，降低了流动性。此外，暴露牙本质小管牙髓端修复性牙本质的沉积也能减少牙本质过敏。

目前治疗过敏牙齿的方法是减少牙本质小管的功能直径，以限制液体的流动。为达到这个目的，有4种可能的治疗方式[126]：

1. 在暴露的根面涂漆，使过敏的牙本质表面形成黏附层。

2. 用药物如草酸盐等复合物在牙本质小管内形成不溶性沉淀。

3. 用树脂浸闭牙本质小管。

4. 用牙本质黏结剂封闭牙本质小管。

激光照射也能用于牙本质过敏的治疗，但临床上必须注意其对牙髓的影响[112,118]。

神经肽

最令人感兴趣的是感觉神经中的神经肽。牙髓神经纤维中含多种神经多肽，如P物质（SP）、降钙素基因相关肽（CGRP）、血管活性肠多肽（VIP）[75,93,134]、神经激肽A（NKA）、神经肽Y（NPY）等。在鼠磨牙中，大部分小管内感觉神经纤维含有CGRP，其中一些还含有其他神经肽类物质，如SP、NPY等[16]。许多因素可以激活神经多肽的释放，如组织损伤、补体激活、抗原抗体反应或下齿槽神经的逆行刺激。一旦神经肽被释放，血管活性肽物质就会使血管产生

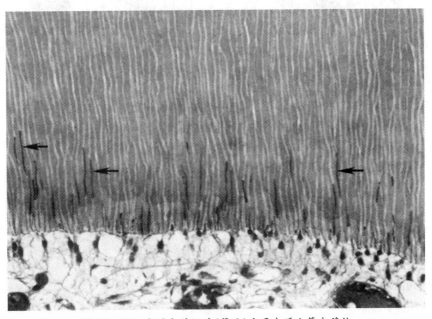

图11-35　成牙本质细胞（箭头）向牙本质小管内移位

变化,这与组织胺和缓激肽类作用相似。此外,SP 和 CGRP 还与痛觉过敏和促进伤口愈合有关。

有报道[79]称对牙本质的机械性刺激能在牙髓内产生血管扩张,这可能是因为牙本质小管内感觉神经纤维释放神经肽造成的。电刺激牙髓也能产生相似的作用[47]。

牙本质内神经纤维的可塑性

很显然,牙齿的神经分布是一个动态的复合体,神经纤维的数量、大小和化学成分都随着年龄、牙齿损伤[17,35]和龋坏的情况而发生变化。例如,神经纤维能芽生入牙髓受损部位周围的感染组织中,这些新芽生神经纤维中的 CGRP 和 SP 含量增加[19];当炎症消退后,芽生神经纤维的数目减少。如图 11-36,鼠磨牙中正常分布的 CGRP 未免疫活化的感觉神经纤维与一个浅龋下部位的比较。调节这种变化的因子似乎是神经生长因子(NGF),在感觉神经纤维和施万细胞中发现了 NGF 的受体。有证据表明,NGF 是由牙冠成牙本质细胞下区,特别是髓角顶端的成纤维细胞合成的[20]。CGRP 和 SP 性芽生神经纤维生长最活跃的部位,也是 NGF 生成最多的部位。在人牙齿的龋损下,有大量的神经纤维芽,在同一区域也可见牙髓树突状细胞的增生(图 11-37),这两种细胞的一致性可能意味着某种神经免疫反应。

痛觉过敏

痛觉过敏(hyperalgesia)有 3 个特征:①自发性疼痛;②疼痛阈值不断降低;③对痛性刺激的反应不断增强。在某些病例中,痛觉过敏是由于持续性炎症造成的。临床上,当牙髓内部发生急性炎症时,牙髓的敏感性经常增加,且牙齿很难被麻醉。尽管对痛觉过敏缺乏精确的说明,很显然急性炎症反应造成的局部组织压升高是重要因素[111]。临床上,我们都知道,化脓的剧烈疼痛的牙髓腔被打开时,压力释放可使牙齿的疼痛水平迅速缓解。这说明髓腔压力是痛觉过敏的重要原因。

此外,一些特殊的炎症介质如缓激肽、5-羟色胺、前列腺素 E 等都能造成痛觉过敏。例如 5-羟色

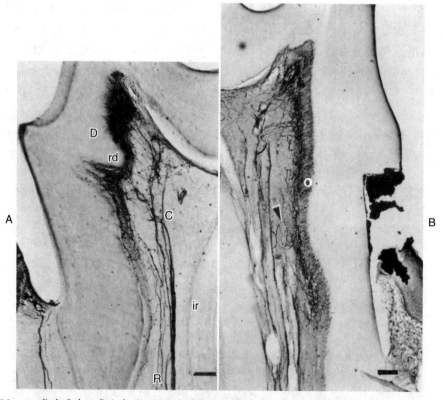

图 11-36　A. 鼠磨牙中正常分布的 CGRP 免疫活化的感觉神经纤维。典型的神经纤维未发出分支进入根部(R),它们避开根尖周牙本质(ir),在冠髓(C)和牙本质(D)处形成很多分支。神经分布很不均匀,末端聚集在大部柱状成牙本质细胞周围(如本图中牙冠的左侧所示)。当修复性牙本质产生后,状况发生改变,以至于牙本质的神经分布减少了。B. 4 天前在鼠磨牙根颈部制备的浅的 I 类洞型。原发性成牙本质细胞(O)层仍存活,很多新生的 CGRP 未免疫活化的终末分支向下延伸进入受损的牙髓和牙本质。大的轴突分叉形成的末端树丛状分支(箭头)延伸入损伤部位。分辨率:0.1mm。A,75×;B,45×.

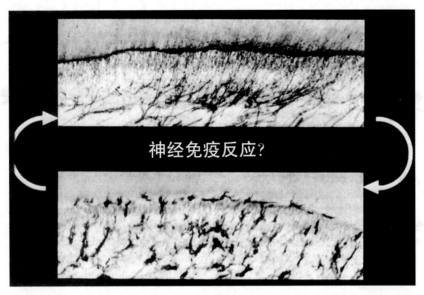

图 11-37 免疫组织化学显示，一个龋损部位（上）下的人牙髓中芽生入大量神经纤维，同样区域有明显的牙髓树突状细胞（下）的增生。这两种细胞的一致性可能意味着神经免疫反应

胺和 CGRP 能使牙本质神经纤维对流体性刺激更加敏感[89]。非鞘膜性神经纤维也能被很多炎症介质激活，如缓激肽放入人牙齿的龋洞中可引起钝痛。

白三烯 B4（LTB4）对牙本质内神经纤维有长时间持续性的致敏作用，提示在牙髓炎症反应中，它能加强伤害性感受器活化[76]。LTB4 和补体片段 C5α 能刺激中性粒细胞分泌致痛的白三烯、8(R)和 15(S)-diHETE。

众所周知，正常牙髓中有很多静默神经纤维，它们通常不会被一般的外界刺激所激活。但是，一旦它们在牙髓炎症反应中被致敏，也会对流体性刺激产生反应[87]。这种现象可能也与牙本质痛觉过敏有关。

疼痛的牙髓炎

上面的讨论显示，A 型神经纤维受到刺激引起的疼痛，并不一定表示已经发生了牙髓感染或组织损伤。A 型神经纤维的激活阈值相对较低，痛性牙髓炎更可能与伤害性感受器 C 型神经纤维有关。临床上在建立痛性牙髓炎的诊断之前，应仔细检查有症状的牙齿，排除牙本质疼痛过敏、充填物裂隙和渗漏及牙齿隐裂的可能性。

感染或牙髓退化引起的疼痛可以是被诱发产生的，也可以自发产生。疼痛过敏的牙髓可被通常并不引起疼痛的因素刺激，或疼痛更剧烈，持续时间更长。另一方面，在没有外界刺激的情况下，牙齿也会发生自发性疼痛。但为什么牙髓感染（但未坏死）已经几周甚至几个月，忽然在某天的凌晨 3 点开始疼痛呢？对此尚无一个满意的解释。这种非诱发性的疼痛表现为钝性、持续性和难以定位，与短暂、尖锐、定位性的牙本质过敏有本质的不同。

Närhi[84] 力图揭示流体静力变化对牙髓神经纤维的激活作用。他用猫和狗做试验，通过一个插入牙本质内的套管，对牙髓施加变化的正负压力，用信号记录仪记录。他发现压力变化频度与牙髓发出的冲动次数正相关。他的结论是，压力变化在牙髓组织中产生局部变形，导致感觉神经纤维伸长（图 11-38，11-39）。

脉管分布

血液通过直径 100 μm 或 100 μm 以下的小动脉进入牙齿，这些血管通过根尖孔时与神经纤维束伴行（图 11-28）。一些更细小的血管还可以通过侧支根管或副根管进入牙髓。小动脉行至根髓中央时发出分支，向侧方伸展至成牙本质细胞层，在细胞层下方形成一个毛细血管丛（图 11-40）。当小动脉进入冠髓后，朝着牙本质方向呈扇形分支，在成牙本质细胞下层形成毛细血管网（图 11-41），为成牙本质细胞提供代谢来源。

冠髓的毛细血管网密度几乎是根髓的两倍[64]。髓角的血流量比牙髓的其他部位大得多[80]。在年轻牙髓中，毛细血管通常进入成牙本质细胞层，可为代谢活跃的成牙本质细胞提供充足的营养成分（图

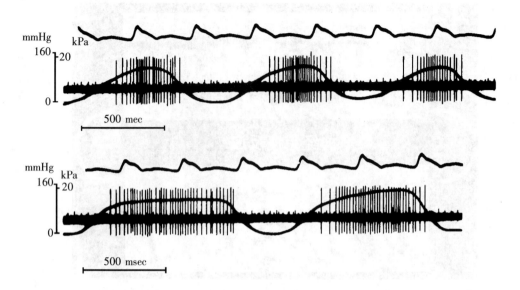

图 11-38 单个狗牙髓神经纤维对流体压力刺激脉冲的反应。每个图下面的实波状线表示施加到牙髓的刺激压力。上面的线记录的是股动脉压力曲线,用以表示在心脏循环和牙髓压力间的相对变化

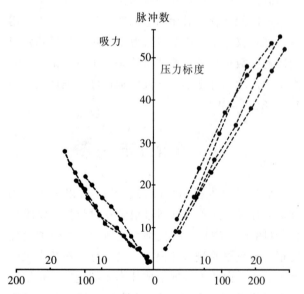

图 11-39 在一小组猫牙髓神经纤维中用三个吸力刺激和四个压力标度表示神经脉冲(N)次数和压力变化频度(I)的关系。压力脉冲用 mm Hg×sec 和 kPa×sec 为刻度

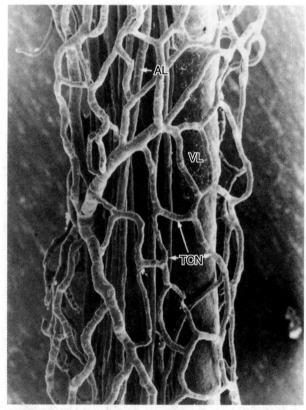

图 11-40 一个狗磨牙根髓血管网的高电压扫描电镜显微照片显示成牙本质细胞层下终末毛细血管网(TCN)的结构。小静脉(VL)和小动脉(AL)都被标出

11-42)。

成牙本质细胞下毛细血管由一层基底膜包绕,偶尔在管壁上可见开窗[97]。这些窗口能提供从毛细血管至相邻成牙本质细胞之间液体和代谢产物的快速交换。

血液通过毛细血管丛进入毛细血管后小静脉(图 11-41)(图 11-43),然后进入较大的小静脉。牙髓中的小静脉管壁较薄,有利于液体的流入和流

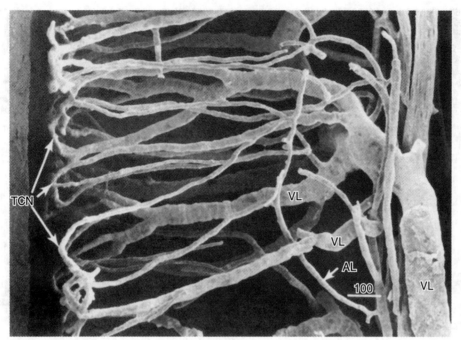

图 11-41 年轻尖牙牙髓的成牙本质细胞层下终末毛细血管网(TCN)、小静脉(VL)和小动脉(AL)。牙本质在左侧远处,冠髓在右侧。分辨率:100×

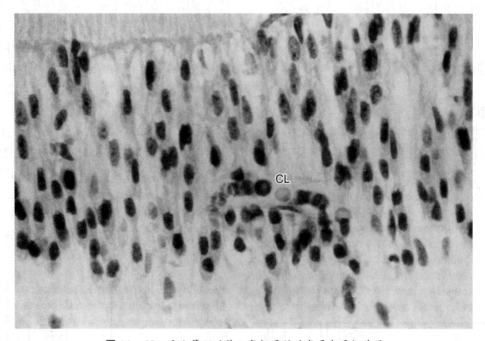

图 11-42 毛血管环延伸入年轻牙髓的成牙本质细胞层

出,肌层薄且不连续。汇集的小静脉行至牙髓中央逐渐变大,最大的小静脉直径可达 200 mm,比牙髓的微动脉管径明显粗大。在多根牙中,主静脉回流有时通过唯一的根尖孔,有时通过根分叉或根分叉的侧支根管[67]。

在冠髓和根髓均有动静脉吻合(AVA),尤其是在根髓[113]。动静脉吻合为小动脉和小静脉之间提供了一个直接的交流途径,成为血管床的旁路。

AVA 的管径相对较细,仅有大约 10 μm[67]。推测动静脉吻合可在调节牙髓微循环方面起重要作用。在理论上,当牙髓微循环受到损伤而导致血栓形成和出血时,动静脉吻合能将血流从受损部位转移。

据报道,在猫尖牙中,冠髓的血供可占到 14.4%[133]。牙髓中平均毛细血管密度是每 mm^2 1404 根,比身体大部分组织要高。

在口腔组织中,年轻和正常牙髓的血流量最

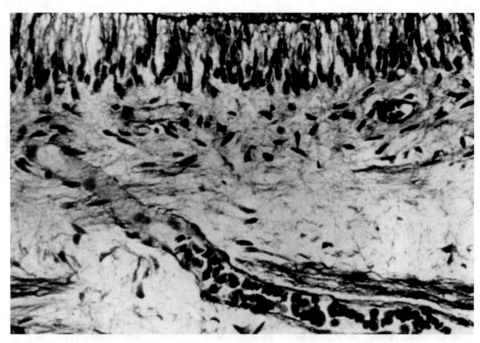

图 11-43 血液通过毛细血管丛进入毛细血管后小静脉

大,但比主要内脏器官的流量低,表明牙髓细胞的呼吸率相对较低(图 11-44)。牙髓周边区域(即成牙本质细胞下毛细血管丛)的血流量较牙髓中央大[67]。

牙髓的血流调节

有多个系统参与牙髓的血流调节,包括肾上腺素-血管紧张素交感神经系统[66]、β-肾上腺素血管舒张系统[119]、胆碱能血管活化交感神经系统和感觉神经相关的逆行性血管舒张系统(包括轴突反射的血管舒张)[103]。已证实在猫牙髓中没有副肾上腺素血管舒张机制[102];在鼠和猴牙髓的成牙本质细胞中有胆碱能神经末梢,表明这些神经纤维能影响牙本质生成[4]。

小动脉和小静脉的管壁与平滑肌相连,平滑肌受无髓鞘交感纤维支配。当这些纤维受刺激后,传导冲动引起肌纤维收缩,血管发生收缩,血流减少。用激光多普勒技术对牙髓的交感神经纤维进行电刺激,能导致牙髓血流量减少[24]。用含有肾上腺素的局部麻醉药可活化 α-肾上腺素受体,导致牙髓血流量显著减少[63]。

有人对猫的牙髓的组织压和血压进行了测定[121]。组织液压为 6 mmHg,小动脉、毛细血管、小静脉的血压分别为 43 mmHg、35 mmHg 和 19 mmHg(图 11-45)。

感染牙髓的血液循环是一个复杂的病理生理过程,尽管目前已做了大量研究,但还未完全阐明其反

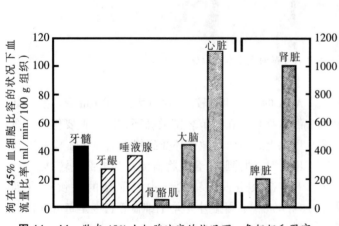

图 11-44 狗在 45% 血细胞比容的状况下,各组织和器官每 100g 组织的血流量

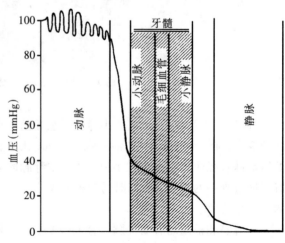

图 11-45 牙髓外组织和牙髓血流的血压差

应机制[48,64]。牙髓的一个显著特点就是完全严密地包裹于牙本质内，使得牙髓处于一个低依从环境。这与大脑、骨髓和指甲床相似，因此牙髓组织的扩张能力十分有限[131]。在炎症反应期间，血管扩张和通透性增加，使得牙髓流体静力压增加，当组织压增加到与血管内压力相等时，壁薄的小静脉被压扁，血管阻力增加，血液流速减小[63]。因此，在进入牙髓的动脉内注射血管舒张剂，可引起牙髓血液的减少而不是增加[119,120]。然而，Heyeraas[47]观察到，牙髓内的组织压升高能促进组织液被血管和淋巴管吸收，从而减小组织压。因此，尽管组织压升高，血流量仍然可增加。很显然，综合运用多个学科的方法有助于更好地了解牙髓炎症过程中复杂的周期性变化。

淋巴管

牙髓中是否存在淋巴管还存在争议，这是因为在常规光学显微镜下很难判别小静脉和淋巴管。但已有研究者用光学和电子显微镜描绘了猫和人牙髓中的毛细淋巴管[9,78]（图11-46）。

修 复

牙髓固有的修复潜能已经被充分认识到。在其他结缔组织中，组织损伤的修复是从巨噬细胞的吞噬作用开始，接着是成纤维细胞和毛细血管芽的增殖及胶原的形成。在损伤治疗和修复中，局部微循环是关键环节。充足的血流供应对运送炎症成分到牙髓受损部位，提供给年轻的成纤维细胞营养以合成胶原都是至关重要的。与大部分组织不同，牙髓的非侧支性循环是致命性的，这使它在理论上比其他组织更容易受到伤害。因此，当损伤严重的情况下，由于牙齿的血液供给不足，修复能力将被削弱。有理由认为，年轻牙因具有含多量的细胞、宽大的根尖孔和充足血液供应的牙髓，其修复能力要比只有较细小的根尖孔和限制性血流供应的老龄牙强。初期成牙本质细胞受到损伤死亡后产生的牙本质有多种不同的名称：

不规则性继发性牙本质；
刺激性牙本质；
第三期牙本质；
修复性牙本质。

对不规则形成的牙本质最常采用的术语是修复性牙本质，这可能是因为它经常是由于损伤造成的，并成为修复过程的组成部分。但是必须认识到，这种牙本质在正常牙和完全没有损伤的未萌出牙中也能观察到[91]。

继发性牙本质在整个活髓牙的生命周期内一直沿髓周牙本质壁沉淀形成。相反，修复性牙本质的形成是在原发性或继发性牙本质的表面，与受到刺激部位相应。例如，当龋损已侵入到牙本质，牙髓通常会形成一层修复性牙本质覆盖在原发性或继发性牙本质的牙本质小管内，与龋损部位一致（图11-47）。与

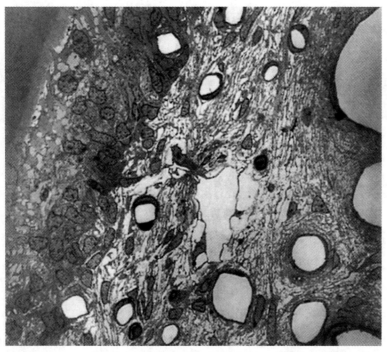

图11-46　电镜显微照片显示，在猫的牙本质和牙髓中的毛细淋巴管

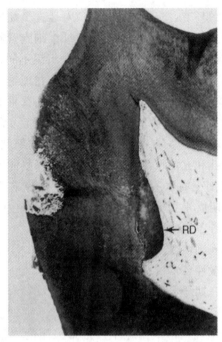

图 11-47 在牙本质龋损部位反应性沉积的修复性牙本质（RD）

此相似，当殆面磨耗了最外层的牙釉质，牙本质暴露于口腔环境时，修复性牙本质在牙本质暴露部位的相应牙髓表面沉积。因此，修复性牙本质的产生使牙髓能在一个矿化的屏障后得到保护。

与原发性牙本质不同，修复性牙本质缺乏管状结构，小管内腔扩大趋于无序，在有些情况下甚至完全没有牙本质小管结构。形成修复性牙本质的细胞与髓角处柱状的原发性成牙本质细胞不同，常呈立方形（图 11-48）。修复性牙本质的性质变化较大。如果对牙髓的刺激较弱，如只发生浅龋，修复性牙本质的小管排列和矿化程度与原发性牙本质相似；但当龋坏很深时，产生的修复性牙本质相对缺乏小管结构，矿化程度也很低。修复性牙本质的不规则程度是由炎症反应的强度、细胞受损的范围和替代成牙本质细胞的分化程度决定的。

在严重的牙髓感染中，经常可观察到质量最差的修复性牙本质。事实上，这些牙本质结构极其混乱，甚至一些软组织也陷入牙本质基质中，在组织切片中表现为"瑞士奶酪样"结构（图 11-49）。随着陷入的软组织的退化崩解，其释放的产物会成为感染源，并不断刺激牙髓。

有报道称[22]，窝洞预备即使很深，其造成的损伤也很弱，不会伤及原发性成牙本质细胞，更不足以引起修复性牙本质的产生。这些证据提示，修复性牙本质是由一种新的成牙本质细胞样细胞产生的。很多年来人们就意识到，破坏的成牙本质细胞很快就被细胞富集区下的，有丝分裂活化增殖的成纤维细胞所替代。这些分化细胞的后代可进一步分化为功能性的成牙本质细胞[33]。另一些学者[140]研究了狗牙的牙本质桥形成过程，他们发现牙髓成纤维细胞似乎能去分化，回复为未分化的间质细胞样细胞（图 11-50），这些细胞继续分裂，向新的方向重新分化，变成成牙本质细胞。如果回想分裂为牙髓成纤维细胞的外胚间质细胞的移动潜能，就不难想象，分化后的成牙本质细胞能够从成牙本质

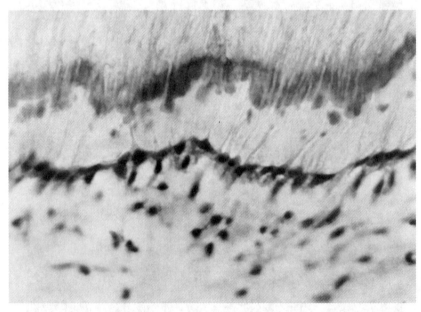

图 11-48 形成修复性牙本质的细胞层。注意与上部继发性牙本质相比，修复性牙本质缺乏管状结构

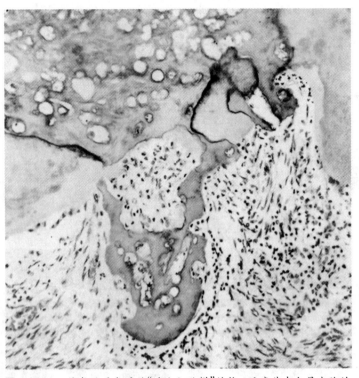

图 11-49 修复性牙本质的"瑞士奶酪样"结构。注意其中大量内陷的软组织区域和来源于牙髓的炎症细胞的浸润

细胞层下方移动到受损区域，形成新的成牙本质细胞层。

D'Souza 等[23]证实了原发性成牙本质细胞与替代的成牙本质细胞的相似性。他们发现这些细胞能合成修复性牙本质的 I 型胶原（而非 Ⅲ 型胶原），且牙本质唾液蛋白免疫反应呈阳性。

Baume 等[5]认为非小管性的纤维性牙本质可进一步诱导成牙本质细胞的分化，并在其下方提供一个毛细血管丛，这也与其他研究者[133]的发现一致。新牙本质桥的形成，首先是薄层的非小管性结构，在此基础上，较厚的小管性牙本质才沉淀。沿纤维性牙本质排列的细胞与间质性细胞相似，而与小管性牙本质相关的细胞与成牙本质细胞相似。

还有其他学者[108]深入研究了修复性牙本质。他们在人牙齿上制备 V 类洞，发现手术 30 天后仅有少量修复性牙本质产生，尽管相似的龋坏在 19 天后就有修复性牙本质产生。牙本质从开始形成到第 3 周，每天的形成速度是 3.5 μm，然后明显降低，132 天后几乎完全停止。推测窝洞制备时，大部分成牙本质细胞可能遭到破坏，窝洞制备和修复性牙本质开始产生之间间隔的时间，是新的替代性成牙本质细胞增殖和分化所需要的时间。

修复性牙本质是否真能为牙髓提供保护，或仅仅是一种瘢痕组织？为行使保护功能，它应该能提供一种相对非渗透性的屏障，使牙髓隔绝于外界刺激，补偿已失去的发育性牙本质。为回答这一问题，有人对发育性牙本质和修复性牙本质的界面进行了深入研究。Fish[28]在干衍技术实验中注意到，在原发性牙本质和修复性牙本质之间存在无管状牙本质区（图 11-51）。Scott 和 Weber 等[104]发现，除了牙小管数目显著减小，界面处的牙本质也变厚，并被与小管前样基质相似的物质堵塞。这些研究都表明发育性牙本质和修复性牙本质之间的界面是渗透性很低的无管状牙本质区。研究者还报道，修复性牙本质产生后，树突状细胞聚集减少，这意味着入侵的细菌抗原减少了。

有人[117]研究了金箔充填体对人牙髓的作用，发现窝洞下已有修复性牙本质沉淀的牙齿，比没有修复性牙本质沉淀的牙齿更容易耐受充填体的刺激，这说明修复性牙本质能保护牙髓。但必须强调的是，情况并非总是如此。众所周知，在发生不可逆性损伤的牙髓也有修复性牙本质的产生，但此时它的存在并不意味着一个好的预后（图 11-49）。牙本质形成的质量和因此产生的对牙髓的保护作用，在很大程度上反映了产生这种基质的细胞所处的环境。

牙周病牙齿的根尖孔直径比健康牙齿要小[70]。这些牙根尖孔的缩窄是由于大量的修复性牙本质沿

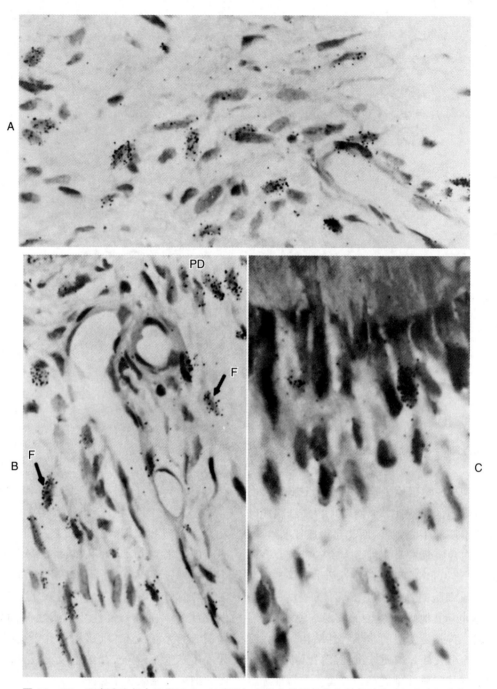

图 11-50 狗磨牙放射自显影显示,行牙髓切断术和牙髓氢氧化钙盖髓术后,牙髓细胞会摄取 ^{3}H - 脱氧胸腺嘧啶苷用于细胞分化。A. 盖髓术 2 天后。暴露位点下的成纤维细胞、内皮细胞和外膜细胞被标记。B. 第 4 天,靠近前期牙本质(PD)的成纤维细胞(F)和前期成牙本质细胞被标记,这表明前期成牙本质细胞分化是在 2 天内发生的。C. 盖髓术 6 天后,新的成牙本质细胞被标记,牙本质小管开始形成(在图 B 和 C,盖髓术治疗 2 天后注射氚标记的脱氧胸腺嘧啶核苷)

牙本质壁沉淀的结果[105]。在没有牙周病的牙齿,根尖孔直径随着年龄的增长而减小,这可能是继发性牙本质产生的结果。

有研究显示[46],在鼠磨牙中,刮治术和牙根治疗常导致修复性牙本质沿器械处理的牙根面下方的牙髓壁沉淀。

纤维化

牙髓内的细胞成分大量被纤维组织替代的情况也并非少见。有时,受到有害刺激的牙髓会聚集大量

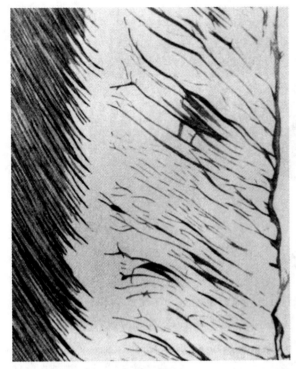

图 11-51 染料从牙髓扩散到修复性牙本质。注意左侧修复性牙本质(RD)和原发性牙本质之间的无管状牙本质区

胶原纤维束而不是精细的修复性牙本质(图11-52)。然而,纤维化(fibrosis)和修复性牙本质的产生经常交替出现,表明两者都代表牙髓的修复潜能。

牙髓的钙化

牙髓钙化的发生率较高,在50%的牙齿中至少存在着一个或更多的牙髓钙化灶。在冠部牙髓,钙化形式常为不连续的、同心圆型的髓石(图11-53);在根部牙髓则多为弥散性钙化(图11-54)。一些学者认为牙髓钙化是与各种损伤有关的病理过程,但另一些学者则认为牙髓钙化仅是一种自然现象(也许牙髓钙化在牙髓学中最重要的意义是其可能妨碍根管预备)。

髓石大小、形状变化很大,小至显微镜下才可见,大至占据整个髓腔(图11-55)。牙髓钙化的矿化过程是碳酸化羟磷灰石的沉积[128]。组织学上髓石可分为两类:①圆形或卵圆形,表面光滑,呈向心性的层状结构(图11-53);②没有特殊形状,表面粗糙,缺乏层状结构(图11-56)。两类髓石的有机基质均为包埋于羟磷灰石晶体中的胶原原纤维。层状结构的髓石以在已形成的髓石表面附加上胶原原纤维的方式生成,故表现出一层层的结构。无层状结构的髓石的生成方式似乎不同,可能在已成形的胶原纤维束发生直接矿化而形成。后一种矿化表面上沿着粗糙的纤维束延伸,使牙石的表面看起来很模糊(图11-57)。粗糙的纤维束经常会发生透明性变,看起来像陈旧的瘢痕组织。

髓石也能在上皮细胞表面形成(如残余的Hertwig上皮根鞘),推测上皮残余可诱导邻近的间质性细胞分化为成牙本质细胞。这些髓石的特点是接近根尖孔,并含有牙本质小管。

即使在年轻牙正常牙髓中,小动脉壁上也经常可看到小的钙化点(图11-28)。这些沉淀物经常被

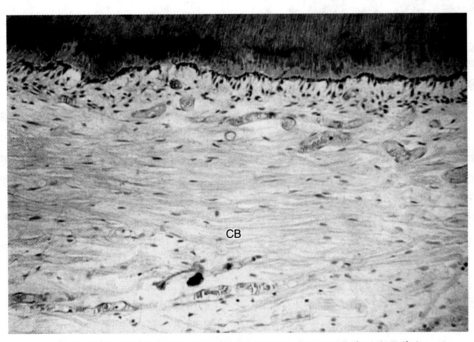

图 11-52 纤维变性的牙髓显示,牙髓组织被大量胶原纤维束(CB)所替代

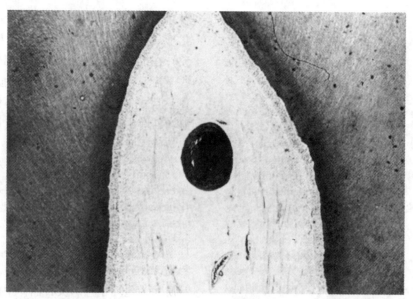

图 11-53 在一个由于正畸治疗而拔除的新萌出的前磨牙牙髓中,可见拥有光滑表面和同心层状构造的髓石

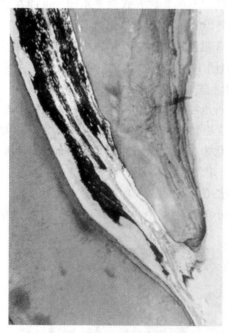

图 11-54 根尖孔附近的弥散性钙化

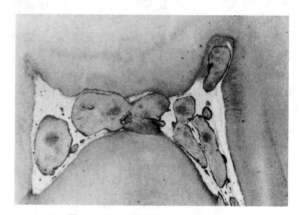

图 11-55 髓石占据大部分髓腔

冲刷出血管壁,而不会侵占管腔。

牙髓钙化的原因尚不清楚。钙化可能以变性细胞、血栓或胶原纤维为核心环绕形成。很多学者相信,牙髓钙化是一种营养障碍性钙化,钙离子在退化的组织中沉积。实际上钙盐结晶可能沉积在细胞内,并首先是沉积于线粒体内。当细胞发生变性时,细胞膜内的转运系统不能维持正常,细胞膜对钙离子的通透性增加,变性细胞作为核心可能引发组织的钙化。但在缺少明显的组织变性时,牙髓钙化的原因就令人迷惑了。尤其很难认为髓石是营养障碍性钙化形成的,因为髓石经常发生于正常牙髓中,咬合力量也不是钙化发生的必要条件。成熟牙髓的钙化常被认为与年龄过程有关。然而,一个涉及介于 11 岁到 76 岁患者的 52 例阻生尖牙的研究中,Nitzan 等[91]发现所有年龄组发生同心圆型髓石的情况被证实是完全相同的,表明髓石的发生率与年龄段没有关系;另一方面,25 岁年龄段的弥散性钙化的发生率增加了,而此后,其在其他年龄段仍保持稳定。

有时无明显原因大量的同心圆型髓石会出现在年轻个体的所有牙齿的牙髓中,在这种病例中,髓石可能被归咎于个体的生物特性[91]。

尽管软组织胶原并不经常钙化,但皮肤上老年性透明样瘢痕组织的钙化还是很常见的。这可能是由于胶原分子间交联增加造成的。因此,胶原分子的病理性改变与牙髓钙化还是有一定关系的。

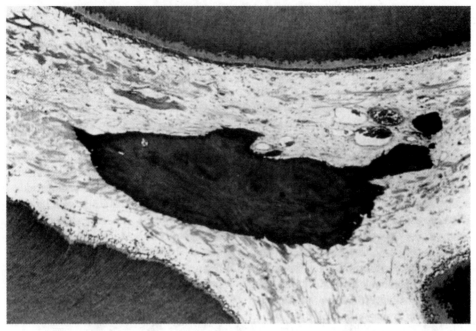

图 11-56　髓石的粗糙表面形态。注意胶原纤维的透明样变

牙髓钙化取代了牙髓中的细胞成分,可能会影响牙髓的血液供应。通常认为髓石的存在是引起牙痛的原因,但目前还不能确认两者之间的因果关系。因为有髓石的牙髓往往已有病理改变,而髓石也经常可见于没有疼痛史的牙齿中。

钙化变形

外伤使牙齿脱位会导致钙化变形,经过几个月或几年,部分或全部髓腔都呈 X 线高密度影。造成髓腔呈 X 线高密度影的原因,是髓腔内类似牙骨质(偶尔类似牙本质)的矿化组织的大量沉积(图 11-58)。组织学检查发现牙髓内仍有一些软组织,包括在矿化组织周围,可见类似成牙骨质细胞的细胞。牙髓的钙化变形在鼠再植牙中可见[90]。

临床上,受钙化变形累及的牙齿的牙冠与相邻的正常牙相比,颜色变黄,这种情况通常发生在牙根尚未完全形成的牙齿。外伤导致进入牙齿的血管破坏造成牙髓梗死形成,而宽大的牙周膜孔允许牙周膜的结缔组织增殖和替换梗死组织,其牙骨质生成细胞和骨质生成细胞能分化为成牙骨质细胞和成骨细胞。

增龄性变化

牙齿在生命周期中持续形成的继发性牙本质能减小髓腔和根管的体积,尽管牙骨质牙本质界宽度仍保持不变[37,110]。老年牙髓还出现回归性变化。细胞构成逐渐减少,胶原纤维数量和厚度增加,尤其在根髓。增厚的胶原纤维成为牙髓钙化的中心(图 11-57)。成牙本质细胞数目减少,外形变小,并在某些区域消失,如磨牙的髓室底处。

随着年龄的增加,牙髓中的神经和血管数目也逐渐减少[7]。增龄性变化导致牙髓组织对蛋白水解酶[141]、透明质酸酶和唾液酸酶[8]活性产生抵抗,表明老年牙中胶原和糖蛋白都发生了改变。

牙本质的主要变化是小管周牙本质的增加、牙本质的硬化和死区数量的增加。牙本质渗透性逐渐降低,牙本质小管直径逐渐减小。

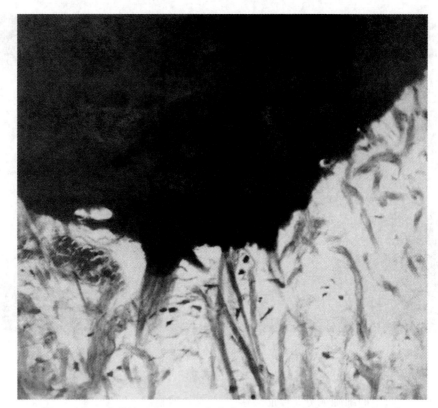

图 11-57 高倍镜下图 11-50 中的髓石,显示矿化线和胶原纤维的关系

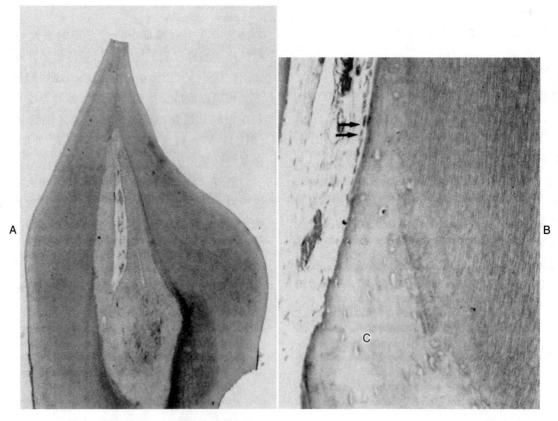

图 11-58 A. 牙外伤脱位后牙髓组织的钙化变形。注意存在软组织内陷。B. 高倍镜下衬于牙骨质(C)内的成牙骨质细胞(箭头),牙骨质沉积于牙本质壁

参 考 文 献

[1] Aars H, Brodin P, Anderson E: A study of cholinergic and b-adrenergic components in the regulation of blood flow in the tooth pulp and gingiva of man, *Acta Physiol Scand* 148: 441, 1993.

[2] Ahlberg K, Brännström M, Edwall L: The diameter and number of dentinal tubules in rat, cat, dog and monkey: a comparative scanning electronic microscopic study, *Acta Odontol Scand* 33: 243, 1975.

[3] Amess TR, Matthews B: *The effect of topical application of lidocaine to dentin in the cat on the response of intradental nerves to mechanical stimuli: proceedings of the International Conference on Dentin/Pulp Complex*, Tokyo, 1996, Quintessence pp 272–273.

[4] Avery JK, Cox CF, Chiego DJ Jr: Presence and location of adrenergic nerve endings in the dental pulps of mouse molars, *Anat Rec* 198: 59, 1980.

[5] Baume LJ: The biology of pulp and dentine. In Myers HM, editor: *Monographs in oral science*, vol 8, Basel, 1980, S Karger AG.

[6] Bender IB et al: The optimum placement-site of the electrode in electric pulp testing of the 12 anterior teeth, *J Am Dent Assoc* 118: 305, 1989.

[7] Bernick S, Nedelman C: Effect of aging on the human pulp, *J Endod* 1: 88, 1975.

[8] Bhussary BR: Modification of the dental pulp organ during development and aging. In Finn SB, editor: *Biology of the dental pulp organ: a symposium*, Birmingham, 1968, University of Alabama Press.

[9] Bishop MA, Malhotra MP: A investigation of lymphatic vessels in the feline dental pulp, *Am J Anat* 187: 247, 1990.

[10] Bishop MA, Malhotra M, Yoshida S: Interodontoblastic collagen (von Korff fibers) and circumpulpal dentin formation: an ultrathin serial section study in the cat, *Am J Anat* 191: 67, 1991.

[11] Brännström M: Communication between the oral cavity and the dental pulp associated with restorative treatment, *Oper Dent* 9: 57, 1984.

[12] Brännström M: *Dentin and pulp in restorative dentistry*, Nacka, Sweden, 1981, Dental Therapeutics AB.

[13] Brännström M: The transmission and control ofdentinalpain. In Grossman LJ, editor: *Mechanisms and control of pain*, New York, 1979, Masson Publishing USA.

[14] Brännström M, Aström A: A study of the mechanism of pain elicited from the dentin, *J Dent Res* 43: 619, 1964.

[15] Butler WT et al: Recent investigations on dentin specific proteins, *Proc Finn Dent Soc* 88(suppl 1): 369, 1992.

[16] Byers MR: Dynamic plasticity of dental sensory nerve structure and cytochemistry, *Arch Oral Biol* 39(suppl): 13S, 1994.

[17] Byers MR, Schatteman GC, Bothwell MA: Multiple functions for NGF-receptor in developing, aging and injured rat teeth are suggested by epithelial, mesenchymal and neural immunoreactivity, *Development* 109: 461, 1990.

[18] Byers MR, Sugaya A: Odontoblast process in dentin revealed by fluorescent Di-I, *J Histochem Cytochem* 43: 159, 1995.

[19] Byers MR, Taylor PE: Effect of sensory denervation on the response of rat molar pulp to exposure injury, *J Dent Res* 72: 613, 1993.

[20] Byers MR, Wheeler EF, Bothwell M: Altered expression of NGF and p75 NGF-receptor mRNA by fibroblasts of injured teeth precedes sensory nerve sprouting, *Growth Factors* 6: 41, 1992.

[21] Cuicchi B et al: Dentinal fluid dynamics in human teeth, in vivo, *J Endod* 21: 191, 1995.

[22] Diamond RD, Stanley HR, Swerdlow H: Reparative dentin formation resulting from cavity preparation, *J Prosthet Dent* 16: 1127, 1966.

[23] D'Souza RN et al: Characterization of cellular responses involved in reparative dentinogenesis in rat molars, *J Dent Res* 74: 702, 1995.

[24] Edwall L, Kindlová M: The effect of sympathetic nerve stimulation on the rate of disappearance of tracers from various oral tissues, *Acta Odontol Scand* 29: 387, 1971.

[25] England MC, Pellis EG, Michanowicz AE: Histopathologic study of the effect of pulpal disease upon nerve fibers of the human dental pulp, *Oral Surg* 38: 783, 1974.

[26] Engström C, Linde A, Persliden B: Acid hydrolases in the odontoblast-predentin region of dentinogenically active teeth, *Scand J Dent Res* 84: 76, 1976.

[27] Fearnhead RW: Innervation of dental tissues. In Miles AEW, editor: *Structure and chemical organization of teeth*, vol 1, New York, 1967, Academic Press.

[28] Fish EW: *Experimental investigation of the enamel, dentin, and dental pulp*, London, 1932, John Bale Sons & Danielson, Ltd.

[29] Fisher AK: Respiratory variations within the normal dental pulp, *J Dent Res* 46: 24, 1967.

[30] Fisher AK, Walters VE: Anaerobic glycolysis in bovine dental pulp, *J Dent Res* 47: 717, 1968.

[31] Fisher AK et al: Effects of dental drugs and materials on the rate of oxygen consumption in bovine dental pulp, *J*

[32] Fisher AK et al: The influence of the stage of tooth development on the oxygen quotient of normal bovine dental pulp, *J Dent Res* 38: 208, 1959.

[33] Fitzgerald M, Chiego DJ, Heys DR: Autoradiographic analysis of odontoblast replacement following pulp exposure in primate teeth, *Arch Oral Biol* 35: 707, 1990.

[34] Fogel HM, Marshall FJ, Pashley DH: Effects of distance of the pulp and thickness on the hydraulic conductance of human radicular dentin, *J Dent Res* 67: 1381, 1988.

[35] Fried K: Changes in pulp nerves with aging, *Proc Finn Dental Soc* 88(suppl 1): 517, 1992.

[36] Fuss Z et al: Assessment of reliability of electrical and thermal pulp testing agents, *J Endod* 12: 301, 1986.

[37] Gani O, Visvisian C: Apical canal diameter in the first upper molar at various ages, *J Endod* 10: 689, 1999.

[38] Garberoglio R, Brännström M: Scanning electron microscopic investigation of human dentinal tubules, *Arch Oral Biol* 21: 355, 1976.

[39] Gotjamanos T: Cellular organization in the subodontoblastic zone of the dental pulp Ⅱ. Period and mode of development of the cell-rich layer in rat molar pulps, *Arch Oral Biol* 14: 1011, 1969.

[40] Grossman ES, Austin JC: Scanning electron microscope observations on the tubule content of freeze-fractured peripheral vervet monkey dentine (Cercopithecus pygerythrus), *Arch Oral Biol* 28: 279, 1983.

[41] Gunji T: Morphological research on the sensitivity of dentin, *Arch Histol Jpn* 45: 45, 1982.

[42] Hahn C-L, Falkler WA Jr, Siegel MA: A study of T cells and B cells in pulpal pathosis, *J Endod* 15: 20, 1989.

[43] Hamersky PA, Weimer AD, Taintor JF: The effect of orthodontic force application on the pulpal tissue respiration rate in the human premolar, *Am J Orthod* 77: 368, 1980.

[44] Han SS: The fine structure of cells and intercellular substances of the dental pulp. In Finn SB, editor: *Biology of the dental pulp organ*, Birmingham, 1968, University of Alabama Press.

[45] Harris R, Griffin CJ: Fine structure of nerve endings in the human dental pulp, *Arch Oral Biol* 13: 773, 1968.

[46] Hattler AB, Listgarten MA: Pulpal response to root planing in a rat model, *J Endod* 10: 471, 1984.

[47] Heyeraas KJ, Jacobsen EB, Fristad I: *Vascular and immunoreactive nerve fiber reactions in the pulp after stimulation and denervation: proceedings of the International Conference on Dentin/Pulp Complex*, Tokyo, 1996, Quintessence, pp 162-168.

[48] Heyerass KJ, Kvinnsland I: Tissue pressure and blood flow in pulpal inflammation, *Proc Finn Dent Soc* 88(suppl 1): 393, 1992.

[49] Hikiji A et al: Increased blood flow and nerve firing in the cat canine tooth in response to stimulation of the second premolar pulp, *Arch Oral Biol* 45: 53, 2000.

[50] Hirvonen T, Närhi M: The excitability of dog pulp nerves in relation to the condition of dentine surface, *J Endod* 10: 294, 1984.

[51] Holland GR: The extent of the odontoblast process in the cat, *Am J Anat* 121: 133, 1976.

[52] Holland GR: Morphological features of dentine and pulp related to dentine sensitivity, *Arch Oral Biol* 39(suppl): 3S, 1994.

[53] Holland GR: The odontoblast process: form and function, *J Dent Res* 64(special issue): 499, 1985.

[54] Ikeda H, Tokita Y, Suda H: Capsaicin-sensitive A?fibers in cat tooth pulp, *J Dent Res* 76: 1341, 1997.

[55] Inoue H, Kurosaka Y, Abe K: Autonomic nerve endings in the odontoblast/predentin border and predentin of the canine teeth of dogs, *J Endod* 18: 149, 1992.

[56] Johnsen DC, Harshbarger J, Rymer HD: Quantitative assessment of neural development in human premolars, *Anat Rec* 205: 421, 1983.

[57] Johnsen D, Johns S: Quantitation of nerve fibers in the primary and permanent canine and incisor teeth in man, *Arch Oral Biol* 23: 825, 1978.

[58] Johnson G, Brännström M: The sensitivity of dentin: changes in relation to conditions at exposed tubule apertures, *Acta Odontol Scand* 32: 29, 1974.

[59] Jones PA, Taintor JF, Adams AB: Comparative dental material cytotoxicity measured by depression of rat incisor pulp respiration, *J Endod* 5: 48, 1979.

[60] Jontell M, Bergenholtz G: Accessory cells in the immune defense of the dental pulp, *Proc Finn Dent Soc* 88(suppl 1): 345, 1992.

[61] Kaye H, Herold RC: Structure of human dentine. I. Phase contrast, polarization, interference, and bright field microscopic observations on the lateral branch system, *Arch Oral Biol* 11: 355, 1966.

[62] Kelley KW, Bergenholtz G, Cox CF: The extent of the odon-toblast process in rhesus monkeys (Macaca mulatta) as observed by scanning electron microscopy, *Arch Oral Biol* 26: 893, 1981.

[63] Kim S: Neurovascular interactions in the dental pulp in health and inflammation, *J Endod* 14: 48, 1990.

[64] Kim S, Schuessler G, Chien S: Measurement of blood flow in the dental pulp of dogs with the ^{133}xenon washout method, *Arch Oral Biol* 28: 501, 1983.

[65] Kim S et al: Effects of local anesthetics on pulpal blood flow in dogs, *J Dent Res* 63: 650, 1984.

[66] Kim S et al: Effects of selected inflammatory mediators in blood flow and vascular permeability in the dental pulp, *Proc Finn Dent Soc* 88(suppl 1): 387, 1992.

[67] Kramer IRH: The distribution of blood vessels in the human dental pulp. In Finn SB, editor: *Biology of the dental pulp organ*, Birmingham, 1968, University of Alabama Press.

[68] Kroeger DC, Gonzales F, Krivoy W: Transmembrane potentials of cultured mouse dental pulp cells, *Proc Soc Exp Biol Med* 108: 134, 1961.

[69] Langeland K, Langeland LK: Histologic study of 155 impacted teeth, *Odontol Tidskr* 73: 527, 1965.

[70] Lantelme RL, Handleman SL, Herbison RJ: Dentin formation in periodontally diseased teeth, *J Dent Res* 55: 48, 1976.

[71] Lesot H, Osman M, Ruch JV: Immunofluorescent localization of collagens, fibronectin and laminin during terminal differentiation of odontoblasts, *Dev Biol* 82: 371, 1981.

[72] Lilja J: Innervation of different parts of the predentin and dentin in a young human premolar, *Acta Odontol Scand* 37: 339, 1979.

[73] Lilja J, Noredenvall K-J, Brännström M: Dentin sensitivity, odontoblasts and nerves under desiccated or infected experimental cavities, *Swed Dent J* 6: 93, 1982.

[74] Linde A: The extracellular matrix of the dental pulp and dentin, *J Dent Res* 64(special issue): 523, 1985.

[75] Luthman J, Luthman D, Hökfelt T: Occurrence and distribution of different neurochemical markers in the human dental pulp, *Arch Oral Biol* 37: 193, 1992.

[76] Madison S et al: Effect of leukotriene B_4 on intradental nerves, *J Dent Res* 68(special issue)243: 494, 1989.

[77] Mangkornkarn C, Steiner JC: In vivo and in vitro glycosaminoglycans from human dental pulp, *J Endod* 18: 327, 1992.

[78] Marchetti C, Piacentini C: Examin au microscope photonique et au microscope electronique des capilaries lymphatiques de al pulpe dentaire humaine, *Bulletin du Groupement Interna-tional Pour la Récherche Scientifque en Stomatologie et Odontologie* 33: 19, 1990.

[79] Matthews et al: *The functional properties of intradental nerves: proceedings of the International Conference on Dentin/Pulp Complex*, Tokyo, 1996, Quintessence pp 146–153.

[80] Meyer MW, Path MG: Blood flow in the dental pulp of dogs determined by hydrogen polarography and radioactive microsphere methods, *Arch Oral Biol* 24: 601, 1979.

[81] Michelich V, Pashley DH, Whitford GM: Dentin perme-ability: a comparison of functional versus anatomical tubular radii, *J Dent Res* 57: 1019, 1978.

[82] Mullaney TP, Howell RM, Petrich JD: Resistance of nerve fibers to pulpal necrosis, *Oral Surg* 30: 690, 1970.

[83] Nagaoka S et al: Bacterial invasion into dentinal tubules of human vital and nonvital teeth, *J Endod* 21: 70, 1995.

[84] Närhi M: Activation of dental pulp nerves of the cat and the dog with hydrostatic pressure, *Proc Finn Dent Soc* 74 (suppl 5): 1, 1978.

[85] Närhi M et al: Activation of heat-sensitive nerve fibers in the dental pulp of the cat, *Pain* 14: 317, 1982.

[86] Närhi M et al: Electrical stimulation of teeth with a pulp tester in the cat, *Scand J Dent Res* 87: 32, 1979.

[87] Närhi M et al: The neurophysiological basis and the role of inflammatory reactions in dentine hypersensitivity, *Arch Oral Biol* 39(suppl): 23, 1994.

[88] Närhi M et al: Role of intradential A- and C-type nerve fibers in dental pain mechanisms, *Proc Finn Dent Soc* 88 (suppl 1): 507, 1992.

[89] Ngassapa D, Närhi M, Hirvonen T: The effect of serotonin (5–HT) and calcitonin gene-related peptide (CGRP) on the function of intradental nerves in the dog, *Proc Fin Dent Soc* 88(suppl 1): 143, 1992.

[90] Nishioka M et al: Tooth replantation in germ-free and conventional rats, *Endod Dent Traumatol* 14: 163, 1998.

[91] Nitzan DW et al: The effect of aging on tooth morphology: a study on impacted teeth, *Oral Surg* 61: 54, 1986.

[92] Okiji T et al: An immunohistochemical study of the distribution of immunocompetent cells, especially macrophages and Ia antigen-presenting cells of heterogeneous populations, in normal rat molar pulp, *J Dent Res* 71: 1196, 1992.

[93] Olgart L et al: Release of substance P-n-like immunoreactivity from the dental pulp, *Acta Physiol Scand* 101: 510, 1977.

[94] Pashley DH: Dentin conditions and disease. In Lazzari G, editor: *CRC handbook of experimental dentistry*, Boca Raton, FL, 1993, CRC Press.

[95] Pashley DH: Dentin permeability and dentin sensitivity, *Proc Finn Dent Soc* 88(suppl 1): 31, 1992.

[96] Pashley DH: Dentin permeability: theory and practice. In Spangberg L, editor: *Experimental endodontics*, Boca Raton, FL, 1989, CRC Press.

[97] Rapp R et al: Ultrastmcmre of fenestrated capillaries in human dental pulps, *Arch Oral Biol* 22: 317, 1977.

[98] Reader A, Foreman DW: An ultrastmctural qualitative investigation of human intradental innervation, *J Endod* 7: 161, 1981.

[99] Sakurai K, Okiji T, Suda H: Co-increase of nerve fibers and HLA-DR- and/or factor XIIIa-expressing dendritic

cells in dentinal caries-affected regions of the human dental pulp: an immunohistochemical study, *J Dent Res* 78: 1596, 1999.

[100] Sasaki S: Studies on the respiration of the dog tooth germ, *J Biochem* (Tokyo) 46: 269, 1959.

[101] Sasano T, Kuriwada S, Sanjo D: Arterial blood pressure regulation of pulpal blood flow as determined by laser Doppler, *J Dent Res* 68: 791, 1989.

[102] Sasano T et al: Absence of parasympathetic vasodilatation in cat dental pulp, *J Dent Res* 74: 1665, 1995.

[103] Sasano T et al: Axon reflex vasodilatation in cat dental pulp elicited by noxious stimulation of the gingiva, *J Dent Res* 73: 1797, 1994.

[104] Scott JN, Weber DF: Microscopy of the junctional region between human coronal primary and secondary dentin, *J Morphol* 154: 133, 1977.

[105] Seltzer S, Bender lB, Ziontz M: The interrelationship of pulp and periodontal disease, *Oral Surg* 16: 1474, 1963.

[106] Sigal MJ et al: A combined scanning electron microscopy and immunofluorescence study demonstrating that the odontoblast process extends to the dentinoenamel junction in human teeth, *Anat Rec* 210: 453, 1984.

[107] Sigal MJ et al: The odontoblast process extends to the dentinoenamel junction: an immunocytochemical study of rat dentine, *J Histochem Cytochem* 32: 872, 1984.

[108] Stanley HR, White CL, McCray L: The rate of tertiary (reparative) dentin formation in the human tooth, *Oral Surg* 21: 180, 1966.

[109] Stanley HR et al: The detection and prevalence of reactive and physiologic sclerotic dentin, reparative dentin and dead tracts beneath various types of dental lesions according to tooth surface and age, *J Oral Pathol* 12: 257, 1983.

[110] Stein TJ, Corcoran JF: Anatomy of the root apex and its histologic changes with age, *Oral Surg* 69: 238, 1990.

[111] Stenvik A, Iverson J, Mjör IA: Tissue pressure and histology of normal and inflamed tooth pulps in Macaque monkeys, *Arch Oral Biol* 17: 1501, 1972.

[112] Sunakawa M, Tokita Y, Suda H: Pulsed Nd: YAG laser irradiation of the tooth pulp in the cat: II. Effect of scanning lasing, *Lasers Surg Med* (vol 26), 2000 (in press).

[113] Takahashi K, Kishi Y, Kim S: A scanning electron microscope study of the blood vessels of dog pulp using corrosion resin casts, *J Endod* 8: 131, 1982.

[114] Thesleff I, Vaahtokari A: The role of growth factors in determination and differentiation of the odontoblast cell lineage, *Proc Finn Dent Soc* 88(suppl 1): 357, 1992.

[115] Thomas HF: The extent of the odontoblast process in human dentin, *J Dent Res* 58(D): 2207, 1979.

[116] Thomas HF, Payne RC: The ultrastructure of dentinal tubules from erupted human premolar teeth, *J Dent Res* 62: 532, 1983.

[117] Thomas JJ, Stanley HR, Gilmore HW: Effects of gold foil condensation on human dental pulp, *J Am Dent Assoc* 78: 788, 1969.

[118] Tokita Y, Sunakawa M, Suda H: Pulsed ND: YAG laser irradiation of the tooth pulp in the cat: I. Effect of spot lasing, *Lasers Surg Med* (vol 26), 2000 (in press).

[119] Tönder KJH: Effect of vasodilating drugs on external carotid and pulpal blood flow in dogs: "stealing" of dental perfusion pressure, *Acta Physiol Scand* 97: 75, 1976.

[120] Tönder KJH, Naess G: Nervous control of blood flow in the dental pulp in dogs, *Acta Physiol Scand* 104: 13, 1978.

[121] Topham RT et al: Effects of epidermal growth factor on tooth differentiation and eruption. In Davidovitch Z, editor: *The biological mechanisms of tooth eruption and root resorption*, Birmingham, Ala., 1988, Ebsco Media.

[122] Torebjörk HE, Hanin RG: Perceptual changes accompanying controlled preferential blocking of A and C fiber responses in intact human skin nerves, *Exp Brain Res* 16: 321, 1973.

[123] Torneck CD: Dentin-pulp complex. In Ten Cate AR, editor: *Oral histology: development, structure, and function*, ed 4, St Louis, 1994, Mosby.

[124] Trowbridge HO: Intradental sensory units: physiological and clinical aspects, *J Endod* 11: 489, 1985.

[125] Trowbridge HO: Pathogenesis of pulpitis resulting from dental caries, *J Endod* 7: 52, 1981.

[126] Trowbridge HO: Review of current approaches to in-office management of tooth hypersensitivity, *Dent Clin North Am* 34: 561, 1990.

[127] Trowbridge HO, Shibata F: Mitotic activity in epithelial rests of Malassez, *Periodontics* 5: 109, 1967.

[128] Trowbridge HO, Stewart JCB, Shapiro IM: *Assessment of indurated, diffusely calcified human dental pulps: proceedings of the International Conference on Dentin/Pulp Complex*, Tokyo, 1996, Quintessence pp 297–300.

[129] Trowbridge HO et al: Sensory response to thermal stimulation in human teeth, *J Endod* 6: 6405, 1980.

[130] Turner DF: Immediate physiological response of odontoblasts, *Proc Finn Dent Soc* 88(suppl 1): 55, 1992.

[131] van Hassel HJ: Physiology of the human dental pulp, *Oral Surg* 32: 126, 1971.

[132] Vongsavan N, Matthews B: The relation between fluid

flow through dentine and the discharge of intradental nerves, *Arch Oral Biol* 39(suppl): 140S, 1994.

[133] Vongsavan N, Matthews B: The vascularity of dental pulp in cats, *J Dent Res* 71: 1913, 1992.

[134] Wakisaka S: Neuropeptides in the dental pulp: their distribution, origins and correlation, *J Endod* 16: 67, 1990.

[135] Weber DF: Human dentine sclerosis: a microradiographic study, *Arch Oral Biol* 19: 163, 1974.

[136] Weinstock A, Weinstock M, Leblond CP: Autoradiographic detection of ^{3}H-fucose incorporation into glycoprotein by odontoblasts and its deposition at the site of the calcification front in dentin, *Calcif Tiss Res* 8: 181, 1972.

[137] Weinstock M, Leblond CP: Synthesis, migration and release of precursor collagen by odontoblasts as visualized by radioautography after ^{3}H-proline administration, *J Cell Biol* 60: 92, 1974.

[138] Winter HF, Bishop JG, Dorman HL: Transmembrane potentials of odontoblasts, *J Dent Res* 42: 594, 1963.

[139] Yamada T et al: The extent of the odontoblast process in normal and carious human dentin, *J Dent Res* 62: 798, 1983.

[140] Yamamura T: Differentiation of pulpal wound healing, *J Dent Res* 64(special issue): 530, 1985.

[141] Zerlotti E: Histochemical study of the connective tissue of the dental pulp, *Arch Oral Biol* 9: 149, 1964.

第 12 章 根尖周组织病理学

P. N. Ramachandran Nair

根尖周炎 / 420
命名和分类 / 421
致病的微生物菌丛 / 421
　感染途径 / 421
　已感染和未经治疗的坏死牙髓的
　　微生物菌丛 / 422
　已行根管充填牙髓的微生物
　　菌丛 / 425
　牙髓菌丛的致病性 / 425
　微生物的相互作用 / 425
宿主防御 / 427
　细胞 / 427
　分子机制 / 430
发病机制和组织病理学特点 / 432

急性根尖周炎（原发性） / 432
慢性根尖周炎 / 433
根尖周或根尖囊肿 / 436
特殊的病理改变 / 440
　一过性根尖周炎 / 440
　凝固性根尖周炎 / 440
　胆固醇和根尖周炎 / 440
　根尖周放射菌病 / 442
　外源性抗体反应 / 444
关于根尖周病理学的争议 / 444
　根尖外的感染 / 444
　局部感染、细菌和全身效应 / 448
　根尖囊肿和根尖周治疗 / 451

根尖周炎

牙髓组织来源的刺激引起的牙周组织感染称为根尖周炎。在过去 30 年中，大量有关根尖周炎的病理学特性的资料已经得到充分的发掘。支持当前对根尖周病认识的证据链，甚至可追溯到 1 个世纪以前，当 Miller[168] 证实，在坏死的牙髓中存在有几种牙齿特有的细菌时。然而在过去的几十年中，微生物在根尖周病的发病机制中的确切作用尚不完全明了。由于微生物的污染问题难以解决，因此，只有当在完整的、固态的病灶中，尤其在噬菌性细胞体内发现细菌，才能确切地证实细菌在根尖周炎中的作用[95]。通常细菌只能在小的开放性损伤中被发现，因此，根尖周炎被认为不仅是由微生物感染所引起的。实际上，它被认为是由许多原发性和独立性的因素综合作用引起的，如坏死牙髓[138, 263]、凝滞的组织液[221]和根管充填物等。

60 多年后，Kakehashi 等[121] 发现，无菌状态下，小鼠的冠髓暴露在口腔环境中时，并不会引起根尖周炎；而在对照组中，口腔内有常规的菌丛，则会引起明显的根尖周放射性低密度影。此外，

Miller 等[174] 的研究指出，从病变根管中取微生物样品进行培养时，无菌操作很重要；并提出病变相关性厌氧菌在牙髓感染中起主要作用。其后的几个独立研究也证实了这一点[24, 123, 327]。

1970 年，Sundquist[275] 用先进的厌氧菌培养技术，在 19 例根尖周感染的牙齿中，发现 18 例藏匿有几种细菌的混合体，其中厌氧菌占主导地位。其后几十年的病理学研究[75]证实：①牙髓菌丛自身的建立和发展需要一定条件；②生物学特性和牙髓条件造成根管菌丛成为病原体。进一步的临床[72, 128, 285]和动物实验[175, 308]证据集中表明，滞留的组织液和无菌性坏死的牙髓组织不会在根尖周引起持续的炎症反应。

应用精确的电子显微镜技术，能够得到牙齿内致病菌的超微结构。它们战略性的定位于根尖孔，在解剖上，病变组织邻近颌骨内的牙根尖端[187]。今天的学者们一致认为，微生物是根尖周炎发生的首要原因。

除了那些可能性因素方面的显著进展，研究者还保存了大量的根尖周炎时骨质退化和相应部位炎症细胞聚集的 X 线片和组织病理学变化的记录[26, 82, 163, 295, 331]。病灶中白细胞、淋巴细胞、浆细胞

和巨噬细胞的出现表明，存在着针对微生物的微弱的防御机制，但不能预见其在根尖周组织破坏中的作用。很多相关推论的早期线索，都来源于边缘性牙周病学的研究资料[211]。越来越多的证据表明，与边缘性牙周炎（实际上是根尖周炎）有关的组织破坏中，起主要作用的是防御细胞和免疫反应。免疫系统自身在病理过程中被认为是"犯罪者"，这在某种程度上暗示，微生物在根尖周炎发展过程中的中心作用被取代了[303]。

在最近的10年中，几篇关于"根尖周起源"的文章，为牙尖端病理过程的研究提供了分子学基础。目前，根尖周炎被认为是身体对牙髓破坏和根管内敌对的外部侵入的防御性反应。细菌和宿主防御力量的反复冲突，破坏了大部分的根尖组织，导致了各种类型的根尖周损伤的产生。

命名和分类

根尖周炎是由于牙髓根管系统感染所造成的牙周炎症。它有很多的名称和分类，如根尖周病变、根尖肉芽肿囊肿、间间周骨炎和根周病变。尽管根周病变包括根分叉和根侧面，但它不能在语源学上定义那些由边缘扩展性病变来源的，由牙髓引起的牙周炎。近年来，学者们正在讨论各种命名的局限性，并建议采用"根尖周炎"的概念[209]。

作为炎症性疾病，根尖周炎可根据症状、病因和组织病理学等方面进行分类，如世界卫生组织（WHO）[324]根据根尖周病的临床症状对其加以分类（表12-1）。但这个实用性的分类不能代表病变组织的结构变化。作为一个框架结构，它通过运用组织病理学分类的方法，形成了对疾病过程理解的基础。这个分类依赖于炎症细胞在病灶中的分布、是否存在上皮组织、病灶是否转化为囊肿及囊腔与病灶牙的关系等方面。

急性根尖周炎是指牙髓起源的牙周组织的急性炎症，其特点是病变内有明确的中性粒细胞浸润。如果炎症病程短，牙周组织对刺激反应开始时是健康的，称原发性（图12-1，A）；如果是已存在的慢性根尖周炎的急性发作，则称继发性（图12-1，B）。后一种形式又称根尖周炎的急性发作、恶化或"长生鸟脓肿"。

慢性根尖周炎是指牙髓起源的、发生于牙周组织的、病程较长的炎症。它的特点是存在肉芽肿组织，其中主要含有淋巴细胞、浆细胞和巨噬细胞（图12-1，C）。病灶可以是上皮性的，也可以是非上皮性的。

根尖周真性囊肿是一种根尖周的炎性囊肿，有明确的病理性囊腔，里面有封闭完全的上皮性衬里，因此不与根管相通（图12-1，D）。

根尖周袋状囊肿[192]也是一种根尖周的炎性囊肿，含有一个袋形的有上皮衬里的囊腔，有开口与根管连通（图12-1，E）。

致病的微生物菌丛

感染途径

微生物可通过多种途径到达牙髓。由于龋损、临床操作或外伤性骨折等造成的牙体硬组织壁的缺损，是牙髓感染最常经过的入口。然而，坏疽的牙髓能将细菌隔离，尤其当冠髓完整时，这种牙齿的

表12-1 WHO(1995)对根尖周组织疾病的分类

编号	类别
K04.4	急性根尖周炎
K04.5	慢性根尖周炎（根尖肉芽肿）
K04.6	根尖周窦性脓肿（牙槽窦性脓肿，牙髓起源的牙周脓肿）
K04.60	与上颌骨骨腔相通的根尖周窦性脓肿
K04.61	与鼻腔相通的根尖周窦性脓肿
K04.62	与口腔相通的根尖周窦性脓肿
K04.63	与皮肤相通的根尖周窦性脓肿
K04.7	非窦腔性根尖周脓肿（非窦腔性牙脓肿，非窦腔性牙槽脓肿，牙髓源性非窦腔性牙周脓肿）
K04.8	根尖囊肿（根尖周囊肿，尖周囊肿）
K04.80	根间、根侧面囊肿
K04.81	残余囊肿
K04.82	炎性牙周囊肿

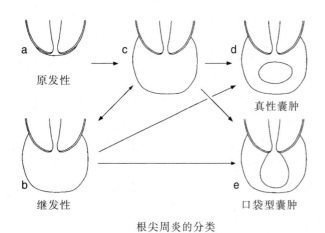

图12-1 根尖周炎(AP)的组织病理学分类：急性(a,b)，慢性(c)和囊肿(d,e)病灶。急性根尖周炎可分为原发性(a)和继发性(b)，特征是存在中性粒细胞浸润(PMNs)。慢性病灶(c)的主要成分是淋巴细胞(Ly)、浆细胞(Pc)和巨噬细胞(Ma)。根尖周囊肿分为有封闭完全的上皮性衬里的真性囊肿(d)和有开口与根管连通的口袋型囊肿(e)。箭头表示病变的相互变化方向

牙髓坏死要先于牙髓感染。牙龈沟或牙周袋内的细菌，可通过牙周断裂的血管进入根管内[89]，但是，细菌似乎不可能在边缘牙龈和根尖孔之间的免疫防御屏障中生存。在临床上，虽然牙齿看起来似乎完好无损，但在硬组织上已暴露显微裂纹，后者可为细菌的进入提供入口。牙髓感染也能通过牙颈部由于釉质覆盖缺损而暴露的牙本质小管进入牙髓。

有人指出，存留在已感染的牙本质小管内的细菌（图12-2），能成为牙髓再次感染的潜在的储存病灶。微生物感染也可能是通过全身血液循环的"摄菌作用"[5, 42, 86, 223]到达并植入坏死牙髓的。然而，在实验中，当血流发生感染时，细菌病并不能在根管内复生，除非根管被器械扩大，并且假定根尖周血管在细菌感染过程中受损[71]。Miller等[175]的实验提供了"摄菌作用"可作为坏死牙髓感染的可能因素的证据，但他们实验中所用的猴子的死髓能保持无菌状态超过6个月。因此，暴露于口腔是牙髓感染最重要的途径。

已感染和未经治疗的坏死牙髓的微生物菌丛

已感染的牙髓坏死的牙齿和患根尖周炎的牙齿，其牙髓的微生物学特点已被深入研究。然而，由于难以避免口腔内的细菌污染，缺乏准确从根管内取样及"难养生物"培养的技术，大部分早期牙髓微生物培养的研究结果都是不可信的[28, 174, 325]。为使坏死牙髓中的微生物复苏，严格的厌氧菌取样和培养技术是必需的。这些方法是在近30年来才逐渐完善的[108]。

厌氧菌技术两个最显著的进展是：①厌氧菌手套盒的创新性应用[226, 257]，它可以在分离和培养时保护厌氧菌免于接触氧气；②预处理的厌氧无菌培养基的改进。据信，即使短时间暴露在空气中，专性的厌氧菌也可被O_2杀死，但它能在含有溶血素血液

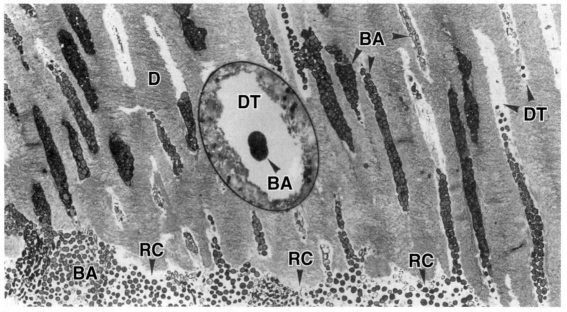

图12-2 人牙根牙槽嵴部分的牙本质小管(DT)内的细菌(BA)。根管(RC)的感染侵入牙本质小管。在固定过程中可清楚的看到划分区域(嵌入)中的具有活力的微生物(放大倍数：2 480×，嵌入图9 600×)

的培养基中存活几个小时。这是由于存在于含溶血素血液中的过氧化氢酶能将有毒的 H_2O_2 分解为 H_2O 和 O_2。这些厌氧菌培养技术的进展,不仅能使从根尖周受累的牙齿的根管内分离和鉴定专性的厌氧菌成为可能,而且能帮助研究它们致病性的特点。

当牙体硬组织的完整性丧失后,原则上大部分口腔微生物都能使牙髓感染。然而,牙髓菌丛的显著特点是,能始终从根管中分离到的仅是少量种类的细菌。使用先进的厌氧菌培养技术,能帮助确定临床上冠髓完整但已有牙髓坏死的牙齿的根管菌丛,发生病变的组织中,专性的厌氧菌占明显优势(>90%)[45, 91, 275, 282],它们通常属于梭状菌(梭形杆菌)、Porphyromonas[242]、Prevotella[243]、真杆菌和 Peptostretococcus。另一方面,甚至在牙髓由于龋坏而暴露于口腔的,根尖周已受累的牙齿的根间 1/3 处(图 12-3),其根管内微生物的组成成分也不同,而且专性厌氧菌的比例少于 70%[18]。此外,用微生物学方法[55, 92, 123]、暗视野显微镜[37, 54, 294]和扫描电镜[187](图 12-4)技术在坏死根管中还发现了螺旋菌。螺旋菌是游动的、侵入性

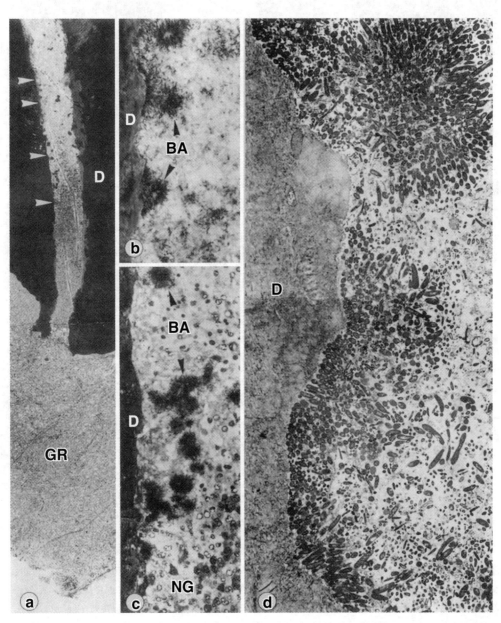

图 12-3 患根尖周炎的人牙齿中的根管菌丛(GR)。图 a 中的上两个箭头及下两个箭头之间的区域分别在图 b 和 c 中被放大。注意高密度的细菌聚集(BA)黏附(b)在牙本质(D)壁,在根管液相中仍然在中性粒细胞(NG)中保持悬浮状态。NGs 组成防御墙抵御细菌的正面进攻。透射电镜照片中牙髓牙本质交界处显示聚集在牙本质壁表面的细菌组成厚厚的分层的菌斑(放大倍数: a 46×, b 600×, c 370×, d 2 350×)

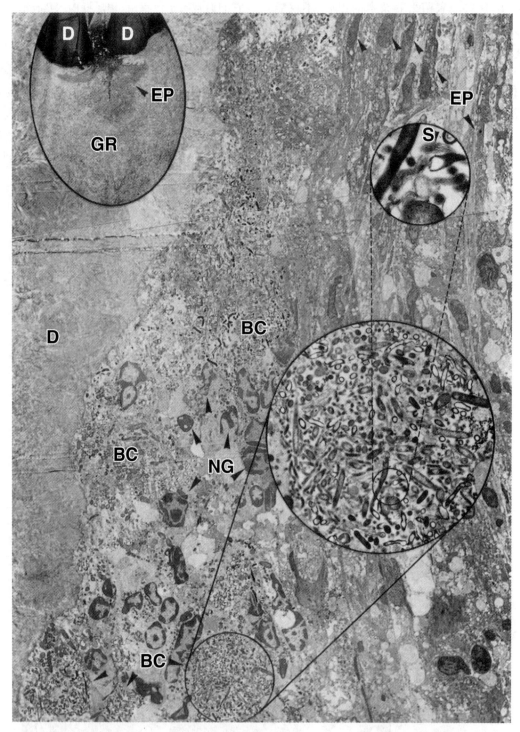

图12-4 在人患根尖周肉芽肿牙齿的根尖孔处的多种微生物菌丛(GR 见插图)。前面的细菌通过上皮塞子(EP 见插图)堵塞根尖孔。透射电镜拼集的照片显示牙本质壁(D),含有上皮细胞的坏死的栓子(EP,箭头),中性粒细胞(NG)和细菌。后者呈丛状聚集(BC),其中之一被圈定和放大(大插图)。菌丛由球菌、杆菌、丝状菌和螺旋菌组成(S 在上部圆形插图)。它们组成的微生物复合体似乎存在协同关系(放大倍数:2 400×,卵圆型插图 15×,大圆形插图 6 700×,上部的小圆形插图 59 800×)

的病原菌，与特殊的边缘性牙周炎[147]有关，是急性坏死性牙龈溃烂（ANUG）[148]的致病菌。但它在根尖周炎中的作用还有待明确。

已行根管充填牙髓的微生物菌丛

对已充填根管中微生物特点的了解，要远少于对已感染和未经治疗的坏死牙髓微生物菌丛的了解。这可能是由于大多数研究只忙于寻找造成根管治疗失败的、纯技术性的、非微生物性原因的结果[60,280]。在已进行根管治疗的牙齿中，牙髓菌丛的分类依赖于治疗的质量和根管的封闭。因为经过器械治疗、根管冲洗、药物处理和不充分根管封闭的牙齿有可能藏匿细菌，但要远比未经治疗的根管少。另一方面，在经过适当传统牙髓治疗的、经多年跟踪、存在无症状的根尖周X线低密度影的牙齿中，在根管内和根尖周仅有非常少的含有有限种类细菌的菌丛。

在这些病例中发现的优势菌群主要是革兰阳性的球菌、杆菌和丝状菌。通过微生物学技术鉴定，发现从这些根管中最常分离和鉴定出的菌群属于 Actinomyces、Enterococcus 和 Propionibacterium 菌种，其中反复复发的淀粉样肠球菌引起了特殊的关注[83,173,174,281]。尽管 E. faecalis 在感染过程中无关紧要[280]，但在未治疗的根管中，它对很多根管内应用的充填物有强大的抵抗作用，尤其是对含氢氧化钙的充填物[43]。它能在单纯感染的根管内生存，而不需要任何其他细菌的共营养支持[76]。因此，E. faecalis 是根管治疗失败因素的顽强的候选者。

早期的微生物学研究[174]和近来的电子显微镜研究[196]都显示，在尚未发展为根尖周炎的已行根管充填的牙齿中，存在类似酵母的微生物（图12-5），提示真菌类生物是潜在的、对治疗有抵抗作用的牙髓有机物。在根管充填后发生根尖周炎的牙髓中，最常分离到的真菌类微生物是白色念珠菌[73,281]。

牙髓菌丛的致病性

任何存在于感染根管内的细菌都有引起根尖周炎的潜能。但是，各个菌种的毒性和致病性有相当大的差别，并会被周围存在的其他细菌所影响。牙髓菌丛中单个种类细菌的毒性通常较低，但整体上，由于各因素的综合作用，它们会表现出较强的致病性。这些因素包括：①与根管内其他微生物间的相互作用，可发展为互利性依赖性配对；②内毒素的释放；③宿主组织损伤性酶的合成；④干扰和逃避宿主防御机制的能力。

微生物的相互作用

绝大多数的证据表明，在牙髓聚集性共存的多种微生物中，在菌丛的生态学调控和最终发展方面，微生物间的相互作用是决定性的[276,277]。精心设计的动物实验已充分证实了存在着最重要的混合菌丛[76,77,284]。实验中，研究者从实验猴子的根尖周组织受累牙齿的根管内，提取到了 Prevotella oralish 和其他11种细菌，将其单独或以各种组合方式置入其他猴子的根管内[76]。结果发现，当接种单独的细菌时，仅造成轻度的根尖周炎；而当混合接种时，相同的细菌却能诱导非常严重的根尖周组织反应。此外，单独的 Prevotella oralish 不能在根管内存活，而在实验中其他种类的细菌协同下，却能够在根管内生存，并在牙髓菌丛中占主导地位。

微生物间的相互作用可影响牙髓菌丛的生态学性质，一般将其分为阳性或阴性缔结作用，这是由于特定种类的有机体对整个根冠菌丛的呼吸和营养环境的影响有所不同。在牙髓感染的早期阶段，兼性厌氧菌菌丛的主要成分[77]耗费了大量有用的氧气，逐步降低了牙髓的氧分压[149]，这将有利于专性厌氧菌的生长[77]。在营养方面，一些特殊的微生物的代谢产物能成为其他菌种的食物链的一环[46,143]。

内毒素

Robert Koch 大学的学生 Richard Pfeiffer[222]造成了这个高致热性的耐热大分子的用词不当，这种物质后来被命名为脂多糖（LPS）。LPS是构成革兰阴性菌完整的细胞外壁所必需的，当细菌死亡崩解时会被释放，也能在细菌增殖和生长时少量脱落。LPS能通过与上皮细胞和巨噬细胞相互作用而引发病理学变化。诱导黏附分子，并激活很多分子介质的产生，如肿瘤坏死因子 $-\alpha$(TNF$-\alpha$)和白细胞介素[11]，而前者是LPS致损伤作用的早期介质。

在实验动物中，外源性的 TNF$-\alpha$ 可引起致命性的休克，这与LPS诱导的作用难以辨别。内毒素主要是由细菌死亡后释放的，因此，问题是LPS对宿主组织的致命性作用对细菌是否有益呢？然而，对宿主的防御细胞来说，LPS标志着革兰阴性细菌的存在，它们会猛烈的反击。如同 Thomas 所说[297]的那样，"当我们侦察到LPS时，我们可能会使用所有的防御方式，我们会轰炸、清扫、包围、封锁和破坏该处的所有组织"。据报道，在根尖周受累牙齿的根管[57,235]和牙髓牙本质壁[110]中都发现了LPS。因为

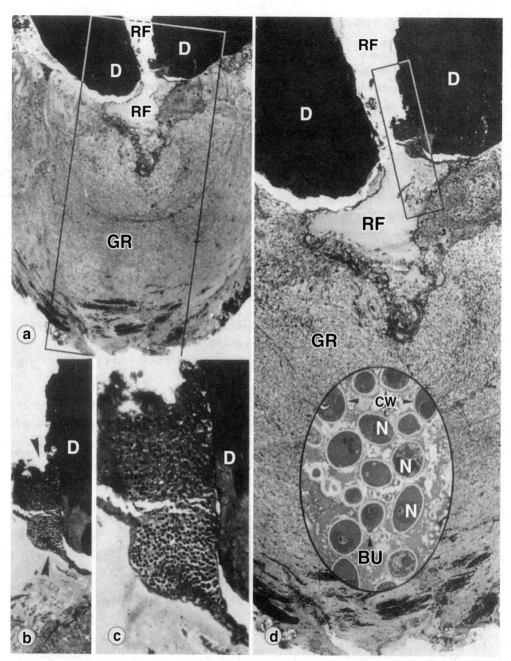

图 12-5 真菌可作为人根尖周炎的潜在致病因素。a. 低倍镜视野下的纵向层面,一个根管充填 (RF) 后的牙齿存在根尖周炎病变(GR)。a 和 d 中被矩形围住的区域分别在 d 和 b 中被放大。注意两个微生物菌落(b 中箭头),在 c 中被放大。d 中卵圆形插图是组织的透射电镜照片。注意低电子密度细胞层(CW),细胞核(N)和芽生胞质(BU)(放大倍数:a 35×,b 130×,c 330×,d 60×,卵圆形插图 3 400×)

革兰阴性细菌在牙髓菌丛中占主导地位,这就不难理解,正是由于它们在根管内增殖和死亡所释放的大量的 LPS, 从根尖孔流入根尖周组织[329], 才引起和持续造成根尖周炎[56,61]。

外毒素

外毒素在牙髓菌丛的致病性中起到什么作用呢? 外毒素与内毒素不同,它是高抗原性、非致热性和耐热的多态活性物质,是由活的微生物所分泌的,能转变成类毒素(变性毒素)。白细胞毒素是最常见的外毒素,它与特定类型的边缘性牙周炎的发病机制有关。它能在白细胞壁上穿孔,导致细胞溶解[287]。白细胞毒素可由坏死梭形杆菌[78,140]和放线杆菌 actinomycetemcomitans[286]产生, 但是, 在梭形杆菌中, 只有 E. nucleatum 是最常产生内毒素的病原体, 而从不产生外毒素。A. actinomycetemcomitans 是高噬二氧化碳性的, 在根管内不能生存, 因此, 外毒素在牙髓菌丛的致病机制中似乎并不重要。

酶

牙髓微生物能产生各种酶，后者自己没有毒性，但能帮助微生物在宿主组织中传播，如微生物的胶原酶、透明质酸酶、纤维蛋白溶解酶和其他几种蛋白酶就是例子。众所周知，微生物能产生很多种酶，它们能降解各种与血液凝固和身体防御有关的原生质蛋白。一些Porphyromonas和Prevotella种属的细菌能破坏血浆蛋白，尤其是IgG、IgM[126]和补体C3[279]，而这些调理素分子在宿主体液和细胞噬菌作用防御机制中是必不可少的。

微生物的干扰

特定细菌逃避和干扰宿主免疫机制的能力已被详细阐述[278]。如前面所提到的，很多细菌产生的LPS能作为刺激信号使上皮细胞表达淋巴细胞黏附分子，诱导白细胞穿出血管壁来到细菌存在的部位。在大部分情况下，LPS能表现出抗原性，可导致B淋巴细胞的有丝分裂原性刺激，进而产生非特异性抗体。有研究发现，龈拟杆菌作为重要的牙髓和牙周病原菌，它的LPS并不刺激上皮细胞表达E-选择凝集素。所以，龈拟杆菌能抑制免疫反应最关键的第一步，因而可在宿主中隐藏，增殖。从细菌的角度上看，欺骗宿主的行为有明显的益处。革兰阴性细菌释放的细胞膜微粒和可溶性抗体能"扫荡"效应抗体，使其抗微生物本身的作用失效。单独存在的以色列放线菌是顽固性的根尖周致病菌，在体外可轻易地被多形核白细胞（PMN）杀死[79]；但在组织中，它能积聚成巨大的凝集型菌落，不易被吞噬细胞杀灭[79]。

宿主防御

根尖周炎被认为是为抵抗强行侵入根管的细菌的自身性免疫性反应。宿主组织构筑了一个难以逾越的防御网络，它包括细胞、细胞间质、介质、代谢产物、效应分子和体液中的抗体。

细胞

有几类体细胞参与了根尖周组织的防御，其中大部分是从防御系统中招募的，包括中性粒细胞、浆细胞和巨噬细胞。此外，结构细胞如成纤维细胞、成骨细胞和造釉器上皮残余[156]也起着重要的作用。

多形核白细胞（PMN）

PMN或称中性粒细胞，是抵抗细菌入侵的"前沿"战斗力量（急性炎症的标志性特征），其功能是限制和破坏强行进入身体的微生物。PMN是非特异性噬菌细胞，其攻击敌人的精良武器早已储存在细胞内（或快速装配）。它的"弹药库"内有各种原生质颗粒，分为第一、第二和第三集群。第一集群（嗜苯胺蓝的颗粒）含有溶酶体、髓过氧化物酶、阳离子蛋白和中性蛋白酶；第二集群（特殊的颗粒）包括乳铁传递蛋白和维生素B_{12}结合蛋白；第三集群（分泌型颗粒）受到刺激后可释放到组织内[315]。

作为对组织损伤的反应，PMN在受损部位大量从脉管系统中逸出（图12-6），通过趋化作用寻找目标。它们顺着趋化分子逐渐升高的梯度移动，聚集在浓度最高的区域，此处与细菌存在的位置相一致。PMN遭遇细菌后，通常会发生调理作用。调理素包括补体分子或抗体，它们能吸附在细菌的表面，启动和增强细胞吞噬作用。细菌被吸入并包绕在有被膜的吞噬小体内。凭借活性氧的作用，PMN拥有两种在胞内杀灭敌人的方法。

在感染的初发阶段，组织中一般有大量的氧气，PMN的活化表现为需氧过程，又称呼吸爆发。在这个过程中，NADPH氧化酶（位于吞噬小体膜上）将O_2转化为氧自由基。氧自由基是携带有非配对电子的离子或分子，高度活化和不稳定，能从其他分子中"掠夺"电子，进而破坏它们的结构。球形氧分子（O_2^-）是NADPH氧化酶活化氧分子时的产物，一对球形氧分子能相互作用形成过氧化氢（H_2O_2），两者都有轻度的杀菌作用。后者在髓过氧化物酶的参与下加上氯离子（Cl^-）形成次氯酸，它具有很高的杀菌活性，这个抗菌途径被称为H_2O_2-单髓过氧化物酶系统。在缺氧条件下（如脓肿），PMN杀灭细胞内细菌的途径转变为非氧化途径，即吞噬小体与第一或第二集群颗粒融合，后者含有强大的酶类，能分解和杀灭细菌。

虽然PMN主要的功能是杀灭微生物（图12-7,A），但它也能引起严重的宿主组织损伤。在PMN胞质颗粒中含有痕量的酶，其释放时能分解组织细胞和细胞外基质的结构成分。与大部分细胞外基质破坏有关的锌依赖性酶总称为基质金属蛋白酶（MMP）[185]，一旦发射或释放，这些酶类和化学武器（自由氧分子、过氧化氢、次氯酸）就不能区分宿主组织和宿主的敌人[315]。PMN寿命较短，约为3天，在急性炎症区域会大量死亡[229]。因此，不管什么原

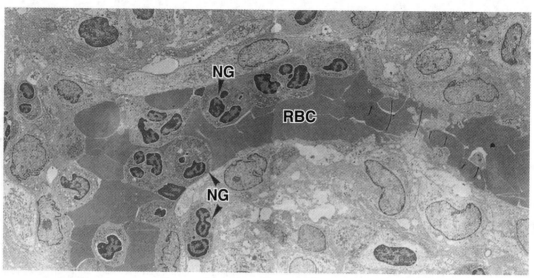

图12-6 血管内的中性粒细胞(NG)靠边,贴内皮细胞壁,穿过血管壁进入感染的根尖周组织(RBC:红细胞)(放大倍数:1 650×)

因引起的PMN活化、聚集和定位死亡都是根尖周炎急性期组织损伤的主要原因。

淋巴细胞

淋巴细胞是防御系统的中坚力量,在炎症和免疫过程中处于中心地位。不同亚群的淋巴细胞在根尖周炎中扮演着不同的脚色。有3类主要的淋巴细胞,包括T淋巴细胞、B淋巴细胞和自然杀伤细胞(NK)。其中NK细胞的主要功能是监视和杀灭肿瘤细胞和病毒感染细胞,因此,它可能不参与根尖周炎;但T淋巴细胞和B淋巴细胞则在根尖周炎中起重要作用。3类淋巴细胞都起源于骨髓干细胞,经过不同的途径增殖分化形成的,它们在形态学上相同(图12-7,B),不能通过常规的染色方法和显微镜检查进行区别。今天,淋巴细胞和其他白细胞多通过单克隆抗体识别其表面受体的方法进行鉴定,细胞以分化族(CD)编号。

T淋巴细胞

T淋巴细胞是胸腺衍生淋巴细胞。起源于骨髓干细胞,形成前体T细胞后,转移至胸腺,再继续分化,获得免疫特性,在选择压力下成为"成功的候选人",释放到体循环中。T淋巴细胞占血液循环中淋巴细胞的60%~70%,多聚集在淋巴结的副皮质区和其他淋巴器官。T淋巴细胞是多功能细胞,有特定的分工,它的各种功能都是由不同亚群完成的。

T淋巴细胞的命名很混乱。传统上,T淋巴细胞根据其作用或功能定义,例如与B淋巴细胞作用的T淋巴细胞一直称为辅助/诱导T淋巴细胞(Th/i);对其他细胞有直接毒性和抑制性的的T淋巴细胞被命名为毒性/抑制性T淋巴细胞(Tc/s)。Th/i细胞是CD4细胞,Tc/s是CD8细胞。CD4细胞可进一步分化为Th_1和Th_2细胞。前者产生IL-2和干扰素-γ,能控制免疫系统中细胞介导的免疫作用;后者分泌IL-4、IL-5、IL-6和IL-10,可通过调节浆细胞产生抗体控制体液免疫反应。

B淋巴细胞

与抗体产生直接相关的淋巴细胞是腔上囊类同细胞。这是因为B淋巴细胞最初是在鸡体内发现的,其早期分化是在鸡消化道的腔上囊中完成的。人类没有这种结构,B淋巴细胞的起源和分化主要在骨髓中完成[225]。已分化的B淋巴细胞进入血液循环,约占血液循环中淋巴细胞总数的10%~20%。B淋巴细胞也能在胸腺外淋巴组织的生发中心内或周边聚集和增殖。当受到抗原和Th_2细胞的信号刺激后,一些Th_2细胞变为大的、有特征性核及轮状外观的、含有大量粗面内质网的浆细胞(图12-7,C)。浆细胞是唯一能制造和分泌抗体的细胞,它是免疫系统特殊的化学武器。

细胞成分

人们很久以来就发现,在人根尖周炎的病灶中,存在白细胞、巨噬细胞、淋巴细胞、浆细胞和上皮细胞。有理由预期,在根尖周炎的急性期,主要存在高浓度的白细胞和一些巨噬细胞;而在疾病过程的慢性期,主要为淋巴细胞、巨噬细胞和浆细胞的富集。大部分计数型研究主要集中在慢性病灶,但因各种原因,关于人根尖周炎中各类细胞数的数据尚有争议。必须强调的是,由于人根尖周炎病灶组成结构的巨大差异[188],应慎重回顾确定结果的方法和组织样本选择中存在的问题[188,189]。已得到的关

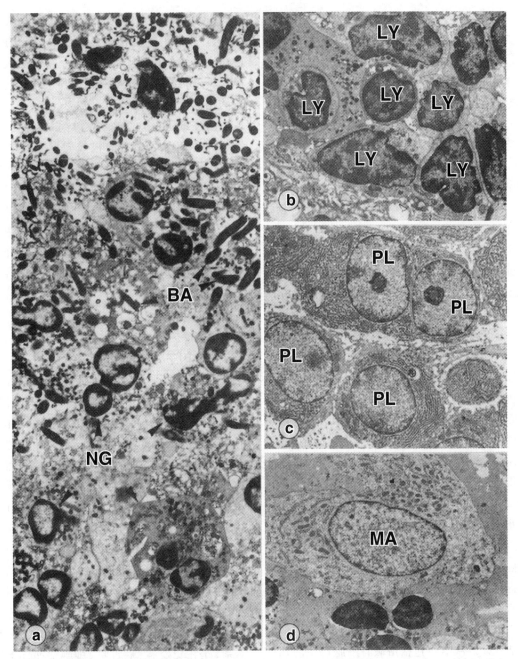

图 12-7 根尖周炎病灶中的炎症细胞。中性粒细胞(NG 在 a 中)在继发性急性根尖周炎中与细菌战斗。淋巴细胞(LY 在 b 中)是慢性根尖周炎中的主要成分,但不能根据其基本形态鉴别其亚类。浆细胞是慢性无症状病灶的标志性成分。注意光镜下细胞质内高度发达的粗面内质网和紧贴核膜的异染色质定位聚集呈典型的"车轮"状形态。巨噬细胞(MA 在 d 中)是大体积的细胞,有延长的或"U"型的细胞核及含粗面内质网的细胞质(放大倍数 a~d 3 900×)

于根尖周炎病灶中细胞成分的计数性资料,多缺乏代表性,尤其是对人类的器官。

巨噬细胞

巨噬细胞[167]是慢性炎症和免疫反应中的主角。巨噬细胞是巨大的单核吞噬细胞(图 12-7,D),是单核吞噬细胞系统[212, 316](原称网状内皮细胞系统)的主要分化成分,这个系统包括骨髓源性的血液单核细胞和组织巨噬细胞,后者广泛分布在整个身体中。依据它们的定位不同,巨噬细胞有很多命名,如结缔组织和淋巴组织巨噬细胞、肺部的肺泡巨噬细胞、肝脏的枯否细胞(Kupffer's cell)、表皮的郎格汉斯细胞、大脑的小神经胶质细胞和融合巨噬细胞,后者为各种类型的多核巨噬细胞,如破骨细胞、破牙本质细胞和异体巨细胞。

巨噬细胞主要有下列几种功能:①吞噬杀灭微生物;②清除坏死细胞和组织碎片;③排除小的外

源性颗粒；④捕获抗原并实施免疫监督；⑤加工和呈递抗原给免疫效应细胞；⑥分泌和调节各种生物活性分子。

在炎症反应中，单核细胞开始迁移的时间相对较早。单核细胞游走出血管壁外的过程受到与PMN移动的相同因素的调节。到达血管壁外后单核细胞就转化为巨形吞噬细胞。巨噬细胞(图12-7,D)与PMN不同，是长寿（数月）的移动缓慢的细胞，一旦成为巨噬细胞，它们能在炎症部位存在几个月。如果PMN第一波次的进攻不能消灭敌人，就会转化为慢性炎症过程。在炎症的后期，巨噬细胞成为炎症细胞的主要成分。

巨噬细胞通过化学趋化移动，可被病原菌及其产物（如LPS）、化学介质和外源性颗粒所活化。活化的巨噬细胞体积变大，表达大量的溶酶体和其他胞质颗粒，显示出强烈的吞噬趋向和细胞内杀灭微生物的能力。它们拥有与PMN相同的生物化学武器来杀灭病原体和攻击外源性目标[253]。在巨噬细胞分泌的各种分子介质中，细胞因子IL-1、TNF-γ、IFN和生长因子在根尖周炎中起重要作用。某些因子，如前列腺素和白三烯，也有助于辅助血清免疫成分和代谢，在炎症反应中发挥重要作用。

破骨细胞

根尖周炎最重要的病理改变是骨质和牙本质硬组织的破坏，破骨细胞是这一过程中的效应细胞。关于这类细胞的起源[201]、结构[85]和调节[102]的大量回顾性研究[220]将其与破骨细胞联系起来。骨髓干细胞提供了破骨细胞的始祖细胞，前破骨细胞像单核细胞一样通过血液游走到根尖周组织，并黏附在骨质表面。细胞最初处于静止期，收到刺激信号后开始活化。刺激信号包括由破骨细胞产生的几种细胞因子和其他介质。在根尖周炎期，这些介质不单由破骨细胞释放，也能由其他可刺激前破骨细胞的细胞产生。接着，前破骨细胞开始增殖，几个子细胞融合组成一个多核破骨细胞，分布在受损和暴露的骨质表面。破骨细胞的细胞质边界面向骨质表面，原生质膜多处折叠形成皱褶，骨质的再吸收就发生在这些皱褶边缘下，称为破骨细胞下再吸收分隔。在外周，细胞质亮区是高特异性区域，用以调节与骨质破坏有关的生物化学活性。

骨质破坏发生在细胞外，在破骨细胞-骨质交界区。其过程包括：①骨质的脱矿过程，是由于微环境中的pH值降低，导致再吸收分隔区发生矿物质溶解；②有机质的酶性分解。参与此过程的酶包括胱氨酸蛋白酶家族和MMP家族。在根尖周炎病灶处，牙根的牙骨质和牙本质也被融合的巨噬细胞（被认为是破骨细胞）再吸收。它们像破骨细胞一样，属于相同的细胞群（根据其超微结构和组织化学的相似性）[231]。

上皮细胞

大约30%~50%的根尖周炎病灶中有增生的上皮细胞。在根尖周组织炎症期，处于静止期的Malassez残余细胞[156]受到细胞因子和生长因子的刺激，发生分裂和增殖，这一过程通常被称为炎性增生。那些参与根尖周囊肿发病机制的细胞都是上皮源性的。在根尖周病损中也发现了有纤毛的上皮细胞[245]，尤其是上颌磨牙区的病灶，这些细胞可能来源于上颌窦[193]。

分子机制

细胞因子

细胞因子[50]是由各种血液细胞和结构细胞所产生的细胞间介质，具有基因多效性，可调节靶细胞的免疫防御、炎症反应、细胞生长和分化、组织改造和修复。它们是一种低分子量（<30kDa）的多肽或糖蛋白，由受到各种刺激而活化的源细胞一过性分泌[75]。细胞因子对靶细胞有多重调节作用，称双关性；还具有重叠的免疫调节作用，称冗余性。它们以网络方式诱导和抑制其他细胞因子的产生。大多数细胞因子只产生局部作用，通常以自分泌或旁分泌形式作用于靶细胞或细胞因子源细胞本身。通过与高亲和力的细胞表面受体的结合，细胞因子在非常低的浓度水平（Pg/ml）就能产生明显效应。

细胞因子的命名 目前关于细胞因子的知识体系，是在免疫学、病毒学、细胞学和分子生物学等领域的，大量独立的研究基础上发展起来的，因此，统一的细胞因子的概念出现较晚，且命名混乱。1960年，有人在经抗原刺激的，体外培养的淋巴细胞的上清液中，发现了较早的关于细胞间介质的证据。根据生物学效应，研究者将淋巴细胞和巨噬细胞的产物分别命名为淋巴因子和单核因子。到1970年时，已有大量的有关单核细胞和淋巴细胞诱导的活性因子的命名。很明显，对相同的生物化学分子存在着很多重复命名，这促使学者们在第二次国际淋巴因子会议上采用白细胞介素（interleukin, IL）来定义这些白细胞间有活性的分子信使。IL-1和IL-2被认为是两个最重要的分子，曾有很多不同的命名。虽然IL被限制性定义为白细胞间信号分

子，但有很多IL是由非血液细胞产生，而且能影响很多不同种类的体细胞的功能。因此，在疏忽了一段时间后，细胞因子被更适宜的通称"细胞间调节蛋白"所代替。目前，仍有很多细胞因子继续被称为IL，还有一些细胞因子仍沿用以往根据历史和生物效应命名的名称，如干扰素、细胞毒性因子、集落刺激因子和特殊生长因子等。

淋巴因子 在各种已发现的IL中[207]，IL-1、IL-6和IL-8在根尖周炎的发展过程中特别重要。IL-1α和IL-1β是由巨噬细胞产生的炎症性细胞因子，在中毒性休克中有很多全身性作用；其局部作用包括：增强白细胞对上皮细胞壁的黏附作用、刺激淋巴细胞、增强中性粒细胞的作用、活化前列腺素和蛋白水解酶、促进骨质再吸收和抑制骨质形成等。

在根管内，IL-1β是人根尖周病灶和其渗出物中IL-1的主要形式[15,144,161]，而IL-1α只与初期根尖周炎病变机制密切相关[290,320]。在IL-1、TNF-α和INF-γ作用下，淋巴和非淋巴细胞都可产生IL-6[105]，它在根尖周炎中可能与抗炎症作用有关。尽管尚未在根尖周炎病灶中得到证实，但IL-6在感染性龈炎[122]和边缘性牙周炎[330]中确实存在。IL-8属于趋化性细胞因子家族，可被在IL-1β和TNF-α诱导下的巨噬细胞和其他组织细胞，包括成纤维细胞所产生。根尖周炎急性期的特征是大量中性粒细胞的浸润，IL-8能与其他化学趋化物，如细胞碎片、血浆源性补体分子C5α和白细胞渗出素B4等，在根尖周炎中共同发挥趋化作用。

肿瘤坏死因子（TNF） TNF是促炎症反应性细胞因子，对特定的细胞有细胞毒性效应，一般在慢性疾病中逐渐衰减。除细胞毒性作用外，巨噬细胞诱导的TNF-α[310]和T淋巴细胞诱导的TNF-γ[228]统称淋巴毒性因子，它与前面描述的IL-1有很多相近的全身和局部效应。已证实根尖周炎病灶和受累根管的渗出物中存在TNF[12,230]。

干扰素（IFN） IFN是1957年发现的一种选择性抗病毒因子[117]。以后逐渐被证实是一种由多种细胞分泌的调控蛋白，在免疫细胞和体细胞中有广泛的作用，因此被归类为细胞因子。有3种不同结构的IFN，包括α分子、β分子和γ分子。最初发现的抗病毒蛋白是IFN-γ分子，可由各种刺激下的病毒感染细胞和正常的T-淋巴细胞产生，而IFN-α分子和IFN-β分子则主要由各类正常细胞产生，尤其是巨噬细胞和B-淋巴细胞。

集落刺激因子（CSF） 另一群主要调节非血液性细胞增殖和分化的细胞因子是集落刺激因子（CSF）。最初因其能促进颗粒细胞和单核细胞在半固体基质上形成克隆而命名。属于CSF的3种不同的蛋白已被分离、测定和定性为细胞因子，包括粒细胞-巨噬细胞集落刺激因子（G-MCF）、粒细胞集落刺激因子（G-CSF）和巨噬细胞集落刺激因子（M-CSF）。通常，CSF可刺激骨髓腔内的中性粒细胞和破骨细胞的前体细胞增殖和分化，也能由成骨细胞产生，因此，它们可在骨质再吸收过程中，建立成骨细胞和破骨细胞相互交流的桥梁。

生长因子 生长因子是一种可调节非血液细胞生长和分化的蛋白质。所有生长因子都不属于细胞因子，但很多生长因子具有与细胞因子相似的活性。转化生长因子（TGF）是由正常细胞和肿瘤细胞产生的多肽，因其能诱导成纤维细胞在软琼脂培养基上的、非肿瘤性的表面黏附性克隆而得名。这一过程与正常细胞向肿瘤细胞的恶性转化过程相似，因此被命名为转化生长因子。

根据其与上皮生长因子（EGF）的结构关系，转化生长因子被分为TGF-α和TGF-β两类。前者与EGF在结构和功能上密切相关，但其最初是由恶性的肿瘤细胞产生，因此在根尖周炎中并不重要。TGF-β由各种正常细胞和血小板合成，与巨噬细胞的招募和活化、成纤维细胞的增殖、结缔组织纤维和基质的合成、局部血管生成、愈合和T淋巴细胞许多功能的下调有关。因此，TGF-β可能是克制宿主炎症反应副作用的重要介质。根据对其已知的结构和生物活性的了解，TGF-β多肽是一种细胞因子。

类花生酸类物质 当体细胞被不同的刺激活化时，细胞的膜脂质结构发生改变，形成介导细胞内外信号传导的生物活性复合体。花生四烯酸是二十碳的多链不饱和脂肪酸，在细胞内部不游离存在，仅大量存在于细胞膜，但在一些刺激作用下能从膜磷脂中释放，并快速代谢为几种生物活性物质——C_{20}碳二十复合物，被称为类花生酸类物质。类花生酸类物质被认为是一种激素，即使在极低的浓度下也能有明显的生理效应。类花生酸类物质能介导炎症反应，调节血压，促进血液凝固、疼痛和发热，并参与几种生殖功能，如排卵和促进分娩。前列腺素(PG)和白三烯(LT)[234]是两类与炎症反应相关的重要的类花生酸类物质。

前列腺素

前列腺素最早是在人的精液中被发现的,被认为是由前列腺产生,并由花生四烯酸经环化加氧酶途径合成的。在前列腺素家族中,PGE_2和PGI_2在炎症反应中最为重要,它们是破骨细胞的有效作用成分。边缘性牙周炎和根尖周炎中的快速骨质丧失,主要发生在急性炎症期PMN在病灶中占支配地位时,而PMN是PGE_2最重要的来源。已经证实,高水平的PGE_2存在于根尖周炎病灶中[165]。注射消炎痛可抑制根部坚硬组织的再吸收,因为它是一种环化加氧酶抑制剂[304]。

白三烯

白三烯是由花生四烯酸经脂肪氧化酶氧化途径释放的。在白三烯中,LTB4最令人感兴趣,因为它是嗜酸性粒细胞的强趋化因子[206],并能引起PMN对上皮细胞壁的黏附。在根尖周炎中可检测到LTB4[305]和LTC4[52],它们在有症状的病灶中浓度很高。

效应分子

在边缘性牙周炎和根尖周炎中,最早发生的组织病理学改变之一是细胞外基质的降解,它是由酶效应分子造成的。目前至少已发现了四种降解途径,包括破骨细胞途径、吞噬细胞途径、血纤维蛋白溶酶原途径和MMP依赖性途径[30]。前面提到的MMP能降解很多由胶原、纤维蛋白原、层黏连蛋白、凝胶和蛋白多糖核心蛋白构成的组织基质。它们的生物学活性已被广泛和深入地研究[31,32],它们在根尖周炎发病机制中的重要性是显而易见的。

抗体

抗体是身体的特殊化学武器系统,只能被B淋巴细胞的后裔——浆细胞所产生。各种免疫球蛋白都能在血浆细胞中发现[135,160,186,309],尤其在人慢性根尖周炎中。根尖周炎中IgG的浓度是非炎症期的口腔黏膜的5倍[88]。免疫球蛋白也能在根尖周囊肿壁[219,256,267,301]和囊肿液[237,254,301,334]中的血液浆细胞内发现。囊肿液中的抗体浓度是样本血液中浓度的数倍[237,254]。

根尖周炎中抗体的特异性很低,因为LSP可能作为抗原或有丝分裂原。产生的抗体可能是单克隆和多克隆抗体的混合物,后者对入侵的微生物是非特异性的,因此是无效的。然而,抗体混合物中的多克隆成分也能参与抗微生物反应,它可通过形成抗原抗体复合物来加强吞噬作用[304]。已经证实,在已用抗原致敏的动物的根管内加入抗体,能引起一过性的根尖周炎[307]。

发病机制和组织病理学特点

通过以往描述的微生物和宿主因子的概况,临床医师对根尖周炎(图12-8)的发病机制已形成了一个近乎完美的观点,并能描绘出各种类型病变的组织病理学变化的特点。病变的结构成分依赖于微生物因素和宿主防御的平衡,随着根尖周组织的动力学平衡的倾斜,可朝向或远离宿主的防御机制,病变的组织表现会有很大的不同。因此,根据某一区域情况描述的根尖周炎的形态学改变[217,80],并不能代表在大部分根尖周病灶中存在的整体的变化。事实上,大部分结构的异质性是根尖周炎的"常规",尤其是在慢性病灶[188]。

本质上,是由于自身的口腔菌丛造成了牙髓感染和坏死。牙髓的微环境提供了一个选择性的区域,这有利于在根管的根尖部建立一个混合型的、以厌氧菌为主的微生物菌丛(图12-3、12-4)。这些根尖区集聚的混合型微生物菌丛的代谢产物,具有明显的生物学特性,如抗原性、有丝分裂原活性、血管活性、趋化性、溶液酶活性和激活宿主防御活性。如果身体的防御机制不能发现入侵者(坏死根管的管壁不属于身体环境[134]),根尖周炎就不能自愈。根尖周组织的炎症反应能防止微生物的入侵,因此,仅有少量致病菌能进入根尖周病变区的机体。此外,很多种类的牙髓微生物可能没有入侵组织的特性[56]。

急性根尖周炎(原发性)

急性根尖周炎主要由经根尖孔侵入或本身寄居在根尖周组织的微生物所引起,也可能是由外伤、器械损伤、化学物或牙髓物质的刺激引起的。它们都能在短期内引起强烈的宿主反应,表现为一些相应的临床症状,如疼痛、牙齿浮出感、对压力敏感等。

急性根尖周炎的组织病理学改变一般集中在根尖周韧带和相邻的孔隙,其特征为充血、血管栓塞、牙周韧带水肿和中性粒细胞浸润等。中性粒细胞通过化学趋化作用到达病损部位,其最初诱导因素为组织损伤、细菌产物(如LPS)和补体分子C5a。当牙体硬组织尚未受到破坏时,在X线下,根尖周组织的变化还不明显。如果是一些非感染性刺激引起的炎症反应，病变可以被消除，根尖周炎区域的结构可以通过治疗而恢复。

感染发生时，中性粒细胞不但能攻击和杀灭微生物，也能释放白三烯和前列腺素。前者（LTB4）将吸引更多的中性粒细胞和巨噬细胞进入病灶，后者将活化破骨细胞。几天后，根尖周骨质能被再吸收，根尖周可见X线密度影[265]。最初的急性骨质再吸收能被消炎痛所抑制[304, 307]，消炎痛抑制了环氧化物酶的活性，进而抑制前列腺素的合成。在炎症反应区域，中性粒细胞大量死亡，从"自杀口袋"中释放酶，引起细胞外基质和细胞的破坏。在"战斗区"发生的组织自我破坏可阻止感染向身体的其他部位扩散，并提供了一个重新调配防御力量的空间，以便当战斗转成持久战时运送更多的防御细胞。

急性炎症反应的后期，根尖周组织内开始出现巨噬细胞。活化的巨噬细胞能产生各种介质，其中前炎症反应因子IL-1、IL-6、TNF-α和化学趋化因子IL-8最为重要。这些细胞因子能加强局部血管反应，促进破骨细胞的再吸收，并增强效应分子介导的细胞外基质的降解。它们还能提高身体对内分泌激素的应激反应，促进肝脏急剧增加急性期蛋白和其他血浆因子的释放。它们也能与IL-6一样上调造血因子CSF的产生，后者可从骨髓中快速动员中性粒细胞和前巨噬细胞。这些急性反应（尤其是后期）能被抗原抗体复合物的形成所加强。早期的急性病灶可能发生几种不同的转归途径，包括完全愈合、进一步加重、扩展到骨质（牙槽囊肿）、"点状"和对外开放（瘘管形成）或转成慢性。

慢性根尖周炎

如果刺激因素（细菌或其产物）持续存在，以中性粒细胞为主的早期病变会逐渐变成以巨噬细胞、淋巴细胞和浆细胞为主的后期病变，这些细胞充满胶状的结缔组织。这种无症状的、X线低密度影的病变被形象地称为"静止期"。这是因为经过短暂的、强烈的战斗，中性粒细胞以数量压制对手，暂时击败了侵入根尖周组织的外源性入侵者，使敌人败退入根管中（图12-3）。巨噬细胞介导的前炎症反应因子如IL-1、IL-6和TNF-α是强大的淋巴细胞刺激因素。尽管在根尖周炎病灶中，有关各种细胞成分数量的资料差别很大，研究者根据单克隆抗体的存在认为，T淋巴细胞和巨噬细胞起着关键作用。

活化的T淋巴细胞能产生各种细胞因子，下调前炎症反应细胞因子的释放，从而导致破骨细胞功能抑制，减少骨质再吸收。另一方面，T细胞介导的细胞因子可能伴随着生长因子如TGF-β的上调，后者可对成纤维细胞和微血管的形成有刺激和增值作用，Th1和Th2可能参与这个过程。这是一种对组织破坏过程的下调机制，可以解释在慢性疾病过程中，为什么发生骨质吸收的停止（或减缓）和胶原结缔组织的重建。其结果是慢性病灶在很长时期内保持静止和无明显症状的状态，在X线片上无明显变化。但是，任何时候，这个根尖周组织艰难维系的平衡都很脆弱，都能被一个或更多的，有利于有害微生物在根管内躲藏的因素所打破。如果微生物在根尖周组织中占优势，病变会暂时转入急性期（图12-9，12-10），显示出临床症状（或称继发性急性根尖周炎、根尖周恶化、凤凰脓肿）（图12-10），根尖外可发现病原微生物，X线下低密度影区域可能迅速扩大。这些特征性的X线表现是急性期快速发生的骨质再吸收造成的，而在慢性期该过程并不活跃。因此，疾病发生的过程不是持续的，而是在稳定期后发生的不连续的跳跃。

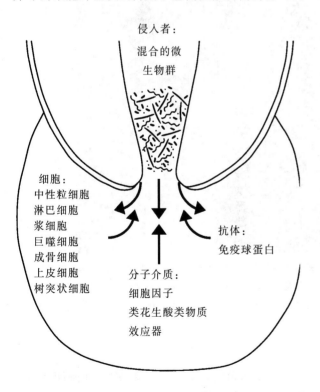

图12-8 根尖周炎的简略原理图显示机体对牙髓破坏和根管内敌对的"外来者占领"的防御反应。微生物和宿主防御力量冲击和破坏了大部分根尖周组织，导致形成不同类型的根尖周炎病灶

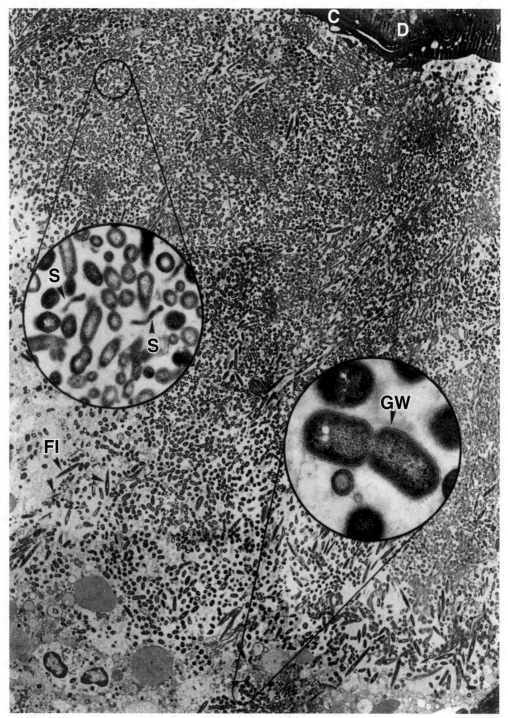

图 12-9 在人患有继发性急性根尖周炎牙齿的根尖的牙髓组织中,有大量微生物菌斑。混合性微生物丛中含有球菌、杆菌(下面插图)、丝状菌(Fl)和螺旋菌(S,上面插图)。杆菌经常释放革兰阴性的细胞壁(GW 下面插图)(C:牙骨质。D:牙本质)(放大倍数:2 680×,上面插图 19 200×,下面插图 36 400×)

慢性根尖周炎通常是指牙齿或根尖周肉芽肿。在组织病理学上,肉芽肿组织含有浸润细胞、成纤维细胞(图 12-11,A)和发育良好的纤维性囊腔。连续切片研究显示[192],慢性根尖周炎病灶中大约 45%细胞为上皮源性的(图 12-11,B)。当上皮细胞开始增殖时,它们可能在各个方向随机扩增,形成有血管的不规则的上皮团块,侵入结缔组织中并为其所包绕。在有些病灶中,上皮细胞可能进入根管口,在根管口形成塞子样封套[157,195,259]。上皮细胞可在根管表面或根管壁形成一个上皮附着,

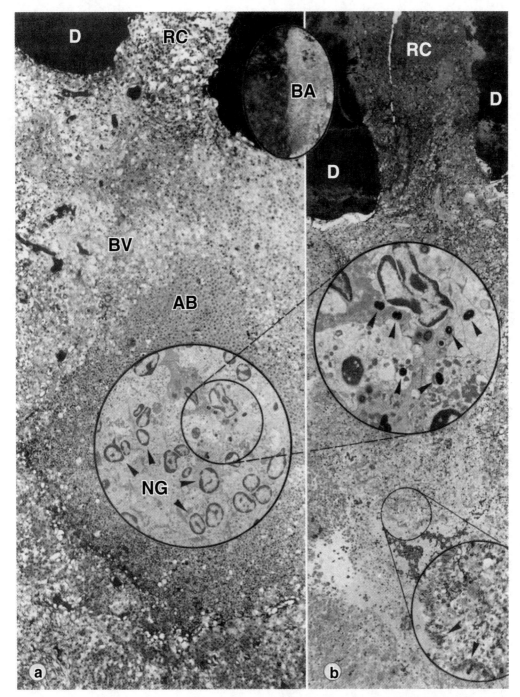

图 12-10 继发性根尖周脓肿的结构。a. 化脓的根尖周炎的纵向切片。微脓肿(AB)中含有浸润的中性粒细胞(NG 插图 a 中)。注意一个中性粒细胞吞噬的细菌在大插图 b 中被放大。b. 继发性脓肿是由从根尖段根管(RC)内侵入慢性根尖周炎病灶(B)的细菌(BA 在卵圆形插图)造成的。注意紧靠根尖孔部位的组织坏死和病灶体内的细菌前沿(下面插图中箭头所示)(D：牙本质，BV：血管)(放大倍数：a 130×，b 100×，卵圆形插图 400×，a 中插图 2 680×，b 中上部插图 4 900×，b 中下部插图 250×)

在 TEM 中表现为基底层膜和半桥粒结构[195]。在随机抽取的组织学切片中，病灶中的上皮组织特征性的表现为拱形和环形排列(图 12-11,B)。上皮外组织主要由小血管、淋巴细胞、浆细胞和巨噬细胞组成。在特殊的病变期,淋巴细胞中的 T 淋巴细胞数量可能比 B 淋巴细胞多[53, 130, 202, 306]，$CD4^+$ 细胞可能比 $CD8^+$ 细胞多[15, 151, 159, 215]。病变中的结缔组织囊腔含有高密度的胶原纤维，使其能牢固地附着在牙根表面，因此，在拔牙时病灶可以被全部带出。

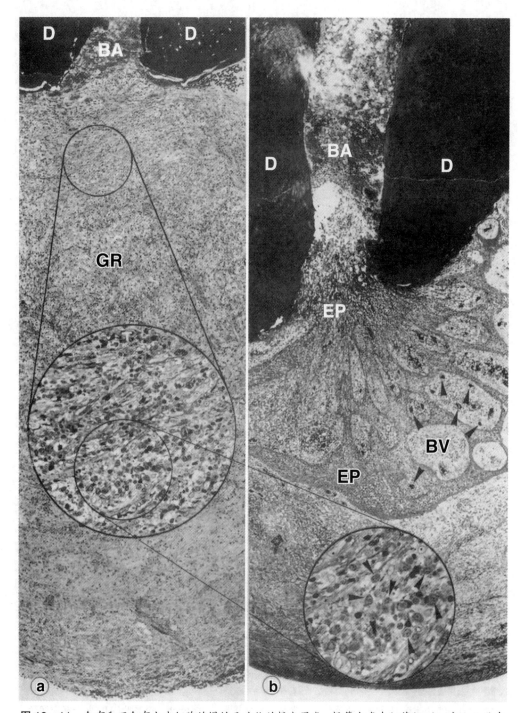

图 12-11 含有和不含有上皮细胞的慢性无症状的根尖周炎。根管内存在细菌(BA)。病灶 A 没有急性炎症细胞(甚至在根管口处),在根尖孔(BA)可见细菌。注意富含胶原的成熟肉芽组织被浆细胞和淋巴细胞所浸润(插图 a 和 b 中)(D:牙本质,BV:血管)(放大倍数:a 80×;b 60×;a 中插图 250×;b 中插图 400×)

根尖周或根尖囊肿

根尖周或根尖囊肿通常被认为是慢性根尖周炎的直接后遗症,但不是每个慢性病灶都会发展成囊肿。尽管许多报告中,根尖周炎病变的囊肿发生率从 6% 到 55% 不等,但有研究者根据谨慎的连续切片检查和严格的组织病理学标准证实[192,248,259],囊肿的发生率可能小于 20%。根据以往的报道,根尖囊肿有 2 类:①囊腔完全被上皮衬里所包绕和封闭(图 12-12);②囊腔含有上皮衬里,但在根管处有开口(图 12-13)[192,248]。后者最初被描述为"海湾囊肿"[248],现在被定义为根尖周口袋囊肿[192]。有一半以上的囊肿病灶是根尖真性囊肿,其余为根尖口袋

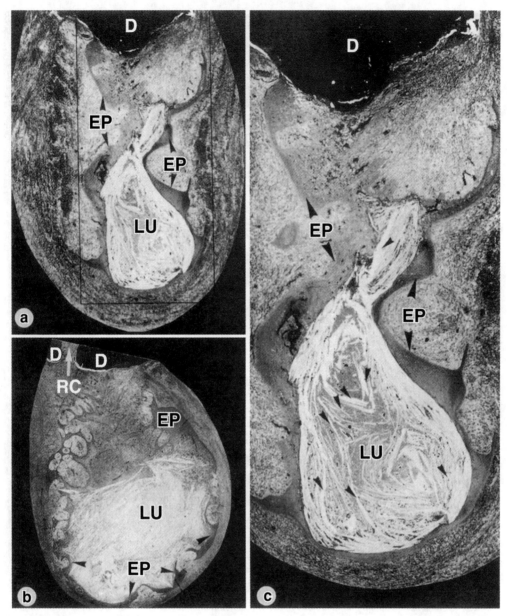

图 12-12 根尖真性囊肿(a、b)的结构。囊腔(LU)完全被分层的立方上皮(EP)所包绕。注意没有任何囊腔和根管的交通(在 b 中 RC)。a 中矩形区域在 c 中被放大。c 中箭头标明胆固醇裂隙(放大倍数:a 30×;b 17×;c 60×)

囊肿[192,248]。两类囊肿结构的不同提示,诱导其形成的致病途径可能在某些特定方面有所不同。

根尖周真性囊肿

已有很多研究尝试去解释根尖真性囊肿的发病机制。真性囊肿的发生一般被分为 3 个过程[245]:在第一期,处于静止状态的缩余釉上皮[156,157],受到病灶中积聚的各种细胞所释放的生长因子的刺激,开始增殖。第二期,有上皮衬里的囊腔开始生成。

关于囊腔的形成,长期存在两个假设:

1. "营养缺陷理论"认为,是由于上皮条带中心的细胞逐渐远离营养源,因而发生坏死和液化变性,聚集的坏死产物进而吸引中性粒细胞进入坏死区域。这些微囊腔含有退化的上皮细胞、浸润性淋巴细胞和组织分泌物,共同构成囊肿囊腔,衬里为多层的立方状上皮细胞。

2. "脓肿理论"认为,组织坏死物和分解产物组成的脓肿,被增殖的上皮细胞包绕形成囊腔。这是由于上皮细胞固有的覆盖结缔组织表面的属性造成的。

随着研究的注意力转向细胞发生的分子学基础[29,40,96,97,293],近年来,以渗透压为基础的理论逐渐退到了幕后[119,199,300]。事实上,根尖周口袋囊肿形成过程中(图 12-13),渗透压的作用可被排除。尽管没有直接的证据,但组织动力学变化和根尖囊肿的

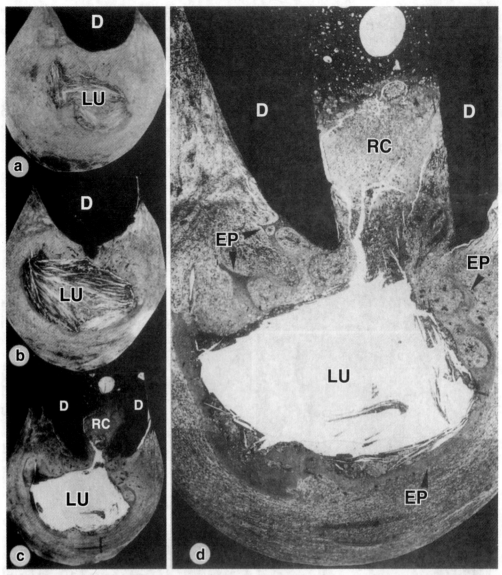

图 12-13 根尖口袋型囊肿的结构。由牙周到根管(a,b)的纵向切片给人错误的印象即囊腔(LU)完全被上皮包绕。通过根管轴平面的连续切片(c,d)清楚地显示囊腔(LU)和根管(RC)的连续性。注意在根尖处,含有上皮的口袋型囊肿的袋状囊腔形成领口状

细胞成分提示,可能存在囊肿膨胀的分子途径。在囊肿内腔中,坏死的中性粒细胞提供了一个持续的前列腺素源[81],它能通过多孔的上皮细胞壁扩散到周围的组织。聚居在上皮细胞外区域的细胞成分,包括大量的 T 淋巴细胞[306]和巨噬细胞(图 12-14,A、B),它们能产生细胞因子武器,尤其是 IL-1β。破骨细胞可被前列腺素和炎症反应细胞因子激活,造成骨质再吸收最大化。同时,在根尖周组织病灶中,也发现了效应分子 MMP-1 和 MMP-2[293]。

在组织病理学上,根尖真性囊肿主要有 4 种成分:①囊腔;②上皮细胞壁;③上皮外组织;④胶状被膜。上皮内衬完整的囊腔一般可见坏死组织,偶尔还有胆固醇结晶和红细胞(后者的存在可能是因

为出血)。多层立方上皮的厚度从一两层到几层不等。扫描电镜(SEM)下,细胞壁的内表面(图 12-14,A)为扁平上皮细胞和球形细胞(上皮细胞和中性粒细胞表面突入细胞内空间)。上皮层的基底侧细胞不规则,以致形成隆起。用扫描电镜、光镜和透射电镜的综合观察(图 12-14,B),在穿越上皮层进入囊腔的移行过程中,上皮内层可见大量的中性粒细胞。上皮衬里和纤维被膜之间的组织中,通常含有大量的血管和浸润细胞,尤其是 T 淋巴细胞[306]、B 淋巴细胞、浆细胞和巨噬细胞(图 12-14,B)。在上皮衬里中大量存在的中性粒细胞在上皮层外区域很少见。

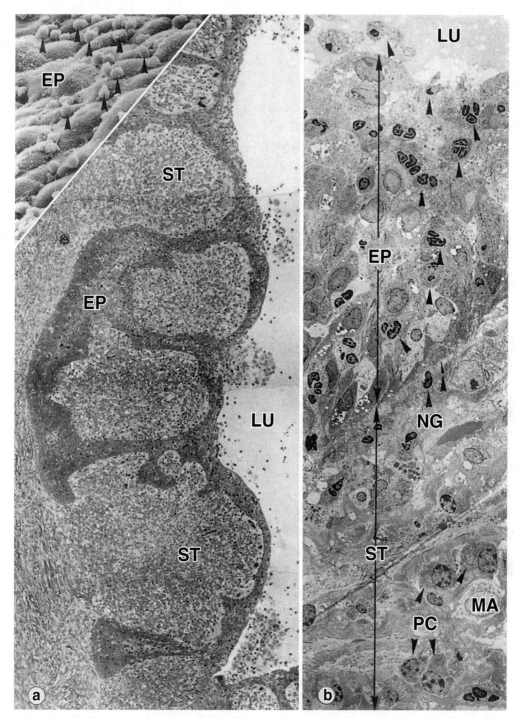

图12-14 根尖真性囊肿的细微结构。a. 光镜下分层的立方状上皮细胞(EP)形成真性囊腔衬里。b是透射电镜照片的剪辑。上皮下组织(ST)含有浆细胞(PC 在 b 中)，巨噬细胞(MA)和淋巴细胞。中性粒细胞（B 中箭头）穿越上皮层移行进入囊腔。上部左手角部的插图，是衬于囊腔内壁的扁平上皮细胞(EP)和通过细胞间隙进入囊腔的球形中性粒细胞（箭头）的扫描电镜照片（放大倍数：a 83×；b 1 400×；插图 700×）

根尖周口袋囊肿

根尖周口袋囊肿可能是由于根尖孔周围的中性粒细胞受到根管内细菌的刺激发生聚集而形成的。微脓肿能被增殖的上皮细胞所包绕，上皮细胞进而与根管端接触，与"上皮附件"[195]组成上皮环，后者将微脓肿和感染根管与根尖周组织隔离开。当受累的中性粒细胞死亡和分解时，占据空间形成一个小细胞囊。根管腔内的细菌及其产物和囊肿内腔中坏死的细胞，可通过化学趋化梯度吸引更多的中性粒细胞。根尖周组织外的袋形内腔，在生物学意义上对移行来的中性粒细胞而言是一个"死亡陷阱"。由于坏死细胞的聚集，囊形内腔会扩大，以适应容纳这些碎片。在根管空间内可能形成一个体积很大的支囊，常扩展到根尖周区域（图 12-13，C、D）。口袋囊肿的扩大与骨质再吸收和基质的退化有关，并可能同在根尖周真性囊肿病例中一样伴随相似的分子途径[192]。从发病机制、结构、组织动力学和宿主受益立场等方面来讲，袋形囊肿向根管空间的扩展与边缘性牙周袋是一致的，因此，又被称为根尖周口袋囊肿。在组织病理学上，根尖周口袋囊肿的多层上皮衬里和细胞壁残余与真性囊肿的相应部分相似。

特殊的病理改变

一过性根尖周炎

尽管尚无确切的组织病理学证据，但一般认为，根尖周组织轻微外伤，有可能会引起短暂的"无菌性"根尖周炎。这种根尖周组织外伤后发生的 X 线的低密度影，能在不需要干预治疗下痊愈，这种情况被定义为一过性根尖损伤[9,34]。用 X 线检查的 637 例牙脱位病例中，只有 4% 外伤牙中可发现根尖 X 线的低密度影[9]。牙外伤一段时间后，X 线检查才可见到病灶，并伴有牙齿变色和牙髓密度的丧失。这种变化是可复性的，牙齿通常会恢复正常。如果仅将 X 线下的低密度影作为诊断的首要标准，X 线检查发现的病灶，可能会被错误诊断为牙髓感染继发的根尖周炎，进而进行侵入性治疗。因此，诊断必须联系既往的外伤史，监视牙齿变色、牙髓密度减低和根尖周 X 线的低密度影是否可逆。

凝固性根尖周炎

凝固性骨炎是指一类具有特殊 X 线表现和组织学特征的，由牙髓起源的慢性根尖周感染，或称病灶硬化性骨髓炎。这种情况最常发生在青年和中年人中，患病的下颌第一磨牙最常受累。病灶牙的牙髓发生坏死，在 X 线检查中呈规则的圆形高密度影[101]，可有或无压力敏感性。组织病理学上[172]，病灶表现为大量骨小梁结构和限制性髓腔空间。骨质被破骨细胞所包绕，而髓腔则为淋巴细胞所浸润，常规的根管治疗通常可完全解决这种情况[101]。凝固性骨炎很难与进展期的牙骨质发育异常进行鉴别诊断，后者是一种瘤前病变，是活髓牙中未知的、可影响牙齿健康的原因造成的。

胆固醇和根尖周炎

胆固醇[291]是一种液体，是类固醇家族成员之一，几乎存在于所有的动物组织中。它的名字来源于希腊语 chole-stereos（胆汁中的固体），因为它可在胆结石中出现。胆固醇是动物脂质膜的主要结构成分，是最重要的决定膜特性的因素，因此，在髓磷脂和其他"膜丰富"的组织和细胞中大量存在。它还是胆酸、类固醇激素和维生素 D3 的前体[332]。血液中胆固醇水平过高被认为是动脉粥样硬化的重要原因，因为它易于沉积到血管内壁[332,333]。在其他组织和器官中，也能发生结晶状胆固醇的局部沉积，如中耳炎和头骨的"胆脂瘤"[7]。在口腔区域，胆固醇结晶聚集常发生在根尖周炎、有临床症状牙髓炎和口腔外伤的病灶区[190,198]。

根尖周炎病灶区经常可见沉淀的胆固醇结晶（图 12-15），在病理组织切片上表现为窄而细长的组织裂隙。这是因为在组织切片制备过程中，胆固醇结晶会被脂肪溶剂溶解，只留下它曾占据的裂隙空间。有报道称，在根尖周炎中，有 18%~44% 的病灶中有胆固醇结晶[38,63,244,313]，这些胆固醇结晶被认为是由下列胆固醇释放引起的：①病灶中由于血液凝滞造成的红细胞碎片[38]；②在慢性根尖周炎病灶中大量死亡和分解的淋巴细胞、浆细胞和巨噬细胞[313]；③循环系统中的血浆脂质[244]。

可能所有这些原因都能造成胆固醇在根尖周区域的沉积和结晶，但是在长期的慢性病灶中，胆固醇的主要来源可能是局部炎症反应细胞的死亡所导致的细胞膜分解[198,238]。胆固醇结晶最初是在感染的根尖周结缔组织中形成的，它作为外源性物体能引起巨细胞反应。

在组织切片中，经常可以观察到大量的多核巨细胞围绕在胆固醇裂隙周围（图 12-15）。当大量胆固醇结晶在感染结缔组织中聚集时，它们会向阻力最小的方向被动移动。如果病灶发生在根尖囊肿，胆固醇结晶会沿着囊腔的上皮内衬沉积，因为穿过病灶的外层胶原墙非常困难。胆固醇结晶缓慢的"冰河样"移动会侵蚀掉大块的上皮内衬（图 12-15），胆固醇结晶借此注入囊肿内腔。

以胆固醇裂隙为主要成分的的根尖周囊肿[296]和根尖肉芽肿[26]被称为"胆固醇肉芽肿"。这是由普通病理学中借用来的名称，是指局部的胆固醇结晶聚集，它能引起受累器官功能紊乱和不适。这个命名可通用于或用更专业的名称"根尖胆固醇肉芽肿"，以区别于其他受累的组织和器官[198]。

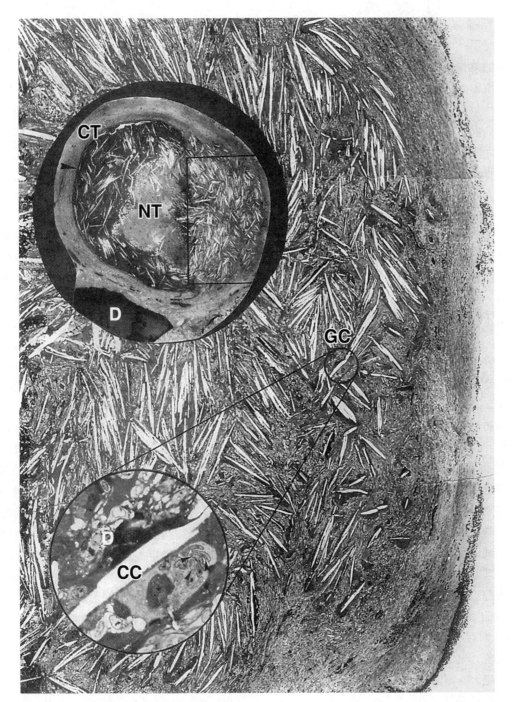

图 12-15 根尖周炎中的胆固醇结晶：经过传统根管治疗后无症状的根尖周炎的组织切片视野（上面插图）。注意被巨细胞（GC）包围的大量胆固醇结晶裂隙（CC），在下面插图中选择了一个含有几个细胞核（箭头）的巨细胞（D：牙本质，CT：结缔组织，NT：坏死组织）（放大倍数：68×；上面插图 11×；下面插图 412×）

通过胆固醇结晶在心血管疾病中的作用，就能很好地理解组织对胆固醇结晶的反应。胆固醇结晶有强烈的致硬化作用[1,21]，在狗[49]、鼠[1,3,4,21,261]和兔子[106,260,261]中已证实能诱导肉芽肿病变。这些研究还发现，胆固醇结晶可被大量的巨噬细胞和巨细胞所包绕。

有实验研究关注于胆固醇结晶与非溶解性根尖周病灶的关系[199]。他们用豚鼠作为实验动物，建立特氟隆笼模型[152]，以观察组织对胆固醇结晶的反应，来证实胆固醇结晶聚集是否能诱导和支持组织肉芽肿反应。将预先制成的、糊状的纯胆固醇结晶置于特氟隆笼中，随后种植于豚鼠体内。分别于种植后2周、4周、32周后取出特氟隆笼，用光镜和电镜检查，发现结缔软组织能通过笼壁的孔隙长入。

胆固醇结晶被大量的巨噬细胞和巨细胞厚厚地包绕，组成了一个界限明确的组织反应区域。在长达8个月的观察期中，细胞都不能排除胆固醇结晶。组织对胆固醇结晶的反应与以往的相关的形态学研究完全一致。巨噬细胞和巨细胞在胆固醇结晶周围的聚集，说明结晶能诱导一种特殊的外源性抗原反应[51, 197, 253]。

在有关根管治疗后根尖周愈合的章节中，令人感兴趣的是，在什么样的范围内体细胞能清除局部聚集的胆固醇结晶；如果发生，这种分解是分别通过细胞吞噬作用或生化途径，还是两种途径都通过。为降解组织中的胆固醇结晶，围绕胆固醇结晶的细胞应该能够从化学上攻击它，使其分散到周围的组织液中，或使其更易为细胞所接近。胆固醇结晶具有高亲水性，在水溶性介质中的浸润和溶解可使其分散[1]。在植入胆固醇结晶处周围掺入磷酸酯质，能防止胆固醇结晶促肉芽肿的形成和致硬化作用[3]。磷酸酯质的这种有效的作用归功于它们的"除垢剂"特性，其在胆固醇结晶酯化过程中可作为多链不饱和脂肪酸的供体[1, 4]。已知巨噬细胞和巨细胞能够酯化和以脂质滴形式动员胆固醇结晶[21]，巨噬细胞通过将胆固醇结晶掺入脂蛋白载体而将颗粒状的胆固醇结晶转化为可溶形式[66, 302]。所以在血循环中，胆固醇能被容易地酯化或加入到脂蛋白池中。这些生物学的发现明显支持这种可能性，即巨噬细胞和巨细胞能降解颗粒状的胆固醇结晶，但这又与组织病理学上观察到的、自然的[26, 198, 295]和实验诱导的胆固醇肉芽肿的表现不符。

巨噬细胞和巨细胞在胆固醇裂隙周围的聚集和它们的长期存在是这种病变特征性的表现。因此，可以推测，聚集于胆固醇结晶周围的巨噬细胞和多核巨细胞，并不能用一种有益于宿主细胞的方式破坏胆固醇结晶[36]。

尽管长期观察证实，在根尖周炎病灶中存在胆固醇结晶，并将其作为一种常规的组织病理学特征，但其对根管治疗失败的重要意义还没有完全被认清[191]。根管内是否存在刺激物，并不影响含有胆固醇结晶的根尖周炎病灶的组织动力学。聚集在胆固醇结晶周围的巨噬细胞和巨细胞，不但不能降解胆固醇结晶，还成为根尖炎症反应物和骨质再吸收介质的主要来源。

有证据表明，在根尖周炎病灶聚集的胆固醇结晶（图12-15）能逆向地影响根尖周组织治疗后的愈合。经过对一例患者的长期纵向观察研究，作者得出结论："大量胆固醇结晶并不能确定地充分地维持病灶的存在"[198]，从一般文库中得到的证据也清楚地支持这一推测。因此，在根尖周炎病灶中，胆固醇结晶的聚集能妨碍常规根管治疗后根尖周组织的愈合。组织刺激性的胆固醇结晶和其他根外因素所造成的治疗后根尖周病灶，并不能通过牙髓的重新治疗来解决，因为它们存在于根管外系统。但根尖手术可成功治疗这种病变。

根尖周放射菌病

放射菌病是一种存在于人和动物中的、慢性的、肉芽肿性的感染性疾病，是由放线菌属和丙酸杆菌属微生物引起的[164]。牛放射菌病的致病因子牛放线菌是一个确定的类型[99]。在牛中，该病也被称为"下颌跳动"或"大头病"，其特征是明显的骨质疏松、下颌骨脓性膨大并呈管状。致病因子被描述为非抗酸性、非活动性、革兰染色阳性的微生物，其特点：末端为棒状或带有菌丝的分支状细丝。因其形态学的表现，这些微生物被认为是真菌或放线菌类，后者已被争论了近1个世纪。因为其分泌物中存在黄色的斑点状相互纠缠的、细丝状的克隆，经常被称为"硫磺颗粒"。如果仔细压碎这种颗粒，会发现脓液中带有放射状的、分支状的微生物小块，呈"星爆状"，Harz[99]将其命名为放线菌或放线真菌。4年后，在人组织的纯净培养中分离到以色列放线菌，进而确定了其特点并证实了它在动物中的致病性[328]。很多研究者多认为人和牛中分离的放线菌是相同的，但是牛放线菌和以色列放线菌现在被归类为两个不同的细菌种属。在自然感染中，前者仅限于动物而后者限于人类。

在临床上，人放线菌病被分为面颈部、胸部和腹部三种类型。大约60%的病例发生在面颈部，20%在腹部，15%在胸部[124, 208]。从人体内最常分离到的菌种是以色列放线菌[328]，其次是Propionibacterium propionicumActionmyces[41]、naeslundii放线菌[298]、viscosus放线菌[111]、和odontolyticus放线菌[16]。

根尖周放射菌病（图12-16）是面颈部型的放线菌病。牙髓感染一般是龋坏发展的结果。以色列放线菌是口腔的共生菌，一般可从扁桃体、牙菌斑、牙周袋和龋损中分离到[283]。大部分已发表的有关根尖周放线菌病的文章是病例报告，已经进行了综述。尽管一般认为根尖周放线菌病比较少见[194]，但其发病率可能并非如此之低[116, 178, 232]，因为关于根尖周炎病灶中根尖周放线菌病发病率的资料很少。

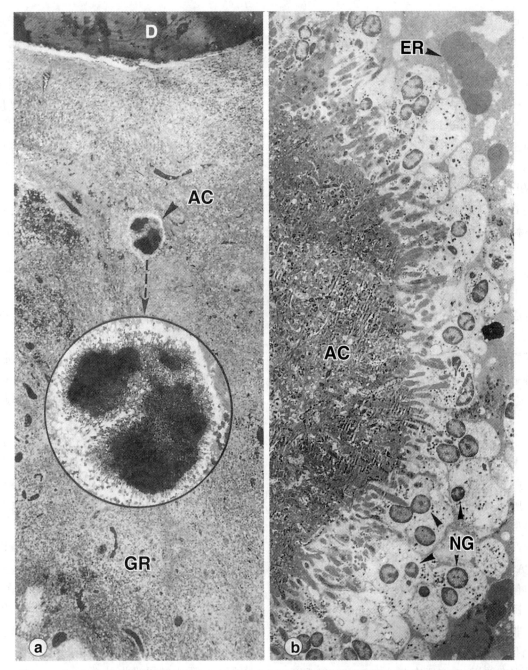

图 12-16 根尖周放射菌病。注意在人根尖周病变(GR)区域存在放线菌克隆,呈典型的"星暴"状表现(插图 a)。透射电镜照片剪辑(b)显示克隆周围区域的细丝结构,被几层中性粒细胞(NG)包绕(D:牙本质,ER:红细胞)(放大倍数:a 70×;插图 250×;b 2 200×)

微生物对照性研究发现,在 79 例根管治疗病例中,有 2 例与放线菌有关[44]。组织学分析表明,在 45 例侵入性病变中,有 2 例存在特征性的放线菌克隆[194]。而相关种属只能依靠器官的实验室培养[283]和在易感动物中试验诱导病变[79]的方法来确定。但是,放线菌苛刻的培养条件使其很难在纯净培养中被分离,因此,一般依靠典型克隆的组织学表现[194]和特殊的免疫组织化学染色方法[94,283]进行实验室诊断。在高倍镜下,放线菌克隆的特殊表现是存在致密的、黑色染色的、革兰阳性和 PAS 阳性染色的、放射性的周边细丝(图 12-16 A)。

在电子显微镜下[79,194],克隆中心含有高密度的聚集体,它是由被细胞外基质包绕在一起的、分支状的、细丝有机体所组成(图 12-16 B)。放线菌克隆通常被多层 PMN 围绕。

特定的放线菌有机体能定居于根管外,甚至在完善的根管治疗之后,仍造成根尖感染长期存在,因而,其在牙髓感染中有特殊的重要性[93,94,194,252,283]。

在没有经过严格的常规牙髓治疗的牙齿中，以色列放线菌和proprionicum放线菌是最常从根尖周组织中分离和鉴定出的微生物[93,252]，而且以色列放线菌与根尖周放线菌病密切相关[204,283]。放线菌定居于根尖周组织的生物学性质尚不完全清楚，但似乎与它们建立黏附克隆（图12-16）的能力有关，这样可以逃避宿主防御系统[79]。

外源性抗体反应

一般认为，微生物是根尖周炎的主要致病因素。但外源性物质被根尖周组织捕获后[133,197]，也会激起和维持特殊的根尖周炎病灶，并在根管治疗后持续存在。临床上，牙髓治疗中使用的药物[133,197]和食物颗粒[249]都可能到达根尖，引起外源性抗原反应，可造成根尖低密度影，但可在很多年内保持无症状状态[197]。

口腔豌豆肉芽肿

这种病灶表明，存在着对植物性食物颗粒物体，尤其是寄居于口腔组织中的豆科植物（如豌豆）的种子的外源性抗体反应。口腔豌豆肉芽肿是一种独特的组织病理学实体[127]，这种病灶也被称为巨细胞透明质淋巴管瘤[73,127]、植物性肉芽肿[98]或食物诱导性肉芽肿[36]。已有在肺[100]、胃壁和腹腔[246]发现豌豆肉芽肿的报道。在动物中，已建立了豌豆肉芽肿病灶模型，是用豌豆种子在气管内、腹膜内或黏膜下诱导产生的[129,288]。根尖周炎表现是存在大量的碘和PAS阳性透明环状物和颗粒，并被巨细胞和炎症细胞包绕[171,249,288,289]。植物中的纤维素被认为是肉芽肿诱导因子[129]。然而，在豌豆肉芽肿中，豌豆种子并非是最常见的植物性食物颗粒，这提示其他成分如抗原蛋白和植物血凝素可能也与这种组织病理反应有关[129]。豌豆肉芽肿在临床上很重要，这是因为植物性食物的颗粒能积聚在黏膜下，可能是因为义齿的压力[289]，也可能是通过牙髓治疗、外伤和龋坏暴露的根管到达根尖周组织[249]。

纤维素肉芽肿

这个名词特指在牙髓治疗中应用的、纤维素含量占优势的物体所引起的、进行性的组织病理反应[131,132,236,323]，如用于微生物取样和根管干燥的纸尖、根尖封闭用的含有药物的棉捻。这些物质的微粒能脱落或被压入根尖周组织[323]，在根尖诱导外源性抗体反应，这种情况在临床上可导致"长期的、极端棘手的、令人不安的病变过程"[323]。

已有报道证实[131,132,236]，在以往有根管治疗史的根尖周或组织切片中，存在纤维素样纤维。牙髓内的纸尖和棉捻含有纤维素，它们都不能被人体吸收或被体细胞降解。它们会在组织中长期存在[236]，在其周围引起外源性抗体反应。这些颗粒在偏振光下呈双折射性，因为在纤维素中，分子呈规则的结构性排列[131]。感染的纸尖周围可以产生菌斑，它能通过根尖孔深入到根尖周组织（图12-17），这些都可能支持和加重根尖周炎病变。

牙胶（古塔波胶）

最主要的根管垂直封闭剂是牙胶尖，它具有较好的生物相容性并能被人体组织很好地耐受（有一种观点与临床观察结果不一致，即牙胶超填可中断和延长根尖周治疗过程[125,197,240,251,274]）。通过豚鼠的动物实验，已令人信服地证实，大片牙胶能被很好地包绕在胶原纤维囊腔中。但细小的牙胶颗粒可引起强烈的局部组织反应，其特征是存在巨噬细胞和巨细胞（图12-18）[253]。在临床上，细小的牙胶颗粒造成的巨噬细胞聚集，对观察根尖周炎病变治疗时牙齿根管充填超充所引起的损害是非常重要的。

牙胶可能被组织刺激性物质所污染，并在根尖周引起外源性抗体反应。有人对9例无症状的持续性根尖周炎病例进行了随访研究，手术切取组织块作活组织检查，用光镜和透射电镜分析，发现其中1例标本中（图12-19, A、B）含有污染牙胶[197]。这例患者在后期10年的邮寄资料随访中均处于无症状期。这种病灶最突出的特点是存在大量多核巨细胞，细胞中包含有特殊的双折射性物体。在电镜下，双折射性物体有很高的电子密度。对包涵体的能量散射X线微量分析发现，其中含有镁和硅，推测这些成分是由滑石粉污染的牙胶超充填带入根尖的，在随访过程中被再吸收。

其他外源性物质

在根尖周组织中经常发现的其他外源性物质包括银汞合金、根管封闭剂、从根尖挤压出的氢氧化钙沉积成的钙盐等。48 829例根尖活检的组织学和X线微量分析发现，31%的标本中发现含有与银汞合金和根管封闭剂相同的物质成分[133]。

关于根尖周病理学的争议

根尖外的感染

自从Miller[169]在病变的牙髓中发现了几种不同类型的细菌，微生物就被认为是根尖周炎的致病

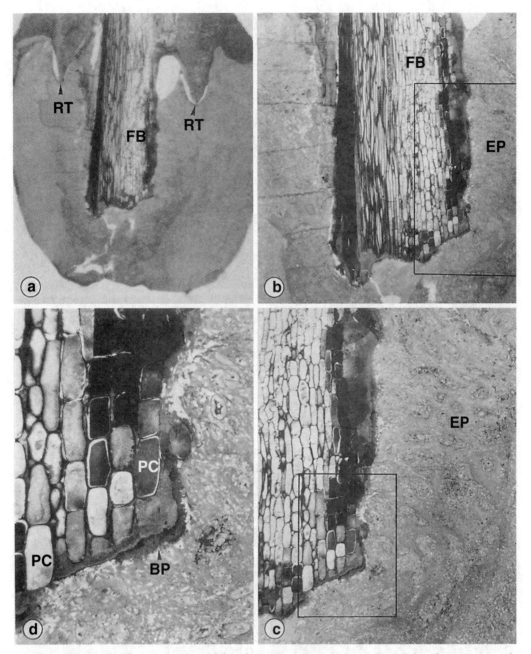

图 12-17 大量纤维素性肉芽肿影响根管治疗过的人牙齿(a)。b 中的矩形区域在 c 中被放大,进一步在 d 中被放大。注意顶端插入根尖周炎病灶中的外源性异物(FB)和黏附在该异物表面的菌斑(BP)(RT:根尖,EP:上皮细胞,PC:植物细胞)(放大倍数:a 20×;b 40×;c 60×;d 150×)

性因素。结果,大量的文献报道[325]都力图确证或反驳在根尖周炎中存在细菌这一观点。研究者对一些根管治疗后复发并被拔出的病灶牙,或根尖手术中切断的牙根进行了细菌学和组织病理学研究。很多组织细菌学研究集中在手术切除的病灶,它们牢固附着在根尖并完全被结缔组织所包绕。尽管在脓肿病灶中发现了细菌,但 Harndt[95]注意到,固体的肉芽肿是无菌的,并且这一观察结果被进一步的光镜[10,33,35,139]和电镜研究[187]所证实。大多数人的观点依然认为,尽管在发炎的、根尖周组织的"固体肉芽肿"中,可能没有藏匿感染因子,但在临床表现为急性发作的、形成脓肿和有窦道分泌的根尖周组织中存在微生物。

近年来,关于在根尖周炎病灶[2,118,311,312,321]中存在根管外感染的理论开始复苏。根据这个结论可得出与以往相反的暗示,即根管外感染是很多根管治疗失败的原因。有报道称,在被描述为"无菌性根尖周感染病灶……根管治疗难以治愈"的根尖周外,存在着几种类型的细菌。研究者宣称:"……我们的发现清楚地宣告无菌性根尖周肉芽肿时代的

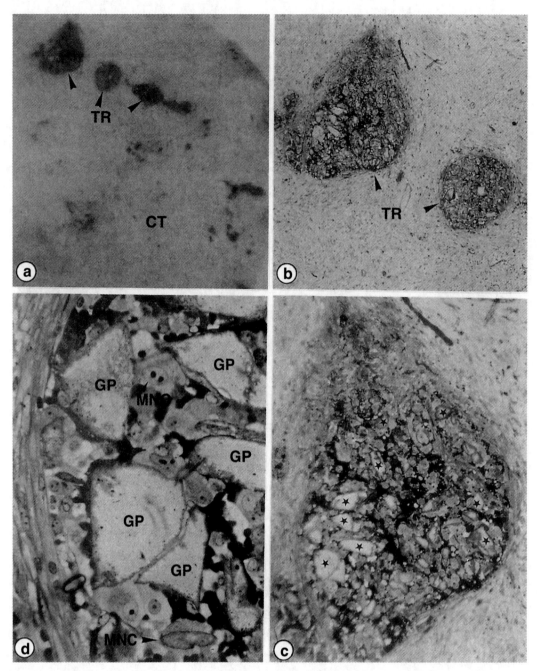

图12-18 组织对牙胶尖的反应。如同聚集的细小颗粒,它们诱导强烈的、局限的组织反应(TR)。注意牙胶尖的细小颗粒(在c,GP在d中)被大量单核细胞(MNC)包绕(放大倍数:a 30×;b 80×;c 200×;d 750×)

终结"[312]。值得注意的是,报告的8例患者中有5例"长期存在通往前庭沟的瘘管"[312],瘘的存在是根尖周炎脓肿已经从瘘管排出的明显标记。显然Tronstad等提供的微生物病例来源于根尖周脓肿,并被错误地认为是经过完善的根管治疗的、已经愈合的、持续性的无菌性根尖周病变。

其他独立的研究[118,321]也提供了重要的材料和研究方法。Iwu等[118]研究了16例所搜集到的"在正常根尖刮治、切除和后退法充填范围内的病例";

Wayman等[321]研究了58例患者,发现"29例患牙通过根部前庭沟的瘘管或裂隙与口腔相通"。这些病例都是在常规手术中搜集到的,被"7名执业牙科医师提交的"。很明显,这些研究[118,312,321]都没有更进一步增加我们30年以前就获得的知识,后者是在选择了研究所需的、最恰当的病例,并采用了必要的、最严格的操作,在尽可能避免细菌污染的条件下获得的[174]。

根尖周标本的微生物污染的问题似乎并未被

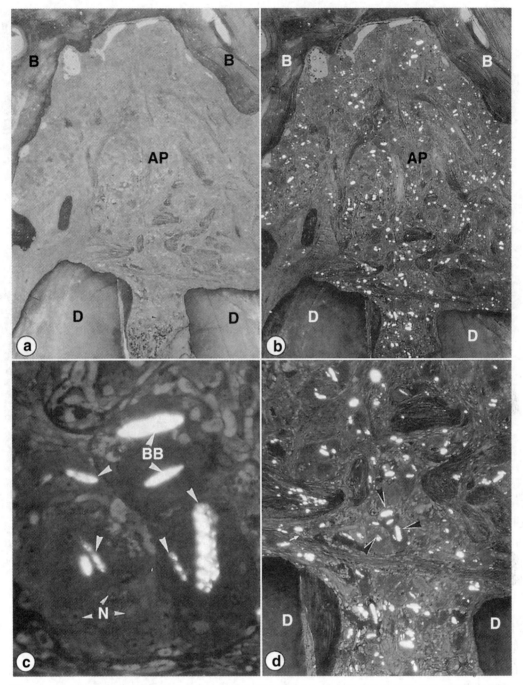

图 12-19 外源性体巨细胞反应为特征的根尖周炎（AP），是由滑石粉污染的牙胶尖锥体引起的（a）。同一区域的偏振光下视野（b）。注意遍布病灶的双折射性物体（b）。在 d 中根尖孔被放大，d 中暗的，箭头标注的细胞在 c 中被放大。注意在多核巨细胞中，双折射性物体侵入裂缝样的病损体中（b：骨，d：牙本质）（放大倍数：a、b 25×；c 66×；d 300×）

充分地理解，经常被认为是偶然从口腔或仅仅从其他外界来源污染的。即使研究者能成功避免这类微生物污染，他们也不能阻止感染根管来源的微生物污染根尖周组织标本。这是因为微生物最常生活在患有根尖周炎牙齿的根尖孔（图 12-20）[187,196,216,319]，在病灶进行外科手术时能轻易被刮到或脱落，导致根尖周组织标本被根管内微生物污染，在培养时造成假阳性结果，错误地作为存在根管外感染的证据。这可能是尽管使用了"无菌技术"，无症状的根管治疗后病例的根尖周组织中，仍反复报道有细菌存在的原因[2]。

其他研究者已经令人信服地证实，大部分经过妥善根管治疗的、伴有无症状根尖周低密度影的牙齿，在其根管系统内都匿藏有微生物[196]。相关的光

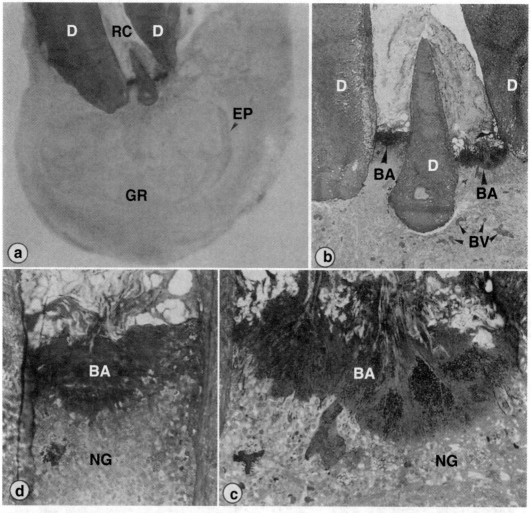

图12-20 受根尖周炎(GR)影响的根尖孔处的细菌。a中的根尖三角在b中被放大。b中根管的左右分支分别在c和d中被放大。注意细菌菌落(BA)在根尖孔处的战略性定居。细菌团似乎被中性粒细胞(NG)组成的防御墙阻挡。很明显,根尖周组织的外科手术和微生物取样的操作可能导致根尖周组织标本被根管内微生物污染(EP:上皮)(放大倍数:a 20×;b 65×;c、d 350×)

镜和电镜下,在计划充分的、非常规的根尖周手术过程中,取块状标本做活组织检查时,使用无菌切除技术,在根尖周外并不能显示任何急性病灶集中点的 PMN 或微生物的存在[196]。在试验诱导的猴子的根尖周炎[319],及在根管充填前发生内源性微生物污染的狗的根尖周炎病灶发展过程中[216],根管内持续发现细菌,但在发生炎症反应的根尖周组织中则没有。

根尖周外的感染可能在下列情况中被发现:

1. 电镜检查证实的急性根尖周炎病灶[187](图12-9和12-10)。

2. 根尖周放线菌病[93,94,194,252,283](图12-16)。

3. 感染牙根的牙本质碎片可能在根管器械治疗时被压出根尖孔[109,335],或由于大量的根尖再吸收而从残余的牙根中分离、脱落[141,314](图12-21)。

4. 感染的根尖周囊肿(图12-22),尤其是在有向根管开口的根尖周袋型囊肿中[187,192]。

但除非在意外情况下,长期存在的观点,即凝固性肉芽肿一般没有微生物藏匿,还是正确的。

局部感染、细菌和全身效应

在发现微生物及其在感染性疾病中的作用以前的几个世纪,古老的观念认为,切除疾病组织或器官有时能减轻身体其他远隔部位的病痛。当这里存在根管的感染病灶时[27],有争议的概念是,来源于感染局部的微生物能扩散到身体的其他部位,并引起代谢性的局部和全身疾病。这个概念在20世纪上半期对牙医界产生了巨大的冲击,1909~1937年被称为感染病灶时代[23]。在1910年10月3日,William Hunter,伦敦 Charring 红十字医院的内科医

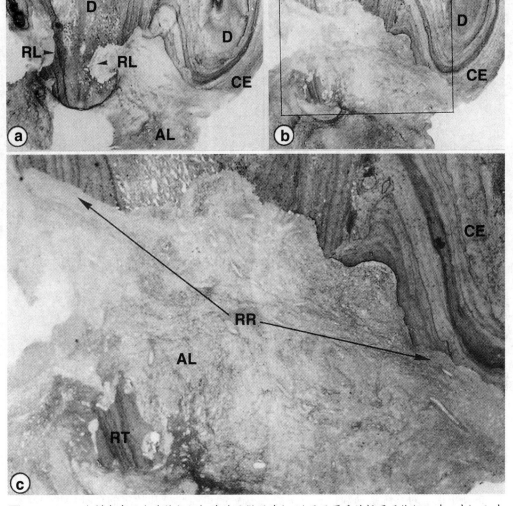

图12-21 一个样本中两个连续组织切片的显微照片(a,b)显示严重的根再吸收(RR在c中)。b中矩形区域在C中被放大。注意严重的根再吸收导致根长度缩短,根尖(RT)脱离的片断进入根尖周炎病灶(AL)的区域(D:牙本质,CE:牙骨质,RL:再吸收裂隙)(放大倍数:a、b 14×;c 40×)

师,在加拿大蒙特利尔McGill大学做了一个"口腔脓血症"和全身疾病关系的报告,这个报告后来在Lancet(柳叶刀)杂志上发表了[115]。

尽管感染病灶的理论被归功于Hunter[115],他并没有将这个专用术语用在他的报告或早期文章中[114,115]。是Frank Billings[27]确定了"感染病灶"这一术语,他的学生Edward Rosenow,将"病灶"定义为慢性感染的限制性区域[227]。他们两人成为"病灶感染"学说最重要的支持者,以至于不明原因的慢性疾病都被称为Billings–Rosenow综合征[166]。在20世纪早期,当细菌学尚处于幼年期时,脓血症是很多医学聚会中讨论的"最时髦的话题"。随后,McGill又在其他几个北美城市举行了报告,受到媒体巨大的关注,在医学界掀起了一个热潮。Hunter攻击常规的牙医学界,谴责冠和桥体是"脓血症完美的、金子的圈套"[115]。因而,公众关注和批判的目标直指

无髓牙和根管治疗操作。遭受不明原因的慢性感染的患者"大规模的"[90]拔除健康和病变牙齿使事件达到了顶点。因此,"在1910年,Hunter蒙住了全科牙医,特别是进行根管治疗的牙医的眼睛,30年都没有恢复"[90]。

在20世纪中期,因为几种因素的共同作用,"感染病灶"的概念变得声名狼藉。很多原来声称的感染病灶,及其相关的与系统性疾病的联系,都被证实是轶事奇闻。尽管这个理论的支持者有责任提供科学的证据来支持其观点,但这些材料并没有被提供,也没有确切的、直接的证据支持这种因果关系。否定病灶学理论的证据包括:①推测由感染病灶引起疾病的患者,在被怀疑的感染病灶去除后,其症状并没有消失;②有相同病变的其他患者中并没有发现任何潜在的感染病灶;③假定的感染病灶在健康人中同样存在。

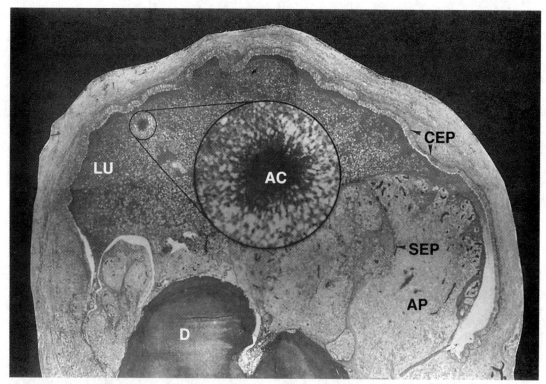

图12-22 感染的根尖周囊肿影响人的上颌前磨牙。圆形区域在插图中被放大。注意囊腔内明显的"放线菌"型放线菌(AC)克隆。囊腔被纤毛柱状(CEP)和分层的立方状(SEP)上皮细胞内衬(D:牙本质)(放大倍数:40×;插图260×)

除了Hunter留下的破坏性的遗产[115]外,在随后的几年中,在一般医学[112]、牙周病和牙髓病[67~70]的文献中,又重新出现了对系统疾病和口腔健康关系的关注。少数动物实验[103]和流行病学调查的分析指出,牙周病在几种对人群健康有广泛影响的疾病中,是潜在的危险因素,这些疾病包括慢性心血管疾病、急性心肌和脑梗塞[22]、呼吸系统疾病和有害的妊娠结局等[64,65,104,205]。然而,必须强调的是,仅仅是流行病学的相关性,并不意味着特定的口腔感染和被怀疑的系统疾病有确切的因果关系,特别是怀疑为感染病灶的口腔疾病和被归咎于它的系统性疾病症状的关系,并未被严格科学的研究方法所证实。

现在又出现了对曾经被抛弃的感染病灶理论的关注,可能不仅是基于科学的调查研究,还基于科学以外的其他因素,如高度的竞争、捐赠依赖性的牙科研究机构和经济利益的驱动等;也可能是为取悦于研究者和制造商的伙伴关系。生物医学基础研究机构已经成为促成这个合作项目的"最大的支持者"[264]。这种通过将口腔疾病与一般内科疾病联系起来,以便提高牙科专业的威望的特殊热情,可以被这样的言论所证实:"这可能导致这样的情况,当我们成为真正的口腔科医师时,很少关注最常见的人类疾病……"而被限制在牙齿结构中[200]。被怀疑的口腔感染和特定的全身症状的联系,是被建立在细菌的病理学作用、内毒素和进入血液循环的炎症介质可能侵入的基础上的[22,68,154,162,210]。但除去选择性的病例,如感染性心内膜炎,这绝不可能成为一种有意义的想象,因为正常的宿主防御功能可通过巨噬细胞快速从血循环内清除微生物。更为重要的是,在健康人中,一过性的菌血症在日常简单的活动后很常见,如咀嚼、刷牙和各种口腔保健过程等[19,107],但这种菌血症引起的疾病非常少见。

如存在根尖周炎会怎么样呢?它会威胁患者的健康吗?从病理学角度来看,边缘性和根尖周位点发生的牙周炎有很大的相似性。牙齿感染后,坏死的牙髓含有以厌氧菌为主的菌丛,它能进入根尖周组织。如前面章节提到的,身体配置有令人印象深刻的防御机制,包括几类细胞、细胞间介质、化学武器和效应分子。微生物和宿主防御间的冲突导致根尖周炎的发生,形成一种逐渐被坚硬的胶原囊完整隔离的病变。根尖周炎症反应在功能上是一种防御性的隔离,能防止根管内感染扩散到根尖周组织和身体的其他部位。

尽管有这些强大的防御反应，身体的免疫系统并不能完全消灭生活在坏死根管这个避难所内的所有微生物。大多数的观点认为，应该尽快治疗这些病变牙齿，以使患者获得口腔健康和全身的良好状态。根管治疗的目的是从根管内清除感染，通过封闭防止再次感染。当根管治疗很完善时，大部分根尖周炎可通过骨质的再生而痊愈，病灶释放炎性介质的任何潜在威胁也被消除了。鉴于牙髓菌丛和发炎的根尖周组织的毛细血管（图12-20）在解剖上紧密相接，临床医师应该注意将器械操作限制在根管内，避免可能出现的菌血症。器械超出可能增加根尖穿孔、急性发作和根管治疗失败的危险。

根尖囊肿和根尖周治疗

以往的报告中，根尖周炎病灶中囊肿的发生率从6%至55%不等。也许只能通过连续切片，或整体切除病灶分步的连续切片，来提供根尖周囊肿准确的组织病理学诊断。绝大多数研究者（表12-2）分析的标本，都广泛来源于各种常规的组织病理学报告。在一个研究中[26]，进行统计学分析的2 308例标本，令人惊异地来源于314个提供者；而在另一个研究中[137]，800例解剖标本有134个来源。这些诊断标本经常是通过根尖刮治术获得的，并不能代表整体的病灶。将肿块和上皮病灶进行随机切片，部分标本会表现为上皮内衬性囊肿，但实际上并不存在。Seltzer等[239]甚至将根尖囊肿定义为"内衬有多层立方上皮细胞的、真实或想象中的腔隙"。已发表的显微镜照片[26,137]，经常仅仅是选择性的、上皮病灶的、小片段的放大图像，并不被放大较少的、连续切片的全景照片所支持。

根尖周囊肿病例报告的巨大差异，可能是由于对切片的判断不同造成的。组织病理学诊断主要依赖于随机和有限数量的连续切片，经常导致将上皮病灶错误分类为根尖囊肿。近来的研究[192]强烈支持这个推测，在52%（总数为256例）发现上皮细胞的病变中，仅有15%确实是根尖周囊肿。在日常的组织病理学诊断工作中，并没有统计与感染牙齿根管有关的根尖囊肿的结构。根尖刮治术获得的根尖标本中，并不包括病变牙的根尖，因此想获得囊肿与感染牙齿根管的结构资料是不可能的。

在根尖周炎病灶中，真性囊肿的低概率（<10%）和这两种明显不同组织类型的根尖周病的广泛流行性，有很重要的临床意义。口腔外科医师一般会有这样的观念：囊肿不能保守治疗而只能通过

表12-2 根尖周病灶中根尖周囊肿的发病率

参考文献	囊肿（%）	肉芽肿（%）	其他（%）	总病灶数（n）
Sommer&kerr[258]	6	84	10	170
Block et al[33]	6	-	94	230
Sonnabend&Oh[259]	7	93	-	170
Winstock[326]	8	83	9	9 804
Linenberg et al[146]	9	80	11	110
Wais[318]	14	84	2	50
Patterson&Shafer[213]	14	84	2	510
Nair et al[192]	15	50	35	256
Simon[248]	17	54	23	35
Stockdale&Chandler[272]	17	77	6	1 108
Lin et al[145]	19	-	81	150
Nobuhara&Del Rio[203]	22	59	19	150
Baumann&Rossman[17]	26	74	-	121
Mortensen at al[181]	41	59	-	396
Bhaskar[26]	42	48	10	2 308
Spatafore er al[262]	42	52	6	1 659
Lalonde&Luebke[137]	44	45	11	800
Seltzer et al[239]	51	45	4	87
Zain[336]	53	38	8	149
Priebe et al[218]	55	46	-	101

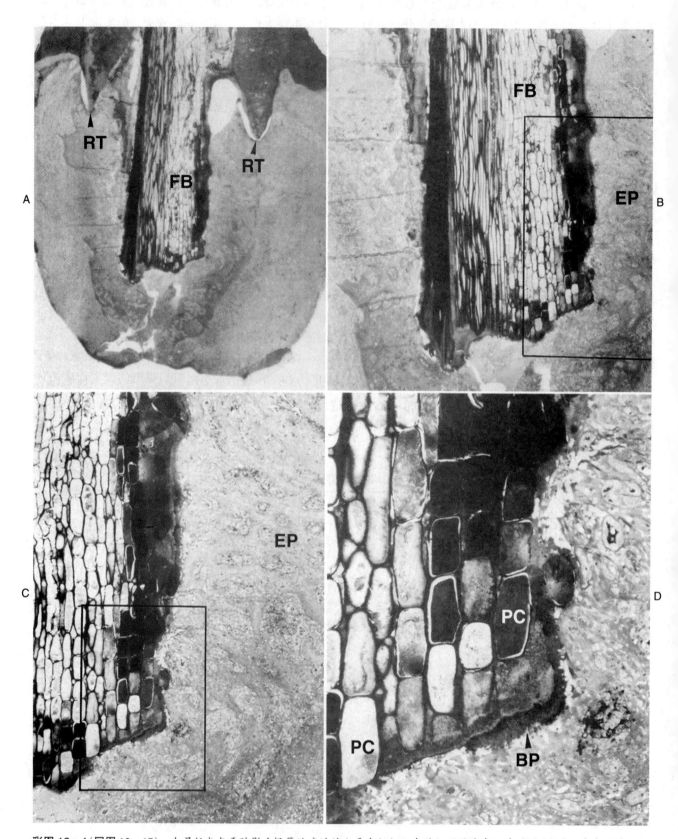

彩图 12-1(同图 12-17) 大量纸尖肉牙肿影响根管治疗过的人牙齿(A)。B 中的矩形区域在 C 中被放大,进一步在 D 中被放大。注意顶端插入根尖周炎病灶中的纸尖(FB)和黏附在纸尖表面的菌斑(BP)(RT:根尖,EP:上皮细胞,PC:植物细胞)(放大倍数:A 20×;B 40×;C 60×;D 150×)

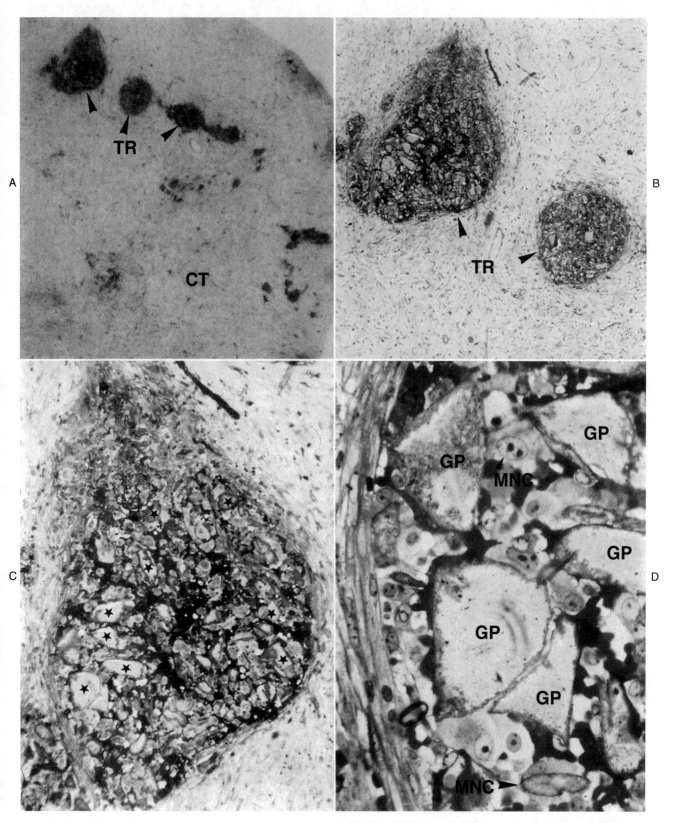

彩图 12-2(同图 12-18) 组织对牙胶尖的反应。如同聚集的细小颗粒,它们诱导强烈的、局限的组织反应(TR)。注意牙胶尖的细小颗粒(在 C,GP 在 D 中)被大量单核细胞(MNC)包绕(放大倍数:A 30×;B 80×;C 200×;D 750×)

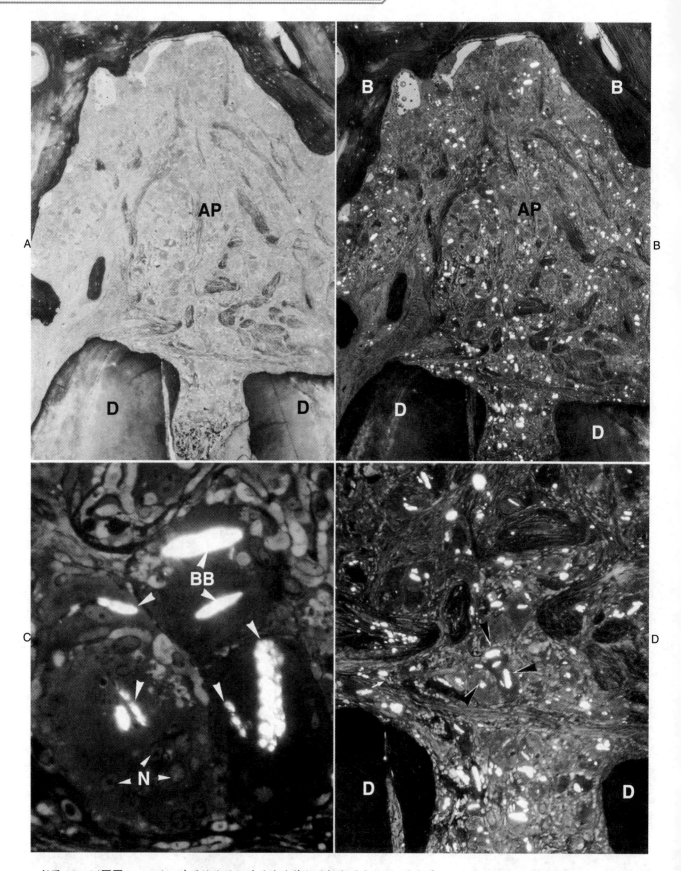

彩图12-3(同图12-19) 外源性体巨细胞反应为特征的根尖周炎(AP),是由滑石粉污染的牙胶尖锥体引起的(a)。同一区域的偏振光下视野(B)。注意遍布病灶的双折射性物体(B)。在D中根尖孔被放大,D中暗的,箭头标注的细胞在C中被放大。注意在多核巨细胞中,双折射性物体侵入裂缝样的病损体中(B:骨,D:牙本质)(放大倍数:A、B 25×;C 66×;D 300×)

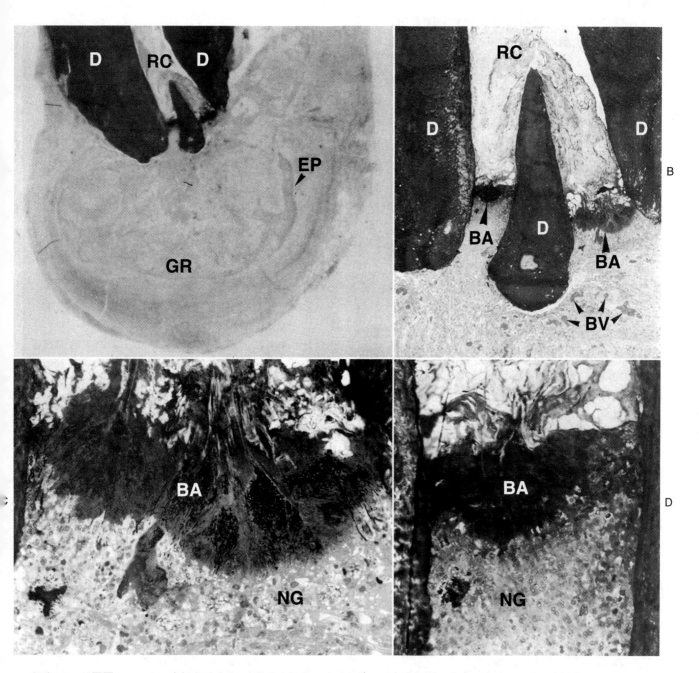

彩图12-4(同图12-20) 受根尖周炎(GR)影响的根尖孔处的细菌。A中的根尖三角在B中被放大。B中根管的左右分支分别在C和D中被放大。注意细菌菌落(BA)在根尖孔处的战略性定居。细菌团似乎被中性粒细胞(NG)组成的防御墙阻挡。很明显,根尖周组织的外科手术和微生物取样的操作可能导致根尖周组织标本被根管内微生物污染(EP:上皮)(放大倍数:A 20×;B 65×;C、D 350×)

外科手术切除。必须指出的是，根尖周炎并非仅依靠X线片就可以区别诊断出囊肿和非囊肿。然而，诊断性试验和以综述组织病理报告为基础的文章永远支持这个观点：几乎一半的根尖周炎是根尖周囊肿。

结果，不成比例的大量根尖手术被采用，以将临床上诊断为囊肿的病变摘除"核心病灶"。以细致的连续切片为基础的研究表明，真性囊肿的发生率小于所有根尖周炎病变的10%。实际上，大部分根尖手术的病例都是根据X线片诊断的，而这些所谓的囊肿可能通过常规的根管治疗就能消除。

另一方面，很多牙髓病学家认为常规的根管充填治疗能治愈大部分囊肿。很多开业牙医和牙髓病研究者报告的"成功率"达85%～90%[13,125,251,266]。然而，在治疗时，临床牙医并不知道任何根尖周有X线片暗影的病灶的组织病理学类型，也不知道"成功"和"失败"病例的鉴别诊断情况。不过，经过常规根管治疗后，大多数囊肿病灶一定被治愈，以符合"高成功率"的前提是，根尖周囊肿的"高发生率"。

常规根管治疗的目标是从根管内清除炎性物质，通过封闭预防再感染。因此，根尖周口袋型囊肿可能被常规根管治疗所治愈[192,198,248]。但是，真性囊肿的组织动力学特点是自给性，不依赖于根管内是否有刺激。因此，真性囊肿，尤其是含有胆固醇结晶的大囊肿，不大可能被常规根管治疗所治愈，这已经被一些病例的纵向随访观察所证实[198]。

致谢 作者衷心感谢 Susy Münzel-Pedrazzoli 先生极为专业的帮助。

参 考 文 献

[1] Abdulla YH, Adams CWM, Morgan RS: Connective tissue reactions to implantation of purified sterol, sterol esters, phosphoglycerides, glycerides and free fatty acids, *J Pathol Bacteriol* 94: 63, 1967.

[2] Abou-Rass M, Bogen G: Microorganisms in closed periapical lesions, *Int Endod J* 31: 39, 1997.

[3] Adams CWM, Bayliss OB, Ibrahim MZM, Webster MW Jr: Phospholipids in atherosclerosis: the modification of the cholesterol granuloma by phospholipid, *J Pathol Bacteriol* 86: 431, 1963.

[4] Adams CWM, Morgan RS: The effect of saturated and polyunsaturated lecithins on the resorption of 4-14Ccholesterol from subcutaneous implants, *J Pathol Bacteriol* 94: 73, 1967.

[5] Allard U, Nord CE, Sjöberg L, Strömberg T: Experimental infections with *Staphylococcus aureus*, *Streptococcus sanguis*, *Pseudomonas aeruginosa*, and *Bacteroides fragilis* in the jaws of dogs, *Oral Surg Oral Med Oral Pathol* 48: 454, 1979.

[6] American Academy of Periodontology: Position paper: periodontal disease as a potential risk factor for systemic diseases, *J Periodontol* 69: 841, 1998.

[7] Anderson WAD: *Pathology*, ed 5, St Louis, 1996, Mosby.

[8] Ando N, Hoshino E: Predominant obligate anaerobes invading the deep layers of root canal dentine, *Int Endod J* 23: 20, 1990.

[9] AndreasenFM: Transient apical breakdown and its relationto color and sensibility changes after luxation injuries to teeth, *Endod Dent Traumatol* 2: 9, 1985.

[10] Andreasen JO, Rud J: A histobacteriologic study of dental and periapical structures after endodontic surgery, *Int J Oral Surg* 1: 272, 1972.

[11] Arden LA: Revised nomenclature for antigen non-specific T cell proliferation and helper factors, *J Immunol* 123: 2928, 1979.

[12] Artese L, Plattelli A, Quaranta M, Colasante A, Musiani P: Immunoreactivity for interleukin lb and tumor necrosis factor-a and ultrastructural features of monocytes/macrophages in periapical granulomas, *J Endod* 17: 483, 1991.

[13] Barbakow FH, Cleaton-Jones PE, Friedman D: Endodontic treatment of teeth with periapical radiolucent areas in general dental practice, *Oral Surg Oral Med Oral Patrol* 51: 552, 1981.

[14] Barkhordar RA, Desouza YG: Human T-lymphocyte subpolSulations in periapical lesions, *Oral Surg Oral Med Oral Pathol* 65: 763, 1988.

[15] Barkhordar RA, Hussairi MZ, Hayashi C: Detection of Interleukin-1 beta in human periapical lesions, *Oral Surg Oral Med Oral Pathol* 73: 334, 1992.

[16] Batty I: Actinomyces odontolyticus, a new species of actinomycete regularly isolated from deep carious dentine, *J Pathol Bacteriol* 75: 455, 1958.

[17] Baumann L, Rossman SR: Clinical, roentgenologic, and histologic findings in teeth with apical radiolucent areas, *Oral Surg Oral Med Oral Pathol* 9: 1330, 1956.

[18] Baumgarner JC, Falkler WA: Bacteria in the apical 5 mm of infected root canals, *J Endod* 17: 380, 1991.

[19] Baumgartner JC, Heggers JP, Harrison JW: The incidence of bacteremias related to endodontic procedures. II. Surgical endodontics, *J Endod* 3: 399, 1977.

[20] Baumgartner JC, Watkins BJ, Bae K-S, Xia T: Associ-

ation of black-pigmented bacteria with endodontic infections, *J Endod* 25: 413, 1999.

[21] Bayliss OB: The giant cell in cholesterol resorption, *Br J Exp Patrol* 57: 610, 1976.

[22] Beck JD, Offenbacher S, Williams R, Gibbs P, Garcia R: Periodontitis: A risk factor for coronary heart disease? *Ann Periodontol* 3: 127, 1998.

[23] Bellizzi R, Cruse WP: A historic review of endodontics, 1689-1963, part 3, *J Endod* 6: 576, 1980.

[24] Bergenholtz G: Micro-organisms from necrotic pulp of traumatized teeth, *Odont Revy* 25: 347, 1974.

[25] Bergenholtz G, Lekholm U, Liljenberg B, Lindhe J: Morphometric analysis of chronic inflammatory periapical lesions in root filled teeth, *Oral Surg Oral Med Oral Patrol* 55: 295, 1983.

[26] Bhaskar SN: Periapical lesion — types, incidence and clinical features, *Oral Surg Oral Med Oral Pathol* 21: 657, 1966.

[27] Billings F: *Focal infection: the Lane medical lectures*, New York, 1916, Appleton and Company.

[28] Birch RH, Melville TH, Neubert EW: A comparison of rootcanal and apical lesion flora, *Br Dent J* 116: 350, 1964.

[29] Birek C, Heersche D, Jez D, Brunette DM: Secretion of bone resorbing factor by epithelial cells cultured from porcine rests of Malassez, *J Periodontal Res* 18: 75, 1983.

[30] Birkedal-Hansen H: Role of matrix metalloproteinases in human periodontal diseases, *J Periodontol* 64: 474, 1993.

[31] Birkedal-Hansen H et al: Matrix metalloproteinases: a review, *Crit Rev Oral Biol Med* 4: 197, 1993.

[32] Birkedal-Hansen H, Werb Z, Welgus HG, Van Wart HE: *Matrix metalloproteinases and inhibitors*, Stuttgart, 1992, Gustav Fischer Verlag.

[33] Block RM, Bushetl A, Rodrigues H, Langeland K: A histopathologic, histobacteriologic, and radiographic study of periapical endodontic surgical specimens, *Oral Surg Oral Med Oral Pathol* 42: 656, 1976.

[34] Boyd KS: Transient apical breakdown following subluxation injury: a case report, *Endod Dent Traumatol* 11: 37, 1995.

[35] Boyle PE: Intracellular bacteria in adental granuloma, *J Dent Res* 14: 297, 1934.

[36] Brown AMS, Theaker JM: Food induced granuloma - an unusual cause of a submandibular mass with observations on the pathogenesis of hyalin bodies, *Br d Oral Maxillofac Surg* 25: 433, 1987.

[37] Brown LR Jr, Rudolph CE Jr: Isolation and identification of microorganisms from unexposed canals of pulp-involved teeth, *Oral Surg Oral Med Oral Pathol* 10: 1094, 1957.

[38] Browne RM: The origin of cholesterol in odontogenic cysts in man, Arch Oral Biol 16: 107, 1971.

[39] Browne RM, O'Riordan BC: Colony of Actinomyces-like organism in a periapical granuloma, *Br Dent J* 120: 603, 1966.

[40] Brunette DM, Heersche JNM, Purdon AD, Sodek J, Moe HK, Assuras JN: In vitro cultural parameters and protein and prostaglandin secretion of epithelial cells derived from porcine rests of Malassez, *Arch Oral Biol* 24: 199, 1979.

[41] Buchanan BB, Pine L: Characterization of a propionic acid producing actinomycete, Actinomyces propionicus, sp nov, *J Gert Microbiol* 28: 305, 1962.

[42] Burke GWJ, Knighton HT: The localization of microorganisms in inflamed dental pulps of rats following bacteremia, *J Dent Res* 39: 205, 1960.

[43] Byström A, Claeson R, Sundqvist G: The antibacterial effect of camphorated paramonochlrophenol, camphorated phenol, and calcium hydroxide in the treatment of infected root canals phenol, *Endod Dent Traumatol* 1: 170, 1985.

[44] Byström A, Happoneen RP, Sjögren U, Sundqvist G: Healing of periapical lesions of pulpless teeth after endodontic treatment with controlled asepsis, *Endod Dent Taumatol* 3: 58, 1987.

[45] Byström A, Sundqvist G: Bacteriological evaluation of the efficacy of mechanical root canal instrumentation in endodontic therapy, *Scandd J Dent Res* 89: 321, 1981.

[46] Carlsson J: Microbiology of plaque associated periodontal disease. In Lindhe J, editor: *Textbook of clinical periodontology, Copenhagen*, 1990, Munksgaard.

[47] Carlsson J, Fröander F, Sundqvist G: Oxygen tolerance of anaerobic bacteria isolated from necrotic dental pulps, *Acta Odontol Scand* 35: 139, 1977.

[48] Chimside IM: A bacteriological and histological study of traumatised teeth, *N Z Dent J* 53: 176, 1957.

[49] Christianson OO: Observations on lesions produced in arteries of dogs by injection of lipids, *Arch Pathol* 27: 1011, 1939.

[50] Cohen S, Bigazzi PE, Yoshida T: Similarities of T cell function in cell-mediated immunity and antibody production, *Cell Immunol* 12: 150, 1974.

[51] Coleman DL, King RN, Andrade JD: The foreign body reaction: a chronic inflammatory response, *J Biomed Mater* Res 8: 199, 1974.

[52] Cotti E, Torabinejad M: Detection of leukotriene C4 in human periradicular lesions, *Int Endod J* 27: 82, 1994.

[53] Cymerman JJ, Cymeman DH, Walters J, Nevins AJ: Human T-lymphocyte subpopulations in chronic periapical

lesions, *J Endod* 10: 9, 1984.

[54] Dahle UR, Tronstad L, Olsen I: Observation of an unusually large spirochete in endodontic infection, *Oral Microbiol Immunol* 8: 251, 1993.

[55] Dahle UR, Tronstad L, Olsen I: Characterization of new periodontal and endodontic isolates of spirochetes, *Eur J Oral Sci* 104: 41, 1996.

[56] Dahlén G: Studies on lipopolysaccharides from oral Gramnegative anaerobic bacteria in relation to apical periodontitis, doctoral thesis, Göteborg, Sweden, 1980, University of Göteborg.

[57] Dahlén G, Bergenholtz G: Endotoxic activity in teeth with necrotic pulps, *J Dent Res* 59: 1033, 1980.

[58] Dahlén G, Fabricius L, Heyden G, Holm SE, Möller AJR: Apical periodontitis induced by selected bacterial strains in root canals of immunized and non-immunized monkeys, *Scand J Dent Res* 90: 207, 1982.

[59] Dahlén G, Fabricius L, Holm SE, Möller AJR: Circulating antibodies after experimental chronic infection in the root canal of teeth in monkeys, *Scand J Dent Res* 90: 338, 1982.

[60] Dahlén G, Haapasalo M: Microbiology of apical periodontitis. In Ørstavik D and Pitt-Ford TR, editors: *Essential Endodontologoy*, Oxford, 1998, Blackwell.

[61] Dahlén G, Magnusson BC, Möller A: Histological and histochemical study of the influence of lipopolysaccharide extracted from Fusobacterium nucleatum on the periapical tissues in the monkey *Macaca fascicularis*, *Arch Oral Biol* 26: 591, 1981.

[62] Damme JV: Interleukin-8 and related chemotactic cytokines. In Thomson AW, editor: *The cytokine handbook*, ed 2, London, 1994, Academic Press.

[63] Darlington CG: "So called" tumors of special interest to the dentists, *Dental Cosmos* 75: 310, 1933.

[64] Dasnayake AP: Poor periodontal health of pregnant woman as a risk factor for low birth weight, *Ann Periodontol* 3: 206, 1998.

[65] Davenport ES et al: The east London study of maternal chronic peridontal disease and preterm low birth weight infants: study design and prevalence data, *Ann Periodontol* 3: 213, 1998.

[66] Day AJ: The macrophage system, lipid metabolism and atherosclerosis, *J Atheroscler Res* 4: 117, 1964.

[67] Debelian GJ: Bacteremia and fungemia in patients undergoing endodontic therapy, Dr. Odont. Thesis, Oslo, Norway, 1997, University of Oslo.

[68] Debelian GJ, Olsen I, Tronstad L: Systemic diseases caused by oral microorganisms, *Endod Dent Traumatol* 10: 57, 1994.

[69] Debelian GJ, Olsen I, Tronstad L: Bacteremia in conjunction with endodontic therapy, *Endod Dent Taumatol* 11: 142, 1995.

[70] Debelian GJ, Olsen I, Tronstad L: Anaerobic bacteremia and fungimia in patients undergoing endodontic therapy: an overview, *Ann Periodontol* 3: 281, 1998.

[71] Delivanis PD, Fan VSC: The localization of blood-borne bacteria in instrumented unfilled and overinstrumented canals, *J Endod* 10: 521, 1984.

[72] Dubrow H: Silver points and gutta-percha and the role of root canal fillings, *J Am Dent Assoc* 93: 976, 1976.

[73] Dunlap CL, Barker BF: Giant cell hyalin angiopathy, *Oral Surg Oral Med Oral Pathol* 44: 587, 1977.

[74] Engström B, Frostell G: Bacteriological studies of the nonvital pulp in cases with intact pulp cavities, *Acta Odont Scand* 19: 23, 1961.

[75] Fabricius L: Oral bacteria and apical periodontitis. An experimental study in monkeys, doctoral thesis, Göteborg, Sweden, 1982, University of Göteborg.

[76] Fabricius L, Dahlén G, Holm SC, Möller AJR: Influence of combinations of oral bacteria on periapical tissues of monkeys, *Scand J Dent Res* 90: 200, 1982.

[77] Fabricius L, Dahlén G, Öhman AE, Möller AJR: Predominant indigenous oral bacteria isolated from infected root canal after varied times of closure, *Scand J Dent Res* 90: 134, 1982.

[78] Fales WH, Warner JF, Teresa GW: Effects of Fusobacterium necrophorum leukotoxin on rabit peritoneal macrophages in vitro, *Am J Vet Res* 38: 491, 1977.

[79] Figdor D, Sjögren U, Sorlin S, Sundqvist G, Nair PNR: Pathogenicity of *Actinomyces israelii* and *Arachnia propionica*: experimental infection in guinea pigs and phagocytosis and intracellular killing by human polymorphonuclear leukocytes *in vitro*, *Oral Microbiol Immunol* 7: 129, 1992.

[80] Fish EW: Bone infection, *J Am Dent Assoc* 26: 691, 1939.

[81] Formigli L et al: Osteolytic processes in human radicular cysts: morphological and biochemical results, *J Oral Pathol* 24: 216, 1995.

[82] Freeman N: Histopathological investigation of dental granuloma, *J Dent Res* 11: 176, 1931.

[83] Fukushima H, Yamamoto K, Hirohata K, Sagawa H, Leung KP, Walker CB: Localization and identification of root canal bacteria in clinically asymptomatic periapical pathosis, *J Endod* 16: 534, 1990.

[84] Gardner AF: A survey of periapical pathology: part one, *Dent Dig* 68: 162, 1962.

[85] Gay CV: Osteoclast ultrastructure and enzyme histochem-

istry: functional implications. In Rifkin BR and Gay CV, editors: *Biology and physiology, of the osteoclast*, Boca Raton, Fla, 1992, CRC Press.

[86] Gier RE, Mitchel DF: Anachoretic effect of pulpitis, *J Dent Res* 47: 564, 1968.

[87] Grahnén H, Hansson L: The prognosis of pulp and root canal therapy: a clinical and radiographic follow-up examination, *Odontol Rery* 12: 146, 1961.

[88] Greening AB, Schonfeld SE: Apical lesions contain elevated immunoglobulin G levels, *J Endod* 12: 867, 1980.

[89] Grossman LI: Origin of microorganisms in traumatized, pulpless, sound teeth, *J Dent Res* 46: 551, 1967.

[90] Grossman LI: Endodontics 1776-1976: a bicentennial history against the background of general dentistry, *J Am Dent Assoc* 93: 78, 1976.

[91] Haapasalo M: *Bacteroides* sp in dental root canal infections, *Endod Dent Traumatol* 5: 1, 1989.

[92] Hampp EG: Isolation and identification of spirochetes obtained from unexposed canals of pulp-involved teeth, *Oral Surg Oral Med Oral Path* 10: 1100, 1957.

[93] Happonen RP: Periapical actinomycosis: a follow-up study of 16 surgically treated cases, *Endod Dent Traumatol* 2: 205, 1986.

[94] Happonen RP, Söderling E, Viander M, Linko-Kettungen L, Pelliniemi LJ: Immunocytochemical demonstration of, *Actinomyces* species and *Arachnia propionica* in periapical infections, *J Oral Pathol* 14: 405, 1985.

[95] Harndt E: Histo-bakteriologische Studie bei Parodontitis chronika granulomatosa, *Korresp bl Zahnfirzte*, 50: 330, 1926.

[96] Harris M, Goldhaber P: The production of a bone resorbing factor by dental cysts in vitro, *Br J Oral Surg* 10: 334, 1973.

[97] Harris M, Jenkins MV, Bennett A, Wills MR: Prostaglandin production and bone resorption by dental cysts, *Nature* 145: 213, 1973.

[98] Harrison JD, Martin IC: Oral vegetable granuloma: ultrastructural and histological study, *J Oral Pathol* 23: 346, 1986.

[99] Harz CO: *Actinomyces bovis*, ein neuer Schimmel in den Geweben des Rindes, *Dtsch Zschr Tiermed* 5 (suppl 2): 125, 1879.

[100] Head MA: Foreign body reaction to inhalation of lentil soup: giant cell pneumonia, *J Clin Pathol* 9: 295, 1956.

[101] Hedin M, Polhagen L: Follow-up study of periradicular bone condensation, *Scand J Dent Res* 79: 436, 1971.

[102] Heersche JN: Systemic factors regulating osteoclast function. In Rifkin BR and Gay CV, editors: *Biology and physiology, of the osteoclast*, Boca Raton, FL, 1992, CRC Press.

[103] Herzberg MC, Meyer MW: Dental plaque, platelets, and cardiovascular diseases, *Ann Periodontol* 3: 151, 1998.

[104] Hill GB: Preterm birth: Association with genital and possibly oral microflora, *Ann Periodontol* 3: 222, 1998.

[105] Hirano T: Interleukin-6. In Thomson AW, editor: *The cvtokine handbook*, ed 2, London, 1994, Academic Press.

[106] Hirsch EF: Experimental tissue lesions with mixtures of human fat, soaps and cholesterol, *Arch Pathol* 25: 35, 1938.

[107] Hockett RN, Loesche WJ, Sodeman TM: Bacteraemia in asymptomatic human subjects, *Arch Oral Biol* 22: 91, 1977.

[108] Holdeman LV, Cato EP, Moore WEC: Anaerobe laboratory manual, Blacksburg, VA, 1977, Virginia Polytechnique Institute and State University.

[109] Holland R et al: Tissue reactions following apical plugging of the root canal with infected dentin chips, *Oral Surg Oral Med Oral Pathol* 49: 366, 1980.

[110] Horiba N, Maekawa Y, Matsumoto T, Nakamura H: A study of the detection of endotoxin in the dental wall of infected root canals, *J Endod* 16: 331, 1990.

[111] Howell A, Jordan HV, Georg LK, Pine L: Odontomyces viscosus gen nov spec nov. A filamentous microorganism isolated from periodontal plaque in hamsters, *Sabouraudia* 4: 65, 1965.

[112] Hughes RA: Focal infection revisited, *Br J Rheumatol* 33: 370, 1994.

[113] Hungate RE: The anaerobic mesophilic cellulolytic bacteria, *Bacteriol Rev* 14: 1, 1950.

[114] Hunter W: Oral sepsis as a cause of disease, *Br Med J* 2: 215, 1900.

[115] Hunter W: An address on the role of spesis and of antisepsis in medicine, *Lancet* 1: 79, 1911.

[116] Hylton RP, Samules HS, Oatis GW: Actinomycosis: is it really rare? *Oral Surg Oral Med Oral Pathol* 29: 138, 1970.

[117] Isaacs A, Lindenmann J: Virus interference. I. Interferon. *Proc R Soc Lond (Biol)* 147: 258, 1957.

[118] Iwu C, MacFarlane TW, MacKenzie D, Stenhouse D: The microbiology of periapical granulomas, *Oral Surg Oral Med Oral Pathol* 69: 502, 1990.

[119] James WW: Do epithelial odontomes increase in size by their own tension? *Proc R Soc Med* 19: 73, 1926.

[120] Jones OJ, Lally ET: Biosynthesis ofimmunoglobulin isotopes in human periapical lesions, *J Endod* 8: 672, 1980.

[121] Kakehashi S, Stanley HR, Fitzgerald RJ: The effects of surgical exposures of dental pulps in germ-free and conventional laboratory rats, *Oral Surg Oral Med Oral Pathol* 20: 340, 1965.

[122] Kamagata Y, Miyasaka N, Inoue H, Hashimoto J, Ida M: Cytokine production in inflamed human gingival tissues, Interleukin-6, *Nippon Shishubyo Gakkai Kaishi* 31: 1081, 1989.

[123] Kantz WE, Henry CA: Isolation and classification of anaerobic bacteria from intact pulp chambers of non vital teeth in man, *Areh Oral Biol* 19: 91, 1974.

[124] Kapsimalis P, Garrington GE: Actinomycosis of the periapical tissues, *Oral Surg Oral Med Oral Pathol* 26: 374, 1968.

[125] Kerekes K, Tronstad L: Long-term results of endodontic treatment performed with standardized technique, *J Endod* 5: 83, 1979.

[126] Killian M: Degradation of human immunoglobulins Al, A2 and G by suspected principal periodontal pathogens, *Infect Immun* 34: 57, 1981.

[127] King OH: "Giant cell hyaline angiopathy": Pulse granuloma by another name? Paper presented at the meeting of the American Academy of Oral Pathologists, Fort Lauderdale, Fla, April 23-29, 1978.

[128] Klevant FJH, Eggink CO: The effect of canal preparation on periapical disease, *Int Endod J* 16: 68, 1983.

[129] Knoblich R: Pulmonary granulomatosis caused by vegetable particles. So-called lentil pulse granuloma, *Am Rev Respir Dis* 99: 380, 1969.

[130] Kopp W, Schwarting R: Differentiation of T-lymphocyte subpopulations, macrophages, HLA-DR-restricted cells of apical granulation tissue, *J Endod* 15: 72, 1989.

[131] Koppang HS, Koppang R, Solheim T, Aameals H, Stϕlen Sϕ: Cellulose fibers from endodontic paper points as an etiologic factor in postendodontic periapical granulomas and cysts, *J Endod* 15: 369, 1989.

[132] Koppang HS, Koppang R, Solheim T, Aarnes H, Stϕlen Sϕ: Identification of cellulose fibers in oral biopsis, *Scand J Dent Res* 95: 165, 1987.

[133] Koppang HS, Koppang R, Stϕlen Sϕ: Identification of common foreign material in postendodontic granulomas and cysts, *J Dent Assoc S Afr* 47: 210, 1992.

[134] Kronfeld R: *Histopathology of the teeth and their surrounding structures*, ed 2, Philadelphia, 1939, Lea & Febiger.

[135] Kuntz DD, Genco RJ, Guttuso J, Natiella JR: Localization of immunoglobulins and the third component of complement in dental periapical lesions, *J Endod* 3: 68, 1977.

[136] Lalonde ER: A new rationale for the management of periapical granulomas and cysts. An evaluation of histopathological and radiographic findings, *J Am Dent Assoc* 80: 1056, 1970.

[137] Lalonde ER, Luebke RG: The frequency and distribution of periapical cysts and granulomas, *Oral Surg Oral Med Oral Pathol* 25: 861, 1968.

[138] Langeland K: Erkrankungen der Pulpa und des Periapex. In Guldener PHA, Langeland K, editors: *Endodontie*, ed 2, Stuttgart, 1993, Georg Thieme.

[139] Langeland MA, Block RM, Grossman LI: A histopathologic and histobacteriologic study of 35 periapical endodontic surgical specimens, *J Endod* 3: 8, 1977.

[140] Langworth BF: Fusobacterium necrophorum: its characteristics and role as an animal pathogen, *Bacteriol Rev* 41: 373, 1977.

[141] Laux M, Abbott P, Pajarola G, Nair PNR: Apical inflammatory root resorption: a correlative radiographic and histological assessement, *Int Endod J* 33: 483, 2000.

[142] Lerner UH: Regulation of bone metabolism by the kallikreinkinin system, the coagulation cascade, and acute phase reactions, *Oral Surg Oral Med Oral Pathol* 78: 481, 1994.

[143] Lew M, Keudel KC, Milford AF: Succinate as a growth factor for Bacteroides melaninogenicus, *J Bacteriol* 108: 175, 1971.

[144] Lim CG, Torabinejad M, Kettering J, Linkhardt TA, Finkelman RD: Interleukin lb in symptomatic and asymptomatic human periradicular lesions, *J Endod* 20: 225, 1994.

[145] Lin LM, Pascon EA, Skribner J, Gängler P, Langeland K: Clinical, radiographic, and histologic study of endodontic treatment failures, *Oral Surg Oral Med Oral Pathol* 71: 603, 1991.

[146] Linenberg WB, Waldron CA, DeLaune GF: A clinical roentgenographic and histopathologic evaluation of periapical lesions, *Oral Surg Oral Med Oral Pathol* 17: 467, 1964.

[147] Listgarten MA: Structure of the microflora associated with periodontal health and disease in man. A light and electron microscopic study, *J Periodontol* 47: 1, 1976.

[148] Listgarten MA, Lewis DW: The distribution of spirochetes in the lesion of acute necrotizing ulcerative gingivitis: an electron microscopical and statistical study, *J Periodontol* 38: 379, 1967.

[149] Loesche WJ, Gusberti F, Mettraux G, Higgins T, Syed S: Relationship between oxygen tension and subgingival bacterial flora in untreated human periodontal pockets, *Infect Immun* 42: 659, 1983.

[150] Love RM, McMillan MD, Jenkinson HF: Invasion of dentinal tubules by oral Streptococci is associated with collagen regeneration mediated by the antigen I/II family of polypeptides, *Infect Immun* 65: 5157, 1997.

[151] Lukic A, Arsenijevic N, Vujanic G, Ramic Z: Quantitative analysis of the immunocompetent cells in periapical granuloma: correlation with the histological characteristcs of the lesion, *J Endod* 16: 119, 1990.

[152] Lundgren D, Lindhe J: Exudation inflammatory cell migration and granulation tissue formation in preformed cavities, *Scand J Plast Reconstr Surg* 7: 1, 1973.

[153] Macdonald JB, Hare GC, Wood AWS: The bacteriologic status of the pulp chambers in intact teeth found to be nonvital following trauma, *Oral Surg Oral Med Oral Pathol* 10: 318, 1957.

[154] Maeley B: Influence of periodontal infection on systemic health, *Periodontol* 2000 21: 197, 1999.

[155] Main DMG: The enlargement of epithelial jaw cysts, *Odont Revy* 21: 29, 1970.

[156] Malassez ML: Sur l'existence de masses épithéliales dans le ligament alvéolodentaire chez l'homme adulte et à l'état normal, *Com Rend Soc Biol* 36: 241, 1884.

[157] Malassez ML: Sur la role débris épithélaux paradentaris. In Mason G, editor: *Travaux de L'année* 1885, Paris, 1885, Librairie de l'Académie de Médicine.

[158] Martin IC, Harrison JD: Periapical actinomycosis, *Br Dent J* 156: 169, 1984.

[159] Marton IJ, KissC: Characterization of inflammatory celli nfiltrate in dental periapical lesions, *Int Endod J* 26: 131, 1993.

[160] Matsumoto Y: Monoclonal and oligoclonal immunoglobulins localized in human dental periapical lesion, *Microbiol Immunol* 29: 751, 1985.

[161] Matsuo T, Ebisu S, Nakanishi T, Yonemura K, Harada Y, Okada H: Interleukin-1 a and intefieukin-lb in periapical exudates of infected root canal: correlations with the clinical findings of the involved teeth, *J Endod* 20: 432, 1994.

[162] Mattila K: Systemic impact of periodontal infections. In Guggenheim B and Shapiro S, editors: *Oral biology at the turn of the century*, Basel, Switzerland, 1998, Karger.

[163] McConnell G: The histo-pathology of dental granulomas, *Natl Dent Assoc J* 8: 390, 1921.

[164] McGhee JR, Michalek SM, Cassel GH: *Dental microbiology*, Philadelphia, 1982, Harper & Row.

[165] McNicholas S, Torabinejad M, Blankenship J: The concentration of prostaglandin E2 in human periradicular lesions, *J Endod* 17: 97, 1991.

[166] Meinig GE: *Root-canal cover-up*, ed 2, Ojai, California, 1994, Bion Publishing.

[167] Metchinkoff E: *Lectures on the comparative pathology of inflammation*, New York, 1968, Dover Publications.

[168] Miller WD: *The micro-organisms of the human mouth*, Philadelphia, 1890, White Dental MFG Co.

[169] Miller WD: An introduction to the study of bacteriopathology of the dental pulp, *Dent Cosmos* 36: 505, 1894.

[170] Mims CA: *The pathogenesis of infectious disease*, ed 3, London, 1988, Academic Press.

[171] Mincer HH, McCoy JM, Turner JE: Pulse granuloma of the alveolar ridge, *Oral Surg Oral Med Oral Pathol* 48: 126, 1979.

[172] Mixner D, Green TL, Walton R: Histologic examination of condensing osteitis (Abstract), *J Endod* 18: 196, 1992.

[173] Molander A, Reit C, Dahlén G, Kvist T: Microbiological status of root filled teeth with apical periodontitis, *Int Endod J* 31: 1, 1998.

[174] Möller ÅJR: Microbiological examination of root canals and periapical tissues of human teeth (thesis), Akademiförlaget, Göteborg, Sweden, 1966, University of Göteborg.

[175] Möller ÅJR, Fabricius L, Dahlén G, Öhman AE, Heyden G: Influence on periapical tissues of indigenous oral bacteria and necrotic pulp tissue in monkeys, *Scand J Dent Res* 89: 475, 1981.

[176] Molven O: The frequency, technical standard and results of endodontic therapy, *Nor Tannlaegeforenings Tid* 86: 142, 1976.

[177] Molven O, Halse A: Success rates for gutta-percha and Klorperka N-ф root fillings made by undergraduate students: radiographic findings after 10-17 years, *Int Endod J* 21: 243, 1988.

[178] Monteleone L: Actonomycosis, *J Oral Surg Anes Hosp Dent Serv* 21: 313, 1963.

[179] Moore WEC: Techniques for routine culture of fastidious anaerobes, *Int J Syst Bacteriol* 16: 173, 1966.

[180] Moore WEC: Microbiology of periodontal disease, *J Periodontol* 22: 335, 1987.

[181] Mortensen H, Winther JE, Birn H: Periapical granulomas and cysts, *Scand J Dent Res* 78: 241, 1970.

[182] Morton TH, Clagett JA, Yavorsky JD: Role of immune complexes in human periapical periodontitis, *J Endod* 3: 261, 1977.

[183] Nadal-Valldaura A: Fatty degeneration and the formation of fat-lipid needles in chronic granulomatous periodontitis, *Rev Esp Estomatol* 15: 105, 1968.

[184] Nagaoka S et al: Bacterial invasion into dentinal tubules in human vital and nonvital teeth, *J Endod* 21: 70, 1995.

[185] Nagase H, Barrett AJ, Woessner JF Jr: Nomenclature and glossary of the matrix metalloproteinases. In BirkedalHansen H et al, editors: *Matrix metalloproteinases and inhibitors*, Stuttgart, 1992, Gustav Fischer Verlag.

[186] Naidorf IJ: Immunoglobulins in periapical granulomas: a preliminary report, *J Endod* 1: 15, 1975.

[187] Nair PNR: Light and electron microscopic studies of root canal flora and periapical lesions, *J Endod* 13: 29, 1987.

[188] Nair PNR: Apical periodontitis: a dynamic encounter between root canal infection and host response, *Periodontology* 2000 13: 121, 1997.

[189] Nair PNR: Pathology of apical periodontitis. In Ørstavik D, Pitt-Ford TR, editors: *Essential endodontology*, Oxford, 1998, Blackwell.

[190] Nair PNR: New perspectives on radicular cysts: do they heal? *Int Endod J* 31: 155, 1998.

[191] Nair PNR: Cholesterol as an aetilogical agent in endodontic failures—a review, *Aus Endod J* 25: 19, 1999.

[192] Nair PNR, Pajarola G, Schroeder HE: Types and incidence of human periapical lesions obtained with extracted teeth, *Oral Surg Oral Med Oral Pathol* 81: 93, 1996.

[193] Nair PNR, Schmid-Meier E: An apical granuloma with epithelial integument, *Oral Surg Oral Med Oral Pathol* 62: 698, 1986.

[194] Nair PNR, Schroeder HE: Periapical actinomycosis, *J Endod* 10: 567, 1984.

[195] Nair PNR, Schroeder HE: Epithelial attachment at diseased human tooth-apex, *J Periodontal Res* 20: 293, 1985.

[196] Naif PNR, Sjögren U, Kahnberg KE, Krey G, Sundqvist G: Intraradicular bacteria and fungi in root-filled, asymptomatic human teeth with therapy-resistant periapical lesions: a longterm light and electron microscopic follow-up study, *J Endod* 16: 580, 1990.

[197] Nair PNR, Sjögren U, Krey G, Sundqvist G: Therapyresistant foreign-body giant cell granuloma at the periapex of a root-filled human tooth, *J Endod* 16: 589, 1990.

[198] Naif PNR, Sjögren U, Schumacher E, Sundqvist G: Radicular cyst affecting a root-filled human tooth: A long-term posttreatment follow-up, *Int Endod J* 26: 225, 1993.

[199] Naif PNR, Sjögren U, Sundqvist G: Cholesterol crystals as an etiological factor in non-resolving chronic inflammation: an experimental study in guinea pigs, *Eur J Oral Sci* 106: 644, 1998.

[200] Newman HN: Focal infection, *J Dent Res* 75: 1912, 1996.

[201] Nijweide PJ, Grooth dR: Ontogeny of the osteoclast. In Rifkin BR and Gay CV, editors: *Biology and physiology of the osteoclast*, Boca Raton, FL, 1992, CRC Press.

[202] Nilsen R, Johannessen A, Skaug N, Matre R: In situ characterization of mononuclear cells in human dental periapical lesions using monoclonal antibodies, *Oral Surg Oral Med Oral Pathol* 58: 160, 1984.

[203] Nobuhara WK, Del Rio CE: Incidence of periradicular pathoses in endodontic treatment failures, *J Endod* 19: 315, 1993.

[204] O'Grady JF, Reade PC: Periapical actinomycosis involving *Actinomyces israelii*, *J Endod* 14: 147, 1988.

[205] Offenbacher S et al: Potentialpathogenicmechanisms of periodontitis-associated pregnancy complications, *Ann Periodontol* 3: 233, 1998.

[206] Okiji T, Morita I, Sunada I, Murota S: The role of leukotriene B4 in neutrophil infiltration in experimentally induced inflammation of rat tooth pulp, *J Dent Res* 70: 34, 1991.

[207] Oppenheim JJ: Forward. In Thomson AW, editor: *The cytokine handbook*, ed 2, London, 1994, Academic Press.

[208] Oppenheimer S, Miller GS, Knopf K, Blechman H: Periapical actinomycosis, *Oral Surg Oral Med Oral Pathol* 46: 101, 1978.

[209] Ørstavik D, Pitt-Ford TR: Apical periodontitis: microbial infection and host response. In Ørstavik D and Pitt-Ford TR, editors: *Essential endodontology*, Oxford, 1998, Blackwell.

[210] Page RC: The pathobiology of periodontal diseases may affect systemic diseases: inversion of a paradigm, *Ann Periodontol* 3: 108, 1998.

[211] Page RC, Schroeder HE: *Periodontitis in man and other animals*, Basel, Switzerland, 1982, Karger.

[212] Papadimitriou JM, Ashman RB: Macrophages: current views on their differentiation, structure and function, *Ultrastruct Pathol* 13: 343, 1989.

[213] Patterson SS, Shafer WG, Healey HJ: Periapical lesions associated with endodontically treated teeth, *J Am Dent Assoc* 68: 191, 1964.

[214] Perez F, Calas P, de Falguerolles A, Maurette A: Migration of a *Streptococcus sanguis* through the root dentinal tubules, *J Endod* 19: 297, 1993.

[215] Piattelli A, Artese L, Rosini S, Quarenta M, Musiani P: Immune cells in periapical granuloma: morphological and immunohistochemical characterization, *J Endod* 17: 26, 1991.

[216] Pitt-Ford TR: The effects of the periapical tissues of bacterial contamination of the filled root canal, *Int En-*

dod J 15: 16, 1982.

[217] Poertzel E, Petschelt A: Bakterien in der Wurzelkanalwand bei Pulpagangrän, *Dtsch Zahnärztl Zschr* 41: 772, 1986.

[218] Priebe WA, Lazansky JP, Wuehrmann AH: The value of the roentgenographic film in the differential diagnosis of periapical lesions, *Oral Surg Oral Med Oral Pathol* 7: 979, 1954.

[219] Pulver WH, Taubman MA, Smith DJ: Immune components in human dental periapical lesions, *Arch Oral Biol* 23: 435, 1978.

[220] Puzas JE, Ishibe M: Osteoblast/osteoclast coupling. In Rifkin BR and Gay CV, editors: *Biology and physiology of the osteoclast*, Boca Raton, FL, 1992, CRC Press.

[221] Rickert UG, Dixon CM: The controlling of root surgery. In *transactions of the eighth international dental congress*, Paris, 1931, The Congress.

[222] Rietschel ET, Brude H: Bacterial endotoxins, *Sci Am* 267: 54, 1992.

[223] Robinson HBG, Boling LR: The anachoretic effect in pulpitis. Bacteriologic studies, *J Am Dent Assoc* 28: 268, 1941.

[224] Rohrer A: Die Aetiologie der Zahnwurzelzysten, *Dtsch Mschr Zahnhk* 45: 282, 1927.

[225] Roitt I: *Essential Immunology*, Oxford, 1994, Blackwell.

[226] Rosebury T, Reynolds JB: Continuous anaerobiosis for cultivation of spirochetes, *Proc Soc Exp Biol Med* 117: 813, 1964.

[227] Rosenow EC: The relation of dental infection to systemic disease, *Dent Cosmos* 59: 485, 1917.

[228] Ruddle NH: Tumour necrosis factor-beta (Lymphotoxinalpha). In Thomson AW, editor: *The cytokine handbook*, ed 2, London, 1994, Academic Press.

[229] Ryan GB, Majno G: Acute inflammation, *Am J Pathol* 86: 185, 1977.

[230] Safavi KE, Rossomando ER: Tumor necrosis factor identified in periapical tissue exudates of teeth with apical periodontitis, *J Endod* 17: 12, 1991.

[231] Sahara N et al: Odontoclastic resorption of the superficial nonmineralized layer of predentine in the shedding of human deciduous teeth, *Cell Tissue Res* 277: 19, 1994.

[232] Sakellariou PL: Periapical actinomycosis: report of a case and review of the literature, *Endod Dent Traumatol* 12: 151, 1996.

[233] Samanta A, Malik CP, Aikat BW: Periapical actinomycosis, *Oral Surg Oral Med Oral Pathol* 39: 458, 1975.

[234] Samuelsson B: Leukotrienes: mediators of immediate hypersensitivity reactions and inflammation, *Science* 220: 268, 1983.

[235] Schein B, Schilder H: Endotoxin content in endodontically involved teeth, *J Endod* 1: 19, 1975.

[236] Sedgley CM, Messer H: Long-term retention of a paper-point in the periapical tissues: a case report, *Endod Dent Traumatol* 9: 120, 1993.

[237] Selle G: Zur Genese von Kieferzysten anhand vergleichender Untersuchungen von Zysteninhalt und Blutserum, *Dtsch Zahnärztl Z* 29: 600, 1974.

[238] Seltzer S: *Endodontology*, ed 2, Philadelphia, 1988, Lea & Febiger.

[239] Seltzer S, Bender IB, Smith J, Freedman I, Nazimov H: Endodontic failures-an analysis based on clinical, roentgenographic, and histologic findings (Part I & II), *Oral Surg Oral Med Oral Pathol* 23: 500, 1967.

[240] Seltzer S, Bender IB, Turkenkopf S: Factors affecting successful repair after root canal treatment, *J Am Dent Assoc* 67: 651, 1963.

[241] Seltzer S, Soltanoff W, Bender IB: Epithelial proliferation in periapical lesions, *Oral Surg Oral Med Oral Pathol* 27: 111, 1969.

[242] Shah HN, Collins MD: Proposal for classification of Bacteroides asaccharolyticus, Bacteroides gingivalis, and Bacteroides endodontalis in a new genus, Porphyromonas, *Int J Syst Bacteriol* 38: 128, 1988.

[243] Shah HN, Collins MD: *Prevotella*, a new genus to include Bacteroides melaninogenicus and related species formerly classified in the genus Bacteroides, *Int J Syst Bacteriol* 40: 205, 1990.

[244] Shear M: The histogenesis of dental cysts, *Dent Pract* 13: 238, 1963.

[245] Shear M: *Cysts of the oral regions*, ed 3, Oxford: 1992, Wright.

[246] Sherman FE, Moran TJ: Granulomas of stomach. Response to injury of muscle and fibrous tissue of wall of human stomach, *Am J Cl Pathol* 24: 415, 1954.

[247] Shovelton DS: The presence and distribution of microorganisms within non-vital teeth, *Br Dent J* 117: 101, 1964.

[248] Simon JHS: Incidence of periapical cysts in relation to the root canal, *J Endod* 6: 845, 1980.

[249] Simon JHS, Chimenti Z, Mintz G: Clinical significance of the pulse granuloma, *J Endod* 8: 116, 1982.

[250] Sjögren U, Figdor D, Persson S, Sundqvist G: Influence of infection at the time of root filling on the outcome of endodontic treatment of teeth with apical periodontitis, *Int Endod J* 30: 297, 1997.

[251] Sjögren U, Hägglund B, Sundqvist G, Wing K: Factors affecting the long-term results of endodontic treatment, *J Endod* 16: 498, 1990.

[252] Sjögren U, Happonen RP, Kahnberg KE, Sundqvist G: Survival of *Arachnia* propionica in periapical tissue, *Int Endod J* 21: 277, 1988.

[253] Sjögren U, Sundqvist G, Nair PNR: Tissue reaction to guttapercha of various sizes when implanted subcutaneously in guinea pigs, *Eur J Oral Sci* 103: 313, 1995.

[254] Skaug N: Proteins in fluids from non-keratinizing jaw cysts: 4. Concentrations of immunoglobulins (IIgG, IgA and IgM) and some non-immunoglobulin proteins: relevance to concepts of cyst wall permeability and clearance of cyst proteins, *J Oral Pathol* 3: 47, 1974.

[255] Skaug N, Nilsen R, Matre R, Bernhoft C-H, Christine A: *In situ* characterization of cell infiltrates in human dental periapical granulomas 1. Demonstration of receptors for Fc region of IgG, *J Oral Pathol* 11: 47, 1982.

[256] Smith G, Matthews JB, Smith AJ, Browne RM: Immunoglobulin-producing cells in human odontogenic cysts, *J Oral Pathol* 16: 45, 1987.

[257] Socransky S, Macdonald JB, Sawyer S: The cultivation of *Treponema microdentium* as surface colonies, *Arch Oral Biol* 1: 171, 1959.

[258] Sommer RF, Kerr DA, Quoted in Sommer RF: *Clinical endodontics*, ed 3, Philadelphia, 1966, WB Saunders.

[259] Sonnabend E, Oh C-S: Zur Frage des Epithels im apikalen Granulationsgewebe (Granulom) menschlicher Zähne, *Dtsch Zahnärztl Z* 21: 627, 1966.

[260] Spain D, Aristizabal N: Rabbit local tissue response to triglycerides, cholesterol and its ester, *Arch Pathol* 73: 94, 1962.

[261] Spain DM, Aristizabal N, Ores R: Effect of estrogen on resolution of local cholesterol implants, *Arch Pathol* 68: 30, 1959.

[262] Spatafore CM, Griffin JA, Keyes GG, Wearden S, Skidmore AE: Periapical biopsy report: an analysis over a 10-year period, *J Endod* 16: 239, 1990.

[263] Spinner JR: Vom Chemismus der Pulpagangrän. Ein akutes Problem der konservierenden Zahnheilkunde, *Zahnärztl Welt* 2: 305, 1947.

[264] Stamm JW: Periodontal sideases and human health: new directions in periodontal medicine, *Ann Periodontol* 3: 1, 1998.

[265] Stashenko P, Yu SM, Wang C-Y: Kinetics of immune cell and bone resorptive responses to endodontic infections, *J Endod* 18: 422, 1992.

[266] Staub HP: Röntgenologische Erlblgstatistik von Wurzelbehandlungen, doctoral thesis, Zurich, 1963, University of Zurich.

[267] Stem MH, Dreizen S, Mackler BF, Levy BM: Antibody producing cells in human periapical granulomas and cysts, *J Endod* 7: 447, 1981.

[268] Stem MH, Dreizen S, Mackler BF, Levy BM: Isolation and characterization of inflammatory cells from the human periapical granuloma, *J Dent Res* 61: 1408, 1982.

[269] Stem MH, Dreizen S, Mackler BF, Selbst AG, Levy BM: Quantitative analysis of cellular composition of human periapical granuloma, *J Endod* 7: 117, 1981.

[270] Stem MH, Mackler BF, Dreizen S: A quantitative method for the analysis of human periapical inflammation, *J Endod* 7: 70, 1981.

[271] Stock CJR, Gulabivala K, Walker RT, Goodman JR: *Color atlas and text of endodontics*, ed 2, St Louis, 1995, Mosby.

[272] Stockdale CR, Chandler NP: The nature of the periapical lesion—a review of 1108 cases, *J Dent* 16: 123, 1988.

[273] Storms JL: Factors that influence the success of endodontic treatment, *J Can Dent Assoc* 35: 83, 1969.

[274] Strindberg LZ: The dependence of the results of pulp therapy on certain factors. An analytic study based on radiographic and clinical follow-up examinations, *Acta Odontol Scand* 14 (suppl 21): 1, 1956.

[275] Sundqvist G: Bacteriological studies of necrotic dental pulps, doctoral thesis, Umeå, Sweden, 1976, University of Umeå.

[276] Sundqvist G: Associations between microbial species in dental root canal infections, *Oral Microbiol Immunol* 7: 267, 1992.

[277] Sundqvist G: Ecology of the root canal flora, *J Endod* 18: 427, 1992.

[278] Sundqvist G: Taxonomy, ecology and pathogenicity of the root canal flora, *Oral Surg Oral Med Oral Patrol*, 78: 522, 1994.

[279] Sundqvist G, Carlsson J, Herrman B, Tämvik A: Degradation of human immunoglobulins G and M and complement factor C3 and C5 by black pigmented *Bacteroides*. *J Med Microbiol* 19: 85, 1985.

[280] Sundqvist G, Figdor D: Endodontic treatment of apical periodontitis. In Ørstavik D and Pitt-Ford TR, editors: *Essential endodontology*, Oxford, 1998, Blackwell.

[281] Sundqvist G, Figdor D, Persson S, Sjögren U: Microbiologic analysis of teeth with failed endodontic treatment and the outcome of conservative re-treatment, *Oral Surg Oral Med Oral Pathol* 85: 86, 1998.

[282] Sundqvist G, Johansson E, Sjögren U: Prevalence of black pigmented *Bacteroides* species in root canal infections, *J Endod* 15: 13, 1989.

[283] Sundqvist G, Reuterving CO: Isolation of *Actinomyces israelii* from periapical lesion, *J Endod* 6: 602, 1980.

[284] Sundqvist GK, Eckerbom MI, Larsson AP, Sjögren UT:

Capacity of anaerobic bacteria from necrotic dental pulps to induce purulent infections, *Infect Immun* 25: 685, 1979.

[285] Szajkis S, Tagger M: Periapical healing in spite of incomplete root canal debridement and filling, *J Endod* 9: 203, 1983.

[286] Taichman NS, Dean RT, Sanderson CJ: Biochemical and morphological characterization of the killing of human monocytes by a leukotoxin derived from *Actinobacillus actinomycetemcomitans*, *Infect Immun* 28: 259, 1980.

[287] Taichman NS, Korchak H, Lally ET: Membranolytic activity of *Actinobacillus actinomycetemcomitans* leukotoxin, *J Periodontal Res* 26: 258, 1991.

[288] Talacko AA, Radden BG: The pathogenesis of oral pulse granuloma: an animal model, *J Oral Pathol* 17: 99, 1988.

[289] Talacko AA, Radden BG: Oral pulse granuloma: clinical and histopathological features, *Int J Oral Maxillofae Surg* 17: 343-346, 1988.

[290] Tani-Ishii N, Wang C-Y, Stashenko P: Immunolocalization of bone-resorptive cytokines in rat pulp and periapical lesions following surgical pulp exposure, *Oral Microbiol Immunol* 10: 213, 1995.

[291] Taylor E: *Dorland's illustrated medical dictionary*, ed 29, Philadelphia, 2000, WB Saunders.

[292] Ten Cate AR: Epithelial cell rests of Malassez and the genesis of the dental cyst, *Oral Surg Oral Med Oral Pathol* 34: 956, 1972.

[293] Teronen O, Salo T, Laitinen J, Törnwall J, Ylipaavainiemi P, Konttinen Y, Hietanen J, Sorosa T: Characterization of interstitial collagenases in jaw cyst wall, *Eur J Oral Sci* 103: 141, 1995.

[294] Thilo BE, Baehni P, Holz J: Dark-field observation of bacterial distribution in root canals following pulp necrosis, *J Endod* 12: 202, 1986.

[295] Thoma KH: A histo-pathological study of the dental granuloma and diseased root apex, *Natl Dent Assoc J* 4: 1075, 1917.

[296] Thoma KH, Goldman HM: *Oral pathology*, ed 5, St Louis, 1960, Mosby.

[297] Thomas L: *The lives of a cell*, Toronto, 1974, Bantam Books.

[298] Thompson L, Lovestedt SA: An actinomyces-like organism obtained from the human mouth, *Mayo Clin Proc* 26: 169, 1951.

[299] Toller PA: Experimental investigations into factors concerning the growth of cysts of the jaw, *Proc R Soc Med* 41: 681, 1948.

[300] Toller PA: The osmolarity of fluids from cysts of the jaws, *Br Dental* 129: 275, 1970.

[301] Toller PA, Holborrow EJ: Immunoglobulin and immunoglobulin containing cells in cysts of the jaws, *Lancet* 2: 178, 1969.

[302] Tompkins DH: Reaction of the reticuloendothelial cells to subcutaneous injections of cholesterol, *Arch Pathol* 42: 299, 1946.

[303] Torabinejad M: The role of immunological reactions in apical cyst formation and the fate of the epithelial cells after root canal therapy: a theory, *Int J Oral Surg* 12: 14, 1983.

[304] Torabinejad M, Clagett J, Engel D: A cat model for evaluation of mechanism of bone resorption; induction of bone loss by simulated immune complexes and inhibition by indomethacin, *Calcif Tissue Int* 29: 207, 1979.

[305] Torabinejad M, Cotti E, Jung T: Concentration of leukotriene B4 in symptomatic and asymptomatic periapical lesions, *J Endod* 18: 205, 1992.

[306] Torabinejad M, Kettering J: Identification and relative concentration of B and T lymphocytes in human chronic periapical lesions, *J Endod* 11: 122, 1985.

[307] Torabinejad M, Kriger RD: Experimentally induced alterations in periapical tissues of the cat, *J Dent Res* 59: 87, 1980.

[308] Torneck CD: Reaction of rat connective tissue to polyethylene tube implants. I. *Oral Surg Oral Med Oral Pathol* 21: 379, 1966.

[309] Torres JOC, Torabinejad M, Matiz RAR, Mantilla EG: Presence of secretory IgA in human periapical lesions, *J Endod* 20: 87, 1994.

[310] Tracey KJ: Tumour necrosis factor-alpha. In Thomson AW, editor: *The cytokine handbook*, ed 2, London, 1994, Academic Press.

[311] Tronstad L, Barnett F, Cervone F: Periapical bacterial plaque in teeth refractory to endodontic treatment, *Endod Dent Traumatol* 6: 73, 1990.

[312] Tronstad L, Barnett F, Riso K, Slots J: Extraradicular endodontic infections, *Endocl Dent Traumatol* 3:86, 1987.

[313] Trott JR, Chebib F, Galindo Y: Factors related to cholesterol formation in cysts and granulomas, *J Can Dent Assoc* 38: 76, 1973.

[314] Valderhaug J: A histologic study of experimentally induced periapical inflammation in primary teeth in monkeys, *Int J Oral Surg* 3: 111, 1974.

[315] Van Dyke TE, Vaikuntam J: Neutrophil function and dysfunction in periodontal disease. In Williams RC, Yukna RA, Newman MG, editors: *Current opinion in periodontology*, ed 2, Philadelphia, 1994, Current Science.

[316] Van Furth R et al: The mononuclear phagocyte system: a

new classification of macrophages, monocytes and their precursors, *Bull World Health Organ* 46: 845, 1972.

[317] Van Velzen SKT, Abraham-Inpijn L, Moorer WR: Plaque and systemic disease: a reappraisal of the focal infection concept, *J Clin Periodontol* 11: 209, 1984.

[318] Wais FT: Significance of findings following biopsy and histologic study of 100 periapical lesions, *Oral Surg Oral Med Oral Pathol* 11: 650, 1958.

[319] Walton RE, Ardjmand K: Histological evaluation of the presence of bacteria in induced periapical lesions in monkeys, *J Endod* 18: 216, 1992.

[320] Wang CY, Stashenko P: The role of interleukin-1a in the pathogenesis of periapical bone destruction in a rat model system, *Oral Microbiol* 8: 50, 1993.

[321] Wayman BE, Murata M, Almeida RJ, Fowler CB: A bacteriological and histological evaluation of 58 periapical lesions, *J Endod* 18: 152, 1992.

[322] Weir JC, Buck WH: Periapical actinomycosis, *Oral Surg Oral med Oral Pathol* 54: 336, 1982.

[323] White EW: Paper point in mental foramen, *Oral Surg Oral Med Oral Pathol* 25: 630, 1968.

[324] World Health Organization: *Application of the international classification of diseases to dentistry and stomatology*, ed 3, Geneva, 1995, The Organization.

[325] Winkler TF: Review of the literature: a histologic study of bacteria in periapical pathosis, *Pharmacol Ther Dent* 2: 157, 1975.

[326] Winstock D: Apical disease: an analysis of diagnosis and management with special reference to root lesion resection and pathology, *Ann R Coll Surg Engl* 62: 171, 1980.

[327] Wittgow WC Jr, Sabiston CB Jr: Microorganisms from pulpal chambers of intact teeth with necrotic pulps, *J Endod* 1: 168, 1975.

[328] Wolff M, Israel J: Ueber Reinkultur des Actinomyces und seine Ubertragbarkeit auf Thiere, *Virchows Arch Pathol Anat Physiol Klin Med* 126: 11, 1891.

[329] Yamasaki M, Nakane A, Kumazawa M, Hashioka K, Horiba N, Nakamura H: Endotoxin and Gram-negative bacteria in the rat periapical lesions, *J Endod* 18: 501, 1992.

[330] Yamazaki K, Nakajima T, Gemmeli E, Polak B, Seymour GJ, Ham K: IL-4 and IL-6-producing cells in human periodontal disease tissue, *J Oral Pathol Med* 23: 347, 1994.

[331] Yanagisawa W: Pathologic study of periapical lesions. I. Periapical granulomas: clinical, histologic and immunohistopathologic studies, *J Oral Pathol* 9: 288, 1980.

[332] Yeagle PL: *The biology of cholesterol*, Boca Raton, FL 1988, CRC Press.

[333] Yeagle PL: *Understanding your cholesterol*, San Diego, 1991, Academic Press.

[334] Ylipaavalniemi P: Cyst fluid concentrations of immunoglobulins a2-macroglobulin and al-antitrypsin, *Proc Finn Dent Soc* 73: 185, 1977.

[335] Yusuf H: The significance of the presence of foreign material periapically as a cause of failure of root treatment, *Oral Surg Oral Med Oral Pathol* 54: 566, 1982.

[336] Zain RB: Radiographic evaluation of lesion sizes of histologically diagnosed periapical cysts and granulomas, *Ann Dent* 48: 3, 1989.

第13章 牙髓病的微生物学及牙髓感染的治疗

J. Craig Baumgartner, Jeffrey W. Hutter

微生物在牙髓病和根尖周病中的作用 / 467
牙髓感染的主要途径 / 467
牙髓病相关的微生物 / 468
细菌的致病因素 / 471
根尖周组织对感染的反应 / 471
口腔颌面部间隙感染 / 472
脓肿与蜂窝织炎的治疗 / 476
牙髓感染常用的抗生素 / 477
　　青霉素VK / 477
　　阿莫西林 / 477
　　克拉红霉素与阿奇霉素 / 477
　　灭滴灵(甲硝唑) / 477
　　氯林可霉素(氯-7-脱氧林可霉素) / 478
预防医源性感染的常用抗生素 / 478
实验室细菌培养样本 / 479
病灶感染学说 / 479
口腔疾病与系统性疾病的关系 / 481

微生物学比其他学科更能体现出牙髓病的基础医学与临床治疗之间的密切关系。绝大多数的牙髓病与根尖周病都与微生物有关。当微生物侵入上述组织后,宿主产生特异性或非特异性免疫反应。无论是非手术性牙髓治疗还是手术性牙髓治疗,其实质都是破坏和去除与疾病发生有关的微生物系统的过程。对于临床牙科医师,了解微生物的存在与牙髓病的发生发展之间的密切联系,从而制定出有效的治疗措施是非常重要的。而且,临床牙科医师必须防止造成患者之间、医患之间的交叉感染。本章将着重讲述微生物在牙髓感染发病机制中的作用和行之有效的治疗方法。另外,鉴于"宁可建议患者拔除患牙而不愿对其进行有效的根管治疗"的错误观点的传播,本章还将讨论所谓的"病灶感染学说"。

以共生关系长期繁殖的结果,其代谢产物对人体也是有益的。但在一定的条件下,口腔正常菌群可变成机会致病菌。当机会致病菌进入口腔内正常的无菌组织(如髓腔、根尖周组织等)时,将引起疾病的发生。各类微生物引起病变的能力称"致病力"。

致病效应还包括宿主对细菌的反应所产生的损害。宿主反应包括非特异性的炎症反应和特异性免疫反应。牙髓损伤可引起牙髓炎,常伴有血管通透性升高、血管扩张、疼痛、硬组织吸收等症状,并最终引起牙髓坏死。Jontell 等[75~77]证明,在牙髓组织中,树突状细胞能激活T淋巴细胞,从而引起局部免疫反应。Hahn 等[64]发现,在牙髓中存在抗深龋细菌的、特异性的免疫球蛋白IgG。如果龋病或根管系统中的感染不能得到及时治疗,炎症会造成骨质吸收,并可能向邻近的根尖周组织蔓延(图13-1)。

微生物在牙髓病和根尖周病中的作用

人的体表布满微生物。定植是指在适合的生物化学与物理条件下,微生物在宿主表面的定居生长。据估计,在人体体表的细菌数量(10^{14})大约是其他哺乳类动物的10倍(10^{13})[68]。正常菌群是微生物

牙髓感染的主要途径

细菌侵入根管系统的最常见途径是通过龋坏。在牙体完整的条件下,牙釉质与牙本质可保护牙髓组织不受侵害。当龋坏逐步向髓腔发展时,修复性牙本质生成,用以防止牙髓暴露;但如果龋坏

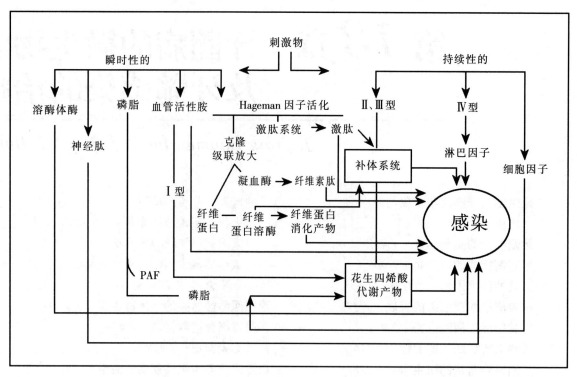

图 13-1　非特异性炎性介质和特异性免疫反应引起炎症和骨吸收的示意图

的牙体组织不能及时被去除,修复性牙本质的生成通常难以阻止微生物的侵入。

牙本质小管的直径为 1~4 μm,而多数细菌的直径小于 1 μm,因此,当牙骨质丧失或遭受创伤后,牙本质小管便成为细菌侵入髓腔的通道。细菌的侵袭活动会受到牙本质小管内成牙本质细胞突起、矿化的晶体和生物大分子如免疫球蛋白的限制[64]。在牙髓直接暴露之前,细菌及其代谢产物就能影响牙髓组织[27,85,140],但如果及时清除龋坏,牙髓组织可完全恢复。

当健康的牙髓因外伤而暴露时,细菌侵入牙髓组织的过程相对较慢。2 周时,细菌的穿透距离少于 2 mm[35]。如牙髓是坏死的,细菌可以迅速穿过死亡的、空虚的牙本质小管。修复治疗、外伤或牙齿发育异常引起牙髓直接暴露时,细菌会很快侵入牙髓组织。坏死牙髓组织的分解产物、浆液渗出物和细菌的副产物等可为新侵入的细菌提供营养。

关于牙周病是否能直接引起牙髓病的问题,目前仍然存在很大争议[37,86,89,130]。微生物及其副产物可以通过根尖孔、侧副根管及根分叉等部位从牙周组织进入髓腔。Langeland 等[86]发现,只有当根尖孔受累时,牙髓才发生坏死。还有研究提出,牙周来源的脓肿含 30%~58% 的螺旋体,而牙髓来源的脓肿含螺旋体少于 10%[132]。

摄菌作用是指细菌通过血管或淋巴管向炎症部位迁移,如患牙髓炎的牙齿。已从动物实验中证实了摄菌作用的存在,但在人体尚无由其引起重要疾病的证据[6,53,104]。摄菌作用可能是牙齿外伤后感染的机制所在[61]。在经过根管预备而未进行充填的根管中,则未发现摄菌作用[40,41]。

牙髓病相关的微生物

1890 年,被誉为口腔微生物学之父的 WD. Miller,首次研究了微生物的存在与牙髓病之间的联系[90]。1965 年,Kakehashi 发表的经典论文,证明了细菌是引起牙髓病及根尖周病发生发展的主要原因[78]。当小鼠牙髓暴露于口腔正常菌群时,发生了牙髓坏死和根尖周病变;但当无菌小鼠的牙髓暴露时,却没有任何病理改变发生,并且不管暴露程度如何,无菌小鼠的牙髓均以形成牙本质桥的形式愈合。这些实验证明,在牙髓病与根尖周病的发生发展过程中,细菌的存在是决定性因素[78]。

牙髓感染是由多种微生物引起的一种混合性感染。随着细菌培养技术水平的日渐提高,人们能够从病变组织中检测出的微生物种类也逐渐增多。每个有根尖病变的感染根管内约存在 3~12 种微生物,菌群形成单位(CFU)的数量一般在 10^2~10^8 之间。在一个感染根管内,细菌的数量与根尖周透射区的面积呈正相关[32,118]。

在1970年以前,因为培养方法不适当,仅能分离出少数厌氧菌株。目前,从感染牙髓中分离出的细菌绝大多数属于厌氧菌。表13-1列举了牙髓感染中最常培养出的细菌。与口腔中的正常菌群(它含有500种以上可培养的细菌)相比,这是少数而且有限的一组微生物。专性厌氧菌能在低缺氧状态下活动,在缺氧状态下生长,但它们对氧的敏感性各不相同。对于绝大多数的专性厌氧菌,在有氧存在的条件下,它们会丧失其超氧化物歧化酶与过氧化物酶的作用。某些菌种属于微需氧菌,能在有氧条件下生长,但以厌氧菌的代谢途径获取能量。兼性厌氧菌在有氧与无氧条件下都可生长。专性需氧菌含有超氧化物歧化酶与过氧化物酶,它们的生长需要氧。Kobayashi[82]对从根管与牙周袋中分离出的细菌进行了比较,发现两者的细菌种类很相似,因此,他们认为,引起牙髓感染的细菌可能来源于牙周袋。

有人采用猴子进行了细菌之间关系的研究[48,49,93]。用口腔固有菌群造成猴子牙齿的根管感染,并将其封闭于牙齿内1080天。在1080天之后,从根管中培养出的细菌中98%为专性厌氧菌,这一检测结果显示,发生了厌氧菌占据优势的选择性过程[48,49,93]。显然,组织液、坏死的牙髓组织、低氧分压、细菌副产物等因素决定了何种细菌成为优势菌。在所有的细菌中,有一些细菌的代谢产物会对另一些细菌的正常生长、代谢产生抑制作用。另外,一些细菌产生的细菌毒素也会阻碍另一些种属细菌的生长。

在牙体完整而牙髓坏死的病例中,根管提取物的细菌培养结果发现,有90%的细菌属于专性厌氧菌[126];而在牙髓暴露的患牙中,根尖部5 mm处提取物的细菌培养结果则证明,其中67%的细菌属于专性厌氧菌[15]。因此,我们可以认为,在感染根管系统内存在以厌氧菌为主的混合感染菌群。Gomes[56,57]与Sundqvist[117,119]等根据数量与比例的变化指标,对细菌之间的相互作用进行了研究,也证明了上述论点。

一些产黑色素类杆菌、消化链球菌、消化球菌、梭形杆菌、真菌、放线菌感染等具有特异性的临床症状,但进一步的研究却未能发现关于某种特定的根管感染与细菌菌属的必然联系。这可能是因为感染根管内是由多种细菌组成的混合性感染环境,某些细菌之间的协同作用,在一定程度上提高了菌群的总体致病力,引起多种细菌组成的混合感染,并逐渐向邻近组织发展。临床实验发现,任何一例根管感染都是多种细菌的混合性感染,并且不同种属的细菌之间存在协同作用。例如,单纯的产黑色素类杆菌感染只造成牙髓轻度的炎症,而与其他细菌,如梭形杆菌等协同,则会引起牙髓脓肿,严重时甚至造成实验动物的全身菌血症而导致死亡。

另外,我们目前的细菌培养技术也只能培养和提取根管感染细菌中的一部分。传统的细菌研究方法有:革兰染色、菌群形态学、生长特性和生物学实验等。最常用也是最有效的方法是预先进行分类,然后再对其进行DNA研究,而后根据研究结果进行必要的分类修改。例如,采用DNA研究方法,根据糖代谢途径的不同,将原来被笼统地归为类杆菌的产黑色素类杆菌,分为无糖酵解类杆菌与糖分解类杆菌(表13-2)[108]。换句话说,由于采用了DNA

表13-1 牙髓感染中最常分离出的细菌

细菌	发生百分率(%)
核粒梭杆菌	48
链球菌属	40
类杆菌属*	35
中间普雷沃菌	34
微小消化链球菌	34
不解乳真细菌	34
厌氧消化链球菌	31
乳酸杆菌属	32
迟缓真杆菌	31
梭形杆菌属	29
弯曲杆菌属	25
消化链球菌属	15
放线菌属	15
胆怯真杆菌	11
黄褐二氧化碳嗜纤维菌	11
短真杆菌	9
生痰月形单胞菌	9
小韦荣氏球菌	9
牙髓卟啉单胞菌	9
颊普雷沃菌	9
口腔普雷沃菌	8
丙酸丙酸杆菌	8
栖牙普雷沃菌	6
洛氏普雷沃菌	6
纠缠真杆菌	6

*无色素物种
分离其他的低发生率菌种包括牙龈卟啉单胞菌、解尿素拟杆菌、纤维拟杆菌、小小乳杆菌、链状乳杆菌、粪肠球菌、普氏消化链球菌、啮蚀艾肯菌、聚团肠杆菌(改编自Sundqvist:生物分类学、生态学、牙根管病原学.口腔外科 78:522,1994)

表13-2 以主细菌种属分类的最新界定

卟啉单胞菌属:产黑色素细菌(无糖酵解种属)
　　不酵解糖卟啉单胞菌
　　牙龈卟啉大单胞菌
　　牙髓卟啉单胞菌

普雷沃菌属:产黑色素细菌(糖分解种属)
　　产黑色素普雷沃菌
　　栖牙普雷沃菌
　　洛氏普雷沃菌
　　中间普雷沃菌
　　变黑普雷沃菌
　　人体普雷沃菌
　　坦纳氏普雷沃菌

普雷沃菌属:无色素细菌(糖化菌种属)
　　颊普雷沃菌
　　二路普雷沃菌
　　口腔普雷沃菌
　　口普雷沃菌
　　龈炎普雷沃菌
　　棱瘤胃普雷沃菌

技术,可以对细菌进行更详细、更准确的分类。目前,我们有足够的理由相信,P产黑色素类杆菌只是感染根管内最常见的细菌之一[8,9,43,52]。

最近,采用大分子扩增和鉴定技术,又从感染根管内分离出6种不同的产黑色素类杆菌(原来都被笼统地归为产黑色素类杆菌)[142];而采用生化实验方法,再分出5种不同的产黑色素类杆菌[22]。经过SDS-PAGE实验,又从P产黑色素类杆菌属中分离出P中间型产黑色素类杆菌属[9]。通过分子水平的对比及基因序列比较则证明,上述细菌应属于谭氏普雷沃菌菌属[142]。对118份感染根管提取物做PCR实验研究,并设立标准对照样本,结果发现,谭氏普雷沃菌的阳性率为60%[142]。这充分说明,在感染根管中,谭氏普雷沃菌的阳性率是很高的,只是由于检验方法的有效性问题,有时候根本无法检出而已。进一步的研究还发现,感染根管内还存在其他无法检出的细菌,其致病力更是无从检测。

在大多数情况下,对于慢性根尖部病变,如根尖肉芽肿的治疗,主要目的是为了阻止病变向周围邻近组织蔓延。因此,现在的专业杂志上,根尖肉芽肿被重新界定为:不仅包括细菌检测阳性的区域,而且包括组织破坏的全部区域[83]。在最近的一项研究中,对尚未出现临床症状的根尖肉芽肿病例,进行了根尖部组织的细菌培养[1,74,131,141]。这一实验引起了一些专家的反对,因为其中的操作有可能引起进一步的细菌感染。但一如根尖部脓肿的存在所证明的事实,细菌的确可以从根管内侵入到根尖周组织。在形成明显的脓肿与蜂窝织炎之前,受累的组织就会发生针对于入侵细菌的局部炎症反应。

Nair[94]同时采用光镜和电镜方法,对4种症状不同的根尖肉芽肿和一种根尖囊肿的细胞内外区域,进行了微生物检测。结果发现,在炎性组织中,放线菌与丙酸杆菌可以共生[65,99,127];在另外的25例无症状的慢性根尖炎症病变中,细菌培养未发现阳性结果[94]。其中,放线菌是一种从根尖周组织中提取的细菌,对传统的治疗方法不敏感[65,99,127],而次氯酸钠与氢氧化钙可杀灭该类细菌[13]。此外,根管治疗也不失为一种杀灭上述细菌的有效方法,虽然不伴有化学性抗菌作用的存在,但成功率极高[13,65,127]。当根尖部明显感染时,单靠根管治疗不能将放线菌完全清除,而必须辅助以抗菌药物,如青霉素、头孢菌素Ⅳ等[13]。当然,病情严重到这种程度的病例并不多。

放线菌的存在与否,应成为是否进行活组织检查的标准之一,尤其是当采用传统的治疗方法根本无效时。近来对需重新治疗的患牙进行的研究发现,兼性厌氧菌代替了专性厌氧菌成为其感染的罪魁祸首。进一步的研究还发现,无菌条件下进行根管充填的病例,其愈合率为94%;而非无菌条件下进行根管充填的病例,愈合率仅为68%[111]。这充分证明,根管充填前根管内消毒的状况,将直接影响到以后的治疗效果[95,110]。

绝大多数临床牙医师理所当然地将细菌与牙髓病联系在一起,而其他类型微生物如病毒与真菌等,却在最近引起了人们的重视[54,55,95,106]。实验证明,在延期愈合的根管治疗病例中,有真菌的存在[95,125,138]。Waltimo[138]等人的实验结果证明,白假丝酵母菌(白色念珠菌)的生命力是很强的,在饱和的氢氧化钙溶液中浸泡16小时,才能杀灭细菌总量的99.9%。对692例延期愈合的根管治疗病例的培养结果证明,48例患牙有白色念珠菌的存在。Sen[106]等人采用扫描电镜研究了10例拔除磨牙的牙本质小管内的微生物,发现有4例存在该菌。最近的一项PCR实验结果显示,在24例患牙中,5例白色念珠菌阳性,在其他19例牙体完整而只是牙髓组织发生感染的患牙中,未发现有该菌的存在[23]。

细菌的致病因素

尽管牙髓病的初期病变往往与某些因素，如理化创伤等有关，但最基本的致病因素仍然是微生物。微生物的致病成分很多，包括细菌荚膜、菌毛、磷酸脂多糖、酶类、细胞外小泡、脂肪酸、多聚胺类、氨、硫化氢等。革兰阳性与革兰阴性菌群都可以有保护性荚膜，它能使细菌免于宿主的细胞吞噬作用的伤害[120]。

菌毛与细胞外小泡在细菌的聚集及其在组织表面的黏附中起着重要作用[80]。在细菌聚集的过程中，不同的细菌之间可通过菌毛发生内容物交换，其中包括 DNA 的相互转染，从而使其致病力和对抗生素的抵抗力发生相应的改变。从革兰阴性细菌外膜中释放的磷酸脂多糖（LPS）称为内毒素。内毒素具有多种生物作用，包括活化补体、引起骨吸收等[46,72]。细胞培养结果证明，在有症状的患牙根管内，内毒素的阳性率明显高于无症状患牙[71]。

细菌能生成多种酶类，并对人体正常组织造成损害。最近的一项研究结果表明，同是根管感染的患牙，其牙龈炎性病灶中可以发现胶原酶，而牙周炎提取物中却没有胶原酶的存在[97]。胶原酶是一种金属蛋白酶，在蜂窝织炎的发生发展过程中起着重要的作用[11,128,129]。另外的一些细菌酶类可以中和免疫球蛋白与补体成分[121~123]。在脓肿的形成过程中，中性粒细胞坏死、溶解，并且向周围环境中释放各种酶类，从而形成特征性的脓性渗出。这种酶含量极其丰富的脓性渗出液，极易对周围组织造成进一步的损害。

细胞外小泡是由革兰阴性菌的外膜产生的，具有与母体细菌相似的三角形外观。因为具有相同的表面抗原，所以可以在一定程度上中和抗体。同时，这些小泡还含有一些酶类及其他毒素，可参与凝血反应、溶血症、细菌聚集与黏附、机体组织的蛋白水解等过程[80,107]。

感染根管内的细菌还能产生一系列的短链脂肪酸，包括丙酸、丁酸、异丁酸等。短链脂肪酸可对中性粒细胞的趋化、脱颗粒、化学发光和噬细胞溶解等产生影响。丁酸对 T 细胞母体化有很强的抑制作用，并能促进白细胞介素 1（IL-1）的释放。而多项研究表明，白细胞介素 1（IL-1）与骨吸收密切相关[47]。

宿主细胞与细菌都能产生多聚胺。多聚胺是在组织再生、炎症调节等生理性过程中起着重要作用的生物活性物质。主要包括精胺、亚精胺、1,5-戊二胺（尸胺）、丁二胺（腐胺）等。人体生理性细胞与细菌都可以产生多聚胺，在感染根管内也发现有多聚胺的存在。在叩诊与自发性疼痛阳性的患牙，其感染根管内的提取物中，多聚胺（尤其是丁二胺）的阳性率更高。

根尖周组织对感染的反应

近来，专业人员对慢性根尖周炎组织内的炎性细胞进行了大量的研究，结果发现，在没有进行任何治疗的感染根管内，T 淋巴细胞是最主要的。在小鼠模型上，在根尖周病变的最初 15 天内，辅助性 T 淋巴细胞（Th）要比抑制性 T 淋巴细胞（Ts）多[114]，但病变发展 15 天之后，抑制性 T 淋巴细胞数量超过辅助性 T 淋巴细胞，成为优势细胞[114]。辅助性 T 淋巴细胞与骨质吸收及炎症蔓延有着密切的关联。在另一项对进行过根管治疗的患牙进行的研究结果则显示，B 淋巴细胞的数量要多于 T 淋巴细胞[5]。从中可以看出，人体牙周组织对于细菌本身及其副产物都可以产生免疫反应。

采用酶联免疫吸附法（ELISA）、放射性免疫附着试验、免疫扩散鉴定等方法进行的多项实验证明，在炎性的根尖周组织内有各类免疫球蛋白的存在，如 IgG、IgA、IgM、IgE 等。其中的一项实验还证明，从人体根尖部提取物中获得的 IgG 比从其他实验中获取的 IgG 对产黑色素类杆菌的反应性高[19]。另外，对于牙周病变或牙周-牙髓联合病变患牙，血清中 P 介质反应性 IgG 的浓度会有明显升高[20]。

另一项实验结果证明，在有症状的根尖周病变患牙根管内，含有一定量的白细胞介素 1β 与 β-葡萄糖苷酸酶[84]。白细胞介素 1β 与前列腺素及骨质吸收有关。其他介质如前列腺素肽、激肽、神经肽则与组织的炎性反应有关[113]。细菌及其副产物抗原可以同时激活 B 淋巴细胞与 T 淋巴细胞。例如，磷酸脂多糖（LPS）是多细胞系刺激物，能激活 B 淋巴细胞与巨噬细胞。

脓肿与蜂窝织炎都是细菌侵入人体生理性组织并对其产生损害而引起的。中性粒细胞的趋化性就是对侵入生理性无菌组织的细菌产生的非特异性炎性反应。随着中性粒细胞的聚集及脓性渗出物的增加，患者可能出现明显的急性根尖周炎症状。临床症状的严重程度与以下因素有关，如细菌的数量及其毒性、机体抵抗力、局部组织的解剖结构等。目前国际上通用的"脓肿"定义为，由脓性渗出物的聚集形成的特征性病变，含有大量的细菌、细菌副产物、炎性细胞（主要是中性粒细胞）、溶解的炎性细胞、细胞成分（酶类）等。"蜂窝织炎"的定义为弥散性、并发于皮肤和黏膜的广泛感染，一般会侵及较深的颌面部间隙，严重时甚至危及生命。临床牙医师可以采用注射器吸取脓性物进行临床检查及细菌培养。从临床治疗的角度来看，脓肿与蜂窝织炎并没有本质的差别，只是炎性病变发展的阶段不同、范围不同而已。

口腔颌面部间隙感染

如果有害细菌从感染根管内侵入根尖周组织而患者本身抵抗力又较差的话，患者可能出现急性根尖周脓肿、蜂窝织炎症状，有时两种症状并存。此时，患者典型的临床表现为局部组织肿胀及不同程度的疼痛。根据患牙根尖部与周围组织尤其是肌肉的解剖关系，肿胀可以局限在口腔前庭内也可能向颌面部间隙蔓延。相应地，患者也会出现不同的症状，如发热、寒战、淋巴结肿大、头痛、恶心等。因为该类病例中炎性病变发展速度极快，大多数患者并不存在明显的牙周韧带间隙影与根尖部放射性透射区域现象。但大部分患牙有叩诊阳性、扪诊敏感的症状。上述病例在一定程度上支持所谓的"病灶感染学说"，因为原发于根管的感染可通过根尖孔等途径逐步向头颈部筋膜间隙扩展（转移），最终引起明显的蜂窝织炎症状。

在对上述病例的临床治疗中，绝大多数情况包括脓肿的切开引流及受累患牙的根管治疗，以去除感染源，从根本上治愈病变。如果患者有机体免疫力低下、全身症状、筋膜间隙受累等情况，可以辅以抗菌药物治疗。牙髓源性的颌面部筋膜间隙感染是指来自于患牙根尖周（原发病灶）的感染逐渐向周围组织蔓延而形成的继发感染。该类病例不是"病灶感染学说"的支持性证据，因为感染病灶学说指的是局部感染区域的细菌及其毒素，向机体较远部位组织的散播，而不是相邻组织间的炎症蔓延。

颌面部的筋膜间隙是指存在于筋膜与下方的器官、组织结构之间的潜在性间隙。在感染的发展过程中，上述间隙成为脓性渗出物的聚集区及转移通道。牙髓源性感染向周围组织的转移是由受累患牙根尖部与其颊舌侧骨皮质、相关肌肉附着点之间

的解剖关系决定的。例如，如果是原发于下颌磨牙的感染，由于磨牙根尖部的舌侧骨皮质较薄，并且位于下颌舌骨肌下颌附着点的上方，那么该磨牙根尖部的脓肿将会穿过患牙舌侧骨皮质侵入舌下间隙（图 13 – 2）。如果磨牙根尖部位于下颌舌骨肌下颌附着点以下，则脓肿会侵入颌下间隙。

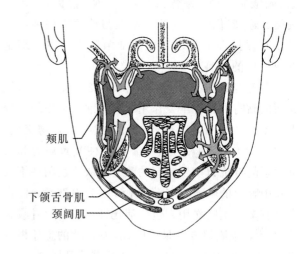

图 13 – 2 牙源性感染的扩散示意图

根据解剖部位，Hohl 等[70]将头颈部的筋膜间隙分为以下 4 个区域：

1. 下颌及颌下间隙。
2. 颊部及面侧部间隙。
3. 咽部及颈部间隙。
4. 面中部间隙。

其中，位于下颌邻近部位的肿胀主要累及以下 6 个间隙：

1. 下颌颊侧前庭。
2. 下颌骨体部间隙。
3. 颏间隙。
4. 颏下间隙。
5. 舌下间隙。
6. 颌下间隙。

下颌颊侧口腔前庭是位于下颌颊侧骨皮质、牙槽骨骨膜、颊肌（后半部分）与颏肌（前半部分）之间的潜在性解剖间隙（图 13 – 3,4）。在该类病例，感染源为下颌牙齿，其根尖部位于颊肌与颏肌的下颌附着点上方，脓肿一般穿透颊侧骨皮质累及该间隙。

下颌骨体部间隙是指位于颊侧或舌侧骨皮质与邻近骨膜之间的潜在性腔隙。在该类病例，感染源多为下颌牙齿，脓肿一般穿透骨皮质形成骨膜下脓肿而不会进一步穿透骨膜。有时候术后感染可能

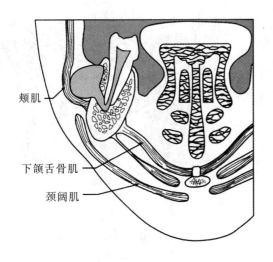

图 13-3　下颌颊侧口腔前庭(后牙区)示意图

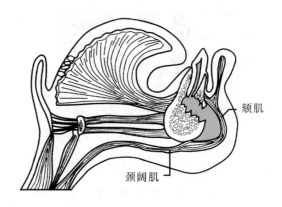

图 13-5　颏间隙示意图

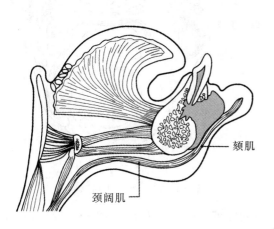

图 13-4　下颌颊侧口腔前庭(前牙区)示意图

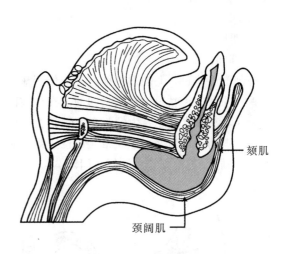

图 13-6　颌下间隙示意图

累及该筋膜间隙。

颏间隙是指位于双侧颏肌与颈阔肌之间的潜在性腔隙(图 13-5)。感染源为下颌前牙，患牙根尖部位于颏肌附着点下方，脓肿一般穿透唇侧骨皮质累及该间隙。

颏下间隙是指位于下颌舌骨肌与颈阔肌之间的潜在性腔隙(图 13-6)。感染源为下颌前牙，患牙根尖部位于下颌舌骨肌下颌附着点的下方，脓肿穿透舌侧骨皮质累及该间隙。

舌下间隙是指位于口腔内舌底黏膜与下颌舌骨肌之间的潜在性腔隙。感染源是下颌牙齿，其根尖部位于下颌舌骨肌附着点的上方，脓肿穿透舌侧骨皮质侵入间隙(图 13-7)。

颌下间隙是指位于双侧下颌舌骨肌与颈阔肌之间的潜在性腔隙(图 13-8)。感染源是下颌后牙，通常是磨牙。患牙根尖部位于下颌舌骨肌附着点的

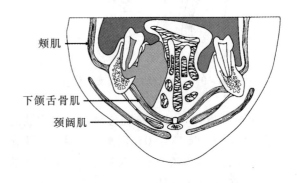

图 13-7　舌下间隙示意图

下方，脓肿穿透舌侧骨皮质侵入间隙。如果颏下间隙、舌下间隙、颌下间隙同时发生感染，临床上称之为"路德维希咽峡炎"(口底蜂窝织炎)。该蜂窝织炎可能侵入咽部与颈部间隙，引起呼吸道阻塞。

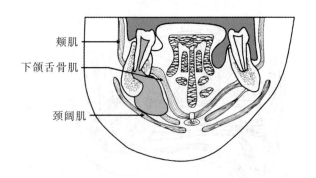

图 13-8　颌下间隙示意图

颊部与面侧部的感染主要累及以下 4 个间隙：
1. 上颌颊侧前庭。
2. 颊间隙。
3. 嚼肌间隙。
4. 颞部间隙。

从解剖学上来讲，上颌颊侧前庭是指位于颊侧上颌骨骨皮质、邻近黏膜、颊肌之间的潜在性腔隙（图 13-9）。该间隙的上界为颊肌在颧骨颧突的附着点。感染源为上颌后牙，患牙根尖部位于颊肌附着点下方，脓肿穿透颊侧骨皮质侵入间隙。

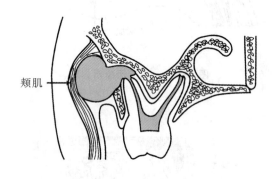

图 13-9　上颌颊侧口腔前庭示意图

颊间隙是指位于双侧颊肌与邻近面部皮肤之间的潜在性腔隙（图 13-10）。间隙的上界是颊肌在颧弓的附着点。感染源为上下颌后牙。上颌后牙的根尖部位于颊肌附着点的上方，下颌后牙的根尖部位于颊肌附着点的下方。脓肿穿透颊侧骨皮质侵入间隙。

顾名思义，嚼肌间隙是指位于双侧下颌骨升支与嚼肌之间的潜在性腔隙（图 13-11）。感染源为阻生的下颌第三磨牙，患牙根尖部与间隙非常接近，有时甚至直接位于间隙之内，脓肿穿透下颌骨的舌侧骨皮质侵入间隙。

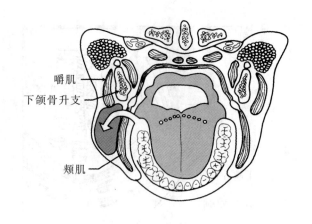

图 13-10　颊间隙示意图

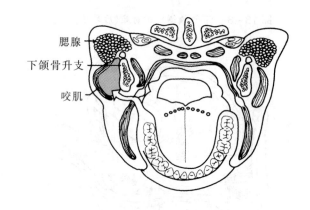

图 13-11　咬肌下间隙

颞间隙被颞肌分为两部分（图 13-12）。颞深间隙是指颅骨外侧面与颞肌内侧面之间的潜在性腔隙。颞浅间隙是指位于颞肌外侧面与邻近皮肤之间的潜在性腔隙。通常情况下，颞间隙的感染来源于

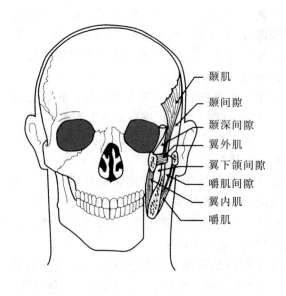

图 13-12　颞间隙示意图

翼突下颌间隙与嚼肌间隙的感染。

咽部与颈部的感染主要累及以下 3 个间隙：

1. 翼突下颌间隙。
2. 咽旁间隙。
3. 颈部间隙。

翼突下颌间隙是指双侧翼内肌与下颌骨升支之间的潜在性腔隙（图 13-13）。该间隙的上界是翼外肌的上缘。感染源是下颌第二、第三磨牙。脓肿引流时侵入间隙，有时进行下牙槽神经麻醉时消毒不严也会引起间隙感染。

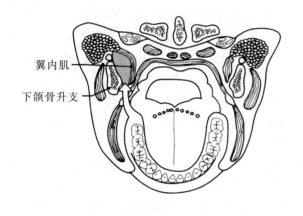

图 13-13　翼下颌间隙示意图

咽旁间隙是咽侧部间隙与咽后间隙的总称（图 13-14）。咽侧间隙是指位于双侧翼内肌表面与咽上缩肌之间的潜在性腔隙。间隙的上内界为颅骨与舌骨的基底；后界为颈总动脉间隙（鞘），容纳颈总动脉、颈内静脉、迷走神经。咽旁间隙位于椎前筋膜的前面与咽上缩肌的后面之间，从上而下直到纵隔。咽旁间隙的感染一般来源于其他间隙的感染或者由扁桃体化脓引起。

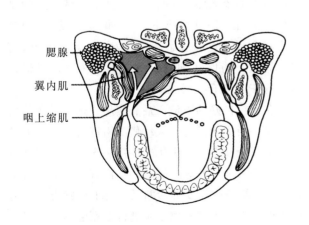

图 13-14　咽旁间隙示意图

颈部间隙主要包括气管前间隙、内脏旁间隙、危险地带、椎前间隙（图 13-15）。气管前间隙是位于气管周围的潜在性腔隙，从甲状软骨直到纵隔的前部上缘，与主动脉弓相邻。因为上述解剖关系，间隙感染一般不向气管旁间隙蔓延。内脏旁间隙包括气管后间隙与咽后间隙，从颅骨基底直到纵隔的后部上缘，包括第六颈椎与第四胸椎之间的范围。危险地带是指位于腋下筋膜与椎前筋膜之间的潜在性腔隙[60]。因为该间隙内只有少量的疏松结缔组织，感染很容易从颅骨基底向纵隔蔓延，直到胸腔，引起严重的并发症，故称之为"危险地带"。椎前间隙是指位于脊椎周围的潜在性腔隙，从颅骨基底直到尾椎。一项回顾性的研究结果发现，有 71% 的纵隔受累来自内脏旁间隙的感染，21% 来自颈动脉间隙感染，8% 来自气管前间隙感染[87]。

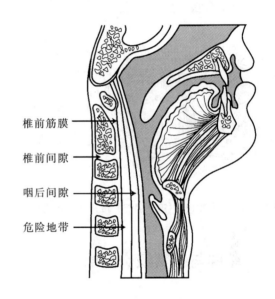

图 13-15　颈部间隙示意图

面中部的间隙感染主要累及以下 4 个间隙：

1. 腭部间隙。
2. 上唇基底间隙。
3. 尖牙间隙。
4. 眶间隙。

尽管并不存在实际意义上的筋膜间隙，邻近牙齿的牙髓感染仍然可以通过潜在的通道向腭部骨膜、邻近黏膜及位于口轮匝肌上面的上唇基底之间进行蔓延。腭部感染的主要来源为上颌牙齿，其根尖部与腭部极其接近。上唇基底的感染主要来源于上颌中切牙，其根尖部接近颊侧骨皮质，并位于口轮匝肌附着点的上方。

尖牙间隙，又称眶下间隙，是指位于尖牙肌与上唇提肌之间的潜在性腔隙(图13-16)。感染源为上颌尖牙与第一前磨牙,其根尖部位于尖牙肌附着点的上方,脓肿穿透颊侧骨皮质侵入间隙。

眶间隙是指位于眼轮匝肌深部的潜在性腔隙(图13-16)。感染主要来源于同侧的尖牙间隙与颊间隙。相对来讲,面中部的间隙感染是危险的,因为该部位的感染很容易造成弥散型的菌血栓子,该菌血栓子可能局限于某一部位也可能随着循环系统广泛散播,引起全身性的菌血症或者动脉栓塞。在正常情况下,内眦静脉、眶静脉(包括眶上静脉与眶下静脉)、翼丛都注入面静脉与颈外静脉。但如果面中部发生感染,由于炎性反应可造成局部组织压力升高,引起血液逆流到翼丛、静脉窦。当血液进入翼丛、静脉窦以后,血流速度减慢甚至停滞,形成菌血栓子滞留于静脉窦内或随循环系统造成全身菌血症[100,145]。

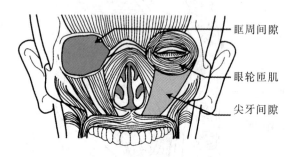

图13-16　尖牙间隙(眶下间隙)、眶周间隙示意图

脓肿与蜂窝织炎的治疗

对于感染患者的治疗,最主要的是正确的诊断及迅速而有效地清除感染源(感染根管)。一般情况下,对于感染根管进行充分的化学、机械预备加科学的脓肿引流可以较迅速而有效地缓解患者的临床症状。绝大多数的情况下,无需进行抗生素治疗即可获得满意的治疗效果。在整个治疗过程中,最关键的是去除感染源,即对患牙根管进行充分的预备。

在下列情况下不提倡应用抗生素治疗:不可逆性牙髓炎、急性根尖周炎、引流窦腔内、根管治疗后、脓肿切开引流时(没有蜂窝织炎、发热、淋巴结肿大等症状)。因为在上述条件下,如果将应用抗生素的利弊关系考虑在内,不但患者会受到抗生素副作用的危害,而且可能会造成患者对抗生素的耐受性[51,139]。但对该类病例可以应用止痛药(不是抗生素)缓解患者明显的疼痛症状。

与之相反,下列情况是抗生素应用的临床适应证:在进行性或延期愈合的感染根管,已进行了良好的根管预备、根管治疗联合操作,患者仍出现全身症状,如发热(>100℉)、强烈不适感、蜂窝织炎、不明原因的牙关紧闭、持续性的明显水肿等。在上述症状存在的情况下,可以将抗生素治疗与常规的根管治疗联合应用。另外,对于已有明显的波动感的脓肿,应尽快进行切开引流;而尚处于硬结阶段的脓肿,过早的切开引流只会造成炎症的更快扩散,故不宜切开。无论如何,提供畅通无阻的引流途径,使脓液迅速而完全地引流,无论是对于脓肿还是蜂窝织炎都是最重要的。良好的切开引流可以迅速地降低由于炎性水肿造成的组织压力升高,缓解患者的疼痛症状。引流通道不但为感染区的细菌及其副产物提供了良好的通道,而且也为蜂窝织炎过程中产生的炎性介质提供了排除路径。

较低的抗生素首次剂量可能难以达到有效血药浓度,加之全身血流的稀释,最后到达病变区域的血药浓度将不能起到有效的抗菌作用。水肿液与脓液的有效引流大大提高了炎性区域的血流量,为抗生素在蜂窝织炎及脓肿部位的有效聚集起到积极作用。如果确定所有的脓性渗出物已被完全清除,可以在窦腔内置一引流条,以便组织压力迅速降低后引起的微量渗出也能被有效清除。

为了取得理想的引流效果,应将切开部位确定在位置最底、波动感最强的部位。切口必须足够长,以便较钝的止血钳能进入切口并在骨膜下顺利前进,从而为脓肿的良好引流提供路径。对于绝大多数患者而言,如果存在进行性脓肿或蜂窝织炎而必须进行较长时间的持续引流,最常用的是橡皮条引流。通常情况下,放置橡皮条以后,患者的症状会得到迅速缓解,进而病变愈合。对于蜂窝织炎患者,有时还须辅以日常的抗菌治疗以保证病变的正常愈合。

在进行良好的引流以后,应尽快进行常规的根管治疗。当症状已有较大缓解、引流量也已大大减少甚至完全没有(一般为放置引流条后1~2天)以后,应将引流条去除。如果症状没有明显的好转迹象,应仔细考虑病变的诊断及相应的治疗方法。对持续性感染及重症病例,应进行专家会诊。如果患者要求进行口腔外引流,临床牙科医师应根据患者的实际情况,尽量满足患者的要求。

牙髓感染常用的抗生素

理想情况下,在对患者进行抗生素治疗之前,应先进行感染细菌种属的鉴定及相应的抗生素敏感试验。但在实际的临床治疗工作中,因为严格的细菌种属鉴定与抗生素敏感试验需要几天甚至几周时间,患者难以接受,因此常常根据临床牙科医师的经验实施抗生素治疗——经验主义抗生素治疗。换句话说,在绝大多数情况下,临床牙科医师是根据自己或他人以往的经验来对患者进行抗生素治疗的,并不进行科学的细菌种属鉴定与抗生素敏感试验。

在进行抗生素治疗之前,必须将抗生素应用的优点、潜在危险性、副作用及不能严格按照要求剂量服用时可能出现的问题等向患者详细说明。迄今为止,尽管只有抗结核药物——利福平被证明会降低口服避孕药的效用,但同时也有很多关于其他抗生素对其他药物产生抑制作用的报道[69]。鉴于上述原因,对正在服用口服避孕药的患者应注意换用利福平以外的药物[69]。因此,在日常的牙髓病治疗过程中,抗生素的谨慎应用是获得理想治疗效果的关键所在。通常情况下,抗生素应在临床症状明显缓解后再连续应用2~3天方可停止应用。换句话说,临床抗生素的常规应用时间为6~10天。在最初的24~48小时后,临床症状应有明显缓解。临床实验结果证明,大剂量短时间的应用方案要比小剂量长时间的应用方案效果好。首次剂量应足够达到有效血药浓度,接下来以较小剂量维持有效的血药浓度即可。

青霉素 VK

青霉素 VK 是一抗菌谱相对较窄的抗菌药物。但其抗菌谱包涵大量的牙髓感染阳性菌,如兼性厌氧菌群、专性厌氧菌等。尽管抗菌谱较窄,但由于青霉素 VK 较好的抗菌效果及较低的组织毒性,仍是临床上常用的牙髓感染抗菌药物[10,103,136,143]。但统计资料表明,正常人群对该药物的过敏率高达10%,这足以引起临床牙医师的高度注意,应用之前必须进行过敏试验。口服该药的常规用法为:首次剂量1000mg,维持剂量500mg,每6小时服用一次,连续服用6~10天。对严重感染病例,可以每4小时服用一次以维持更有效的血药浓度。

阿莫西林

与青霉素 VK 相比,阿莫西林的抗菌谱相对较宽。但对感染根管阳性菌的敏感性并不是很高。阿莫西林可以更迅速地为胃肠道黏膜吸收,短时间内即可达到有效血药浓度[38]。由于其较宽的抗菌谱,常被用来治疗某些持续性的混合性感染,特别是胃肠道感染。对于那些免疫力低下或者对其他抗生素过敏的患者,阿莫西林不失为一种良好的抗菌药物选择。口服阿莫西林的常规的用法为:首次剂量1000 mg,维持剂量500 mg,每8小时服用一次,连续服用6~10天。除非有足够的证据证明感染根管内有产β内酰胺酶(头孢菌素酶、青霉素酶)细菌的存在,一般情况下不提倡阿莫西林与卡拉维酸制剂(如阿可西林,一种卡拉维酸制剂)联合应用于感染根管的治疗。

克拉红霉素与阿奇霉素

克拉红霉素(Calithromycin)与阿奇霉素是大环内酯类抗生素,但与普通的大环内酯类药物不同,该药物对某些感染根管内的厌氧菌有效。一般应用于牙髓感染症状较轻,而患者对青霉素 VK 等药物又过敏的病例。与红霉素相比,该药物的胃肠道不适反应相对较轻。口服 Calithromycin 的常规的用法为:首次剂量500~1000 mg,维持剂量250~500 mg,每12小时服用一次,连续服用6~10天,饭前或饭后服用均可。口服阿奇霉素的常规的用法为:首次剂量500 mg,维持剂量250 mg,每24小时服用一次,连续服用6~10天,饭前1小时或饭后2小时服用。该类药物对其他多种药物的代谢有一定的抑制作用,因此在应用上述药物时应仔细考虑其内在的相互作用,以保证获得理想的治疗效果。目前为止发现上述药物对华法令(新双香豆素)与茴香碱类药物的代谢有明显的抑制作用,后者为临床常用的抗凝血药物,能引起严重的出血症状[69]。

灭滴灵(甲硝唑)

灭滴灵是一良好的抗专性厌氧菌药物,对兼性菌无效。当对某些患者应用青霉素 VK 进行感染根管治疗2~3天后不能获得理想的治疗效果、患者的临床症状不能得到较快缓解时,可以将灭滴灵与青霉素联合应用。或者在不能获得理想的治疗效果时,重新对病变进行检查、诊断或者请专家会诊后,最常用的方案也是青霉素与灭滴灵的联合应用。口服灭滴灵的常规用法为:首次剂量500 mg,维持剂量 250～500 mg，每 6 小时服用一次，连续服用 6～10 天。临床牙医师应特别注意的是，灭滴灵不能单独应用于感染根管的治疗，因为灭滴灵对于兼性菌是无效的。而且，服用灭滴灵的患者在 3 天之内不能饮酒，因为可能引起明显的戒酒硫反应。再者，对于正在服用含锂药物的患者，也应避免应用灭滴灵。

氯林可霉素（氯-7-脱氧林可霉素）

对于根管感染症状较为严重而患者又对青霉素过敏的病例，氯林可霉素是最合适的抗菌药物选择，该药物对于兼性与专性厌氧菌同样有效。氯林可霉素通过循环系统遍布全身而后在骨组织中聚集。尽管有一些关于氯林可霉素引起的抗生素性肠炎（最常见的是假膜性肠炎）的报道，但该并发症的发生率极低。再者，除了氨基苷类抗生素外，其他抗生素药物也可能引起类似并发症，因此，该药物仍是临床牙医师的常用药物。口服氯林可霉素的常规的用法为：首次剂量 300 mg，维持剂量 150～300 mg，每 6 小时服用一次，连续服用 6～10 天。

预防医源性感染的常用抗生素

美国心脏协会（AHA）最近发布了关于对医源性感染的预防性抗生素应用标准[38]。该标准并未建立在临床病例研究、统计的基础上，而是以大量的相关文献资料为基础，旨在帮助临床医师更科学地应用抗生素而非为临床医师提供抗生素选用原则。在实际的临床治疗工作中，如果临床医师有任何的关于抗生素应用方面的疑问，最明智的方法是邀请患者的内科医师进行专家会诊而非从上述条例中寻找判断标准。

对于无创伤性的根管治疗病例，细菌感染的发生率是很低的，但其他的微生物可以通过根尖孔渗出到根尖周围组织[21,25,39]。最近的一项相关普查结果表明，总体来讲，口腔治疗并不是感染性心内膜炎的危险因素[116]。如果还能发现更多的上述结论的支持根据，以后的口腔治疗中，抗生素可以被应用于除牙齿拔除术与牙龈手术外更广泛的方面。尽管如此，美国心脏协会（AHA）还是建议在进行牙周韧带内的麻醉注射时，预防性地应用抗生素，以降低医源性感染的发生率。在非牙周韧带内注射、已放置橡皮障、X 线片的拍摄时，不提倡预防性应用抗生素。

对于对青霉素不过敏的患者，在进行根管治疗以前 1 小时服用 2 g 阿莫西林是合理的。建议选择阿莫西林是因为与盘尼西林相比，阿莫西林能更快地为胃肠道黏膜所吸收，从而很快达到有效血药浓度，而且药效持续时间也较长。表 13-3 详细地列出了预防性应用抗生素防止心内膜炎的各类用药方案。

而且，最近关于完全性人造关节患者预防性应用抗生素的原则也做了相应规定[3]。有人认为，在完

表 13-3　口腔治疗过程中预防性抗感染药物应用

病情	药物	剂量
普通预防	阿莫西林	成人：2.0 g；儿童：50 mg/kg 口服　治疗前 1 h 应用
不能口服抗感染药物	氨苄青霉素	成人：2.0 g；儿童：50 mg/kg 静脉注射/肌肉注射　治疗前 30 min 应用
青霉素过敏	克林霉素	成人：600 mg；儿童：20 mg/kg 口服　治疗前 1 h 应用
	口服头孢氨苄	成人：2.0 g；儿童：50 mg/kg 口服　治疗前 1 h 应用
	口服羟氨苄头孢菌素	成人：2.0 g；儿童：50 mg/kg 口服　治疗前 1 h 应用
	口服阿奇霉素 克拉红霉素（利迈先）	成人：500 mg；儿童：15 mg/kg 口服　治疗前 1 h 应用
既不能口服抗感染药物且对青霉素过敏	克林霉素	成人：600 mg；儿童：20 mg/kg 静脉注射　治疗前 30 min 应用
	口服头孢唑林	成人：1.0 g；儿童：25 mg/kg 静脉注射/肌肉注射　治疗前 30 min 应用

全性人造关节患者，尤其是那些免疫力低下、免疫抑制、胰岛素依赖性糖尿病（1 型）、根管治疗前 2 年内经受人造关节手术、曾有过注射性关节内感染史、营养不良、血友病患者，对其进行感染根管的治疗之前应预防性地应用抗生素[3,4]。通常的用药方案为：在根管治疗之前 1 小时服用 2 g 阿莫西林。如果患者不能或不愿口服抗生素，可以采用 2 克氨苄青霉素肌肉注射或静脉注射的变通方法，也是在根管治疗之前 1 小时应用。如果患者对盘尼西林过敏，可予头孢唑啉 600 mg 口服；如果患者不能或不愿口服抗生素，则可选择同样剂量（600 mg）头孢唑啉静脉注射。

实验室细菌培养样本

尽管根据以往的经验提出了大量在根管治疗中的辅助性抗生素用药方案，在一些较为特殊的情况下，对感染组织进行细菌的种属鉴别及相应的抗生素敏感性试验还是必要而有意义的。例如，在放疗、化疗后机体免疫抑制的患者与感染高危人群（有过感染性心内膜炎病史或疾病活动期）等，在进行感染根管的治疗之前，最好进行细菌培养及抗生素敏感性检查，预防性地应用敏感抗生素，以最大限度地降低感染的发生率。感染细菌样本可以从感染根管内、牙周脓肿、蜂窝织炎等部位取得。

为了从感染根管内获取"纯净"样本（未受其他细菌污染的根管内感染菌群），在提取细菌样本之前，必须用橡皮障将患牙隔离；同时，患牙表面必须应用次氯酸钠溶液及其他表面消毒液完全消毒。感染根管的入口需用无菌牙钻或其他根管开口预备器械打开。如果在脓肿周围有预先放置的引流条，细菌样本可以直接应用无菌的注射针头或纸尖从引流部位取得。提取细菌样本之后，将气泡从注射针头中完全清除，将细菌样本置于实验室提供的厌氧菌转移培养基上。为了获取一个"干燥"的根管，临床牙医师须应用一无菌注射器向根管内注射部分厌氧菌转移培养基。静置一段时间后细菌集中于转移培养基表面，即可用无菌器械提取细菌样本。

如果要从黏膜肿胀部位提取细菌样本，最好的方法是在尚未发生破坏的感染的黏膜表面用一无菌注射针头抽取，以防"口腔正常菌群"污染。具体操作步骤为：当局部麻醉开始显效后，嘱患者用洗必泰漱口，然后以碘伏等表面消毒液进行良好消毒，16~20G 无菌注射针头穿刺肿胀部位、抽取样本。抽取样本后，另换一新的无菌针头，排除注射器内气泡，将细菌样本置于实验室提供的转移培养基上。当获取需要的细菌样本之后，可以对肿胀部位进行切开，应用尖端圆钝的止血钳等器械扩大，以获取通畅的引流通道，进行良好的引流。

临床牙医师与实验室专业人员良好的交流是非常必要的，至少临床医师应让实验室专业人员懂得，通常情况下的"口腔正常菌群"在某些情况下可能成为"机会致病菌"，而对细菌样本造成污染。一般情况下可以采用革兰染色的方法来鉴定细菌种属，进而根据鉴定结果选择最合理的抗生素应用方案。也就是说，细菌种属的鉴定与抗生素敏感性的检查是临床医师选择抗生素的根本依据。令人头痛的是，在目前的细菌培养技术条件下，要对生长期较长的专性厌氧菌进行完全的培养与药敏试验需要 1~2 周，患者难以接受。所幸的是，随着分子技术的日渐提高，有望在不久的将来可以在 24~48 小时内完成上述过程。

病灶感染学说

1952 年，美洲医疗协会（AMA）的期刊上刊登了以下论述：

在整整影响了医疗界一个时代后，大量的临床事实证明，在过去的 10~15 年里一直占据主导地位的所谓"病灶感染学说"是不正确的。这可以从以下三个方面得到足够的论据：① 许多被怀疑是由于某些特殊感染病灶引起其他组织、器官病变的患者，在将病灶去除后症状并没有获得预想的减轻或缓解；② 大量存在系统性病变症状的患者，本身并没有所谓的"感染病灶"存在；③ 根据大量的统计资料，感染病灶的发生率在健康人群中并不比患者群中低。

该论述根据当时"病灶感染学说"的影响做出了科学而精辟的推断。其实，回顾到上世纪早期（1910~1940 年），病灶感染学说初次应用于牙髓病的治疗领域中时即是错误的。当时的病灶感染学说基本内容如下：无髓牙与根管治疗患牙内含有致病菌，可能会向机体其他部位散播细菌、病毒或者两者皆有，进而引起关节炎、心脏与肾的疾病、神经系统、胃肠道系统、内分泌系统及其他系统的病变。在当时，该理论为绝大多数的口腔临床医师及内科医师所接受。相应的，为了治愈某些复杂或慢性的疾病,大量的牙齿被毫无意义地拔除。当时,有根尖周感染症状的非活性牙髓患牙被称为"无髓牙"。如今,无髓牙的定义被修订为:牙髓被去除的牙齿[2]。

由内科和口腔科学者共同进行的多项研究都否决了"病灶感染学说"。尤其是流行病学和生物学研究都证明,牙髓治疗是安全的,并且最终可以保存患牙。而且随之进行的调查结果显示,无髓牙及根管治疗牙齿与系统性疾病之间并不存在因果关系,并不是后者的病因所在。不幸的是,该缺乏科学依据的错误理论仍然在临床医师中广泛传播并被毫无疑义地接受。上述原因的出现并非毫无道理,因为尽管无髓牙与根管治疗患牙并不是造成机体系统性疾病的直接原因,但两者之间仍然存在着一些不容忽视的联系。

回顾过去牙髓病的发展史,早在1888年,Dr. W. D Miller首次提出了化脓性的牙髓可能成为感染中心,最终导致牙槽骨脓肿的结论,成为病灶感染学说的雏形[91]。1904年,Dr. Frank Billings发表了关于口腔疾病与心内膜炎之间直接关系的报道,报道中将感染病灶定义为"可以释放致病菌,并通过循环系统引起其他部位疾病的感染中心"[28]。1909年,Dr. Frank Billings的学生Dr. E. C. Rosenow发表了关于人体某一病变器官或组织能形成感染中心,引起其他器官或组织病变的报道。Dr. E. C. Rosenow的理论中出现了"选择性的亲和力"这一名词,其含义为一些特定的致病菌对人体的某些特定的组织或器官有较强的亲和力。而将病灶感染定义为由于远端的某些感染病灶向循环系统中散播致病菌而引起的局部或广泛性的感染[105]。

1910年,英国医师Dr. William Hunter向位于蒙特利尔的McGill大学医疗研究所提交了题为《临床工作中的脓毒血症及其治疗》的论文[73]。在该论文中,Dr. William Hunter对当时的执业牙医进行了严肃的批评,其中的某些观点在以后的40多年里都对整个牙髓病治疗界有着深刻影响。在其论著中,Dr. William Hunter做了如下阐述:

各类制作不良的金属充填物、金属冠套、金属桥体、联合修复体形成了名副其实的微生物聚集所,毫无疑问这与我们的医疗目的是背道而驰的。该类病例并非罕见,几乎每天都可以在工作中发现类似的不良修复体受害者,他们大都存在面色灰暗、苍白、缺乏光泽、胃肠道功能紊乱、肤色蜡黄、消化不良、机体健康状况差、贫血、神经系统功能不良等症状。

尽管直到1913年放射技术才在口腔临床上得以应用,尽管没有足够的证据证明无髓牙与系统性疾病之间的直接关系,但当时大多数的临床医师仍然毫无疑义地相信某些患牙是引起系统性病变的原因。事实上,Hunter所指的是位于制作不良的修复体周围的感染环境,但不幸的是其理论成为很多内科医师为自己不能治愈疾病进行开脱的一种理由。毫无疑问,将一颗牙齿拔除要比制定一项有效的治疗方案最终治愈疾病容易得多。对于口腔临床医师来讲,由于害怕引起讨厌的医疗诉讼或者对所采取的治疗手段没有十足的把握,也倾向于将患牙拔除。所以,无数本来可以成功保留的牙齿被轻易拔除。

当时,有大量关于拔除患牙后系统性疾病得到痊愈的报道。尽管这些报道都只是从临床经验中得来而缺乏科学的数据作为基础,但仍然得到了临床牙医师的广泛认可。数不清的牙齿被不负责任地拔除,这种糟糕的情况一直持续了20年。后来的科学实验证明,事实上将患牙拔除后系统性疾病得以痊愈的结果仅仅是因为患牙拔除的安慰作用使然。其后的不长时间内,几乎所有的患者都出现了原有的系统性疾病复发的情况,更严重的是此时患者还要为自己残缺不全的牙列而苦恼。

根据Rosenow的"选择性的亲和力"理论(感染病灶学说),ADA的第一负责人Dr. Westin Price对根管感染、根管治疗患牙与慢性系统性疾病之间的关系进行了详细而科学的研究,并在1923年将其研究结果写成了两部专著予以发表,分别命名为《牙齿感染与系统感染的关系》与《牙齿感染与退行性系统疾病》。

1930年,一家口腔医学杂志刊登了下述观点,对感染病灶学说提出了反对意见:

大量的临床事实证明,对系统性疾病不进行科学而准确的诊断,却不分青红皂白地拔除牙齿,已经造成了令人吃惊的严重后果。毫无疑问这无论是从临床牙科医师角度还是从患者角度来讲都是极度不合理的。现在,让我们将这一错误理论抛到一边,去寻找正确的解决途径吧。尽管这很困难,可总比任由错误继续发展下去要好得多,至少可以为患者保留应该保留的牙齿,而不是不负责任地将本来尚属完整的牙列任意破坏[81]。

1938年,内科医师R. L. Cecil与D. M. Angevine对156例根据所谓"病灶感染学说"而将患牙拔除、扁桃体切除的类风湿患者进行详细研究,并发表了其研究结果。在57例患牙拔除病例中,47例患者的系统性疾病症状没有得到任何缓解。尤其有意思的是,该项研究的主要参与者之一——R. L. Cecil 曾是病灶感染学说的忠实支持者。最后,R. L. Cecil 呼吁应对系统性疾病的病因进行更深入的研究而不要为某些临床表面现象所迷惑,也就是说,即使在拔除患牙后患者的系统性疾病症状有了明显的缓解与改善,也并不能因此而得出前者是后者病因的论断[33,34]。

在微生物学方面,Rosenow、Price. Fish 与 MacLean 对被拔除患牙的牙根表面及相应的牙槽窝提取物进行细菌培养,结果发现,在患牙拔除的过程中,上述两区域极易遭受牙龈脓肿细菌的污染。这一结论无疑是对病灶感染学说的又一有力抨击[50]。另外,根据 Tunnicliff 与 Hammond 的实验结果,除非在患牙拔除术之前对局部牙龈组织进行灼烧,否则对拔除患牙的牙根表面提取物进行细菌培养的结果是毫无科学意义的,而且,在摇动患牙的过程中,由于局部压力的存在有可能使牙体外面的细菌侵入牙髓腔[133]。尽管有人仍然就以下3个方面对 Rosenow 与 Price. Fish 的理论提出了质疑:

1. 大剂量的细菌被注入实验动物;
2. 整个实验过程并没有设立有效的对照组;
3. 其中感染细菌的种属无法明确鉴定。

但仍有更多的专家开始将目光转移到这一理论上。根据大量的临床病例统计及相关实验结果,内科医师与口腔临床医师得出了同样的结论,即在根管感染、根管治疗患牙与退行性的系统疾病之间并不存在直接关联。由此我们可以对以往的感染病灶学说做出较为公正的评价:尽管病灶感染学说造成了无数患牙被毫无意义地拔除,但最终还是引导人们对其中的内在联系进行了科学的研究,为成功的根管治疗奠定了微生物学基础。

目前已经很明确,细菌在牙髓炎与随后的根尖周炎、牙周炎的发生发展过程中起着决定性的作用。所以在根管治疗过程中,最主要的目的便是去除致病菌及其组织分解产物,因为上述组织分解产物是根管内有害细菌的良好营养基。在根管治疗过程中,要保证整个操作区的绝对无菌、对整个根管系统进行充分的清理、成型、充填,最终完成成功的根管治疗。相关研究还表明,在根管预备的过程中,在根管内应用次氯酸钠溶液、氢氧化钙等药剂可以提高根管及牙本质小管的消毒效果,使根管达到更高的无菌标准。在进行良好的根管预备及根管消毒后,利用各类先进方法对根管进行完善的充填可以大大提高根管治疗的成功率。

口腔疾病与系统性疾病的关系

目前,关于各类口腔治疗引起的菌血症与心脏健康高危人群(由于先天性或风湿等原因引起心脏瓣膜损害的人群)心内膜炎之间的密切关联已是众所周知。临床牙医师必须明白的是,口腔内的感染源并不仅限于牙髓感染,有时候刷牙方法不当或非正常的咀嚼也可能成为感染来源。感染性心内膜炎是最典型的与病灶感染学说根本无关的继发感染性疾病。引起感染性心内膜炎的菌血症并不是由无髓牙与根管治疗患牙而来,而是由其他的口腔治疗过程引起的。因为感染性心内膜炎是一危及生命的严重疾病,因此在对该类患者进行口腔治疗之前,建议预防性地应用抗生素,以最大限度地减少菌血症的发生率,降低对心脏瓣膜的损害,更好地保证患者的安全(表13-3)。

尽管以无髓牙及根管治疗患牙与系统性疾病的关系为中心的病灶感染学说已经被完全否定,但无可否认的是,在口腔健康与系统性疾病之间确实存在着一定的关联,大量的临床病例与实验研究都证明了这一点。最近的一项流行病学调查结果表明,牙周炎与心血管疾病、脑血管疾病、低体重产儿之间存在密切关联。1993年,DeStefano 等[42]对牙周病与心血管疾病之间的关系进行的调查研究发现,在其他条件都相同的前提下,在有明显牙周病的患者,冠心病的发病率要比牙周组织健康的人群高出25%。以由革兰阴性菌慢性感染引起的牙周病是冠心病(冠状动脉粥样硬化)的致病因素为前提,Beck 等[24]对牙周病与冠心病的关系进行了一系列的研究,结果证明,在冠心病患者群中,牙周病引起牙槽骨丧失的发生率超过20%者,其发病率是非冠心病患者群的2倍;而在存在牙槽骨丧失超过20%的人群中,冠心病的发病率要比无牙槽骨丧失人群的发病率高出40%。牙周病的病原菌依靠其内毒素、细胞质毒素、前列腺素等引起血管系统的改变,进而造成冠状动脉粥样硬化的产生。这在巨噬细胞表型阳性的患者尤其应引起临床医师的足够注意,因为在该类患者,机体对于同等的内毒素可以产生正常情况下 3~10 倍的前列腺素 E2(PGE2)、白细胞介素-1β(IL-1β)、肿瘤坏死因子α(TNF-α),使得动脉粥样硬化的发生率大大增高。

对低出生体重产儿进行的研究发现,在其他因素都相同的前提下,患有牙周炎的孕妇产下低体重儿的几率是健康孕妇的6倍[98]。在心血管疾病患者群中，牙周病更是内毒素的主要来源。由于内毒素引起的牙周局部组织及子宫的绒毛膜、滋养层细胞产生的前列腺素E2(PGE2)、白细胞介素-1β(IL-1β)也是造成早产儿的祸首之一[98]。

关于口腔细菌在系统性疾病的发生发展中的地位与作用仍然存在诸多问题与争议。如同牙髓感染与系统性疾病之间的关系一样，牙周疾病与系统性疾病之间的因果关系也需要进一步研究。我们必须明了的是，并没有足够的科学依据证明，在进行常规的根管治疗后残留于牙本质小管内的细菌是系统性疾病的病因。

参考文献

[1] Abou-Rass M, Bogen G: Microorganisms in closed peri-apical lesions, *Int Endod J* 31(31): 39, 1998.

[2] American Association of Endodontists: *Glossary- contempo-rary terminology for endodontics*, Chicago, 1998, The Asso-ciation.

[3] American Dental Association: Antibiotic prophylaxis for dental patients with total joint replacements, *JADA* 128: 1004, 1997.

[4] American Dental Association: Antibiotics use in dentistry, *J Am Dent Assoc* 128(5): 648, 1997.

[5] Alavi A, Gulabivala K, Speight P: Quantitative analysis of lymphocytes and their subsets in periapical lesions, *Int Endod J* 31: 233, 1998.

[6] Allard U, Nord CE, Sjoberg L, Stromberg T: Experimental infections with Staphylococcus aureus, Streptococcus sanguis, Pseudomonas aeruginosa, and *Bacteroides* fragilis in the jaws of dogs, *Oral Surg* 48(5): 454, 1979.

[7] Babál P et al: In situ characterization of cells in periapical granuloma by monoclonal antibodies, *Oral Surg* 64: 348, 1987.

[8] Bae K, Baumgartner J, Shearer T, David L: Occurrence of Prevotella nigrescens and Prevotella intermedia in infections of endodontic origin, *J Endod* 23 (10): 620, 1997.

[9] Bae K et al: SDS-PAGE and PCR for differentiation of *Prevotella intermedia* and *P. nigrescens*, *J Endod* 25(5): 324, 1997.

[10] Baker PT, Evans RT, Slots J, Genco RJ: Antibiotic suscepti-bility of anaerobic bacteria from the human oral cavity, *J Dent Res* 64: 1233, 1985.

[11] Barkhordar RA: Determining the presence and origin of collagenase in human periapical lesions, *J Endod* 13(5): 228, 1987.

[12] Barkhordar RA, Desousa YG: Human T-lymphocyte sub-populations in periapical lesions, *Oral Surg* 65: 763, 1988.

[13] Barnard D, Davies J, Figdor D: Susceptibility of *Actinomyces israelii* to antibiotics, sodium hypochlorite and calcium hydroxide, *Int Endod J* 29: 320, 1996.

[14] Baumgartner JC: Microbiologic and pathologic aspects of endodontics, *Curr Opin Dent* 1(6): 737, 1991.

[15] Baumgartner JC, Falkler WA: Bacteria in the apical 5 mm of infected root canals, *J Endod* 17(8): 380, 1991.

[16] Baumgartner JC, Falkler WA: Biosynthesis of IgG in peri-apical lesion explant cultures, *J Endod* 17: 143, 1991.

[17] Baumgartner JC, FalklerWA: Detection ofimmunoglobu-lins from explant cultures of periapical lesions, *J Endod* 17(3): 105, 1991.

[18] Baumgartner JC, Falkler WA: Experimentally induced infection by oral anaerobic microorganisms in a mouse model, *Oral Microbiol Immunol* 7: 253, 1992.

[19] Baumgartner JC, Falkler WA: Reactivity of IgG from ex-plant cultures of periapical lesions with implicated microorganisms, *J Endod* 17: 207, 1991.

[20] Baumgartner JC, Falkler WA: Serum IgG reactive with bacteria implicated in infections of endodontic origin, *Oral Microbiol Immunol* 7: 106, 1992.

[21] Baumgartner JC, Heggers J, Harrison J: The incidence of bacteremias related to endodontic procedures. I. Nonsur-gical endodontics, *J Endod* 2: 135, 1976.

[22] Baumgartner JC, Watkins BJ: Prevalence of black-pigmented bacteria associated with root canal infections, *J Endod* 20 (4): 191, 1994.

[23] Baumgartner JC, Watts CM, Xia T: Occurrence of *Candida albicans* infections of endodontic origin, *J Endod* 26 (12): 695, 2000.

[24] Beck J et al: Periodontal disease and cardiovascular disease, *J Periodontol* 67: 1123, 1996.

[25] Bender IB, Seltzer S, Yermish M: The incidence of bac-teremia in endodontic manipulation, *Oral Surg* 13 (3): 353, 1960.

[26] Bergenholtz G, Lekholm U, Liljenberg B, Lindhe J: Morphometric analysis of chronic inflammatory periapical lesions in root-filled teeth, *Oral Surg* 55(3): 295, 1983.

[27] Bergenholtz G, Lindhe J: Effect of soluble plaque factors on inflammatory reactions in the dental pulp, *Scand J Dent Res* 83: 153, 1975.

[28] Billings F: Chronic infectious endocarditis, *Arch Int Med* 4: 409, 1904.

[29] Brook I, Frazier E: Clinical features and aerobic and anaerobic microbiological characteristics of cellulitis, *Arch*

[30] Brook I, Frazier E, Gher MJ: Microbiology of periapical abscesses and associated maxillary sinusitis, *J Periodonol* 67(6): 608, 1996.

[31] Brook I, Walker RI: Infectivity of organisms recovered from polymicrobial abscesses, *Infect Immun* 42: 986, 1983.

[32] Byström A, Happonen RP, Sjögren U, Sundqvist G: Healing of periapical lesions of pulpless teeth after endodontic treatment with controlled asepsis, *Endod Dent Traumatol* 3: 58, 1987.

[33] Cecil R, Angevine D: Clinical and experimental observations on focal infection with an analysis of 200 cases of rheumatoid arthritis, *Ann Intern Med* 12: 577, 1938.

[34] Cecil R, Archer B: Chronic infectious arthritis; analysis of 200 cases, *Am J Med Sci* 173: 258, 1927.

[35] Cvek M, Cleaton-Jones PE, Austin JC, Andreason JO: Pulp reactions to exposure after experimental crown fractures or grinding in adult monkeys, *J Endod* 8(9): 391, 1982.

[36] Cymerman JJ, Cymerman DH, Walters J, Nevins AJ: Human T-lymphocyte subpopulations in chronic periapical lesions, *J Endod* 10(1): 9, 1984.

[37] Czarnecki RT, Schilder H: A histological evaluation of the human pulp in teeth with varying degrees of periodontal disease, *J Endod* 5(8): 242, 1979.

[38] Dajani AD et al: Prevention of bacterial endocarditis: recommendations by the American Heart Association, *JAMA* 277(22): 794, 1997.

[39] Debelian GF, Olsen I, Tronstad L: Bacteremia in conjunction with endodontic therapy, *Endod Dent Traumatol* 11(3): 142, 1995.

[40] Delivanis PD, Fan VSC: The localization of blood-borne bacteria in instrumented unfilled and overinstrumented canals, *J Endod* 10(11): 521, 1984.

[41] Delivanis PD, Snowden RB, Doyle RJ: Localization of bloodborne bacteria in instrumented unfilled root canals, *Oral Surg* 52(4): 430, 1981.

[42] DeStefano F et al: Dental disease and risk of coronary heart disease and mortality, *Br Dent J* 306: 688, 1993.

[43] Dougherty W, Bae K, Watkins B, Baumgartner J: Black-pigmented bacteria in coronal and apical segments of infected root canals, *J Endod* 24(5): 356, 1998.

[44] Drucker D, Lilley J, Tucker D, Gibbs C: The endodontic microflora revisited, *Microbios* 71: 225, 1992.

[45] Durack D: Antibiotics for prevention of endocarditis during dentistry: time to scale back? *Ann Intern Med* 129(10): 829, 1998.

[46] Dwyer TG, Torabinejad M: Radiographic and histologic evaluation of the effect of endotoxin on the periapical tissues of the cat, *J Endod* 7(1): 31, 1981.

[47] Eftimiadi C et al: Divergent effect of the anaerobic bacteria by-product butyric acid on the immune response: suppression of T-lymphocyte proliferation and stimulation of interleukin-1 beta production, *Oral Microbiol Immunol* 6: 17-23, 1991.

[48] Fabricius L, Dahlén G, Holm SE, Möller ÅJR: Influence of combinations of oral bacteria on periapical tissues of monkeys, *Scand J Dent Res* 90: 200, 1982.

[49] Fabricius L, Dahlén G, Öhman AE, Möller ÅJR: Predominant indigenous oral bacteria isolated from infected root canals after varied times of closure, *Scand J Dent Res* 90: 134, 1982.

[50] Fish E, MacLean I: The distribution of oral streptococci in the tissues, *Br Dent J* 61: 336, 1936.

[51] Fouad A, Rivera E, Walton R: Pencillin as a supplement in resolving the localized acute apical abscess, *Oral Surg* 81(5): 590, 1996.

[52] Gharbia S et al: Characterization of *Prevotella intermedia* and *Prevotella nigrescens* isolates from periodontic and endodontic infections, *J Periodontol* 65(1): 56, 1994.

[53] Gier RE, Mitchell DF: Anachoretic effect of pulpitis, *J Dent Res* 47: 564, 1968.

[54] Glick M, Trope M, Pliskin M: Detection of HIV in the dental pulp of a patient with AIDS, *JADA* 119: 649, 1989.

[55] Glick M, Trope M, Pliskin E: Human immunodeficiency virus infection of fibroblasts of dental pulp in seropositive patients, *Oral Surg* 71: 733, 1991.

[56] Gomes B, Drucker D, Lilley J: Association of specific bacteria with some endodontic signs and symptoms, *Int Endod J* 27(6): 291, 1994.

[57] Gomes B, Drucker D, Lilley J: Positive and negative associations between bacterial species in dental root canals, *Microbios* 80(325): 231, 1994.

[58] Gomes B, Lilley J, Drucker D: Clinical significance of dental root canal microflora, *J Dent* 24(1-2): 47, 1996.

[59] Griffee MB et al: The relationship of *Bacteroides melaninogenicus* to symptoms associated with pulpal necrosis, *Oral Surg* 50: 457, 1980.

[60] Grodinsky M, Holyoke EA: The fasciae and fascial spaces of the head, neck, and adjacent regions, *Am J Anat* 63: 367, 1938.

[61] Grossman LI: Origin of microorganisms in traumatized pulpless sound teeth, *J Dent Res* 46: 551, 1967.

[62] Haapasalo M: *Bacteroides* spp. in dental root canal infections, *Endod Dent Traumatol* 5(1): 1, 1989.

[63] Haapasalo M, Ranta H, Ranta K, Shah H: Black-pigmented *Bacteroides* spp. in human apical periodontitis, *Infect Immun* 53: 149, 1986.

[64] Hahn CL, Overton B: The effects of immunoglobulins on the convective permeability of human dentine in vitro, *Arch Oral Biol* 42(12): 835, 1997.

[65] Happonen RP: Periapical actinomycosis: A follow-up study of 16 surgically treated cases, *Endod Dent Traumatol* 2(5): 205, 1986.

[66] Hashioka K et al: The relationship between clinical symptoms and anaerobic bacteria from infected root canals, *J Endod* 18(11): 558, 1992.

[67] Heimdahl A, Von Konow L, Satoh T, Nord CE: Clinical appearance of orofacial infections of odontogenic origin in relation to microbiological findings, *J Clin Microbiol* 22: 299, 1985.

[68] Henderson B, Wilson M: Commensal communism and the oral cavity, *J Dent Res* 77(9): 1674, 1998.

[69] Hersh EV: Adverse drug interactions in dental practice, *JADA* 130(2): 236, 1999.

[70] Hohl TH, Whitacre RJ, Hooley JR, Williams B: *A self-instructional guide: diagnosis and treatment of odontogenic infections*, Seattle, 1983, Stoma Press.

[71] Horiba N et al: Correlations between endotoxin and clinical symptoms or radiolucent areas in infected root canals, *Oral Surg* 71: 492, 1991.

[72] Horiba N et al: Complement activation by lipopolysaccharides purified from gram-negative bacteria isolated from infected root canals, *Oral Surg* 74(5): 648, 1992.

[73] Hunter W: The role of sepsis and antisepsis in medicine and the importance of roal sepsis as its chief cause, *Dental Register* 65: 579, 1911.

[74] Iwu C, MacFarlane TW, MacKenzie D, Stenhouse D: The microbiology of periapical granulomas, *Oral Surg* 69: 502, 1990.

[75] Jontell M, Bergenholtz G, Scheynius A, Ambrose W: Dendritic cells and macrophages expressing Class II antigens in the normal rat incisor pulp, *J Dent Res* 67: 1263, 1988.

[76] Jontell M, Gunraj MN, Bergenholtz G: lmmunocompetent cells in the normal dental pulp, *J Dent Res* 66(6): 1149, 1987.

[77] Jontell M, Okiji T, Dahlgren U, Bergenholtz G: Immune defense mechanisms of the dental pulp, *Crit Rev Oral Biol Med* 9(2): 179, 1998.

[78] Kakehashi S, Stanley HR, Fitzgerald RJ: The effects of surgical exposures of dental pulps in germ-free and conventional laboratory rats, *Oral Surg* 20: 340, 1965.

[79] Kettering JD, Torabinejad M, Jones SL: Specificity of antibodies present in human periapical lesions, *J Endod* 17(5): 213, 1991.

[80] Kinder SA, Holt SC: Characterization of coaggregation between Bacteroides gingivalis T22 and Fusobacterium nucleatum T 18, *Infect Immun* 57: 3425, 1989.

[81] Kirk EC: Focal infection, *Dental Cosmos* 72: 408, 1930.

[82] Kobayashi T et al: The microbial flora from root canals and periodontal pockets of non-vital teeth associated with advanced periodontitis, *Int Endod J* 23: 100, 1990.

[83] Kronfeld R: *Histopathology of the teeth and their surrounding structures*, Philadelphia, 1920, Lea & Febiger.

[84] Kuo M, Lamster 1, Hasselgren G: Host Mediators in endodontic exudates, *J Endod* 24(9): 598, 1998.

[85] Langeland K: Tissue changes in the dental pulp, *Odontol Tidskr* 65(239), 1957.

[86] Langeland K, Rodrigues H, Dowden W: Periodontal disease, bacteria, and pulpal histopathology, *Oral Surg* 37(2): 257, 1974.

[87] Levitt GW: The surgical treatment of deep neck infections, *Laryngoscope* 81: 403, 1970.

[88] Lukic A, Arsenijevic N, Vujanic G, Ramic Z: Quantitative analysis of the immunocompetent cells in periapical granuloma: correlation with the histological characteristics of the lesions, *J Endod* 16(3): 119, 1990.

[89] Mazur B, Massler M: Influence of periodontal disease on the dental pulp, *Oral Surg* 17(5): 592, 1964.

[90] Miller W: An introduction in the study of the bacteriopathology of the dental pulp, *Dent Cosmos* 36: 505, 1894.

[91] Miller W: Gangrenous tooth pulps as centers of infection, *Dent Cosmos*, 30: 213, 1888.

[92] Molander A, Reit C, Dahlen G, Kvist T: Microbiological status of root-filled teeth with apical periodontitis, *Int Endod J* 31: 1, 1998.

[93] Moller AJR: Influence on periapical tissues of indigenous oral bacteria and necrotic pulp tissue in monkeys, *Scand J Dent Res* 89: 475, 1981.

[94] Nair PNR: Light and electron microscopic studies of root canal flora and periapical lesions, *J Endod* 13: 29, 1987.

[95] Naif PNR et al: Intraradicular bacteria and fungi in root-filled, asymptomatic human teeth with therapy-resistant periapical lesions: a long-term light and electron microscopic follow-up study, *J Endod* 16(12): 580, 1990.

[96] Nilson R, Johannessen AC, Skaug N, Matre R: In situ characterization of mononuclear cells in human dental periapical inflammatory lesions using monoclonal antibodies, *Oral Surg* 58: 160, 1984.

[97] Odell L, Baumgartner J, Xia T, David L: Detection of collagenase gene in P. gingivalis and P. endodontalis from endodontic infections, *J Endod* 25(8): 555, 1999.

[98] Offenbacher S et al: Periodontal infection as a possible risk factor for preterm low birth weight, *J Periodontol* 67:

[99] O'Grady JF, Reade PC: Periapical actinomycosis involving Actinomyces israelii, *J Endod* 14: 147, 1988.

[100] Ogundiya DA, Keith DA, Mirowski J: Cavernous sinus thrombosis and blindness as complications of an odontogenic infection, *Oral Maxillofac Surg* 47: 1317, 1989.

[101] Piattelli A et al: Immune cells in periapical granuloma: morphological and immunohistochemical characterization, *J Endod* 17(1): 26, 1991.

[102] Price SB, McCallum RE: Studies on bacterial synergism in mice infected with Bacteroidcs intermedius and Fusobacterium necrophorum, *J Basic Microbiol* 27: 377, 1987.

[103] Ranta H et al: Bacteriology of odontogenic apical periodontitis and effect of penicillin treatment, *Scan J Infect Dis* 20(2): 187, 1988.

[104] Robinson HB, Boling LR: The anachoretic effect in pulpitis, *JADA* 28: 268, 1941.

[105] Rosenow E: Immunological and experimental studies on pneumococcus and staphylococcus endocarditis, *J Infect Dis* 6: 245, 1909.

[106] Sen B, Safavi K, Spangberg L: Growth patterns of candida albicans in relation to radicular dentin, *Oral Surg* 84(1): 68, 1997.

[107] Shah HH: *Biology of the species Porphyromonas gingivalis*, Ann Arbor, Mich, 1993, CRC Press.

[108] Shah HN, Gharbia SE: Biochemical and chemical studies on strains designated *Prevotella intermedia* and proposal of a new pigmented species, *Prevotella nigrescens* sp. nov., *Iht J Syst Bacteriol* 42(4): 542, 1992.

[109] Siren E et al: Microbiological findings and clinical treatment procedures in endodontic cases selected for microbiological investigation, *Int Endod J* 30(2): 91, 1997.

[110] Sjögren U: Success and failure in endodontics, thesis, Umea, Sweden, 1996, Umea University.

[111] Sjögren U, Figdor D, Persson S, Sundqvist G: Influence of infection at the time of root filling on the outcome of endodontic treatment of teeth with apical periodontitis, *Int Endod J* 30: 297, 1997.

[112] Smith A: Focal infection, *JAMA* 150: 490, 1952.

[113] Stashenko P, Teles R, D'Souza R: Periapical inflammatory responses and their modulation, *Crit Rev Oral Bio Med* 9(4): 498, 1998.

[114] Stashenko P, Wang SM: T helper and T suppressor cell reversal during the development of induced rat periapical lesions, *J Dent Res* 68: 830, 1989.

[115] Stern MH et al: Quantitative analysis of cellular composition of human periapical granuloma, *J Endodo J* 7: 117, 1981.

[116] Strom B et al: Dental and cardiac risk factors for infective endocarditis: a population-based, case-control study, *Ann Intern Med* 129(10): 761, 1998.

[117] Sundqvist GK: Associations between microbial species in dental root canal infections, *Oral Microbiol Immunol* 7: 257, 1992.

[118] Sundqvist GK: Bacteriological studies of necrotic dental pulps, doctoral dissertation, Umea, Sweden, 1976, University of Umea.

[119] Sundqvist GK: Ecology of the root canal flora, *J Endod* 18(9): 427, 1992.

[120] Sundqvist GK, Bloom GD, Enberg K, Johansson E: Phagocytosis of Bacteroides melaninogenicus and Bacteroides gingivalis in vitro by human neutrophils, *J Periodontal Res* 17: 113, 1982.

[121] Sundqvist GK, Carlsson J, Hänström L: Collagenolytic activity of black-pigmented Bacteroides species, *J Periodont Res* 22: 300, 1987.

[122] Sundqvist GK et al: Degradation in vivo of the C3 protein of guinea-pig complement by a pathogenic strain of Bacteroides gingivalis, *Scand J Dent Res* 92: 14, 1984.

[123] Sundqvist GK, Carlsson J, Herrmann BF, Tärnvik A: Degradation of human immunoglobulins G and M and complement factors C3 and C5 by black-pigmented Bacteroides, *J Med Microbiol* 19: 85, 1985.

[124] Sundqvist GK, Eckerbom MI, Larsson ÅP, Sjögren UT: Capacity of anaerobic bacteria from necrotic dental pulps to induce purulent infections, *Infect Immun* 25: 685, 1979.

[125] Sundqvist GK, Figdor D, Persson S, Sjögren U: Microbiologic analysis of teeth with failed endodontic treatment and the outcome of conservative re-treatment, *Oral Surg* 85(1): 86, 1998.

[126] Sundqvist GK, Johansson E, Sjögren U: Prevalence of blackpigmented Bacteroides species in root canal infections, *J Endod* 15: 13, 1989.

[127] Sundqvist GK, Reuterving CO: Isolation of Actinomyces israelii from periapical lesion, *J Endod* 6: 602, 1980.

[128] Tamura M, Nagaoka S, Kawagoe M: Interleukin-1 stimulates interstitial collagenase gene expression in human dental pulp fibroblast, *J Endod* 22(5): 240, 1996.

[129] Topazian R, Goldberg M, Hupp JR: *Oral and maxillofacial infections*, ed 4, Philadelphia, WB Saunders (in press).

[130] Torabinejad M, Kiger RD: A histologic evaluation of dental pulp tissue of a patient with periodontal disease, *Oral Surg Oral Med Oral Path* 59(2): 198, 1985.

[131] Tronstad L, Barnett F, Riso K, Slots J: Extraradicular endodontic infections, *Endod Dent Traumatol* 3(2): 86, 1987.

[132] Trope M, Rosenberg E, Tronstad L: Darkfield microscopic spirochete count in the differentiation of endodontic and periodontal abscesses, *J Endod* 18(2): 82, 1992.

[133] Tunnicliff R, Hammond C: Presence of bacteria in the pulps of intact teeth, *J Am Dent Assoc* 24: 1663, 1937.

[134] van Steenbergen TJ, Kastelein P, Touw JJ, de GraaffJ: Virulence of black-pigmented Bacteroides strains from periodontal pockets and other sites in experimentally induced skin lesions in mice, *J Periodont Res* 17: 41, 1982.

[135] van Winkelhoff AJ, Carlee AW, de Graaff J: Bacteroides endodontalis and other black-pigmented Bacteroides species in odontogenic abscesses, *Infect Immun* 49: 494, 1985.

[136] Vigil GV et al: Identification and antibiotic sensitivity of bacteria isolated from periapical lesions, *J Endod* 23(2): 110, 1997.

[137] Waltimo TM, Siren EK, Orstavik D, Haapasalo M: Susceptibility of oral candida species to calcium hydroxide in vitro, *Int Endod J* 32(2): 94, 1999.

[138] Waltimo TM et al: Fungi in therapy-resistant apical periodontitis, *Int Endod J* 30: 96, 1997.

[139] Walton RE, Chiappinelli J: Prophylactic pencillin: effect on posttreatment symptoms following root canal treatment of asymptomatic periapical pathosis, *J Endod* 19(9): 466, 1993.

[140] Warfvinge J, Bergenholtz G: Healing capacity of human and monkey dental pulps following experimentally-induced pulpitis, *Endod Dent Traumatol* 2(6): 256, 1986.

[141] Wayman BE, Murata SM, Almeida RJ, Fowler CB: A bacte- riological and histological evaluation of 58 peripical lesions, *J Endod* 18(4): 152, 1992.

[142] Xia T, Baumgartner JC, David LL: Isolation and identification of Prevotella tannerae from endodontic infections, *Oral Microbiol Immunol* (in press).

[143] Yamamoto K, Fukushima H, Tsuchiya H, Sagawa H: Antimicrobial susceptibilities of Eubacterium, Peptostreptococcus, and Bacteroides isolated from root canals of teeth with periapical pathosis, *J Endod* 15(3): 112, 1989.

[144] Yoshida M et al: Correlation between clinical symptoms and microorganisms islolated from root canals of teeth with periapical pathosis, *J Endod* 13(1): 24, 1987.

[145] Yun MW, Hwang CF, Lui CC: Cavernous sinus thrombus following odontogenic and cervicofacial infection, *Eur Arch Othorhinolarygol* 248: 422, 1991.

第 14 章 牙髓病变治疗的器械、材料与设备

J. Craig Baumgartner, Jeffrey W. Hutter

诊断材料与设备 / 487
    应用温觉原理(冷热诊)测定牙髓活力的材料 / 487
    电子牙髓活力测定仪 / 488
    牙髓活力的临床测定 / 489
    牙齿 Slooth (牙隐裂咬合板) / 490
牙髓病变治疗的术区隔离材料 / 490
根管治疗专用器械 / 490
    手用器械 / 490
    根管预备器械 / 490
    根管长度测定器械 / 505
    根管充填器械 / 507
    根管充填物去除器械 / 509
根管消毒材料 / 509
    根管冲洗材料 / 509
    根管内消毒材料 / 511
根管充填材料 / 513
    固体充填材料 / 513
    糊剂充填材料 / 515
    材料标准与性质 / 521
根管充填材料输送器械 / 523
    刚性输送器械 / 525
    注射充填技术 / 525
    旋转(转动)充填技术 / 525
暂封技术与材料 / 526
根管倒充填技术 / 526
    根端预备 / 526
    根端充填材料 / 528
激光技术 / 530
小结 / 531

    适当的根管治疗需要许多器械、材料和设备。本章将就各个系列的根管治疗器械、材料与设备进行详细介绍、讨论,并着重介绍各种器械、材料与设备在实际的临床根管治疗中的操作要点。近年来推出了许多新的设备和器械,但临床牙科医师对这些新设备和器械要谨慎,因为它们尚未经过时间的考验和科学的评价。本章内容是按根管治疗的操作顺序编写的。

诊断材料与设备

    放射技术是诊断牙髓病的重要部分,正向数字化无底片成像技术迅速转移。现代的口腔临床医师应熟悉掌握先进的放射技术,以做出更迅速、更准确的临床诊断[27,103,132,149,168,174]。

应用温觉原理(冷热诊)测定牙髓活力的材料

    热诊与冷诊(对患牙施加热刺激或冷刺激)是最早的测定牙髓活力及其对外界刺激反应能力的方法。这种对牙髓反应的评价不应与评价牙髓循环活力的测试相混淆。

    一般采用加热至 168.8℉ (76℃) 的牙胶给牙髓以热刺激。但要特别小心避免因过热损伤牙髓(有关进行热测试的方法见第 1 章)。

    通常情况下的冷诊所采用的材料是冰块、液体冷却剂及干冰(固体二氧化碳, CO_2)。冰(冰点为 32℉, 0℃)的应用很有限,一般只在口腔前部完整的牙齿上才有作用。氯乙烷(图 14-1,一种局部麻醉药)和液体冷却剂(如二氯二氟甲烷,一种气雾型冷冻剂,又称"牙髓冰",冰点为 -21℉, -30℃)为临床牙医提供了良好的患牙冷诊材料。[48]但该材料在大面积修复体或全冠修复体患牙上的应用却受到了很大限制,因为材料本身所具有的制冷能力不

足以对该类患牙牙髓造成刺激以引起相应的牙髓反应。对于该类大面积修复体或全冠修复体患牙，干冰（固体二氧化碳，冰点为 – 108 °F，– 78℃）无疑是最理想的冷冻剂选择（图 14 – 2、14 – 3）。在实际的临床工作中，冷水冲洗是最常用也是最有效的方法，因为这是所有冷诊方法中唯一能较长时间将患牙完全浸入刺激物的方法。也正是因为如此，无论有无修复体或者修复体范围如何，冷水冲洗往往都是有效的（详细介绍参见第 1 章）。

尽管对患牙进行冷热诊时的温度变化是很大的（– 108 °F，– 78℃；168.8 °F，76℃），但只要临床操作细致、应用方法得当，该温度刺激及其变化并不会造成牙髓健康的损害[187]。对牙髓温度试验产生疼痛反应的理解是以流体动力学理论为基础的，因为牙髓组织内没有温度感觉神经末梢。要使患者产生痛觉，要求有一些牙髓，包括成牙本质细胞是完整的，以便行使流体动力学的功能。换言之，冷热刺激的感觉依赖于有部分形态、功能完整的牙髓组织的存在。

电子牙髓活力测定仪

"基本要求是合适的刺激、恰当的操作技术、对结果的谨慎解释。"[165]这准确地描述了使用电子牙髓测试仪中存在的问题和困难，即常常发生使用电子牙髓测试仪时间过久或理解不正确。

应用电子牙髓活力测定仪可以评估神经末梢对外来刺激的反应能力（图 14 – 4、14 – 5），但患牙牙髓的反应并不等同于牙髓的健康或完整状况，而仅仅说明患牙牙髓内仍有活的痛觉纤维存在。目前，市场上有多种电子牙髓活力测定仪可供选择。

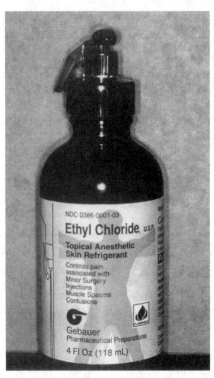

图 14 – 1　氯乙烷

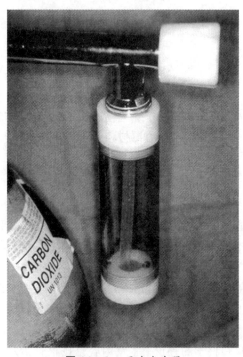

图 14 – 2　干冰发生器

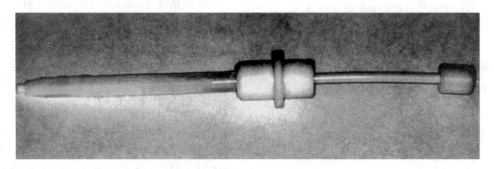

图 14 – 3　临床所用的干冰冷诊仪

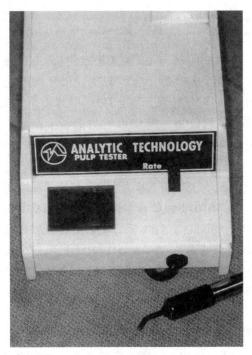

图 14-4　电子牙髓活力测定仪

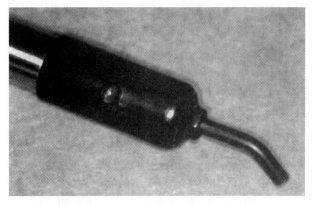

图 14-5　电子牙髓活力测定仪的电极

但只有能很好地让临床牙医理解患者反应的电子牙髓活力测定仪才是好的。电流通过患牙时患者的感觉是电流直接刺激神经末梢的结果，但却不能因此得出局部牙髓健康状况良好的结论。因为坏死和蜕变的牙髓组织会在髓腔内生成极好的电解质，该电解质能将电流传导至远处的牙髓组织，仿佛是正常牙髓产生的反应。上述情况在多根牙中变得更为复杂，因为各个牙根的牙髓组织健康状况各不相同。

电测记录阳性反应不能用于牙髓病的鉴别诊断[128]。假如检查进行得恰当，无反应提示神经末梢无活性，这在多数情况下意味着牙髓坏死。但如进入牙髓的神经在手术时被切断，牙髓仍可能是活的。牙髓组织比牙龈和牙周组织对电刺激更敏感。[32] 多数现代牙髓测试仪不能产生足够的能量以刺激根尖周组织。

市面上有一些不同性能的电子牙髓活力测定仪。有研究表明，脉冲持续 5~15 毫秒的直流电刺激神经最好[32,165]。当电子牙髓活力测定仪的阴（负）极探头与牙接触时，可达到最理想的刺激。电流速度升高越快，刺激越有效，神经代偿越少。简单一点说，欧姆定律（E = RI）也适用于电子牙髓活力测定，尽管这种现象更像阻抗和电阻的联合。这可以用来解释在电子牙髓活力测定过程中所出现的现象。

电子牙髓活力测定仪是在相对高的电压（几百伏特）与低电流（毫安）下操作。当电流通过牙齿时，牙釉质与牙本质形成了极大的电阻。其中牙釉质的电阻最大。在牙本质中，最低的电阻与牙本质小管平行。是 E 和 I(EI) 的结合引起神经反应的。这种能量可被牙齿硬组织消耗，因而给牙髓神经只留下很小的刺激。为了使在同一牙齿上不同时间的记录有可比性，每一次都应将牙齿电极置于牙齿的同一位置上，以便有同样的导电性，这一点很重要。但在临床，这实际上是不可能做到的。电子测定记录常用于监测外伤对牙齿造成的损害。在这种情况下应当理解，每次观察需增加刺激是提示髓腔硬组织的形成增加了，而不是牙髓反应能力的改变。

在应用电子牙髓活力测定仪时，保持牙面干燥同样很重要。因为有较高电压的存在，所产生的电流容易沿着湿润的牙冠表面流向牙龈，产生短路，使得对牙髓刺激的能量不足。这也是为什么在进行测定、记录之前必须用橡皮障将牙齿与唾液隔离，并通过接触点插入 Mylar 条使牙齿彼此隔离。

鉴于上述缺点，当评估牙髓健康状况时，电子牙髓活力测定仪不应作为首选器械。可靠的冷测验可提供较易解释和较准确的反应。而且即使上述两种测验方法结果都是阳性，也不能保证牙髓是活的。

牙髓活力的临床测定

测定牙髓活力需要检测牙髓的血流情况。在医学中，为了评价血液循环的改变，有一些常用装置，其中一些可用于实验室评价牙髓健康状况。Gazelius 等[80,81] 报道称，应用激光多普勒血液流速计研究人牙髓血流取得了成功。这一方法的价值已被证明，但激光多普勒血液流速计价格昂贵，且临床操作困难，从而影响了其在实际临床工作中的应用[110,111,184,197]。

脉搏光电血氧计是另一种无损伤的，通过记录牙髓血流的氧合作用监测牙髓活力的仪器。通常情况下将它作为一种初期研究的临床手段并且效果良好[207]。已开发了几种特殊的感应器用于血流及血液氧合作用的离体研究[59,169],但将此技术应用于临床的尝试,其结果却不能令人满意。[115]对用光电体积描记法测定牙髓血流来估计牙髓活力的技术也进行了评价[60]。

尽管所有上述方法都成功地应用于医学及牙科学的研究,但其在常规的根管治疗中的应用却不能令人满意。因为牙髓的循环系统是被硬组织所包围,如不将组织取出,进行研究是很困难的。因此,在应用激光多普勒血液流速计时,需将观察点绝对固定,而应用脉搏光电血氧计与光电体积描记法时,髓腔外血流会产生干扰,这都限制了这些有趣的仪器在根管治疗实践中的应用。

牙齿 Slooth(牙隐裂咬合板)

Tooth Slooth(图 14-6)是对不同程度的不完全冠折进行鉴别诊断的有用工具。它的独特设计使它可选择性地将咬合压力一次只施加在一个牙尖上,从而使临床医师可以据此估计牙冠的薄弱部位。这一装置较用棉卷或木板进行鉴别诊断的方法效果好得多。

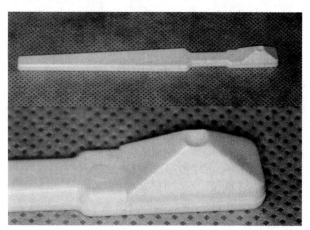

图 14-6　牙隐裂探测器

牙髓病变治疗的术区隔离材料

具体内容参见第 5 章。

根管治疗专用器械

尽管多数普通牙科的器械也可用于根管治疗,但某些手用器械是根管治疗所专用的。有许多不同类型的器械可以方便地在髓腔里操作,包括根管预备的手用器械、机用器械、根管充填器械、桩道预备旋转器械等。

在过去的 25 年里,为了提高质量,在器械标准化方面做了大量的工作。例如,国际标准化组织(ISO)与国际牙科联合协会(FDI)技术委员会的 106 个成员组织(106—JWG)在这方面做了大量工作。美国牙科组织(ADA)与美国国家标准组织 (ANSI)也参与了该项活动。

目前,有 ISO 和 FDI 两个有关器械的标准。ISO 与 FDI No.3630/1 涉及 K 型锉(ANSI 与 ADA NO. 28)、H 型锉 (ANSI 与 ADA No. 58)、倒钩拔髓针和粗锉(ANSI 与 ADA No. 63);ISO 与 FDI No.3630/3 涉及根管加压器、根管充填器、根充扩大器(ANSI 与 ADA No. 71)。

手用器械

除了口镜以外,所有应用于根管治疗的常规手用器械与一般牙科常用器械都迥然不同。根管探针有 2 个直而很尖的末端,从器械长轴两侧向两个不同方向形成角度(图 14-7)。

牙髓刮匙也是多种多样的。与普通的刮匙相比,其共同的特点是有一个长长的侧柄(从刮匙长轴一侧伸出),更有利于牙髓组织的刮除。该侧柄是专为刮除牙髓组织所设计的,因此,应当保持锐利(图 14-7)。

用来夹持纸尖和牙胶尖的带沟锁镊子,在根管治疗四手操作中,是迅速、安全传递材料的最重要的器械(图 14-8)。该镊子在夹持各种尖细物方面优于 College 及 Perry 镊。但在牙髓腔狭窄时则需要后者,因为前者的工作末端通常太大了。

根管预备器械

根管预备器械可以分为以下 3 组:

1. 手和手指用器械,如拔髓针和 K 型及 H 型器械。

2. 低速机用器械,其弹压式锁扣附件与工作部分(意指钻头的尖端)成为一个整体。典型的器械有 G 型钻 (Gates-Glidden bur, GG 钻) 及 P 型扩孔钻 (Peeso reamer)。

3. 型号与第一组器械相似的机用器械,但第三组器械的柄为连接专用手机头锁扣的附件所代替。过去,该型器械很少,因为机用旋转型根管锉很少用。近年来镍钛(NiTi)旋转器械日益普及,如 ProFile(普发锉)、LightSpeed、Hero624 系列器械等,

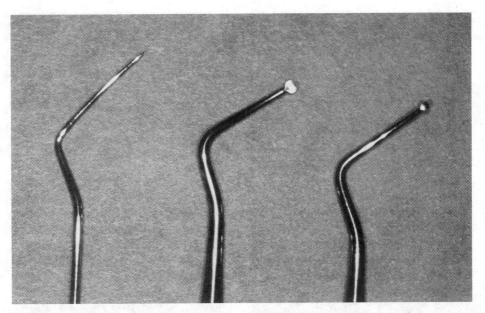

图 14-7　牙髓探针与牙髓刮匙

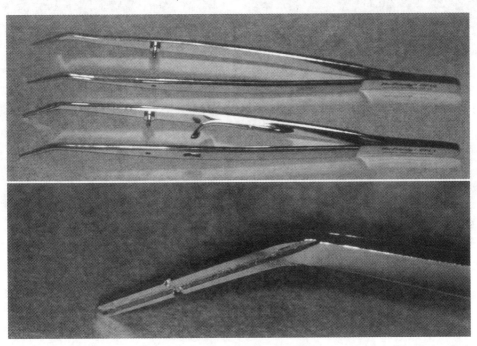

图 14-8　牙髓镊,包括无扣镊与有扣镊。有扣镊专为夹持牙胶尖与吸水纸尖等而设计。请读者仔细观察镊子功能部分的特征性凹沟

虽未经标准化,也可归于此类型之中。

有关这些器械使用技术的介绍是多种多样的,有时甚至是矛盾的。为了更好地使用这些器械,临床医师需要时间去熟悉掌握它们的不同使用方法。

手和手指用器械

这一组器械包括所有的锉。拔髓针、粗锉、K型锉、H型锉等是这一组中较老的类型。近几年来在市场上也有不少新型器械出现,其设计与器械的刚性、切削效率和切削尖端的形状密切相关。

过去的根管器械是用碳钢制造的。因为要用腐蚀性化学成分(如碘、氯等)和蒸汽消毒,所以直至不锈钢(SS)出现前,其不耐腐蚀性曾经是一个严重的问题(图 14-9)。不锈钢是很有价值的材料,极大地改善了器械的质量(图 14-10)[167,240]。

为了提高根管器械的性能,已引入了新的金属合金。目前最有前途的是 Nitinol,它是镍钛(NiTi)的等原子合金[257]。镍钛合金有低的弹性模量(系数),从而使器械具有最好的柔韧性。但这种合金价格昂贵,加工和制作困难。它属于"形状记忆合金",具

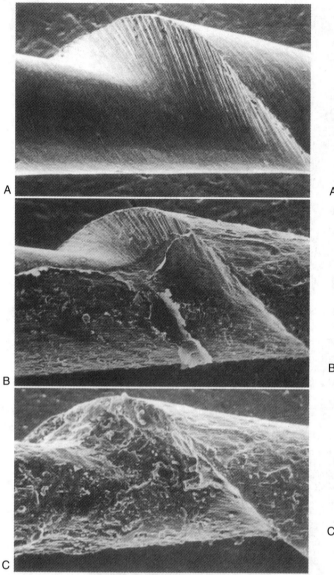

图14-9 高压水蒸汽消毒与氯对碳钢器械的影响。A. 尚未使用过的新碳钢器械。B. 在5%的NaOCl中浸泡5分钟、自来水冲洗、吹干、高压灭菌后的碳钢器械。C. 将B中步骤重复数次以后的碳钢器械

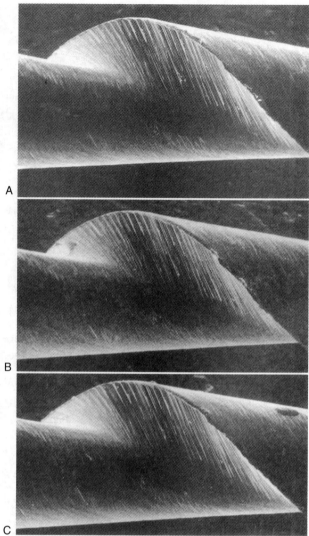

图14-10 高压水蒸汽消毒与氯对不锈钢器械(SS)的影响。A. 尚未使用过的SS器械。B. 在5%的NaOCl中浸泡5分钟、自来水冲洗、吹干、高压灭菌后的SS器械。C. 将B中步骤重复数次以后的SS器械

有许多非常好的性能。此合金用于根管治疗最重要的性能是当外力解除后变形的自我恢复能力(即"假弹性")。在正常情况下,该合金处于奥氏体晶体状态,在恒温加压环境中时,可转变为马氏体结构。当压力被取消时,又恢复到奥氏体晶体相和原来的形状。

上述现象与通常的、压力引起的从奥氏体晶体相到马氏体相的热弹性转变是有着本质区别的。在马氏体相,只需极小的力量即可造成器械的弯曲。但这是有限的,一旦达到马氏体相的极限压力,便会发生变形和导致折断。因此,镍钛类合金与传统的不锈钢(SS)不同之处在于,前者在发生永久性变形前所能承受的外力大于后者。K型锉的抗折能力以折断前的弯曲角度测量,不锈钢(SS)器械比镍钛器械高。[44]合金在外力的作用下经历着明显的状态变化,包括马氏体缓慢热弹性的或急速类型变化。在这些晶体改变过程中,镍钛合金器械极易折断。用于旋转的器械尤其要注意这一点。提高nitinol性能的研究正在继续,最新的研究发现,通过在镍钛合金中添加硼元素的方法可以较大程度地改善合金的表面硬度[134]。

(1) 倒钩拔髓针和粗锉 倒钩拔髓针和粗锉是最早的根管内器械,现在仍在生产(图14-11)。它们有两种规格(ANSI No.63 和 ISO No. 3630-1,)。

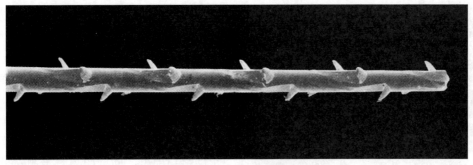

图 14-11　倒钩拔髓针

尽管设计相同，但器械的锥度与倒钩的大小有一些根本差别。拔髓针的锥度有 0.007~0.010 mm/mm；粗锉的锥度有 0.015~0.020 mm/mm 等。拔髓针倒钩的高度比锉大得多。由于倒钩是从器械主干伸出，倒钩拔髓针比锉脆弱得多。倒钩拔髓针与粗锉都是用来拔除根管内的牙髓组织的，尤其适用于砷剂与多聚甲醛等失活过的，因凝结而纤维化的牙髓。活的牙髓因含胶原蛋白量低，用拔髓针不容易将其拔除，更不可能用这些器械按计算的长度使牙髓断开。因此，在现代根管治疗学中它们已失去了用途。

倒钩拔髓针不能用来切削牙本质，但却是去除不慎遗留在根管内的棉捻或纸尖的好工具。顾名思义，光滑髓针的功能部分表面是没有螺纹结构的，一般用成品钢丝锻压而成，横截面以圆形或近似圆形最多，也有少数为三角形、四边形等。通常用于根管口的探测，现多用其制作棉捻，用以吸干根管或根管内封药。

(2) K 型锉与 K 型钻　K 型锉与 K 型钻（原为 Kerr 公司 1915 年生产制造），是最早的牙本质去除器械（ANSI No.28、ISO No.3630/1）（图 14-12、13）。这类器械是由钢丝磨成横截面为矩形或三角形的锥体，然后将这个金属丝扭转使成锉或钻。在此过程中，钢的硬度增加了。在每一个单位长度内，K 型锉的切槽数要比 K 型钻多。如金属杆扭转较多或器械较粗，则加工硬化增加。这样就改变了锉的物理性能，使扭转较少的扩孔钻比同类的根管锉柔韧性更好。

K 型器械用于顺利进入及扩大根管。其主要的工作原理是，当旋转进入直径略小于器械的根管时，使牙本质粉碎。因此，用 K 型器械扩大根尖时，依靠的不是一个摩擦的动作，而主要是对根管周围牙本质压缩和放松产生的破坏[215]。因为它的切槽（即前倾面 rake）钝、切槽之间的凹槽较浅，机用 K

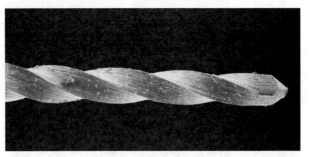

图 14-12　K 型锉。可以看见刚从包装盒中取出的器械表面沾有很多碎屑，这是很正常的，所以，在实际消毒、应用之前，应先将器械进行冲洗，去除碎屑。请读者注意观察钝化过的锉尖

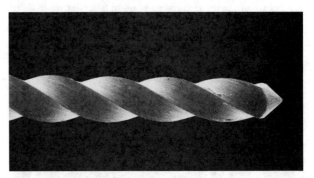

图 14-13　K 型锉。可以看见对器械进行冲洗后清洁的表面及完善钝化的锉尖

型器械不容易旋转进入牙本质很深（与 H 型器械相比）。尽管扩孔钻每单位长度切槽较少，但在粉碎和去除牙本质方面，它和根管锉一样有效，因为在切槽间有更多的空间（使牙本质残屑的运输更好）。

K 型器械清除大块牙本质的能力是很弱的。由于 K 型器械的主体动作是旋转与提拉，在用于扩大时，它很少引起根管走向的改变（根管偏斜）。因为在根管里，器械趋于以自我为中心，但当 K 型器械做锉的运动时，情况就不是这样了[255]。K 型锉刚性较强，易预弯成期望的形态。K 型器械设计的另一优点就是当发生永久性变形时，很容易被发现。如 K 型器械的工作部分螺纹变紧或松开（图 14-14），则提示该 K 型锉已发生永久性变形，应予以丢弃。

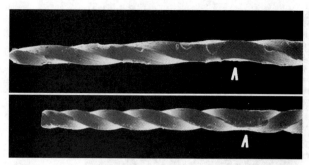

图14-14 K型锉。可以看见器械应用一段时间后螺纹的变化（螺旋变紧或松开），图中箭头所示，该现象预示着器械折断的潜在可能性

K型器械及其他同类混合型锉在顺时针旋转、塑性变形后容易发生折断，[97]而当器械逆时针旋转时，在折断发生前几乎没有塑性变形。[46]无论器械顺时针还是逆时针旋转，这些锉具有相同的扭曲力。逆时针旋转发生折断所需旋转数比顺时针旋转折断所需旋转数少1/2（逆时针旋转容易发生器械折断）。因此，当逆时针方向用力时，用这种器械操作要特别小心。

（3）H型器械 H型器械（ANSI No.58、ISO No.3630/1）比起K型器械要锐利得多。H型器械是由圆形钢胚磨成的。现在，计算机辅助机械加工技术使开发复杂形式的H型器械成为可能。这一技术也使调整切槽角度和螺旋角度成为可能。因此，可使面向器械柄的刃相当锋利（图14-15、16）。

当提拉时，H型锉扩锉根管壁；当推进时，无摩擦作用。当顺时针旋转时，锋利的边缘使锉自攻进入根管壁。由于牙本质的可压缩性，无经验的使用者可能使锉进入牙本质太深，以致不能将锉松开、取出，则会发生折断。这种情况很少发生在K型锉或钻。由于这些特性，H型锉很少用于扩大根管，但可用于去除大块牙本质。

从H型器械的设计上讲，切削刃与长轴所成的角度与切削刃之间的距离是影响器械切削效能的重要因素。一般情况下，切削刃与长轴所成的角度用前者所在的锥体表面与后者所在的轴线之间的夹角表示，肉眼观察可以做出较为准确的估计（图14-17、18）。按照国际通行的标准，就根管预备器械而言，如果切削刃的方向与外力推进方向相反，也就是说，在外力作用下，切削刃不行使切削功能，那么该器械的切削刃是阳性的（向外的，如H型器械）；反之，如果切削刃的方向与外力推进方向在同一方向，也就是说，切削刃在外力作用下行使切削功能，那么该器械的切削刃是阴性的（内向的，如K型器械）。由此可以看出，绝大多数根管预备器械的切削刃都是倾向于阳性的。如果某一器械切削刃是阳性的，那么该器械在牙本质表面的作用方式与日常用的剃须刀是大同小异的。该类器械进入根管相

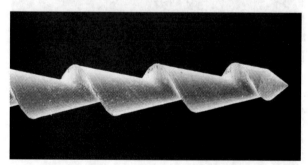

图14-15 No.45 H型锉

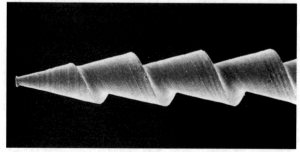

图14-16 No.50 H型锉，比图14-15所示45号H型锉更锐利的切削刃。请读者注意观察多次应用后变钝的锉尖

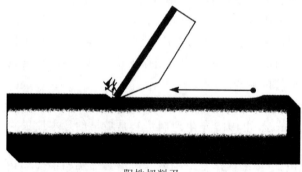

阳性切削刃

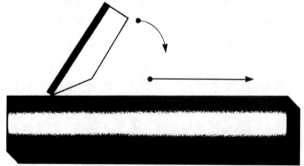

阴性切削刃

图14-17 切削刃角度。A.阳性的切削刃，行使切削牙本质的功能。B.阴性的切削刃，不能行使切削牙本质功能，只能在牙本质表面滑动

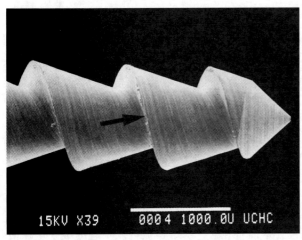

图 14-18 No.100 H 型锉。接近垂直的切削刃使得该器械在根管的机械性预备中极其有效

钻/锉"(flex files, F 型钻/锉)(图 14-19)。

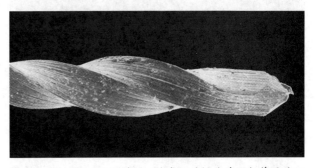

图 14-19 No.35 F 型锉。该类锉的螺旋外形与普通的 K 型锉非常相似,功能部分横截面为菱形,器械中心轴直径更大,抗折性能更好。请读者注意观察未被扭曲的锉尖

对容易,因此极适应于根管的扩大,且不容易将根管内的碎屑等异物压入根管内部。当将器械从根管内旋出时,往往可以发现阳性切削刃之间的凹槽为牙本质碎屑所充满,而且,凹槽越宽、工作长度越长,H 型器械的切削效能越高。当切削刃之间的凹槽为牙本质碎屑所充满时,切削刃倾向于在牙本质表面滑动,切削效能大大降低。由此可见,单就去除牙本质及其碎屑角度讲,具有阳性切削刃与较宽的刃间凹槽的器械无疑是最理想的。但要达到上述要求也就意味着要缩小器械的中心轴直径,毫无疑问,器械折断的几率也随之大大升高。因此,笔者认为,在追求高效的切削器械的同时,应将器械可能受到的外力及其本身的承受限度考虑在内,力求达到两者的黄金结合点,使之发挥最大的作用,无论是对于器械制造商还是临床牙医皆是如此。

与 K 型器械相反,在没有锐的刻痕时,要将 H 型器械预弯成理想的形状是困难的。由于韧性的破坏发生的裂缝可使器械折断[97]。临床上,这种情况发生时无任何物理的外部表现,不像 K 型器械可肉眼观察到的切槽的改变(图 14-14)。

(4) 其他混合类型的手用器械　很多新型的器械是由原来的 K 型器械与 H 型器械改进而来的。该类器械没有根据国家或国际分类标准进行制作,但其尺寸常是按 K 型或 H 型锉的规格设计的。通过改变截面的几何形状,例如,将 K 型器械的横截面由正方形改为菱形从而使器械更柔韧,因为在周线等长的前提下,菱形的面积要比矩形面积小得多,器械所受的阻力也就小得多了。再者,器械与根管壁之间的空间相对增加,更有利于牙本质碎屑的清除。现在,国际上一般将该类器械称为"弗莱科丝

随着计算机辅助设计及研磨技术的应用,从圆的胚料制作类似 K 型的锉成为可能。可使这类器械的切槽更锐利以提高切削效能,切槽间有更深的空间可保证更多的牙本质碎屑得以清除(图 14-20、21)。就器械的强度来讲,这类器械在 K 型器械与 H 型器械之间更类似于后者。因为切槽更锐利,该类器械也较容易进入根管壁很深,当旋出或取出时易折断[214]。也有用镍钛(NiTi)磨成的 K 型器械(图 14-22、23)。

市场上有许多改进的 H 型锉,有几种牌子的双

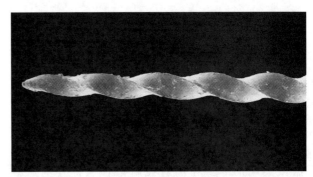

图 14-20 F-R 型锉。由 K 型锉改进而来,与普通的 K 型锉相比,该器械切削刃更锐利。请读者注意观察被精细钝化过的锉尖

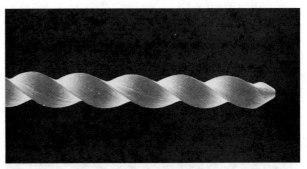

图 14-21 F-O 型锉,由 K 型锉改进而来。请读者注意观察光洁的器械表面及被精细钝化过的锉尖

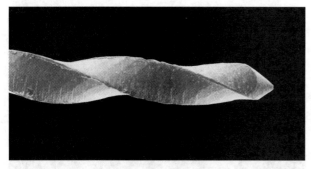

图 14-22　F-U 型锉。由镍钛 K 型锉改进而来。请读者注意观察器械粗糙的表面,这是典型的镍钛器械特征。与同类的 SS 器械相比,镍钛类器械的切削刃不甚锐利且常有特征性的"卷边"现象

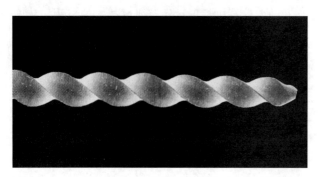

图 14-23　F-S 型锉。由镍钛 K 型锉改进而来,切削刃比 F-U 型锉更锐利。请读者注意观察 F-S 型锉与 F-U 型锉不同之处

螺旋 H 型锉(图 14-24、25)。尽管切削刃刃数增加了一倍,但刀刃之间的空间大大减少,所以其总体的切削效能并不比常规 H 型器械高。[120] 还有连续改变螺旋角度的 H 型锉改进型。这些改变减少了器械进入牙本质太深和取出时发生折断的概率。

(5) 器械尖端的设计　Weine 等的观察发现,[261] 器械尖端的摩擦作用对控制根管预备有重要影响。在一个关于根管锉的切削效率的研究中,在 1000 克压力下,Giromatric 手机以 1/4 周往复旋转,发现尖端设计对切削效率有影响。[157,158] 得出上述

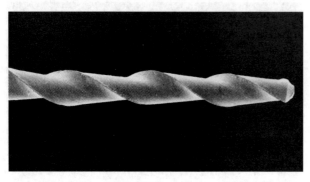

图 14-24　H-X 型锉。双螺旋 H 型镍钛器械

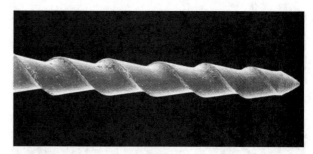

图 14-25　M-T 型锉。双螺旋 H 型镍钛器械,比 H-X 型锉的双螺旋结构更紧密,但切削性能不如后者

结果并不奇怪,因为研究中所用的器械直径均大于根管术前直径。那么,器械进入根管的唯一途径便是通过其尖端的摩擦。

当需要进入比锉细的根管时,尖端磨擦可能有帮助。但如果器械是不锈钢制成,不锈钢本身的刚性可增强对弯曲根管拐角处牙本质的切削,从而导致台阶的形成(多位于拐角的凹面)。有许多关于修改尖端以防止台阶形成的报道,但到目前为止,在临床工作中是否某一种设计比其他设计好,尚无科学的证据[121,180,181,188,192]。最早的 K 型器械有一个近似锥体形的尖端(图 14-26),因此,它能向侧方及向根尖切削。实际上,所有现代根管锉的尖端设计都是可接受的,所以只要是在 ANSI 或 ISO 标准范围内的器械,尖端外形上可不必太多考虑(图 14-27)。

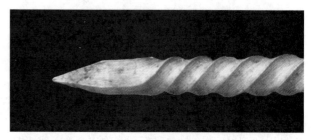

图 14-26　具有强有力切削功能的菱形尖端的 K 型锉

旋转器械——低速

除了上述手动器械以外,完成根管预备的还需要多种低速机用器械。其中包括常用钻类、各种用于根管预备器械、根管充填物去除器械、桩核腔预备器械、扩孔钻等。

钻头　除了传统的钻类器械以外,长柄钻更能高效率地完成根管的预备。外科长度(26 mm)的钻头很多,还有一些是专用于低速反角手机的特长柄钻(34 mm)(图 14-28)。特长柄样式(Brasseler, Shank 25)在预备髓腔深处和根管时非常有用,因为它使得操作者有更清晰的视野和更易控制。

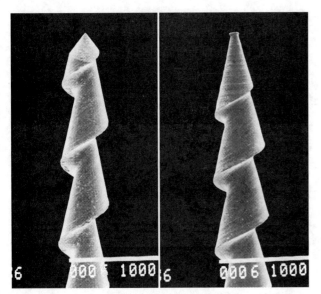

图 14-27 两种尖端外形设计不同的 H 型锉。尽管都符合 ANSI 或 ISO 标准,但其尖端外形存在非常大的差异

获得入口后,在髓腔内一般不需用高速手机预备,低速手机和锐利的钻头预备与高速预备同样有效,而且使这一重要预备阶段有较好的触觉控制。

GG 钻与 P 型扩孔钻(Peeso 钻)是常用的机用扩孔钻。前者主要应用于根管预备的起始阶段,用于管口畅通和根管的冠端 1/3 的预备。该类钻有 28mm 长的和较短的供后牙用的 32 mm 长的两种规格(图 14-29)。

应用 GG 钻时发生穿孔的危险较其他类型钻头少,因为它的头部短,自身导向性较小(图 14-30)。但该器械在根管内是以自身为中心旋转的。当用较大规格的器械时,可能造成根分叉处根管侧壁变薄,在磨牙近中牙根的根分叉侧尤其明显。现在也有镍钛(NiTi)类 GG 钻可供选择(图 14-31)。

P 型钻(Peeso 钻)是预备桩核最常用的一种器械(图 14-32)。该类器械刚性强,如遇到微弯曲根管时不顺应根管。这种扩孔钻容易侧向切削,造成穿孔,尽管其尖端已作"安全"处理。所以没有经验的临床牙医师应用 P 型钻时,应倍加小心。

旋转器械——机动

随着镍钛(NiTi)合金应用于根管锉的制做,"安全性旋转锉"的理念随之诞生。传统的碳钢、不锈钢锉用于根管预备已多年,成功甚少。钢制锉在弯曲根管内旋转时不够灵活,极易造成根管变形或穿孔。再者,钢制器械的这种设计使它们容易受力过大和折裂。多年来保留下来的最好的旋转器械装置是 Giromatic hand piece。它可为所用器械提供 1/4 转的往返运动。最适合用 Giromatic hand piece 的器械有粗锉与倒钩髓针两大类,K 型器械及 H 型器械

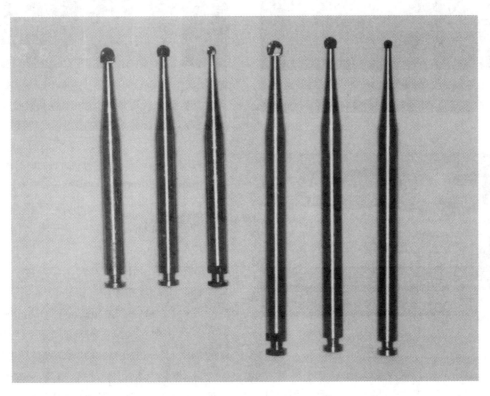

图 14-28 低速机用牙钻。左侧为 26mm 的短柄钻;右侧为 34mm 的长柄钻。应用后者可以使临床医师的操作视野更清晰,操作更安全

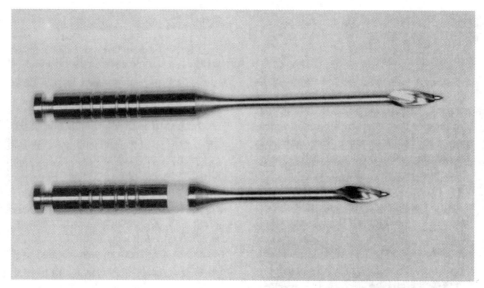

图 14-29 不锈钢制的 GG 钻。28mm 与 32mm 两种长度类型

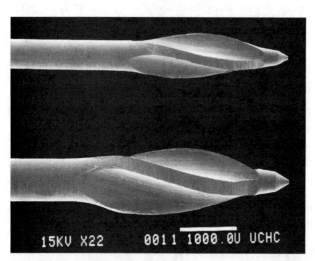

图 14-30 不锈钢制的 GG 钻。请读者注意观察被钝化的锉尖及平面形的切削刃,该器械的自身导向性较弱,安全系数较高

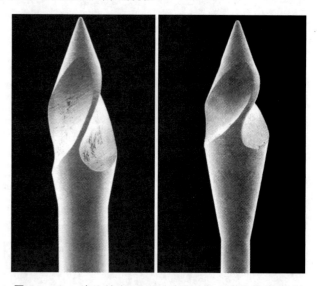

图 14-31 镍钛制的 GG 钻。左侧为较小型号器械;右侧为较大型号器械。请读者注意观察镍钛制的 GG 钻(图 14-38 示)与 LightSpeed 的不同之处

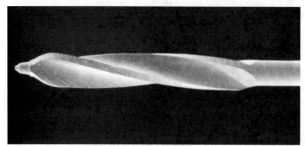

图 14-32 P 型钻(Peeso 钻)。请读者注意观察被处理过的钻尖与平面形的切削刃

也可用。Giromatic hand piece 是一种效率不高的器械,也从来不是根管治疗的重要设备。而应用镍钛(NiTi)合金,使开发适用于中度弯曲根管的旋转型根管器械成为可能。在目前的口腔器材市场上,至少有以下 5 种器械可供选择:

(1) ProFile 与 ProFile GT;
(2) LightSpeed;
(3) Quantec;
(4) POW-R;
(5) Hero642。

其中,ProFile、LightSpeed、Quantec 三者在设计上有一些相似,例如它们都有 U 形刃间沟和向四周放射的平台(radial lands)。应避免器械深入根管侧壁,造成器械过早折断、根管壁穿孔和根管偏移。由于外围质量大,向四周放射的平台还对器械的强度起到明显的作用。在 Quantec 类器械中,这种强度加

大的优点表现得更为突出。POW-R 的设计有三角形的正切槽(flute)。Hero642 是最新的器械,它的设计与较早的、成功的旋转型器械不同。Hero642 具有三螺旋 Hedstrom 的设计,其切槽相当锐利,由于可不断改变切槽三螺旋的角度,从而减少了在根管内被卡住的危险。Hero642 的一般转速为 500~600rpm。

只有 LightSpeed 可提供适当号码的器械以完成轻度弯曲根管内根尖部的预备。No.60 的 Quantec 与 No.45 的 Hero642 都是具有 0.02mm/mm 锥度的器械。多数根尖部根管的大小超过这些器械的尺寸[79,123]。因此,绝大多数的根管需最后用手用常规锉来完成根尖预备。因为旋转型的镍钛(NiTi)器械需要恒定转速以防止折断,尽管有时可在气压式手机上使用镍钛器械,但仍建议应用电动手机,因为后者的转速能维持较均匀,转速也较恰当(图 14-33),如登士柏新推出的 Torque 控制马达,但其效果尚不明确。

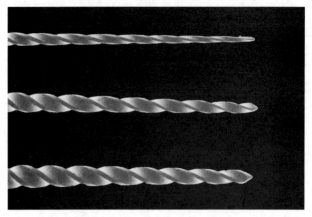

图 14-34　No.3、No.5、No.6 ProFile。该类器械的切削刃被磨成小平面,应用时更安全

在细和弯曲根管的应用受限[79,123]。ProFile 供应良好,型号齐全(图 14-35、36)。ProFile GT 是原有 ProFile 器械系列的补充。一套标准的 ProFile GT 包括 4 个器械:No.20 锥度为 0.06,0.08,0.10,0.12 mm/mm,No.35、No.50、No.70,还有更大的锥度。该器械有呈三螺旋排列的平台面(图 14-37),转速为 150~300rpm。

(2)LightSpeed 器械　LightSpeed 与 GG 器械相似,有一个较长的干与一个火炬形的切削头(图 14-38)。按照 ISO 与 ANSI 标准,其号码从 No.020 到 No.140。它还有"半"号(如 No.022.5、No.027.5)直至 No.060。较小号的头部界限不清晰(图 14-39)。其设计随尺寸大小变化。当小心使用时,这类器

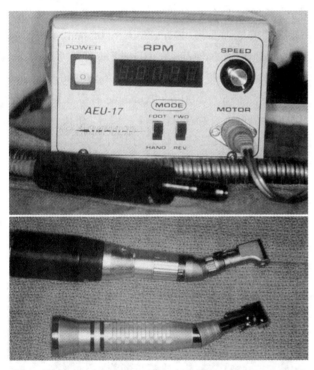

图 14-33　低速电动手机。配有多种大小不同的功率档,可以自由调节

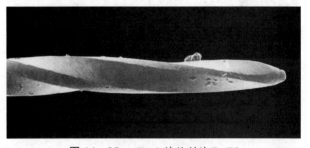

图 14-35　No.3 镍钛制的 ProFile

(1)ProFile 与 ProFile GT　ProFile 与 ProFile GT 是最早的镍钛(NiTi)旋转器械,由 Tulsa 公司生产。标准锥度为 0.04 mm/mm。另外,有些器械锥度为 0.06 mm/mm、0.08 mm/mm(图 14-34)。器械的尺寸符合 ISO 和 ANSI 标准。因为器械的锥度大,在根尖部根管足够扩大前,器械变得相当僵硬从而使它

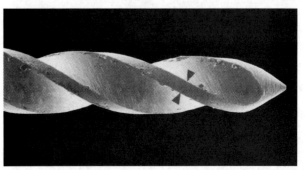

图 14-36　No.5 镍钛制的 ProFile。请读者注意观察被磨成小平面的切削刃

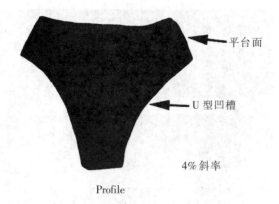

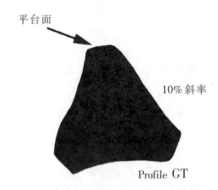

图14-37　ProFile与ProFile GT三角形的横断面,切削刃与中心轴的角度缓和。A. No.45 ProFile,锥度为0.04mm/mm。请读者注意观察器械表面对称的U形刃间沟与切削面。B. No.20ProFile GT锥度为0.10mm/mm。横断面与ProFile相似,但U形刃间沟不如前者清晰、明显

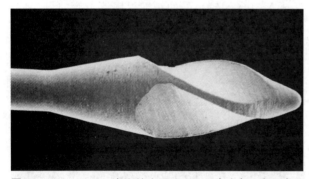

图14-38　No.90镍钛制的LightSpeed。请读者注意观察放射形的尖端切削面

械不比NiTi更易折断。重要的是要遵循制造商的使用说明,扩大根管时,要从小号到大号,不要跳过任何型号。该器械功能良好,能制备出理想的根管,而很少或没有根管偏移。认为完成根管操作要用大量的器械是一种曲解。LightSpeed的适宜转速为1000～2000rpm,且在任何情况下,转速不能低于750rpm。

(3) Quantec器械　在很多方面,Quantec与ProFile的设计是相似的。只是Quantec的平台更宽,经

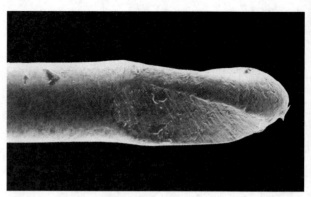

图14-39　No.20镍钛制的LightSpeed。功能部分比No.90镍钛制的LightSpeed略大,但放射形的尖端切削面不如前者细致

修改使器械的强度增加(图14-40)。Quante锉的尖端设计有两种类型:非切割尖和安全切割尖(图14-41示)。近来,Quantec重新将分类标准化,使其与ProFile及ProFile GT的相似。现在,Quantec制造商提倡用大锥度的器械和根尖大小的,不大于No.25的器械按逐步深入技术预备根管。所有器械的尺寸进行了标准化处理(ISO与ANSI)。它们有0.02mm/mm、0.03mm/mm、0.04mm/mm、0.05mm/mm、0.06mm/mm、0.08mm/mm、0.10mm/mm、0.12mm/mm的锥度,还有老的分类型号No.15到No.60。Quantec用的转速为150～300rpm。Quantec有双螺旋切槽设计和广泛的周边物质(图14-42)。在研磨nitinol的过程中,在尖锐的边缘总有某种程度的翻转("卷边")(图14-43)。

(4) Hero642器械　Hero642在外形上有三螺旋的H型器械设计,其切槽相当锋利(图14-44)。由于切槽间距逐渐增加,卡在根管里的危险减少。Hero642的转速设计为500～600rpm。按照ISO标

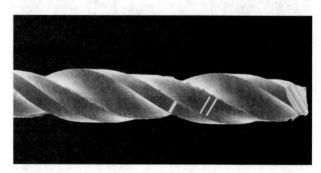

图14-40　No.10镍钛制的Quantec旋转型器械,锥度为0.02mm/mm。请读者注意观察器械具有特征性双区外形设计的功能部分:较为突出的区域(粗白线表示)行使切削牙本质功能——安全切削区;较低区域(双细白线表示)增强了器械的强度——非切削区(支持区)。器械尖端兼具锐利与圆钝两种特点

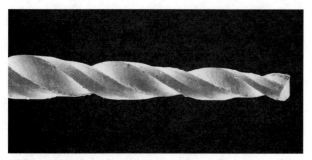

图 14-41 No.1 镍钛制的 Quantec 旋转型器械——根管口成型锉,锥度为 0.06mm/mm。请读者注意观察兼具锐利与圆钝两种特点的器械尖端

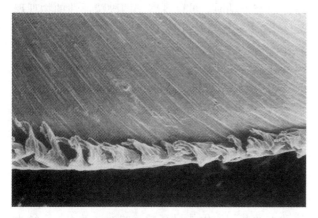

图 14-42 镍钛制的 Quantec 旋转型器械,U 形刃间沟与切削面交界处的放大图象,因为镍钛合金本身具有的难研磨性而造成的切削刃"卷边"现象,在经过多次应用的镍钛制器械可以发现相似的现象(图 14-22 示)

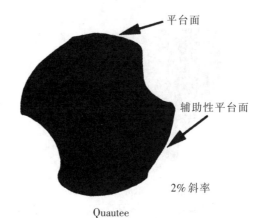

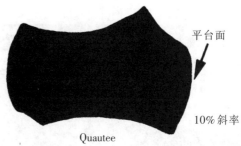

图 14-43 镍钛制的 Quantec 旋转型器械功能部分横断面的放大图象,具有双螺旋结构。A. No.45 Quantec,锥度为 0.02mm/mm,器械中心轴直径较大,切削区与支持区占据了周缘的大部分,其中支持区比切削区略低。B. No.25 Quantec 锥度为 0.10mm/mm,切削区与支持区只占据周缘的小部分

准,Hero642 的号码范围为 No.20~No.45,所有号码的器械均有锥度为 0.02mm/mm 的;No.20、No.25,No.30 还有 0.04、0.06mm/mm 锥度的。在用逐步深入技术进行根尖部根管预备时,建议所选用的器械最小号为 No.30。Hero642 中心轴直径较大,强度大大提高(图 14-45)。尽管其设计有攻击性,但该类器械易控制,折断的危险性不比其他旋转型器械大。

声波与超声波器械

当电磁超声波能量被用来驱动锉时,一种全然不同的根管预备方式随之产生。[186]目前,用于此目的的还有压电超声装置。它们能以频率为 30kHz 左右的正弦振荡波驱动根管锉。

该类装置主要有 2 种类型:①超声波装置(Ultrasonic device),频率范围为 25~30kHz,如 CaviEndo(图 14-46)、ENAC、EMS Piezon Master400、Piezo(图 14-47)等;②声波装置(The sonic device)频率范围为 2~3kHz,如 Sonic Air MM 1500、电磁波 1400、Endostar 等。超声波装置可以用

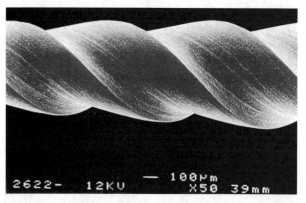

图 14-44 Hero642 的扫描电镜图。请读者注意观察器械的阳性切削刃及在外形上与三螺旋的 H 型器械的相似之处

以驱动普通的根管预备器械,如 K 型器械等;而声波装置只用于驱动某些特殊的器械,如 Rispi 声波根管预备器械、Shaper 声波根管预备器械、Trio 声波根管预备器械、Heli 声波根管预备器械等。

尽管功能相似,压电超声仍比磁性伸缩系统多一些优点,例如压电超声波装置产热很少,因此手机无需冷却;压电转换器比磁性伸缩系统将更多的能量传递给锉,使它有更高的工作效率[10]。而磁

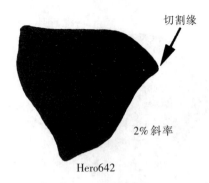

图14-45　No.45Hero642(锥度为0.02mm/mm)的横截面放大图象,显示H型器械的三螺旋外形特征。该器械中心轴直径较大,切削刃略呈阳性

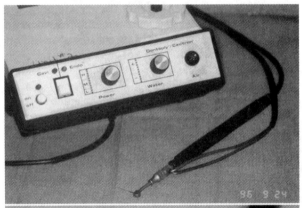

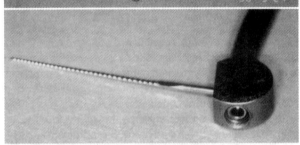

图14-46　CaviEndo(髓腔用超声波发生器),可以用于根管预备及牙周刮治,仪器本身配有冲洗装置,振动功率与冲洗液都可调节,以卡扣方式安装根管器械

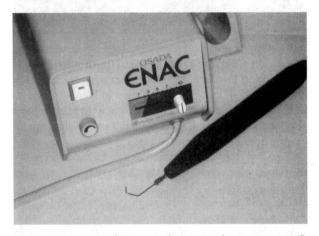

图14-47　ENAC(压力电超声波发生器),可以用于根管预备及牙周刮治,振动功率与冲洗液都可调节

性伸缩系统会产生大量的热,因此除了根管冲洗装置以外,还需有特殊的冷却系统(图14-46)。

安装在超声波装置上的锉以类似正弦波的方式振动,在一个定波中有最大移位区(即波腹)和无移位区(波节 node)。器械的尖端显示一个波腹。如果功率太大,由于强烈的振动,器械也可能折断。因此,使用锉的时间要短,而且要小心设置功率。连续工作10 min以上,锉折断的发生率约为10%,而且大部分发生在振动的波节[3]。

超声波装置配有完善的髓腔冲洗装置。当在一液体中空振动时,可以观察到两种特征性的物理现象:①涡流;②声流。这是因为,当在液体中振动时,正压之后接着是一个负压。如果在压力梯度振荡期间液体的抗张强度过大,在液体负相时形成一个空腔;在下一个正压力相期间,空腔以极大的力量内向爆炸,这就是气窝现象。在正常的临床条件下,牙科超声装置的功率很低,在牙本质壁上不会产生明显的气窝现象[7,8]。声流会形成小幅度、高频率,在器械周围的液体环行流动(即涡流)。涡流在离根管锉的尖端近的地方形成,并流向根尖。声流通过流体动力学剪切压力能提高髓腔的冲洗效率。直径小的根管锉可增加振幅,声流也更强。这在根管冲洗上有重要价值,因为传统的根管冲洗方法中,冲洗液无法进入细小的空间[155,196,213]。

声流没有直接的抗菌作用[4,9]。涡流和声流依赖于根管锉的自由振动。由于根管空间的限制,影响了超声波装置清洗根管的实际效用。按照尺寸和功率,根管锉尖端的振幅为20~140 mm,要求根管至少有No.30根管锉大小,通过No.40根管锉进行自由振荡。与根管侧壁的任何接触都会造成振荡的削弱。随着接触次数的增加,器械的振荡减弱,以致不能引起声流。所以,使用较小型号的根管锉,保持与根管侧壁最少接触,可提供最理想的根管冲洗效果[11]。

超声波装置在增强从根管壁上去除牙本质方面是不够理想的[156,178]。这些器械能通过声流增强清洗髓腔却不能有效地进行清创[16,52,53,263],尤其是当根管锉活动受阻,几乎无声流产生时[239,258,259]。一些装置由于有非常好的根管冲洗系统,使得清洗效果得以进一步提高。对根管进行很好的生物器械处理后,应用根管锉,附以次氯酸钠(NaOCl)溶液超声波清洗几分钟以帮助消毒是很有用的[218]。

在根管预备的过程中,对于根管内牙体硬组织的去除,声波装置更为有效[156,271]。因为声波装置上的根管锉与普通的手机运转相似,其振荡不会因与根管侧壁的接触而减弱。因此,该类特殊锉更能高效率地切削及清除牙本质。Rispi 声波根管锉比 Shaper 声波根管锉切削牙本质的效能弱。该类器械的长度为 17~29 mm,号码有从 No. 0.10 和以上的型号。因为该类声波器械的粗锉设计,应用该类器械预备好的根管表面比较粗糙。

一般应先用常规锉预备工作长度和根尖部根管,然后再用声波根管锉。如不注意,超声波与声波装置都容易造成根管偏移[5, 124, 142]。关于超声波与声波装置的使用技术多种多样,其介绍有时甚至是互相矛盾的。临床牙科医师应仔细认真阅读,以便能很好地应用。

国家和国际器械标准

早在 40 多年以前,专家们便努力使根管锉和根管充填材料标准化,结果形成了根管锉的国际标准如 H 型根管锉属 ANSI No. 58,K 型根管锉属 ANSI(表 14-1)。它们有一些类似之处,但也有一些重要区别。图 14-48 举例说明根据标准得出的重要测量。标明的号码来自器械尖端投射的直径。这是一个想象中的数值,不是器械工作部分(刃部)的真正尺寸。器械的锥度,从尖端开始整个长度的锥度为 0.02 mm/mm。因此,工作直径为锥度和尖端长度的乘积。有 3 个标准长度 21 mm,25 mm,31 mm。器械的工作部分至少应为 16 mm。

这一根管锉编号系统,至少有 5 个不同的号码,替换了老的从 No.0 到 No.6 的不够完善的编号系统。新的标准包括很多号码,精明的牙医师为他们特殊的工作习惯可适当选择较少的器械。

近年来,一些器械制造商提出,应对根管器械的编号系统进行进一步的修改。有一个系统建议在 No.15 ~ No.60 范围内增加 "半" 号。这样就有 No.17.5、No.22.5 等。鉴于某些根管器械制造商本身也不能完全按照人们所熟悉、接受的编号系统对其产品进行科学地编号(图 14-49)[244],所以"中间型号编号系统"的引入只能是在一定程度上造成了根管器械编号的紊乱。但是,从另一方面讲,如果能严格执行"中间型号编号系统"还是有重要意义的,例如,LightSpeed 型号如按整号递增,器械的强度会很弱,以致所产生的应力可能超过器械的承受限度。

根管器械的效用及磨损

尽管在根管器械制造商的宣传广告中,各种器械的优点被吹捧得天花乱坠,但在真正严谨的口腔牙髓病专业论述中,上述优点却极少得到证实。目前,无论是对于根管器械的效用还是其抗磨损能力,都尚缺乏统一的衡量标准。

当研究根管器械的效用时,可以采用以下两种方法进行评价:① 器械本身切削牙本质的效率;② 测量牙本质被器械切削的效率。上述两种方法是截然不同的,前者是以器械本身为研究对象来衡量的;而后者则是通过预备后根管空间的变化来测量。因为现在的根管治疗技术中的测量技术,可以对根管空间的改变进行较为准确的定量分析,却找不到任何实用而有效的方法对器械本身的性质进行确定。也有一些研究试图从器械本身对其切除牙本质的效率进行测量,相关研究却发现,同样是 K 型器械,其手动应用与快速机动应用两种条件下,所获得的切削效率有着非常大的差异[71, 256]。而对器械切除牙本质、扩大根管空间的效率,却可以通过其线性运动规律进行较为科学的研究[119, 120, 166, 241, 243, 260]。而且按照第二种方法进行的研究,获得了可以完满解释的结果:无论是在各个大的种类之间还是较小的亚类间相比,各种根管预备器械扩大根管的效率是存在难以忽略的差异的。

表 14-1 标准 K 型锉、H 型锉和牙胶尖的尺寸
(ANSI NOS. 28, 58, 78)*

大小	D_0	D_{16}	颜色
006	0.06	0.38	无
008	0.08	0.40	无
010	0.10	0.42	紫
015	0.15	0.47	白
020	0.20	0.52	黄
025	0.25	0.57	红
030	0.30	0.62	蓝
035	0.35	0.67	绿
040	0.40	0.72	黑
045	0.45	0.77	白
050	0.50	0.82	黄
055	0.55	0.87	红
060	0.60	0.92	蓝
070	0.70	1.02	绿
080	0.80	1.12	黑
090	0.90	1.22	白
100	1.00	1.32	黄
110	1.10	1.42	红
120	1.20	1.52	蓝
130	1.30	1.62	绿
140	1.40	1.72	黑

*对用斜体字标出大小的锉可从商业途径获得,但不包含在 ANSI No.28 或 No.58 部分。牙胶尖或器械的颜色并非是强制性的。器械必须标有尺寸。锉的误差为 ±0.02mm,牙胶尖的为 ±0.05mm。牙胶尖的长度≥30mm ±2mm。

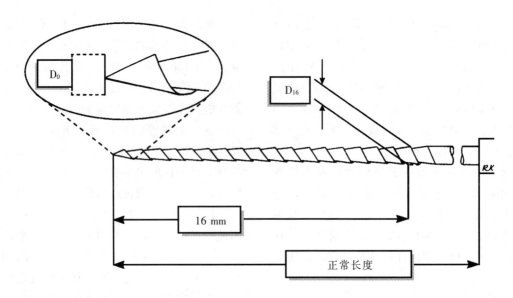

图 14-48　ANSI 与 ADA 标准系统中 No.28 与 No.58 型号的 H 型及 K 型器械上的测量点。对器械的尖端的测量是一种模拟性（通过投射影来获得）的测量，即将器械的最尖端的直径定义为 D_0，功能部分的最大直径定义为 D_{16}，功能部分长度不能小于 16mm

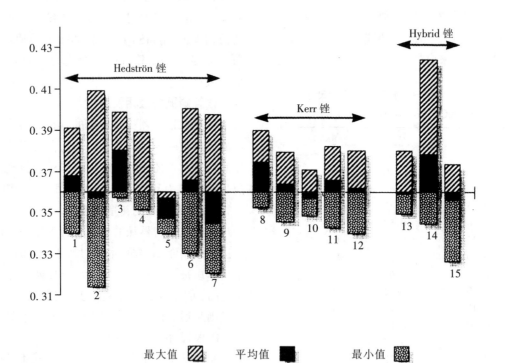

图 14-49　各类不同的 No.30 根管器械的实际直径调查结果。Stenman Spangberg 对多种器械 D3 部位的实际直径进行了测量，对照的标准值为 0.36 ± 0.02mm，黑色区域表示平均值，阴影区域分别表示最大值与最小值。从该结果可以看出，几乎没有一类器械完全符合标准。具体图示数据来源如下：1. Antaeos；2. Hygenic；3. Miltex；4. Maillefer；5. J. S. Dental；6. Union Broach；7. Brasseler；8. Antaeos；9. Miltex；10. Maillefer；11. J. S. Dental；12. Brasseler；13. S-File；14. K-Flex；15. Flex-R

例如，对同一类别的 K 型器械之间，切削效率的差别高达 1~12 倍；H 型器械之间的效率差别更是惊人，同一类别之间为 2.5~50 倍[154,242]。关于 H 型器械之间存在更大的效率差别是可以解释的，因为对 H 型器械的研磨工序所采用的方法更多、更复杂、更趋个性化，随之造成了器械之间切削刃的较大差异，而这恰恰是影响器械切削效率的最重要因素之一。在 H 型器械制作的研磨工序中，可以较为自由的将切削刃调节至中性甚至微呈阴性,而这对 K 型器械是不可能的。因此,H 型器械去除牙本质的效率大约是 K 型器械效率的 10 倍(图 14-50)。

在器械切除牙本质过程中,切削刃将表面牙本质切除并使碎屑存储于刃间凹槽内。刃间凹槽越宽、越深,器械因为凹槽被填平而影响切削效率的周期就越长,切削刃与刃间凹槽同时决定 H 型根管预备器械的效率。在来自 K 型器械的混合型器械,切削刃与刃间凹槽的变化范围基本与 K 型器械一致;而 Flex-R 器械,切削刃与刃间凹槽的变化情况更接近于 H 型器械,而且该类器械的碎屑清除效率远大于 K 型器械,但却不可能与 H 型器械同日而语。

镍钛(NiTi)合金器械要比不锈钢(SS)器械切削效率高得多,不锈钢器械在应用于牙本质的切除时表现出明显的易疲劳性[119]。在与牙本质接触旋转 300 转以后,不锈钢器械就会丧失 55% 的原始效率;而镍钛(NiTi)合金器械虽然也有一定的磨损,但其抗磨损性能却比不锈钢器械好得多(图 14-51、14-52)[120]。当然,镍钛(NiTi)合金器械的价格也比不锈钢器械高出许多,从费用角度考虑进行选择也是很重要的。

新型的 SS 器械由性能优良的合金制成,无论切削效能还是抗折裂抗磨损性能都非常好。只要操作仔细、严格一次性使用,器械折断的意外是很少发生的。而且 SS 器械价格极低,以至于对使用过的器械进行清洁、消毒后重复使用所需要的费用甚至高于另一套全新的同种器械的市场价格,尤其是对于 No.60 以下较容易发生磨损性、永久性变形的器械,更是如此。所以,目前大多数的根管治疗专家建议,无论是从患者健康还是从临床牙科医师的自身保护方面来讲,No.60 以下的 SS 器械都应被归为一次性器械(不可重复利用器械)。图 14-53 显示了容纳在专门的器械盒内的整套 SS 器械。在该专门的器械盒中,底座为一海绵,用以将器械固定于特定位置。目前 SS 器械可以整套购买,用完后连同固定海绵一并丢弃。

根管长度测定器械

传统的根管长度测定方法如下:先将一金属根管器械置于扩大的根管内,利用金属器械的 X 线阻

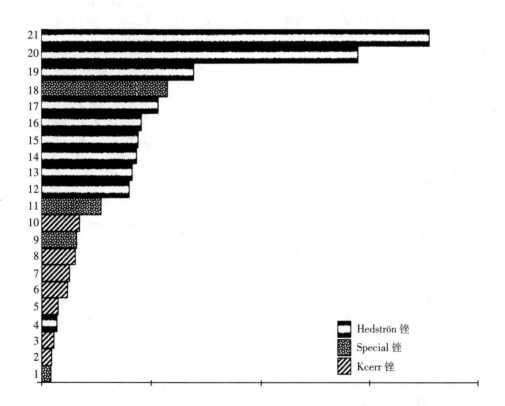

图 14-50 各类不同的根管器械的实际根管预备效果调查结果。Stenman Spangberg 对各类不同器械切除牙本质的效能进行测量,牙本质碎屑的测量单位为 mm^2。从中可以看出,H 型器械要比 K 型器械的切削效能大得多。具体图示数据来源如下:1. Trio-Cut;2. Miltex;3. Brasseler;4. Brasseler;5. Healthco Delux;6. J.S. Dental;7. Aristocrat;8. Antaeos;9. K-Flex;10. Maillefer;11. Flex-R;12. Union Broach;13. Maillefer;14. Miltex;15. J.S. Dental;16. Healthco Delux;17. Hygenic;18. S-File;19. Aristocrat;20. Zipperer;21. Antaeos

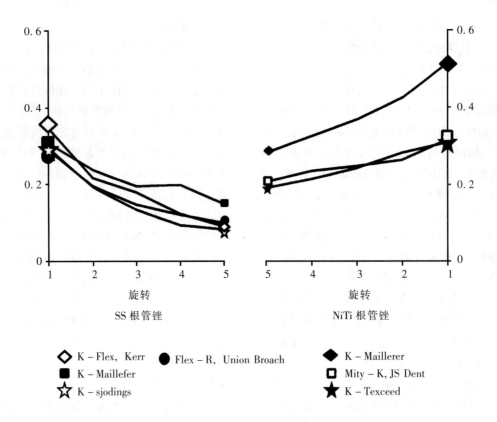

图14-51 镍钛(NiTi)与不锈钢(SS)两种材料的K型器械的磨损性对比研究结果。切除牙本质效能的测量单位为 mm²,各类不同的器械分别在相同的压力下、相同的牙本质表面旋转2周、3周、4周、5周后,可以发现,器械切除牙本质的效能都大大降低,相对来讲,镍钛器械要比SS器械的抗磨损能力强得多。具体图示数据来源如下:1. K-Flex, Kerr;2. K-Maillefer;3. K-Sjodings;4. Flex-R, Union Broach;5. K-Maillefer;6. Milt-K, J.S. Dent;7. K-Texceed

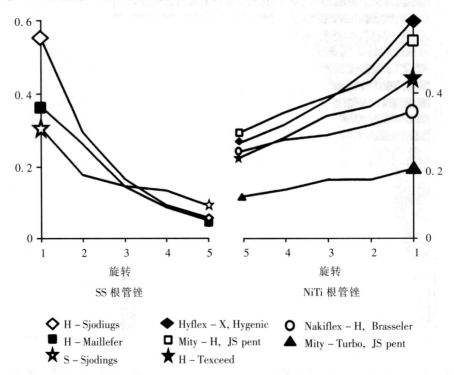

图14-52 镍钛(NiTi)与不锈钢(SS)两种材料的H型器械的磨损性对比研究结果。切除牙本质效能的测量单位为 mm²,各类不同的器械分别在相同的压力下、相同的牙本质表面旋转2周、3周、4周、5周后,可以发现,器械切除牙本质的效能大大降低,相对来讲,镍钛器械要比SS器械的抗磨损能力强得多。具体图示数据来源如下:1. H-Sjodings;2. H-Maillefer;3. S-Sjodings;4. Hyflex X, Hygenic;5. Mity-H, J.S. Dent;6. H-Texceed;7. Naviflex-H, Brasseler;8. Mity-Turbo, J.S. Dent

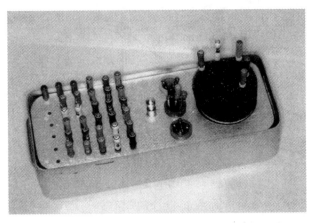

图 14-53　专门设计的根管器械盒，可以容纳普通根管器械、GG 钻、扩大器、充填器

射性，拍摄 X 片，而后确定根管的工作长度。

Sundada[244]首次提出了利用电流来测定根管长度的方法。最初提出上述方法时，由于诸多方面的不足，在很长时间内未能获得专业人士的认可。近年来，一些口腔器械研究人员对原有的仪器进行了大量的改进、调整和完善，制造了多种电子根管长度测定仪（电子根尖定位器）[73,75,76,77]。目前，只要临床牙医师正确应用，各式电子根管长度测定仪（电子根尖定位器）已经能精确测定根管长度，而且结果易于解释。另外，由于人体组织的导电性及某些特定根管内牙髓坏死液或渗出液的存在，可能对电子根管长度测定仪（电子根尖定位器）的应用及其测定结果产生一定影响。

现在，最流行的电子根管长度测定仪（电子根尖定位器）有以下两种：Endex Plus 和 Apit（Los Angeles）、Root ZX（Japan）[76,130]。上述测定仪操作简单，对根管内容物的刺激也较为轻微。其工作原理为：测定仪向根管内输入温和的交流电，通过测定根管器械与黏膜之间的阻抗大小来确定根管长度。当电子根管长度测定仪工作时，可以产生频率不同的两种电流，而两者差值最大或者比值最大的位置即是根尖孔所在的位置。Endex Plus 与 Apit 所产生的电流频率为 1kHz、5kHz，可利用两者之间的差值确定根尖孔的位置；Root ZX 所产生的电流频率为 8kHz、0.4kHz，用两者之间的比值确定根尖孔的位置。当根管测定器械的尖部达到根尖孔时，电子根管长度测定仪会显示特定的信号。标准的电子根管长度测定仪由以下几个部分组成：①唇形夹；②测定器械夹持器；③测定仪主机。机身上一般设计有显示表盘，可根据不同的刻度显示待测根管的长度（图 14-54）。

通常情况下，应用电子根管长度测定仪所获得

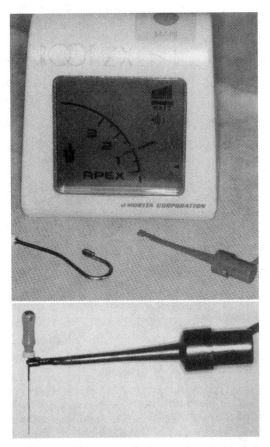

图 14-54　Root ZX 电子根管长度测定仪及其组件：1. 唇形夹；2. 测定器械夹持器（Japan）

的结果误差在 0.5 mm 之内[76,130]。因此，要获得"安全"的工作长度应在测量值中减去 1 mm。最终结果还可以佐以放射学检查。毫无疑问，这要比传统的在术前拍摄的 X 线片上测定根管长度减去 2 mm 的粗略方法准确得多。最近的关于放射学与 Endex Plus 根管长度测定仪测定方法结果精确性的对比研究发现，电子根管长度测定仪所获得的结果比传统的放射技术所得到的结果更加准确可靠[182]。但临床医师必须谨记一点，如同电子牙髓活性测定仪一样，电子根管长度测定仪在没有心脏病专家会诊的情况下，禁用于佩带心脏起搏器的患者[23,74]。

根管充填器械

当根管经过完善的扩大、冲洗以后，根管内的空间必须用专用的根管充填材料严密充填。根管充填方法很多，但使用最普遍的是垂直加压与侧向加压方法。

对于每一种特定的根管充填方法，都有一系列相应的充填器械。有扣镊是输送牙胶尖时最理想的夹持器械（图 14-8），该镊特有的凹沟设计使临床医师可以牢固地控制牙胶尖，迅速而有效地将之输

送到合适的位置。另一类常用的根管充填器械是根管侧方加压器与充填器。前者的作用是将已经填充入根管的牙胶尖压实从而为进一步的牙胶尖充填提供足够的空间；相比之下，后者体积更小，但其尖端比前者要钝一些。在实际的临床治疗过程中，较小型号的两类器械可以混合应用。上述器械都是手用或指用器械(图14-55)。因为手用侧方加压器械的工作端与其长轴形成一定角度，所以有一定的潜在折断可能性；而且，如果使用方法不够准确，器械的尖端部位会产生较大的侧向楔性力。

手用根管侧方加压器与充填器的应用大大降低了根管垂直性损伤的发生率。临床牙医师应按照自己的个人习惯选择所需要的器械类型与型号。目前，口腔器材市场上大多数手用根管侧方加压器与充填器的工作部分锥度都是与根管预备器械相同的，可以随意选择应用(0.02 mm/mm)。鉴于一些病例需要直径较大的副牙胶尖，所以在该类情况下，一些临床牙医师建议在选择根管侧方加压器时，可以不必局限在标准范围之内。有时候根据所用牙胶尖的直径大小选择较大型号、特殊的根管侧方加压器，能更好地完成牙胶尖的充填(表14-2列出了副牙胶尖的型号)。

近年来，镍钛(NiTi)类根管侧方加压器与充填器也已在口腔器材市场上大量出现。在弯曲根管，该类器械更容易保持根管的原有外形而避免侧弯(图14-56)。

热载体是专为根管充填时垂直加压而设计制造的仪器。传统的手用热载体在外形上与充填器非常相似，主要应用于加热根管内的牙胶尖，使牙胶

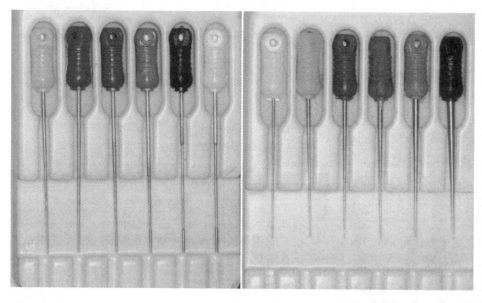

图14-55 镍钛制的手用充填器与充填器系列 A. 各型根管充填器：最精细型、较精细型、中等精细型、精细型、中型 B. 各型根管侧方加压器：No. 20、No. 25、No. 30、No. 35、No. 40、No. 45

表14-2 辅助牙胶尖的指定大小*

名称	D_3	D_{16}	锥度
XF	020	0.45	0.019
FF	0.24	0.56	0.025
MF	0.27	0.68	0.032
F	0.31	0.80	0.038
FM	0.35	0.88	0.041
M	0.40	1.10	0.054
ML	0.43	1.25	0.063
L	0.49	1.55	0.080
XL	0.52	1.60	0.083

*尖端突出，规定顶端的直径为3mm(D_3)和16mm(D_{16})，误差为±0.05mm，长度≥30mm±2mm。

†X,超；F,细。‡M,中。§L,大。

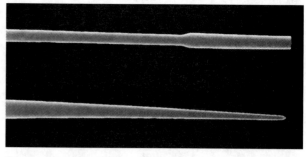

图14-56 镍钛制的Hyflex手用侧方加压器与充填器系列。请读者注意观察器械光滑的表面

尖变软，进一步向根尖与侧方渗透，获得更严密的根管充填效果。电子热载体，例如 Endotec、Touch'N Heat（接触型热载体）、B-System（B系统）等，可以将加热温度控制在特定范围之内，有些还配有多个接触头，以便将热载体应用于各类不同根管器械的加热（图 14-57）。

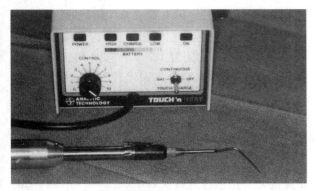

图 14-57　可以加热各类不同根管器械的 Touch'N Heat（接触型热载体）及安装在仪器上的充填器

为了准确放置封闭剂、黏接剂，根管糊剂螺旋输送器是必不可少的（图 14-58）。只要使用方法正确，根管糊剂螺旋输送器是一种安全的器械。在应用该器械时，根管糊剂螺旋输送器必须顺时针旋转进出根管，绝不能直接插入或拔出，否则仪器可能卡入根管侧壁而折断。根管糊剂螺旋输送器可以迅速将各种根管糊剂输入根管内。在选择其型号时，应尽量不要选择较大型号，以避免当根管充填材料被挤压在输送器与根管壁之间时，根管糊剂被压入根尖。

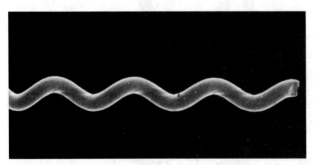

图 14-58　根管糊剂螺旋型输送器

根管充填物去除器械

具体内容参照第 25 章。

根管消毒材料

根管冲洗材料

完善的根管冲洗是成功的根管预备必不可少的一部分，因为只有完善的根管冲洗才能去除根管内的牙髓残留物及牙本质碎屑[92]。在现代根管预备过程中，冲洗液一般容纳在针头尖细[2, 85]而容量较大的注射器内[18]，牙本质碎屑采用功能良好的抽吸仪器抽出。以往用次氯酸钠（NaOCl）与双氧水（H_2O_2）混合清除根管残留物，但效果较差[2, 248]。

足量的冲洗对根管预备器械切削功能的发挥同样重要。以往大量资料所讨论的所谓"根管冲洗液对根管有一定的润滑作用"的观点其实是一种对冲洗作用过程的误解。如果不能及时地对根管预备器械进行冲洗，器械的刃间凹槽很快为牙本质碎屑所充满，大大降低器械的切削效率。根管冲洗能及时而迅速地去除切削下来的牙本质碎屑，消除碎屑对器械切削功能的阻碍，使其更有效。冲洗对减少感染根管细菌数量也是必需的，但冲洗液本身的抗感染作用微乎其微，单靠冲洗是不可能达到根管无菌效果的。因此，在选择冲洗液时，抗菌作用并不是重点，表面张力和碎屑清除能力才是最重要的。

四价铵化合物冲洗液因为较低的表面张力而被广泛应用。该类物质是去污剂，可以溶解坏死牙髓的脂质碎屑，更有利于根管的彻底清洁。但因为人们逐渐发现其较强的组织毒性，现在已经很少应用[26]。有时候作为辅助药物与螯合剂乙二胺四乙酸（EDTA）或螯合剂乙二胺四乙酸与溴化十六烷基三甲铵的混合物（EDTAC）联合应用，能起到一定的抗菌作用。

在北美，目前所有的冲洗液产品中占据主导地位的是次氯酸钠（NaOCl）溶液，实际上它也是世界范围内根管冲洗液的首选。次氯酸钠（NaOCl）有较好的蛋白质溶解性，有利于根管预备。也有人提倡用洗必泰（双氯苯双胍己烷，chlorhexidine）作为根管冲洗液，但与次氯酸钠（NaOCl）冲洗液相比，洗必泰没有优点可言。如果用于牙本质，洗必泰能与牙本质内的羟磷灰石发生化学反应，生成一个潜在性的洗必泰贮留池，该贮留池内的洗必泰可以在冲洗后的较长时期内持续释放，从而起到持续性的消毒作用[114]。有人认为该持续性的消毒作用可以降低根管充填以后根管内容物微渗漏的发生率，但所有的临床资料统计调查研究尚未得出支持上述观点的结果[171, 175]。

蛋白质水解类材料

目前，最常用的蛋白质水解类冲洗液是次氯酸钠（NaOCl）溶液，早在20世纪初期次氯酸钠（NaOCl）溶液就已成为处理感染创口的重要制剂[45, 54, 55]。经过一系列复杂的理化过程，坏死的组织及碎片可被溶解。游离氯的数量对蛋白质分解成氨基酸起重要作用。[63]高温可在一定程度上加强次氯酸钠溶液抗菌及组织溶解的作用[49,51,136]。

最初由Dakin提出的次氯酸钠（NaOCl）溶液的浓度为0.5%[54,55]，而现在，牙科所用的次氯酸钠（NaOCl)溶液浓度高达5.25%。实际上，如果应用适宜，1%的浓度就可以获得理想的抗菌及组织溶解效果了。更高浓度的次氯酸钠（NaOCl）溶液损害活组织且不能使其抗菌作用提高(图14-59)[39,40]。只要在溶液中有游离态氯存在，次氯酸钠（NaOCl）溶液就有抗菌作用，因为游离的氯是蛋白质分解、组织溶解的主体因素。应使用新鲜配置的次氯酸钠，特别是使用低浓度溶液时更应如此。当预备较细根管时上述操作更为重要。

NaOCl不能很好地湿润牙本质壁，小根管和它们的延伸处不容易被冲洗到[183,196,213]。曾有人试图改变次氯酸钠的表面张力，但未成功[2,50]。有报道NaOCl可减少牙本质中的有机化合物和明显增加牙本质的通透性[20]。纯净的次氯酸钠是美国药典(USP)登录药品，可以在药房买到。但临床牙医师用的是商品化的5.25%的次氯酸钠溶液（即家庭用漂白剂）。此浓度的次氯酸钠溶液的毒性强，可能造成不必要的坏死性创面。大量的文献指出，应用不同高浓度的次氯酸钠溶液所引起的术后疼痛无显著性差异[98,101,102]。但上述结论并无任何实际意义，因为在组织损伤与临床症状之间并没有必然而明显的直接联系。

商品化的次氯酸钠被缓冲为pH12~13。这就在NaOCl中添加了另一种有毒成分，使溶液更具有腐蚀性。因此，如用商品化的漂白剂作为制备1%冲洗液的基础时，用无菌的1%碳酸氢钠$NaHCO_3$溶液作为稀释剂代替普通的蒸馏水较好，这样可帮助将pH值调整到较低的碱性。稀释和缓冲后的次氯酸钠保存时间有限，应保存于阴凉避光处，时间不超过1~2周。

应用次氯酸钠溶液引起的临床并发症不多，最常见的是将溶液注入根尖周组织[24,191]。主要临床症状为剧烈疼痛、局部组织出血、广泛水肿。疼痛一般可以在2~3天之内消失。水肿在第1天逐渐加重而后逐渐消散，预后良好。

去污剂或清洁剂

因为去污剂可以迅速地清除坏死组织碎片中的脂质成分，所以经常被应用于根管冲洗。在该类冲洗液中，最常见的是四价铵化合物（家庭中也常

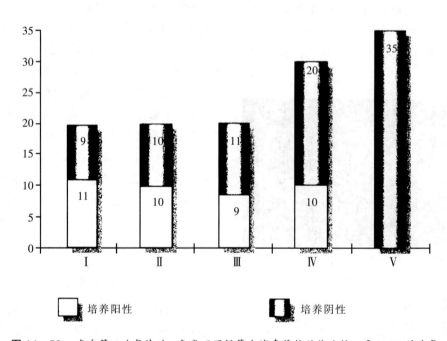

图14-59 患者第二次复诊时，各类不同根管内消毒药物效能比较 Ⅰ.0.5%的次氯酸钠(NaOCl)溶液；Ⅱ.5%次氯酸钠(NaOCl)溶液；Ⅲ.5%次氯酸钠(NaOCl)溶液+EDTA（Ⅰ、Ⅱ、Ⅲ操作在患者两次就诊期间未进行根管内封药）；Ⅳ.5%次氯酸钠(NaOCl)溶液冲洗，患者两次就诊期间根管内封药为酚剂；Ⅴ.5%次氯酸钠(NaOCl)溶液冲洗，患者两次就诊期间根管内封药为氢氧化钙。白色区域为细菌培养阳性结果，暗纹区域为细菌培养阴性区域

用)。四价铵化合物曾经被认为是理想的抗菌药物选择,而且极低的浓度就可以达到较好的抗菌效果。但随着应用时间的延长,人们发现上述观点是错误的。进一步的研究发现,不仅该类药物的抗菌谱相当狭窄[26,191],而且其组织毒性也非常强。目前,常用的四价铵类冲洗液的浓度一般为 0.1%~1%,最常用的是 Zephiran Chloride 冲洗液。鉴于四价铵类冲洗液的组织毒性及其狭窄的抗菌谱,人们似乎已经找不到选用它而摒弃次氯酸钠冲洗液的理由(一般选择作用较为缓和的低浓度次氯酸钠溶液,浓度不超过 1%)。

另一类具有去污作用的冲洗液是碘伏类制剂。在这一类抗菌剂中,最常见的是 Wescodyne 与 Iodopax。该类有机碘产品不会产生过敏症状,而且极低的浓度即可获得良好的抗菌效果。微生物学研究证明,该类药物在仅为 0.05%(体积百分比)浓度条件下即可发挥其抗菌作用。有时候可以在去污剂类药物中加入一定量的氢氧化钙 $Ca(OH)_2$,以取得更好的冲洗效果[21]。

脱钙类材料

在对根管进行机械预备的过程中,会形成一玷污层。关于这一玷污层究竟该完全去除还是可以置之不理,目前还没有任何的科学依据支持其中任一观点。诸多观点可谓众说纷纭、莫衷一是。就以玷污层清除方面来讲,目前常用的药物制剂有:过氧化脲类(CP)、氨基喹醛碱——乙酰乙酸盐类(如 Salvizol)、螯合剂乙二胺四乙酸(EDTA)等。相关研究结果发现,过氧化脲与 Salvizol 对该玷污层的作用是微乎其微[728,189],25% 的枸橼酸(柠檬酸)也未能表现出令人满意的玷污层去除性能[272]。

EDTA 常被推荐作为一种根管冲洗液,因为 EDTA 有螯合特性,能去除玷污层中的矿物质[83,84,147,148,170]。如果使用的量很大,EDTA 可以使根管壁的牙本质脱矿 $50\mu m$[254,262]。通常应用的 EDTA 浓度为 17%。如果冲洗液能到达根管侧壁的表面,EDTA 可以在 1 分钟之内清除玷污层。在临床操作中,一般要求 EDTA 冲洗液在根管内的留存时间为 15 分钟,以获得最理想的效果。EDTA 的脱矿作用是有自限性的,因为螯合剂可被消耗完。为了获得持续性的螯合作用,必须不断更换新的冲洗液[84]。在根管预备的整个过程中,作为冲洗液,EDTA 的作用是有限的。如果给予足够的软化作用时间,EDTA 可以使得 $50~\mu m$ 的微细的牙本质小管开放,双侧可达 $100~\mu m$,这相当于锉尖大小的 0.1。

玷污层中既含有有机成分也含有无机成分。为了彻底清除该玷污层,仅仅依靠 EDTA 是远远不够的,必须附以蛋白质水解类冲洗液(如次氯酸钠溶液),以更好地清除其中的有机成分[86]。

在目前市场上,EndoDilator N-Q 是一种 EDTA 与四价铵化合物的合成型冲洗液产品,该类冲洗液在发挥冲洗作用的同时,还有一定的去污作用。

根管内消毒材料

生物机械性预备与抗菌性溶液的冲洗是髓腔消毒所必需的。但有人提出,对于一些感染根管,要彻底消除微生物是不够的[39,40,92],还须用有效的抗菌制剂做进一步的消毒(图 14-59)。目前最常用的根管内消毒药物是酚类制剂及酚的衍生物,含氯、含碘的抗菌制剂也较常用。近几年来,有的临床医师宣布在牙髓坏死的感染根管内应用氢氧化钙 $Ca(OH)_2$ 制剂进行消毒取得较好效果。常规的抗菌制剂一般都有毒性,应注意不要引起过多的组织损伤(图表 14-3)。

酚类制剂

酚(C_6H_5OH)或石炭酸(carbolic acid)是最早应用于临床医疗的抗菌药物之一。尽管有一定的组织毒性,酚(C_6H_5OH)与酚类衍生物如麝香草酚(thymol)、对氯苯酚(paramonochlorphenol)、甲苯酚(煤酚 cresol)仍是牙髓病临床治疗中最常用的根管消毒药物。酚类是非特异性原浆毒性药物,有很强的杀菌作用,1%~2% 的浓度即可获得理想的抗菌效果。一些临床牙医师倾向于应用高浓度的酚类制剂(30%),但相关微生物学研究发现,如此高浓度的酚类制剂实际的抗菌效果要比浓度 1%~2% 的同类制剂差得多,且持续作用时间也比后者要短[153]。酚类衍生物的抗菌效果与组织毒性均比单纯的酚类制剂强。目前临床上所用的酚类及其衍生物制剂一般都曾经过樟脑化(使物质与樟脑发生化学反应,从而在一定方向、一定程度上改变物质某些性质的方法),该过程的结果是,通过减缓药物毒素向患牙周围组织释放的速度,从而大大降低其组织毒性。

微生物学研究发现,酚类及其衍生物对哺乳类动物细胞毒性较强,而且其抗菌作用并没有随着组织毒性的增强而相应提高[233,234]。动物实验结果还证明,酚类及其衍生物可以在比其他同类抗菌制剂浓度低很多的条件下引起周围组织炎症[236]。

此外,酚类及其衍生物的临床抗菌效果并不令

表 14-3　根管内消毒剂对组织的刺激

稀释比例	2% IKI	CP	FC	Cresatin（醋酸间甲酚酯）	CPC
1:16	269 ± 3.0	—	—	—	—
1:32	2.9 ± 0.3	—	—	—	—
1:64	3.3 ± 0.4	33.8 ± 3.1	21.6 ± 0.8	—	—
1:128	1.6 ± 0.2	16.1 ± 1.4	15.7 ± 1.0	29.7 ± 2.2	33.4 ± 2.7
1:256	1.6 ± 0.1	2.1 ± 0.1	17.0 ± 3.5	19.9 ± 2.2	28.2 ± 2.4
1:512	1.1 ± 0.1	1.1 ± 0.1	11.1 ± 1.7	12.2 ± 0.8	23.0 ± 1.8
1:1024	—	—	4.5 ± 0.9	0.5 ± 0.2	1.9 ± 0.5
1:2048	—	—	1.6 ± 0.4	—	—

IKI,碘-碘化钾；CP,樟脑苯酚；FC,甲醛煤酚；CPC,樟脑对氯苯酚。

* 皮内注射0.1ml稀释的消毒剂后测量增加的血管渗透性。上图指示3小时后伊文氏蓝可检出 μg 水平漏出的人血浆清蛋白，正常值小于3μg。甲醛煤酚稀释1000倍、甲醛煤酚、醋酸间甲酚酯、樟脑对氯苯酚稀释500倍、樟脑苯酚稀释128倍可引起炎症。碘-碘化钾是刺激性最小的消毒剂。M±SD。细节请参阅 Spangberg 等[235]。

人满意。在经过两周的根管封药（樟脑化的酚类或其衍生物）期后，对根管内的提取物进行培养，结果发现有1/3的根管内呈现菌群阳性（图14-59）[38]。酚类及其衍生物没有挥发性，因此在临床应用时不能仅靠把浸满药物的小棉球置入髓室，依靠挥发性来完成对根管的消毒[62,236]。

甲醛

尽管有一定的组织毒性及致突变性，甲醛仍然广泛应用于根管治疗[138]。现在，临床牙医师最感兴趣的甲醛类药物莫过于甲醛甲酚类（福莫尔，FC）。在FC中，甲醛的含量在19%~37%之间。三甲酚-福尔马林是另一种较为常用的甲醛类制剂，含有10%的三甲酚与90%的福尔马林。由上可以看出，所有的甲醛类制剂中均含有10%以上的甲醛成分，10%的甲醛是用来固定病理学标本的。

甲醛具有良好的挥发性，可将浸有甲醛溶液的小棉球置入髓腔，依靠释放出的气体进行髓腔消毒。所有甲醛类制剂都有远大于其抗菌作用的毒性[67,234,236]。牙髓和根尖周组织接触的甲醛将扩散至全身各部位[15,34]。鉴于其明显的毒性、组织破坏作用、致突变性、致癌性等不良特性，没有理由再将甲醛类药物用于根管治疗。但替代物必须具有较强的抗菌特性与较低的毒性。

卤素类药物

氯（Chlorine）是应用时间较长的根管冲洗药物。有时以氯亚明-T的形式用于根管内封药[65,67]。

碘（Idine）在碘化钾（KI）的碘化物（IKI）形式下，是一种非常有效的抗菌溶液[175,233]，毒性低[65,67,234,236]。实验证明，2%IKI可以在5分钟之内进入牙本质内层深达1000μm[175]，是感染牙本质的有效消毒剂。离体实验结果显示，2%的IKI溶液可以在5分钟之内杀死感染牙本质里的细菌[195]。IKI可释放出有强的抗菌效力的碘蒸气[62,263]。可用碘2克与碘化钾4克混合，溶解于94毫升蒸馏水中，以制备该溶液。另外，碘酊（含碘量为5%）也是临床常用的可靠消毒药物，在准备无菌工作环境时，可用于对橡皮障和牙齿表面的消毒[160]。

氢氧化钙制剂

1920年，Hermann第一次提出了将氢氧化钙 $Ca(OH)_2$ 应用于根管治疗的观点[104]。尽管当时有详细资料记载，但在接下来的25年时间里，并不为人所知[105]。严格来讲，氢氧化钙 $[Ca(OH)_2]$ 不能归类于常规根管消毒药物，但它在根管中确实可杀死细菌。在过去的40年里，许多根管治疗专家常规应用氢氧化钙，氢氧化钙在感染根管治疗中的价值已被广泛肯定[38,217]。一般使用的氢氧化钙 $[Ca(OH)_2]$ 是将氢氧化钙 $[Ca(OH)_2]$ 粉末溶解于蒸馏水中制成的糊剂。

在人体温度条件下，只有不到0.2%的氢氧化钙 $[Ca(OH)_2]$ 分子分解为 Ca^{2+} 和 OH^- 离子。氢氧化钙溶解于水，因此应用蒸馏水作为糊剂的溶剂是适宜的。当暴露于空气中时，氢氧化钙可生成碳酸钙 $(CaCO_3)$。但因为上述反应很慢，对临床应用的结果并没有显著影响。

当氢氧化钙糊剂中混入较多碳酸钙 $(CaCO_3)$ 时，会有颗粒感，因为碳酸钙的溶解度很低。有人建议采用乙酸间甲苯酯或樟脑化的对位氯酚作为混合的溶剂，但氢氧化钙与乙酸间甲苯酯混合生成甲酚钙和乙酸；而氢氧化钙与樟脑化的对位氯酚混合生成对位氯酚钙。两种变化都抑制了水解，因而不能达到需要的较高 pH 值[14, 216]。

氢氧化钙抗菌作用发挥缓慢。微生物学实验证明,与根管侧壁直接接触的氢氧化钙要完全杀死根管内的肠球菌至少需要 24 小时[195]。在实际的临床治疗过程中,封药 1 周后根管才可以达到绝对无菌状态[217]。生物化学研究还发现,除了抗菌作用以外,氢氧化钙还能促进细菌脂多糖的脂质部分的水解,从而抑制脂多糖的生物活性[193, 194]。这是非常有利的效果,因为被杀死的细菌细胞壁残余也可能引起根管感染。总之,氢氧化钙不仅能杀死根管细菌,还能减少细菌壁残余脂多糖(LPS)的作用。

配制氢氧化钙糊剂的溶剂可以采用无菌的水或盐水,许多厂家可提供多种单剂型氢氧化钙糊剂,如 Calasept、SteriCal(Centrix 公司)、DT Temporary Dressing 等(图 14-60)。另外,在配制氢氧化钙糊剂时,应调拌成稠的混合物,使其含有尽量多的氢氧化钙微粒。最理想的传递工具是根管糊剂螺旋型输送器。为了取得理想的根管消毒效果,保证根管工作长度都被糊剂均匀一致地充满是非常必要的。加入去污剂的氢氧化钙饱和溶液是一种可供冲洗用的、有效的抗菌剂[21]。

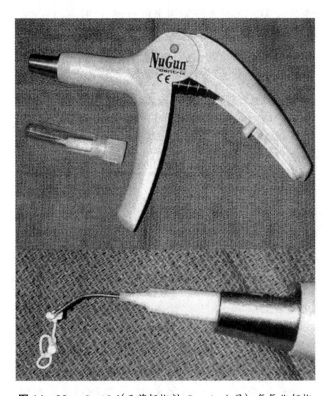

图 14-60　SteriCal(无菌钙糊剂,Centrix 公司)。氢氧化钙糊剂的单剂型替代品之一,由氢氧化钙溶解于无菌的生理盐水中制成,专门的"Centrix"注射器可以将糊剂直接注入根管内

根管充填材料

对根管进行完善的预备以后,应采用能彻底防止口腔与根尖交通的材料进行根管充填。因为当存在上皮组织时,根尖部的创面是不能愈合的。从这个意义上讲,在创面放置的根管充填材料起着异种种植体的作用。要达到所有上述物理学、生理学方面的要求,根管充填材料的选择必须非常严格。通常情况下,根管充填材料分为 2 大类:固体根管充填材料和糊剂充填材料。

固体充填材料(Solid materials)

古塔胶

古塔胶是最常用的材料。它是胶木树的干汁。1843 年,Sir Jose d'Almeida 首次向英国皇家医疗署提出,到 19 世纪末期获准开始应用于牙科。它是自然形成的 1,4-聚异戊二烯,与普通的橡胶相比较硬,质地较脆,弹性较低。胶木胶的原始分子结构是一种线性的晶体,当对其加热到一定的温度时,随着分子运动的不断加强,其分子结构的有序性被打破,晶体结构被破坏,进而发生一种质变。

胶木胶的晶体结构可以分为两个相:α 相与 β 相。上述两种不同状态的晶体结构唯一的区别就是其分子某一个基点上原子团排列方向截然相反。最初从树木汁液中提炼出来的胶木胶都具有 α 相分子结构,当对胶木胶进行一系列的加工后,临床应用的根管充填牙胶尖中的橡胶成分分子结构都是 β 相的[203]。也就是说,在进行加工的过程中,胶木胶本身的分子结构经历了从 α 相到 β 相的转变。上述转变是可逆的,在整个加热过程中,胶木胶先是从 α 相转变为 β 相,继续升温至 115°F (46℃)时,β 相回到 α 相。缓慢加热至 130°F~140°F(54℃~60℃),物质的晶体结构完全被破坏,成为一种无序状态:①人工控制条件下,缓慢降温(1°F/h),恢复原始的 α 相线性晶体结构;②自然条件下冷却,β 相。临床所用的牙胶尖的软化温度为 147°F (64℃)[88, 203],极易溶解于氯仿(三氯甲醛)和氟烷(三氟溴氯乙烷)。

现在用于根管充填的牙胶尖内,古塔胶成分只占 20% 左右(表 14-4)。其主要的组成是氧化锌(ZnO),可以达到牙胶尖总重的 60%~75%。氧化锌是使根管牙胶尖呈 X 线阻射的主要成分。其余的 5%~10% 为种类繁多的树脂、蜡及金属硫酸盐等。关于牙胶尖具体的成分组成属于生产商的机

表 14-4　牙胶尖的成分

牙胶尖	
古塔胶	19% ~ 22%
氧化锌	59% ~ 79%
重金属盐	1% ~ 17%
蜡或树脂	1% ~ 4%

密。有人提出含有各类抗菌剂的抗菌牙胶尖,但是,尚没有关于该类添加剂作用的可靠资料。1 mm 直径的牙胶尖的 X 线阻射能力相当于 6.44 mm 铝[31]。

牙胶尖不能用高温消毒,必须用其他消毒方法。最实用的方法是在应用之前将牙胶尖置于次氯酸钠(NaOCl)溶液中消毒。将牙胶尖置于 5% 的次氯酸钠(NaOCl)溶液中,浸泡 1 分钟可达到这一目的[212]。在充填前,从浸泡液中取出后,还必须将牙胶尖用乙酸乙酯液冲洗,以去除牙胶尖表面的次氯酸钠结晶;因为残留在牙胶尖表面的次氯酸钠晶体会降低充填的密合性。

应用牙胶尖进行根管充填时,还必须施以一定的挤压力。但是,研究证明,牙胶是不能压缩的[204]。在根管充填时不可能将牙胶压缩,而是使牙胶尖移位以便将根管充填得更完满。采用溶媒或加热的方法可使牙胶尖塑形,以便充填时能更适合根管形态。但是,当凝固时,上述两种方法都会导致牙胶尖发生轻微的体积收缩,约 1% ~ 2%[150, 268]。也有人提出,如果将加热温度控制在 113°F (45°C)以下,可防止牙胶尖的体积收缩。但当垂直热加压充填时,这实际上是不可能做到的[87, 94, 95, 205]。但在热加压时,小心控制温度,避免局部产生不必要的高温是非常重要的。第一道防线是选择比火焰加热更易控制加热温度的装置[113]。目前口腔科设备市场上,可买到一些用电控制的加热器。其中 Touch'N Heat(接触型加热器)、System-B(B 系统)是用于此目的的最普通的装置(图 14-61)。牙胶尖暴露于空气和光线中会变脆[172]。因此,它应保存在阴凉、干燥处,以获得更长的使用期限。近年来,有人提出了各种使老化的牙胶尖恢复活力的方法[224]。

因为牙胶尖缺乏使根管密封的黏接性能,临床上不能单独使用牙胶尖完成根管的充填。有几种用加热或溶剂使牙胶尖更好地适合根管的技术,但糊剂和黏接剂仍是根管密封所必需的。牙胶尖不能密封,因为它缺乏黏性。

口腔材料市场上出售的牙胶尖有不同的规格与型号(图 14-62)。主要有 2 大类:①核心尖用作

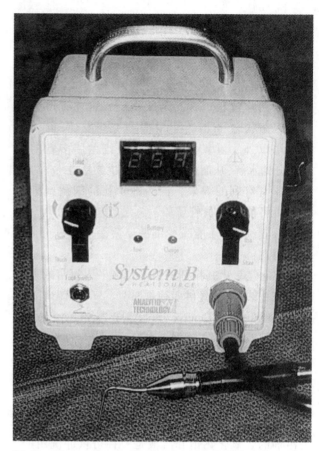

图 14-61　System-B(B 系统)在进行根管充填时,可以用于对牙胶尖的精确控制加热;也可用于已充填牙胶尖的去除

主牙胶尖;②副牙胶尖用来进行侧方加压。核心牙胶尖(即主牙胶尖)的大小是按根管锉同样的大小和锥度标准设计的(ANSI and ADA No. 78),有一个公认的牙胶尖国际标准。牙胶尖的公差不是很精确的。生产一根根管锉,其公差必须控制在 ±0.02 mm,而牙胶尖的公差只须测到 ±0.05 mm 即可。其结果是,同样大小的根管器械和牙胶尖,直径相差可能是 0.07 mm(比一个锉的大小稍大)。当厂家不严格按标准生产时,偏差会更大[224]。

副牙胶尖锥度较大,末梢尖。副牙胶尖也经过标准化,但具有不同的系统。一般它们的型号为:细、细-中、中-细、中、中-大。这些牙胶尖一般作为副牙胶尖用于侧方加压。尽管核心尖在充填根管时用来作为主牙胶尖,但有时副牙胶尖可能更适用。

银尖

从 20 世纪 30 年代,纯银就已被铸成锥形用于根管充填[112, 252]。现在银尖的使用已愈来愈少。银尖常被用于充填窄细根管。因为金属银刚性强,根管充填较牙胶尖容易。近年来,不锈钢(SS)尖常被用于重度钙化、明显弯曲、狭窄根管的充填。

因为银尖极差的可塑形性,单靠银尖来取得理

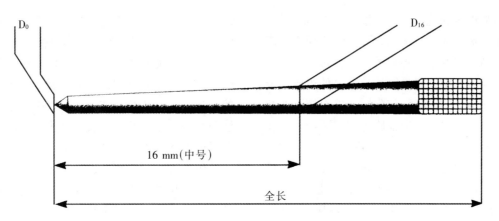

图 14-62　ANSI 与 ADA 标准系统对牙胶尖的某些测量点

想的根管充填效果是不可能的。绝大多数银尖都含有一定量（0.1%~0.2%）的其他金属，如铜和镍等，这些含量微小的金属大大增加了银尖遭受腐蚀的可能性（最常见的临床并发症[36,100,122,276]，图14-63）。另一个引起银尖腐蚀的原因是同一颗患牙上金属修复体（嵌体、全冠及桩核）的存在，系由于不同种类金属之间的微电流引起。金属银的腐蚀产物有着很强的组织毒性，极容易引起局部组织炎症[82,211]。众所周知，绝大多数的银尖充填失败病例都有银尖被腐蚀，发生氧化反应的现象，但该类根管充填的失败究竟是因为银尖的易腐蚀性造成，还是金属银过强的硬度使然，至今尚未达成共识。

如同其他的硬质根管充填材料，银尖与不锈钢(SS)尖的最大缺点是它们极差的牙体组织密合性。所以金属尖的应用必须附以黏固材料或糊剂充填材料。

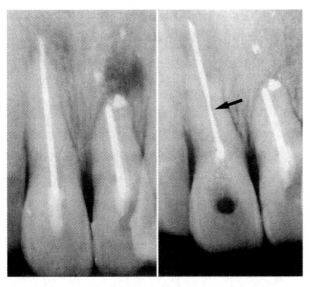

图 14-63　银尖充填效果。根管充填 2 年以后复诊，可以看到明显的银尖腐蚀（图中箭头所示）

糊剂充填材料

根管封闭剂

在根管充填中，封闭剂起着重要作用。封闭剂能将牙胶尖不能充填的所有空间充满，弥补牙胶尖物理性能的不足。一个好的封闭剂对牙本质和核心充填材料（通常为牙胶尖）应有黏结性。另外，封闭剂应有内聚力，使充填物聚集在一起。封闭剂一般为混合物，可通过化学反应变硬。这种化学反应一般会释放毒性物质，使封闭剂具有较少的生物相容性。当评价所用材料的毒性时，封闭剂起着重要作用。

某些封闭剂和黏固粉，如 AH26、AH Plus、Ketac-Endo、Diaket 等，可被单独用作根管充填材料，因为它们具有足够的体积稳定性，可维持密合。但这种用法很难防止超填，因为封闭剂一般是用螺旋型输送器来输送的。根管封闭剂要求有一定的 X 线阻射性，以利于在 X 线片上观察。为了加强阻射性，可添加银、铅、碘、钡、铋等。与牙胶尖相比，多数根管封闭剂的阻射性较低。有各种各样的根管封闭剂，在选择前，一定要仔细评估根管封闭剂的所有性能。

氧化锌-丁香油黏固粉（丁氧膏）

许多根管封闭剂就是经调整的氧化锌-丁香油黏固粉，其调拌液为丁香油，粉剂含经过细筛的氧化锌，以提高流动性。凝固时间是经过调整的，使能有足够的操作时间。氧化锌-丁香油糊剂有较好的 X 线阻射能力，仅次于牙胶尖（1 mm 厚的氧化锌-丁香油糊剂 X 线阻射能力与 4~5 mm 铝的 X 线阻射能力基本相当）。[31] 氧化锌-丁香油糊剂与其他添加剂的相容性较好，如添加对位甲醛可获得一定的抗菌能力及将残余组织干尸化的能力，添加抗菌药物可增强糊剂的抗菌性能，添加松香与加拿大松脂可增强糊剂与牙本质的黏接性能，添加皮质激素可赋予糊剂一定的消炎性能等。

在根管封闭剂中，氧化锌是很重要的组成成分（表14-5）。研究资料证明，氧化锌不仅有较强的抗菌能力[247]，而且对人体组织细胞还有一定的保护作用。松香能赋予糊剂更好的黏接性能，松香最初的原料从针叶类植物提炼而来，现在，医疗所用的松香是多种物质的混合物，其中90%以上是树脂酸，其余10%为多种挥发性或非挥发性的物质，如萜-乙醇、醛类、烃类等[93]。树脂酸是一种一元碱羟酸，分子式为 $C_{20}H_{30}O_2$。树脂酸同时具有疏脂、亲脂两种原子团（树脂酸本身是疏脂性的，但又含有亲脂性的碳环结构），所以表现两种截然相反的特性。同时也正是因为亲脂性碳环的存在，树脂酸可以与细菌细胞膜上的磷脂发生化学反应，产生一定的细胞毒性，发挥抗菌作用（动物实验证明，树脂酸的这一作用只适应于哺乳类动物）。从这一点可以看出，树脂酸与四价铵化合物相似，都是通过增大细菌细胞膜的通透性来发挥抗菌作用的。树脂酸本身兼具抗菌性与组织毒性，但树脂酸与氧化锌的联合却呈现出明显的人体细胞保护性。由上可以看出，尽管有一定的组织毒性，总体来讲，氧化锌-丁香油糊剂的优点远远超过了不足，在如今的根管治疗中，氧化锌-丁香油糊剂仍是主导型材料之一。而且牙胶尖及其他根管封闭剂中的氧化锌成分还赋予材料以持久性的抗菌作用，使之更有利于保持根管充填牙的生存寿命[222,246,247]。

在某种特定的情况下，树脂酸可能与锌发生反应，生成树脂酸盐（其中丁香酸锌为基质）。该类树

表14-5 一些普通氧化锌-丁香油根管充填剂的成分

	Kerr-sealer (Rickert's)	Proco-Sol	Proco-Sol (Nonstaining)	Grossman's Sealer	Wach's Paste	Tubi-Seal
粉剂						
氧化锌	34.0~41.2	45.0	40.0	42.0	61.3	57.4~59.0
银（分子的/沉淀的）	25.0~30.0	17.0				
油树脂	16.0~30.0					18.5~21.3
树脂（氢化）		36.0				
具有二钙硅酸盐的树脂			30.0	27.0		
dithymoliodide	11.0~12.8					
镁的氧化物（美国药典）		2.0				
磷酸钙					12.3	
碱式碳酸铋			15.0	15.0		
次硝酸铋					21.5	
碘氧化铋					1.8	
三氧化二铋						
硫酸铋			15.0	15.0		7.5
硼砂				1.0		
重质氧化镁					3.1	
麝香草酚碘						3.8~5.0
油和蜡						10.0~10.1
液态						
丁香油	78.0~80.0				22.2	
丁香酚		90.0	83.3	100.0		*
加拿大树胶	20.0~22.0	10.0			74.2	
杏仁甜油			16.7			
桉油精					1.8	
山毛榉木馏油					1.8	
聚合树脂						*
Annidalin						

*不显示成分中的比例

脂酸盐性质极其稳定,几乎不溶于水[146,223]。因此,含有树脂成分的氧化锌-丁香油糊剂要比不含树脂成分的单纯氧化锌-丁香油糊剂更不易溶于水,体积稳定性也更好。

氧化锌-丁香油糊剂的凝固是一个系列化学过程,其中包括氧化锌向丁香酸锌基质中的物理性植入。氧化锌粉末颗粒的大小、pH值及水分的存在都会引起氧化锌-丁香油糊剂凝固时间的变化,某些添加剂甚至会改变其分子结构。丁香酸锌的生成是与氧化锌-丁香油糊剂的凝固同步进行的。游离的丁香酸对人体生理组织有刺激性,如果数量较多可能引起局部炎症。目前,最常见的氧化锌-丁香油糊剂种类有:Rickert's sealer、Proco-Sol、U/P-Grossman's sealer、Wach's sealer、Endomethasone、N2等。因为丁香油与氧化锌向周围组织的缓慢挥发、渗入,较长时间后氧化锌-丁香油糊剂会发生一定量的体积收缩。相关研究结果证明,不含树脂成分的单纯氧化锌-丁香油糊剂180天以后的体积收缩率为11%[118],而含有树脂成分的氧化锌-丁香油糊剂在同样的时间内的体积收缩率要比前者低得多(松香有维持糊剂体积稳定的作用)[146]。

曾经有一段时间,在根管封闭剂中添加甲醛盛行一时,其中最常见的便是在氧化锌-丁香油糊剂中添加甲醛(如表14-6)。但经过较长时间的临床应用及观察后,人们发现上述做法是很不明智的。因为添加剂-甲醛并未能就提高氧化锌-丁香油糊剂的效能起到任何积极作用,相反却大大增强了其原有的毒性,阻碍或推迟了创口的愈合。甲醛类根管治疗材料之所以经久不衰,是因为甲醛成分能使局部组织的神经末梢坏死从而掩盖了炎症的临床症状。因此,尽管毒理学研究早已证明了甲醛的毒性,但患者本身并没有即刻的临床症状,其严重后果一般要等到数年后才能明显表现出来。

氯仿-乳胶

氯仿-乳胶是应用历史悠久的另一类根管封闭剂。该根管封闭剂是通过将白色的胶木胶溶解于氯仿中生成的,可以使得胶木胶在根管中的密合性更好。但是,氯仿-乳胶不具有黏接性,必须附以其他具有较好黏接性的材料方可获得理想的根管充填效果。目前口腔材料市场上最常见的氯仿-乳胶产品Kloroperka N-Q,在原有的氯仿-乳胶基础上添加了树脂、加拿大松脂等,具有更好的黏接性。具体组成成分如表14-7。绝大多数的氯仿-乳胶类具有一定的X线阻射性,1 mm氯仿-乳胶的X线阻射能力与1.2~2.7 mm铝剂的X线阻射能力基本相当,大大低于牙胶尖1 mm相当于6.4 mm铝剂的X线阻射性能[31],所以,该类根管封闭剂在X线片上的影象非常模糊。但是,对于大多数的氯仿-乳胶类制剂而言,最大的问题是由于氯仿的挥发而引起的体积收缩。目前,有些较为先进的同类材料,如Kloroperka N-Q,其中添加了赋形剂(如氧化锌等),体积收缩的量大大降低,而且,氧化锌还提高了材料的阻射性能。

另一氯仿-乳胶类制剂是浓度为5%~8%的松香-氯仿溶液[41]。用该溶液冲洗的根管表面可以生成一层黏接性物质。该黏接层可以将主牙胶尖与根管侧壁紧密连接,从而保证根管空腔的严密封闭,可取得理想的根管充填效果。上述操作的技术

表14-6 两种带有甲醛的氧化锌丁香油牙髓牙骨质黏结剂成分

	Endomethasone *			N2 and RC-2B
	TypeA	TypeB	TypeC	
粉剂				
氧化锌	+	+	+	62.0~69.0
碱式碳酸铋				5.0~9.0
碘氧化铋	+	+	+	2.0~4.0
地塞米松	+	+		
氢化可的松			+	
氢化皮质酮				1.2
氢化泼尼松				0.2
Tetraiodothymol	+	+	+	
多聚甲醛	+	+	+	6.5
二氧化钛				2.0~3.0
硼酸苯汞				0.16
四氧化三铅				11.0~12.0
液态				
丁香油酚	+	+	+	92.0~100.0
香叶醇				8.0

*生产商未提供物质的分量;+为配方中含有该成分。

表14-7 牙胶尖封闭剂成分*

	Kloroperka N-Q	Chloropercha
粉剂		
加拿大树脂	19.6	
树脂	11.8	
古塔胶	19.6	9.0
氧化锌	49.0	
液态		
氯仿	100.0	91.0

*氯仿牙胶为预先混合的封闭剂;Kloroperka N-Q是粉/液混合物

含量很高,最终成功与否在很大程度上取决于操作者的水平。因为牙胶尖之间的空隙很难完全为材料所充满,要求临床牙医有熟练的根管充填操作技术及耐心细致的工作态度,只有如此才能保证完美的治疗效果;否则,可能会出现一些不能令人满意的症状(图14-64)。如果应用得当,该方法所获得的治疗效果可以与采用加热法牙胶尖充填的效果相媲美[269]。近年来,由于较强的组织毒性,上述材料的应用遭到了广泛的反对与批评,但相关的临床调查并未发现由使用该材料所引起的严重危害及不良后果。尽管如此,因为氯仿的高挥发性,临床医师在进行操作时应该谨慎小心,注意尽量减少氯仿的挥发量。而且在应用氯仿溶解根管原充物中的牙胶尖,对根管进行再治疗时,应该使用小型注射器与皮下注射针,以保证最大限度地降低氯仿的挥发量。在其他情况下应用氯仿时,也应从控制暴露时间、使用数量、氯仿的挥发面积等方面着手,将氯仿的挥发量降至最低。

目前有许多氯仿的替代产品,如三氟溴氯乙烷(氟烷)、松节油等。与氯仿相比,三氟溴氯乙烷(氟烷)溶解牙胶尖的能力较低,肝脏毒性与氯仿相当,局部组织毒性高于氯仿(如表14-8),因此,三氟溴氯乙烷并非理想的氯仿代替品。松节油不具有致癌性,但相关研究发现,松节油很容易引起过敏,而且有较高的局部组织毒性;另外,松节油溶解牙胶尖的能力也不比氯仿好。所以,目前尚未发现理想的氯仿替代品可应用于传统的根管治疗。实际上,只要操作仔细、技术熟练,氯仿在临床上的应用并不会造成严重的不良后果[19,143]。

氢氧化钙根管封闭剂

近来,几种以氢氧化钙为主料的根管封闭剂相继出现,例如:Sealapex、CRCS、Apexit 等。上述材料得到推广,是因为含有的氢氧化钙成分而具有治疗作用(如表14-9),但是,尚无科学实验证实这一结果。为了有治疗作用,氢氧化钙分子必须分解为 Ca^{2+} 和 OH^-,因此,以氢氧化钙为基质的根管封闭剂必须溶解,失去固体成分。但是,氢氧化钙溶解后产生的空隙却是一个问题,这将破坏封闭剂的作用。因它将在组织中分解,其内聚力也不好[265]。目前,尚没有任何客观的证据证明氢氧化钙封闭剂对于根管充填有什么优点或任何理想的生物学效应。采用放射性元素示踪法对 Sealapex、Apexit 封闭剂治疗根管内氢氧根离子(OH^-)渗透情况进行的跟踪研究证明,Sealapex 治疗的根管内有微量的氢氧根离子(OH^-)向牙本质内渗透,而在 Apexit 治疗的根管内未发现任何的氢氧根离子(OH^-)渗透踪迹[238]。另一

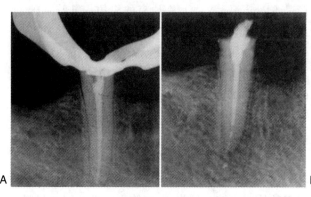

图14-64 松香氯仿糊剂的根管充填效果。糊剂中氯仿成分过多,所以根管刚充填完毕时效果良好(如A所示),但2周以后复诊时,由于氯仿的挥发,根管充填材料发生明显的体积收缩。X线片可以发现根尖孔部位充填材料"滴落"现象(如B所示)

表14-8 体外古塔胶溶液对 L929 细胞的毒性作用*

时间	劳拉西泮	氯仿	海罗芬	松节油
空气蒸发				
新混合	7.2 ± 0.7	94.4 ± 3.0	102.5 ± 7.5	87.3 ± 2.2
1 天	10.1 ± 0.4	11.3 ± 1.8	12.6 ± 0.9	66.6 ± 5.3
7 天	9.5 ± 0.4	11.6 ± 0.9	14.8 ± 1.0	12.5 ± 2.8
液体蒸发				
新混合	7.2 ± 0.7	102.1 ± 6.4	98.4 ± 6.6	87.0 ± 2.1
1 天	10.1 ± 0.4	89.1 ± 6.7	103.9 ± 9.0	71.8 ± 4.7
7 天	9.5 ± 0.4	11.6 ± 5.8	10.1 ± 2.8	64.2 ± 3.9

自 Barbosa SV 等,J Endod 20:6,1994。

*2.5克古塔胶溶于5ml氯仿、海罗芬或松节油中,用放射铬释法检测混合后不同时间点细胞的反应。溶液可以在空气中或通过液层蒸发,释放越多,毒性越大。M ± SD

表 14-9 氢氧化钙封闭剂的成份

Sealapex		Apexit	
基质		基质	
氢氧化钙	25.0%	氢氧化钙	31.9%
氧化锌	6.5%	氧化锌	5.5%
催化剂		氧化钙	5.6%
硫酸钡	18.6%	二氧化硅	8.1%
二氧化钛	5.1%	硬脂酸锌	2.3%
硬脂酸锌	1.0%	氢化松香	31.5%
		磷酸三钙	4.1%
CRCS		聚二甲基硅氧烷	2.5%
粉剂		活性剂	
氢氧化钙		三甲基乙二酸双酚 A 酯	25.0%
氧化锌		碱式碳酸铋	18.2%
氧化铋		氧化铋	18.2%
硫酸钡		二氧化硅	15.0%
液体		1.3-丁二醇双酚 A 酯	11.4
丁香油		氢化松香	5.4%
桉油脑		磷酸三钙	5.0%
		硬脂酸锌	1.4%

项实验同样采用放射性元素示踪法对 Sealapex、CRCS 封闭剂钙离子（Ca^{2+}）与氢氧根离子（OH^-）释放情况进行的跟踪研究证明，CRCS 封闭剂的钙离子（Ca^{2+}）与氢氧根离子（OH^-）的释放量是微乎其微的，而 Sealapex 相对来讲，钙离子（Ca^{2+}）与氢氧根离子（OH^-）释放量较大，但也是随着时间的推移而递减的[252]。对 Sealapex、CRCS 封闭剂的生物学研究结果已经证明，两者都有在组织内分解、退变的性能，对人体组织都是一种慢性刺激[221]，都可能引起局部炎症[222, 253]。所以，从替代产品的角度讲，氢氧化钙类根管封闭剂不是实用的根管治疗药物。

聚合物类

新型的根管封闭剂大部分都是聚合物（表 14-10）。其中最常见的是 Endofill、AH26、AH Plus、Diaket 等。其中，AH26 是一种环氧聚合树脂，最初只是被应用于龋洞的充填，后因为良好的可操纵性与较强的黏接性而被广泛用于根管的充填封闭[209, 210]。AH26 具有良好的流动性、牙本质黏接性及合理的操作时间[141, 210]。X 线阻射能力与牙胶尖基本相同甚至略强，1 mm AH26 的 X 线阻射能力与 6.66 mm 铝剂的 X 线阻射能力基本相当[31]。同其他封闭剂一样，新调拌的 AH26 有非常强的组织毒性。但该毒性随着材料的凝固而迅速降低[176, 225-229]，24 小时后，该材料的组织毒性已经微乎其微。AH26 之所以具有组织毒性是由于在材料的凝固过程中挥发了一定数量的甲醛。但是，AH26 所释放甲醛的量只是其他传统含甲醛（如 N2）的根管封闭剂长期而缓慢的甲醛释放量的几千分之一。动物实验与组织切片检查也都证明，在 AH26 凝固后，只有极少量的甲醛释放[232, 29, 176, 208, 264]。目前的口腔器材市场上的 AH Plus 是 AH26 的替代产品，与 AH26 相比，AH Plus 性能更加优越，如 X 线阻射能力更强、凝固时间更短（约为 8 小时）、溶解度更小、流动性更好。

另一种根管封闭剂 Diaket 是一种含有乙烯基聚合物的多聚甲酮混合物，除此之外还含有一定量的氧化锌、磷酸铋[206]。Diaket 的一个重要特点是凝固过程极容易受到天然樟脑（莰酮）和酚的影响，微量的樟脑（莰酮）、酚即可引起凝固时间的明显改变。因此，在采用 Diaket 进行根管充填以前必须将根管消毒材料中的樟脑（莰酮）、酚等彻底去除。充填入根管的 Diaket 暴露于人体温度环境中可以在极短时间内完全凝固，但外界环境温度中的 Diaket 可以将流动状态维持较长时间[91, 106, 107]。凝固后的 Diaket 溶解度很低，体积稳定性良好。但是，Diaket 的组织毒性较强，可能引起范围较广的炎症，而且其毒性持续时间较长，可能对局部组织形成一种长

表 14-10　树脂型牙髓封闭剂成分

树脂	AH26	Diaket	Ribler's paste
粉剂			
银粉	10%		
氧化锌		98.0%	*
三氧化二铋	60%		
磷酸铋		2.0%	
六亚甲基四胺	25%		
氧化钛	5%		
甲醛（聚合）			*
硫酸钡			*
酚			*
液态			
Bisphenoldiglycidyl ether	100%		
2.2'-Dihudroxy5.5'-dichlorodiphenylmethane		*	
proprinylaceetophenone		*	
三乙醇胺		*	
正己酸		*	
Copoltmers of vinylacetate, vinyl chloride, and vinyl isobutylether		*	
甲醛			*
硫酸			*
氨			*
甘油			*

＊未提供比例

期刺激[176, 225~229]。

玻璃离子黏接剂

玻璃离子被用作根管黏接剂的时间并不长。众所周知，玻璃离子对人体组织的刺激是很微弱的，极少引起局部炎症[275]。动物实验结果也证明，玻璃离子的组织毒性是很低的。但是，就将玻璃离子作为一种根管封闭剂来讲，并没有足量的生物学资料证明其令人满意的封闭性能及安全性。关于新兴的玻璃离子根管封闭剂 Ketac-Endo 的质量与性能也存在很多争议，因为该封闭剂与牙本质不能黏结[58, 220]。

含有甲醛的根管封闭剂

相当一部分根管封闭剂与根管黏接剂都含有对位甲醛（仲甲醛），其中最常见的是 Endo-methasone、Kri paste、Riebler's paste、N2。尽管上述材料在毒性方面无多大差异，人们还是把更多的注意力放在 N2 上。N2 又称 RC2B 或 "Sargenti 技术"。尽管多年来它在市场上非常走俏，但如果现在还有人同意所谓"采用有强烈组织凝固毒性作用的材料进行根管治疗将有助于提高治疗效果"的观点，无疑是令人难以理解和接受的。

N2 基本上是氧化锌-丁香油封闭剂。多年来，其组成有很大变化。过去 N2 含有大量的氧化铅[64, 266]和少量的有机汞（图 14-65），它们曾是 N2 中的主要毒性成分，在现在的处方中已没有。但是，该类材料中还含有大量的甲醛。与核心一起，它可很好地封闭根管。它含的 6%~8% 对位甲醛仍然是一种组织毒性较强的根管治疗材料。N2 不能单独应用于根管充填，必须有主充填材料做基础，临床病例治疗结果证明，两者联合可以获得较好的根管充填效果[37, 90]。因为材料中含有 6%~8% 的对位甲醛（仲甲醛），有时还有氢化可的松（皮质醇）与去氢可的松（泼尼松、泼尼松龙），但当接触液体时，它们将大量丢失。在第一周它们在局部吸收多于 2%[106]。

动物实验与人体组织切片观察结果都证明了 N2 明显的毒性[235, 96, 129, 225_230]。最常见的组织反应为

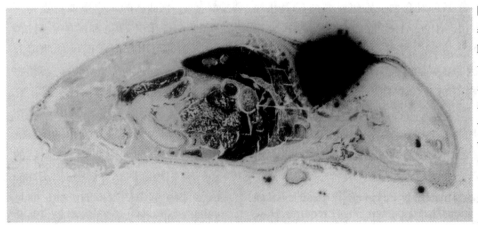

图 14-65　把新调拌的 N2 糊剂注入新生小鼠颈部皮下，N2 中的汞预先采用放射性元素处理。24小时后，将小鼠杀死，制作速冻切片。左图即为所获得的效果，可以发现小鼠颈部注射区域放射性很强，其他部位也有不同程度的放射性（黑色表示）。这证明氧化锌-丁香油糊剂存在一定的成分渗漏，而且渗出的物质可以扩散至机体的其他部位

短时间内发生的凝固性坏死，3天内达到最严重程度，而且坏死范围之广在几个月内都不能修复，因为它已被完全渗透。[15, 35] 随着时间的推移，甲醛从坏死组织中被冲掉，使细菌在坏死组织中重新定居，或局部血液供应丰富时，创口可能愈合[225,230]。在临床上，这种组织反应表现为根尖周局部炎症[66]。

材料标准与性质

物理学性质

ADA 与 ANSI 的 No.57 条例中，规定了多种评价封闭-充填材料的物理学性质的实验方法。其中，根据应用范围，根管封闭剂可以分为两大类（种type），第一类，准备与核心材料同时使用的材料；第二类，准备与核心或不与核心材料封闭剂同时使用的材料。第一类材料分为3个亚类：① 根管封闭剂由粉剂与溶液两部分组成，在凝固过程中，不发生聚合作用；② 根管封闭剂由两种糊剂组成，在材料的凝固过程中，不发生聚合作用；③ 根管封闭剂由聚合物与树脂组成，通过聚合作用发生凝固。第二类根管封闭剂的次级分类基本与第一类相同，只不过增加了金属汞剂而已。No.57 条例提供了关于操作时间、凝固时间、流动性、膜的厚度、溶解性、分解性等的实验方法，并对材料的放射密度提出了明确要求。

尽管 ADA 与 ANSI 的标准系统，对常见的根管充填材料与根管封闭剂的分类与物理性质要求都做了详细规定，但是，仍有大量不合标准的同类材料不断在口腔器材市场出现。由此可以看出，ADA 与 ANSI 标准系统在口腔器材领域并未得到严格的执行[31]。

生物学性质

在大量的原始记录材料的基础上，ADA 与 ANSI 标准系统的 No.41 条例，为各类口腔材料的生物学性质提供了多种实验方法及相应的判断标准。该条例中包含大量口腔材料生物学实验原始数据，包括根管充填材料的性质判断标准，有相当的可信度与说服力。在上述方法中，最主要的有：半数致死实验（半数致死量，LD50）、细胞毒性实验（是指某种物质对特征性器官的细胞产生毒性作用的性质与能力）、致敏性鉴定、诱变性鉴定、体内种植实验、临床应用价值检验等。对于上述实验中的任一种，本条例都提供了不同的方法，可以根据不同目的自由选择。

目前所有的根管充填材料都有毒性，远未达到 ADA 与 ANSI 标准系统的 No.41 条例规定的要求。但是，我们还是应该尽量选择组织毒性较低、生物相容性较好的材料。通过上述努力，至少可以减轻根管充填材料对患牙根尖周组织与牙周组织损害的严重程度与持续时间。如果能保证发生化学性坏死病变区的绝对无菌与足量的血液供应，那么，只要去除了原有的刺激（致病原），组织会很快愈合，病变消失。有时候病变愈合速度较慢，可能是由于各类炎症细胞的吞噬作用（噬细胞作用）。吞噬坏死组织碎片可引起局部慢性炎症，但一段时间后病变会逐渐愈合，预后较好[219]。

根管封闭剂不应引起根尖周骨组织的损害，因此不应考虑使用对位甲醛（仲甲醛）。当根尖区组织不是无菌的，坏死的根尖周组织碎片将是细菌繁殖的良好环境。引起组织广泛坏死的材料（在根管内或当材料超填时）实际上是造成根管治疗失败的重要媒介（图 14-66）。毫无疑问，这一发现是"在根管治疗过程中，应尽量选择组织毒性较低、不易引起组织炎症的材料，而且要保证术区的有效消毒与绝对无菌"观点的重要支持性证据。

作为最常用的根管充填材料，牙胶尖因为无法比拟的生物相容性而成为人们关注的焦点。大量针对牙胶尖的理化性质进行的实验结果证明，牙胶尖的组织毒性最低（图 14-67）。用豚鼠作实验动物，将牙胶尖植入豚鼠组织内，进行为时6个月的连续观察发现，牙胶尖与豚鼠有良好的生物相容性，种植区牙胶尖与组织愈合良好，只有极微弱的炎症反应发生。实际的人体种植实验观察也得出了同样的结论。组织病理学研究证明，绝大多数情况下，植入动物组织的牙胶尖周围会形成一"封套层"，该"封套层"内细胞丰富，却没有明显的炎症细胞聚集现象，但某些病例中有巨噬细胞的出现（图 14-68）。对牙胶尖的致敏性进行的动物实验与人体组织切片研究结果都证明，牙胶尖具有很低的组织毒性[176,225-228,235]。但是，剪切成颗粒状的牙胶尖再植入生理组织却会引起明显的免疫反应，周围有大量的单核或多核巨噬细胞聚集。其实，出现上述现象并不奇怪，因为牙胶尖中的一些成分，如聚四氟乙烯（商品名特氟隆，系外科移植常用塑料纤维），在外形规则的情况下不会引起组织炎症，颗粒状或外形不规则时却是一种较明显的组织刺激物[43]。

根管封闭剂是牙胶尖根管充填材料组织毒性的主要原因所在（图 14-69）。因此，在选择封闭剂与黏接剂时，应熟悉掌握各类不同材料的化学组成

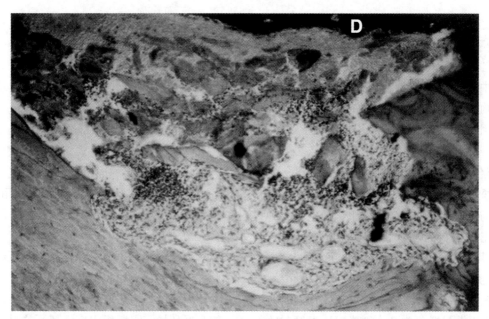

图14-66 把Diaket糊剂植入新生豚鼠下颌骨。2周后将豚鼠杀死,制作冰冻切片。上图即为所获得的效果,可以发现Diaket造成周围骨组织的坏死并有明显的炎性细胞浸润,D为Diaket植入位置

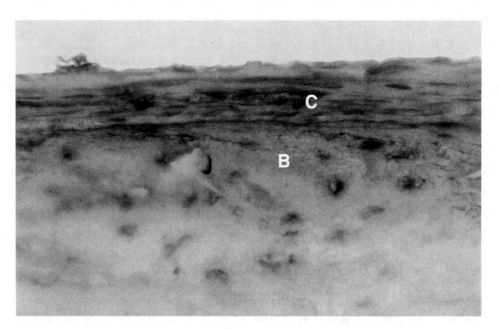

图14-67 把牙胶尖植入豚鼠下颌骨。12周以后将豚鼠杀死,制作速冻切片。上图即为所获得的效果,可以发现牙胶尖与周围骨组织愈合良好,周围的"封套层"(C位置)将牙胶尖(在制作组织切片时丢失)与相关骨组织(B位置)紧密相连。请读者注意观察该图与图14-66所示情况的区别

及其生物学作用,并进行科学的比较。氧化锌-丁香油糊剂的最大缺点是丁香油的持续性挥发,其次是由于其凝固后的水解特性造成的体积收缩。大多数的聚合物材料的特点则是聚合过程中具有很强的组织毒性(AH26、Diaket、Endofill),而在聚合反应完成后却几乎观测不到什么组织毒性(AH26、Endofill)(图14-70)。与AH26相比[139],AH Plus有更低的细胞毒性与基因毒性,因此更适合于根管充填。某些含有不溶性成分如氢氧化钙等的根管封闭剂充入根管后,会与组织发生融合,其中的不溶性成分也逐渐向局部组织中渗透,最终两者完全融为一体。

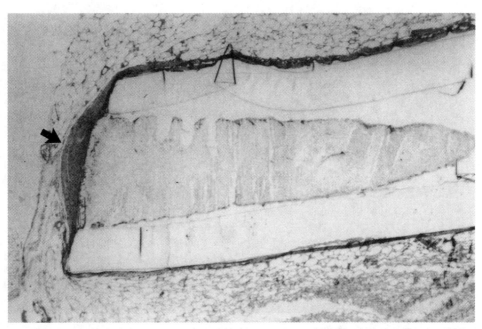

图14-68 把牙胶尖植入豚鼠皮下组织,牙胶尖被密封于特氟隆管内。12周以后将豚鼠杀死,制作冰冻切片。上图即为所获得的效果,可以发现牙胶尖与周围骨组织愈合良好。没有明显的炎性细胞浸润

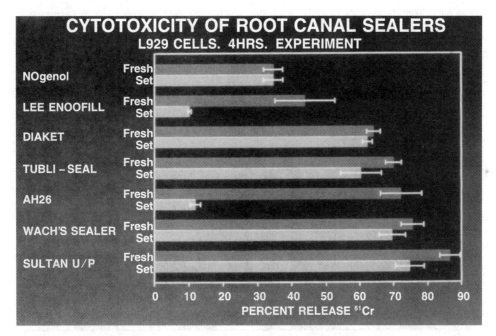

图14-69 根管封闭剂细胞毒性实验结果。基准细胞为L929成纤维细胞,以铬元素的释放量为尺度,铬元素的释放量越大,证明根管封闭剂毒性越强。一般情况下,新调拌的材料毒性较强,有些根管封闭剂甚至在凝固后仍有一定的毒性

根管充填材料输送器械

对简单和便捷的追求使基于古塔胶的新型材料不断出现,对相应的输送器械也提出了更高的要求。目前的口腔器材市场上已有大量的新型、交叉类型的根管充填材料输送器械可供选择。临床最常用的输送方法有两种:注射技术与利用牙胶尖构筑框架的机械输送法(简称机械法)。

很多新型输送方法的应用是以根管预备方法的相应改变为前提的。因此,要熟练应用各类新型的根管材料输送方法,临床医师必须首先熟练掌握各类根管预备方法的标准与要点[268]。

有人通过客观的染色剂渗透法对应用不同方

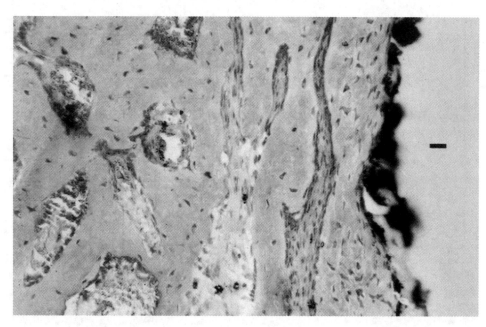

图 14-70 把 AH26 植入豚鼠下颌骨。12 周以后将豚鼠杀死，制作冰冻切片。上图即为所获得的效果，可以发现 AH26 与周围骨组织愈合良好，AH26 的残余物（在制作组织切片时丢失）可以在切片的顶端看见，呈现黑色，没有任何炎性细胞浸润

法进行根管充填的实际临床病例治疗效果进行了对比调查，结果发现，在其他条件完全相同的前提下，应用传统的根管充填方法与新型方法所获得的最终治疗效果并无明显差别（图 14-71）[57]。

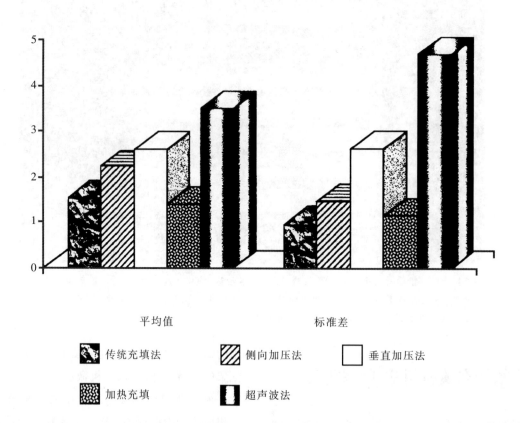

图 14-71 染色剂渗透法对应用同种材料（AH26）、不同方法进行根管充填的实际临床病例治疗效果对比。采用真空技术注入染色剂，以毫米为单位测量材料渗透情况。结果发现，传统的根管充填方法与加热充填方法效果最好，染色剂渗透最低，两者之间没有明显差别。接下来分别是侧向加压充填法、垂直加压充填法、超声波充填法。标准差的大小显示了同一种充填法中，不同病例所获得的结果之间的差别的大小，可以发现，操作越简单的充填法，标准差越小；也就是说，不同病例之间的差别越小

刚性输送器械

ThermaFil Plus 是将牙胶预先置于一个与根管锉相似的核心支架上的充填器（图14-72），在一特制的烘箱（图14-73）中对牙胶充填体进行加热，当温度达到足以软化牙胶尖至需要的程度时，将牙胶与核心一并充入预备好的根管内。为完成根管充填必须使用封闭剂。该装置有塑料的、SS的（不锈钢尖）或镍钛核心。如果采用塑料核心材料，可以用氯仿或加热（如B系统）[267]来软化以便于取出。这种充填器为使用牙胶尖充填根管提供了一种替代性方法。

注射充填技术

当牙胶尖达到理想的软化程度时，可以通过不同的方法将其充入根管，完成根管充填。Obtura Ⅱ（图14-74）是目前最常用的牙胶尖输送器[273]，它能将高温加热的稠的牙胶（302～338℉，150～170℃）均匀输送到根管的各个方向。

尽管在Obtura Ⅱ注射枪中牙胶尖的温度达338℉（170℃），但挤出的材料温度仅为140℉到176℉（60～80℃）[94,95]和280℉（138℃）[61]之间。而对根管充填操作完毕后的根管温度进行测量的结果显示，输入根管内的温度为107.6～192.2℉（42～89℃）。豚鼠与狗的动物根管治疗实验结果显示，采用Obtura Ⅱ中加热牙胶尖进行根管充填时，充入的牙胶尖带来的热量可能对牙周组织健康状况造成伤害[161,199,200]。

采用Obtura Ⅱ中加热牙胶尖法与传统的牙胶尖根管充填法，牙胶尖的体积收缩率并无明显差异。当塑料牙胶尖经过Obtura Ⅱ加热、充填后再冷却时，可以观察到约2%的体积收缩[89]。

旋转（转动）充填技术

摩擦生热可使牙胶软化。McSpadden首先提出了这种充填器械。这一技术有许多变种并开发了一些充填器械[198,249]。但所产生的热，可能超过了另外一些热充填技术的安全水准[199,200]。目前的口腔器材市场上可买到Quickfil，应用该摩擦生热器械与侧方加压充填根管效果一样好。摩擦生热充填与用其他类型的加热方法充填牙胶尖的体积变化相似[47]。

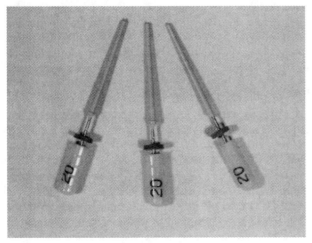

图14-72　ThermaFil根管充填器　应用于机械法根管充填的根管材料输送器械

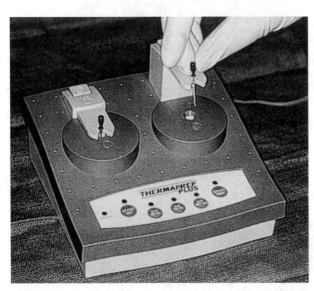

图14-73　ThermaPrep Plus烘箱。应用于加热ThermaFil根管充填器

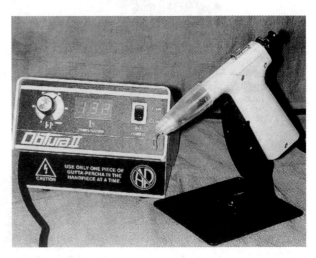

图14-74　Obtura Ⅱ。目前最常用的牙胶尖充填器械

暂封技术与材料

如果根管治疗不能在一次就诊过程中完成，牙髓腔必须用暂封材料严密封闭。该暂封材料必须有良好的密闭作用，不但能有效地保护余留腔隙不受各种细菌与唾液的侵袭，使余留腔隙在污染性的口腔环境中也能保证基本无菌，还要能防止根管内封药物的流失。另外，该类暂封材料必须有较好的强度，保证能承受咬合压力而不破坏密闭性。目前的口腔器材市场上最常见的暂封材料有 IRM、TERM、Cavit。其中，IRM 是一种经过更精细加工的氧化锌类黏固剂，分为粉剂与溶液出售，临床上将两者混合后应用。Cavit 是一种可以直接应用的成品暂封材料，主要成分有：氧化锌、硫酸钙、乙二醇（甘醇）、聚乙烯乙酸盐、聚乙烯氯化物、三乙醇胺，其特点是遇水发生凝固。TERM 则是一种光固化型合成树脂。在上述三种材料中，TERM、Cavit 要比 IRM 的密闭性略强，在任何材料厚度的条件下皆是如此[12,99,117]。放射性元素示踪法研究证明，IRM 暂封材料处理的患牙有更多的边缘唾液渗漏，而 Cavit 则在整个临时修复体范围内有一定的唾液吸收。得出上述结论在一定程度上是令人惊讶的，因为从材料的组成上看，IRM 中丁香油会形成对口腔细菌的屏障而不能阻止其他唾液成分的侵入（图 14-75、76）。因此，在选用 Cavit 做暂封材料时，应至少充填 4~5 mm 的厚度，以免口腔细菌与唾液侵入到无菌区。如果患者的复诊时间超过 1 周，需要密闭性更强的暂封材料时，在 Cavit 等质地较软的材料外层还必须再加一层质地较硬的暂封材料，如 IRM 或玻璃离子等。

根管倒充填技术

根端预备

根端预备通常情况下是用旋转型根管器械完成的。因为人体自然牙齿根尖区解剖空间的限制，专用的手用器械应运而生（图 14-77）。近几年来，各种声波与超声波仪器大量涌现。应用声波与超声波仪器进行根尖区的预备不仅比传统的根管钻等更方便，而且根管预备范围更广。应用声波与超声波仪器，根尖区切除的根尖部组织更少。如果应用压力-电声波与超声波仪器（图 14-78、79），优点更加明显，因为该类仪器的功率更大，而对根尖区的预备毫无疑问是需要能量的。尽管有种种优点，声波与超声波仪器也存在很多缺点。如一些统计报告宣称，应用该类仪器预备的根管在进行根管逆行性充填后根尖区折断的发生率更高，尤其是当仪器在高功率档应用时，该趋势更加明显[133,201]。但是，另外的同类调查研究却未能发现在超声波仪器的应用与根尖部折断之间的直接联系[25,162]。有些生物化学研究表明，一些起初微小的裂纹可能在较长的时间

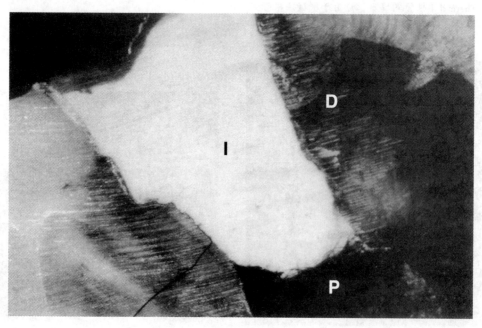

图 14-75　暂封材料-IRM（图中白色区域）临床效果。染色剂从 IRM 边缘渗入，使髓腔内容物着色（P 区域），邻近牙本质也有一定程度的受累（D 区域）

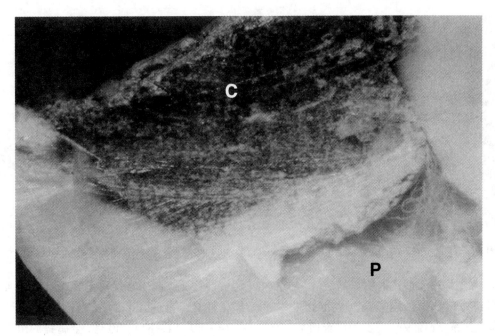

图 14-76 暂封材料-Cavit(图中 C 区域)临床效果。染色剂渗入 Cavit 中,但未能到达髓腔(P 区域),髓腔内的棉捻仍为白色,较为靠近髓腔的 Cavit 也未受累

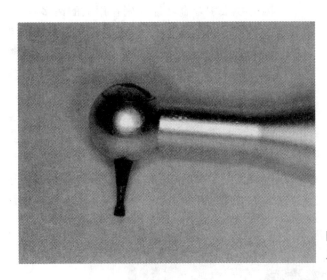

图 14-77 专为逆行性充填方法根管预备所设计的迷你型反角手机

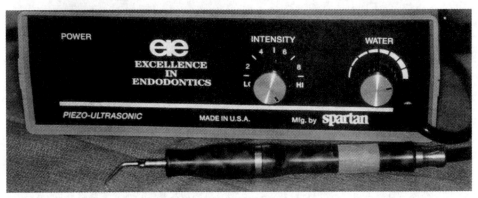

图 14-78 Spertan 压力-电声波发生器,专配可以消毒的手机,功率与冲洗液流均可以调节

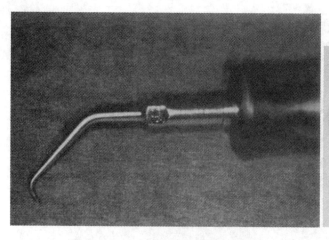
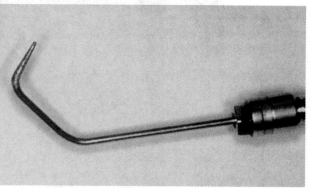

图14-79 各种根尖部预备仪的工作尖端设计　左:Spartan 钢尖;右:外镶钻石的 Enac unit 工作尖端

(比如1年或几年)后发展成为明显的裂隙。所以,关于声波与超声波仪器的应用与根尖部折断发生率之间的确切关系,尚需要进一步的调查研究。

根端充填材料

关于根端充填材料的选择是当今根管外科领域争论的焦点所在。在该项治疗中,传统的材料为银汞合金(汞齐,Ag-Hg合金)。但是,现在大多数临床医师认为银汞合金中的金属锌会造成组织损害,[173]造成上述后果的主要原因是具有组织毒性的碳酸锌的形成。尽管现在尚缺乏更多有说服力的证据证明银汞合金中的锌与局部组织损伤之间的直接联系,人们还是达成了共识,即在根管逆行性充填的治疗中选择不含锌的充填材料。近几年来,人们试图对根尖部形成碳酸锌的可能性与机制进行进一步的研究,但未能获得任何积极性的结果。因此,到目前为止,尚未有足够的证据证明不含锌的材料比含锌材料更适宜于根管逆行性充填[125,126,140,145](图14-80、14-81)。但是,金属锌的组织毒性是众所周知的,人体组织的耐受阈也很低,各类实验结果也证明,含锌材料比不含锌的材料组织毒性更强(如表14-11)。

因为在银汞合金功能与副作用上的诸多争议,其他一些根管充填材料,如氧化锌-丁香油糊剂(IRM、Super EBA等)、玻璃离子、合成树脂、Cavit等应用日趋广泛。但是,对Cavit应用于根管逆行性充填的试验性治疗未能获得成功[72]。

玻璃离子用于根管逆行性充填治疗的结果要比银汞合金与牙胶尖好一些。相关的动物实验及实际人体口腔病例观察结果都证明[42,56,116,274,275],使用含银的玻璃离子材料(如 Ketac-Sliver)进行根管逆行性充填治疗,效果要比单纯的银汞合金及氧化锌

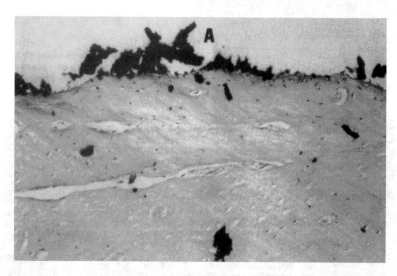

图14-80 把新调拌的银汞合金植入豚鼠下颌骨。12周以后将豚鼠杀死,制作冰冻切片。上图即为所获得的效果,在制作组织切片时将银汞合金残余取出(A区域),呈黑色;银汞合金与周围骨组织愈合良好,中间没有软组织连接层形成

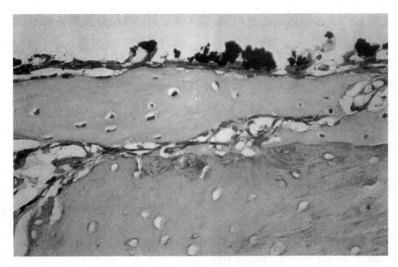

图 14-81 把新调拌的无锌银汞合金植入豚鼠下颌骨。12 周以后将豚鼠杀死，制作冰冻切片。上图即为所获得的效果，在制作组织切片时将银汞合金残余取出，呈黑色；银汞合金与周围骨组织愈合良好，中间没有软组织连接层形成

表 14-11 两种填充根尖汞合金的毒性 *

	处理时间			
	4 小时		24 小时	
	实验	对照	实验	对照
克氏无锌汞合金				
体外				
新鲜混合物	12.1 ± 0.9	7.7 ± 0.4	3409 ± 1.2	25.7 ± 0.8
放置 1 天	7.7 ± 0.4	7.7 ± 0.4	28.7 ± 1.9	24.7 ± 1.8
放置 7 天	-	-	31.9 ± 1.8	25.7 ± 0.8
种植				
复原（Retrieved）	9.0 ± 0.3	9.4 ± 0.5	25.1 ± 1.0	25.4 ± 1.2
腐蚀	-	-	45.6 ± 10.2	26.7 ± 0.8
抛光	6.9 ± 0.6	7.5 ± 0.5	30.7 ± 1.9	25.7 ± 0.8
银汞合金				
体外				
新鲜混合物	37.1 ± 1.0	6.0 ± 0.8	-	-
放置 1 天	9.8 ± 0.2	7.4 ± 0.1	67.9 ± 0.8	24.5 ± 0.8
放置 7 天	7.4 ± 0.5	6.0 ± 0.8	61.8 ± 3.0	28.9 ± 0.6
种植				
复原（Retrieved）	9.7 ± 1.8	9.4 ± 0.5	49.0 ± 7.6	25.4 ± 1.2
腐蚀	-	-	44.8 ± 7.0	26.7 ± 0.8
抛光	7.3 ± 0.4	7.5 ± 0.5.	31.5 ± 1.3	25.7 ± 0.8

*体外对 L929 细胞应用放射性铬释放法测定细胞毒性。制备好的汞合金马上、1 天和 1 周后检测。汞合金标本制备好后终止于豚鼠皮下 3 个月，然后取出检测细胞毒性。标本抛光后再检测细胞毒性。无锌汞合金较含锌汞合金的细胞毒性稍轻。M ± SD

-丁香油糊剂好得多[33,179]。

无机的三氧化物聚合物是如今最流行的根管逆行性充填材料，口腔器材市场上可供选择的产品是 ProRoot MTA。该材料已经被应用于根管治疗的各个方面，如盖髓术、穿孔修补术等。ProRoot MTA 材料的 pH 值较高（碱性），对人体组织行使修复作用的原理与氢氧化钙制剂基本相同[108]。但是，在将 ProRoot MTA 应用于深龋盖髓术时，该材料凝固后的表面与 SuperEBA 相比[22]，溶解度更低，抗吸收性能更好。大量的权威性研究结果也证明，ProRoot MTA 是一种较好的根管逆行性充填及穿孔修复材料。

上述材料都可以代替传统的银汞合金，但仍未发现一种理想的根管逆行性充填及穿孔修复材

料。对进行根尖部切除术后再应用上述材料进行逆行性根管充填治疗的,大量的统计研究结果表明,每一种材料都有相当数量的支持性证据与反对性证据,包括最传统的银汞合金。因此,与其将所有的注意力都放在根管逆行性充填的材料上,倒不如认为材料只是影响根管逆行性充填最终结果的较为重要的因素之一来得更为合理。

激光技术

激光技术在根管治疗领域的应用尚处在起步阶段。激光技术在口腔医学领域是否有相当的实用价值的答案仍未明朗。激光技术在口腔医学领域实际应用的报道不计其数,但绝大多数证据不足。近几年来,关于激光技术在口腔医学领域的应用的论述有所减少。

目前应用于根管治疗的激光仪器有,二氧化碳(CO_2)激光发生器(波长为10 600 nm)、钕:YAG激光发生器(波长为1 064 nm)、氩离子激光发生器(波长为418~515 nm)、氯化亚氙激光发生器(波长为308 nm)。影响激光与局部组织之间相互作用的因素是很多的,其中最重要的是激光的波长与局部组织的能量吸收作用之间的关系。二氧化碳(CO_2)激光发生器波长范围的激光最易为人体组织中的水分所吸收;而钕:YAG激光发生器波长范围的激光可以通过人体组织中的水分,但易为色素沉着组织与人体血红蛋白所吸收,因此,后者对人体组织的损害较前者更大。但激光发生器应用于具有晶体结构的组织或器官如牙齿等时,激光的折射与散射程度是激光发生器作用的另一个较为重要的影响因素。目前激光发生器在口腔临床治疗领域主要是用于牙本质过敏的治疗(利用其热力学原理降低牙本质小管的通透性),根管的清洗与消毒,根管外科(根尖手术)等方面。

临床牙科医师希望利用二氧化碳激光发生器与钕:YAG激光发生器融化表层牙本质,封闭牙本质小管,降低牙本质小管的通透性[55,25]。据报道,患牙应用二氧化碳激光发生器或钕:YAG激光发生器照射后,牙本质小管的通透性有所降低,但也有与之截然相反(即通透性升高)的结果报道[177]。近几年也有应用氯化亚氙激光发生器闭合牙本质小管的临床病例报道[273]。

对于该类仪器在根管预备中的应用尚未有成功的临床病例报道。Levy[137]认为,配合水雾冷却装置的钕:YAG激光发生器可以高效率地清洗根管。但是,大多数的临床牙医师却并不同意上述观点,在实际的临床病例中也未找到支持上述论点的证据。另外一项以狗为实验动物,以激光技术在口腔医学领域中的应用为研究对象的动物实验结果表明,应用钕:YAG激光发生器对狗牙进行根管操作后,出现一定数量的牙周组织坏死及少数的继发性黏连(牙齿与牙槽骨黏连)[17]。一些钕:YAG激光发生器配有水雾冷却装置,用以降低治疗根管内的温度,但是,人们仍然在怀疑,通过压强分别为2psi(磅/平方英寸)与10psi(磅/平方英寸)的水雾(其中水的压强为2psi,空气的压强为10psi)来冷却根管、降低温度科学吗[155]?

氩离子激光发生器(一般情况下作为常用根管预备器械与清洗器械的辅助仪器)能大大提高根管清洁程度的作用已经得到证实[163]。但钕:YAG激光发生器在根管清洗中的应用却不能尽如人意[164]。在实际的临床工作中,一般将钕:YAG激光发生器用于表浅感染根管的清洗与消毒,大多数的病例都可以观察到根管细菌数量的减少。很显然,与NaOCl溶液相比,前者的根管消毒性能要差得多。若用1%的NaOCl溶液,只需要封药2分钟便可获得绝对无菌的根管环境。在相似的对比实验中也发现,1%的NaOCl溶液的根管消毒性能要比钕:YAG激光发生器与二氧化碳激光发生器的根管消毒性能强得多[135,152]。

在根管充填过程中,氩离子激光发生器、钕:YAG激光发生器、二氧化碳(CO_2)激光发生器也可用于牙胶尖的软化[13]。但是,在该类应用中,临床医师观察到明显的牙周组织温度升高现象。根据所用的激光发生器的类型不同及操作者的不同,牙周组织温度升高的程度也是不同的,一般范围为50.54~57.92℉(10.3~14.4℃)。在相应的动物实验中,相应温度范围为117.14~124.52℉(47.3~51.4℃)。该温度十分接近造成人体骨组织损害的临界温度127.4℉(53℃),因此极易造成局部的骨组织损害[68]。另外,在该动物实验中获得的数据还排除了色素沉积与光线折射的影响,因此,有人认为在实际的人体应用中,上述危害可能更为严重。

各类激光发生器也曾被应用于根管外科,但结果都不能令人满意。

除了上述明显的不良影响以外,有人还观测到在应用激光发生器时,激光作用于人体组织产生一定量的烟雾。该现象不仅造成肉眼可见的组织灼伤损害，散发的烟雾中也含有多种毒素，可能进一步损害局部组织健康[78,185,270]。

小 结

综上所述，笔者强烈建议，在日常临床治疗工作中，诸位临床牙医应选择经长期应用的、临床效果与安全性能都已得到客观权威认证的产品，无论是口腔器械、材料和设备，皆应坚持上述原则[151]。

参 考 文 献

[1] Abou-Rass M, Patonai FJ: The effects of decreasing surface tension on the flow of irrigating solutions in narrow root canals, *Oral Surg Oral Med Oral Patho* 153: 524, 1982.

[2] Abou-Rass M, Piccinino MV: The effectiveness of four clinical irrigation methods on the removal of root canal debris, *Oral Surg Oral Med Oral Pathol* 54: 323, 1982.

[3] Ahmad M: An analysis of breakage of ultrasonic files during root canal instrumentation, *Endod Dent Traumatol* 5: 78, 1989.

[4] Ahmad M: Effect of ultrasonic instrumentation on Bacteroides intermedius, *Endod Dent Traumatol* 5: 83, 1989.

[5] Ahmad M, Pitt-Ford TR: A comparison using macroradiog-raphy of canal shapes in teeth instrumented ultrasonically and by hand, *J Endod* 15: 339, 1989.

[6] Ahmad M, Pitt-Ford TR, Crum LA: Ultrasonic débridement of root canals: acoustic streaming and its possible role, *J Endod* 13: 490, 1987.

[7] Ahmad M, Pitt-Ford TR, Crum LA: Ultrasonic drbridement of root canals: an insight into the mechanisms involved, *J Endod* 13: 93, 1987.

[8] Ahmad M, Pitt-Ford TR, Crum LA, Walton A J: Ultrasonic debridement of root canals: acoustic cavitation and its relevance, *J Endod* 14: 486, 1988.

[9] Ahmad M, Pitt-Ford TR, Crum LA, Wilson RF: Effectiveness of ultrasonic files in the disruption of root canal bacteria, *Oral Surg Oral Med Oral Pathol* 70: 328, 1990.

[10] Ahmad M, Roy RA, Ghanikamarudin AG: Observations of acoustic streaming fields around an oscillating ultrasonic file, *Endod Dent Traumatol* 8: 189, 1992.

[11] Ahmad M, Roy RA, Ghanikamarudin A, Safar M: The vibratory pattern of ultrasonic files driven piezoelectrically, *Int Endod J* 26: 120, 1992.

[12] Anderson RW, Powell BJ, Pashley DH: Microleakage of three temporary endodontic restorations, *J Endod* 14: 497, 1988.

[13] Anić I, Matsumoto K: Dentinal heat transmission induced by a laser-softened gutta-percha obturation technique, *J Endod* 21: 470, 1995.

[14] Anthony DR, Gordon TM, del Rio CE: The effect of three vehicles on the pH of calcium hydroxide, *Oral Surg Oral Med Oral Pathol* 54: 560, 1982.

[15] Araki K, Isaka H, Ishii T, Suda H: Excretion of ^{14}C-formaldehyde distributed systematically through root canal following pulpectomy, *Endod Dent Traumatol* 9: 196, 1993.

[16] Archer R, Reader A, Nist R, Beck M, Meyers WJ: An in vivo evaluation of the efficacy of ultrasound after step-back preparation in mandibular molars, *J Endod* 18: 549, 1992.

[17] Bahcall J, Howard P, Miserendino L, Walia H: Preliminary investigation of the histological effects of laser endodontic treatment on the periradicular tissues in dogs, *J Endod* 18: 47, 1992.

[18] Baker NA, Eleazer PD, Averbach RE, Seltzer S: Scanning electron microscopic study of the efficacy of various irrigating solutions, *J Endod* 1: 127, 1975.

[19] Barbosa SV, Burkard DH, Spångberg LSW: Cytotoxic effect of gutta-percha solvents, *J Endod* 20: 6, 1994.

[20] Barbosa SV, Safavi KE, Spångberg LSW: Influence of sodium hypochlorite on the permeability and structure of cervical human dentine, *Int Endod J* 27: 309, 1994.

[21] Barbosa SV, Spångberg LSW, Almeida D: Low surface teE-sion calcium hydroxide solution is an effective antiseptic, *Int Endod J* 27: 6, 1994.

[22] Bates CF, Carnes DL, del Rio CE: Longitudinal sealing ability of mineral trioxide aggregate as a root end filling material, *J Endod* 22: 575, 1996.

[23] Beach CW, Bramwell JD, Hurter JW: Use of an electronic apex locator on a cardiac pacemaker patient, *J Endod* 22: 182, 1996.

[24] Becker GL, Cohen S, Borer R: The sequelae of accidentally injecting sodium hypochlorite beyond the root apex, *Oral Surg Oral Med Oral Pathol* 38: 633, 1974.

[25] Beling KL, Marshall JG, Morgan LA, Baumgartner JC: Evaluation for cracks associated with ultrasonic root end preparation of gutta-percha filled canals, *J Endod* 23: 323, 1997.

[26] Bengmark S, Rydberg B: Cytotoxic action of cationic deter-gents on tissue growth in vitro, *Acta Chir Scand* 134: 1, 1968.

[27] Benz C, Mouyen F: Evaluation of the new Radio VisioGraphy system image quality, *Oral Surg Oral Med Oral Pathol* 72: 627, 1991.

[28] Berg MS, Jacobsen EL, BeGole EA, Remeikis NA: A

comparison of five irrigating solutions: a scanning electron microscopic study, *J Endod* 12: 192, 1986.
[29] Bergdahl M, Wennberg A, Spångberg L: Biologic effect of polyisobutylene on bony tissue in guinea pigs, *Scand J Dent Res* 82: 618, 1974.
[30] Bemhardt H, Eulig HG: Die reaktion des knochengewebe auf in die Markh6hle bei meerschweinchen implantierte guttapercha, *Dtsch Zahnärztl Z* 7: 295, 1953.
[31] Beyer-Olsen EM, ɸrstavik D: Radiopacity of root canal sealers, *Oral Surg Oral Med Oral Pathol* 51: 320, 1981.
[32] Björn H: Electrical excitation of teeth, *Svensk Tandläk Tidskr* 39: (suppl.), 1946.
[33] Blackman R, Gross M, Seltzer S: An evaluation of the biocompatibility of a glass ionomer-silver cement in rat connective tissue, *J Endod* 15: 76, 1989.
[34] Block RM et al: Systemic distribution of ^{14}C-labeled parafor maldehyde Incorporated within formocresol following pulpotomies in dogs, *J Endod* 9: 175, 1983.
[35] Block RM et al: Systematic distribution of N2 paste conmining ^{14}C paraformaldehyde following root canal therapy in dogs, *Oral Surg Oral Med Oral Patho* 150: 350, 1980.
[36] Brady JM, del Rio CE: Corrosion of endodontic silver cones in humans: a scanning electron microscope and x-ray microprobe study, *J Endod l: 205, 1975.*
[37] Brown BDK, Kafrawy AH, Patterson SS: Studies of Sargenti technique of endodontics-autoradiographic and scanning electron microscope studies, *J Endod* 5: 14, 1979.
[38] Byström A, Claesson R, Sundqvist G: The antimicrobial effect of camphorated paramonochlorphenol, camphorated phenol, and calcium hydroxide in the treatment of infected root canals, *Endod Dent Traumatol* 1: 170, 1985.
[39] Byström A, Sundqvist G: The antibacterial action of sodium hypochlorite and EDTA in 60 cases ofendodontic therapy, *Int Endod J* 18: 35, 1985.
[40] Byström A, Sundqvist G: Bacteriological evaluation of the effect of 0.5 percent sodium hypochlorite in endodontic therapy, *Oral Surg Oral Med Oral Pathol* 55: 307, 1983.
[41] Callahan JR: Rosin solution for the sealing of the dentinal tubuli and as an adjuvant in the filling of root canals, *J Allied Dent Society* 9: 53, 1914.
[42] Callis PD, Santini A: Tissue response to retrograde root fillings in the ferret canine: a comparison of a glass ionomer cement and gutta-percha with sealer, *Oral Surg Oral Med Oral Pathol* 64: 475, 1987.
[43] Calnan J: The use of inert plastic material in reconstructive surgery, *Br J Plast Surg* 16: 1, 1963.
[44] Canalda-Sahli C, Brau-Aguad6 E, Beráistegui-Jimeno E: A comparison of bending and torsional properties of K-files manufactured with different metallic alloys, *Int Endod J* 29: 185, 1996.
[45] Carrel A: Abortive treatment of wound infection, *Br Med J* 2: 609, 1915.
[46] Chemick LB, Jacobs JJ, Lautenschlager EP, Heuer MA: Torsional failure of endodontic files, *J Endod* 2: 94, 1976.
[47] Cohen BD, Combe EC, Lilley JD: Effect of thermal place-ment techniques on some physical properties of gutta-percha, *Int Endod J* 25: 292, 1992.
[48] Cohen HP, Cha BY, Spangberg LSW: Endodontic anesthesia in mandibular molars: a clinical study, *J Endod* 19: 370, 1993.
[49] Cunningham WT, Balekjian AY: Effect of temperature on collagen-dissolving ability of sodium hypochlorite endodontic irrigant, *Oral Surg Oral Med Oral Pathol* 49: 175, 1980.
[50] Cunningham WT, Cole JS, Balekjian AY: Effect of alcohol on the spreading ability of sodium hypochlorite endodontic irrigant, *Oral Surg Oral Med Oral Pathl* 53: 333, 1982.
[51] Cunningham WT, Joseph SW: Effect of temperature on the bactericidal action of sodium hypochlorite endodontic irrigant, *Oral surg Oral Med Oral Pathol* 50: 569, 1980.
[52] Cunningham WT, Martin H: A scanning electron microscope evaluation of root canal débridement with the endosonic ultrasonic synergistic system, *Oral surg Oral Med Oral Pathol* 53: 527, 1982.
[53] Cunningham WT, Martin H, Forrest WR: Evaluation of root canal débridement by the endosonic synergistic system, *Oral Surg Oral Med Oral Pathol* 53: 401, 1982.
[54] Dakin HD: The antiseptic action of hypochlorite: the ancient history of the new antiseptic, *Br Med J* 2: 809, 1915.
[55] Dakin HD: On the use of certain antiseptic substances in treatment of infected wounds, *Br Med J* 2: 318, 1915.
[56] Dalai MB, Cohil KS: Comparison of silver amalgam, glass ionomer cement and gutta percha as retrofilling materials, and in vivo and an in vitro study, *J Indian Dent Assoc* 55: 153, 1983.
[57] Dalat DM, Spångberg LSW: Comparison of apical leakage in root canals obturated with various gutta-percha techniques using a dye vacuum tracing method, *J Endod* 20: 315, 1994.
[58] DeGee A J, Wu MK, Wesselink PR: Sealing properties of a Ketac-Endo glass ionomer cement and AH26 root canal sealer, *Int Endodont J* 27: 239, 1994.
[59] Diaz-Arnold AM, Arnold MA, Wilcox LR: Optical detection of hemoglobin in pulpal blood, *J Endod* 22: 19, 1996.
[60] Diaz-Arnold AM, Wilcox LR, Arnold MA: Optical detection of pulpal blood, *J Endod* 20: 164, 1994.

[61] Donley DL, Weller RN, Kulild JC, Jurcak JJ: In vitro intracanal temperatures produced by low- and high-temperature thermoplasticized injectable gutta-percha, *J Endod* 17: 307, 1991.

[62] Ellerbruch ES, Murphy RA: Antimicrobial activity of root canal medicament vapors, *J Endod* 3: 189, 1977.

[63] Engfelt NO: Die wirkung der dakinschon hypochloritlösong auf gewisse organische substansen, *Hoppe Seylers Z Physiol Chem* 121: 18, 1922.

[64] England MC, West NM, Safavi K, Green DB: Tissue lead levels in dogs with RC-2B root canal fillings, *J Endod* 6: 728, 1980.

[65] Engström B, Spångberg L: Effect of root canal filling material N2 when used for filling after partial pulpectomy, *Svensk Tandläk Tidskr* 62: 815, 1969.

[66] Engström B, Spålngberg L: Studies on root canal medica-ments. I. Cytotoxic effect of root canal antiseptics, *Acta Odontol Scand* 25: 77, 1967.

[67] Engström B, Spångberg L: Toxic and antimicrobial effects of antiseptics *in vitro*, *Svensk Tandläk Tidskr* 62: 543, 1969.

[68] Eriksson AR, Albrektsson T: Temperature threshold levels for heat-induced bone tissue injury: a vital-microscopic study in the rabbit, *J Prosth Dent* 50: 101, 1983.

[69] Eulig HG, Bernhardt H: Die reaktion verschiedener gewebe auf implantiertes palavit, paladon und gutta-percha, *Dtsch Zahnärztebl Z* 7: 227, 1953.

[70] Feldmann G, Nyborg H: Tissue reaction to root filling materials. I. Comparison between gutta-percha and silver amalgam implanted in rabbit, *Odontol Revy* 13: 1, 1962.

[71] Felt RA, Moser JB, Heuer MA: Flute design of endodontic instruments: its influence on cutting efficiency, *J Endod* 8: 253, 1982.

[72] Finne K, Nord PG, Persson G, Lennartsson B: Retrograde root filling with amalgam and cavit, *Oral Surg Oral Med Oral Pathol* 43: 621, 1977.

[73] Fouad AF: The use of electronic apex locators in endodontic therapy, *Int Endod J* 26: 13, 1993.

[74] Fouad AF et al: The effects of selected electronic dental instruments on patients with cardiac pacemakers, *J Endod* 16: 188, 1990.

[75] Fouad AF, Krell KV: An in vitro comparison of five root canal length measuring instruments, *J Endod* 15: 573, 1989.

[76] Fouad AF et al: A clinical evaluation of five electronic root cana length measuring instruments, *J Endod* 16: 446, 1990.

[77] Fouad AF, Rivera EM, Krell KV: Accuracy of the endex with variations in canal irrigants and foramen size, *J Endod* 19: 63, 1993.

[78] Friedman S, Rotstein I, Mahamid A: *In vivo* efficacy of various retrofills and of CO_2 laser in apical surgery, *Endod Dent Traumatol* 7: 19, 1991.

[79] Gani O, Visvisian C: Apical canal diameter in the first upper molar at various ages, *J Endod* 25: 689, 1999.

[80] Gazelius B, Olgart L, Edwall B: Restored vitality in luxated teeth assessed by laser Doppler flowmetry, *Endod Dent Traumatol* 4: 265, 1988.

[81] Gazelius B, Olgart L, Edwall B, EdwaU L: Noninvasive recording of blood flow in human dental pulp, *Endod Dent Traumatol* 2: 219, 1986.

[82] Goldberg F: Relation between corroded silver points and endodontic failures, *J Endod* 7: 224, 1981.

[83] Goldberg F, Abramovich A: Analysis of the effect of EDTAC on the dentinal walls of the root canal, *J Endod* 3: 101, 1977

[84] Goldberg F, Spielberg C: The effect of EDTAC on the varia-tion of its working time analyzed with scanning electron microscopy, *Oral Surg Oral Med Oral Pathol* 53: 74, 1982.

[85] Goldman M et al: The efficacy of several endodontic irrigation solutions: a scanning electron microscopic study: part 2, *J Endod* 8: 487, 1982.

[86] Goldman M et al: New method of irrigation during endodontic treatment, *J Endod* 2: 257, 1976.

[87] Goodman A, Schilder H, Aldrich W: The thermomechanical properties of gutta-percha. II. The history and molecular chemistry of gutta-percha, *Oral Surg Oral Med Oral Pathol* 37: 954, 1974.

[88] Goodman A, Schilder H, Aldrich W: The thermomechanical properties of gutta-percha. Part IV. A thermal profile of the warm gutta-percha packing procedure, *Oral Surg Oral Med Oral Pathol* 51: 544, 1981.

[89] Grassi MD, Plazek DJ, Michanowicz AE, Chay I-C: Changes in the physical properties of the ultrafill low-temperature (70℃) thermoplasticized gutta-percha system, *J Endod* 15: 517, 1989.

[90] Grieve AR, Parkholm JDD: The sealing properties of root filling cements, further studies, *Br Dent J* 135: 327, 1973.

[91] Grossman LI: The effect of pH of rosin on setting time of root canal cements, *J Endod* 8: 326, 1982.

[92] Grossman LI: Irrigation of root canals, *JADA* 30: 1915, 1943.

[93] Grossman LI: Solubility of root canal cements, *J Dent Res* 57: 927, 1978.

[94] Gutmann JL, Creel DC, Bowles WH: Evaluation of heat transfer during root canal obturation with thermoplasticized

gutta-percha. Part I. In vitro heat levels during extrusion, *J Endod* 13: 378, 1987.

[95] Gutmann JL, Rakusin H, Powe R, Bowles WH: Evaluation of heat transfer during root canal obturation with thermoplasti-cized gutta-percha. Part II. In vivo response to heat levels generated, *J Endod* 13: 441, 1987.

[96] Guttuso J: A histopathological study of rat connective tissue responses to endodontic materials, *Oral Surg Oral Med Oral Pathol* 16: 713, 1962.

[97] Haikel Y, Gasser P, Allemann C: Dynamic fracture of hybrid endodontic hand instruments compared with traditional files, *J Endod* 17: 217, 1991.

[98] Hand RE, Smith ML, Harrison JW: Analysis of the effect of dilution on the necrotic dissolution property of sodium hypochlorite, *J Endod* 4: 60, 1978.

[99] Hansen-Bayless J, Davis R: Sealing ability of two intermediate restorative materials in bleached teeth, *Am J Dent* 5: 151, 1992.

[100] Harris WE: Disintegration of two silver cones, *J Endod* 7: 426, 1981.

[101] Harrison JW, Baumgartner JC, Zielke DR: Analysis of interappointment pain associated with the combined use of endodontic irrigants and medicaments, *J Endod* 7: 272, 1981.

[102] Harrison JW, Svec TA, Baumgartner JC: Analysis of clinical toxicity of endodontic irrigants, *J Endod* 4: 6, 1978.

[103] Hedrick RT, Dove SB, Peters DD, McDavid WD: Radiographic determination of canal length: direct digital radiography versus conventional radiography, *J Endod* 20: 320, 1994.

[104] Hermann BW: Calciumhydroxyd als mittel zum behandel und füllen von zahnwurzelkanälen, Wurzburg, *Med. Diss. V.* German dissertation, 1920.

[105] Hermann BW: Dentin obliteration der wurzelkanfile nach behandlung mit calcium, *Zahnärtzl Rundschau* 39: 888, 1930.

[106] Hertwig G: Wandständigkeit und durchläissigkeit von wurzelffillmitteln, *Zahnärztl Praxis* 9: 1, 1958.

[107] Higginbotham TL: A comparative study of the physical properties of five commonly used root canal sealers, *Oral Surg Oral Med Oral Pathol* 24: 89, 1967.

[108] Holland R et al: Reaction of dog's teeth to root canal filling with mineral trioxide aggregate or a glass ionomer sealer, *J Endod* 25: 728, 1999.

[109] Hunter HA: The effect of gutta-percha, silver points and Rickert's root sealer on bone healing, *J Can Dent Assoc* 23: 385, 1957.

[110] Ingólfsson ÆR, Tronstad L, Hersh E, Riva CE: Effect of probe design on the suitability of laser Doppler fiowmetry in vitality testing of human teeth, *Endod Dent Traumatol* 9: 65, 1993.

[111] Ingólfsson ÆR, Tronstad L, Riva CE: Reliability of laser Doppler flowmetry in testing vitality of human teeth, *Endod Dent Traumatol* 10: 185, 1994.

[112] Jasper EA: Root canal therapy in modem dentistry, *Dent Cosmos* 75: 823, 1933.

[113] Jerome CE: Warm vertical gutta-percha obturation: a technique update, *J Endod* 20: 97, 1994.

[114] Jung S, Safavi K, Spångberg L: The effectiveness of chlorhexidine in the prevention or root canal reinfection, *J Endod* 25: 288, 1999.

[115] Kahan RS, Gulabivala K, Snook M, Setchell DJ: Evaluation of a pulse oximeter and customized probe for pulp vitality testing, *JEndod* 22: 105, 1996.

[116] Kawahara H, Imanishi Y, Oshima H: Biologic evaluation on glass ionomer cement, *J Dent Res* 58: 1080, 1979.

[117] Kazemi RB, Safari KE, Spångberg LSW: Assessment of marginal stability and permeability of an interim restorative endodontic material, *Oral Surg Oral Med Oral Pathol* 78: 788, 1994.

[118] Kazemi RB, Safavi KE, Spångberg LSW: Dimensional changes of endodontic sealers, *Oral Surg Oral Med Oral Pathol* 76: 766, 1993.

[119] Kazemi RB, Stenman E, Spfingberg LSW: The endodontic file is a disposable instrument, *J Endod* 21: 451, 1995.

[120] Kazemi RB, Stenman E, Spångberg LSW: Machining efficiency and wear resistance of NiTi endodontic files, *Oral Surg Oral Med Oral Pathol Oral Radiol Endod* 81: 596, 1996.

[121] Keate KC, Wong M: A comparison of endodontic file tip quality, *J Endod* 16: 486, 1990.

[122] Kehoe JC: Intracanal corrosion of a silver cone producing a localized argyria: scanning electron microscope and energy dispersive x-ray analyzer analyses, *J Endod* 10: 199, 1984.

[123] Kerekes K, Tronstad L: Morphometric observations on the root canals of human molars, *J Endod* 3: 114, 1977.

[124] Kielt LW, Montgomery S: The effect of endosonic instrumentation in simulated curved root canals, *J Endod* 13: 215, 1987.

[125] Kimura JT: A comparative analysis of zinc and nonzinc alloys used in retrograde endodontic surgery. Part 1: apical seal and tissue reaction, *J Endod* 8: 359, 1982.

[126] Kimura JT: A comparative analysis of zinc and nonzinc alloys used in retrograde endodontic surgery. Part 2: optical emission spectrographic analysis for zinc precipi-

tation, *J Endod* 8: 407, 1982.

[127] Krupp JD, Brantley WA, Gerstein H: An investigation of the torsional and bending properties of seven brands of endodontic files, *J Endod* 10: 372, 1984.

[128] Lado EA, Richmond AF, Marks RG: Reliability and validity of a digital pulp tester as a test standard for measuring sensory perception, *J Endod* 14: 352, 1988.

[129] Langeland K, Guttuso J, Langeland L, Tobon G: Methods in the study of biologic responses to endodontic materials, *Oral Surg Oral Med Oral Pathol* 27: 522, 1969.

[130] Lauper R, Lutz F, Barbakow F: An in vivo comparison of gradient and absolute impedance electronic apex locators, *J Endod* 22: 260, 1996.

[131] Lautenschlager EP, Jacobs JJ, Marshall GW, Heuer MA: Brittle and ductile torsional failures of endodontic instruments, *J Endod* 3: 175, 1977.

[132] Lavelle CLB, Wu CJ: Digital radiographic images will benefit endodontic services, *Endod Dent Traumatol* 11: 253, 1995.

[133] Layton CA, Marshall JG, Morgan LA, Baumgartner JC: Evaluation of cracks associated with ultrasonic root-end prepara tion, *J Endod* 22: 157, 1996.

[134] Lee DH, Park B, Saxena A, Serene TP: Enhanced surface hardness by boron implantation in nitinol alloy, *J Endod* 22: 543, 1996.

[135] LeGoff A et al: An Evaluation of the CO_2 laser for endodontic disinfection, *J Endod* 25: 105, 1999.

[136] Levine M, Rudolph AS: Factors affecting the germicidal efficiency of hypochlorite solutions, *Bull 150 Iowa Exp Sta*, 1941.

[137] Levy G: Cleaning and shaping the root canal with a Nd: YAG laser beam: a comparative study, *J Endod* 18: 123, 1992.

[138] Lewis BB, Chester SB: Formaldehyde in dentistry: a review of mutagenic and carcinogenic potential, *J Am Dent Assoc* 103: 429, 1981.

[139] Leyhausen G et al: Genotoxicity and cytotoxicity of the epoxy resin-based root canal sealer AH Plus, *J Endod* 25: 109, 1999.

[140] Liggett WR, Brady JM, Tsaknis PJ, del Rio CE: Light microscopy, scanning electron microscopy, and microprobe analysis of bone response to zinc and nonzinc amalgam implants, *Oral Surg Oral Med Oral Pathol* 49: 254, 1980.

[141] Limkangwalmongkol S et al: A comparative study of the apical leakage of four root canal sealers and laterally condensed gutta-percha, *J Endod* 17: 495, 1991.

[142] Loushine RJ, Weller RN, Hartwell GR: Stereomicroscopic evaluation of canal shape following hand, sonic,
and ultrasonic instrumentation, *J Endod* 15: 417, 1989.

[143] Margelos J, Verdelis K, Eliades G: Chloroform uptake by gutta-percha and assessment of its concentration in air during the chloroform-dip technique, *J Endod* 22. 547, 1996.

[144] Marsicovetere ES, Clement DJ, del Rio CE: Morphometric video analysis of the engine-driven NiTi lightspeed instrument system, *J Endod* 22: 231, 1996.

[145] Martin LR et al: Histologic response of rat connective tissue to zinc-containing amalgam, *J Endod* 2: 25, 1976.

[146] Matsuya Y, Matsuya S: Effect of abietic acid and polymethyl methacrylate on the dissolution process of zinc oxideeugenol cement, *Biomaterials* 15: 307, 1994.

[147] McComb D, Smith DC: A preliminary scanning electron microscopic study of root canals after endodontic procedures, *J Endod* 1: 238, 1975.

[148] McComb D, Smith DC, Beagrie GS: The results of in vivo endodontic chemomechanical instrumentation — a scanning electron microscopic study, *Br EndodSoc* 9: 11, 1976.

[149] McDonnell D, Price C: An evaluation of the Sens-A-Ray digital dental imaging system, *Dentomaxillofac Radiol* 22: 121, 1993.

[150] McElroy DL: Physical properties of root canal filling materials, *JAm Dent Assoc* 50: 433, 1955.

[151] McKinley IB, Lublow MO: Hazards of lasers moke during endodontic therapy, *ffEndod* 20: 558, 1994.

[152] Mehl A, Folwaczny M, Haffner C, Hickel R: Bactericidal effects of 2. 94 mm Er: YAG laser radiation in dental root canals, *J Endod* 25: 490, 1999.

[153] Messer HH, Feigal RJ: A comparison of the antibacterial and cytotoxic effects of parachlorphenol, *J Dent Res* 64: 818, 1985.

[154] Miserendino LJ, Brantley WA, Walia HD, Gerstein H: Cutting efficiency ofendodontic hand instruments. IV. Compar-ison of hybrid and traditional instrument designs, *J Endod* 14: 451, 1988.

[155] Miserendino LJ, Levy GC, Rizoiu IM: Effects of Nd: YAG laser on the permeability of root canal wall dentin, *J Endod* 21: 83, 1995.

[156] Miserendino LJ et al: Cutting efficiency of endodontic instruments. III. Comparison of sonic and ultrasonic instrument systems, *J Endod* 14: 24, 1988.

[157] Miserendino LJ, Moser JB, Heuer MA, Osetek EM: Cutting efficiency of endodontic instruments. I. A quantitative comparison of the tip and fluted region, *J Endod* 11: 435, 1985.

[158] Miserendino LJ, Moser JB, Heuer MA, Osetek EM:

Cutting efficiency of endodontic instruments. II. An analysis of the design of the tip, *J Endod* 12: 8, 1986.

[159] Mitchell DF: The irritational qualities of dental materials, *J Am Dent Assoc* 59: 954, 1959.

[160] Möller ÅJR: Microbiological examination of root canals and periapical tissues of human teeth, *Odontol Tidskr* 74: 1, 1966 (special issue).

[161] Molyvdas I, Zervas P, Lambrianidis T, Veis A: Periodontal tissue reaction following root canal obturation with an injection-thermoplasticized gutta-percha technique, *Endod Dent Traurnatol* 5: 32, 1989.

[162] Morgan LA, Marshall JG: A scanning electron microscopic study of in vivo ultrasonic root-end preparations, *J Endod* 25: 567, 1999.

[163] Moshonov J et al: Nd: YAG laser irradiation in root canal disinfection, *Endod Dent Traurnatol* 11: 220, 1995.

[164] Moshonov J et al: Efficacy of argon laser irradiation in removing intracanal debris, *Oral Surg Oral Med Oral Pathol Oral Radiol Endod* 79: 221, 1995.

[165] Mumford JM, Björn H: Problems in electrical pulp-testing and dental algesimetry, *Int Dent J* 12: 161, 1962.

[166] Neal RG, Craig RG, Powers JM: Cutting ability of K type endodontic files, *J Endod* 9: 52, 1983.

[167] Neal RG, Craig RG, Powers JM: Effect of sterilization and irrigants on the cutting ability of stainless steel files, *J Endod* 9: 93, 1983.

[168] Nelvig P, Wing K, Welander U: Sens-A Ray: a new system for direct digital intraoral radiography, *Oral Surg Oral Med Oral Pathol* 74: 818, 1992.

[169] Nobler WC et al: Detection of pulpal circulation in vitro by pulse oximetry, *J endod* 22: 1, 1996

[170] Nygaard-φstby B: Chelation in root canal therapy, *Odont T* 65: 3, 1957.

[171] Ohara PK, Torabinejad M, Kettering JD: Antibacterial effects of various endodontic irrigants on selected anaerobic bacteria, *Endod Dent Tramatol* 9: 95, 1993.

[172] Oliet S, Sorin SM: Effect of aging on the mechanical properties of hand-rolled gutta-percha endodontic cones, *Oral Surg Oral Med Oral Pathol* 43: 954, 1977.

[173] φmnell K: Electrolytic precipitation of zinc carbonate in the jaw, *Oral Surg Oral Med Oral Pathol* 12: 846, 1959.

[174] φrstavik D, Farrants G, Wahl T, Kerekes K: Image analysis of endodontic radiographs: digital subtraction and quantitative densitometry, *EndodDent Traumatol* 6: 6, 1990.

[175] φrstavik D, Haapasalo M: Disinfection by endodontic irrigants and dressings of experimentally infected dentinal tubules, *Endod Dent Traumatol* 6: 142, 1990.

[176] Pascon E, Spångberg LSW: In vitro cytotoxicity of root canal filling materials: 1. gutta-percha, *JEndod* 16: 429, 1990.

[177] Pashley EL, Homer JA, Liu M, Pashley DH: Effects of CO_2 laser energy on dentin permeability, *J Endod* 18: 257, 1992.

[178] Pedicore D, El Deeb ME, Messer HH: Hand versus ultrasonic instrumentation: its effect on canal shape and instrumentation time, *J Endod* 12: 375, 1986.

[179] Pissiotis E, Sapounas G, Spångberg LSW: Silver glass ionomer cement as a retrograde filling material: a study in vitro, *J Endod* 17: 225, 1991.

[180] Powell SE, Simon JHS, Maze B: A comparison of the effect of modified and nonmodified instrument tips on apical canal configuration, *J Endod* 12: 293, 1986.

[181] Powell SE, Wong PD, Simon JHS: A comparison of the effect of modified and nonmodified instrument tips on apical canal configuration. Part II, *J Endod* 14: 224, 1988.

[182] Pratten DH, McDonald NJ: Comparison of radiographic and electronic working lengths, *J Endod* 22: 173, 1996.

[183] Ram Z: Effectiveness of root canal Irrigation, *Oral Surg Oral Med Oral Pathol* 44: 306, 1977.

[184] Ramsay DS, Årtun J, Martinen SS: Reliability of pulpal blood-flow measurements utilizing laser Doppler flowmetry, *J Dent Res* 70: 1427, 1991.

[185] Read RP, Baumgartner JC, Clark SM: Effects of a carbon dioxide laser on human root dentin, *J Endod* 21: 4, 1995.

[186] Richman MJ: The use of ultrasonic in root canal therapy and root resection, *J Dent Med* 12: 12, 1957.

[187] Rickoff B et al: Effects of thermal vitality tests on human dental pulp, *J Endod* 14: 482, 1988.

[188] Roane JB, Sabala CL, Duncanson MG: The "balanced force" concept for instrumentation of curved canals, *J Endod* 11: 203, 1985.

[189] Rome WJ, Doran JE, Walker WA: The effectiveness of glyoxide and sodium hypochlorite in preventing smear layer formation, *J Endod* 11: 281, 1985.

[190] Rutberg M, Spångberg E, Spåmgberg L: Evaluation of enhanced vascular permeability of endodontic medicaments in vivo, *J Endod* 3: 347, 1977.

[191] Sabala CL, Powell SE: Sodium hypochlorite injection into periapical tissues, *J Endod* 15: 490, 1989.

[192] Sabala CL, Roane JB, Southard LZ: Instrumentation of curved canals using a modified tipped instrument: a comparison study, *J Endod* 14: 59, 1988.

[193] Safavi KE, Nichols FC: Alteration of biological properties of bacterial lipopolysaccharide by calcium hydroxide

treatment, *J Endod* 20: 127, 1994.

[194] Safavi KE, Nichols FC: Effect of calcium hydroxide on bacterial lipopolysaccharide, *J Endod* 19: 76, 1993.

[195] Safavi KE, Spångberg L, Langeland K: Root canal dentinal tubule disinfection, *J Endod* 16: 207, 1990.

[196] Salzgeber RM, Brilliant JD: An in vivo evaluation of the penetration of an irrigating solution in root canals, *J Endod* 3: 394, 1977.

[197] Sasano T, Kuriwada S, Sanjo D: Arterial blood pressure regulation of blood flow as determined by laser Doppler, *J Dent Res* 68: 791, 1989.

[198] Saunders EM: The effect of variation in the thermomechanical compaction techniques upon the quality of the apical seal, *Int Endod J* 22: 163, 1989.

[199] Saunders EM: *In vivo* findings associated with heat generation during thermomechanical compaction of gutta-percha. Part 1. Temperature levels at the external surface of the root, *Int Endod J* 23: 263, 1990.

[200] Saunders EM: *In vivo* findings associated with heat genera-tion during thermomechanical compaction of gutta-percha. Part II. Histological response to temperature elevation on the external surface of the root, *Int Endodd J* 23: 268, 1990.

[201] Saunders EM, Saunders WP: Long-term coronal leakage of JS Quickfill root filling with Sealapex and Apexit sealers, *Endod Dent Traumatol* 11: 181, 1995.

[202] Saunders WP, Saunders EM, Gutmann JL: Ultrasonic roo-tend preparation. Part 2. Microleakage of EBA root-end fil l-ings, *Int Endodon J* 27: 325, 1994.

[203] Schilder H, Goodman A, Aldrich W: The thermomechanical properties of gutta-percha. 1. The compressibility of gutta-percha, *Oral Surg Oral Med Oral Pathol* 37: 946, 1974.

[204] Schilder H, Goodman A, Aldrich W: The thermomechanical properties of gutta-percha. III. Determination of phase transition temperatures for gutta-percha, *Oral Surg Oral Med Oral Pathol* 38: 109, 1974.

[205] Schilder H, Goodman A, Aldrich W: The thermomechanical properties of gutta-percha. Part V. Volume changes in bulk gutta-percha as a function of temperature and its relationship to molecular phase transformation, *Oral Surg Oral Med Oral Pathol* 59: 285, 1985.

[206] Schmitt W: Die chemischen grundlagen der erhartenden wurtzelfüllungen, *Zahnärztl Welt* 5: 560, 1951.

[207] Schnettler JM, Wallace JA: Pulse oximetry as a diagnostic tool of pulp vitality, *J Endod* 17: 488, 1991.

[208] Schroeder A: Gewebsverträglichkeit des Wurzelfiillmittel-sAH 26, *Histologische und klinische Prüfung*, 58: 563, 1957.

[209] Schroeder A: Mitteilungen über die abschlussdichtigkeit von wurzelftillmaterialien und erster hinweis auf ein neuartiges wurzelfiillmittel, *Schweiz Monatsschr Zahnmed* 64: 921, 1954.

[210] Schroeder A: Zum problem der bacteriendichten Wurzelkanalversorgung, *Zahnärztl Welt Zahniirztl Reform* 58: 531, 1957.

[211] Seltzer S, Green DB, Weiner N, De Renzis F: A scanning electron microscope examination of silver cones removed from endodontically treated teeth, *Oral Surg Oral Med Oral Pathol* 33: 589, 1972.

[212] Senia ES, Marraro RV, Mitchell JL, Lewis AG, Thomas L: Rapid sterilization of gutta-percha cones with 5.25% sodium hypochlorite, *J Endod* 1: 136, 1975.

[213] Senia ES, Marshall FJ, Rosen S: The solvent action of sodium hypochlorite on pulp tissue of extracted teeth, *Oral Surg Oral Med Oral Pathol*, 31: 96, 1971.

[214] Sero BG, Nicholls JI, Harrington GW: Torsional properties of twisted and machined endodontic files, *J Endod* 16: 355, 1990.

[215] Shoji Y: Study on the mechanism of the mechanical enlargement of root canals, *J Nihon Univ School Dent* 7: 7l, 1965.

[216] Siqueira JF Jr, Lopes HP: Mechanisms of antimicrobial activity of calcium hydroxide: a critical review, *Int Endod. J* 32: 361, 1999.

[217] Sjögren U, Figdor D, Spångberg L, Sundqvist G: The antimicrobial effect of calcium hydroxide as a short-term intracanal dressing, *Int Endodd J* 24: 119, 1991.

[218] Sjögren U, Sundqvist G: Bacteriologic evaluation of ultrasonic root canal instrumentation, *Oral Surg Oral Med Oral Pathol* 63: 366, 1987.

[219] Sjögren U, Sundqvist G, Nair PNR: Tissue reaction to guttapercha particles of various sizes when implanted subcuta-neously in guinea pigs, *Eur J Oral Sci* 103: 313, 1995.

[220] Smith MA, Steinman HR: An in vitro evaluation of microleakage of two new and two old root canal sealers, *J Endod* 20: 18, 1994.

[221] Soares I, Goldberg F, Massone EJ, Soares IM: Periapical tissue response to two calcium hydroxide-containing endodontic sealers, *J Endod* 16: 166, 1990.

[222] Söderberg TA: Effects of zinc oxide, rosin and resin acids and their combinations on bacterial growth and inflammatory cells, doctoral dissertation, Umeå, Sweden, 1990, Umeå University.

[223] Soltes EDJ, Zinkel DF: Chemistry of rosin. In Zinkel DF and Russell J, editors: *Naval stores production, chemistry, tt-tilization*, New York, 1989, Pulp Chemical Association.

[224] Sorin SM, Oliet S, Pearlstein F: Rejuvination of aged (brittle) endodontic gutta-perch cones, *J Endod* 5: 233,

1979.

[225] Spångberg L: Biological effects of root canal filling materials. II. Effect in vitro of water-soluble components of root canal filling materials on HeLa cells, *Odontol Revy* 20: 133, 1969.

[226] Spångberg L: Biological effects of root canal filling materials. IV. Effect in vitro of solubilized root canal filling materials on HeLa cells, *Odontol Revy* 20: 289, 1969.

[227] Spångberg L: Biological effects of root canal filling materials. V. Toxic effect in vitro of root filling materials on HeLa cells and human skin fibroblasts, *Odontol Revy* 20: 427, 1969.

[228] Spångberg L: Biological effects of root canal filling materials. VI. The inhibitory effect of solubilized root canal filling materials on respiration of HeLa cells, *Odont Tidskr* 77: 1, 1969.

[229] Spångberg L: Biological effects of root canal filling materials. VII. Reaction of bony tissue to implanted root canal filling material in guinea pigs, *Odont Ticlskr* 77; 133, 1969.

[230] Spångberg L: Biological effects of root canal filling materials: the effect on bone tissue of two formaldehyde-containing root canal filling pastes; N2 and Rieblers paste, *Oral Surg Oral Med Oral Pathol* 38: 934, 1974.

[231] Spångberg L, Engström B: Studies on root canal medicaments. IV. Antimicrobiai effect of root canal medicaments, *Odontol Revy* 19: 187, 1968.

[232] Spångberg L, Engström B, Langeland K: Biologic effect of materials. III. Toxicity and antimicrobial effects of endodontic antiseptics in vitro, *Oral Surg Oral Med Oral Pathol* 36: 856, 1973.

[233] Spångberg L, Langeland K: Biologic effect of dental materials. I. Toxicity of root canal filling materials on HeLa cells in vitro, *Oral Surg Oral Med Oral Pathol* 35: 402, 1973.

[234] Spångberg L, Rutberg M, Rydinge E: Biological effects of endodontic antimicrobial agents, *J Endod* 5: 166, 1979.

[235] Spångberg LSW, Barbosa SV, Lavigne GD: AH26 releases romlaldehyde, *J Endod* 19: 596, 1993.

[236] Stabholz A et al: Sealing of human dentinal tubules by XeCl 308-nm excimer laser, *J Endod* 19: 267, 1993.

[237] Staehle HJ, Spiess V, Heinecke A, Müller H-P: Effect of root canal filling materials containing calcium hydroxide and the alkalinity of root dentin, *Endod Dent Traumatol* 11: 163, 1995.

[238] Stamos DE, Sadeghi EM, Haasch GC, Gerstein H: An in vitro comparison study to quantitate the debridement ability of hand, sonic, and ultrasonic instrumentation, *J Endod* 13: 434, 1987.

[239] Stenman E: Effects of sterilization and endodontic medicaments on mechanical properties of root canal instruments, doctoral dissertation, Umeå, Sweden, 1977, Umeå University.

[240] Stenman E, Spångberg LSW: Machining efficiency of endodontic files: a new methodology, *J Endod* 16: 151, 1990.

[241] Stenman E, Spångberg LSW: Machining efficiency of endodontic K files and Hedstrom files, *J Endod* 16: 375, 1990.

[242] Stenman E, Spångberg LSW: Machining efficiency of FlexR, K-Flex, Trio-Cut, and S Files, *J Endod* 16: 575, 1990.

[243] Stenman E, Spångberg L: Root canal instruments are poorly standardized, *J Endod* 19: 327, 1993.

[244] Sundada I: New method for measuring the length of the root canal, *J Dent Res* 41: 375, 1962.

[245] Sunzel B: Interactive effects of zinc, rosin and resin acids on polymorphonuclear leukocytes, gingival fibroblasts and bacteria, doctoral dissertation, Umeå Sweden, 1995, Umeå University.

[246] Sunzel B et al: The effect of zinc oxide *on Staphylococcusattreus* and polymorphonuclear cells in a tissue cage model, *Scand J Plast Reconstr Surg* 24: 31, 1990.

[247] Svec TA, Harrison JW: The effect of effervescence on débridement of the apical regions of root canals in single rooted teeth, *J Endod* 7: 335, 1981.

[248] Tagger M: Use of thermo-mechanical compactors as an adjunct to lateral condensation, *Quintessence Int* 15: 27, 1984.

[249] Tagger M, Tagger E, Kfir A: Release of calcium and hydroxyl ions from set endodontic sealers containing calcium hydroxide, *J Endod* 14: 588, 1988.

[250] Tani Y, Kawada H: Effects of laser irradiation on dentin. I. Effect on smear layer, *J Dent Mater* 6: 127, 1987.

[251] Trebitsch H: Über die Verwertung der heilkrafi des Silbers, *Zahn äiztl Rdsch* 38: 1009, 1929.

[252] Tronstad L, Barnett F, Flax M: Solubility and biocompatability of calcium hydroxide-containing root canal sealers, *Endod Dent Traumatol* 4: 152, 1988.

[253] van der Fehr FR, Nygaard-φstby B: Effect of EDTAC and sulfuric acid on root canal dentine, *Oral Surg Oral Med Oral Pathol* 16: 199, 1963.

[254] Vessey RA: The effect of filing versus reaming on the shape of the prepared root canal, *Oral Surg Oral Med Oral Pathol* 27: 543, 1969.

[255] Villalobos RL, Moser JB, Heuer MA: A method to determine the cutting efficiency of root canal instruments in rotary motion, *J Endod* 6: 667, 1980

[256] Walia H, Brantley WA, Gerstein H: An initial investigation of the bending and torsional properties of nitinol root canal files, *J Endod* 14: 246, 1988.

[257] Walker TL, del Rio CE: Histological evaluation of ultrasonic and sonic instrumentation of curved root canals, *J Endod* 15: 49, 1989.

[258] Walker TL, del Rio CE: Histological evaluation of ultrasonic débridement comparing sodium hypochlorite and water, *J Endod* 17: 66, 1991.

[259] Webber J, Moser JB, Heuer MA: A method to determine the cutting efficiency of root canal instruments in linear motion, *J Endod* 6: 829, 1980.

[260] Weine FS, Kelly RF, Lio PS: The effect of preparation procedures on original canal shape and apical foramen shape, *J Endod* 1: 255, 1975.

[261] Weinreb MM, Meier E: The relative efficiency of EDTA, sulfuric acid, and mechanical instrumentation in the enlargement of root canals, *Oral Surg Oral Med Oral Pathol* 19: 247, 1965.

[262] Weller RN, Brady JM, Bernier WE: Efficacy of ultrasonic cleaning, *J Endod* 6: 740, 1980.

[263] Wennberg A, Bergdahl M, Spångberg L: Biologic effect of polyisobutylene on HeLa cells and on subcutaneous tissue in guinea pigs, *Scand J Dent Res* 82: 613, 1974.

[264] Wennberg A, Ørstavik D: Adhesion of root canal sealers to bovine dentine and gutta-percha, *Int Endod J* 23: 13, 1990.

[265] West NM, England MC, Safavi K, Green DB: Levels of lead in blood of dogs with RC-2B root canal fillings, *J Endod* 6: 598, 1980.

[266] Wolcott JF, Himel VT, Hicks ML: Thermafil retreatment using a new system B technique or a solvent, *J Endod* 25: 761, 1999.

[267] Wong M, Peters DD, Lorton L: Comparison of gutta-percha filling techniques, compaction (mechanical), vertical (warm), and lateral condensation techniques, part 1, *J Endod* 7: 551, 1981.

[268] Wong M, Peters DD, Lorton L, Bernier WE: Comparison of gutta-percha filling techniques: three chloroform-gutta-percha filling techniques, part 2, *J Endod* 8: 4, 1982.

[269] Wong WS, Rosenberg PA, Boylan RJ, Schulman A: A comparison of the apical seals achieved using retrograde amalgam fillings and the Nd: YAG laser, *J Endod* 20: 595, 1994.

[270] Yahya AS, E1Deeb ME: Effect of sonic versus ultrasonic instrumentation on canal preparation, *J Endod* 15: 235, 1989.

[271] Yamada RS, Annas A, Goldman M, Sun Lin P: A scanning electron microscopic comparison of a high volume final flush with several irrigating solutions: part 3, *J Endod* 9: 137, 1983.

[272] Yee FS, Krakow A, Gron P: Three-dimensional obturation of the root canal using injection-molded thermoplasticized dental gutta-percha, *J Endod* 3: 168, 1977.

[273] Zetterqvist L, Anneroth G, Danin J, Roding K: Microleakage of retrograde filling-a comparative investigation between amalgam and glass ionomer cement in vitro, *Int Endod J* 21: 1, 1988.

[274] Zetterqvist L, Anneroth G, Nordenram A: Glass ionomer cement as retrograde filling material - an experimental inves-tigation in monkeys, *Int J Oral MaxilloJac Surg* 16: 459, 1987.

[275] Zmener O, Dominquez FV: Corrosion of silver cones in the subcutaneous connective tissue of the rat: a preliminary scanning electron microscope, electron microprobe, and histology study, *J Endod* 11: 55, 1985.

[276] Zmener O, Dominquez FV: Tissue response to a glass ionomer used as all endodontic cement, *Oral Surg Oral Med Oral Pathol* 56: 198, 1983.

第15章 龋的牙髓反应及牙科治疗程序

Syngcuk Kim, Henry Trowbridge, Hideaki Suda

龋齿 /541
 牙髓牙本质复合体对龋的防御及牙本质的渗透性作用 /543
 牙髓牙本质复合体对龋的免疫防御 /543
 牙髓脓肿 /544
 慢性溃疡性牙髓炎 /544
 增生性牙髓炎 /544

局部麻醉对牙髓的作用 /545
 牙周膜内注射的神经理学基础及肾上腺素的作用 /546

洞型预备 /546
 温度损伤 /547
 成牙本质细胞突的截断及其在牙髓牙本质复合体中的意义 /549
 冠部预备 /549
 振动现象 /549
 干燥牙本质 /549
 牙髓暴露 /550
 玷污层 /550
 残存牙本质厚度 /550
 酸蚀 /550
 牙髓对牙齿预备的免疫防御 /550

 比较高速手机和铒:YAG激光预备洞型的不同 /550

修复材料 /551
 氧化锌丁香油酚 /553
 磷酸锌 /554
 聚羧酸锌 /554
 修复树脂 /554
 玻璃离子修复材料 /554
 银汞合金 /554
 防龋涂膜 /554

激光对牙髓牙本质复合体的作用 /554
 激光通过牙本质的透射率 /555
 二氧化碳激光 /555
 钕:YAG激光 /555
 铒:YAG激光 /557
 激光作用于过敏牙齿 /557

术后敏感性 /558
 牙齿过敏的机制 /558
 牙本质过敏的治疗 /558

当前对修复引起牙髓反应的解释 /559

牙髓对外界刺激的应激反应 /560
 预防 /561

近50年来,氟被发现可减少或预防龋,为维护牙齿健康作出了突出的贡献。通过水氟化和牙膏加氟,患龋率明显下降,尤其对于易感人群。理论上,龋可以被消除。然而,牙科学的发展距此还很遥远:龋病仍是一种严重的健康问题。本章将探讨龋的最新研究进展,重点在牙髓对入侵龋的防御机制。

在牙齿治疗的众多方法中,手术是引起牙髓损伤的最常见原因。一般认为,当牙齿需大面积修复时,牙髓损伤是不可避免的。但是,主管牙医师如果能认识到每一步治疗所伴随的危险,常能减少创伤,以保持牙齿的活力。近几年,激光技术已渗透到牙医学的中心领域,厂家也声称,激光在牙齿预备和过敏牙齿的治疗方面优于传统的工具。但这些说法还需审慎对待,特别是应用激光对牙齿进行手术是否真的对牙髓没有伤害。

在以往,虽然牙髓对各种治疗方法和材料的反应都被研究过,但仅限于从组织学角度。幸运的是,近十年来,生理学家开始关注牙髓对牙科治疗程序和材料的动力学改变。本章的目的是帮助临床牙医师理解牙髓对龋、各种修复技术及材料的反应。

龋 齿

龋病是一种局限性、渐进性的牙体结构破坏性疾病。如不经治疗，它是引起牙髓病变的最常见原因。现在普遍认为，龋的发展源于存在于牙齿表面的特异菌群。细菌的代谢产物、大量的有机酸和蛋白水解酶，可引起牙釉质和牙本质的破坏，细菌新陈代谢还可引起炎症反应。最后，牙本质的大范围破坏导致牙髓被细菌感染。牙髓抵抗龋的3个基本反应是：①牙本质渗透性的降低；②新牙本质的生成；③炎症和免疫反应。

龋产生的有害物质主要通过牙本质小管向内扩散，因此，毒素在小管内弥散的程度及其是否到达牙髓，是判断牙髓损伤程度非常重要的指标。对龋最常见的反应是牙本质硬化症。在此反应中，牙本质小管部分或全部被磷灰石、羟磷灰石晶体矿物质阻塞。有研究者报道[72]，在154颗牙中，95.4%的龋齿外围发现有牙本质硬化。用染料、溶剂、放射性离子进行的研究已证实，牙本质硬化可减低牙本质的渗透性，进而保护牙髓免受不良刺激[4]。有证据表明，牙本质硬化发生时，一定伴随着牙本质小管内自身成牙本质细胞的生成过程[30]。

牙髓产生修复性牙本质的能力，是限制毒素对牙髓损伤的另一种机制（见图11-48）。有学者报道[72]，63.6%的龋齿有修复性牙本质产生，且常与牙本质硬化区并存。修复性牙本质的特性在第11章已讨论过。一般来讲，修复性牙本质的产生数量与原发性牙本质的丧失数量成正比。龋的发展速度也是一个影响因素，因为慢性龋会比急性龋刺激生成更多的修复性牙本质。因此，急性龋比慢性龋更易暴露牙髓。

有研究者还指出，在原发性牙本质与修复性牙本质的中间区域，牙本质小管壁变厚，小管常被一些类似管周牙本质样的物质所阻塞[64]。因此，此区域比正常牙本质有较小的通透性，可充当阻碍细菌及其产物入侵的屏障。

坏死牙本质小管的形成是对龋的另一种反应。不同于牙本质硬化和修复性牙本质，这一反应不是防御反应。坏死牙本质小管内无成牙本质细胞，这些小管是如何生成的还不确定。但多数学者认为，他们是早期成牙本质细胞坏死形成的。坏死小管常见于发生急性龋的年轻恒牙。这些坏死小管在牙本质小管中很特殊，因为它们有很高的渗透性，因此，它们对牙髓的完整性是一种潜在的威胁。幸运的是，健康牙髓可在其表面形成一层修复性牙本质，以阻隔坏死牙本质小管。

细菌的发酵产物有机酸（主要是乳酸）可造成牙本质脱矿，还能破坏釉质和牙本质内的有机物质。尽管很少有口腔细菌能产生胶原酶，但如果胶原首先被酸变性，则细菌蛋白酶可降解牙本质内的胶原基质。

关于龋何时开始引起下方牙髓的炎症反应还存在一些争议。有研究发现，在还未侵入牙本质的釉质龋下的牙髓内，就有慢性炎症细胞的聚集[13]。在另一些研究中[43]，龋甚至已越过牙本质，但还未观察到牙髓的炎症反应。一般认为，当龋已侵入牙本质时，牙髓会发生一些变化。这些变化是对扩散进入牙髓的可溶性或炎性刺激物的反应。这些刺激物包括细胞毒素、细菌酶类、免疫抗原、化学毒素、有机酸及组织坏死物等。这些物质还从牙髓向龋损区扩散。有报道称，在患龋的牙本质内还发现了血浆蛋白、免疫球蛋白和补体蛋白[50]。这些物质中有一些可能抑制细菌活性。

不幸的是，判断由龋坏引起的牙髓炎症反应的程度很困难。很多因素决定着龋病发展过程中的特性，所以每一种龋的特点均需甄别。牙髓的反应往往取决于龋的发展性质，包括慢性、急性或完全静止（如静止龋）。此外，龋病发展是一个间歇过程，快速活动期中有静止期[43]。进展速度还受到以下因素之一或全部的影响：

宿主的年龄；

牙齿的成分；

菌斑的属性；

唾液的流动性；

唾液的缓冲能力；

唾液的抗菌能力；

口腔卫生；

致龋食物及进食酸性食物的频率；

食物中的防龋因子。

龋引起的牙髓早期形态学改变发生在其下的成牙本质细胞层。甚至在牙髓表现出炎症变化前，成牙本质细胞层已在数量和细胞大小上整体减少[79]。正常成牙本质细胞为高柱状，龋影响下变扁为矮柱状（图15-1）。电镜观察龋下的成牙本质细胞，显示细胞发生损伤，表现为空泡样变、线粒体的气球样变及细胞质内其余细胞器官数量及体积的减少，尤其是胞浆的网状组织[42]。这些发现与成牙本质细胞新陈代谢减少的生化研究[35]结果一致。

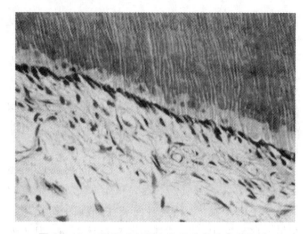

图15-1 龋损下方矮立方形的成牙本质细胞

伴随着成牙本质细胞层的变化,一条深染色线(脱钙反应)将沿着牙本质侧的牙髓边缘发展(图15-2)。这条线的形成表明正常成牙本质细胞的生理平衡被打破,它还表示被龋破坏的原发性成牙本质细胞被细胞富集区移行的牙原始细胞代替的区域。在新牙本质形成的同时,这条深染色线持续、永久性埋入牙本质。

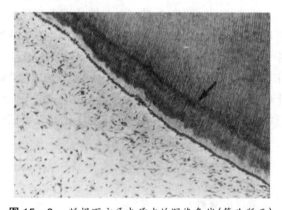

图15-2 龋损下方牙本质内的深染色线(箭头所示)

(摘自 Trowbridge H: Pathogenesis of pulpitis resulting from dental caries, J Endod 7: 52, 1981)

可以从以下几个方面研究外部的龋损环境与牙髓-牙本质复合体反应的关系:

1. 细胞质-原发性成牙本质细胞的核比例;
2. 细胞-牙本质小管的比例;
3. 邻近前牙本质区;
4. 细胞质中非成牙本质细胞和继发性类牙本质细胞的核比例[7,8]。

这些研究结果提示了龋与牙髓-牙本质复合体的密切相关。例如,封闭区比开放区的第三层牙本质显示更多的向管性,牙本质暴露区更活跃,牙本质暴露可造成慢性损坏。此外,釉质和釉牙本质界中致龋微生物的刺激,可引起成牙本质细胞的数量变化及成牙本质和前期牙本质区的变化。早期"釉质龋对牙髓没有或只有很小影响"的观点正受到质疑。这些研究结果的临床意义在于,任何早期龋、浅龋引起的牙髓症状都必须引起注意,要考虑已发生牙髓感染的可能性。

龋齿是一个旷日持久的进程,损害往往持续数月甚至数年。有研究者发现,儿童从早期龋发展到临床可发现的龋,平均需12~24个月。因此,并不奇怪,龋引起的牙髓炎症往往表现为不知不觉发生的、低强度的慢性反应而不是急性反应(图15-3)。早期炎症细胞主要由淋巴细胞、浆细胞、巨噬细胞移行组成[15]。

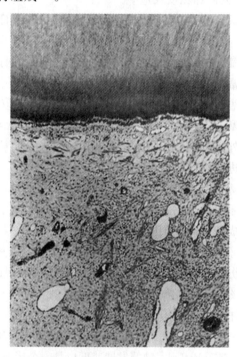

图15-3 在表层牙本质内由龋损引起的慢性炎症反应

这个趋化过程是免疫细胞对从龋扩散入牙髓的抗原物质的反应[72],并且有毛细血管、成纤维细胞的增殖及胶原纤维的沉积。这一炎症反应模式被认为是一个炎性、修复过程。我们应知道,并不是所有损害均是永久性的。龋坏是否能被消除或局限,取决于结缔组织的修复。

龋齿牙髓的炎症反应程度,取决于细菌入侵的深度,以及牙本质硬化和修复性牙本质造成的牙本质渗透性降低的程度。有研究发现,在选取的46颗龋齿中,侵入的细菌与牙髓之间的平均距离(包括修复性牙本质的厚度)为1.1 mm或更多时,炎症反应可被忽略[62];当损害距离牙髓在0.5 mm以内时,炎症反应显著增加;但直到修复性牙本质被细菌入侵,牙髓才表现为急性炎症反应。

当细菌聚集于牙髓内时,急性炎症的特性很明显,包括血管扩张、血管渗透性增加、白细胞聚集等。抗原-抗体复合物激活补体时形成一些分裂产物,这些产物有很强的趋向性,可诱导中性粒细胞从血管移行入病变区。

牙髓牙本质复合体对龋的防御及牙本质的渗透性作用

与其他生物系统相类似,牙髓自身也可防御入侵。普遍认为,牙髓-牙本质复合体可作为一个生物集合体对龋的刺激作出反应,并呈现一系列相关防御反应,如形成修复性牙本质、牙髓的炎症反应等。如前所述,龋齿的牙本质小管渗透性在决定防御反应的程度时起重要作用。很多因素潜在性地影响龋齿的牙本质渗透性,包括有无硬化牙本质、修复性牙本质的数量和质量、龋损的深度、成牙本质层的完整性等。防御反应的关键因素是牙本质液。

当病原微生物的脂多糖(LPS)成分侵入牙本质时,第一道防御是牙髓免疫监视成分的动员,这些抗原表达细胞可被牙髓Ia抗原表达细胞、巨噬细胞相关抗原表达细胞所识别[34]。在小鼠的浅龋模型中,牙髓的早期特征性反应,是相关牙本质小管下Ia抗原表达细胞的局部聚集(图15-4);当龋向牙本质深部发展时,冠部牙髓Ia抗原表达细胞和巨噬细胞相应增加(图15-5)。在修复性牙本质下的牙本质内,这些细胞高密度聚集,说明防御反应的强度与龋齿的牙本质渗透性相关(图15-6)[3,79]。

牙髓牙本质复合体对龋的免疫防御

牙髓牙本质复合体对龋的反应中,除了抗原表达细胞的积极参与外,精妙的神经免疫机制也在免疫防御中起调节作用。一些有关人类龋病的研究中,同时用免疫组化方法进行了对神经元的观察[63]。他们将神经元用抗低亲和力的微生物神经生长因子受体(NGFR)标记,牙髓树枝状细胞(PDC)用抗HLA-D受体或抗凝因子ⅩⅢIa(图15-7)标记。结果显示,PDC和神经元均在牙髓末端患龋牙本质小管相应成牙本质侧的局部聚集(图15-8)。即使在同一牙齿中,ⅩⅢIa因子标记的、患龋区的PDC和NFRG免疫活性,也比非患龋区显著升高。

PDC被认为是牙髓免疫系统的主要成分,因为它们有充当抗原呈递细胞的潜力,能摄取、处理和呈递外来抗原给$CD4^+$T淋巴细胞。研究者[51]还发现,神经肽可能在PDC和T淋巴细胞的相互作用中起调节作用(如刺激或限制)。这种相互作用被认为能通过产生细胞因子,从而上调血管内皮细胞黏附因子的表达,进而增加免疫细胞的游动能力[32]。这

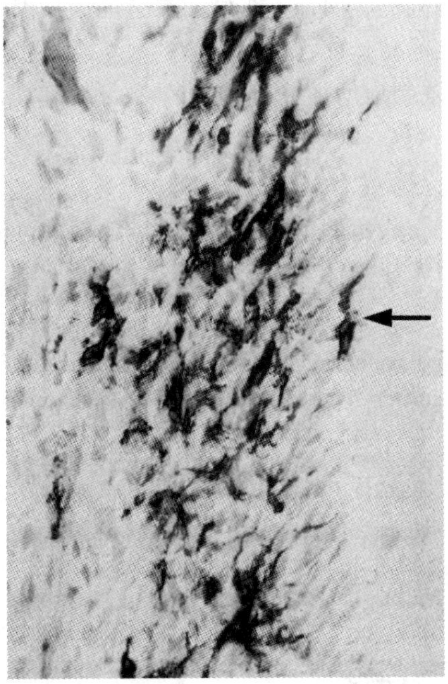

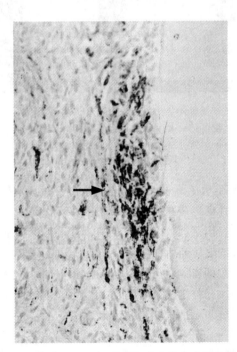

图15-4 8周龄鼠浅龋模型显示OX6阳性(抗Ia抗原)细胞在被感染的牙本质小管的邻近牙髓中聚集

图15-5 在图15-4中,龋引起反应的免疫过氧化物酶染色组织切片显示,ED阳性细胞(抗巨噬细胞和树突状细胞标记)(箭头所示)在被感染的牙本质小管的牙髓末端聚集

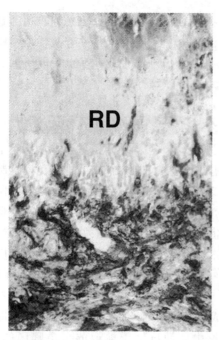

图 15-6 16周组的切片显示，OX6阳性细胞在龋感染的修复性牙本质(RD)下密集聚集

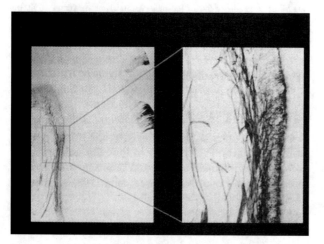

图 15-7 龋感染区域的 NGFR 免疫反应性神经元(即树突状细胞)(左图)。放大(右图)显示可见 HLA-DR 阳性细胞聚集区域的免疫阳性染色密度增加

一发现提示了牙髓抵抗龋抗原的最初免疫防御机制，同时也对浅龋对牙髓只有很小或没有影响的早期观点提出了质疑，临床牙医可因此推断牙髓治疗是需要的。然而,许多研究者也指出,牙髓有自我保护和治疗的机制，因此，临床牙医不能过早治疗这些牙髓。有关机械创伤(如预牙齿预备齿)如何引起免疫系统防御的内容将在后面讨论。

牙髓脓肿

如果长期被忽视的静止龋造成所有的牙髓防御系统均被破坏，即会形成牙髓脓肿。牙髓暴露会

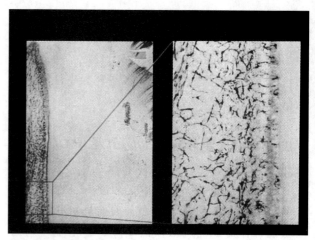

图 15-8 龋感染区域的ⅩⅢIa因子±免疫反应神经元(即树突状细胞)(左图)。放大显示ⅩⅢIa因子±免疫反应细胞的稠密聚集。左图的右上角显示龋损

导致中性粒细胞被逐渐动员，并最终化脓，形成弥散性的或局限性的脓肿。其分泌物被称为脓液。中性粒细胞能分泌溶菌酶，导致周围组织被溶解（即液化坏死），即可形成脓液。坏死组织的渗透压比周围组织高,此压力差是脓肿疼痛的一个原因，因此,进行开放引流能减轻疼痛。

脓肿中很少发现细菌，因为进入的细菌都迅速被中性粒细胞分泌的杀菌素破坏。而且，很多细菌不能耐受中性粒细胞分泌乳酸形成的低 pH 环境。然而，当暴露的面积增大，进入牙髓的细菌增多时，防御力量能被完全摧毁。我们必须知道，牙髓的血供是有限的，因此，当细菌渗透的炎症因子超过牙髓血供的转运能力时，细菌的数量会超过防御的能力，无限制地增加,这最终将导致牙髓坏死。

慢性溃疡性牙髓炎

在一些病例中，中性粒细胞的聚集可能更易导致牙髓表面破坏（溃疡）而不是脓肿，这在通过破坏的牙本质引流时更易发生。溃疡代表液化坏死组织在牙髓表面形成的局部溢出通道。因为引流可防止压力的聚集，所以损伤趋向于局限和无症状。溃疡是由坏死组织碎屑和中性粒细胞的高度聚集形成的，在损伤的更深层可见慢性炎症细胞渗透入肉芽组织。最终，在化脓区和髓室壁间形成一个间隙——溃疡样病灶(图 15-9)。

增生性牙髓炎

增生性牙髓炎几乎只发生在根尖孔开放状的年轻恒牙。这是当髓室顶暴露足够大并形成一个腔隙时，牙髓对暴露的反应。这个洞腔给炎症物质分

泌提供了一条引流路径。一旦引流建立，急性炎症就能衰减，慢性炎症组织就能通过洞腔增生形成"牙髓息肉"（图15-10）。年轻牙髓暴露后之所以不会坏死，是因为其本身的防御能力和充足的血供允许它抵抗细菌的感染。临床上，病灶表现为大量肉芽组织增生，可能覆盖牙冠的大部分。

局部麻醉对牙髓的作用

局部麻醉药中加入血管收缩剂的目的，是通过减少注射区的血流，来加强和延长局部麻醉的效果。虽然这加强了麻醉效果，但最近的研究显示，加有1:100 000肾上腺素的2%利多卡因，可显著减少牙髓的血流量。牙髓血流的减少对牙髓很危险，原因将在后面解释。浸润麻醉和下颌阻滞麻醉能引起牙髓血流显著减少，尽管血流减少持续时间相对较短（图15-11）。牙周膜注射含1:100 000肾上腺素的2%利多卡因，牙髓血流完全停止约30 min（图15-12）。肾上腺素浓度升高，牙髓血流停止时间会更长。

血流停止时间的长短和血管收缩剂的浓度有直接关系[39]。因为牙髓消耗氧的速率相对较低，故健康的牙髓可以耐受一段时间的血流减少。有研究

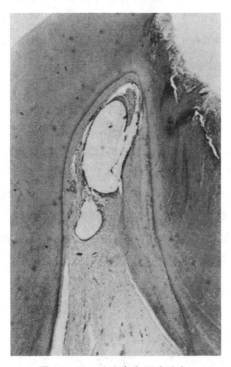

图15-9 慢性溃疡性牙髓炎

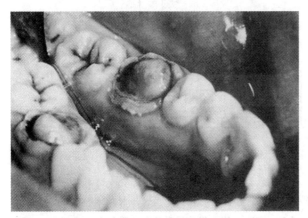

图15-10 下颌第一磨牙增生性牙髓炎（即牙髓息肉）（Courtesy Dr. A. Stabholz, Hebrew University School of Dental Medicine, Jerusalem, Israel. ）

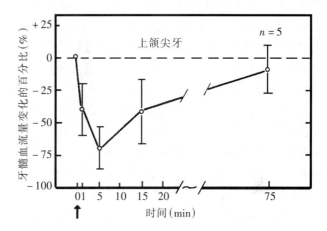

图15-11 浸润麻醉（加有1:100 000肾上腺素的2%利多卡因）对犬上颌尖牙牙髓血流的影响。注射后牙髓血流急剧减少，箭头指示注射时间，线条描绘标准差（摘自 Kim S: Effects of local anesthetics on pulpal blood flow in dogs, J Dent Res 63[5]: 650, 1984. ）

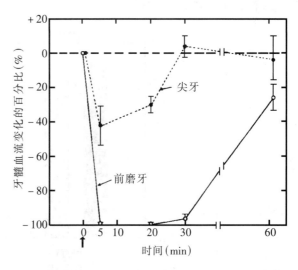

图15-12 牙周膜注射（加有1:100 000肾上腺素的2%利多卡因）对犬下颌尖牙和前磨牙牙髓血流的影响。注射位置为前磨牙的近中侧，注射引起前磨牙牙髓血流的完全停止，持续时间约30 min，箭头指示注射时间（摘自 Kim S: Ligamental injection: a physiological explanation of its efficacy; J Endod 12[10]: 486, 1986. ）

者报道,即使血流完全停止3小时,牙髓的血流和感觉神经活性也能恢复正常[52]。然而,氧气输送的持续减少能干扰细胞的新陈代谢,改变牙髓对损伤的反应。因此,牙髓不可逆损伤易发生在牙齿治疗操作中,如牙周膜注射局部麻醉后进行的即刻全冠牙齿预备。已有至少4例文献报道称,在牙周膜局部麻醉下,进行下颌前牙冠部制备后,发生了牙髓坏死[39]。推测牙齿预备导致的牙髓不可逆损伤的原因,是血管活性物质的释放如P物质,进入牙髓的细胞外间质引起的[50]。在正常状况下,血流很快把这些血管活性物质从牙髓中带走。然而,当血流减少或完全停止时,牙髓中血管活性物质的移去在很大程度上被延迟,这些物质和其他代谢废物的聚集对牙髓产生永久损伤。有研究者指出,透过牙本质扩散入牙髓的物质的浓度,部分依赖牙髓循环的速率[54]。因此,修复过程中血流的显著减少,会导致牙髓内聚集的刺激物浓度升高。据此,只要可能,对活髓牙治疗用不加血管收缩药的局部麻醉药是明智的。一般局部麻醉药中加入的肾上腺素的浓度为1:100 000,在治疗中应避免使用更大的浓度。

当临床牙医不必考虑牙髓的活力时,如进行牙髓治疗、拔牙时,可使用加入血管收缩剂的局部麻醉药。用加有肾上腺素的局部麻醉药进行牙周膜注射,可达到良好的麻醉效果(图15-13),80%以上患牙可被加有1:100 000肾上腺素的局部麻醉药成功麻醉。牙髓科专家发现,在治疗"热点"下颌磨牙时,牙周膜注射可达到深度麻醉。

牙周膜内注射的神经生理学基础及肾上腺素的作用

用电刺激猫的下牙槽神经实验揭示,牙周膜注射比传统浸润麻醉效果快。0.2 ml利多卡因在牙周膜注射的起效时间为46秒,浸润麻醉的起效时间为13分24秒(图15-14)。两注射组间的有效性时间和恢复时间无显著性差异。这些实验结果证实了在人体临床实践中发现的经验,即牙周膜内注射较浸润注射麻醉效果快。

肾上腺素是局部麻醉药中的一种成分,局部麻醉药中掺入肾上腺素的目的,是通过影响周围组织的血管收缩来延长麻醉作用。最近的研究显示,除了收缩血管外肾上腺素也能导致麻醉。牙周膜内注射1:80 000肾上腺素后,同时记录逆向反应和牙内神经活性,显示两种神经活性的停止,表明肾上腺素单独就能够产生麻醉作用[73]。

洞型预备

Bodecker提倡的不需冷却的牙齿预备方法,即"在自身体液温度下处理牙髓"。图15-15,牙髓对洞型和牙冠预备的反应由很多因素决定,包括温度损伤,尤其是摩擦热;成牙本质细胞突的处理;冠的预备;振动;牙本质干燥;牙髓暴露;玷污层;残留牙本质厚度和酸蚀等。

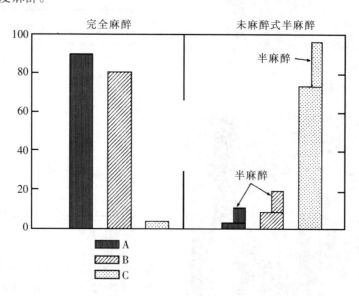

图15-13 A. 当2%利多卡因加有1:50 000肾上腺素时,约90%的病例牙周膜注射麻醉是有效的。B. 当2%利多卡因加有1:100 000肾上腺素时,约80%的病例牙周膜注射麻醉是有效的。C. 甲哌卡因(卡波卡因)注射麻醉失败病例获得麻醉效果。完全麻醉的标准是在拔髓和根管治疗时无痛;半麻醉是指当器械到达根尖时无不适

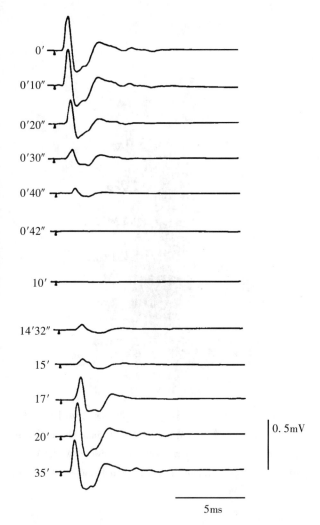

图 15-14　0.2 ml 2% 利多卡因牙周膜内注射组的逆行性动作电位的改变显示,在牙周膜内注射后麻醉立即获得(42秒)(摘自:Suda H,Sunakawa M,lkeda H,Yamamoto H: A neurophysiological evaluation of intraligamentary anesthesia, Den Jpn [Tokyo] 31: 46, 1994.)

温度损伤

用牙钻切割牙本质会产生大量的摩擦热,产热量由牙转的转速、转头的大小和形状、接触牙的时间、手机施加的压力等决定。当洞型较深,且持续钻牙没有足够的降温时,就会造成其下牙髓的严重损伤。有研究者发现[87],在牙髓内部产生的热是修复过程中最严重的牙髓伤害因素。如果损伤很大且牙髓的细胞富集区被破坏,修复性牙本质就不会形成[48]。

牙本质能传导的热量相对较少,因此,浅洞型预备所产生的热量对牙髓的损伤,要比深洞型预备小得多。研究发现,干燥切割牙本质时,温度和压力

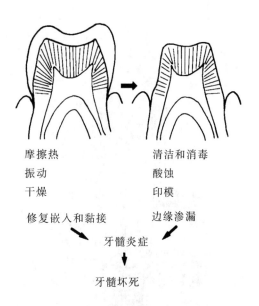

图 15-15　图解说明引起牙髓反应的因素

升高显著,会破坏牙齿结构[17]。这些研究者还发现,潜在的最大损伤,发生在切割牙本质 1~2 mm 范围内。

"进行洞型预备时,最重要的是使用水和气枪"的观念,已经被广泛接受[74,75]。例如,15 年前就有报道称,高速手机必须备有足够的冷却剂以冷却牙髓至低温水平[87]。若没有冷却剂,牙髓的温度将升高到危险的水平,比周围环境高 11 华氏度(-11.6℃),对低速手机(11 000 rpm)也一样。已从组织学上,对洞型预备有无水雾时所引起的牙髓反应进行了研究(图15-16 和图 15-17)[70]。当应用水、气枪时,只要残留牙本质厚度大于 1 mm,牙髓的反应就是微不足道的(图 15-16)。然而,同样的治疗,若不用水、气枪,牙髓就会发生严重的损伤(图 15-18),且冠预备完成后,血流会显著减少 1 小时,说明发生了不可逆损伤。在同一实验中,用水、气枪组观察到的血流变化很小(图 15-19)。

有研究者使用拟正畸拔除的已麻醉的年轻前磨牙,来研究热对牙髓的作用。首先,在牙上制备 V 类洞型,保留平均 0.5 mm 厚的牙本质;随后,用150℃恒温物体瞬间接触暴露牙本质表面 30 秒;最后,保持 1 个月后拔除牙齿。随后的组织学观察显示,牙髓发生多种病变,包括沿牙本质壁的成胶原区的均质化、细胞富集区的消失和变性细胞的产生。一些牙齿还观察到有局部脓肿。

洞型或冠修复预备中或预备后"呈红色"牙齿可归咎于摩擦热。切割牙本质后,冠部牙本质很快变成桃红色,表示成牙本质细胞层下的毛细血管丛的血流淤积。在较好情况下,反应是可逆的,牙髓还

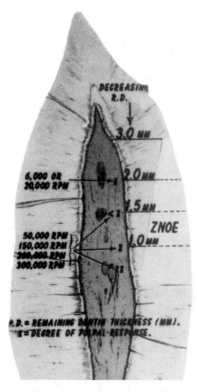 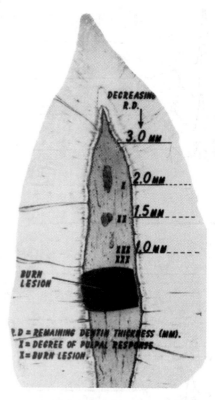

图15-16 具有足够的水雾冷却，相同的切割工具和类似的剩余牙本质厚度，在使用高速技术对牙髓的损失比使用低速技术（增加了压力）小得多（摘自Stanley HR, Swerdlow H: An approach to biologic variation in human pulpal studies, J Prosthet Dent 14: 365, 1964.）

图15-17 无足够的水雾冷却，使用更大的切割工具（如37号钻头），当剩余牙本质的厚度小于1.5mm时，在牙髓内造成了典型的热损伤（摘自Stanley HR, Swerdlow H: An approach to biologic variation in human pulpal studies, J Prosthet Dent 14: 365, 1964.）

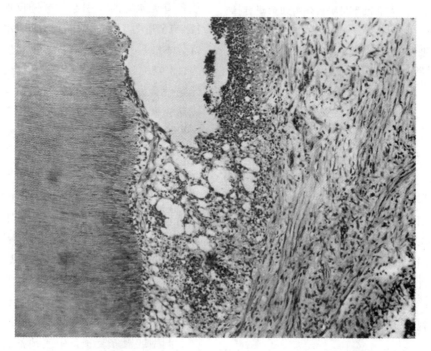

图15-18 10天后热损伤伴坏死和扩大脓肿形成的标本。以20 000转/min的速度，在剩余牙本质厚度是0.23 mm时干燥备洞（摘自Swerdlow H, Stanley HR: Reaction of human dental pulp to cavity preparation, J Am Dent Assoc 56:317, 1958.）

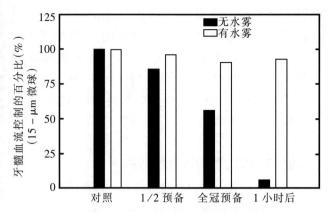

图15-19 进行犬牙冠预备,使用和不用水雾对牙髓血流的影响(转速350 000 rpm)。不使用水雾的牙体预备引起牙髓血流大大减少,而使用水雾仅引起微小的血流变化

可存活。但暗紫色则预示血栓形成,预后较差。从组织学上讲,邻近红色牙本质的牙髓组织被渗出的红细胞充满,推测是成牙本质细胞层下的毛细血管丛破裂的结果[45]。红色牙本质的发生,多见于牙周膜注射加有1∶100 000肾上腺素的2%利多卡因麻醉的全冠预备[39]。在这种病例中,牙周膜注射后牙髓血流停止可能是一种促成因素。牙齿预备可引起血管活性物质的释放,如P物质等,牙周膜注射后牙髓血流停止情况下,这些物质的聚集可能引起牙齿充血。

成牙本质细胞突的截断及其在牙髓牙本质复合体中的意义

关于恒牙成牙本质细胞突的长度还存在争议。多年来,一直认为其只发生在牙本质的内1/3。然而,最新的扫描电镜(SEM)研究显示,细胞突能从成牙本质细胞层延伸到釉牙本质界[37]。很多情况下,成牙本质细胞突远端的截断是制备洞型和牙冠预备的结果。组织学观察提示,这并不总会导致成牙本质细胞的死亡。我们从大量涉及显微外科的细胞学研究中发现,细胞突被切断后,很快就伴随有细胞膜的修复;然而,也发现邻近细胞体部的成牙本质细胞突被切断后,导致不可逆损伤。

修复后成牙本质细胞死亡消失的原因很难确定,因为这些细胞受到很多因素的影响,如摩擦热、振动、切断、干燥、毒素、其他化学刺激等,它们都会在成牙本质细胞的死亡中起重要作用。

研究者在大鼠磨牙上备V类洞,观察到成牙本质细胞的粗面内质网和线粒体数量显著减少,以及相邻成牙本质细胞间紧密连接的丧失,但这些变化是可逆的。紧密连接有半透性屏障作用,可阻止大分子从牙髓进入原发性牙本质层。已观察到洞型预备可干扰此屏障,增加成牙本质层的渗透性。成牙本质细胞层紧密连接的断裂能增加毒素进入牙髓组织的可能性。

Taylor等[76]观察大鼠磨牙洞型下,成牙本质细胞层的免疫活性神经纤维,发现降钙素基因相关肽(CGRP)大量增多,这可能代表神经萌芽。术后4天内神经末梢数量达峰值,但21天后这些纤维消失。受损组织中神经萌芽的作用还不清楚。有研究报道,[49]牙髓树枝状细胞的存在表示牙髓牙本质界中牙本质小管的聚集。这些发现和Taylor等的一致,即认为牙髓树枝状细胞和神经萌芽在牙髓防御横贯牙本质的抗原刺激中起重要作用。

冠部预备

有研究发现[22],牙冠预备对牙髓活力有长期影响,会造成较高的牙髓坏死率,如全冠预备的牙髓坏死率为13.3%,部分冠预备为5.1%,未治疗牙齿为0.5%。全冠修复与牙髓的病变率有显著相关性(17.7%)。

振动现象

奇怪的是很少有人知道高速手机也会产生振动激荡。一项研究[28]证实,转头接触点下的牙髓髓室与远离牙冠预备区牙髓所受到的冲击情况不同。手机的切割速度降低时,振动产生的冲击波尤为突出,因此,应避免由于增加手转的压力使转头减速。显然,这个问题还需更深入的研究。

干燥牙本质

用气枪干燥新鲜切断的牙本质表面时,由于内部的毛细管压力会引起牙本质小管内的液体通过牙本质小管快速外流[111]。按照牙本质过敏症的流体力学理论,液体的流动会刺激牙髓的感觉神经。液体流动也可能将成牙本质细胞吸入牙本质小管,这些"易位"的成牙本质细胞会很快死亡、自我分解并消失。然而,牙本质切削过程中的气枪吹干并不会损伤牙髓[111]。尽管临床上认为成牙本质细胞的死亡引起炎症反应,但实际上很少有细胞参与。而且,因为坏死发生在牙本质小管内,牙本质内液体会冲淡能引起炎症反应的细胞分解产物。最后,干燥引起的坏死的成牙本质细胞被来自牙髓内细胞富集区的新生成牙本质细胞所代替,1~3个月后修复性牙本质就会形成。

牙髓暴露

牙髓暴露常发生在去除龋坏牙本质时。意外的机械暴露可能是由于探针的使用或牙本质存在薄弱点。在两种类型的暴露中，牙髓损伤主要因为细菌污染。有研究证明，无菌条件下，大鼠外伤暴露的牙髓可完全治愈，而不会发生明显的炎症反应[33]。另一位研究者发现，去除龋坏牙本质时所造成的暴露牙髓，会被牙本质碎片带入的细菌感染。可以肯定的说，龋齿会比机械因素引起更多的细菌感染。

玷污层

玷污层（玷污层）无组织结构，微晶碎片相对光滑层无特征性，裸眼无法看到[55]。尽管玷污层可能干预牙本质修复材料的适应，但又不能完全去除玷污层，因为这会增加牙本质的通透性。去除玷污层的大部分，只留下牙本质小管孔隙内的摩擦碎片，牙本质通透性则没有增加，但洞壁相对清洁。是否应去除玷污层尚存在争议。有一种观点认为，玷污层内的微生物会刺激牙髓。最初玷污层内细菌很少，但当生长条件允许时，可大量繁殖，尤其在修复材料和牙本质间有间隙，唾液能够进入时[12]。Brannstrom认为，大部分修复材料没有黏附在牙本质壁上[12]。因此，在这些材料和邻近牙齿组织之间会形成一狭小的间隙，被来自玷污层或口腔洞型的细菌入侵。结果，细菌代谢产物通过牙本质小管损伤了牙髓。

残存牙本质厚度

牙本质小管的数量、大小不同，因此，牙本质渗透性与洞壁厚度呈对数增加（参照11章）。总之，牙本质的渗透性在评估由于修复操作和材料造成的牙髓损伤的程度上起重要作用。Stanley[70]等发现，洞底到牙髓的距离（残留牙本质厚度）极大地影响了牙髓对修复操作和材料的反应，因此，他认为保留厚度为2 mm的牙本质可以使牙髓避免受到大部分修复操作的影响。这可对其他手术提供警示作用。

酸蚀

虽然酸蚀可清洁洞壁，但其主要是用来增强充填材料的黏附性，而对于牙本质，酸蚀是否能增强黏附时间已受到质疑。牙本质酸蚀可扩大牙本质小管，增加牙本质渗透性，提高细菌的渗透力。一项研究显示，在较深洞型，治疗前牙本质用50%柠檬酸或50%磷酸酸蚀60秒，将显著增加牙髓对充填物的反应[71]。生理学研究结果也证明，对残留牙本质厚度1.5 mm的V类洞型，酸蚀对牙髓血流影响很小[69]，对牙髓微血管的影响可忽略，这可能是由于牙本质液的迅速缓冲作用。然而，洞型较深时，酸蚀可能损伤牙髓。

牙髓对牙齿预备的免疫防御

如前边有关龋齿部分所述，牙齿预备能引起明显的牙髓细胞改建，二者成正比。例如，冷水降温下的浅洞预备只引起成牙本质细胞很小的变化；深洞预备对牙髓损伤很大，并伴随牙髓细胞的强烈反应。牙齿预备时，感觉神经细胞释放大量神经肽，尤其是P物质；并且由于牙髓低顺从性的周围环境，牙髓血流量先增加，然后会急剧减少；最后，同型免疫防御细胞聚集在牙齿预备区域下。同时，牙齿预备后，用抗低亲和力NFRG和PDC（用抗HLA-DR或抗凝血因子Ⅷa）标记神经元，免疫组化染色结果显示，在成牙本质细胞区有PDC和神经元的局部聚集[63]。关于感觉神经萌芽也有报道，并指出，当牙髓感觉到机械创伤引起炎症反应时，会动用所有的细胞成分参与防御。

比较高速手机和铒:YAG激光预备洞型的不同

有关铒:YAG激光系统的物理性质的详细资料，请参见后面的激光章节。本部分将比较牙髓对铒:YAG激光与高速牙转进行洞型预备时组织病理学的反应[65]。在狗牙上预备V类洞，分别选用铒:YAG激光，其输出能量为100~200 mj/10脉冲/秒，或用传统的带水冷装置的高速切割方法。

洞型预备完成后，用玻璃离子水门汀进行充填。所有标本均按照剩余牙本质的厚度分为两组。对高转速组和铒:YAG激光组，在预备后1天、2天、4天、7天和28天，进行牙髓组织病理学比较。图15-20是高速切割组和激光切割组的扫描电镜，显示高速切割后牙齿的表面出现一层光滑面，其表层覆盖有玷污层；激光切割后牙齿的表面呈粗糙的颗粒状，牙本质小管暴露，有稀疏的玷污层。

牙齿预备后1天，所有的预备牙（不考虑其深度和预备方法）均显示出不同程度的组织病理学反应：成牙本质细胞移位或外移，炎细胞浸润，预备洞下方出血。这些组织病理学改变在铒:YAG激光处理的牙齿上更为严重（图15-21，A和B）。在牙齿

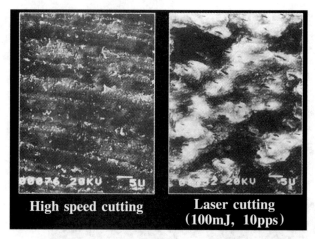

图15-20　高速切割(左)和铒:YAG激光切割牙本质表面的扫描电镜显微照片。高速切割显示一涂层,而激光切割显示伴有牙本质小管暴露的不规则表面

髓已完全恢复,用铒:YAG激光进行洞型预备对牙髓是安全的。随着铒:YAG激光洞型预备的安全性被证实,目前应关注的问题是,激光是否比高速牙转更有效。

修复材料

修复材料是如何引起其下方牙髓的反应呢?多年来都认为,是修复材料中的毒性成分引起了牙髓损伤。然而,应用这些材料引起的牙髓损伤,有时并不与材料的细胞毒性相关,如将刺激性材料氧化锌-丁香酚(ZOE)置于牙洞中时,仅会产生轻微的牙髓反应;反之,毒性较小的材料,如复合树脂和汞合金,则会引起很强烈的牙髓反应。因此,除了化学毒性外,材料的一些特性也能够产生牙髓损伤:

1. 酸性(氢离子浓度)。
2. 在凝固过程中吸收水分。
3. 凝固中产热。
4. 较差的边缘适应性导致的细菌污染。

也有研究者[58]发现,材料下方的牙髓反应与材料的氢离子浓度无关。由于表面牙本质的脱矿,可释放磷酸离子,从而产生缓冲作用,因此,修复材料

预备后第7天,浅洞预备组下的牙髓反应与深洞预备组相比较轻。激光和高速手机组的组织病理学改变均局限于预备洞下方的牙髓区域。预备后第28天,两组标本均出现成牙本质细胞层的修复。尤其在浅洞预备组,牙髓基本正常,激光和高速手机组之间没有明显的组织病理学差异(图15-22,A和B)。两组仅有很轻的或无明显的牙髓反应,说明牙

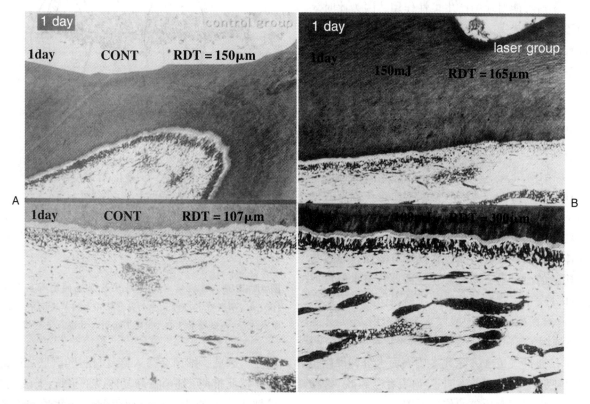

图15-21　犬牙用高速钻头切割对照组(A)和铒:YAG激光切割组(B)牙齿预备后1天的组织病理学图片。上方图片代表深切割(剩余牙本质厚度约150μm),下方代表浅切割(剩余牙本质厚度约1000μm)。不论何种牙齿预备的方法,均可观察到细胞变化的不同反应

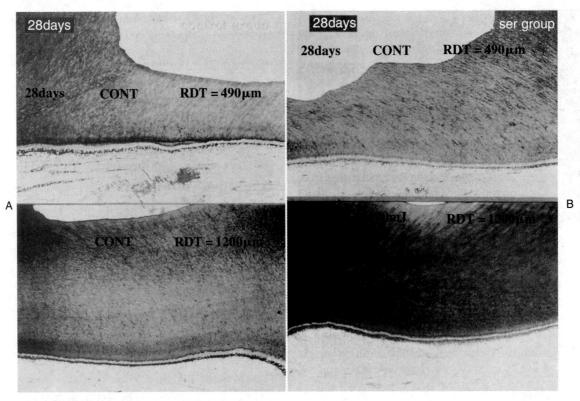

图15-22 与图15-21相同的条件,术后28天,不管何种方法切割牙髓,显示微小或无组织病理学改变,提示已发生修复

中的酸成分可以被牙本质和牙本质液中和[15]。然而,酸性材料的放置位置很重要,如在深洞中放置磷酸锌,则可能对牙髓产生毒性作用,因为此时牙髓的渗透屏障极薄。一项研究中发现,将硫酸锌水门汀置于尖牙深而大的V类洞(仅余0.5 mm的修复牙本质层)时,15 mm微球法检测,可见牙髓血流量的中度减少;水门汀凝固30 min后,血流开始增加。这表明水门汀对牙髓的血液循环发生了短暂而可复性的影响(图15-23),这种变化可由水门汀的化学或发热作用所引起。另一项涉及所有材料的研究[58]发现,硫酸锌水门汀的致损伤作用与最高温度有关:增加了35.85°F(2.14℃)[58],而这一温度的增加值不足以引起组织损伤[87]。

用仓鼠颊袋进行的微循环研究发现,一滴磷酸锌液体就能引起血流阻滞,并伴随有溶血,导致与液体接触的血管血流完全停止。因此,与水门汀的液体部分发生了接触,是造成牙髓损伤的最可能的原因。材料在凝固过程中吸收水分的作用,不是牙髓损伤的原因。与在洞型预备(产生非炎症性牙髓反应)过程中,通过气流来去除牙本质表面水分的操作相比,材料吸收水分作用并不明显。研究者[58]发现,材料的吸水特性与其对牙髓的作用无关。

再来看细菌污染因素。人们长期认为,补牙材料一般难以充分适应牙齿的结构,以提供一密闭的

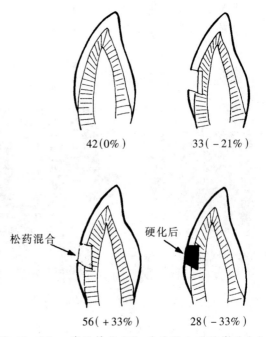

图15-23 磷酸锌水门汀对牙髓血流的影响(ml/min/100 g)。磷酸锌水门汀置于犬尖牙深而大的V类洞中,测量牙髓血流量,开始增加33%,但硬固后引起牙髓血流量的减少

腔隙。因此,细菌会渗入修复材料和洞壁之间的腔隙。据此推测,细菌在修复体以下生长,产生毒素,扩散入牙本质小管,进而引起下面牙髓的炎症反应。综上可得出结论:细菌新陈代谢产物是修复体引起牙髓损伤的主要原因。

有研究者指出，复合树脂、硫酸锌及硅酸盐等材料，当将其直接置于无菌动物暴露的牙髓时，引起的只是局部组织反应[71]。但在常规的带菌动物中，同样的处置会导致牙髓全部坏死。使用细菌染色方法，研究者[115]发现，修复体下细菌的生长与邻近牙髓组织的炎症程度密切相关。他们还发现，当修复体外面被 ZOE 代替时，会产生一个密闭的表层（图 15-24），细菌就不再生长。当细菌生长被限制时，牙髓炎症可以忽略。相似的研究[4]也证明，没有提供充足的边缘密闭性的修复体下，有细菌的聚集。材料测试（银汞合金、复合树脂、马来树胶、MQ 硅酸盐和 ZOE）发现，只有 ZOE 能持续抑制细菌在修复体下生长。Cox 等[20]发现，用 ZOE 作为表面封闭剂，或将银汞、合成物、硅酸盐、磷酸锌、ZOE 等材料直接置于灵长类动物牙髓表面，会产生一薄层接触坏死区，但无炎症反应（图 15-25）。

在体内或体外对修复材料的边缘适应性进行研究，常常会得到相反的结论。很明显，实验的临床条件很难完全一致。两个重要因素——温度变化和咀嚼力——影响边缘适应性。Nelson 等[46]首先提出修复体边缘的开放和密闭是由于温度变化引起的。他们发现，如果材料与牙齿结构对温度变化的膨胀系数不同，随着温度变化，在修复体与洞壁之

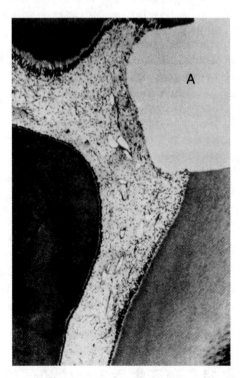

图 15-24 直接紧靠牙髓组织的银汞合金修复（A）后 7 天的牙髓表现。显示无炎症反应（摘自 Cox CF et al: Biocompatibility of various surface-sealed dental materials against exposed pulps, J Prosthet Dent 57:1, 1987.）

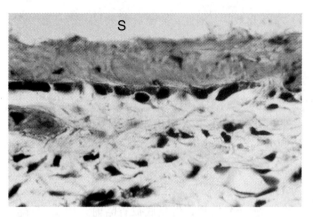

图 15-25 直接紧靠牙髓组织的硅酸盐修复（S）后 21 天的牙髓反应。用 ZOE 表面封闭硅酸盐，显示有硬组织和新生成牙本质细胞形成（摘自 Cox CF et al: Biocompatibility of various surface-sealed dental materials against exposed pulps, J Prosthet Dent 57:1, 1987.）

间就会产生缝隙。另一研究者[61]证明，咀嚼功能对复合充填物的边缘适应性也有明显作用。他们发现，有咬合功能的牙齿 71% 会发生裂隙，无对𬌗牙的只有 28% 发生裂隙。

目前还没有永久材料能持续提供完全的边缘封闭作用，所以裂隙和细菌污染对牙髓的完整性始终是一种威胁。因而，在放入修复体前，应使用窝洞玷污层或垫底材料封闭牙本质小管。除此之外，还必须知道，在修复体发生渗漏时，牙髓常能保持健康。决定修复体下生长的细菌是否损伤牙髓的决定因素可能包括：微生物的致病性、其下牙本质的渗透性（如硬化程度、小管的数目、牙本质厚度）、被激惹牙髓产生修复性牙本质的能力等。

因为有确切的证据证明，修复体下的细菌生长是牙髓损伤的主要原因，充填材料的抗菌特性的重要性值得考虑。并不是所有材料都被研究过，但有证据表明，ZOE、氢氧化钙、聚羧酸盐有抑制细菌生长的能力；而磷酸锌、修复树脂、硅酸盐则缺乏抗菌成分，这些材料最常与牙髓的损伤相关。

氧化锌丁香油酚

ZOE 在牙科中有很多用途。除了作为一种常用的暂充材料外，被用于嵌体、冠、桥的暂时和永久黏固剂、盖髓剂和垫底材料。丁香酚是苯酚衍生物，被认为有毒，直接作用于牙髓组织会造成血栓[60]。它还有麻醉特性，可作为镇痛剂减轻牙髓炎的疼痛症状，推测是阻止神经纤维动作电压传导的结果[82]。试验证明，ZOE 用于深洞垫底时，可抑制牙髓神经的兴奋性[80]。但只有当 ZOE 很稀时（如粉液比为 2：

1)才有此效果,因此,推测麻醉效果是源于游离的丁香酚。ZOE有两个重要特性可以解释为什么它是有效的垫底材料:①它与牙本质的适应性最好,能提供很好的封闭作用;②它的抗菌特性能抑制洞壁细菌的生长。然而,因为丁香酚能造成细胞损伤,一些学者质疑ZOE是否适用于有牙髓暴露可能的、深的洞型。

磷酸锌

一项研究发现,当垫底被省略时,用磷酸锌充填V类洞型,所有牙齿都发生了严重的牙髓反应(主要是脓肿形成)。牙髓的反应源于其中的磷酸。然而,前面的讨论认为,对牙髓的刺激主要源于边缘的裂隙,而不是酸。因为磷酸锌的高弹性模量,常被选为银汞充填的垫底材料。它比其余材料更能抵抗咬合的压力。

聚羧酸锌

牙髓可耐受聚羧酸锌,在这方面它与ZOE相当[29]。这可能是因为它有很好的牙本质适应性。据报道,它还有杀菌性[6]。

修复树脂

由于对温度的膨胀系数不同而造成密度改变,早期的不饱和树脂可引起严重的边缘裂隙,接着,会导致标志性的牙髓损伤。硫酸催化剂体系的发展和不加压充填技术提升了树脂的性能。混有苯甲酰过氧化物,即混有75%玻璃或石英(因此称复合树脂)的环氧树脂,代表了另一类树脂。这些树脂比早期的不饱和树脂具有更好的聚合特性和更低的热膨胀系数。通过酸蚀釉质的斜面和黏结物或底物的应用,可以更多地增加边缘封闭作用。这可以减少微生物入侵的危险,但不能消除洞壁细菌的黏附。然而,最初的边缘封闭易于随酸蚀复合修复体的老化而下降。而且,一项研究还显示,功能性咬合可能产生缝隙,导致裂隙增大[61]。许多研究者[15]还指出,内层的复合树脂会损伤牙髓,主要因为修复体下的细菌污染。因此,窝洞内衬的应用被广泛推荐。因柯巴清漆与修复树脂相容性不好,聚苯乙烯垫底的应用已得到认可[11]。包括氢氧化钙等的垫底材料已被证实能很好地抑制细菌。

玻璃离子修复材料

研究显示,牙髓能很好地耐受玻璃离子[36]。然而,研究者[1]也发现,这些充填物的边缘易发生裂隙,所以应与垫底材料联用。已有关于玻璃离子黏固金属铸件后,牙齿发生敏感的报道,但还未确定原因。牙齿敏感并不是边缘裂隙的结果,因为微晶裂隙研究结果证明,玻璃离子有很好的边缘封闭作用[26]。

银汞合金

早在16世纪,银汞合金就被用于龋齿的充填修复,至今仍是最常用的牙科修复材料。刚放入时,最初的银汞合金泄漏严重,但在12周内边缘封闭形成,可在釉牙本质界外阻止染料的渗透。研究[27]发现,不镶衬的银汞、Dispersalloy、Tytin及Spheraloy可引起牙髓轻微至中度的炎症反应。炎症随时间减弱,几周修复性牙本质就会沉积。一些研究者[60]从理论上认为,银汞合金中汞含量过高,对牙髓会有细胞毒性。他们发现,在银汞充填物下,汞会渗透入牙本质和牙髓。还有报道称,用氢氧化钙与水的混合物涂抹洞底,可保护牙髓不受银汞的刺激。在未垫底的银汞下发现有细菌,但在有ZOE垫底的牙齿,牙髓反应温和,未发现细菌。体外细菌试验证明,银汞对细菌的生长没有抑制作用。

众所周知,银汞充填后牙齿对温度的敏感性增高,即使在很浅的洞型。Brännström[10]认为,敏感的原因是由于银汞合金和洞壁之间缝隙的液体膨胀和收缩,这些液体与下方牙本质小管内的液体相连,所以温度变化引起牙本质小管内液体的流动。按照流体动力学原理,液体的流动会刺激其下的牙髓神经纤维,引起疼痛[80]。洞壁玷污层或垫底能封闭牙本质小管,防止充填后的不适。

防龋涂膜

对洞壁玷污层保护牙髓的有效性还有很大的争议。一项研究[23]指出,洞壁内面潮湿时,垫底或玷污层的应用不会形成封闭膜,即使涂布2~3层。另外一项研究[14]指出,双层Copalite垫底不能阻止细菌在洞壁的渗透和生长。但有一些报道指出,玷污层可对修复材料毒性起屏障作用[68]。一项研究[47]证实,一些商业玷污层具有减少高铜合金修复材料下微渗漏的能力,并发现Copalite最为有效。

激光对牙髓牙本质复合体的作用

各种激光系统在医学中的广泛应用促进了其在口腔科的应用,其具体应用如下:消除龋齿,修整牙本质表面使之更易黏结,消除沟隙,麻醉并治疗敏感牙齿。这些是由不同波长和能量输出的激光系统完成[21,59]。已证明有两个激光系统,即二氧化碳和钕:YAG有牙科临床应用的可能性。但这些应用并不是评估激光系统在牙科临床价值的唯一标准,还有两条判断激光疗效和牙齿健康的标准:激光治疗必须比传统方法优越,治疗过程不能损伤牙髓。近年来,铒:YAG激光已证实可以在特定的能量设置下,在对牙髓最低损伤的前提下,融化牙釉质硬组织;因此,理论上激光能替换传统的洞型预备方法。

激光通过牙本质的透射率

激光与底物间的相互作用以反射、吸收、透射的形式表达,这由波长决定[41,48]。在牙科临床上,这很重要,因为应用任何激光系统于牙釉质和牙本质,都要保护内部的牙髓。有一个简单的试验,如1 mm厚的牙本质磨片,控制能量并改变波长,可测量激光穿透牙本质的程度(图15-26)。图15-27,17%的二极管激光(半导体)和27%的钕:YAG激光能穿透1 mm厚的牙本质;相反,铒:YAG和二氧化碳激光几乎没有透射性,暗示它们被反射或吸收。临床上铒:YAG和二氧化碳激光比钕:YAG光和二极管激光更少损伤牙髓。动物试验也支持这个结论。

二氧化碳激光

众所周知,二氧化碳激光可切割软组织而不流血,因此可用于牙周及口腔外科手术治疗。然而,其是否能用于硬组织还有争议。激光对牙髓-牙本质复合体的作用还没有评估体系,但随后的一些研究显示,大部分激光对其有不利影响。例如,牙本质层1 mm厚的猫牙,在2.6W能量输出时,多普勒检测牙髓血流增加了50%(图15-28),暗示有害的温度刺激引起血管的扩张;能量输出为5W时,可引起血流不可逆性减少,表明牙髓受到损伤。血流减少最可能的原因是过高的温度刺激[24]。在体外用Pashley牙本质圆盘技术测量牙本质渗透性显示,激光能引起牙本质渗透性的显著增加,因此,二氧化碳激光系统在硬组织的应用和安全性还未肯定。

钕:YAG激光

1.06 mm波长的脉冲钕:YAG激光已被广泛检测并用于口腔科。White等报道了激光能修整牙本质,增加其硬度,更好地抵制酸蚀脱矿(如龋)。关于牙髓安全方面,White等[86]也报道了组织学检查发现,激光在一定参数范围内对人类牙髓是安全的。然而,另一些研究[66]显示,因残留牙本质厚度不同,钕:YAG激光系统对牙髓的作用也不同。例如,用100 mj/10脉冲/秒的激光照射牙釉质完整的牙齿时,牙髓血流没有显著变化。激光治疗浅洞,当残留牙本质厚度为1 mm,血流量中度增加,高能量输出则会出现不可逆的改变(图15-29)。脉冲频率也起着重要作用。同样,当激光照射一区域超过10秒时,会引起显著的结构损伤(图15-30);当超过15秒时,会形成一个弹坑(可能会暴露牙髓)(图15-31)。

最近的研究中,用钕:YAG激光照射猫牙,检测牙髓神经反应及组织病理学变化,又有一些有趣而重要的发现。首先,不同的刺激如化学和机械刺激,引起的脉冲数量不同,激光扫描照射组比对照组

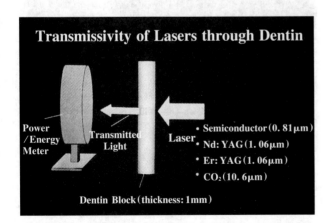

图15-26 图示阐明一个测试各种通过牙本质的激光系统透射性的模型系统

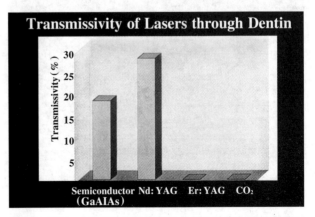

图15-27 通过1 mm厚的牙本质,二极管和钕:YAG激光比铒:YAG和二氧化碳激光有更多的透射性,表明当激光照射到牙本质表面时,前者激光系统可能对牙髓产生更大的损伤

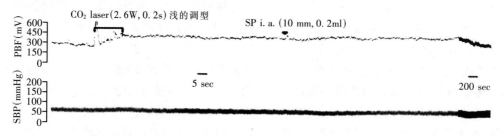

图15-28 多普勒流量计检测二氧化碳激光对猫尖牙牙髓血流的影响。2.6W/0.2ms/15sec 的激光引起血流增加50%。对动脉内注射P物质(一种用来检测血管活性的物质),全身血压和血流均没有变化

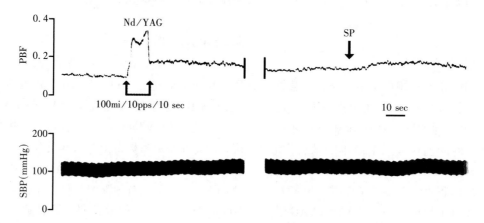

图15-29 多普勒流量计检测钕:YAG激光对猫尖牙牙髓血流的影响。100mj/10pps/10sec 的激光引起血流中度增加,而动脉内注射P物质引起轻微增加,表明激光照射后血管活性受影响

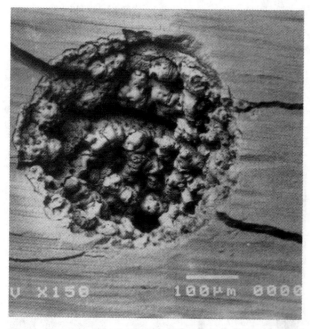

图15-30 使用30mj/10pps/10sec 的钕:YAG激光照射拔除的人类牙齿表面的同一点。发现被照射区域出现牙本质的腐蚀和溶解

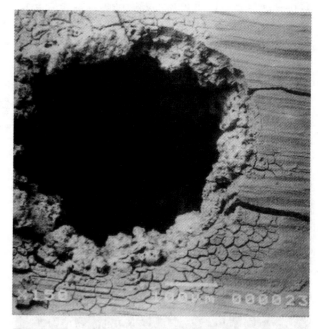

图15-31 与图15-30同样的牙齿,同样的能量,不同的区域照射30秒。牙本质的完全去除引起连接牙髓区域出现一个弹坑

(未照射组)显著低(图15-32);其次,扫描激光照射单个 Aδ、C 纤维显示出显著的变化及神经活性的降低[18]。第三,激光照射后,从尖牙的冠顶到颈部的牙内神经逆行复合动作电位全部消失。而且,激光照射后,所有测试牙齿牙冠的逆行复合动作电位消失,并且随着激光能量的增加所需照射时间显著缩短。这些生理学发现暗示,用脉冲钕:YAG 激光减轻牙髓疼痛是危险的。组织学研究还显示,点照射牙髓组织会导致严重的剂量依赖性损害(图5-33,A 和 B)[77]。

这些发现与以前的研究清楚地证实,钕:YAG 激光对牙本质而不是牙髓有一定的益处。它会造成牙髓损伤包括神经损伤和出血,并导致不可逆损害。针对一定厚度的牙本质应确定一个能量标准,如何能只达到对牙本质治疗的效果而不伤害牙髓,将是激光研究中的重要问题。

铒:YAG 激光

很多研究已证明,铒:YAG 激光能融化牙本质硬组织,同时对牙髓的刺激最小。临床研究报道,此激光系统预备的洞型很少或没有疼痛。有学者研究了牙内的神经对铒:YAG 激光的反应,并与传统备洞(微型电动机)方法进行了比较[18],发现在不考虑离牙髓的距离,激光组神经激惹率显著比传统钻牙组高,而且是没有选择性的神经激惹。所有的神经纤维(如 Aδ,Aβ)对机械刺激的反应都很强烈。

铒:YAG 激光切割牙齿的机制源于对硬组织中水的高度吸收,这会在小空间内引起温度的急速升高。部分牙釉质和牙本质被连续的喷雾清除,部分被微小的爆发力清除。SEM 研究也显示,激光能开放牙本质小管(图15-20)。这些生理学和结构上的发现暗示,当进行激光切割时,牙本质小管内的液体会快速流动,按动力学原理刺激牙内的神经。

激光作用于过敏牙齿

鉴于钕:YAG 激光对牙髓的损害作用,很难判断它是否适于治疗敏感牙齿。因为激光可改变牙本质表面,能通过融化和抛光牙本质而阻塞牙本质小管,一些临床牙医认为激光可作为治疗敏感牙齿的方法。Pashley 的牙本质渗透性研究显示,二氧化碳激光和钕:YAG 激光照射牙本质表面并没有完全阻塞牙本质小管。然而另一些研究[77]中,感觉神经纪录仪测定显示钕:YAG 激光能对猫牙产生 5 小时的短暂麻醉。因此,可能因为永久的感觉神经损伤或暂时麻醉,不同的激光系统处理敏感牙齿能得到满意的结果。这些研究还暗示,激光治疗敏感牙齿虽不会引起疼痛,但能使牙齿敏感性暂时性降低(短期后会恢复)。因此,目前还没有发现激光用于敏感牙齿治疗的生物学基础或益处。

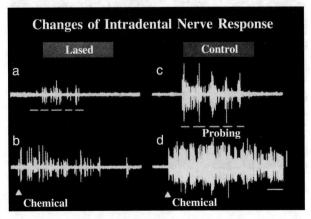

图 15-32 钕:YAG 激光照射猫牙的牙内记录。激光探查组(a)和化学施用(b)与对照组比较。使用激光照射组感觉神经活性显著降低

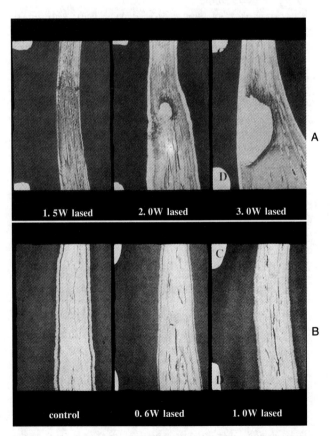

图 15-33 A 和 B. 随着增加能量,钕:YAG 激光照射标本的组织病理学照片。病理改变的程度和激光增加的能量有直接关系。事实上,1.5W 和更高能量可引起牙髓永久损伤

术后敏感性

尽管治疗后的不适通常是暂时的，但治疗过程还是会对牙齿或支持结构造成创伤。剧烈、持续的疼痛几乎都表明，牙髓炎症导致了痛觉过敏。有研究者[67]检测了40名牙齿受过治疗包括银汞合金和复合材料充填的患者，发现78%患者有不同程度的治疗后不适。冷敏感是最常见的主诉，而热敏感较少发生。另一研究[31]却发现，热敏感与牙髓炎症正相关，而冷敏感的重要性还未明确。因为在诸如冰、冷水、冷空气等刺激后，敏感反应会很快发生，故认为是流体力学造成牙髓的感觉神经纤维受到刺激而引起疼痛的[81]。这些神经有相对较低的兴奋阈值，对不足以损伤组织的较低的刺激也能发生反应。然而，痛觉过敏的牙髓伴随有炎症反应时，会增强对冷刺激的反应。充填后很快发生的敏感反应，可能是因为较差的边缘封闭，从而导致唾液渗漏到充填物下所致。

牙齿过敏的机制

牙齿对不同刺激的敏感症是长期影响1/7成年患者的牙病问题。[25]虽然牙齿敏感的临床症状很容易识别，但我们只是刚刚开始了解其明确的原因和生理学机制。

机制

牙釉质和牙骨质是保护层，覆盖着牙本质和牙本质神经。很多原因都可破坏保护层，使牙本质小管暴露（如刮治、龋坏、牙折、修复过程等），导致牙齿敏感。牙本质敏感是牙本质小管内Aδ型神经纤维激活的结果。敏感症的特点是尖锐、短暂和良好的定位。疼痛的机制有两点：①牙本质神经受到刺激；②暴露牙本质的动力学。这两点相互关联。

按照流体动力学原理，牙本质敏感性与牙本质液体传导性能成正比。按照Pashley的理论，牙本质液体传导性能最重要的变量是牙本质小管的孔隙，因此，任何能够阻塞小管的因素均可降低牙本质的传导性，减轻敏感症状。

另一个机制涉及牙内神经。尽管神经本身可能未受影响，但周围环境可能改变，以至于通常情况下不引起敏感的正常刺激，现在却引起牙齿敏感。环境的改变可能源于离子浓度的改变，如因牙髓炎症或牙本质暴露引起小管内神经末梢周围过多的Na^+或K^+。

牙齿过敏和牙髓炎的症状在很多方面表现相似，如对冷、空气和热的敏感。牙髓炎引起的过敏是C纤维兴奋的结果，它能释放神经肽（如CGRP，P物质）刺激牙髓。这些神经肽在因增加血流和毛细血管渗透性而引起的神经元炎症反应中，起着重要作用。在低依从环境中，牙髓血流和渗透性的增加会引起组织压力的急剧增大，这能降低牙内神经的兴奋阈值，导致过敏。

牙本质过敏的治疗

阻塞暴露牙本质小管的因素

如前所述，造成牙齿过敏的两个可能因素之一是牙本质暴露。阻塞暴露的小管看似简单，但发现病因或提供可行的解决方法其实并不简单。多年的实验研究过后，临床牙医仍未找到完全阻塞小管的特别的和重要的因子。然而，寻找阻塞牙本质小管降低过敏病因是一个逐步实践的过程。Pashley[53]等用牙本质渗透技术和SEM法检测牙本质表面，发现草酸盐是阻塞牙本质小管的关键因素。图15-34显示草酸盐处理2分钟后的牙本质表面。在暴露的牙本质处，草酸钾能形成由草酸钙组成的微晶，草酸钙晶体很小，足以阻塞小管减少液体传导。按照Pashley理论[53]，草酸盐能减少牙本质95%以上的渗透性。临床研究与实验结果一致。

降低牙内神经兴奋性的因素

生理学方法可用于评估感觉神经对不同潜在化学因素的反应功能[38]。钠、锂、铝复合物能显著降低感觉神经活性，其中，钾复合物是降低感觉神

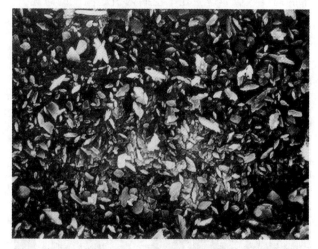

图15-34 草酸钾2 min加草酸氢钾2 min涂层处理。牙本质表面完全覆盖草酸钙结晶（放大倍数1900）（摘自Pashley DH, Galloway SE: The effects of oxalate treatment on the smear layer of ground surfaces of human dentin, Arch Oral Biol 30: 731, 1985.）

活性的最有效成分。钾复合物主要有草酸钾，硝酸钾，重碳酸钾。从这个发现得出一个可信的假设：牙本质小管内神经末端周围钾浓度的增加会降低感觉神经的活性。

图15-35用一个综合图表解释其机制和解决办法。最左边的片断代表有开放小管的敏感牙本质；第二个片断代表有覆盖暴露的牙本质表面和阻塞牙本质小管的玷污层。这个玷污层是酸性纤维，很容易被去除，因此，它不是解决问题的有效方法。第三个片断代表阻塞牙本质小管的其他方式。草酸钙是草酸钾与牙齿中钙反应的产物，能有效阻塞小管。氟化钙和硝酸银也是有效因素。管状阻塞也可从牙髓侧开始，主要为来自于血管的血浆蛋白，尤其是纤维蛋白原。[56]最右边的片断代表脱敏作用，可通过钾或丁香酚改变神经兴奋性而获得。

当前对修复引起牙髓反应的解释

过去一般认为，牙髓对治疗的反应是因为机械创伤，如摩擦热，一般来说这是正确的。另一方面，对充填材料的反应也是化学效应，如材料中的酸。尽管化学效应不能完全抵消，尤其在只残留很薄牙本质的深洞时，但现在认为，这不是主要原因。牙髓损伤的主要原因是由于充填材料和洞壁之间的微裂隙的微渗。生长在裂隙中的细菌及其产物通过牙本质小管扩散并刺激牙髓。所有的永久充填材料都会形成裂隙，但并不是所有充填过的牙齿都有不同程度的牙髓炎，这是个奇迹。另一方面，许多治疗过的牙齿需要再进行根管治疗也并不奇怪。一项研究报道，细菌毒素从Ⅴ类洞型底部渗透的数量是由使用的充填材料量决定的。发生裂隙数量最多的是硅酸盐黏固剂，其次是复合树脂和银汞合金。ZOE很少或不发生裂隙。即使全冠修复也会发现有裂隙。

仅检测牙髓反应而不了解牙本质的结构和功能特点是不可取的。当刺激与牙本质表面接触时即发生牙髓反应。当牙本质厚度减少时，牙髓反应的危险程度会显著增加。扩散的简单生理学规则说明，物质的扩散率由两点决定：①物质浓缩的生理梯度；②供扩散的表面积。确定牙髓反应范围的重要因素是可供扩散的牙本质表面积。因为通过牙本质的小管直径和密度不同，各个部分可供扩散的表面积（即牙小管的面积和密度的乘积）不同。表15-1显示距牙髓不同距离可供扩散的牙本质面积。例如，在釉牙本质界，扩散面积占所有牙本质总面积的1%，而在牙髓占22%。因此，牙髓外牙本质变薄会带来显著增加的损害。

应认识到，牙齿本身也具有自然防御机制。有时牙本质小管会被羟磷灰石和其他晶体阻塞，称为牙本质硬化。另一反应——修复性牙本质形成也能导致牙本质的渗透性降低。

玷污层也影响牙本质的渗透性，阻碍毒素通过小管扩散，以保护牙髓[57]。一项研究发现，玷污层阻碍了86%的液体流动[55]。因此，由于酸蚀作用去除了玷污层，增加了扩散表面积，从而大大增加了渗透性（图15-36）。那么该如何处理玷污层呢？留下或去除？一些作者认为应去除，因为玷污层能隐藏

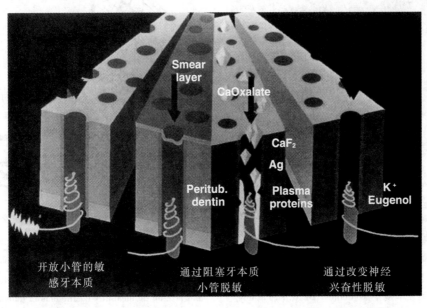

图15-35 概略图表解释了过敏问题的机制和解决办法（Courtesy Dr. D. H. Pashley, Medical College of Georgia, Augusta, GA.）

表 15-1　距牙髓不同距离可供扩散的牙本质面积

距牙髓的距离(mm)	牙本质小管的数目($10^6/cm^2$) 平均值	范围	牙本质小管的半径 $r(\mu m)$ 平均值	范围	表面积(Ap)(%)* 平均值	范围
	4.5	3.0~5.2	1.25	2.0~3.2	22.1	9~42
0.1~0.5	4.3	2.2~5.9	0.95	1.0~2.3	12.2	2~25
0.6~1.0	3.8	1.6~4.7	0.80	1.0~1.6	7.6	1~9.0
1.1~1.5	3.5	2.1~4.7	0.60	0.9~1.5	4.0	1~8.0
1.6~2.0	3.0	1.2~4.7	0.55	0.8~1.6	2.9	1~9.0
2.1~2.5	2.3	1.1~3.6	0.45	0.6~1.3	1.5	0.3~6
2.6~3.0	2.0	0.7~4.0	0.40	0.5~1.4	1.1	0.1~6
3.1~3.5	1.9	1.0~2.5	0.40	0.5~1.2	1.0	0.2~3

*$Ap = nr^2$, n 是牙本质小管的数目/cm^2；Ap 代表可供扩散的物理表面的总面积的百分率
（修改摘自 Garberoglio and Brannstrom[1976]; from Pashley DH: Smear layer: physiological consideration, Oper Dent 3: 13, 1984.）

细菌。但玷污层的存在也能构成阻碍细菌渗透牙本质小管的生理屏障[44]。但另一研究者认为，玷污层不能阻止细菌产物的扩散，尽管它能有效阻止细菌的侵入[2]。已经证明细菌产物到达牙髓能引起炎症反应[2]。总之，解决问题的最佳办法是去除玷污层，并用"消毒的，无毒的"人工玷污层替代，专业人士看好两种材料：草酸钾和5%草酸铁[9]。

由于目前还没有能通过化学键方式结合牙本质来防止裂隙的材料，洞型垫底方式被广泛采用。一位研究者认为，形成微隙有3个可能途径：①玷污层内或经过玷污层；②玷污层与垫底之间；③垫底与修复材料之间（图15-37）[55]。

牙髓对外界刺激的应激反应

牙髓阻挡损伤的机制是存在的，牙髓在充填物

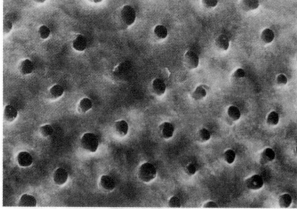

图 15-36　涂层完整和玷污层被去除的扫描电子显微镜的显微照片。注意开放的牙本质小管（Coutesy Dr. D. H. Pashley, Medical College of Georgia, Augusta, GA.）

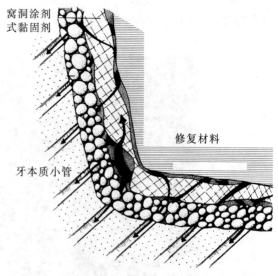

图 15-37　示意图表示典型洞型中牙本质和修复材料的分界。为了强调，放大了涂层颗粒组成的正常比例。箭头指示三条假设的微渗路线（摘自 Pashley DH et al: Effect of molecular size on permeability coefficients in human dentin, Arch Oral Biol 23: 391, 1978.）

下形成修复性牙本质的能力就是个很好的例子。而且循环系统也能对机械损伤作出反应,例如,备深洞型而无水雾冷却会引起受损区牙髓血流的显著减少,而通过动静脉吻合(AVA)处或牙髓内的U型袢的血流突然增加,血液就能转向分流(图5-38)。在牙髓组织压力升高时,重新开放关闭的AVA是可能发生的,AVA的重新开放是牙髓维持血流在正常生理限度内的补偿机制(见图15-38)。

应记住牙髓是很有活力的组织,有很大的自愈潜力,而只有当补偿机制失败时,牙髓才发生坏死。图15-39描述了关于牙髓坏死病理生理学机制的现代观点。因为牙髓被矿化组织紧密包围和保护,可以免受牙齿暴露后的各种损伤。损伤(如龋,治疗过程)会造成牙髓的局部炎症。炎症附近的组织可能表现正常,生理学分析无异常。研究者还发现,局部炎症周围的牙髓组织压力几乎正常,[78]这暗示组织压力变化的传导并不迅速。另一些研究者也有类似发现[84]。

局部损伤通过释放各种炎症介质和降低血管反应性而引起炎症。这些介质扩张血管,降低阻力血管的血流阻力。血管扩张和血流阻力降低引起血管内压和毛细血管内血流的增加,导致血管渗透性增加,利于血清蛋白和液体从血管中渗出,造成组织水肿,导致组织压力的增加。牙髓被矿化组织包围,对环境适应性低。组织压力的增加可能超过血管的弹性,因此血管被压缩(导致血流阻力增加)。静脉受阻,进一步导致血流的减少。血流缓慢引起红细胞聚集,导致血液黏性升高。这个缺氧的恶性循环会导致更严重的问题,抑制受损牙髓细胞新陈代谢。血流停止不仅引起流变学变化(如红细胞聚集,血液黏性增加),而且引起二氧化碳增加和血液pH值的降低。二氧化碳的增加是由于清除组织废物能力的削弱。局部新陈代谢的变化导致邻近组织的血管扩张和炎症的逐步扩散。Van Hassel以经典的试验证明,炎症可向周边扩散[84]。因此,全部牙髓坏死是局部牙髓坏死的逐渐扩展。

已证明牙髓有巨大的治疗潜力。那么牙髓是如何从局部炎症的不利影响中恢复呢?虽然确切的生理学机制还不清楚,但最近的研究发现,首先,当血流增加引起组织压力增高时,在到达冠髓的炎症区域之前,AVA或U型血管开放并分流血液,这可阻止血流和组织压力的进一步增加。此外,组织压力的增加还可通过邻近健康区域的血管把高分子物质重新压入血管(图15-40)。一旦高分子物质和伴随的血流通过血管离开细胞外组织,组织压力降低,血流可恢复正常。

预　防

牙医师在治疗时应采取一定的预防措施,以保护牙髓的完整性。为防止或减小牙髓损伤而应该和避免采用的方法如下:

切割过程:应采用轻的、间断的力,有效的冷却系统,高速手钻。

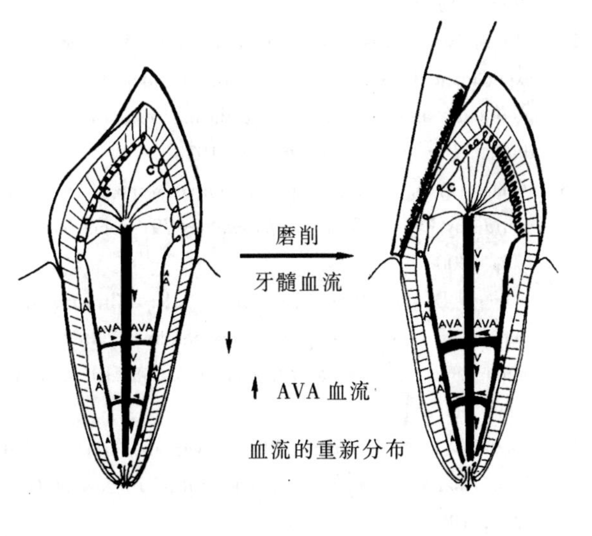

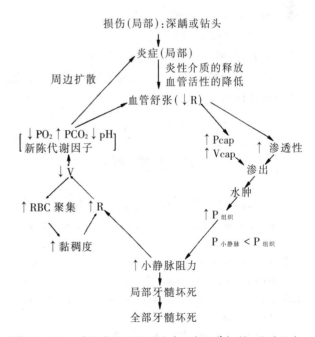

图15-38　示意图表示牙髓血流分布的改变是对干燥预备的反应。注意通过动静脉吻合血流增加

图15-39　牙髓炎症和坏死的病理生理学机制。这种假定机制来自许多结构和功能的调查研究

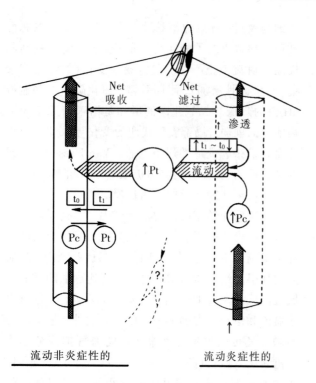

图 15-40 示意图代表发生炎症时牙髓的补偿机制。PC 和 PT,毛细血管和组织的流体静压;pc 和 pt,分别代表毛细血管和组织的渗透压

避免牙本质干燥:不要过分干燥窝洞。

不要对新鲜牙本质应用刺激性化学物质。

慎重选择修复材料,考虑材料的物理和生物学特性。

不要用腐蚀性的消毒材料。

假设所有的修复材料都会渗漏:用垫底材料来封闭暴露的牙本质小管。

充填时不要过分用力。

磨光时,避免产生过多的热量。

建立患者的回馈系统,确保对损伤的牙髓状况做周期性评估。

参 考 文 献

[1] Alperstein KS, Graver HT, Herold RCB: Marginal leakage of glass-ionomer cement restorations, *J Prosthet Dent* 50: 803, 1983.

[2] Bergenholtz G: Effect of bacterial products on inflammatory reactions in the dental pulp, *Scand J Dent Res* 85: 122, 1977.

[3] Bergenholtz G: Pathogenic mechanisms in pulpal disease. *J Endod* 16: 98, 1990.

[4] Bergenholtz G, Cox CF, Loesche WJ, Syed SA: Bacterial leakage around dental restorations: its effect on the dental pulp, *J Oral Pathol* 11: 439, 1982.

[5] Bergenholtz G, Reit C: Reactions of the dental pulp to micro-bial provocation of calcium hydroxide treated dentin, *Scand J Dent Res* 88: 187, 1980.

[6] Berggren H: The reaction of the translucent zone to dyes and radioisotopes, *Acta Odontol Seand* 23: 197, 1965.

[7] Bjorndal L, Darvann T: A light microscopic study of odonto-blastic and non-odontoblastic cells involved in tertiary dentino-genesis in well-defined cavitated carious lesions, *Caries Res* 33: 50, 1998.

[8] Bjorndal L, Darvann T, Thylstrup A: A Quantitative light microscopic study of the odontoblast and subodontoblastic reactions to active and arrested enamel caries without cavita-tion, *Caries Res* 32: 59, 1998.

[9] Bowen RL, Cobb EN, Rapson JE: Adhesive bonding of various materials to hard tooth tissues: improvement in bond strength to dentin, *J Dent Res* 61: 1070, 1982.

[10] Brännström M: A new approach to insulation, *Dent Pract* 19: 417, 1969.

[11] Brännström M: Communication between the oral cavity and the dental pulp associated with restorative treatment, *Oper Dent* 9: 57, 1984.

[12] Brännström M: *Dentin and pulp in restorative dentistry*, London, 1982, Wolfe Medical Publications Ltd.

[13] Brännström M, Lind PO: Pulpal response to early dental caries, *J Dent Res* 44: 1045, 1965.

[14] Brännström M et al: Protective effect of polystyrene liners for composite resin restorations, *J Prosthet Dent* 49: 331, 1983.

[15] Brännström M, Vojinovic O, Nordenvall KJ: Bacterial and pulpal reactions under silicate cement restorations, *J Prosthet Dent* 41: 290, 1979.

[16] Brodin E et al: Tissue concentration and release of substance P-like immunoreactivity in the dental pulp, *Acta Physiol Scand* 111: 141, 1981.

[17] Brown WS, Christensen DO, Lloyd BA: Numerical and exper-imental evaluation of energy inputs, temperature gradients, and thermal stresses during restorative procedures, *J Am Dent Assoc* 96: 451, 1978.

[18] Chaiyavej S et al: Intradental nerve response to tooth cutting by Er: YAG laser, *J Dent Res* 79(special issue): 175, 2000.

[19] Chiego DJ Jr, Wang RF, Avery JK: Ultrastructural changes in odontoblasts and nerve terminals after cavity preparations, *J Dent Res* 68(special issue): 1023, 1989 (abstract 1251).

[20] Cox CF et al: Biocompatibility of various surface-sealed dental materials against exposed pulps, *J Prosthet Dent* 57: 1, 1987.

[21] Featherstone J, Nelson D: Laser effects on dental hard tissue, *Adv Dent Res* 1: 21, 1987.

[22] Felton D: Long term effects of crown preparation on pulp vitality, *J Dent Res* 68(special issue): 1009, 1989 (abstract 1139).

[23] Frank RM: Reactions of dentin and pulp to drugs and restora-tive materials, *J Dent Res* 54: 176, 1975.

[24] Friedman S, Liu M, Dörscher-Kim J, Kim S: In-situ testing of CO2 laser on dental pulp function: the effects on microcircula-tion, *Lasers Surg Med* 11: 325, 1991.

[25] Graf H, Galasse R: Mobidity, prevalence and intraoral distri-bution of hypersensitive teeth, *J Dent Res* 162 (special issue A): 2, 1977.

[26] Graver T, Trowbridge H, Alperstein K: Microleakage of cast-ings cemented with glass ionomer *cements, Oper Dent* 15(1): 2, 1990.

[27] Heys DR et al: Histologic and bacterial evaluation of conven-tional and new copper amalgams, *J Oral Pathol* 8: 65, 1979.

[28] Holden GP: Some observations on the vibratory phenomena associated with high-speed air turbines and their transmission to living tissue, *Br Dent J* 113: 265, 1962.

[29] Jendresen M, Trowbridge H: Biologic and physical properties of a zinc polycarboxylate cement, *J Prosthet Dent* 28: 264, 1972.

[30] Johnson NW, Taylor BR, Berman DS: The response of decid-uous dentine to caries studied by correlated light and electron microscopy, *Caries Res* 3: 348, 1969.

[31] Johnson Rid, Daichi SF, Haley JV: Pulpal hyperemia: a corre-lation of clinical and histological data from 706 teeth, *J Am Dent Assoc* 81: 108, 1970.

[32] Jontell M, Okiji T, Dahlgren U, Bergenholtz G: Immune defense mechanisms of the dental pulp, *Crit Rev Oral Biol Med* 9(2): 179, 1998.

[33] Kakehashi S, Stanley HR, Fitzgerald RJ: The effects of sur-gical exposures of pulps in germ-free and conventional rats, *Oral Surg* 20: 340, 1965.

[34] Kamal A, Okiji T, Kawashima N, Suda H: Defense responses of dentin/pulp complex to experimentally induced caries in rat molars: an immunohistochemical study on kinetics of pulpal Ia antigen-expressing cells and macrophages, *J Endod* 23: 115, 1997.

[35] Karkalainen S, LeBell Y: Odontoblast response to caries. In Thylstrup A, Leach SA, Qvist V, editors: *Dentine and dentine reactions in the oral cavity*, Oxford, 1987, IRL Press.

[36] Kawahara H, Imanishi Y, Oshima H: Biological evaluation of glass ionomer cement, *J Dent Res* 58: 1080, 1979.

[37] Kelley KW, Bergenholtz G, Cox CF: The extent of the odon-toblast process in rhesus monkeys (*Macaca mulatta*) as observed by scanning electron microscopy, *Arch Oral Biol* 26: 893, 1981.

[38] Kim S: Hypersensitive teeth: desensitization of pulpal sensory nerves, *J Endod* 12: 482, 1986.

[39] Kim S: Ligamental injection: a physiological explanation of its efficacy, *J Endod* 12: 486, 1986.

[40] Kim S, Edwall L, Trowbridge H, Chien S: Effects of local anesthetics on pulpal blood flow in dogs, *J Dent Res* 63: 650, 1984.

[41] Kumazaki M, Toyoda K: Removal of hard tissue (cavity prepa-ration) with Er: YAG laser, *J Jpn Soc Laser Dent* 6: 16, 1995.

[42] Magloire H et al: Ultrastructural alterations of human odonto-blasts and collagen fibers in the pulpal border zone beneath early caries lesions, *Cell Molec Biol* 27: 437, 1981.

[43] Massler M: Pulpal reaction to dentinal caries, *J Dent Res* 17: 441, 1967.

[44] Michelich VJ, Schuster GS, Pashley DH: Bacterial penetration of human dentin in vitro, *J Dent Res* 59: 1398, 1980.

[45] Mullaney TP, Laswell HR: Iatrogenic blushing of dentin fol-lowing full crown preparation, *J Prosthet Dent* 22: 354, 1969.

[46] Nelson RJ, Wolcott RB, Paffenbarger GC: Fluid exchange at the margins of dental restorations, *J Am Dent Assoc* 44: 288, 1952.

[47] Newman SM: Microleakage of a copal rosin cavity varnish, *J Prosthet Dent* 51: 499, 1984.

[48] Nyborg H, Brännström M: Pulp reaction to heat, *J Prosthet Dent* 19: 605, 1968.

[49] Ohshima H et al: Responses of immunocompetent cells to cavity preparation in rat molars: an immunohistochemical study using OX6-monoclonal antibody, *Connect Tissue Res* 32: 303, 1995.

[50] Okamura K et al: Dentinal response against carious invasion: localization of antibodies in odontoblastic body and process, *J Dent Res* 59: 1368, 1980.

[51] Okiji T et al: Structural and functional association between substance-P and calcitonin gene-related peptide-immunoreac-tive nerves and accessary cells in the rat dental pulp, *J Dent Res* 76: 1818, 1997.

[52] Olgart L, Gazalius B: Effects of adrenaline and felypressin (Octapressin) on blood flow and sensory nerve activity on thetooth, *Acta Odontol Scand* 35: 69, 1977.

[53] Pashley DH: Dentin permeability, dentin sensitivity and treat-ment through tubule occlusion, *J Endod* 12: 465, 1986.

[54] Pashley DH: The influence of dentin permeability and pulpalblood flow on pulpal solute concentrations, *J Endod* 5: 355, 1979.

[55] Pashley DH: Smear layer: physiological consideration,

Oper Dent 3: 13, 1984.

[56] Pashley DH, Galloway SE, Stewart F: Effects offibrinogen in vivo on dentin permeability in the dog, Arch Oral Biol 29: 725, 1984.

[57] Pashley DH, Michelich V, Kehl T: Dentin permeability: effects of smear layer removal, J Prosthet Dent 46: 531, 1981.

[58] Plant CG, Jones DW: The damaging effects of restorative materials. I. Physical and chemical properties, Br Dent J 140: 373, 1976.

[59] Pogrel M, Muff D, Marshall G: Structural changes in dental enamel induced by high energy continuous wave carbon diox- ide laser, Lasers Surg Med 13: 89, 1993.

[60] Pohto M, Scheinin A: Microscopic observations on living dental pulp. IV. The effects of oil of clove and eugenol on the circulation of the pulp in the rat's lower incisor, Dent Abstr 5: 405, 1960.

[61] Qvist V: The effect of mastication on marginal adaptation of composite restorations in vivo, JDent Res 62:904, 1983.

[62] Reeves R, Stanley HR: The relationship of bacterial penetra- tion and pulpal pathosis in carious teeth, Oral Surg 22: 59, 1966.

[63] Sakurai K, Okiji T, Suda H: Co-increase of nerve fibers and HLA-DR-and/or Factor-XIIIa-expressing dendritic cells in dentinal caries-affected regions of the human dental pulp: an immunohistochemcial study, J Dent Res 78(10): 1596, 1999.

[64] Scott JN, Weber DF: Microscopy of the junctional region between human coronal primary and secondary dentin, J Mor-phol 154: 133, 1977.

[65] Sekine Y et al: Histopathologic study of Er: YAG laser application to cavity preparation, Japan J Conserv Dent 38: 211, 1995.

[66] Shamul J: Effects of pulsed Nd: YAG laser on pulpal blood flow in cat teeth, master's thesis, New York, 1992, Columbia Uni-versity.

[67] Silvestri AR, Cohen SN, Wetz JH: Character and frequency of discomfort immediately following restorative procedures, J Am Dent Assoc 95: 85, 1977.

[68] Sneed WD, Hembree JH, Welsh EL: Effectiveness of three varnishes in reducing leakage of a high-copper amalgam, Oper Dent 9: 32, 1984.

[69] Son HG, Kim S, Kim SB: Pulpal blood flow and bonding, J Dent Res 65 (special issue): 726, 1986.

[70] Stanley HR: Pulpal response. In Cohen S and Burns R, editors: Pathways of the pulp, ed 3, St Louis, 1984, Mosby.

[71] Stanley HR, Going RE, Chauncey HH: Human pulp response to acid pretreatment of dentin and to composite restoration, J Am Dent Assoc 91: 817, 1975.

[72] Stanley HR et al: The detection and prevalence of reactive and physiologic sclerotic dentin, reparative dentin and dead tracts beneath various types of dental lesions according to tooth sur- face and age, J Pathol 12: 257, 1983.

[73] Suda H, Sunakawa M, Ikeda H, Yamamoto H: A neurophysio-logical evaluation of intraligamentary anesthesia, Dent Jpn (Tokyo) 31: 46, 1994.

[74] Swerdlow H, Stanley HR: Reaction of human dental pulp to cavity preparation. I. Effect of water spray at 20, 000 RPM, J Am Dent Assoc 56: 317, 1958.

[75] Swerdlow H, Stanley HR: Reaction of human dental pulp to cavity preparation, J Prosthet Dent 9: 121, 1959.

[76] Taylor PE, Byers MR, Redd PE: Sprouting of CGRP nerve fibers in response to dentin injury in rat molars, Brain Res 461: 371, 1988.

[77] Tokita Y, Sunakawa M, Suda H: Pulsed Nd: YAG laser irradi- ation of the tooth pulp in the cat: I. Effect of spot lasing. Lasers Surg Med 26(4): 398, 2000.

[78] Tönder K, Kvinnsland I: Micropuncture measurement of inter- stitial tissue pressure in normal and inflamed dental pulp in cats, J Endod 9: 105, 1983.

[79] Trowbridge HO: Pathogenesis of pulpitis resulting from dental caries, J Endod 7: 52, 1981.

[80] Trowbridge HO, Edwall L, Panopoulos P: Effect of zinc oxide and eugenol and calcium hydroxide on intradental nerve activity, J Endod 8: 403, 1982.

[81] Trowbridge HO, Franks M, Korostoff E, Emling R: Sensoryresponse to thermal stimulation in human teeth, J Endod 6(1): 405, 1980.

[82] Trowbridge HO, Scott D, Singer J: Effects of eugenol on nerve excitability, J Dent Res 56: 115, 1977.

[83] Turner DF, Marfurt CF, Sattleberg C: Demonstration of phys- iological barrier between pulpal odontoblasts and its perturba- tion following routine restorative procedures: horseradish per- oxidase tracing study in the rat, J Dent Res 68: 1261, 1989.

[84] Van Hassel HJ: Physiology of the human dental pulp. In Siskin M, editor: The biology of the human dental pulp, St Louis, 1973, Mosby.

[85] Watts A: Bacterial contamination and toxicity of silicate and zinc phosphate cements, Br Dent J 146: 7, 1979.

[86] White J, Goodis H, Daniel T: Effects of Nd: YAG cases on pulps of extracted teeth, Lasers Life Sci 4: 191, 1991.

[87] Zach L: Pulp liability and repair: effect of restorative proce-dures, Oral Surg 33: 111, 1972.

[88] Zennyu K et al: Transmission of Nd: YAG laser through humandentin J Japan Soc Laser Dent 7: 37, 1996.

第三部分

- PART.3

相关临床问题

XIANGGUANLINCHUANGWENTI

第16章 创伤性牙损伤

Martin Trope, Noah Chivian,
Asgeir Sigurdsson, William F. Vann, Jr.

发病率 /568
受伤经过及临床检查 /568
    受伤史 /568
    临床检查 /568
牙外伤的预防 /570
    面部防护 /570
    口腔防护 /570
牙冠不完全折 /571
    生物学后果 /571
    诊断和临床表现 /571
    治疗 /572
    随访 /572
    预后 /572
简单冠折 /572
    发病率 /572
    生物学后果 /572
    诊断和临床表现 /572
    治疗 /572
    随访 /572
    预后 /573
复杂冠折 /573
    发病率 /573
    生物学后果 /573
    治疗 /573
    活髓治疗 /574
    治疗方法 /574
    部分牙髓切断术 /575
    全部(或颈部)牙髓切断术 /575
    牙髓摘除术 /577
    死髓牙的治疗 /577
冠根折 /579
    发病率 /579
    生物学后果 /579
    诊断和临床表现 /580

治疗 /580
    随访和预后 /581
根折 /581
    发病率 /581
    生物学后果 /581
    诊断和临床表现 /581
    治疗 /581
    愈合方式 /582
    并发症的治疗 /582
    随访 /584
    预后 /584
脱位性损伤 /584
    发病率 /584
    生物学后果 /584
与髓源性根周炎吸收极相似的牙根
  吸收缺损 /587
    颈部根吸收 /587
    牙根内吸收 /591
    牙根内、外吸收的诊断标准
      /592
    诊断特点总结 /593
牙脱位性损伤的急诊诊断 /594
    评估 /594
    急诊诊断和处理 /594
    脱位性损伤的预后 /596
牙脱位 /596
    发病率 /596
    生物学后果 /596
    治疗目标 /597
    临床处理 /597
乳牙外伤 /602
    流行病学 /602
    分类 /603
    乳牙外伤的治疗 /603

发病率

牙外伤可以发生在任何年龄但最常见于8～12岁儿童。此时儿童最活跃,多由于骑自行车、滑冰、游戏、运动中的意外造成牙外伤,可以影响到恒牙[121,131]。据估计,在中学毕业时,约1/3的男孩、1/4的女孩会有牙外伤[131]。恒牙外伤多发生于学生在校期间的集体活动时,根据观察,在公立学校约1/4的牙外伤是因打架和冲撞造成的。在中学期间,学生参加的体育运动增多,引起牙外伤的概率也相应增高。1960年以前,男学生牙外伤的概率是女学生的3倍。然而,由于女性参加运动人数的增加,使得这一比例下降。目前男学生牙外伤的概率只是女学生的1.5倍[85,178]。

最容易受外伤的是上颌中切牙,约占80%,其次是上颌侧切牙及下颌切牙[85,176]。

受伤经过及临床检查

牙外伤对患者和临床医师来说,都是比较棘手的问题。临床牙医师面临的最难以对付的问题之一是如何控制诊所的局面,他们既要安慰患者及其父母,又要花时间对病情作出一个准确的评估。如果临床牙医师不能很好控制局面,就有可能在慌乱中忽略了某些重要的病情。

病史的采集(见第1章图1-2)对于患者的病情评估和治疗都十分重要。如果没有准确的病史调查,使用局部麻醉都是不安全的。

受伤史

了解患者在何时、何地、如何受伤是很重要的。受伤后一段时间,血凝块开始形成,牙周韧带萎缩,唾液污染伤口,这些因素都将影响以后的治疗方案。

了解如何受伤,有助于临床牙医师推断牙外伤的情况。一拳击打在唇部及前牙区,可能会引起牙冠、牙根和牙槽骨的折断;而在后牙区,引起牙冠、牙根和牙槽骨折断的可能性则要小得多。一拳击打在颏部或颌骨则可能引起口腔内任何牙齿的折断。一个间接性的打击(例如摔倒,面部碰到有软衬的椅子扶手等)多引起根折或牙齿移位;而一个猛烈的打击(例如摔在水泥地上)就可能引起冠折。

外伤发生在什么部位对于预后也非常重要。如是否需要预防性注射破伤风抗毒素就取决于外伤发生的部位。此外,外伤发生在什么部位还有保险和诉讼的意义。

另外一个必须询问的问题是,外伤是否已经过父母、教练、外科医师、校医、教师或急救人员处理。一个看起来似乎正常的牙齿,可能已被上述人员或患者自己再植或复位,这将影响随后的处理和远期预后。

临床检查

主诉

除了疼痛和流血,还会有一些能协助诊断的特别的主诉。例如患者说:"现在牙齿咬不到一块儿了!"临床牙医师就应该考虑到有牙齿移位和牙槽骨骨折的可能。当疼痛仅出现在咬合时,可提示冠、根、牙槽骨的折断或移位。

神经方面的检查

一旦临床牙医掌握了受伤经过和主诉,就应当观察患者神经和其他方面的并发症[35](表16-1)。

表16-1 创伤性牙损伤患者早期神经性评估纲要

注意不正常的表达或运动功能
注意呼吸是否正常,有无气道阻塞或(异物)吸入的危险
需要时应将撕脱牙再植
收集治疗史和外伤史
确定血压和脉搏
检查是否有脑脊液鼻漏或耳漏
眼功能的评估——是否有明显的复视和眼球震颤,瞳孔反射和眼睛的运动是否正常
颈部运动的评估——是否疼痛或受限制
检查面部皮肤的敏感度——是否有明显的感觉异常或麻木
确定是否有正常的发声功能
确定患者的伸舌能力
听力的确定——是否有明显的耳鸣或眩晕
嗅觉的评估
保证随访的评估

牙外伤可同时伴头颈部的外伤。应当注意与患者交流时语言表达是否清楚,眼睛是否能聚焦,眼球运动是否困难,呼吸是否困难,患者的头能否从一侧转向另一侧,唇和舌头是否有感觉异常,患者是否诉说有耳鸣,受伤后是否有持续性的头痛、眩晕、嗜睡或呕吐。口腔修复体造成的气道阻塞也应当考虑到。

在开止痛药处方或经呼吸道使用笑气和氧镇静之前,临床牙医必须确定患者没有神经损伤。假如患者有神经损伤，就应当将患者立刻转诊，以便给予适当的治疗。

外部检查

在让患者张口进行口腔内检查之前，临床牙医师首先应当检查颌面部是否有受伤的症状。头颈部撕裂伤容易被察觉，而骨骼的轮廓是否有变异则需仔细检查。应在患者张闭口位时仔细触摸颞下颌关节(TMJ)。应注意张闭时下颌有无偏向一侧，如果有，这就提示单侧下颌骨骨折。同样，应当触摸双侧颧弓、下颌角、下颌骨的边缘。应详细记录触痛、肿胀的区域，或面部、颊、颈及唇部的挫伤，以提示是否有骨折存在。

口腔内软组织检查

下一步，临床牙医师应检查唇，舌，颊，腭，口底是否有撕裂伤。对唇、颊、舌、牙龈和口腔黏膜进行触诊，并记录触痛，肿胀，挫伤的区域；仔细触摸下颌骨升支前缘，并进行放射线检查。任何不正常的发现都提示，下颌骨或牙齿可能被损伤。嘴唇和舌头撕裂伤时，应进行触诊和放射线检查，以显示是否有异物包埋[29,76]。

硬组织检查

确定创伤性牙外伤最好的检查方法是仔细观察，每一颗牙齿及其支持组织都应用探针和牙周探针检查。在进行温度测试和电活力测试之前，要回答一些基本问题（例如咬合关系是否正常，是否有牙齿缺失等）。

一开始，临床牙医师应粗略寻找外伤的迹象。假如几颗牙齿偏离正常排列，那么骨折就是最好的解释。检查下颌骨，应当把食指放在磨牙区域的咬合面，而拇指放在下颌骨的下缘。从一侧至另一侧或由前向后轻轻的摇动下颌骨患者可能会出现不适，甚至出现骨摩擦音[29]。用力应确实但要轻，以防止进一步损伤神经血管。

牙医师可以把手指放在单个牙齿上感知其松动度，任何程度的松动都提示有牙齿从牙槽窝中的移位。几颗牙齿的联合松动提示牙槽骨骨折。应注意区别牙冠的松动度和整个牙齿的松动度，在牙冠折断的病例，牙冠松动而牙根则保留在原位。牙根折断时，可以通过把手指放在牙根相应的黏膜上同时摇动牙冠，来感知牙根折断的位置。

任何新近发生的牙尖和边缘嵴的折断都应记录。牙尖的不完全折断可以这样确定：把探针的尖端像一个楔插入后牙沿面沟以引起某牙尖的活动，或让患者依次用牙咬住橡胶环以确定疼痛的、不完全折断的牙尖或移位的牙齿。

可用口镜柄轻轻叩击每一个牙尖和边缘嵴，以确定不完全折断或从牙槽窝轻微移位的牙齿。一个移位极微的牙齿，由于牙周膜撕裂和组织液不断渗出，对轻的叩击都很敏感。

龈沟出血则提示有牙齿或牙齿的断片移位。应注意牙齿是否变色，用反射光从前牙舌侧面照射，将有助于辨别。

应注意是否有明显的牙髓暴露。用棉球机械加压于暴露处将会引起反应。可以用蘸盐水的小棉球放在可疑区域并加压，可发现伴有极小穿髓的冠折[14]。一个干的小棉球会使诊断困难，因为干棉球会引起附近的暴露处牙本质小管脱水，从而引发疼痛，因而不能用干棉球。

当视诊完毕，并将异常发现记录后，受外伤区域还应做X线检查。这可以和别的检查同时进行。

温度测试和电活力测试

有些外伤牙的牙髓测试报告有助于诊断（参考第1章牙髓活力特殊实验）。

几十年来关于外伤牙齿的温度测试和电活力测试的有效性一直有争议。牙外伤后所做的这些测试得出的仅仅是一些一般的印象，它们实际上是神经功能的敏感性测试，并不能表示牙髓中的血液循环状况。假定外伤后，神经末梢的传导能力、感受器或二者均受损，从而抑制了温度和电刺激引起神经冲动，就会使受伤的牙齿在做这些测试时，出现假阴性的结果。

临床牙医师不能认为开始时结果为阳性的牙齿是健康的，或以后还会继续有阳性反应。受外伤牙齿产生阴性结果也并不意味着牙髓坏死，因为以后牙髓可能又显示阳性结果。根据实验证实，受过外伤的恒牙牙髓9个月后血循环才会重新建立，当血循环重建后，牙髓对测试的反应也就恢复了。

牙髓活力测试结果从阴性转成阳性，可以看作是牙髓恢复健康的迹象，重复的阳性测试结果是牙髓健康的标志。检查结果从阳性转成阴性则说明牙髓正经历变性，反复的阴性测试结果提示牙髓正在经历不可逆性的损伤；但即使是这样，也不是绝对的[23]。

在做牙齿的冷刺激测试时，干冰笔（即二氧化碳棒）最有效。它比水制的冰笔准确得多，因为强烈的低温($-78℃$)能渗透牙齿、覆盖的夹板和充填体直到牙齿的深部。此外，干冰不形成冰水，而冰水会刺激邻近牙齿、牙龈，易造成假阳性结果。受伤后，应对所有牙齿做温度和电活力测试并加以记录，以便建立基线，与几个月后反复进行的测试进行对照。应在外伤后 3 个月、6 个月、12 个月及每年进行重复测试。这些测试的目的是要确定受伤后牙髓的变化趋势(参考第 1 章)。

X 射线检查

完善的受伤硬组织检查必须包括 X 射线检查。X 线检查可以揭示牙根的折断、牙冠在牙龈下的折断、牙齿的移位、骨折和异物。

然而,骨折线可在牙齿上呈近远中走向,在 X 线片上显示不出。同样,牙齿的颊舌斜行的折裂也显示不清。与此类似,极其细微的折裂线在最初检查时在 X 线片上并不清楚,但随后变得清楚,这是由于组织液和断片松动使折断的各部分散开了。

在软组织撕裂伤清创缝合之前,有必要先做放射线检查,以确定有无异物的存留。在低电压(千伏)短时间曝光的、正常的 X 线片上,可以显示软组织中的许多异物,包括牙齿的碎片。

在观察受伤牙齿的 X 线片时,应特别注意根管的大小,根尖形成的程度,折断是否接近牙髓,牙槽嵴和根折的关系。普遍应用传统的根尖片、咬合片和曲面体层片可以帮助牙科医师确定牙折和异物是否存在。

总之,外伤后的检查必须全面,并被一丝不苟地记录下来。大多数外伤在保险范围内,并涉及诉讼。几年后,当需提供患者受伤当时的情况时,牙科医师必须能够拿出一份完备的文书性记录,包括高质量的 X 线片,这些都将有巨大的助益。病历将有助于评估治疗的效果和确定专科治疗费用。此外,为了提高执业的可信度,牙科医师也应能拿出一份完备准确的文字性记录(详见第 10 章)。

牙外伤的预防

戴面部防护装置、口腔防护装置或两者都戴是防护体育活动中的摔倒或明显减少被物体击中的最为有效的方法。据报道,在美国中学强制规定使用面部防护装置或口腔防护装置之前,颌面部受外伤约占整个被报道的足球外伤的 50%[31] 而戴防护罩之后,受伤的事件显著减少[89]。

面部防护

面部保护装置一般是预制的罩子,可将其用带子系在头盔上。近年来,面部保护装置(临时制作或成品)多用多碳化合物制成。这些面部保护器具可以有效保护面部和牙齿,但它不能适用于所有的活动,例如当打击到颏下时,它就不能够保护牙齿。

口腔防护

有几项研究表明,一个好的口腔防护装置可以有效减少受外伤的严重程度和牙齿受伤的次数。[89,120] 最近一项用绵羊做的活体实验研究证明:绵羊下颌骨戴口腔防护装置,致伤牙齿的最小外力是没戴防护装置所需力的 14 倍之多[83]。根据推测,戴口腔防护装置除了可以保护牙齿外,还可以减少运动员颏下部受外力时头部吸收能量引起的脑震荡、脑出血和脑干损伤[83]。

现在市场上有 3 种口腔防护装置:①普通的牙托;②口内成型或加热后咬成的牙托;③定做的牙托。

普通的牙托是用橡胶或乙烯聚合物预先制作的。这种防护性装置的特点是价格便宜,使用方便。它同样可以用于混合牙列期的儿童和戴矫治器的患者。研究均证实[48,61,134],由于其不贴合,它是所有防护性装置中防护性能最差的。另外,它使戴防护性装置者相当的不舒适,因为它影响说话和呼吸(由于戴防护性装置者必须将上下颌牙齿咬紧,或用嘴唇、舌头支撑防护性装置)。

第二种类型是口内成型或加热后咬成的牙托。其有两个基本类型。一种是一个半硬的聚乙烯初步加工的壳,内衬以硅酮或丙烯酸凝胶体。将凝胶混合后,使覆盖口腔上颌牙齿并凝固(以增加其固位力)。开始时这种防护性装置贴合得相当好,还有一定的固位力,然而过了一段时间后,内衬材料趋于变形,使得固位力下降。另一种是初步加工的、聚醋酸乙烯酯和聚乙烯的热塑共聚物。将这些预制的防护性装置放入热水或沸水中几秒钟使变软,然后放入运动员的口腔使其与牙齿适应。这种防护性装置容量大,尤其是有硅衬里的。加热并与牙齿相适应后制成的防护性装置是定做的防护性装置很好的替代物。它们尤其适用于戴有固定矫治器的运动员。

第三种类型是定做的。它们是在上颌牙列及周围组织的石膏模型上制作的,将聚醋酸乙烯酯和聚乙烯或别的橡胶材料加热,然后放在模型上抽真空或加压制成的。到目前为止,这种防护性装置保护性能最好,戴着也最舒服[48,109],但它也是最贵的。近来提出了一些改良,包括有硬衬垫的多层薄板以支撑前牙腭侧(图 16–1)。

第16章 创伤性牙损伤

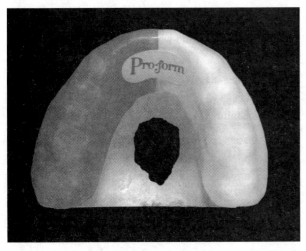

图16-1 定做的多层薄板口腔防护性装置。前牙腭侧的肾形区是硬的塑料衬垫,可增加该区域口腔防护性装置的强度。请注意口腔防护性装置在腭部的延伸

要想使这种口腔防护性装置发挥最大的效果,有几个步骤应当履行(如果不履行将使保护效果大大下降):

1. 取模必须包括牙龈直到口腔前庭,模型要能够反映这个延伸(图16-2)。若做不到,将会降低密合程度和固位力。

2. 加热的聚乙烯必须与模型适应并适当地冷却。若不这样做,密合程度和固位力会很差。

3. 在防护性装置冷却后,用剪子或特殊加热的刀修剪聚乙烯的边缘。口腔防护性装置在前庭应当尽量延伸,直到运动员不能够忍受,同时唇、颊系带应当清楚。此外,在合理的范围内,在上腭尽量向后伸展,这样既可增加前部的强度又可增加固位力。建议修剪完毕后,将口腔防护装置再放在模型上,用酒精灯火焰使边缘加热,而后用湿的手指或抹刀使边缘光滑。为了进一步改善舒适度,可以轻轻加热防护装置的口腔面,并让运动员戴上防护装置咬合。这将使整个牙列咬合接触均匀,从而可增加舒适感和最大限度地使打击颌部的能量得到吸收[109]。

牙冠不完全折

牙冠不完全折是指牙釉质的不完全折断而无牙齿结构的丧失[14]。

生物学后果

从理论上讲,这些裂缝是牙齿的薄弱点,细菌及其产物可以通过这些裂缝刺激牙髓。然而,大多数情况下,如果牙髓在受外伤后有活性,将会克服这一挑战。

冠折很少单独发生,它可以看作是一个附带损伤的标志(见"撕裂伤")。附带损伤的力只足以使牙釉质破裂(不完全折裂)。

诊断和临床表现

折裂线或隐裂线偶尔可在常规的检查时被发现。但间接的光照或透射,对折裂线或隐裂线的诊断有很大的帮助[14],光导纤维或树脂光固化光线特别有用(图16-3)。间接的光线和透射应当作为常规方法,因为这些损伤常发生在承受更为严重损伤的牙齿附近的牙齿。

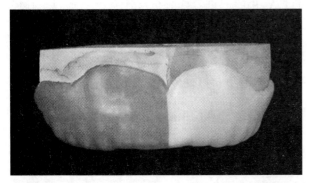

图16-2 有两种颜色的口腔防护性装置在石膏模型上的正面观。口腔防护性装置的边缘,在石膏模型允许的范围内进行修剪(在口腔前庭沟2 mm范围内)。当在运动员口内戴上合适时,这个延伸应按舒适的需要修剪

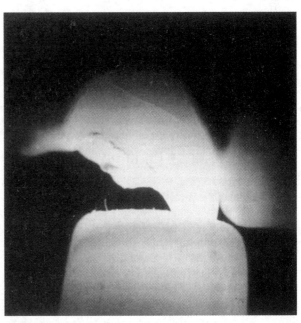

图16-3 树脂光固化灯照射受外伤牙的照片。可清楚地看见牙釉质的裂纹

治 疗

治疗涉及用敏感性测试确立牙髓的基线状态。

随 访

此后,牙科医师应当安排3个月、6个月、12个月及每年随访检查。

预 后

牙髓的并发症极少见(0.1%)[139]。

简单冠折

简单冠折只涉及牙釉质或牙釉质和牙本质,没有牙髓暴露[14]。

发病率

这种类型的损伤很常见,约占全部牙外伤的1/3[151]。

生物学后果

如果折断仅涉及牙釉质,影响很小,并发症可能是伴发附着器损伤。

如果牙本质暴露,就有了伤害性刺激通过牙本质小管损伤牙髓的直接通路。尽管牙齿有足够的保卫自己的潜力,如部分关闭牙本质小管和形成修复性牙本质[28],但牙髓仍可能发生慢性感染(甚或坏死)[179]。牙髓反应依赖许多因素,包括治疗时间,折裂距牙髓的距离,牙本质小管的粗细[46,135,179]等。

诊断和临床表现

牙釉质折裂可造成表浅的、粗糙的边缘,会刺激舌头和嘴唇,但患者并不诉及对于空气和液体(冷或热)的敏感。虽然牙釉质和牙本质折裂也包括粗糙边缘,但是冷热刺激可能是最常见的主诉(图16-4)。由于嘴唇下意识地包裹牙齿,受伤后嘴唇的瘀伤和撕裂伤很常见(图16-5)。

治 疗

仅牙釉质折裂 只要不影响美观,磨光锐利边缘即可。必要时还可使用复合树脂黏接修复,以达到美容的效果。

牙釉质和牙本质折裂 治疗应尽早进行[135]。把能变硬的氢氧化钙放在暴露的牙本质上[39],使折断的牙本质表面得以消毒和使小管闭合,以减少有害刺激的渗透[22,113,169],再用复合树脂黏接修复。关

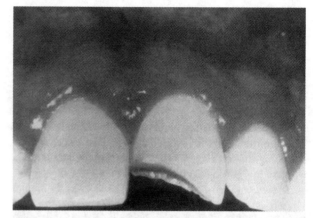

图16-4 上颌左中切牙伴有简单冠折涉及牙釉质和牙骨质

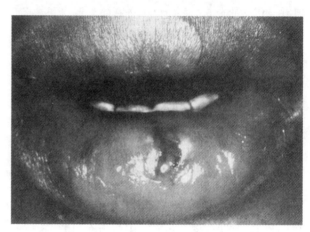

图16-5 由于上颌切牙受外伤导致嘴唇的撕裂伤

于是否可不用氢氧化钙垫底而直接黏接牙本质还存在分歧。一些学者认为,现代的黏接系统完全能够封闭窝洞,足以保护牙髓。然而,尽管关于增加现代牙本质黏接系统的黏接强度的研究很多[75,87],但仍缺乏关于这些黏接系统是否能产生严密的封闭,以保护牙髓的资料[98]。作者认为,受外伤牙齿的直接修复(没有垫底)仅能够用于简单的牙冠表浅的折断,在深的折裂或有粗的牙本质小管的年轻恒牙,应避免不垫底直接黏接牙本质。

有必要说明一下折裂的牙齿断片的处置。假如它们能被找到并且是完整的,就可以将断片黏回到牙冠上,这样既可以恢复美观又有一定的结合力(图16-6,A和B)[115]。假如未能找到断片,应拍唇部X线片以确定断片未进入唇部。假如有嘴唇撕裂伤,应当认真清创和缝合,有时应请整形外科医师会诊。应进行敏感性测试,以确定牙髓状况的基线。

随 访

临床牙医师应当安排术后3个月、6个月、12个月及以后每年的回访检查。

在受外伤后最初 24 小时内主要为增生性反应（仅涉及牙髓内 2 mm）[37,41,72]（图 16-7）。最终，细菌的入侵将导致局部牙髓坏死，使得牙髓感染向根尖慢慢扩散。

治 疗

治疗有两种选择：①活髓治疗：包含盖髓术（pulp capping）、部分牙髓切断术（partial pulpotomy）和颈部牙髓切断术；②牙髓摘除术。治疗方法的选择取决于牙齿的发育阶段、从外伤到治疗的时间、是否伴发牙周组损伤以及修复治疗计划等。

牙齿的发育阶段

未发育成熟的牙齿失去牙髓活力将引起严重后果。对于根尖孔呈喇叭口状的牙齿，做根管治疗费时且困难。更重要的是，未发育成熟的牙齿的牙本质很薄，尤其是在扩锉后更容易折断。因此应当尽全力使牙齿保持活力（至少应当使根尖孔发育完成）。

去除牙髓对发育成熟的牙齿不像对于未发育成熟的牙齿影响那么大，因为牙髓摘除术的成功率极高[64,155]。然而有资料显示，在理想条件下，发育成熟的牙齿作活髓治疗也可以非常成功[106,173]。因此，这种治疗方式在某些条件下可以作为一种选择，即使是牙髓摘除术也可成功。对于一个未发育成熟的牙，总是要尽可能地尝试保存活髓，因为保持牙

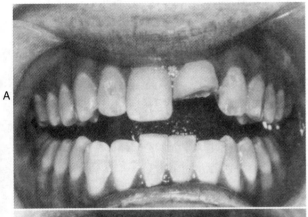
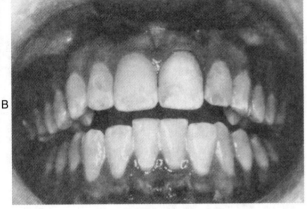

图 16-6　A. 上颌中切牙的简单冠折。B. 在氢氧化钙基底上将折断的牙冠断片固定在牙齿上

预 后

这种类型的预后极好，很少有牙髓的并发症[14]。

复杂冠折

复杂冠折涉及牙釉质、牙本质和牙髓[14]。

发病率

复杂冠折的发生率占所有牙外伤的 2%～13%[101,151]。

生物学后果

涉及牙髓的冠折，如果不治疗，牙髓必将坏死[86]。然而，牙髓坏死的方式和时间顺序，使成功地干预以保存牙髓有极大的可能性。外伤后首先的反应是出血和局部感染[99,146]。随后的炎症变化一般是增生性的，也可能是破坏性的。外伤时增生性反应是有利的，因为折断面通常是平的，允许唾液冲洗，使感染的碎片几乎没有机会产生影响。因此除非感染的碎片产生的影响很明显，一般认为

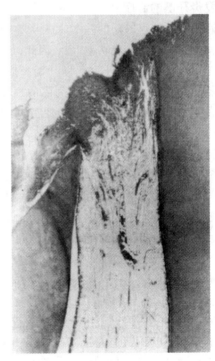

图 16-7　暴露后 24 小时表浅牙髓的组织学表现。可以看到增生反应伴随炎症蔓延至牙髓内 1～2 mm

髓活力有很大的价值。

从受伤到治疗之间的时段

受外伤后 24 小时内,牙髓首先会出现渗出性反应,只有 2 mm 的牙髓受到感染(参考图 16-7)。24 小时后,受细菌直接污染的机会增加,并且牙髓的感染向根尖扩散。于是,随着时间的推移,能够成功地保存牙髓活力的机会将越来越小。

伴发附着器的损伤

牙周损伤会影响牙髓的营养供应。这一事实对发育成熟的牙齿特别重要,因为它们牙髓成活的机会不如未发育成熟的牙齿[10,50]。

修复治疗计划

由于不像未发育成熟的牙齿保存牙髓活力有那么大的价值,发育成熟的牙齿做牙髓摘除治疗是可行的治疗选择。然而,虽然受伤后牙髓暴露,但在理想的情况下进行活髓治疗也是可以成功的。如果修复治疗方案简单,复合树脂可以作为永久的修复材料,保存活髓的治疗方案就应得到充分的考虑。但如果要做一种更复杂的修复(例如,用全冠或固定桥修复),那么牙髓摘除术就是更合适的治疗方法。

活髓治疗

成功的要求

假如临床牙医师能严格按照下面的要求治疗,活髓治疗将有极高的成功率。

未发炎牙髓的治疗

牙髓健康是治疗成功的基本前提[162],炎症牙髓的治疗就没有那么高的成功率[162]。因此,最好的治疗时机是受伤后最初 24 小时,即牙髓炎症尚属表浅时。随着受伤到治疗之间时间间隔的逐渐延长,牙髓的去除范围就必须向根尖方向扩展,以确保去除发炎的牙髓和到达健康的牙髓。

隔绝细菌的密封

一个能使正在愈合的牙髓隔绝细菌的密封,是治疗成功最关键的因素。因为在愈合过程中,细菌的侵入必将导致治疗失败[34]。另一方面,假如暴露的牙髓被有效地封闭,不管在牙髓上放置的是什么敷料,都会发生伴硬组织屏障形成的牙髓愈合[34]。

盖髓剂

目前,氢氧化钙是活髓治疗最常用的盖髓剂。它的优点是有抗菌[32,145]和使牙髓表面灭菌的作用。纯氢氧化钙就可使 1.5 mm 的牙髓组织坏死[111],并可去除炎症牙髓的表层(图 16-8)。氢氧化钙 12.5 的高 pH 值可以引起表层牙髓组织的液化性坏

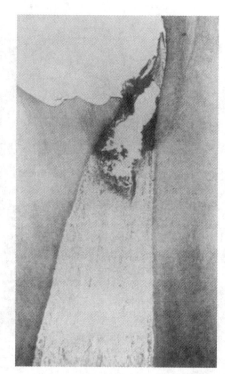

图 16-8 纯氢氧化钙盖髓后 7 天的组织学表现。氢氧化钙使牙髓表面 1~2 mm 坏死

死[140],当影响到深层的牙髓组织时(在这一层引起凝固性坏死),氢氧化钙的毒性很快被中和。凝固性坏死组织温和地刺激邻近活的牙髓组织[140]。在无细菌时(因为细菌被高度密封),温和的刺激将引起炎症反应和愈合,且伴有硬组织屏障形成[139,140]。固化型氢氧化钙不会造成表层牙髓组织的坏死,但实验表明,它能够像纯氢氧化钙一样引发有硬组织屏障的愈合[153,159]。

氢氧化钙的一个主要缺点是它不能封闭折裂牙本质的表面,因此还应使用别的材料,以确保牙髓免受细菌的侵害,尤其是在愈合这一关键时期。氧化锌丁香油水门汀或玻璃离子垫底材料是此时最常用的材料。

氧化锌丁香油水门汀[162]或磷酸三钙[73]和复合树脂[34]都是活髓治疗的推荐材料。然而,它们没有一个能达到像氢氧化钙与有效密封牙冠的修复体相结合时提供的疗效。无机三氧化物聚合体(MTA)是一种新材料,已有报道称它可用来作为一种盖髓剂[128],但是这些结果的重复性和远期效果还没有被验证。

治疗方法

盖髓术 盖髓术是把盖髓剂直接放在暴露的牙髓上。

适应证

这种技术可应用于未发育成熟的新近露髓的年轻恒牙(24小时);也可能用于伴有简单修复计划的成熟恒牙。

技术

适当麻醉后,放置橡皮障,用盐水彻底冲洗牙冠和暴露的牙本质表面,然后用0.12%的洗必泰或betadine消毒。纯氢氧化钙与灭菌盐水(也可以用麻醉药液)混合,小心地放在暴露的牙髓和牙本质表面。酸蚀周围的牙釉质后,用复合树脂黏接修复。

随访

盖髓治疗的好处是充填可在急诊就诊时完成,牙髓组织保留在龈缘的冠方,从而可以定期地做牙髓敏感性试验。牙髓电活力测试,热测试,触诊和叩诊测试,应分别在3周、3个月、6个月、12个月及以后每年进行。X线检查对这种病例也非常重要。治疗后的第6周,有时可以看到有硬组织屏障形成。有时还可以看到根尖透射区,它是根尖周炎的X线征,是牙髓不健康的一个间接标志。但做根尖周X线片检查最重要的目的是查看未发育成熟的牙根是否在继续发育。

预后

盖髓治疗成功与否取决于氢氧化钙对牙髓表面、牙本质的抗感染以及使牙髓表层感染区坏死的能力。牙釉质黏接性复合树脂提供的无菌密封质量也是盖髓治疗成功的又一个重要因素。据报道预后成功率约为80%[55、91、132]。

部分牙髓切断术

部分牙髓切断术是去除冠髓至健康牙髓的治疗方法,又称为"Cvek牙髓切断术"。

适应证

与盖髓术相同,牙髓感染区向根尖方向延伸了2 mm,但尚未达到根髓(例如外伤后几天,一个大的、年轻的牙髓被露髓)。此时,部分牙髓切断术比盖髓治疗更好,预后也更好。

技术

如在盖髓时所述,麻醉后,放置橡皮障,进行表面消毒。

用适当大小的无菌金刚砂钻头,同时用大量的水进行冷却,制备一个进入髓腔1~2 mm深的窝洞[65](图16-9)。应避免使用低速钻头或挖匙,除非高速钻头没有冷却系统。如果出血多,就应在更深处切断牙髓直至出血减轻。可用灭菌盐水或麻醉药液冲洗以去除过多的出血,并用消毒小棉球干燥。应注意防止血凝块形成,因为这将影响预后[37、139]。假如牙髓的大小允许再有1~2 mm牙髓坏死,可将一薄层纯氢氧化钙和无菌盐水或麻醉药液调成的糊剂小心地放在牙髓表面。如果牙髓的大小不允许额外再丧失部分牙髓,可使用成品固化型氢氧化钙[153]。预备好的窝洞用最好的隔绝细菌材料(如氧化锌丁香油或玻璃离子水门汀)垫至与折断面平齐的水平。用固化型氢氧化钙覆盖位于髓腔里的材料和所有暴露的牙本质小管。最后同盖髓术一样,酸蚀牙釉质,用黏接性复合树脂修复。

随访

同盖髓术,强调保持牙髓活力测试阳性结果和X线检查证实牙根在继续发育(图16-10)。

预后

这种治疗与盖髓术相比有许多优点:在预备洞型时表层感染牙髓已被去除;氢氧化钙消毒了牙本质和牙髓,消除额外的炎症;最重要的是,为放置隔绝细菌的封闭材料提供了空间,使在适宜的条件下牙髓愈合伴硬组织形成;此外,保留冠髓可以使随访时进行敏感测试;预后极好(94%~96%)[37、56]。

全部(或颈部)牙髓切断术

全部或颈部牙髓切断术是指除去整个冠髓直至患牙根管口的水平。这一牙髓切断的深度是任意的,主要出于解剖上的便利。因为有时感染牙髓可以通过根管口进入根髓,许多"错误"是由于治疗的是感染的牙髓而不是未感染的牙髓。

适应证

当牙髓感染到了冠髓的深部时,就应做全部牙髓切断术。这一治疗也适用于因龋或外伤的牙髓暴露(72小时后)。将盖髓剂放在感染的牙髓上需要适应证,对于发育成熟的牙齿做全髓切断术是禁忌的。然而,在根尖未完全形成、未发育成熟,并且牙本质壁较薄的牙齿,做这种治疗的益处要大于所冒的风险。

技术

麻醉后,放置橡皮障,清理表层感染(同盖髓术和部分牙髓切断术)。除去冠髓方法与部分牙髓切断术相同,一般仅到根管口。放置氢氧化钙,封闭隔绝细菌,牙冠修复(同部分牙髓切断术)。

随访

临床牙医应当对盖髓治疗和部分牙髓切断术的患者安排随访时间表。由于失去了冠髓,这种治

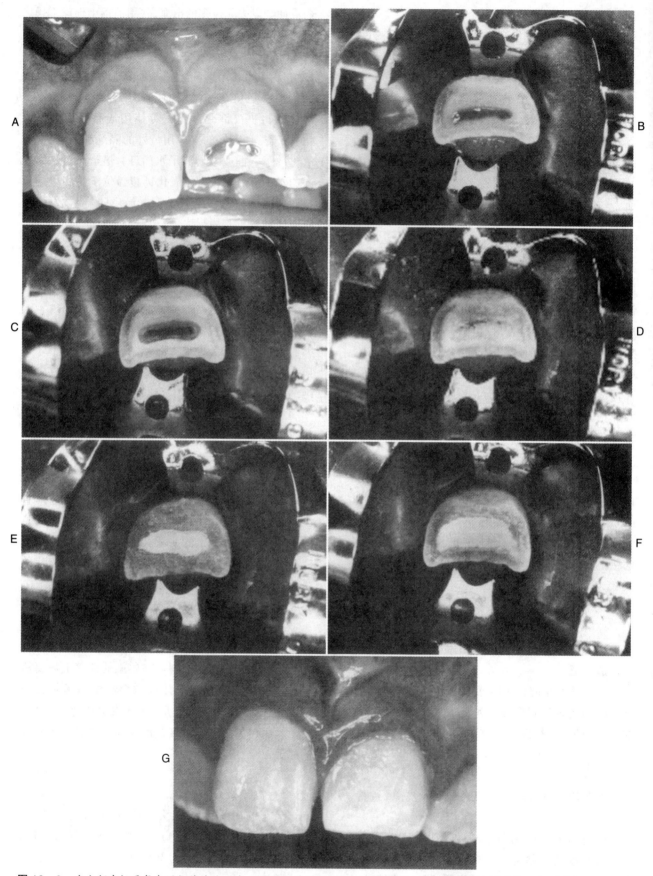

图16-9 左上颌中切牙复杂冠折作盖髓治疗。A. 牙医看到的牙齿。B. 麻醉后,放置橡皮障,表面消毒。C. 伴有大量冷水的无菌金刚砂钻制备窝洞至牙髓内1~2 mm。D. 放置一薄层氢氧化钙于牙髓组织上。E. 将氧化锌丁香油等暂时性充填材料放置于窝洞,使其与折断的牙本质表面平齐,以形成隔绝细菌的封闭。F. 用氢氧化钙覆盖氧化锌丁香油,以保护暴露的牙本质。G. 复合树脂黏接,修复完成

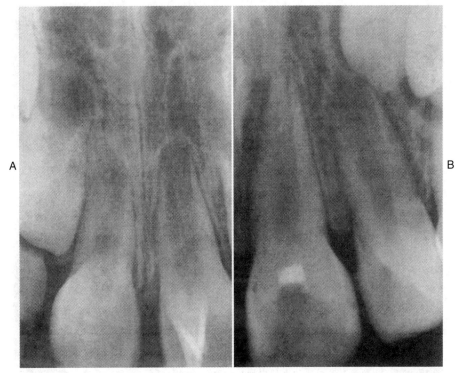

图16-10 盖髓治疗随访的X线检查。A. 治疗前的X线检查。B. 1年后随诊X线检查,显示牙根在继续形成

疗的缺点是不能做牙髓活力测试。因此随访时做X线检查非常重要,以评价这种治疗后根尖周炎的情况和确保牙根继续形成。

预后

由于全部牙髓切断术用于牙髓深部感染,牙髓切断的部位是任意的,因而导致出现治疗感染牙髓的错误更多。预后成功率在75%,远远低于部分活髓切断术[60,66]。因为无法评估在做了全部牙髓切断术后的牙髓状况,一些作者推荐在牙根发育完成后改作牙髓摘除术(图16-11)。这种逻辑是基于牙髓摘除术的成功率为95%,而如果发生了根尖周炎,根管治疗的成功率将降至80%[64,142]。

牙髓摘除术

牙髓摘除术是去除全部牙髓直至根尖孔。

适应证

这种治疗适用于发育成熟牙齿的复杂冠折(如果条件不适合做保活髓的治疗)。

技术 (见第8,9章)。

随访 (见第22章)。

预后

有报道,在选择好适应证的条件下,牙髓摘除术的成功率超过90%[64,155]。然而,没有仅限于受外伤的牙齿做牙髓摘除术的预后研究。不知在大多数外伤时发生的附着器损伤和根尖血供紊乱,是否会影响牙髓摘除术的预后。

死髓牙的治疗

发育成熟的牙齿(见第8,9章);
未发育成熟牙齿-根尖诱导成型术。

适应证

这种技术适用于根尖孔开放的牙齿,因为标准的根管器械预备不能在这种根尖制备一个终止点,故不能有效地密封根管。

生物学结果

一个死髓的、未发育成熟的牙齿做牙髓治疗将遇到一系列困难,这种根管在根尖部比冠方宽大。必要时可用软牙胶技术取根尖形状的牙胶模型。因为根尖非常宽大,没有屏障能阻挡软化的牙胶进入根尖周组织并造成创伤。同样,由于缺乏根尖终止点及将材料挤出根管,可能造成根管欠填和容易渗漏。另一个问题是未发育成熟的牙齿的根管牙本质壁薄,容易在治疗中或治疗后折断[38,154]。

这些问题可以通过提供一个让根尖形成硬组织屏障的环境来解决,这样就能使充填根管在最理想的条件下进行。此外,还需要增强脆弱的牙根,使其在根尖形成中和形成后能抵抗折断[87]。

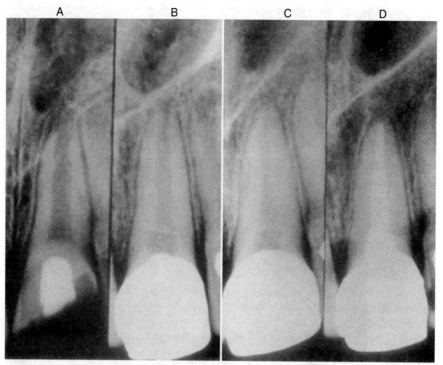

图16-11 一颗未发育成熟的上颌中切牙行颈部活髓切断术后,牙根发育完成并进行了牙髓摘除术。A. 进行牙髓切除术后。B. 6个月后硬组织屏障已经形成,牙根继续形成。C. 1年后牙根发育完成。D. 牙髓摘除术后进行的永久性根管治疗

技术

根管消毒 因为在大多数情况下,死髓牙已被感染[21,156],所以治疗的第一步是消毒根管系统以确保根尖周组织的愈合[32,42,86]。用一张平行投照的术前X线片估计根管的长度。当根管入口制备完成后,将一根锉放至这一长度。当用X线片确定根管长度后,轻轻地扩锉根管(由于牙本质壁薄),同时用大量的0.5%次氯酸钠(NaOCl)冲洗[42,150]。冲洗针头可以达到接近根尖长度的位置,这对于那些未发育成熟的牙齿根管的消毒是有益的。用纸尖拭干根管,用螺旋输送器将软的氢氧化钙糊剂旋转送入根管。

加入氢氧化钙是为了进一步有效地消毒根管;研究表明,它至少应放置1周[145]。进一步的治疗应当在1个月内进行,因为氢氧化钙糊剂会被组织液冲洗掉(通过开放的根尖孔),使根管容易再次感染。

硬组织屏障的刺激 死髓牙根尖硬组织屏障的形成,需要一个与活髓治疗时硬组织屏障形成时相似的环境(例如一个温和的炎症刺激能引发修复性反应,一个无菌的环境能确保炎症不加剧)。如同活髓治疗时,氢氧化钙是最好的药物选择[38,71,74]。

纯氢氧化钙粉和灭菌盐水(或麻醉药液)调成稠糊状(图16-12)。也可以用预先混合好的商品氢氧化钙。用根管充填器或粗牙胶尖将氢氧化钙送至根尖软组织处以刺激根尖硬组织形成。接着用氢氧化钙边后退边充填以彻底封闭根管,这样在随后的6~18个月根尖形成硬组织期间,能确保根管无菌,不会有再感染的机会。应当仔细地去除入口洞型至根管口处的氢氧化钙,用密封性能好的暂封材料暂封入口窝洞口。拍摄一张X线片,根管应当显示成被钙化影(表明整个根管都充填了氢氧化钙)。因为要通过根管内相对X线密度来评价氢氧化钙是否已被冲洗出去,所以用氢氧化钙糊剂时不要添加

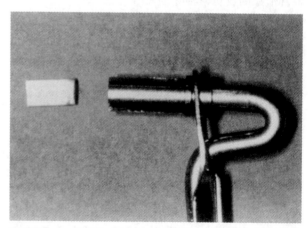

图16-12 将氢氧化钙混和成浓稠状,用汞合金输送器送入根管

X线阻射剂如硫酸钡，因为这些添加剂（如放在根管内）不像氢氧化钙那样容易被冲洗掉，以致无法评估氢氧化钙是否被冲洗净。

每隔3个月做一次X线检查，以确定是否有硬组织形成和氢氧化钙是否已经被冲洗出根管。假如有氢氧化钙流失，就应重新放置氢氧化钙。假如没有，那么氢氧化钙可再留下3个月不动，继续观察。在任何情况下都应尽量避免过多地重新更换氢氧化钙，因为新加氢氧化钙最初的中毒反应可能延迟治愈过程[93]。

当你认为硬组织屏障已经完全形成后，可用次氯酸钠将氢氧化钙冲洗出根管，并拍摄X线片以评价根尖终止点的放射密度。可以用一根大小适宜的、能很容易地到达根尖终止点的锉，来轻轻地探测根尖终止点。当在X线片上显示出硬组织屏障已形成，并且能用一个器械探测到时，这个根管就已为进行根管充填做好准备。

根管的充填

由于这些根管的直径大部分都是根尖部分大于冠方，所以一种软牙胶技术可以用于这种牙齿的根管充填（见第9章）。因为牙根壁薄，所以在充填过程中应当小心，避免过大的侧向压力。硬组织屏障是由不规则成层排列的凝固的软组织、钙化组织和牙骨质样组织构成（图16-13），也包括一些软的结缔组织岛屿，使屏障质地呈"瑞士奶酪"样[24,44]。由于屏障的不规则性，所以在做根管充填时，常使水门汀或软牙胶穿过屏障被压进根尖组织。形成的硬组织屏障可能短于X线片上的根尖部影，这是因为屏障是在氢氧化钙接触活组织的部位形成。在根尖孔开放宽的牙齿，活组织可以生存并且从牙周韧带增生长入根管内几个毫米。密封根管时应完全到达硬组织屏障处，并且不应该突破X线片显示的根尖处。

薄弱牙本质壁的加强

长期使用氢氧化钙进行根尖诱导成型术已经成为一种有把握成功的治疗（见预后）[39,52]。然而，薄弱的牙本质壁在临床上仍然是一个问题。牙齿因为牙本质壁薄弱更容易折断，如果第二次受伤，就会变得无法修复了[49,157]。据报道，近30%的这种牙齿在牙髓治疗过程中或治疗完成后会发生折断[88]。因而，一些临床牙科医师质疑做根尖诱导成型术是否明智，并赞成更彻底的治疗方法，包括拔出，然后进行彻底的修复治疗（如牙种植）。近来的研究表明，在牙冠内，经酸蚀，用黏接性复合树脂可以从牙齿内部加强做过根管治疗的牙齿，并且增强它们抗折断的能力[130,164]。

已经有一项新技术介绍了用Luminex桩系统从内部加强无髓的、未发育成熟的牙。用一个透明的桩帮助复合树脂在根管的深处固化。待复合树脂固化后，取出桩，用氢氧化钙糊剂填满管道和充填根管（图16-14）。活体研究表明，这项技术可以有效加强这些牙齿[87]。

随访

应进行常规复查评估，以确定根尖周炎症的预防和治疗是否成功。应当评估修复工作以确保其永远不会促使牙根折断。

预后

使用长期氢氧化钙治疗后，根尖周愈合和一个硬组织屏障的形成是可以预期的（79%~96%）[38,88]。然而，这些牙齿的长期存活却由于薄弱的牙本质壁的易折性而受影响。期望能有更新的内加强技术来增加长期存活的可能性。

冠根折

冠根折是一种涉及牙釉质、牙本质和牙骨质的牙折。牙髓也许受影响，也或许没有受影响。

发病率

作为外伤的直接结果，据报道冠根折发病率约占所有牙外伤的5%[11]。

生物学后果

冠根折的生物学结果与简单冠折（如果未露髓）或复杂冠折（如果露髓）一样。此外，由于折断可能涉及附着器而存在牙周合并症。合并症的严重程

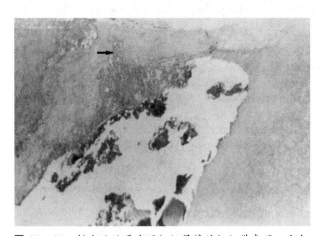

图16-13 根尖孔处牙齿硬组织屏障的组织学表现。它包括不规则排列的凝结的软组织，钙化组织，和含有软组织岛的牙骨质样组织

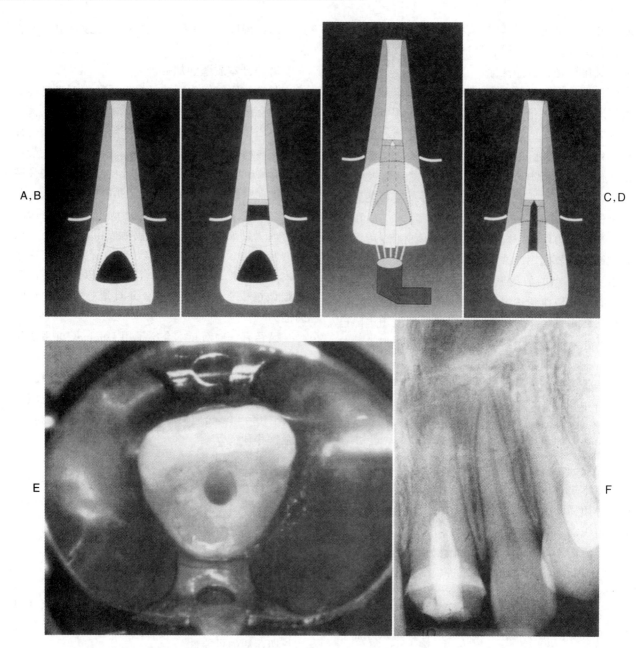

图16-14 在根尖诱导成型术时用来加强牙根以抗折断的方法。A. 根管内充填稠的氢氧化钙糊剂。B. 去除氢氧化钙糊剂至低于牙槽骨的高度，其上放置一薄层玻璃离子水门汀，将一根透明的Luminex桩与牙齿长轴平行地固定在玻璃离子水门汀底座上。C. 用复合树脂将窝洞充填，桩被安置在玻璃离子水门汀中，如同玻璃离子水门汀一样固化。D. 待树脂固化后，取出桩，留下一个已经加强过的牙根和一个可以换药和封闭根管的通道。E. 这是通道的临床照片，它在两次换药之间会用暂封材料封闭，在根管充填后用复合树脂充填。这个通道可以用裂钻扩大以方便换药和根管充填，随后用复合树脂修复，以同样的方式固化。F. 复合树脂加强牙根的X线片

度取决于根尖周组织受伤的程度。

诊断和临床表现

在大多数情况下，冠根折是直接创伤产生的一种砍凿型牙折，附有一个或多个低于舌侧牙龈的牙折片（图16-15）。牙折片可能稳固，或松动，或仅和牙周韧带相连，或缺失。牙周组织受外伤后遇到压力或咬合会引发疼痛，暴露的牙本质或牙髓遇到空气、冷或热的液体也会产生疼痛。间接光照和透视光照是诊断冠根折的有效方法。

后牙的"折裂牙综合征"也是一个冠根折的例子。然而，这种症状并不只是在急性受外伤时发生，这将不在本章讨论（见第1章）。

治 疗

这些外伤的处理和简单冠折或复杂冠折一样，

第 16 章 创伤性牙损伤

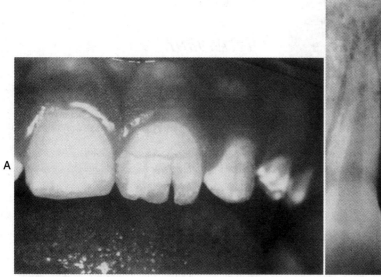
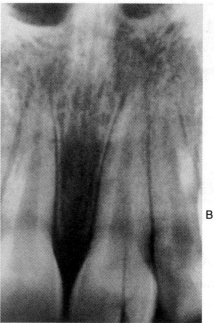

图 16-15 上颌左中切牙的冠根折　A. 楔型折断造成多个断片，其中一个已经低于牙龈附着水平。B. 该患牙的 X 线片

须附加治疗牙周损伤。假如不能通过牙周的、正畸的或两者共同的方法，将冠根折转变成冠折来治疗，那么患牙就应当拔除。

适当麻醉后，所有的松动片都应去除。应做一个牙周的评估，看患牙在牙周治疗后是否还能修复。牙周治疗应包括用手术刀、外科电刀及激光，简单地除去一些组织，让修复体有适当的密封，或加力使其萌出以便折断区能突出在附着水平之上，从而得以适当地修复。

随访和预后

临床牙医师应当像对待简单冠折和复杂冠折一样安排复诊时间表。因为治疗成功的持久性取决于牙冠修复的质量，每一次复诊都应对是否成功（特别是牙龈沟）进行再评估[103]。预后和简单冠折、复杂冠折一样。

根　折

根折是一种涉及牙髓的牙骨质和牙本质折断。

发病率

这种损伤相对很少发生，占所有牙外伤不到 3%[177]。牙根未发育完成的活髓牙极少发生水平折断。

生物学后果

当发生水平性根折时，冠端折片呈现各种各样移位；一般说，根端折片不移位。因为根尖处血液供应没有破坏，根端折片的牙髓很少坏死。冠髓坏死是因为移位造成，发生率约占 25%[6,7,81]。

严格的固定（2~4 个月）将会使这块折断片愈合和再附着。给予急诊治疗的速度将决定根端折片复位的程度，这可能是良好愈合最重要的决定因素。

诊断和临床表现

临床表现与脱位性损伤相似。冠端折片移位的程度通常提示折断的部位，从看起来像牙震荡（如根尖折断）到像是牙伸长脱位（如牙颈部折断）不等。X 线检查对于根折极其重要。因为根折一般是倾斜的（颊舌方向）（图 16-16），一张根尖周 X 线片很可能遗漏根折。这就要求务必作至少 3 个角度的投照（5°、90°和 110°），这样至少在一个角度的 X 线片上，X 线束能直接通过骨断线，使它在 X 线片上显示出来（图 16-17）。

治　疗

紧急处理包括重新复位每一个折裂片（使尽量靠近），并坚固地与邻近的数颗牙齿固定 2~4 个月[129]。如果从受外伤到治疗拖延了时间，就不大可能将折裂片放回原位，从而影响远期疗效。

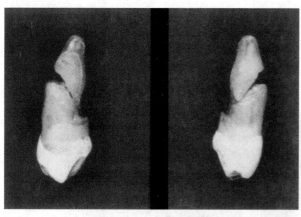

图16-16 一颗拔除的牙齿,牙根有斜行的(颊舌方向)根折

愈合方式

Andreasen 和 Hjorting - Hansen 介绍了根折的4种愈合方式:

1. 骨折两端间以钙化组织愈合 在X线片上,可辨别出骨折线,但是折断片接触紧密。

2. 骨折两端间以结缔组织愈合 在X线片上,折断片之间被一条透射的线分开,折断片的边缘呈圆形。

3. 骨折两端间以骨组织和结缔组织愈合 在X线片上,一个明显的骨桥将折断片分开(图16-18,A)。

4. 骨折两端间为炎症组织没有愈合 在X线片上,一条加宽了的折断线,一条与折断线相应的透射区,或两者均变得清晰。

前3种愈合方式均被认为是成功的。这些牙临床上没有症状,敏感测试阳性。牙冠可能变黄,因为冠折段常常钙化[82,177]。

第4种愈合方式是冠端折断片失去活力的典型表现。冠髓的感染产物导致炎性反应,使X线片上折断线表现出典型的X线透射[17](图16-19)。

并发症的治疗

冠根折

曾经认为,冠端折断片预后很差应该拔除,但现有研究并不支持这种观点。实际上,假如冠部折断片被坚固地用夹板固定,治愈的概率和根中1/3的或根尖处的折断没什么不同[177]。然而,如果折断发生在牙槽嵴顶的水平或牙槽嵴的冠方,那么预后就极差。

如果折断片不可能再附着,那就应该拔除这块冠端折断片。应当对折断的高度和剩余牙根的长度做出评价,以确定是否能修复。假如根尖段牙根的长度足够,就可以加力使根端折断片萌出,以便进行修复(图16-20)。

根中、根尖部的根折

约25%的根折会发生牙髓坏死。在绝大多数情况下,牙髓坏死仅发生在冠端折断片,而根尖折断片的牙髓仍有活性。因此仅须在冠端根折断片做牙髓治疗,除非在根尖折断片可以看到根尖周的病理改变。在大多数情况下,冠端折断片根方的牙髓腔是宽大的,可以用长期氢氧化钙治疗(见"根尖诱导成型术")。当在冠端折断片的根方形成硬组织屏障和根尖周组织发生愈合后,可进行冠端折断片的根管充填。

很少有冠髓和根髓同时发生坏死,此时治疗就更复杂。通过折断片做根管治疗是很困难的。根管

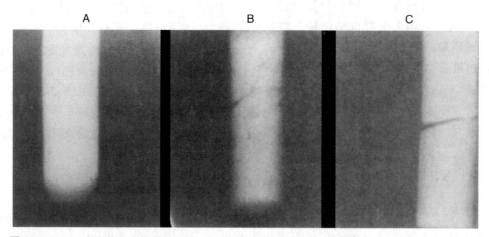

图16-17 一支水平方向切断的粉笔,从不同角度投照得到的一组X线片。A.在这个角度,不能显示折断的存在。B.呈现在片子上的"折断"较复杂。C.只有在这个角度,才能清楚看到"折断"的真实情况

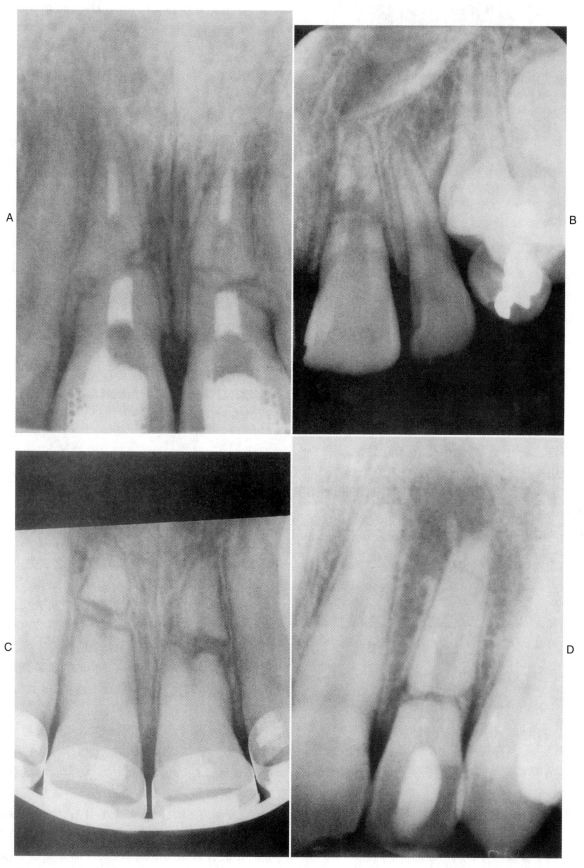

图 16-18 水平方向根折后的愈合方式。A. 以钙化组织愈合。B. 以结缔组织愈合。C. 以骨和结缔组织愈合。D. 结缔组织,没有愈合

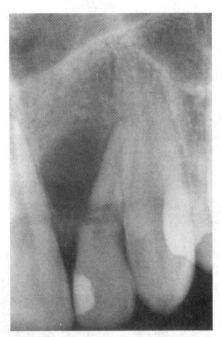

图 16-19 骨折线处有较大的 X 线透射阴影。冠髓已经坏死,导致骨折线处的炎性反应

治疗的操作,药物和充填材料都对牙折片的愈合不利(图 16-21)。假如折断片已经完全愈合,以后即使发生根端折断片的坏死,预后也会好一些。

在许多根尖部根折的情况下,坏死的根尖折断片可以用外科的方法去除。假如剩余的牙根长度可提供足够的牙周支持,这种治疗是可行的。但如果在牙根中部折断时去除根尖端折断片,就会使冠端折断片的附着器受损,此时,常用根管钉来增加对患牙的支持力。

随 访

在夹板固定期结束后,临床牙医应当安排随后第 3 个月、6 个月、12 个月及数年的复诊检查。

预 后

有三种影响修复成功的因素:
1. 冠端折断片移位和松动的程度是非常重要的[4,82,151,177]。该移位和松动度增加使预后更差。
2. 未发育成熟的牙齿很少发生根折,即使有,预后也较好。
3. 如能及时治疗,使根端折断片紧密接触,固定 2~4 个月,预后较好。故治疗质量非常重要。

有两个并发症可影响治疗效果:
1. 牙髓坏死　长时间使用氢氧化钙处理冠折片的根管,待有硬组织屏障形成时进行根管充填,可使治疗成功[36,81]。

2. 如果根折片(牙冠端或根尖端)仍保持活性,根管闭塞是常见的。

脱位性损伤

常发生 5 种脱位性损伤:
1. 震荡　没有移位、松动或叩诊敏感的损伤。
2. 半脱位　有叩诊敏感,松动度增加,没有移位的损伤。
3. 侧向脱位　有唇向、舌向、远中向或切向移位的损伤。
4. 突出性脱位　向牙冠方向移位的损伤。
5. 镶嵌脱位　向牙根方向移位,嵌入牙槽骨的损伤。

注意:以前的定义还描述了损伤程度和后遗症增加的幅度。

发病率

脱位性损伤在牙外伤中最常见,据报道,发病率为 30%~44%[91,157]。

生物学后果

脱位性损伤可伤及相邻的组织(如牙周韧带,牙骨质层),其严重程度同样取决于外伤的类型(震荡最轻,嵌入性脱位最重)。根尖牙髓的神经血管也会受到不同程度的影响,导致牙髓电活力测试结果不可靠,同时牙髓活性可能下降或完全丧失。

附着器损伤的后遗症

表面吸收　脱位性损伤时,牙骨质表面有机械性的损伤和局部炎性反应及根吸收。假如没有进一步的炎症刺激存在,在 14 天之内将发生牙周的愈合和牙根表面的修复[67]。这些小的吸收陷窝叫表面吸收(图 16-22)。这种吸收没有症状,多数情况下,在常规的放射线片上也显示不出。

牙齿牙槽骨黏连和替换性吸收　假如受伤范围很广泛(例如嵌入性脱位),如伴有牙根表面超过 20% 区域的大面积损伤[94,97],愈合后就可能发生不正常的附着。创伤造成的碎屑发生炎性反应后,可导致牙根表面会丧失牙骨质[67,97]。在裸露牙根邻近的细胞会竞争性的重新长入,常常是那些前体成骨细胞(而不是移动慢的牙周韧带细胞)从牙槽窝骨壁移行到受损伤的牙根,骨与牙根直接接触,中间没有附着器。这种现象称为牙齿牙槽骨黏连。

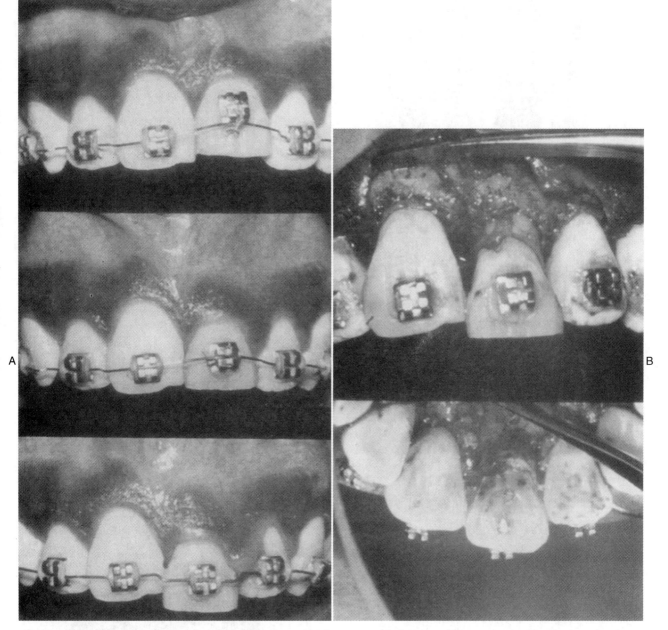

图16-20 正畸方法牵引一颗曾经在冠根交界处折断的牙齿。A. 已经完成牙髓治疗。一个临时的桩通过冠固定在牙根上。牙根经过4周多治疗牵引出近2 mm。B. 进行了一个翻瓣手术，以确保牙齿有足够的结构进行修复，修整牙龈和牙槽骨使与邻牙相协调

生理学上的骨吸收和重建是终身进行的。与牙根接触的破骨细胞可吸收牙本质，就好像它是骨；在重建期，成骨细胞在先前是牙根的区域沉积新骨，并最终替换它。这种牙根被骨组织逐渐替换的过程称为替换性吸收[68]。它的组织学特征是骨与牙本质直接接触，中间没有牙周韧带或牙骨质层（图16-23）[14]。在 X 线片上，牙根和周围骨组织的界限（可追踪的硬板）消失并有一个"虫蚀样"改变（图16-24）[14,160]。临床上，牙齿缺乏松动度，叩诊有金属声音，表示已发生了病理学改变[12]。在发育的牙列中，牙齿低于咬合面，同样表示有病理学改变（图16-24）。最终牙齿会因失去牙根支持而脱落。

根尖神经血管束供应受损（血供受损）的后果

髓腔闭塞　在脱位性损伤后，发生髓腔闭塞是很常见的。髓腔闭塞发生的频率与牙髓坏死成反比。髓腔闭塞的机制还不清楚。有人认为是控制成牙本质细胞血供的交感神经和副交感神经发生了改变，从而导致牙本质修复的失控[4]。另有一些人认为牙髓损伤后如果仍有活性，出血和血凝块形成处将是随后发生钙化的巢[4]。髓腔闭塞通常在受外伤

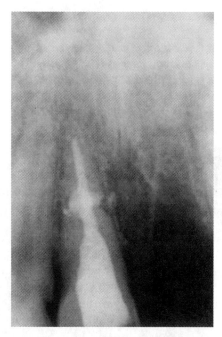

图 16-21 牙冠端和根尖端折断片的保守根管治疗。注意充满牙折线内的充填材料将妨碍愈合过程

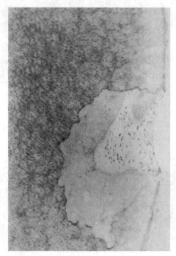

图 16-22 表面吸收的组织学表现。显示吸收性腔隙被牙骨质样组织修复

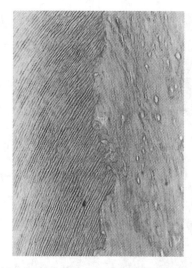

图 16-23 牙槽骨黏连伴有替代性吸收时的组织学变化。注意牙周韧带和牙骨质层的缺失,骨和牙根直接结合

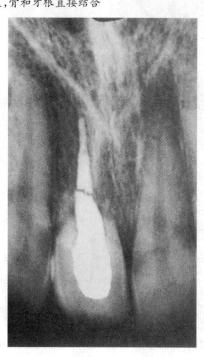

图 16-24 上颌中切牙发生替换性吸收的放射线片。注意硬骨板的缺乏和牙根"虫蚀样"改变。还可看出患牙低于邻牙咬合面

后 1 年之内就可确诊[99]。在根尖开放的(在 X 线片上 > 0.7 mm)牙齿、突出脱位或侧向脱位性损伤的牙齿、被夹板坚固地固定的牙齿,牙髓根管闭塞更常见[9]。

牙髓坏死 造成牙髓坏死最重要的因素是受伤的类型(震荡最轻,嵌入性脱位最重)和牙根发育的阶段(发育成熟的根尖 > 未发育成熟的根尖)[8]。

牙髓坏死可引起根管系统的感染并伴有下列后果:

根尖周炎伴有根尖部吸收 实际上所有患根尖周炎的牙齿都伴有根尖的吸收(图 16-25)。吸收可能很轻,以至于在 X 线片上显示不出来,或可能严重到根尖有明显的缺失(图 16-26)。牙骨质层是一个生理性的屏障,它能将根管系统和周围的牙周附属组织隔离开。假如牙骨质在受外伤后无缺损,它将阻止毒素的入侵。此时根管系统和牙周韧带之间唯一的联系就剩下根尖孔,这会造成伴有根尖部吸收的根尖周炎。看起来似乎是局限于根尖的剧烈的、进展性的炎症,战胜了牙骨质层对吸收的抵抗。

根尖吸收是没有症状的;其症状与根尖周炎症状有关。X 线检查时,诊断是依据根尖和邻近牙槽骨好的预后[88]。

根周炎伴有根吸收 在受到较严重外伤后，覆盖在牙根表面的部分牙骨质受到损害，其保护作用（如绝缘性）丧失。如果牙髓坏死或受到感染，细菌毒素就可通过牙本质小管刺激相应的牙周韧带产生炎症反应。这将导致牙根和牙槽骨的吸收。这个过程称为炎症性根吸收[12,14]。含有淋巴细胞、浆细胞、多形核白细胞的肉芽组织浸润牙周。多核巨细胞会破坏裸露的牙根表面直到刺激（牙髓腔的细菌）消除为止（图 16-28）[67]。

有炎性根吸收时，在 X 线片上可观察到牙根和邻近牙槽骨有透射区形成（图 16-29）。当用根管消毒法治疗使炎症消退时，会出现大片无附着器区。此时，细胞之间开始争夺裸露的牙根表面（前面描述过），可能会导致替代性吸收。

对这些吸收性并发症的及时诊断是重要的，因为根周炎性根吸收是可以逆转的。假如牙齿牙槽骨黏连存在，那么就应当选择长期的治疗计划。为了能够诊断这些并发症，就要有足够的知识和能力将它与其他类型的牙根吸收区别开来。

与髓源性根周炎吸收极相似的牙根吸收缺损

颈部根吸收

牙颈部根吸收是一种由炎症引起的进行性牙根吸收，通常发生在紧邻患牙上皮附着水平以下（不排除其他区域）[14,160,176]。这似乎是一种受外伤后的延迟反应，但它确切的病理学基础还不清楚。颈部根吸收的名字表明吸收应当发生在牙颈部区域。然而，牙周组织附着并不总是在颈缘，也可发生在更靠近根尖方向的牙根表面。这个名字的解剖含义已经导致了这种情况的混淆和误诊。因此人们已经尝试将它改称为外吸收[20,53,62]。

病因

因为它的组织学表现和进行性的特点与其他类型的进行性炎性根吸收一样，所以发病机制也相同。牙颈部根吸收可以在正畸治疗（图 16-30），正颌外科，牙周治疗，死髓牙的漂白或外伤以后很久发生（（图 16-31）[69,160]。这些治疗也许是牙颈部根吸收的病因，因为它们可除去保护层或改变上皮附着下方的牙根表面。在这种情况下，牙髓通常是正常的，在牙颈部根吸收中不起作用。

因为刺激源（如感染）不是牙髓，有人假定是龈

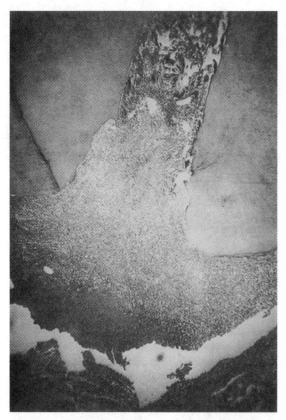

图 16-25 因根管感染导致根尖吸收的组织学表现。根尖部有慢性感染。可见牙根外和牙根内的吸收（HE 染色）

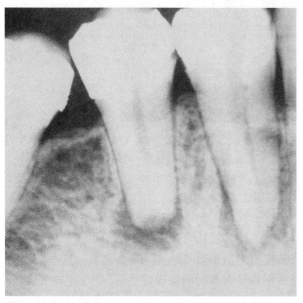

图 16-26 下颌前磨牙因为根尖周炎导致的根尖外吸收。牙髓已经坏死并有感染

的透射区（有暗影）来确定的，在病理学上，所有牙根吸收总是伴有邻近牙槽骨的吸收。常规根管治疗（第 8、9 章有描述）对此有相当高的成功率（图 16-27）[108,116,125]。也可采用长期氢氧化钙治疗的根尖关闭技术，以确保将来的非外科牙髓治疗取得更

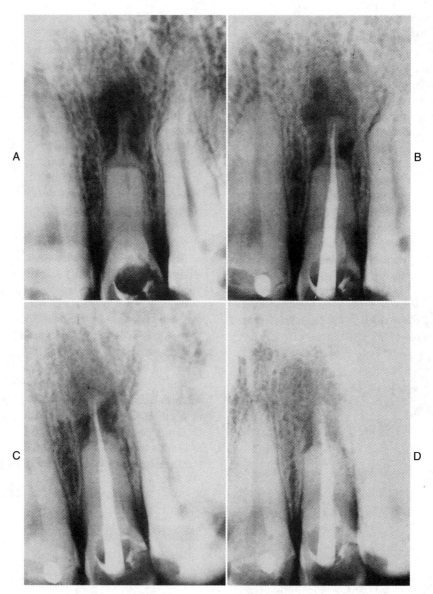

图16-27 一颗有严重根尖外吸收的上颌中切牙进行非外科治疗。A. 治疗前,根尖1/3有广泛吸收,但是根管是完整的。B. 经过器械治疗、消毒及侧方加压充填后。C. 治疗6个月后随访,有迹象表明有牙槽骨的重建修复。D. 治疗5年后随访,牙槽骨继续再矿化

沟里的细菌持续刺激附着在牙根上的牙周膜引起了炎性反应[62,160]。很难解释这种吸收的延迟性(有时是许多年)。这也许是因为最初的炎症过程没有达到损伤牙根表面的程度,几年后,随着牙齿的萌出或牙周组织的退缩,炎症的催化性因素才足以吸引吸收细胞到达牙根表面。然而,从逻辑上讲,如果在牙根受外伤后没有刺激物,应该产生修复性反应,牙根表面也就不会被吸收。

另一个理论是前面提到的,认为是操作导致了牙骨质有机质和无机质比例的改变[13],使它的无机质相对增加,当遇到炎症时抵抗吸收的能力降低。也有人推测,可能是牙根表面免疫系统的标记发生了改变,使其被认为是一种不同的组织,引起机体将其作为异物排斥[92]。这样,在愈合时这些牙根的表面不再具有最初的抗吸收性,而是容易被吸收。

由于牙周萎缩或牙的萌出,当龈沟区的炎症到达改变了的牙根表面时,吸收就发生了。很明显,颈部吸收的发病机制还不完全清楚,需要进一步研究。

临床表现

颈部吸收没有症状,仅在常规的X线检查时才能发现。就像前面提到的,牙髓没有参与这种吸收,敏感测试结果在正常范围。偶尔如果吸收广泛,可引起牙髓的暴露,热刺激可能会引起敏感异常;然

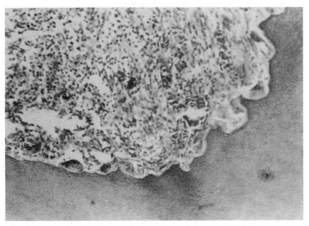

图16-28 炎症性吸收的组织学表现。肉芽组织与牙根表面吸收有关。多核巨细胞出现在牙根表面吸收活跃区

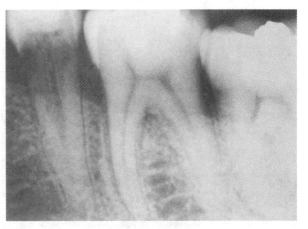

图16-30 下颌双尖牙在完成正畸治疗6年后，随访发现有牙根颈部吸收。注意斑点状的吸收缺损和缺损范围内的根管轮廓

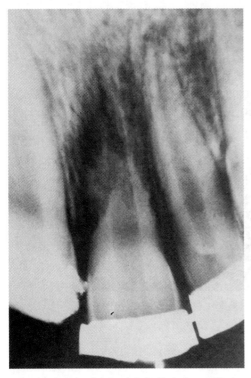

图16-29 左上颌切牙未经适当根管治疗，再植后3个月发生的炎性吸收。牙根和牙槽骨吸收明显。原来的根管仍然能在X线片上看到

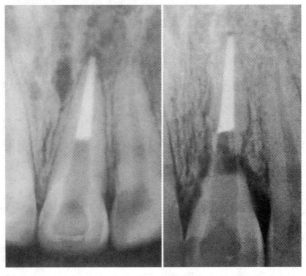

图16-31 A.上颌中切牙在完成根管治疗和漂白后的表现。B.6个月后随诊发现牙根颈部发生严重吸收

而，叩诊和触诊一般不会有阳性结果。吸收开始发生在牙根表面。然而，当到达前期牙本质时吸收会受阻，吸收向侧方和向根尖及牙冠的方向扩展，逐渐累及根管（图16-32）。

如果牙根颈部吸收长时间持续，肉芽组织就会长入釉质下方，此时可见牙冠牙釉质呈现粉红色（图16-33）。传统上认为粉红色斑点是牙根内吸收的病理特征，从而将许多牙颈部根吸收的病例误当作牙根内吸收进行治疗。

由于（与其他类型的炎性吸收相同）邻近的牙槽骨和根尖被吸收，牙槽骨的丧失多发生在上皮附着之下，这种情况容易被误诊为牙周源性的骨下袋。然而，当探诊这种"牙周袋"，触及吸收缺损中的肉芽组织时，可见大量出血和有海绵样感觉。

X线表现

牙颈部根吸收的X线表现各异。假如吸收发生在牙根表面的近中或远中，通常可看见有小的、X线透射的、进入牙根的开口。透射区可向牙冠或根尖方向的牙本质扩展，或延伸到根管但不穿通根管（图16-34）。假如吸收发生在颊侧或腭-舌侧，X线片表现取决于吸收在牙本质延伸的范围。开始时，可看见透射区接近上皮附着水平（如颈缘）。随后，假如吸收持续发展并且扩大，透射区可向牙冠或牙根方向的牙本质扩展。吸收部位可能呈现斑点状，因为在吸收区域有修复性钙化组织形成[144]。因

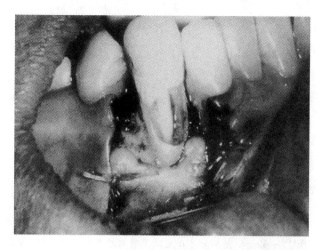

图 16-32　去除下颌尖牙牙颈部吸收缺损区肉芽组织后的临床表现。注意牙本质发生了广泛缺损，虽然牙根依然完好无损

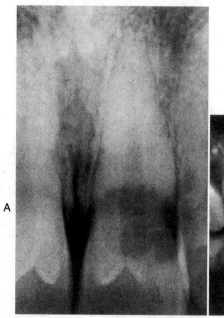
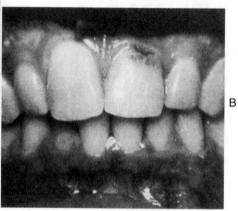

图 16-33　A. 上颌中切牙伴有向牙冠扩展的牙根颈部吸收。B. 临床表现显示该牙唇面靠近牙龈边缘有粉红色斑点

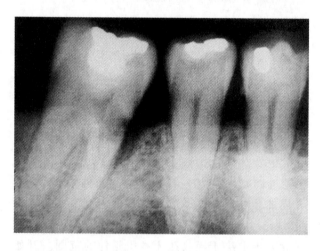

图 16-34　下颌磨牙近中有颈部吸收。注意有一个进入牙根的小的开口和在牙本质的广泛吸收；但牙髓没有暴露。同时应注意邻近牙槽骨有缺损，与骨下袋的X线片表现相似

为这种类型的吸收不涉及根髓，所以常可清楚地看到根管的轮廓穿过外吸收的透射区（见图 16-30 和图 16-33）。

组织学表现

牙颈部根吸收的组织学表现和其他类型的炎症性根吸收的组织学表现一样（例如慢性炎症，多核吸收细胞）。也常见到企图用来修复吸收区的，牙

骨质样或骨样物质的组织学迹象。有时有牙槽骨与牙本质结合的发生(即替换性吸收)。

牙根内吸收

牙根内吸收很少发生在恒牙。内吸收的特点是根管腔呈现椭圆形扩大[14]。外吸收更为常见,常被误诊为内吸收。

病因

牙根内吸收是牙髓肉芽组织中的多核巨细胞吸收牙根内侧面引起的(图16-35)。在牙髓中常见慢性炎症组织,但是很少导致吸收。关于髓源性肉芽组织参与内吸收有不同的理论,最合理的解释是由于感染的冠髓引起的牙髓组织的炎症。冠部坏死的牙髓和活髓之间可通过一定方向排列的牙本质小管相交通(图16-36)[158,171]。

一位研究者的报告声称[152],牙本质的内吸收常常与类似骨或牙骨质的硬组织的沉积有关,而与牙本质无关,因此,作者假定,进行吸收的组织不是来自于牙髓,而是从侵入牙髓的巨噬细胞样细胞得来的化生组织[67]。另一些研究者总结,当内吸收存在时,牙髓组织常被牙周膜样结缔组织替换[172]。除需要有肉芽组织常存在外,当成牙本质细胞层或前期牙本质丧失或改变时也会发生根吸收[172,160]。邻近肉芽组织的前期牙本质丧失的原因还不清楚。创伤常被认为是病因之一[45,141]。

一些研究者报告,创伤可以被看作是内吸收的始发性因素。内吸收被分为暂时性吸收和进行性吸收,后者需要持续的感染性刺激。另一个前期牙本质丢失的原因,可能是在切割牙本质时没有足够的冷水冷却,过度产热造成的。产热可能会损伤前期牙本质层,假如以后冠髓被感染了,细菌产物与邻近裸露牙根的活髓中的巨噬细胞一起,引发了典型的炎症反应。已经有人通过进行透热性实验造成了牙根内吸收。

临床表现

牙根内吸收通常是没有症状的,在常规的X线检查时可早期发现。当牙冠发生穿孔和化生组织暴露于口腔唾液时,可能会有疼痛。要使内吸收活跃,至少需部分牙髓有活性,所以在敏感测试时得出阳性结果是可能的。临床牙医应当记住,尽管冠髓常常坏死,但根髓,包括发生内吸收的那一段根髓,可能仍有活性。因此,当敏感测试结果阴性时,也不能排除活动性牙根内吸收的存在。进行性吸收一段时间后,牙髓可能坏死,使测试结果呈阴性,X线片可显示内吸收和根尖周炎症影像(图16-37)。传统上将粉红色牙看作牙根内吸收的特殊病征。粉红色是由于冠部牙本质中的肉芽组织破坏了冠部牙釉质造成的。粉红色牙齿也是牙颈部根吸收的特征,所以在确立内吸收的诊断之前,必须先排除牙颈部根吸收。

X线表现

牙根内吸收的X线片影像通常都是相同的,根

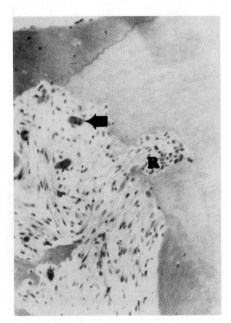

图16-35 内吸收的组织学表现。可见肉芽组织包括多核巨细胞(箭头)。在牙本质中吸收的空腔(R)

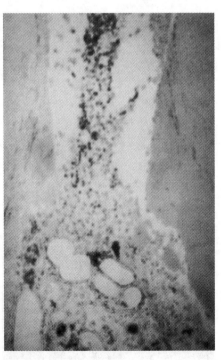

图16-36 用Brown和Brenn染色的组织学切片显示内吸收。可见细菌在牙本质小管中,后者使坏死冠髓段、根尖肉芽组织和吸收性细胞互相交通

管腔呈扩大的透射阴影(图16-38)。由于吸收开始于根管,吸收的缺损包括了根管空间的某些部分,因此根管原来的轮廓将被改变。只有在极少数情况下,当牙根内吸收缺损穿通了牙根,影响了牙周韧带时,才会呈现邻近牙槽骨的X线变化。

组织学表现

同其他类型的炎症性吸收缺损的组织学表现一样,内吸收的组织学图象为伴有多核巨细胞的肉芽组织(图16-35)。在肉芽组织的冠方可见牙髓坏死区域。有时可见含有微生物,和使坏死牙髓与肉芽组织相连的牙本质小管(图16-36)[160,161,163,165,170,171]。不像牙根外吸收,牙根内吸收时不发生邻近牙槽骨的吸收。

牙根内、外吸收的诊断标准

区别牙根外吸收与内吸收常常很困难,从而容易导致误诊和错误的治疗。下面是每种吸收类型的典型诊断特征。

X线特征

X线角度的变化对于区分牙根外吸收或牙根内吸收可提供一个很好的指征。不管投射的角度如何,内吸收紧连根管(图16-39);但牙根外吸收的缺损,在投射的角度改变时,会移动并离开根管(图16-40)。此外,利用颊侧参照物的规则,通常可以确定牙根外吸收在颊侧或腭-舌侧的定位。

发生牙根内吸收时,根管原来的轮廓通常被破坏,根管与透射的吸收缺损相连接(图16-37,图16-38)。当吸收发生在牙根外,根管的轮廓显示正常,可见根管"穿过"阴影缺损区(图16-33)。

炎性牙根外吸收总是伴随牙槽骨的吸收(图16-31,图16-34),因此透射区在牙根和附近的牙槽骨均可看到。内吸收不波及牙槽骨,透射区局限于牙根是一个规律(图16-37、38、39)。在极少数情况下,牙根内吸收穿通根管,相邻牙槽骨才可能被吸收,在X线片上显示透射区。

活力测试

根尖和牙根侧面的炎性外吸收涉及感染牙髓,所以诊断需要活力测试的阴性结果来支持。但牙颈部根吸收不波及牙髓(认为细菌是产生于牙龈的溃疡面),通常这一类型吸收活力测试结果正常。牙根内吸收通常发生在活髓牙,敏感测试结果多是阳性。然而,敏感测试结果阴性的牙存在牙根内吸收也并不少见,因为通常情况下,冠髓已经被去除或坏死,而活动的吸收细胞在更靠近根尖处的根内。此外,活动性吸收发生之后,牙髓可坏死。

粉红色斑点 伴有根尖和侧方牙根外吸收的牙髓是无活力的;因此,在这种情况下,没有产生粉红色斑点的肉芽组织。对于牙颈部根吸收和牙根内

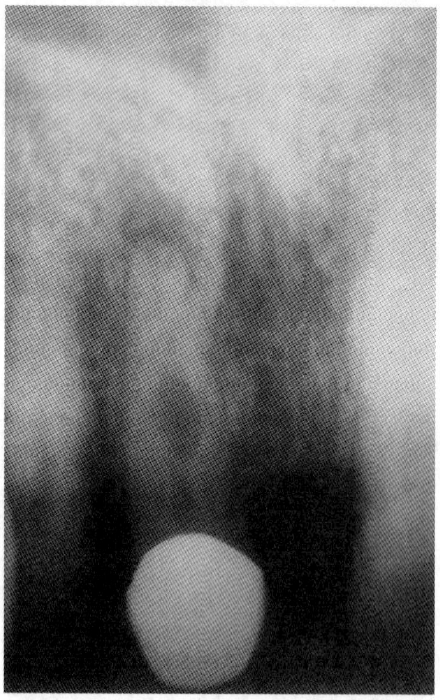

图16-37 上颌中切牙伴有牙根中部典型的内吸收X线透射影象。也可见根尖处有X线透射影象。内吸收一定发生在牙髓坏死以前

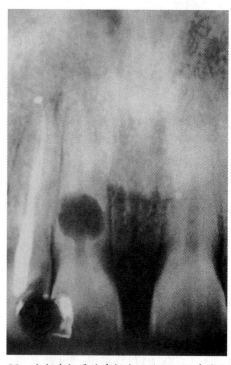

图16-38 上颌中切牙伴有根内吸收。可以清楚地看到根管内均匀的扩大。在吸收缺损区看不到根管的轮廓

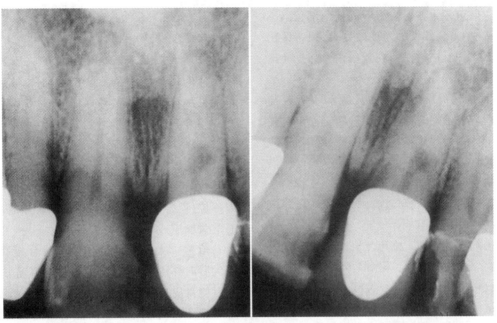

图 16-39　内吸收。两张不同水平角度投射的 X 线片描述病损在根管范围内

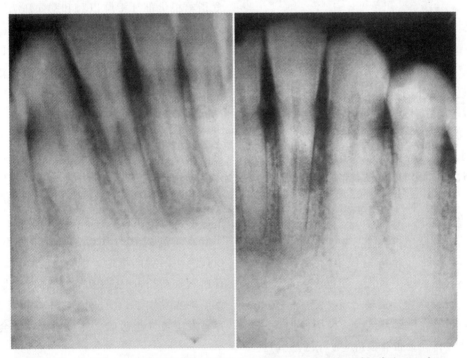

图 16-40　外吸收。两张不同水平角度投射的 X 线片描述病损移动到根管范围以外

吸收，可能有存在在牙釉质下方的肉芽组织所造成的粉红色斑点。

诊断特点总结

炎性牙根吸收

根尖　这些牙齿（有或无外伤史）牙髓敏感测试结果常常是阴性。

侧面　这些牙齿常常有受外伤史，牙髓敏感测试结果阴性，损害区随放射线投射角度改变而移动，X 线片可见根管在缺损区域的上面并伴有明显的骨组织透射阴影。

颈部　这些牙齿有外伤史（常被患者遗忘或不肯定），牙髓敏感测试结果阳性，损害局限于牙齿的附着水平，损害区随 X 线投射角度改变而移动，根管轮廓未变形，并能在 X 线片上显示[632,633]。牙槽嵴的缺损与损害有关。可出现粉红色斑点。

内侧面　这些牙齿有外伤史、牙冠预备或牙髓切断术的治疗史。此外，牙髓活力测试结果可能是阳性，并且它们可发生在沿着根管的任何部位（不仅仅在附着水平）。X线投射角度改变时，损害区仍然与根管相联，并且透射阴影在牙根内，邻近牙槽骨无缺损。可出现粉红色斑点。

多数吸收缺损的误诊发生在牙颈部根吸收与根内吸收之间。在治疗时应当明确诊断。如果对于明显内吸收的牙齿做根管治疗，在拔除牙髓后，应该能很快止住根管内的出血，因为肉芽组织的血供来源于根尖的血管。假如治疗时持续出血（特别是在第二次复诊时），就应该知道血供是外部的，并应进行外吸收的治疗。应当能严密充填整个根管，若不能达到严密均匀的充填，临床牙医师就应当怀疑有外吸收损害。最后，如果全部摘除牙髓后，内吸收缺损的血供已被去除，而在复查X线片上却发现牙根吸收仍在继续，临床牙医师就应该意识到可能漏诊了外吸收。

牙脱位性损伤的急诊诊断

评 估

患者主诉近期有外伤史，牙齿有不同程度的移位，叩诊时疼痛。应仔细全面地收集病史（内科的和牙科的），评估牙齿状况时，应把重点放在叩诊是否疼痛和松动度上。X线评估（见"根折"一节）时，应特别注意评估脱位（如有）的程度，确定有无根折。

急诊诊断和处理

牙震荡

诊断和临床表现　牙震荡没有牙移位和松动。叩痛是这类外伤的唯一特征。根据新近有受伤史和叩诊时疼痛可诊断为牙震荡。

治疗　应当做基线敏感测试。必须用各种X线投射角度的X线片排除是否有根折（见"根折"节）。必要时检查和调整咬合。牙震荡时（与其他脱位性损伤一样），敏感测试结果可能是阴性，并有牙冠变色。因为患牙敏感测试的阴性结果和牙冠变色是可以逆转的，所以这次就诊不应该做根管治疗[4]。

随访　临床牙医师应当安排在第3周，第3、第6和第12个月及以后每年的复查。复诊检查应主要检查牙髓是否坏死。应进行牙髓敏感测试和判断是否有根尖周炎症的测试（即叩诊，触诊，根尖的放射线检查）。据报道，在3个月内可确诊是否有牙髓坏死。因为牙震荡对于牙周组织损伤是很轻微的，因此，即使是敏感测试阴性，但只要没有根尖周炎

迹象存在，保守性治疗也是可行的。

半脱位

诊断和临床表现　半脱位的临床表现和牙震荡相似。此外，牙齿有轻微的松动度，临床上典型的特征是龈沟出血（图16-41）。

治疗　同牙震荡。

随诊　同牙震荡。

侧向脱位

诊断和临床表现　有近期牙外伤史。牙齿向侧方移位（通常牙冠向腭侧）并且常有牙龈出血。患牙通常对触压或叩诊非常敏感。

治疗　大部分的侧向脱位是牙冠腭向移位而根尖唇向移位（图16-42A）。很多情况下，根尖被挤入唇侧骨皮质，牙齿被锁定在新位置而很难移动。必须把牙齿向冠方牵引，然后再向根尖方向移动，以便从唇侧骨皮质中脱出。要尽可能轻地进行，用食指给根尖部牙根施以冠和腭向压力[634]，用拇指给牙冠施以唇向压力（图16-42B）。这样患牙首先从颊侧的牙槽骨板向冠方移出并迅速地回到原位。复位时通常需要局部麻醉。如果牙齿重新复位后仍有些松动，应当使用酸蚀黏接技术进行夹板固定（见"撕裂"节）。 在这次就诊时敏感测试没有意义。

随访　发育成熟的牙齿虽然在较少情况下牙髓也可能存活[4]，但如果敏感测试在第3周复诊时显示牙髓坏死，就应该做根管治疗。发育成熟的牙齿牙髓若没有感染，则根管治疗有极高的成功率[64,155]，应当进行根管治疗而不要冒发生外吸收的危险。

未发育成熟的牙齿　处理未发育成熟的牙齿往往陷于两难的境地。保存牙髓活力（例如维持或有血管重新长入）是很好的，然而，如果牙髓坏死或感染确实发生了，由于外伤，牙骨质遭受破坏，牙齿容易发生炎性根吸收，并且牙齿可能会在短期内脱

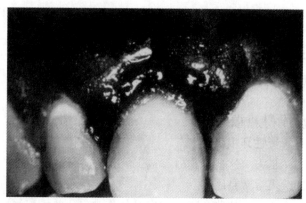

图16-41　上颌中切牙脱位的损伤后。龈沟出血提示牙齿在牙槽窝内移位

落。按期复诊非常重要。一旦看到在根尖或根周有根吸收的第一个特征时(临床的或X线的),就应开始做根管治疗(见"撕裂"一节)。多普勒激光流量计在诊断血管是否重新长入这些年轻牙齿方面,是一个很有前途的工具(图16-43)[112]。

突出性脱位

诊断和临床表现、治疗及随访基本与侧向脱位相同。

嵌入性脱位

诊断和临床表现 牙齿可能被推进牙槽窝,有时给人以撕脱的假象(图16-44)。牙齿临床表现为牙齿牙槽骨黏连,因为牙齿被固定在牙槽窝内,叩诊时呈现金属音色,受外伤后患牙低于咬合面。明显的差异是最近有受伤史。X线检查对于确定嵌入的位置和程度很重要。

治疗 嵌入性脱位可能是牙齿所能承受的外伤中最严重的一种。受伤的牙齿在牙槽窝中的移动造成牙周组织广泛损伤,其结果是牙齿牙槽骨黏连和替换性吸收。此外,牙髓坏死非常普遍,所以,如果没有及时地进行恰当的根管治疗,将导致炎性根吸收。

最初的治疗取决于牙齿的发育阶段。发育未成熟的牙齿通常会自发地再萌出,并且在受外伤后数周或数月回到原位[79]。假如在达到正常咬合之前,再萌出过程停止,就必须在牙齿牙槽骨黏连之前,尽快开始用正畸的方法牵引复位(图16-45)。发育成熟牙齿的嵌入性脱位必须立即强行复位,以防止它在嵌入的位置黏连[14]。假如牙齿可以戴矫治器,

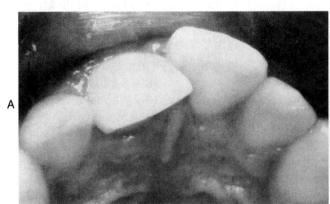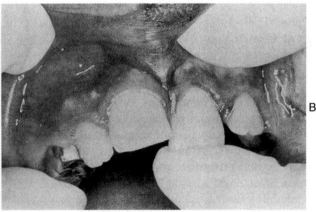

图16-42 上颌中切牙的侧向脱位。A. 牙冠被移向腭侧,牙根尖被移向唇侧。B. 用食指将牙齿向冠方移出唇侧骨板和用拇指移向唇侧

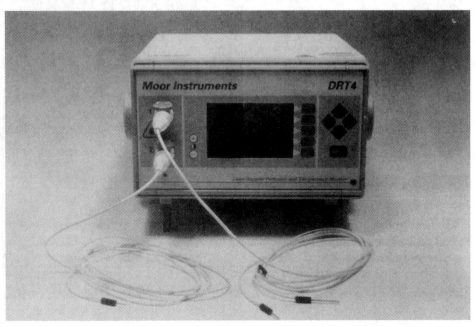

图16-43 应用激光多普勒流量计诊断发育未完全牙齿脱位及撕脱后的血供重建

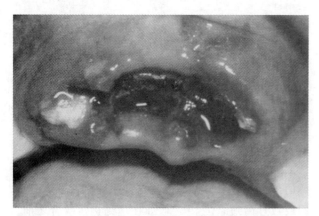

图16-44 严重嵌入的上颌中切牙容易被认为是被撕脱

正畸移位更好。如果牙齿嵌入严重，可手术切开以便使正畸矫治器附着或经手术松解牙齿后，立即将牙齿再复位到牙弓使其与邻牙排齐。根管治疗方案与撕脱性牙齿相似(见"牙脱位"节)。

脱位性损伤的预后

牙髓坏死

脱位性损伤后发生牙髓坏死很常见。即使半脱位症状很轻，也有约12%~20%发生牙髓坏死[102,151]。侧向或牙𬌗向脱位最终有超过一半的牙髓发生坏死[10,80,135,151]。而嵌入性脱位的牙髓坏死率极高。坏死牙髓发生感染需要的时间各不相同。因此，根尖周炎的征象，包括叩痛，可在受伤数月甚至数年后出现[80]。

髓管闭塞

髓管闭塞在脱位性牙齿很常见[10,102,138]。不必常规进行根管治疗(见"生物学变化")。

牙根吸收

约5%~15%脱位性损伤的牙齿发生牙根吸收[102,119,151]。在进行适当的根管治疗后，炎性牙根吸收的治疗成功率很高[38]。然而，牙齿与牙槽骨黏连是不可逆的，当发生时，应为最终牙齿的缺失制订出长期的治疗计划。

牙脱位

牙脱位的意思是牙齿从牙槽窝中完全移位。

发病率

有报道牙脱位在受外伤恒牙中约占1%~16%[51]。像大多数牙外伤一样，上颌中切牙是所有牙齿中发生牙脱位概率最高的[51]。运动意外和车祸是最常见的原因[70]。发病率最高的年龄组是7~10岁[16]。

生物学后果

牙脱位的生物学变化和牙齿半脱位一样。此外，当牙齿暴露在口腔外时，牙周韧带会受到干燥的破坏，这对愈合有极大的不利影响。牙脱位后常见牙髓坏死，但在发育未成熟的根尖有可能重建血供。因此牙脱位后常有并发症发生。应当在适当的

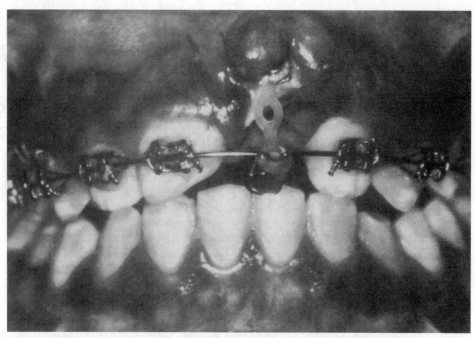

图16-45 嵌入的上颌中切牙在受伤后很快使用正畸的方法打算将牙齿移到正常位置。如果治疗延误，则牙齿将会在嵌入的位置与牙槽骨形成骨性黏连

时机采取适宜的治疗方法,以预防或限制这些并发症的发生。

治疗目标

治疗主要在于避免或尽可能减少脱位牙齿的两个主要的并发症,既附着器的损伤和牙髓感染。作为牙脱位的直接结果,附着器的损伤是不可避免的。而且,牙齿暴露在口腔外对于牙周膜可产生相当大的附加损伤(主要是因为干燥)。治疗要尽可能减少这种损伤,使引起的并发症最少。当严重损伤已发生,并且已肯定有替换性吸收,则必须采取措施,尽可能减慢吸收过程,以尽可能长时间地将牙齿保留在口腔中。在根尖孔开放的牙齿,应采取一切办法来促使牙髓血供的恢复。在根尖孔封闭或根尖孔开放的牙齿,牙髓血供恢复不成功时,必须尽可能消除来自根管的潜在毒素。

临床处理

牙医诊所外的处理

外伤初期发生附着器损伤是不可避免的。然而,在牙齿离开口腔期间,必须尽一切努力使剩余牙周韧带的坏死减至最少。牙髓的结局不是最初应关心的问题,可在治疗后一段时间处理。

牙再植成功与否最重要的因素是速度[13,14]。一定要防止干燥,干燥会使得牙周韧带细胞失去正常生理性新陈代谢和形态[18,148]。应尽可能在患牙脱位后的15~20分钟内完成牙再植[13,16]。这通常需要急诊人员有这方面的经验。牙科医师应当通过电话仔细指导在事故现场的工作人员。应尽可能轻地将一颗牙根没有受损伤的干净牙齿再植回原位。应当指导工作人员拿住牙冠,用自来水或盐水轻轻冲洗牙根(不要过度),并轻轻放回牙槽窝内。应将患者立即带到诊室。

假如不确定能否将牙适当再植,应当将牙齿尽快保存在适宜的媒介中,直到患者可以到达口腔诊所,以实行牙再植。这种贮存媒体可以包括口腔前庭、生理盐水、牛奶和在特殊运输容器中的细胞培养液[77]。水是最不适宜的介质,因为低渗的环境可造成细胞快速溶解[26]。将牙齿存放在口腔前庭,虽然可以保持湿度,但是并不理想,因为存在渗透压、pH值的不相容性及有细菌。然而,唾液还是可以保存2小时[27]。牛奶被认为是无并发症脱位牙的最合适介质,因为一般在事故现场或附近容易得到。牛奶的pH值和渗透压与活细胞一致,并且相对无菌。牛奶可以有效地维持牙周韧带细胞的活性约3小时,这段时间使患者有足够的时间找到牙科医师将牙再植[26]。细胞培养液作为脱位牙齿的存储介质已经过测试,并有很大的潜力[14]。然而,培养液很少能在事发现场得到,使用它的想法是不切合实际的,只是学术兴趣而已。

最近已有一种脱位牙齿保存系统,它包括Hank的平衡盐溶液(HBSS)(生物学保护产品,Conshohocken,PA),一个pH保存液和减少碰撞的悬挂装置。这种系统应能在学校中以及运动场地得到,也可以在急救车,医院急诊室,甚至在家里得到。这种装置有许多潜在的优点,它使利用各种类型的介质成为可行,并能增加保持脱位牙齿牙周韧带细胞活性的时间。因此,严重受外伤的脱位牙齿(若牙再植不能立即进行)可存放在这些装置里面,待危险期过后再植。与牛奶相比,培养液能明显地延长贮存时间[77,165]。

在口腔诊所的处理

急诊处理 与其他更严重的外伤相比,辨认牙外伤是居第二位的。假如怀疑有严重的外伤,首先应该考虑立即请相关科室的专家会诊。牙外伤急诊处理的重点是附着器。目的是将牙再植并使带有最大数量的、有可能再生和修复损伤牙根表面的牙周韧带细胞。对那些已经坏死的或受到不可逆性损伤的细胞,如有可能,应在再植之前去除。如果不可能维持牙周韧带的活性,就必须对牙根采取措施以减缓其不可避免的吸收。坏死牙髓不必立即处理,因为在开始时,毒素的浓度尚不足以引起炎症。如果有希望保持牙根表面牙周纤维的活性,在急诊时就不必开始进行根管治疗,并且也不必在口外(离体)进行根管治疗。

病史是极其重要的,不能忽视。因为必须对是否存在比牙脱位更严重的外伤进行评估,所以获得一个完整的受伤史十分必要。请患者回忆受外伤经过,可帮助术者确定附着器损伤的程度和其他牙齿或结构受伤的可能性。有关牙齿在何处重新找到的,干燥时间,存储介质,患者及牙齿的运送方式的信息对于正确选择治疗方案都很重要。

建议在进行临床检查时使用局部麻醉。假如牙齿在事发现场已再植,应检查牙齿在牙槽窝中的位置,并做X线检查。如果认为以前的再植不能被接受,就应将牙轻轻取出,并重新再植。一旦把牙齿放在牙槽窝的正确位置,下一步应是给予夹板固定、软组织处理和辅助治疗。当牙根没有在事发现场再植

回原位时,采取下列临床步骤可减少牙根的吸收:

诊断和治疗计划 当获取受伤病史和做临床检查时,应同时将牙齿放在适当的存储介质中。如前所述,HBSS 是目前贮存脱位牙最好的介质。它可以购买到,并且有 2 年或更长的保存期。牛奶和生理盐水也是合适的贮存介质。

临床检查应当包括检查牙槽窝是否完整,能否进行牙再植。这可以通过触摸颊舌侧来确定。轻轻用生理盐水冲洗牙槽窝(去掉血凝块和碎屑)并且直接检查牙槽窝骨壁是存在、缺失还是塌陷。通常可通过触摸牙槽窝和根尖区周围,并施加压力于牙齿周围,来确定是否在撕脱时合并有牙槽骨的骨折,骨段或多个牙齿的移动都提示有牙槽骨的骨折。应该对牙槽窝及其周围,包括软组织,做 X 线检查[14]。需要从三个不同的角度来确定邻牙水平根折和异物的存留。应检查上、下颌余留的所有牙齿有无牙冠损伤。应注意软组织是否有撕裂伤。在急诊时,敏感测试检查是不准确的,因此,价值有限,应在下一次复诊时再做。

在口腔外暴露时间少于 20 分钟,根尖孔封闭者 假如牙齿有一个封闭的根尖,那么牙髓复活就不可能了。然而,如果牙齿暴露的时间短于 20 分钟(例如立即再植或放在介质中),牙周组织的愈合就极好。应用清水或生理盐水冲洗掉牙根上的碎屑,然后再轻轻放回原位[14]。

在口腔外暴露时间少于 20 分钟,根尖孔开放 假如牙齿有一个开放的根尖,那么牙髓血供的重建和牙根的继续发育就有可能(图 16-46)。一项研究表明[41],在牙再植前,把牙放在强力霉素液中(1 mg 溶在大约 10 ml 的生理盐水里)浸泡 5 分钟,可以显著增加血供重建的机会。强力霉素可抑制髓腔内的细菌,这样就可除去重建血供的主要障碍[41]。与根尖封闭的牙齿相同,根尖开放的牙齿也用水或生理盐水清洗后轻轻植回原位。

在口腔外暴露时间在 20~60 分钟之间,根尖闭合或开放 对于一颗干燥时间在 20~60 分钟之间的脱位牙,大多数作者建议用清水或生理盐水清洗后轻轻植回原位,但并发症往往是不可避免的。有人曾试图使用先前提到的,在再植前把牙在生理盐水里浸泡 30 分钟的方法,但成功率也有限[107]。浸泡的理论认为可以去除牙根表面坏死的牙周韧带细胞,这样也去除了牙再植时的炎性刺激物。此外,有人相信浸泡介质可使得干燥时间过长的细胞得以复活。一种最近研制的存储介质适合浸泡这种干燥时间在 20~60 分钟之间的牙齿[124]。虽然在 HBSS 中的浸泡不能有助于治愈,但 ViaSpan,一种肝脏移植存储介质,确实能够减少牙再植后的并发症[124]。虽然这项实验尚未证实可推荐用于浸泡这样的牙齿,但这种新的存储介质在未来是很有希望的。

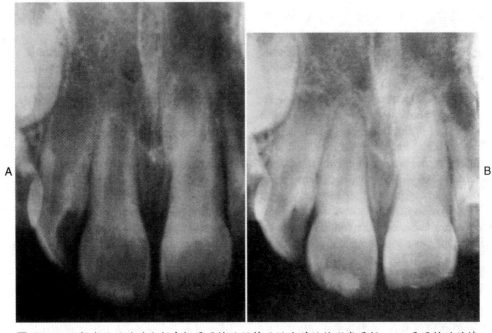

图 16-46 根尖孔开放的上颌中切牙再植后保持了活力并继续形成牙根。A. 牙再植时的情况。B. 2 年后随访,牙髓依然有活力,牙根完全形成

在口腔外暴露时间超过 60 分钟,根尖开放或封闭 当牙根干燥时间为 60 分钟或超过 60 分钟,所有牙周组织细胞已经坏死[96,141,148],浸泡是无效的[107]。这种情况下,应当修整牙根,使其尽可能抵抗牙根的吸收(或减缓这个过程)。这些牙齿应放在柠檬酸中浸泡 5 分钟,以去净所有牙周韧带的剩余细胞;浸在 2% 氟化锡溶液中 5 分钟,然后再植[25,143]。在口腔外暴露时间超过 60 分钟的牙齿,因不考虑保存牙周组织,可以在口腔外完成根管治疗。

当根尖已封闭时,在急诊室采取额外措施没有益处。然而,在根尖开放的牙齿,如果在牙再植后做根管治疗,将涉及长期的根尖诱导成型治疗。在这些病例,可以在口腔外进行根管治疗,这样容易使喇叭口的根尖密封,可能是有利的。当根管治疗在口腔外完成时,就应当以最大的努力使根管系统无菌。

牙槽窝的预备 牙再植前不要触动牙槽窝[68]。重点应放在清理牙槽窝内的障碍,以促进牙再植[165]。新的证据提示:牙槽窝的环境可能随时改变,并对牙再植的预后有影响[165,167]。这些变化还不明确,因此,尚无预备牙槽窝的具体建议。如果牙槽窝内有血凝块,应轻轻吸出。如果牙槽窝骨壁已经塌陷,可能影响牙再植,或造成外伤,应小心地将一个钝的器械插入牙槽窝使骨壁复位。

夹板固定 一种允许牙齿在愈合期间有生理性动度并只需放置很短时间的夹板固定技术,可减少牙齿牙槽骨黏连的发生[3,14]。建议用半刚性(即生理性的)夹板固定 7~10 天[3,14]。这种固定技术允许牙齿有动度,但不应当有记忆(确保患牙在愈合期间不会移动),不应与牙龈紧密接触或妨碍保持该区域的口腔卫生。许多种夹板可达到这些要求(图 16-47,A~C)。酸蚀树脂和弓丝夹板可能是牙外伤最常用的夹板。将一根不锈钢丝(大小为 0.015 至 0.030)按脱位牙及其两侧各 1 或 2 个牙齿的唇颊面的形态弯曲。将牙冠唇颊面的中 1/3 酸蚀后,用光固化复合树脂将钢丝与受伤牙齿两侧的牙齿黏在一起。当不锈钢丝放在牙冠的适当位置时,让患者轻轻咬一个咬合块(可用软的粉红色蜡),轻轻用力使脱位牙齿尽可能深的进入牙槽窝。然后将脱位牙齿用光固化复合树脂固定在夹板上(图 16-48)。夹板固定到合适的位置后,做 X 线检查来确定牙齿的位置,为以后的治疗和随访提供术前参考。当牙齿处于正确的位置时,调整咬合以确保夹板固定的位置不会造成咬合创伤,这一点非常重要。1 周

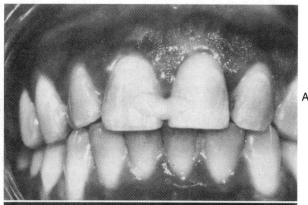
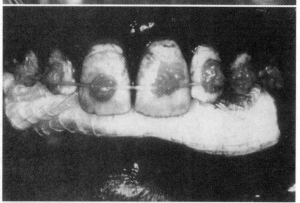
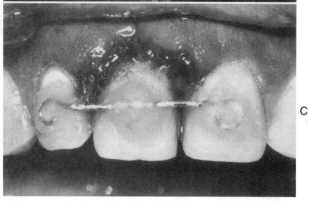

图 16-47 半刚性夹板固定可用来固定完全脱位的牙齿。A. 酸蚀后,树脂夹板将完全脱位的牙齿和邻近牙齿固定。如果没有钢丝加强仅使用树脂固定,那么固定的邻近的牙齿数目不应该超过 2 个。B. 长跨度的夹板可使用尼龙丝,在酸蚀的牙齿表面用树脂固定。C. 用树脂加强的钢丝夹板跨度可为 3 个牙齿

时间足以使得脱位牙齿的牙周组织将牙齿维持在正确的位置[14],因此,在固定 7~10 天后应当拆除夹板。唯一的例外是,合并有牙槽窝骨壁的骨折时,建议夹板固定 4~8 周[14]。

软组织的处理 牙龈软组织的撕裂伤应当紧密缝合。在这类牙外伤时,嘴唇的撕裂是很常见的。牙科医师对嘴唇撕裂要特别谨慎,应请整形医师会诊。如果要缝合撕裂伤,预先应当仔细清洗伤口,因为污秽或将微小牙齿碎屑遗留在伤口中,可

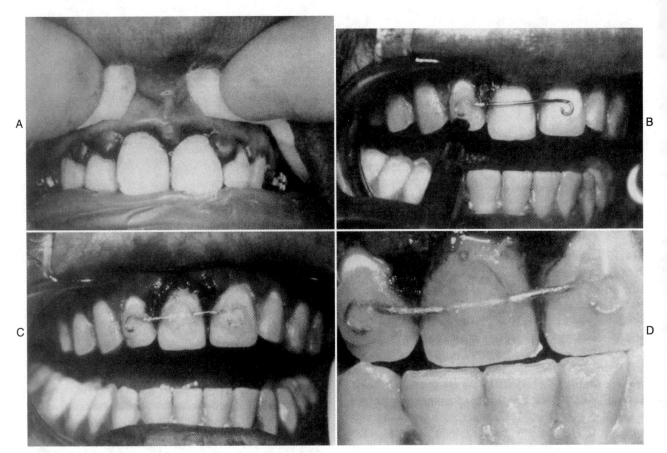

图16-48 酸蚀树脂和弓形钢丝夹板。A. 患者轻轻咬在红色蜡块上,让先前完全脱位的牙齿能回复到原先的位置。B. 使钢丝的形态与完全脱位的牙齿及其邻近的一颗牙齿唇侧面一致。牙冠的中1/3酸蚀后,用光敏复合树脂固定钢丝于牙齿上。C. 在牙齿又一次咬蜡调整位置后,在夹板上再用光敏复合树脂。D. 完全脱位的牙齿仔细调整到正常的咬合关系,以尽可能减少在行使功能时额外的创伤

影响愈合和美观。

辅助治疗 在牙再植时和根管治疗前,全身给予抗生素能有效防止细菌进入坏死的牙髓,以及随后可能发生的炎性吸收[68]。此外,四环素不仅有抗菌作用,还有抗吸收的特性[137]。系统的抗生素治疗,应在急诊时就开始,直到夹板拆除(固定7~10天后)。对患者强调,在愈合期间应进行适当的口腔清洁,以控制龈沟内的细菌,包括用洗必泰漱口7~10天。洗必泰漱口有助于患者在初期保持良好的口腔卫生,此时由于外伤,牙齿仍然疼痛,另外因有夹板难以进行适当的刷牙和使用牙线。可根据患者的具体情况,考虑是否需要使用止痛剂。一般不常使用比非处方药、非类固醇抗炎药更强的止痛剂。还应在急诊48小时内将患者转诊到内科医师处注射破伤风抗毒素。

第二次就诊 这次复诊应在急诊后7~10天进行。在急诊处理时,重点放在附着器的保护和愈合。第二次就诊的重点是防止或消除根管内潜在的刺激物。这些刺激物使炎性反应加剧,诱导骨和牙根吸收。在第二次就诊时,应当结束全身的抗生素治疗;可以停止使用洗必泰漱口和拆除夹板。

根管治疗

根尖孔开放的牙齿,在口腔外暴露时间少于60分钟者 根尖孔开放的牙齿有重建血供和牙根发育完成的潜能。因此一开始治疗就应着眼于重建血供(图16-55)[147]。即使没有受伤,用现有的牙髓敏感测试方法评价一个年轻牙齿的牙髓是否坏死,也是困难的[57,58]。未发育成熟的牙齿再加上外伤是个特别难诊断的问题[118]。伤后特别需要确定牙髓是否坏死,因为外伤常伴随有牙骨质的损坏,牙齿有感染则更有害。年轻恒牙的感染性根吸收进展极快,因为牙本质小管较宽大,刺激物容易到达牙根外表面[14]。

患者需要每3~4周做一次牙髓敏感测试 最近报道显示,用二氧化碳雪(-78℃)或二氟二氯甲烷(-50℃)放在切缘或髓角是最好的牙髓敏感测

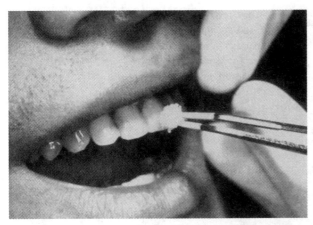

图16-49 对先前完全脱位的牙齿进行敏感测试。蘸有二氯氟化胺(-58°F,-50°C)的棉球放在上颌中切牙的切嵴上

试方法,特别是对年轻恒牙(图16-49)[57]。受外伤牙齿牙髓敏感测试必须包括上述方法之一。应当仔细地对X线表现(例如根尖破坏,牙根侧面吸收)和临床症状(例如叩诊或触诊时疼痛)加以评估。当出现第一个病变体征时,就应当开始进行根管治疗。在根管消毒后,应当进行根尖诱导成型术。

根尖孔开放的牙齿受外伤后在口腔外暴露超过60分钟 这些牙齿血供重建的机会极小[13,163],所以不必试图去恢复其活力。如果在急诊时未做根管治疗,那么在第二次就诊时应当进行根尖诱导成型术。如果在急诊时进行了根管治疗,那么在第二次就诊时仅需要评估最初的愈合情况。

根尖孔封闭的牙齿 这些牙齿没有机会进行血供重建,根管治疗应当在第7~10天第二次复诊时,开始进行[14,41]。如果在这最佳时机开始治疗,牙髓应已无菌缺血坏死(或有极少感染[9,163,166])。因此,在两次就诊之间,短期使用抗生素[32](7~10天),足以有效地消毒根管[45]。

如果牙科医师确信患者能够配合,那么长期使用氢氧化钙治疗仍然是极好的方法[160,166]。这种方法的优点在于,它使牙科医师能在根管里放置一种临时的充填物,直到确信牙周韧带是完整的。当外伤发生在根管治疗前两周或X线片证明有牙根吸收时,一定要使用长期氢氧化钙治疗法[166]。

应当用器械彻底地扩锉、冲洗根管,然后用氢氧化钙粉与生理盐水调成的稠糊剂充填根管(也可加入麻醉剂)。应当在6~24个月里每3个月换一次氢氧化钙。当X线检查显示牙根周围有完整的牙周膜时,就可以进行根管充填(图16-50)。氢氧化钙是一种有效的抗菌剂[32,145],可对炎症吸收的局部环境产生良性影响,从理论上讲有利于愈合[161];它还可以改变牙本质内的环境,使pH呈更碱性,以减少吸收细胞的作用和促进硬组织的形成[161]。然而,应当尽量减少氢氧化钙的更换频率(例如不短于每3个月一次),因为新调制的氢氧化钙对试图修复被损坏的牙根表面的细胞有致坏死的作用[93]。

虽然氢氧化钙被认为是阻止和治疗炎性牙根吸收可选择的药物,但它并不是在这种情况下推荐使用的唯一药物。有人曾做过一些努力,设法不但能消除对吸收细胞的激发,并且还能直接影响这些吸收细胞。抗菌皮质激素糊剂Ledermix,可通过阻止牙本质吞噬细胞的扩散,治疗炎性根吸收而不损伤牙周韧带[125,127]。它能扩散进入牙根的能力已被证实[1]。当Ledermix与氢氧化钙联合使用时,可增强它的释放和扩散能力[2]。低血钙素是一种能阻止骨吞噬细胞活性的激素,也是一种治疗炎性根吸收的有效药物[126]。

暂时修复 在两次就诊之间,冠部入口的有效封闭对于防止根管发生感染十分重要。推荐的暂时封闭药物有加强型氧化锌丁香油水门汀,酸蚀复合树脂或玻璃离子水门汀[174]。暂封的深度对于密封性很重要。建议至少4 mm深,有时甚至可以占用放置棉球的空间。在入口洞型中将暂封材料直接放在氢氧化钙上面[114]。首先应当从入口洞型的侧壁上去除氢氧化钙,因为当它和唾液接触时,可以被溶解或冲洗掉而留下有缺陷的暂时修复体。

根管治疗开始后,应将夹板拆除。如果这次就诊不允许完成去除夹板,应抛光树脂以避免刺激软组织,剩余的树脂以后再去除。

此次就诊,愈合的程度已能承受对脱位牙齿进行详尽的临床检查。应当仔细记录敏感测试、叩诊、触诊的反应和牙周组织探诊结果,以便随访时参考。

就诊充填 充填应在第二次就诊后7~14天内进行,或当用长期氢氧化钙治疗的病例有一个完整的硬板出现时进行充填(见图16-50)。

如果在脱位后7~10天时已开始进行根管治疗,现在临床检查和X线检查没有显示病变,那么这次就诊可以进行根管的充填[163,166]。尽管实践证明,在这种情况下,可使用长期氢氧化钙治疗[160,166]。在严格无菌的条件下进行根管再次扩锉、清理和冲洗。在完成根管的器械预备后,可以使用任何可接受的技术充填根管,要特别注意无菌操作和使充填材料尽可能密闭。

永久修复 许多证据证实,有缺陷的暂时或永

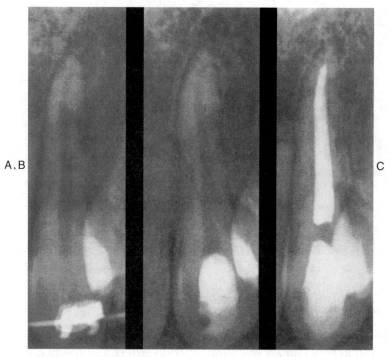

图 16-50 A. 牙再植后很快出现快速的吸收。B. 经过长期的氢氧化钙治疗，吸收缺损已经治愈，在牙根周围可见完整的硬骨板。C. 根管充填后

久修复引起的牙冠微渗漏，在充填后可造成临床上一定数量的根管发生细菌污染[104,133]。因此，应当在完成根管充填当时或尽快就进行永久修复。与暂时充填相同，修复体的厚度对于密封很重要；因此，应当使修复体达到尽可能深的位置。应尽可能避免使用根管桩。因为大多数脱位的牙齿发生在前牙区，美容很重要，在这种情况下推荐使用复合树脂和牙本质黏接剂。如果再一次发生外伤，它们也能够从内部增加牙齿抵抗折断的能力[75]。

随访 在前5年每6个月1次，在以后尽可能长的时间内每年1次随访护理。脱位的牙齿（在完成根管治疗后）的随访极其重要，如果发现替换性吸收（图16-24），就应及时修改长期治疗计划。对发生牙根炎症性吸收的病例（图16-51），重新进行标准的根管治疗，使根管消毒，可以使这个过程逆转。在受外伤很久后，完全脱位的牙齿邻近的牙齿可能会发生病理性变化。因此，这些牙齿也应做测试，并与发生外伤后不久收集到的记录做比对。

乳牙外伤

乳牙受外伤后，牙髓和牙周的后果与恒牙受外伤的结果相似，但有一个重要的差别：当乳牙受伤后，有可能使正在发育中的恒牙受到危害。因此，在进行所有的评价和制订治疗方案时，不必太多考虑乳牙的短期维持，而是要保证恒牙的长期健康。

乳牙外伤的治疗主要有3个目标：
1. 维护患者的健康。
2. 保护发育中的恒牙胚（如存在）。
3. 维持受外伤牙的完整。

流行病学

关于乳牙外伤的发生频率报道各异，这与研究的方向、设计和国家有关。一个全面的文献回顾报道[175]称，儿童受外伤的频率约为4%~33%。在不同研究，不同国家，外伤频率的性别差异各不相同，但在大多数专家的报道中，外伤频率男性略大一些。上颌中切牙在牙外伤中约占70%[59]。

乳牙受外伤的原因有摔倒，骑自行车意外，运动，交通意外，虐待儿童，医源性损伤（例如插管时的损伤）[149]。专家们一致认为，乳牙典型的外伤是由于幼儿在家里学习走路时摔倒引起的[175]。最近发现，活动和协调受限可使儿童摔倒时碰及硬物，以致上颌中切牙受外伤。这个流行病学信息给了临床牙医师很多的提示，促使他们去辅导摇摇晃晃学走路儿童的父母，教会他们如何预防乳牙外伤的发生：应有一个安全的家庭环境，没有使孩子在学步时可能碰到的咖啡桌等类似的硬物。

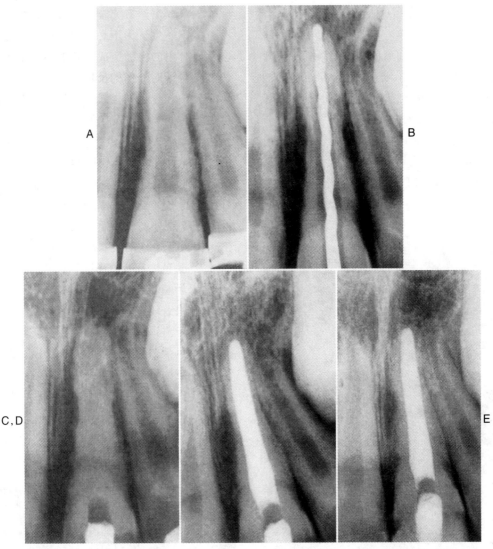

图 16-51 长期氢氧化钙治疗根侧面炎性吸收。A. 上颌中切牙严重外伤脱位 1 个月后,X 线片显示根吸收。敏感测试结果阴性。B. 根管治疗开始。C. 氢氧化钙和麻醉剂调和成稠糊剂填入根管。D. 9 个月后复诊。显示吸收已经减轻,并且有骨质形成。根管已充填。E,1 年后复诊,显示继续愈合明显

分 类

乳牙的外伤分为冠不全裂,冠折,冠根折,根折[28]。对牙周组织的损伤分为震荡,半脱位,突出性脱位,侧向脱位,嵌入,撕脱[28]。虽然乳牙可发生单独的牙损伤和牙周组织外伤,但最严重的外伤是涉及附着组织的损伤。一项研究表明,乳牙列阶段儿童发生单纯牙齿折断的约占 16%[28]。

乳牙外伤的治疗

治疗的方法及进行的所有评估和测试与恒牙列相同。

牙齿外伤[54]

不涉及牙髓的冠不全裂和冠折 治疗选择包括:不治疗,磨光粗糙边缘或用黏接剂-树脂修复。

冠折涉及牙髓 治疗选择包括:牙髓治疗,树脂修复,全冠覆盖包括不锈钢(SS)冠或牙色冠。

冠根折 通常须拔除这些牙齿,但是牙髓治疗和全冠覆盖在某些时候也可选择。

根折 治疗选择包括:不治疗,夹板固定,拔除。

附着器损伤的牙周治疗

牙震荡和半脱位 治疗选择,重点应放在牙咬合关系的评估和复位上。

侧向脱位和突出脱位 治疗选择包括:不治疗,复位,重新复位,夹板固定,拔除。

嵌入 治疗选择包括:不治疗和拔除。特别是在受外伤严重的时候,因为乳牙牙根可能被挤入发

育中的恒牙牙囊中[14]。发生这种情况时，必须将乳牙拔除。

大多数嵌入的牙齿偏向唇侧，如上颌乳中切牙牙根被推向唇侧发育的恒牙牙囊，甚至穿过唇颊侧骨板。这是因为多数牙囊位于唇侧，另外中切牙牙根的根尖1/3有轻度的唇向弯曲。

在治疗嵌入性上颌乳中切牙时，应先通过触诊和X线检查确定根尖与发育牙囊的毗邻关系。如果根尖远离牙囊，嵌入的乳牙可在监护下再萌出[14]（图16-52）。

撕脱 虽然有完全脱位乳牙再植的报道，但是所有专家一致认为不必尝试再植，因为这样做可能会对发育中的恒牙造成不良的后遗症[15]。

乳切牙对外伤的反应

关于乳牙受外伤后的并发症，许多作者已经报道过，并将这些并发症加以列举。由于使用的牙外伤分类系统的不一致，并且大多数的研究是横向的，这样对乳牙在外伤后的后遗症就缺少循证的数据。哥本哈根进行的一个广泛的临床试验提供了极好的数据[28]，这个试验在15年多的时间里仔细追踪了545颗外伤乳上颌中切牙。

报道后遗症的发病率如下：

1. 颜色变化（图16-53）　　62%。
2. 牙髓坏死（图16-54）　　28%。
3. 根管闭锁　　　　　　　　42%。
4. 牙龈退缩　　　　　　　　7%。
5. 恒牙错位　　　　　　　　3%。
6. 表面吸收　　　　　　　　1%。
7. 炎性吸收　　　　　　　　13%。
8. 骨性黏连　　　　　　　　1%。
9. 生理性吸收紊乱　　　　　5%。
10. 没有后遗症　　　　　　　12%。

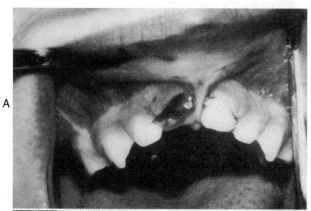
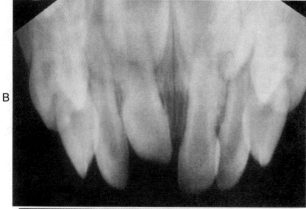
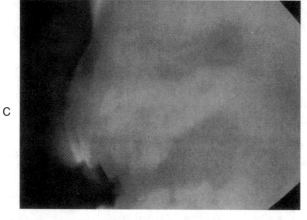

图16-52 嵌入的牙齿。A.3岁儿童右上中乳切牙嵌入性损伤后的临床照片。B.根尖片证实有嵌入性损伤。C.前侧面观证实乳牙根尖在发育中的恒牙胚的唇侧

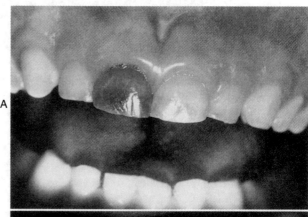
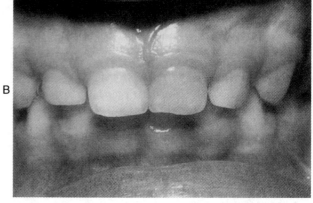

图16-53 受外伤乳牙变色。A.暗灰和黑色暗示牙髓坏死。B.颜色变为黄色，提示根管已封闭

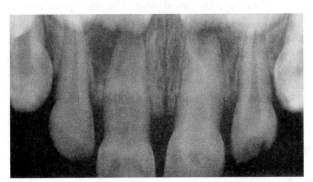

图16-54 牙髓坏死的乳上颌中切牙的根尖周X线片。根尖周炎症可能损伤恒牙胚

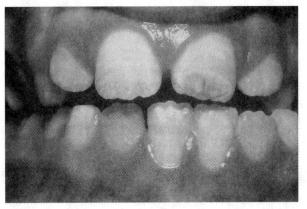

图16-55 上颌左中切牙牙釉质发育不全是由于受外伤的乳牙引起的

应当注意,后遗症常常与牙周附着的情况有关,在这项调查中,对它们之间的联系做了更为详细的报道[28]。

对正在发育中的恒牙牙胚的损伤

报道称最常见的乳牙外伤对恒牙造成的影响,包括牙釉质发育不全,牙冠裂痕,锥形牙[168]。损伤的程度取决于受外伤时患者的年龄和外伤的性质。

乳上颌中切牙的嵌入性脱位对恒牙牙胚的损害最为严重。儿童年龄越小,相应恒牙牙胚受损伤的程度就越大[15]。最常见的缺陷是牙釉质发育不良(图16-55)。据报道,在嵌入性脱位后,这种缺陷的发病率占69%,而牙脱位,侧向脱位,半脱位相应的百分比是52%,34%,27%。

参考文献

[1] Abbott PV, Heithersay GS, Hume WR: Release and diffusion through human tooth roots in vitro of corticosteroid and tetracycline trace molecules from Ledermix paste, *Endod Dent Traumatol* 4: 55, 1988.

[2] Abbott PV, Hume WR, Heithersay GS: Effects of combining Ledermix and calcium hydroxide pastes on the diffusion of corticosteroid and tetracycline through human roots in vitro, *Endod Dent Traumatol* 5: 188, 1989.

[3] Andersson L, Friskopp J, Blomlof L: Fiber-glass splinting of traumatized teeth, *J Dent Child* 3: 21, 1983.

[4] Andreasen FM: Pulpal healing after tooth luxation and root fractures in the permanent dentition, thesis, Copenhagen, Denmark, 1995, University of Copenhagen.

[5] Andreasen FM: Transient apical breakdown and its relation to color and sensibility changes after luxation injuries to teeth, *Endod Dent Traumatol* 2: 9, 1986.

[6] Andreasen FM, Andreasen JO: Resorption and mineralization Processes following root fracture of permanent incisors, *Endod Dent Traumatol* 4: 202, 1988.

[7] Andreasen FM, Andreasen JO, Bayer T: Prognosis of rootfractured permanent incisors — prediction of healing modalities, *Endod Dent Traumatol* 5: 11, 1989.

[8] Andreasen FM, Pedersen BV: Prognosis of luxated permanent teeth and the development of pulp necrosis, *Endod Dent Traumatol* 1: 207, 1985.

[9] Andreasen FM, Zhijie Y, Thomsen BL, Andersen PK: The occurrence of pulp canal obliteration after luxation injuries in the permanent dentition, *Endod Dent Traumatol* 3: 103, 1987.

[10] Andreasen JO: Luxation of permanent teeth due to trauma. A clinical and radiographic follow-up study of 189 injured teeth, *Scand J Dent Res* 78: 273, 1970.

[11] Andreasen JO: Etiology and pathogenesis of traumatic dental injuries, *Scand J Dent Res* 78: 329, 1970.

[12] Andreasen JO: Periodontal healing after replantation of traumatically avulsed human teeth: assessment by mobility testing and radiography, *Acta Odontol Scand* 33: 325, 1975.

[13] Andreasen JO: The effect of extra-alveolar period and storage media upon periodontal and pulpal healing after replantation of mature permanent incisors in monkeys, *Int J Oral Surg* 10: 43, 1981.

[14] Andreasen JO, Andreasen FM: *Textbook and color atlas of traumatic injuries to the teeth*, ed 3, St Louis, 1994, Mosby.

[15] Andreasen JO, Andreasen FM: *Essentials of traumatic injuries of the teeth*, ed 2, Copenhagen, Denmark, 2000, Munksgaard International Publishers.

[16] Andreasen JO, Hjorting-Hansen E: Replantation of teeth. I. Radiographic and clinical study of 110 human teeth

replanted after accidental loss, *Acta Odontol Scand* 24: 263, 1966.

[17] Andreasen JO, Hjorting-Hansen E: Intra-alveolar root fractures: radiographic and histologic study of 50 cases, *J Oral Surg* 25: 414, 1967.

[18] Andreasen JO, Kristersson L: The effect of limited drying or removal of the periodontal ligament: periodontal healing after replantation of mature permanent incisors in monkeys, *Acta Odontol Scand* 39: 1, 1981.

[19] Andreasen JO, Ravn JJ: Epidemiology of traumatic dental injuries to primary and permanent teeth in a Danish population sample, *Int J Oral Surg* 1: 235, 1972.

[20] Antrim DD, Hicks ML, Altaras DE: Treatment of subosseous resorption: a case report, *J Endod* 8: 567, 1982.

[21] Bergenholtz G: Microorganisms from necrotic pulp of traumatized teeth, *Odont Revy* 25: 247, 1974.

[22] Bergenholtz G, Reit C: Pulp reactions on microbial provocation of calcium hydroxide treated dentin, *Scand J Dent Res* 88: 187, 1980.

[23] Bhaskar SN, Rappaport HM: Dental vitality tests and pulp status, *J Am Dent Assoc* 86: 409, 1973.

[24] Binnie WH, Rowe AHR: A histological study of the periapical tissues of incompletely formed pulpless teeth filled with calcium hydroxide, *J Dent Res* 52: 1110, 1973.

[25] Bjorvatn K, Selvig KA, Klinge B: Effect of tetracycline and SnF_2 on root resorption in replanted incisors in dogs, *Scand J Dent Res* 97: 477, 1989.

[26] Blomlof L: Milk and saliva as possible storage media for traumatically exarticulated teeth prior to replantation, *Swed Dent J* 8(suppl): 1, 1981.

[27] Blomlof L et al: Storage of experimentally avulsed teeth in milk prior to replantation, *J Dent Res* 62: 912, 1983.

[28] Borum MK, Andreasen JO: Sequelae of trauma to primary maxillary incisors. I. Complications to the primary dentition. *Endod Dent Traumatol* 14: 33, 1998.

[29] Braham RL, Roberts MW, Morris ME: Management of dental trauma in children and adolescents, *J Trauma* 17: 857, 1977.

[30] Brannstrom M: Observations on exposed dentine and corresponding pulp tissue. A preliminary study with replica and routine histology, *Odont Revy* 13: 253, 1952.

[31] Bureau of Dental Health Education: Mouth protectors: 11 years later, *J Am Dent Assoc* 86: 1365, 1973.

[32] Bystrom A, Claesson R, Sundqvist G: The antibacterial effect of camphorated paramonochlorphenol, camphorated phenol and calcium hydroxide in the treatment of infected root canals, *Endod Dent Traumatol* 1: 170, 1985.

[33] Cameron CE: The cracked tooth syndrome: additional findings, *J Am Dent Assoc* 93: 971, 1976.

[34] Cox CF, Keall HJ, Ostro E, Bergenholtz G: Biocompatibility of surface-sealed dental materials against exposed pulps, *Prosthet Dent* 57: 1, 1987.

[35] Croll TO et al: Rapid neurologic assessment and initial management for the patient with traumatic dental injuries, *J Am Dent Assoc* 100: 530, 1980.

[36] Cvek M: Treatment of non-vital permanent incisors with calcium hydroxide. IV. Periodontal healing and closure of the root canal in the coronal fragment of teeth with intra-alveolar fracture and vital apical fragment, *Odont Revy* 25: 239, 1974.

[37] Cvek M: A clinical report on partial pulpotomy and capping with calcium hydroxide in permanent incisors with complicated crown fracture, *J Endod* 4: 232, 1978.

[38] Cvek M: Prognosis of luxated non-vital maxillary incisors treated with calcium hydroxide and filled with gutta-percha, a retrospective clinical study, *Endod Dent Traumatol* 8: 45, 1992.

[39] Cvek M: Endodontic treatment of traumatized teeth. In Andreasen JO, Andreasen FM, editors: *Textbook and color atlas of traumatic injuries to the teeth*, ed 3, St Louis, 1994, Mosby.

[40] Cvek M, Cleaton-Jones, P, Austin J: Effect of topical application of doxycycline on pulp revascularization and periodontal healing in reimplanted monkey incisors, *Endod Dent Traumatol* 6: 170, 1990.

[41] Cvek M et al: Pulp reactions to exposure after experimental crown fractures or grinding in adult monkeys, *J Endod* 8: 391, 1982.

[42] Cvek M, Hollender L, Nord C-E: Treatment of non-vital permanent incisors with calcium hydroxide. VI. A clinical, microbiological and radiological evaluation of treatment on one sitting of teeth with mature and immature roots, *Odont Revy* 27: 93, 1976.

[43] Cvek M, Nord C-E, Hollender L: Antimicrobial effect of root canal débridement in teeth with immature root, *Odont Revy* 27: 1, 1976.

[44] Cvek M, Sundstrom B: Treatment of non-vital permanent incisors with calcium hydroxide. V. Histological appearance of roentgenologieally demonstrable apical closure of immature roots, *Odont Revy*, 25: 379, 1974.

[45] Dargent P: A study of root resorption, *Acta Odontostomatol* 117: 47, 1977.

[46] Darling AI: Response of pulpodentinal complex to injury. In Gorlin RJ, Goldman H, editors: *Thoma's oral pathology*, ed 6, St Louis, 1970, Mosby.

[47] Davis GT, Knott SC: Dental trauma in Australia, *Aust Dent J* 29: 217, 1984.

[48] Deyoung AK, Robinson E, Godwin WC: Comparing

comfort and wearability: custom-made vs. self-adapted mouthguards, *J Am Dent Assoc* 125: 1112, 1994.

[49] Deutsch AS et al: Root fracture during insertion of prefabricated posts related to root size, *J Prosthet Dent* 53: 786, 1985.

[50] Eklund G, Stalhane I, Hedegard B: A study of traumatized permanent teeth in children aged 7-15. III. A multivariate analysis of post-traumatic complications of subluxated and luxated teeth, *Sven Tandläk Tidskr* 69: 179, 1976.

[51] Fountain SB, Camp JH: Traumatic injuries. In Cohen S, Bums RC, editors: *Pathways of the pulp*, ed 6, St Louis, 1994, Mosby.

[52] Frank AL: Therapy for the divergent pulpless tooth by continued apical formation, *J Am Dent Assoc* 72: 87, 1966.

[53] Frank AL, Bakland LK: Nonendodontic therapy for supraosseous extracanal invasive resorption, *J Endod* 13: 348, 1987.

[54] Fried I, Erickson P: Anterior tooth trauma in the prhnary dentition: incidence, classification, treatment methods and sequelae, *J Dent Child* 2: 256, 1956.

[55] Fuks AB, Bielak S, Chosak A: Clinical and radiographic assessments of direct pulp capping and pulpotomy in young permanent teeth, *Pediatr Dent* 24: 240, 1982.

[56] Fuks A, Chosak A, Eidelman E: Partial pulpotomy as an alternative treatment for exposed pulps in crown-fractured permanent incisors, *Endod Dent Traumatol* 3: 100, 1987.

[57] Fulling H J, Andreasen JO: Influence of maturation status and tooth type of permanent teeth upon electrometric and thermal pulp testing procedures, *Scand J Dent Res* 84: 266, 1976.

[58] Fuss Z et al: Assessment of reliability of electrical and thermal pulp testing agents, *J Endod* 12: 301, 1986.

[59] Galea H: An investigation of dental injuries treated in an acute care general hospital, *J Am Dent Assoc* 109: 434, 1984.

[60] Gazelius B, Olgart L, Edwall B: Restored vitality in luxated teeth assessed by laser Doppler flowmeter, *Endod Dent Traumatol* 4: 265, 1988.

[61] Gelbier MJ, Winter GB: Traumatized incisors treated by vital pulpotomy: a retrospective study, *Br Dent J* 164: 319, 1988.

[62] Going RE, Loehaman RD, Chan MS: Mouthguard materials: their physical and mechanical properties, *J Am Dent Assoc* 89: 132, 1974.

[63] Gold SI, Hasselgren G: Peripheral inflammatory root resorption, *J Periodontol* 19: 523, 1992.

[64] Gottlieb B, Orban B: Veranderunngen in Periodontium nach chirurgischer Diathermic, *ZJ Stomatol* 28: 1208, 1930.

[65] Grahnen H, Hansson L: The prognosis of pulp and root canal therapy. A clinical and radiographic follow-up examination, *Odont Revy* 12: 146, 1961.

[66] Granath LE, Hagman G: Experimental pulpotomy in human bicuspids with reference to cutting technique, *Acta Odontol Scand* 29: 155, 1971.

[67] Hallet GE, Porteous JR: Fractured incisors treated by vital pulpotomy. A report on 100 consecutive cases, *Br Dent J* 115: 279, 1963.

[68] Hammarstrom L, Lindskog S: General morphologic aspects of resorption of teeth and alveolar bone, *Int Endod J* 18: 93, 1985.

[69] Hammarstrom L et al: Tooth avulsion and replantation: a review, *Endod Dent Traumatol* 2: 1, 1986.

[70] Harrington GW, Natkin E: External resorption associated with bleaching of pulpless teeth, *J Endod* 5: 344, 1979.

[71] Hedegard B, Stalhone I: A study of traumatized permanent teeth in children aged 7-15 years, part I, *Swed Dent J* 66: 431, 1973.

[72] Heithersay GS: Calcium hydroxide in the treatment of pulpless teeth with associated pathology, *J Br Endod* Soc 8: 74, 1962.

[73] Heide S, Mjor IA: Pulp reactions to experimental exposures in young permanent teeth, *Int Endod J* 16: 11, 1983.

[74] Heller AL et al: Direct pulp capping of permanent teeth in primates using resorbable form of tricalcium phosphate ceramics, *J Endod* 1: 95, 1975.

[75] Herforth A, Strassburg M: Zur Therapie der chronischapikalen paradontitis bei traumatisch beschadigten frontzahnen mit nicht abgeschlossenen wurzelwachstrum, *Dtsch Zahnärzt Z* 32: 453, 1977.

[76] Hemandez R, Bader S, Boston D, and Trope M: Resistance to fracture of endodontically treated premolars restored with new generation dentin bonding systems, *Int Endod J* 27: 281, 1994.

[77] Hill FJ, Picton JF: Fractured incisor fragment in the tongue: a case report, *Pediatr Dent* 3: 337, 1981.

[78] Hiltz J, Trope M: Vitality of human lip fibroblasts in milk, Hanks Balanced Salt Solution and Viaspan storage media, *Endod Dent Traumatol* 7: 69, 1991.

[79] Jacobsen I: Root fractures in permanent anterior teeth with incomplete root formation, *Scand J Dent Res* 84: 210, 1976.

[80] Jacobsen I: Clinical follow-up study of permanent incisors with intrusive luxation after acute trauma, *J Dent Res* 62:

4, 1983.

[81] Jacobsen I, Kerekes K: Long-term prognosis of traumatized permanent anterior teeth showing calcific processes in the pulp cavity, *Scand J Dent Res* 85: 588, 1977.

[82] Jacobsen I, Kerekes K: Diagnosis and treatment of pulp necrosis in permanent anterior teeth with root fracture, *Scand J Dent Res* 88: 370, 1980.

[83] Jacobsen I, Zachrisson BU: Repair characteristics of root fractures in permanent anterior teeth, *Scand J Dent Res* 83: 355, 1975.

[84] Johnston T, Messer LB: An in vitro study of the efficacy of mouthguard protection for dentoalveolar injuries in deciduous and mixed dentitions, *Endod Dent Traumatol* 12: 277, 1996.

[85] Jarvinen S: Incisal overject and traumatic injuries to upper permanent incisors: a retrospective study, *Acta Odontol Scand* 36: 359, 1978.

[86] Jarvinen S: Fractured and avulsed permanent incisors in Finnish children: a retrospective study, *Acta Odontol Scand* 37: 47, 1979.

[87] Kakehashi S, Stanley HR, Fitzgerald RJ: The effect of surgical exposures on dental pulps in germ-free and conventional laboratory rats, *Oral Surg* 20: 340, 1965.

[88] Katebzadeh N, Dalton C, Trope M: Strengthening immature teeth during and after apexification, *J Endod* 11: 256, 1998.

[89] Kerekes K, Heide S, Jacobsen I: Follow-up examination of endodontic treatment in traumatized juvenile incisors, *J Endod* 6: 744, 1980.

[90] Kerr LI: Mouth guards of the prevention of injuries in contact sports, *Sports Med* 3: 415, 1986.

[91] Kopel HM, Johnson R: Examination and neurologic assessment of children with oro-facial trauma, *Endod Dent Traumatol* 1: 155, 1985.

[92] Kozlowska l: Pokrycie bezposrednie miazgi preparatem krajowej produccji, *Czas Stomatol* 13: 375, 1960.

[93] Lado EA, Stanley HR, Weissman MI: Cervical resorption in bleached teeth, *Oral Surg* 55: 78, 1983.

[94] Lengheden A. Blomlof L, Lindskog S: Effect of delayed calcium hydroxide treatment on periodontal healing in contaminated replanted teeth, *Scand J Dent Res* 99: 147, 1991.

[95] Lindskog A et al: The role of the necrotic periodontal membrane in cementum resorption and ankylosis, *Endod Dent Traumatol* 1: 96, 1985.

[96] Lindskog S, Blomlof L: Influence of osmolality and composition of some storage media on human periodontal ligament cells, *Acta Odontol Scand* 40: 435, 1982.

[97] Lindskog S, Blomlof L, Hammarstrom L: Repair of periodontal tissues in vivo and in vitro, *J Clin Periodontol* 10: 188, 1983.

[98] Loc H, Waerhaug J: Experimental replantation of teeth in dogs and monkeys, *Arch Oral Biol* 3: 176, 1961.

[99] Lundin S-A, Noren JG, Warfvinge J: Marginal bacterial leakage and pulp reactions in Class II composite resin restorations in vivo, *Swed Dent J* 14: 185, 1990.

[100] Luostarinen V, Pohto M, Sheinin A: Dynamics of repair in the pulp, *J Dent Res* 45: 519, 1966.

[101] Mackie IC, Bentley EM, Worthington HV: The closure of open apices in non-vital immature incisor teeth, *Br Dent J* 165: 169, 1988.

[102] Macko DJ et al: A study of fractured anterior teeth in a school population, *J Dent Child* 46: 130, 1979.

[103] Magnusson B, Holm A: Traumatized permanent teeth in children—a follow-up. I. Pulpal complications and root resorption, *Swed Dent J* 62: 61, 1969.

[104] Magnusson B, Holm A, Berg H: Traumatized permanent teeth in children—a follow-up. II. The crown fractures, *Swed Dent J* 62: 71, 1969.

[105] Magura M et al: Human saliva coronal microleakage in obturated canals: an in vitro study, *J Endod* 17: 324, 1991.

[106] Makkes PG, Thoden van Velzen SK: Cervical external root resorption, *J Dent Res* 3: 217, 1975.

[107] Masterton JB: The healing of wounds of the dental pulp of man. A clinical and histological study, *Br Dent J* 120: 213, 1966.

[108] Matsson L et al: Ankylosis of experimentally reimplanted teeth related to extra-alveolar period and storage environment, *Pediatr Dent* 4: 327, 1982.

[109] Maurice CG: Selection of teeth for root canal treatment, *Dent Clin North Am* 761, 1957.

[110] McClelland C, Kinirons M, Geary L: A preliminary study of patient comfort associated with customized mouthguards, *Br J Sports Med* 33: 186, 1999.

[111] Meadow D, Needleman H, Lindner G: Oral trauma in children, *Pediatr Dent* 6: 248, 1984.

[112] Mejare I, Hasselgren G, Hammarstrom LE: Effect of formaldehyde-containing drugs on human dental pulp evaluated by enzyme histochemical technique, *Scand J Dent Res* 84: 29, 1976.

[113] Mesaros SV, Trope M: Revascularization of traumatized teeth assessed by laser Doppler flowmetry: case report, *Endod Dent Traumatol* 1: 24, 1997.

[114] Mjor IA, and Tronstad L: The healing of experimentally induced pulpitis, *Oral Surg* 38: 115, 1974.

[115] Moiler AJR: Microbiologic examination of root canals and periapical tissues of human teeth, thesis, Goteborg,

Sweden, 1966, University of Goteborg.

[116] Munksgaard EC et al: Enamel-dentin crown fractures bonded with various bonding agents, *Endod Dent Traumatol* 7: 73, 1991.

[117] Nichols E: An investigation into the factors which may influence the prognosis of root canal therapy, master's thesis, London, 1960, University of London.

[118] Nicholls E: Endodontic treatment during root formation, *Int Dent J* 31: 49, 1981.

[119] Ohman A: Healing and sensitivity to pain in young replanted human teeth: an experimental and histologic study, *Odontol Tidskr* 73: 166, 1965.

[120] Oikarinen K, Gundlach KKH, Pfeifer G: Late complications of luxation injuries to teeth, *Endod Dent Traumatol* 3: 296, 1987.

[121] Oikarinen KD, Salonen MAM: Introduction of four custom made protectors constructed of single and double layers for activists in contact sports, *Endod Dent Traumatol* 9: 19, 1993.

[122] O'Mullane DM: Injured permanent incisor teeth: an epidemiological study, *J Ir Dent Assoc* 18: 160, 1972.

[123] Olgart L, Brannstrom M, Johnsson G: Invasion of bacteria into dentinal tubules. Experiments in vivo and in vitro, *Acta Odontol Scand* 32: 61, 1974.

[124] Penick EC. The endodontic management of root resorption, *Oral Surg* 16: 344, 1963.

[125] Pettiette M et al: Periodontal healing of extracted dog teeth air dried for extended periods and soaked in various media, *Endod Dent Traumatol* 13: 113, 1997.

[126] Pierce A, Lindskog S: The effect of an antibiotic corticosteroid combination on inflammatory root resorption, *J Endod* 14: 459, 1988.

[127] Pierce A, Berg JO, Lindskog S: Calcitonin as an alternative therapy in the treatment of root resorption, *J Endod* 14: 459, 1988.

[128] Pierce A, Heithersay G, Lindskog S: Evidence for direct inhibition of dentinoclasts by a corticosteroid/antibiotic endodontic paste, *Endod Dent Traumatol* 4: 44, 1988.

[129] Pitt-Ford TR et al: Using mineral trioxide aggregate as a pulpcapping material, *J Am Dent Assoe* 127: 1491, 1996.

[130] Rabie G, Barnett F, Tronstad L: Long-term splinting of maxillary incisor with intra-alveolar root fracture, *Endod Dent Traumatol* 4: 99, 1988.

[131] Rabie G et al: Strengthening and restoration of immature teeth with an acid-etch resin technique, *Endod Dent Traumatol* 1: 246, 1985.

[132] Ravn JJ: Dental injuries in Copenhagen school children, school years 1967-1972, *J Ir Dent Assoe* 2: 231, 1974.

[133] Ravn JJ: Follow-up study of permanent incisors with complicated crown fractures after acute trauma, *Scand J Dent Res* 90: 363, 1982.

[134] Ray H, Trope M: Periapical status of endodontically treated teeth in relation to the technical quality of the root filling and the coronal restoration, *Int Endod J* 28(1): 12, 1995.

[135] American Dental Association: Report of the joint commission on mouth protectors of the American Dental Association for health, physical education and recreation, Chicago, 1960, The Association.

[136] Rock WP et al: The relationship between trauma and pulp death in incisor teeth, *Br Dent J* 136: 236, 1974.

[137] Rotstein I, Lehr Z, Gedalia I: Effect of bleaching agents on inorganic components of human dentin and cementum, *J Endod* 18: 290, 1992.

[138] Sae-Lim V, Wang CY, Choi GW, Trope M: The effect of systemic tetracycline on resorption of dried replanted dogs' teeth, *Endod Dent Traumatol* 14: 127, 1998.

[139] Schindler WG, Gullickson DC: Rationale for the management of calcific metamorphosis secondary to traumatic injuries, *J Endod* 14: 408, 1988.

[140] Schroder U: Reaction of human dental pulp to experimental pulpotomy and capping with calcium hydroxide (thesis), *Odont Revy* 24: (suppl 25)97, 1973.

[141] Schroder U, Granath LE: Early reaction of intact human teeth to calcium hydroxide following experimental pulpotomy and its significance to the development of hard tissue barrier, *Odont Revy* 22: 379, 1971.

[142] Seltzer S: *Endodontology*, Philadelphia, 1988, Lea & Febiger.

[143] Seltzer S, Bender IB, Turkenkopf S: Factors affecting successful repair after root canal therapy, *J Am Dent Assoc* 52: 651, 1963.

[144] Selvig KA, Zander HA: Chemical analysis and microradiography of cementum and dentin from periodontally diseased human teeth, *J Periodontol* 33: 303, 1962.

[145] Seward GR: Periodontal disease and resorption of teeth, *Br Dent J* 34: 443, 1963.

[146] Sjogren U, Figdor D, Spangberg L, Sundqvist G: The antimicrobial effect of calcium hydroxide as a short-term intracanal dressing, *Int Endod J* 24: 119, 1991.

[147] Sheinin A, Pohto M, Luostarinen V: Defense mechanisms of the pulp with special reference to circulation. An experimental study in rats, *Int Dent J* 17: 461, 1967.

[148] Skoglund A, Tronstad L: Pulpal changes in replanted and autotransplanted immature teeth of dogs, *J Endod* 7: 309, 1981.

[149] Soder PO et al: Effect of drying on viability of periodontal membrane, *Scand J Dent Res* 85: 167, 1977.

[150] Soporowski NJ, Allred EN, Needleman HL: Luxation injuries of primary anterior teeth - prognosis and related correlates, *Pediatr Dent* 16: 23, 1994.

[151] Spangberg L, Rutberg M, Rydinge E: Biologic effects of endodontic antimicrobial agents, *J Endod* 5: 166, 1979.

[152] Stalhane I, Hedegard B: Traumatized permanent teeth in children aged 7-15 years. Part II, *Swed Dent J* 68: 157, 1975.

[153] Stanley HR: Diseases of the dental pulp. In Tieck RW, editor: *Oral Pathology*, New York, 1965, Mc-Graw-Hill.

[154] Stanley HR, Lundi T: Dycal therapy for pulp exposures, *Oral Surg* 34: 818, 1972.

[155] Stormer K, Jacobsen I: Hvor funksjonsdyktige blir rotfylte unge permanente incisiver? Nordisk forening for pedodonti Arsmote, Bergen, Norway, 1988.

[156] Strinberg LZ: The dependence of the results of pulp therapy on certain factors. An analytic study based on radiographic and clinical follow-up examinations, *Acta Odont Scand* 14 (Suppl 21), 1956.

[157] Sundqvist G: Ecology of the root canal flora, *J Endod* 18: 427, 1992.

[158] Trabert KC, Caput AA, Abou-Rass M: Tooth fracture, a comparison of endodontic and restorative treatments, *J Endod* 4: 341, 1978.

[159] Tronstad L: Pulp reactions in traumatized teeth. In Gutman JL, Harrison JW, editors: *Proceedings of the international conference on oral trauma*, Chicago, 1984, American Association of Endodontists Endowment and Memorial Foundation.

[160] Tronstad L: Reaction of the exposed pulp to Dycal treatment, *Oral Surg* 34: 477, 1974.

[161] Tronstad L: Root resorptionœetiology, terminology and clinical manifestations, *Endod Dent Traumatol* 4: 241, 1988.

[162] Tronstad L et al: pH changes in dental tissues following root canal filling with calcium hydroxide, *J Endod* 7: 17, 1981.

[163] Tronstad L, Mjor IA: Capping of the inflamed pulp, *Oral Surg* 34: 477, 1972.

[164] Trope M et al: Effect of different endodontic treatment protocols on periodontal repair and root resorption of replanted dog teeth, *J Endod* 18: 492, 1992.

[165] Trope M, Maltz DO, Tronstad L: Resistance to fracture of restored endodontically treated teeth, *Endod Dent Traumatol* 1: 108, 1985.

[166] Trope M, Friedman S: Periodontal healing of replanted dog teeth stored in Viaspan, milk and Hanks Balanced Salt Solu- tion, *Endod Dent Traumatol* 8: 183, 1992.

[167] Trope M et al: Short versus long term $Ca(OH)_2$ treatment of established inflammatory root resorption in replanted dog teeth, *Endod Dent Traumatol* 11: 124, 1995.

[168] Trope M, Hupp JG, Mesaros SV: The role of the socket in the periodontal healing of replanted dog teeth stored in ViaSpan for extended periods, *Endod Dent Traumatol* 13: 171, 1997.

[169] Von Arx T: Developmental disturbances of permanent teeth following trauma to the primary dentition, *Aust Dent J* 38: 1, 1993.

[170] Warfvinge J, Rozell B, Hedstrom KG: Effect of calcium hydroxide treated dentin on pulpal responses, *Int Endod J* 20: 183, 1987.

[171] Wedenberg C: Evidence for a dentin-derived inhibitor of macrophage spreading, *Scand J Dent Res* 95: 381, 1987.

[172] Wedenberg C, Lindskog S: Experimental internal resorption in monkey teeth, *Endod Dent Traumatol* 1: 221, 1985.

[173] Wedenberg C, Zetterqvist L: Internal resorption in human teeth – a histological, scanning electron microscope and enzyme histo-chemical study, *J Endod* 13: 255, 1987.

[174] Weiss M: Pulp capping in older patients, *N Y State Dent J* 32: 451, 1966.

[175] Wilcox LR, and Diaz-Arnold A: Coronal microleakage of permanent lingual access restorations in endodontically treated anterior teeth, *Int Endod J* 23: 321, 1990

[176] Wilson CFG: Management of trauma to primary and developing teeth, *Dent Clin North Am* 39: 133, 1995.

[177] York AH et al: Dental injuries to 11-13 year old children, *NZ Dent J* 174: 218, 1978.

[178] Zachrisson BU, Jacobsen I: Long-term prognosis of 66 permanent anterior teeth with root fracture, *Scand J Dent Res* 83: 345, 1975.

[179] Zadik D, Chosack A, Eidelman E: A survey of traumatized incisors in Jerusalem school children, *J Dent Child* 39: 185, 1972.

[180] Zadik D et al: The prognosis of traumatized permanent teeth with fracture of enamel and dentin, *Oral Surg* 47: 173, 1979.

第17章 牙髓与牙周的相互关系

*Martin Trope, Noah Chivian,
Asgeir Sigurdsson, William F. Vann, Jr.*

牙髓与牙周组织的解剖学联系 / 611
牙髓的病理改变对牙周组织的影响 / 612
牙周病变对牙髓的影响 / 613
引起牙槽骨病变的理论因素 / 613
    原发性牙髓病变 / 613
    原发性牙髓病变伴继发性牙周病变 / 614
原发性牙周病变 / 616
原发性牙周病变伴继发性牙髓病变 / 616
牙周－牙髓联合病变 / 616
牙周－牙髓并发病变 / 616
鉴别诊断 / 617
治疗方法的选择 / 618
小结 / 620

牙髓组织与牙周组织之间解剖结构及脉管交通的紧密联系，使牙髓病变与牙周病变相互影响。医学放射学、组织学、临床表现已证明了这种相互影响。牙髓病变与牙周病变共造成了50%以上的牙齿缺失[12]。最初的研究大多是针对上述两种病变独立进行的，但一种疾病可能与另一疾病的临床特征相似，从而造成诊断困难。

龋病、修复操作、化学刺激及温度刺激、创伤、牙周病变等均可引起牙髓退行性病变。当牙髓退行性病变所产生的刺激性物质到达牙周组织时，会很快引起炎症反应，其特征为牙槽骨丧失、牙齿松动，有时形成窦道。如果上述情况发生在根尖部位，则形成根尖病变；如果炎症向牙槽嵴扩展，则会形成逆行性牙周袋。但该种病损与牙周病变引起的组织缺损无相似之处。

牙周病变是一种慢性进行性病变，它使牙髓逐渐萎缩。一般认为牙周病是聚集在牙齿表面的牙菌斑引起的牙周组织的炎症过程，有局部炎症，组织梗死，细胞减少，吸收，纤维变性和坏死发生[38,42,53,58,63,65]。营养不良性钙化也可引起牙髓退行性变和进一步引起牙周病变。另外，牙周治疗如根面平整术，刮治术，局部用药和牙龈创伤可进一步加剧牙髓炎并激发与其相关联的疾病过程[58,65,66]。

近几年来的研究发现，牙周病变与牙髓病变密切相关，有时甚至是引起牙髓病变的一个重要原因。同时，牙髓病变也可能引起与慢性破坏性牙周病变不同的牙周病变。关于牙周病变对牙髓健康状况的影响，以及完善的根管治疗促进一些牙周病变愈合的潜在可能性，已经被大量的临床病例证实[5,14,36,41,55,66]。在本章中，我们将对牙髓与牙周组织的联系、牙髓病变对牙周组织的影响、牙周病变对牙髓的影响、牙髓病变与牙周病变的分类、鉴别诊断、治疗方法、预后等进行讨论。

牙髓与牙周组织的解剖学联系

牙髓与牙周组织可通过一些通道彼此相连，造成了两种病变间的相互影响、互为病因，这些通道包括：神经的路径、侧支根管、牙本质小管、腭龈沟、牙周韧带、牙槽骨、根尖孔，以及血管淋巴系统等。牙髓和牙周组织间最密切、最重要的联系是脉管系统，如解剖上看到的根尖孔、侧支根管、牙本质小管。所有这些联系都是牙髓与牙周组织之间炎症相互传染的潜在途径[10,27,36,41,53]。

根尖孔是牙髓与牙周组织之间最直接的，但却并非唯一的联系途径。侧支根管，尤其是根尖部位与磨牙根分叉区的侧支根管，也使牙髓与牙周韧带之间相互联系。表17-1列出了根分叉区侧支根管

表 17-1 根分叉区侧支根管发生率

调查者	调查方法与技术	侧支根管发生率(%)
Rubach 和 Mitchell(1965)	牙齿横切面技术	45%
Lowman 等(1973)	解剖标本显微技术	59%(上颌磨牙)
		55%(下颌磨牙)
Burch 和 Hulen(1974)	荧光剂显示技术	76%
Vertucci 和 Williams(1974)	苏木精染色技术	46%
Kirkham(1975)	荧光剂显示技术	23%
Gutmann(1978)	香红精染色	28.4%(上颌磨牙)
		27.4%(下颌磨牙)

的发生率。这些(根尖孔,侧支根管)被认为是牙髓与牙周组织之间的直接通道,其中容纳有结缔组织和连接牙髓腔和牙周膜循环系统的血管。研究还证明,根尖牙周组织的炎症是由牙髓炎症引起的[57,58]。一项对74颗牙齿连续切片的研究发现,有45%牙齿的副根管集中在根尖1/3的部位[53]。更引人注意的是,有8颗牙齿的侧支根管位于牙根的近牙冠部,其中5个标本显微镜下显示副根管与牙周膜相连接。格特曼将香红精染色剂注入置于真空的102颗磨牙,发现28.4%的牙齿在根分叉有侧支根管,尽管只有10.2%的牙齿在牙根侧面呈现出侧支根管[27]。

除了根尖孔和侧支、副根管外,牙本质小管也被认为是牙髓与牙周组织之间联系的另一重要通道。牙本质小管内容纳着位于牙髓(紧靠牙本质)的成牙本质细胞的胞浆突起,并延伸到釉牙本质界或釉牙骨质界。有人报道,髓腔可以通过牙本质小管与牙根外表面相连接,尤其是在牙骨质被除去的情况下[27,74]。

腭龈沟是常见于上颌切牙的发育异常,侧切牙较中切牙更为常见(中切牙 0.28%;侧切牙 4.4%)[73]。它一般从中央窝开始跨过舌隆突向根尖延伸不同的距离。一般腭龈沟的发生率为 1.9%到 8.5%[20,73]。艾瑞特与卡瑞报道,0.5%的牙齿有一直延伸至根尖孔的腭龈沟,该类畸形根面沟与牙髓病变的发生关系密切[20]。

牙根穿孔使牙髓与牙周组织之间连通。造成牙根穿孔的原因主要有:根管治疗过程中操作力度过大、根管器械穿透根管侧壁或髓室底、牙根的内外吸收、累及髓室底的龋病等。牙根穿孔患牙的预后情况主要取决于以下因素:穿孔的部位、未封闭状况持续的时间、患牙本身的愈合能力,以及残余根管的可及性等。穿孔位于牙根的根中 1/3 与根尖 1/3 的患牙预后较好;相反,穿孔部位越靠近龈沟,特别是牙根的冠 1/3 或根分叉处,越有可能出现牙龈鳞状上皮沿着牙根表面向下生长,从而产生牙周病变。

垂直型根折时,在 X 线片上可见患牙周围有"晕轮"现象[51]。较深的牙周袋及局部的牙槽骨损害往往与长期存在的根折密切相关。根折的 X 线表现与咬合创伤极其相似,表现为局部的硬板破坏、骨小梁结构紊乱、牙周韧带间隙增宽等。牙根折断的裂缝为牙髓病变的炎性物质侵入牙周韧带提供了一条便捷途径。尽管患牙已经过成功的根管治疗而且牙周部位的稳定性良好,垂直根折仍可加速牙周破坏[52]。

牙髓的病理改变对牙周组织的影响

近十几年来,牙髓病变作为牙周病病因学研究的一个重要内容,引起了口腔专业人员的重视。因为牙髓病变产生的牙髓组织坏死碎片、细菌代谢产物、细菌毒素等会通过根尖孔引起根尖部牙周组织破坏,并向龈缘蔓延。史密斯等将这类牙周病称为"逆行性牙周病",以便与从牙龈向根尖部进行的"边缘性牙周炎"相区别。

当牙髓病变的发展超出了牙齿范围时,炎症延伸,会侵害相邻的牙周组织[62]。这种炎症过程常导致牙周韧带的功能障碍,甚至牙槽骨、牙骨质以至牙本质的吸收。未经治疗的牙髓感染是引起牙周病变的局部因素[18]。绝大多数的口腔内科医师认为,未获得完善治疗的根尖周感染有利于根管内病原菌的生长,而病原菌的毒性产物便会通过根尖、侧支或副根管进入牙周组织,并促进破骨细胞的活性。这些将加重牙周袋的形成及牙槽骨丧失，影响伤口愈合，从而加重牙周病的发展和恶化。此外，根管治疗局部药物的应用（如高浓度的氢氧化钙、皮质激素类、抗生素类），也可刺激牙周组织[7,8]。牙周组织破坏的性质和范围主要取决于以下因素：根管系统内刺激物毒性的强弱（如微生物群、药物、各种抗体）、疾病持续时间及机体的自身免疫能力[12]。

关于无髓牙的牙周组织是否仍具有再生能力的问题颇具争议，尤其是那些已经进行根管充填和牙骨质丧失的患牙。Sanders 认为，已行根管治疗的患牙对牙周治疗的反应不如未经治疗的。他发现，60%未经根管治疗的患牙，牙周病损处有骨的再生；而在已行根管治疗的对照组中，却只有33%的缺损区出现骨再生[54]。但是，另一项以猴子为对象的动物试验研究结果却表明，无论患牙牙髓的健康状况如何（活髓、封药、开放、充填），进行牙周治疗后，所有牙周组织都有再生的潜能[16]。同时，Perlmutter 也未能为自己所谓牙髓能促进牙骨质的形成、而根管充填物质的溢出物会阻碍新的牙骨质沉积的假说提供足够的证据[49]。

尽管大量的临床资料表明，牙髓的感染与下颌磨牙较深牙周袋的形成及根分叉区病变密切相关，但牙髓与牙周组织之间的联系及两种病变之间的因果关系尚未确定[31]。大多数的口腔专业人员建议，在进行根分叉区病变治疗（如骨的诱导再生）之前，应先行根管治疗，以期获得更好的牙周治疗效果。虽然这一论点还缺乏足够的证据，但目前一致认为，完善的根管治疗可使牙髓来源的牙周病变治愈。是否牙髓感染对牙周健康起重要作用，还有待于今后进一步的深入研究[45]。

牙周病变对牙髓的影响

临床上，常见严重的牙周病变累及根尖孔，并进一步引起牙髓坏死的病例。牙周袋的感染也可通过侧支根管累及牙髓组织，当患牙的侧支根管发生在牙根的根尖1/3与根分叉区时，这种情况尤为多见。Rubach 等证明，波及副根管和根尖根管的牙周感染可导致牙髓炎和牙髓坏死的发生[53]。再者，牙周细菌的代谢产物及毒素也可通过被暴露的牙本质小管进入牙髓组织。牙髓反应不仅受牙周病变程度的影响，也受牙周病治疗方法的影响，如牙周刮治、根面平整术、牙周药物的应用等[26]。在根管粗大的牙齿或牙周病变扩展到根尖的病例中，牙髓中常见不同程度的炎症和坏死。Whyman 等认为，在牙周治疗的过程中，通过副根管进入髓腔的血管会受到破坏[74]。但 Bergenholtz 和 Lindhe 的动物实验结果却表明，只要牙骨质保持完整无损，尽管失去了30%~40%牙周附着，70%的牙根标本并无牙髓的病理改变[6]；在其余的30%牙根标本中，只有靠近牙周病变区的牙髓组织内出现少量炎细胞的浸润和（或）修复性牙本质生成。这些组织变化常与根面吸收有关，提示刺激进入前，牙本质小管很可能未被覆盖。

上述发现提示，要保护牙髓免受菌斑微生物产生的毒素的侵害，完整的牙骨质层是必不可少的。因此，牙周病和牙周治疗应被视为牙髓炎和牙髓坏死的潜在病因。有报道称，长期患牙周病的牙髓有纤维化及各种不同类型的矿化发生。伴有牙周病牙齿的根管比无牙周病牙齿的根管细。但这些现象被认为是一种修复过程而不是炎症反应[5,39]。

尽管学者们一致认为，退行性或有炎症的牙髓对牙周组织有影响，但不是所有研究者都同意牙周疾病对牙髓的影响。有一些研究发现，暴露于牙周病病损的牙根，在其侧支根管附近的牙髓中可见炎症改变和局部坏死[53,57,58]。但其余的研究尚未能证实牙周病和牙髓组织改变之间的直接联系[15,44,68]。当牙周病引起牙髓发生病理改变时，只要主根管未被波及，牙髓一般不发生变性[38]。因此，假设牙周病很少危害牙髓的生命功能似乎是合理的。一般来说，只要通过根尖孔的血供保持完整，牙髓通常可经受住牙周病引起的侵袭。

引起牙槽骨病变的理论因素

对口腔内科医师来讲，可以从临床症状与放射线检查两个方面确定牙髓病与牙周病之间的密切联系，但哪一种病变先发生则说法各异（与传说中"先有鸡还是先有蛋"的争论几乎如出一辙）。牙髓病和牙周病临床资料的收集常很复杂，需要详细的病史资料、牙髓活性检查、牙周袋与根分叉区探测、患牙松动度测定及决定性的X线检查。当进行鉴别诊断时，牙医师应慎重考虑患牙牙髓和牙周二者的情况，两者之间是否存在联系，进而提出适当的治疗，以去除真正的病因，改善预后以保留牙齿[60]。图17-1列出了牙髓病和牙周病的相互关系。

原发性牙髓病变

牙髓病变过程中常涉及炎性改变。龋病、修复

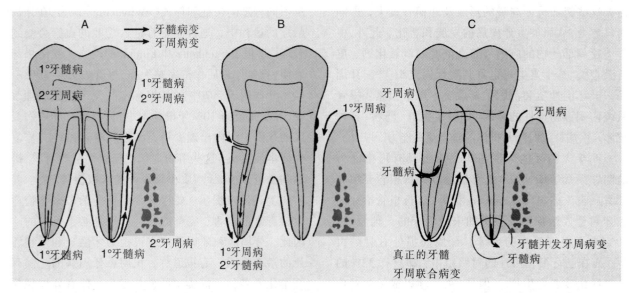

图17-1 牙髓病与牙周病的交通。A. 原发性牙髓炎症通过根尖孔、根分叉等部位的侧支根管累及牙周组织,通常情况下引起Ⅰ度或Ⅱ度牙周病变。B. 原发性牙周病变通过根尖孔、侧支根管累及牙髓引起的Ⅱ度牙髓病变;C. 牙周-牙髓联合病变(左)及牙周-牙髓并发病变(右)

治疗、外伤、化学因素、咬合创伤是最常见的病因。典型的病变过程可引起根尖和侧方的骨吸收,破坏死髓牙附近的附着。根管感染引起的牙周炎症不仅局限于根尖,它们也可发生在牙根侧面(图17-2)和双根、三根牙的根分叉(图17-3)。

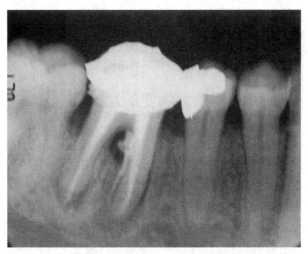

图17-2 原发性的牙髓病变。下颌磨牙,因为根管预备失误导致根管充填材料超出侧支根管并沿牙根表面穿出,局部牙周组织受累

上述病变发展过程有时会伴有一些炎性的症状,如疼痛、触诊(扣诊)敏感、叩诊阳性、牙齿松动、似牙周脓肿的龈缘肿胀等。脓性物可沿牙周韧带间隙或通过管道(包括根尖孔与侧支、副根管)形成窦道。这些窦道一般都开口于牙龈沟或牙周袋,可以很容易地用牙胶尖或牙周探针追踪探测,探针可以直接探测到患牙的根尖部。在多根牙,通过牙周韧带的窦道可将脓排入根分叉区,探针可以穿透整个根分叉区,与由牙周病引起的Ⅲ度根分叉病变极其相似。

临床上,牙髓测试可发现牙髓坏死。在多根牙,一般表现为反应不正常,提示牙髓变性。因为牙髓病变是原发性的病理改变,仅是通过牙周韧带表现出现,所以,病变的完全治愈通常仅需常规根管治疗,而不需要做任何牙周治疗。

原发性牙髓病变伴继发性牙周病变

如果源于牙髓的病变未能得到及时治疗,病变将继续发展,导致根尖周牙槽骨的破坏,进而波及根间组织,最终造成患牙牙根周围软、硬组织的破坏(图17-4)。由于通过牙龈沟持续排脓,菌斑及牙结石在有脓的牙周袋中聚集,从而引起牙周病,进而造成牙龈附着向根尖方向移动[61]。当上述情况发生时,不仅仅病例的诊断更加困难,而且其治疗手段及预后也会改变。在诊断方面,可以通过牙周探针的探测结合X线片检查,证实患牙的牙髓坏死及菌斑、牙石的聚集情况。X线片上,一般有广泛的牙周病变,在牙髓病变最初累及的部位,可有三角形的牙槽骨缺损。

原发牙髓病变和继发牙周病变的消除依赖于对二者的治疗。如果仅仅对患牙行根管治疗,则只

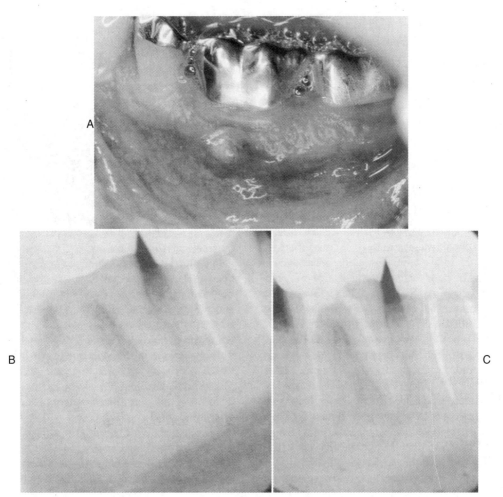

图 17-3　下颌第一磨牙的原发性牙髓病变。A. 患牙颊侧明显脓肿。B. 远中牙根根尖部的明显透射阴影。C. 根管治疗 6 个月后,在牙根根尖部与根分叉区可见显著的骨组织再生

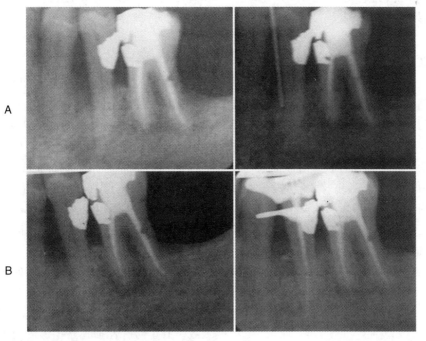

图 17-4　原发性牙髓病变联合继发性牙周组织病变。A. 下颌第二前磨牙近中较深的牙周袋,牙周探针探测其深度为 6mm,甚至在进行牙周治疗以后,牙周袋仍然不能完全消失。B. 对患牙进行牙髓活性检查,发现患牙牙髓对刺激无反应(阴性),进行根管治疗以后,牙周袋消失,必要时应将侧支根管一并充填

能使病变的一部分得到治愈。如根管治疗处理得当，则患牙的预后主要由牙周病变的严重程度及牙周病治疗的效果所决定。

原发性牙周病变

牙周病是一种进行性病变。它开始于龈沟，随着菌斑及牙石的沉积引起炎症，病变范围也逐渐向根尖方向延伸，使周围的牙槽骨及牙周支持软组织丧失。在急性期它可导致临床附着的丧失和形成牙周脓肿[59]。牙周病进一步发展，可形成骨缺损并在 X 线片上牙根侧面与根分叉区出现暗影。这种缺损可能与创伤𬌗有关，后者常是另一独立的牙周病的病因。牙槽骨的损害常伴随牙齿松动，牙髓活力试验阳性。如对原发性牙周病进行仔细的牙周检查，常常可以发现底部很宽的牙周袋及聚集的菌斑与牙石。原发性牙周病的骨病损比起牙髓来源的牙周病的分布范围要广（图 17-5）。

这类患牙的预后随疾病的进展和牙周破坏的加剧而恶化。对这类病变所采取的治疗方案是根据牙周炎的严重程度及患者对长期的治疗和保健的配合态度而制定的。因为它是单纯的牙周组织病变，牙周治疗的结果可决定其预后。

原发性牙周病变伴继发性牙髓病变

如前所述，牙周病可通过侧副根管、牙本质小管等途径影响牙髓。原发性牙周病变伴继发性牙髓病变与原发性牙髓病变伴牙周病变的唯一区别，仅仅在于两种病变发展的时间顺序。原发性牙周病变伴继发性牙髓病变的患牙往往有较深的牙周袋，有牙周病史和过去治疗史[61]。当累及牙髓时，患者常强调痛和牙髓病临床症状。当牙周病变累及患牙根尖，并使牙髓通过侧支根管和牙本质小管与外界相通时，即可有上述情况发生。在 X 线片上，该病与原发性牙髓病变伴继发性牙周病变的表现是难以区分的。该病变的预后主要取决于继根管治疗后的牙周治疗。

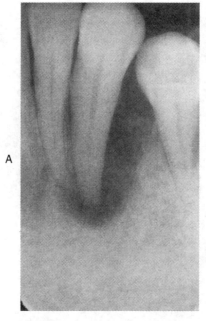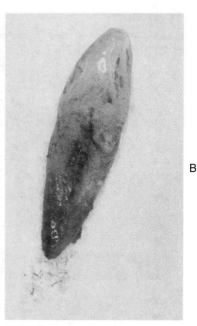

图 17-5　原发性的牙周组织病变。A. 下颌尖牙存在广泛的牙周组织破坏，患牙为牙髓活性检查正常的下颌磨牙。B. 拔除患牙显示广泛的龈下牙石，牙根表面凹凸不平

牙周-牙髓联合病变

牙周病变与牙髓病变可单独发生或相伴发生在同一颗牙齿。一旦两者并发，在临床上就很难区别（图 17-6）。

有牙周-牙髓联合病变的多根牙的预后，主要取决于牙周病变的程度及范围，将在不同程度上呈现出牙髓坏死、失败的根管治疗、牙菌斑与牙石的生成与牙周炎。

牙周-牙髓并发病变

有人建议把这种临床常见的、同时存在两种独立的、截然不同的疾病，定义为新的类型[4]，称为牙周-牙髓并发病变（图 17-7）。实质上，虽然两类病变发生于同一颗牙齿，但病因不同，临床上两者之间也无互相影响的证据。这种情况往往未经明确诊断，仅对一种疾病治疗就指望另一疾病得以好转。实际上，两种疾病应当同时治疗，其预后依赖于去除各个病原因素和预防其进一步彼此影响。

随着研究成果和临床经验的应用，已建立了形成骨病损路径的理论。这些概念将有助于指导、评价和理解牙医师在治疗骨病变牙齿中的成功和失败。有了对骨性损害路径形成的了解，临床牙医师就可以预见治疗后愈合的情况。

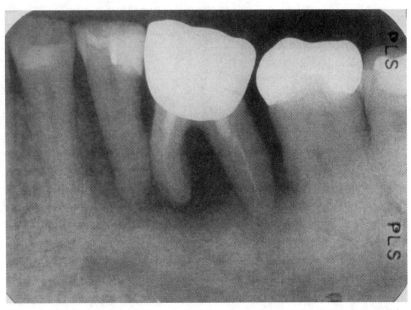

图17-6 发生于下颌第一、二磨牙的牙髓-牙周病变。牙周探针探测,两者的牙周袋深度都深达根尖部

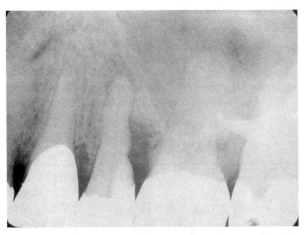

图17-7 发生于下颌第二前磨牙的牙周-牙髓并发病变。根尖部牙髓病变阴影与远中牙袋并存,但两者之间并无关联

鉴别诊断

在治疗过程中,临床牙医经常面临需要正确估价牙髓和牙周病损各自所起的作用。两种病变可能互不相关,治疗时可无需特殊考虑。但在有些情况,两种病变之间无明显界限,X线和临床上二者合二为一。

在诊断X线骨病变时,应防止什么都标以"联合病变"。表17-2是牙髓病和牙周病之间鉴别诊断的小结,它强调了二者之间的共同特征。

根折特别是垂直根折的诊断特别困难(图17-8)。垂直根折的症状和表现多变,且与牙周和牙髓病变很难区分。在X线上折裂可以不同的方式表现出来,因而,从不同角度多拍几张X线片,特别是当诊断不清时尤其必要。此时,稍微改变角度就可发现牙折或根分叉的受累情况。垂直根折的诊断常很困难,因为临床和X线检查一般不易发现,除非两段根折明显分开。

常需进行探察手术以暴露牙根直接观察,从而做出垂直根折的最终诊断[71]。垂直根折常发生于根管充填时侧向用力过大的牙齿,也可由于在充填过的根管内放置桩钉产生的压力引起[46]。临床观察发现,牙折通常发生于有大面积修复体的牙齿,如老年人的下颌后牙[24]。当垂直根折涉及龈沟和牙周袋时,预后一般很差,因为细菌可不断地从外界侵入根折的空隙。单根牙常需拔除,多根牙则可行半牙切除术或根折牙根截根术。

在上颌中、侧切牙的发育沟,沿根面也可发生局部牙周破坏[20, 40]。有人认为它们是副牙根形成的遗痕,一旦菌斑和牙结石侵袭上皮附着,此沟凹即成为细菌和食物残渣停留之处,从而形成自身性牙周破坏的途径。沿发育沟的骨组织变稀疏。腭龈沟因为不能自洁,往往其周围牙周组织健康状况不良,所以,尽管应用了合理的常规治疗,其预后仍不好[24, 73]。当知道有这些沟存在时,确诊它们是容易的。临床上,这些沟可无症状,也可有牙周症状(急性或慢性)。同时,这些牙齿的牙髓可能继发感染,从而出现牙髓炎症状(图17-9)。这些病变发生在下颌磨牙时,常与根分叉处的釉质突起混

表 17-2　牙周病变与牙髓病变的鉴别诊断

	牙髓病变	牙周病变
临床检查		
病因	牙髓感染	牙周组织感染
牙髓活性	死髓	活髓
修复体	较深或范围较大	无明显关联
菌斑及牙石	无明显关联	主要因素
炎症	急性	慢性
牙周袋	单发、窄	多发、冠向宽
pH 值	多为酸性	多为碱性
创伤	始发或继发因素	相关因素
微生物	种类较少	复杂
X 线检查		
范围	局限	广泛
牙槽骨丧失	近根尖部较宽	近牙冠部较宽
根尖周	透射	常无关
垂直型牙槽骨吸收	无	有
组织病理学检查		
结合上皮	不向根尖部移动	向根尖部移动
肉芽组织	根尖部(最少)	牙冠部(较大)
牙龈状况	正常	有些萎缩
治疗学		
治疗方法	根管治疗	牙周治疗

消[43]。颈部釉质突起的发生率为 18%~45%[30,43]。通过测量这些颈部釉质突起离根尖的距离，研究者们发现，根分叉病理改变与这些颈部釉质突起密切相关(82.5%)[30]。

有这样一些病例，它们既不符合典型的牙髓牙周病变，对治疗也不敏感，此时常建议做活检和组织学分析。全身系统性疾病如硬皮病、癌症转移和骨肉瘤在 X 线片上看起来可与牙髓病和牙周病相似。审慎的牙医师应当随时警惕非牙髓和非牙周来源的病变，并寻找其原因。

治疗方法的选择

当常规牙髓和牙周治疗不能治愈患牙时，医师必须考虑其他治疗方法。如当一个局部牙周缺损伴随牙髓难治或有医源性的牙齿问题时，有理由去寻求其他治疗方法。可选择的治疗方法包括切除或再生技术。切除技术是把重点放在消除患牙牙根或患牙；再生的努力是瞄准重建失去的生物结构。切除方法是去掉患牙牙根或拔除患牙。当一个牙拔除后，应选择恢复咬合功能的修复治疗，包括牙种植伴混合义齿。采用组织和骨再生技术的骨移植是再建失去的生物结构的方法。

截根术是去除牙根，一般在根管治疗前后进行。以前当根管治疗困难时多采用这种方法，但现在适应证仅限于一个根或几个根不能保住的多根牙。截根术的适应证包括(但不限于)根折，旁穿，根龋裂开，穿孔，涉及一个牙根的根外吸收，个别牙根根管治疗有缺陷，严重牙周炎仅影响一个牙根和严重 2、3 度根分叉病变。截根术是一个技术性很强的操作，要求细心选择可能成功的牙齿，继之以多学科的联合治疗。治疗前必须检查咬合力，牙齿的可修复性，和剩余牙根的价值等因素。一个细心设计的治疗计划是截根术成功的关键[25]。对咬合面的适当成型和临床冠的恢复是必要的，根面应进行修整以避免食物堆积[33]。

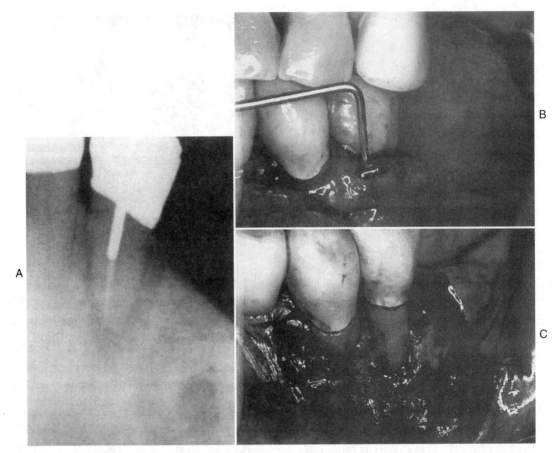

图 17-8 垂直型牙折。A. 增宽的牙周袋间隙与 J 性透射区。B. 牙周探针探及深度达 12mm 的牙周袋。C. 探察手术证实牙根根折的存在

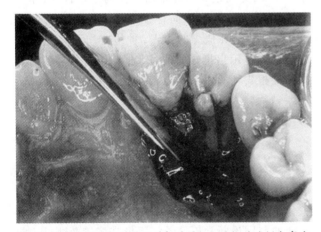

图 17-9 上颌侧切牙的已引起牙周组织破坏的舌侧发育沟

基于一些长期研究结果的不一致，关于该方法的疗效仍存在矛盾[3,7,9,11,19,21,135]。有回顾性纵向研究随访了被切根牙齿 3~12 年，报道成功率为 62%~100%，牙周破坏率低（10%）。但正如多数长期研究指出的，截根术失败的主要原因是由于根管治疗和修复的失败。独特的解剖特征，如根长，弯曲度，形状，大小，邻牙的位置，骨质的密度均可影响结果。例如融合的牙根使截根术几乎不可能。当纯粹为了消除吸收的或外伤穿孔的缺损，折断的牙根，或无法进行根管治疗的牙根，去除牙根常是决定性的治疗。但如果存在局部或广泛的牙周病，应创造有利于愈合的条件，同时进行牙周治疗以恢复牙周健康[25]。被截根牙齿最后的修复，在很大程度上取决于截根的性质，剩余牙齿结构的量，牙周情况和咬合关系。应慎重估计恢复牙齿的修复方面的问题并结合即将做的手术，以保证牙齿边缘与牙槽

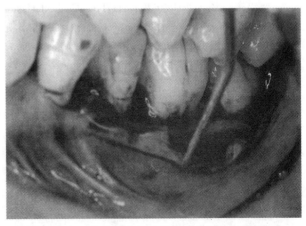

图 17-10 与下颌磨牙的发育沟有关的牙颈部病变

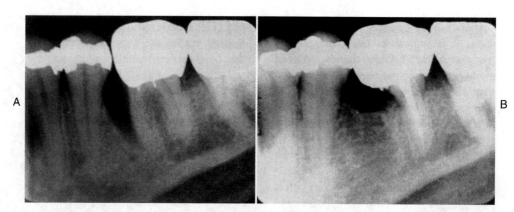

图 17-11 牙根切除术。A. 术前 X 线片显示近中牙根显著的牙周组织病变（左图），在进行切除手术之前先进行完善的根管治疗。B. 术后 5 年复查，发现保存患牙预后良好，未发生任何并发病变

嵴的适当位置，处理好咬合关系和咀嚼力的改变[72]。

关于截根术前进行根管治疗术的好处和必要性还存在争议。有这样一些例子，在需进行探察手术时，如果发现牙周问题比术前确定的广泛，当即进行了截根术。（在上述例子）此时，去除未进行根管治疗的患牙根是可接受的，但在截根术后应尽快进行根管治疗术。活髓牙牙根截断后[23,64]，冠部牙髓开口应用银汞封闭或用镇痛垫底材料（Dycal 等）暂封。Filipowicz 等对上颌磨牙活髓牙根截根术进行了 9 年跟踪和评价[21]，发现截根处牙髓如用 Dycal 和银汞覆盖，第 1 年 38% 的磨牙仍是活髓，但第 5 年仅有 13% 仍有活髓。这些发现意味着牙根活髓截根术后远期预后不好，因此，建议在截根术前或术后立即进行根管治疗术。与此研究相反，Haskell 报道截根后牙齿的活性可维持到术后 16 年以后[29]。不过，普遍认为，只要可能，预先（截根术前）应完成根管治疗术；如无可能，活髓牙截根后 2 到 3 周内应完成根管治疗术。否则可能会发生牙髓并发症，如内吸收、牙髓发炎和坏死[2,67]。

近年来，诱导组织再生术（GTR – Guided Tissue Regeneration）及诱导骨组织重建术（GBR – Guided Bone Regeneration）常用于牙根术后以促进骨愈合[47]。图 17-12 为应用此法治疗根尖周缺损的成功病例。理论上，GTR 可阻止结缔组织与缺损处的骨壁接触，保护其下方的血凝块，稳定创口[28]。Pecora 用 GTR 障碍薄膜治疗较大范围的根尖周病变时发现，在薄膜处根尖周愈合比对照处快[47,48]，骨再生的质量和数量更好。一例关于在障碍薄膜去除处的活检组织学检查报告，发表了类似的发现[50]。另外，当进行临床病例检查时发现，越是靠近牙龈边缘的病变，越容易遭受到来自龈沟的液体及细菌感染（同时也越容易受到机械性创伤）。因此，对于牙髓-牙周联合病变的病例，采用 GTR 预后最不好[47]。

可供临床采用的 GTR 薄膜种类很多。选用可吸收的胶原蛋白聚合膜较好，因为它不需要二次手术去除。另外，研究发现，可吸收薄膜与不可吸收薄膜均可达到同样的结果[13]。应当指出，尽管如此，仍然需要进行长期的研究，以批判地评价这一新的方法。

骨移植用于牙周病引起的牙槽骨缺损已 40 余年[56]。因为在根尖切除术后缺损周围是骨壁，术中是否需要辅以骨移植尚存在争议（除非直径特别大）。随着 GTR 概念的引入，骨移植片和 GTR 膜的综合应用显示出良好的前景，但尚须进一步研究以探讨在根尖切除术中综合治疗的真正益处。

小　结

牙髓和牙周病变是由于牙髓组织和牙周膜紧密相连造成的。两类组织间主要交通途径是通过根尖孔，侧支根管，副根管和牙本质小管。牙髓和牙周病变的鉴别诊断常不简单，要做许多诊断测试，收集很多临床资料以获得正确诊断。当检查和治疗联合或单独的牙髓和牙周病变时，临床牙医师要牢记：成功的治疗依赖于正确的诊断。联合病变要求同时进行牙髓和牙周的治疗，但一般先完成根管治疗。另外，截根和再生技术是可选择的方法，这加强了临床牙医师解决这些复杂临床问题的能力。

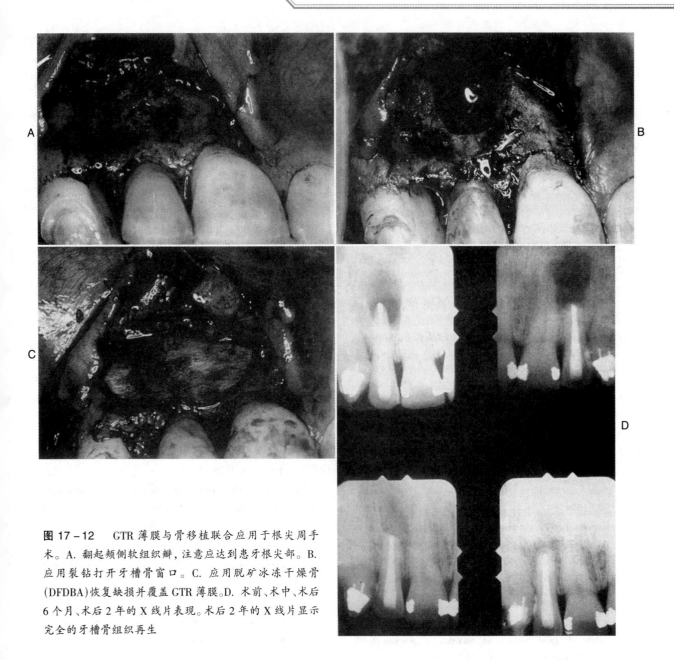

图 17-12　GTR 薄膜与骨移植联合应用于根尖周手术。A. 翻起颊侧软组织瓣，注意应达到患牙根尖部。B. 应用裂钻打开牙槽骨窗口。C. 应用脱矿冰冻干燥骨（DFDBA）恢复缺损并覆盖 GTR 薄膜。D. 术前、术中、术后 6 个月、术后 2 年的 X 线片表现。术后 2 年的 X 线片显示完全的牙槽骨组织再生

参 考 文 献

[1] Abramowitz PN, Rankow H, Trope M: Multidisciplinary approach to apical surgery in conjunction with the loss of buc-cal cortical plate, *Oral Surg Oral Med Oral Pathol Oral Radiol Endod* 77: 502, 1994.

[2] Allen AL, Gutmann JL: Internal root resorption after vital root resection, *J Endod* 3: 438, 1977.

[3] Basten CH-J, Ammons WF Jr, Persson R: Long-term evaluation of root resected molars: a retrospective study, *Int J Periodontics Restorative Dent* 16: 207, 1996.

[4] Belk CE, Gutmann JL: Perspectives, controversies, and directives on pulpal-periodontal relationship, *J Can Dent Assoc* 56: 1013, 1990.

[5] Bender IB, Seltzer S: The effect of periodontal disease on the pulp, *Oral Surg Oral Med Oral Pathol Oral Radiol Endod* 33: 458, 1972.

[6] Bergenholtz G, Lindhe J: Effect of experimentally induced marginal periodontitis and periodontal scaling on the dental pulp, *J Clin Periodontol* 5: 59, 1978.

[7] Blomlof L, Jansson L, Applegren R, Ehnevid H, Lindskog S: Prognosis and mortality of root-resected molars, *Int J Periodon Rest Dent* 17: 191, 1997.

[8] Blomlof L, Lengheden A, Linskog S: Endodontic infection and calcium hydroxide treatment effects on periodontal healing in mature and immature replanted monkey teeth, *J Clin Peri-odontol* 29: 652, 1992.

[9] Buhler H: Evaluation of root resected teeth. Results after 10 years, *J Periodontol* 59: 805, 1988.

[10] Burch JG, Hulen S: A study of the presence of accessory foramina and the topography of molar furcations, *Oral Surg Oral Med Oral Patho* 138: 451, 1974.

[11] Carnevale G, DiFebo G, Tonelli MP, Marin C, Fuzzi MA: Ret-rospective analysis of the periodontal-prosthetic treatment of molars and interradicular lesions, *Int J Periodontics Restora-tive Dent* 11: 189, 1991.

[12] Chen SY, Wang HL, Glickman GN: The influence of endodon-tic treatment upon periodontal wound healing, *J Clin Peri-odontol* 24: 449, 1997.

[13] Christgau M, Schmalz G, Reich E, Wenzel A: Clinical and radiographical split-mouth study on resorbable versus non-resorbable GTR-membranes, *J Clin Periodontol* 22: 306, 1995.

[14] Cutright DE, Bhaskar SN: Pulpal vasculature as demonstrated by a new method, *Oral Surg Oral Med Oral Pathol* 27: 678, 1969.

[15] Czarnecki RT, Schilder H: A histological evaluation of human pulp in teeth with varying degrees of periodontal disease, *J Endod* 5: 242, 1979.

[16] Diem CR, Bower GM, Ferrigno PD, Fedi PF Jr: Regeneration of the attachment apparatus on pulpless teeth denuded of cementum in Rhesus money, *J Periodontol* 45: 18, 1974.

[17] Duggins I, Clay J, Himel V, Dean J: A combined endodontic retrofill and periodontal guided tissue regeneration for the repair of molar endodontic furcation perforations: Report of a case, *Quintessence Int* 25: 109, 1994.

[18] Ehnevid H, Jansson L, Lindskog S, Blomlof L: Endodontic pathogens: propagation of infection through patent dentinal tubules in traumatized monkey teeth, *Endod Dent Traumatol* 11: 229, 1995.

[19] Erpenstein H: A three year study of hemisections molars, *J Clin Periodontol* 10: 1, 1983.

[20] Everett FG, Kramer GM: The disto-lingual groove in the maxillary lateral incisor: a periodontal hazard, *J Periodontol* 443: 352, 1972.

[21] Filipowicz F, Umstott P, England M: Vital root resection in maxillary molar teeth: a longitudinal study, *J Endod* 10: 264, 1984.

[22] Garrett S: Periodontal regeneration around natural teeth, *Ann Periodontol* 1: 621, 1996.

[23] Gerstein K: The role of vital root resection in periodontics, *J Periodontol* 48, 478, 1977.

[24] Gher ME, Dunlap RM, Anderson MH, Kuhl LV: Clinical sur-vey of fractured teeth, *J Am Dent Assoc* 114: 174, 1987.

[25] Green EN: Hemisection and root amputation, *J Am Dent Assoc* 112: 511, 1986.

[26] Guldener PH: The relationship between periodontal and pulpal disease, *Int Endod J* 18: 41, 1985.

[27] Gutmann JL: Prevalence, location and patency of accessory canals in the furcation region of permanent molars, *J Periodontol* 49: 21, 1978.

[28] Hany JM, Nilveus RE, McMillan PJ, Wikesjo UME: Peri-odontal repair in dogs: expanded polytetrafluoroethylene bar-rier membranes support would stabilization and enhance bone regeneration, *J Periodontol* 64: 883, 1993.

[29] Haskell E: Vital root resection: a case report of long-term follow-up, *Int J Periodontics Restorative Dent* 4(6): 57, 1984.

[30] Hou GL, Tsai C: Relationship between periodontal furcation involvement and molar cervical enamel projections, *J Peridontol* 58: 715, 1987.

[31] Jansson LE, Ehnevid H: The influence of endodontic infection on periodontal status in mandibular molars, *J Periodontol* 69: 1392, 1998.

[32] Kellert M, Chalfin H, Solomon C: Guided tissue regeneration: an adjunct to endodontic surgery, *J Am Dent Assoc* 125: 1229, 1994.

[33] Kirchoff DA, Gerstein H: Presurgical occlusal contouring for root amputation procedures, *Oral Surg* 27: 379, 1969.

[34] Kirkham DB: The location and incidence of accessory pulpal canals in periodontal pockets, *J Am Dent Assoc* 91: 353, 1975.

[35] Klavan B: Clinical observation following root amputation in maxillary molar teeth, *J Periodontol* 46: 105, 1975.

[36] Koenigs JF, Brilliant JD, Foreman DW: Preliminary scanning electron microscope investigations of accessory foramina in the furcation areas of human molar teeth, *Oral Surg Oral Med Oral Pathol* 38: 773, 1974.

[37] Kramer IRH: The vascular architecture of the human dental pulp, *Arch Oral Biol* 2: 177, 1960.

[38] Langeland K, Rodrigues H, Dowden W: Periodontal disease, bacteria and pulpal histopathology, *Oral Surg Oral Med Oral Pathol Oral Radiol Endod* 37: 257, 1974.

[39] Lantelme RL, Handelman SL, Herbison RJ: Dentin formation in periodontally diseased teeth, *J Dent Res* 55: 48, 1976.

[40] Lee KW, Lee EC, Poon KY: Palato-gingival grooves in maxil-lary incisors, *Br Dent J* 124: 14, 1968.

[41] Lowman JV, Burke RS, Pelleu GB: Patent accessory canals: incidence in molar furcation region, *Oral Surg Oral Med Oral Pathol* 36: 580, 1973.

[42] Mandi FA: Histological study of the pulp changes caused by periodontal disease, *J Br Endod Soc* 6: 80, 1972.

[43] Masters DH, Hoskins SW: Projection of cervical enamel into molar furcations, *J Periodontol* 35: 49, 1964.

[44] Mazur B, Massler M: Influence of periodontal disease on the dental pulp, *Oral Surg Oral Med Oral Pathol Oral Radiol Endod* 17: 592, 1964.

[45] Miyashita H, Bergenholtz G, Grondahl K, Wennstrom JL: Impact of endodontic conditions on marginal bone loss, *J Peri – odontol* 69: 158, 1998.

[46] Obermayr G, Walton RE, Leary JM, Krell KV: Vertical root fracture and relative deformation during obturation and post cementation, *J Prosthet Dent* 66: 181, 1991.

[47] Pecora G, Baek SH, Rethnam S, Kim S: Barrier membrane techniques in endodontic microsurgery, *Dent Clin North Amer* 41: 585, 1997.

[48] Pecora G, Kim S, Celleti R, Davarpanah M: The guided tissue regeneration principle in endodontic surgery: one year postop – erative results of large periapical lesions, *Int Endod J* 7: 76, 1995.

[49] Perlmutter S, Tagger M, Tagger E, Abram M: Effect of the endodontic status of the tooth on experimental periodontal reattachment in baboons: a preliminary investigation, *Oral Surg Oral Med Oral Pathol* 63: 232, 1987.

[50] Pinto VS, Zuolo ML, Mellonig JT: Guided bone regeneration in the treatment of a large periapical lesion: a case report, *Pract Periodontics Aesthet Dent* 7: 76, 1995.

[51] Pitts DL, Natkin E: Diagnosis and treatment of vertical root fractures, *J Endod* 9: 338, 1983.

[52] Polson AM: Periodontal destruction associated with vertical root fracture: report of four cases, *J Periodontol* 48: 27, 1977.

[53] Rubach WC, Mitchell DF: Periodontal disease, accessory canals and pulp pathosis, *J Periodontol* 36: 34, 1965.

[54] Sanders J et al: Clinical evaluation of freeze – dried bone allo – graft in periodontal osseous defects. III. Composite freeze – dried bone allografts with and without autogenous bone grafts, *J Periodontol* 54: 1, 1983.

[55] Saunders RL, de CH: X – Ray microscopy of the periodontal and dental pulp vessels in the monkey and in man, *Oral Surg Oral Med Oral Pathol* 22: 503, 1966.

[56] SchallhomRG: Long – term evaluation of osseous grafts in peri – odontal therapy, *Int Dent J* 30: 101, 1980.

[57] Seltzer S, Bender IB, Nazimov H, Sinai I: Pulpitis induced interradicular periodontal change in experimental animals, *J Periodontol* 38: 124, 1967.

[58] Seltzer S, Bender IB, Ziontz M: The interrelationship of pulp and periodontal disease, *Oral Surg Oral Med Oral Pathol Oral Radiol Endod* 16: 1474, 1963.

[59] Silverstein L, Shatz PC, Amato AL, Kurtzman D: A guide to diagnosing and treating endodontic and periodontal lesions, *Dent Today* 17(4): 112, 1998.

[60] Simon JHS, Glick DH, Frank AL: The relationship of endodontic – periodontic lesions, *J Periodontol* 43: 202, 1972.

[61] Simon JH, Werksman LA: Endodontic – periodontal relations. In Cohen S, Bums RC, editors: *Pathways of the Pulp*, ed 6, St Louis, 1994, Mosby.

[62] Simring M, Goldberg M: The pulpal pocket approach. Retro – grade periodontitis, *J Periodontol* 35: 22, 1964.

[63] Sinai I, Soltanoff W: The transmission of pathologic changes between the pulp and the periodontal structures, *Oral Surg Oral Med Oral Pathol* 36: 558, 1973.

[64] Smukler H, Tagger M: Vital root amputation. A clinical and histologic study, *J Periodontol* 47: 324, 1976.

[65] Stahl SS: Pathogenesis of inflammatory lesions in pulp and periodontal tissues, *Periodontics* 4: 190, 1966.

[66] Stallard RE: Periodontic – endodontic relationships, *Oral Surg Oral Med Oral Pathol* 34: 314, 1972.

[67] Tagger M, Perlmutter S, Tagger E, Abrams M: Histological study of untreated pulps in hemisected teeth in baboons, *J Endod* 14: 288, 1988.

[68] Torabinejad M, Kiger RD: A histologic evaluation of dental pulp tissue of a patient with periodontal disease, *Oral Surg Oral Med Oral Pathol Oral Radiol Endod* 59: 198, 1985.

[69] Tseng CC, Chen YH, Huang CC, Bowers GM: Correction of a large periradicular lesion and mucosal defect using combined endodontic and periodontal therapy: a case report, *Int J Peri – odontics Restorative Dent* 15: 377, 1995.

[70] Vertucci FJ, Williams RG: Furcation canals in the human mandibular first molar, *Oral Sug Oral Med Oral Pathol* 38: 308, 1974.

[71] Walton RE, Michelich RJ, Smith GN: The histopathogenesis of vertical root fractures, *J Endod* 10: 48, 1984.

[72] Ward HE: Preparation of furcally involved teeth, *J Prosthet Dent* 48: 261, 1982.

[73] Withers J, Brunsvold M, Killoy W, Rahe A: The relationship of Palato – gingival grooves to localized periodontal disease, *J Periodontol* 52: 41, 1981.

[74] Whyman RA: Endodontic – periodontic lesion. I. Prevalence, etiology, and diagnosis, *NZ Dent J* 84: 74, 1988.

第18章 牙髓病药理学

*Martin Trope, Noah Chivian,
Asgeir Sigurdsson, William F. Vann, Jr.*

牙髓病变疼痛机制　/ 624	根管内给药　/ 632
延髓神经节　/ 625	系统给药　/ 633
牙髓病变的痛觉过敏机制　/ 626	抗生素类药物在根管治疗术后疼痛与疼痛急性发作治疗中的地位与作用　/ 634
根管治疗术后疼痛的早期预测　/ 628	
非麻醉性止痛药　/ 630	牙髓病变中疼痛的常规治疗方案　/ 635
常用药物的交互作用及其应用局限性　/ 631	预防性给药(预处理)　/ 635
类阿片类止痛药　/ 632	缓慢释控的局部给药(长效止痛药)　/ 635
皮质类固醇制剂在根管治疗术后疼痛与疼痛急性发作治疗中的地位与作用　/ 632	变通治疗方案　/ 635

对于牙髓病中及根管治疗后疼痛的有效处理是检验一位临床牙医师医疗水平的重要标志。对疼痛的处理是牙髓病治疗过程的重要组成部分，必须对牙髓病过程中的疼痛发生机制、处理方法有完整而科学的把握[5]。为了迅速而有效地治疗牙源性疼痛，临床牙医师对于疼痛的发生机制、处理方法、各类止痛药的作用机制与给药途径、剂量等等都要熟练掌握。鉴于上述原因，本章就牙源性痛觉过敏的机制、疼痛的处理方法等做了较为详细的介绍与总结，尤其将重点放在临床常见的牙髓病药理学方面，这对于临床牙医师的日常工作是极有意义的。另外，对"牙痛"的全面理解还包括牙源性疼痛的诊断(参见第1、2章)、非牙源性疼痛的诊断(参见第3章)及两者之间的鉴别诊断、牙髓的神经解剖学(参见第11章)、牙源性痛觉过敏机制(参见第11章)、牙髓炎与根尖周炎病变涉及的神经介质(参见第12、13章)、局部麻醉药及抗焦虑药药理学(参见第20章)等方面的内容。幸运的是，本书中对所有上述内容都有所涉及。

牙髓病变疼痛机制

牙源性疼痛一般是由于有害的物理刺激或炎性介质的释放引起的，其中，后者可以刺激局部神经末梢的感觉神经元感受器，进而激活神经组织，产生冲动。人体的生理性牙髓组织与根尖周组织是由三叉神经的分支支配的。解剖学发现，牙髓组织内共有两种不同的神经纤维：①C纤维；②Aδ纤维(图18-1所示)。其中，从数量上讲，无髓鞘的C纤维至少是Aδ纤维的3～8倍[21,22,84,159]。热、电流(电子牙髓活力测定仪的应用)、机械、化学等因素都可能刺激局部神经末梢，引起局部疼痛。无髓鞘的C纤维被认为是牙髓疼痛与根尖周疼痛的主要原因，这一假说已被解剖学上C纤维在牙髓组织中的分布规律及其对炎性介质的反应所证实[100,120,121]。

来自口腔颌面部的各类刺激达到一定强度后，激活牙髓内C纤维与Aδ纤维，产生冲动并通过三叉神经的分支上传到位于脊髓部的三叉神经节[67,97,119,144]。三叉神经节是重要的(但不是唯一的)口腔颌面部刺激聚合点[41,101,145]。正是鉴于这一原因，在口腔临床上，可以通过应用局部麻醉药物阻断C纤维与Aδ纤维神经传入冲动的方法，来防止术后疼痛的发生，或治疗某些原因不明的口腔颌面部疼痛[32,63,83,110]。

因为三叉神经节的解剖学组织结构与人体的各类髓组织非常相似，故被定义为"髓状神经节"。该髓状神经节并不仅仅是神经冲动向大脑皮质传导的中转站，还可以对某些特定的信号进行一定的加工，如痛觉过敏的冲动通过三叉神经节被加强，止痛药物的作用信号被减弱，疼痛的信号则被交叉

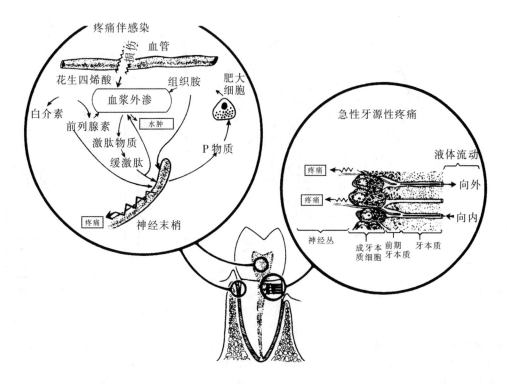

图18-1 关于周围刺激引起牙源性疼痛的两种学说机制。急性牙源性疼痛:根据流体动力学理论,各种刺激引起牙本质小管液的流动,牙髓腔内压力剧烈变化,刺激牙髓神经末梢,产生冲动,引起疼痛。炎性疼痛:与炎性介质的合成与释放密切相关,主要的炎性介质有前列腺素、缓激肽、P物质、组胺及其他尚未发现的同类物质等。上述炎性介质的作用过程形成一个循环反馈机制,刺激神经末梢,产生疼痛

传递等。而且,在组织发生炎症或牙髓被摘除之后,不只是牙髓腔的解剖结构发生了较大变化,三叉神经节对冲动的反应能力也发生相应的变化,称为"神经节的适应性"。

延髓神经节

延髓背角至少含有以下4个与神经冲动的传导、加工直接相关的组成部分:①相关的中枢神经传入神经;②局部神经网;③投射神经元(传入神经);④下行神经元。在第一种组分中,主要神经纤维(C纤维与Aδ纤维)通过三叉神经束进入髓状背侧角(图18-2)。C纤维与Aδ纤维的中枢末梢终止于髓状背侧角的外层。通过释放某些特定的刺激性氨基酸如谷氨酸、神经肽(主要是P物质与降钙素释放激素肽-CGRP)等发挥生理作用。在动物实验中,发现给予谷氨酸、P物质与CGRP受体拮抗药物后,可以阻止痛觉过敏症状的产生[24,40,134,171]。进一步的动物实验证明,N-甲基,D-天冬氨酸(NADM)等受体拮抗药物对于阻止痛觉过敏的效果更好。现在,上述拮抗药物已经成为研制新型的止痛药物的首选[172]。

局部神经网是三叉神经节的第二种重要组分,其主要作用是收集初级神经元纤维的冲动,然后向投射神经元传导[41,97,168]。第三种组分是投射神经元,这些神经元的细胞体位于三叉神经节内,其轴索则汇集成束,将来自口腔颌面部的痛觉冲动向大脑皮质的相关支配区域传送。其中最大的投射路径是三叉神经丘脑束,该神经束穿过了三叉神经节的对侧进入丘脑(图18-2)。进入丘脑后,神经冲动再沿着丘脑皮质束传送至大脑皮质。

研究证明,疼痛是由来自皮肤与器官感受器的传入冲动逐步向投射神经元(传入神经)聚集而引起的。例如,位于上颌窦与上颌磨牙区的末梢感受器都将所受到的刺激转化成神经冲动,传入同一个末梢神经,并发生聚集。当冲动聚集达到一定强度后,就会引起痛觉[145]。相关研究还发现,人体有50%的神经节具有同时聚集皮肤、器官感觉冲动的功能[147]。在口腔颌面部,最好的例子就是位于末梢神经的单个神经元可能同时接纳来自上颌皮肤、角膜、下颌尖牙、下颌前磨牙、上颌前磨牙区域的刺激[145]。

冲动聚集学说经常被用来解释一些常见的临床症状,如一些患者抱怨原发于下颌磨牙的炎症引起整个同侧耳前区的疼痛;原发于上颌窦的疼痛引

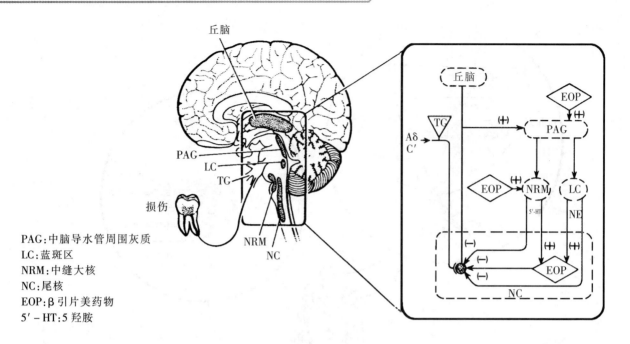

PAG:中脑导水管周围灰质
LC:蓝斑区
NRM:中缝大核
NC:尾核
EOP:β引片美药物
5′-HT:5羟胺

图18-2 关于口腔颌面部疼痛的感受与调节示意图。Aδ纤维与C无髓鞘神经纤维感受外界刺激,通过突触产生传入冲动,到达三叉神经核,然后传入次级神经中枢——丘脑,最后到达大脑皮质。牙源性疼痛抑制系统:该图显示了各级神经之间关于牙源性疼痛的调节机制(实际的情况更为复杂)。如右图,Aδ纤维与C无髓鞘神经纤维感受外界刺激,按照上述通路传至丘脑。从上述冲动与其他部位的冲动,也可以传导至PAG,PAG进一步引起NRM与LC的活动。其中,NRM通过抑制5-羟色胺及其他神经介质的释放等来发挥生理作用,LC则通过去甲肾上腺素等激素来发挥作用。注意在该系统中,内啡肽系统在上述3个层次上都起到一定的作用。"+"表示激活、兴奋作用,"-"表示抑制作用

起同侧上颌磨牙区的疼痛等。再者,冲动聚集学说还是应用局部麻醉药诊断与治疗某些口腔颌面部顽固性疼痛的发病部位与症状的理论基础。例如,Okeson曾经应用局部注射麻醉药的方法来确定一些疼痛的原发部位,并做了相关报道[126]。

三叉神经节的第四种组分是传出神经末梢(图18-2)。这些神经末梢起着传导大脑传出信号的作用[12]。人体有内源性的止痛系统,最重要的物质是内源性的吗啡肽(EOP)。内源性的吗啡肽(内啡肽)是一种肽类家族,具有某些外源性肽类似吗啡、可待因的性质,主要包括:脑啡肽(内啡肽的一种)、度冷丁、β-内啡肽等。最重要的是,相关研究发现,在不同的生理状态下,内源性止痛系统的止痛作用也是不同的。这主要是由于内源性与外源性肽都是通过激活各个水平神经轴索的肽类受体,从而产生止痛作用的。在牙病治疗过程中,由于局部神经受体拮抗药物的应用明显阻滞了内源性吗啡肽的作用,EOP的释放量会有所增加。

另外,位于C纤维末梢轴索的内源性大麻-肽系统也能明显影响牙源性疼痛的发生发展过程[63,66,92],这一系统的激活可以缓解某些慢性疼痛[135,136]。在缓解疼痛方面,大麻-肽系统比EOP的作用更强,这主要是因为在人体的中枢神经系统(CNS)中,前者的受体足有后者的10倍之多。在牙髓神经系统的研究中发现,在生理性牙髓中含有大麻-肽受体,可能起到抑制无髓鞘神经末梢感受刺激能力的作用[78,137,174]。

牙髓病变的痛觉过敏机制

在有明显而严重的根尖炎症病例中,牙髓的整个神经系统都受到剧烈刺激,可引起痛觉过敏[40,42,167,172]。其特点为:痛阈降低、自发性疼痛、对有害刺激的敏感性大大增强等[69,167]。事实上,绝大多数人都有过痛觉过敏的经历,如晒伤、烫伤等。晒伤经常引起自发性疼痛、痛阈降低、对刺激高度敏感(轻轻接触晒伤的皮肤即可引起剧烈疼痛)等。从中我们可以看出,外周的损伤可以引起人体整个痛觉系统反应能力的根本性改变。

痛觉过敏还常见于牙髓炎与根尖周炎病例。因此,临床牙医师可以根据临床检查的结果与患者的主诉,较容易地诊断出痛觉过敏的存在(表18-1)。例如,通过应用口腔镜的柄对患牙进行叩诊,在正常情况下,这类无害的刺激不会引起疼痛;但在

表 18-1　痛觉过敏特征及牙髓病临床检查

痛觉过敏特征	相关牙髓病症状及临床检查
自发性疼痛	自发性疼痛
痛阈降低	叩诊、扪诊阳性，探诊疼痛
对疼痛刺激反应性升高	牙髓敏感实验（包括 EPT 与热诊）

表 18-2　痛觉过敏的周围机制

机制：
1. 炎性介质的合成与释放
2. 传入神经的改变：激活与致敏
3. 传入神经改变：芽生
4. 传入神经改变：蛋白质类
5. 局部组织压力
6. 局部组织温度
7. 交感神经的作用
8. Aβ 纤维的适应性

痛觉过敏的情况下，神经末梢的痛阈降低，牙周韧带对刺激极度敏感，以至于只是口腔镜的轻叩即可引起明显的疼痛症状。以猫为实验对象的实验结果表明，牙髓的炎症反应同样降低了牙髓组织对于机械刺激的耐受阈，因为牙髓血管收缩压的升高激活了局部的神经元。该类与心脏跳动密切相关的疼痛被称为"搏动性疼痛"[22,121]。关于热刺激的耐受性实验结果表明，在炎性牙髓病例，牙髓对于热刺激的耐受阈大大降低，甚至正常的体温（37℃）即可对牙髓神经元造成刺激，引起疼痛。这也可以解释为什么有些不可逆性牙髓炎患者要用冰袋冷敷患牙部位，因为冰袋可以降低局部温度，可以减少牙髓神经元所受到的刺激，从而缓解疼痛症状。由此可以看出，对于痛觉过敏的机制及其治疗的研究是牙髓病学领域的重要组成部分[69]。

造成痛觉过敏的原因主要包括周围因素和中枢因素两大类。关于这方面的学说有很多，但侧重点有所不同。下列几项假说偏重于周围因素（表 18-2）。实际的临床病例资料表明，许多牙髓治疗手段，包括脓肿的切开引流、牙髓摘除术等都可以通过降低升高的局部组织压力、清除炎性介质等方式来缓解疼痛。志愿者实验结果发现，在人体生理性根尖周组织或牙髓组织内注射炎性介质（见第 12、13 章），可以激惹牙髓，引起疼痛（表 18-3）。

各类周围因素引起的神经末梢刺激可以产生神经冲动，沿着固定的神经通路向上传导，直至位于脑干的三叉神经核。神经冲动的产生取决于以下 3 个因素：神经末梢的刺激受体、降低的耐受阈、长时间的阈上刺激（超过耐受阈的刺激）。周围性止痛药的部分作用机制即为降低炎性介质的浓度，进而降低周围神经末梢的损害性及对炎性介质的敏感程度。应用周围性止痛药治疗痛觉过敏的药理学研究也证明了上述论点[28,139]。现在，正在针对痛觉过敏及止痛药的作用机制进行大量的实验研究，以期研制出更有效的新一代止痛药物[43,133,172]。

除去激活与致敏作用外，周围神经末梢对炎性介质（如神经生长因子，NGF）的反应还表现为：促进 P 物质及 CGRP 的合成、促进炎性组织内神经末梢的发育，这同样对炎性疼痛的形成有着积极的作用[18,20,88]。其中，促进炎性组织内神经末梢生长发育对于引发慢性牙髓炎及根尖周炎患者的疼痛症

表 18-3　炎性介质对传入神经末梢的作用

介质	对传入神经末梢的作用	志愿者实验情况
钾离子	激活	++
质子	激活	++
5-羟色胺	激活	++
缓激肽	激活	+++
组胺	激活	+
肿瘤坏死因子 α	激活	?
前列腺素	致敏	±
白三烯	致敏	±
神经生长因子	致敏[7,31]	++
P 物质	致敏	±
白细胞介素-1(IL-1)	致敏?	?

状都有一定的影响[20]。一些实验发现,传入神经对于炎性介质的反应还包括合成其他某些蛋白质,如TTX抑制性钠离子通道[3,43,165]。这些离子通道为大量的神经末梢受体所合成,并为某些炎性介质所激活[7,61,62]。与正常的神经末梢所有的TTX敏感性钠离子通道不同,局部止痛药物难以阻止该类抑制性通道的离子传递,从而难以发挥正常的止痛作用。如,在同等数量的前提条件下,有效阻滞TTX抑制性钠离子通道所需要的利多卡因量是TTX敏感性钠离子通道的4倍[140]。除去利多卡因的有效性等因素,新型离子通道的合成是该类病例疼痛症状难以缓解的重要原因。实际的药理学动物(小鼠)实验结果也证明,无论是炎症性还是神经性疼痛,对于TTX抑制性钠离子通道的干预是止痛药物发挥良好药效的理想途径[132]。

另外一些假说则是建立在中枢性因素基础之上的(表18-4)。例如,牙髓摘除术不但提高了神经中枢的敏感性,而且刺激其自体激活性[147]。另外,动物实验结果也证明,即使是将神经末梢从动物机体中摘除,仍然有CGRP的释放增加[55]。而且在清除周围刺激以后,痛觉过敏机制的作用仍然持续一段时间,因为即使是在没有更多的外界刺激信号传入的情况下,原有的刺激仍然能起到刺激神经末梢的作用。这也是为什么即使在进行正规的疼痛治疗之后,仍有近80%的患者存在疼痛症状的原因[104,105]。因此,针对痛觉过敏机制的止痛药物在治疗牙源性疼痛中有着良好的疗效[40,56,107]。总之,牙源性疼痛的临床诊断与治疗中,对于痛觉过敏机制的理解与掌握无疑是最基础也是最重要的。

表18-4 痛觉过敏的中枢机制

1. 机械机制
2. 增强初级传入神经纤维神经递质的释放
3. 突触后受体改变
4. 第二信号系统改变
5. 原癌基因改变
6. 内源性阿片肽改变
7. 中枢性致敏
8. 中风
9. 黑核

根管治疗术后疼痛的早期预测

在目前的医疗水平条件下,根管治疗中的疼痛已经能完全去除,但是,术后疼痛的治疗问题却仍未得到理想的解决。早期的统计资料结果显示,根管治疗术后疼痛的发生率为15%~25%。在回顾性研究中,对进行根管清除术及塑型操作以后,57%的患者没有术后疼痛症状,21%的患者有轻症疼痛,15%的患者有中等程度的疼痛,7%的患者有严重的疼痛症状[59]。现在,随着医疗水平的逐步提高,尽管仍有一定数量的患者会出现轻重程度不一的术后疼痛症状,但意料之外的疼痛急性发作已经很少出现。如果出现上述疼痛急性发作情况,通常需要诊疗计划之外的多次就诊。通常情况下,疼痛急性发作患者的症状有自发性剧烈疼痛、肿胀、上下颌对压力过敏。根据最近的相关统计资料,根管治疗术后、术中疼痛的发生率为2%~20%[11,114,156,157]。

为了更有效地预见根管治疗术后的疼痛急性发作,专家进行了大量的实验,并将结果进行了统计分析。表18-5详细列出了对12 000例患者进行研究的统计结果。尽管由于实验设计的不同,该结果的可比性有一定的可疑,但对于包括6 600例患者进行的14项调查结果发现,术前疼痛的存在(以自发性疼痛及叩诊阳性为标志)是出现术后疼痛急性发作的重要提示(如表18-5)。

在根管治疗术后疼痛中,另外一些影响因素具体的作用强弱,可能会根据实际情况的不同有一定的变化。例如在一项回顾性研究中,随机选择1 000例采用非手术方法进行根管治疗的患者,发现几乎没有术后疼痛急性发作的情况发生,而在另外1 000例随机选择的采用手术方法对化脓根管进行根管预备等操作的患者中,则发现有一定的疼痛急性发作阳性率。

从以上结果可以看出,术前疼痛症状的存在与否、患牙的类型、性别、患者的过敏史、是否为再治疗患牙等因素,在根管治疗的术后疼痛发生中皆有一定的影响,但其他一些因素如根管内药物的应用、系统性疾病、根尖孔的开放等却未发现对疼痛急性发作的发生率有明显影响[153]。

有人对大量的相关实验结果进行了汇总分析,结果发现,根管治疗术后的疼痛急性发作主要发生于下列情况:下颌牙齿、再治疗患牙、40岁以上女性患者、曾经有过过敏史的患者[153]。Mor等也以口腔

表 18-5 根管治疗术后疼痛相关因素

Author/Year	N	术前痛	术前过敏	术前肿胀	牙髓坏死	根尖周炎	Re-Tx	牙齿类型	性别	年龄	变态反应	根管内封药	根尖孔形成	一步法与多次法
Seltzer et al, 1968[143]	698	+							+			=		
Frank et al, 1968[52]	585											=		
Fox et al, 1970[53]	291	+			=	AP<Pain		=		=				
Clem, 1970[25]	318	+			=	AP<Pain		=		=				
O'Keefe, 1976[125]	147	+			=			=	=	=		=		
Maddox et al, 1977[90]	252				=			=						=
Soltantoff, 1978[148]	281													Multi is <
Harrison et al, 1979[73]	195				=	AP<Pain		=	=	=				
Rowe et al, 1980[141]	150	+		+	=	AP<Pain		=	=	=				
Harrison et al, 1981[74]	245				=	AP<Pain		=	=	=		=		
Peknuhn, 1981[128]	102					=		=						=
Mulhem et al, 1982[117]	60	+			=	=		+	+	+				
Oliet, 1983[127]	387				=	AP>Pain		=	=	+		=		
Harrison et al, 1983[75]	229				=	AP>Pain		=	+	=				
Roane et al, 1983[138]	359				=	=		+	+	=				1-Step is<
Balaban et al, 1984[10]	157					=		+		=				
Creech and Walton, 1984[29]	49	+				=	=	=	=	=				
Jostes and Holland, 1984[85]	58	+				=	=	=	=	=				
Marshall and Walton, 1984[104]	50	+				=	+	+	=	=				=
Georgopoulou et al, 1986[59]	245	+			=	AP<Pain	=	=	=	=		=		
Morse et al, 1987[112]	106	+				AP>Pain	=	=	+	+				
Flath et al, 1987[48]	116	+				AP<Pain	+	+	+	+	+	=		
Genet et al, 1987[58]	443	+			+	AP<Pain	+	+	=	=		=		
Torabinejad et al, 1988[153]	2 000	+			=	AP<Pain	+	+	=	+				=
Fava, 1989[46]	60				=	=		=		=				
Trope, 1990[156]	474					AP>Pain	+	=	=	=				
Trope, 1991[157]	226					AP>Pain	+	+	=	=				
Mor, 1992[114]	334				=	AP>Pain	=	=	=	=				
Walton and Fouad, 1992[163]	946	+		+	=	AP>Pain	+	+	+	+				
Marshall and Liesinger, 1993[103]	106				=									
Torabinejad et al, 1994[154]	588	+	+	+	=	AP<Pain	=	=	=	=		+	+	
Abbott, 1994[2]	100													
Imura and Suolo, 1995[80]	1 012	+		=	=	AP<Pain	=	=	=	=				1-Step is<
Eleazor and Eleazor, 1998[45]	402													1-Step is<
Albashaireh, 1998[4]	300													1-Step is<
Total	12 300													

629

医学院在读学生志愿者为研究对象,就根管治疗术后疼痛急性发作进行了实验[111],结果发现,根管治疗术后疼痛急性发作的发生率为4.2%,具体的发生率与根管化脓症状之间存在密切的正相关,而患牙根尖周X线透射症状与疼痛急性发作之间却未发现有明显的关联。

针对一次性完成根管治疗的患者(活性牙髓)中术后疼痛急性发作的情况进行的实验发现,在该类患者中,术后疼痛急性发作的发生率仅为1.8%[157]。但在相同的实验条件下,对于存在慢性根尖周炎的再治疗患牙进行的一次性根管治疗的调查却发现,术后疼痛急性发作的发生率为13.6%。也正是鉴于这一原因,大多数临床牙医师建议,对于存在慢性根尖周炎的病例,不要一次性完成根管治疗。另一项前瞻性研究如下:随机选择946例牙髓患者,分别统计疼痛急性发作的发生率。结果如下:总体的疼痛急性发作发生率为3.17%[163];存在较为严重的术前疼痛的患者,疼痛急性发作的发生率为19%;存在局部或弥散性肿胀患者的疼痛急性发作发生率为15%。在活性牙髓组与化脓性牙髓组的对比中发现,前者的疼痛急性发作发生率(1.3%)较后者(6.5%)低得多;而在根据根尖周组织健康状况进行的分组研究中发现,慢性根尖周炎患者组的疼痛急性发作发生率为3.4%,急性根尖周炎患者组为4.8%,急性根尖周脓肿患者组为13.1%;对于一次性完成根管治疗与多次顺序治疗组的对比没有发现明显差异;尽管没有对是否存在根尖周炎进行更详细的分类,在初次治疗与再治疗组的对比中没有发现明显差异。

总之,在所有与根管治疗术后疼痛急性发作有关的因素中,术前疼痛的存在与否占据决定性地位。尽管没有发现任何一项因素,包括术前疼痛的存在,能确定表示术后疼痛的发生,但大多数临床牙医还是将术前疼痛作为术后疼痛急性发作的重要信号,并据此制定相应的疼痛治疗方案。

非麻醉性止痛药

引起牙源性疼痛的原因是多方面的,其治疗的原理便是通过根管治疗及服用药物等方法去除周围及中枢性致痛因素(表18-2、4),缓解症状并最终治愈疾病。在常用的临床药物中,非麻醉性止痛药占据重要地位,主要包括非皮质类固醇消炎药(NSAID)与醋氨酚(对乙酰氨基酚、退热净,一种退热止痛药)。其中,NSAID的作用原理为与原生质蛋白结合,抑制炎症的扩散,因此在治疗炎症性疼痛时药效良好[19,36,71]。尽管过去一般认为上述药物通过周围机制发挥其止痛作用,但现在大量的实验证明,中枢神经系统也是上述药物的作用部位[102]。

临床上应用于止痛与消炎的非类固醇消炎药(NSAID)种类很多(表18-6)。但不幸的是,大多数该类药物都有一定的副作用,而且两种同类药物之间往往存在明显的交互作用,尤其在治疗牙髓性疼痛过程中,上述缺点更加突出。因此,非类固醇消炎药(NSAID)只是临床上的普通选择药物,并不能成为首选。临床牙医应熟悉掌握几类最常用的该类药物。其中,布洛芬是最主要的药物,其良好的药效、较长的作用持续时间、较少的副作用也已为大量临床事实所证实[31]。其他非类固醇消炎药(NSAID)也具有布洛芬的药效,如碘具有最小的胃肠道刺激[8];酮洛芬(苯酮苯丙酸)具有比布洛芬更强的止痛效果等[26]。药理学实验及临床资料都已证明,非类固醇消炎药(NSAID)在治疗炎症性疼痛方面有着较好的疗效,表18-6详细列举了已经证明比传统的对乙酰氨基酚(扑热息痛)与类阿片肽(指任何一种合成麻醉剂或者天然存在的肽,如脑啡肽等)、合成药剂(如扑热息痛)疗效更好的几种非类固醇消炎药(NSAID)[28,32,158]。

1999年推出的环氧化酶-2(COX-2)抑制剂同时具有消炎与止痛两种作用,而且对胃肠道的刺激也大大降低[33]。以其进行的外科手术性疼痛的治疗效果研究发现,环氧化酶抑制剂类药物,如罗非考昔(rofecoxib)具有良好的止痛效果[44]。罗非考昔与布洛芬的疗效对比实验结果证明,50mg的罗非考昔与400mg的布洛芬具有同等的止痛效果,两者的有效血药浓度持续时间没有明显差异[44]。而另一种环氧化酶抑制剂塞来考昔(celecoxib)则不能起到良好的止痛效果,没有获得美国食品与药品管理局(FDA)允许应用于急性疼痛治疗的认可。而且,最近一些临床医师还发现,少数环氧化酶-2(COX-2)抑制剂有一定的胃肠道刺激,因此建议大家在应用该类药物时应谨慎从事[162]。尽管如此,药理学研究结果发现,应用环氧化酶-2(COX-2)抑制剂的患者,其牙髓血管血药浓度可比对照组患者更快地达到有效值,因此,对于适应证选择正确的病例,该类药物仍不失为一种较好的选择[118]。

表 18-6 非麻醉性止痛药

止痛药	剂量(mg)	每日剂量(mg)
扑热息痛	325～1000	4000
阿司匹林	325～1000	4000
二氯苯水杨酸	250～1000	1500
双氯酚酸	50～100	150～200
依托度酸	200～400	1200
非诺洛芬	200	1200
氟化洛芬	50～100	200～300
布洛芬	200～400	2400(Rx)
酪咯酸氨丁三醇	10(口服)	40
甲氧萘丙酸钠(萘普生)	220～550	1650(Rx)
甲氧萘丙酸	250～500	1500
酮洛芬(苯酮苯丙酸)	25～75	300(Rx)
罗非考昔	12.5～50	50

常用药物的交互作用及其应用局限性

除去药物的止痛作用以外，在临床上选择非麻醉性止痛药物治疗牙髓性疼痛时，临床医师还应熟悉各类药物的适应证及其交互作用。例如，非类固醇消炎药(NSAID)不但有较为局限的止痛效果，还有一定的副作用，如胃肠道刺激(GI,发生率为3%～11%)、中枢神经抑制作用(CNS,眩晕、头痛，发生率为1%～9%)。且禁忌应用于溃疡与阿司匹林过敏患者[27,28,39,53,175]。事实上，非类固醇消炎药(NSAID)与临床常见的胃肠道刺激(GI)症状有着密不可分的联系，尤其是在用药剂量较大时，表现更加明显[35,169]。再者，非类固醇消炎药(NSAID)与其他一些药物之间存在着明显的交互作用（表18-7）。当患者因为各类原因不能应用非类固醇消炎药(NSAID)时，对乙酰氨基酚(扑热息痛)与类阿片合成药剂是较好的替代品[27]。关于该类药物更详细的信

表 18-7 常用药物主要副作用一览表

药物成分	主要副作用
抗凝血药	含有抗凝血药(如双香豆素)延长凝血酶原时间及凝血时间
血管紧张肽抑制剂(ACE抑制剂)	降低卡托普利(如吲哚美辛)的抗高血压作用
β受体阻滞剂	降低β受体阻滞剂类抗高血压药物(如心得安、普奈洛尔、萘心安)的作用
环孢菌素(环孢毒素)	提高肾中毒性
地高辛(异羟毛地黄毒甙)	提高血清地高辛浓度，尤其是布洛芬、吲哚美辛等
潘生丁(双嘧达莫)	提高水储留，尤其是吲哚美辛
丙酰脲	提高血清中苯妥英的浓度
含锂药物	提高血清锂浓度
环利尿剂	降低其他襻性利尿剂如呋噻米、布美他尼的药效
甲氨蝶呤(抗肿瘤药)	提高药物毒性，引起口炎、骨髓抑制等
青霉酸衍胺	提高生物药效率，尤其是吲哚美辛等
拟交感神经药	提高血压，尤其是含盐酸苯丙醇胺的吲哚美辛
噻嗪类利尿剂	降低抗高血压药物的作用

息，读者可以点击下列网站，www.rxlist.com、www.pharminfo.com、www.Epocrates.com、www.Endodontics.UTHSCSA.edu。

类阿片类止痛药

类阿片制剂有良好的止痛效果，经常与扑热息痛、阿司匹林、布洛芬等药物联合应用于口腔临床的疼痛治疗。临床常用的类阿片药物通过活化M-阿片受体起作用。M-阿片受体位于人体大脑的重要部位（图18-2），该受体的活化抑制了疼痛信号从三叉神经向更高层次神经中枢的传递，从而发挥止痛作用。最新的实验结果证明，类阿片药物也作用于周围神经的阿片受体，如向牙周韧带内注射吗啡即能明显缓解牙髓及其他炎症性疼痛[36,68]。进一步研究发现，该类药物的止痛作用有明显的性别差异，如在体格等因素都大体相同的前提下，女性患者对镇痛新（2-甲丙烯基-5,9-二甲基-2-羟苯丙吗啡）的敏感性要远高于男性患者[57]。

尽管类阿片类药物具有与其他止痛药物相似的止痛效果，但由于其较强的副作用，在临床上的应用较为局限。常见的类阿片药物的副作用有：恶心、呕吐、眩晕、嗜睡、呼吸抑制及便秘等；长时间应用还有依赖性及成瘾性。鉴于其明显的副作用，类阿片药物的应用剂量受到一定的限制，因此一般情况下，该类药物常与其他止痛药物联合应用于牙源性疼痛的治疗。再者，类阿片类药物与其他止痛药的合成制剂（表18-8）内，含有较少剂量的类阿片，副作用较轻微，也是较好的临床止痛药物选择。

可待因是临床最常用的类阿片类合成制剂药物。相关实验结果表明，60mg可待因（相当于2片扑

表18-8 典型类阿片类止痛制剂的同效剂量

药物名称	与60mg可待因药效相同的药物剂量（mg）
可待因	60
羟氢可待酮	5~6
氢可酮	10
双氢可待因	60
盐酸丙氧酚	102
N-邻氧酚	146
哌替啶	90
反胺苯环醇（曲马朵）	50

热息痛的剂量）的止痛效果不如650mg阿司匹林或600mg扑热息痛的止痛效果，但比相同剂量的安慰剂的效果要好得多[27,28,71]。而如果患者仅服用30mg可待因，则发现与安慰剂的止痛效果没有明显差异[13,158]。因此，表18-9列举了与60mg可待因有相同止痛效果的其他类阿片类药物剂量。

皮质类固醇制剂在根管治疗术后疼痛与疼痛急性发作治疗中的地位与作用

引起牙髓治疗术后疼痛及疼痛急性发作的原因是多方面的，其中主要的是牙周组织的炎症、感染或两者同时存在。病变的牙髓组织与根管治疗的具体操作都会刺激根尖周组织，甚至将细菌带入根管；而细菌本身或其副产物、坏死的牙髓组织碎片、根管冲洗液等又都可能通过根尖孔刺激根尖周组织，引起疼痛。

对于上述刺激因素，牙周组织迅速释放各类炎性介质，如前列腺素、白三烯、缓激肽、血小板活化因子、P物质、结肠/小肠血管扩张肽及其他神经肽等进入邻近组织，刺激神经末梢，引发疼痛。另外，由于血管的扩张及通透性的升高而引起的组织水肿，使得组织间隙压力大大提高，对局部神经末梢造成了更进一步的刺激。

糖皮质激素因为具有良好的抑制血管扩张、PMN的转移、吞噬细胞溶解、中性粒细胞中氨基酸的形成与释放、巨噬细胞细胞膜磷脂的释放等作用，进而阻止环氧化酶、脂肪氧合酶的形成及前列腺素与白三烯的生成与释放，因而具有极好的消炎效果，是临床上最常用的急性炎症治疗药物。也正因如此，有关专家对各类皮质类固醇药物在治疗牙髓病治疗后疼痛及疼痛急性发作中的作用（根管内给药或系统给药）进行了一系列的研究，也取得了令人满意的结果。根据用药方式可以分为根管内给药与系统给药两类。

根管内给药

关于皮质类固醇药物通过根管内给药方法在牙源性疼痛治疗中的作用，进行的研究很多。Moskow等对50例非手术方法活髓牙根管治疗患者进行实验，在进行完善的根管塑型后，分别在根管内放置地塞米松溶液与无菌生理盐水[116]，分别在术后24h、48h、72h进行疼痛阳性率统计。结果发现，在术后24h内，应用地塞米松患者组疼痛发生率明

表18-9 常见的阿片类合成止痛制剂

组成	处方剂量
APAP 300mg 加可待因 30mg	2片/4 h
APAP 500mg 加氢可酮 5mg	1~2片/6 h
APAP 325mg 加羟氢可待酮 5mg	1片/6 h
APAP 500mg 加羟氢可待酮 5mg	1片/6 h
ASA 325mg 加可待因 30mg	2片/4 h
ASA 325mg 加羟氢可待酮 5mg	1片/6 h

显降低；但在48 h、72 h后，两者之间没有明显差异。而另一项类似的实验采用双盲法，根据患牙的牙髓活性不同分成两组（活性牙髓组与死髓组），分别在根管内放置2.5%的皮质类固醇溶液与无菌生理盐水。结果发现，在活性牙髓组，应用皮质类固醇药物后疼痛发生率明显降低[23]；而在死髓患牙组，皮质类固醇药物与安慰剂之间却没有发现明显的疼痛率差异。

Trope的实验如下，选择死髓牙患者，不考虑最初患牙是否存在明显的临床与放射线根尖周炎症状，将患者随机分成3组，分别进行常规的根管预备后，放置福莫可他（氟甲酰龙，皮质类固醇的一种）、Ledermix、氢氧化钙，然后统计其疼痛急性发作的阳性率。结果发现，在3组患者之间没有明显差异[156]。由上可以看出，在根管内应用皮质类固醇药物只是对活髓牙有明显的减少术后疼痛及疼痛急性发作的作用。而在死髓患牙，通过根管内给药的方法并不能取得令人满意的效果。这可能是由于无法向死髓患牙牙周组织内释放足够的药物，使之达到有效血药浓度，或其他原因（实验设计、统计方法的效能等）使然。

系统给药

另外一些实验，则对皮质类固醇通过系统给药的方法，在根管治疗术后疼痛与疼痛急性发作的治疗中的作用进行了研究。在单盲法实验中，根据患者的就诊时间情况分成3组，分别是一次性治疗、预约患者、初诊患者。均从日常患者中随机选择，并随机分组，然后分别采用系统给药的方法应用地塞米松溶液（4mg/ml）与无菌生理盐水[104]。结果发现，与生理盐水（安慰剂）组患者相比，在术后4 h内，皮质类固醇药物组患者的术后疼痛与疼痛急性发作的严重程度都有较大降低；24 h后，上述差异仍然存在，但不如前者明显；48 h后，两者之间没有明显差异。

另一项实验选择的实验对象是106例患有不可逆性牙髓炎与急性根尖周炎的患者，也根据患者的就诊时间情况分成3组，分别为一次性治疗、预约患者、初诊患者。均从日常患者中随机选择，并随机分组，然后分别通过口服、肌肉注射方法给予不同剂量的地塞米松[96]。结果发现，通过系统给药的方法应用地塞米松，在4~8 h内效果最好，最适宜的剂量为0.07~0.09mg/kg；但是，24 h、48 h、72 h后，地塞米松的止痛消炎作用明显减弱，甚至消失。有人通过牙周韧带注射的方法应用甲基泼尼松龙（糖皮质激素）、卡波卡因、安慰剂，观察其治疗牙髓术后疼痛的效果[87]。结果发现，在术后24 h内，甲基泼尼松龙能明显降低术后疼痛发生率以及疼痛急性发作的严重程度。

相关动物实验也证明了皮质类固醇在炎性牙周组织中良好的消炎作用[124]。在采用根管器械穿出根尖孔造成磨牙急性牙周组织炎症的小鼠模型中，将小鼠随机分成两组，分别从口腔前庭给小鼠注射地塞米松溶液与无菌生理盐水（安慰剂）。随后的组织学检查发现，地塞米松能明显减少牙周组织中中性粒细胞的密度，也就是说，能大大降低炎症的严重程度。

采用口服药物的方法对皮质类固醇在治疗牙髓术后疼痛与疼痛急性发作中的作用的实验如下：采用双盲法、设立对照组，随机选择50例完成根管治疗的初诊患者。随机分成两组，分别给予地塞米松与安慰剂药片（都是0.75mg）[89]。结果发现，在术后8~24 h内，口服地塞米松能大大降低术后疼痛的发生率及疼痛急性发作的严重程度[60]。如果加大口服地塞米松的剂量（12mg），在术后的8~24 h内，地塞米松的消炎止痛效果更好；但是超过24 h后，两组之间仍没有明显差异。因此，我们可以得出以下结论：在进行根管治疗时，采用系统给药的方法应用皮质类固醇药物，可以大大降低术后疼痛的发生率及疼痛急性发作的严重程度。但该作用仅限于术后24 h之内,一旦超过这一时限,上述激素的应用将不会获得预期的效果。

抗生素类药物在根管治疗术后疼痛与疼痛急性发作治疗中的地位与作用

因为细菌在牙髓炎及根尖周炎病变中起着决定性的作用,因此,临床牙医师开始将治疗术后疼痛及疼痛急性发作的注意力,转移到清除感染因素上。也正是鉴于上述原因,一些临床牙医师认为,在进行根管治疗之前预防性地应用抗生素,可以降低根管治疗术后疼痛与疼痛急性发作的严重程度。但对该理论的实际实施仍存在很多争议。一些临床牙医反对抗生素的预防性应用的理由如下:①抗生素的过度应用,尤其是在非适应证患者的应用,会造成患者的耐药性,降低抗生素的药效;②有时候虽然患者有较为严重的疼痛症状,但该患牙的牙髓仍是活髓,炎症并非由于细菌感染而引起;③即使在已证明细菌感染存在的病例,单纯的抗生素应用也不能明显缓解患者的疼痛症状。

针对采用系统给药的方法,在术前预防性地给予抗生素,以预防术后疼痛与疼痛急性发作的效果,人们进行了大量研究。发现正常情况下根管治疗中术后疼痛与疼痛急性发作的发生率为15%。Morse等进行了如下实验:选择同时存在牙髓化脓与根尖周炎的患者,随机分为两组,分别预防性地给予青霉素与红霉素[114]。结果发现,疼痛急性发作的发生率降低到2.2%,而在青霉素与红霉素两组之间没有明显差异。以口腔医学院的在读学生为实验人群的实验,也得到了相同的结论。该实验结果证明,在预防性地给予抗生素的患者,疼痛急性发作的发生率降低到2.6%,在青霉素与红霉素两组之间没有明显差异。

为了确定预防性给药的时间不同,对疼痛急性发作发生率及其严重程度有无影响,有人进行了如下实验:随机选择病情基本相同(同时存在牙髓化脓与慢性根尖周炎)的患者,随机分成两组。第一组预防性地给予青霉素,第二组在术后发现有肿胀等症状出现时再给予青霉素或红霉素[112,114]。结果发现,预防性地应用抗生素更易获得理想的消炎止痛效果。

有人对不同的抗生素之间的疗效进行了对比。同样随机选择患者,随机分组,然后分别给予头孢菌素与红霉素[115]。将上述两个实验的结果进行汇总、分析,结果发现,在其他因素都相似的前提下,头孢菌素更能有效地降低根管治疗术后疼痛发生率及疼痛急性发作的严重程度。但是,这一结论也受到了一些临床牙医的质疑,因为在两项实验中都没有设立对照组,而且是在不同的时期进行的实验,其结果的可比性也应考虑在内。

针对上述情况,有人进行了一项前瞻性实验:随机选择588例病情基本相同(牙髓化脓与根尖周炎)患者,随机分成9组,分别给予不同的抗生素及安慰剂,在随后的72 h内给予跟踪观察、统计[154,155]。结果发现,在术后的48 h内,布洛芬、酮洛芬、红霉素、青霉素、青霉素与甲泼尼松龙联合应用,都可以明显降低术后疼痛发生率及疼痛急性发作严重程度[154]。接着在第一阶段实验的基础上,进行了第二阶段的实验研究,观察对上述患牙进行根管充填后疼痛的发生率情况[155]。尽管在原来的588例患者中只有411例患者参与了第二阶段的实验,研究人员仍将其随机分成9组,分别给予不同的抗生素及安慰剂。结果发现,相对于进行根管预备后未进行进一步根管充填的患牙(21.76%),进行了完善根管充填患牙的术后疼痛发生率要低得多(5.83%),而在不同的药物组之间没有明显差异。

对于不同的时间、不同的地点、不同的用药方法、不同的药物、不设对照组进行的回顾性实验及由此得出的结论,Walton与Chiappinelli[164]同样提出了质疑并进行了以下实验:以抗生素(青霉素)的应用的确可以降低术后疼痛发生率及疼痛急性发作严重程度为前提,采用双盲法,随机选择80例患者(牙髓化脓、根尖周炎),随机分成3组。前两组分别在术前1 h与术后6 h给予青霉素与安慰剂,然后进行常规的根管治疗(包括根管预备与根管充填),让患者在术后4 h、8 h、12 h、24 h、48 h分别填写调查问卷,并对调查结果进行科学的统计分析;第三组患者不给予预防性的抗生素而进行常规根管治疗,也对其术后疼痛及疼痛急性发作的几率进行统计。结果发现,无论是术后疼痛还是疼痛急性发作的发生率,在三者之间都没有明显的差异,Walton与Chiappinelli由此得出结论:对于牙髓化脓与慢性根尖周炎患者,在根管治疗之前预防性地给予青霉素,并不能使得术后疼痛与疼痛急性发作的发生率有所降低。因此,对临床牙科医师来讲,对患者在进行根管治疗之前,预防性地给予抗生素的做法并不可取。

Fouad等也对此进行了前瞻性的随机对照实验,对增大青霉素剂量,是否对牙髓化脓与急性根尖周炎患者的症状及愈合过程有影响进行了研究[50]。将患者随机分成3组,分别给予青霉素、安慰剂或不给药,并在72 h后对患者的症状进行观察、统计、分析。结果发现,3组患者之间没有明显差异,并据此得出结论:对于牙髓化脓与急性根尖周炎患者,预防性地应用抗生素是没有积极意义的,病变的愈合过程只取决于根管治疗本身而不受其他因素影响。

毫无疑问,对于根管内存在细菌感染的病例来讲,抗生素的应用是必要的;但对于免疫力正常且不存在明显的感染、肿胀等临床症状的病例,抗生素的应用是禁忌的。对于该类病例所进行的对比实验结果证明,抗生素对于该类病例中疼痛的治疗是没有明显的疗效的。与之相反,对于免疫力低下且存在明显的感染、肿胀等局部或全身症状的临床病例,抗生素的应用可以明显降低牙源性感染向颌面部及颈部筋膜间隙扩散的几率。

牙髓病变中疼痛的常规治疗方案

对于具体的临床病例,有经验的临床牙科医师会考虑以下多方面的因素,包括常规的根管治疗原则、疼痛过敏机制及患者的具体情况(包括病史、临床症状等),并将几个方面综合加以考虑,以便为患者制定出最合理的治疗方案。以下是几个常用的临床治疗方案。

最有效的牙源性疼痛治疗方法是从三个"D"开始的:正确的诊断(diagnosis)、科学的治疗方案(definitive)、适宜的药物(drugs)。关于牙髓病的诊断与治疗方案(如切开引流、牙髓摘除术等)已在本书第1、2、3、8、9章中详细论述,在本章的前一部分,也已明确,关于牙源性疼痛治疗的关键在于彻底清除引起痛觉过敏的各类因素(表18-10)。也就是说,在牙髓感染病例的治疗中,临床牙医应将重点放在清除或减轻各类致炎因素上,如细菌、免疫因子等。例如,临床资料表明,牙髓切除术及牙髓切断术都可以大大减轻患者的疼痛程度[37,77,129]。但是,仅有上述治疗还是不够的,大多数情况下,还需要应用药物治疗以降低有害信号的传入(如非皮质类固醇消炎制剂、局部止痛药),或抑制中枢性痛觉过敏机制(类阿片类药等)。具体治疗方案如下。

预防性给药(预处理)

相关统计资料表明,在进行正规的根管治疗之前,应用非类固醇消炎制剂对患牙进行预处理,在绝大多数情况下可以获得良好的效果[32,81],但并非对所有患者都如此[123]。上述预处理的作用原理为减少有害信号从周围神经的传入,阻止痛觉过敏的发生过程,从而起到止痛作用。令人惊奇的是,一些不能应用非类固醇消炎药的患者,采用扑热息痛进行预处理也能明显降低根管治疗的术后疼痛[109]。预处理的常规方法为:非类固醇消炎制剂(布洛芬400mg或氟化洛芬100mg)或扑热息痛1 000mg,根管治疗前30分钟应用。

缓慢释控的局部给药(长效止痛药)

在临床工作中,采用局部止痛药物,通过缓慢释控给药方法治疗牙源性疼痛也是较为常用的。丁哌卡因与依替卡因是最常用的局部止痛药物。大量的临床病例资料表明,与利多卡因类药物相比,丁哌卡因与依替卡因不但能明显降低根管治疗的手术中疼痛,而且对于降低术后疼痛也有良好疗效[30,32,63,83]。药理学研究证明,通过缓慢释控给药方法应用局部止痛药物治疗根管治疗术中及术后疼痛的主要原理是,阻断周围神经末梢将有害信息向更高一级神经系统的传递[170,171,172],从而起到治疗疼痛的作用,在术后2~7天内都会起到较好的止痛作用[63,83]。进一步的研究还发现,在药物种类及剂量等条件都相同的前提下,通过阻滞给药的方法比浸润方法止痛效果更好。尽管有种种优点,临床牙医师在通过缓释技术应用局部止痛药物时仍应谨记:注意药物的副作用[9,110]。

变通治疗方案

对于根管治疗术中与术后疼痛进行药物治疗的第三种方法,是通过各类变通疗法应用止痛药物

表18-10 牙源性疼痛的治疗(三D)

1. 正确的诊断
2. 合理的口腔治疗
3. 药物:
   (1) 适宜的情况下,预防性应用非皮质类固醇药物、扑热息痛(对乙酰氨基酚)等
   (2) 适宜的情况下,采用缓慢释控的方法应用局部止痛药
   (3) 应用变通治疗计划
   (4) 按时给药

(图 18-3)[6,28,71,158]。相关实验结果证明,采用变通疗法不但可以将止痛药物的疗效发挥到最好,而且可以大大降低药物的副作用。为了达到上述目的,临床牙医可以从以下两个方面着手:①确定最适宜的非麻醉类止痛药(非类固醇消炎药、扑热息痛)药物剂量;②对于采用上述方法仍有明显疼痛症状的患者,临床牙医应考虑增加止痛药物的剂量,或采用与其他止痛药物联合应用的方法来达到目的。

通常情况下,可以采用下列两种方法,将非固醇消炎药与类阿片类药物联合应用,来获得预期的止痛作用,以治疗较为严重的术后疼痛患者:第一种方法是将非类固醇消炎药与类阿片类制剂联合应用,具体方法为先应用非类固醇消炎药,然后应用扑热息痛与类阿片类制剂的合成制剂[6,28]。例如,对一急性疼痛患者,先给予布洛芬 400mg(或其他同类药物)即刻给药,然后嘱患者回家 2 h 后服用扑热息痛与类阿片类合成制剂(表 18-9)。每 4 h 重复一次,两种药物的服用时间之间相隔 2 h,通常情况下,在 24 h 之内即可获得满意的止痛效果[6,28,37]。

因为阿司匹林与类阿片类制剂之间明显的交互作用,一般不能将两者联合应用。但最近的一项研究结果表明,非类固醇消炎药与扑热息痛 1 000 mg(不含类阿片成分)联合应用可以大大提高药物的止痛效果(大约是单纯应用非类固醇消炎药的两倍)[16]。进一步的实验结果显示,如果将非类固醇消炎药、扑热息痛、类阿片制剂三者联合应用则止痛效果更好[16,149]。但是,大多数的专家还是建议将前两者联合应用。因为根据药物动力学实验结果,非类固醇消炎药与扑热息痛的联合应用不但能大大提高止痛效果,而且降低了药物的副作用,易于为患者接受[16,91,149,173]。

对于非类固醇消炎药与类阿片制剂的联合应用可以通过以下两种方式进行:分别给予非类固醇消炎药与类阿片制剂或者应用两者的合成制剂。例如,一片 Vicoprofen(氢可酮+布洛芬)片剂中含有布洛芬 200 mg、氢可酮(二氢可待因酮)7.5 mg。临床统计资料表明,对于治疗根管治疗术后疼痛的效果来讲,该合成制剂 Vicoprofen 的疗效大约是单纯布洛芬(200 mg)的 1.8 倍,副作用发生率基本相同[166]。如果将剂量加倍(布洛芬 400 mg、氢可酮 15 mg),止痛效果更好,但随之副作用发生率也大大增加[152,166]。关于 Vicoprofen 与 Vicoprofen、布洛芬(200~400 mg)联合应用之间的止痛效果对比,目前没有详细的研究资料。为了获得更好的止痛效果,可以将其他类阿片制剂与非类固醇消炎药联合应用。如将布洛芬 400 mg 与氧可酮 10 mg(麻醉止痛药)联合应用,可以获得比单纯应用 400 mg 布洛芬更好的止痛效果[34]。近来的一项研究表明,氟化洛芬与盐酸曲马多(盐酸反胺苯环醇,止痛药)的联合应用,对于治疗根管治疗术后疼痛的短期效果较好[37],其他各种不同的

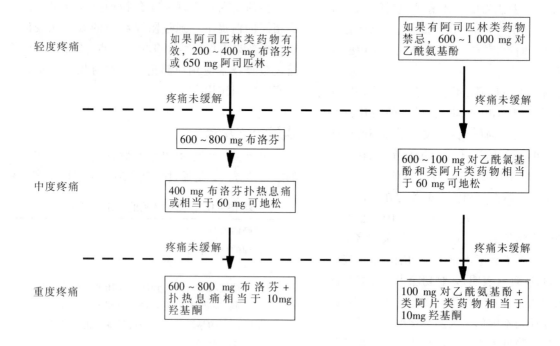

图 18-3　止痛药物变通应用方法

非类固醇消炎药与类阿片类制剂的联合应用方法,临床牙医师可以在实际的治疗中自己总结[35]。

当然,并不是所有的根管治疗患者都需要将非类固醇消炎药、扑热息痛、类阿片制剂联合应用才能获得理想的止痛效果。这也是所有药物临床应用的首要前提——必须是患者的需要。提出并详细讨论各类药物的变通应用方法,只是为临床牙医师在治疗用传统的方法无法获得满意治疗效果的严重疼痛患者时,可以考虑提供方便。实际的研究资料也表明,应用科学的变通方法,不仅可以大大提高药物的止痛效果,更可以延长药物的有效时间,某些情况下还可以减少副作用。当遇到难以获得理想的止痛效果的疑难病例时,临床牙医师不妨一试。

本章所讨论、涉及的药物及其应用方法都是为临床牙医师的实际应用服务的。在具体的根管治疗病例,临床牙医师还必须将下列因素考虑在内:患者的具体病史、用药史及目前的用药情况、疼痛的性质及严重程度,方可为患者制定合理的治疗方案,从而尽快为患者解除病痛。毫无疑问,关于根管治疗术中及术后疼痛的发生机制,及各类不同止痛药物效果、应用方法、交互作用的熟悉理解与掌握,对于临床牙医师来讲是有着非比寻常的意义的,只有以此为前提,临床牙医师才可能科学而迅速地为不同的患者治愈病变,解除疼痛。

参 考 文 献

[1] Abbott AA et al: A prospective randomized trial on efficacy of antibiotic prophylaxis in asymptomatic teeth with pulpal necrosis and associated periapical pathosis, *Oral Surg* 66: 722, 1988.

[2] Abbott PV: Factors associated with continuing pain in endodontics, *Aust Dent J* 39: 157, 1994.

[3] Akopian A et al: The tetrodotoxin-resistant sodium channel SNS has a specialized function in pain pathways, *Nat Neursci* 2: 541, 1999.

[4] Albashaireh ZS, Alnegrish AS: Postobturation pain after single-and multiple-visit endodontic therapy. A prospective study, *J Dent* 26: 227, 1998

[5] American Association of Endodontists: *1999 – 2000 Membership Roster*, Chicago, 1999, The Association.

[6] American Association of Endodontists: *Endodontics: colleagues for excellence*, Chicago, 1995, The Association.

[7] Arbuckle JB, Docherty RJ: Expression of tetrodotoxinresistant sodium channels in capsaicin-sensitive dorsal root ganglion neurons of adult rats, *Neurosci Lett* 85: 70, 1995.

[8] Arnold J, Salom 1, Berger A: Comparison of gastrointestinal microbleeding associated with use of etodolac, ibuprofen, indomethacin, and naproxen in normal subjects, *Curr Ther Res* 37: 730, 1985.

[9] Bacsik, C, Swift J, Hargreaves KM: Toxic systemic reactions of bupivacaine and etidocaine: review of the literature, *Oral Surg. Oral Med Oral Pathol* 79: 18, 1995.

[10] Balaban FS, Skidmore AE, Griffin JA: Acute exacerbations following initial treatment of necrotic pulps, *J Endod* 10: 78, 1984.

[11] Barnett F, Tronstad L: The incidence of flare-ups following endodontic treatment, *J Dent Res* 68 (special issue): 1253, 1989.

[12] Basbaum A, Fields H: Endogenous pain control systems: brainstem spinal pathways and endorphin circuitry, *Ann Rev Neurosci* 7: 309, 1984.

[13] Beaver W: Mild analgesics. A review of their clinical pharmacology, *Am J Med Sci* 251: 576, 1966.

[14] Beck P, Handwerker HO: Bradykinin and serotonin effects on various types of cutaneous nerve fibers, *Pflugers Arch* 347: 209, 1974.

[15] Bisgaard H, Kristensen J: Leukotriene B4 produces hyperalgesia in humans, *Prostaglandins* 30: 791, 1985.

[16] Breivik E, Barkvoll P, Skovlund E: Combining diclofenac with acetaminophen or acetaminophen-codeine after oral surgery: a randomized, double-blind, single oral dose study, *Clin Pharmacol Ther* 54: (in press), 2000.

[17] Brown A et al: Spatial summation of pre-pain and pain in human teeth, *Pain* 21: 1. 1985.

[18] Buck S, Reese K, Hargreaves KM: Pulpal exposure alters neuropeptide levels in inflamed dental pulp: evaluation of axonal transport, *J Endod* 25: 718, 1999.

[19] Bunczak-Reeh M, Hargreaves KM: Effect of inflammation on delivery of drugs to dental pulp, *J Endod* 24: 822, 1998.

[20] Byers M et al: Effects of injury and inflammation on pulpal and periapical nerves, *J Endod* 16: 78, 1990.

[21] Byers MR: Dynamic plasticity of dental sensory nerve struc-ture and cytochemistry, *Arch Oral Biol* 39 (suppl): 13S, 1994.

[22] Byers MR, Narhi MVO: Dental injury models: experimental tools for understanding neuroinfiammatory nociceptor func-tions, *Crit Rev Oral Biol Med* 10: 4, 1999.

[23] Chance K, Lin L, Shovlin FE, Skribner J: Clinical trial of intracanal corticosteroid in root canal therapy, *J Endod* 13: 466, 1987.

[24] Chiang C et al: NMDA receptor mechanisms contribute to

neuroplasticity induced in caudalis nocieptive neurons by tooth pulp stimulation, *J Neurophysiol* 80: 2621, 1998.

[25] Clem WH: Post-treatment endodontic pain, *J Am Dent Assoc* 81: 1166, 1970.

[26] Cooper SA, Berrie R, Cohn P: The analgesic efficacy of ketoprofen compared to ibuprofen and placebo, *Adv Ther* 5: 43, 1988.

[27] Cooper SA: New peripherally acting oral analgesics, *Ann Rev Pharmacol Toxicol* 23: 617, 1983.

[28] Cooper SA: Treating acute dental pain, *Postgraduate Dentisny* 2: 7, 1995.

[29] Creech J, Walton RE, Kaltenbach R: Effect of occlusal relief on endodontic pain, *J Am Dent Assoc* 109: 64, 1984.

[30] Crout R, Koraido G, Moore P: A clinical trial of long-acting local anesthetics for periodontal surgery, *Anesth Preog* 37: 194, 1990.

[31] Dionne R et al: Suppression of postoperative pain by preoperative administration of ibuprofen in comparison to placebo, acetaminophen and acetaminophen plus codeine, *J Clin Pharmacol* 23: 37, 1983.

[32] Dionne R: Suppression of dental pain by the preoperative administration of flurbiprofen, *Am J Med Sci* 80: 41, 1986.

[33] Dionne RA: COX-2 inhibitors: better than ibuprofen for dental pain? *Compendium* 20: 518, 1999.

[34] Dionne RA: Additive analgesic effects of oxycodone and ibuprofen in the oral surgery model, *J Oral Maxillofac Surg* 57: 673, 1999.

[35] Dionne RA, Berthold C: Therapeutic uses of non-steroidal anti-inflammatory drugs in dentistry, *Crit Rev Oral Biol Med*, 2000 (in press).

[36] Dionne RA et al: Analgesic effects of peripherally administered opioids in clinical models of acute and chronic in inflammation, *Pain*, 2000 (in press).

[37] Doroshak A, Bowles W, Hargreaves KM: Evaluation of the combination of flurbiprofen and tramadol for management of endodontic pain, *J Endod* 25: 660, 1999.

[38] Draisci, G, Iadarola, M: Temporal analysis of increases in c-fos, preprodynorphin and preproenkephalin mRNAs in rat spinal cord, *Brain Res Mol Brain Res* 6: 31, 1989.

[39] *Drug Facts and Comparisons*, St Louis, 2000, Facts and Comparisons Inc.

[40] Dubner R, Basbaum Al: Spinal dorsal horn plasticity following tissue or nerve injury. In Wall PD and Melzack R, editors: *Textbook of pain*, Edinburgh, 1996, Churchill-Livingston.

[41] Dubner R, Bennett G: Spinal and trigeminal mechanisms of nociception, *Ann Rev Neurosci* 6: 381, 1983.

[42] Dubner R, Ruda MA: Activity-dependent neuronal plasticity following tissue injury and inflammation, *Trends Neurosci* 15: 96, 1992.

[43] Eglen R, Hunter J, Dray A: Ions in the fire: recent ion-channel research and approaches to pain therapy, *Trends Pharmacol Sci* 20: 337, 1999.

[44] Ehrich E et al: Characterization of rofecoxib as a cyclooxygenase inhibitor and demonstration of analge sia in the dental pain model, *Clin Pharmacol Ther* 65: 336, 1999.

[45] Eleazer PD, Eleazer KR: Flare-up rate in pulpally necrotic molars in one-visit versus two-visit endodontic treatment, *J Endod* 24: 614, 1998.

[46] Fava LR: A comparison of one versus two appointment endodontic therapy in teeth with non-vital pulps, *Int Endod J* 22: 179, 1989.

[47] Fields H: *Pain*, New York, 1987, McGraw-Hill.

[48] Flath RK et al: Pain suppression after pulpeetomy with preoperative fiurbiprofen, *J Endod* 13: 339, 1987.

[49] Follenfant R et al: Inhibition by neuropeptides of interleukin1B-induced, prostaglandin-independent hyperalgesia, *Br J Pharmacol* 98: 41, 1989.

[50] Fouad AF, Rivera EM, Walton RE: Penicillin as a supplement in resolving the localized acute apical abscess, *Oral Surg Oral Med Oral Pathol* 81: 590, 1996.

[51] Fox J et al: Incidence of pain following one-visit endodontic treatment, *Oral Surg Oral Med Oral Pathol* 30: 123, 1970.

[52] Frank AL et al: The intracanal use of sulfathiazole in endodontics to reduce pain, *J Am Dent Assoc* 77: 102, 1968.

[53] Gage T, Pickett F: *Mosby's Dental Drug Reference*, ed 4, St Louis, 2000 Mosby.

[54] Galeazza M, Stucky C, Seybold V: Changes in [125I] h-CGRP binding in rat spinal cord in an experimental model of acute, peripheral inflammation, *Brain Res* 591: 198, 1992.

[55] Garry MG, Hargreaves KM: Enhanced release of immunoreactive CGRP and substance P from spinal dorsal horn slices occurs during carrageenan inflammation, *Brain Res* 582: 139, 1992.

[56] Garry MG, Durnett-Richardson J, Hargreaves KM: Carrageenan-induced inflammation alters levels of i-cGMP and i-cAMP in the dorsal horn of the spinal cord, *Brain Res* 646: 135, 1994.

[57] Gear R et al: Kappa-opioids produce significantly greater analgesia in women than in men, *Nat Med* 2: 1248, 1996.

[58] Genet JM et al: Preoperative and operative factors associ-

ated with pain after the first endodontic visit, *Int Endod J* 20: 53, 1987.

[59] Georgopoulou M, Anastassiadis P, Sykaras S: Pain after chemomechanical preparation, *Int Endod J* 19: 309, 1986.

[60] Glassman G et al: A prospective randomized double-blind trial on efficacy of dexamethasone for endodontic interappointment pain in teeth with asymptomatic inflamed pulps, *Oral Surg Oral Med Oral Pathol* 67: 96, 1989.

[61] Gold M et al: Hyperalgesic agents increase a tetrodotoxin-inresistant Na + current in nociceptors, *Proc Natl Acad Sci USA* 93: 1108, 1996.

[62] Gold M: Tetrodotoxin-resistant Na currents and inflammatory hyperalgesia, *Proc Natl Acad Sci USA* 96: 7645, 1999.

[63] Gordon S et al: Blockade of peripheral neuronal barrage reduces postoperative pain, *Pain* 70: 209, 1997.

[64] Gracely R et al: Placebo and naloxone can alter post-surgical pain by separate mechanisms, *Nature* 306: 264, 1983.

[65] Hagermark O, Hokfelt T, Pemow B: Flare and itch produced by substance P in human skin, *J Invest Dermatol* 71: 233, 1979.

[66] Hargreaves KM et al: Naloxone, fentanyl and diazepam modify plasma beta-endorphin levels during surgery, *Clin Pharmacol Ther* 40: 165, 1986.

[67] Hargreaves KM, Dubner R: Mechanisms of pain and analgesia. In Dionne R and Phero J, editors: *Management of pain and anxiety' in dental practice*, New York, 1992, Elsevier Press.

[68] Hargreaves KM, Joris J: The peripheral analgesic effects of opioids, *J Am Pain* Soc 2: 51, 1993.

[69] Hargreaves KM et al: Pharmacology of peripheral neuropeptide and inflammatory mediator release, *Oral Surg Oral Med Oral Pathol* 78: 503, 1994.

[70] Hargreaves KM et al: Neuroendocrine and immune responses to injury, degeneration and repair. In Sessle B, Dionne R, and Bryant P, editors: *Temporomandibular disorders and related pain conditions*, Seattle, WA, 1995, IASP Press.

[71] Hargreaves KM, Troullos E, Dionne R, Pharmacologic rationale for the treatment of acute pain, *Dent Clin North Am* 31: 675, 1987.

[72] Hargreaves KM: Neurochemical factors in injury and inflammation in orofacial tissues. In Lavigne G, Lund J, Sessle B, and Dubner R, editors: *Orofacial pain: basic sciences to clin-ical management*, Chicago, 2000, Quintessence Publishers.

[73] Harrison JW, Bellizzi R, Osetek EM: The clinical toxicity of endodontic medicaments, *J Endod* 5: 42, 1979.

[74] Harrison JW, Baumgartner CJ, Zielke DR: Analysis of interappointment pain associated with the combined use of endodontic irrigants and medicaments, *J Endod* 7: 272, 1981.

[75] Harrison JW, Baumgartner JC, Svec TA: Incidence of pain associated with clinical factors during and after root canal therapy. I. Interappointment pain, *J Endod* 9: 384, 1983.

[76] Harrison JW, Baumgartner JC, Svec TA: Incidence of pain associated with clinical factors during and after root canal therapy. II. Postobturation pain, *J Endod* 9: 434, 1983.

[77] Hasselgren G, Reit C: Emergency pulpotomy: pain relieving effect with and without the use of sedative dressings, *J Endod* 15: 254, 1989.

[78] Hohmann AG, Herkenham M: Cannabinoid receptors undergo axonal flow in sensory nerves, *Neurosci* 92: 1171, 1999.

[79] Hylden J, Nahin R, Iraub R, Dubner R: Expansion of receptor fields of spinal lamina I projection neurons in rats with unilateral adjuvant-induced inflammation, *Pain* 37: 229, 1989.

[80] Imura N, Zuolo ML: Factors associated with endodontic flareups: a prospective study, *Int Endod J* 28: 261, 1995.

[81] Jackson D, Moore P, Hargreaves KM: Preoperative nonsteroidal anti-inflammatory medication for the prevention of postoperative dental pain, *J Am Dent Assoc* 119: 641, 1989.

[82] Janig W, Kollman W: The involvement of the sympathetic nervous system in pain, *Arzneim Forsch Drug Res* 34: 1066, 1984.

[83] Jebeles J et al: Tonsillectomy and adenoidectomy pain reduction by local bupivacaine infiltration in children, *Int J Pediatr Otorhinolaryngol, ngol* 25: 149, 1993.

[84] Johnson D, Harshbarger J, Rymer H: Quantitative assessment of neural development in human premolars, *Anat Rec* 205: 421, 1983.

[85] Jostes JL, Holland GR: The effect ofocclusal reduction after canal preparation on patient comfort, *J Endod* 10: 34, 1984.

[86] Juan H, Lembeck F: Action of peptides and other analgesic agents on paravascular pain receptors of the isolated perfused rabbit ear, *Naunyn Schmiedebergs Arch Pharmacol* 283: 151, 1974.

[87] Kaufman E et al: Intraligamentary injection of slow-release methylprednisolone for the prevention of pain after endodontic treatment, *Oral Surg Oral Med Oral Pathol* 77:

651, 1994.

[88] Kimberly C, Byers M: Inflammation of rat molar pulp and periodontium causes increased calcitonin gene related peptide and axonal sprouting, *Anat Rec* 222: 289, 1988.

[89] Krasner P, Jackson E: Management of posttreatment endodontic pain with oral dexamethasone: a double-blind study, *Oral Surg Oral Med Oral Pathol* 62: 187, 1986.

[90] Kumazawa T, Mizumura K: Thin-fiber receptors responding to mechanical, chemical and thermal stimulation in the skeletal muscle of the dog, *Am J Physiol* 273: 179, 1977.

[91] Lanza F et al: Effect of acetaminophen on human gastric mucosal injury caused by ibuprofen, *Gut* 27: 440, 1986.

[92] Levine J, Gordon N, Fields H: The mechanism of placebo analgesia, *Lancet* ii: 654, 1978.

[93] Levine J, Taiwo Y: Inflammatory pain. In Wall P and Melzack R, editors: *Textbook of pain*, Edinburgh, 1994, Churchill-Livingston.

[94] Levine J, Moskowitz M, Basbaum A: The contribution of neurogenic inflammation in experimental arthritis, *J Immunol* 135: 843, 1985.

[95] Lewin G, Rueff A, Mendell L: Peripheral and central mechanisms of NGF-induced hyperalgesia, *Eur J Neurosci* 6: 1903, 1994.

[96] Liesinger A, Marshall F, Marshall J: Effect of variable doses of dexamethasone on posttreatment endodontic pain, *J Endod* 19: 35, 1993.

[97] Light AR: *The initial processing of pain and its descending control: spinal and trigeminal systems*, Basel, Switzerland, 1992, Karger.

[98] Lindahl O: Pain—a chemical explanation, *Acta Rheumatol Scand* 8: 161, 1962.

[99] Maddox D, Walton R, Davis C: Influence of posttreatment endodontic pain related to medicaments and other factors, *J Endod* 3: 447, 1977.

[100] Madison S et al: Sensitizing effects of leukotriene B4 on intradental primary afferents, *Pain* 49: 99, 1992.

[101] Maixner W et al: Responses of monkey medullary dorsal horn neurons during the detection of noxious heat stimuli, *J Neurophysiol* 62: 437, 1989.

[102] Malmberg A, Yaksh T: Antinociceptive actions of spinal nonsteroidal anti-inflammatory agents on the formalin test in rats, *J Pharmacol Exp Ther* 263: 136, 1992.

[103] Marshall J, Liesinger A: Factors associated with endodontic posttreatment pain, *J Endod* 19: 573, 1993.

[104] Marshall J, Walton R: The effect of intramuscular injection of steroid on posttreatment endodontic pain, *J Endod* 10: 584, 1984.

[105] Marshall J, Walton R: The effect of intramuscular injection of steroid on posttreatment endodontic pain, *J Endod* 19: 573, 1993.

[106] Martin H et al: Leukotriene and prostaglandin sensitization of cutaneous high-threshold C-and A-delta mechanoreceptors in the hairy skin of rat hindlimbs, *Neurosci* 22: 651, 1987.

[107] Meller S, Gebhart G: Nitric oxide (NO) and nociceptive processing in the spinal cord, *Pain* 52: 127, 1993.

[108] Meyer R, Campbell J: Myelinated nociceptive afferents account for the hyperalgesia that follows a burn to the hand, *Science* 213: 1527, 1981.

[109] Moore P et al: Analgesic regimens for third molar surgery: pharmacologic and behavioral considerations, *J Am Dent Assoc* 113: 739, 1986.

[110] Moore PA: Long-acting local anesthetics: a review of clinical efficacy in dentistry, *Compendium* 11: 24, 1990.

[111] Mor C, Rotstein 1, Friedman S: Incidence of interappointment emergency associated with endodontic therapy, *J Endod* 18: 509, 1992.

[112] Morse DR et al: Infectious flare-ups and serious sequelae following endodontic treatment: a prospective randomized trial on efficacy of antibiotic prophylaxis in cases of asymptomatic pulpal-periapical lesions, *Oral Surg Oral Med Oral Pathol* 64: 96, 1987.

[113] Morse D, Koren L, Esposito J: Infection flare-ups: reduction and prevention, *Int J Psychosom* 33: 5, 1988.

[114] Morse D et al: Prophylactic penicillin versus erythromycin taken at the first sign of swelling in cases of asymptomatic pulpal-periapical lesions: a compa rative analysis, *Oral Surg Oral Med Oral Pathol* 65: 228, 1988.

[115] Morse D et al: A comparison of erythromycin and cepadroxil in the prevention of flare-ups from asymptomatic teeth with pulpal necrosis and associated periapical pathosis, *Oral Surg Oral Med Oral Pathol* 69: 619, 1990.

[116] Moskow A et al: Intracanal use of a corticosteroid solution as an endodontic anodyne, *Oral Surg Oral Med Oral Pathol* 58: 600, 1984.

[117] Mulhern J et al: Incidence of postoperative pain after oneappointment endodontic treatment of asympto matic pulpal necrosis in single-rooted teeth, *J Endod* 8: 370, 1982.

[118] Nakanishi T, Shimuzu H, Matsuo T: Immunohistochemical analysis of cyclooxygenase-2 in human dental pulp, *J Dent Res* 78: 142, 1999 (abstract).

[119] Narhi M: Activation of dental pulp nerves of the cat and the dog with hydrostatic pressure, *Proc Finn Dent Soc* 74

(suppl V): 1, 1978.
[120] Narhi M et al: Role of intradental A and C type nerve fibers in dental pain mechanisms, *Proc Finn Dent Soc* 88 (suppl 1): 507, 1992.
[121] Narhi M: The characteristics of intradental sensory units and their responses to stimulation, *J Dent Res* 64: 564, 1985.
[122] Neumann S et al: Inflammatory pain hypersensitivity mediated by phenotype switch in myelinated primary sensory neurons, *Nature* 384: 360, 1996.
[123] Niv D: Intraoperative treatment of postoperative pain. In Campbell J, editor: *Pain 1996- an updated review*, Seattle, 1996, IASP Press.
[124] Nobuhara WK, Carnes DL, Gilles JA: Anti-inflammatory effects of dexamethasone on periapical tissues following endodontic overinstrumentation, *J Endod* 19: 501, 1993.
[125] O'Keefe EM: Pain in endodontic therapy: preliminary study, *J Endod* 2: 315, 1976.
[126] Okeson J: *Bell's orofacial pains*, ed 5, Chicago, 1995, Quintessence Publishers.
[127] Oliet S: Single-visit endodontics: a clinical study, *J Endod* 9: 147, 1983.
[128] Pekruhn RB: Single-visit endodontic therapy: a preliminary clinical study, *J Am Dent Assoc* 103: 875, 1981.
[129] Penniston S, Hargreaves KM: Evaluation of periapical injection of ketorolac for management of endodontic pain, *J Endod* 22: 55, 1996.
[130] Perl E: Causalgia, pathological pain and adrenergic receptors, *Proc Natl Acad Sci USA* 96: 7664, 1999.
[131] Petty B et al: The effect of systemically administered recombinant human nerve growth factor in healthy human subjects, *Ann Neurol* 36: 244, 1994.
[132] Porreca F et al: A comparison of the potential role of the tetrodotoxin-insensitive sodium channels, PN3/SNS and NaN/SNS2, in rat models of chronic pain, *Proc Natl Acad Sci USA* 96: 7640, 1999.
[133] Rang H, Bevan S, Dray A: Nociceptive peripheral neurons: cellular properties. In Wall PD and Melzack R, editors: *Text-book of pain*, Edinburgh, 1996, Churchill-Livingston.
[134] Ren K, Iadarola M, Dubner R: An isobolographic analysis of the effects of N-methyl-D-aspartate and NK1 tachykinin receptor antagonists on inflammatory hyperalgesia in the rat, *Br J Pharmacol* 117: 196, 1996.
[135] Richardson JD, Aanonsen L, Hargreaves KM: Hypoactivity of the spinal cannabinoid system results in an NMDAdependent hyperalgesia, *J Neurosci* 18: 451, 1998.
[136] Richardson JD, Aanonsen L, Hargreaves KM: Antihyperalgesic effect of spinal cannabinoids, *Eur J Pharmacol* 345: 145, 1998.
[137] Richardson JD, Kilo S, Hargreaves KM: Cannabinoids reduce hyperalgesia and inflammation via interaction with peripheral CB1 receptors, *Pain* 75: 111, 1998.
[138] Roane JB, Dryden JA, Grimes EW: Incidence of postoperative pain after single- and multiple-visit endodontic procedures, *Oral Surg Oral Med Oral Pathol* 55: 68, 1983.
[139] Roszkowski M, Swift J, Hargreaves KM: Effect of NSAID administration on tissue levels of immunoreactive prostaglandin E2, leukotriene B4 and (S)-flurbiprofen following extraction of impacted third molars, *Pain* 73: 339, 1997.
[140] Roy M, Narahashi T: Differential properties of tetrodotoxinsensitive and tetrodotoxin-resistant sodium channels in rat dorsal root ganglion neurons, *J Neurosci* 12: 2104, 1992.
[141] Rowe N et al: Control of pain resulting from endodontic therapy: a double-blind, placebo-controlled study, *Oral Surg Oral Med Oral Pathol* 50: 257, 1980.
[142] Schaible H, Schmidt R: Discharge characteristics of receptors with fine afferents from normal and inflamed joints: influence of analgesics and prostaglandins, *Agents Actions* 19(suppl): 99, 1986.
[143] Seltzer S et al: The intracanal use of sulfathiazole in endodontics to reduce pain, *J Am Dent Assoc* 77: 102, 1968.
[144] Sessle B: Neurophysiology of orofacial pain, *Dent Clin North Am* 31: 595, 1987.
[145] Sessle BJ et al: Convergence of cutaneous, tooth pulp, visceral, neck and muscle afferents onto nociceptive and nonnociceptive neurons in trigeminal subnucleus caudalis (medullary dorsal horn) and its implications for referred pain, *Pain* 27: 219, 1986.
[146] Sessle B J: Dental deafferentation can lead to the development of chronic pain. In Klineberg I and Sessle B, editors: Orofacial *pain and neuromuscular dysfunction. Mechanisms and clinical correlates*, Oxford, 1985, Pergamon Press.
[147] Sessle B J: Recent developments in pain research: central mechanisms of orofacial pain and its control, *J Endod* 12: 435, 1986.
[148] Soltanoff W: A comparative study of the single-visit and the multiple-visit endodontic procedure, *J Endod* 4: 278, 1978.
[149] Stambaugh J, Drew J: The combination of ibuprofen and oxycodone/acetaminophen in the management of chronic cancer pain, *Clin Pharmacol Ther* 44: 665, 1988.

[150] Steen K et al: Protons selectively induce lasting excitation and sensitization to mechanical stimulation of nociceptors in rat skin in vitro, *J Neurosci* 21: 86, 1992.

[151] Sugimoto T, Bennett G, Kajander K: Transsynaptic degeneration in the superficial dorsal horn after sciatic nerve injury: effects of a chronic constriction injury, transection and styrch-nine, *Pain* 42: 205, 1990.

[152] Sunshine A et al: Analgesic efficacy of a hydrocodone with ibuprofen combination compared with ibuprofen alone for the treatment of acute postoperative pain, *J Clin Pharmacol* 37: 908, 1997.

[153] Torabinejad M et al: Factors associated with endodontic interappointment emergencies of teeth with necrotic pulps, *J Endod* 14: 261, 1988.

[154] Torabinejad M et al: Effectiveness of various medications on postoperative pain following complete instrumentation, *J Endod* 20: 345, 1994.

[155] Torabinejad M et al: Effectiveness of various medications on postoperative pain following root canal obturation, *J Endod* 20: 427, 1994.

[156] Trope M: Relationship of intracanal medicaments to endodontic flare-ups, *Endod Dent Traumatol* 6: 226, 1990.

[157] Trope M: Flare-up rate of single-visit endodontics, *Int Endod J* 24: 24, 1991.

[158] Troullos E, Freeman R, Dionne R: The scientific basis for analgesic use in dentistry, *Anesth Prog* 33: 123, 1986.

[159] Trowbridge H: Review of dental pain—histology and physiology, *J Endod* 12: 445, 1986.

[160] WagnerR, MyersR: Endoneurialinjection of TNF-alpha produces neuropathic pain behaviors, *Neuroreport* 7: 2897, 1996.

[161] Wall P, Woolf C: Muscle but not cutaneous C-afferent input produces prolonged increases in the excitability of the flexion reflex in the rat, *Am J Physiol* 356: 443, 1984.

[162] Wallace J: Selective COX-2 inhibitors: is the water becoming muddy? *Trends Pharmacol Sci* 20: 4, 1999.

[163] Walton R, Fouad A: Endodontic interappointment flare-ups: a prospective study of incidence and related factors, *J Endod* 18: 172, 1992.

[164] Walton R, Chiappinelli J: Prophylactic penicillin: effect on posttreatment symptoms following root canal treatment of asymptomatic periapical pathosis, *J Endod* 19: 466, 1993.

[165] Waxman S et al: Sodium channels and pain, *Proc Natl Acad Sci USA* 96: 7635, 1999.

[166] Wideman G et al: Analgesic efficacy of a combination of hydrocodone with ibuprofen in postoperative pain, *Clin Pharm Therap* 65: 66, 1999.

[167] Willis W: *Hyperalgesia and allodynia*, New York, 1992, Raven Press.

[168] Willis W: *Thepain system*, Basel, Switzerland, 1985, Karger.

[169] Wolf M, Lichtenstein D, Singh G: Gastrointestinal toxicity of nonsteroidal antiinflammatory drugs, *New Eng J Med* 340: 1888, 1999.

[170] Woolf C: Evidence for a central component of post-injury pain hypersensitivity, *Nature* 306: 686, 1983.

[171] Woolf C: Windup and central sensitization are not equivalent, *Pain* 66: 105, 1996.

[172] Woolf C: Transcriptional and posttranslational plasticity and the generation of inflammatory pain, *Proc Natl Acad Sci USA* 96: 7723, 1999.

[173] Wright C et al: Ibuprofen and acetaminophen kinetics when taken concurrently, *Clin Pharm Therap* 34: 707, 1983.

[174] Wurm C et al: Evaluation of functional G-protein coupled receptors in dental pulp, *J Endod* 77: 160, 1998 (abstract).

[175] Wynn R, Meiller T, Crossley H: *Drug information handbook for dentistry*, Hudson, Ohio, 2000, Lexi-Comp Inc.

[176] Xiao W-H et al: TNF-*alpha applied to the sciatic nerve trunk elicits background firing in nociceptive primary afferent fibers. Abstracts 8th world congress on pain*, Seattle, 1996, IASP Press.

[177] Zhou Q et al: Persistent Fos protein expression after orofacial deep or cutaneous tissue inflammation in rats: implications for persistent orofacial pain, *J Comp Neurol* 412: 276, 1999.

第 19 章 根管显微外科技术

Syngcuk Kim

根管显微外科的优势 /644
传统根管外科面临的问题 /644
根管显微外科的含义 /644
适应证 /644
 早先非外科牙髓治疗的失败 /644
 早期根管外科的失败 /645
 解剖变异 /645
 操作的失误 /645
 手术探查 /646
 潜在的禁忌证 /646
禁忌证 /648
 患牙的牙周健康状况 /648
 患者的全身情况 /648
 外科牙医师的技术和能力 /648
根管显微外科的准备 /648
 传统与现代根管显微外科的比较 /649
 根管显微外科病例的分类 /649
术前准备 /651
 与患者谈话 /651
 内科评价 /651
 口腔检查 /651
 X 线检查评价 /651
术前用药 /652
局部麻醉和止血 /652
 凝血的机制及阶段 /652
 术前阶段 /653
 术中止血 /655
 术后止血 /657
软组织处理 /657
瓣的设计 /657
 龈沟全厚瓣 /657
 膜龈瓣 /658
 半月形瓣 /660
切开 /660
瓣的剥离 /660

瓣牵开 /661
 根管显微外科中的瓣牵开器 /661
 瓣的复位 /662
缝合材料与缝合技术 /662
截骨术 /663
 最佳截骨尺寸 /664
 根尖刮治术 /664
根尖切除术 /664
 根尖切除的范围 /664
 倾斜角度 /665
 牙根的舌侧延伸 /665
 根尖术区的清洗与干燥 /665
 根尖切除术真的必要吗？ /666
 截根后牙根表面的显微检查 /666
峡部 /666
 峡部的特征 /667
 峡部的出现频率 /668
 用超声仪器进行峡部预备 /668
 发现和处理峡部的重要性 /670
倒预备 /671
根尖的超声预备 /672
 牙根末端的超声预备 /673
 显微口镜 /673
根尖预备的检查 /673
根尖预备的深度 /673
压实倒预备洞型中的牙胶尖 /674
理想倒充填材料的特性 /674
丁香油氧化锌水门汀 /675
手术后遗症 /677
 疼痛 /678
 出血 /678
 肿胀 /678
 瘀斑 /679
 感觉异常 /679
 穿透上颌窦 /679

根管显微外科的优势

显微外科是指借助于显微镜，对特别小而复杂的结构所进行的外科操作。显微镜使得口腔外科医师可以准确地估计和去除病变组织，而不损伤正常组织。

如果口腔外科医师使用专用显微镜，去观察那些传统的、非显微外科方法治疗过的根管，就会发现病变组织仅仅是被粗略地去除，留下了许多显微镜下才能看见的病灶。开展这项业务的现代根管外科牙医师，必须要在本领域进行深入的钻研，不仅要掌握根管外科的治疗原则，还要精通显微镜及显微设备的使用方法。

传统根管外科面临的问题

由于进路受限、术区小以及解剖结构（如较大的神经血管束）的限制，根管外科手术通常被认为很难完成。尤其是后牙，在进行手术操作的时候，术区往往距颏神经和上颌窦很近。另外一个令人忧虑的问题是，早期根尖周手术的成功率很低[25,35]。此外，根管外科手术通常要在局部麻醉下进行，对于一个紧张的、神经质的患者来说，这又是一个挑战。基于以上理由，根管外科治疗被看作是在所有非外科疗法及重新根管治疗不可能或无效的情况下，不得不做出的最后选择。

根管显微外科的含义

在医学领域，50年代早期就已提出显微外科概念。在60年代，神经外科和眼科最早应用外科手术显微镜。现在，大部分的手术操作在手术显微镜下完成。因此，扩展到其他领域只是时间问题，包括牙髓病学，都将认识到显微镜所带来的益处。

在根管显微外科治疗中，由于进入术区受限，精确是一个关键的问题。为此，术区必须有良好照明并被放大。标准照明灯和2倍、3.5倍的放大镜，对于进行较大结构的简单手术已经足够，而对观察和治疗根尖内和根尖周的细微结构和缺损却是不够的。外科手术用的显微镜，长期以来认为是医学手术领域的标准设备，它提供了必要的照明设备，包括一个明亮的、可聚焦的光源，可放大到32倍。这增强了能见度，使得牙医师能够找到并治疗过去

常被牙医遗漏的解剖上的变异。这包括部分或完整的峡部。多根尖孔、C形根管和根尖折裂，这些变异通常是非外科方法无法治疗的。

适应证

Irving J. Naidorf医师曾经说过："一个好的口腔外科医师知道怎样切除病变，一个优秀的口腔外科医师知道何时切除病变。"

当面对明显失败的根管治疗结果时，是否再次采用非外科根管疗法值得审视。在偏正角度拍摄下的X线片可显示漏掉的某个根管，以及某根管欠充的情况（图19-1）。如此时牙医师认为，除非采用显微外科方法，否则将无法解决这一问题时，就可运用根管显微外科技术。

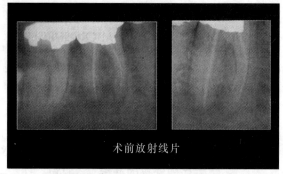

图19-1　失败的根管治疗。我们通过偏转一个角度拍摄的X线片上，发现近中颊侧有一个未做治疗的根管并进行了非手术重新治疗。由于其他根管成型和充填差，也重新进行了治疗

关于根管治疗成功、失败的定义仍有争议：临床上成功的标准是牙齿无明显症状，X光片上显示根尖区骨缺损的再矿化；病理上的定义则是根尖区正常细胞的再生及炎症细胞的消失。然而就算是已治疗成功，症状消失的牙齿根尖区，仍会有炎症细胞的存在和细胞结构的紊乱[9]。在临床实践中，X线片和临床的标准是可以被接受的。

早先非外科牙髓治疗的失败

下面两个病例是实践中比较常见的情况。

例1　一颗采用非根管外科方法重新治疗的牙齿，无症状、不肿胀、无窦道，可是在根尖区有一个持久的或逐渐扩大的根尖周暗影（图19-2）。多次根管治疗失败的原因是它有一个长的颊舌根，根尖是缎带形，因此，很难被彻底清理和充填。有些前牙也有类似的带状根尖，某些病例显示，对这种复杂的根尖形态，用常规的、非外科的方法根本无法到达、清理和充填。

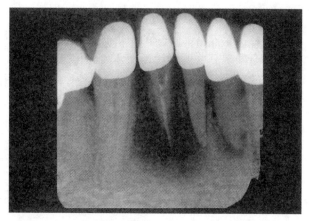

图19-2 多次重新治疗后的前牙,需要根管显微外科治疗。本病例失败的原因是其细长的颊舌根管只做了部分充填

例2 在根管治疗完成后,患牙有一个桩冠永久修复体,而根尖区仍有骨质疏松区,甚至还在扩大(图19-3)。当根管治疗失败后,重新用非外科的方法治疗也是可以的,然而这一过程通常很困难,并且可能会导致对患牙不可修复的损坏。在使用非外科的钻或起桩器来去除桩核时,很容易造成根折、侧穿。而现在重新治疗的成功率很高(如第25章描述的那样),部份原因是因为使用显微镜后,无需把根管扩得很大,减少了根折、侧穿的机会。因此,当牙医遇到这种情况时,应考虑用外科方法进行重新治疗[15]。事实上,在某些病例中,外科疗法是更保守的选择。当然,即便是成功地取出了桩或核,还要花费时间和金钱重做桩、核、冠来修复患牙。

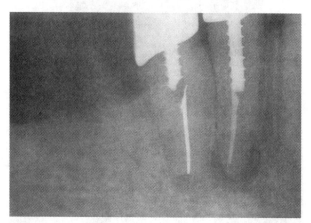

图19-3 上颌前牙桩冠修复后,根尖区扩大的尖周损害

早期根管外科的失败

根管外科治疗失败的原因是多种多样的,但最常见的原因是根尖漏隙。传统外科技术治疗失败的病例,必须用显微外科技术重新治疗,才能纠正缺陷。例如,注意图19-4所示,在下颌第一磨牙的近中颊根、近中舌根的根尖处,有圆形X线阻射的银

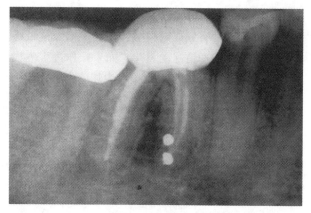

图19-4 传统外科技术治疗失败的病例,在下颌第一磨牙的近中颊根、近中舌根的根尖处,有圆形X光阻射的银汞充填物。根尖切除的角度过锐造成颊侧骨皮质缺失

汞充填物渗漏。不仅是这些充填物的脱落造成微渗漏,其他原因还包括未治疗的峡部、截骨术造成的医源性颊侧骨板缺失等。

解剖变异

许多牙齿都有解剖上的变异,如弯曲的牙根、近乎S和C形的根管、锐角形的分叉、髓石、钙化等根管变异,这些和其他的因素使根管的清理过程复杂化,并且使得其后的充填也没有原来想象的那样简单(图19-5)。许多这样的牙齿虽然事先都经过了根管治疗,但仍能不时观察到需要消除的病变。如果病变已被治愈并且患者的症状消失,治疗可以被认为是成功的,否则就应考虑进行显微外科治疗。

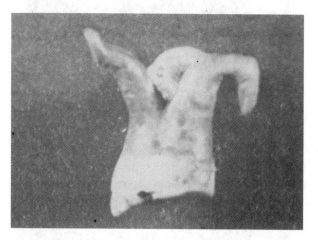

图19-5 牙根形态极度弯曲的磨牙

操作的失误

牙医可能会在根管器械预备的操作过程中,形成台阶、根管阻塞或侧穿;也可能在根管内造成器械折断(图19-6)、超填(图19-7),或由于根尖

阻塞造成欠填(图 19-8)。操作过程失误的后果经常是根管充填没有完成或根尖封闭不完整,这最终将导致根尖区病理情况的发生。如果操作过程失误发生在根尖 1/3(图 19-9),根尖切除术是比较简单的外科解决方法,并且预后良好。根管内的器械折断和侧穿并不意味着一定要做根管外科手术。例如,一个器械折断后,旁边仍可通过器械;或侧穿可以被以非手术方法修补,根管可以被清理干净并充填,这种情况下,就可以选择非外科根管治疗方法。

手术探查

尽管牙医已进行了 X 线片的仔细阅览、详尽的临床检查和完整的病史收集,很多时候仍然难以对患牙情况做出一个很明确的诊断。这时,一个有经验的外科牙医可以遵循"猜测性"原则进行探查术,并经常会发现一些明确诊断所需要的信息。当然,一旦瓣已经掀起,牙医就要做好应付各种情况的准备。例如,如果已经确定根折,牙医就要决定是要切除、半切牙根还是拔牙(图 19-10、19-11)。

潜在的禁忌证

由于解剖变异的原因,一些牙科医师宁愿拔牙也不愿用根管外科的方法来治疗,例如术区接近颏孔、上颌窦或难以到达根尖的磨牙。在显微外科技术引入之前,这些选择是正确的,但显微镜的使用大大减少了这种风险。为便于比较与说明,下面进

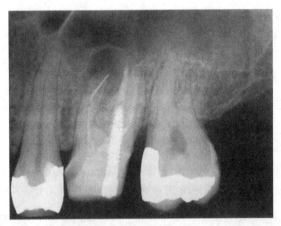

图 19-6 折断的根管锉位于左上第一磨牙近中颊根尖端 1/3,牙根离上颌窦很近或在窦内,细致的根管显微外科治疗是合理的选择

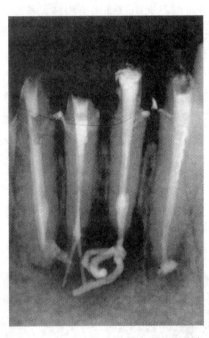

图 19-7 下颌前牙的根尖周病变及严重的超填

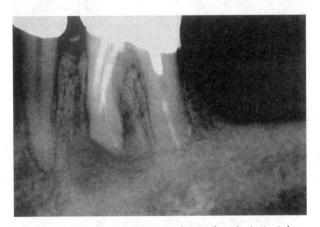

图 19-8 左下第一磨牙的不完善的根管治疗,根尖周有一个大的脱矿区,在根尖 1/2 处整个根管钙化,根尖有一节折断的器械

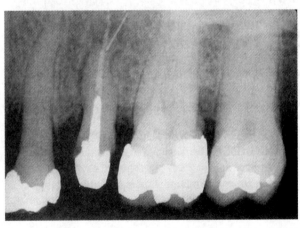

图 19-9 左上第二前磨牙有桩冠修复,伴器械折断并超出根尖

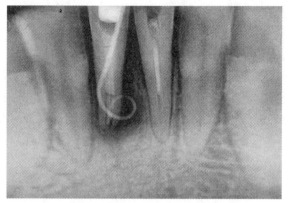

图 19-10　沿窦道插进一根牙胶尖。牙根周围呈晕状脱矿，提示有垂直性根折

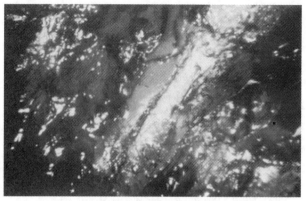

图 19-11　手术探查时掀开瓣，可见到牙根垂直性根折。牙齿被拔除

一步讨论一下几种解剖情况。

接近神经血管束　颏神经血管束经常距下颌第二前磨牙和第一磨牙很近，在进行后牙根尖外科手术时，应先用 X 线片来确定下牙槽神经束的位置。大多数情况下，这对一个有经验的口腔外科医师来说不是很难，特别是当可以使用显微镜和骨皮质刻槽技术，来防止偶发的器械滑入神经管的事故时。口腔外科医师可以在显微镜提供的充足的照明灯光下，用对比明显的颜色来区分下颌管和颏孔的位置，并指导截骨术的进行。然而，除非口腔外科医师有很多经验，并且会使用显微镜，否则这种手术会增加造成神经永久损伤的危险。因此，只有经验的口腔外科医师才可以在后牙区进行根尖外科手术。

下颌第二磨牙区　绝大部分患者的下颌第二磨牙有如下的特点：颊侧骨板很厚，牙根向舌侧倾斜，根尖接近下颌神经管。另外，有时该区域用常规外科方法很难到达。这时，拔除患牙，在口腔外治疗后再植入原处是一种慎重的选择。

上颌窦　术区是否接近上颌窦不是决定是否进行外科手术的限制条件。很多上颌前磨牙、磨牙的牙根都非常接近上颌窦，甚至进入上颌窦腔，中间只隔了一层很薄的骨皮质和施耐德膜（图 19-12）。术前仔细观察 X 线片上牙根的图像，术中在显微镜下仔细解剖分离，通常可以在外科手术中避免穿入上颌窦。然而，即使已穿入上颌窦，术后的效果也不会很差（图 19-13）[78]。

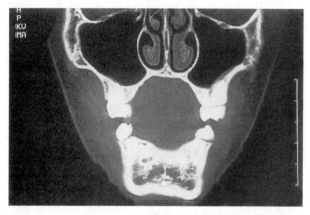

图 19-12　头下部电脑体层扫描图像显示，磨牙的牙根与上颌窦之间只隔了一层很薄的 Schneiderian 膜

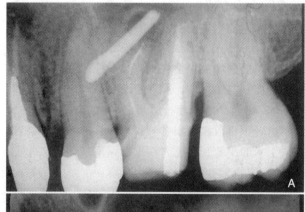

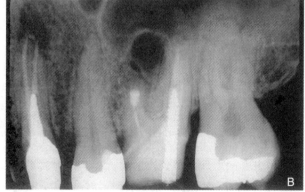

图 19-13　A. 一根牙胶尖沿窦道直至左上第一磨牙的近中颊根根尖部，非常接近上颌窦或位于上颌窦内。B. 在手术过程中，上颌窦黏膜被穿破，但术后效果良好

禁忌证

对于根管显微外科而言,很少有真正的禁忌证。许多曾经无法实现外科手术的情况都是暂时性的,一旦纠正了就都可以做了。然而,根管显微外科仍有 3 种禁忌证:

1. 患牙的牙周健康情况。
2. 患者的全身情况。
3. 口腔外科医师的技术和能力。

在下面的部分中,每一种情况都将被讨论。

患牙的牙周健康状况

当考虑进行根管外科治疗时,患牙的牙周健康情况是最重要的因素。牙齿的松动度和牙周袋深浅是口腔外科医师必须考虑的两个关键因素。在没有牙周病(A、B、C 类)的情况下[61],根管外科的短期成功率可以达到 96%(1 年),长期成功率达到 91%(5~7 年)。由于在成年人中,牙周病比较普遍,口腔外科医师在术前应仔细考虑牙周情况。较差的牙周附着状况会降低根管手术的成功率,特别是如果手术会导致牙髓和牙周互通时。

患者的全身情况

在大多数病例中,患者的全身情况并不影响牙周手术。但一般不建议对下列患者进行根管手术:患者处于白血病或中性粒细胞减少症的活动期,患有不可控制的糖尿病,最近频发心脏病,刚做过肿瘤手术,以及高龄患者。然而,临床牙医师应记住,老年患者也可以接受根管外科治疗。是否进行根管外科手术的决定,要建立在深思熟虑基础上,并且必要时,应请患者的内科医师会诊。

当患者处于心机梗塞恢复期或正在服用抗凝血药物时,牙医师应推迟手术,并在术前请患者的内科医师会诊,以便了解情况,决定是否暂时停用药物。据报道,因术前暂停抗凝剂而导致的危险率仅为 0.5%[81]。当患者正在进行颌骨的放射治疗时,要尽量避免进行手术,因为放射线减少了术区的血流供应,易引发放射性颌骨坏死。也建议在怀孕头 3 个月尽量避免手术[67]。

当患者的糖尿病得到控制时,就不会增加根管显微外科治疗的风险。可要求患者预先用降糖药物,并且服用适当的抗生素。但是,关于这个问题意见并不一致[65,84]。因此,口腔外科医师在术前应请患者的内科医师进行会诊。

外科牙医师的技术和能力

关于自己的外科技术和知识,临床牙医必须完全诚实,当遇到的患者病情超出了自己的能力范围,应及时转诊给能用显微外科方法处理这种复杂的根尖周手术的根管治疗专科医师(或口腔外科医师)。

根管显微外科的准备

根管显微外科的准备包括很好的放大设备、高亮度的照明设备和精细的操作仪器(图 19-14)[40]。手术显微镜可提供很强的照明和放大。明亮的、可聚光的放大设备可放大术区 4~32 倍,使牙医师可以观察到根尖组织的每一细节,使得操作更加精确(图 19-15)。使用放大设备的另一个好处就是允许更小的手术窗口,只需去除更少的健康骨组织就能到达根尖,减少患者的不适感并使其尽快康复。放大设备和照明跟显微器械一起,从根本上改变了根管外科的治疗方法。要在一个放大了的术区下进行

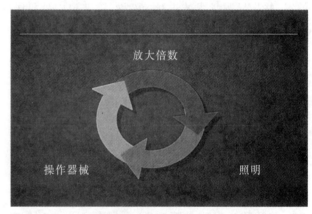

图 19-14 放大设备、高亮度照明设备和精细操作仪器三者可以更好地保证根尖手术的准确性

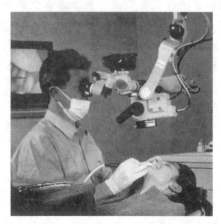

图 19-15 在牙髓治疗过程中应用显微镜

表 19-1 传统根管外科与显微外科的比较

手术步骤	传统外科	显微外科
根尖的定位	有时很困难	精确
去骨	很多(≥10毫米)	很少(≤5毫米)
牙根表面的观察	不准确	准确
倾斜角度	很大(45度)	很小(<10度)
确认峡部	几乎不可能	常规操作
倒充填的准备	模糊	精确
根尖充填	不精确	精确

操作,就必须有一套特殊的外科设备。Gary Carr 博士在 20 世纪 80 年代末期设计了第一套根管显微外科设备,从那时起,很多经过改进和形变的产品相继问世。

标准的根管外科器械对于显微外科而言实在是太大了(品种相同,但尺寸应该缩小),包括超声器械的工作端、压缩器、充填器、刮匙、口镜,和其他设备,所有这些器械必须小到可以方便地进出不到 5mm 的术窗,并可以到达根管。在早期,使用传统的根管器械最少也要开窗达到 10mm,以方便器械进出。有了显微镜、超声器械和其他小型器械,今天的外科医师可以充满信心地、准确地完成根尖手术(图 19-15)。整个手术区域都看得见、摸得着,不再有任何需要"猜测"的工作。

传统与现代根管显微外科的比较

当前的根管显微外科已经是精确的、可以预见的,结束了传统根管外科固有的猜测性。表 19-1 总结了传统根管外科和显微外科的区别[40]。

显微外科的主要优点是进路时根尖定位准确、更小的术窗、很小的切入角度,这样就可以保护骨皮质和牙根组织。另外,在高度照明和放大设备下,可以显示根尖的解剖细节,如峡部、根管的鳍、微折裂和侧支根管。超声技术允许对根尖进行保守的、平行于牙齿长轴的处理及精确的根尖倒充填,这些都符合根管外科治疗的机械和生物学原则。如图 19-16,比较了用传统的银汞根尖倒充填和显微外科的超级乙氧基酸(EBA)做倒充材料的情况,银汞倒充填根管仅在根尖有一个 X 线阻射的圆点,而用新技术和生物相容性好的材料做的充填看起来是条形的,充填物可进入根管内 3mm。

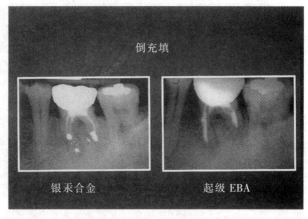

图 19-16 比较用传统的银汞根尖倒充填和显微外科的超级乙氧基酸(EBA)做倒充材料的情况,左图显示银汞倒充填根管仅在根尖有一个 X 线阻射的圆点,只部分封闭了伸长的根尖,使渗漏。右图为可用 Super EBA 倒充进入颊侧根管内 3mm。适当使用显微镜,使制备和充填细长的峡部很容易

根管显微外科病例的分类

根管外科病例可以分为如下几类:

• A 类:表现为根尖周没有病损,但患牙在多次非外科方法治疗后仍有症状。症状是做手术的唯一原因(图 19-17)。

• B 类:表现为根尖周有小的病损但没有牙周袋(图 19-18)。

• C 类:表现为根尖周有一个大的病损并向冠方延伸,仍没有牙周袋(图 19-19)。

• D 类:临床表现类似 C 类,有牙周袋(图 19-20)。

• E 类:有根尖周病损伴牙髓与牙周互通,但没有根折(图 19-21)。

• F 类:表现为根尖病损,并且颊侧骨板已完全丧失(图 19-22)。

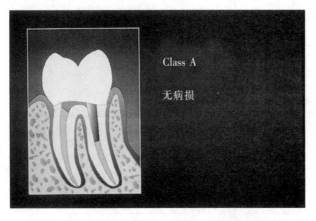

图 19-17　牙齿根尖周没有病损,但治疗后仍有症状

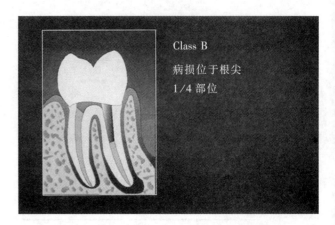

图 19-18　牙齿仅有一个小的根尖周损害

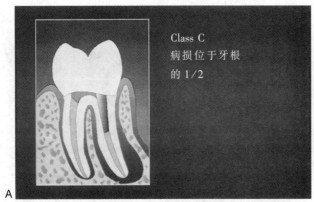
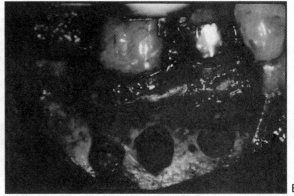

图 19-19　A 图显示根尖周损害达到牙根的一半;B 图示临床所见到 C 类牙齿

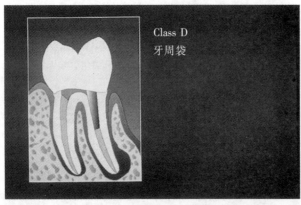

图 19-20　D 类牙齿。伴有牙周袋的 B、C 类牙齿

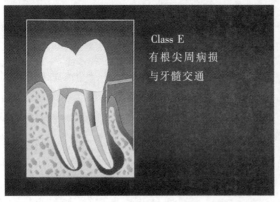
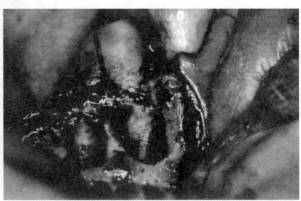

图 19-21　A 图显示 E 类牙齿。B 或 C 类牙齿伴有与根尖部相通的牙周袋。B 图示临床所见到 E 类牙齿近中根颊面与牙周袋互通

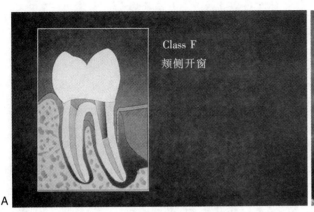
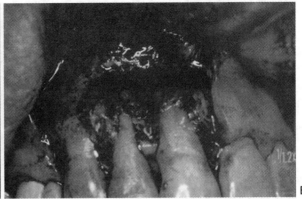

图 19-22　A 图显示颊侧开窗的 F 类牙齿;B 图显示 F 类牙齿的临床观,可见皮质骨的完全丧失

A、B、C 类不存在明显的治疗问题,也不会反过来影响成功的治疗效果,然而,D、E、F 类却存在严重的治疗困难。尽管这些病例都属于根管病学范畴,但合理而成功的治疗不仅需要根管显微外科的技术,还需要现代的牙周外科技术例如膜屏障技术。根管外科医师们将要面对这些挑战。

术前准备

与患者谈话

与患者谈话在诊断工作中占了很重要的一部分。有些患者对根管外科抱有复杂的、焦虑和极度恐惧的心理。因此,牙医与患者之间建立相互信任的关系就显得非常重要。牙医应该用患者能理解的语言向其解释,为何要做手术,手术的过程,术后医嘱和预后情况。谈话能使牙医了解患者的心理状况和身体状况,也能增进患者对牙医的信任。这点很重要,因为手术是在局部麻醉下进行,患者对牙医的信心能让他减缓焦虑。外科牙医还应向患者解释显微镜及显微外科手术的方法,因为绝大部分的患者都是第一次体验显微镜,当它只距离患者脸部几英寸时,可能会让患者产生恐惧。

内科评价

对患者做系统的全身医学评价是很必要的。(读者可参阅第 2 章和第 18 章的相关内容)。

由于根管外科手术过程会造成一过性的菌血症,因此对于风湿热,心脏内膜炎、发育异常或已损伤的心脏瓣膜,器官移植,使用假体如假的髋部或假膝盖的患者来讲,术前应预防性地给予抗生素[1,17]。请患者的内科医师会诊是非常重要的,并且应遵循美国心脏协会最近发布的准则。

口腔检查

口腔检查应遵循系统的方法,采用一定的顺序进行。患者的主诉或其长期的病史可帮助确定病因和问题所在。

在根管手术前,患者最常见的主诉症状是疼痛和肿胀。在初诊时,患者可能会有疼痛史,其他患者会诉及牵涉性的疼痛症状,如耳区痛、颌骨或肌肉的沉重感和僵硬感。耳区痛经常意味着来自同侧的、感染的下颌磨牙的放射性痛。

口外肿胀提示手术必须推迟,直到用口服抗生素使肿胀消退为止(详见第 18 章)。如果局部有窦道,可用牙胶尖来示踪(详见第 1 章)。也应同时评估患牙的牙周情况及是否有折断,例如,对确定为 E、F 类患牙的病例,根管手术能否成功就成为问题。

通过临床检查和 X 线检查能发现完全的牙齿纵向折裂,也可以通过掀开瓣来确定纵折牙,探索性手术可用来确认怀疑中的牙根纵折。

X 线检查评价

根尖周手术之前,做 X 线片检查可以得到很多有价值的信息,如解剖结构的异常、折裂、根尖周的病损、外伤、牙根的吸收、牙周的疾病、骨结构的改变,及前期根管治疗的成功和失败等,都可以通过 X 线片来确定。通过比较早期和近期的 X 线片,可以判断出根尖周的病损是新发的还是复发的,或是否已经扩大,需要进行根尖周手术治疗。

要确定根长、长轴、形态、根尖到颏孔的距离、下牙槽神经束的位置[40](图 19-23)、上颌窦的位置等信息,至少需要两张根尖周 X 线片,并且要从不同的角度进行拍摄。对大部分的病例,无论是将进行根管外科手术还是常规疗法,一般仅通过两张 X 线片就可以让牙科医师收集到足够的信息,以建立起三维空间模型。

系统地读取 X 线片很重要。下面列出了术前观看 X 线片的顺序(图 19-24)。拍摄两张 X 线片,一张垂直位,另一张为近中倾或远中倾 25°~30°角。

这些 X 线片可帮助医师判断下列情况:
- 牙根的大体长度;
- 牙根的数量和形态(如融合或分离);
- 牙根的长轴方向和弯曲度;
- 根尖周病损的大小和类型(如 B 或 C 类);
- 根尖周到一些解剖结构(如颏孔、窦腔)的大概距离;
- 从根尖到下牙槽神经管骨皮质的距离;
- 根尖之间的距离,尤其是前牙。

术前用药

对每一个病例的特殊性都要进行总体上的考虑。下面列出了实践中常用到的根管治疗的术前、术后用药[20, 34, 66]。

- **抗炎止痛药**:建议患者(平均体重 150 磅)术前服用布洛芬(400mg),以减少术后的炎症反应。为减少术中出血,不要较早使用该药。术后使用可减少疼痛和肿胀。用此疗法,大部分的患者都无需术后用麻醉药物来止痛[18](详见第 18 章)。
- **镇静剂**:如果患者对手术非常紧张,可以术前 15~30 分钟,舌下含服三唑仑来放松情绪(详见第 2 章)。
- **抗生素**:就如前面所说的那样,患者健康状况很差例如严重的糖尿病,心脏瓣膜病时,必须根据最新的 AHA 标准来术前用药(详见第 8 章)。
- **抗菌漱口**:为减少口腔内的细菌,患者应在术前一天的晚上、手术当日的早晨及术前 1 个小时,分别用 0.12% 的洗必泰葡糖酸盐液体漱口。术后 1 周内持续漱口,可减少口腔内的微生物并促进伤口愈合。

局部麻醉和止血

良好的止血效果是显微外科手术的先决条件[43],但对牙医师而言,获得良好的止血效果是一个挑战。早期,一些口腔外科医师做根管手术时,手术视野常被血迹所模糊,只好摸索解剖标志和结构。如果视野总是被不停的出血弄模糊,则显微外科的优势就丧失掉了,对于根管显微外科而言,良好的止血就显得更加重要。因为在高倍放大下,应该对骨隐窝和切除的牙根表面进行检查。

凝血的机制和阶段

被切断血管的凝血是一系列事件综合的结果。当血管被切断的一瞬间,外伤的刺激造成血管壁收缩,这立即就减少了切断部位的出血量。这一局部的血管痉挛可以持续很长时间甚至几小时,这期间血小板会不断聚集并且发生凝固作用。

凝血的第二阶段是形成血小板栓塞。血小板对开放血管的修复作用基于其本身的几个重要功

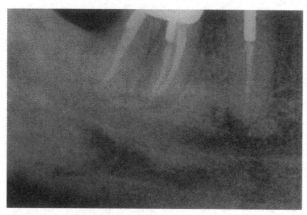

图 19-23 注意第二前磨牙和第一磨牙的根尖与下牙槽神经和颏神经束的距离

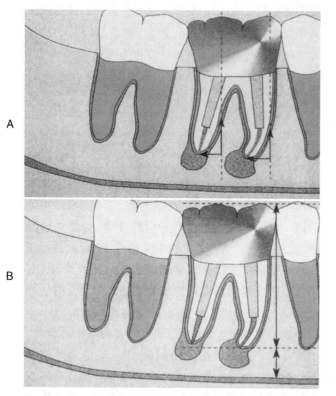

图 19-24 图 A 和 B 显示了手术前应系统全面地做 X 线检查。包括牙根弯曲度,牙根的长度,离下牙槽管及颏孔的距离等须注意

能。当血小板接触到破坏的血管壁的时候,壁上的成分如胶原纤维立即改变其特性,开始肿胀并且变黏,以便黏附到其他的胶原纤维上。这就激活了一个循环过程,可以不断增加血小板的数量,不断的黏附,最终形成血小板栓塞(图19-25)。

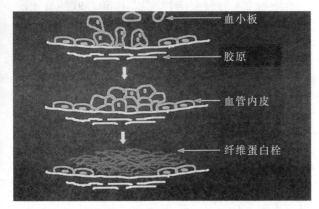

图19-25 图示由血小板形成纤维蛋白栓使出血停止

凝血的第三阶段是血凝块的形成。催化剂和凝血因子,都来自受伤的血管壁和血小板及血红蛋白黏附在受伤的血管壁上激活栓塞过程。

血凝块发生有下面三个步骤:

1. 作为对血管壁的破坏或血液本身问题的应激反应,将发生涉及12个以上凝血因子的、复杂的、级联放大的化学反应,最终形成的复杂的活化物质,被称为凝血酶原激活素。

2. 凝血酶原激活素催化凝血酶原转化成凝血酶。

3. 凝血酶作为一种酶,可催化纤维蛋白原转化为胶原纤维,缠绕血小板、血细胞和血浆,形成血凝块(图19-26)。

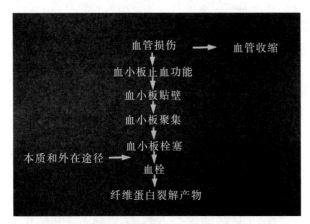

图19-26 显示血管受损后止血作用形成的机制

止血作为手术的一个程序,应在下面三个阶段分别进行考虑:①术前;②术中;③术后。

术前阶段

局部麻醉

在根管外科手术中,局部麻醉主要有两个目的:①麻醉;②止血。术区的良好麻醉,既可以让患者感到舒适,又可以提高医师的效率。第一步是向患者保证将一切顺利,让患者感到舒适;其次,在局部涂布高效的麻醉膏或放置一个浸透了利多卡因的小棉球,保持至少2分钟以待起效;最后,将含血管收缩剂的局部麻醉药缓慢注入术区,以取得良好的麻醉效果。一个麻醉效果不好的患者,因疼痛产生的内源的儿茶酚胺会比麻醉溶液中所含的血管收缩剂浓度高。止血不良会导致手术延长,并且难以控制操作过程。

除非患者有很严重的心血管疾病,否则均可以使用含肾上腺素的麻醉药。事先应与内科医师会诊以证实这一点,并减轻患者在这方面的忧虑。有时患者会说他们"对奴夫卡因过敏","对肾上腺素过敏",或在用过含肾上腺素的麻醉药时会发生心悸现象,这些患者通常要求避免使用此类药物。患者的要求是可以理解的,但我们仍强烈建议在手术中应使用含血管收缩剂的麻醉药。应告知患者使用该药的原因,术前和患者的内科医师探讨病情是必要的,这样可以避免因事前不知道的健康原因所造成的并发症。心血管专家通常会同意在局部注射含肾上腺素的麻醉剂。

根管手术麻醉药物是2%的利多卡因盐酸溶液,内有1:50 000的肾上腺素[14,43]。在外科手术中,通常优先使用高浓度的1:50 000的肾上腺素。因为它能通过作用于动脉壁上的α-肾上腺素受体,产生持久而有效的血管收缩作用,可延缓因为局部微循环导致的麻醉药物浓度的过早降低。

关于肾上腺素

肾上腺素可与α-1、α-2和β-1、β-2肾上腺素受体相结合。肾上腺素通过刺激血管平滑肌上的α受体产生血管收缩作用[41,51]。α-1受体位于控制着血管壁的交感神经附近;α-2受体分布于整个血管系统,并且可与儿茶酚胺相结合。当肾上腺素与位于心肌上的β-1受体相结合的时候,它会提高心率、增强心脏的收缩性及外周循环阻力。而位于外周血管的肾上腺素β-2受体可使血管扩张。这些受体广泛分布于为内脏和肌肉供血的血管上,但在黏膜、口腔组织和皮肤上却很少。

出于根管显微外科的目的,理想状态下,一种肾上腺素血管收缩剂应是纯粹的α激活剂。幸运的

是，口腔组织中α受体占优势，而β-2受体的数量却很少[43]。因此，在黏膜、黏膜下和牙周组织中，该药物

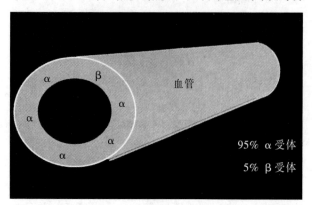

图19-27 图示口腔黏膜的肾上腺素受体95%为α受体，它们可导致血管收缩

的优势作用主要体现在血管收缩性上（图19-27）。

由于肾上腺素可能对全身系统造成影响，在口腔领域，局部麻醉中少量应用是否恰当的争论持续了很久。但肾上腺素在黏膜下层缓慢给予，对心血管系统可能造成的影响很小。然而，当确实把一定剂量的肾上腺素注入到血管内的时候，心率和心输出量都增加了。而与此同时，对β受体的激活导致动脉压力的降低，通过骨骼肌的血管扩张降低了外周阻力。为避免这一情况的发生，注射麻醉药前应回吸，以保证肾上腺素不会进入血管。事实上，所有肾上腺素在口腔方面的效应都是剂量依赖性或给药方式依赖性的。目前推荐的肾上腺素在局部麻醉药中的混合剂量见表19-2。

临床使用1∶50 000肾上腺素的原因

Buckly和他的同事[10]提供了强有力的证据，说明临床使用高浓度肾上腺素的必要性。当使用1∶100 000的肾上腺素时，患者的失血量几乎是用1∶50 000肾上腺素的两倍。深一步的研究还发现，当使用1∶50 000的肾上腺素时，患者在失血量减少的同时，术区更干燥。这样，既减少了手术时间，术后的止血效果也很好。

一项基于临床患者的研究表明，在根尖外科手术中，使用1∶50 000的肾上腺素时，肾上腺素的使

表19-2 肾上腺素在局部麻醉药中的剂量

肾上腺素 mg/ml	最高剂量份/1000	mg	ml	#药筒(注射用)
0.02	1∶50 000	0.2	10	5.5
0.01	1∶100 000	0.2	20	11
0.05	1∶200 000	0.2	40	22

（成人使用1∶50 000肾上腺素的最高允许剂量是5.5的安瓿瓶）

用与患者的血压和脉搏率之间，并不存在任何关联性。绝大部分患者只在注射后2分钟内脉搏率有一过性的、并不明显的升高，并且在4分钟内脉搏率就会恢复到正常水平。

局部麻醉注射技术

使用2%的利多卡因配以1∶50 000的肾上腺素，可以提供完全的、长效的麻醉和止血效果。止血不同于麻醉，药物必须注射到术区才可以起效。尽管在下牙槽阻滞麻醉中用的是含肾上腺素的利多卡因，已被证明可有效地减少90%的血流向下颌[42]，但还应在颊侧或舌侧补加浸润麻醉以增强对术区的血管收缩作用。因此，无论采用何种麻醉注射方式，在手术区附加浸润麻醉对止血都非常重要。

浸润麻醉的部位应在牙槽黏膜靠近根尖处的疏松结缔组织处。如果注入到深部的基底骨而不是牙槽骨骨膜上组织，则不但起不到止血作用，反而会使麻醉药进入到肌肉组织中。由于肌肉组织多含β-2受体，进入其中的肾上腺素将会起到血管扩张作用，而不是血管收缩作用。如果肾上腺素被注入到肌肉中，不但止血效果不好，并且会加快对麻醉药和血管收缩剂的吸收，造成潜在的术中出血危险[14]。

麻醉药应多点注射以保证遍布整个术区。注药的速度不应超过1~2 mm/分钟[49]，快速注射会导致溶液池形成，反而延迟和限制了液体向周围组织的渗透，造成与微血管和神经束的接触面积减少，使得止血效果不好。前牙区在注射后至少要等待15分钟，直到注射区域变白才开始切开。

上颌麻醉

对于上颌牙齿而言，在颊侧黏膜转折处、根尖附近的近、远中区域进行浸润麻醉非常有效。另外，如果在前牙区手术，可以在门齿孔附加鼻腭神经阻

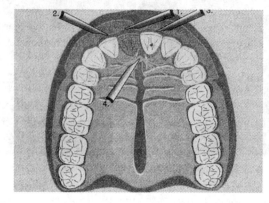

图19-28 在上颌前部，1支麻药注射在根尖部（1），半支麻药注射在牙齿的（涂暗的）根尖，然后将半支注射到根尖的近、远中。最后，半支注入根尖的腭侧（4）

滞麻醉(图19-28)。对于后牙区,可在腭大孔进行阻滞麻醉。如果患者的尖牙和前磨牙区肿胀得很厉害,附加眶下孔阻滞麻醉经常很有效。附加用药也是用2%的利多卡因配以1:50 000的肾上腺素。

注射的顺序和剂量如下:
- 在术前15分钟,麻醉药最好分3次注入。
- 在表面麻醉后,根尖区注入1支的剂量(1.8ml);根尖区附近注入半支(0.9 ml)。
- 用一支短的、1英寸长的30号针头回吸,确保不会刺入血管。
- 在初次浸润麻醉完成10分钟后,用半支的剂量(0.9ml)注入到腭侧。如果动作熟练并且很慢,患者很少会感到不适。
- 在颊侧完全麻醉后,用一个超短的30号针,从颊侧牙间乳头底部直到腭侧,注入0.2 ml麻药。
- 乳头腭侧已经发白,则用一个同样的30号超短针,与硬腭平行注入0.4 ml麻醉药,这时腭侧组织可全部变白。
- 此时,可以将0.4 ml的麻醉药垂直注入腭侧组织中,完成腭侧的充分麻醉。

下颌麻醉

对于下颌手术来说,一个下牙槽和颊长神经阻滞麻醉外加颊黏膜皱折、根尖舌侧的浸润麻醉是最理想的麻醉方式。用的也是2%的利多卡因配以1:50 000的肾上腺素,针管是1.1英寸长的27号针头。在下牙槽神经阻滞麻醉后,另外一支麻醉药注射到患牙根尖的颊侧黏膜转折处及近、远中区域。注射10分钟后,另用半支麻醉药注射到牙齿的舌侧(图19-29)。

术中止血

下一个挑战就是如何在术中尽量减少出血。局部区域的止血可以通过用棉球或纱布压迫骨隐窝数分钟来实现。然而,如果出血不止,就应考虑使用局部止血药。

局部止血药 目前有很多种局部止血剂。依据其起效模式的分类详见表19-3。

肾上腺素棉球 racellets是含消旋盐酸肾上腺素溶液的棉花球,Grossman首先提倡使用[29]。其中肾上腺素的含量因标号不同而异。例如3号小棉球含0.55 mg消旋肾上腺素,2号棉球含0.2 mg。2号棉球被压入到骨腔4分钟不会引起患者脉搏率的增加。这是因为局部应用肾上腺素时,由于即时的血管收缩作用使得进入微循环的药物量很少。

表19-3 局部止血药

机械性制剂
　骨蜡(Ethicon, Somerville, NJ)
化学性制剂
　饱和肾上腺素棉球和其他血管收缩剂
　硫化亚铁溶液
生物性制剂
　凝血酶 USP(Thrombostat, Thrombogen)
吸收性止血制剂
　内源性作用
　　1. 明胶海绵(The Upjohn Co., Kalamazoo, MI)
　　2. 可吸收胶原
　　3. 微胶原
　外源性作用
　　1. Surgicel (Johnson & Johnson, New Brunswick, NJ)
　机械性作用
　　1. 硫酸钙

在根尖周手术中,迅速采用下面的局部止血步骤可获得最佳止血效果:
- 首先将一个小棉球,浸透肾上腺素,牢牢地压向骨腔中的舌侧壁上。
- 然后,立即将数个无菌的小棉球压到第一个棉球上,直到填满骨腔(图19-30)。
- 对小棉球施压至少2~4分钟。这时哪怕最顽固的出血也会被止住[6](图19-31)。

将棉球移走时要分外小心,以避免破裂的血管再次开放。肾上腺素与压力的联合作用会产生协同效应,这时骨腔的止血效果会很好。就如本章前面所说的,肾上腺素会通过对血管壁上的α-1受体的作用而产生血管收缩效果,同时压力也有助于血栓的形成。当然,肾上腺素和小棉球应该在最后的冲洗和术区关闭之前被取出。肾上腺素棉球技术是

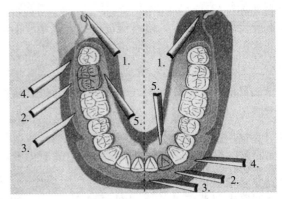

图19-29 在下颌,1支麻药行下颌阻滞麻醉,注射在(1)的位置;半支麻药注射到根尖和根尖的近中及远中;最后,半支麻药注射到舌侧(5)

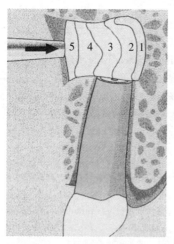

图19-30 首先将一个小棉球,浸透肾上腺素,放入骨腔中。然后,立即将数个无菌的小棉球放入。必须用一个钝的器械(例如口镜柄的另一头)将这些小棉球施压3分钟

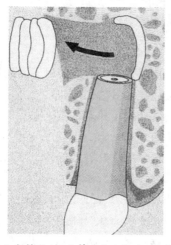

图19-31 3分钟后,把小棉球依次取出,浸透肾上腺素的棉球留在原处,一旦止血即可开始超声倒制备

在骨腔中最有效、最经济的止血技术。

硫化亚铁溶液 另一个常用到的止血剂是硫化亚铁(FeS)。它作为止血剂已经在修复牙科应用了很多年[22]。尽管它的作用机制还不很清楚,但相信主要是硫离子、亚铁离子与pH(0.21)酸性物质和血液发生化学反应,使血液蛋白产生凝集,而凝集的蛋白有助于在毛细血管中形成血栓。不同于其他止血剂,FeS是通过一系列与血液的化学反应达到止血目的,因此,FeS对于颊侧骨板上小的、持续不断的出血是一种理想的表面止血剂,并且使用方便和容易被冲洗掉。黄色的FeS液体一遇到血液和肾上腺素,立即变成黑褐色或深绿褐色的凝固物。颜色的区别对于确定出血来源非常有用。市面上有很多种此类商业产品,如Cutrol含有50% FeS,Monsel sol含有70% FeS,及Stasis含有21% FeS。

众所周知,FeS也是一种细胞毒素,会造成组织坏死,但人体却很少吸收它,因为凝固物阻断它进入到血管中。在大剂量使用或被遗留在术区时,FeS可以破坏骨质并且延缓恢复[45]。然而在止血后和缝合前,用盐水彻底冲洗术区以去掉FeS凝固物,就不会造成任何不良影响。

由于在解决骨腔出血时,肾上腺素饱和棉球技术非常有效,牙医师们很少会首先就想用FeS溶液。然而当用肾上腺素棉球技术失效时,就应该使用FeS溶液。最常用到FeS是在颊侧骨壁上有小的、持续不断的出血时。在倒充填之前,用溶液冲洗颊侧骨壁的FeS是一个非常重要的步骤。

硫酸钙糊剂 医用级半水化合物硫酸钙糊剂(CS)当初并不是为用来做局部止血药而设计的。然而,它可以通过对开放血管的机械堵塞作用(即填充效果),达到很好的止血效果。它最初本是用来当作骨诱导剂,可在2~3周内被人体吸收。CS包括一种粉剂和一种调拌液,可以根据术区的情况调拌成需要尺寸的稠药柱,再用湿棉球将其压到骨面上。CS很快就会变硬,去掉多余的材料,暴露出根尖区域,就可以进行手术了。术后CS可留在骨腔内,作为一道屏障,阻止软组织的生长和为成骨细胞提供基质,有助于骨的再生。CS是一种很好的止血剂,适用于较大的骨腔,因此时其他的止血剂不起作用。

其他可买到的止血剂 廉价的饱和肾上腺素棉球、FeS液、CS糊剂已经可以为手术提供良好的止血效果。还有很多其他可买到的止血剂包括骨蜡、凝血酶、明胶海绵、胶原、微胶原、凝血因子(MCH)及Surgicel。这些止血剂都没有前面提到的止血剂有效,并且价格昂贵。图19-32表明了各种止血剂的作用机制。硫酸钙糊剂、骨蜡和Surgicel是通过机械堵塞血管的填充效果来止血的;而肾上腺素是通过活化α-肾上腺素受体引起血管收缩。明胶海绵由动物皮肤明胶制成,主要是通过促进血小

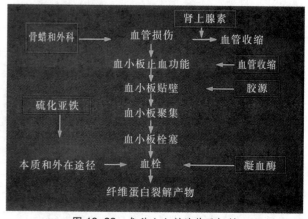

图19-32 各种止血剂的作用机制

板的解体,引起凝血酶原的释放[81]。已知胶原会聚集血小板,引起凝血因子的释放,它们和血浆因子促进纤维蛋白凝集成血栓。凝血酶是一种具有快速内源性活性的蛋白质,可将纤维蛋白原凝集为血栓。值得一提的是 MCH,它由牛的真皮组织制成,可通过黏附血小板促进迅速止血。

棉球技术的优点 局部止血剂 FeS 和肾上腺素都使用棉球团块。此外,还有其他材料,如 Telfa垫(Kendall Co., Mansfield, MA)、CollaCote(Calcitek, Plainsboro, NJ),和其他止血剂如 Avitene(Johnson& Johnson, New Brunswick, NJ)。止血剂中的活性成分是胶原,它可以促进血凝块的形成。但没有哪种产品不存在一定的问题。其一便是棉球纤维在骨腔中可能会造成感染,从而导致愈合推迟[14]。Telfa 和 CollaCote 也有松散纤维,而胶原制剂仅能产生轻微的效果。此外,所有的品牌产品都很昂贵。尽管棉球不是完美的,但它们使用方便、便宜而且有效。借助显微镜的帮助,在缝合前任何松散纤维都能很容易地从骨腔中取出。

根管显微外科推荐的止血技术 获得良好的止血效果的前提就是有一个有效的局部麻醉和血管收缩情况(如前所述)。当应用表面止血剂的时候,牙医师应等待 2~3 分钟,待机体的凝血机制起效,以获得最佳效果。在获得良好麻醉的前提下,可以确保获得术中的止血效果。下面的图 19-33 列出了推荐的步骤:

1. 局部麻醉时,使用 2% 的利多卡因配以 1:50 000 的肾上腺素。
2. 浸透肾上腺素的棉球用来辅助控制截骨区的出血。
3. FeS 溶液用于截骨小于 5mm 的情况。
4. CS 糊剂用于截骨大于 5mm 的情况。

术后止血

为避免术后持续出血,瓣缝合后仍使用止血剂是很重要的。缝合处放置一块冰冷的、无菌的纱布有助于保持瓣的稳固和预防术区的渗出。颊侧黏膜转折处可放置纱布一个小时,脸颊上放一个冰袋,放置 10 分钟拿开 5 分钟,交替持续 1~2 天。

软组织处理

软组织处置包括瓣的设计、切开、翻起、牵开、复位和缝合。

进行根尖手术时,解决好软组织的问题至少有两个目的:①获得足够的、可到达术区的通路;②确保术后的愈合。为达到这些目的,牙医必须选择正确的瓣设计,准确的切开,以最小的损害翻开和牵开瓣,将瓣准确地复位和缝合到原来的位置。

瓣的设计

瓣的设计主要分为两类:①龈沟全厚瓣(或完全的黏骨膜瓣)和②膜龈瓣(或有限的黏骨膜瓣)[14,32,58]。这两种不同的设计可能会迷惑一些读者。龈沟全厚瓣设计要求在龈沟内做水平的切口,翻起全部的软组织、附着龈、龈谷中部 midcol 和黏膜,暴露骨皮质。膜龈瓣设计或有限的黏骨膜瓣只要求翻起接近颊黏膜转折处附着龈的一半,剩下牙根和龈沟附近的一半不动。

龈沟全厚瓣

这种瓣包括水平和垂直两个切口。水平切口从龈沟处切断牙周韧带,直到骨皮质,切口必须贯穿邻间隙以分离颊侧和舌侧的龈乳头(图 19-34,35)。垂直切口必须在两个牙根隆起之间的地方切开到骨皮质,因为牙根隆起处的瓣太薄,容易撕裂。

瓣设计的目的是为手术提供最好的进路,因此它既可以是有一个垂直切口的三角形瓣,也可以是有两个垂直切口的矩形瓣(图 19-36,37)。

矩形瓣较之三角形瓣更加适合前牙区,因为它为根尖区,尤其是长根的根尖区提供了更好的进路(图 19-38)。当使用矩形瓣时,瓣的基底应与其顶部一样宽,以保持瓣的供血和软组织纤维的连贯性。这种方法可以最低限度地切断血管和纤维,缝合的切口也更容易愈合且没有瘢痕。对于三角形的瓣也有同样的优点。早期的教材要求我们设计瓣时,基底部要比顶部宽(即梯形瓣),以获得更好的微血管血供;然而并没有科学试验或临床资料支持

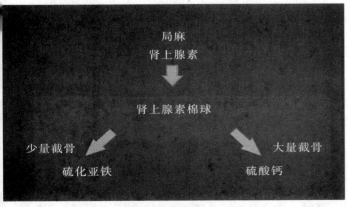

图 19-33 根管显微外科止血方法

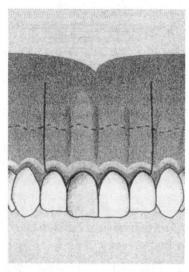

图 19-34　龈沟全厚瓣的设计示意图：有黑点的为患牙，沿实线切开的为角形瓣，沿虚线和实线切开的为矩形瓣

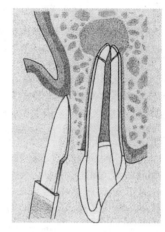

图 19-35　矢状面观察龈沟全厚瓣的设计，注意，牙冠的颈部周围没有附着龈

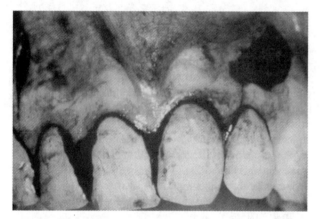

图 19-36　临床上可见上颌前牙区龈沟矩形全厚瓣切口

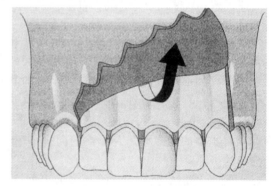

图 19-37　图示为一侧切口的龈沟全厚瓣（即，三角形瓣设计）

议在后牙区使用近中垂直切口的三角形设计。对于下颌第一磨牙区的手术，垂直松弛切口应在第一前磨牙的近中或远中，有以下两个重要的理由：

1. 它避开了颏神经孔，后者经常位于第二前磨牙的根尖处。

2. 肌肉附着在第二前磨牙处，当它被切断的时候，愈合不佳并延迟。

总的说来，无论是采用三角形瓣或是矩形瓣，龈沟全厚瓣适用于绝大多数的根管外科手术。它的复位和缝合将在后面的章节中讲述（龈沟瓣的设计、切口及翻开方式如图 19-36 至图 9-38 所示）。

膜龈瓣

这一设计最适合于有冠修复体的牙齿，主要牵扯到开放冠边缘的美容问题。它要求在附着龈的中部做一个扇形的切口（图 19-39，19-40），切入到骨

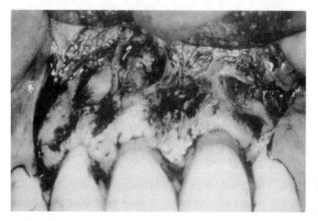

图 19-38　临床上观察可见龈沟矩形全厚瓣为手术提供很好的进路

这一理论[16,32]。实际上，由于切断了血管和纤维，更宽的基底易造成愈合的延迟和难看的瘢痕，因为斜形切断了纤维和血管，而不是沿着它们的走向。

在后牙区，远中的垂直松弛切口好处不多，并且由于进路的限制易造成缝合困难。基于这一理由，建

皮质表面的角度为45度，因为这一角度可以在复位时提供最大的切割表面(图19-40,19-41)。这样靠近冠边缘的附着龈可仍保持完整(19-42)。

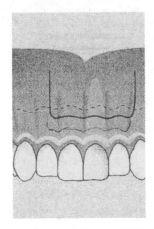

图19-39　图示膜龈瓣的设计：位于附着龈中部的水平扇形实线为切口位置，接近黏膜的虚线为膜龈线，为牙龈与黏膜的分界线

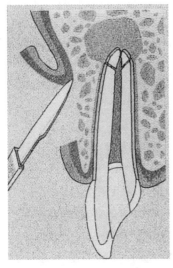

图19-41　膜龈瓣的矢状面观：显示冠上方保留的附着龈。切入到骨皮质表面的角度为45度，以便微血管得到最大的灌注

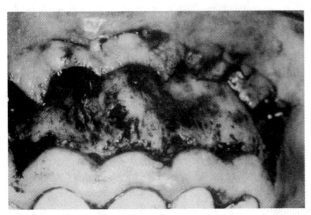

图19-43　图示膜龈瓣翻起后很容易到达手术区

在近中或近远中做的垂直松弛切口，既可以得到足够的进路，又不会破坏牙或冠修复体周围附着龈的完整性(图19-42,43)。当做两个垂直松弛切口的时候，瓣常被误标记为Luebke-Ochsenbein设计(L-O瓣)。膜龈瓣不同于它的地方在于，它的两个切口是平行的，而L-O瓣的基底部较宽。这点区别看起来很小，但在愈合和是否会形成潜在瘢痕方面有着明显的不同。

与龈沟全厚瓣一样，膜龈瓣的垂直切口应该是平行的(图19-42)。附着龈水平扇形切口与垂直切口汇合时应是圆滑的，这样可以促进愈合。而当两者以直角的形式汇合时，愈合会非常慢，并且会留下一个很小的、坚硬的、多节疤的瘢痕。

扇形水平切口的目的在于缝合时提供更好的复位，因此，做扇形切口很重要，要正确地顺沿龈缘形状切开。起初，扇形切口愈合后在附着龈上可能会留下一点轻微的瘢痕，但一般几个月后就会不太明显(图19-44)。

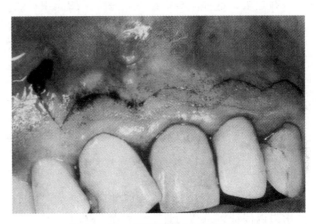

图19-40　膜龈瓣的水平扇形切口

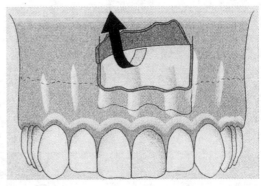

图19-42　采用在近中或近远中作垂直松弛切口的膜龈瓣以避免破坏牙冠周围附着龈的完整性

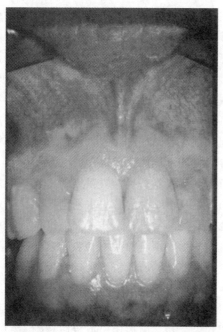

图 19-44　6个月复查，几乎未见任何瘢痕

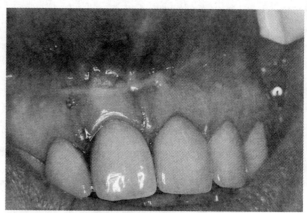

图 19-46　半月形龈瓣切口可造成永久性的瘢痕，在美容上是不可接受的。根管外科不应采用这种龈瓣设计

半月形瓣

在过去，这种龈瓣曾经得到过广泛的应用；然而，现在我们并不推荐使用该种方法。在某些特殊情况下，它的价值有限（如可用于切开引流时）（图 19-45）。它现在很少应用，原因在于，它无法提供足够的、到达术区的进路，并且经常会留下明显的瘢痕（图 19-46）。

切开

当切开全厚瓣的时候，牙医师应垂直落刀，并且用力以保证可以切到骨皮质表面（图 19-36）。用 15C Bard-Parker 刀片，沿着黏膜纤维线方向，可以有效和准确地完成这一动作。瓣的基底要与其顶部一样宽，以保证其内部的血管仍可以供应其养分。对于龈沟切开而言，边缘龈也要沿着边缘的轮廓准确和仔细地切开。应沿牙根的形状，用锋利的器械切开牙间乳头，并向舌侧扩展。如未能紧沿着牙颈部的轮廓切开，将导致愈后的牙间乳头变钝，影响美观，尤其是在前牙区。基于以上的原因，建议在此处使用微型刀（即 Beaver 刀片），因为其尺寸允许其在牙间区进行精确的切开。然而，微型刀并不适合用来做垂直的切口，因为它太小了，此时宜选用 Bard-Parker 15C 刀片。

瓣的剥离

一旦完成了水平切口和垂直切口，就可使用锋利的剥离器将黏骨膜剥离和翻开。用 P14S 或 P9HM 剥离器（G Hartzell & Son Co.）沿切开线置于牙龈以下，缓慢而轻柔地将黏骨膜瓣由龈缘向根尖方向剥离，暴露牙槽骨面（图 19-47）。用锋利的、宽头的剥离器以 45 度角紧贴皮质骨壁表面，缓慢有力地将瓣沿皮质骨的轮廓剥离。牙槽骨的颊侧皮质骨表面并不光滑平坦，其上有许多的异常，包括骨隆起、空腔和穿孔。这些不规则的表面如不仔细处理，很容易在翻开时造成瓣的破裂和穿孔。如果用突然的或无法控制的力量，如突然的滑动，来翻开瓣的话，都将会损坏组织，因此一定要小心避免。在正常情况下，翻开的瓣会在剥离之后有一定程度的收缩。除此之外，即使没有额外的损伤，受伤组织也会因肿胀而很难再放回到其原来的位置。一块穿透或撕破的组织很难被缝合。因此，有经验的牙科医师在翻瓣时，通常会将一块湿润的纱布放在开头翻起的瓣之下，

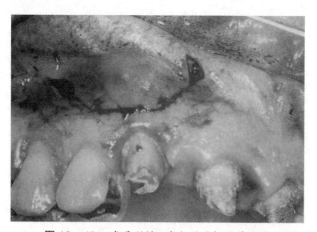

图 19-45　半月形瓣一般仅用于切开引流时

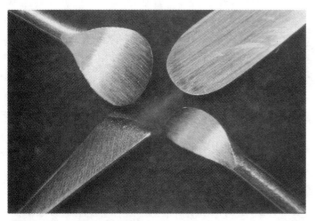

图 19-47　各种剥离器尖端放大图：有不同形状、厚度及尺寸

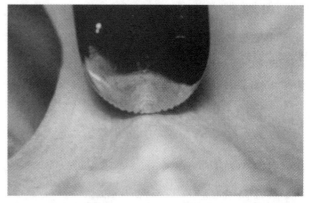

图 19-48　在突出的骨面使用牵开器的难处，牵开器不能遵循颊侧骨的外形

用剥离器来推纱布，轻柔地剥离瓣。正确的翻瓣术可以减少出血。

瓣牵开

必须将瓣牵开以保持清晰的视野和使进入术区不受阻碍，通常由助手来做。频繁的牵开和重新放置牵开器会对瓣造成损害[33]。不适宜的牵开会干扰手术者注意力的集中，影响手术过程，这一点在显微外科中尤其重要，因为重新调整好显微镜会延长手术的时间。

瓣牵开器是为特殊目的选择的，并且要适应皮质骨的解剖形状。现在没有一种牵开器是令人完全满意的。目前的牵开器尖端太窄，导致牵开的组织悬在术区，妨碍手术进路。第二个主要的问题就是所有的牵开器的尖端都太凸。当皮质骨的突出部与牵开器的突出部之间相接触时，就会形成一个不稳定的固位形，只是在弧形的顶端有一个小区域与骨接触（图 19-48）。

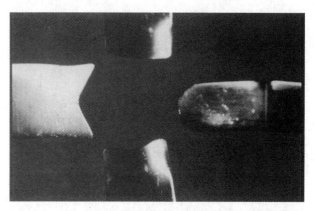

图 19-49　这些 KP 牵开器的刀刃为 15 mm 宽，一些是凸形的，一些是凹形的，用以适应颊侧骨壁的不规则轮廓

根管显微外科中的瓣牵开器

这些新的牵开器，叫做 KP 牵开器（图 19-49，50），有着更宽（15 mm）或更窄（5 mm）的锯齿形的工作端。一些是凸形的，一些是凹形的，用以适应颊侧骨壁的不规则轮廓（图 19-51）。锯齿形的工作端能提供更好的固定，有更强的防滑性。另外，牵开器的表面是无光泽的，显微镜的光线不会产生反射。KP-1 型牵开器有一个 V 形的工作端，以适应上颌磨牙和下颌前牙区的隆起。KP-2 型牵开器在中央有一个轻微的凹陷，凹向里面，用以适应上颌尖牙

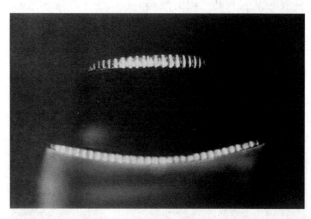

图 19-50　牵开器的尖端呈锯齿形，能抓牢物体，有更强的防滑性

的轻微骨隆起。KP-3 型牵开器的尖端有一个轻微的凸起，刚好适合下颌前磨牙和磨牙的骨解剖结构。这些工具极大地减轻了助手的牵开工作，减轻了他们的疲惫；同时，也保护了组织，减少了手术时间。然而，就算有了这些稳定的牵开器，在下颌前磨牙和磨牙即在颏神经孔周围的操作仍然是很危险

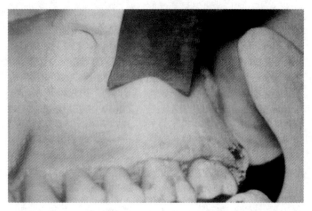

图19-51 KP-2牵开器顺应上颌磨牙区外形的凸点可以确保组织的退缩

的。有一种简单的操作——刻槽技术，可以避免这种危险性。最近，其他厂家已经设计可能比KP牵开器好一些的产品（可能更便宜一些），希望有一天能用到这些器械。

瓣的复位

在手术完成之后应使用组织镊将翻起的瓣组织小心地放回原位。偶尔的情况下，没有经验的牙医师会把瓣缝合到错误的位置上。因此，缝合前应仔细确定正确的位置。在瓣复位之后，用一个冰的（浸了冰水）、厚的纱布垫放在瓣上，用手指挤压以去除瓣下积聚的血液和其他液体。一个干净的、无血液的术区有利于瓣的准确复位。由于在手术过程中瓣会产生收缩，尤其是手术时间很长的情况下，可能需要牵拉才能适应其原来的位置，并且需用线先缝合几个关键的位点。首先要缝合的战略要点是三角形或矩形瓣的游离尖端；其次缝合的是游离端以减少游离端张力；第三个要点是以牙齿为中心用悬吊缝合缝合瓣。在瓣正确地恢复到它的原来大小时，再进行其他的缝合。

缝合材料与缝合技术

目前市面上有许多种缝合材料。尽管丝织物仍是应用最广泛的产品，笔者强烈建议使用新型合成非丝织物缝合材料。丝线是编制而成，因存在芯吸效应而积存菌落（图19-52）[47]，在切开区易造成严重的感染（图19-53,54）[14,46,48]。

合成的单丝缝合线，如Supramid和Monocryl则没有芯吸效应，可以有一个更好的，可以预见的术后效果（图19-55）。最好用尺寸为5-0或6-0的缝合线。单丝缝合材料有着与4-0的丝的缝合线一样的工作特性（如光滑性、弹性等），却没有造成感染的危险。

我们不推荐可吸收的肠线，除非患者无法返回医院来拆线。过去，术后4~7天拆线。而现在建议在术后48小时内就拆线[14]。不管用什么缝合线，患者都应该用温盐水或洗必泰来保持术区的清洁，防止任何菌落的形成。

临床牙医应该熟悉两种简单的缝合技术：间断缝合（图19-56）和悬吊缝合。垂直切开的部位应该用间断缝合；而牙尖乳头和龈沟切口需用悬吊缝合。在悬吊缝合技巧中，用一个3/8英寸的弧形针或直针，5-0的缝合线穿透颊侧的龈乳头，再穿过牙间隙到达舌侧。再绕过牙齿的舌侧到下一个牙间隙穿过邻近的颊侧龈乳头。现在回到第一个颊侧龈

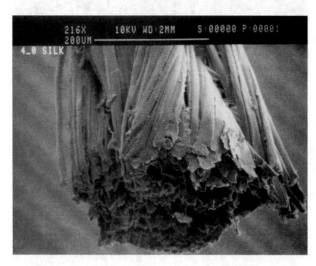

图19-52 扫描电镜显示丝的缝线导致的芯吸效应

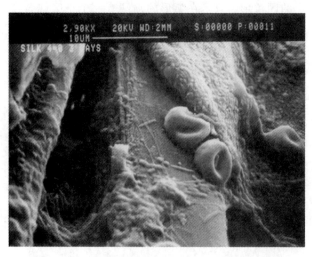

图19-53 扫描电镜显示丝的缝线上定植的菌落

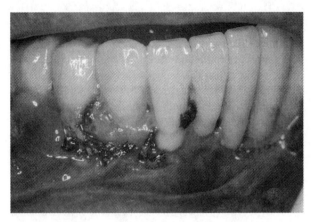

图 19-54　4-0 丝线的缝线容易早期定植细菌及菌落

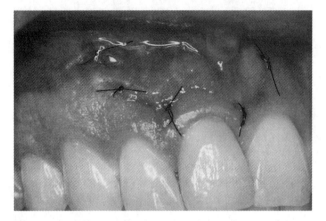

图 19-55　5-0 单丝合成缝线周围没有或很少有菌落

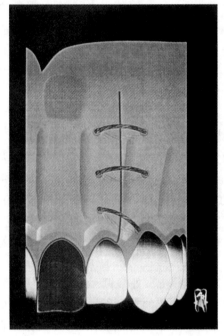

图 19-56　用于垂直切口的间断缝合示意图

乳头,并且要打结以确保缝合的安全。

在这一过程中用显微镜的价值是很小的,因为缝合区用 3.5~4.5 倍的放大镜就已经足够看清楚了。在显微镜下缝合并不能带来多余的好处,除非用的是 6-0 或更小的缝合线。6-0 的缝合线多用于有冠修复体的上颌前牙部位的缝合,因为这里的牙龈和冠的边缘的美观是非常重要的。

截骨术

在进行截骨术(即去除表面皮质板暴露根尖区域)之前,牙医师必须建立一个三维的空间想象,以确保根尖手术位置的准确。第一步,从垂直于牙根的两个不同水平角度拍摄两张根尖的 X 线片,用以确定牙根的长度和弯曲度,根尖相对于牙冠的位置,牙根的数量等。然后,也要估计出每一个根尖与其相邻牙齿根尖的距离,以及与颏神经孔、下牙槽神经束和各个窦腔之间的距离。一旦瓣被翻起来了,牙医师的脑海中就应该建立起根据 X 线片上和临床检查骨皮质得到的完整图像。

如果不能确定根尖的确切位置,牙医师应做如下处治:

1. 以 X 线片为向导,在颊侧骨壁上标记出患牙根尖的可能位置。

2. 用 1 号高速球钻在该处打一个 1 mm 的浅窝,填上一点 X 线阻射的物质,如牙胶,再拍一张 X 线片,确定其与根尖的相对位置关系。

只有当牙医师确定了根尖(皮质局部解剖是前牙区最好的向导)的位置后,才能在大量水的冲洗下,在低倍放大镜(2.5×到 6×)下,小心、缓慢地去掉骨皮质(图 19-57)。H 161 Lindemann 骨切开器和 45 型气动手机是截骨术的最佳用具。骨切开器上的钻是特别设计的,可以将摩擦产热降到最低限度。它比传统的钻有较少的槽,使其不易被卡住,效

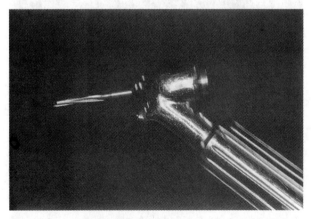

图 19-57　带有截骨钻的 45 型气动手机。它们是截骨的理想器械

率更高。45型气动手机的优点在于水是与钻柄平行射出,气体由手机的后部喷出(图19-57)。这就比传统的手机减少了水花乱溅的机会,也减少了组织发生气肿和脓血症的机会。

显微镜下可以清晰地区分出根尖与周围骨组织。牙根的颜色更黑、更黄,并且坚硬,而骨组织是软的、发白,当用探针挖的时候会出血。当根尖不能与周围组织区分的时候,可以用亚甲基蓝对截骨区来染色,它可优先染色牙周韧带。在中等的放大倍数下(10×到12×),如果牙周韧带(PDL)有部分没有被染色,则说明根尖并未被完全暴露出来。由于根尖相对于截骨区而言很小,牙医师必须注意到骨中的每一个细小的颜色和形态的改变。

最佳截骨尺寸

因为在8~16倍的放大情况下,一个很小的截骨区看起来也很大,因此有希望截骨区小一点儿的趋势。随着显微外科器械的投入和使用,关于截骨区域大小的新标准是"只要在骨腔内有足够的空间可自由操作超声仪器工作端即可"。由于超声仪器工作端直径仅为3 mm,理想的截骨尺寸就是4~5 mm,这一空间刚好用来操作超声探头和其他微型器械(图19-58)。

根尖刮治术

根尖刮治术并不能彻底解决病损的来源——而只是暂时减轻症状。然而,在根尖截除之前,根尖肉芽肿软组织必须彻底刮除。一旦根尖和病损区暴露,就必须用13号和14号Columbia刮匙,或34/35号的Molt或Jaquett刮匙,在中倍放大的情况下,彻底去除根尖周肉芽肿(或囊肿)组织。

根尖切除术

根尖截除(根末端或根尖切除术)是一个直截叉当的过程。一旦清除了骨腔的肉芽组织,并且根尖也能清楚定位后,可垂直于牙根长轴截去3 mm的根尖组织。最好在4×或8×的低倍放大镜下,用带Lindemann钻的45型气动手机,在大量喷水的前提下来完成。唯一需要注意的是,截断时一定要垂直于牙根长轴,特别是对舌倾的牙根。在牙根截断后,用中倍放大镜(10×到12×)来观察牙根表面是否有牙周韧带,这也可证实根尖是否被去除。如果在牙根表面无法看清是否还有牙周韧带,可用亚甲基蓝染色来帮助确定。如果仅在颊侧可见染蓝的牙周韧带,则该根的舌侧一定是被截多了。

在这一过程中一定要考虑两个方面:①根尖截取的范围;②倾斜的角度。

根尖切除的范围

根尖截去的范围取决于根尖侧支根管及根分叉的出现率。笔者在讨论这一问题的时候用的是Hess的牙根解剖模型。在Hess的牙根解剖模型上,应用计算机模拟,分别从距根尖1、2、3、和4 mm的地方截根,计算各个水平面上侧支根管及根分叉的出现率(图19-59所显示的结果)。

在距根尖3 mm处截根,侧支根管的数量可减少93%,截除更多的根尖所去掉的侧支根管的数量增加得很少[76],因此,在距根尖3 mm处以垂直角度截根,就可以去掉绝大部分的可能造成治疗失败的解剖学结构。任何残余的侧支根管都必须在倒充填时封闭上。因此,截除根尖超出3 mm是边界值和危及

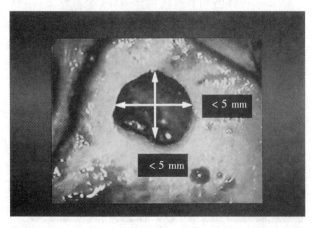

图19-58 理想的截骨尺寸是直径4~5mm,工作端为3mm的超声探头可以自由运动

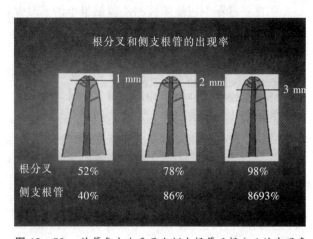

图19-59 计算各个水平面上侧支根管及根分叉的出现率

良好的冠根比例的要求。

倾斜角度

直到 20 世纪 90 年代早期，人们还可以在所有的口腔医学课本中找到关于倾斜 45 度截根的内容。这一方法的存在并没有任何的生理学依据；唯一的理由是它可以使得牙医师：①获得进行根尖切除的视野和操作进路；②易于放置倒充填材料；③方便探查。这些理由在操作舌倾的牙根时确实存在（例如下颌磨牙的近中舌侧牙根）。在这一过程中，牙根的颊侧被明显截短了，偶尔会造成不易治愈的牙周牙髓的互通。

可能的情况下，应垂直于牙根长轴截断，否则就会造成截断面参差不齐和不完全。牙根的颊侧被截掉而舌侧有所保留，就会留下侧支根管。如图 19-60 所示，沿 1 和 2 线截根都遗漏了一些侧支根管和根分叉，只有沿 3 线（垂直于牙根长轴）截断才有 98% 的根分叉和 93% 的侧支根管被截掉。由于大部分牙的根尖（尤其是上颌牙齿）都有少许的舌倾，因此牙医师在术中要留心此事。

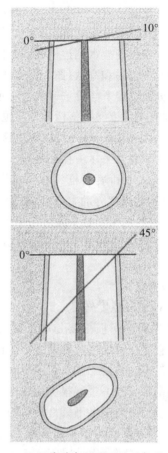

图 19-61　A. 显微外科中所使用的理想的 0 到 10 度倾斜角。B. 传统外科中所提倡的 45 度（或更大）的倾斜角从生物学角度上是不合需要的，结构上是有破坏性的

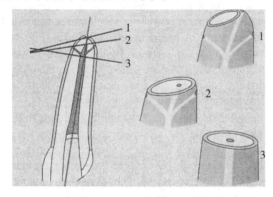

图 19-60　沿 1 和 2 线截根都遗漏了一些侧支根管和根分叉，只有沿 3 线（垂直于牙根长轴）截断才有 98% 的根分叉和 93% 的侧支根管被截掉

手术失败的一个重要原因是截根的角度太锐，导致了牙髓牙周互通。在有些时候（例如下颌第一磨牙的近中舌侧牙根），垂直角度是不可能实现的。在这样的病例中，牙医师可以取倾斜 10 度的角度，将患者的头部向旁边稍倾，不用显微镜，在直视下操作（图 19-61 显示 10 度倾斜与 45 度倾斜的对比）。

牙根的舌侧延伸

许多牙根，尤其是上颌前磨牙和下颌磨牙的近中根，向舌侧延伸得很厉害（图 19-62）。这些牙齿手术失败的原因之一，就是术中截根时没有充分向舌侧扩展，留下了未截去的牙根舌侧壁。在极端舌

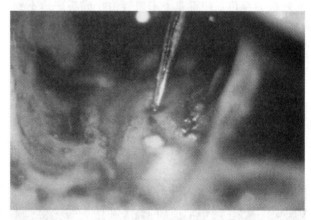

图 19-62　后牙有较长的颊舌径。根尖切除 3mm 后，剩余的牙根呈卵圆形外观

倾的解剖结构下，就算用高倍显微镜也很难看到截断的牙根尖的舌侧壁。此时，应该在牙根的表面涂布亚甲基蓝，并在 10× 到 12× 的中倍显微镜下检查，染色的牙周韧带可以画出大部分牙根舌侧壁的轮廓。

根尖术区的清洗与干燥

在引入 Stropko 水/气两用喷枪头（Dr. John

Stropko 设计)之前,清洗根尖的血液及组织残渣是极其困难的(图 19-63)。而 Stropko 水/气两用喷枪头允许气、水或生理盐水到达根尖区,使得冲洗和干燥都变得非常容易和高效(图 19-64)。当管路中留有微量水分时,按下气枪按钮就会有水雾喷出。而 Stropko 则有喷水枪和喷气枪两个喷枪,一个专用来冲洗,另一个专用来干燥,可以解决这个小问题,同时也为手术设备带来了方便和精确。

专用的喷水枪和喷气枪代替了常用的三用喷枪,并且可以和绝大部分的 Luer-Loc 针头相接。例如,Stropko 水/气两用喷枪头就可与下列产品兼容:Ultradent 针头、Monoject 根管冲洗针、Monojet 27 号针和 Maxiprobe 号针。

根尖切除术真的必要吗?

由于根尖周的病损主要是由于根尖封闭微渗漏造成的,它能使得细菌和毒素溢出,根尖刮治术只能消除微渗漏造成的影响,而不能解决其原因。简单的根尖刮治术(不进行根尖切除术)会导致病损的再次发生。根尖手术不只是简单的去掉病变组织和根尖,更为重要的是重新充填和封闭根管系统。如果将整个根管系统都彻底清洗和严密充填,根管治疗的成功率就可以达到 100%,也就不需要根尖手术了。而事实上,由于根管系统的复杂性,特别是根尖部位,使得非手术根管治疗成功率达不到 100%。因此,当治疗此类失败病例的时候,一定要在截根术和用生物相容性好的材料充填密封根管后,再进行根尖刮治术。

截根后牙根表面的显微检查

在根管外科中,使用显微镜的一个最大的好处,就是可以在 CX-1 显微探索者高倍显微镜下(10×到 12×),检查截根后的牙根表面[36]。为进一步看清其解剖结构,截根后的牙根上可用浸了亚甲基蓝的棉签涂抹 [14, 36]。在用盐水冲掉多余的色素后,牙周韧带和微渗漏区就被染成蓝色。经常看到的解剖细节是峡部、C 形根管、副根管、根管鳍状物、根尖微折和伴有牙胶尖封闭不全的微渗漏(图 19-65)。在高倍镜下(16×到 25×)仔细检查被截断的根尖表面是必要的,一旦解剖性和医源性的缺陷被发现,就可及时进行治疗。

亚甲基蓝染色技术的优点

可用器械的尖端(图 19-66)将亚甲基蓝涂布到干燥的、截根后的牙根表面,几秒钟之后,用盐水冲洗牙根和骨隐窝以去掉多余的色素,并用气枪吹干,染色区就可以在 10~12 倍的显微镜下观察到。如果整个牙根尖被完全截断,牙周韧带在牙根表面就会表现为一个围绕牙根的、连续的连线(19-65 中图);部分连线意味着只有部分牙根被截断;如果没有可以见到的线,可能是只有骨组织被染色。染色可以帮助区分裂缝和微折,微折染色,裂缝不染色。微折也可以用小探针探出,如果探针被抓住,就是微折;如果没有,就是裂缝。

峡 部

在后牙牙根截断的表面,通常可以看到峡部(isthmus)[36],它经常是在两个根管之间含有牙髓组织的、狭窄的相连处(图 19-67)。Green、Pineda、Vertucci 等分别称它为"走廊"、"侧方连接"与"吻合"[28,60,76]。在许多融合根的牙齿中,有着网状结构连接着两个牙根,这就是峡部,它既可以是完整的也可以是不完整的。距根尖 3 mm 处经常可以发现峡部将两个根管融合为一个[28,36,60]。峡部是根管系统的一部分而不应

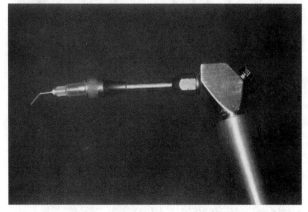

图 19-63 Stropko 喷气枪头可以用于干燥骨陷窝,切除的牙根表面,精细的根管倒预备

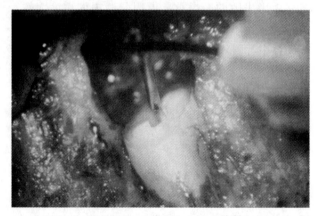

图 19-64 Stropko 喷气枪头用于倒预备窝洞

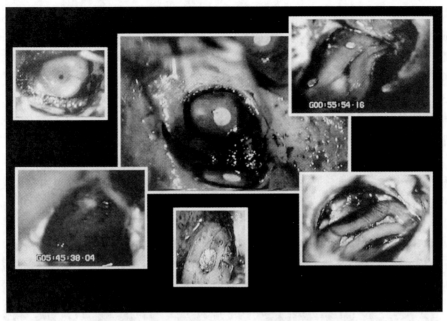

图 19-65 切除的牙根表面用亚甲蓝染色后,在显微镜下通过显微口镜所反映出的一组图片。所有的图片都采用 16× 到 24× 的放大倍数。它们能够显示出微漏,4 个根尖,及微裂

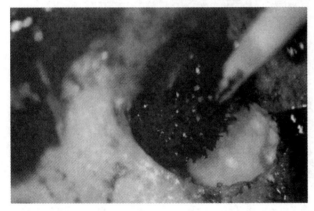

图 19-66 用器械的尖端在一个干燥的、切除根尖后的根面涂布亚甲基蓝后的临床观察(16×)

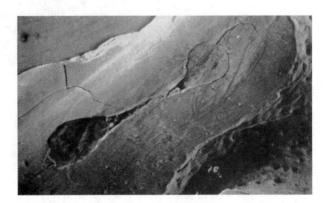

图 19-67 扫描电镜显示的峡部(Dr. G. Carr. 友情提供)

与整体分离,因此,它也该被清洗、成型和充填。

峡部的特征

在根管显微外科手术中 检查许多截根的表面,以及在体外用显微镜检查拔除牙齿的截根面,可以发现峡部有许多种形态:

- 1 类被定义为不完全的峡部,在两个根管之间几乎看不到有交通。
- 2 类被定义为在两个主要根管之间有一定的联系。一个典型的 2 类峡部可以是在两个根管之间呈直线或呈 C 形连接。
- 3 类是一个完全的但很短的两个根管之间的联系。有时 3 类峡部看起来就像被拉长的根管。
- 4 类既可以是完全的也可以是不完全的,但它有 3 个或更多的连接。在 C 形根管中不完整的峡部连接 3 个根管的情况也属于此类。
- 5 类峡部包括在一个细长的卵圆形牙根表面有 2 个或 3 个根管口,即使在染色后也看不出彼此之间有任何联系。此类牙根表面的情况使得很难作出决定,是按峡部治疗,还是仅仅治疗根管口。如果在高倍显微镜下(10× 到 12×),仍无法看到根管之间有任何染色,则提示没有峡部,可以仅做根管口的治疗。

某些看起来分离的根管口在扫描电镜(SEM)下是联系着的;因此,某些根管外科医师将这种微观联系看成是一种峡部。由于缺乏关于根尖部根管之间显微连接治疗和未治疗效果的对照性的临床研究结果,导致难以明确是否进行治疗的问题。

峡部的出现频率

峡部在下颌前牙的发生率低于 15%[79, 83]，而在上颌前磨牙，随着截根部位越靠近冠部，其发生率越高。在下颌前磨牙区，从距根尖 2 mm 开始，峡部的发生率总是 30% 左右[79]。在上颌第一磨牙，超过 60% 的近中颊根有两个根管[78]。在 1994 的一项研究中，随机选取了 50 颗被拔除下来的上颌第一磨牙的近中根管，在距根尖 1 mm 的地方截断，并在 25 倍放大镜下观察[79]。

发现了两种峡部：①完全的（即 2 类）和②不完全的（即 1 类）。这些峡部（1 类和 2 类合并）的发生率为：距根尖 3 mm 时超过 45%，4 mm 时为 50%（图 19-68）。前磨牙的发生率在距根尖 3~4 mm 时均为 30%。在下颌第一磨牙的近中根，距根尖 3~4 mm 的发生率为近 70%（图 19-69）。而远中根管距根尖 3 mm 的峡部发生率仅为 15%（图 19-70）。

用超声仪器进行峡部预备

用超声仪器的工作端来预备是制备峡部的唯一方法[13, 14, 21, 36]。这要求非常细心和准确的操作，因

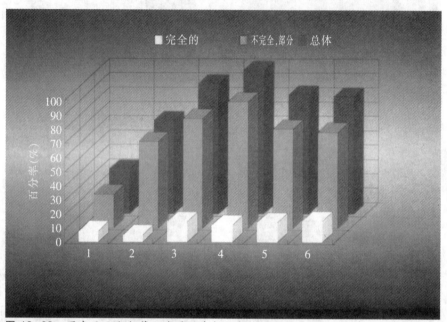

图 19-68 图表显示上颌第一磨牙近中根距根尖 3~4mm 水平大约有 45% 的可能出现峡部

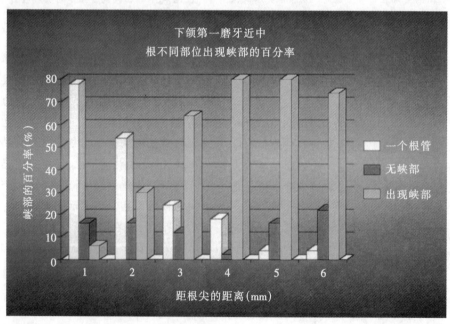

图 19-69 下颌第一磨牙近中根在距根尖 3~4mm 处有 65%~80% 的可能出现峡部

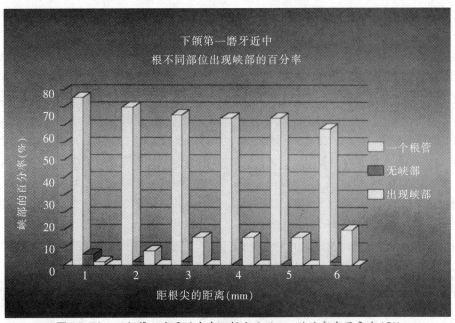

图 19-70　下颌第一磨牙近中在距根尖 3~4 mm 处峡部出现率为 15%

为峡部位于牙根的薄弱部位，这里很容易被穿透。工作端直径小于 0.2 mm 的超声仪器是治疗峡部的最佳工具，不易造成操作的失误。

偶尔情况下，口腔外科医师会遇到一个不完全的峡部(图 19-71A)。在这样的病例中，先用显微探测器沿峡部线划出一道浅沟，称为跟踪槽，作为超声仪器工作端的向导，是非常有帮助的(图 19-71，B)[14]。先在不喷冷却液的前提下，用超声工作端在两个根管间划出跟踪槽，这通常是用来从颊侧到舌侧定位的，沟槽可通过工作端沿着峡部轻柔快速地移动

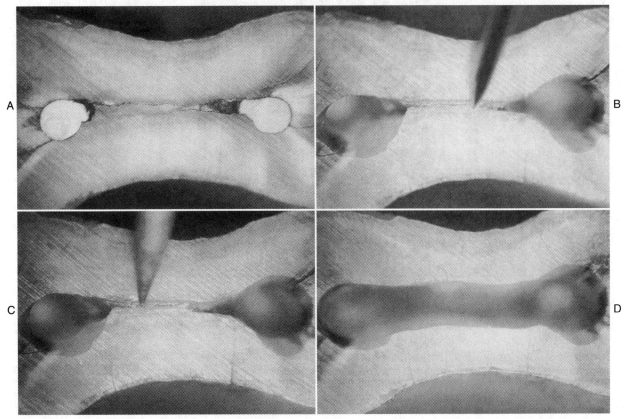

图 19-71　A. 连接近颊和近舌根尖的一个不完全峡部，拟用牙胶充填。B. 使用超声工作端对根尖进行预备后，沿着峡部做成一个跟踪槽。C. 用 CX-1 型微型探测器的 KiS-1 型工作端预备跟踪槽。D. 将峡部充分预备 3mm 深，使其边界清楚，周壁光滑

而形成。然而，在将峡部制备到全深度之前，应先用12~16倍的显微镜检查一下跟踪槽的位置正确与否。一旦正常位置确定下来之后，就应该用 Kis-1 型或 CT-1 型工作端来充分预备峡部（图 19-71C）。工作端的有效部分尺寸是 3 mm 长，直径为 0.2 mm。预备时整个工作端都应用来预备峡部。在倒充填之前峡部应在高倍放大镜（16×到 25×）下仔细检查（图 19-71D）以达到清晰光滑的制备。

发现和处理峡部的重要性

在 1983 年之前，教科书和期刊中很少提到关于牙齿峡部的内容，直到 Cambruzzi 和 Marshall[11]在《加拿大牙科杂志》上发表了关于峡部的第一篇文章。那时关于峡部的问题很少被人重视。唯一被认可的"发现"是根尖手术或银汞合金倒充填术后，拍片时可以在根尖处看到 X 线阻射的亮点（图 19-72A）。当有峡部存在的时候，这些病例都是失败的。例如，一颗用传统的外科方法治疗失败的下颌第一磨牙（图 19-72A），后来用显微外科的方法彻底治愈，其原来失败的原因，就是在近颊和近舌根尖之间有一个峡部（图 19-72B、C）。图 19-72 D 为术后即刻拍的 X 线片；图 19-72 E 是术后 6 个月的 X 线片。

这一病例清楚地表明了峡部的发现、预备和充

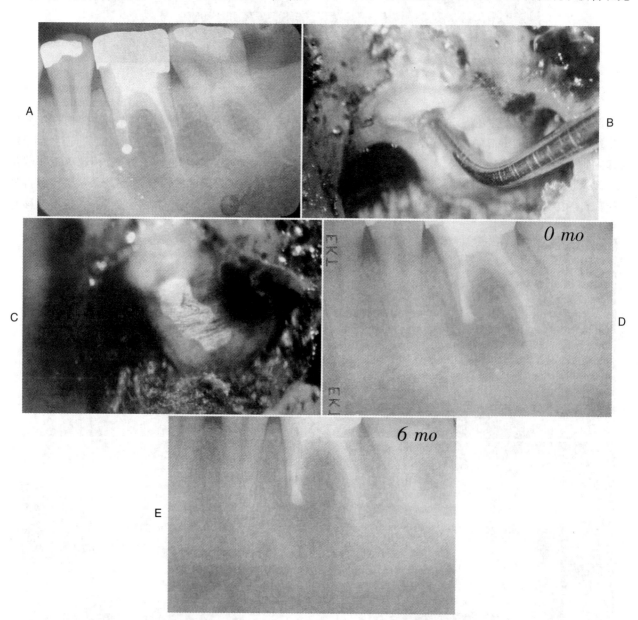

图 19-72 A. 第一磨牙 1 年前进行了根尖手术；现在发现手术失败。使用 PAR 可以看到近中根有两个圆形的银汞充填影像。B. 峡部用超声仪器预备后在高倍镜（16×）下观察，造成失败的原因是遗漏了一个峡部。C. B 中的峡部使用强化 EBA 倒充填（16×）。注意延长的充填物覆盖了两个根尖并与峡部连接。D. 术后即刻照片。E. 6 个月后，可见明显的治愈，没有任何临床症状

填的重要性。在显微外科术中,峡部的高发现率是非常惊人的,这也促使我们对其解剖结构做进一步研究[80]。该研究的结果与我们的临床经验是相吻合的,并且证实了未治疗的峡部是造成根尖手术失败的一个主要原因,尤其是对于后牙。

倒预备

在过去,除非截骨的开口很大,允许器械的工作端在其中自由移动,否则标准的齿科器材(例如微型手机)难以到达并沿牙根长轴做理想的1类预备。出于这一原因,截骨区总是很大,常侵入牙槽骨的嵴部,偶尔还会造成根管牙周的互通。牙科界提出了很多方法来克服这一进路问题,包括与牙根长轴呈45度角做的1类预备和垂直或横向牙根开槽等。这些预备都用银汞来充填[2,4]。

使用这些仪器、材料和当时的观念,限制了治疗的水平(例如峡部预备后放置的银汞充填通常呈现为漂亮的、圆形的、放射性阻塞影像)(图19-72,A)。但根尖部根管的预备往往不到位,充填得也不够紧密,材料的生物相容性也不够好。根尖的预备往往不能与牙根长轴平行[13,14,40](图19-73),而是经常偏到一边,偶尔还会穿透根管的舌侧壁。当用牙钻做45度角预备的时候是很容易穿透根管壁的(图19-74、75)。通常倒充填材料太多,覆盖了截断根面的绝大部分,并且太薄很易脱落形成漂浮物(图19-76)。

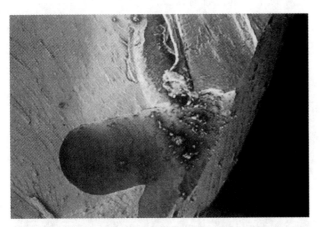

图19-73 纵剖面观显示轴壁如何预备(而非髓室底的预备)以便可以封闭根管

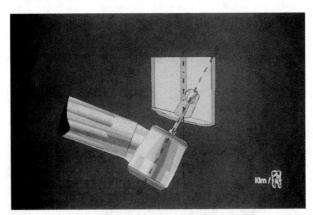

图19-74 图表显示使用牙钻倒预备后。这种预备方法不能够按所预测的根管长轴的方向进行,因而容易舌侧穿通

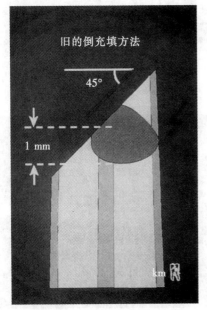

图19-75 示意图显示用牙钻进行45度角预备。这造成不必要地去除牙根的结构,从而易出现侧穿

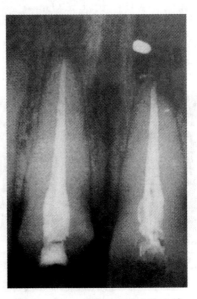

图19-76 漂浮的银汞合金充填

根尖的超声预备

根管显微外科的一大优势就是应用了高效率的压电式超声发生器做根尖预备（图19-77）。超声发生器的工作端有许多种形状，几乎可以适应各种进路情况。还有特制的工作端用来处理根尖髓腔壁。其微型尖端都非常细小（大约是传统微小头部手机的1/10）（图19-78）。

第一个应用于根管和根管外科的超声仪器是由Dr. Gary Carr设计，具有不锈钢（SS）制作的CT工作端，早在1990年就已应用[12]，至今，CT工作端仍得到广泛应用。1999年，Kis工作端问世，已在很多方面进行了改进，包括通过在工作端涂以氮化锆以提高其切割效率，更方便的角度，冲洗孔的重新定位等。图19-79比较了这两种工作端：CT较短，并且比Kis角度更大。冲洗区的定位在尖端上而不是在柄上，可以直接将冲洗液最大限度地直接喷到切割区域（图19-80）。Kis端与CT端的手柄角度，工作端的角度和长度都不同（图19-81A、B）。

图19-82比较了使用牙钻和超声工作端预备后进行倒充填的区别。牙钻法（左）偏离了方向，几乎穿透了根管壁；而超声工作端则沿着根管走向（右）。总之，超声工作端强于微型钻头的优点在于：

- 更好的进路，尤其对难以到达的部位例如舌侧的根尖。
- 根管组织碎片可以更好地被清除。
- 可以沿着牙根长轴精确预备深达3 mm。
- 可进行精确的、平行于根管壁峡部的预备，更有利于充填材料的固位。

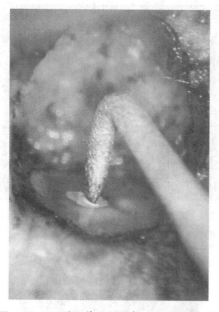

图19-77 Kis-1型工作端倒预备一个牙根。注意小的截骨及3mmKiS-1型工作端的切割端

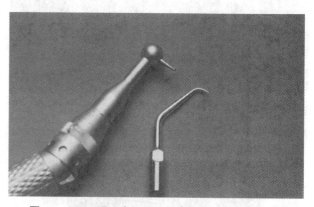

图19-78 微型手机头及超声工作端的大小比较

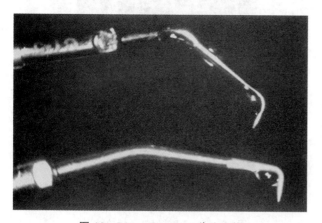

图19-79 CT/Kis工作端比较

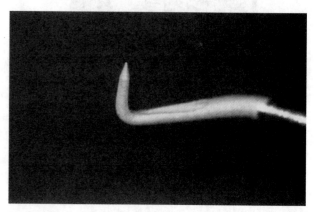

图19-80 Kis工作端有锆氮化物涂层（金），冲洗孔位于工作端附近

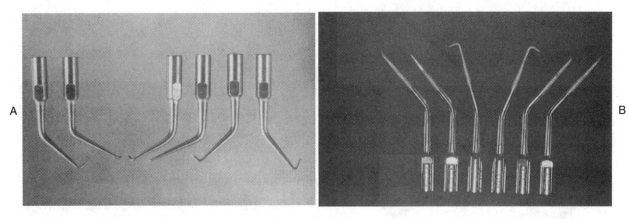

图 19-81　A. CT-1,2,3,4,5 全套工作端(从左到右)及 CK 反向活动工作端(最右方)。B. Kis-1,2,3,4,5,6 型工作端(从左到右)

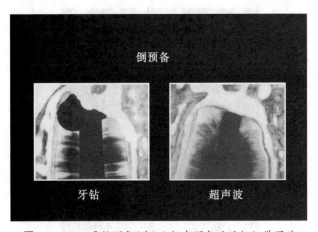

图 19-82　牙钻预备(左)及超声预备后的组织学图片

牙根末端的超声预备

这一过程可在低到中倍显微镜(4×到16×)下完成。首先，根据每一根尖的位置选择一些适当的工作端。第二，用亚甲基蓝对截断的牙根表面进行染色，并在高倍镜(16×到25×)下仔细检查其微观的解剖结构。第三，在低倍镜(4×到6×)下，将选好的超声工作端置于根尖上。这一阶段工作端一定要与牙根长轴平行放置。为完成好这一过程，外科牙医应该在低倍镜(4×)下检查整个牙齿，包括牙根和牙冠的表面及其上的凸起，并将其与超声工作端的位置进行比较。如没有进行仔细的比较，就可能增加偏离牙根长轴和侧穿的危险。第四，在用大量冷却液降温的同时，用超声工作端将根管倒预备到距根尖 3 mm 的地方。如果把工作端用力压向根管内，反而使得预备效率下降，需要的仅仅是轻微的前后左右扫的动作。基于根管的结构，用 Kis 工作端一次典型的 3 mm 的倒预备只要不到 1 分钟。

一旦倒预备已经完成，预备好的洞型可以在 16×到 25×高倍显微镜下，用显微口镜来检查(图 19-83A、B)。一次彻底的检查应包括根管内壁上是否有牙胶的残渣，尤其是很难到达的颊侧壁，应确定平行的洞壁已清晰并且光滑。

显微口镜

在显微外科中一个关键的器械就是显微口镜[12,14](图 19-84)，其反光面应是高度抛光的不锈钢或蓝宝石色。口镜要足够小以适应截骨区，直径一般不大于 4~5 mm。如无显微口镜，对根尖的观察简直是不可能的。在倒预备前后，都应该使用显微口镜来观察牙根表面的解剖结构(图 19-83B)。

根尖预备的检查

由于区域深度的原因，根尖最好在低倍和中倍(8×到 12×)放大的情况下进行预备。而对其的检查却必须在高倍镜(16×到 25×)下进行。个别时候，对倒预备也可以在直视下进行检查。除了检查预备的洞型是否清洁，洞壁轮廓是否清晰外，重要的解剖部位(如副根管、微裂隙)至少要检查一次以上，因为它们很可能在初次检查时忽略了。

根尖预备的深度

理想的根尖预备深度应该是 3 mm，而 1、2 和 4 mm 也被研究过[27]。用 N. Perrini 博士提供的 Hess 模型的切片，研究侧支根管和根尖分歧，发现这些解剖结构 95%以上存在于距根尖 3 mm 以内(图 19-59)。尽管倒预备的深度超过 3 mm 并不会带来太多的好处，但如果预备深度达不到 3 mm 却会危及根尖封闭的长期效果。图 19-85 介绍了根尖 6 mm 的

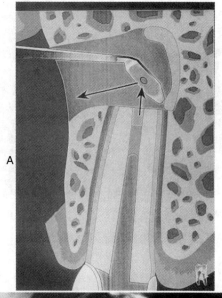

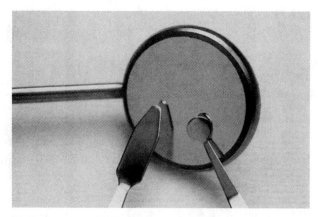

图 19-84　牙科口镜与两种最常用的显微口镜（3mm 直径；圆形，长形，矩形）的大小比较

图 19-83　A. 示意图演示进行检查倒预备的路径。B. 通过显微镜在 16× 放大倍数下在显微口镜中反射出来倒预备后的两个根尖（Dr. R. Rubinstein. 友情提供）

解决方案：垂直于牙根长轴截去 3 mm，平行于牙根倒预备和倒充填 3 mm。其中的每一步都是确保根尖充分密封的关键。

压实倒预备洞型中的牙胶尖

超声仪器的摆动会产生热量熔化牙胶。剩余的牙胶必须用微型压紧器压到 3 mm 的深度。有许多种不同手柄的微型压紧器，但它们的工作端都是相似的，0.2 mm 的直径，3 mm 的长度（图 19-86、87）。作为最终充填材料，倒预备的根管中应没有牙胶和碎屑。

理想倒充填材料的特性

倒充填的目的是提供一个紧密的、生物相容性好的根尖密封，可以防止从根管中渗漏刺激物到根

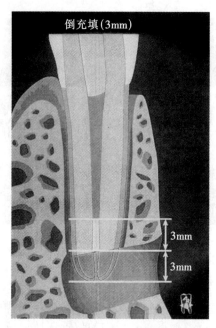

图 19-85　示意图演示根尖倒预备及倒充填原则

尖周区域。很多出版物已经推荐了许多的根充材料[81,82]。表 19-4 介绍了由 Dr. L. I. Grossman 提出的倒充填材料应该具备的特性[29]。

纵观牙科历史，很多种物质都曾被用作倒充填材料。表 19-5 列举了一些以往和现在被用作倒充填的材料。尽管有多种材料可用，但没有材料能满足全部或大部分性能要求，而成为理想的倒充填材料。

从上个世纪开始，银汞就成为应用最广泛的、最受欢迎的材料。它容易操作，与软组织相容得比较好，X 线阻射，一开始可以提供较紧密的根尖封闭。然而，它的缺点也是很明显的：硬固慢，体积不稳定，最终总是因腐蚀而造成微渗漏，会使覆盖的软组织染色造成花纹。

其他（更好）的材料，如中间的修复材料（IRM）、

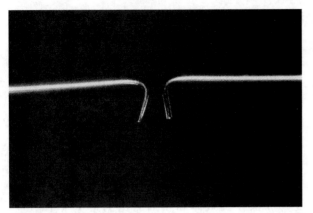

图 19-86　微型加压器的工作端；直径 0.2mm，长度 0.3mm

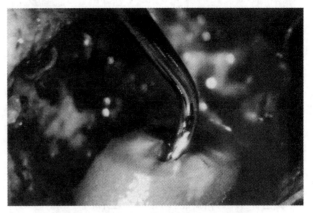

图 19-87　微型加压器压紧牙胶

强化 EBA、或无机三氧化物聚合体 (MTA) 已经取代了银汞。最近，MTA 作为倒充填材料得到重视。组织学检查发现，MTA 表现出了明显的、刺激骨再生的特性，这是其他材料都没有的优点[74]。

目前认为只有那些可接受的充填材料才被考虑用于倒充填。这些材料包括强化 EBA、IRM、MTA 和其他的一些复合树脂材料。

丁香油氧化锌水门汀

早在 1962 年，Nicholls[53] 就展示了丁香油氧化锌水门汀较银汞的优越性。原始的丁香油氧化锌水门汀是脆弱的，凝固时间很长。当将其用来做为倒充填剂的时候，由于它的高度水溶性也会随着时间而被吸收。

当丁香油氧化锌水门汀与水或组织液接触的时候，它就会被水解而产生氢氧化锌和丁香油酚。丁香油酚会被持续释放直到所有的丁香油氧化锌都转化成氢氧化锌。在这一水解过程之后，游离的丁香油酚根据它的浓度会产生一些不良反应。丁香油酚通过阻止环氧化酶的生物合成而竞争性地抑制前列腺素合成酶。它还能抑制感觉神经活动，抑制线粒体的呼吸作用，杀死一系列的口腔固有的微生物，并且还可以成为过敏源。为解决这些问题，丁香油氧化锌水门汀已经被改进。

中间的修复材料　IRM 是在丁香油氧化锌水门汀的粉剂中，添加了 20% 的聚甲基丙烯酸酯[39]。这一加强解决了吸收的问题，IRM 已被证实较之未改进的丁香油氧化锌水门汀反应更温和。在一项组织耐受试验中发现，使用 IRM 后 80 天才出现中到零度的炎症反应[8]。结论是口腔组织对 IRM 和其他的倒充填材料的耐受性是一样的。由于 IRM 的生物

表 19-4　理想的倒充填材料应具备的特性

- 应与根尖周组织有很好的生物相容性
- 应能牢固地黏贴(理想的结合)到牙齿组织上
- 应该能使体积稳定
- 应不易溶解
- 应能促进牙骨质再生
- 应该有抑菌作用
- 应该没有腐蚀性
- 应不易发生电化学反应
- 应不会污染牙齿和根尖周组织
- 应容易买到和操作方便
- 应留有足够的操作时间，凝固较快
- 应有 X 线阻射性

表 19-5　倒充填材料

- 银汞
- 牙胶
- 金箔
- 钛螺丝钉
  玻璃离子
  Ketac 银
  丁香油氧化锌
- Cavit
  复合树脂
  聚羧酸锌水门汀
  多聚 HEMA
  骨水泥
  IRM
  强化 EBA
  MTA

相容性较好，故现被用来做根管倒充填的材料。在一项关于倒充填材料回顾性的研究中，应用 IRM 的成功率明显比用银汞材料要高[19]。

为进一步改善 IRM 作为倒充填材料的性能,向其中加入羟磷灰石以提高骨相容性[56]。加入 10%～20% 羟磷灰石的 IRM,较之银汞明显改善了密闭性,然而较之纯粹的 IRM 并无明显改善。在 IRM 中加入羟磷灰石增加了它的分解率,这是一个明显的缺点。它的分解会产生微渗漏,使得潜在的根管内的刺激物可以进入到根尖周区域。而未被改进的 IRM 不易分解,可被用做倒充填的材料。

强化的乙基苯甲酸(EBA) 强化 EBA 是丁香油氧化锌水门汀添加了 EBA[39]之后的材料,它改善了凝固时间并且增强了混合物的强度。水门汀的改进是通过用正乙基苯甲酸部分替代丁香油液体和在粉剂中加入熔化的石英或氧化铝。Stailine 强化 EBA(Stailine, Staident, Middlesex, England),在复合物粉剂中含有 60% 氧化锌,34% 硅氧化物,和 6% 天然树脂;液相中含有 62.5% 的 EBA 和 37.5% 的丁香油。在美国,配方最类似的是 Bosworth 的强化 EBA 水门汀,两者成分一样,除了用 37% 的铝氧化物(例如氧化铝)代替硅氧化物,使水门汀的强度增加。Stailine 的强化 EBA 有中性 pH 值、低溶解性和X 线阻射性。EBA 是所有丁香油氧化锌配方中硬度最高,溶解性最低的。它能产生高的抗压强度和抗张力强度。

组织耐受性研究表明,强化 EBA 和丁香油氧化锌水门汀有着相似的温和性。在体外已经证实 EBA 有着比银汞、玻璃离子和热凝牙胶更好的密闭性[26]。微渗漏研究表明,EBA 比银汞的微渗漏显著减少[5,54]。Oynick 和 Oynick[57]报告,强化 EBA 是不可吸收的并且 X 线阻射。

强化 EBA 较之银汞有着很好的根管壁适应性,然而,由于其凝固时间太短且易受湿度影响而较难操作。它可以与任何界面黏和,所以很难放置和压紧。至今,关于使用强化 EBA 完成根管密闭的最有效率的方法方面的文献仍很少。

IRM 的准备和放置 IRM(强化 EBA 的良好替代者)相对而言较易操作,可使用输送器将较稠的混合材料放到已备好的洞中;在 10× 低倍放大镜下用显微磨光器械进一步压实。再添加一些 IRM 并重复以上操作以完成倒充填。

强化 EBA 的准备和放置 强化 EBA 比较难以混合和操作。液体和粉剂的比例是 1∶4(图 19-88)。粉剂应一点点地加入液体中。当混合物较稠且发亮的时候,必须再加入粉剂。当调拌下的强化 EBA 混合物失去了它的光泽,并且当用 EBA 输送器拾起时,其尖端不下垂(图 19-89),此时其程度刚刚好。在 10× 低倍镜下取一小块直接放到已经预备好的洞型中(图 19-90A);然后用输送器另一端的小球形磨光器压紧强化 EBA(图 19-90B),用合适尺寸的显微加压器械进一步压实。放置和压紧都要重复 2～3 次;多余的材料用挖器去除。用带大量喷水的细金刚砂牙钻打磨光倒充填后的牙根表面(图 19-90C)。在最近的一份研究报告中提出[24],仅仅打磨而不必抛光的强化 EBA 表面就可以提供很好的密闭效果。完成充填的表面应在高倍镜下再次仔细检查,以确保密封完整。

无机三氧化物聚合体(MTA) 很多设计良好的研究表明,MTA 可作为一种倒充填材料[71~75]。MTA 粉剂含有很细的亲水微粒。MTA 的主要成分是三钙化硅、三钙化铝、三氧化钙和氧化硅。此外,还加入了一些其他的矿物氧化物,以提高聚合物的理化性能,如加入氧化铋粉剂是为了提高其 X 线阻射性。电子探针分析显示,MTA 粉剂中主要是钙和磷离

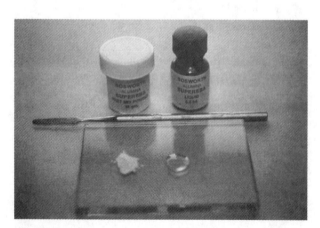

图 19-88 强化 EBA 水门汀:玻璃板上可见液体和粉剂。需要多练习才能使其混合适当

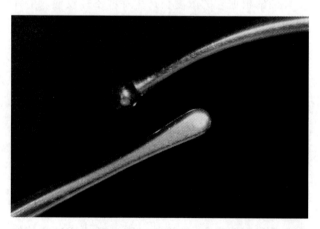

图 19-89 一个倒充填材料输送器;其一端有一个扁平的表面(底下的);另一端有一个磨光器(直径为 0.4 mm)

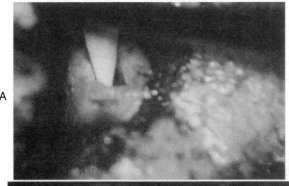
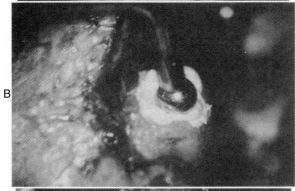
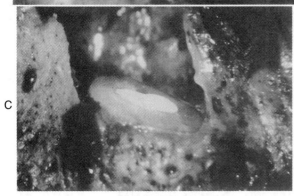

图 19-90　A. 一小块调拌好的强化 EBA 被取出直接放置在已经倒预备好的洞型中。B. 10×低倍镜下用一个小球形磨光器压紧强化 EBA。C. 在中倍到高倍放大下仔细检查抛光后的强化 EBA，看有无缺陷部分（Dr. R. Rubinstein. 友情提供）

子。由于 MTA 有着与氢氧化钙水门汀相似的高 pH 值，因此在将其用做倒充填材料后发生的硬组织形成现象也就不奇怪了。

MTA 的密闭性能强于银汞，甚至比强化 EBA[75]好，并且不会因为血液的污染而影响其效果。MTA 与根尖周组织接触时会形成纤维结缔组织和牙骨质，仅引起低水平的炎症反应。诱导新的牙骨质的再生是 MTA 唯一的与其他倒充填材料不同的特性[72,74]，而它诱导产生牙骨质的机制仍不清楚。MTA 可能激活了成牙骨质细胞产生基质，进而引起牙骨质生成。这可能是基于 MTA 本身的密闭性、高 pH 值或释放了能激活成牙骨质细胞产生基质的物质。

MTA 有很多优点：
1. 所有充填材料中，其毒性最小。
2. 优秀的生物相容性。
3. 亲水性。
4. X 线阻射性[71,72,74,75]。

MTA 的缺点在于较难操作并且凝固需要的时间很长。

MTA 的放置技巧　与超声洞型预备技巧相似，应用无菌的棉球或其他材料填满骨腔，仅仅暴露出截断的牙根表面，这使得在压紧后很容易去除多余的 MTA。放置 MTA 后应避免冲洗骨腔以免 MTA 被冲掉。

将少量的 MTA 液体和粉剂混合调拌到腻子样稠度。由于 MTA 混合物（被视为水门汀黏固剂）是疏松的颗粒状聚合物，它本身的黏性不强，也不易与任何器械黏接（图 19-91A），因此，用常规黏固剂输送器是无法将它运到洞型中的，必须用 Messing 枪、银汞运输器或其他特制的输送器。MTA 被放到倒预备区域后，可用微型球形磨光器和微型充填器轻轻加压（图 19-91B、C），否则松散黏合的聚合物可能被压出洞型。接着，再用一个湿棉球轻柔地清洁截断的表面，并从洞型中去除多余的 MTA（图 19-91D）。最后，用 16× 显微镜再次检查倒充填区（图 19-91E）。

复合树脂　从 1990 年起，就有建议将复合树脂作为倒充填材料[50,62,63]。关于它的远期成功率和物理特性的研究给我们留下了深刻的印象[50,62,63]。然而，为充分体现出它的最大优势，骨腔和制备的洞型必须是完全干燥的，复合树脂对操作技巧要求很高。尽管显微外科的技术（包括使用 Stropko 干燥机）极大地提高了术区的干燥程度，但大部分的牙科临床医师在保持骨腔完全干燥时仍是力不从心。复合树脂（例如 Geristore）可以作为强化 EBA、IRM 或 MTA 的后备选择，然而，由于它们太讲究操作技巧了，还未能在根管外科领域得到广泛的应用。

手术后遗症

外科的后遗症包括疼痛、肿胀、瘀斑、撕裂、缝合线过早脱落、感染、上颌窦瘘、一过性的感觉异常等。手术当晚和术后第二天与患者通电话常常会令其非常感动。为减少后遗症的发生概率，一定要以口头或书面的形式告知患者及其陪人术后医嘱。由于焦虑和精神紧张，患者可能会误解或忘记口头医嘱，因此，书面医

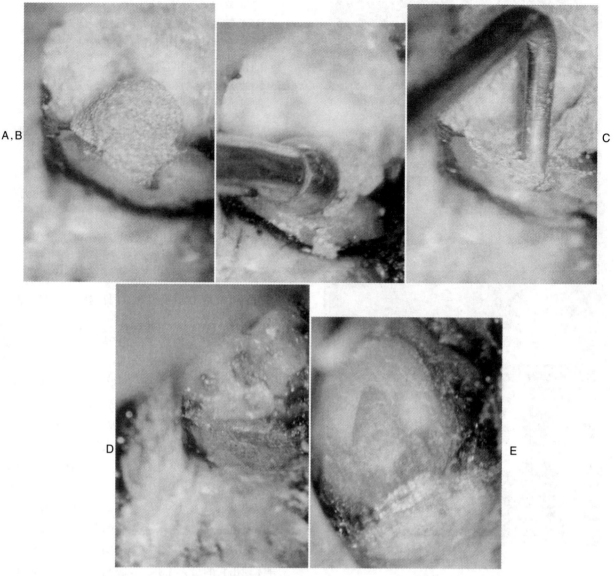

图 19-91　A. 将少量的 MTA 液体和粉剂混合调拌至一定稠度,使用银汞输送器置于倒预备好的窝洞中(16×)。B. 使用球形磨光器填充 MTA。C. 微型充填器(16×)。D. 使用湿棉球擦拭截根的牙根表面以去除多余的 MTA。E. 最后用 16× 显微镜再次检查倒充填区,确保封闭良好

嘱会减少误解或未来的担心。

疼 痛

通常情况下疼痛并不是一个很严重的问题。术后可在术区注射长效麻醉药如 bupivacaine(如 Marcaine)和 etidocaine(如 Duranest),镇痛时间最长可达 8 小时。读者可以参考第 18 章,预防性服用布洛芬或扑热息痛,以确保任何疼痛都能减少和迅速消失。很少需要麻醉性镇痛剂。

出 血

术后出血比较少见。为防止其发生,医师可以将 2 块 2×2 的消毒纱布用无菌冰水浸透后对折,轻轻的压到颊黏膜转折处几分钟。也建议患者用冰袋放置在脸颊或颌骨上 30 分钟,促使切断的微血管收缩,以减少术后肿胀,促进血液的初凝。

肿 胀

肿胀是术后常见的后遗症,并且患者也很关心。必须告知患者,术区和面部的肿胀是不可避免的。同时,患者也要知道,肿胀的程度并不代表手术的成功与否及病情的严重程度。术后立即开始用冰袋,用 10 分钟,停 5 分钟,持续两天,就可极大地减少肿胀的程度。

瘀 斑

瘀斑是由于血液持续不断从血管等部位渗出到皮下组织中，红细胞随后崩解，造成面部和口腔软组织等部位的颜色改变（图 19-92）。这基本上是一个美观问题，在老年患者更加常见，因为他们的毛细血管更脆弱，皮肤更苍白[55, 59]。由于重力的关系，瘀斑通常发生在术区下方。偶尔，手术区域在上颌前磨牙区，而瘀斑却在颈部。应告知患者瘀斑并不代表手术的成功与否。

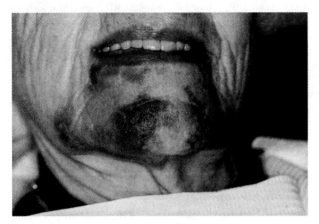

图 19-92 有瘀斑的患者

感觉异常

当感觉异常发生时，经常是因为神经就位于第二前磨牙和第一磨牙附近。然而，就算术区离神经很远，也可能发生短暂的感觉异常。术区的炎症肿胀可波及下颌神经引起一过性感觉异常。如果神经并未被严重损害，几星期内就可以恢复正常的感觉[44]。应该确保患者受影响部位的感觉异常能够恢复；然而，有时感觉异常却是永久的。

穿透上颌窦

偶尔会发生穿透上颌窦施耐德膜的情况。一旦发生了，一定要阻止任何材料进入窦腔。

应告知患者不要用鼻子吹气，在晚上要尽量抬高头。可同时配用一些抗生素，如 500mg/6h Augmentin 为期 1 周。1 周内患者应回医院复查。

参考文献

[1] American Dental Association & American Academy of Orthopedic Surgeons: Advisory statement. Antibiotic prophylaxis for dental patients with total joint replacements, *J Am Dent Assoc* 128(7): 1004, 1997.

[2] Arens D et al: *Endodontic surgery*, Philadelphia, 1981, Harper and Row.

[3] Barkhordar R et al: Cyanoacrylate as a retrofilling material, *Oral Surg* 65: 468, 1988.

[4] Barnes I: *Surgical endodontics: Color manual*, Boston, 1991, Wright.

[5] Bates C, Carnes DL, del Rio CE: Longitudinal sealing ability of mineral trioxide aggregate as root-end filling material, *J Endod* 22(11): 575, 1996.

[6] Beer R, Baumann M: *Color atlas of dental medicine*, Stuttgart, 1999, Geor Thieme Verlag.

[7] Bennett C: Monheim's local anesthesia and pain control in dental practice, ed 7, St Louis, 1984, Mosby.

[8] Blackman R, Gross M, Seltzer S: An evaluation of the biocompatibility of a glass ionomer-silver cement in rat connective tissue, *J Endod* 15(2): 76, 1989.

[9] Brynoff I: A histological and roentgenological study of the periapical region of human upper incisors, *Odontol Revy* 18: 1, 1967.

[10] Buckley J, Ciancio S, McMullen J: Efficacy of epinephrine concentration on local anesthesia during periodontal surgery, *Va Dent J* 49: 9, 1972.

[11] Cambruzzi J, Marshall F: Molar endodontic surgery, *J Can Dent Assoc* 1: 61, 1983.

[12] Carr G: Common errors in periradicular surgery, *Endod Rep* 8: 12, 1993.

[13] Carr G: Ultrasonic root end preparation, *Dent Clin North Am* 41: 541, 1997.

[14] Carr G, Bentkover S: Surgical endodontics. In Cohen S, Bums RC, editors: *Pathways of pulp*, ed 7, St Louis, 1994, Mosby.

[15] Chivian N: Surgical endodontics: conservative approach, *J NJ State Dent Soc* 40: 234, 1969.

[16] Cutright DE, Hunsuck EE: Microcirculation of the perioral regions in the Macaca rhesus: part 1, *Oral Surg* 29: 776, 1970.

[17] Dajani AS et al: Prevention of bacterial endocarditis. Recommendations by the American Heart Association, *JAMA* 277(22): 1794, 1997.

[18] Dionne R et al: Suppression of postoperative administration of ibuprofen in comparison to placebo, acetaminophen and aceta-minophen plus codeine, *J Clinic Pharmacol* 23: 37, 1983.

[19] Dorn SO, Gartner AH: Retrograde filling materials; a retrospective success-failure study of amalgam, EBA and IRM, *J Endod* 8: 391, 1990.

[20] Ehrich DG et al: Comparison of triazolam, diazepam and placebo as outpatient oral premedication for endodontic

[21] Engle T, Steiman H: Preliminary investigation of ultrasonic root end preparation, *J Endod* 21: 443, 1995.

[22] Evans B: Local hemostatic agents, *N Y State Dent J* 47: 109, 1977.

[23] Flanders D, James G, Burch B, Dockum N: Comparative histopathologic study of zinc-free amalgam and Cavit in connective tissue of the rat, *J Endod* 1: 56, 1975.

[24] Forte SG, Hauser MJ, Hahn C, Hartwell GR: Microleakage of super-EBA with and without finishing as determined by the fluid filtration method, *J Endod* 24(12): 799, 1998.

[25] Frank A, Glick D, Patterson S, Weine F: Long-term evaluation of surgically placed amalgam fillings, *J Endod* 18(8): 391, 1992.

[26] Gartner AH, Dorn SO: Advances in endodontic surgery, *Dent Clin North Am* 36: 357, 1992.

[27] Gilheany P, Figdor D, Tyas M: Apical dentin permeability and microleakage associated with root end resection and retrograde filling, *J Endod* 20: 22, 1994.

[28] Green D: Double canals in single roots, *Oral Surg* 35: 689, 1973.

[29] Grossman L: *Endodontic practice*, ed 7, Philadelphia, 1970, Lea & Febiger.

[30] Grossman L: Intentional replantation of teeth: a clinical evaluation, *J Am Dent Assoc* 104: 633, 1966.

[31] Grossman L, Oliet S, Del Rio C: *Endodontics*, ed 11, Lea & Febiger, 1988.

[32] Gutmann JL, Harrison JW: *Surgical endodontics*, St LouisTokyo, 1994, Ishiyaku EuroAmerica.

[33] Harrison J, Jurosky K: Wound healing in the tissues of the periodontium following periradicular surgery. II. The dissectional wound, *J Endod* 17: 544, 1991.

[34] Hersh EV et al: Single dose and multidose analgesic study of ibuprofen and meclofenamate sodium after third molar surgery, *Oral Surg Oral Med Oral Patrol* 76(6): 680, 1993.

[35] Hirsh J et al: Periapical surgery, *Int J Oral Surg* 8: 173, 1979.

[36] Hsu YY, Kim S: The resected root surface. The issue of canal isthmuses, *Dent Clin North Am* 41(3): 529, 1997.

[37] Jesslen P, Zetterqvist L, Heimdahl A: Long-term results of amalgam versus glass ionomer cement as apical sealant after apicoectomy, *Oral Pathol* 79: 101, 1995.

[38] Johnson J, Anderson R, Pashley D: Evaluation of the seal of various amalgam products used for root-end fillings, *J Endod* 21: 505, 1995.

[39] Jou Y, Pertl C: Is there a best retrograde filling material? *Dent Clin North Am* 41: 555, 1997.

[40] Kim S: Principles of endodontic surgery, *Dent Clin North Am* 41(3): 481, 1997.

[41] Kim S: *Regulation of blood flow of the dental pulp: macrocirculation and microcirculation studies*, doctoral dissertation, New York, 1981, Columbia University.

[42] Kim S, Edwall L, Trowbridge H, Chien S: Effects of local anesthetics on pulpal blood flow, *J Dent Res* 63: 650, 1984.

[43] Kim S, Rethnam S: Hemostasis in endodontic microsurgery, *Dent Clin North Am* 41(3): 499, 1997.

[44] Kohn MW, Chase DC, Marciani RD: Surgical misadventures, *Dent Clin North Am* 17: 533, 1973.

[45] Lemon R, Steel P, Jeansonne B: Ferric sulfate hemostasis: effect on osseous wound healing: I. Left in situ for maximum exposure, *J Endod* 19: 170, 1993.

[46] Lilly G, Amstrong J, Cutcher J: Reaction of oral tissues to suture materials. Part III. *Oral Surg* 28: 432, 1969.

[47] Lilly G et al: Reaction of oral tissues to suture materials. II. *Oral Surg* 26: 592, 1968.

[48] Lilly G et al: Reaction of oral tissues to suture materials. Part IV, *Oral Surg* 33: 152, 1972.

[49] Malamed S: *Handbook of local anesthesia*, ed 4, St Louis, 1996, Mosby.

[50] McDonald N, Dumsha T: A comparative retrofill leakage study utilizing a dentin bonding material, *J Endod* 13: 224, 1987.

[51] Mountcastle VB: *Medical physiology*, ed 12, St Louis, 1968, Mosby.

[52] Nelson L, Mahler D: Factors influencing the sealing behavior of retrograde amalgam fillings, *Oral Surg* 69: 356, 1990.

[53] Nicholls E: Retrograde filling of root canal, *Oral Surg* 15: 463, 1962.

[54] O'Connor R, Hutter J, Roahen J: Leakage of amalgam and super-EBA root-end fillings using two preparation techniques and surgical microscopy, *J Endod* 21: 74, 1995.

[55] Osbon DB: Post-operative complications following dentoalveolar surgery, *Dent Clin North Am* 17: 483, 1973.

[56] Owadally ID, Chong BS, Pitt-Ford TR, Wilson RF: Biological properties of lRM with the addition of hydroxyapatite as a ret-rograde root filling material, *Endod Dent Traumatol* 10(5): 228, 1994.

[57] Oynick J, Oynick T: A study of a new material for retrograde fillings, *J Endod* 4: 203, 1978.

[58] Peters L, Wesselink P: Soft tissue management in endodontic surgery, *Dent Clin North Am* 41(3): 513, 1997.

[59] Peterson L: Prevention and management of surgical complications. In Peterson L, Ellis E, Hupp JR, Tucker

MR, editors, *Contemporary oral and maxillofacial surgery*, ed 3, St Louis, 1998, Mosby.

[60] Pineda F: Roentgenographic investigation of the mesiobuccal root of the maxillary first molar, *Oral Surg* 36: 253, 1973.

[61] Rubinstein R, Kim S: Short-term observation of the results of endodontic surgery with the use of a surgical operation micro-scope and Super EBA as root-end filling material, *J Endod* 25: 43, 1999.

[62] Rud J et al: Retrograde root filling with composite and a dentinbonding agent: part 1, *Endod Dent Traumatol* 7: 118, 1991.

[63] Rud J, Rud V, Munksgaard EC: Retrograde root filling with dentin-bonded modified resin composite, *J Endod* 22: 477, 1996.

[64] Rud J, Rud V, Munksgarrd EC: Long-term evaluation of retrograde root filling with dentin-bonded resin composite, *J Endod* 22: 90, 1996.

[65] Schade DS: Surgery and diabetes, *Med Clin North Am* 72 (6): 1531, 1988.

[66] Seymour RA et al: The comparative efficacy of aceclofenac and ibuprofen in postoperative pain after third molar surgery, *Br J Oral Maxillofac Surg* 36(5): 375, 1998.

[67] Silverton SF: Endocrine disease and dysfunction. In Lynch MA, Brightman VJ, Greenberg MS, editors: *Burket's oral medicine: diagnosis and treatment*, ed 9, New YorkPhiladelphia, 1997, Lippincot-Raven Publishers.

[68] Smith G, Pashley D: Periodontal ligamental injection: evaluation of systemic effects, *Oral Surg* 56: 232, 1983.

[69] Sottosanti J: Calcium sulfate: an aid to periodontal, implant and restorative therapy, *J Calif Dent Assoc* 20(4): 45, 1992.

[70] Sottosanti J: Calcium sulfate: a biodegradable and biocompatible barrier for guided tissue regeneration, *Compendium* 13(3): 226, 1992.

[71] Torabinejad M, Hong CU, Pitt-Ford TR, Kettering JD: Cytotoxicity of four root end filling materials, *J Endod* 21 (10): 489, 1995.

[72] Torabinejad M et al: Histological assessment of MTA as rootend filling in monkeys, *J Endod* 23: 225, 1997.

[73] Trobinejad M, Pitt-Ford TR: Root end filling materials: a review, *Endod Dent Traumatol* 12: 161, 1996.

[74] Torabinejad M et al: Tissue reaction to implanted root-end filling materials in the tibia and mandible of guinea pigs, *J Endod* 24(7): 468, 1998.

[75] Torabinejad M, Higa RK, McKendry DJ, Pitt-Ford TR: Dye leakage of four root end filling materials: effects of blood con-tamination, *J Endod* 20(4): 159, 1994.

[76] Vertucci F: Root canal anatomy of human permanent teeth, *Oral Surg* 58: 589, 1984.

[77] Watzek G, Bemhart T, Ulm C: Complications of sinus perforation and their management in endodontics, *Dent Clin North Am* 41: 563, 1997.

[78] Weine F et al: Canal configuration in the mesiobuccal root of the maxillary first molar and its endodontic significance, *Oral Surg* 28: 419, 1969.

[79] Weller RN, Niemczyk SP, Kim S: Incidence and position of the canal isthmus. Part 1. Mesiobuccal root of the maxillary first molar, *J Endod* 21 (7): 380, 1995.

[80] Whal M: Myths of dental surgery in patients receiving anticoagulant therapy, *J Am Dent Assoc* 131: 77, 2000.

[81] Witherspoon DE, Gutmann JL: Hemostasis in periradicular surgery, *Int Endod J* 29: 135, 1996.

[82] Yagiela J: Vasoconstrictor agents for local anesthesia, *Anesth Progr* 42: 116, 1995.

[83] Yu DC, Tam A, Chen MH: The significance of locating and filling the canal isthmus in multiple root canal systems. A scan-ning electron microscopy study of the mesiobuccal root of maxillary first permanent molars, *Micron* 29(4): 261, 1998.

[84] Zimmerman BR, Service FJ: Management of noninsulin-dependent diabetes mellitus, *Med Clin North Am* 72 (6): 1355, 1998

第20章　对疼痛和焦虑的控制

疼痛控制　/ 683
　　局部麻醉:作用原理　/ 683
　　"活髓"牙　/ 685
　　局部麻醉:药物　/ 685
　　局部麻醉:技巧　/ 686
疼痛控制:其他考虑因素　/ 691
焦虑控制　/ 693
　　对焦虑的认识　/ 693
　　焦虑的解决　/ 694

在牙科诊疗过程中，临床牙医师们必须解决患者的疼痛和焦虑。尽管许多患者明白，看牙的过程一般不会带来疼痛，但也有人错误地以为，牙医师是造成他们疼痛的原因。有研究表明，对疼痛的恐惧是导致一半以上的美国人不愿定期看牙的主要原因[32]。

因为恐惧，这些患者直到疼痛难以忍受时才去看牙医。由于临床上发炎或长期感染而疼痛的患牙很难获得良好的麻醉效果，所以这种疼痛已经成为牙科治疗中使危及生命的并发症发生率上升的显著诱因。

表20-1是由Fast[11]和Malamed[23]公司对4 309名牙医独立调查的结果。这些牙医报告了在过去10年中他们碰到的呈上升趋势的[30] 608例急性并发症。从较轻的如晕厥，到严重的如心脏骤停等。尽管并未涉及这些情况的具体细节，但经过评估，估计有[23] 105例(75.5%)的紧急情况是由于在牙科治疗中时刻伴随的压力（恐惧或疼痛）所造成。单是晕厥就占报告病例的50.34%，其他的还包括哮喘、过度呼吸、心脏骤停、心脏炎、急性肺水肿、脑血管病变、急性肾上腺素不足、甲状腺危象等。

Matsuura[30]进一步证实，疼痛和焦虑总是伴随紧急情况出现。77.8%的危及生命的并发症发生于牙科诊疗中，既可能是发生在局部麻醉药刚刚开始作用时，也可在其后的治疗过程中（表20-2）。其中，38.9%发生于拔牙时，26.9%发生于拔髓过程中，在这两个过程中，很难完全控制疼痛（表20-3）。

表20-1　开业牙医师在10年中有关牙科治疗过程中发生紧急情况的病例报告

晕厥	15 407
轻度过敏	2 583
心绞痛	2 552
术后低血压	2 475
哮喘	1 392
换气过度	1 326
"肾上腺素反应"	913
胰岛素休克	890
心脏停搏	331
过敏反应	304
心肌梗塞	289
局麻药过量	204
急性肺水肿(心衰)	141
糖尿病昏迷	109
脑血管病变	68
肾上腺素不足	25
甲状腺危象	4

在研究那些最难进行麻醉的牙齿时，Walton和Abbott[45]发现，下颌磨牙占其中的47%。Malamed[22]在南加州大学报告发现，在衡量牙髓麻醉效果时，下磨牙占失败案例的91%。表20-4比较了这两个研究报告。

表20-2 并发症发生时段的概率

并发症	百分率
治疗前	1.5%
局麻中、局麻后	54.9%
治疗中	22.9%
治疗后	15.2%
离开诊所后	5.5%

表20-3 治疗各阶段发生并发症的概率

治疗	百分率
拔牙	38.9%
拔髓	26.9%
未知的	12.3%
其他治疗	9.0%
预备	7.3%
充填	2.3%
切开	1.7%
根尖切除	0.7%
去除原充填物	0.7%
牙槽骨整形	0.3%

表20-4 不能达到足够的牙髓麻醉深度

	上颌		下颌	
	Walton and Abbott	Malamed	Walton and Abbott	Malamed
磨牙	12%	5%	47%	91%
前磨牙	18%	2%	12%	0%
前牙	2%	2%	9%	0%

数据来源于 Malamed SF：局麻手册，第4版，圣路易，1997，Mosoy；Walton RE、Abbott BJ：牙周韧带注射：临床评估，美国牙科学会杂志 103:571,1981。

看起来这突出其来、无法预期的疼痛能引起在心血管、呼吸、内分泌和中枢神经系统等方面的变化，这可能导致（在一般情况下）潜在的、严重的医学急症。

疼痛与焦虑问题的解决紧密相关。通过完善的患者处治和使用正确的技术，尤其是局部麻醉技术，可以将由牙科治疗引起的疼痛减到最小或完全避免。在通常情况下，我们可以有效地控制焦虑问题，然而，在焦虑被解决之前，人们必须认识到它的存在。发现是何种原因造成焦虑是解决问题的关键。一旦认识到患者的恐惧，牙医有很多方法可用于关心患者。

在大多数牙科治疗情况下，对焦虑的正确引导要比解决疼痛重要得多。控制疼痛是通过局部麻醉的方式，一旦完全控制了疼痛，焦虑就好控制了。然而，在根管治疗中（比其他牙科专业更多），控制疼痛经常是比解决焦虑更棘手的问题。因为难以获得完全无痛效果，牙髓病患者脑海中经常有着以往疼痛的经验。

下面的讨论包括了如何控制疼痛和焦虑，尤其是在牙髓治疗中。

疼痛控制

尽管获取完全的无痛效果在牙髓治疗中并不是很难，但仍有许多因此而引起的投诉。实际上，在国际上，许多关于牙科的讨论均提及此问题：患者带着发炎的牙齿找到牙医师，而牙医师不能提供满意的无痛治疗。目前可以用牙齿周围和内部组织的不断变化来解释，为什么牙髓病的治疗比其他口腔治疗更易遭致麻醉失败。

局部麻醉：作用原理

注射用的局部麻醉药是酸性盐溶液：将弱碱性的、难渗于水的局部麻醉药与盐酸溶液结合就成为盐酸盐溶液（如盐酸利多卡因）。它极易溶于水，呈弱酸性。

溶液中，局部麻醉药以两种离子状态存在：①不带电的阴离子（RN）；②带正电的阳离子（RNH^+）。其比例取决于局麻药溶液和周围组织的pH值，以及该局部麻醉药的pKa。pKa就是当阴、阳离子浓度均等时的pH值。对于一定的局部麻醉药而言，其pKa值恒定不变（表20-5）。由于pKa恒定，

表20-5 局麻药的解离常数（pKa）

药物	pKa	碱基（RN）百分比（pH=7.4）	起作用的时间（分）
甲哌卡因	7.6	40	2~4
依替卡因	7.7	33	2~4
阿替卡因	7.8	29	2~4
利多卡因	7.9	25	2~4
丙胺卡因	7.9	25	2~4
布比卡因	8.1	18	5~8
丁卡因	8.5	8	10~15
氯普鲁卡因	8.7	6	10~15
普鲁卡因	9.1	2	14~18

PN：未改变分子。

RN 和 RNH⁺ 离子型的比例就随 pH 变化而变化。

当局部麻醉药 pH 值下降时（因为它酸性增加），H⁺ 浓度上升，相应带正电阳离子就多，即阳离子比原来要多；相反，当其溶液 pH 值上升时，H⁺ 浓度下降，更多的局部麻醉药以 RN 形式存在。

在正常组织中，pH 接近 7.4，因此就有大量阳离子(RNH⁺)(表 20-5)。局部麻醉药中这两种离子状态对麻药的作用均不可缺少[41,42]。

有几种因素可用来解释最终的局部麻醉效果：①局部麻醉药穿过神经脂质层的扩散能力；②局部麻醉药分子与神经受体的结合能力。脂溶的 RN 比水溶的 RNH⁺ 更易穿透脂质构成的神经鞘，实际上，pKa 低的局部麻醉药效果更强。

脂溶程度决定着局部麻醉药本身的麻醉能力。较高的脂溶性使得局麻药更易穿过神经鞘，这已经在临床上得到证实。高脂溶性的局部麻醉药即使在较低的浓度仍非常有效(表 20-6)。

表 20-6　局麻药的脂溶性

药物	近似的脂溶性	通常起作用的浓度
普鲁卡因	1	2~4
甲哌卡因	1	2~4
丙胺卡因	1.5	4
利多卡因	4	2
布比卡因	30	0.5~0.75
丁卡因	80	0.15
依替卡因	140	0.5~0.75
阿替卡因	–	–
氯普鲁卡因	–	–

在 RN 穿过神经鞘后，在 RN、RNH⁺ 之间又发生了重新平衡，这一反应发生在神经鞘内外两侧。在神经里，RNH⁺ 与钠通道内药物感受器位点相结合。局部麻醉药分子与受器位点的结合导致：①神经冲动沿神经传播时电生理活动被抑制；②延长药物的麻药作用时间。在神经膜成分中含 10% 蛋白质，局部麻醉药如布比卡因、依替卡因与其他麻药如普鲁卡因相比，能更牢固地与膜上的蛋白药物感受器位点结合，并提供更长的作用时间(表 20-7)。

图 20-1 说明了在正常组织中外周神经麻醉的作用过程。在 pH 为 7.4，一种麻醉药的 pKa 值为 7.9，其分子中 75% 处于 RNH⁺ 离子状态，25% 处于 RN 离子状态时，在组织中可达到平衡状态。RN 分子更容易穿过脂质神经鞘，一旦 RN 分子渗入神经，

表 20-7　局麻药的蛋白结合特性及起效时间

药物	蛋白结合	起效时间(分)(软组织)
普鲁卡因	5	60~90
丙胺卡因	55	100~240
利多卡因	65	90~200
甲哌卡因	75	120~240
丁卡因	85	180~600
依替卡因	94	180~600
布比卡因	95	180~600
阿替卡因	95	120~480
氯普鲁卡因	–	–

它们就会接触到其内部 pH 为 7.4 的环境。即使细胞外组织的 pH 值发生了巨大变化，在神经内部组织的 pH 值始终稳定。细胞外液的 pH 值不同于神经膜内的 pH 值，并随 RNH⁺ 与 RN 的比值而变化。在内部环境中，离子再次发生平衡，75% 的 RN 转换为 RNH⁺ 离子形式，它通过附着于药物接受点，作用于钠通道，实现了神经麻醉。

麻醉持续的时间与神经内药物浓度，及能多大程度上阻止传导有关。然而，一旦进出神经的麻药浓度达到平衡，则扩散梯度就会反转，麻醉药的分子开始离开神经。当浓度达不到足以阻断神经作用时，患者将恢复感觉。

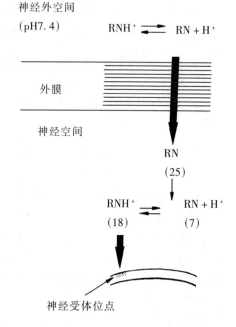

图 20-1　局麻药在 pH 为 7.4 的正常组织内的作用方式。局麻药沉积在正常神经组织内，在大约 75% 的分子带阳离子及 25% 分子带有碱基的条件下发生平衡

"活髓"牙

造成根管治疗麻醉效果不好的原因有很多，可以部分解释为是由根尖周组织的变化所引起。由于牙髓和根尖区组织的炎症降低了患牙周围的 pH 值，但其降低的程度变异很大[38]。由于 pH 值的降低，局部麻醉药中的大部分 RNH+ 就很难转换为 RN（图 20-2）。pH 为 7.9 的局部麻醉药中，99% 的离子以 RNH+ 形式存在，而它是穿不透神经鞘的。相对少量 RN 离子就使得有很少的麻药分子可以进入神经鞘内，在细胞内液中 pH 为 7.4，再次发生 RN 和 RNH+ 的重新分配。这样，RNH+ 就更难在神经内出现，因此降低了麻醉效果。

另外的因素包括，由注射部位的组织液造成药物的稀释、临近部位对药物过高吸收和末梢神经的灵敏度等[39,40]。

解决方法

在已经感染的区域保持有效麻醉的方法之一就是在这一区域注入更多的麻醉药。大量的 RN 分子被释放出来，大量地扩散入神经鞘内，起到止痛作用。尽管这一方法很有效，但并不值得提倡，因为可能会把感染带到原先并未感染的区域。此外，将麻药注射到距患牙一定距离的地方可能会带来麻醉效果，因为那里是正常的组织，因此，在控制活髓牙疼痛时主要采用阻滞麻醉。

偶尔会发生阻滞麻醉实施后未能止痛的情况。除了最有可能的情况如注射技术错误外，Najjar[33] 提出可能是因为解剖形态学上的变异。他进一步阐述感染后的神经形态学改变，甚至在距急性感染区很远处，也会表现为在膜水平上的离子交换障碍。神经的网络结构导致神经本身的自恢复能力很强，以致仍可以产生冲动。已有研究表明，感染区域外围神经活性增强[5,43]。

另外，感染的牙齿在麻醉后可能变得无症状了，但当牙科医师试图开髓或扩根管时，它又变得对操作极其敏感。尽管无法完全解释这一现象，但它可以部分地解释为使用高、低速手机时对神经刺激的增加；阻滞麻醉对于做准备工作时的低强度刺激是够用的，但对于使用手机时产生的高强度的、大量的刺激是不够的。

局部麻醉：药物

尽管很多药物被列为局部麻醉药并且能正常使用，但其中只有一小部分是在牙科中经常用到的。以下 6 种局部麻醉药以牙科标准模式在北美使用。

①利多卡因；②甲哌卡因；③丙胺卡因；④布比卡因；⑤依替卡因；⑥阿替卡因。

以上药物可以通过不同的组合来使用（可含或不含血管加压素），因此，在给患者进行牙科治疗时，牙医师应为其选择一种特殊配制的药物。

麻醉持续时间：考虑的因素

关于硬、软组织的麻醉持续时间将在下面的部分中讨论。每种药物的作用时间是延长还是缩短，其麻醉效果是加深还是变浅，都是要受下列因素所影响的：

1. 人体对麻药效果的变异程度。
2. 对药物剂量的精确控制。
3. 注射药物部位的组织情况。
4. 解剖变异。
5. 注射方式。

麻药的持续时间表现为一个范围（如 40~60 分钟），参考以上因素可较精确地估计麻醉时间。

个体对药物反应的差异

这是很常见的，并且可以描述为"钟"形曲线分布。大部分的患者（70%）可以达到药物说明上的麻醉效果，一部分患者可能会更长些或短些，这些都是可以理解并且完全是正常的。

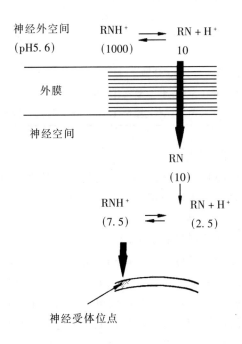

图 20-2 局麻药在发炎及感染组织内的作用方式。局麻药（pKa=7.9）沉积在细胞外组织（pH=5.6），平衡发生时，几乎 99% 的分子以阳离子的形式存在，仅有很少的分子穿过细胞外膜到达神经区域；神经区域的 pH 为 7.4 时，平衡恢复。然而，由于分子数量的不足，将导致麻醉的深度不够

对注射药物剂量的精确控制 这也是一个影响因素。尽管不像技术那样重要，但在很多阻滞麻醉中对注射量的控制是一个重要因素，因为必须考虑到它对软组织的穿透能力，能否阻滞神经。下牙槽神经阻滞(IANB)是一个最典型的技术，其中注射量的大小主要影响麻醉的持续时间和麻醉效果。注射部位离神经越近，效果越好。

组织结构

组织结构在局部麻醉中影响着麻醉持续时间及效果，在根管治疗中尤其如此。说明书上的效果是根据正常健康组织获得的，而对感染、发炎、疼痛的牙齿而言，其效果常是降低的。注射区域增生的血管加速了麻药吸收，减弱了麻醉的效果，在感染、发炎的组织中尤为如此。在正常的组织中，也应考虑这一点，在血管分布较少的地方，可以期望获得更长的麻醉持续时间。

解剖变异

解剖变异也影响着麻醉持续时间。在个体之间，正常的结构彼此之间的变异也很大，本章所描述的技巧是假设患者处于平均水平上进行的。除了正常情况外，变异甚至可造成截然相反的效果。下颌变异较显著，如下颌孔的高度、下颌升支的宽度等，类似的变异也会发生在上颌。浸润方法经常对上颌牙的牙髓麻醉非常有效，但对下颌却效果较差，因为它比上颌骨更致密。当颧骨比正常的位置低时(儿童常是如此，成人少见)，对上颌第1、2磨牙的浸润麻醉效果较差，甚至会失败。在其他的例子中，当腭根向腭弓中央分叉过大时，即使是在正常的齿槽骨厚度情况下，第一磨牙的腭根也可能无法获得完全的麻醉。

注射方式也直接影响着麻醉持续时间。对于所有已知药物，阻滞麻醉都比浸润麻醉持续时间更长，效果更好。例如，浸润麻醉可望获得40分钟的牙髓麻醉，而阻滞麻醉可以达到60分钟。减少剂量会缩短麻醉持续时间，而加大剂量并不一定能延长麻醉时间。

注射用局部麻醉药一般分2类：①酯类；②酰胺类。主要是因为其化学键联合方式不同。早期的局部麻醉药，如地卡因、普鲁卡因属酯类；而从1940年代中期以后，主要的局部麻醉药都是酰胺类。

在北美牙科界，应用的局部麻醉药仅限于酰胺类。事实上，在北美就没有牙科专用的酯类局部麻醉药出售。每年美国要消耗掉大约3亿支牙科局部麻醉用药。酰胺类药物引起的过敏要比酯类少得多。然而，由酰胺类药物引起的系统毒性要比酯类大很多，该毒性反应与剂量相关。使用正确的方法，包括使用最小量的药物，可以减少这一危险。酰胺类药物比酯类药物麻醉效果也更好。通过综合比较利弊，牙科局部麻醉药首选酰胺类药物。

对牙科治疗中局部麻醉药物选择应基于以下几点标准：

1. 牙科治疗持续的时间；
2. 术中是否需要止血；
3. 是否需要术后止痛；
4. 患者是否禁忌使用麻醉药或血管收缩剂。

根据局部麻醉药的有效作用时间长短可大致分为如下几类，如表20-8，它介绍了经常使用的几种牙髓麻醉药物的组合。

表20-8 牙髓麻醉的预期作用时间

短效牙髓麻醉(小于30分钟)
- 甲哌卡因 3% (20~40分钟)
- 丙胺卡因 4% (通过浸润麻醉 5~10分钟)

中效牙髓麻醉(大约60分钟)
- 阿替卡因 4% + 肾上腺素 1:1 000 000 和 1:200 000
- 利多卡因 2% + 肾上腺素 1:500 000, 1:100 000
- 甲哌卡因 2% + levonordefrin 1:20 000
- 丙胺卡因 4% (通过阻滞麻醉 40~60分钟)
- 丙胺卡因 4% + 肾上腺素 1:200 000 (60~90分钟)

长效牙髓麻醉(大于90分钟)
- 布比卡因 0.5% + 肾上腺素 1:200 000
- 依替卡因 1.5% + 肾上腺素 1:200 000 (通过阻滞麻醉)

局部麻醉：技巧

幸运的是，现在有很多技巧可用来帮助在根管治疗中为患者止痛，甚至在急、慢性组织炎症时也可以。

骨膜上注射(局部浸润)

是在治疗区域注入麻醉药的方法[21]，这样，细小的神经末梢就失去传导冲动的能力。浸润麻醉常用在上颌牙齿，因为麻药渗液可以在骨膜下穿过较为疏松的上颌骨，这一方法在上颌无感染时可提供很好的止痛效果。在有炎症时，仅用浸润麻醉还不

骨膜上麻醉（局部浸润）

欲麻醉的牙位	麻药剂量	推荐使用针头
一颗上颌磨牙	0.6毫升	27号, 短针头

够,必需在一开始就联合应用其他的方法。

浸润麻醉在成人下颌效果不佳,因为麻药无法穿透致密的下颌骨皮质。然而在儿童下颌浸润麻醉效果良好。作为一个常用的准则,在乳牙阶段,儿童的下颌浸润麻醉是可以成功的;而一旦乳牙被恒牙替换后,下颌浸润麻醉的成功率就急剧下降。因此,对恒牙麻醉首先就应考虑阻滞麻醉和辅助方法,如牙周膜注射麻醉(PDL)和骨内注射麻醉(IO)。

浸润麻醉时,注射区域为患牙的根尖处。只需用27号短的牙科专用针,注射0.6ml麻药即可获理想效果,等待3~5分钟便可开始治疗。此方法成功率极高,很少失败,根据临床经验,失败的主要原因是未能将麻药注射到根尖或根尖以上区域。上颌尖牙是失败的主要牙位,有时上颌中切牙也失败。上颌第一、二磨牙很少失败,如失败可能是因为颊侧的双根位于较厚的颧骨下,或腭根指向中线时角度过大。在这两种情况下,浸润麻醉效果都不好,这时就应采用阻滞麻醉。

局域神经阻滞麻醉

在浸润麻醉无法达到临床所需要的效果时,就要用到阻滞麻醉了。神经阻滞可以定义为通过在主要神经附近注入适量的局部麻醉药,防止神经冲动由末梢传向中枢的一种方法,以此可获得局部麻醉效果[21]。当浸润麻醉失败时,阻滞麻醉尤为有效,因为神经阻滞区域远离炎症和感染组织(这里的pH和其他因素趋于正常)。

在牙科中,几种神经阻滞方法均很有用。下面简要介绍一下上、下颌神经阻滞的方法。

上颌麻醉

在口内治疗中,极其有用的几种上颌麻醉所涉及的神经是上颌神经(V2),上牙槽后神经(PSA),上牙槽前神经(ASA),腭大神经和鼻腭神经。

上牙槽后神经阻滞麻醉区域包括上颌的三颗磨牙及它们的颊侧软组织和骨组织。麻药被注入到上颌隆突的远中、偏上方的翼突上颌间隙。约有28%的患者上颌第一磨牙的近中颊根可通过上牙槽中神经传输信号,这样就必须在其颊侧转折处注入0.6 ml行浸润麻醉,注射位置就在上颌第一磨牙近中。另外,在放置橡皮障时也需在腭侧行浸润麻醉。

上牙槽后神经阻滞麻醉

欲麻醉的牙位	麻药剂量	推荐使用针头
上颌磨牙	0.9毫升	27号,短针头

上齿槽前神经麻醉是在眶下神经孔注射麻药,可以麻醉眶下神经,上牙槽前、中神经。通过在眶下神经孔外注入麻药并将其压入孔内,则上颌前磨牙、前牙、颊侧软组织、骨组织均可被麻醉。需放置橡皮障时,必须在腭侧行浸润麻醉。另外,下眼睑上的软组织,鼻翼和上唇也被麻醉。要成功地阻滞上牙槽前神经,必须在注射区域至少要用手指压2分钟,这样才能使眶下神经阻滞变成上牙槽前神经阻滞。

在牙髓治疗及放置橡皮障时,也需在腭侧行麻醉。在腭侧龈缘下0.3~0.5 mm注入0.3 ml麻药即可取得理想的麻醉效果。在牙髓治疗中很少需要更大区域的麻醉,如需要可以使用下列两种阻滞方法:①腭大神经麻醉;②鼻腭神经麻醉。

上牙槽前神经阻滞麻醉

欲麻醉的牙位	麻药剂量	推荐使用针头
上颌中切牙,尖牙,前磨牙	0.9毫升	27号,长针头

腭大神经阻滞可以麻醉从第三磨牙远中到第一前磨牙近中的腭侧硬、软组织。在第一前磨牙,因为有鼻腭神经参与,其腭侧软组织的麻醉可能不完全。

腭大神经阻滞麻醉

欲麻醉的部位	麻药剂量	推荐使用针头
腭部软组织,上颌前磨牙,磨牙	0.45毫升	27号,长针头

鼻腭神经通过门齿孔进入腭侧。门齿孔位于中切牙的腭侧和切牙孔头的下方,其神经分支既参与硬组织也参与软组织,范围到第一前磨牙近中,在这里与腭大神经部分分支汇合。

鼻腭神经阻滞麻醉

欲麻醉的部位	麻药剂量	推荐使用针头
腭部软组织,上颌切牙,尖牙	0.45毫升	27号,长针头

由于腭侧软组织的密度低并且它们紧密贴附于骨组织,尤其在前腭部分,因而腭侧注射对患者和牙医来讲都很危险。如果牙医足够细心,就可用患者最小的不适来获得完全的麻醉效果。

但要遵循如下原则:

局部有足够的麻药;

麻药有足够的压力;

对组织的缓慢渗透;

持续的缓慢的注入麻药;

注射量少于0.45 ml。

只有当感染引起麻醉失败时才会考虑到上颌神经(或叫第二类神经)阻滞麻醉。第二类神经阻滞麻醉的区域包括整个患侧上颌区域,患侧的所有上颌牙齿的牙髓麻醉,以及颊侧的软组织及骨组织,腭侧的硬组织和软组织、上唇、患侧的鼻部和下眼睑。

上颌神经阻滞麻醉

欲麻醉的牙位	麻药剂量	推荐使用针头
上颌切牙,尖牙,前磨牙,磨牙	1.8毫升	27号,长针头

上颌神经麻醉有两种口内注射方法[28,37]:

1. 沿上牙槽后神经进路进入,于上颌隆突上方,进针30 mm(上牙槽后神经是16 mm)。

2. 沿腭大神经孔进入,它位于上颌第二、三期牙腭侧,上颌骨与腭骨交界处。用27号长针进入腭大神经孔30 mm后,注入1.8 ml麻药,称为上牙槽前中神经阻滞(AMSA)[12]。有人称该方法与传统的针刺系统比起来更易成功,并使用了计算机控制药物释放系统。

上牙槽前中神经阻滞(AMSA)只需一针就可提供从第二前磨牙到中切牙的牙髓,颊、腭侧附近的软组织和骨组织的麻醉。最令患者感兴趣的是,上牙槽前中神经阻滞(AMSA)在产生麻醉效果后,并不会让患者面部和肌肉表情变得不自然。

上牙槽前中神经阻滞麻醉(AMSA)

欲麻醉的牙位	麻药剂量	推荐使用针头
上颌切牙,尖牙,前磨牙	1.35毫升	27号,短针头

通过使用计算机控制的局部麻醉药物释放系统,使得在两颗前磨牙之间和腭中线上注入麻药变得简单一致,并且几乎没有任何不适。与传统的针刺系统比起来,AMSA更不易带来损伤。在因为根尖炎使得浸润麻醉和上牙槽前神经阻滞麻醉失效时,AMSA被证明是有效的。另外,该方法的腭侧麻醉效果使得在放置橡皮障时不会造成损伤。

下颌麻醉

下牙槽神经阻滞麻醉(IANB) 传统的下颌牙齿牙髓麻醉可通过IANB获得。另外,还可麻醉神经孔之前的颊侧软组织和骨组织。如果下颌磨牙以后的软组织也需麻醉的话,则需麻醉颊神经。神经前2/3常与下牙槽神经一起被阻滞,还有口底、黏膜和黏骨膜。使用25号或27号长针,在几次回吸均无血后,注入1.5 ml麻药。为麻醉颊神经,用同样的针在颊侧黏膜转折处的远中和最后一颗磨牙的颊侧注入0.3 ml麻药。

下齿槽神经阻滞麻醉(IANB)

欲麻醉的牙位	麻药剂量	推荐使用针头
下颌切牙,尖牙,前磨牙,磨牙	1.5毫升	25或27号,长针头

除非牙髓和根尖周有病变组织,IANB在85%~90%的情况下都可取得理想麻醉效果;当有根尖周炎时,成功率会下降,而可替代的方法很少。由于成年人下颌骨的骨密度问题,IANB的麻醉效果亦受一定的影响。然而,其他的神经阻滞和替代方法有时也可在下颌生效。

切牙神经阻滞麻醉 切牙和颏神经是下牙槽神经从颏孔出来后的末梢神经,颏神经存在于颏孔内,为下唇、下颌区域以及下唇上的黏液腺提供神经分支。切牙神经仍处于下颌神经管内,为下前磨牙、尖牙、切牙和颏孔前的骨组织提供神经。当牙髓治疗涉及到前磨牙及其前面的牙齿时,就要考虑到阻滞切牙神经为其提供牙髓麻醉。麻药被注射到颏孔以外,指压注射区域最少1分钟(建议2分钟),以确保麻药进入颏孔和下颌神经管内。

切牙神经阻滞麻醉

欲麻醉的牙位	麻药剂量	推荐使用针头
下颌切牙,尖牙,前磨牙	0.6毫升	27号,短针头

浸润麻醉,就如前面提到的,在成人下颌浸润麻醉成功率很低。这并不包括以下情况:①下颌侧切牙,可在根尖区的颊侧黏膜下注入1 ml麻药;②下颌磨牙(很少患者),仅在颊侧注入0.9 ml麻药就可获得良好的麻醉效果。

偶尔的在INAB后,下颌已经获得了理想的止痛效果,除了个别区域(主要指第一磨牙的近中根),完全的第三磨牙牙髓麻醉并不容易获得,主要是由于在某些情况下该区可能会有其他神经交叉分布。实际上,拔除第三磨牙的麻药效果比对该牙进行口内治疗所需麻醉效果更容易达到。

下颌第一磨牙的近中根偶尔会比其他部分的牙齿对药物刺激更敏感,尽管很多理论试图来解释这一现象,但下颌舌骨神经看起来是产生这一现象的原因。下颌舌骨神经在下颌孔口以上从下牙槽神经分出,沿下颌舌骨沟行走于下颌骨舌侧,并向二腹肌前腹发出运动神经。偶尔它还发出感觉神经分支到下颌骨舌侧的第二磨牙处,穿过细小神经孔进入下颌骨体,这些神经纤维在下颌骨内向前进入第一磨牙的近中根。

如果不考虑这些因素,解决的方法是用一支27号短针在下颌第二磨牙舌侧根尖处注入0.6 ml麻药,在2~3分钟内就可获得麻醉效果。尽管经常在第一磨牙发生这一问题,但麻醉效果不佳也可发生于其他牙齿。解决的办法就是在该牙远中舌侧根尖处注入

0.6 ml 麻药。DOL 和 LO 麻醉也可解决这一问题。

下牙槽神经阻滞 Gow-Gate 技术　这是一种真正的下颌神经阻滞注射技术，它可以将下颌神经的所有感觉神经部分麻醉[15,20]。它比 IANB 注射位置更高，位于髁状突颈部旁边，该侧翼状肌附着之下（图 20-3）[15]。注射器平行于口角、耳屏的连线，越过对侧上颌尖牙，及注射侧上颌第二磨牙腭尖进针。直达髁状突骨面，略微后退，回抽无血后注入麻药。

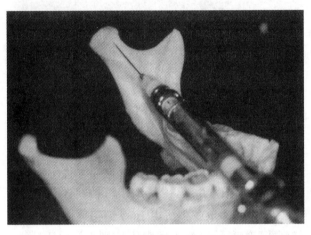

图 20-3　下颌神经阻断麻醉的关键区域：髁状突颈部

根据这一理由，使用 Gow-Gate 技术可期望获得比传统方法更广大的作用区域。有研究表明，接受 Gow-Gate 阻滞麻醉的患者中，97.25% 的患者无需附加麻醉[20]，它的另一优点就是不易刺入血管（1.8%，而 IANB 为 10%），在该技术中使用的是 25 号长针。

下牙槽神经阻滞（Gow-Gate）

欲麻醉的牙位	麻药剂量	推荐使用针头
下颌切牙，尖牙，前磨牙，磨牙	1.8~3.0 毫升	25 号，长针头

下颌阻滞麻醉　闭口技术是 1977 年 Akinosi[2] 提出的一种下颌麻醉的新入路，它主要用在因为炎症、创伤或牙关紧闭所造成的开口受限时，在牙髓治疗中可用于水肿或炎症的情况。该技术使用 27 号长针。注射方法：于麻醉侧沿上颌牙龈黏膜交接处水平进针，与上颌升支平行，进针 25 mm 处（成人平均值），至髁状突附近，回抽无血后注入麻药 1.8 毫升。闭口技术的主要缺点是标志点暴露不清。但是一旦注射成功，麻醉成功率优于其他技术 80%~85%。良好的运动和感觉神经的麻醉确保了患者的张口度以及后续的治疗。

下颌阻滞麻醉：闭口技术

欲麻醉的牙位	麻药剂量	推荐使用针头
下颌切牙，尖牙，前磨牙，磨牙	1.8 毫升	27 号，长针头

其他的局部麻醉方法

偶尔上述的麻醉方法均不足以获得理想的止痛效果，下面介绍几种辅助方法可以改善这种情况。包括：①牙周韧带注射（PDL）；②间隔内注射麻醉；③骨内麻醉（IO）注射；④髓腔内注射。

牙周韧带麻醉注射（PDL）

PDL 注射，或称韧带内注射（ILI），常用于牙体修复中的孤立区域未获得足够麻醉时[45]，也可仅用于减轻疼痛，或单个牙齿的完全牙髓麻醉[24]。尽管 PDL 可用于任何牙齿，但它主要用于下颌磨牙，尤其是各种阻滞麻醉效果都不佳时。它的优点是很小剂量的麻药即可获得完全的牙髓麻醉且无需麻醉下唇。PDL 在牙髓治疗中很有效，用一支 27 号短针或 30 号超短针刺入患牙两根之间的骨质内，在患牙牙根的远中缓慢注入 0.2 ml 麻药。成功的 PDL 注射麻醉意味着：①注射区推药阻力较大；②注射区软组织颜色变浅（表 20-4）。

在这一有限区域不宜注入过量的麻药[34]，许多仪器都用来辅助标记注射量（图 20-4）。尽管这些仪器有一定辅助作用，PDL 注谢也可以用传统的针管来进行合理的控制。在牙髓治疗中，PDL 作为阻滞麻醉的辅助方法非常有效，然而当注射区有炎症感染时，PDL 也可能效果不佳。

牙周韧带麻醉（PDL）

欲麻醉的牙位	麻药剂量	推荐使用针头
1 个牙	0.2 毫升/每个根	27 或 30 号，短或超短针头

间隔内注射麻醉

间隔内麻醉，由 Saadoun 和 Malamed[44] 所发明，是骨内麻醉（IO）技术的一种改良方案。用一支 27 号短针刺入到麻醉区域（图 20-5），尽管没有像 IO 注射法那样成功，却也经常被使用。由于年轻患者的骨质密度较低，间隔内注射麻醉更易成功。针头必须直直地刺入骨脊上，软组织要在针头刺入之前就被麻醉。牙医师在推药时应该感到阻力较大，如果推药很轻松则意味着针头刺在软组织里而不是骨组织上。缓慢增加的压力使得麻药慢慢进入松质骨中，在根尖韧带处应注入足够量的溶液（大约 0.3~0.5 ml）。

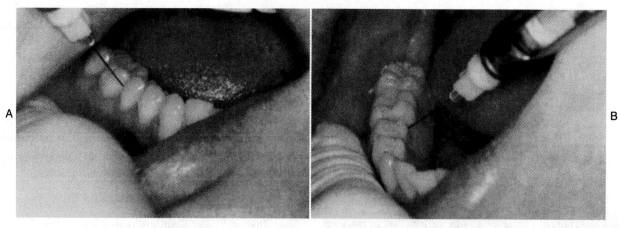

图20-4　如果邻牙间接触区过紧,注射器的方向在颊侧应为图A所示,在舌侧为图B所示

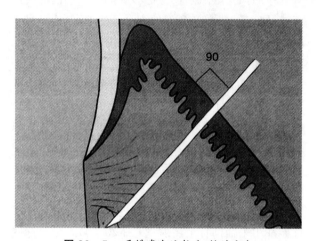

图20-5　牙槽嵴内注射时,针的方向

间隔内注射麻醉

欲麻醉的牙位	麻药剂量	推荐使用针头
1个牙	0.3至0.5毫升	27号,短针头

骨内麻醉(IO)

间隔内和牙周韧带麻醉(PDL)均是骨内麻醉(IO)的变形产物。在牙周韧带麻醉(PDL)中,麻药穿过牙周组织进入患牙邻近的骨组织中;而间隔内麻醉所用的无尖针仅是轻柔地嵌入骨组织中。最近,自从Stabident局部麻醉系统发明以来,骨内麻醉(IO)法又重新流行起来。它包括一个穿孔器,一个反向低速手机,手机上带有长针用来穿透牙槽嵴,一个27号8 mm长针用来刺入已事先钻好的洞内推注药液(图20-6)。骨内麻醉(IO)法既可用于单个牙,又可用于一组牙,这取决于注射部位和剂量的大小。建议在治疗1、2颗牙时用药量为0.45~0.6 ml。由于注射区域位置较多,故最好不要超量使用。另外,含血管加压素的麻药常导致患者心悸和肾上腺素反应,建议最好使用不含血管加压素的麻药[18]。

骨内麻醉(IO)方法的另一个优点,就是它可为感染的下颌磨牙提供有效的牙髓麻醉。最近的几个临床报道都证明,在传统IANB方法失效时,骨内麻醉(IO)方法被证明是有效的[35,36]。在一项研究中,51名患者被诊断患有不可逆性牙髓炎,81%的下颌和12%的上颌牙齿因为IANB和浸润方法失效而改用骨内麻醉(IO)方法,获得成功35例。另一篇论文中,骨内麻醉(IO)方法用于37例不可逆性牙髓炎(34颗下颌磨牙,2颗上颌磨牙,1颗上颌前牙)[36]。上颌牙齿接受浸润麻醉,下颌牙齿接受最小剂量IANB麻醉(3.6 ml)。骨内麻醉(IO)方法成功地麻醉了下颌91%的牙齿(31:34)和上颌3颗中的2颗。

当患牙根尖、牙周有感染时,建议不使用牙周韧带麻醉(PDL)和间隔内麻醉,但仍可使用骨内麻醉(IO),注射区应移到患牙远中。

骨内麻醉(IO)

欲麻醉的牙位	麻药剂量	推荐使用的针头
1至2个牙	0.45~0.6毫升	27号,短针头

在进行骨内麻醉(IO)时,最头疼的事情莫过于如何定位打孔器打出的孔,根据临床经验有以下几种解决方法:

1. 当手机移走时,牙医师的视界不应离开打孔部位直至已经插入针头。

2. 在牙槽骨上打好孔后,牙医师停止手机转动,在保持打孔器不动的前提下卸下打孔器,并将其保留在孔中,直到把麻药针插入已打好的孔后再取出。

为了更容易定位已经打好的孔,Stabident公司制造了钝头针以便更容易插入孔内。更新的X-Tip技术也已经问世,当打孔器在牙槽上打完孔后,钻头虽拔出但在孔内留了一个套管,这样针头就可以在其指引下很容易就进入孔内(图20-7)。

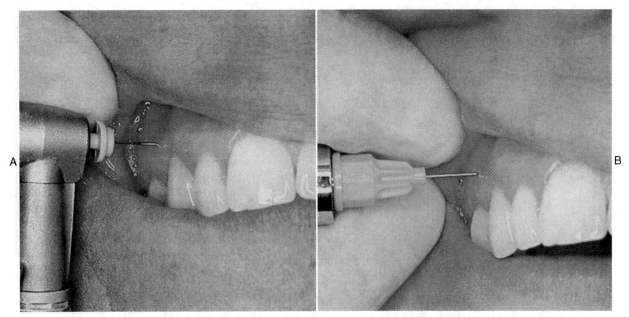

图 20-6 钻孔器是位置识别系统的一部分,用反转机头缓慢地将实心的针头转到皮质骨,随后将长度为 8mm 的 27 号针头插入先前钻出的洞,以便麻药的注入

髓腔内注射麻醉

当因为疾病造成髓室开放后,髓腔内注射麻醉就可以作为浸润或阻滞麻醉的辅助方法,以帮助获得完整的止痛效果。

用一个 27 号短针刺入髓腔或根管内。理想情况是,针头应牢固揳入到髓室或根管中,注射时会遇到很大阻力。麻醉药液必须在压力下进入,麻醉效果的产生既是由于药物作用也是因为压力所致(图 20-8)。在开始推药时,患者可能有一瞬间的疼痛,然而,麻药会即刻起效,在治疗时疼痛就会消失。当没有合适的针头时,有二种方法:

1. 将针头前端放入根管内,周围封以热牙胶,待冷却后,加压注射。

2. 将麻醉药滴入髓腔或根管内,仅仅依靠麻药的化学作用,至少等待 30 分钟后,再进行下一步操作。

无论何时,前一种技术都是更加可行的[29]。

髓腔内注射麻醉

欲麻醉的牙位	麻药剂量	推荐使用针头
1 个牙	0.2～0.3 毫升	27 号,短针头

PDL、IO 和髓腔内注射在必要时都可以弯曲针头以便达到注射区域。由于新骨内麻醉(IO)法的发明,让我们更容易获得可靠的牙髓麻醉,甚至可以解决以前很难处理的病例,如下颌磨牙。IO 技术应成为在所有牙髓治疗中,一个完整的止痛措施不可缺少的一部分。其他牙医在处理急性发作的患者时也可用该技术。

在极少见的情况下,当上述所有的方法都无法提供临床上可接受的镇痛效果,以至于无法进行开髓治疗时,可以考虑下列办法:

1. 使用骨内麻醉(IO)法。

2. 如果高速手机患者无法耐受,则使用低速高扭距的设备。

3. 使用镇静剂,吸入笑气或静脉输入镇静剂以减轻焦虑,提高患者疼痛耐受度。

4. 已开髓的牙齿使用髓内麻醉法。

5. 如果总是疼痛无法开髓,则进行如下操作:

(1) 将浸满麻药的小棉球放到近髓壁上。

(2) 等待 30 秒。

(3) 将棉球压向牙本质小管或牙髓暴露区域,刚开始时该区可能敏感,但在 2~3 分钟内会逐渐不敏感。

(4) 拿走棉球,用低速钻开髓,再用直接髓内注射法。

疼痛控制:其他考虑因素

在绝大多数的牙髓治疗中,只会在第一次就诊时遇到止痛效果不佳的情况。一旦找到了根管并且抽出牙髓,患者就很少再有镇痛的要求。上橡皮障的瞬时可能需要配以软组织麻醉,在清除根管内坏死组织时很少需要麻醉,但根管锉超出根尖时可能会造成疼痛。

在根管充填时,一定的压力可能会造成不适或疼痛,因此在这一步开始前就应考虑是否给予浸润

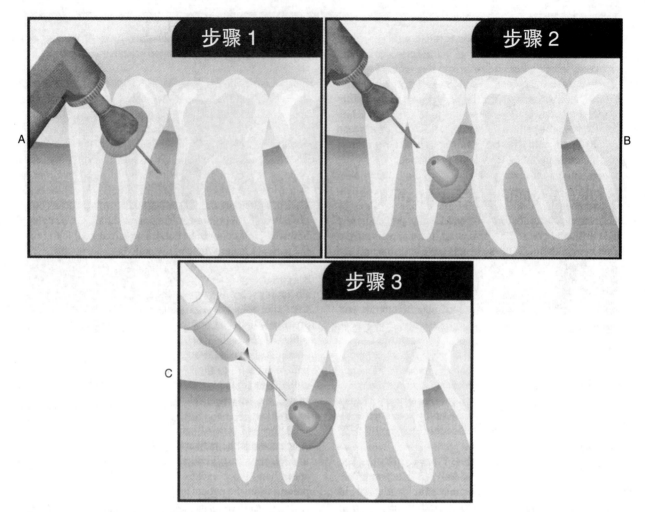

图20-7 X-TIP骨内注射系统。将一个插管插到骨面，可以使针头的注射比较容易。第一步：通过慢速手机放置X-TIP；第二步：撤回特别的引导套管；第三步：通过套管放置27号针头。然后缓慢注射麻药到松质骨，很快就可以产生深度的麻醉效果，随后可以进行治疗麻醉。

术前和术后的止痛方法

患者在第一次就诊前常会口服止痛药来缓解疼痛，因此牙医们应询问他们是否在服药，例如非类固醇消炎药（NSAID）。在初诊前应检测患者的血常规，若当时患者正在用口服药，最好由牙医决定在治疗结束后还应继续服多长时间（1或2天，取决于可能出现的术后不适）。在开止痛药处方时，牙医应尽量避免在处方上写上"必要时服"的字样，因为这暗示患者不到疼痛时是不能服药的。而对外科和术后疼痛的解决办法是预先就防止它的发生（第18章有详细说明），因此需要患者定期服药（如4次/日、3次/日、2次/日、1次/4小时）。当在治疗中就使用了长效局部麻醉药如布比卡因或依替卡因时，术后疼痛可降至最小。在治疗当晚早些时候就给患者打询问电话，可大幅降低可能在当晚或第二天一早患者因不适而产生抱怨的概率，这对决定患者的态度至关重要。多次重复术后医嘱，强调术后继续口服药物的重要性（如抗生素、止痛剂），从心理学上来讲，将对改善患者情绪起到十分重要的作用[1]。

疼痛控制：与急症患者的建议性协议　当牙医接触一个急症患者时，要遵循下列原则，以便在急诊中为其提供更为舒适的治疗。

当初次与患者电话联系时，牙医应判断患者是否已经口服止痛药。大部分情况是他们已服用，如果没有则建议口服非类固醇消炎药。不应延迟对他的治疗，如果无法做到这一点，也要先解决患者的紧要问题——疼痛。

在到达诊所后，患者需要尽快完成个人档案的建立。牙医要确定患牙，以便实施正确的麻醉方法来尽快缓解疼痛。在成功实施局部麻醉后再拍摄X线片。患者这时已经不痛了，可以回到接诊区，等待进一步的治疗。由于疼痛周期已被打破，患者也可以放松下来了。

在开始牙髓治疗前，建议再次麻醉患者。即使第一次麻醉仍然有效，但由于高速手机带给患者的紧张性疼痛可能比他们刚进诊室时的疼痛更为剧烈，再次注射麻药可以增强第一次麻醉的作用，也可以促进更多的 RN 分子进入神经组织中。

如果患者仍感到疼痛，可以在使用韧带内麻醉的同时，使用吸入性镇静剂。35% 的氧化亚氮相当于 10mg 的吗啡，大多数情况下它并不能完全止痛，但它可改善患者对疼痛的耐受度。

然而，在很少的例子中（大多数在下颌磨牙），即使联合使用局部麻醉和吸入式镇静剂，仍不能完全止痛，这时应考虑采用骨内麻醉(IO)法。已知在这种情况下，它可取得很高的成功率，特别适用于下磨牙。

当急症处理完后，如果牙医师认为可能会有术后疼痛的话，应再次对患者使用长效的局部麻醉药，这可以减轻术后 10～12 小时的疼痛。牙医师应再次强调口服止痛药的重要性，它会保证患者不会再次疼痛。

再一次强调，当天晚些时候要给患者打电话，小问题可以当时解决，并再次强调术后医嘱。表 20-9 概括了如何在术前术后防止疼痛。

表 20-9　疼痛控制模板

1. 治疗开始前，口服非类固醇消炎药(NSAID)
2. 手术中使用局部麻醉控制疼痛
3. 布比卡因或者依替卡因控制术后的疼痛
4. 继续口服非类固醇消炎药(NSAID)，并逐日递减
5. 术后电话随访

焦虑控制

在牙科治疗中，有很多造成焦虑的原因，最常见的就是怕痛。在口腔各专业中，牙髓病患者是最担心疼痛的。基于这点，许多需要牙髓治疗的患者在就诊时均焦虑不安。

很多成年患者不愿承认他对牙医师的恐惧，因此，他们躺在牙椅上，接受治疗，默默忍受，强作镇静，但这并不是好办法(表 20-1、20-2、20-3)。约 75% 急症病例报告显示，在牙科治疗中压力和焦虑都在上升。

孩子们不像大人那样压抑恐惧，也就遇不到大人们才会遇到的问题，例如晕厥和呼气过度。孩子们遇到不愉快的事情时，会哭闹、尖叫，甚至乱咬、乱踢或在牙椅上爬来爬去，当然，健康的小孩很少晕厥或呼气过度。

有心血管疾病、呼吸系统疾病、神经系统疾病或其他新陈代谢疾病的患者被认为更不能耐受压力，表现为在牙科治疗中增加的危险。Bennett[3]的研究证实，对于高危患者，完全的止痛和控制焦虑非常重要。

对焦虑的认识

很多成年患者不愿承认恐惧是他经常推迟口腔治疗的原因，因此，发现他们的恐惧变成了一项侦探工作，需要牙医和诊所的工作人员认真寻找线索。

在该患者的牙科病历中可能会发现线索。恐惧型的患者，病历上会有各种各样取消复诊约会的理由，同时上面还有他看牙科急诊的记录；一旦急症被处理后，直至下一次急性发作他才会来就诊。

在他们到达诊所后，患者总是坐在候诊区与其他患者或接待人员谈论对治牙的恐惧。接待人员必须意识到该患者对治疗的态度，并提醒工作人员(如助手、清洁员、牙医)。例如"Jones 太太告诉我她害怕打针"或"她听说根管治疗非常疼"等。掌握了这一信息，牙医和工作人员就可更好地解决患者的焦虑症状。

在牙椅上，恐惧的患者表现出焦虑的另一些线索。牙医必须在患者每一次就诊时与该患者聊一会天，以便让患者放松下来。许多患者抱怨说牙医不想听患者说话，这时他就会表现得急躁。因此与恐惧的患者聊天是必要的，并且效果也比较好。

接触患者

不愿就诊的患者，他的皮肤摸上去感觉冰冷，潮湿的手掌经常会告诉你他很害怕。

观察患者

不安的患者总是在观察牙医师，他们害怕打针或者其他令人不愉快的事情。患者在牙椅上的姿势也在告诉我们一些情况，不害怕的患者看起来在牙椅上躺得很舒服；而害怕的患者则僵硬紧张，时刻准备从牙椅上跳起来并跑开。他们的手紧紧握住牙椅的把手，以至于指关节都发白。他们可能手里握着手帕或纸巾而混然不觉。神经质的患者前额和上臂会出汗，即使有空调也没有用。他们甚至抱怨屋里太热。

当使用上述技巧辨别焦虑患者的时候，看起来就像一个游戏。牙医能观察到患者的焦虑吗？患者能掩盖住他们的恐惧，而不会像个小孩子一样吗？

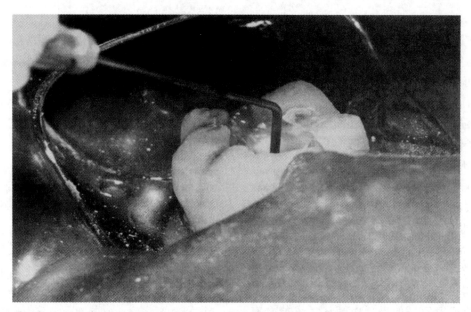

图20-8 根管内注射时,针头直接放入髓室或准确地放入根管内,在压力下,阻力将会产生。随着牙周韧带内注射技术的应用,这种技术已变得不再重要

不幸的是,大多数情况下患者获胜了。所以牙医在没有意识到患者恐惧的情况下,只是对已发现的问题进行处理,但这一切太晚了。事实上患者一直在不安地等待着,看到局部麻醉针的时候就晕了过去,或在牙医师操作关键时刻突然把牙医师的手推开。这时当然可以看出他的焦虑不安,但最好在操作前就能发现。

既往史问题答卷也许能帮助判断患者的恐惧程度,Corah 和 Gale 设计了一套问卷以帮助牙医师判断恐惧程度。南加州大学牙科学院已列出其中的几个问题[31]:
- 在牙科治疗中你是否感到很紧张?
- 在牙科诊所你是否有过令人不愉快的经历?
- 是否有牙医曾粗暴地对待过你?
- 在牙科治疗中是否有什么东西在干扰你? 如果有,请解释这些问题。

这些问卷也许是第一次让患者表达他们对口腔治疗的感受,但许多患者不会诚实地回答,承认他们的焦虑。

焦虑的解决

在牙科治疗中,有多种方法可用来解决焦虑。图20-9概括了止痛和控制焦虑的方法,它包括一个很大的范围,从非药品技术到常规麻醉。尽管常规麻醉很有效,但今天它仅限用于口腔颌面外科和牙科麻醉学。由于焦虑控制和意识镇静概念的出现,以及近20年来抗焦虑药物的发展,使得我们更少依赖常规麻醉。

从实践的观点来看,焦虑镇静常规技术相当安全、可靠和有效,不会增加什么危险[8]。有两种主要镇静法。

1. 医疗行为镇静法:该技术无需药物控制焦虑。该概念由南加州牙科学院 Nathan Friedman 医师提出,被定义为通过牙医师的行为使患者放松。

2. 药物镇静法:该技术使用药物控制。

医疗行为镇静法

在讨论药物镇静之前,应首先考虑非药物技术,该技术可加强药物的作用。轻松的医患关系加强了镇静药的作用,使得只用少量药物就可获理想效果,或用常规剂量达到更佳效果。医患关系不好则效果刚好相反,患者更加焦虑、恐惧,这都在抵抗药物作用,结果镇静效果极差,对双方都是一个不愉快的经历。因此,诊所中的全体工作人员都应尽力使患者放松下来。

药物镇静法

尽管医疗行为镇静法是诊所中所用镇静法的首选,但如果患者表现焦虑的程度使得治疗无法继续时,只好使用药物。幸运的是,有几种方法能帮助放松紧张不安的患者。

当考虑使用药物镇静时,要争取达到下列的要求:
- 患者的心情能够改变。
- 患者应能保持清醒。
- 患者应能合作。

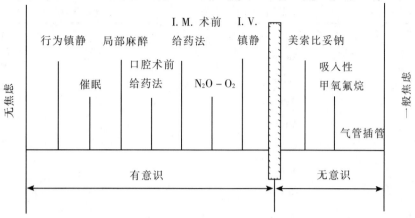

图20-9 牙科学中对焦虑和疼痛的控制示意图。垂直的柱形图代表意识丧失
(摘自 Malamed S F. 患者处理手册. 第4版. 圣路易斯,2001,Mosby)

- 患者能作出所有的保护性反射。
- 生命体征稳定且在正常范围内。
- 患者的痛耐受阈值须提高。
- 可能暂时丧失记忆。

达到理想的镇静状态还应包括:镇静的水平不能太高,以致无法配合牙医师操作并完成治疗。

实际上,对服药和未服药的患者的治疗应是一样的,使用药物不能成为降低医疗水平的理由。

口服镇静剂

口服途径是使用药物时最常用的手段,它有优点也有缺点(表20-10)。口服镇静剂的缺点比优点多,因此,口服镇静剂应限定于一个安全范围内。建议不要用口服镇静剂达到深度镇静,而应使用其他手段达到这种效果。

有两种口服镇静药的用法:

1. 如果患者就诊前一天非常焦虑,可在睡前1小时口服镇静剂。

2. 如果患者就诊当天非常焦虑,可在就诊前1小时口服镇静剂以缓解焦虑。

在实践中有很多药物可供选择,但强烈建议牙医在使用前仔细阅读说明书,清楚其正确的使用剂量,副作用,警告内容,和其他重要信息。根据经验,下列药物可以达到上述标准:苯并二氮䓬类(如安定,去甲羟安定,三唑仑,盐酸氟安定,咪达唑仑)。

三唑仑和盐酸氟安定适用于睡前镇静,而安定、去甲羟安定和三唑仑则适用于术前镇静。

使用口服咪达唑仑有另一优点,是其有很高的遗忘性。由于有了苯并二氮䓬类后就无须再使用巴比妥酸盐类药物了,因为苯并二氮䓬类同样有效。教材中涉及到它们的使用剂量和其他重要信息。表20-11列出了常用的焦虑药物和镇静催眠药。牙医师必须牢记叮嘱患者,如果服用此类药物,则不能自己开车就诊。

有时口服镇静药是确实需要的,尤其在初诊时,就更为重要。因为患者们总是带着对牙科原来的看法来的,正确使用口服镇静剂和止痛方法可让患者无需每次复诊都服镇静剂。

给13岁以下患者用口服镇静剂是危险的[27],

表20-10 口服镇静剂的优缺点

优点	缺点
广泛被临床所接受	起效慢(15~30分钟)
安全性增加	最佳临床效果小于60分钟
副作用发生频率较低	不容易精确满足患者对镇静剂要求的理想水平
副作用程度较低	作用时间较长(3~4小时)
	不容易快速增加或者减少镇静剂的水平
	判断能力下降

表 20-11　常用口服镇静剂

药品类别	商品名（美国）	剂量＊（毫克）
苯并二氮䓬类		
Alprazolam	Xanax	0.25～0.50
安定	Valium	2～10
盐酸氟安定	Dalmane	15～30
	Ativan	1～3
咪达唑仑	Versed	2～5
去甲羟安定	Serax	10～30
三唑仑	Halcion	0.125～0.250
Chloral hydrate	Noctec	500～1500
Hydroxyzine	Atarax, Vistaril	50～100

＊指正常、健康的体重为70千克的男性。

有3个州包括俄亥俄州、佛罗里达州和加利福尼亚州最近通过法律规定，给未成年患者服镇静剂需要有特殊允许。它规定必须由当地的牙科检查委员会同意后，才能在儿童身上应用此药。

肌肉注射镇静剂

在牙科治疗中，肌注镇静是并不常用的方法，但它却不失为一种有效的抗焦虑方法。表20-12说明了肌注镇静的优缺点。

就像口服镇静一样，肌注镇静也缺乏对效果的精确控制，因此该方法仅能用于轻、中度镇静。只有受过训练的牙医师，并且在有呼吸监控的前提下，才可使用肌注镇静剂。事实上，在全美国50个州，均要求要有非口服镇静许可证，才可以使用肌注镇静剂。已被证明的最有效的肌注镇静剂是水溶性的苯并二氮䓬类和咪达唑仑，用这两种药行肌注镇静还附带遗忘效应，因此在牙科治疗中由于降低了患者的抱怨情况而受到欢迎[10,26]。

肌松剂，正如在肌注镇静中也用到度冷丁，在使用不丧失意识的镇静剂时，不宜使用这种药物，因其有呼吸抑制作用且偶发恶心、呕吐，使得必须配用血氧监测仪和自动生命体征监测仪。

在牙髓病的治疗中，未禁忌使用肌注镇静剂。但如果在牙椅旁无X光设备，牙医师应考虑到接受了肌注镇静的患者，可能需要人扶着走到拍片室。那些接受中枢神经系统肌注镇静的患者，必须有一个成年人陪伴回家。

吸入镇静剂

在全美，有35%的牙医使用易控制的氧化亚氮和氧气混合的吸入式镇静。由于它比常规的药物镇静要优越，因此成为首选（表20-13）[17]。

由于是牙医们控制着吸入镇静的程度，所以，牙医们可根据经验获得各种程度的镇静效果。当气体中氧化亚氮占30%～40%时，70%的患者可获得理想镇静效果；15%的患者需要低于30%的氧化亚氮；另外15%则要超过40%；在最后的15%中，有5%到10%的患者在氧化亚氮70%以下时均达不到镇静效果。

吸入式镇静时，需要一些安全措施来保证患者

表 20-12　肌肉注射镇静剂的优缺点

优点	缺点
起效更快（10～15分钟）	不容易精确满足患者对镇静剂要求的理想水平
安全性增加	最佳临床效果小于30分钟
副作用发生频率较低	不容易快速增加或者减少镇静剂的水平
副作用程度较低	作用时间较长（3～4小时）
更可靠的吸收	须进行肌肉注射
	判断能力下降

表 20-13　吸入式镇静剂的优缺点

优点	缺点
起效快（20 秒）	设备的花费以及体积均大
容易精确满足患者镇静的理想水平	需要进行使用吸入式镇静剂的特别培训
容易快速增加或者减少镇静剂的水平	潜在问题：
仅 3~5 分钟的临床恢复	牙医长期暴露于低剂量的氧化亚氮
不出现判断能力下降的情况	氧化亚氮的滥用
	氧化亚氮等其他镇静剂导致的性冲动

吸入的氧气不会低于 20%。有 5% 的患者用吸入式镇静法也不能获得完全镇静。如果我们再加上因鼻子不通畅和高度焦虑的患者，就有 10%~15% 的患者会镇静失败。

以上评论并不是想诋毁笑气的作用，其目的在于提醒各位，无论什么样的镇静方法都有失败的可能，都不是万无一失的。吸入式镇静起不到止痛作用，35% 的使用了吸入镇静的患者，仍需要使用局部麻醉药。

吸入式镇静与牙髓治疗需密切配合。事实上，使用橡皮障使得患者必须用鼻子呼吸，方便了使用氧化亚氮。吸入式镇静是高效、简便、安全的药物镇静技术，对轻、中度焦虑的患者极有效，只对极度焦虑的患者容易失败。然而还有其他技术，两者可配合使用。

近年来，人们注意到使用吸入镇静产生的 3 个问题，第一就是在牙科治疗中，由于长期暴露于氧化亚氮中，对牙医的健康有潜在影响。因此，强烈建议使用可回收患者呼出气体的设备，以消除对医务工作者的潜在危险；第二是牙医对氧化亚氮的滥用，可能导致灾难性后果，包括外周神经的感觉丧失。氧化亚氮是一种潜在的麻醉药，而不是一种无害气体，决不能滥用；第三是不能放松中枢神经系统抑制药物的管理，包括氧化亚氮。已有病例报道，由于氧化亚氮的滥用，导致在治疗中性冲动的出现。

静脉点滴镇静法

监测药物水平的管理主要依赖于测量血浆中药物浓度。以上提到的其他技术都有一个推迟发作效应，而直接滴注入血管中则可迅速地作用于全身，因此比其他技术更好控制。

只有吸入式镇静（气体进入肺和毛细血管）的起效速度和静脉式相似。一滴血需 9~30 秒时间从手到达心脏和脑。在静脉控制中使用点滴的方法，达到理想镇静程度的时间，会视技术不同而变化：静滴安定或咪达唑仑可能要 4 分钟，而 Jorgensen 技术需 10 分钟。一旦静脉穿刺完成，下一步的工作就非常简单了。因为牙医控制着剂量，镇静水平可以从极浅到中等直到极深。这依赖于牙医师及工作人员的经验和患者的要求（表 20-14）。

有许多种静脉点滴镇静的技术，大部分只使用镇静剂，其他的还包括有肌松剂。尽管很多药物均可成功用于静滴镇静，但真正常用的只有几种。主要是因为它们简单、高效并且安全。包括使用苯并二氮䓬类，无论是咪达唑仑或安定，或在某些情况下，联合使用苯并二氮䓬类和肌松剂。如未经训练，或未经允许使用常规麻醉，就不应在静脉镇静中使用异丙酚这样一种快速起效、短时的非巴比妥类催眠药，或氯胺酮这种已被分离过的麻醉药。

使用镇静法，特别是短效的苯并二氮䓬类的咪达唑仑和安定，或联合使用一种肌松剂，如度冷丁

表 20-14　静脉点滴式镇静剂的优缺点

优点	缺点
起效快（9~30 秒）	潜在问题来源于快速的药物反应
容易精确满足患者对镇静剂要求的理想水平	需要进行静脉点滴式镇静剂的特别培训
容易快速增加镇静剂的水平	不容易减低镇静剂的水平
不出现判断能力下降的情况	判断能力下降
	需要静脉注射

表 20-15　牙科诊所中镇静剂的常规用法

给药途径	控制方法		建议的安全镇静水平
	点滴法	即刻逆转	
口服	否	否	仅适用于轻度镇静
肌肉注射	否	否	成人：轻度，中度 儿童：轻、中、重度均可
静脉注射	是	是	成人：轻、中、重度均可 ＊儿童：轻、中、重度均可
气体吸入	是	是	任何水平均可

或芬太尼，都可为牙髓治疗提供理想的镇静效果。然而，如果 X 光机离患者较远，则患者走近 X 光机会变得很困难和不方便。在治疗的早期阶段，患者可能都不想张嘴，这时就要用到开口器。表 20-15 总结了本章提到的镇静技术所能达到的水平。

联合技术

有时需要将以上几种技术联合起来应用，那么就有一些注意事项。

很多时候患者既需要吸入式镇静也需要用静脉点滴镇静，如仍不放心就需要口服镇静药，无论在就诊前一天晚上或就诊当天。做这些并不算错，口服镇静药物的水平不会过度，而吸入式和静脉法都是用点滴来控制的。因为血液中已存在镇静剂成分，因此无需其他中枢神经抑制药物。但如果贸然使用平均剂量的吸入式或静脉法，结果往往是超量的，因此，点滴法在保证安全中极其重要。

只有最有经验的牙科医师才可联合使用吸入式和静脉镇静法。有太多因误用这两种方法而导致的事故，甚至是生命危险的病例报告。镇静水平变化得非常快，因此如果没有必需的监护仪，可能在牙科医师没有意识到的情况下，患者的呼吸系统就会出现问题。

当患者需要静脉镇静却又怕打针时，使用吸入式镇静法可取得同样效果。当然，吸入式也可作为静脉法的辅助。使用吸入镇静可在静脉镇静法中起到如下作用：①血管舒张作用；②减轻焦虑作用；③一定的止痛作用。在静脉穿刺完成后，应给予一段时间 100% 的氧气，然后再恢复到静脉药物作用前的状态。

参 考 文 献

[1] Acute Pain Management Guideline Panel: *Acute pain management: operative or medical procedures and trauma: clinical practice guidelines*, Rockville, MD, 1992, Agency for Health Care Policy and Research, Public Health Service, US Department of Health and Human Resources.

[2] Akinosi JO: A new approach to the mandibular nerve block, *Br J Oral Surg* 15: 83, 1977.

[3] Bennett CR: *Conscious sedation in dental practice*, ed 2, St Louis, 1978, Mosby.

[4] Camejo G et al: Characterization of two different membrane fractions isolated from the first stellar nerves of the squid *Dosidicus gigas*, Biochim Biophys Acta 193: 247, 1969.

[5] Chapman LF, Goodell H, Wolff HG: Tissue vulnerability, inflammation, and the nervous system. Paper presented at the American Academy of Neurology, April, 1959.

[6] Cohen F et al: Occupational disease in dentistry and chronic exposure to trace anesthetic gases, *J Am Dent Assoc* 101: 21, 1980.

[7] Corah N: Development of dental anxiety scale, *J Dent Res* 48: 596, 1969.

[8] Council on Dental Education, American Dental Association: Guidelines for teaching the comprehensive control of pain and anxiety in dentistry, *J Dent Educ* 36: 62, 1972.

[9] Covino B J: Physiology and pharmacology of local anesthetic agents, *Anesth Prog* 28: 98, 1981.

[10] Dormauer D, Aston R: Update: midazolam maleate, a new water-soluble benzodiazepine, *J Am Dent Assoc* 106: 650, 1983.

[11] Fast TB, Martin MD, Ellis TM: Emergency preparedness: a survey of dental practitioners, *J Am Dent Assoc* 112: 499, 1986.

[12] Friedman MJ, Hochman MN: The AMSA injection: a new concept for local anesthesia of maxillary teeth using a computer-controlled injection system, *Quintessence Int* 29 (5): 297, 1998.

[13] Frommer J, Mele FA, Monroe CW: The possible role of the mylohyoid nerve in mandibular posterior tooth sensation, *J Am Dent Assoc* 85: 113, 1972.

[14] Gale E: Fears of the dental situation, *J Dent Res* 51: 964, 1972.

[15] Gow-Gates GAE: Mandibular conduction anesthesia: a new technique using extraoral landmarks, *Oral Surg Oral Med Oral Pathol* 36: 321, 1973.

[16] Jastak JT, Malamed SF: Nitrous oxide and sexual phenomena, *J Am Dent Assoc* 101: 38, 1980.

[17] Jones TW, Greenfield W: Position paper of the ADA ad hoc committee on trace anesthetics as a potential health hazard in dentistry, *J Am Dent Assoc* 95: 751, 1977.

[18] Leonard M: The efficacy of an intraosseous injection system of delivering local anesthetic, *J Am Dent Assoc* 126 (1): 81, 1995.

[19] Malamed SF: The recreational abuse of nitrous oxide by health professionals, *J Calif Dent Assoc* 8: 38, 1980.

[20] Malamed SF: The Gow-Gates mandibular block: evaluation after 4275 cases, *Oral Surg Oral Med Oral Pathol* 51: 463, 1981.

[21] Malamed SF: *Handbook of local anesthesia*, ed 4, St Louis, 1997, Mosby.

[22] Malamed SF: Local anesthetics: dentistry's most important drugs, *J Am Dent Assoc* 125: 1571, 1994.

[23] Malamed SF: Managing medical emergencies, *J Am Dent Assoc* 124: 40, 1993.

[24] Malamed SF: The periodontal ligament injection: an alternative to mandibular block, *Oral Surg Oral Med Oral Pathol* 53: 118, 1982.

[25] Malamed SF: *Sedation: a guide to patient management*, ed 3, St Louis, 1995, Mosby.

[26] Malamed SF, Quinn CL, Hatch HG: Pediatric sedation with intramuscular and intravenous midazolam, *Anesth Prog* 36: 155, 1989.

[27] Malamed SF, Reggiardo P: Pediatric oral conscious sedation: changes to come, *J Calif Dent Assoc*, 1999 (in press).

[28] Malamed SF, Trieger NT: Intraoral maxillary nerve block: an anatomical and clinical study, *Anesth Prog* 30: 44, 1983.

[29] Malamed SF, Weine F: *Profound pulpal anesthesia*, Chicago, 1988, American Association of Endodontists (audiotape).

[30] Matsuura H: Analysis of systemic complications and deaths during dental treatment in Japan, *Anesth Prog* 36: 219, 1990.

[31] McCarthy FM, Pallasch TJ, Gates R: Documenting safe treatment of the medical-risk patient, *J Am Dent Assoc* 119: 383, 1989.

[32] Milgrom P, Getz T, Weinstein P: Recognizing and treating fears in general practice, *Dent Clin North Am* 32(4): 657, 1988

[33] Najjar TA: Why you can't achieve adequate regional anesthesia in the presence of infection, *Oral Surg* 44: 7, 1977.

[34] Nelson PW: Injection system, *J Am Dent Assoc* 103: 692, 1981 (letter).

[35] Nusstein J, Reader A, Nist R, Beck M, Meyers WJ: Anesthetic efficacy of the supplemental intraosseous injection of 2% lidocaine with 1: 100, 000 epinephrine in irreversible pulpitis, *J Endod* 24(7): 487, 1998.

[36] Parente SA, Anderson RW, Herman WW, Kimbrough WF, Weller RN: Anesthetic efficacy of the supplemental intraosseous injection for teeth with irreversible pulpitis, *J Endod* 24 (12): 826, 1998.

[37] Poore TE, Carney FMT: Maxillary nerve block: a useful technique, *J Oral Surg* 31: 749, 1973.

[38] Punnia-Moorthy A: Buffering capacity of normal and inflamed tissues following injection of local anaesthetic solutions, *Br J Anaesth* 61: 154, 1988.

[39] Punnia-Moorthy A: Evaluation of pH changes in inflammation of the subcutaneous air pouch lining in the rat, induced by carrageenan, dextran and staphylococcus aureus, *J Oral Pathol* 16: 36, 1987.

[40] Punnia-Moorthy A: Personal communication, March 1999.

[41] Ritchie JM, Ritchie B, Greengard P: Active structure of local anesthetics, *J Pharmacol Exp Ther* 150: 152, 1965.

[42] Ritchie JM, Ritchie B, Greengard P: The effect of the nerve sheath on the action of local anesthetics, *J Pharmacol Exp Ther* 150: 160, 1965.

[43] Rood JP, Pateromichelakis S: Inflammation and peripheral nerve sensitization, *Br J Oral Surg* 19: 67, 1981.

[44] Saadoun AP, Malamed SF: Intraseptal anesthesia in periodontal surgery, *J Am Dent Assoc* 111: 249, 1985.

[45] Walton RE, Abbott BJ: Periodontal ligament injection: a clinical evaluation, *J Am Dent Assoc* 103: 571, 1981.

[46] Weisman G: Electronic anesthesia: expanding applications are its future, *Dent Prod Rep* 30(5): 88, 1996.

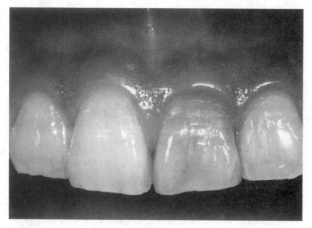

彩图21-1 左侧中切牙漂白示例,外伤后,已行根管治疗

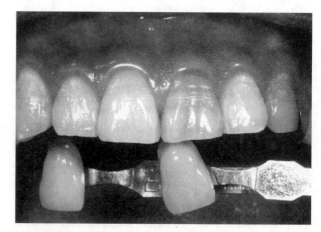

彩图21-2 治疗前的遮光照片记录了患牙的色度

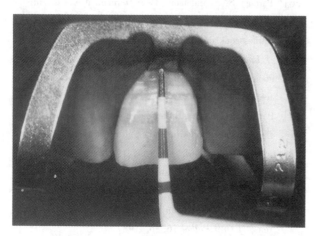

彩图21-3 进行死髓牙漂白操作前的准备

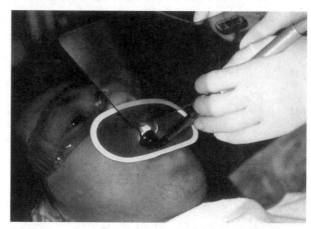

彩图21-4 进行死髓牙漂白操作的患者。可用各种光和热源增强漂白效果

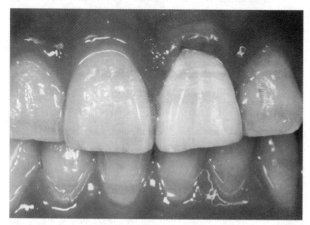

彩图21-5 患者24小时内进行了如彩图21-1到彩图21-4所示的两次漂白后,去除橡皮障的即刻照片。再水化的漂白牙齿将达到理想的最终效果

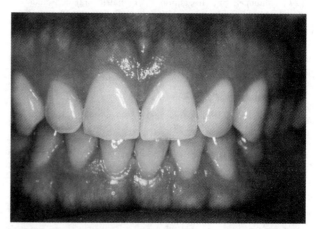

彩图21-6 用家用系统进行上颌牙列的漂白。对照下颌牙列可以显示患者原来的牙齿色度

第21章 无髓牙和变色牙的漂白方法

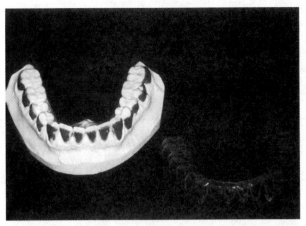

彩图 21-7 典型的家用树脂托盘。在树脂托盘成型前,在最终模型表面涂布空间材料

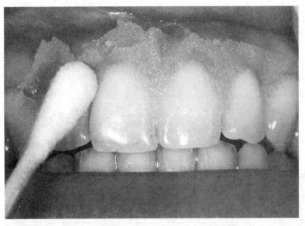

彩图 21-8 为保护牙龈组织免受漂白剂的损伤,在放置橡皮障之前,先将宁康口内胶涂布在干燥组织的表面

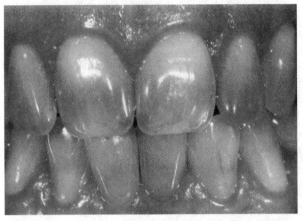

彩图 21-9 患者治疗前的照片显示合并有外源性和内源性的着色

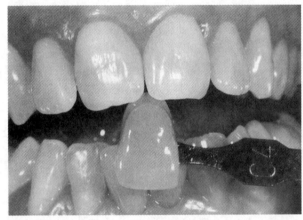

彩图 21-10 彩图 12-9 患者漂白治疗后两周,原始色度为 C4,增白到 A4。该患者联合应用了自用型家用漂白系统和牙医用诊室系统,后者主要针对着色很重的区域

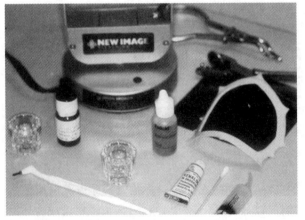

彩图 21-11 典型的高浓度医用诊室型漂白套装,目前有多种辅助系统可供选择

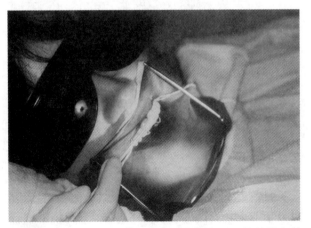

彩图 21-12 用医用棉签涂布漂白溶液可以控制漂白剂的分布。患者的眼睛得到了保护。湿纱布置于患者唇部及橡皮障的上下,帮助消除面部组织所受热量

第21章 无髓牙和变色牙的漂白方法

Cherilyn G. Sheets, Jacinthe M. Paquette,
Robert S. Wright

漂白的化学 / 703
牙齿变色的原因 / 704
 与牙髓病变相关的牙齿变色 / 704
 牙髓内出血 / 704
牙本质和牙釉质的变色 / 705
 牙釉质形成发育缺陷 / 705
 龋坏 / 706
 牙釉质外源性着色 / 706
 增龄性牙齿变色 / 706
 牙本质形成发育缺陷 / 706
 全身性药物治疗导致牙列变色 / 706
漂白的禁忌证 / 707
 患者的选择 / 707
 病例的选择 / 707
 牙本质过敏 / 707
 怀疑或确诊的易饿病 / 707
 广泛的牙齿龋坏和充填体有裂缝 / 707
 大面积充填的牙齿 / 707
 有白垩斑的牙齿 / 707
 需黏接修复体或正畸锁槽的牙齿 / 707
漂白方法的选择 / 707
 微磨 / 707

McInnes 微磨技术 / 708
无髓牙的内漂白 / 708
 内漂白的步骤 / 708
 "诊间漂白"技术 / 709
 预约复查 / 709
 牙颈部外吸收的修复 / 709
活髓牙的漂白 / 710
 漂白剂 / 710
 患者的准备 / 710
 牙齿的准备 / 710
 传统的活髓牙漂白 / 710
 特意的根管治疗和冠内漂白 / 710
现代的牙齿漂白模式 / 710
 钨-卤素治疗灯 / 710
 夜间托盘活髓牙漂白 / 711
 漂白托盘的制作 / 711
 漂白托盘的交付 / 711
 强力漂白 / 711
可利用光源的回顾 / 713
 常规漂白灯 / 713
 钨-卤素治疗灯 / 713
 氩激光 / 713
 氩等离子弧光灯 / 713
 二极真空管激光灯 / 714

目前，人们普遍将现代牙科与面部美容、健康以及事业成功的改善联系在一起[27,29]。传统的根管治疗专科牙医师的工作范围（如解除疼痛和消除感染）已经扩展到牙体修复学。如果明天的根管治疗专科牙医师要建立和保持一个对患者治疗安排的基础，那就必须理解患者对美学的渴望和其他学科专业人员面对的美学挑战。一口皓齿与健康、年轻、活力有关。最近一项对美国妇女的调查显示，55%的34～55岁的妇女希望将她们的牙齿漂白或使之整齐，以显得更年轻[19]。现在，牙齿漂白已成为牙医诊所里患者最普遍要求的美容服务[65]。

预计在未来的十年里，具有最高技术和享有盛名的牙科专业人员，将从人们数十亿美元的保健花费中获益[75]。从患者要选择的保健服务来看，他们最感兴趣的、首选的保健"专家"是提供美容的牙科医生，包括漂白、黏接、贴面、隐形矫治器等。目前大

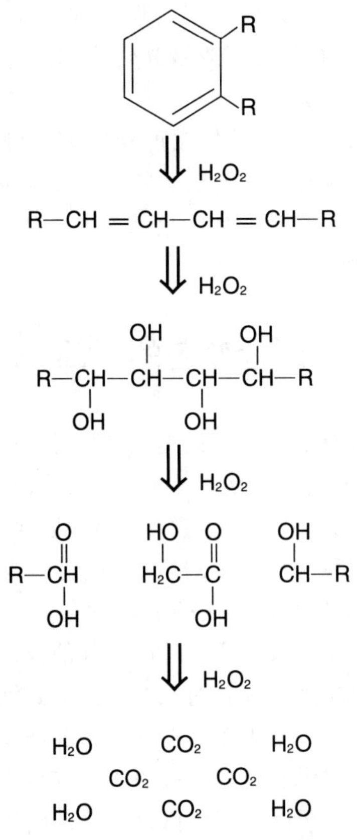

着色[24,25,63]。它们降解产物的分子量较低,是由反射光量少、较简单的分子组成,其结果是变色物质减少或被消除。与牙釉质变色有关的、着色较深的有机物质多由伴有不饱和双碳键的碳环结构组成。

随着进一步的氧化,这些产物转变成亲水的、无色的碳结构伴饱和碳键(即饱和点)。此刻,应当终止漂白。如果降解继续,有机基质将继续分解、完全氧化,产生二氧化碳和水,从而导致牙釉质基质蛋白的完全丧失(图 21-1)[6,7,8,60,67,68]。

用漂白来改善牙齿的外观,已有 100 多年的历史了[9,28,63]:己二酸(Chappell, 1887);过氧化氢(Halan, 1884);氯(Taft 和 Atkinson, 1989);加热的过氧化氢(Pearson, 1950);"诊间漂白技术"(Walking bleach technique, 如 35% 的双氧水和过硼酸钠)(Nutting 和 Poe, 1976);夜间活性漂白(10% 的过氧化脲素)(Haywood 和 Haymann, 1989);引入增白牙膏和酶基牙粉 (Rembrandt, 1992);建立产品标准(ADA1994);光活化漂白剂(1994);氩:二氧化碳激光灯和等离子弧光刺激的化学药品 (1994 至 1997) 以及二极真空管激光作为一种媒介(vector)用于漂白牙齿(1999)。从 1995 年到 1998 年,可以得到含不同浓度再矿化剂,氟化物,以及无过氧化物的漂白凝胶。1996 年一个国际专题讨论会提到,在牙医指导下使用的"家用"漂白剂,对口腔组织都没有明显的不利作用[3,21,40,56]。

过氧化物和氧自由基基本上都是活性氧,它们在所有利用氧的生物体系中自然形成。活性氧通常只有很低的浓度,因为天然的抗氧化剂保护系统会阻止它们的聚集[10,55]。活性氧在有游离金属离子如铁或铜存在时会导致组织的氧化损害[21]。牙科使用过氧化物时,要求对口腔组织的氧化损害控制在最小[12,69]。过氧化氢是很稳定的;因此它在酸性溶液中有较长的储存期限。然而作为一种漂白剂,在 pH 值接近分解常数时更有效[25]。当然,溶解因素提示,与酸性溶液相比,碱性溶液不易渗透进入牙髓。

碱性溶液引起牙齿表面脱矿比酸性溶液少[24,25]。漂白剂的有效成分必须能迅速与色素起反应,而不是与牙齿或口腔组织起反应,这样才能使用称心。长期存放应该稳定,过氧化氢容易分解为氧和水,并且此过程常因酶的作用而加速,如过氧化物酶。在牙科诊所,过氧化脲素和过氧化氢使用最普遍,而且已经使用了数十年。过氧化脲素的其他名字有:过氧化尿素、过氧化氨基甲酰、强双氧水尿素。

图 21-1 牙齿漂白的化学反应式

约 90% 的美国牙医提供牙齿漂白治疗,其中 30% 的牙医施行诊室内漂白。随着患者对美学修复治疗水平要求的不断增高,这种趋势还将继续[11,38]。随之而来的是,所有牙医诊室成员应注意提高工作的效率和患者对治疗的满意度[40]。

漂白的化学

漂白牙齿是一门正在发展的科学;因此,根管治疗学专科医生有责任跟上这个领域及其相应文化的发展。Nathoo 将牙外源性染色分为 3 种类型[63]:

1. N1 型 牙着色或直接牙着色:有色物质(色素)与牙齿的表面结合引起的变色。色素的颜色与牙着色的颜色相似。

2. N2 型 牙着色或直接牙着色:有色物质与牙齿的表面结合后颜色发生改变。

3. N3 型 牙着色或间接牙着色:无色物质或色素前体与牙齿的表面结合,并且发生化学变化,引起牙着色。

漂白机制被认为与高分子量的、复杂的有机分子的降解有关,它们可反射特殊的光波,使牙过氧化脲素可转变成脲素和过氧化氢[63]。脲素的一部分是尿素，一种人体能够容忍的物质。过硼酸钠，按氧含量的不同，有一系列成药（如一水合物、三水合物、四水合物）。过硼酸钠溶液含有95%的过硼酸盐，可供给10%的氧。在有酸、水或热存在时，过硼酸钠会产生偏硼酸钠、过氧化氢和新生态的氧。过硼酸钠溶液是碱性的。由于它们与Superoxyl相比更容易控制，使用安全，所以它们更广泛地应用于冠内漂白。

在历史上曾经使用35%的过氧化氢（例如Superoxyl）进行无髓牙的内漂白治疗，结果导致6%~8%牙颈部牙根吸收。与加热同时使用时，这种情况上升到18%~25%[22,23,72]。漂白引起牙颈部外吸收的原因是复杂的[31,34,50,51]。要使吸收发生必需合并有牙骨质的缺乏（使牙本质裸露），牙周韧带的损伤（可激发炎症反应）或感染（可使炎症持续）[73,82]。牙骨质的不足可能是由于以前的损伤或由于牙骨质-牙釉质结合（CEJ）不完全[57,61]。这种缺陷使有渗透性的牙本质裸露，使得冠髓和根管的有毒物质及细菌在牙根表面出现，从而引起牙周韧带的炎症[62]。

在有铁盐存在时，过氧化氢能生成羟基，一种可获得氧的自由基。羟基极易起反应，使结缔组织的成分降解，特别是胶元质和透明质酸。Dahlstrom等指出，羟基的产生与血液成分引起的牙变色有明显的联系[17]。

在漂白之前，用乙二胺四乙酸（EDTA）清洁过髓腔的牙齿里面生成的羟基最多。提示经根管充填后的牙齿做热催化漂白时，会产生羟基。Dahlstrom假定，这些有毒化学副产物的产生，可能是冠内漂白之后，牙周组织破坏和根吸收的机制之一[17]。可以用过硼酸钠与水混合来完成内漂白[66]，其美学效果仍然可以接受，而发生牙颈部外吸收的可能性最小。

过氧化脲素比过氧化氢的反应速度慢，特别是在室温和口腔温度时[40]。过氧化氢在接触牙齿表面的前几秒钟内释放出氧气，而过氧化脲素接触组织后可保持40~90分钟有活性[63]。氧在牙釉质中与着色物质分子相结合，使着色物质容易溶解。它们可溶解于唾液或漱口水中。药物活性成分的浓度越高，脱色越快。

但是高浓度的过氧化脲素更容易刺激牙周组织[48]。Scherer等发现，夜间漂白法对发炎的牙龈组织竟然有治疗效果。Leonard等发现牙齿过敏和牙龈刺激的发生率与溶液更换的频率有关。

改善漂白剂的化学成分是提高治疗效果的一种办法；另一种办法是使用高能量的治疗灯，如紫外灯、等离子弧光灯或激光灯来引发和催化漂白反应[19,26,83]。

对厂商没有科学依据的声明表示怀疑是明智的。采用这两种改进办法必须注意减少可能发生的热损伤。本章将复习牙着色的原因，讨论传统的和现代的牙漂白治疗模式。

牙齿变色的原因

牙齿变色的原因可以是外源性的、内源性的或两者皆有；它可以影响牙本质、牙釉质、牙髓或上述任何组织与另一组织的组合。医源性牙着色是一种由牙科和内科治疗引发的后果，或者是饮食、环境、习惯或增龄性因素造成的。这种状态可能是近期的、暂时的，也可能是持久的、局部的或全身的因素引起的。引起这种状态的原因会影响到漂白治疗效果和它的预后[30]。因此，在做出诊断和着手治疗之前，临床牙医耐心地询问病史是极其重要的。应当与患者、会诊牙医和牙体修复牙医共同讨论有关问题。对患者牙列进行的临床检查应当包括：菌斑控制的评估；龋洞；表面结构；外源性着色的存在；已有修复体的类型、质量、范围；牙齿的敏感性和牙髓状况。透照法可以显示龋洞，帮助确定大致的钙化程度。二极真空管激光龋洞测定仪（Diagnodent, KaVo），是一种近代的牙科诊所的辅助设备，它可提供一个对矿化更为客观的评估。一系列完整的根尖X线片，对每个牙齿的诊断和评价是必要的。

与牙髓病变相关的牙齿变色

牙髓损伤可以由漂白、细菌、物理的、机械的、热的或化学创伤、正畸引起的牙齿移动、腐蚀、磨损或患者的破坏性习惯引起[64]。

牙髓内出血

急性损伤之后，牙髓内出血将会使牙齿呈淡红色。偶尔在年轻的患者，当炎症消退时，牙齿的颜色可能恢复正常。更常见的是，约几天后，由于牙髓坏死，牙齿颜色变为灰棕色。还有些病例，特别是创伤不明显时，牙髓可促进修复性牙本质的形成和牙髓纤维化，造成髓腔缩小或消失。这个过程可以持续几年，以牙齿变黄为特征。更少见的，伴随更大威胁的是开始内吸收（粉红色点），最终导致牙齿的丧失。在含铁血黄素（hemosiderin）和牙髓坏死的毒素使牙本质着色之前，牙科医生应及时进行根管治疗。牙医必须权衡，根管治疗及其对美学影响的后遗症和延迟的髓腔钙化之间，孰重孰轻。在做根管治疗的决定时，牙医应当考虑到，对钙化了的根管实施推迟了的根管治疗可能遇到的困难。

牙本质和牙釉质的变色

牙釉质形成发育缺陷

釉质发育不全（amelogenesis imperfect）

釉质发育不全（AI）包括一组釉质结构发育改变而无全身性疾病的复杂状况。另有许多全身性疾病伴有釉质紊乱，这些釉质紊乱不被认为是单纯的AI。有大量关于罕见的、伴有牙齿异常的病例记载。一些综合征显示釉质缺陷为唯一异常（表21-1）；另一些紊乱影响牙釉质和其他牙体组织。釉质发育不全可表现为缺乏整个釉质的形成。至少有14种不同的遗传性AI亚型存在，伴随有无数的遗传模式和各种临床表现。由于这一过程很复杂，所以存在着几种分类法。最能被接受的是Witkop分类法。釉质形成是一个多步骤过程，任何一个步骤都可能出现问题。

表21-1　釉质发育缺陷的原因

- 釉质发育不全
- 地方性氟中毒
- 佝偻病
- 染色体异常
- 遗传病
- 铅
- 致畸镇静剂，四环素
- 孩童时期疾病
- 营养不良
- 新陈代谢紊乱
- 神经性紊乱

总的来说，釉质的发育可以分为三个主要阶段：
1. 有机基质的构建；
2. 基质的矿化；
3. 釉质的成熟。

釉质形成的遗传性缺陷可分为：发育不全、钙化不全和成熟不足。AI在人群中的发生率约在1∶700到1∶14 000之间。和任何遗传性紊乱一样，都有可能集中在某些地区发生，从而造成报道的患病率变化范围较大。总之，乳牙列和恒牙列可普遍受到影响。

在发育上，各种形式的AI都与这些基因类型有关：显性常染色体，隐性常染色体，X-显性，X-隐性。大多数情形下，这种分类仅仅是学术上的。因为AI牙列的漂白仅仅是一种对大面积修复的辅助性治疗。

地方性氟中毒

牙齿发育最适宜的饮水氟浓度是1/百万，当氟摄入水平接近2/百万时，牙釉质上就会出现白斑。这种牙更抗龋，但却不美观。当浓度超过3/百万时，釉质会呈现棕色斑点。当饮水中氟浓度更高时，就会导致釉质形成凹陷和异常。1916年，Black和Mckay首次以文字报道了此情况[9]。

孩子吞下或通过黏膜吸收过量的氟化物，可导致釉质产生斑点。氟斑牙的类型和病变程度与患者的年龄及氟摄入的时间和量有关。基因因素可能也起作用。过多的氟会改变成釉细胞的新陈代谢，致使釉质出现有缺陷的基质和不规则的矿化不全结构。简单的白色或棕色斑点的氟斑牙可以被成功地漂白。而对釉质不透明（白垩斑）的病例，漂白可以使白斑变得更明显。漂白之前微磨牙面有时能促进美容效果。

维生素和矿物质缺乏

佝偻病是一种维生素D缺乏症，可造成骨软化，骨发育异常和有白色斑点的牙齿发育不全。在牙齿形成期，患坏血病（维生素C缺乏）同时伴有维生素A缺乏或磷的升高，可导致牙釉质发育不全。

导致牙釉质畸形的其他染色体异常和遗传状况数不胜数。在这些病例中，牙釉质状况的临床评估比确定遗传上的病因更重要。

童年疾患

一些常见的儿童疾病或黄疸可使牙本质呈蓝灰色或黄棕色，变色源于血液中循环的胆红素和胆绿素。先天性红细胞生成卟啉症是一种卟啉代谢紊乱的染色体隐性疾病，这种紊乱可导致卟啉及其前体的合成和排泄增加。患儿牙齿的牙本质呈现出一种难看的、深的紫棕色，在紫外灯下出现荧光。胎儿骨髓成红细胞增多症（一种母婴血液Rh因子不相容），可导致黄疸样状态以及并发牙本质变色。

营养不良

早在牙齿发育障碍显现之前，营养不良已经严重地、长时间地存在了。发生在出生后不久，或延续到早年生活的新陈代谢紊乱，可使发育的牙齿上呈现线形发育不全。这可能发生在感染或肾脏损害之后。

神经性紊乱

神经性紊乱可导致发育延迟和牙齿发育异常。

龋 坏

龋齿是牙釉质和牙本质内源性和外源性着色最常见的原因。颜色的深浅与龋齿破坏的速度有关,并与其破坏速度成反比。

牙釉质外源性着色

与饮食相关的着色

喝浓茶或浓咖啡,特别是当喝完橙汁或葡萄柚子汁后立即喝浓茶或浓咖啡,是一种最常见的外源性着色的原因。黑醋栗汁或可乐饮料能使牙齿结构被酸蚀,同时染色(表 21-2)。

表 21-2 牙釉质外源性着色

- 龋齿
- 细菌
- 饮食
- 牙龈出血
- 洗必泰(chlorhexidene)
- 大麻,嚼烟草,甲虫坚果等

细菌染色

经常在乳牙或混合牙列中见到的嗜色细菌所引起的点状或黑线状着色。据报道,这种类型的细菌与低的患龋率有关,去除它们可导致更多的龋齿发生。

牙龈出血

慢性龈炎引起的着色,可能是由于龈沟液中血液的分解所造成的。

洗必泰

洗必泰是通过改变获得性膜的化学成分,干扰基质的形成来减少菌斑的。然而,被改变了的获膜却会吸引更多不容易被牙刷刷去的外来色素。

大麻和烟草

吸大麻可造成典型的、环绕牙冠周围的、特有的绿线。吸烟草可导致黄棕色着色,特别是在牙齿的舌面。嚼烟草会造成黑棕色的着色,这在下颌后牙的颊面最容易看到。这些着色可在口腔的一侧出现,这取决于嚼烟草的习惯。

增龄性牙齿变色

增龄性变色(表 21-3)是一种自然的过程,由于继发性牙本质形成和牙釉质变薄所引起。漂白法对老年人的黄牙特别有效,因为这些牙齿的髓腔小,而牙本质量多,倾向于不敏感,能经受更高的漂白浓度。

表 21-3 与年龄相关的变色

- 继发性牙本质形成
- 牙釉质逐渐变薄
- 牙表面碎裂和微裂

牙本质形成发育缺陷

牙本质发育不全 牙本质发育不全(DI)是一种遗传性牙本质发育紊乱,它可单独存在,或与其他相关的全身遗传性骨紊乱、骨发育不全并存。大部分病例为白种人(尤其是祖先为英国人或法国人),这些人来自英吉利海峡附近。这是显性染色体紊乱,在美国的发生率大约为 1:8 000(表 21-4)。

表 21-4 牙本质形成缺陷

- 牙本质发育不全
- 红细胞生成的卟啉症(erythropoetic Porphyria)
- 四环素和米诺霉素
- 基因异常
- 高胆红素血症
- 成骨不全

Witkop 将这种紊乱分为 3 类:
- 牙本质发育不全;
- 遗传性乳光牙本质;
- Brandywine isolate 乳牙和恒牙均可受累。

牙齿呈蓝棕色,常伴有特殊的半透明。牙釉质常常与其下方的牙本质分离。一旦暴露,牙本质就会迅速被磨耗。主要的 X 线特征是牙冠呈球形,牙颈部缩小,根细,根管和髓腔过早阻塞。壳牙(shell teeth)的牙釉质厚度正常,但牙本质极薄,并且髓腔大。

另一些牙本质形成缺陷包括以下几类:
- 红细胞生成的卟啉症;
- 四环素和米诺霉素染色;
- 高胆红素血症;
- 各种其他的基因异常。

全身性药物治疗导致牙列变色

四环素族

四环素是一种钙的螯合剂,可形成四环素正磷酸盐。所以,在牙齿发育期服用时,四环素将导致牙本质呈典型的蓝灰或黄棕乳光色。这被认为是光照引起的反应，由此可以说明为什么切牙比磨牙受影响更重。

Jordan 和 Boksman 建议将牙本质变色分为 3 类：
1. 呈淡黄或淡灰色；
2. 呈黄棕或深褐色；
3. 呈褐黄色或蓝灰色并伴有明显的条纹。

前两类的漂白效果一般良好。第三类的漂白效果较差，牙齿上通常有条纹残留。这些牙齿需做贴面，一些病例需做全冠覆盖以取得满意的美容效果。两者中任何一种治疗方式，都会使这类患者生活受益。

四环素是一种抑菌杀菌剂，常用于儿童慢性中耳炎和粉刺的长期治疗。幸运的是，现在这种药很少用于怀孕的妇女或儿童。然而它仍用于治疗纤维囊性病变和落基山斑疹热。米诺霉素是一种半人工合成的四环素衍生物。不同于四环素，米诺霉素很少被胃肠道吸收且不易与钙结合；然而，它容易与铁结合，造成牙齿呈不同程度的黄灰色，与四环素着色牙齿的效果相似。

医源性牙齿变色

各种充填材料和操作（如残留的或复发的龋坏，银汞合金染色；钢钉、银尖、金属柱的腐蚀；充填材料和水门汀的分解；根管充填材料或封闭剂），与未去除的残髓一起，均能导致牙本质变色。

漂白的禁忌证

患者的选择

仔细评估患者可以避免以后的麻烦[11,27,37,48]。那些有情绪或心理问题的，或那些有不现实目标者，不宜作为漂白治疗的候选人。

病例的选择

在会诊阶段就应确定，漂白是否将能改善患者牙齿的美容；是否白斑会变得更明显；为了获得期望的效果是否需要正畸、牙周或充填治疗（或组合）[9,32,49,58]。用电脑成像，牙医和患者都可以预先"尝试"治疗后的情况。如果根据专业的见解，认为漂白对该患者不是最好的选择时，全科牙医或专科牙医就应当毫不犹豫地拒绝给患者进行治疗。

牙本质过敏

严重的磨耗、磨损、腐蚀和隐裂可能与牙本质过敏有关。当釉牙本质界（DEJ）暴露时，上述病例的早期就会有最严重的牙本质过敏[72]。在使用家庭漂白托盘时，很难控制这种过敏[72]。当由牙科医生进行漂白时，牙医会用橡皮障隔离牙颈部或用黏接剂保护牙本质。

怀疑或确诊的易饿病

对这类患者使用漂白剂可能会导致急性牙髓炎。在适当处理患者的心理问题前，应给患者缓解疼痛，而不是进行不可逆的牙科治疗。涉及贴面或全冠修复治疗时，易饿症患者通常需要一个综合的疗程。

广泛的牙齿龋坏和充填体有裂缝

对这一类患者使用漂白剂可能导致严重的、广泛的过敏。这是使用家庭漂白套具"自己操作"的禁忌证之一。所有龋坏和临床上的不良充填体必须在漂白前重新治疗。

大面积充填的牙齿

有复合树脂充填体的牙齿漂白效果不好，因为复合树脂充填体会变得没有光泽。因此，当牙齿漂白之后，复合树脂变得更明显。在治疗前应当告知患者，在漂白治疗后，原有的充填物可能需要更换。

有白垩斑的牙齿

对这种牙齿的漂白容易增大正常釉质与钙化不全釉质之间的对比度，而使白垩斑更明显[4]。可能需要用微磨或用釉质成形术（ameloplasty）和复合树脂黏接与漂白结合起来治疗[13,14,15,76,77,78]。

需黏接修复体或正畸锁槽的牙齿

在漂白中产生的氧将残留于牙釉质和牙本质中长达 2 周。氧将干扰黏接剂的化学性能，会导致黏接失败[79,80]。所以黏接治疗应当推迟 2~3 周后进行，以便让残余的氧完全消散[5,77]。

漂白方法的选择

微 磨

微磨是将牙釉质表面磨去约 25 微米[13,14]。对去除白色、棕色斑点或粗糙的表面特别有用。早期的方法提倡使用 18% 的盐酸加浮石。一些专利产品,例如 Prema(Premier 牙科产品),是由稀释的盐酸和磨料混合物组成的水溶性凝胶。用特殊橡皮杯(置于反角手机中)将这种凝胶应用于牙釉质表面。应用的时间很短,大约 10 秒/牙,用后牙齿必须用水充分冲洗。然后对牙齿颜色的改变和牙齿磨除的程度做出评价,必要时可重复此过程。当效果令人满意时,用水彻底冲洗牙齿后,用重碳酸溶液中和残留的液体。再次用水冲洗牙面,干燥,用优质的含氟预防糊剂抛光。

McInnes 微磨技术

将一种含 5 份 30% 过氧化氢,5 份 36% 盐酸和 1 份乙醚配成的溶液直接用于变色区 1~2 分钟[59]。用细粒的磨片打磨牙釉质约 15 秒,以除去软化的牙釉质表面。

无髓牙的内漂白

在根管治疗前后,失去活性的牙齿会变暗且失去半透明。在急性牙外伤时,这种情况可能与牙齿内出血有关。其他原因还包括坏死牙髓毒素的渗出、药物、水门汀、金属桩等的染色或脱水后的视觉效果[63]。对于单个的切牙,大部分临床牙科医生不得不为全冠修复作基牙预备。100 多年前已有漂白治疗变色牙的文字记载;通常都使用 30%~35% 的过氧化氢溶液(Superoxol)。

30% 的过氧化氢溶液是一种强氧化剂,容易灼伤软组织。手术者和助手必须格外小心,不要让这种溶液溅出,以免导致患者或医护人员不必要的灼伤。在根管治疗的入口洞型内放置 30% 的过氧化氢溶液,并加热使释放氧。氧将发暗的深色大分子分解成较小的浅色分子(图 21-2)。另一种治疗方法是在入口洞型内封一个浸有 30% 过氧化氢和过硼酸钠混合物的小棉球约 4~7 天。这称为"诊间漂白"(walking bleach)技术[22,23,70,71,72]。

较早的无髓牙内漂白采用 30% 过氧化氢(例如 Superoxol),结果导致 6%~8% 的牙颈部根吸收;当结合加热应用时,这个比例上升到 18%~25%。如前面章节中解释的那样,这种与漂白相关的牙根外吸收的原因是复杂的。

内漂白的步骤

只要病例选择合适,内漂白仍是一种很好的治疗方法。

- 对患牙做临床和 X 线检查,借助常规辅助诊断仪器确定患牙是否需要重新治疗(图 21-2 A~C)(彩图 21-1)。
- 将陶瓷比色板中相应的薄片置于要漂白的牙齿旁边,拍一张口内照片,以便记录最初患牙的色度(彩图 21-2)。
* 对需漂白的牙齿和邻牙进行洁治。
- 围绕牙齿探查,以确定牙骨质-牙釉质界(CEJ)的轮廓。
- 放置合适的橡皮障(至少应将邻牙暴露,以做色度对比),用牙线结扎欲治牙齿的颈部。
- 小心、保守地制备入口洞型。去除全部根管充填材料、糊剂、水门汀及需要修复的材料,并且仅去除需要去除的牙本质。确定已从髓角(牙变色的常见根源)去除所有的残髓和牙本质碎屑。
- 从根管去除 2~3mm 的充填材料。
- 用大量的水冲洗入口洞型,适当干燥,但不要使其脱水。
- 将改良的树脂型玻璃离子水门汀(用 centrix 注射器或螺旋输送器)送入根管和入口洞型。
- 修整基底,使其沿着 CEJ 的轮廓且向其切方约 1 mm。保护基的厚度至少为 2 mm(彩图 21-3)。
- 将棉球置于患牙唇面的内侧。用一带有金属

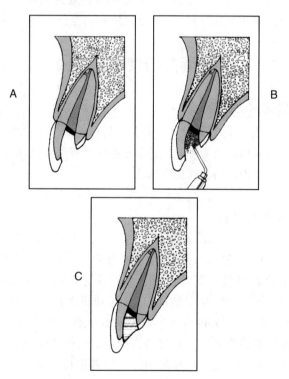

图 21-2 "椅边"内漂白。A. 在上颌中切牙入口洞型内用玻璃离子水门汀做保护基。B. 将过氧化氢注入入口洞型。C. 用 cavit 暂封入口洞型

针头的注射器小心地将30%过氧化氢溶液注入入口洞型。

- 将带有漂白棒或干的 endosonic spreader 的漂白液加热(设置在低到中档)。温度不能高于正常体温15°F。必要时可重复该步骤(彩图21-4)。
- 用水充分冲洗患牙。置新鲜的干棉球于入口洞型并暂封。
- 患牙与相应的比色板拍照(彩图21-5)。
- 嘱患者过1周复诊,以评估其再结合水后的颜色。
- 必要时可重复治疗过程。如果颜色改变满意,用玻璃离子暂封。
- 嘱患者过2周复诊,用永久性、黏接性复合树脂充填入口洞型。这样可让剩余的氧充分消散,否则会影响黏接剂的功效。

"诊间漂白"技术

当不适合在治疗椅上做漂白时,可使用"诊间漂白"(walking bleach)技术(图21-3)。

几年前,"诊间漂白"是牙医最常用的技术。只要小心选择病例,它仍是可以成功的。

- 根据残留的变色严重程度和患者的年龄,临床牙科医生可以用过硼酸钠加水或用过硼酸钠加 Superoxol 的混合物进行漂白。大多数外吸收发生在25岁以下的患者。据推测,这与年轻患者有较多数量开放的牙本质小管有关。
- 酸蚀牙本质可使小管开放,使较多的漂白剂得以渗入,这样会增加外吸收的危险性。由于这样做不会增加牙齿变白的效果,故不应当酸蚀。
- 牙医应将糊剂放进入口洞型,并用2 mm厚的暂封物密封,以阻止其向口腔内渗漏。

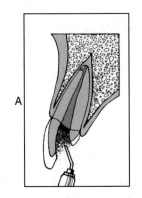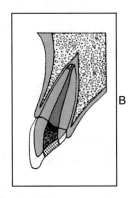

图21-3 诊间漂白技术。A. 在已用玻璃离子水门汀做保护基的入口洞型中放置小棉球,将过氧化氢注入小棉球。B. 用cavit将浸有过氧化氢与过硼酸钠混合液的小棉球封于入口洞型内

- 暂封1周,嘱患者当牙齿明显比邻牙颜色变浅时即复诊。这种治疗可能需重复几次。
- 漂白剂的有效期较短,大约6个月后它们的效力将减少约50%。
- 最后的修复与常规相同。

注意增加漂白剂的量会增加牙颈部的吸收[16, 22, 31, 34, 51, 57],假如很好地放置了保护层,牙颈部外吸收就会最小化了。有记载表明,漂白牙齿可能导致其抗折断力降低[7,8,54,74,81,84]。

预约复查

至少要在漂白后6个月才能发现根颈部吸收。如在2年后才发现根颈部吸收,患牙病损已太严重,以致无法挽救。早发现早修复,将使预后改善。

牙颈部外吸收的修复

早期的吸收有时可用氢氧化钙阻止。对较严重的病例,用正畸牵出或牙冠延长的办法以便进入损害部位和避免破坏生物宽度可能是必要的[52,53]。

当美容不是那么重要时,银汞合金常常是最简单和最可靠的修复材料。用复合树脂修复虽然美容效果好,但完全依赖于牙本质黏结时,预后较差。

Dumfahrt 和 Moschen 介绍了一种在临床牙冠延长后,用间接烤瓷嵌体来修复颈部吸收缺损的技术[18]。这种技术的缺点仍然是靠牙本质黏接。将适当的修复材料用于患牙根管冠1/3,以防止颈部根吸收是一个很明智的选择。

活髓牙的漂白

这类漂白包括柜台出售的漂白产品,夜间漂白托盘和牙医或洁牙员给予的强力漂白(彩图21-6和彩图21-7)。不管用什么技术,在使用漂白剂之前,全面的临床检查和洁治是必要的。任何软组织的炎症、不良修复体和龋坏都应当预先得到治疗。拍照片记录下用比色板标记的患牙色度是一个很好的办法。

应当告知有陶瓷或复合树脂修复体的患者,漂白不会使这些材料颜色变浅,反而可能使材料变得更明显。应当劝患者不要做漂白治疗,除非他们打算在漂白治疗后将这些修复体都换成新的。告知那些正计划给自己的牙齿作贴面或全瓷修复体,而又不打算作活髓牙漂白的患者:应采用减少(掩饰下

方牙齿颜色的)遮光剂(opacifier)的那种治疗[5]。这将允许陶瓷制造商制造出更具半透明感的、看起来像活髓牙的烤瓷修复体。牙体制备应当在漂白2~3周之后作,以便允许与水再结合和回弹,并且使影响黏结剂作用的残留氧进一步消散。

漂白剂

尽管现在有各种漂白凝胶和糊剂,但过氧化氢仍然是最有效的漂白剂,其浓度为30%到50%。用于夜间漂白的凝胶含5%~22%的过硼酸钠,其产生的氧相当于2%~5%的过氧化氢产生的(但时间上要慢一些)。现已表明,过氧化氢在碱性环境下比在酸性环境下能明显提高氧化效率。

患者的准备

- 应当用保护披肩遮挡患者,以防漂白剂溅在手、皮肤或衣服上。
- 患者应戴保护眼罩。
- 不必局麻,否则会使患者不能对疼痛或不适作出反应。
- 应用橡皮障之前,先用Oralseal(一种光固化树脂)或Oralbase糊剂保护唇、舌组织(彩图21-8)。
- 下一步,牙医应放置橡皮障,用牙线结扎每个牙齿。Oralseal也能用于银汞充填物上,以减少来自光源的热积聚。橡皮障上打的孔应当比正常的小,让它们彼此离开更远,以保证更恰当地覆盖邻近的牙龈。
- 在放置橡皮障架之前,用凡士林保护患者的嘴唇,也可在患者的嘴唇上放置湿纱布,以防止灯的热损伤。治疗过程中保持纱布的湿润是重要的。

牙齿的准备

大部分权威人士认为,漂白前酸蚀牙釉质很少有或者没有好处;酸蚀会造成牙釉质表面粗糙和牙釉质表面层的丧失(即浮石粉可使10 μm牙釉质表面层丧失、酸蚀剂可使20 μm丧失)。漂白之后的牙釉质必须用钻石糊剂抛光,以恢复其光洁度,这将去除20~30μm富含氟的牙釉质表面。有时候,没有酸蚀的牙釉质不能漂白。使用漂白剂之前,牙医应当确定是否已经去除了所有多余的Oralbase、凡士林或底漆。下一步牙医应用浮石粉抛光需漂白的牙齿,并彻底冲洗。颈部酸蚀症、或已到达牙本质的磨耗均应用黏接剂保护起来。

大多数情况下,牙医应当遵循厂家的使用说明书,涂凝胶或糊剂3~4 mm厚。当遇到发育不全或氟斑牙时,会出现点状或带状缺损,牙医应该相应地修改使用方法。有些牙可能比其他牙变色更严重。通常,对黄棕色的效果比蓝灰色的好些,并且牙冠切1/2比颈部效果好,因为牙本质的厚度不同(彩图21-9和彩图21-10)。

传统的活髓牙漂白

传统的活髓牙漂白提倡使用特殊的漂白灯(彩图21-11和彩图21-12)。在将过氧化氢溶液用于牙齿的同时,将灯置于患者面部上方12~14英寸,照射0~30分钟。这样做的优点是,不用牙医或助理把光源从一个牙齿移到另一个牙齿。

尽管热源设置在不会引起牙髓热损伤的距离范围,许多患者仍抱怨让皮肤表面热得不舒服。用橡皮障隔离牙齿之后,在牙齿表面放一层纱布。因为Superoxol是液状的,纱布的作用就象一个有毛细作用的灯芯和蓄水池,使液体始终接触牙齿。将双层厚度的纱布放在相应的橡皮障表面,覆盖在下唇上,以吸住多余的液体,并保护黏膜。还有一些各种形状和大小的、可进入沟和孔的特殊金属尖端,如可控变电阻器的加热装置。

特意的根管治疗和冠内漂白

1982年Abou-Raas建议,为严重的四环素牙患者做特意的根管治疗和冠内漂白[1]。这是一种比全冠"更保守的"方案。当时,烤瓷贴面还处于初期阶段,患者可能不愿用不透明的和单色的烤瓷贴面。另外,当时黏接剂也没有今天这么好。现在四环素着色牙的病例多采用强力漂白(power bleaching)和贴面修复。然而,在严重的病例,只有用全冠才能取得满意的美容效果。1998年Abou-Raas发表的一份追踪报告声称,20名患者约112颗牙获得了完美的、永久性的美容效果,且无副作用[2]。

现代的牙齿漂白模式

钨-卤素治疗灯

在20世纪80年代,伴随着Fuji Hilite双重治疗物质(35%的过氧化氢)的使用,开始了活髓牙漂白的新浪潮。将糊剂混合(变为一种蓝-绿色),并用标准的光固化灯活化。当化学反应继续进行时,糊剂变成白色,此时,没有更多的氧产生。

夜间托盘活髓牙漂白

这种缓慢释放、定制托盘的方式也叫做"牙医开处方，患者去实施"技术[11,35,36,37,39,41-47]。这一技术的优点是，可以脱离牙科治疗椅。缺点是要花费2~6周的时间。有些患者觉得它不方便，使牙齿更敏感。最初，这些产品刚上市时，患者可以选择，在夜间睡眠时戴盛有漂白剂的托盘（4~6周）或白天戴它们（2~3周）。现在市面上有各种不同浓度的漂白凝胶。成功的治疗取决于患者的配合，但其实质与漂白剂的剂量和漂白时间有关。可以理解，患者施行漂白时有滥用的可能；牙医应当预约患者每周复诊一次，以便控制漂白进度。

自从20世纪80年代后期，活髓牙夜间漂白技术（Nightguard Vital Blieaching）问世以来，有关这一主题的文章很多，其中相当一部分是由Haywood等所写。他们认为牙科医生指导下的活髓牙夜间漂白，对牙齿或其他组织均无不利作用。常见的副作用，如龈乳头变白和偶尔对热敏感，但都是短暂的。至少在1~3年内颜色可保持稳定[47]。

漂白托盘的制作

用海藻酸盐印模材料取患者上、下颌牙弓模型。必须避免印模中出现气泡和印模的拖曳。印模消毒后，彻底冲洗，灌石膏模型。然后去除模型的上腭和前庭部分，以便放置在真空成型机上。通常，一次处理一个牙弓，另一列牙弓做为对照。在欲漂白牙齿的唇、舌侧表面，避开龈缘，涂光敏树脂，为储存漂白剂准备空间，如图所示（图21-4、21-5、21-6、21-7）。将一张柔软、清洁的塑料片（大约0.3mm厚）置于真空机的样板上，使其加热、变软，然后被抽吸覆盖于石膏模型上（图21-8和21-9）。待塑料托盘冷却后，用外科小刀或电刀修剪塑料托盘的唇、颊侧和舌侧至龈缘根方约3mm处，使其呈扇形（图21-10和21-11）。用微型马达上的橡皮轮打磨粗糙的边缘使之光滑（图21-12）。

漂白托盘的交付

将塑料托盘在患者口腔中试戴，确定没有软组织变白或牙殆干扰。指导患者在托盘内每个牙齿的槽内挤2~3滴漂白凝胶，然后将托盘轻轻戴在牙齿上。如果在睡眠时使用，只需涂一次凝胶，凝胶的浓度不得超过16%。白天使用时，要求每2小时换一次漂白凝胶。

告诉患者关于漂白剂中防腐剂的味道、可能发生的组织刺激和热敏感症状。这些应该是暂时的。但如果患者觉得太难受，应停止使用或到牙医处复诊咨询。嘱白天戴的患者，3周内每周复诊1次；夜间戴的患者，6周内每2周复诊1次。

强力漂白

强力漂白（power bleaching）是指在诊室用氩等离子弧光治疗灯或激光加速漂白牙齿的操作。1993年开始使用等离子弧光治疗灯，之后不久，就出现了"液体橡皮障"。"液体橡皮障"是指一种光固化复合树脂凝胶，可以涂在牙龈和不希望被漂白的牙齿区域。其优点是使用起来更简洁，但若不及时漂白，在口腔温度下，漂白剂仍可能流到牙颈部。当使用漂白凝胶时要更加小心，因为不像橡皮障，嘴唇和软组织未被保护。在美国大多数的州，洁牙员可使用等离子弧光灯，但不能使用氩激光。在一些州，允许洁牙员用刚刚引进的二极管激光治疗灯。

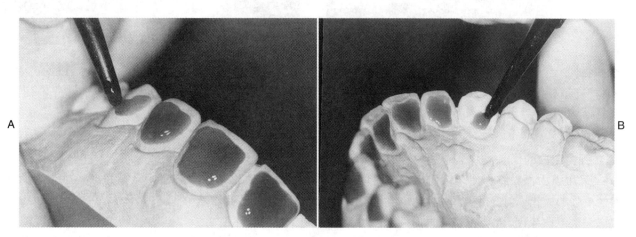

图21-4 在一个精确的石膏模型上制作漂白托盘。在石膏模型的唇（A）和舌（B）侧表面放置光固化树脂，以留出一个将来存放漂白溶液的空间

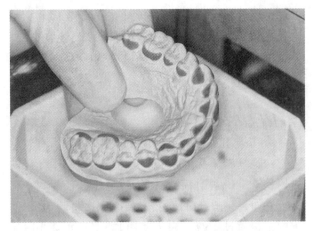

图 21-5　将石膏模型放入光固化炉内使树脂固化

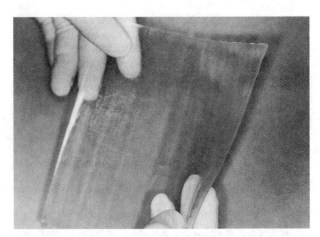

图 21-8　选一张乙烯树脂软托盘材料制作最终的托盘

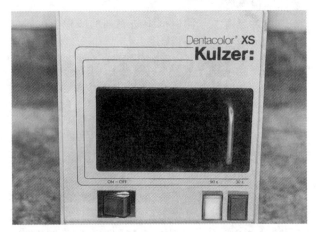

图 21-6　石膏模型要在高强度光的光固化炉内固化 90 秒

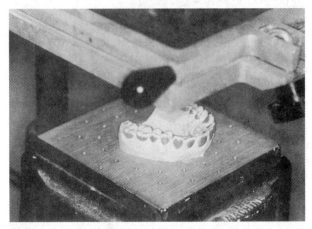

图 21-9　将石膏模型放在真空成型机上，热压收缩，以制作适合该患者的树脂托盘

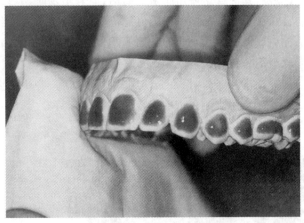

图 21-7　用面巾纸将石膏模型牙齿唇、舌面未聚合的树脂轻轻擦去

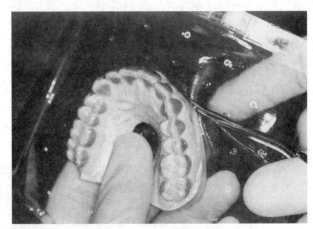

图 21-10　将托盘周围多余的材料从石膏模型上整齐地修剪下来

强力漂白的优点

采用强力漂白将会使牙医腾出更多时间做技术性更强的操作，创造出更多的收入。大部分患者宁愿一次漂白牙齿，也不愿花几周时间使用单调乏味的家用漂白托盘。牙科医生能用黏接剂隔离一些区域，如微裂或磨耗，以防止牙齿过敏。

强力漂白的操作步骤

周密设计的漂白程序会提高患者对治疗的满意程度和临床治疗的效果。下面是一个可行的操作步骤的概述：

● 将材料安排至操作者和患者均易接近的地方，避免从患者面部上方递送材料。

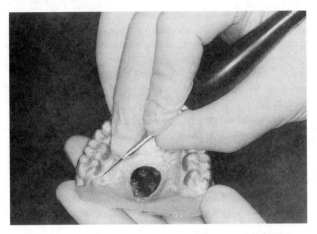

图21-11 用一把锋利的刀仔细修整托盘,用精修钻将托盘边缘进一步精修,并用一个热器械使托盘边缘光滑

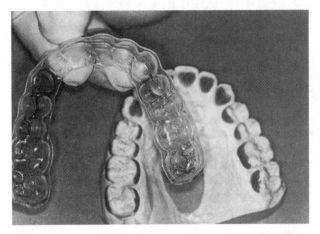

图21-12 将完成的托盘和牙医开的漂白溶液交给患者漂白牙齿用

- 操作者、助手和患者都要戴保护性黄色眼镜。
- 告诉患者,当牙龈、唇或牙齿有刺痛感或温度热到不舒服时,可举手示意。
- 切开2粒维生素E胶囊,迅速滴到一个玻璃板上,放几个小棉球在其中,将一个镊子放在旁边,备用。维生素E是一种强有力的抗氧化剂。如果牙医发现双氧水引起软组织变白(双氧水能烧伤软组织),应立即将维生素E油涂在变白区。如果处理及时,可使氧化过程在损伤发生之前逆转。

强力漂白技术

一旦患者和操作者为漂白做好准备,操作者就可开始漂白。下面是一个推荐的治疗步骤:

- 用浮石粉打磨牙齿。
- 用双侧颊牵引器和棉卷隔离需漂白的牙齿。
- 结扎橡皮障或涂光固化树脂障,从颊沟延伸到附着龈。
- 按生产厂家的说明书混合强力漂白剂(如:Qasar-Brite,阿波罗秘密)。
- 用一次性刷子在牙齿的唇面涂2~3mm厚的凝胶。
- 每颗牙每次曝光约10秒钟,当牙弓完整时,每颗牙重复2次,共曝光30秒钟。
- 让凝胶在牙面上再保留5分钟。
- 用湿纱布擦去凝胶,再用大量水彻底冲洗。
- 用浮石粉从牙釉质表面除去遗留曝过光的凝胶。重复此操作2~4次,直到取得满意的效果为止。
- 除去凝胶,彻底冲洗。
- 用金刚石糊剂和中性的氟化钠凝胶抛光牙齿。
- 嘱咐患者2周内不饮用咖啡、茶、可乐等(它们可能使刚漂白的牙齿再着色)。

可利用光源的回顾

常规漂白灯

常规使用的漂白灯可通过加热提供能量,以增强过氧化氢的漂白作用。加热可导致更多活性氧的释放和促进色素的溶解,但需要的时间太长,并且常常给患者带来不舒服。

钨-卤素治疗灯

这种标准治疗灯可提供热量,并能激活漂白剂中的光敏化学物质,启动化学反应。这是一个耗费时间的过程(即40~60秒钟/牙·次)。

氩激光

是将真正的激光传递给化学制剂。氩激光的波长是不吸水的。其作用是刺激化合物中的催化剂。它没有热的作用,因此很少有牙釉质的脱水现象和需要再黏接作用。10秒钟/牙·次的快速治疗对牙医和患者都是最优异之处。

氙等离子弧光灯

这种非激光、高强度的光(图21-13)可产生大量的热;因此它只能短暂地使用,3秒钟/牙。其作用是热反应和刺激化学制剂中的催化剂。尽管时间很短,但与其他光源相比,引起牙髓和周围软组织热损伤的可能性更大。

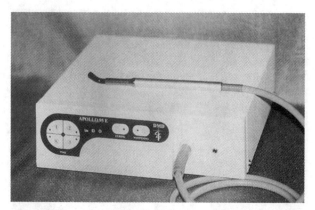

图21-13 这种非激光的高强度光(氙等离子弧光)作用非常快(使用3秒钟),但会造成更多的热损伤

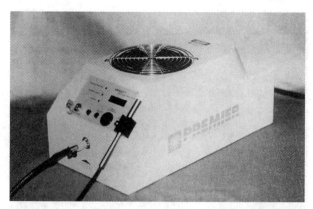

图21-14 由固态物质产生的真正的激光,不产热,只需3~5秒钟就能激活漂白剂

二极真空管激光灯

是由固态物质产生的真正激光。作用极快,只需3~5秒钟就能使漂白剂反应。这种类型的激光不产热(图21-14)。

参 考 文 献

[1] Abou-Raas M: The elimination of tetracycline discoloration by intentional endodontics and internal bleaching, *J Endod* 8: 101, 1982.

[2] Abou-Raas M: Long-term prognosis of intentional endodontics and internal bleaching of tetracycline-stained teeth, *Compend Contin Educ Dent* 19(10): 1034, 1998.

[3] ADA Council on Dental Therapeutics: Guidelines for the acceptance of peroxide-containing oral hygiene products, *J Am Dent Assoc* 125: 1140, 1994.

[4] Bailey RW, Christen AG: Bleaching of vital teeth stained with endemic dental fluorosis, *J Dent Res* 49: 168, 1970.

[5] Barghi N: Making a clinical decision for vital tooth bleaching: at-home or in-office? *Compend Contin Educ Dent*: 19(8): 831, 1998.

[6] Ben-mar A et al: Effect of mouthguard bleaching on enamel surface, *Am J Dent* 8: 29, 1995.

[7] Bitter NC: A scanning electron microscopy study of the effect of bleaching on enamel: a preliminary report, *J Prosthet Dent* 67: 852, 1992.

[8] Bitter NC, Sanders JL: The effect of four bleaching agents on the enamel surface. A scanning electron microscopic study, *Quintessence Int* 24: 817, 1993.

[9] Black GV, McKay FS: Mottled teeth: an endemic developmental imperfection of the enamel of the teeth heretofore unknown in the literature of dentistry, *Dent Cosmos* 58: 129, 1916.

[10] Carlsson J: Salivary peroxidase: an important part of our defense against oxygen toxicity, *J Oral Pathol* 16: 412, 1987.

[11] Christensen GJ: Bleaching teeth: report of a survey, 1997, *J Esthet Dent* 10(1): 16, 1998.

[12] Costas FL, Wong M: Intraoral isolating barriers: effect of location on root leakage and effectiveness of bleaching agents, *J Endod* 17: 365, 1991.

[13] Croll T: Enamel microabrasion: observations after 10 years, *JADA* (128): 45, 1997.

[14] Croll T: Enamel microabrasion: the technique, *Quintessence Int* 89(20): 395, June 1989.

[15] Croll T, Cavanaugh RR: Enamel color modification by controlled hydrochloric acid-pumice abrasion, *Quintessence Int* 17: 81, 1986.

[16] Cvek M, Lindvall AM: External root resorption following bleaching of pulpless teeth with hydrogen peroxide, *Endod Dent Traumatol* 1: 56, 1985.

[17] Dahlstrom SW, Heithersay GS, Bridges TE: Hydroxyl radical activity in thermo-catalytically bleached root-filled teeth, *Endod Dent Traumatol* 13(3): 119, 1997.

[18] Dumfahrt H, Moschen I: A new approach in restorative treatment of external root resorption. A case report, *J Periodontol* 69(8): 941, 1998.

[19] Engelhardt D: Power bleaching, *Cont Esther Rest Prac* 9: 22, 1999.

[20] Fasanara TS: Bleaching teeth: history, chemicals and methods used for common tooth discolorations, *J Esthet Dent* 4 (3): 71, 1991.

[21] Floyd RA: The effect of peroxides and free radicals on body tissues, *JADA* 128: 37S, 1997.

[22] Friedman S et al: Incidence of external root resorption in 58 bleached pulpless teeth, *Endod Dent Traumatol* 4: 23, 1988.

[23] Friedman S: Internal bleaching: long-term outcomes and com

plications, *J Am Dent Assoc* 128: 51S, 1997.

[24] Frysch H et al: Effect of pH on hydrogen peroxide bleaching agents, *J Esthet Dent* 7(3): 130, 1995.

[25] Frysh H, Bowles W, Baker F, Rivera-Hidalgo G: Effect of pH on bleaching efficiency, *J Dent Res* 72: 384, 1993 (abstract).

[26] Garber DA: Dentist-monitored bleaching: a discussion of combination and laser bleaching, *J Am Dent Assoc* 128: 26S, 1997.

[27] Goldstein RE: *Changing your smile*, ed 3, Chicago, 1997, Quintessence Publishers.

[28] Goldstein RE: In-office bleaching: where we came from, where we are today, *J Am Dent Assoc* 128: 11S, 1997.

[29] Goldstein RE et al: Bleaching of vital and non-vital teeth. In Cohen S and Bums R, editors: *Pathways of the pulp*, ed 6, St Louis, 1994, Mosby.

[30] Goldstein RE, Lancaster J: Survey of patient attitudes toward current esthetic procedures, *J Prosthet Dent* 2: 775, 1984.

[31] Goon WWY, Cohen S, Borer RF: External cervical root resorption following bleaching, *J Endod* 12:414, 1986.

[32] Griffin RE, Grower MF: Effects of solutions to treat dental fluorosis on permeability of teeth, *J Endod* 11: 391, 1977.

[33] Hammel S: Do-it-yourself tooth-whitening can be risky, *US News World Rep*, April 20, 1998.

[34] Harrington GW, Natkin E: External resorption associated with bleaching of pulpless teeth, *J Endod* 5: 344, 1979.

[35] Haywood VB: Achieving, maintaining and recovering successful tooth bleaching, *J Esthet Dent* 8: 31, 1996.

[36] Haywood VB: Bleaching of vital and non-vital teeth, *Curr Opin Dent* 3: 142, 1992.

[37] Haywood VB: Considerations and variations of dentist-prescribed, home-applied vital tooth-bleaching techniques, *Compend Contin Educ Dent* (suppl): S616-626, 1994.

[38] Haywood VB: History, safety, and effectiveness of current bleaching techniques and the application of the nightguard vital bleaching technique, *Quintessence Int* 23: 471, 1992.

[39] Haywood VB: Nightguard vital bleaching, *Quintessence Int* 20: 173, 1989.

[40] Haywood VB: Nightguard vital bleaching: current concepts and research, *J Am Dent Assoc* 128: 19S, 1997.

[41] Haywood VB: Nightguard vital bleaching: current information and research, *Esther Dent Update* 1(20): 20, 1990.

[42] Haywood VB: Nightguard vital bleaching: a history and products update, part 2, *Esthet Dent Update* 2(5): 82, 1991.

[43] Haywood VB, Heymann HO: Nightguard vital bleaching: How safe is it? *Quintessence Int* 22: 515, 1991.

[44] Haywood VB, Houck VM, Heymann HO: Effect of various nightguard bleaching solutions on enamel surfaces and color changes, *J Dent Res* 70: 377, 1991 (abstract).

[45] Haywood VB, Leech T: Nightguard vital bleaching. Effect on enamel surface texture and diffusion, *Quintessence Int* 21: 801, 1990.

[46] Haywood VB, Leonard RH, Dickinson GL: Efficacy of six months of nightguard vital bleaching of tetracy-cline-stained teeth, *J Esthet Dent* 9: 13, 1997.

[47] Haywood VB, Leonard RH, Nelson CF, Bmnson WD: Effectiveness, side effects and long-term status of nightguard vital bleaching, *J Am Dent Assoc* 125: 1219, 1994.

[48] Herrin JR, Squier CA, Rubright WC: Development of erosive gingival lesions after use of a home care technique, *J Peridontol* 58: 785, 1987.

[49] Kendell RL: Hydrochloric acid removal of brown fiuorosis stains: clinical and scanning electron micrograph observations, *Quintessence Int* 20: 837, 1989.

[50] Kravitz LH, Tyndal DA, Bagnell CP, Dove SB: Assessment of external root resorption using digital subtraction radiography, *J Endod* 18(6): 275, 1992.

[51] Lado EA, Stanley HR, Weismann MI: Cervical resorption in bleached teeth, *Oral Surg* 55: 78, 1983.

[52] Latcham NL: Management of a patient with post-bleaching cervical resorption] A clinical report, *J Prosthet Dent* 65: 603, 1991.

[53] Latcham NL: Post-bleaching cervical resorption, *J Endod* 12: 262, 1986.

[54] Lewenstein I, Hirschfield Z, Stabholz A, Rotstein I: Effect of hydrogen peroxide and sodium perborate on the microhardness of human enamel and dentin, *J Endod* 20 (2): 61, 1994.

[55] Li Y: Toxicological considerations of tooth bleaching using peroxide-containing agents, *J ADA* 128: 31 S, 1997.

[56] Li Y, Noblitt T, Zhang A, Origel A, Kaftaway A, Tookey K: Effects of long-term exposure to a tooth whitener, *J Dent Res* 72: 246, 1993 (abstract).

[57] Madison S, Walton RE: Cervical root resorption following bleaching of endodontically treated teeth, *J Endod* 16: 570, 1990.

[58] McCloskey RJ: A technique for removal of fiuorosis stain, *J Am Dent Assoc* 109: 64, 1984.

[59] McEvoy S: Chemical agents for removing intrinsic stains from vital teeth, *Quintessence Int* 20: 323, 1989.

[60] McGuikin RS, Babin JF, Meyer BJ: Alterations in human enamel surface morphology following vital bleaching, *J Prosthet Dent* 68: 754, 1992.

[61] Montgomery S: External cervical resorption after bleaching

a pulpless tooth, *Oral Surg* 57: 203, 1984.

[62] Muller CJF, Van Wyk CW: The amelocemental junction, *J Dent Assoc S Afr* 39: 799, 1984.

[63] Nathoo SA: The chemistry and mechanisms of extrinsic and intrinsic discoloration, *JADA* 128: 6S, 1997.

[64] Neville BW, Damm DD, Allen CM, Bouquot JE: *Oral and Maxillofacial Pathology*, Philadelphia, 1995, WB Saunders Co.

[65] Reise-Schmidt T: Trends in dentistry. Longer, whiter, brighter: trends in tooth-whitening products and procedures, *Dental Products Report*, July 1996.

[66] Rotstein I et al: In vitro efficacy of sodium perborate preparations used for intracoronal bleaching of discolored non-vital teeth, *Endod Dent Traumatol* 7: 177, 1991.

[67] Rotstein I, Danker E, Goldman A, Heling I, Stabholz A, Zalkind M: Histochemical analysis of hard tissues following bleaching, *J Endod* 22: 23, 1996.

[68] Rotstein I, Lehr T, Gedalia I: Effects of bleaching agents on the inorganic components of human dentine and cementum, *J Endod* 18: 290, 1992.

[69] Rotstein I, Lewenstein I, Zuwabi O, Stabholz A, Friedman M: Effect of cervical coating of ethyl cellulose polymer and metacrylic acid copolymer on the radicular penetration of hydrogen peroxide during bleaching, *Endod Dent Traumatol* 8: 202, 1992.

[70] Rotstein I, Mor C, Friedman S: Prognosis for intra-coronal bleaching with sodium perborate preparations in vitro: 1-year study, *J Endod* 19: 10, 1993.

[71] Rotstein I, Torek Y, Lewinstein I: Effect of bleaching time and temperature on the radicular penetration of hydrogen peroxide, *Endod Dent Traumatol* 4: 32, 1988.

[72] Rotstein I, Torek Y, Misgav R: Effect of cementum defects on radicular penetration of 30% hydrogen peroxide during intracoronal bleaching, *J Endod* 17: 230, 1991.

[73] Schroeder HE, Scherle WF: Cemento-enamel junction revisited, *J Periodontal Res* 23: 53, 1988.

[74] Shannon H, Spencer P, Gross K, Tira D: Characterization of enamel exposed to 10% carbamide peroxide bleaching agents, *Quintessence Int* 24: 39, 1993.

[75] Stanley TJ, Danko WD: *The millionaire next door*, Marietta, GA, 1996, Longstreet Press.

[76] Swift EJ: A method for bleaching discolored teeth, *Quintessence Int* 19: 607, 1988.

[77] Swift EJ: Restorative considerations with vital tooth bleaching, *JADA* 128: 60S, 1997.

[78] Swift EJ Jr, Perdigai J: Effect of bleaching on teeth and restorations, *Compendium* 19(8): 815, 1998.

[79] Titley K, Tomeck CD, Ruse ND: The effect of carbamide-peroxide gel on the shear bond strength of a microfil resin to bovine enamel, *J Dent Res* 71: 20, 1992.

[80] Titley K, Tomeck CD, Ruse ND, Krmec D: Adhesion of resin composite to bleached and unbleached enamel, *J Endod* 19: 112, 1993.

[81] Titley K, Torneck CD, Smith DC: Effect of concentrated hydrogen solution on the surface orphology of cut human dentine, *Endod Dent Traumatol* 4: 32, 1988.

[82] Trope M: Cervical root resorption, *J Am Dent Assoc* 128: 56S, 1997.

[83] Whitening products and fluorides, *The Dental Advisor* 3: (4): 1, 1996.

[84] Zalkind M, Arwaz JR, Goldman A, Rotstein I: Surface mor phology changes in enamel, dentine and cementum following bleaching: a scanning electron microscopic study, *Endod Dent Traumatol* 12: 82, 1996.

第22章 根管治疗后牙齿的修复

Galen W. Wagnild and Kathy L. Mueller

修复牙科学与活髓牙 / 717	根管治疗对牙齿的影响 / 721
修复治疗过程及材料对牙髓的影响 / 717	死髓牙修复体的基本组成 / 724
口腔修复学与死髓牙 / 721	小结 / 743

修复牙科学与活髓牙

修复治疗过程及材料对牙髓的影响

需要进行广泛修复的牙齿,要遭受来自病变本身及治疗操作对牙髓的双重损害。为此,有人列举了一系列预防措施,以减少牙科治疗操作对牙髓的损害(详见本书第15章关于修复技术及材料对活髓影响的讨论)。

修复术后发生牙髓并发症的风险

对牙髓的负面影响是修复操作固有的危险。尽管可采取大量的预防性措施,修复操作对牙髓的损害仍然不能完全消除[5]。完整的牙本质可对牙齿疼痛、过敏、龋坏、折裂和牙髓崩解提供生物学的抵抗力[2]。此外,在牙体制备的过程中,随着大量的牙本质被去除,牙本质小管被暴露的数量也剧增。在牙本质表面或釉牙本质界(DEJ),每平方毫米的牙本质小管数量为15 000～20 000个;而在髓腔表面,牙本质小管的数量增加3倍,为45 000～60 000个/毫米^2,而且小管的直径也增大。因此,深的制备使大量宽阔的牙本质小管容易受到创伤、牙科材料和细菌产物的影响。牙本质的通透性在薄的轴面达到最大,尤其是在近中面。在为全冠制备牙齿的过程中,特别是当局部固定义齿的基牙向近中倾斜时,这些牙面的牙本质往往被大量磨除。当牙本质的厚度减少到0.3毫米时,牙髓将受到明显的刺激[47]。

制备牙体及修复过程都会对牙髓造成一定的刺激,有时这种损害是不可逆的。当被修复的牙齿发生这些牙髓并发症而没有其他原因时,应当考虑是牙科修复操作引起的。联冠修复的基牙比用单冠修复后的活髓牙更容易发生牙髓坏死。毫无疑问,这是因为共同就位道需要去除更多的牙本质。一项关于修复后牙齿发生牙髓并发症的研究表明:在没有龋坏、折裂及其他有害因素存在时,单冠修复的牙齿牙髓并发症的发生率大约为0.3%,基牙为4.0%。当同时还有其他有害因素存在时,牙髓坏死的发生率会大大提高。牙齿的治疗操作与牙病复发的联合作用使基牙的牙髓受累率增高将近4倍,比单冠修复的牙齿增高10倍多[6]。

牙髓受累的增加比率与牙齿破坏程度及修复的复杂性成正比。经过修复和全冠治疗的牙齿,其牙髓坏死的发生率比未修复的牙齿高出约30倍[17]。在需要牙周治疗和假牙修复的复杂病例中,进行性牙周病患牙发生牙髓并发症的几率是中度牙周病患牙的2倍。这反映出多种疾病过程、大面积的牙体制备和先前牙齿的破坏以及修复累积作用之间复杂的相互影响。

修复体戴入后,牙髓退行性病变的发生随着时间的延长也有所增加。牙体制备及修复操作造成的牙髓损害可持续存在多年而不被发觉。在那些牙髓受损原因不明的牙齿中,在修复治疗后最初3年内恶化的有12%,到第7年时牙髓坏死率增加到36%,到第12年增加到50%[6]。

需要修复的牙齿发生牙髓病变的危险因素应

在修复前进行仔细的评估,尤其是当修复的规模和复杂性增加时。在任何治疗开始前,都应该制定根管治疗的计划,并纳入有逻辑性的治疗程序。而且患者与临床牙科医师都应该知道这项操作的多学科性。

修复前根管治疗的适应证

关于待修复牙齿的评估应包括3个值得考虑的问题:

1. 牙髓的健康状况;
2. 计划进行的修复治疗可能对牙髓组织的影响;
3. 修复治疗的强度。

如果修复治疗有可能影响该牙齿牙髓的健康,应该对其进行预防性根管治疗。

预防性根管治疗

当需要去除大量牙本质的修复操作有可能损害牙髓健康时,就应当对该牙齿进行预防性根管治疗。例如剩余牙体组织很少的活髓牙,在修复时常常需要辅助性固位。固位的沟、箱和钉等辅助性固位的获得都是以牙本质的磨除为代价的;而且这些操作都可能最终对牙髓的活力造成一定程度的损害。当大量的牙体组织丧失时,明智的根管治疗对于整个修复治疗的成功至关重要。一个由于龋坏、折裂或原有修复体而丧失中轴冠部牙本质的牙齿,其牙髓可能仍有活性,但没有足够的龈上牙体组织供新的修复体固位。此时,可考虑将修复区域延伸到根管系统,并去除牙髓组织以放置桩、核和冠修复体[50]。

在缺失牙与错位牙的病例,通常要磨除相当多的牙体组织,而这会危及牙髓组织的健康。当为固定修复体制备不平行的基牙时,需要从轴壁去除大量牙本质,那样会损害牙髓组织。也可采用冠内附着体解决缺失牙或错位牙的问题,但是为了在牙冠内放置附着体则需要附加的牙体制备,这可导致牙髓不可逆的损害[50]。

在有牙周病的牙齿,当冠修复体的边缘置于釉牙骨质界(CEJ)的根尖方时,有可能使牙髓组织受到损害(图22-1)。牙根有限的周长决定了必须去除较多的牙本质,以便制备有锥度的轴壁。因此导致覆盖牙髓的剩余牙本质层太薄,以致不能防止因制备牙体及修复材料潜在的刺激引起的不可逆的变性。

当计划对患牙周病的活髓牙行截根术或半切术,以利用牙齿的余留部分时,也应在修复前进行预防性根管治疗。同样的,可对牙槽骨明显丧失的

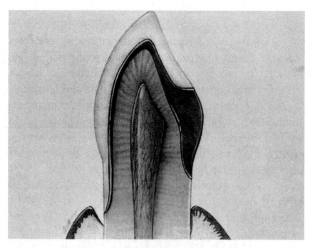

图22-1 牙周附着的丧失常导致临床牙冠的加长。修复操作需要从轴壁去除更多的牙本质,会使牙髓活性受到损害

牙齿行根管治疗术并保留牙根,以便为覆盖义齿提供足够的支持。

在修复体戴入之前需要进行较大咬合调整的活髓牙,也需要进行预防性根管治疗。为了重建合理的咬合平面而降低伸长牙的高度时,也需使牙齿去髓。通过大量磨去牙冠以降低临床牙冠的高度来纠正不适宜的冠根比例时,也需要进行预防性根管治疗。总之,关于是否需要进行预防性根管治疗,应当仔细考虑,以免在以后再穿过冠修复体进行根管治疗。

对那些牙髓状况脆弱而又需要进行铸造修复的牙齿,必须预先做好进行根管治疗的计划。在戴入桥的固位体或单冠之前,对有慢性牙髓炎的牙齿进行根管治疗,效率高,效果也好。在牙体制备之前,必须考虑患牙的病史。那些曾经经历过多次牙病发作或外伤、多次牙体操作的牙齿,会出现牙髓应激综合征,有随后发生牙髓崩解的危险[1]。对那些牙髓组织处于激惹状态的活髓牙齿,必须事先进行预防性根管治疗,否则,在完成修复计划以后再进行根管治疗将会困难得多。

修复治疗的幅度

随着修复设计的范围大小及复杂程度的增加,需要进行预防性根管治疗的病例数量也随之增加。修复后进行根管治疗常伴随严重和危险的意外。通过已存在的修复体进入根管,将去除其下方很大一部分牙本质核和垂直壁,这将破坏黏接剂的完整性,从而有损修复体的固位及抗力。黏接剂密闭性的丧失和跟着发生的冠边缘的渗漏,可导致在冠内的牙本质核发生严重龋坏。在破坏严重化以前,一个死髓牙牙本质核的龋坏很难通过X线检查和临床症状被察觉(图22-2)。当龋蚀延伸到牙根

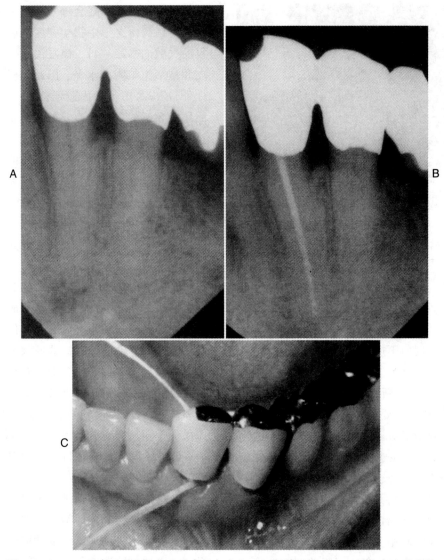

图 22-2　A. 现有的固定桥基牙伴有根尖病变。B. 根管治疗后。C. 很快发生黏接剂密封性丧失从而导致了龋坏的发生 (Dr. Geoge Gara 提供)

时,需要行牙周牙冠延长术,这样可暴露龋坏的牙本质,有利于进行修补。有些根面龋是不能修复的,从而导致需要将牙齿拔除,及包括多个牙齿的固定修复体的丧失。

从全瓷冠或瓷熔附金属全冠上获得根管入口会削弱修复体的强度。穿过上釉的瓷面也会明显影响瓷的强度。穿过咬合面瓷和金属顶盖会削弱瓷的黏结强度,并导致瓷贴面从金属上剥离。因此,尽管在修复体完成之后仍然可以进行根管治疗,但是所有临床牙科医师都应尽力避免在此种情况下进行这一操作。

在一些受累较严重的牙列,在修复后,由于咬合的需要可能改变牙齿根与临床冠正常的相互关系。牙冠和牙根的方向不一致可导致进入根管困难,和去除过多冠部的牙体组织。在严重时,这种方向的不一致可造成牙根的机械性穿孔(图 22-3)。上述事实不会对单冠修复牙齿的治疗计划有太大的影响,但对于那些较大的、复杂且脆弱的修复体,可造成很迅速的破坏。这些病例需要在修复之前对相关牙齿进行仔细的牙髓健康状况评估,然后对处于关键部位的、预后不明的牙齿进行预防性的根管治疗。

修复前的评估

在修复治疗开始前,必须仔细评估牙齿,以保证修复治疗最终的成功。而且,应该对牙齿进行逐一检查,并结合该牙齿在整个修复计划中的地位进行综合评估。牙齿的预后、邻牙、对颌牙、患者对修复的期望等因素都应考虑在内。整个检查评估应该包括以下几个方面:牙髓、牙周、修复和美容。

牙髓状况评估　除前述关于死髓牙的识别与

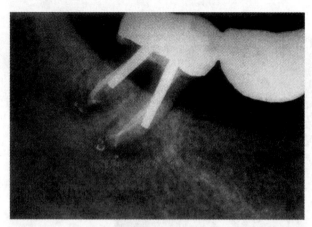

图 22-3　牙根的解剖决定桩钉的位置和尺寸。这颗磨牙咬合面的解剖曾用来投影牙根的位置。修复后冠和根长轴的移位可导致严重的临床错误

活髓牙牙髓状况的评估以外，修复前的评估还应包括现存根管治疗质量的检查。新的修复体，尤其是当修复体较为复杂时，不应选择根管治疗预后可疑的牙齿作为基牙。对于 X 线片显示根尖有病变或临床有症状的牙齿，应重新进行根管治疗（见第 24 章）。有桩的修复体还需要一个桩腔，可通过从根管中去除部分牙胶制成。对于曾用银尖及其他不适当材料充填的根管，应在修复治疗前验明，并在修复治疗前重新进行根管治疗。

牙周状况评估　保持牙周组织的健康，对于经过根管治疗和修复的牙齿的远期效果至关重要。在根管治疗之前，应该对相关牙齿的牙周状况进行检查，仔细考虑计划制作的修复体对附着器会造成什么影响。许多牙齿的牙体组织严重不足从而危及冠部的重建。广泛的龋坏、牙折、以往的修复体、穿孔及外吸收都会在牙周附着水平使牙体组织受到破坏。如果打算越过上述缺损，将修复体的边缘置于硬的牙体组织上，则会进一步破坏牙周组织的生物学附着区。而这一生物学宽度的破坏可造成临床修复的失败（图 22-4）。修复治疗会损害患牙结合上皮和结缔组织附着水平，因此除根管治疗和修复治疗外，还应考虑行牙周冠延长术或正畸牵引。另外，龋坏或牙折的患牙常有足够的牙槽骨支持，可考虑拔除患牙和行牙种植术。

修复学评估　在进行根管治疗之前确定牙齿的可修复性具有重要的意义，因为在进行任何最终治疗之前，都应进行牙齿可修复性的评估。如果一颗牙齿被龋坏、牙折、先前的修复体和牙周病严重破坏而丧失其可修复性，那么对其进行根管治疗是毫无意义的。

在制定出最终计划之前，应对一颗牙齿的战略意义做出判断。一个大的修复体成功与否取决于是否有一颗具有战略意义的牙齿，例如，一颗居中的基牙。在一个象限最远端的一颗牙齿对避免可摘局部义齿向远中延伸非常重要。对在整个治疗计划中有战略意义的牙齿，要求必须进行有把握的根管治疗和修复治疗，以便它们能长期发挥作用。相反的，如果有健康的邻牙可作为基牙，或适合作种植牙，那么，患牙就不值得进行彻底的根管治疗。破坏严重的牙齿应当拔除。

在决定将一颗牙齿纳入最终治疗计划前，应当考虑它的可靠性和预后情况。准备保留的牙齿必须在修复后能承受施加给它的功能压力。丧失的牙体组织可以通过铸造修复体、核和桩来替代。但是，随着冠部及牙根内牙体组织丧失数量的增加，牙根发生折断的危险也增加。因此，一定数量结实的牙体组织是必需的，而且为了被修复牙齿结构的完整性，必须将其包裹在修复体之内。这个金属加固套

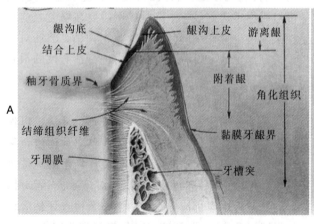
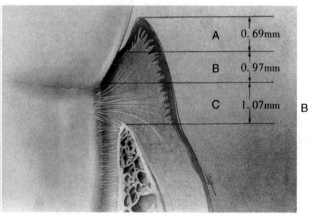

图 22-4　A. 健康附着器的解剖。B. 牙体结构不足，需将修复体边缘置于 B 和 C 区是冠延长术或正畸牵引的适应证。这些区域包含结合上皮和结缔组织附着

箍（即围绕剩余牙齿外围的一条带，就像围绕桶周围的金属带）可明显降低根管治疗后牙齿折断的发生率[4,23,33,43,59]。如果没有足够的结实牙体结构以适应有套箍的修复体，则应对该牙齿进行牙周和正畸治疗或将其拔除。

美观评估 在进行根管治疗之前，应对可能发生的美观问题进行研究。如有时透过薄的牙龈组织可以看见牙根暗黑色的影子。置入根管中的金属或暗黑色的碳纤维桩以及银汞都会造成不可接受的牙龈变色。在选择桩和修复材料时，应考虑到全瓷冠的半透明性。在美观要求较高的区域，应选择牙色的碳核、玻璃纤维强化的复合树脂或二氧化锆桩[30,35,48,60]。同样，为需要美观的病例应选择牙色的，而不是晦暗的复合树脂核材料。

对于美观要求较高的牙齿，如果根管治疗后不再做冠修复体，更要严格选择其髓室与根管冠1/3的充填材料（图22-5）。因为晦暗的材料对多数无冠修复体牙齿的颜色和半透明性会产生不利的影响。同样，根管治疗后，在牙齿的冠部可以看到因牙胶引起的变色，因此，牙胶应限制在牙根的根尖部分。在这些美观要求较高的牙齿，必须选择那些能提供最佳健康服务和最少美观缺陷的根管充填材料和修复材料。

总之，在着手最终治疗之前，应对一些疑难的临床问题进行评估。当急性牙髓炎促使进行根管治疗时，治疗应局限在急诊处理。牙髓炎稳定后，继续治疗之前，临床牙科医师应完成总体的评估。准确地掌握牙髓、牙周、修复、美观这些变数，将有利于取得合理的和成功的治疗结果。

可能有这样的情况，根管治疗能够成功，而失败发生在其他牙科治疗科目。此时，应采取多学科的方法检查和治疗这些牙齿，以达到最大的成功。如果根管治疗能够成功，但因牙周或修复的问题不能解决而不能完成整个治疗计划时，应当拔除这些牙齿。应在制定治疗计划阶段就辨认出这些牙齿，并将替代这些无法治疗的牙齿的方法包含在整个治疗计划中。

口腔修复学与死髓牙

根管治疗对牙齿的影响

根管治疗后牙齿的变化 导致需要进行根管治疗的疾病和修复操作远不只是对牙髓活性有影响。根管治疗后剩余的牙体结构是曾经被以往的龋坏、牙折、牙体制备及修复治疗等破坏和削弱了的；根管治疗则进一步去除重要的牙冠内和牙根内的牙本质；最后，根管治疗还将改变剩余牙体组织现有的组成。所有上述因素综合影响的结果是临床上见到的死髓牙折断率的增加和半透明度的降低。根管治疗后牙齿的修复设计在于弥补这些改变，理解根管治疗对牙齿的影响及各个因素的意义是非常重要的。根管治疗后牙齿的主要变化包括以下几方面：

- 牙体组织的丧失；
- 物理性能的改变；
- 剩余牙齿美学特征的改变。

牙体组织的丧失

根管治疗后牙齿强度的减弱主要是由于冠部牙体组织的丧失，但这并不是根管治疗的直接影响。有报道指出，单纯的根管治疗仅仅能使牙齿强度降低5%，而一个近中𬌗-远中（MOD）洞型的制备则会使其强度降低60%[49]。进入髓腔的入口洞型的制备需要去除髓室顶部的牙本质从而破坏了牙体组织的完整性，使牙齿在行使功能时弯曲度增大[27]。在牙体组织明显丧失的病例，正常的咬合力也可造成脆弱牙尖或牙齿周长最小区域如釉牙骨质界（CEJ）的折裂。由于先前牙科操作的综合作用使牙体组织减少，从而使根管治疗后的牙齿发生折断的可能性增加。

物理性能的改变

根管治疗后，剩余牙体组织的物理性能也发生不可逆性变化。牙本质中胶原纤维交叉连接和脱水的改变，可使根管治疗后磨牙的强度与韧度减少14%。上颌牙齿比下颌牙齿强壮，下颌切牙是牙列中最脆弱的牙齿[27]。牙齿结构完整性的丧失、水分的丧失和牙本质韧性丧失的总和，会损害根管治疗后的牙齿，因此需要特别注意这些无髓牙的修复治疗。

剩余牙齿美学特征的改变

根管治疗后的牙齿还将发生美学方面的变化。生化性质改变了的牙本质可使光线通过牙齿时的折射发生改变，进而改变牙齿的外观。死髓前牙色泽变暗是众所周知的现象。牙齿冠部不恰当的清洗和成型也会使牙齿变色，因为残留在髓角的牙髓降解产物可使牙本质变色。治疗牙齿使用的药物和根管充填材料的残余也可影响根管治疗后牙齿的外观。美观区域牙齿的根管治疗和修复治疗要求严格控制操作步骤和使用的材料，以保持牙齿的半透

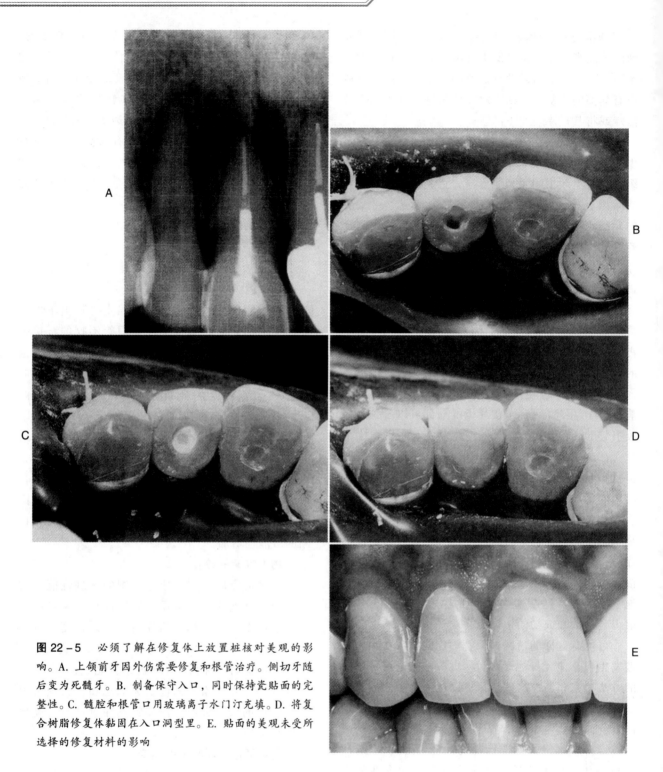

图22-5 必须了解在修复体上放置桩核对美观的影响。A. 上颌前牙因外伤需要修复和根管治疗。侧切牙随后变为死髓牙。B. 制备保守入口，同时保持瓷贴面的完整性。C. 髓腔和根管口用玻璃离子水门汀充填。D. 将复合树脂修复体黏固在入口洞型里。E. 贴面的美观未受所选择的修复材料的影响

明和自然外观。

制定死髓牙修复治疗计划

所有伴随根管治疗发生的变化，都会对根管治疗后牙齿修复方法的选择有一定的影响。必须考虑的因素有：

- 剩余牙体组织的数量；
- 牙齿的解剖位置；
- 牙齿的功能负荷；
- 牙齿的美观要求。

上述因素的各种组合将决定需要桩、核，还是冠修复体，并可帮助选择。当然，这些牙齿不是绝对需要各自不同的修复方法；也不是一种修复方法可用于所有的情况。

剩余牙体组织的数量

牙体组织丧失的数量差别很大，可以由在完整无损的牙齿上制备最小的入口，到危及牙齿寿命的

广泛的牙体组织损坏。牙体组织受损坏的程度是修复根管治疗后牙齿时应考虑的最重要的问题之一，也是临床牙医最不易控制的一个问题。有一半以上完整牙体组织的牙齿比受损坏牙齿的强度大，可用冠修复体保守修复，不需要在牙根内放置桩[10]。相反，因龋坏、牙折和先前修复体使剩余牙体组织很脆弱的牙齿，则需要制作桩、核和冠修复体。

剩余牙体组织过少的牙齿存在下列问题：
- 发生牙根折裂的危险性增加；
- 修复治疗后发生继发龋的可能性加大；
- 最终修复体移动或脱落的发生率较高；
- 在牙体制备过程中，破坏牙周组织生物学宽度的发生率增加[46,66,72]。

对于被修复牙齿的远期疗效，剩余牙本质的数量比人工桩、核、冠修复体材料的选择更为重要。一个有效的、长久的修复体和失败的修复体之间的差别可能只是由于在边缘区域少了1毫米的牙体组织。当冠修复体的边缘或者是金属加固套箍将这些附加的牙本质包裹时，可以为冠修复体提供比桩或核更大的保护。要求利用所有牙科的专长制定治疗计划，以获得需要的健康牙体组织，并获得桩、核、冠联合修复体无创伤性固位的设计，以及当预后不良时，能及时识别。当没有把握制作出一个能较长时间使用的修复体时，应该考虑将患牙拔除。

牙齿的解剖位置

前牙：完整的死髓上颌前牙，当丧失的牙体组织等于制备入口洞型去除的牙本质时，是最不易发生折断的。通常，它们不需要作冠修复体、核或桩，修复治疗仅限于将入口洞型封闭。丧失大量牙体组织的死髓上颌前牙需要一个冠修复体，这个冠修复体可通过桩和核得到支持和固位。根据桩的性能要求决定选择什么材料的冠修复体、核和桩。可用美观的二氧化锆桩，它们具有高度的X线阻射性与弹性模量(即韧性)。也可用低X线阻射性与低弹性模量的玻璃纤维强化型复合树脂材料的桩。

后牙：与前牙相比，后牙要承担更大的咬合力，修复体设计必须能防止后牙折断(图22-6)。根管治疗后仍有大量牙体组织剩余的牙齿应与牙体组织丧失明显的牙区别对待。磨牙承受的咬合力需要冠修复体或高嵌体的保护；至于是否需要桩或核，则应根据剩余牙体组织的数量确定。当有足够的剩余牙体组织给核与冠修复体提供固位时，桩就不需要了。瓷冠、金属冠或高嵌体能很好的保护牙尖和防止牙齿折断，应当将它们用于后牙(承受咬合力极小的特殊病例除外)。尽管许多体外研究提出，采用现行的牙本质黏接剂与复合树脂修复已制备入口洞型或保守MOD洞型的前磨牙，几乎可达到正常牙尖折断的数值[2, 65]，但是这种增强可能只是暂时的[14]。

牙齿的功能负荷

固定义齿和可摘局部义齿基牙承受的水平力和扭力，要求修复体有更好的防护和固位性能。长跨度固定桥和远中游离端可摘局部义齿的基牙，要比较小的固定桥或牙支持式可摘局部义齿的基牙承受更大的横向载荷，因而更需要防护。同样，由于磨牙症、过紧咬合或重度偏侧咬合而出现广泛磨耗

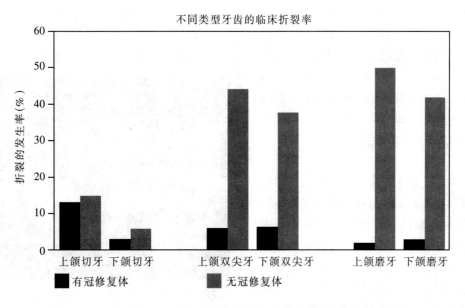

图22-6 在后牙列，当没有冠修复体覆盖时，死髓牙折裂的发生率增加了70%

的牙齿,则需要附加钉、核和冠修复体[10]。

牙齿的美观要求

前牙、前磨牙、上颌第一磨牙处在口腔的美观区域。这些牙齿在牙龈和嘴唇的框架里赋予美丽悦目的微笑。看得见的硬、软组织颜色和半透明性的改变都会对这个区域的美观造成不利影响。对位于美观区域的牙齿进行修复时,应精心选择修复材料、谨慎处理相关组织和及时进行根管治疗,以防止牙齿丧失活性后牙根颜色变暗。目前修复这些牙齿的材料包括:牙色的桩;牙色的复合树脂核或瓷核;牙色的黏接剂;各种瓷或陶瓷冠材料。

死髓牙修复体的基本组成

为根管治疗后牙齿设计的修复体,应能保护剩余牙体组织不发生折断,并能替代丧失的牙体组织。最终的修复体包括以下成分的各种组合:①桩;②核;③冠修复体。选择哪种组合的修复体,取决于死髓牙是前牙还是后牙,牙冠的牙体组织是否丧失很多(表22-1)。不是每一个根管治疗后的牙齿都需要冠修复体或桩,有一些需要所有三者的组合,而另一些则仅仅需要封闭入口和恢复牙冠。

当一个死髓的前牙或后牙丧失大量的牙体组织时,需要一个冠修复体。桩和核是用来为冠修复体提供支持与固位的。修复完成的牙齿最终的配置包括4个部分(图22-7):

1. 剩余牙体组织及牙周附着器;
2. 位于根管内的钉(桩);
3. 位于牙齿冠部的核;
4. 最终的冠修复体。

桩、核、冠修复体联合起作用时,必须看作是一个整体。核可取代冠部丧失的牙体组织,并为冠修复体提供固位。桩可为核提供固位,同时必须将其设计成在行使功能时,牙根折断发生的可能性最低。而冠修复体则可恢复牙齿的功能及美观,并防止牙根和牙冠发生折断。每一个桩和核的特殊设计都是由它们各自功能的临床需要决定的。

钉(桩)

钉(见图22-7)是置于死髓牙根管内的一根桩或其他相对坚硬的修复材料。钉可以由金属或各种较新型的非金属材料制成。钉对修复那些严重受损,在牙周附着上方没有足够的剩余牙体组织的死髓牙尤为重要。剩余牙根中的钉向根尖延伸,以锚定支撑冠修复体的核。钉主要的用途是为核与冠修复体提供良好的固位,以减少牙根折裂的危险性,

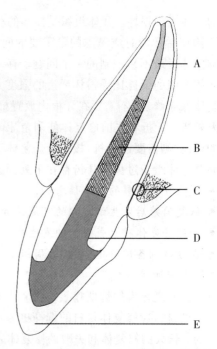

图22-7 修复和根管治疗后牙齿的结构图。根管封闭剂和牙胶在根尖部保留3~5 mm(A)。钉(B)是在牙根内的修复材料。核(D)替代冠部丧失的牙体组织和使冠修复体得以固位(E)。修复和根管治疗必须保护剩余的牙根和它的附着器(C)

因此,钉有固位与保护双重功能。钉主要是帮助修复体固位,和沿牙根长度消减或分散咬合力以保护牙齿。钉本身并不能增加牙齿的强度,相反的,如果为放置一根大直径的钉而磨除牙本质,牙齿反而被削弱。这一点是非常重要的,因为错误地用粗钉加强牙根可导致重大的损害(图22-8)。

桩的理想性能

用于修复治疗的桩应包括尽可能多的下列性能:

- 能最好地保护牙根;
- 在牙根内能恰当固位;
- 使核、冠修复体能有最好的固位;
- 能最大限度地保护冠边缘水门汀的密闭性;

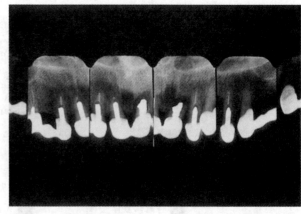

图22-8 为放置大的钉,过多地去除牙本质可导致牙体组织的削弱

- 当需要时，能具有理想的美观性能；
- 良好的 X 线片可视性；
- 可取出；
- 良好的生物相容性。

这些临床性能反映了桩的基础物理性能。这些物理性能是各种类型桩的成分、外形、尺寸和表面结构的独特组合造成的。另外，黏接剂、根桩的制备技术、修复体的附加抗扭转性能和根管内壁的适应性都直接影响临床治疗效果。应当把对桩装置的讨论主要集中在如何取得理想的临床效果上，这一理想的临床效果是基于对桩和修复材料的基础物理性能的理解。

重要的是，桩的研究大都是在体外无冠修复体牙齿中进行的，而在临床上，这种情况不一定发生。设计这种条件是为了阐明和突出桩之间或与其他研究成分之间的区别，从而提供有价值的信息。但是临床牙科医师必须考虑到这个数据与临床特殊条件的关系，包括最终要用冠修复体修复。体内、体外的研究反复证明，冠修复体的存在可能使各种类型桩之间的区别消失[1,58,61]。

桩的分类

根管桩曾以不同方式分类，包括预成的和定制铸造的（custom cast）、金属的和非金属的、刚性的和有弹性的、美观的和非美观的等。但是，有些桩呈现出重要的物理性能，它们跨过了这些明显的类型，使简单的分类显得很不完备。传统上，桩曾经是金属的、预制的或定制铸造的桩和核。但目前这一广泛的分类不再实用，因为工艺技术给根管桩不断提供新材料及新观念。由于许多桩呈现出不只一个类型的特性，因此按理想的临床性能分类更有临床意义。按3个重要临床特性可分类如下：

1. 固位性桩；
2. 保护性桩；
3. 美观性桩。

这些特性相互联系，且与剩余牙体组织的量和冠修复体的存在及设计有关。

桩的固位性能：桩-根固位与桩-核固位

在临床上，固位性能必须足以使桩在牙根内及在剩余牙体组织内锚定。最佳的桩-根固位力是在行使功能时足以使桩保持稳固。但是，如果金属或二氧化锆桩稳固过度，则将无创伤性地取出桩和进行根管重新治疗。桩的固位性能随着桩的设计、材料组成和黏接剂类型的不同而变化。

桩的设计和桩的固位

对体外金属桩的经典研究发现，侧面平行，表面有锯齿，增加长度可使桩固位力增加。侧面平行的桩比锥形桩固位力强，因为侧面平行的桩比锥形桩能更容易地将咬合力沿牙根均匀分散。表面有锯齿的金属桩比光滑的金属桩表面固位力好，因为给黏接剂提供了机械固位的倒凹。但是，碳纤维及纤维-加强型复合树脂桩都是光滑型的（为了维护纤维束的完整性）[39]。因为这些桩是通过树脂黏接剂与根管内壁黏固的，其固位是通过化学的结合，而不是机械的倒凹。传统桩的固位力还与其长度成正比，金属桩的长度增加，固位力也增加（当测量金属桩和非黏附性水门汀的固位力时）。通过用螺纹主动嵌入根管壁以达到固位的桩设计，固位力虽好，但已证明，牙根折断的危险性也增加[8,18,60]。主动嵌入牙根型桩的临床适应证很少。有黏接固位力的碳纤维、碳核和玻璃纤维-加强复合树脂桩不需要像传统桩那样的长度。桩长与冠修复体高度的比例达到1：1就足够了[10]。

桩使核锚定的能力，对于根管治疗后牙齿的成功重建具有重要的临床意义。核固位力的丧失可导致冠修复体的丧失。一个没有界面的桩核整体可使核得到固位。间接的、定制铸造的金属桩和核，以及伴有实验室制作的瓷核的二氧化锆桩，使用的就是这个桩和核一体化概念。在头部设计有机械扣锁的直接桩比头部较小的桩固位力大[12]。尽管头部大的桩对大的牙齿是有利的，但在制备一个小的前牙牙冠时，一个大的核和桩头将占据很大的空间，可导致咬合增高，材料太薄，容易折裂。

桩的组成与桩的固位

桩可以用各种不同的材料加工制成，因此也就具有各种物理性能。桩的固位性与桩基础材料的物理性质有关。桩固有的强度影响桩与牙根和桩与核之间的固位力。如果桩发生折断，最靠近冠的那部分桩不再保留在牙根内，也就不能再将核锚定。在拔出试验中，金属桩的抗折断强度较好，因此固位力也比碳纤维桩好。实验中，所有碳纤维桩均断裂，未能测定其固位力；但无金属桩断裂[15]。但在行使临床功能时，很少有纯张力存在。

在行使临床功能时，这些桩和核-冠复合体反复经受着侧向力的作用，因此桩易在根管口处折断。在受损牙齿冠部没有完整的牙本质和冠套箍保护时，尤其如此。当剩余牙体组织和肩领越来越少时，越来越多的力将传递给桩，而且集中在桩的弯曲点上。抗折强度、抗弯强度、脆性都是指桩的物理性能，这些性能描述了桩抵挡由于过度变形、持久的弯曲或折断造成临床失败的能力。在行使功能时，受损前牙中太细的金属桩，在过大前伸力的作用下，可变得弯曲甚至折断。在结构薄弱的牙齿，桩的选择及它的物理性能是最重要的。对于有大量无损伤的牙体组织的牙齿，今天用于临床的主流桩都有足够的强度和固位力。此外，还有一些其他因素影响桩的选择。

纤维强化的复合树脂桩是靠牙本质黏接材料固定的，桩的固位力反映了桩材料、牙本质黏接程序的有效性和树脂黏接剂的物理性能之间的相互作用。同样，多数金属桩、碳纤维和碳核桩、陶瓷和氧化锆桩与树脂黏接剂之间是化学性黏接。

桩的组成成分也影响桩使核固定的能力。不锈钢桩比碳纤维桩固定复合树脂核的能力强[39]。但是，一种材料的桩机械固定另一种材料的核时，都存在核桩分离的危险，尤其是在受损害的牙齿，因为此时桩核承受着较大的功能负荷。由同一种材料同时制作的一体化桩核消除了桩核界面。传统上，一体化桩核是定制铸造金属的，但现在已有氧化锆、陶瓷和纤维强化复合树脂装置。直接的复合树脂桩核的组合被称为"一体"技术或"单核心"技术。一项关于支撑树脂核的各种金属与非金属桩的对比研究表明，当桩与核各自用不同材料制成时，材料可从桩上断裂；另外，33%～47%的牙根也折断；而那些同质的、增强复合树脂的一体化桩核，即使黏固上失败了，但却没有损害牙根[10]。

桩的黏接与桩的固位

黏接剂的选择对所有类型桩的固位能力都有影响。传统的黏接剂，如磷酸锌，是通过机械方式提供固位。虽然这些黏接剂不能通过化学的方法黏接到桩或牙本质上，但依然能为有足够牙体组织支持的桩，提供临床上足够的固位能力。但是，当需要去除桩时，不是化学黏接就变成了优点，因为大多数传统的黏接剂可以通过超声波振荡融解。玻璃离子黏接剂可以黏接在牙本质上，但不能黏接桩。但在一项用同样桩做的固位力体外对比试验中却发现，玻璃离子黏接剂可达到与树脂黏接剂同样水平的固位力。玻璃离子和树脂黏接剂二者的固位力比改良的树脂、玻璃离子黏接剂都更满意[40]，而且改良的树脂及玻璃离子黏接剂也呈现出吸湿膨胀，可损害牙根或造成牙根折断[10]。除特殊的低膨胀配方外，改良的树脂及玻璃离子黏接剂不宜用于桩的黏固。

当可利用的牙本质表面减少时，黏接剂的固位力显得更加重要，此时选择化学黏接性的树脂黏接剂可以达到目的。树脂黏接剂可黏结牙根内和剩余牙体组织的牙本质以及大多数桩材料，因此，它们可达到非常高的固位力。例如，用黏附性的黏接剂黏固的平行桩，可以获得与主动的桩或螺纹桩同样的固位力，而没有螺纹旋入牙本质的固有危险。但是，这一黏接剂介导的最大固位并不是没有危险的，当用力取出桩时，80%的牙根发生了折断[63]。

黏接剂的操作过程与易操作性也对黏接剂在桩上的黏附有一定影响。黏接剂完全覆盖牙本质和桩的表面才能获得最大的固位力。黏接剂的流动性和稠度可影响黏接剂能否完全覆盖根管内壁。一些改良的树脂和玻璃离子黏接剂不能铺开或流动性差，因而导致空隙的产生。同样，牙本质黏接剂也必须能穿过牙本质深部进入肉眼难以看见的牙本质小管，从而获得化学的黏接和达到技工室的固位水平。复合树脂黏接剂的强度和固位力还取决于是否完全硬固。丁香油是许多修复材料的普通成分，包括暂时性黏接剂、根管封闭剂及入口洞型的暂时充填材料。丁香油可抑制树脂的聚合。尽管体外试验证明，含丁香油的根管封闭剂并不会影响树脂黏接桩的固位[53]，但是，如果计划使用树脂黏接剂或复合树脂核时，仍应避免使用丁香油含量高的修复材料。

桩的保护性能：抗根折与抗微渗漏

在为牙根与核之间提供固位的同时，桩还必须能提供最大的抗牙根折断力。根管治疗后牙根折断并导致牙齿的丧失是一个难以对付的问题。在一项关于现有冠修复体下方桩和核临床评估的研究中发现，10%的失败病例是由于根折造成的[24, 28]。在一个较早的研究中，40%的自攻－螺纹钉由于斜形或垂直形牙根折裂而告失败[64]。由于刚性太强、呈锥形、与根管内壁贴合太紧等原因，铸造桩和核也存在较高的根折发生率[21,31,42,57]。特别是在给一个宽的套箍剩余的牙体组织很少的情况下，抗变形或抗永久性弯曲的桩有利于保护冠修复体边缘的完整性和黏接剂的密闭性。桩、核以及牙本质复合体的疲劳可造成冠修复体边缘的变形、不密合和增加桩或核折断的危险性[22]，这可导致修复的失败或潜在的龋蚀破坏。

桩的设计及其抗根折力

桩的形状　平行金属桩比锥形桩更能均匀地将咬合力传递至牙根。经典的金属桩光测弹性研究发现，锥形桩在根管内对牙根施加的侧向力较大，类似楔子的作用，可导致垂直根折。在临床上，锥形桩（包括定制-铸造桩和核）与根管壁紧密接触，比侧面平行的桩更易造成根折[21,31,42,57,58]。因为根管是锥形的，所以桩是按照利用侧面平行的安全性，同时保持根管根尖狭窄部分牙本质的完整性的原则设计的。冠部为平行的而根尖部为圆锥形，或者冠部直径大并伴有一系列侧面平行阶梯的桩，既可提供固位，又可体现根管的锥形特征[36]。

并不需要在修复体所有部位都使牙齿与桩紧密接触。这意味着，平行桩在漏斗形的根管中不会与根管冠部的根管壁接触，而是被一层黏接剂所环绕。这一层复合树脂或树脂黏接剂不仅可以增强脆弱的牙齿，并且可在有弹性的牙本质和有高弹性模量的桩之间，提供一个有弹性的夹层。一些以最新的复合树脂为基础的直接桩不需要制备桩腔，从而保存了牙本质的完整性和强度。当这些桩一旦硬固，它们即可反映根管的内部形态，又不会增加根折的危险，因为它们有较好的弹性物理性能（与早期的锥形金属桩相比）。

桩的直径 桩必须有足够大的直径（但也不要太大），以保证在承受咬合力时不发生变形或永久性弯曲。较大的直径不能增加桩与牙根的固位，但会明显增加根折的发生率（图22-9）。用器械在根管牙本质壁上制备桩腔时，应当非常保守，以便更多地保存牙体组织。一根桩可具有的、能抵抗变形的最小直径，取决于桩的组成成分。例如非金属桩直径要大于平行金属桩。非金属桩的设计或者整个呈锥形或者有两个平行阶梯和细的平行的根尖部。这样可使桩的冠部有较多材料，但是需要去除较多牙本质，以便在细的根管里容纳桩较粗的冠部。

桩的长度 金属桩的长度可影响它们沿牙根长度传递咬合力。金属桩应有足够的长度，它应该延伸到牙槽骨嵴以下，以减少咬合力集中在没有被牙槽骨包埋的牙根上。但是，最大的抗牙根折断力来自冠修复体。最近的一个研究结果证明，在有套箍的冠修复体保护的牙齿，将桩的长度增加5~10毫米，并不能使牙齿的抗折力有所增加[12]。

桩的材料组成与抗折能力 在历史上，评价桩的一个重要标准是，在咬合力作用下抗弯曲的刚度。今天，有一些桩不仅能解决临床固位、美观和X线照相等问题，其物理性能还与牙本质的相似。它们能把咬合力通过核传递给桩，最终沿着牙根长度分散。桩、黏接剂和修复材料与牙本质的性质越相似，行使功能时，在组成部分和牙根中的应力集中越小。通常情况下，金属和氧化锆桩的刚度略高于牙本质。玻璃纤维加强的复合树脂基质桩、织网-纤维桩、用带加强的复合树脂桩和碳纤维或碳核桩的刚度（即弹性模量）与牙本质相似。在金属桩中，不锈钢桩的刚度大于钛合金，而钛合金又大于纯钛。一些没有冠修复体牙齿的体外研究报道，金属桩（预成桩与铸造桩）使牙根发生折断的危险性较大[13,33,42,55,70]。碳纤维桩、碳核和玻璃纤维加强的复合树脂基质桩比金属桩弹性模量低，它们的弹性与牙本质相似。这样就使它们能更好地将咬合力分散，从而减少根折发生的危险。但是，根管治疗后牙齿修复成功的标准不仅仅是应该有较好的抗根折性能，还必须恢复功能和美观，即必须使这个修复了的牙本质桩核和黏固剂-全冠的复合体保持完整，并且能长时间地抗微渗漏及继发龋的发生。

应用于单个牙齿修复的材料有很多种，都有不同程度的刚性，对咬合力都有不同的反应。过去推荐将刚硬的桩用于牙齿的颈部，以防止弯曲和水门汀封闭的瓦解。关于与牙本质弹性模量相似，能保护水门汀封闭完整性的新的桩材料的文章发表得很少[62]。这对于那些在边缘只有很少剩余牙体组织的受损牙齿尤为重要。在修复被破坏的牙齿时，桩的选择对于临床牙医们将又是一个挑战，他们需要在抗根折性能、边缘密闭性和美观之间进行权衡。

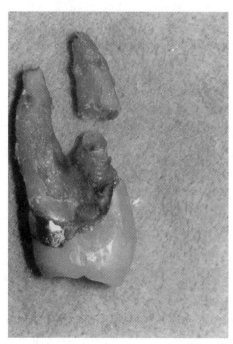

图22-9 双尖牙颊侧牙根里的大直径桩导致了功能性折断。在折断的冠方，可见桩穿透变薄的牙根表面。过度的去除牙根部牙本质使牙齿变得脆弱

牙根被破坏时桩的设计 在牙根受损害的牙齿，可以采用复合树脂技术使根部牙本质、桩和核三者成为一个整体。严重龋坏的牙齿、用器械过度制备根管的牙根、过度制备桩腔的牙根和牙根发育不全的前牙，其根部牙本质可能极少。传统上，在这些薄的、漏斗状的根管里，曾用反映根管内形态的定制的铸造金属桩核以达到固位，但有因根折而失败的危险。复合树脂伴有一根中央金属桩，对加强因龋蚀或其他原因失去牙本质而使牙根内壁变薄的牙根，是有价值的。牙本质与复合树脂桩的组合比常规修复的牙根强壮 50%[51]。可将根管内壁修建成适合桩的形态，而不用为制备桩腔去除珍贵的牙本质。出于这一观念，可以采用光传导桩以便内部的复合树脂成型和硬固，并形成一个定制的复合树脂型片。这个复合树脂型片可为黏接金属桩提供一个标准的桩腔。也可用织网式聚乙烯纤维系统来加强复合树脂和牙本质黏接系统，以形成一体化的自制桩和核。

但是，预防折断最重要的方面不是桩的设计，而是剩余牙体组织的量以及最终冠修复体的设计。用复合树脂核和各种桩替代冠部牙体组织的牙齿，其全部折断所需施加的力，比根管治疗、入口封闭和全冠修复的牙齿小[13]。随着在健康牙体组织上套箍长度的增加，抗折性能明显升高[4,23,32,43]。临床牙科医师应当理解，体外试验研究的设计往往需要放大不同材料之间的差异。但是当临床应用这些信息时，临床牙科医师必须谨记的一点是：试验检测的条件在临床上是没有的，包括给没有冠修复体牙齿中的桩或核施加力。

桩的美观性能 当前的修复工艺程序允许制造出美观的、不含金属的、瓷的冠修复体。这些修复体颜色逼真而生动，没有不自然的不透明、发暗、灰色或从下方金属或金属遮掩剂来的人为的亮度。今天，随着白色或牙色的桩和核材料的开发，死髓牙也可以用美观的修复体修复。

碳核、氧化锆或玻璃纤维加强的复合树脂桩系统临床上都是美观的。美观桩物理性能的选择要根据剩余牙体组织的数量，和将来是否需要重新进行根管治疗来决定。因为碳核桩和纤维加强复合树脂桩系统的弹性模量与牙本质相似，可以用特殊的钻将其从根管内去除。但是，这些桩在 X 线片上不太明显，仅有黏固剂模糊的轮廓提示桩的存在（图 22-10）。氧化锆桩 X 线明显阻射，可以在 X 线片上观察到（图 22-11），但它们比牙本质刚硬。因此，可以把氧化锆桩看作是预成金属桩的美观型。氧化锆桩与牙根组织黏接性强，但如果希望将来取出方便，也可用传统的黏接剂黏固。因为氧化锆桩极硬，不能在根管内将其截断，所以，在黏固之前，必须将其长度进行修剪。

碳纤维桩和金属桩不美观，不宜用来作为美观修复体。这些桩是黑色或金属颜色的，可以透过牙龈、牙体组织或烤瓷修复体反映出来。它们适合用于金或烤瓷熔附金属冠修复的牙齿。桩的选择不仅与上述修复体理想的物理性质有关，而且还和 X 线阻射性、可取出性以及生物相容性有关。

不锈钢桩、铸造金属桩和氧化锆桩 X 线阻射性强。钛桩的 X 线阻射性与牙胶近似，在 X 线片上同时有牙胶紧密充填的根管时，很难把它们辨认出来（图 22-12）。碳纤维、碳核和玻璃纤维加强的复合树脂桩在牙根内只模糊可见，好像是 X 线阻射的黏接剂的一个"空"轮廓（图 22-13）。

金属桩与氧化锆桩是否可被取出取决于黏接剂。传统的黏接剂允许用超声波振动的方法将桩取出。黏附性的树脂黏接剂则使桩不易被取出，可以应用特制的钻将碳纤维和玻璃纤维加强的复合树脂桩切断，然后可很容易取出。

不锈钢含有镍，可能导致一部分患者发生过敏反应。碳纤维桩、钛核和铸造金属桩生物相容性均良好。细胞毒性试验结果表明，碳纤维桩没有细胞毒性[70]。桩的材料还应有抗唾液腐蚀的性能，因为有报道指出，还没有桩与黏接剂联合体能防止水的微渗漏[3,19,20]。非金属桩或者完全由纯的合金制成的定制铸造桩和核，没有腐蚀问题。将定制的核铸造在预成金属桩上时，不锈钢桩最容易发生腐蚀。

桩腔的牙体制备

桩应该首先有足够的长度以满足临床要求，同时不应危害牙根的完整性。对于牙周支持正常的牙齿，桩长度标准参数[25]在以下范围之内：

1. 根管长度的 2/3；
2. 与牙冠长度相等；
3. 有骨支持的牙根长度的一半。

两个主要变数将限制牙周健康牙齿中桩的最终长度：①牙根的解剖形态；②根管系统需要的、足以使根尖封闭的长度。

牙根的解剖形态对确定桩的长度有重要影响。在桩长度的设计中，牙根的全长是最重要的因素。牙根的锥度、弯曲度和牙根剖面的形态同样重要。在桩的根尖末端，应当有大于 1 mm 的剩余牙体

第 22 章 根管治疗后牙齿的修复

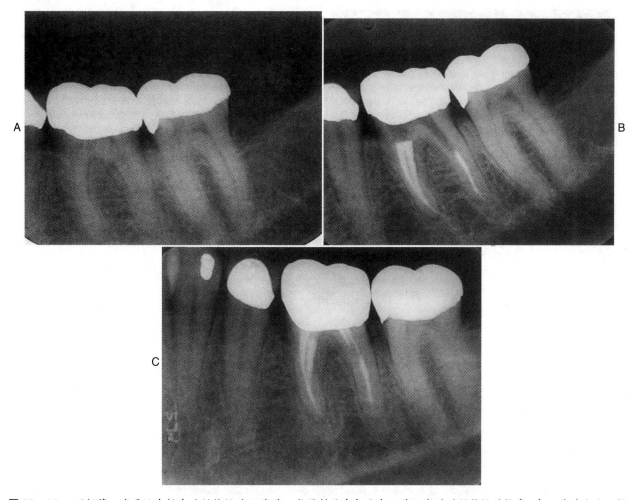

图 22-10 下颌第一磨牙远中根中碳纤维桩的 X 线片。黏固剂没有勾画出 X 线阻射的碳纤维桩的轮廓，在 X 线片上比不锈钢或氧化锆桩难以被察觉。A. 治疗前。B. 制备的桩腔。C. 黏固后的碳纤维桩

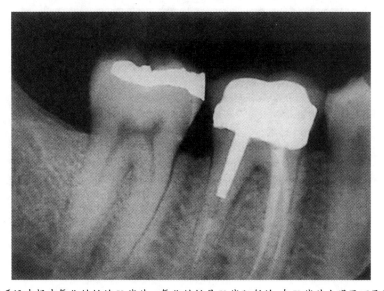

图 22-11 下颌第一磨牙远中根中氧化锆桩的 X 线片。氧化锆桩是 X 线阻射的，在 X 线片上明显可见(Dr. James Gregory 提供)

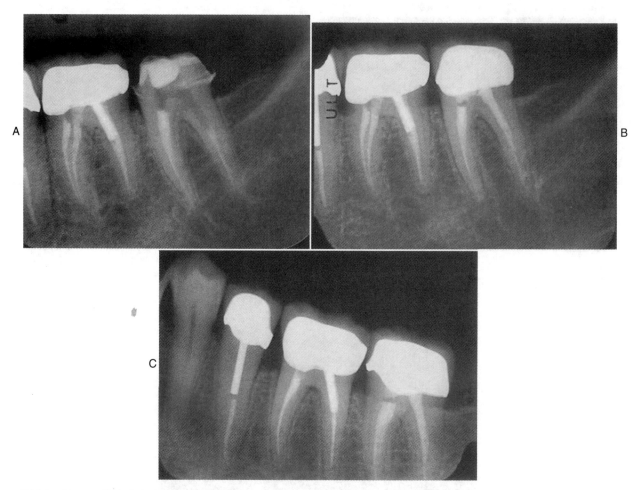

图 22-12　X 线片显示下颌第二磨牙根中有一根钛桩。在 X 线片上,它比不锈钢铸造桩难以发现。A. 制备好的桩腔。B. 钛桩黏固后。C. 注意在下颌前磨牙中的不锈钢桩和下颌第二磨牙中的钛桩之间 X 线阻射性的区别

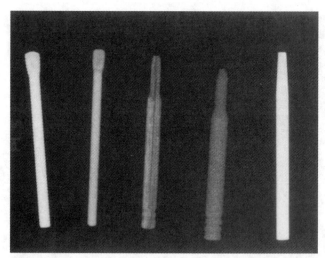

图 22-13　没有软组织、牙槽骨或牙齿,桩的 X 线可见度更大。从左到右:氧化锆、白碳纤维、黑碳纤维、钛、不锈钢

组织围绕,以防止穿孔及抵抗折断(图 22-14)。这就要求,在锥形根管内,桩应稍短,以免桩的根尖部撞击聚合的根管壁。可安全地将较长的桩放进同样长度的侧面平行的牙根内。牙根的弯曲度要求减少桩的长度,弯曲程度越大、弯曲部位越靠近牙冠,桩应越短。根据 X 线片不能确定牙根的剖面形态,因为在两维胶片上不容易看见牙根的凹处。充分了解每颗牙齿牙根的解剖形态对放置桩是非常重要的。在牙列的可预见部位存在有分叉,包括唇舌和近远中的分叉,还有发育的凹陷(图 22-15)。上颌第一磨牙 94%的近中颊根、31%的远中颊根和 17%的腭根在根分叉侧的表面存在凹陷。下颌第一磨牙则有 100%的近中根与 99%的远中根在根分叉侧的表面存在凹陷。上颌第一前磨牙近中有较深的凹面,牙根纤细,牙本质薄。有这些牙根凹陷的根管治疗后的牙齿,需要改变桩的长度与放置,以避免薄的牙本质壁或牙根穿孔。

在根管内需要保留适当的充填材料是第二个

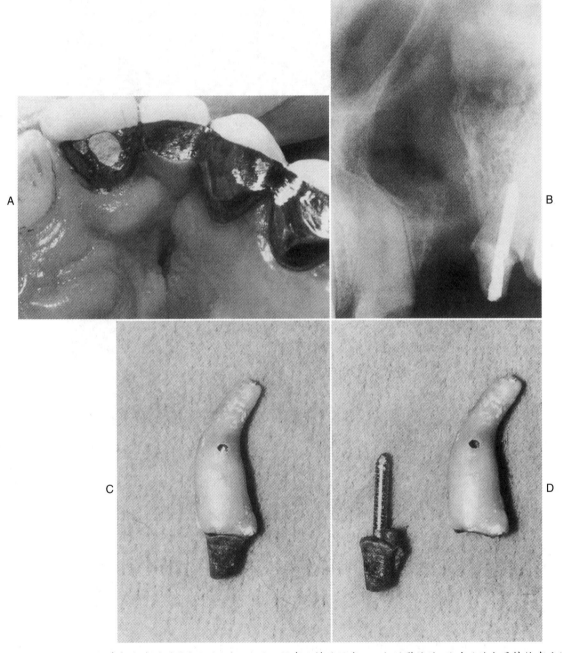

图 22-14 桩的周围必须有相当多的牙体组织(至少 1mm)以便有足够的强度。A. 邻近裂缝的、治疗后的尖牙持续有症状,后被诊断为牙根穿孔。B. X 线片显示似乎根面完整。C. 拔除的牙齿揭示,桩已明显通过穿孔。D. 桩、核与牙齿分开后证实,穿孔发生在桩的尖部

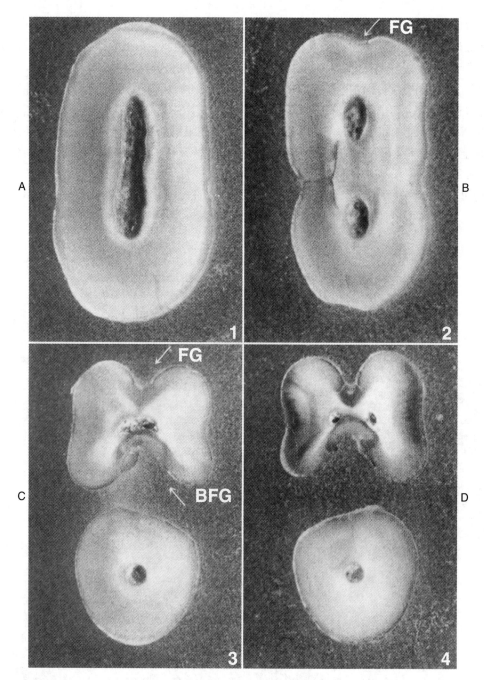

图22-15 牙根的解剖明显影响桩的放置。A. 上颌第二前磨牙釉牙骨质界(CEJ)处的横断面;颊面朝向横断面的顶部。B. 离开CEJ向根尖2 mm,牙根不规则和发育凹陷变得明显。C. 离开CEJ向根尖4 mm,牙根分开并形成颊根(顶部)和腭根,发育沟加深。D. 离开CEJ向根尖6 mm,颊侧牙根呈现的凹陷加深。在颊侧牙根放置桩有使该牙齿根分叉穿孔的危险。选择腭侧牙根放置桩较好(摘自 Gher ME, Vernino AR; Int. J. Periodont. Rest. Dent. 1[5]: 52, 1981)

限制桩长度的重要因素。在根尖保留最后 3~5 mm 的充填材料足够封闭根管。如果桩放置得比这个距离更靠近根尖,即使在有足够牙体组织包绕的情况下,也有封闭失败和修复失败的危险(图22-16)。牙槽骨的高度也对桩的长度有影响。当桩向牙槽嵴的根尖方向延长时,咬合力对剩余牙体组织及周围骨组织产生的危险最小。短的、刚性的、延伸到牙槽骨以上的桩会将咬合力传递至无支撑的牙根,可造成根折。

当需要放置桩时,应将它们置于强健的、直的和长的牙根中。多根牙的牙根解剖表明,上颌磨牙腭侧根、上颌前磨牙腭侧根[16]和下颌磨牙远中根最适宜放置桩。

总之,常规的桩应该是被动地黏接到适当的位置;在制备根管时,切割剩余牙本质应尽量少;桩的长度和直径应达到能承受功能负荷需要的最小尺寸。

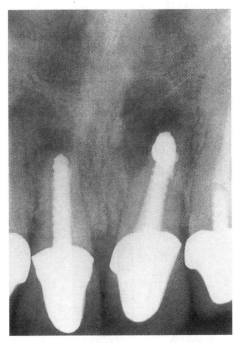

图 22-16 长且直径大的桩使根尖封闭剂消失,从而导致两颗中切牙根管治疗失败。在根尖,必须保留 3~5mm 完整的根管封闭剂

桩应当是用具有耐久性与耐腐蚀性的材料制成;桩应当能延伸进入经保守成型的根管系统,而不应侵入根尖部的牙本质;桩设计的目标是使桩在临床上有足够的固位和使牙根有最大的抗折性,而不是相反(图 22-17)。

核

核(图 22-18)是由置于牙齿冠部的修复材料组成。这个材料可替代由于龋坏、折断及其他原因丧失的冠部牙体组织,并给最终的冠修复体提供固位。通过核延伸进入根管的冠部或通过根管桩将核锚定在牙齿上。牙齿、桩和核之间的附着是机械的、化学的或二者均有,因为一般桩和核是由不同材料制成的。

改变剩余牙体组织也可增加核的固位。尽管可将钉、沟和槽置于牙本质中,这些改建也都能增加固位和抗扭转,但均以破坏牙体组织为代价。在大多数情况,不规则的牙冠剩余牙体组织、髓腔的正常解剖形态和根管入口使得牙齿的这些改建都不可行。应用与牙体组织黏接的修复材料可以增强固位和抗力,不需去除宝贵的牙本质。因此,即使认为核需要附加固位或抗扭转力,也应去除最少的牙本质。一个核的理想物理性能包括以下方面:

- 较高的抗压强度;
- 体积稳定;
- 易于操作;
- 黏接剂的硬固时间短;
- 能与牙齿和桩黏接。

临时核包括金属铸造的、瓷的、银汞的、复合树脂的及(有时)玻璃离子树脂材料的。

铸造核

铸造桩和核(图 22-19)是一种修复根管治疗后牙齿的传统方法。核是桩整体的延伸,铸造核不依靠机械方式与桩保持固定。当剩余牙体组织很少时,这一结构可避免核和冠修复体从桩和牙根上脱位。贵金属材料不易腐蚀。通过类似的技工室制作,也可使瓷核与氧化锆桩成为一个整体[29,62]。

但是,铸造桩和核系统存在相当多的不足之处。最重要的是,铸造桩和核比预成桩的根折率高[13,57]。其次,提供服务的费用高(需就诊两次,技工室费用可能比较大)。技工室阶段技术要求高,铸造一个大

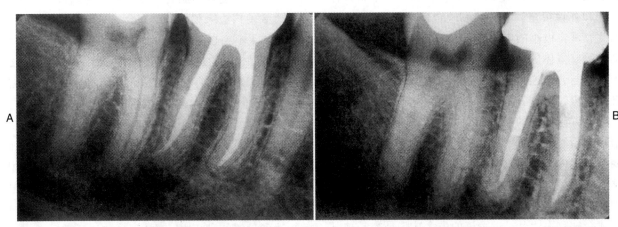

图 22-17 在这两张同一牙齿的 X 线片上,可见一个成功的修复体的组成部分。A. 牙胶封闭是完整的。制备的最小桩腔使桩沿远中根的根管系统延伸。在远中根管较大的冠部开口处可见黏固基质。B. 近中牙根含有挤压进入根管 2~4mm 的合金。冠修复体可提供保护、恢复功能和(如需要)美观(Dr. Frank Casanova 提供)

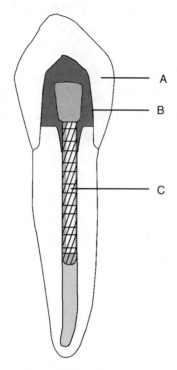

图22-18 预制桩核修复体。预制金属桩(C)黏接在制备的桩腔中。核心材料(B)通过桩与牙体组织的黏接获得固位；通过倒凹在髓腔获得固位；偶尔，通过辅助固位钉、沟或箱型获得固位。冠修复体(A)提供套箍，恢复美观和功能

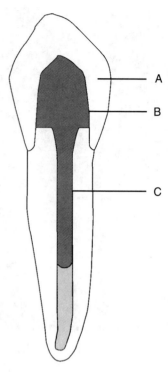

图22-19 铸造桩核修复体。桩(C)和核(B)用同样材料铸造，作为一个整体黏固在牙齿内。冠修复体(A)提供套箍和恢复美观及功能

核和小直径桩的原型可导致桩与核界面的金属存在很多孔隙，在咬合功能作用下，在这个金属界面的折断将使修复失败。有人试图通过核与不锈钢预成桩铸造在一起，以降低不锈钢的物理性能来解决这一问题，结果导致桩和核修复体强度不够或不能承受咬合力[59]。

银汞核

牙科银汞是一种传统的制作核的材料，有着悠长的成功历史。银汞具有较高的抗压强度、抗拉伸强度和弹性模量。它对热和咬合压力的反应稳定，因此，可将极小的应力传递至剩余牙体组织、黏接剂和冠修复体的边缘。使银汞黏着的操作程序可改善牙齿与合金连接处的密合程度[52]。银汞易于操作且硬固很快。

放置硬固快的高铜银汞合金核，使在初次修复治疗就诊时即可进行最终冠修复体的制备，尽管早期其强度低。当用银汞核作冠部及根部修复体或与预成不锈钢桩联合应用于后牙修复时，具有良好的固位性能。与铸造桩核相比，它们需要用更大的力量才会被移去[34,44]。银汞核的最大缺陷是容易被腐蚀和随后发生的牙龈及剩余牙本质的变色。鉴于立法、安全和环境等争议问题，在世界范围内银汞的应用已逐渐减少。

复合树脂核

复合树脂核具有以下优点：易于操作、硬固非常快、抗压性能好[9]。在放置核的同时即可容易地完成最终修复体的制备。也可用辅助钉容易地获得附加固位和抗扭力的作用。

复合树脂的微渗漏性和与牙齿结构的固位性取决于牙本质黏接剂。早期使用复合树脂时，尚未研发出黏接剂，复合树脂有聚合收缩而与牙齿分离的缺点，致使核边缘和牙齿不密合，易发生微裂和微渗漏。如果不细心进行牙本质黏接操作，也能出现这些情况。黏接剂的封闭或冠边缘的完整性被破坏后，这些不密合处是唾液大量侵入的通道。但是，有报道指出，当前还没有可完全消除微渗漏的黏接剂[19,69,71,74]。因此，修复破坏严重牙齿的所有增高材料都应在边缘至少留有2毫米健康牙体组织，以保证复合树脂核的最佳功能。另外，复合树脂核与黏接剂必须相容，方可保证核的固位。最近的调查资料指出，光固化的黏接剂与化学固化的复合树脂核材料之间不能达到足够的黏接[11]。

玻璃离子核

玻璃离子和银玻璃离子是黏接材料，可用来进

行小的增高修复或填满制备后牙齿上的倒凹。玻璃离子材料的最大优点是有防龋作用，因为它的化学组成中有氟存在[67]。

玻璃离子材料仅用于较小的修复体，因为小的修复体不要求有强度高的核心。低的强度和低的折断韧性使其易碎，因此在薄的前牙不宜用玻璃离子修复增高或取代空悬的牙尖。与其他材料相比，玻璃离子核与预成金属桩之间的固位力也差[44]。玻璃离子易溶解，对水分敏感，可因牙齿表面有碎屑、唾液、血液、蛋白质污染而使黏接失败。玻璃离子强度不足，不能用来作基牙的核心。用于后牙时，需要符合下列条件：①能容纳一个大的核；②有足够的健康牙本质剩余；③可利用钉或牙本质制备以增加固位；④能保证控制好水分；⑤应控制龋齿的发生。

用树脂改性的玻璃离子核

用树脂改性的玻璃离子材料是玻璃离子与复合树脂的组合，它们具有两种材料的特性。用树脂改性的玻璃离子强度适中，比玻璃离子大，比复合树脂小。作为核心材料，其强度足以支撑中等大小的增高修复。但是，由于溶解性同样介于玻璃离子与复合树脂之间，吸湿膨胀可导致瓷冠修复体的折裂[56]。氟离子释放率与玻璃离子相等，但大大高于复合树脂。与牙本质的接合性近似于与牙本质黏接的复合树脂，但明显高于普通的玻璃离子，因此，用树脂改性的玻璃离子很少出现微裂。

冠修复体

根管治疗后牙齿重建的最后组成部分就是冠修复体（图 22-7）。所有冠修复体都应使患牙恢复功能和避免牙本质及根管充填材料发生微渗漏。铸造冠能满足所有上述要求，同时还能分散咬合力和防止牙齿折裂。高嵌体上高强度的、非常美观的瓷冠能获得同样效果。

通常多数根管治疗后的后牙及所有牙体破坏严重的前牙和后牙都应当用冠进行修复。冠修复体可防止相当数量的后牙牙折，但不能同样地保护前牙（见图 22-6）。一项大样本临床研究显示，没有冠修复体的双尖牙和磨牙的牙折率为有冠修复体牙的 2 倍。有冠修复体和无冠修复体上颌磨牙成功率之比分别为 97.8% 比 50%。前牙比后牙折断的危险性小，用冠修复后无明显改善。有冠修复体的上颌前牙的成功率为 87.5%，无冠修复体为 85.4%。因此，根管治疗后的前牙一般不需要冠修复体或桩，除非牙体组织丧失很多，但必须恢复其完整性、功能和美观。根管治疗后的完整前牙的牙冠修复只需将舌侧入口洞型封闭；而在后牙一般需要冠修复体以防止因咬合力而造成的折断。

当需要做冠修复体时，最终牙体制备后，剩余牙体组织的数量在桩核的设计中起着举足轻重的作用。在制备牙冠之前似乎尚有适当的牙体组织，但当咬合面和轴面减少后，可能发现明显不足。因此，应该首先完成初步的牙体制备，而后再对制备后牙体组织的多少和位置进行评估。在剩余牙体组织很多的情况下，根管治疗后牙齿的冠部牙体制备与活髓牙的基本相同。一旦用冠修复后，其下方的健康牙体组织能提供比任何类型的桩都大的抗折断力。在桩腔和冠制备的所有阶段都应重视保留固有的牙体组织。

对于严重破坏的死髓牙，冠部制备的设计是非常重要的。极少的剩余牙体组织应该被有效利用，以便在不损害剩余牙根及牙周组织的前提下，冠修复体能重建功能。核与牙龈沟之间的剩余牙体组织结构必须正常，并且应有至少 2 毫米的高度以便放置冠套箍和建立冠的边缘。因为龋坏、折裂及一些先前的牙髓治疗可破坏牙体组织直到牙周组织水平，此时需要采用附加的方法，以获得这一必要的高度。

最终的冠修复体还提供附加的安全性，这可通过加固剩余的牙尖和制备后的牙体组织，以及发挥套箍的作用（图 22-20）。它是由冠修复体的壁和边缘（图 22-21）或铸造的套筒帽将冠修复体边缘以上龈方 2 mm 轴壁包在内而形成的（图 22-22）。一个制作正确的套箍，可通过从外面加强牙齿和消散集中在牙齿周长最窄处的应力，大大降低死髓牙折断的发生率[38,73]。而且随着套箍长度的增加，抗折性能也明显上升[32]。在行使咬合功能时，套箍还可抵抗桩产生的侧向力和冠产生的扭力，从而增加修复体的固位和抗力性能。在进行牙体制备时，使牙本质从边缘往冠方延伸 1 mm 时的抗折断力是将核终止在边缘为平坦表面时的两倍[37,45,58]。

为了获得理想的效果，套箍必须环绕边缘以上健康牙体组织的垂直壁，而绝对不能终止于修复材料上。冠修复体和冠部牙体制备必须符合以下要求：

1. 牙本质轴壁的高度至少有 2 mm；
2. 轴壁应当平行；
3. 金属必须完全环绕牙齿；
4. 它必须是在坚实的牙齿组织结构上；
5. 它绝对不可损害牙周附着组织。

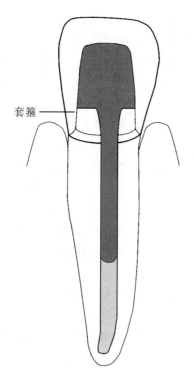

图22-20 套箍是一条环绕的金属带,通常由冠修复体提供。它可大大提高牙齿的抗折断力。一个套箍应当①最少1~2 mm高;②与轴壁平行;③完全地围绕牙齿;④底在健康的牙齿结构上;⑤不进入牙齿的附着组织

这就意味着,应有高4~5 mm、厚1 mm健康的骨上牙体组织以容纳牙周生物学宽度和修复的套箍[43]。按上述条件,一个牙齿的剩余牙体组织不足以制作套箍时,应考虑进行牙周冠延长术或正畸牵引延长术,以获得附加的根面。最终修复体套箍的不足将迫使桩核和牙齿承受较大的功能压力,常常导致牙折(图22-23)。

冠修复体的黏固

对于被破坏的牙齿,最终冠修复体的黏接剂的选择尤为重要。咬合力可使冠修复体的边缘发生变形,从而可能导致黏固失败。黏接剂的类型可影响冠修复体下方[68]和沿着桩[3]微渗漏的发生率(比核材料的影响大)。黏接剂还影响冠修复体和牙齿抗折断的能力。最初时这种失败难以察觉,但它可让微渗漏发生,并可导致龋坏。由于死髓牙不会出现症状;再加上冠修复体的存在,往往使隐藏的龋坏在临床检查和X线片检查时都难以察觉,以致于发展到不可修复的程度。

用树脂改性的玻璃离子黏接剂可出现吸湿膨胀,易使低强度的瓷冠破裂或折断[56]。树脂黏接剂比经树脂改性的玻璃离子或磷酸锌黏接剂的抗咬合力强。但是,应当指出,一旦凝固,多余的树脂黏接剂几乎不可能从牙根表面去除,此时,牙周问题替代了修复问题。双重固化树脂黏接剂解决了上述问题,对多余的黏接剂采用短暂的光固化,使其容易去除;内层的黏接剂则采用化学固化。

临时修复体

在牙体制备之前,很难确定在破坏严重牙齿上的龋坏或其他损坏的真实范围。在患者接受最后的根管治疗前,放置一个临时修复体使牙医可对牙齿和支持组织进行全面评估。如前所述,尽管根管治疗是成功的,但牙体结构、咬合和牙周的检查结果判定应当拔除该牙齿,而临床牙医有时很难在根管治疗前发现这些问题。一旦做出保留牙齿的决定,在根管治疗之前应先进行牙冠的牙体制备和临时修复体的制作,这样将有利于根管治疗的操作。因为在根管治疗就诊时,取下临时冠后使牙医得以对剩余牙冠的牙本质进行评估,并且容易进入髓腔。

根管治疗前的制备及临时修复体的制作有助于进行鉴别诊断。当同一颗牙齿上或邻牙存在多个

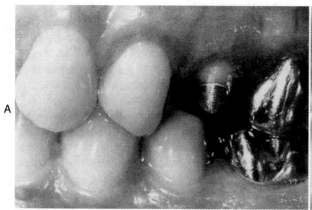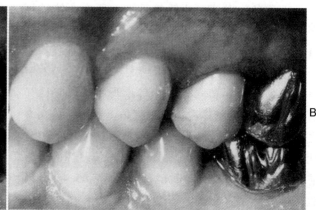

图22-21 套箍作用是由冠修复体提供的。A. 第二前磨牙有一个预制的桩和合金核。B. 烤瓷和金属的冠提供套箍。这个包围大大增加了牙齿的抗折断性能

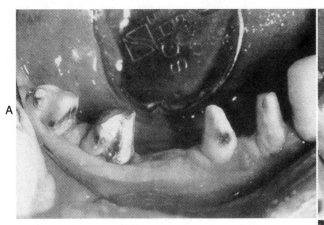
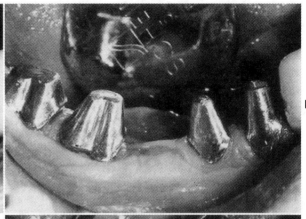
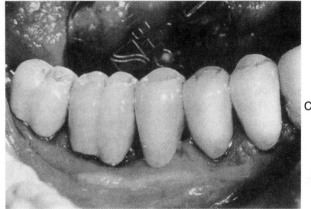

图 22-22 用基底帽（primary coping）制成套箍。A. 第二双尖牙和第二磨牙都有桩和核。B. 将基底帽固定。它们包绕牙齿结构和提供套箍。C. 黏接义齿上层结构。这里的上层结构没加入套箍

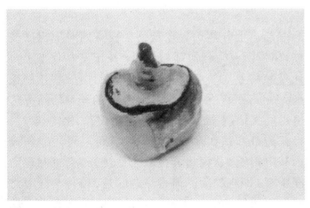

图 22-23 因套箍不恰当而失败的修复体。核材料的平面与修复的边缘一致；健康牙齿组织结构的轴壁未能承受住咬合的压力

临床问题时，进行诊断可能是困难的。排除可能的症状变数，包括龋齿、有缺陷的修复体和牙尖破裂，对弄清患者真正问题所在是有帮助的。在安排根管治疗或拔除牙齿前，可作出关于牙齿可修复性的决定，并可暂时恢复牙齿的美观和功能。根管治疗后（如果计划采用铸造桩和核），可为龈上牙体组织不足的牙齿制作一个带有临时桩的临时冠修复体（图 22-24）。专用的桩系统都备有临时桩。应尽快制作最终的桩、核和冠修复体，因为微渗漏可使桩腔和充填的根管污染[20,74]。

将临时修复体用于根管治疗后的牙齿必须非常谨慎，因为即使黏接剂部分不密封时，牙齿也不会出现症状，一段时间可能难以被察觉，但产生的渗漏可导致严重的龋蚀和牙齿的丧失。当临时的冠和临时的桩联合使用时，上述情况更易发生。牙体组织的不足需要这样的联合，但黏接剂的密封容易被破坏，使得牙齿面临危险。除了形成龋齿和根管充填后的渗漏外，临时修复体还可危及根管治疗的成功。

桩和核的制作技术

对于所有类型的桩和核修复体，第一步是从桩腔中取出牙胶。如前所述，取出牙胶的数量取决于需要的桩的长度、牙槽骨的高度和牙根的解剖形态。一般最好由进行根管治疗的临床牙医师（因为这位牙医师了解该根管系统的大小和形态）完成这一操作。

对于绝大多数标准化的桩和核系统，开始阶段的桩腔制备程序是相似的。这个空间（清除牙胶后的）虽然具有根管清洁和成型后的形状，但还必须经过精修使其适合桩腔的直径和形状。所有专用桩的系统都备有配套的钻以制备根管的内壁。在尽量少改变牙本质壁的情况下，用钻逐渐扩大根管的体积，消除自然的倒凹并成型根管，使与桩相符合。对

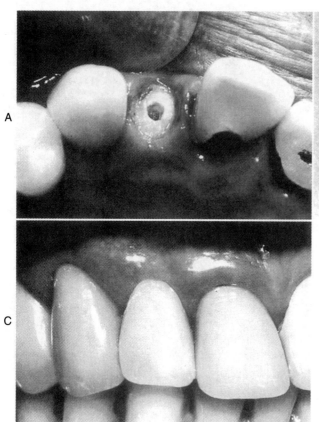
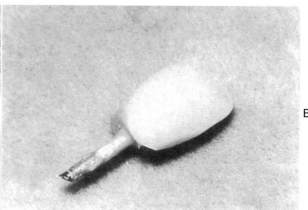

图 22-24 通过临时桩可使临时的冠修复体保留到最后的治疗完成。A. 侧切牙在游离龈缘下方折断。B. 完成了根管治疗,制作了一个带有铝制桩的临时冠修复体。C. 临时修复体在位置上。这一程序使牙医师有时间对牙根进行正畸牵引。当在牙周附着上方有足够牙体组织时,放置了一个最终的桩、核和冠修复体

于预成的桩系统,不宜将桩与牙本质壁紧密接触,恰当的深度和正确的黏固可为这些修复体提供足够的固位。可用牙周探针或其他小的测量装置测量正确的深度。直接的复合树脂加强系统很少需要或不需要桩腔制备。

铸造桩和核制作技术

铸造桩和核修复体可以通过直接法或间接法制作。直接技术是在口腔制备好的牙齿上直接制作一个可铸造的桩和核的模型。间接技术是利用牙齿的印模和石料代型作为制作的模型,然后将蜡型包埋和用黄金或冠、桥的合金铸造。使用直接技术是将一根预成的塑料桩模型置于桩腔中。可添上需要的抗旋转钉或制备牙本质,并应确保它们与取出时的路径平行。可用玻璃离子填平倒凹,而不要去除宝贵的牙本质。将丙烯酸树脂堆塑成一个与桩模型相连接的核,再用牙科手机制备。将完成的模型从牙齿上取出,并送至技工室进行铸造(图 22-25)。

应用间接法时,给制备的牙齿和桩腔取最终的印模,在这一印模的代型上将制作最终的模型。在此阶段,冠边缘不需准确再现。专用系统备有相匹配的钻头、印模桩和技工室不同直径的铸造模具。选择一根印模桩并在桩腔中试戴。印模桩的冠部涂上分离剂,取最终印模并同时取出印模桩,印模上有牙齿冠部的外形。技工室在代型上再现桩腔和牙冠的剩余牙体组织以制作桩和核的模型。在技工室,采用在氧化锆桩上的瓷料铸造方法也可间接地制作出美观的桩和核。第二次就诊时,将铸造桩和核在牙齿的桩腔中就位。可用颜料显示其阻挡处,从而将其去除。现在,铸造桩和核已准备好,即将黏固。值得注意的是,铸件与牙齿之间整个边缘的完善不是必需的,除非需要完全就位。这是一个内部的修复体,整个桩和核(包括牙体组织)将被最终的冠修复体所密封,冠修复体的边缘必须完善。

预成桩和核制作技术

对于绝大多数临床病例,预成桩和核的组合是最好的选择。目前在牙科实践中,放置的中间修复体大多数是预成桩和核。这些系统备有与精修桩腔的器械相匹配的预成桩。一旦制备好桩腔,即可将相匹配的桩就位。应当通过精修去除就位的阻力。确定完全就位后,可以通过牙周探针测定从固定的冠部标志起的桩腔长度,再将这一测量的长短转移到预成桩上。

还可以通过 X 线方法证实是否完全就位。当

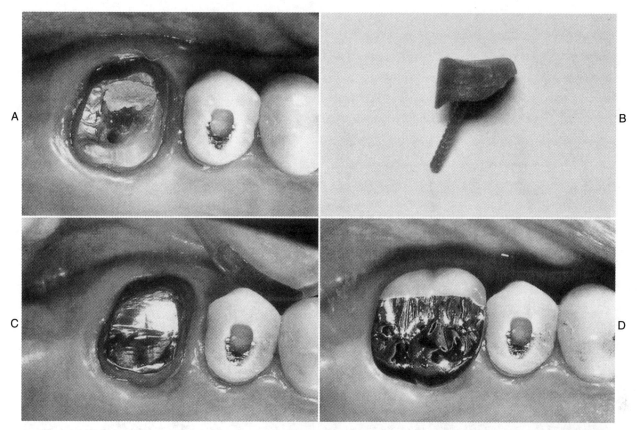

图 22-25　铸造桩和核修复体（直接技术）。A. 在最后选择桩和核系统前，制备牙齿。填平颊侧根管处的倒凹为取出模型 (pattern) 形成通道，而不需再去除牙本质。使一根烧断的塑料桩适合腭侧根精修的桩腔后，再添上树脂，使形成核心部分的模型。B. 从牙齿取出一体化的模型并铸造。C. 将铸造的桩和核黏接在制备好的牙齿上。D. 制作成的最终的冠修复体

桩核在牙根内试戴完毕后，将其冠部减短直至适宜长度为止。桩的长度必须短于最终冠修复体内侧咬合面，但要有足够的长度使核固位。应用金属或氧化锆桩时，在桩黏接以前必须完成这一校正。而在最终黏接后再行切断这些桩，将造成震动、黏接剂破裂、固位力降低和可能使微渗漏进入根管（图 22-26）。

根加强固位桩技术

复合树脂可用来加强由于龋坏变薄的牙根内壁。将复合树脂注入准备好的根管内，再插入一根传导光的桩，使复合树脂成型和硬固。然后取出传导光的桩，将一根常规金属桩黏接在制备好的空间。

核的制作技术

将桩黏接到根管内后，还可再增加需要的固位和抗旋转机制。但应当采用最低数量的附加固位装置，因为这些钉、沟和其他牙本质的制备都要去除牙本质。通常，髓室的自然倒凹、剩余牙体组织的不规则形态、桩与牙齿形成的角度足够保证核的固位。然后将核材料放置在桩的周围，使其进入剩余的髓室，再堆塑成牙冠形态（可能需要适当的型片）。当核材料硬固后，即可进行冠修复体的牙体制备。

冠根修复体技术

当后牙大部完整时，可以应用冠根修复体（图 22-27）。这种修复体是由延伸进入根管冠部 2~4 mm 的核组成。核是通过多根牙根管的分叉和髓室自然倒凹以及牙本质黏接剂的组合获得固位，而不是通过桩。整个修复体采用一种同质的材料，与传统的两相预成桩和核相反。冠根核适用于有可供固位的较大髓室和多根管的后牙。合金与复合树脂的物理性能使得这种修复体功能良好，即便是冠部 50% 的牙体组织已丧失。如果使用玻璃离子材料，必须有更多的剩余牙体组织，因为该材料的抗张强度较低。

死髓牙冠根修复体的制作技术很简单。将根管冠部的牙胶去除 2~4 mm。根管壁上的倒凹及其他不规则形态将加强修复体的固位。为了增加固位、减少微渗漏和提高牙齿的抗折能力，修复材料应与可利用的牙体组织相黏接。至此，牙齿已准备好，可

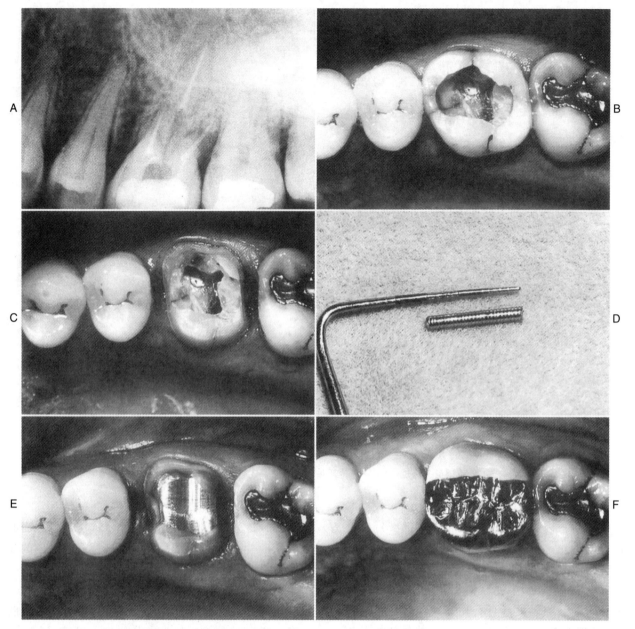

图 22-26 成品桩和合金核心。A. X 线片显示根管治疗后,腭侧根管制备的桩腔。B. 制备前咬合面观。尚未选择桩和核心系统。C. 最终牙冠制备后,成品桩和合金核心有足够的牙体组织。D. 在黏固前,从固定的牙冠标志到桩腔底部用牙周探针测量,桩在需要的长度被切断。E. 核心就位后,进行最终制备。F. 最终的冠修复体

以进行最终冠修复体的制作。

严重破坏的牙齿

当牙齿和支持组织患病严重时,根管治疗后牙齿的修复就变得更复杂。牙体组织的大面积缺失可改变修复的程序和影响牙齿与假牙的寿命。修复体完整结构的机械要求与牙周附着器的生物学要求常常是矛盾的。严重破坏后剩余的、窄的带状牙体组织是套箍修复体和牙周组织的健康均必需的。在严重破坏牙齿的根管被修复前,可能需要其他牙科专家提出的附加治疗程序。

根管治疗也可作为一种牙周受损牙齿的辅助治疗。部分牙齿可以通过半切术或截根术得以保留,否则将被拔除。可以将有牙周组织保护的前牙截短,利用牙根作为覆盖义齿的基牙。这些牙周操作都需要根管治疗的配合。也应为这些形态和功能改变了的、根管治疗后的牙齿设计桩、核和冠联合修复体。最后,不应当对这些破坏严重的牙齿进行复原。在某些情况下,牙髓治疗、牙周治疗和修复治疗联合应用也不能改变一个或一些牙齿可预见的结局。如果把种植牙科技术包括在治疗计划中,将

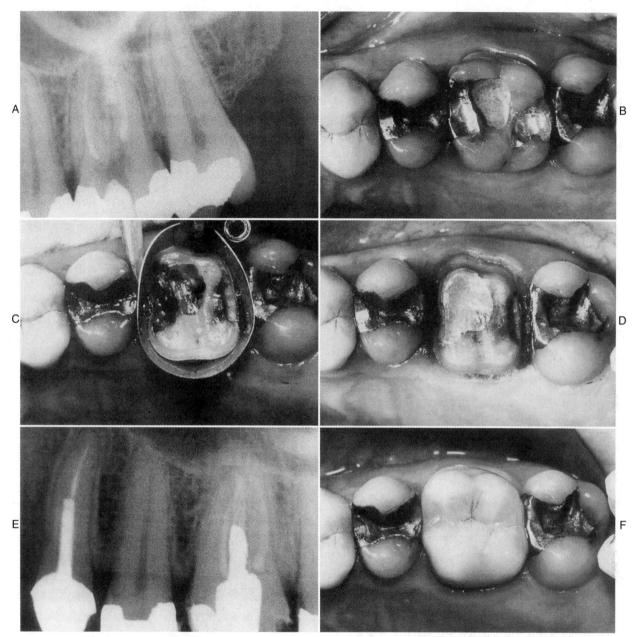

图22-27 冠根合金。A. 上颌第一磨牙根管治疗后的X线片。B. 制备前的验面观。尚未选择桩和核系统。C. 最终牙冠制备，为黏接冠根合金有足够的牙体组织。挤压合金时，使用了成型片。D. 最终制备，同时桩在适当的位置。E. 最终修复前的X线片。F. 最终的冠修复体

没有必要试图挽救一些破坏严重的牙齿。

后牙列

牙周支持组织减少的牙齿需要牙周、牙髓和修复的联合治疗。中度到重度的牙周附着丧失导致冠根比例的明显变化。牙周附着减少的复杂性随着牙根数目的增加而增加。在后牙常见根分叉受累。另外，支持组织的丧失和用来纠正这些问题的牙周治疗常常明显影响修复的选择。

为了获得取出的路径和减少根分叉的水平侵入所进行的冠部牙体制备，常常导致牙体组织严重减少。为了在这些牙齿建立满意的锥度，牙体制备时需要切削大量的牙本质。轴壁始于牙根表面时，周长小于釉牙骨质界（CEJ），而且为使整个变长的临床牙冠的轴壁聚拢，切削牙本质的手术操作和最终修复体将接近根管系统。在多根牙齿，当试图用修复操作减少向根分叉部位的侵入时，使得上述问题更加严重。当牙齿的牙周附着从牙槽嵴顶向根干方向丧失时，其根分叉部位可出现水平骨缺损。制备牙体以减少这一缺损的范围，则需要大量磨除牙冠至根分叉的牙体组织。在轴壁的全长可制备成凹槽（图22-28），这一操作虽然减少了水平向侵入根分叉的范围，但也增加了牙髓病的发病率。如前所

述，当怀疑将来有很大可能使牙髓受累时，应当及时进行预防性根管治疗，因为这些牙齿牙髓变性的可能性明显增高。

当需要给变长的、牙周受累的牙齿进行修复前根管治疗时，尽可能多保留牙根牙本质是非常重要的。由于这些牙齿牙冠较长及在牙槽嵴牙根直径较小，使杠杆作用增强，因而容易折断。为了使核固位，可能需要放置桩。但是，桩的常规准则不适用于牙周严重受损的牙齿。桩很少和临床牙冠一样长，常常不能到达牙槽嵴。牙根形状逐渐变细进一步限制了桩向根尖的延伸。桩的根尖端不应当在牙槽嵴水平，它应当终止在牙槽嵴以上或以下。骨嵴和桩的末端都是应力集中处，同一水平放置将增加折断的可能性。

在多根牙牙周治疗中，可使用牙根截断术与半切术。紧邻牙周附着水平冠方的牙根组织决定修复完成线的几何形状。因此，附着水平的剩余牙根组织的形态，决定截断与半切牙齿的制备设计（图 22-29 和 22-30）。这一发现使对牙齿远期结构完整性的担忧加剧。可以预见，关于这些牙齿的研究将发现，远期失败的主要原因是根折，其次是牙周病的复发、根管治疗的失败、龋蚀的发生或封闭剂的密封性丧失。如对牙周健康的牙齿一样，在选择一个桩和核系统前，应完成根管治疗、牙周治疗和最初的修复制备。保留牙本质仍然是主要目标。恰当的套箍和咬合的精细控制对于牙齿的寿命也非常重要。

前牙牙列

牙周受损的后牙列在修复中应注意的事项对于前牙同样适用。单根牙具有解剖上的优势，因为它不存在根分叉。但是，对于美观的要求却是一个复杂的问题。在制备后牙时，边缘位置可放在游离龈的冠方和尽量少地去除轴壁牙体组织，从而可减少引起牙髓问题。但在前牙，较高的美观要求不允许这些妥协。边缘需置于龈沟，为放置贴面材料，需将唇面磨除较多，这是美观的要求。前牙牙列可

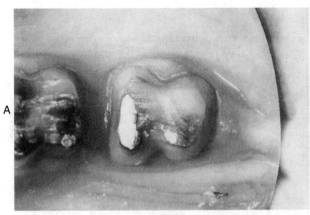
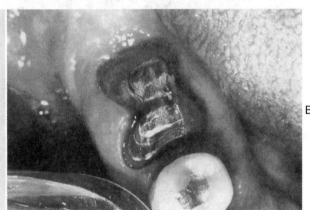

图 22-28 对牙周组织有利的牙体制备证明对牙髓有害。A. 去除牙本质以减少侵入根分叉将使制备和修复更接近牙髓腔。B. 在根分叉增大的骨质破坏导致过大的制备

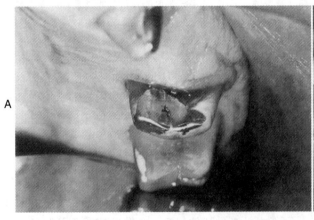
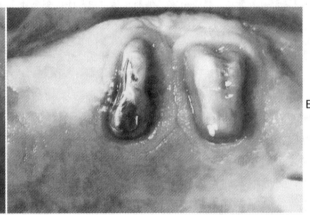

图 22-29 带有就位的成品桩和合金核的半切后的上颌第一磨牙。A. 去除近中颊根后，从近中观察，可见核.合金闭塞了髓腔，被薄的髓室底将其与牙周附着分开。B. 牙根的形态和牙周附着丧失的程度决定边缘的几何形状。最终牙体组织的去除和制备的形态从这个水平聚合

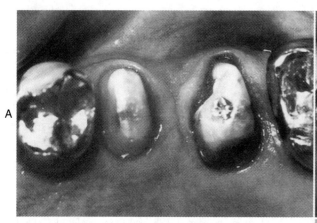
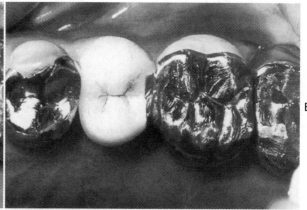
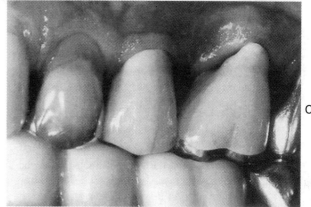

图 22-30　带有成品桩和复合树脂核的半切后的上颌第一磨牙。A. 剩余基牙的体积使该牙齿预后良好。B. 最终套箍的冠修复体殆面观。C. 颊面的楔状间隙使容易进入进行清洁而不影响美观

能还需要与一些或所有的后牙相连接。为使这些基牙平行，要求附加（或增加）磨除前牙的牙本质。在前牙，这些损害的累积可能导致需要进行预防性根管治疗。

牙周附着丧失明显的前牙可作为覆盖义齿的基牙而得以保留。对这些基牙施加的咬合力主要通过牙齿的长轴传递。制备约 3 mm 的深度洞型足以使修复体固位和保护根管系统。为了控制龋病的发生和修复需要，偶尔要将圆顶状的基牙整体覆盖（图，22-31）。在这种情况下，可采用较短的桩，以使冠修复体有良好的固位。只有当覆盖义齿基牙用于义齿的主动固位体时，才应当遵守全长桩的制作指南。除了提供对组织的支持之外，这些基牙还提供侧向的稳定和义齿的固位。桩的放置可将功能载荷向剩余牙根分散和保留精确附着。

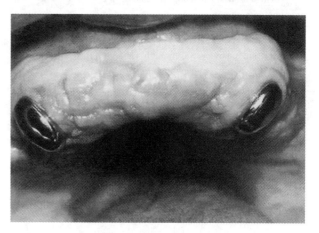

图 22-31　常规覆盖义齿的牙齿不需要桩以分散压力。须完成根管治疗以便减少冠根比例。本例有铸造的金帽以覆盖牙根。在牙体组织健康和龋齿发生可能性低时，在根管的冠段用银汞充填就足矣

小　结

本章着重复习了根管治疗与修复牙科的关系。这种联系是复杂的并要求必须全面了解，以获得一贯的、成功的临床治疗效果。本章也介绍了活髓牙和死髓牙的治疗计划，包括根管治疗、牙周治疗、修复治疗及美观方面的评估。死髓牙的修复指南及临床操作技术也被概括。很明显，目前的学科进展对于根管治疗后牙齿的修复产生了很大的冲击。未来，多种修复材料互相黏接和与牙齿结构的黏接能力将会继续迅猛提高。

参考文献

[1] Assif D, Avraham B, Pilo R: Effect of post design on resistance to fracture of endodontically treated teeth with complete crowns, *J Prosthet Dent* 69: 36, 1993.

[2] Ausiello P, De Gee AJ, Rengo S, Davidson CL: Fracture resistance of endodontic-treated premolars adhesively restored, *Am J Dent* 10: 237, 1997.

[3] Bachicha WS et al: Microleakage of endodontically treated teeth restored with posts, *J Endod* 24: 703, 1998.

[4] Barkhodar RA, Radke R, Abbasi J: Effect of metal collars on resistance of endodontically treated teeth to root fracture, *J Prosthet Dent* 61: 676, 1989.

[5] Barnett F: Pulpal response to restorative procedures and materials, *Curt Opin Dent* 2: 93, 1992.

[6] Bergenholtz G, Nyman S: Endodontic complications following periodontal and prosthetic treatment of patients with advanced periodontal disease, *J Periodontol* 50: 366, 1979.

[7] Bower RC: Furcation morphology relative to periodontal treatment, *J Periodontol* 50: 366, 1979.

[8] Bums DA, Drause WR, Douglas HB, Bums DR: Stress distribution surrounding endodontic posts, *J Prosthet Dent* 64: 412, 1990.

[9] Cho GC, Kaneko LM, Donovovan TE, White SN: Diametral and compressive strength of dental core materials, *J Prosthet Dent* 82: 272, 1999.

[10] Christensen G: Posts and cores: state of the art, *J Am Dent Assoc* 129: 96, 1998.

[11] Christensen G: Core buildup and adhesive incompatibility, *Clinical Research Associates Newsletter* 24: 6, 2000.

[12] Cohen BI, Condos S, Deutsch AS, Musikant BL: Fracture strength of three different core materials in combination with three different endodontic posts, *Int J Prosthodont* 7: 178, 1994.

[13] Dean JP, Jeansonne BG, Sarkar N: In vitro evaluation of a carbon fiber post, *J Endod* 24: 807, 1998.

[14] Donovan TE, Cho GC: Contemporary evaluation of dental cements, *Compendium* 20: 197, 1999.

[15] Drummond JL, Toepke TR, King TJ: Thermal and cyclic loading of endodontic posts, *Eur J Oral Sci* 107: 220, 1999.

[16] Fan P, Nicholls JI, Kois JC: Load fatigue of five restoration modalities in structurally compromised premolars, *Int J Prosthodont* 8: 213, 1995.

[17] Felton D: Long-term effects of crown preparation on pulp vitality, *J Dent Res* 68: 1009, 1989.

[18] Felton DA, Bebb EL, Kanoy BE, Dugoni J: Threaded endodontic dowels: effect of post design on incidence of root fracture, *J Prosthet Dent* 64: 179, 1991.

[19] Fogel HM: Microleakage of posts used to restore endodontically treated teeth, *J Endod* 21: 376, 1995.

[20] Fox K, Gutteridge DL: An in vitro study of coronal microleakage in root-canal-treated teeth restored by the post and core technique, *Int Endod J* 30: 361, 1997.

[21] Fraga RC, Chaves BT, Mello GS, Siqueira JF Jr: Fracture resistance of endodontically treated roots after restoration, *J Oral Rehabil* 25: 809, 1998.

[22] Freeman MA, Nicholls JI, Kydd WL, Harrington GW: Leakage associated with load fatigue-induced preliminary failure of full crowns placed over three different post and core systems, *J Endod* 24: 26, 1998.

[23] Gluskin AH, Radke RA, Frost SL, Watanabe LG: The mandibular incisor: rethinking guidelines for post and core design, *J Endod* 21: 33, 1995.

[24] Goodacre CJ, Spolnik KJ: The prosthodontic management of endodontically treated teeth: a literature review. Part I. Success and failure data, treatment concepts, *J Prosthodont* 3: 243, 1994.

[25] Goodacre CJ, Spolnik KJ: The prosthodontic management of endodontically treated teeth: a literature review. Part II. Maintaining the apical seal, *J Prosthodont* 4: 51, 1995.

[26] Goss JM, Wright WJ, Bowles WF: Radiographic appearance of titanium alloy prefabricated posts cemented with different luting materials, *J Prosthet Dent* 67: 632, 1992.

[27] Gutmann JL: The dentin-root complex: anatomic and biologic considerations in restoring endodontically treated teeth, *J Prosthet Dent* 67: 458, 1992.

[28] Hatzikyriakos AH, Reisis GE, Tsingos N: A 3-year postoperative clinical evaluation of posts and cores beneath existing crowns, *J Prosthet Dent* 67: 454, 1992.

[29] Holloway JA, Miller RB: The effect of core translucency on the aesthetics of all-ceramic restorations, *Pract Periodontics Aesthet Dent* 9: 567, 1997.

[30] Hombrook DS, Hastings JH: Use of bondable reinforcement fiber for post and core build-up in an endodontically treated tooth: maximizing strength and aesthetics, *Pract Periodontics Aesthet Dent* 7: 33, 1995.

[31] Isidor F, Brondum K: Intermittent loading of teeth with tapered, individually cast or prefabricated, parallel-sided posts, *Int J Prosthodont* 5: 257, 1992.

[32] Isidor F, Brondum K, Ravnholt G: The influence of post length and crown ferrule length on the resistance of cyclic loading of bovine teeth with prefabricated titanium posts, *Int J Prosth odont* 12: 78, 1999.

[33] Isidor F, Odman P, Brondum K: Intermittent loading of teeth restored using prefabricated carbon fiber posts, *Int J*

Prosthodont 9: 131, 1996.

[34] Kane JJ, Burgess JO, Summitt J: Fracture resistance of amalgam coronal-radicular restorations, *J Prosthet Dent* 63: 607, 1990.

[35] Koutayas SO, Kem M: All-ceramic posts and cores: the state of the art, *Quintessence Int* 30: 383, 1999.

[36] Lambjerg-Hansen H, Asmussen E: Mechanical properties of endodontic posts, *J Oral Rehabil* 24: 882, 1997.

[37] Lenchner NH: Restoring endodontically treated teeth: ferrule effect and biologic width, P*ract Periodontics Aesthet Dent* 1: 19, 1989.

[38] Libman WJ, Nicholls JI: Load fatigue of teeth restored with cast posts and cores and complete crowns, *Int J Prosthodont* 8: 155, 1995.

[39] Love RM, Purton DG: The effect of serrations on carbon fiber posts-retention within the root canal, core retention, and post rigidity, *Int J Prosthodont* 9: 484, 1996.

[40] Love RM, Purton DG: Retention of posts with resin, glass ionomer and hybrid cements, *J Dent* 26: 599, 1998.

[41] Marshall, GW: Dentin: microstructure and characterization, *Quintessence Int* 24: 606, 1993.

[42] Martinez-Insua A, da Silva L, Rilo B, Santana U: Comparison of the fracture resistances of pulpless teeth restored with a cast post and core or carbon-fiber post with a composite core, *J Prosthet Dent* 80: 527, 1998.

[43] McLean A: Criteria for the predictably restorable endodontically treated tooth, *J Can Dent Assoc* 64: 652, 1998.

[44] Millstein PL, Ho J, Nathanson D: Retention between a serrated steel dowel and different core materials, *J Prosthet Dent* 65: 480, 1991.

[45] Milot P, Stein RS: Root fracture in endodontically treated teeth related to post selection and crown design, *J Prosthet Dent* 68: 428, 1992.

[46] Nicopoulou-Karayianni K, Bragger U, Lang NP: Patterns of periodontal destruction associated with incomplete root fractures, *Dentomaxillofac Radiol* 26: 321, 1997.

[47] Pashley DH: Clinical correlations of dentin structure and function, *J Prosthet Dent* 66: 777, 1991.

[48] Paul SJ, Scharer P: Post and core reconstruction for fixed prosthodontic restoration, *Pract Periodontics Aesthet Dent* 9: 513, 1997.

[49] Reeh ES, Messer HH, Douglas WH: Reduction in tooth stiffness as a result of endodontic and restorative procedures, *J Endod* 15: 512, 1989.

[50] Rosenberg MM, Kay HB, Keough BE, Holt RL: *Periodontal and prosthetic management for advanced cases*, Chicago, 1988, Quintessence Publishing Co.

[51] Saupe, WA, Gluskin AH, Radke RA Jr: A comparative study of fracture resistance between morphologic dowel and cores and a resin-reinforced dowel system in the intraradicular resto ration of structurally compromised roots, *Quintessence Int* 27: 483, 1996.

[52] Scherer W et al: Bonding amalgam to tooth structure: a scanning electron microscope study, *J Esthet Dent* 4(6): 199, 1992.

[53] Schwartz RS, Murchison DF, Walker WA III: Effects of eugenol and noneugenol endodontic sealer cements on post retention, *J Endod* 24: 564, 1998.

[54] Sidhu SK, Watson TF: Resin-modified glass ionomer materials, *Am J Dent* 8: 59, 1995.

[55] Sidoli GE, King PA, Setchell DJ: An in vitro evaluation of a carbon fiber-based post and core system, *J Prosthet Dent* 78: 5, 1997.

[56] Sindel J, Frandenberger R, Kramer N, Petschelt A: Crack formation of all-ceramic crowns dependent on different core build-up and luting materials, *J Dent* 27: 175, 1999.

[57] Sirimai S, Riis DN, Morgano SM: An in vitro study of the fracture resistance and the incidence of vertical root fracture of pulpless teeth restored with six post-and-core systems, *J Prosthet Dent* 81: 262, 1999.

[58] Sorensen JA, Engelman MJ: Ferrule design and fracture resistance of endodontically treated teeth, *J Prosthet Dent* 63: 529, 1990.

[59] Sorensen JA, Engelman MJ, Daher T, Caputo AA: Altered corrosion resistance from casting to stainless steel posts, *J Prosthet Dent* 63: 630, 1990.

[60] Sorensen JA, Martinoff JT: Clinically significant factors in dowel design, *J Prosthet Dent* 52: 28, 1984.

[61] Sorensen JA, Martinoff JT: Endodontically treated teeth as abutments, *J Prosthet Dent* 53: 631, 1985.

[62] Sorensen JA, Mito WT: Rationale and clinical technique for esthetic restoration of endodontically treated teeth with the CosmoPost and IPS Empress Post System, *QDT* 81, 1998.

[63] Standlee JP, Caputo AA: Endodontic dowel retention with resinous cements, *J Prosthet Dent* 68: 913, 1992.

[64] Standlee JP, Caputo AA: The retentive and stress distributing properties of split threaded endodontic dowels, *J Prosthet Dent* 68: 436, 1992.

[65] Steele A, Johnson BR: In vitro fracture strength of endodontically treated premolars, *J Endod* 25: 6, 1999.

[66] Sundh B, Odman P: A study of fixed prosthodontics performed at a university clinic 18 years after insertion, *Int J Prothsodont* 10: 513, 1997.

[67] Thakur A, Johnston WM: Fluoride release of resin-based luting cements, *J Dent Res* 75: 68, 1996 (abstract).

[68] Tjan AH, Chiu J: Microleakage of core materi als for complete cast gold crowns, *J Prosthet Dent* 61: 659, 1989.

[69] Tjan AH, Grant BE, Dunn JR: Microleakage of composite resin cores treated with various dentin bonding systems, *J Prosthet Dent* 66: 24, 1991.

[70] Torbjorner A, Karlsson S, Syverud M, Hensten-Pettersen A: Carbon fiber reinforced root canal posts. Mechanical and cytotoxic properties, *Eur J Oral Sci* 104: 605, 1996.

[71] Van Meerbeek B, Vanherle G, Lambrechts P, Braem M: Dentin and enamel bonding agents, *Curr Opin Dent* 2: 117, 1992.

[72] Vire DE: Failure of endodontically treated teeth: classification and evaluation, *J Endod* 17: 338, 1991.

[73] Wiskott HW, Nicholls JI, Belser UC: The effect of tooth preparation height and diameter on the resistance of complete crowns to fatigue loading, *Int J Prosthodont* 10: 207, 1997.

[74] Wu MK, Pehlivan Y, Kontakiotis EG, Wesselink PR: Microleakage along apical root fillings and cemented posts, *J Prosthet Dent* 79: 264, 1998.

第23章 儿童牙髓病学：乳牙期和年轻恒牙期的牙髓治疗

Joseph H. Camp, Edward J. Barrett, Franklin Pulver

乳牙和恒牙的形态学区别 / 748
    牙根的形成 / 748
    乳牙根管解剖形态 / 749
    乳前牙 / 749
    上颌切牙 / 749
    下颌切牙 / 749
    上颌和下颌尖牙 / 749
    乳磨牙 / 749
    上颌第一乳磨牙 / 751
    上颌第二乳磨牙 / 751
    下颌第一乳磨牙 / 752
    下颌第二乳磨牙 / 752
诊 断 / 752
    X线检查 / 752
    牙髓活力测试 / 752
    叩诊和松动度 / 753
    露髓和出血 / 753
    牙痛史 / 753
活髓治疗 / 753
    间接牙髓治疗 / 753
    间接牙髓治疗技术 / 754
直接盖髓术和牙髓切断术 / 756
    传统盖髓剂 / 757
    露髓的直接盖髓术 / 758
    无机三氧化物聚合体 / 759
    乳牙直接盖髓术 / 759

乳牙牙髓切断术 / 759
    乳牙FC牙髓切断术 / 759
    戊二醛牙髓切断术 / 764
    电外科牙髓切断术 / 765
    激光 / 765
乳牙牙髓摘除术及根管的治疗 / 765
    乳牙牙髓摘除术 / 765
    乳牙牙髓摘除术的入口洞型 / 768
    充填乳牙根管 / 769
    乳牙牙髓摘除术术后随访 / 770
年轻恒牙的牙髓治疗 / 770
    牙髓切断术 / 770
    年轻未发育完成恒牙的Cvek活髓切断术 / 772
年轻恒后牙部分牙髓切断术 / 776
    盖髓术和牙髓切断术的术后随访 / 777
    年轻恒牙FC牙髓切断术 / 778
根尖诱导成型术 / 779
    氢氧化钙技术 / 781
    氢氧化钙充填术后的定期随访 / 782
    氢氧化钙根尖诱导成型术的组织学 / 782
    根尖屏障技术 / 783
    根尖诱导成型术后的修复 / 783

尽管口腔专业已把重点放在预防上，但乳牙和年轻恒牙的早失仍不断发生。由于龋齿和牙外伤依然存在，所以保存乳牙和年轻恒牙的一些操作仍是口腔临床的一个主要部分。本章将讨论当龋齿和牙外伤牵连到牙髓时，乳牙和年轻恒牙的保存问题。

保留牙弓间隙是儿童牙科的基本目标之一。乳牙早失可能引起牙弓长度的异常，导致恒牙近中移位及接踵而来的咬合紊乱。牙髓受累的牙齿（可修复并恢复功能的牙齿）经治愈后，应尽量保留在牙弓中。

保留乳牙的其他目的还包括改善美观和咀嚼功能、防止不良舌习惯、帮助发音和防止失牙引起的心理影响。3岁前的上颌切牙早失会造成语言障碍,而且会持续几年[168]。

年轻恒牙失去牙髓活力会带来特殊问题。由于牙本质的形成必须依赖牙髓,如果在牙根未达到其长度前失去牙髓,患牙的冠/根比会较差;如果在牙根内牙本质沉积完成前牙髓坏死,会造成牙根薄弱,使其在今后的外伤中易折。根管治疗技术一般不能很好地封闭粗大的根管,这一情况也为牙髓治疗带来了特殊问题。常需进行根尖诱导成型术和根尖外科术以保留无髓、未发育完全的恒牙;这种恒牙的预后比发育完全的恒牙差,很难永久保留。

本章讨论的重点是如何尽量保留乳牙和年轻恒牙的牙髓活力,以避免出现本书其他章节中所指出的问题。

要对乳牙列进行成功的牙髓治疗,要求先全面了解乳牙髓腔的形态学、牙根形成及与乳牙根吸收有关的一些特殊问题。本章随后将讨论乳牙和恒牙牙髓形态学的不同、牙根的形成以及乳牙根吸收的特点(参见第11章有关牙髓和牙本质形成的完整描述)。

乳牙和恒牙的形态学区别

根据 Finn[50] 和 Ash[8] 的研究,乳牙和恒牙有12点不同之处(图23-1):

1. 乳牙在任何角度看都小于相应的恒牙。
2. 与恒牙相比,乳牙冠近远中径大于冠长度。
3. 较之牙冠,乳牙根窄(扁)、长,恒牙根则较粗大。
4. 乳前牙牙冠的唇(颊)面和舌面颈1/3比恒牙突起很多。
5. 乳牙在釉牙本质界处明显缩窄(与恒牙比较)。
6. 乳磨牙颊、舌面向𬌗面聚拢,所以𬌗面颊舌径明显小于颈部颊舌径。
7. 乳磨牙的牙根比恒磨牙根细、长。
8. 乳磨牙牙根分叉大,在近颈部乳磨牙比恒磨牙牙根向外侧倾斜,特别是在根尖部。
9. 乳牙釉质比恒牙薄,约有1mm,厚度相对均匀。
10. 乳牙釉质和髓室间的牙本质厚度较恒牙薄。
11. 乳牙髓腔较恒牙相对大。
12. 乳磨牙髓角特别是其近中髓角较恒磨牙高。

牙根的形成

根据 Orban 的研究[149],当釉质和牙本质的形成到达将来的釉牙骨质交界(CEJ)处时,牙根的发育才开始。上皮牙器形成 Hertwig 上皮根鞘,后者最初形成和塑造牙根外形,Hertwig 根鞘形成一个或多个上皮管(取决于牙齿牙根的数目,一个牙根有一个管)。在牙根的形成过程中,每个牙根的根尖孔在上皮隔膜的范围内都呈敞开状态。牙本质壁向根尖张开,根管的形状像一个大开口的管子。这时,每个牙根内都有一个根管,根管数与牙根数相同(图23-2,A)。当牙根长度发育足够时,上皮鞘消失,但牙根内的牙本质沉积却并不停止。

通过牙本质不断的沉积可将一个牙根分为几个独立的根管,如下颌磨牙的近中根,牙本质不断的沉积使得根管内壁间的峡部变窄,直至根管内形成牙本质岛,最终使牙根分为几个独立的根管。在这一过程中,峡使根管间相互交通,和鳍使根管连接(图23-2,B)(详见第11章 牙髓、牙本质的形成)。

随着生长的继续,由于牙本质不断沉积,根管变得狭小,牙髓组织被压缩。此外,牙本质和牙骨质的沉积使牙齿根尖闭合,根管末端聚拢,与发育完成的牙齿相同(图23-2,C)。

牙齿萌出到口腔后1~4年,牙根的长度才发育完成。乳牙牙根长度形成时间较恒牙短,因为乳牙牙根较短。

乳牙根长/冠长大于恒牙,乳牙根较恒牙根扁,乳牙根比恒牙根叉开大,这一特点为接替的前恒磨牙冠的发育留下了更多空间(见图23-1)[8]。

牙根长度发育完成后不久即开始吸收,这是乳牙的独有特征。这时,根管的形态与牙齿外部解剖形态大体一致。牙根的吸收和根管系统内更多的牙

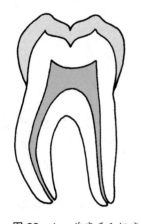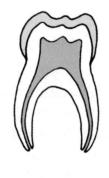

图23-1 前磨牙和恒磨牙的冠状切面

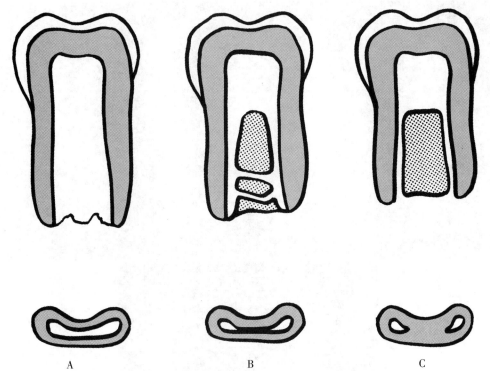

图23-2 下颌前磨牙近中根的冠状横切面。A. 根长完成并且仅有单根管时的牙根结构。B. 不断形成牙本质的沉积(阴影区域)使牙根分化成独立的根管。小的鳍状物和支叉存在于两根管之间。C. 根管完全分开,牙根吸收开始

本质的沉积,可明显改变乳牙根管的数目、大小和形态。

值得注意的是,大多数乳牙和恒牙根管的变异发生在唇(颊)舌平面,牙齿X线片上看不到此平面,但能看到近远中平面。因此,观看牙X线片时,许多存在的变化都看不到。

乳牙根管解剖形态

为了成功地治疗乳牙牙髓,医师必须全面掌握乳牙根管系统解剖的知识,以及在正常情况下,这些系统存在的变异。为了理解乳牙根管系统的一些变异,需要了解牙根的形成过程(见前面的讨论)。

乳前牙

乳前牙根管的结构和形态与牙根的结构和形态相似(图23-3和23-4)。恒牙胚位于乳前牙根尖的舌侧。由于恒牙胚的位置,乳切牙和尖牙的吸收开始于根尖舌侧1/3(图23-3,A)。

上颌切牙

乳上颌中切牙和侧切牙的根管几乎都是圆形,但有点扁。正常情况下,这些牙齿有一个没有分叉的根管;根尖分支、副根管或侧支根管罕见,但确有发生(图23-3)[227]。

下颌切牙

乳下颌中切牙和侧切牙根管近、远中向较扁;有时呈沟槽状,可最终分为两个根管。但有两个根管的比率不足10%,偶尔可见到侧支根管或副根管[227]。

上颌和下颌尖牙

上、下颌乳尖牙的根管与牙根外形一致,为一钝的三角形,底向唇侧,有时管腔近、远中向缩窄。在所有的乳牙中,乳尖牙的根管系统最简单,根管治疗中很少出现问题。正常情况下,根管不分叉,一般罕见侧支根管或副根管(见图23-4)[227]。

乳磨牙

通常乳磨牙(图23-5,A~E)牙根的数目和位置与相应恒磨牙相同。上颌磨牙有3个牙根:两个颊侧根和一个腭侧根;下颌磨牙有两个牙根:近中根和远中根。与牙冠的长度和宽度相比,乳磨牙根长且细,根分叉角度利于恒牙胚的发育。

当乳磨牙的牙根刚刚完全形成时,每个牙根里只有一个根管。牙根内牙本质不断沉积可将牙根分为两个或更多的根管。这一过程中,根管间存在交

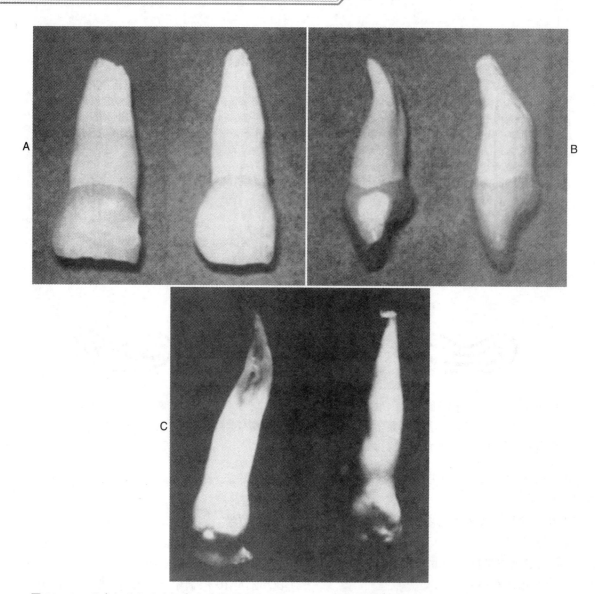

图 23-3 乳中切牙和牙髓根管的硅树脂模型。A. 唇面。B. 在舌面的根尖三分之一处牙根开始吸收。C. 模型。牙髓根管注入硅树脂而且牙齿结构已脱钙,只剩下牙根根管系统的原型。右侧标明根管的分区

通,并且在发育完全的牙齿有连接两个根管的峡和鳍状物残留(图 23-2,B)。

已有乳牙继发性牙本质沉积的报道[13,79,83]。牙根形成后,根管的基本形态类型可能变化,由于继发性牙本质的沉积,可引起根管数目和大小的变异。这种沉积始于牙根吸收开始时,在有牙根吸收迹象的牙齿,其结构的变异更明显[79]。

大多数根管形态变异见于上颌乳磨牙、下颌乳磨牙近中根。这种变异发生于根尖区,像一个薄而窄的峡在根管颊、舌两侧之间。随后继发性牙本质的沉积使得根管彻底分离,成为两个或更多个独立根管,许多细微的相互连接的分支或侧支在根管的颊、舌向形成一个网络。

乳磨牙近中根的变异也可见于远中牙根和舌侧根,但程度较轻。乳磨牙常见副根管、侧支根管和

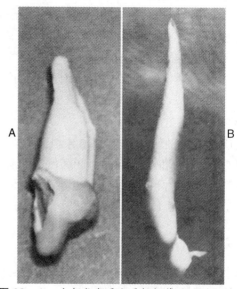

图 23-4 上颌乳尖牙和牙根根管的硅树脂模型。A. 近中面。B. 根管的模型

根尖分叉,发生率为10%~20%[79,227]。

乳磨牙的吸收常始于与根间牙槽间隔相邻的牙根内侧。吸收对根管解剖和根充的影响将在本章后面部分详细讨论。

上颌第一乳磨牙

上颌第一乳磨牙有2~4个根管,它们与牙根外形大体一致,有较多变异。腭侧根常为圆形,且较颊侧两牙根长。约有25%以上的上颌第一乳磨牙近中颊根分为两个根管[79,227]。

约有1/3上颌第一乳磨牙发生腭侧与远中颊侧根融合,这些牙中的大多数有两个独立的根管,其间有很狭窄的峡部相连。根管间可能存在牙本质岛,伴许多互相连接的分支和纤维(图23-5,A)。

上颌第二乳磨牙

上颌第二乳磨牙有2~5个与根外形大约一致的根管,近中颊根常分叉或含有两个明显的根管,发生率约为85%~95%(图23-5 B)[79,227]。

也许会出现腭侧根与远中颊侧根融合。这些融

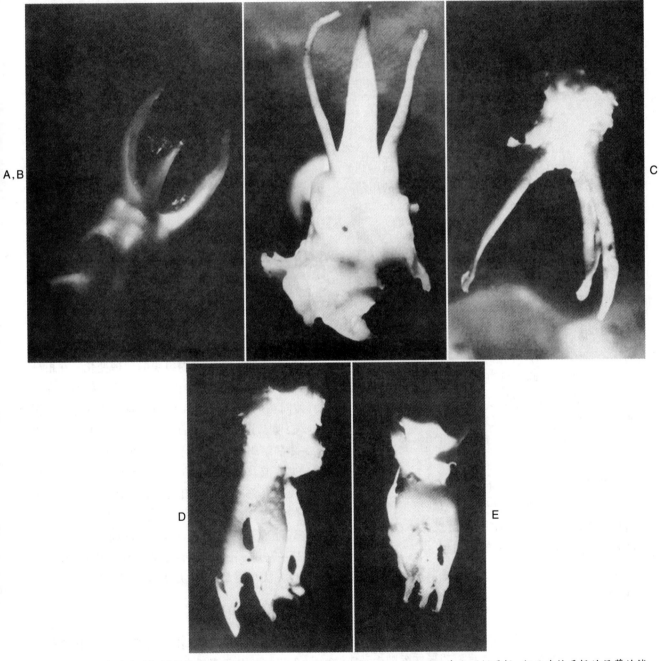

图23-5 乳磨牙的牙根根管系统的硅树脂模型。A. 上颌第一磨牙。标示融合的远中和腭侧牙根。标示连接牙根的很薄的鳍状物。B. 上颌第二磨牙:唇面。C. 下颌第一磨牙:唇面观。D. 相同牙齿近中面。标示了唇舌面间的连接纤维。E,下颌第二磨牙:远中面观。存在3个根管

合可能有一个共同的根管，或两个独立的根管，或两个根管间有一狭小的牙本质岛峡相连及有许多互相连接的分支和纤维。

下颌第一乳磨牙

下颌第一乳磨牙通常有3个与解剖根外形大致一样的根管，但它也可能有2~4个根管。据报道，大约75%的近中根有两个根管，而只有25%的远中根有1个以上根管(图23-5,C和D)[79,227]。

下颌第二乳磨牙

下颌第二乳磨牙有2~5个根管，但通常为3个。约有85%的近中根有两个根管，而只有25%的远中根有1个以上根管(图23-5,E)[79,227]。

诊 断

开始修复一个牙以前，必须进行详细的临床和X线检查。此外，必须仔细回顾病史及有关的用药史(见第1章 诊断程序的综合讨论)。

拍摄根尖周和咬合翼X线片是做出诊断的基础。对软硬组织是否有明显病变的检查是常规检查的一部分。

当需做牙髓治疗时，术前诊断极其重要，它将决定进行治疗的类型。如果手术开始前未确定牙髓状况，在治疗中发现需做牙髓治疗，此时要做出恰当的诊断是不可能的。

还没有可靠的临床诊断工具可以准确评估已发炎的牙髓状况。没有组织学检查就无法准确地测定牙髓炎症的范围[195]，也很难对儿童暴露的牙髓健康状况作出诊断，而且临床症状与组织学状况的相关性较差[124]。

尽管用诊断测试确定年轻恒牙和乳牙牙髓炎症程度的效果较差，但也必须做，以获得尽可能多的信息。这将有助于治疗开始前做出诊断(下面将讨论乳牙、年轻恒牙宜做的诊断测试)。

X线检查

现行的X线检查是查明龋坏及根尖变化的基本手段。由于儿童生理性的乳牙根吸收和年轻恒牙根未发育完成，使得读片复杂化。如果牙医师不熟悉儿童X线诊断或没有高质量的X线片，很容易会把正常的结构误认为是病理变化。

不是每张X线片都能显示根尖周病变，不是每次都能准确地查出龋坏离牙髓有多远。看起来似乎是覆盖牙髓上方的继发性牙本质完整屏障的影像，实际上可能是在穿髓处覆盖在大范围发炎的牙髓表面的不规则钙化团块和龋坏牙本质[124]。

牙髓内钙化团块的存在对诊断牙髓状况有重要意义(图23-6)。对牙髓轻微、慢性的刺激可激发形成继发性牙本质。当刺激急性、快速进展时，防御机制来不及沉积继发牙本质。当疾病进展到牙髓时，牙髓会在远离穿髓处形成钙化团块。这些钙化团块通常与髓室内进行性牙髓退变和根管内牙髓组织炎症有关[124]。

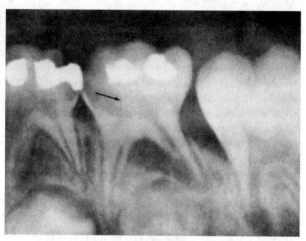

图23-6 髓腔内的钙化团块。有根内外吸收。钙化团块是阻挡龋坏的尝试。由于根吸收，牙齿要拔除。标示了根分叉区的骨吸收

发生在乳磨牙根尖周组织的病理变化，在根分叉区(二根分叉或三根分叉区)最明显，而不是在根尖(如同在恒牙)(图23-7,A)。病理性的骨和牙根吸收表明，进行性牙髓退变已经波及到根尖周组织。牙髓组织即使有进行性退变但仍可有活力。

炎症波及牙髓后，乳牙常出现内吸收。它常与广泛炎症有关[68]，且常出现在乳磨牙根管与根分叉相邻的部位。由于乳磨牙牙根薄，当内吸收进行到X线检查能发现时，常由于吸收而引起牙根的穿孔(图23-7,B)。乳牙由于内吸收出现穿孔后，各种牙髓治疗方法均属禁忌，治疗的选择只有拔牙。

牙髓活力测试

牙髓电活力测定对乳牙列或根尖孔未发育完成的年轻恒牙几乎没有价值。虽然测定仪显示牙髓有活力，但它不能提供牙髓内炎症程度的可信资料。许多儿童非常健康的牙齿对牙髓电活力测定仪

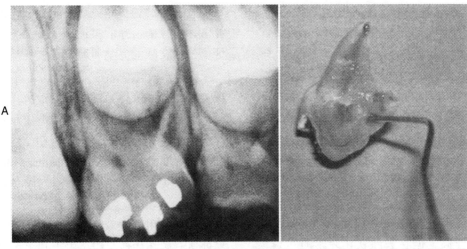

图 23-7 龋坏牙牙髓暴露引发的炎症造成了牙内吸收。A. 标示了根分叉区的骨吸收和近中根的内吸收。B. 拔除的牙。标示根内吸收的穿孔处。探针可从吸收处穿过

无反应,甚至在较高设置时也是如此。除此之外,由于理解力、惧怕或自控等问题,年幼儿童也会出现不可信反应。用温度测试测定乳牙列牙髓状况的结果一般也不可信。

叩诊和松动度

当牙齿的牙髓有广泛炎症时,常有叩痛,然而,这一测试由于涉及心理因素,在测试年幼儿童的乳牙时不是十分可信。

牙齿松动度也不是乳牙牙髓病变的可信测试。在生理性牙根吸收活跃期,有正常牙髓的乳牙的松动度也会有变化,而有不同程度牙髓炎症的牙齿则可能几乎没有松动。

露髓和出血

有报道声称,露髓孔大小、牙髓外观、出血量是诊断因龋露髓牙髓炎症程度的重要指标。真正的龋蚀露髓常伴有牙髓炎症[124,195](见第15章)。针尖大小的龋蚀露髓孔,其牙髓炎症程度可从微小到广泛或完全坏死;大面积露髓往往有广泛的炎症或牙髓坏死。除牙根未发育完成的年轻恒牙外,不宜做任何类型的保活髓治疗。露髓区或在牙髓切断术中有过多出血证明牙髓有广泛炎症,此时,这些牙齿应考虑施行牙髓摘除术或拔除。

牙痛史

自发性牙痛史常与乳牙牙髓的广泛退行性改变有关[68],然而,不能用有无疼痛来判断牙髓状况,因为没有任何疼痛的牙齿也可有不同程度的牙髓退变(或甚至整个牙髓坏死)。

Guthrie[68]等试图用露髓时渗出的第一滴血来帮助确定牙髓退变的程度。研究中对53颗牙齿做了白细胞分类计数(如血象),详细收集了包括叩诊、电活力测定、温度测试、松动度和疼痛史的资料。然后,将牙齿拔除,并做组织学检查,以确定组织学发现与血象和详细病史的相关性。该研究证实,以叩诊、电和温度测试及松动度来确定牙髓炎症程度是不可信的。虽然当进行性牙髓退变波及根髓时,中性粒细胞数增加,但血象并不能提供牙髓退变的可信证据。该研究还发现,进行性牙髓退变的牙齿常伴有自发痛史。

有自发的非激惹疼痛史的乳牙不应考虑任何其他类型的牙髓治疗,只应实行牙髓摘除术或拔除。

活髓治疗

间接牙髓治疗

间接牙髓治疗是治疗患有深龋但无牙髓退变和根尖周病的牙齿,以避免露髓的一种技术,其最终目的,是在保存活髓的前提下,通过促进牙本质硬化及刺激龋蚀牙本质再矿化,形成修复性牙本质,以阻止龋蚀进展。这一方法使牙齿可利用牙髓的自然保护机制抵抗龋蚀。它是基于这样一种理论,即在牙本质的外表感染层与牙髓之间,有一个受影响的牙本质脱矿区,当感染牙本质被去除后,受影响的牙本质可再矿化,成牙本质细胞可形成修复性牙本质,从而可以避免露髓。

研究表明[93,123,207],只有当龋蚀内层有健康的成胶原纤维和生活的成牙本质细胞突起时,才能发生生理性再矿化。健康的成胶原纤维是磷灰石晶体附

着的基础[104, 106]；生活的成牙本质细胞突则从生活的牙髓中，为生理性再矿化提供钙和磷[225]。

Tatsumi[203]等人用人工方法形成脱矿牙本质，其外层可以用龋检测剂染色，内层为一透明层，不能被染色。以40%磷酸酸蚀后，用复合树脂修复该牙。4个月后，其硬度和钙的浓度测试结果与正常牙本质相同，证实患处已完全再矿化。

关于龋坏牙本质的深层是否感染，有不同的见解。一些研究表明，深层龋蚀已被感染[97,105]；而另一些则报道，在急性龋时，软化和变色的牙本质远没有细菌污染。还有一些人发现称[185,223]，虽然乳牙细菌污染率较恒牙高，但在去除软化牙本质后，大部分微生物已经被去除，只有一些牙本质小管仍有少量细菌。

Kopel概括了有关龋蚀病变的各种研究结果[102]，并将活动性龋分为3层：①坏死层：软化牙本质，对刺激无疼痛反应并且细菌感染严重；②结实的，但软化的牙本质，对刺激能产生疼痛反应，细菌较少；③着色较轻、质硬的健康牙本质，几乎没有细菌，刺激能产生疼痛反应。

在间接牙髓治疗术中，将外层龋坏牙本质去除后，龋蚀中的大部分细菌也就被去了。当病损被封闭时，细菌产酸的底物也被去除了。当龋蚀进展较牙髓修复快时，将会发生露髓。随着龋病的停止，修复作用会使更多的牙本质沉积，从而避免了露髓。

虽然残留在牙齿上的龋坏牙本质可能含有一些细菌，但当用丁香油氧化锌或氢氧化钙将此层覆盖后，细菌数量会大大减少（图23-8）[47,97]。

传统上一直用这些材料置于残留的受损害牙本质上，但有许多报道已证实[23,24,26,93,188,203]，采用酸蚀和复合树脂的效果也同样好。这些研究证明，不是应用的材料而是恰当的、能防止细菌微渗漏的密封，使牙齿得以愈合。

Dimaggio 和 Hawes 选择了一些没有牙髓退变临床症状及根尖病变的牙齿[38,39]，发现假如将龋坏去尽，X线片上将显示露髓的乳牙和恒牙。实验结果显示,当去除所有龋坏时，这些牙露髓的占75%。作者对与第一组临床情况相同的另一组牙齿，采用了间接牙髓治疗，99%成功地避免了穿髓。一个扩充患牙数量，观察2周到4年的报道表明，间接牙髓治疗技术的成功率仍为97%[72]。

已经证明，当病例选择恰当时，间接牙髓治疗是一种非常成功的方法。有报道显示，其成功率为74%~99%[96,144,210]。病例的选择、研究时间的长短和调查方法的选择与成功率的差别有关。Frankel的儿童牙科牙髓治疗的报道[53]，提供了一个早期间接牙髓治疗文献的完整回顾。

间接牙髓治疗技术

间接牙髓治疗可用于牙髓炎症非常轻、去尽龋坏组织可能造成露髓的病例（图23-8A）。治疗开始前要做出牙髓状况的细致诊断，任何有广泛的炎症或有根尖周病的患牙，都不宜作为间接牙髓的治疗对象。

麻醉并用橡皮障隔离牙齿，仔细去除釉牙本质界处所有龋坏牙体组织，由于其距表面近，该区遗留龋坏组织将导致治疗失败。如果龋坏与口腔相通，龋蚀将继续进行从而导致治疗失败。

去龋时应仔细，以免露髓。龋显示剂可帮助确定外部龋感染层的范围。所有染色的牙本质均应去除，保留未着色的内部透明层不动。大球钻去龋最好，用挖匙去除近髓的大块龋坏组织，可造成露髓。然而，如果用得好，挖匙去除釉牙本质界处的龋坏并不禁忌。可不去除无基釉，它有助于暂充物的固位。

去除所有龋坏后（紧邻牙髓的除外），在剩余的龋蚀的牙本质和钻得较深处，放置丁香油氧化锌（ZOE）或氢氧化钙安抚充填。研究表明，两种材料均有效，而且没有明显的证据表明哪一种材料更好[43,96]。然后，外部用可凝固的ZOE封闭或放置银汞合金（图23-8，C和D）。当仅使用氢氧化钙垫底时，酸蚀后以黏接型复合树脂封闭外部。ZOE的存在会影响复合树脂的凝固。

另一种仍有些争议的选择是，酸蚀后将黏接复合树脂直接置于剩余的龋蚀的牙本质和钻得较深处，以封闭牙齿，从而防止细菌微渗漏[203]。

如果剩余牙齿结构不足以维持暂封物，需用不锈钢带环或临时冠维持牙齿内的充填物固位。如暂封物脱落，残留的龋坏组织再次暴露于口腔中，就不能取得期待的结果，反而会出现失败。

如果初次去龋成功，炎症会消失，龋坏下方修复性牙本质沉积，会使随后在不露髓的情况下去尽残留的龋坏成为可能。

于6~8周后再次进入治疗过的牙，将剩余龋坏组织去除。有资料显示，人类牙齿制备洞型后，修复性牙本质的沉积率平均为1.4 μm/d。术后48 d，修复性牙本质的沉积将明显减少[192]。间接牙髓治疗后头1个月内，牙本质沉积最快，随后沉积率稳步减

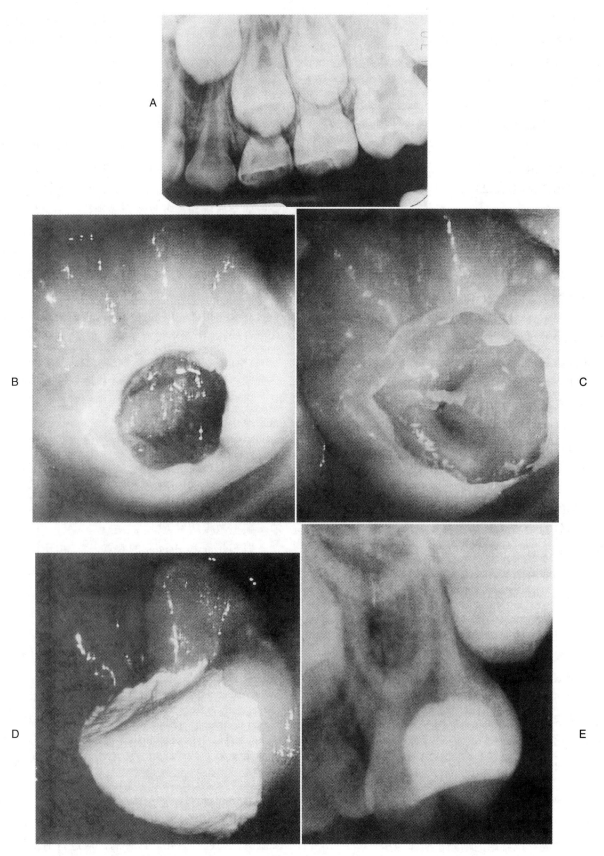

图 23-8　间接牙髓治疗。A. 上颌第一恒磨牙外科手术前 X 线片显示很深的殆面龋,已深达牙髓。B. 龋坏的牙齿。C. 去除所有龋坏物,除急性炎症牙髓以外。D. IRM 治疗牙齿。E. 术后 1 年的 X 线片显示,IRM 在 12 周后去除,并用有一定强度的混合树脂来替代。图示为第二乳磨牙的龋坏

少。据报道,髓室底的深度对修复性牙本质形成的量无明显影响[210]。相反,另一报道证明[176],乳牙比恒牙牙本质形成时间较长,牙本质形成也较多。

如果初次治疗成功,当再次进入患牙时,龋坏似乎已停止发展。颜色从深玫瑰红变成浅灰或浅棕色。质地从原来海绵样、湿润,转变为硬的,龋坏似乎变干。实际上在 ZOE 和氢氧化钙封闭下,深龋洞中的所有细菌可被消灭[6,97]。去除剩余龋坏后,牙齿可做永久性充填(图 23-8,E)。

直接盖髓术和活髓切断术

直接盖髓术和活髓切断术是将药物、敷料或牙科材料置于露髓处,以期保存其牙髓活性。活髓切断术不同于直接盖髓术之处仅在于,使用盖髓材料前去除了部分残留牙髓。有报道称,根据 X 线片及临床症状判断,这些方法用于龋坏、机械和外伤露髓成功率较高。然而,组织学检查表明,因龋坏而盖髓的敷料下方有慢性炎症,降低了成功率。

Orban 描述了牙髓的组织病理学状况,并概括道[148]:"牙髓细胞与疏松结缔组织细胞相同。"他相信这些细胞能分化,牙髓能愈合。在随后的几年中,有人做了许多试验,有的赞成,有的反对盖髓术和活髓切断术。

尽管对发育成熟的恒牙常规行直接盖髓术和活髓切断术引发了争议,但将活髓技术用于根尖发育未完成的露髓牙,已为全世界所接受。一旦牙根发育完成,如果需要,可进行常规根管治疗。

Cvek 报道[28,30,31],对因外伤露髓的恒牙行直接盖髓术或部分活髓切断术,成功率为 96%。他发现从事故发生到治疗开始间隔的时间并非至关重要,只要在盖髓前去除浅层感染的牙髓即可。露髓孔的大小也与成功或失败无关。研究对像包括牙根发育完成及未发育完成的牙齿。盖髓后,牙髓并非都发生继续钙化,如果发生,常在第 1 年内。这些发现已经为以后的研究所证明[57,76,100]。

由于牙髓的正常增龄性变化,随年龄增加,盖髓成功的机会将减少,在其牙髓中可见到纤维增加、钙沉积和牙髓体积减小。随着年龄增加,幼小动物牙齿中成纤维细胞的增殖也明显减少[180]。

髓室及根管有钙化的牙齿不宜做盖髓术,这些钙化是前期炎症反应或外伤的特征,使牙髓对活髓治疗的反应降低[29]。

对根尖孔呈开放状的年轻恒牙,行盖髓术的意见一致;但对发育成熟的恒牙因龋坏露髓,是否行盖髓术,意见尚不一致。龋坏致露髓后,盖髓已成为广泛接受的治疗选择。许多牙医认为要获得好的治疗效果,必须仔细筛选患牙;盖髓术应在无疼痛史并且露髓孔不出血或出血很少的情况下进行[124]。然而,另一些牙医建议,应去除所有龋蚀暴露的牙髓,除那些根尖孔未发育完成的牙齿以外(理由是尽管无痛,牙髓内仍有足够的毒性产物维持炎症)[106]。

这些有长期炎症和循环障碍的牙髓常伴有根管壁的基质沉积、吸收及牙髓钙化。不论使用什么盖髓剂,其下方均有炎症、钙化、基质沉积和吸收。对根尖孔呈敞开状的牙齿,一些牙医建议,盖髓术后一旦根尖孔形成,立即拔除牙髓,并充填根管,因为持续的钙化可能最终造成根管闭锁[106]。

对成熟恒牙,因龋蚀露髓的理想治疗应是拔髓和根管治疗,这几乎没有争议。然而,期望所有病例都能进行此种治疗是不现实的。对于许多病例,拔髓费钱、费时,而且在某些牙齿难以完成治疗。何况,如果活髓治疗失败,牙医师仍有选择根管治疗的余地。

大家一致认为,牙齿龋坏露髓不宜做盖髓术。乳牙盖髓术应当用于机械损伤引起的露髓。已经证明,乳牙活髓切断术(见下一部分)比盖髓术更易成功,而进行治疗所需时间却相同,因此建议乳牙龋蚀露髓不做盖髓术[194,195]。

据 Seltzer 和 Bender 的观点[180],由于微生物与炎症有必然联系,因此不鼓励因龋露髓者采用盖髓术。肉眼检查发现这种露髓孔较困难,而且液化坏死区可能被忽略。患龋病的牙齿和进行过治疗操作的牙齿,其牙髓增龄变化加速,它们比无龋坏的牙齿更不宜行盖髓术;又由于牙周病患牙血供减少,行盖髓术更危险。

一般认为[34,124,180],露髓孔越大,盖髓术预后越差。穿髓孔大,发炎的牙髓组织多,微生物感染的机会大。同样,组织破坏和出血造成的损害也大,可导致更严重的炎症。然而,外伤和机械损伤造成的健康牙髓露髓,露髓孔的大小不影响愈合[28,154]。

露髓孔的位置是影响预后情况的另一个重要因素。如果露髓孔位于轴壁,其冠方的牙髓组织失去血供,将趋向坏死。这种病例应进行活髓切断术和牙髓摘除术,而不是盖髓术[190]。

如果准备做盖髓术或活髓切断术,在露髓上方去除龋坏或牙本质时要特别小心,尽量少将牙本质屑推入剩余牙髓组织中去。研究证明,牙本质碎屑压入下方的牙髓组织将使成功率降低[89]。因受刺激，这些牙本质碎屑的周围有炎性反应和牙本质基质形成[128]。此外，微生物也可被挤入牙髓组织，引起的炎症反应可以很严重，以致于造成治疗失败。

机械露髓后，露髓区出现急性炎症反应，血管扩张、水肿，多形核白细胞聚集在损伤区。如果最初的损伤太严重，可致牙髓慢性炎症，并最终坏死。有研究证明，露髓后可出现自我修复。由于没有与龋有关的前期炎症及感染，机械露髓的预后较龋蚀露髓的好。自我修复取决于组织破坏的多少、有无出血、患者的年龄、宿主的抵抗力及其他与结缔组织修复有关的因素[180]。

牙髓损伤后，作为修复过程的一部分，有修复性牙本质的形成。虽然牙本质桥曾作为判断盖髓或活髓切断成功的标准之一，但是在不可复性牙髓炎的牙齿中，也有牙本质桥形成。况且，有报道称，在露髓孔处无修复性牙本质存在，但盖髓术却是成功的[177,218]。

无菌动物试验已经表明微生物在暴露的牙髓愈合中的重要性。受微生物污染的受伤牙髓组织不愈合；而在无菌动物，不论露髓的严重程度如何，组织均愈合[88,153]。进行牙髓手术应使用橡皮障隔离及无菌条件，以防止微生物进入牙髓组织。

盖髓术或牙髓切断术后，充填体的边缘密封具有极大的重要性。Kanka[90]曾指出，深窝洞无露髓时，牙髓炎症是由于细菌微漏引起的，而不是酸蚀牙本质所致。一个随访研究显示，酸蚀后将复合树脂黏接剂置于制备的牙本质深洞，比用丁香油氧化锌水门汀的对照组愈合好。对照组中严重的牙髓炎症与细菌渗漏有关。因此，得出结论，是细菌泄漏，而不是酸蚀，损害了深牙本质窝洞的牙髓愈合。愈合和继发性牙本质形成是牙髓的遗传特性。如果条件允许的话，像其他结缔组织一样，牙髓将会自行愈合。牙髓切除后的愈合与其他正常的和患病的钙化组织中最初的钙化过程基本相同[73]。促进愈合的因素有断髓时牙髓的状况、去除刺激物和适当的术后护理，例如严密的边缘封闭。

龋蚀露髓的理想治疗方法是牙髓摘除和根管充填，但对那些牙根未完全形成的牙齿除外。然而，仍有一些情况是直接盖髓的适应证。费钱、费时、一些牙齿根管充填困难是牙科医师选择盖髓而不是其他形式牙髓治疗的原因。如果想做盖髓术，牙科医师需考虑本章曾讨论过的所有因素，以确定每个病例的预后。如果直接盖髓失败了，通常还有机会进行牙髓治疗。

传统盖髓剂

曾经有许多材料和药物被用做盖髓剂。材料、药物、杀菌剂、抗炎制剂、抗生素和酶都曾用来作为盖髓剂，但氢氧化钙已是人们衡量其他盖髓剂的标准，并且是被普遍接受的一种盖髓剂[29, 124, 180]。然而，近些年酸蚀和直接黏接穿髓孔已被广为接受和流行（直接黏接露髓在本节较后部份讨论）。

1930年前，当Hermann[77]把氢氧化钙作为成功的盖髓剂介绍时，牙髓治疗是用三氧化二砷失活剂和其他的固定剂。Hermann证实，在氢氧化钙盖髓的活髓断面上，有继发性牙本质形成。

1983年Teuscher和Zander[205]在美国介绍了氢氧化钙，他们用组织学证实，在氢氧化钙填料的下方有完整的牙本质桥形成，并伴有健康完整的根髓。以后的报道牢固地确定了氢氧化钙是一种好的盖髓剂。在这些早期的工作之后，许多研究报道了使用氢氧化钙的各种形式，其成功率为30%~98%[53]。成功率的不同归结于许多因素，包括牙齿的选择、成功和失败的标准、不同动物的反应、研究时间的长短、药物放置在牙髓的位置（如冠方或颈方）及使用的氢氧化钙类型等。

当将氢氧化钙直接放置在牙髓组织上时，毗连的牙髓组织坏死，接触的组织发炎。在坏死组织与炎性活髓组织相连接处有牙本质桥形成。虽然确定是氢氧化钙在起作用，但其真实机制尚不明了。将类似的碱性化合物（pH 11）置于牙髓组织上，则会引起液化坏死。氢氧化钙可使局部保持骨和牙本质形成所需要的碱度。凝固坏死区下方的牙髓组织细胞可分化成牙本质和合成牙本质基质[180]。

偶尔（尽管有牙本质桥形成），牙髓仍有慢性炎症或转为坏死。露髓和用氢氧化钙盖髓后也可能出现内吸收。其他一些病例中，剩余牙髓组织呈牙本质样矿化，使根管闭塞，当需要牙髓治疗时，则不能通过。由于以上原因，建议使用氢氧化钙盖髓后，当牙根一旦完全形成，就应立即行牙髓摘除术和根管充填（图23-9）[106, 180]。然而，鉴于这种情况的出现率低，除非修复需要，否则可不需常规进行。

据推测氢氧化钙填料中的钙渗入牙髓，参与了修复性牙本质的形成[226]。然而放射性离子试验却显示，氢氧化钙中的钙离子不进入新形成的牙本质。牙本质桥内可见到静脉内注射的放射性钙离子，因此可以确定牙本质桥内的钙源自血液[9, 157, 179]。氢氧化钙

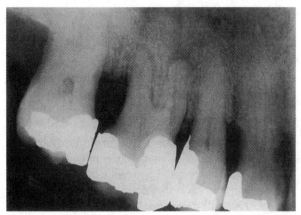

图 23-9 在用氢氧化钙盖髓后上颌第一恒磨牙髓室和根管钙化。盖髓后髓室和根管几乎都封闭，使得根管位置和彼此间交通更加复杂

在形成牙本质桥中的作用似乎是，盖髓后对其下方的牙髓组织有轻度刺激作用。短期应用氢氧化钙盖髓，然后将其去除，可成功地形成牙本质桥，支持了这一理论[32]。

不同的氢氧化钙剂型用于露髓，产生的作用大不相同[150,201,212]。

已知市售改良型氢氧化钙碱性度低，因此对牙髓的腐蚀性小。牙髓对 Dycal, prisma vlc Dycal, Life 和 Nu-cap 的反应相同[190,191,201]。使用这些化合物后，起了化学改变的组织首先是被吸收，随后在与盖髓材料相接触处形成牙本质桥[211,212]。用氢氧化钙粉（如 pulpdent）可在化学改变的组织和残存活髓组织连接处形成桥。化学改变的组织发生退变、消失，在盖髓材料和牙本质桥之间留下空隙。据此，用氢氧化钙粉或 pulpoient 的 X 线读片中显示的效果比其他市售化合物好。用任何一种材料形成的牙本质桥的质量都同样好（图 23-6）。

露髓的直接盖髓术

尽管这是一种有争议的方法，但许多研究者提倡露髓孔直接黏接方法[26,147]。Cox 等证实[21,25]，露髓孔的愈合不只是依赖一种特殊药物的刺激效果。愈合与盖髓剂及最后的修复材料是否能为防止细菌沿牙齿界面的渗漏提供即时的和长期的生物学密封直接相关[21]。在测定各种材料直接放置于暴露牙髓效果的试验[24,25]中，使用了复合树脂、硅黏固粉、磷酸锌黏固粉和银汞作为直接盖髓剂。将半数病例整个窝洞用材料充填，而另一半则在外部完全用 ZOE 封闭，氢氧化钙作为对照。没有用 ZOE 封闭的病例观察到伴有严重炎症反应的细菌污染和退行性变，而外部封闭的标本则愈合正常（与氢氧化钙组相似）。恰当的密封可防止细菌微漏，使细胞在酸性黏固粉和复合树脂下方再生和形成牙本质桥。尽管封闭后银汞合金下方也出现愈合，但却无桥形成迹象。资料提示，当消除细菌微漏后，虽然牙髓有天生的愈合能力，但仍需要轻度刺激以利于硬组织的修复。他们概括道，不是氢氧化钙，也不是什么特殊修复材料或特殊的 pH 值与刺激牙髓愈合或牙髓或牙本质形成有关，当接触轻度刺激时，似乎是固有的遗传基因反应起作用。他们的发现与无菌动物试验结果一致[88,153]。后者显示无细菌污染时，牙髓愈合了。相反，当引入细菌时，则愈合受阻。

研究者们曾将许多黏接材料和复合树脂系统作为盖髓剂进行了测试，并报道穿髓处的牙髓愈合了[2,23,24,25,69,98,147,222]，并且有硬组织沉积。这些研究者一致认为，牙髓愈合不取决于材料，而取决于是否有很好的生物学的密封。

Nakobayashi 等用专用词——混合层来描述生活的牙本质与树脂的形态学连接[141]，在牙本质和树脂介面这种连接可提供生物学的密封。亲水性树脂渗入被酸蚀脱矿后的牙本质胶原纤维中，使牙本质和黏接剂之间形成牢固的混合连接。正是这一树脂环绕成牙本质细胞突的混合层，可提高黏接强度和提供长期防止细菌渗漏的生物性密封。

一个关于可硬固氢氧化钙下方牙本质桥形成的研究资料显示[22]，牙本质桥（95%的样本中）含有很多朝下方牙髓张开的管状缺陷。由于牙本质桥有这些形态的破裂，它不可能提供长期屏障，因此也就不能提供防止细菌微漏的长期封闭。他们进一步提出了远期的预想，氢氧化钙会变软，有微漏，1~2 年后将导致牙髓炎症复发和坏死。

尽管穿髓孔直接黏接广为流行，但应指出，目前尚无长远期的和组织学方面的研究文献发表。已有直接黏接效果不好的报道。在酸蚀、黏接、复合树脂盖髓与 Dycal 盖髓的对比研究中，一研究者发现，45%的牙髓会坏死，只有 25%形成牙本质桥（而后者则只有 7%的牙髓坏死，80%牙本质桥形成）[151]。另一报道比较了 All-Bond 2 黏结剂与氢氧化钙（如 Dycal）[74]，发现在黏接样本中有持续的炎症反应及细胞外基质透明性改变，从而抑制了牙髓完全修复或桥的形成。相反，氢氧化钙样本则有完整的牙本质桥形成。这些结果使作者得出直接黏接不宜用于人类盖髓的结论。

无机三氧化物聚合体

有报道称[1,86,140,158],使用一种新的、生物相容性好的盖髓剂 MTA 取得了很好的效果。与氢氧化钙相比,MTA 在较短时间内可使牙本质桥形成较多,并伴有较少的炎症。用 MTA 时,牙本质沉积开始较早。这种技术的不利之处在于,放置 MTA 后需 3~4 小时才能凝固。操作步骤包括,在穿髓孔上直接放置 MTA,并暂时封闭牙齿,使黏固粉硬化。以后,再次进入牙齿,在硬固的 MTA 上酸蚀,放置牙本质黏接剂,用复合树脂永久性封闭,以防止将来的细菌微漏。虽然这种改进需要多一次复诊,但结果证明,行盖髓术治疗时,多花点时间是值得的。

所有龋蚀露髓的理想治疗(除那些根尖未完全形成的牙齿外)都应是牙髓摘除术和根管充填,但有时仍有适合进行直接盖髓术的病例。但费用、时间及一些牙齿根管充填困难是临床牙医选择盖髓术而非其他形式牙髓治疗的原因。如考虑盖髓,牙医必须考虑本节讨论的所有因素以确定每个病例的预后。当直接盖髓失败时,可再选行根管治疗。

乳牙龋蚀露髓、有自发痛史的恒牙、放射检查有牙髓或根尖周病变的牙齿、髓腔或根管钙化的牙齿、露髓处过度出血或有脓性或浆液性渗出的牙齿不应做盖髓术。

乳牙直接盖髓术

乳牙从开始发育到脱落的平均寿命只有 12~14 年,在较短时间内会经历较大的生理及物理的变化。因此,牙医师应牢记,他们处理的不是自然静止状态的牙髓,同样的方法在不同年龄的患者,结果可能不同。更由于牙髓有增龄的变化,所以随年龄的增加,盖髓成功的可能性减少。这可能是由于牙髓纤维和钙沉积增加的缘故。较老牙髓中还能见到髓室体积减小。在幼小动物牙齿中观察到的成纤维细胞增殖,随年龄增加明显减少[180]。

乳牙因龋蚀露髓时不应行盖髓术。美国儿童牙医学会(AAPD)制定的指南建议,直接盖髓可保留应用于因小的机械或外伤而露髓的乳牙。据推测在这种情况下牙髓有产生良好反应的理想条件。AAPD 指南建议,对因龋坏露髓的乳牙不进行盖髓术[194,195]。

乳牙牙髓切断术

1996 年,AAPD 关于乳牙和年轻恒牙牙髓治疗指南中,描述乳牙活髓切断术为切断受累或感染的冠髓,保留生活的、有功能的全部或部分根髓的治疗技术。治疗成功的指标概括如下:

- 大部份根髓具有活力。
- 没有长时间不利的临床症状和体征,如长时间的敏感、疼痛或肿胀。
- 放射检查无内吸收迹象或不正常根管钙化。
- 无根尖周组织破坏。
- 对继替恒牙无损害。

为了获得上述效果,已经用过许多药物制剂。FC 是使用最广的制剂,主要是由于它易于使用和优越的临床效果。尽管它的临床效果很好,由于考虑到其在全身的分布及其潜在的毒性、致敏性、致癌性和诱发突变性,FC 仍在严密观察中。已提出其他一些药物(如戊二醛、氢氧化钙、胶原、硫化亚铁)作为替代药物。然而成功率的不同和对这些药物安全性的顾虑,使得大家认识到还需要对这些药物的使用及其他一些药物治疗制剂做进一步的研究。

有人推荐非药物性的止血技术,包括电外科[117,159,172,182,183]和激光治疗[184]。目前对这两种技术的研究很少,但是几个医学院正在进行电外科活髓切断的教学。Ranley[163]完整地回顾了活髓切断试剂,并讨论了将来可能使用的新产品(本章将进一步讨论 FC、戊二醛、电外科和激光技术)。

乳牙 FC 牙髓切断术

由于关于全身注射后药物分布广泛的报道[135],及将 FC(福尔马林即甲醛饱和溶液与煤酚液的合剂,见第 58 页)固定的自身组织植入结缔组织或注入根管引起免疫反应的事实[14,206],使得是否在牙科应用 FC 成为一个有争议的事情。但是,当活髓的乳牙因龋坏露髓,且炎症或退变局限于冠髓时,可选用 FC 活髓切断术。

最近,在世界范围内,许多牙医学院调查 (1987) 的报道[10]显示,大部分儿童牙科和临床儿童牙科医师拥护 FC 活髓切断技术,它仍被广泛传授和应用于临床。现行的 FC 活髓切断技术是 1930 年 Sweet 报道[200]的改良模式。

组织学研究[119,122]显示了 FC 对人类乳牙和恒牙牙髓的影响。FC 饱和的棉球接触牙髓几分钟内,就能使牙髓表面纤维化和嗜酸;FC 接触牙髓 7~14 天后,会明显出现 3 个部分:

1. 宽的嗜酸染色区。
2. 宽的淡染区伴细胞减少和纤维轮廓不清(即萎缩)。

3. 宽的集中在淡染区连接处的炎症细胞区域，并向根尖扩散进入正常组织。

没有纤维组织或钙化屏障包绕炎症区的迹象。60天到1年后，牙髓逐渐被固定，最终整个牙髓纤维化。随后的调查[45]表明，FC对牙髓的作用多变，它取决于药物与组织接触时间的长短。直接接触5分钟后，牙髓表面固定，并向根方与正常组织搀杂；封入的FC与牙髓接触3天后，可引起牙髓钙化。根据用药时间的长短，这种技术又称为活髓术或死髓术。从Sweet文档中收集了一些临床资料作为本篇报道的一部分，该资料显示了97%的成功率。

有人报道[36]，在人的无龋乳尖牙，FC牙髓切断的下方组织中有成纤维细胞长入。16周时，整个牙髓退变，并被肉芽组织所替代。另外还可见到中度炎症及有一些钙化。

Doyle等[40]比较了健康牙髓机械暴露后，用氢氧化钙和FC进行的牙髓切断术的效果。将FC小棉球置于断髓处，封4~7天，从第4天到388天进行了组织学研究。在氢氧化钙组的18颗牙齿中，只有50%组织学判断为成功，而在FC治疗的14颗牙中，92%组织学成功。放射检查成功率分别为64%和93%，而临床成功率分别为71%和100%（氢氧化钙与FC牙髓切断术相比）。行FC牙髓切断治疗后，作者能确定在根管根尖1/3为活髓。

一些学者研究了在行乳牙FC牙髓切断术时，在丁香油氧化锌充填材料中加入FC（超过5分钟）的后果[216]。结果显示，丁香油氧化锌水门汀中有或无FC两组间无明显差异。组织学检查结果显示，两次与一次性（FC作用5分钟）就诊完成牙髓切断术，预后无明显差异[189, 216]。

已证实在牙髓切断术后，牙齿的牙髓、牙本质、牙周韧带及根尖周组织中有FC积累[59, 134]。甲醛是FC的组成成分，它可与细胞蛋白质相互作用，甲醛中加入甲酚似乎可加强甲醛对蛋白质的作用[142]。用人类牙髓成纤维细胞培养的研究发现，甲醛是FC引起细胞毒性作用的主要成分，其毒性比甲酚约大40倍[84]。

将有放射活性的FC置于被切断的牙髓处，结果显示FC立即被吸收。不论使用药物的时间长短，全身性吸收不足使用量的1%。实验显示，FC可损害微循环，造成血管内血栓形成，从而限制进一步的全身积聚[134]。

动物实验[14, 206]显示，FC固定的自身组织植入结缔组织或注入根管会产生免疫反应。FC使牙髓发生抗原性改变，并激活特异的、细胞介导的淋巴细胞反应。

另一些研究则显示，没有预先致敏的动物无此种反应迹象[187]，而预先致敏的动物则仅表现为微弱的过敏[215]，这与一些研究者的研究结果一致。后者的实验表明，甲醛对兔子显示了低水平的抗原性。由此，关于免疫反应的可能性，甲醛作为牙髓用药还是可以接受的。其他调查者[112]研究了经FC处理和不经FC处理的同种牙髓组织提取液，诱导具有不同FC牙髓切断经历儿童的淋巴细胞转化情况。发现半数以上儿童出现了明显的转化反应，但却与临床FC牙髓切断术病史无关。该研究发现，与牙髓有关的抗原致敏作用普遍存在。作者总结道，对同种牙髓提取的抗原和因FC治疗而改变了的牙髓抗原，FC牙髓切断不诱导明显的免疫致敏作用，因此，它不支持那些采用增强免疫的其他动物研究[112]。FC的临床应用（使用多年无过敏反应的报道）证实了这一发现。

对FC的全身影响的忧虑导致了探讨其可能对胚胎的毒性和致畸作用的研究[54]。将25%和50%的FC注入一些鸡胚胎后，发现死亡率、结构缺陷和发育迟缓明显增加。

给实验动物全身施用FC后，FC分布于整个身体。肾和肺可以代谢和排泄一部分吸收的FC，剩余的药主要与肾、肝和肺组织结合。全身给予大剂量后，发现急性中毒效果（如心血管变化，血浆和尿中酶的改变，重要器官细胞受损的组织学迹象）。组织损伤的程度与那些早期可逆的改变密切相关。作者[135]慎重地指出，给予的药量远大于人类临床使用的量，而且不应以此推测牙科临床的结果。在另一研究中，该作者强调，经牙髓切断途径，全身吸收甲醛的量很少，因此使用FC并非禁忌[152]。

随后在一条狗身上进行了16颗牙牙髓切断术（如放置全浓度FC 5分钟）的研究，该狗出现了早期的肝、肾组织损伤[136]。但由于没有炎症反应的迹象，细胞有望恢复。当给一些动物仅做1~4颗牙牙髓切断术时，其肝、肾没有损伤，所有动物的心肺均正常。作者们指出，一条小狗的16颗牙行牙髓切断术后，其全身FC的含量远高于对一个人的几颗牙行牙髓切断术后的含量。他们进一步总结称，从本研究未得出有关吸收FC的毒性的结论。另一些调查者[61]提出，可通过扩散进入组织的药量来控制FC对牙髓组织的作用，即通过放置药物时间的长短、药物的浓度、放置药物的方法或所有这些因素的组合控制进入组织的药量。

将核素标记的19%甲醛置于断髓处5分钟后，发现肺、肝、肾、肌肉、血液、尿和二氧化碳中有药物存在。组织中药物达到的浓度相当于将放置于髓腔量的30%注入血液。

另一用碳标记的FC的研究显示，5分钟全浓度牙髓切断术中所用材料的12%，在36小时后收回，主要是从牙齿、血浆、尿，也从肝、肾、肺、心脏和脾脏中收回的[71]。

将未稀释的FC固定的组织移植于动物中，可引起周围结缔组织坏死[15]，稀释FC可降低对组织的刺激性[63]。研究者发现将1/5浓度的FC用于牙髓切断术，其组织固定效果与未稀释的几乎无差别；然而用稀释的FC液者，其酶活性恢复明显早于未稀释者。稀释后，术后并发症减少，从FC细胞毒性作用下恢复速度加快[113,114,199]。临床报道使用稀释的FC与不稀释的FC液取得了同样的成功[55,129,130]。因此建议，如果牙髓切断术要使用FC，则只需用1/5浓度的FC液，因为它与传统的药剂一样有效，而且损伤小。

用下列方法制备1/5浓度的FC：
- 稀释液制备：3分甘油与1分蒸馏水配合。
- 将1分FC与4分稀释液彻底混合。

诱导牙髓和根尖周产生病变的组织学研究[95]表明，牙髓切断术(5分钟法)后，根尖周的炎症和病变没有消退。有活髓的根管显示的内吸收比其他研究者报道的多，有根尖周和根分叉病变的牙齿根尖吸收多于活髓牙。有死髓的根管未见到组织向内生长，也未观察到FC固定根尖或根分叉病变的迹象。尽管靠近恒牙胚的乳牙根尖周围有广泛的炎症反应，未观察到FC对恒牙胚的不利影响。在所有病例中，FC的固定作用均限于根管内。作者[95]据此总结出FC牙髓切断不宜用于牙髓和根尖有病变的牙齿，故该研究指出，FC牙髓切断术应限定用于根管内有活髓的乳牙。临床上也证实了这些结果[204]。

害怕损伤继替的恒牙已成为反对乳牙行FC牙髓切断术的理由。一些研究展示了矛盾的结论，有报道称，治疗侧与非治疗侧乳牙下方的恒牙有同样的釉质缺陷发生率[131,171]；另一些则报道称，治疗侧乳牙下方的恒牙缺陷和位置的改变增加了[126]。应当指出，这种性质的研究是治疗后很久的随访研究，不知道牙髓切断前的牙髓状况。也没有人设计一个研究项目，以确定必须做牙髓切断术的条件（如果遵循本章给出的严格标准，FC牙髓切断后恒牙缺陷的发生率就不会增加）。

研究还显示，FC牙髓切断术后的乳磨牙，其脱落时间不受影响[131,214]。

适应证和禁忌证

FC牙髓切断术适用于炎症或感染局限于冠髓的露髓的乳牙。如果炎症扩散至根管内的组织，患牙应考虑行牙髓摘除术和根管充填或拔除。乳牙FC牙髓切断术有8项禁忌证：

1. 不可修复的牙齿。
2. 离替换期近的乳牙或恒牙冠上方无骨组织。
3. 有自发性牙痛史。
4. 有根尖周或根分叉病变的迹象。
5. 牙髓不出血。
6. 冠髓切除后出血不止。
7. 牙髓有浆液性或脓性渗出。
8. 有瘘管。

方 法

FC牙髓切断术用于牙根无炎症及感染的乳牙。不遵守这一原则会导致成功率降低及继替恒牙损伤。因此，无论怎样强调适当诊断的重要性都不过分(图23-10)。

完成诊断后，将乳牙麻醉，并用橡皮障隔离。去除所有龋坏，用高速涡轮钻揭净髓顶，并予以大量的冲洗。用挖匙或涡轮钻去除全部冠髓，仔细去除所有冠髓纤维。如果髓室内有残留冠髓纤维，就无法止血。彻底冲洗髓室，去除所有碎屑。用棉球及吸引器去除所有水分。

用一微湿（使湿润并几乎将其吸干）棉球置于根管口残髓断面上。不能用完全干燥的棉纤维，否则会混入凝血块，当去掉棉球时，会引起出血。将干燥棉球置于湿棉球上，并施力于其上以止血，这样可在几分钟内控制出血。可能需要更换棉球以便完全控制出血。如果有出血，牙医师必须仔细检查，以确定髓室内所有残髓纤维是否已去净，并且切断区是否是清洁的。

如果5分钟内不能止血，根管内的牙髓组织可能已有炎症，患牙不再适合行FC牙髓切断术，牙医师应进行牙髓摘除术或拔牙。

止血后，将一个在1:5稀释的FC液中浸过的棉球直接置于牙髓的断面。FC应接触剩余的牙髓，否则不会出现固定。将棉球用FC浸透饱和后，在进入牙齿前，先将棉球中的FC液吸干，以除去多余的FC。FC具有腐蚀性，如果接触牙龈，会引起严重的组织烧伤。

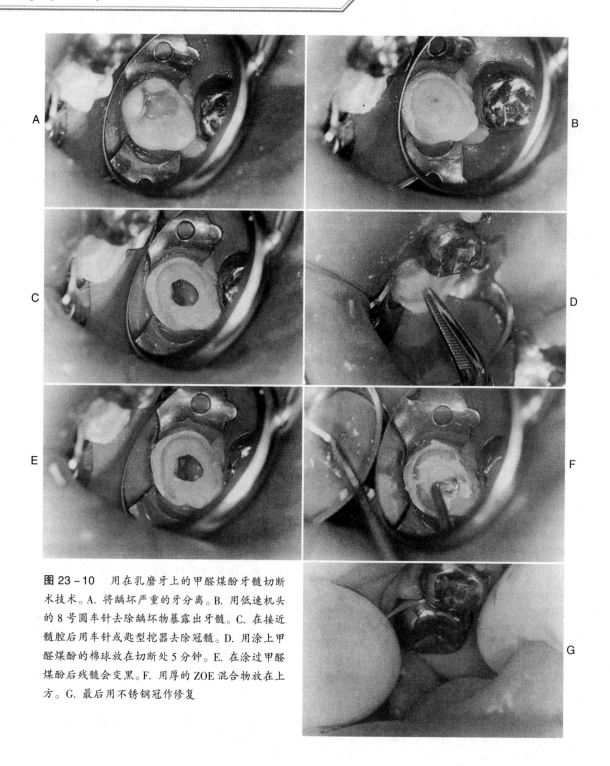

图 23-10　用在乳磨牙上的甲醛煤酚牙髓切断术技术。A. 将龋坏严重的牙分离。B. 用低速机头的 8 号圆车针去除龋坏物暴露出牙髓。C. 在接近髓腔后用车针或匙型挖器去除冠髓。D. 用涂上甲醛煤酚的棉球放在切断处 5 分钟。E. 在涂过甲醛煤酚后残髓会变黑。F. 用厚的 ZOE 混合物放在上方。G. 最后用不锈钢冠作修复

让 FC 棉球与剩余牙髓接触 5 分钟。去除棉球后，牙髓组织变为棕色，而且不应有出血。如果牙髓某一部分没有与药物接触，该区要重复上述过程。用小棉球给药物效果最好，因为它们使药物与牙髓接触得更紧密。

在残髓上放置丁香油氧化锌水门汀，凝固后做永久性修复。乳牙修复的选择是 SS 冠。乳前牙治疗的选择是牙色复合树脂修复，除非牙齿破坏严重，需要冠修复。

用 FC 不同于用氢氧化钙做活髓切断，没有牙本质桥形成（图 23-11）。然而，在一些病例能观察到牙本质的沉积，从而使根管变细（图 23-12）。

成功的标准　FC 牙髓切断术失败时，常可用 X 线检查查出（图 23-13）。失败的第一个指征是靠近 FC 放置处的牙根有内吸收。这种情况可能同时伴有外吸收，特别是在失败进展时。在乳磨牙，根分叉区可有暗影出现；在前牙，暗影可出现在根尖或根侧。随着骨破坏的增加，牙齿变得极度松动；通常

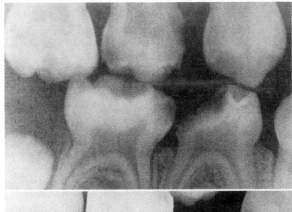
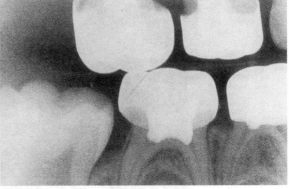
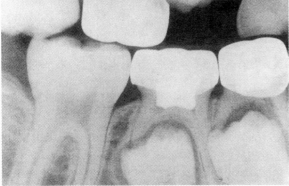

图23-11 乳牙行牙髓切断术后敷甲醛煤酚随后观察5年。A. 右侧下颌第一、二乳磨牙治疗前的X线片显示有很深的龋坏。B. 治疗后1年的X线片。C. 随后的5年X线片。标示了下颌右侧第一恒磨牙的萌出和两个牙尖

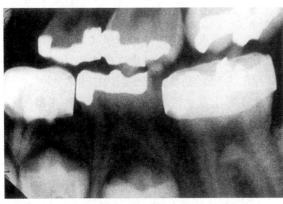
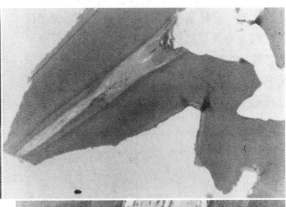
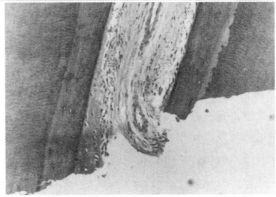

图23-12 在牙髓切断术后用甲醛煤酚牙齿的根管根尖区域狭窄。A. X线片显示牙髓切断术后用甲醛煤酚之后的下颌左侧第一乳磨牙近中根管根尖处狭窄。B. 和C. 在A中显示的相同牙齿组织学切片。显示根管根尖区域根管壁上有新牙本质沉积

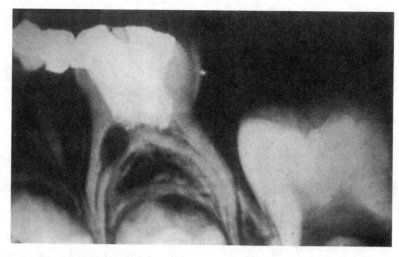

图 23-13 牙髓切断术后行甲醛煤酚失败。标示近中牙根根管内吸收和根分叉区的 X 线透射影

会形成瘘管。FC 牙髓切断失败时很少出现疼痛,导致难以发现 FC 牙髓切断术的失败病例,除非患者接受随访检查。当牙齿松动,并最终脱落时,家长和儿童可能认为是正常情况。

有报道[16, 175]称,乳磨牙牙髓治疗后有囊肿形成。骨破坏区发现了一种含酚的、与使用药物相同的、非结晶性、嗜伊红材料。其他一些研究者[138]观察到未治疗的、有牙髓炎症的乳磨牙根分叉病变区的肉芽组织含有复层鳞状上皮细胞,提示有囊肿形成的可能性。在随后对乳磨牙牙髓切断术失败病例的研究中发现,大多数样本诊断为根分叉囊肿[139]。这些发现强调了对乳牙牙髓治疗后定期随访的重要性。

戊二醛牙髓切断术

根据积累的大量资料,一些研究者提出,可用戊二醛替代 FC 作为乳牙化学性牙髓切断术的药物。许多研究[37, 202, 219]表明,用 2%~4% 的戊二醛水剂能使其下方的牙髓组织表面迅速固定,尽管它渗入的深度有限。不同于牙髓对 FC 的各种各样反应,戊二醛药物下方的大部分牙髓组织仍然具有活性而且无炎症。有一条狭窄的嗜伊红的、着色的、压缩和被固定的牙髓组织直接位于药物的下方,并且向根尖方向融入有活力、似乎正常的牙髓组织。随着时间的推移,通过吞噬活动,戊二醛固定区被致密的胶原组织所替代。因此,整个根管内的组织是有活力的[103]。

戊二醛可从活髓切断区被吸收,然而不是像 FC 那样在放置后数分钟内被吸收并分布于全身[152],戊二醛放置后并不向根尖渗透进入牙髓组织中,而且用药后向全身分布较少[35, 109, 220]。核素标记的戊二醛自动放射检查显示,大部分药物局限于牙髓腔,牙髓切断后没有逸出牙齿的迹象[137]。用 FC 或戊二醛牙髓切断方法,继替恒牙和釉质缺陷率无明显差别[3]。

不像 FC 那样大部分与组织结合,只有少部分被代谢;戊二醛与组织结合非常少,而且容易被代谢。大部分戊二醛在肾和肺中代谢,但也可见于肝、心脏和肌肉组织[91, 137]。戊二醛主要从肾排出或随气体呼出,90% 的药物可于 3 天内排出体外[165]。

实际上戊二醛投药后未显示毒性作用(牙髓切断处或全身分布),大剂量(即活髓切断术用量的 500 倍以上)引起很小的毒性作用[165]。人类牙髓成纤维细胞的细胞毒性研究显示,2.5% 戊二醛的毒性小于 FC 或 19% 甲醛的 15~20 分之一[84]。

虽然戊二醛与 FC 以相同的方式形成抗原产物[167],但与 FC 相比其抗原性相对低[166]。不幸的是,纯化的戊二醛溶液不稳定[161]。

戊二醛牙髓切断术的适应证、禁忌证和方法与 FC 牙髓切断术相同。只是用戊二醛代替 FC,戊二醛的最适浓度及应用时间长短均未确定。

研究者们[62, 111, 164]报道了戊二醛使用的各种不同浓度及时间的效果。将戊二醛加入丁香油氧化锌中导致失败率增高,因此禁忌这种投药法[62]。缓冲戊二醛、增加浓度和延长应用时间均可增加其固定效果。但只有较浓溶液可增加固定的深度。固定增加,使去除和替代固定组织的阻力也增大。低浓度和短时间应用,则会使下方的牙髓组织发生更严重的炎症反应,并最终导致失败[111]。

根据他们的研究结果,Ranley 等[164]提出建议,将 4% 缓冲的戊二醛放置 4 分钟或 8% 缓冲的戊二醛放置 2 分钟。

随访 2% 戊二醛牙髓切断术病例 24 个月,2 年后失败率升至 18%,作者未能做出判断,是否使用戊二醛优于 FC[58]。另一些作者检查了戊二醛的毒性、诱导突变性和全身分布的结果,他们不提倡在牙髓切断术中用戊二醛代替 FC[48]。大部分的培训学校继续传授 FC 技术,而且大多数儿童牙科医师使用 FC[10]。

最近一篇文章报道称[16],使用 2% 的缓冲戊二醛 3 分钟,然后用一滴戊二醛缓冲液加 ZOE 或一滴戊二醛缓冲液加氢氧化钙(即 Dycal)覆盖牙髓断面,两种方法的临床和 X 线成功率相同。作者概括道,两种方法均没有 FC 牙髓切断那样成功。

鉴于 FC 和戊二醛有相似的成功率及不良反应,建议乳牙用牙髓摘除术代替牙髓切断术[224]。

电外科牙髓切断术

牙髓电凝的报道最早出现在 1957 年[108],10 年后 Mack[116]成为美国用电外科常规进行牙髓切断术的第一位牙科医师。Oringer 在其 1975 年关于电外科的教材中也极力提倡这种技术。几个临床研究[172,183]获得了与使用 FC 相同的结果。但组织学研究的结果不一致,有的与 FC 牙髓切断术的结果相似[182],有的发现根尖周和根分叉有病理性根吸收[186]。1993 年 Mack 和 Dean[117]的人体回顾性研究显示,乳磨牙进行电外科牙髓切断术的成功率为 99%。与同样设计的 FC 牙髓切断术比较,电外科技术的成功率明显较高。近期的临床研究[159]表明,电外科与 FC 牙髓切断术的成功率分别为 95% 和 87%。

电外科牙髓切断术的步骤(图 23 - 14)与去冠髓的 FC 技术基本相同。将大的无菌棉球置于牙髓上,加压以止血;将 Hyfrecator plus7 - 797(Birtcher MLdical system, Irvine, CA)调至 40% 马力(高至 12 瓦特),用 705A 牙科电极传导电弧;迅速去除棉球,将电极放置在离开残髓断面 1~2 mm(图 23 - 14, C);让电弧跨越缺口到牙髓断面约 1 秒钟,随后冷却 5 秒钟;当电极仍有电弧时,应使其尽可能远离残髓和牙齿结构,以使热和电传导减至最少;当需要时,此过程可最多重复 3 次;然后在下一个残髓上重复此过程。若此过程进行恰当,残髓外观变干并且完全变黑(图 23 - 14, D)。将丁香油氧化锌直接置于残髓断面,并充填髓室。研究表明,残髓上放置 ZOE 或氢氧化钙效果无差异。随后用 SS 冠修复牙齿(图 23 - 14E 和 F)。

激 光

最近,文献里出现了几篇关于用二氧化碳激光行乳牙活髓切断术的文章[44,110]。Elliot 等[44]对比了 6~10 岁儿童准备拔除的无龋乳尖牙经激光与 FC 牙髓切断术治疗的效果。研究中包括 30 颗牙齿,作者发现两组间无明显差异。FC 治疗的牙齿中 1 例出现了孤立的内吸收区,激光治疗的牙齿中有两例。他们关注能使最初炎症反应减至最小的能量阈值。他们概括道:基于症状、临床和组织学发现,二氧化碳激光治疗优于 FC 治疗。同时,他们感到还应进行进一步的研究,以确定使残髓反应达到最佳状态的理想激光能量,并探讨激光治疗因龋蚀露髓的效果。

刘某等[110]报道了激光治疗龋蚀露髓乳牙的情况。他们治疗了 21 颗乳磨牙,12 颗乳尖牙,共 33 颗牙齿,并在治疗后随访了 12~27 个月。所有牙齿均临床成功,在第 6 个月随访时,只发现有 1 例出现内吸收。术后 9 个月,作者观察到在 X 线片上约半数治疗的牙齿出现了完全钙化。

基于这些早期研究,应该认为二氧化碳激光是替代其他有毒副作用方法的可行选择。然而,激光需要相当多的花费,使得这种治疗方法并不经济。

乳牙牙髓摘除术及根管的治疗

乳牙牙髓摘除术

吸收对根管解剖和根尖孔的影响 乳牙牙根刚形成时,其根尖孔位于解剖根尖附近。附加的牙本质和牙骨质沉积后,牙髓在根尖有多个分支,牙根有多个出口,如同成熟的恒牙一样。

由于恒牙胚的位置,乳切牙和乳尖牙生理性根吸收开始于根尖 1/3 的舌侧。乳磨牙的吸收常从近根间隔的牙根内面开始。随着吸收,根尖孔可能不再与解剖根尖相符合,而可能位于其冠方。因此,根据 X 线片建立的根管长度可能是错误的。吸收可能扩展穿过牙根进入根管,从而形成另外的通道,而不是经根尖孔或侧支和副根管与根尖周组织相通(图 23 - 15)。这些可出现在牙根的任何一个平面[169]。

恒牙胚 乳牙牙髓治疗对恒牙胚发育的影响值得临床牙医师高度重视。绝对禁止穿过乳牙

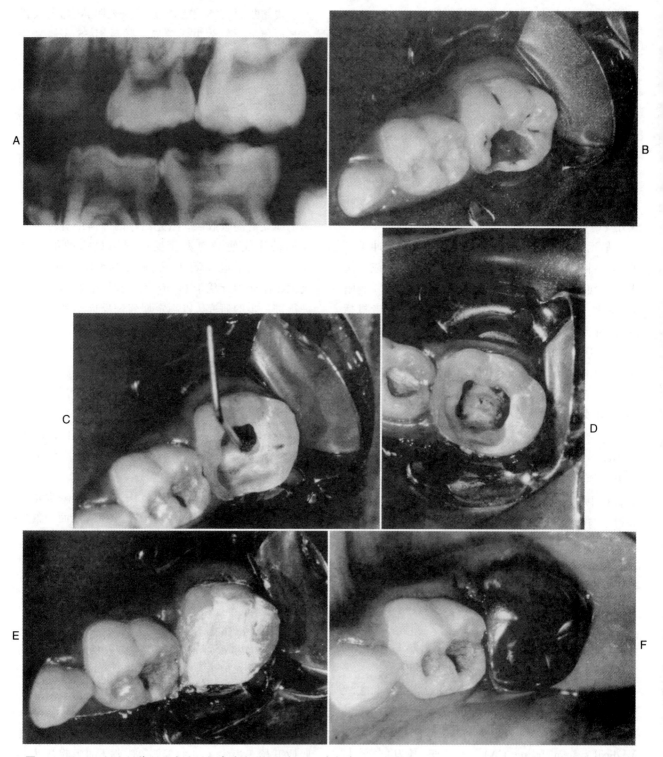

图23-14　下颌右侧第二乳磨牙行电外科牙髓切断术。A. 手术前的X线片显示龋坏已近牙髓。B. 用橡皮障将牙齿分开。C. 用热透射器正极7-797插上705A牙体电极对每个残髓烧灼1秒钟。D. 残髓在电外科牙髓切断术后变得干化并完全变黑。E. 在残髓上的髓腔中充填ZOE。F. 牙齿用SS冠恢复

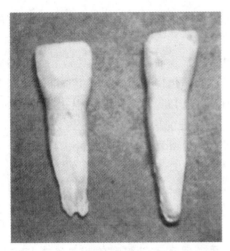

图 23-15 这两个下颌切牙已有舌向和尖端的吸收。图示左边的切牙根尖孔刚在牙颈线以下,而右侧的根尖孔在根尖处

根尖的操作。因为恒牙胚紧邻乳牙根尖,应避免根管器械或充填材料超出根尖孔。如果 X 线检查能见到吸收迹象,牙髓器械的工作长度应比 X 线片上根尖位置短 2~3 mm。测量根管长度时,建议应用长筒和平行 X 线拍片技术,以达到最精确的拍摄效果。

进行拔髓和扩根管时一般需要进行麻醉,但在下一次复诊充填乳牙时,则很少需要。有时患者的反应可作为已接近根尖的指征,也可预先用 X 线检查测量根长。拔髓后出血提示,器械可能已超出根尖孔进入根尖周组织。

乳牙根管充填材料必须是可以吸收的,这样它可随牙齿的吸收而被吸收,而且不阻碍恒牙萌出或使恒牙偏斜萌出。禁忌将牙胶尖或银尖用于乳牙根管充填。

牙髓摘除术 乳牙去髓和根管充填是一个有争论的主题。由于害怕损伤下方正在发育的恒牙胚或乳牙根弯曲,不能恰当地扩通、清洁、成型和充填,从而导致许多有牙髓疾患的乳牙无谓丧失。

很多文章认为,根管充填有损伤恒牙胚发育的可能性。在夸大这些危险的同时,许多作者提倡拔除有牙髓疾患的乳牙,并放置间隙保持器。但是,没有比乳牙更好的间隙保持器,也缺乏有关保持器对口腔内已有牙齿是否有损害的报道。由于患者和牙医师的忽视,对许多已经放置的间隙保持器没有进行恰当的随访。

带环时间过长时,带环松动可引起牙齿脱矿和猛性龋的发生。间隙保持器的周围口腔卫生差,可使龋齿和牙龈疾病增加。有时还可遇到由间隙保持器放置时间过长而致的恒牙错位萌出。间隙保持器丧失后,如不及时复诊治疗,会出现间隙丧失。有可能的话,保留有牙髓病患的乳牙可能会避免有些问题的发生。

有报道称[82],乳牙根管治疗后,会增加继替恒牙的轻微发育不全,但严重的发育不全和牙根发育受阻并不增加。另一些人[19]则报道,在非治疗侧出现了同样多的缺陷,并概括道:乳牙牙髓摘除术对继替恒牙无影响。在牙髓摘除术前乳牙根吸收增加时,继替恒牙釉质缺陷也增加,简而言之,釉质缺陷是由于牙髓摘除术前的感染,而不是摘除术本身。应当指出的是,所有的研究均为回顾性的,包括萌出的恒牙,因此,尚不能确定缺陷的原因。

有人以经济问题来反对乳牙根管治疗,但是与做间隙保持器和需随访治疗的费用相比,争论是没有理由的。事实上,当考虑到整个治疗费用时,根管治疗可能是比较便宜的选择。

判断乳牙根管治疗是否成功的标准与恒牙相同。治疗过的乳牙必须依然牢固,能行使功能,无痛、无感染。X 线片上显示根分叉及根尖病变应当已消失,牙周附着正常。乳牙应正常吸收,而且决不能干扰恒牙的形成和萌出。

有报道称[4,81,107,224],治疗的成功率为 75%~96%。研究乳牙根管充填的常用手段是临床和 X 线检查,此领域需要做大量的组织学研究。

乳牙牙髓治疗的早期报道称,活髓牙常采用砷失活牙髓而死髓牙采用木馏油、FC 或同位甲醛糊剂。根管是用各种各样的材料充填的,通常它们由氧化锌和许多添加物组成[42,64,85,193]。

1953 年,Rabinowitch 发表了第一篇关于乳牙根管治疗方法(有许多资料证明的)的科学报道[160]。报道了 1 363 例部分或全部牙髓坏死乳磨牙 13 年的随访研究结果。大部分患者临床及 X 线检查发现,随访了 1~2 年,只有 7 例失败。每例牙齿细菌培养阴性后才填入丁香油氧化锌和硝酸银,因此,有根尖周病变的牙齿平均需要 7.7 次复诊,无根尖周病变的牙齿需 5.5 次。Rabinowitch 把内吸收和严重的病理性外吸收作为乳牙根管充填的禁忌证。

另一篇有许多资料支持的研究[4],报道了用一种由麝香草酚、甲酚、碘仿和氧化锌组成的充填材料充填活髓及感染过牙齿的方法,其成功率为 95%(见 Bennett[11]部分和全部牙髓摘除技术的回顾)。

在一篇用 oxpara 膏作为乳牙根管充填材料的临床研究[107]中,报道了影响预后的 5 个预先存在的因素。
1. 根分叉穿孔（底穿）。
2. 严重的根外吸收。
3. 内吸收。
4. 广泛骨缺损。
5. 根分叉牙周组织受累。

当把有这些因素的牙齿除去后，临床治疗成功率达到了96%。当在根管充填前所有残余感染的症状已消退时，成功率会得到很大改善。X线检查均未发现损伤恒牙胚迹象。

回顾有关乳牙根管充填的文献后可发现，此领域缺少组织学的材料，此课题还需要进一步研究。

乳牙根管充填禁忌证 所有乳牙牙髓疾患蔓延超出冠髓的，均应做根管充填治疗，不论是活髓，还是死髓，但下列6种情况除外：
1. 不可修复的牙齿。
2. X线检查能见到根内吸收。
3. 机械或龋致髓室底穿。
4. 严重的病理性根吸收超过根1/3。
5. 支持骨组织病理性损失过多，伴有牙周附着丧失。
6. 有含牙或滤泡囊肿。

内吸收常从根管内接近根分叉的区域开始。由于乳牙牙根壁薄，一旦X线片上能看到内吸收，常有由于吸收造成的穿孔（见图23-7）。由于乳牙根分叉区域短，导致炎症经牙周附着很快通往口腔。最终牙齿的牙周附着丧失，引起进一步的内吸收和牙齿的脱落。机械或龋蚀所致髓室底穿通常以同样原因造成治疗失败。研究证明，牙根的长度是牙根完整性最可靠的标准，可治疗的乳牙牙根长度最短应为4 mm[169]。

乳牙牙髓摘除术的入口洞型

传统上通过乳前牙和恒前牙的舌面制备入口洞型，这仍是目前最好的选择（上颌乳切牙例外）。也有人建议应从唇侧进入，随后以酸蚀光固化修复以改进美观（图23-16）[118]。成功用于恒牙的漂白技术在乳牙却不成功。

许多需做牙髓摘除术的上颌乳切牙已经变色，这是由于先前的外伤产生的卟啉铁色素进入牙本质小管造成的。牙髓摘除术和根管充填后，大多数乳前牙会变色。

上颌乳切牙的解剖结构使得由唇侧成功地进入髓腔成为可能，而这种进入唯一的不同是使窝洞比从舌侧进入更接近切缘，有利于尽可能直的进入根管。

根管用丁香油氧化锌充填（见下节），然后仔细去除丁香油氧化锌直至颈线；丁香油氧化锌上放置一层Dycal或Life作为树脂与根充物之间的屏障，并伸展至黑染的区域，作为舌侧牙本质上的遮色剂。将入口洞型及整个唇面酸蚀，并以复合树脂修复（图23-16, C、D）。

不同于乳后牙，乳前牙大多只有一个根管，无分支、侧支及副根管，因此，乳前牙根管可于清洁和充分干燥后立即充填。

后牙 后牙入口洞型的制备基本与恒牙相同（见第7章）。乳牙和恒牙最重要的区别在于牙冠的长度，乳牙牙冠呈球茎状，髓底和牙根牙本质壁很薄。乳牙进入髓腔所需深度远比恒牙小，同样，从𬌗面至髓室底的距离也明显小于恒牙，因此必须小心谨慎，不要钻磨乳磨牙髓室底，因为极易底穿（图23-17）。

将髓室顶穿通和辨认出髓室后，可用钻头将整个髓顶去除。由于牙冠呈球茎状，不需像恒牙那样将洞型向牙齿外部扩大以暴露根管口。

如同恒牙根管治疗一样，清洁和成型根管是乳牙根管治疗中最主要的一步。化学和机械预备乳牙的主要目标是根管清创。虽然希望根尖部有锥度，但由于根管充填使用的是可以吸收的糊剂，而不是牙胶尖，因而没有必要要求标准的根管形态。像任何根管治疗过程一样，橡皮障的使用是必不可少的。

在平行投射技术拍摄的X线片上，确定初步工作长度。然后在根管内放置根管锉后拍摄X线片，以测定工作长度。由于根吸收，在牙周组织的任何水平都可形成侧向穿孔[169]，因此使用根尖定位器并不可信。为了预防超出根尖孔，建议工作长度比X线片上的牙根长度短2~3 mm，尤其是当有根尖吸收迹象时。

确定工作长度后，可进行根管清洁和成型（如第8章所述）。由于根管壁薄，不宜用声和超声清洁装置预备乳牙根管。由于有穿孔或形成台阶的危险，GG钻或peeso钻也是禁忌使用的。

由于镍钛合金器械有较大的柔韧性，建议使用镍钛器械而不是SS器械。手用或旋转技术用于乳牙比较理想。如使用SS锉，应将其轻度弯曲以利于通过根管。成型根管与用牙胶尖充填的成型方法大致相同，清洁和成型根管应小心，不要穿透薄的牙

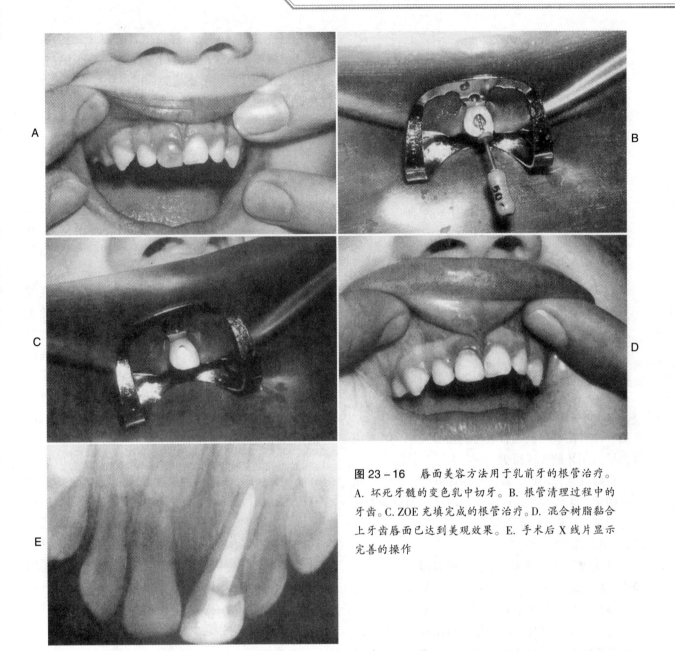

图23-16 唇面美容方法用于乳前牙的根管治疗。A.坏死牙髓的变色乳中切牙。B.根管清理过程中的牙齿。C.ZOE充填完成的根管治疗。D.混合树脂黏合上牙齿唇面已达到美观效果。E.手术后X线片显示完善的操作

根。根管扩大至比感到被夹紧的第一根扩大针大几号即可,最少扩至30~35号。

由于许多根管分支靠机械性操作不能到达,因此清洁和成型中应保持有大量的冲洗(见第8章)。乳牙根管清创术采用化学方法比机械方法完成的好[102]。但这种说法不应误解为不强调根管彻底清创和消毒的重要性。用次氯酸钠溶解有机碎屑,及使RC-prep产生泡沫,这在去除根管系统中难以到达区域的组织时起重要的作用。

根管清创后,再次大量用次氯酸钠液冲洗根管,然后用灭菌纸尖干燥,并用暂封材料将含樟脑的对氯酚(CMCP)湿润棉球封入髓室。

随后的复诊中,置橡皮障,再次进入根管,只要患者没有发炎的症状和体征,可用次氯酸钠再次冲洗根管并于充填前干燥。如果患者有发炎的症状和体征,再次清洁根管,再次封药,根管充填延至下一次复诊。

充填乳牙根管

乳牙根管充填材料必须是可以被吸收的,这样它可随牙根的吸收而吸收,不干扰恒牙的萌出。在美国文献中,大多数报道提倡用氧化锌作为根充剂,世界其他地区使用碘仿糊剂(KRI糊剂)[81]或氧化锌。KRI糊剂的抗菌活性低于氧化锌,而在直接或间接接触细胞处,它的细胞毒性分别大于或等于氧化锌。最好的充填材料是无催化剂的氧化锌,无催

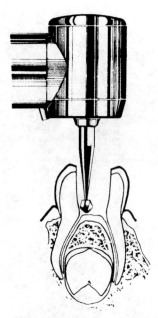

图23-17 进入打开的乳磨牙。4号圆车针用于去除根管口上方的髓腔内牙髓和牙本质悬突。标示用小号长度的车针需要透入髓底。操作时小心髓底穿透

化剂可使有足够时间进行乳牙的根管充填。乳牙根管充填禁用牙胶尖或银尖。

进行乳牙充填时，常不用局部麻醉。因为不用麻醉的话，牙医师可以通过患者的反应知道是否已接近根尖。然而，有时必须用一滴麻醉药，以麻醉牙龈，使安置橡皮障时无痛。

氧化锌调拌至较稠浓度，用塑料器械或lentulo螺旋充填器送入髓室；还可用充填器或lentulo螺旋充填器再将材料填入根管。用棉花镊子夹持一个棉球于髓室内作活塞样运动是压迫氧化锌进入根管的相当有效的方法。根管加压注射器[12,66]也可将氧化锌丁香油置于根管内。用X线评价根尖孔封闭和充填质量的研究显示，用lentulo螺旋充填器、加压注射器或充填器充填根管的效果统计学无显著性差异[33]。

不论用何种方法充填根管，均应防止将充填材料挤压进入根尖周组织。有报道称，氧化锌超填的失败率大于恰填或欠填[19,81]。用X线片可检查根管充填是否恰当(见图23-18、23-19和23-20)。

如果少量氧化锌不小心压出根尖孔，可留在那里(因为材料是可以吸收的)。据报道，继替恒牙的缺陷与氧化锌的充填长度无关[19]。

根管充填密合满意后，髓室内放置凝固较快的暂充材料，以封闭充填根管的氧化锌。然后永久修复牙齿。建议乳磨牙可放置SS冠作为永久性修复，以防止可能出现的牙折。

当继替恒牙缺失而保留的乳牙有牙髓疾病时，行牙髓摘除术后，根管可用牙胶充填。因为在这些病例中，恒牙萌出已不重要，所以牙胶尖可代替氧化锌作为充填材料(图23-21)。

乳牙牙髓摘除术术后随访

如前所述，乳牙牙髓摘除术的成功率高。然而，这些牙齿应定期随访，以检查治疗的成功性，并及早解决与失败有关的问题。尽管不干扰恒牙萌出，且吸收正常，乳牙仍应无症状，稳固于牙槽窝内，并且无病变。如果发现有病变迹象，建议拔除乳牙，并常规制作间隙保持器。

有人指出[19,196]，经根管治疗的乳牙有时存在滞留问题。有一项研究[19]报道了乳切牙行牙髓摘除术后，恒切牙腭侧萌出或反𬌗的发生率为20%。在后牙，因为前磨牙异位萌出或治疗后的乳磨牙脱落困难，22%的病例需要拔牙[19]。正常生理性牙根吸收至髓室后，大量存在的氧化锌可能妨碍吸收，导致牙冠存留时间过长。治疗方法通常为去除乳牙冠，让恒牙完全萌出。

组织内遗留氧化锌是乳牙摘除术常见的后遗症。一份长期研究报道称，牙齿脱落后，50%的病例有氧化锌遗留。根管充填未到根尖的牙齿遗留的根充物明显较少，同时，大部分显示完全吸收或氧化锌量减少。根充物遗留与治疗成功与否无关，且不引起病理变化[173]，因此没有必要从组织中去除遗留的根充物(见图23-18，E和G及图23-19，D，E)。

年轻恒牙的牙髓治疗

牙髓切断术

活髓切断术是指去除炎症或退变的牙髓组织，保留剩余活的牙髓组织，然后用盖髓剂覆盖，以促进切断处的愈合的方法(盖髓术已在本章前面部分讨论)。牙髓切断术与盖髓术的唯一区别在于，牙髓切断术从露髓处去除了部分牙髓组织。传统上，牙髓切断术一般从颈线去除牙髓组织。然而，去除组织的深度应由临床判断决定，所有判断为炎性的组织均应去除，使盖髓剂置于健康、无炎症的牙髓组织上。切断水平浅会取得较好的效果，因为视野好。在多根牙，手术可简化为从根管口处去除牙髓组织。

前面已经讨论过，评估龋蚀露髓牙髓炎症的范围很困难。但是，有几个研究[31,75,76]表明，当外伤露髓后168小时未予治疗时，炎症仍可局限于牙髓表面

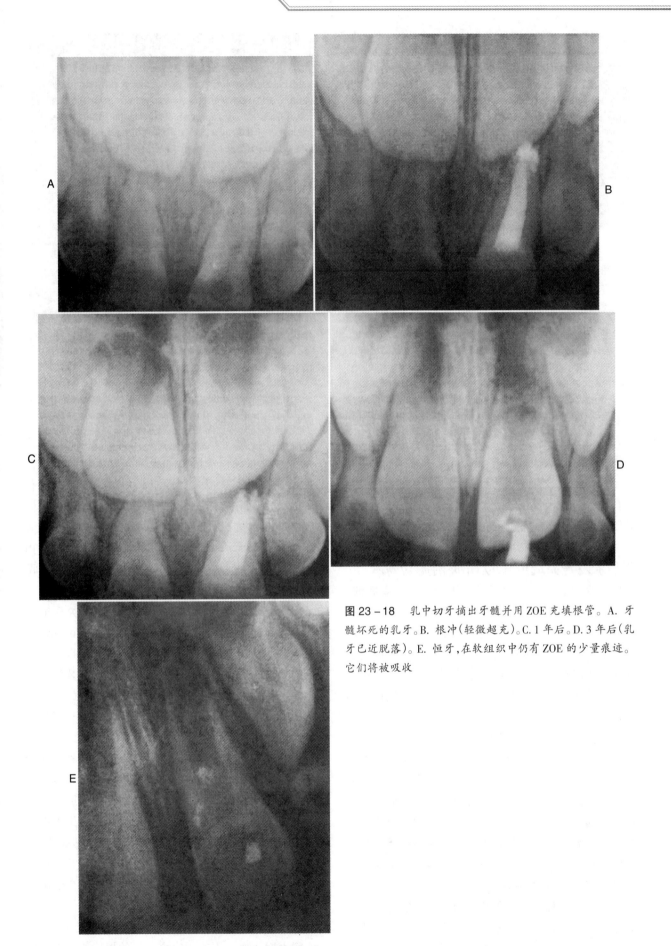

图23-18 乳中切牙摘出牙髓并用ZOE充填根管。A. 牙髓坏死的乳牙。B. 根冲(轻微超充)。C. 1年后。D. 3年后(乳牙已近脱落)。E. 恒牙,在软组织中仍有ZOE的少量痕迹。它们将被吸收

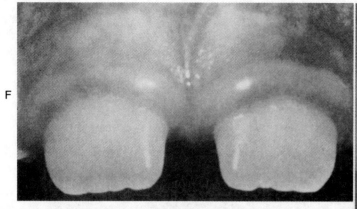
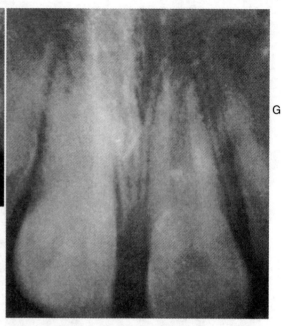

图23-18(续) F.恒切牙新萌出。图示尽管乳牙根充时有少量超充,但恒牙的牙冠没有任何缺陷。G.乳牙牙髓摘除根充后5年。图示正常的根尖闭合并且ZOE残留已完全吸收

2~3 mm。不论牙冠是折裂或被磨掉,动物实验结果与上述相同。尽管牙髓暴露于唾液中时,未出现细菌直接侵入活髓组织的情况。但在同样条件下,在牙齿上制备洞型后塞满食物、碎屑及细菌,并使其与牙髓接触时,炎症可侵及1~9 mm牙髓组织,并伴有脓肿及脓液形成[31,75]。牙根未形成的恒牙与牙根已发育成熟的牙齿所得结果相同。

年轻未发育完成恒牙的Cvek活髓切断术

尽管盖髓术和牙髓切断术用于因龋蚀露髓的、根尖孔已形成的牙仍有争议,但用于根尖孔尚未完全形成的牙齿已被广为接受。目前,许多材料和药物已用作盖髓剂,其中氢氧化钙多用于意外或龋蚀露髓的年轻恒牙,以刺激牙本质桥形成,这是传统上的最佳治疗方法(见前一节盖髓剂中其他材料和技术的讨论)。

间接牙髓治疗技术用于深龋有可能避免露髓,尽可能维持这些未发育成熟牙齿的牙髓活性,直至它们的牙根发育完成。如在牙根完全形成前牙髓失去活性,就会留下一个易于折裂的弱根。如在未达到牙根的长度前失去牙髓活性,就会造成患牙冠/根比值增大,而且由于牙齿松动,更易使牙周遭到破坏。在牙根形成后,如果需要,可摘除剩余的牙髓组织,并常规完成根管治疗。

在牙髓坏死、根尖孔开放的牙齿,根管治疗非常复杂。虽然对这些牙进行根尖诱导成型术是理想的,但对患者来讲治疗量大,费用高,而这样形成的牙根结构比发育完成的牙根薄弱。如果牙髓切断不成功,仍可进行根尖诱导成型术和根尖外科治疗。

技术 确定诊断后,麻醉患牙。如有可能,牙髓手术应在橡皮障隔离和无菌条件下进行,以防止微生物进一步侵入牙髓组织。置橡皮障于外伤后的牙齿上时应仔细,如果出现牙齿松动,橡皮障应置于相邻未受伤的牙齿上。如果没有邻牙或邻牙部分萌出无法夹住时,应用棉球仔细隔离,并由牙科医师的助手持续吸唾,以保持手术区干燥(图23-22)。

外伤暴露的牙髓,只去除判断为有炎症的组织。Cvek的资料表明,外伤导致的露髓,不论露髓孔的大小或间隔时间的长短,牙髓的变化多以增生反应为特征,而伴随的炎症一般仅能扩散入牙髓几毫米。当去除增生发炎的组织后,便到了健康的牙髓组织[28]。在龋蚀露髓的牙齿,去除牙髓组织需更深,以到达无炎症组织。

牙髓切断术中,去除牙髓组织的最好器械是金刚砂钻头,同时使用高速手机及足够的水以冷却。已有的研究表明,这种技术对下方组织的损伤最小[65]。必须仔细去除所有切断区冠方的残髓,否则不能控制出血。断髓术后,用生理盐水或无菌水彻底冲洗,以去除所有碎屑,然后用吸引器吸去水分并用棉球拭干。不能朝暴露的牙髓吹风,因为这样会引起组织干燥和损伤。

可用盐水湿润的棉球(湿润后几乎吸干)置于牙髓表面止血。不能用完全干燥的棉球,因为干棉

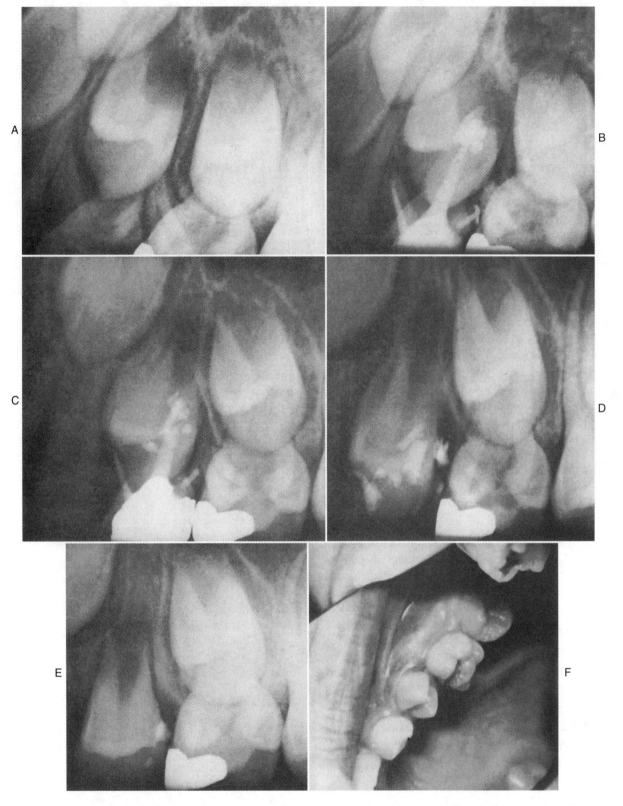

图 23-19　上颌后乳牙牙髓摘除并用 ZOE 充填根管。A. 第一乳磨牙龋坏暴露。B. ZOE 充填根管。C. 1 年后。D. 两年半后。牙齿已近脱落。E. 萌出的前磨牙。图示少量的 ZOE 残存于软组织内。ZOE 将被吸收。F. 图示恒牙冠没有缺陷

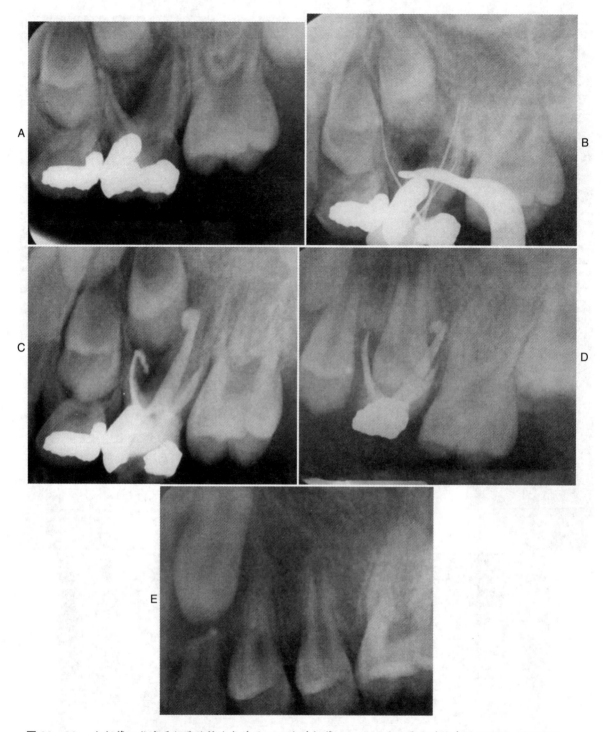

图23-20 上颌第二乳磨牙行牙髓摘除术并用ZOE充填根管。A.龋坏牙髓暴露并伴有慢性脓肿。图示根分叉和根尖处有X线透射影。B.牙胶尖到达工作长度。C.用ZOE充填根管。D.根管治疗4年半后。牙齿已近脱落。E.1年后。前磨牙萌出并且ZOE的残留已被吸收

球的纤维会进入血凝块中，当去除时会引起出血。将干棉球置于湿棉球上，轻微施力，以控制出血。用这种方法可以在几分钟内将出血控制（见图23-22,C）。要完全止血需要更换棉球。如果继续出血，牙科医师应仔细检查，是否已将冠方的牙髓全部去净，切断区是否清洁。

有报道称，在盖髓前使用次氯酸钠可控制牙髓出血。根据这些研究者[2,23]的报道，将2.5%的次氯酸钠置于暴露区会止血，这样也有益于杀菌。资料表明，将其用做止血剂，对牙髓细胞无损伤，也不抑制牙髓愈合，且不妨碍成牙本质细胞形成牙本质桥。

如果出血不能控制，应更向根方进行切断。如

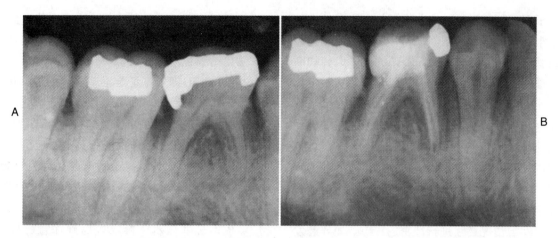

图 23-21 因为没有替换恒牙,故采用牙髓摘除术并用古塔胶充填根管,保留下颌第二乳磨牙。A. 牙髓因龋坏而暴露。B. 因为恒前磨牙缺失,乳牙根充使用的是古塔胶而不是 ZOE

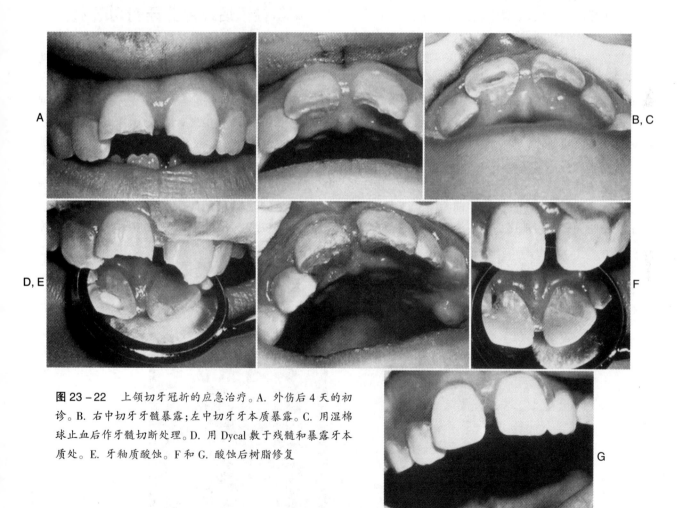

图 23-22 上颌切牙冠折的应急治疗。A. 外伤后 4 天的初诊。B. 右中切牙牙髓暴露;左中切牙牙本质暴露。C. 用湿棉球止血后作牙髓切断处理。D. 用 Dycal 敷于残髓和暴露牙本质处。E. 牙釉质酸蚀。F 和 G. 酸蚀后树脂修复

需深入根管，则应用牙科挖匙或圆的金刚砂钻去除前牙单根管内的牙髓组织（图 23-23）；后牙如果需要在根管内切断牙髓，可能需要用锉或扩大针切断牙髓。很明显，根管内的牙髓切断仅能用于根尖孔呈开放状态的牙齿（图 23-24）。

在根尖孔开放的牙齿，如果去除牙髓组织已到根管内几毫米时，仍继续出血，应考虑一个折衷方案。可用化学药物控制出血，如氯化铝或其他的止血制剂。一旦出血控制了，可将氢氧化钙置于根管内的牙髓断面上，并封闭患牙。对这些折衷处理牙齿的病理发展情况必须进行严密的跟踪。如残髓发生坏死，则应进行根尖诱导成型术。如果仍有活力，常会出现牙根的进一步发育和营养不良性钙化。应当再次进入这些折衷处理的根管（一旦根尖孔形成后），并用牙胶尖充填，常规完成根管治疗。

在正常牙髓切断术中，一旦出血被控制，就应将氢氧化钙填料置于牙髓断面（图 23-25）。如果断髓深入牙齿仅几毫米，使用可硬固材料（如 Dycal 或 Life）最简便。然而，对更深的切断面，最为简单的方法是用银汞输送器将氢氧化钙粉送入牙齿。将银汞输送器内塞满氢氧化钙粉，然后将几乎所有输送器中的氢氧化钙粉挤出并扔掉，仅留 1/4～1/3。将输送器内剩余的氢氧化钙粉挤进预备好的地方。用一个圆头塑料器械将氢氧化钙在牙髓断面上铺平，在整个牙髓断面上均匀地覆盖一薄层氢氧化钙。小心勿将氢氧化钙压入牙髓组织，否则会使炎症加剧和使失败的可能性增加；或者牙髓切断术成功后，在氢氧化钙颗粒周围的残髓钙化会增加[213]。

Pulpdent（即甲基纤维素基质内的氢氧化钙）也可用于活髓切断术。如果采用市售氢氧化钙，使用时应小心避免产生气泡。如在残髓断面上放置 pulpdnt 或其他不硬固的材料，其上方应垫硬固材料（如 Dycol, Life 或玻璃离子[29]），并让其完全凝固。用复合树脂修复时，应避免使用含丁香油的化合物，因为它们会干扰复合树脂的凝固反应。

应给患牙做永久修复，以确保盖髓材料的固位。除非必须做全冠，通常最佳的选择是复合树脂修复。

年轻恒后牙部分牙髓切断术

有几个学者[120,121,125,145]报道了用部分牙髓切断术处理因龋蚀露髓年轻恒磨牙的方法。该方法通常可用于稍有或无疼痛史；X 线检查无根尖周病变或吸收迹象；缺乏叩诊敏感，无肿胀或松动的牙齿。

手术包括去除穿髓孔下方炎症的牙髓组织（通常为 1～3 mm）到达健康组织。控制出血后，术区用氢氧化钙覆盖，氧化锌封闭，并永久充填。作者曾成功运用 MTA 作为盖髓剂。

Mejare 和 Cver[125]报道，无临床及 X 线检查病

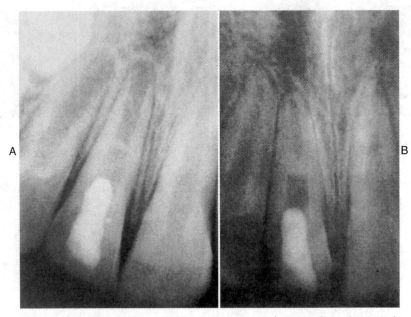

图 23-23 牙髓切断术后用氢氧化钙盖髓。A. 牙外伤牙髓暴露，牙髓切断术氢氧化钙充填后 10 周，显示根尖未闭合的中切牙。B. 牙髓切断术后 3 年。图示有很厚的牙本质桥而且牙根发育完全。牙齿没有症状。可在这一时期不久后进行牙髓治疗

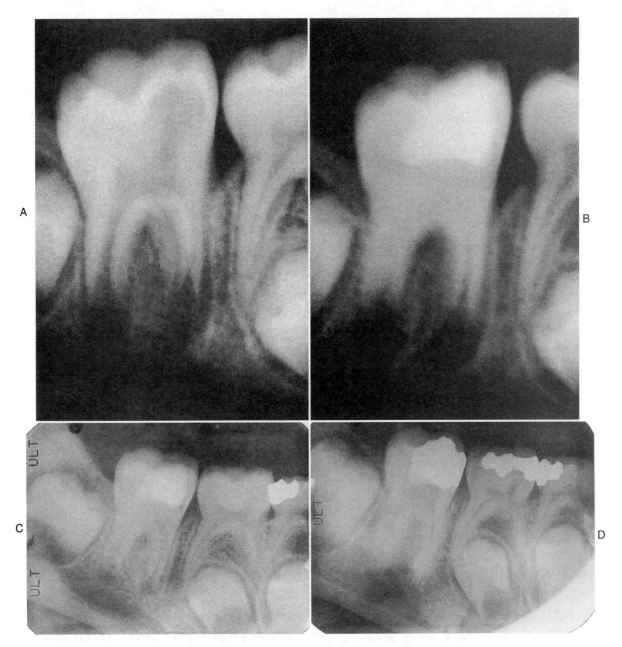

图 23-24 在下颌第一恒磨牙行牙髓切断术后,氢氧化钙充填,根尖自然成型。A. 术前 X 线片显示广泛的龋坏,牙根发育未完全,可能累及根尖周组织。牙齿有症状。B. 进入髓腔上方,遇见生活牙髓。牙髓去除几毫米进入根管,控制出血并用氢氧化钙敷于残髓上方。C. 1 年后根尖周病变已治愈而且牙根成型继续发展。D. 两年后牙根完全成型

变迹象的病例成功率为 91%。随访 24～140 个月,31 例病例中,29 例成功;6 例有短暂疼痛和 X 线检查有轻微根尖病变迹象的病例中,4 例成功。另一研究报道了 35 例随访 12～48 个月的病例,成功率为 91.4%,但穿髓孔大于 2 mm,或 1～2 分钟内不能止血的病例不包括在内。

治疗开始前,判断牙髓炎症的程度以区别可复性牙髓炎和不可复性牙髓炎至关重要。虽然临床判断与组织学判断的一致性差,但年轻恒牙由于血供丰富、愈合力强而适于这种保守治疗。因为失去牙髓对根尖未发育完成的牙齿很不利,所以建议尽量设法进行部分牙髓切断术。如果出现失败可行根尖诱导成型术。

盖髓术和牙髓切断术的术后随访

盖髓术和牙髓切断术后,应定期对患者进行为期 2～4 年的复诊,以确定是否成功。虽然通常的活力测试结果(如电活力测试和温度敏感测试)在盖髓术后仍是可信的,但对曾进行过牙髓切断术的牙齿用处不大。即使在组织学上不能确定治疗是否成

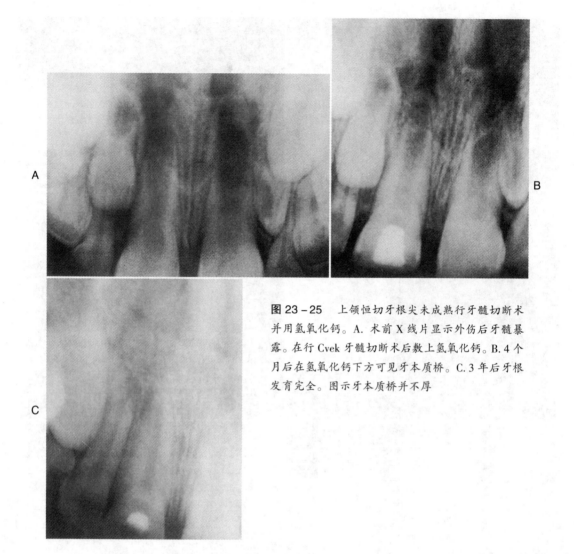

图 23-25 上颌恒切牙根尖未成熟行牙髓切断术并用氢氧化钙。A. 术前 X 线片显示外伤后牙髓暴露。在行 Cvek 牙髓切断术后敷上氢氧化钙。B. 4 个月后在氢氧化钙下方可见牙本质桥。C. 3 年后牙根发育完全。图示牙本质桥并不厚

功,但通过无临床症状或 X 线片病变迹象,有牙本质桥形成(临床和 X 线检查证实),牙根未发育完成的牙齿牙根继续发育可判断临床上是成功的。

关于曾经进行过牙髓切断术的牙齿在牙根发育完成后是否应再次治疗,目前存在争议。一些研究者[106,180]认为,盖髓术和牙髓切断术必然会导致根管进行性钙化,他们主张,在牙根发育完成后,应拔除残髓并进行根管治疗。他们建议根管治疗是因为继续钙化的发生率高,使未来某个时期需要做根管治疗时(由于疾病)根管不通畅。另一些人[30,57,76]的经验(好的病例选择)则相反,他们认为牙髓的进行性钙化不是牙髓切断术后经常发生的后遗症,如果去除牙髓时操作轻柔,仔细避免细菌和牙本质碎屑污染牙髓,氢氧化钙不被压入下方牙髓组织的话。(见图 23-23)。

一个临床上成功的牙髓切断术随访研究曾报道[28],于切断牙髓 1~5 年后,由于修复的需要,研究者们[30]去除了牙髓,发现在组织学上牙髓是正常的。他们总结道,所见到的牙髓变化不能证明,牙折露髓行牙髓切断术后需要常规进行牙髓摘除术,因此,除非出于修复的需要,如置桩固位的需要,否则牙根发育完成后常规二次行牙髓摘除术和根管充填是禁忌的。然而,根管钙化、内吸收和牙髓坏死是盖髓术和牙髓切断术后潜在的后遗症,尽管不常见,但应与患者讲清楚。

在后牙,由于行根尖外科手术治疗困难,当根尖孔闭合后观察到持续的根管钙化时,建议二次进入牙齿行根管治疗。在前牙,如根管钙化不能行常规根管治疗时,可行相对简单的根尖外科手术。因此在前牙,牙根完全形成后常规行根管治疗术是禁忌的,除非存在病变症状和体征或由于修复术的需要(如由于牙体组织缺损,冠固位需要置桩)(图 23-26)。

年轻恒牙 FC 牙髓切断术

鉴于乳牙 FC 牙髓切断术组织学及临床成功的报道,人们对将此技术用于年轻恒牙特别有兴趣。

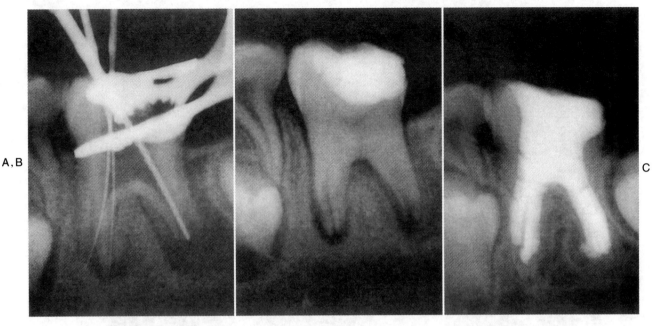

图 23-26　下颌恒磨牙根尖诱导成型术。A. X 线片示牙髓扩大针在根管内预备根管。氢氧化钙放置在根管内。B. 1 年后 X 线片示根尖闭合。C. 治疗开始后两年根尖诱导成型术完成，根管用古塔胶充填

有报道[49,133,174,216]称，根尖孔尚未发育完成的年轻恒牙行 FC 牙髓切断术后，根尖可继续发育。有几名作者还报道了用稀释的 FC 取得了更好的效果。然而，他们还报告了内吸收的高发病率，且严重程度随时间的延长而增加[56,155]。

FC 牙髓切断术之所以有吸引力，是因为术后不会像氢氧化钙牙髓切断术那样出现剩余牙髓组织的钙化。牙根发育完成后，很容易再进入牙齿，拔髓，并行常规根管治疗。与这些结果相反，一些研究者[71]发现，不论用 FC 或氢氧化钙，在侧壁上都会出现持续的牙本质沉积，根管钙化的发生率相等。这种反应的共同特点是，有意外推入根髓组织中的牙本质碎屑存在。

一个以临床和 X 线检查为标准的回顾性研究报道了成功的结果；然而，由于钙化，根管闭塞的发生率高，这将妨碍将来的根管治疗[204]。

另一些研究[94,132]表明，恒牙 FC 牙髓切断术后牙髓组织完全由肉芽组织替代，沿根管壁有骨性牙本质形成。这种反应被认为是一种愈合反应，而不是一种破坏过程，但可见到持续的慢性炎症。

虽然有报道称这种治疗方法是部分成功的，但是，在进一步的研究表明这种技术是成功的（即安全和有效）以前，还不能建议作为常规使用。

有关于 FC 牙髓切断术用于暂时治疗牙髓坏死恒牙的报道，且术后 3 年临床上是成功的[209]。由于经济问题不能行常规根管治疗，进行了 FC 牙髓切断，而未拔牙。FC 牙髓切断术仅作为一种暂时性的治疗，建议以后择期进行彻底的根管治疗。

根尖诱导成型术

临床牙科医师应掌握正常牙根形成的知识，以利于医师理解无髓、根尖呈开放状态未成熟恒牙的治疗过程。

长期以来，如何对根尖孔呈喇叭样的无髓恒牙进行根管处理，一直是牙医学中一个难以对付的问题。根尖孔闭合技术引入前，这种问题常用手术方法处理。尽管手术处理是成功的，但是机械和心理方面有许多禁忌证。根尖孔未发育完成的死髓牙齿，薄而脆弱的牙本质壁使得根尖孔很难达到闭合。为了封闭根尖孔而去除一部分牙根后，导致了冠根比较差。由于在儿童患者中经常发生这种情况，因此迫切希望能有损伤较小的方法。

现已提出许多技术以处理根尖孔尚未发育完成的无髓恒牙。最为广泛接受的技术是清洁根管后，用一种暂时性的糊剂充填根管，以刺激根尖周的钙化组织形成。X 线检查证实根尖孔闭合后，可将暂时充填的糊剂取出，用牙胶尖永久充填根管。"根尖诱导成型术"就是用来描述这一方法的[197]（图 23-26）（图 23-27）。

另一种方法是将一种材料放置在喇叭样根管根尖 2~4 mm 作为屏障，在其上方再用牙胶尖充

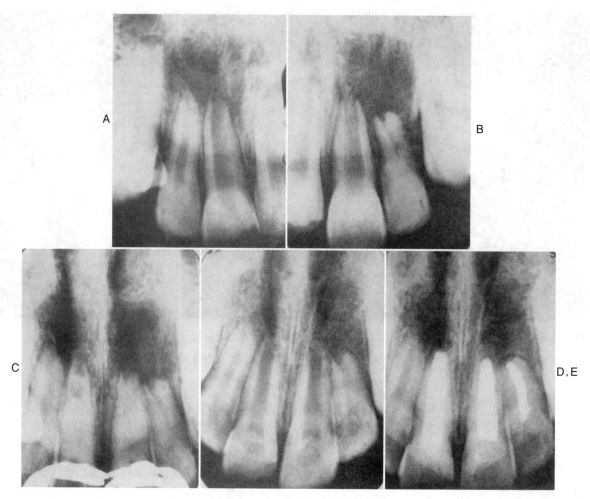

图 23-27 在 3 个恒切牙中行根尖诱导成型术,是用氢氧化钙樟脑酚做为充填材料。A 和 B. 打开伴有根尖周病的 3 个中切牙的根尖。图示在牙髓坏死前侧切牙已经发生钙化。C. 氢氧化钙樟脑酚充填两个牙齿。图示左中切牙空虚需要远期充填。D. 1 年后根尖诱导成型术的 X 线片表现。E. 根尖诱导成型术后的恒牙根管充填古塔胶

填。这种方法已被认为是一种好的治疗方法(关于根尖诱导成型术使用的材料和方法,将在本节后部讨论)。

对根尖孔未发育完成的牙齿,要做出牙髓坏死的诊断有时较困难,除非在髓腔有露髓孔。

根尖孔未发育完成的牙齿牙髓患病的常见原因是外伤。详细了解外伤病史和做好记录(为保险、口腔治疗及法律原因)对诊断及治疗都相当重要。

这些牙齿疾病的 X 线诊断比较复杂,因为牙根在形成时,根尖有正常的透射区,所以应注意与对侧同名牙的牙根发育情况进行对比。

对牙根未发育完成的牙齿,牙髓电活力测定仪不能提供有意义的资料;温度测试对确定牙髓活性较可信,但由于幼小儿童反应的可信程度较差,而使其复杂化。

在诊断时应注意是否有急性或慢性疼痛、叩诊敏感性、牙齿松动度及牙冠的变色。

对于没有露髓的牙齿,在进行完所有上述测试后仍有疑虑时,牙科医师在进行根管治疗前应采取观察和等待的态度,以确信牙髓已坏死。如果有牙本质暴露,必须按照能防止牙髓被进一步感染的要求进行牙体修复。

尽管根尖诱导成型术的成功率高,但应当是牙根未发育完成牙齿的最后治疗手段。注意力应集中在维持这些牙齿的牙髓活性上,这样牙根才能有尽可能多的牙本质形成和达到应有的长度。大量的试验证明,间接牙髓治疗、盖髓术和牙髓切断术是成功的,这得益于开放根尖孔丰富的血供。如果用它们中的任何一种方法有可能成功,则应选择这些治疗方法。根尖孔未发育完成的牙齿无髓或有根尖周疾病时,才应选择根尖诱导成型术。

有报道[221]称,根尖诱导成型术曾用于因儿童时

期常规根管治疗失败并进行过根尖切除的一名成人患者。用于正畸治疗过程也取得了同样效果[5]。

确定根尖孔关闭的程度更困难,根尖孔关闭情况的X线读片常造成误导。必须时刻牢记X线片是三维实体的二维图片。正常条件下,X线片显示的是牙齿的近远中平面,而非唇(颊)舌(腭)面。然而,随着牙根的发育,根管的唇舌面通常是最后向根尖聚拢的。因此,有可能X线片显示根管向根尖方向聚拢,而根管的唇舌向仍是分开的(图23-28)。

根管内有活髓的牙齿,应采用能维持其活性的治疗方法直到牙根完全形成,而不是牙髓摘除术。

据报道,有许多材料可成功地刺激根尖的闭合。1964年Kaiser[87]首先报道,将氢氧化钙用于死髓牙进行根尖诱导成型。此技术通过Fromk[52]的著作得以广为传播。从那时起,单独使用氢氧化钙或与其他药物的组合便成为广为接受的、促进根尖闭合的材料。

已将氢氧化钙粉与CMCP、醋酸间甲酚酯、Crasanol(即CMCP与醋酸间甲酚酯的混合物)、生理盐水、林格氏溶液、蒸馏水、麻醉药液相调拌使用。尽管其中的某些材料似乎与氢氧化钙的协同作用比其他的好,但所有材料均可刺激根尖闭合。美国文献中的大部分[17, 70, 198]报道提倡用CMCP或Crasanol调拌氢氧化钙,而世界其他地区的报道[27, 123]则证明,用蒸馏水或生理盐水做媒介调拌氢氧化钙可获取同样的成功。为增加X线阻射将硫酸钡加入氢氧化钙中也可使根尖闭合。氢氧化钙中加入硫酸钡的比例应为1份硫酸钡加入8份氢氧化钙[217]。

将人类和动物的牙齿用磷酸三钙[101, 170]、钙磷胶体[143]、成骨蛋白-1[181]、骨生长因子[207]及MTA[181, 207]促进根尖闭合,取得了同氢氧化钙一样的效果。

大量用其他材料促进根尖闭合的研究获得了不尽一致的结果,Webber[217]提供了这些材料的详细资料。尽管用许多材料时均可出现根尖闭合,但根尖闭合甚至可在去除坏死牙髓组织而没有根充材料的情况下出现[46]。取得根尖闭合的最重要因素,似乎是彻底地清理根管,去除所有坏死牙髓组织和封闭牙齿,以预防细菌及毒素进入。当牙齿根尖穿出皮质骨后,将无法取得根尖诱导成型;为确保成功,根尖必须完全位于皮质骨内。

氢氧化钙技术

进行根尖诱导成型术时,要清洁和消毒根管(如同第8章描述的)。如同任何牙髓治疗一样,橡皮障的使用是必不可少的。

常规制备入口洞型,但可能需要做一些扩展,

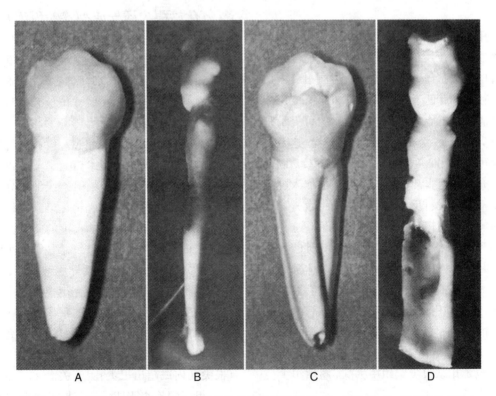

图23-28 拔除的下颌前磨牙和其根管系统的硅橡胶模型。A. 唇面观。B. 模型的唇侧面。C. 舌面观。D. 模型的邻面观(根尖分叉的根管)。根管系统远期发育成两个独立根管

特别是在前牙，以便于清洁根管所需的比较大的器械进出牙齿。

用 X 线拍片确定根管长度，使根管尽可能清洁。用次氯酸钠频繁冲洗，以帮助去除根管内的碎屑。由于根管冠 1/2 的直径小于根尖 1/2，要使用小于根管直径的根管器械。因此，机械预备（清洁和再成型）根管时，由于根管向根尖方向分离，牙医应向牙齿的每一面倾斜器械，以便与牙根的所有内壁接触。声和超声设备在清理根管中非常有用。

彻底清理根管后，干燥根管，并用最小量的 CMCP 或其他适宜的药物消毒根管，然后用暂封黏固粉封闭根管。

在随后的复诊中如果症状持续、有任何感染体征或根管不能干燥，应重复清理根管程序，诊间根管内放置氢氧化钙糊剂消毒和暂时封闭。

当牙齿没有感染症状或体征时，干燥根管，可用氢氧化钙与 CMCP 调拌的混合物充填。一般不用在局部麻醉下完成充填术，因为患者的反应可提示是否已接近根尖孔。

应用尽可能少的时间调拌材料，因为调拌会减少材料的工作时间，而且在充填完成前，可能使材料呈半凝固团块状态。如果出现这种情况，根管内可能会出现空隙，这时应当重新清理根管，然后重新充填。

糊剂可用银汞输送器、lentulo 螺旋充填器、一次性注射器或可加压注射器送入根管内。充填器有助于将材料向根方挤压，用银汞输送器向根管内加入氢氧化钙粉剂，有助于将根尖糊剂压缩。应用糊剂将根管充满，但不能超填。患者的反应可提示是否已接近根尖。但是，由于患者反应有差异，这个方法并不完全可信。用 X 线片检查根充的深度，以证实是否恰当充填，是非常重要的。糊剂中加入少量硫酸钡可在不改变材料反应的情况下帮助读片。

市售的氢氧化钙糊剂可用来充填根管。这种方法可用随糊剂提供的无菌消毒针，将糊剂送入根管。可用纸尖置入根管内吸出糊剂中的液体部分。注射和吸出水分要重复进行，直至根管充满。要使根管充填满，就必须用充填器将干的糊剂挤压。

有报道指出，超填也会使根尖诱导成型术取得成功，并且实际上超填比欠填好[17]。即使超填（材料会被吸收），也不用从根尖组织中去除，超填很少会引起术后疼痛。

根管充填后，入口洞型必须用永久充填材料封闭。如果外层封闭不完全，氢氧化钙糊剂就会丢失，根管会再次污染。基于此，暂时充填用的黏固剂绝不能用于根充后的牙齿封闭。建议前牙使用复合树脂或玻璃离子黏固剂封闭，后牙使用银汞合金。

氢氧化钙充填术后的定期随访

通常获得根尖封闭所需的时间为 6~24 个月（平均 1 年 ±7 个月）[99]。导致时间延长的因素是，X 线片显示根尖有暗影存在，复诊期间有症状及外部封闭材料脱落并伴有根管再感染。

在此期间，患者应每隔 3 个月复诊一次，以追踪检查牙齿状况。据报道[18]，跟踪用氢氧化钙充填的根管时发现，重复充填一无所获（或每个月或 3 个月后，至少有 6 个月）。

在这个治疗阶段的任何时候出现再感染的症状和体征，都应再次清理根管，并用氢氧化钙糊剂再次充填。患者应复诊直到 X 线检查有明显根尖闭合迹象为止。然后，重新进入牙齿，去除氢氧化钙糊剂后，试用小的器械不能穿过根尖，以证实根尖已闭合。之后，用牙胶尖常规充填根管。由于根管粗大，必须为它准备定制的牙胶尖（见第 9 章）。

如果根尖闭合未完成，则用氢氧化钙糊剂重新充填根管并继续做定期随访。

氢氧化钙根尖诱导成型术的组织学

进行根尖诱导成型术的研究者们[17,70,197]称，组织学证实，新形成的覆盖在根尖孔的钙化物质为类骨（即骨样）或类牙骨质（即牙骨质样）物质。有报道[41]称，在活髓拔髓术结束时立即放置氢氧化钙后，有骨样牙本质形成。

有一些组织学研究报道，没有赫特维希上皮根鞘存在。根尖诱导成型术后通常没有正常的牙根形成，取而代之的是邻近结缔组织细胞分化成特殊的细胞，充填材料相邻处有钙化组织沉积。钙化物质与牙根侧面是相连续的。根尖的闭合可能是部分的或完全的，但与根尖周组织总是有细小的通道（图 23-29）。因此，在根尖诱导成型术后，必须尽快用永久性根充材料如牙胶尖充填根管。

关于根尖诱导成型术的临床研究，报道了各种类型的根尖闭合。从随后的组织学研究来看，根尖孔闭合的类型仅与充填材料在根管内放置的位置（根尖孔内或超出根尖孔）有关。

组织学检查表明，许多根尖诱导成型术失败的原因是由于很难恰当地清洁和消毒敞开的根管。与成熟牙齿相比，要彻底清洁根尖敞开的根管要困难

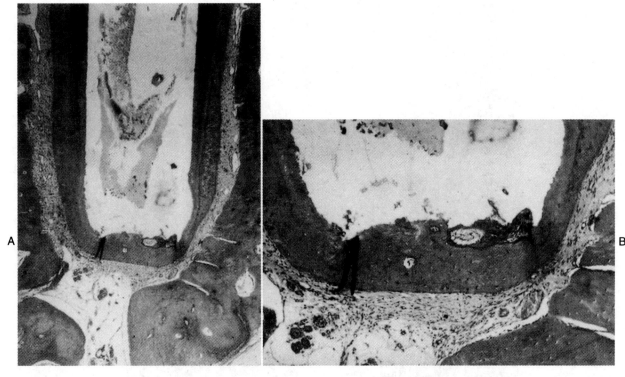

图 23-29 狗的牙齿行根尖诱导成型术后的组织切片。A. 类牙骨质钙化组织封闭了广泛开放的根尖孔。图示根充前不适当的清理根管造成根管内碎片的存在。B. 显示细胞形态的高度放大。牙周韧带未受炎症侵袭。处理过程中氢氧化钙樟脑酚充填材料已消失。图示有与钙化组织相交通的组织存在

得多,因接近根尖时,成熟牙齿的根管逐渐变细。

虽然在轻度炎症存在的情况下,也能见到钙化组织的形成[17],但是在没有炎症的样本结果更好。因此,建议清洁和充填根管应分别进行,而不应一次完成;而且,在放置氢氧化钙糊剂前,要确定所有感染和发炎的症状及体征应均已消失。

根尖屏障技术

虽然用糊剂行根尖诱导成型术的成功率已较高,但还可选另一种治疗方法即使用人工屏障,这样可立即充填根管。这种方法可以排除用氢氧化钙治疗的不利之处,包括费用高及患者在 6~24 个月治疗期间需多次复诊;同时,在这段延长期间,由于牙根薄弱和儿童时期外伤发生率高,常会发生牙根折断。

1979 年 Coviello 和 Brilliant[20] 用磷酸三钙做根尖屏障,把这个材料填入根管的根尖 2 mm,其上方用牙胶尖填实,治疗一次完成。作者报道,用 X 线诊断评估,其根尖闭合成功率可与氢氧化钙媲美。

氢氧化钙也被成功地用做根尖屏障,并在其上方用牙胶尖充填[178]。近来,提倡用 MTA 作为进行根尖诱导成型术的根尖屏障材料[208]。据报道,MTA 产生的根尖硬组织与氢氧化钙或成骨蛋白-1 产生的同样多,但炎症较少[181]。在 MTA 表面可见骨、牙骨质及无炎症的牙周组织。由于 MTA 良好的封闭性能和高度的生物相容性,它似乎是最好的根尖屏障材料。

在 MTA 做根尖屏障的技术中,应彻底清洁根管并用氢氧化钙消毒 1 周。再次进入根管时,用次氯酸钠清洁和冲洗根管。干燥后,将一段 3~4 mm 长的 MTA 栓压入根管的根尖部分。挨着在 MTA 上放置一湿棉球,将入口洞型封闭至少 4~6 小时以使材料硬固,然后用牙胶或用复合树脂充填根管(图 23-30)。

根尖诱导成型术后的修复

根尖诱导成型术后的牙齿,由于牙本质壁薄,牙根折断的几率高。在修复未发育完成牙齿时,牙胶根管充填后必须尽可能地增强牙齿。使用最新的牙本质黏接技术后表明,根管治疗后牙齿的强度可增加到接近完好牙齿的水平[78,92]。

由于操作时间的限制,放置自凝树脂可能困难。用光固化复合树脂则有足够的时间将其恰当放

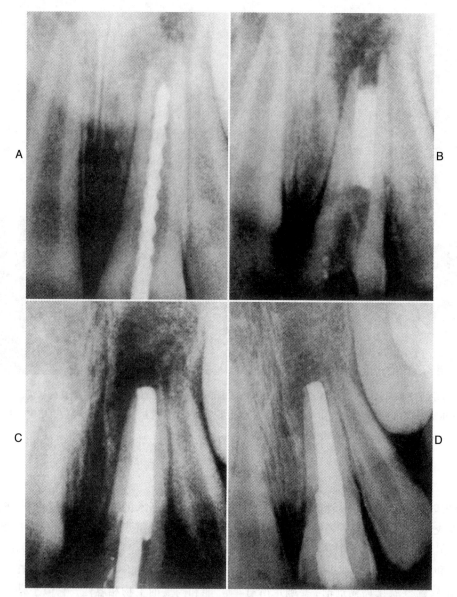

图 23-30 根尖屏障技术用于根尖诱导成型术。A. 术前 X 线检查建立工作长度。B. X 线片示 MTA 放置于离根尖略短的位置。在计算离根尖的余留距离后将 MTA 推至牙根末端。C. 在 MTA 硬化后充填古塔胶。D. 切牙牙根和牙冠全长的一半用有保证的混合充填物来修复以加强牙根强度

置于根管内。但也有不足之处,由于通过材料的光传导有限,根管深部的聚合不完全。新开发的透明塑料桩使光能透射整个根管,可使整块复合树脂固化。

充填后,除 5~6 mm 位于根尖的栓外,取出所有牙胶。选择一根 Luminex 桩。酸蚀牙本质,根管内壁涂上牙本质黏接剂。将光固化复合树脂置于根管内,注意不能产生气泡,放置 Luminex 桩至预备的深度,通过桩传导的光照射复合树脂。光固化后,将塑料桩修整至颈线,并修复切牙上的洞型。如需要冠,则置一个适当的,专用的金属桩(图 23-31)[92]。

在使用 MTA 的屏障技术时,并非一定要在根管内放置牙胶,亦可用复合树脂将整个根管剩余空腔充填。

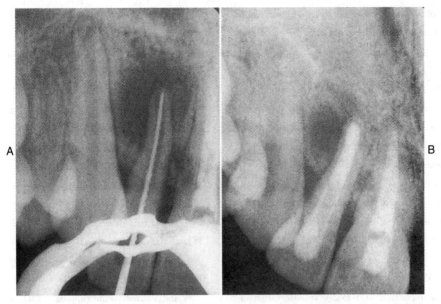

图23-31 在使用有保证的复合材料根尖诱导成型术后,利用清晰可见的牙胶尖修复。A. 上颌侧切牙X线片示成功的根尖诱导成型术后根管未充填,治疗后仍有再感染的可能。图示几年前再植的中切牙有吸收。B. X线片示用古塔胶封闭根管几个月后。Luminex 柱用于有保证的复合材料充填治疗后,在根管内投射光线。牙胶尖在复合材料充填物中可见

参考文献

[1] Abedi HR, Torabinejad M, Pitt-Ford TR, Bakland LK: The use of mineral tri-oxide aggregate cement (MTA) as a direct pulp-capping agent, *J Endod* 22: 199, 1996 (abstract).

[2] Akimoto N et al: Biocompatability of Clearfil linear bond 2 and Clearfil AP-X system on nonexposed and exposed primate teeth, *Quintessence Int* 22: 177, 1998.

[3] Alacam A: Long-term effects of primary teeth pulpotomies with formocresol, glutaraldehyde-calcium hydroxide and glutaraldehyde-zinc oxide-eugenol on succedaneous teeth, *J Peridontol* 13: 307, 1989.

[4] Andrew P: The treatment of infected pulps in deciduous teeth, *Br Dent J* 98: 122, 1955.

[5] Anthony DR: Apexification during active orthodontic movement, *J Endod* 12: 419, 1986.

[6] Aponte AJ, Hartsook JT, Crowley MC: Indirect pulp capping success verified, *J Dent Child* 33: 164, 1966.

[7] Armstrong RL et al: Comparison of Dycal and formocresol pulpotomies in young permanent teeth in monkeys, *Oral Surg* 48: 160, 1979.

[8] Ash M: *Wheeler's dental anatomy, physiology and occlusion*, ed 7, Philadelphia, 1992, WB Saunders.

[9] Attala MN, Noujaim AA: Role of calcium hydroxide in the formation of reparative dentin, *J Can Dent Assoc* 35: 267, 1969.

[10] Avram DC, Pulver F: Pulpotomy medicaments for vital primary teeth: surveys to determine use and attitudes in pediatric dental practice and in dental schools throughout the world, *J Dent Child* 56: 426, 1989.

[11] Bennett CG: Pulpal management of deciduous teeth, *Pract Dent Monogr*, p 1, May-June, 1965.

[12] Berk H, Krakow AA: Endodontic treatment in primary teeth. In Goldman HM et al, editors: *Current therapy in dentistry*, vol 5, St Louis, 1974, Mosby.

[13] Bevelander G, Benzer D: Morphology and incidence in secondary dentin in human teeth, *J Am Dent Assoc* 30: 1079, 1943.

[14] Block RM et al: Cell-mediated immune response to dog pulp tissue altered by formocresol within the root canal, *J Endod* 3: 424, 1977.

[15] Brian, JD et al: Reaction of rat connective tissue to unfixed and formaldehyde-fixed autogenous implants enclosed in tubes, *J Endod* 6: 628, 1980.

[16] Caldwell RE, Freilich MM, Sandor GKB: Two radicular cysts associated with endodontically treated primary teeth. Rationale for long-term follow-up, *Ont Dent* 76: 29, 1999.

[17] Camp JH: Continued apical development of pulpless permanent teeth after endodontic therapy, master's thesis, Bloomington, 1968, Indiana University School of Dentistry.

[18] Chosack A, Cleaton-Jones P: A histological and quanti-

tative histomorphometric study of apexification of nonvital permanent incisors of vervet monkeys after repeated root fillings with a calcium hydroxide paste, *Endod Dent Traumatol* 13: 211, 1997.

[19] Coll JA, Sadrian R: Predicting pulpectomy success and its relationship to exfoliation and succedaneous dentition, *Pediatr Dent* 18: 57, 1996.

[20] Coviello, J, Brilliant JD: A preliminary clinical study of the use of tricalcium phosphate as an apical barrier, *J Endod* 5: 6, 1979.

[21] Cox CF et al: Capping of the dental pulp mechanically exposed to the oral microflora: a 5-week observation of wound healing in the monkey, *J Oral Pathol* 11: 327, 1982.

[22] Cox CF et al: Pulp-capping of dental pulp mechanically exposed to oral microflora: a 1-to-2-year observation of wound healing in the monkey, *J Oral Pathol* 14: 156, 1985.

[23] Cox CF et al: Biocompatability of primer, adhesive and resin composite systems on non-exposed and exposed pulps of non-human primate teeth, *Am J Dent* 11: 55, 1998 (special issue).

[24] Cox CF et al: Biocompatability of surface-sealed dental materials against exposed pulp, *J Prosthet Dent* 57: 1, 1987.

[25] Cox CF et al: Biocompatability of various dental materials: pulp healing with a surface seal, *Int J Periodont Restorative Dent* 16: 241, 1996.

[26] Cox CF, Suzuki S: Re-evaluating pulpal protection: calcium hydroxide liners vs cohesive hybridization, *J Amer Dent* 125: 823, 1994.

[27] Cvek M: Treatment of non-vital permanent incisors with calcium hydroxide, *Odontol Rev* 23: 27, 1972.

[28] Cvek M: A clinical report on partial pulpotomy and capping with calcium hydroxide in permanent incisors with complicated crown fractures, *J Endod* 4: 232, 1978.

[29] Cvek M: Endodontic treatment of traumatized teeth. In Andreasen JO: *Traumatic injuries of the teeth*, ed 2, Philadelphia, 1981, WB Saunders.

[30] Cvek M, Lundberg M: Histological appearance of pulps after exposure by a crown fracture, partial pulpotomy, and clinical diagnosis of healing, *J Endod* 9: 8, 1983.

[31] Cvek M et al: Pulp reactions to exposure after experimental crown fracture or grinding in adult monkey, *J Endod* 8: 391, 1982.

[32] Cvek M et al: Hard tissue barrier formation in pulpotomized monkey teeth capped with cyanoacrylate or calcium hydroxide for 10 and 60 minutes, *J Dent Res* 66: 1166, 1987.

[33] Dandashi MB et al: An in vitro comparison of three endodontic techniques for primary incisors, *Pediatr Dent* 15: 254, 1993.

[34] Dannenberg JL: Pedodontic-endodontics, *Dent Clin North Am* 18: 367, 1974.

[35] Davis M J, Myers R, Switkes MD: Glntaraldehyde: an alternative to formocresol for vital pulp therapy, *J Dent Child* 49: 176, 1982.

[36] Dietz D: A histological study of the effects of formocresol on normal primary pulpal tissue, master's thesis, Seattle, 1961, School of Dentistry, University of Washington.

[37] Dilley GJ, Courts FJ: Immunological response to four pulpal medicaments, *Pediatr Dent* 3: 179, 1981.

[38] Dimaggio JJ, Hawes RR: Evaluation of direct and indirect pulp capping, *J Dent Res* 40: 24, 1962 (abstract).

[39] Dimaggio JJ, Hawes RR: Continued evaluation of direct and indirect pulp capping, *J Dent Res* 41: 38, 1963 (abstract).

[40] Doyle WA, McDonald RE, Mitchell DF: Formocresol versus calcium hydroxide in pulpotomy, *J Dent Child* 29: 86, 1962.

[41] Dylewski JJ: Apical closure of non-vital teeth, *Oral Surg* 32: 82, 1971.

[42] Easlick KA: Operative procedures in management of deciduous molars, *Int J Orthod* 20: 585, 1934.

[43] Ehrenreich DW: A comparison of the effects of zinc oxide and eugenol and calcium hydroxide on carious dentin in human primary molars, *J Dent Child* 35: 451, 1968.

[44] Elloit RD et al: Evaluation of the carbon dioxide laser on vital human primary pulp tissue, *J Pediatr Dent* 21: 327, 1999.

[45] Emmerson C et al: Pulpal changes following formocresol applications on rat molars and human primary teeth, *J South Calif Dent Assoc* 27: 309, 1959.

[46] England MC, Best E: Noninduced apical closure in immature roots of dogs' teeth, *J Endod* 3: 411, 1977.

[47] Fairboum DR, Charbeneau GT, Loesche WJ: Effect of improved Dycal and I. R. M on bacteria in deep carious lesions, *J Am Dent Assoc* 100: 547, 1980.

[48] Feigal RJ, Messer HH: A critical look at glutaraldehyde, *Pediatr Dent* 12: 69, 1990.

[49] Feltman EM: A comparison of the formocresol pulpotomy techniques and Dycal pulpotomy technique in young permanent teeth, master's thesis, Bloomington, 1972, School of Dentistry, Indiana University.

[50] Finn SB: Morphology of the primary teeth] In Finn SB et al, editors: *Clinical pedodontics*, ed 3, Philadelphia, 1967, WB Saunders.

[51] Fishman SA et al: Success of electrofulguration pulpotomies covered by zinc oxide and eugenol, *Pediatr Dent*

18: 385, 1996.

[52] Frank AL: Therapy for the divergent pulpless tooth by continued apical formation, *J Am DentAssoc* 72: 87, 1966.

[53] Frankel SN: Pulp therapy in pedodontics, *Oral Surg* 34: 293, 1972.

[54] Friedberg BH, Gartner LP: Embryotoxicity and teratogenicity of formocresol on developing chick embryos, *J Endod* 16: 434, 1990.

[55] Fuks AB, Bimstein EC: Clinical evaluation of diluted formocresol pulpotomies in primary teeth of school children, *Pediatr Dent* 3: 321, 1981.

[56] Fuks AB, Bimstein E, Bruchimn A: Radiographic and histologic evaluation of the effect of two concentrations of formocresol on pulpotomized primary and young permanent teeth in monkeys, *Pediatr Dent* 5: 9, 1983.

[57] Fuks AB et al: Partial pulpotomy as a treatment alternative for exposed pulps in crown – fractured permanent incisors, *Endod Dent Traumatol* 3: 100, 1987.

[58] Fuks AB et al: Assessment of a 2 percent buffered glutaraldehyde solution in pulpotomized primary teeth of school children, *J Dent Child* 57: 371, 1990.

[59] Fulton R, Ranly DM: An autoradiographic study of formocresol pulpotomies in rat molars using ^{3}H – formaldehyde, *J Endod* 5: 71, 1979.

[60] Fusayama T, Okuse K, Hosoda H: Relationship between hardness, discoloration and microbial invasion in carious dentin, *J Dent Res* 45: 1033, 1966.

[61] Garcia – Godoy F, Novakovic DP, Carvajal IN: Pulpal response to different application times of formocresol, *J Peridontol* 6: 176, 1982.

[62] Garcia – Godoy F, Ranly D: Clinical evaluation of pulpotomies with ZOE as the vehicle for glutaraldehyde, *Pediatr Dent* 9: 144, 1987.

[63] Gazi HA, Nayak RG, Bhat KS: Tissue – irritation potential of dilute formocresol, *Oral Surg* 51: 74, 1981.

[64] Gerlach E: Root canal therapeutics in deciduous teeth, *Dent Surv* 8: 68, 1932.

[65] Granath LE, Hagman G: Experimental pulpotomy in humanbicuspids with reference to cutting technique, *Acta Odontol Scand* 29: 155, 1971.

[66] Greenberg M: Filling root canals of deciduous teeth by an injection technique, *Dent Dig* 67: 574, 1964.

[67] Guidelines for pulp therapy for primary and young permanent teeth: *American Academy of Pediatric Dentistry reference manual*, *Pediatr Dent* 18: 44, 1996.

[68] Guthrie TJ, McDonald RE, Mitchell DF: Dental hemogram, *J Dent Res* 44: 678, 1965.

[69] Gwinnett AJ, Tay FR: Early and intermediate time response of the dental pulp to an acid etch technique in vivo, *Am J Dent* 11 : S35, 1998 (special issue).

[70] Ham JW, Patterson SS, Mitchell DF: Induced apical closure of immature pulpless teeth in monkeys, *Oral Surg* 33: 438, 1972.

[71] Hata G et al: Systemic distribution of ^{14}C – labeled formaldehyde applied in the root canal following pulpectomy, *J Endod* 15: 539, 1989.

[72] Hawes RR, Dimaggio JJ, Sayegh F: Evaluation of direct and indirect pulp capping, *J Dent Res* 43: 808, 1964 (abstract).

[73] Hayashi Y: Ultrastructure of initial calcification in wound healing following pulpotomy, *J Oral Pathol* 11: 174, 1982.

[74] Hebling J, Giro EMA, deSouza Costa CA: Biocompatability of an adhesive system applied to exposed human dental pulp, *J Endod* 25: 676, 1999.

[75] Heide S: Pulp reactions to exposure for 4, 24 and 168 hours, *J Dent Res* 59: 1910, 1980.

[76] Heide S, Kerekes K: Delayed partial pulpotomy in permanent incisors of monkeys, *Int Endod J* 19: 78, 1986.

[77] Hermann BW: Dentinobliteran der Wurzelkanalc nach der Behandlung mit Kalzium, *Zahaerizl Rund* 39: 888, 1930.

[78] Hemandez R, Bader S, Boston D, Trope M: Resistance to fracture of endodontically treated premolars restored with new generation dentin bonding systems, *Int Endod J* 27: 281, 1994.

[79] Hibbard ED, Ireland RL: Morphology of the root canals of the primary molar teeth, *J Dent Child* 24: 250, 1957.

[80] Hill S et al: Comparison of antimicrobial and cytotoxic effects of glutaraldehyde and formocresol, *Oral Surg Oral Med Oral Pathol* 71: 89, 1991.

[81] Holan G, Fuks AB: A comparison of pulpectomies using ZOE and KRI paste in primary molars: a retrospective study, *Pediatr Dent* 15: 403, 1993.

[82] Holan G, Topf J, Fuks AB: Effect of root canal infection and treatment of traumatized primary incisors on their permanent successors, *Endod Dent Traumatol* 8: 12, 1992.

[83] Ireland RL: Secondary dentin formation in deciduous teeth, *J Am Dent Assoc* 28: 1626, 1941.

[84] Jeng HW, Feigal RJ, Messer HH: Comparison of the cytotoxicity of formocresol, formaldehyde, cresol, and glutaralde – hyde using human pulp fibroblast cultures, *Pediatr Dent* 9: 295, 1987.

[85] Jordon ME: *Operative dentistry for children*, New York, 1925, Dental Items of Interest Publishing Co.

[86] Junn DJ, McMillan P, Bakland LK, Torabinejad M: Quantitative assessment of dentin bridge formation following

pulpcapping with mineral trioxide aggregate (MTA), *J Endod* 24: 278, 1998 (abstract).
[87] Kaiser JH: Management of wide-open canals with calciumhydroxide Paper presented at the meeting of the American Association of Endodontics, Washington, DC, April 17, 1964. Cited by Steiner JC, Dow PR, Cathey GM: Inducing root end closure of nonvital permanent teeth, *J Dent Child* 35: 47, 1968.
[88] Kakehashi S, Stanley HR, Fitzgerald RT: The effects of surgical exposures of dental pulps in germ-free and conventional laboratory rats, *Oral Surg* 20: 340, 1965.
[89] Kalnins V, Frisbie HE: Effect of dentin fragments on the healing of the exposed pulp, *Arch Oral Biol* 2: 96, 1960.
[90] Kanka J III: An alternative hypothesis to the cause of pulpal inflammation in teeth treated with phosphoric acid on the dentin, *Quintessence Int* 21: 83, 1990.
[91] Karp WB, Korb P, Pashley D: The oxidation of glutaraldehyde by rat tissues, *Pediatr Dent* 9: 301, 1987.
[92] Katebzadeh N, Dalton BC, Trope M: Strengthening immature teeth during and after apexification, *J Endod* 24: 256, 1998.
[93] Kato S, Fusayama T: Recalcification of artificially decalcified dentin in Vivo, *J Dent Res* 49: 1060, 1970.
[94] Kelley MA, Bugg JL, Skjonsby HS: Histologic evaluation of formocresol and oxpara pulpotomies in rhesus monkeys, *J Am Dent Assoc* 86: 123, 1973.
[95] Kennedy DB et al: Formocresol pulpotomy in teeth of dogs with induced pulpal and periapical pathosis, *J Dent Child* 40: 44, 1973.
[96] Kerkhove BC et al: A clinical and television densitometric evaluation of the indirect pulp capping technique, *J Dent Child* 34: 192, 1967.
[97] King JB, Crawford JJ, Lindahl RL: Indirect pulp capping: a bacteriologic study of deep carious dentine in human teeth, *Oral Surg* 20: 663, 1965.
[98] Kitasako Y, Inokoshi S, Tagami J: Effects of direct resin pulp capping techniques on short-term response of mechanically exposed pulps, *J Dent* 27: 257, 1999.
[99] Kleier DJ, Bart ES: A study ofendodontically apexified teeth, *Endod Dent Traumatol* 7: 112, 1991.
[100] Klein H et al: Partial pulpotomy following complicated crown fracture in permanent incisors: a clinical and radiographic study, *J Pedodontol* 9: 142, 1985.
[101] Koenigs JF et al: Induced apical closure of permanent teeth in adult primates using a resorbable form of tricalcium phosphate ceramic, *J Endod* 1: 102, 1975.
[102] Kopel HM: Pediatric endodontics In Ingle H, Beveridge EE, editors: *Endodontics*, ed 2, Philadelphia, 1976, Lea & Febiger.
[103] Kopel HM et al: The effects of glutaraldehyde on primary pulp tissue following coronal amputation: an in vivo histologic study, *J Dent Child* 47: 425, 1980.
[104] Kuboki Y, Ohgushi K, Fusayama T: Collagen biochemistry of the two layers of carious dentin, *J Dent Res* 56: 1233, 1977.
[105] Langeland K: Management of the inflamed pulp associated with deep carious lesion, *J Endod* 7: 169, 1981.
[106] Langeland K et al: Human pulp changes of iatrogenic origin, *Oral Surg* 32: 943, 1971.
[107] Laurence RP: A method of root canal therapy for primary teeth, master's thesis, Atlanta, GA, 1966, School of Dentistry, Emory University.
[108] Laws AJ: Pulpotomy by electro-coagulation, *N Z Dent J* 53: 68, 1957.
[109] Lekka M, Hume WR, Wolinsky LE: Comparison between formaldehyde and glutaraldehyde diffusion through the root tissues of pulpotomy-treated teeth, *J Pedodontol* 8: 185, 1984.
[110] Liu J et al: Laser pulpotomy of primary teeth, *J Pediatr Dent* 21: 128, 1999.
[111] Lloyd JM, Scale NS, Wilson CFG: The effects of various concentrations and lengths of application of glutaraldehyde on monkey pulp tissue, *Pediatr Dent* 10: 115, 1988.
[112] Longwill DG, Marshall FJ, Creamer HR: Reactivity of human lymphocytes to pulp antigens, *J Endod* 8: 27, 1982.
[113] Loos PJ, Han SS: An enzyme histochemical study of the effect of various concentrations of formocresol on connective tissues, *Oral Surg* 31: 571, 1971.
[114] Loos PJ, Straffon LH, Han SS: Biological effects of formocresol, *J Dent Child* 40: 193, 1973.
[115] Lui JL: Depth of composite polymerization within simulated root canals using light-transmitting posts, *Oper Dent* 19: 165, 1994.
[116] Mack ES: Personal communication, 1967.
[117] Mack RB, Dean JA: Electrosurgical pulpotomy: a retrospective human study, *ASDC J Dent Child* 60: 107, 1993.
[118] Mack RB, Halterman CW: Labial pulpectomy access followed by esthetic composite resin restoration for nonvital maxillary deciduous incisors, *J Am Dent Assoc* 100: 374, 1980.
[119] Mansukhani N: Pulpal reactions to formocresol, master's thesis, Urbana, 1959, College of Dentistry, University of Illinois.
[120] Mass E, Zilberman U: Clinical and radiographic evaluation of partial pulpotomy in carious exposures of perma-

nent molars, *Pediatr Dent* 15: 257, 1993.
[121] Mass E, Zilberman U, Fuks AB: Partial pulpotomy: another treatment option for cariously exposed permanent molars, *J Dent Child* 62: 342, 1995.
[122] Massler M, Mansukhani H: Effects of formocresol on the dental pulp, *J Dent Child* 26: 277, 1959.
[123] Matsumiya S, Susuki A, Takuma S: *Atlas of clinical pathology*, vol 1, Tokyo, 1962, Tokyo Dental College Press.
[124] McDonald RE, Avery DR: Treatment of deep caries, vital pulp exposure, and pulpless teeth in children In McDonald RE, Avery DR, editors: *Dentistry for the child and adolescent*, ed 7, St Louis, 1999, Mosby.
[125] Mejare I, Cvek M: Partial pulpotomy in young permanent teeth with deep carious lesions, *Endod Dent Traumatol* 9: 238, 1993.
[126] Messer LB, Cline JT, Korf NW: Long-term effects of primary molar pulpotomies on succedaneous bicuspids, *J Dent Res* 59: 116, 1980.
[127] Miyauchi H, Iwaku M, Fusayama T: Physiological recalcification of carious dentin, *Bull Tokyo Med Dent Univ* 25: 169, 1978.
[128] Mjörl A, Dahl E, Cox CF: Healing of pulp exposures: an ultrastructural study, *J Oral Pathol Ailed* 20: 496, 1991.
[129] Morawa AP et al: Clinical studies of human primary teeth following dilute formocresol pulpotomies, *J Dent Res* 53: 269, 1974, (abstract).
[130] Morawa AP et al: Clinical evaluation of pulpotomies using dilute formocresol, *J Dent Child* 42: 360, 1975.
[131] Mulder GR, van Amerongen WE, Vingerling PA: Consequences of endodontic treatment of primary teeth II A clinical investigation into the influence of formocresol pulpotomy on the permanent successor, *J Dent Child* 54: 35, 1987.
[132] Mniz MA, Keszler A, Dominiguez FV: The formocresol technique in young permanent teeth, *Oral Surg* 55: 611, 1983.
[133] Myers DR: Effects of formocresol on pulps of cariously exposed permanent molars, master's thesis, 1972, College of Dentistry, University of Tennessee.
[134] Myers DR et al: Distribution of ^{14}C-formaldehyde after pulpotomy with formocresol, *J Am Dent Assoc* 96: 805, 1978.
[135] Myers DR et al: Acute toxicity of high doses of systemically administered formocresol in dogs, *Pediatr Dent* 3: 37, 1981.
[136] Myers DR et al: Tissue changes induced by the absorption of formocresol from pulpotomy sites in dogs, *Pediatr Dent* 5: 6, 1983.
[137] Myers DR et al: Systemic absorption of $14C$-glutaraldehyde from glutaraldehyde-treated pulpotomy sites, *Pediatr Dent* 8: 134, 1986.
[138] Myers DR et al: Histopathology of furcation lesions associated with pulp degeneration in primary molars, *Pediatr Dent* 9: 279, 1987.
[139] Myers DR et al: Histopathology of radiolucent furcation lesions associated with pulpotomy-treated primary molars, *Pediatr Dent* 10: 291, 1988.
[140] Myers K, Kaminski E, Lautenschlater E: The effects of mineral trioxide aggregate on the dog pulp, *J Endod* 22: 198, 1996.
[141] Nakabayashi N, Kojima K, Masuhara E: The promotion of adhesion by the infiltration of monomers into tooth substrates, *J Biomed Mater Res* 16: 265, 1982.
[142] Nelson JR et al: Biochemical effects of tissue fixatives on bovine pulp, *J Endod* 5: 139, 1979.
[143] Nevins A et al: Induction of hard tissue into pulpless openapex teeth using collagen-calcium phosphate gel, *J Endod* 4: 76, 1978.
[144] Nirschl RF, Avery DR: Evaluation of new pulp capping agent in indirect pulp therapy, *J Dent Child* 50: 25, 1983.
[145] Nosrat IV, Nosrat CA: Reparative hard tissue formation following calcium hydroxide application after partial pulpotomy in cariously exposed pulps of permanent teeth, *Int Endod J* 31: 221, 1998.
[146] Ogushi K, Fusayama T: Electron microscopic structure of the two layers of carious dentin, *J Dent Res* 54: 1019, 1975.
[147] Olmez A, Oztas N, Basak F et al: A histopathologic study of direct pulp-capping with adhesive resins, *Oral Surg Oral Med Oral Pathol Oral Radiol Endod* 86: 98, 1998.
[148] Orban B: Contribution to the histology of the dental pulp and periodontal membrane with special reference to the cells of defense of these tissues, *J Am Dent Assoc* 16: 965, 1929.
[149] Orban BJ, editor: *Oral histology and embryology*, ed 4, St Louis, 1957, Mosby.
[150] Oringer MJ: *Electrosurgery in dentistry*, ed 2, Philadelphia, 1975, WB Saunders.
[151] Pameijer CH, Stanley HR: The disastrous effects of the "total etch" technique in vital pulp capping in primates, *Am J Dent* 11: S45, 1998.
[152] Pashley EL et al: Systemic distribution of ^{14}C-formaldehyde from formocresol-treated pulpotomy sites, *J Dent Res* 59: 603, 1980.

[153] Paterson RC, Watts A: Further studies on the exposed germfree dental pulp, *Int Endod J* 20: 112, 1987.

[154] Pereira JC, Stanley HR: Pulp capping: influence of the exposure site on pulp healing — histologic and radiographic study in dogs' pulp, *J Endod* 7: 213, 1981.

[155] Peron LC, Burkes EJ, Gregory WB: Vital pulpotomy utilizing variable concentrations of paraformaldehyde in rhesus monkeys, *J Dent Res* 55: B129, 1976 (abstract 269).

[156] Phancuf RA, Frankl SN, Ruben M: A comparative histological evaluation of three calcium hydroxide preparations on the human primary dental pulp, *J Dent Child* 35: 61, 1968.

[157] Pisanti S, Sciaky I: Origin of calcium in the repair wall after pulp exposure in the dog, *J Dent Res* 43: 641, 1964.

[158] Pitt–Ford TR, Torabinejad M, Abedi HR et al: Mineral trioxide aggregate as a pulp–capping material, *J Amer Dent Assoc* 127: 1491, 1996.

[159] Rabbach VP et al: Comparison of the effectiveness of electrosurgery versus formocresol in the pulpotomy procedure for primary teeth: a prospective human study, (in press).

[160] Rabinowitch BZ: Pulp management in primary teeth, *Oral Surg* 6: 542, 1953.

[161] Ranley DM: Glutaraldehyde purity and stability: implications for preparation, storage, and use as a pulpotomy agent, *Pediatr Dent* 6: 83, 1984.

[162] Ranley DM: Assessment of the systemic distribution and toxicity of formaldehyde following pulpotomy treatment] I, *J Dent Child* 52: 431, 1985.

[163] Ranley DM: Pulpotomy therapy in primary teeth: new modalities for old rationals, *Pediatr Dent* 16: 403, 1994.

[164] Ranley DM, Garcia–Godoy F, Hum D: Time, concentration, and pH parameters for the use of glutaraldehyde as a pulpotomy agent: an in vivo study, *Pediatr Dent* 9: 199, 1987.

[165] Ranley DM, Horn D, Zislis T: The effect of alternatives to formocresol on antigencity of protein, *J Dent Res* 64: 1225, 1985.

[166] Ranley DM, Amstutz L, Horn D: Subcellular localization of glutaraldehyde, *Endod Dent Traumatol* 6: 251, 1990.

[167] Ranley DM, Horn D: Distribution, metabolism, and excretin of (^{14}C) glutaraldehyde, *J Endod* 16: 135, 1990.

[168] Rickman GA, Elbadrawy HE: Effect of premature loss of primary incisors on speech, *Pediatr Dent* 7: 119, 1985.

[169] Rimondini L, Baroni C: Morphologic criteria for root canal treatment of primary molars undergoing resorption, *Endod Dent Traumatol* 11: 136, 1995.

[170] Roberts SC Jr, Brilliant JD: Tricalcium phosphate as an adjunct to apical closure in pulpless permanent teeth, *J Endod* 1: 263, 1975.

[171] RollingI, PoulsenS: Formocresol pulpotomy of primary teeth and occurrence of enamel defects on the permanent successors, *Acta Odontol Scand* 36: 243, 1978.

[172] Ruemping DR, Morton TH Jr, Anderson MW: Electrosurgical pulpotomy in primates-a comparison with formocresol pulpotomy, *Pediatr Dent* 5: 14, 1983.

[173] Sadrian R, Coll JA: A long–term follow–up on the retention of zinc oxide eugenol filler after primary tooth pulpectomy, *Pediatr Dent* 15: 249, 1993.

[174] Sanchez ZMC: Effects of formocresol on pulp–capped and pulpotomized permanent teeth of rhesus monkeys, master's thesis, Ann Arbor, 1971, University of Michigan.

[175] Savage NW et al: A histological study of cystic lesions following pulp therapy in deciduous molars, *J Oral Pathol* 15: 209, 1986.

[176] Sayegh FS: Qualitative and quantitative evaluation of new dentin in pulp capped teeth, *J Dent Child* 35: 7, 1968.

[177] Sayegh FS: The dentinal bridge in pulp–involved teeth] I, *Oral Surg* 28: 579, 1969.

[178] Schumacher JW, Rutledge RE: An alternative to apexification, *J Endod* 19: 529, 1993.

[179] Sciaky I, Pisanti S: Localization of calcium placed over amputated pulps in dogs' teeth, *J Dent Res* 39: 1128, 1960.

[180] Seltzer S, Bender lB: Pulp capping and pulpotomy In Seltzer S, Bender IB, editors: *The dental pulp, biologic considerations in dental procedures*, ed 2, Philadelphia, 1975, JB Lippincott.

[181] Shabahang S et al: A comparative study of root–end induction using osteogenic protein–I, calcium hydroxide, and mineral trioxide aggregate in dogs, *J Endod* 25: 1, 1999.

[182] Shaw DW et al: Electrosurgical pulpotomy—a 6–month study in primates, *J Endod* 13: 500, 1987.

[183] Sheller B, Morton TH Jr: Electrosurgical pulpotomy: a pilot study in humans, *J Endod* 13: 69, 1987.

[184] Shoji S, Nakamura M, Horluchi H: Histopathological changes in dental pulps irradiated by CO_2 laser: a preliminary report on laser pulpotomy, *J Endod* 11: 379, 1985.

[185] Shovelton DS: A study of deep carious dentin, *Int Dent J* 18: 392, 1968.

[186] Shulman ER, Melver FF, Burkes EJ Jr: Comparison of

electrosurgery and formocresol as pulpotomy techniques in monkey primary teeth, *Pediatr Dent* 9: 189, 1987.

[187] Simon M, van Mullem PJ, Lamers AC: Formocresol: no allergic effect after root canal disinfection in non–presensi–tized guinea pigs, *J Endod* 8: 269, 1982.

[188] Snuggs HM, Cox CF, Powell CF et al: Pulp healing and dentinal bridge formation in an acidic environment, *Quintessence Int* 24: 50l, 1993.

[189] Spedding RH: The one–appointment formocresol pulpotomy for primary teeth, *J Tenn Dent Assoc* 48: 263, 1968.

[190] Stanley HR, Lundy T: Dycal therapy for pulp exposure, *Oral Surg* 34: 818, 1972.

[191] Stanley HR, Pameijer CH: Pulp capping with a new visiblelightcuring calcium hydroxide composition (Prisma VLC Dycal), *Oper Dent* 10: 156, 1985.

[192] Stanley HR, White CL, McCray L: The rate of tertiary (reparative) dentine formation in the human tooth, *Oral Surg* 21: 180, 1966.

[193] Stanton WG: The non–vital deciduous tooth, *Int J Orthod* 21: 181, 1935.

[194] Starkey PE: Methods of preserving primary teeth which have exposed pulps, *J Dent Child* 30: 219, 1963.

[195] Starkey PE: Management of deep caries of pulpally involved teeth in children In Goldman HM et al, editors: *Current therapy in dentistry*, vol 3, St Louis, 1968, Mosby.

[196] Starkey PE: Treatment of pulpally involved primary molars. In McDonald RE et al, editors: *Current therapy in dentistry*, vol 7, St Louis, 1980, Mosby.

[197] Steiner JC, Dow PR, Cathey GM: Inducing root end closure of nonvital permanent teeth, *J Dent Child* 35: 47, 1968.

[198] Steiner JC, Van Hassel HJ: Experimental root apexification in primates, *Oral Surg* 31: 409, 1971.

[199] Straffon LH, Han SS: Effects of varying concentrations of formocresol on RNA synthesis of connective tissue in sponge implants, *Oral Surg* 29: 915, 1970.

[200] Sweet CA: Procedure for the treatment of exposed and pulpless deciduous teeth, *J Am Dent Assoc* 17: 1150, 1930.

[201] Tagger M, Tagger E: Pulp capping in monkeys with Reolite and Life, two calcium hydroxide bases with different pH, *J Endod* 11: 394, 1985.

[202] Tagger E, Tagger M, Samat H: Pulpal reaction for glutaralde–hyde and paraformaldehyde pulpotomy dressings in monkey primary teeth, *Endod Dent Traumatol* 2: 237, 1986.

[203] Tatsumi T et al: Remineralization of etched dentin, *J Prosthet Dent* 67: 617, 1992.

[204] Teplitsky PE: Formocresol pulpotomies on posterior permanent teeth, *J Can Dent Assoc* 50: 623, 1984.

[205] Teuscher GW, Zander HA: A preliminary report on pulpotomy, *Northwest Univ Dent Res Grad Q Bull* 39: 4, 1938.

[206] Thoden van Velzen SK, Feltkamp–Vroom TM: Immnunologic consequences of formaldehyde fixation of autologous tissue implants, *J Endod* 3: 179, 1977.

[207] Tittle KW, Farley J, Linkhardt T et al: Apical closure induction using bone growth factors and mineral trioxide aggregate, *J Endod* 22: 198, 1996 (abstract no. 41).

[208] Torabinejad M, Chivian N: Clinical applications of mineral trioxide aggregate, *J Endod* 25: 197, 1999.

[209] Trask PA: Formocresol pulpotomy on (young) permanent teeth, *J Am Dent Assoc* 85: 1316, 1972.

[210] Traubman L: A critical clinical and television radiographic evaluation of indirect pulp capping, master's thesis, Bloom–ington, 1967, Indiana University School of Dentistry.

[211] Tronstad L: Reaction of the exposed pulp to Dycal treatment, *Oral Surg* 38: 945, 1974.

[212] Turner C, Courts FJ, Stanley HR: A histological comparison of direct pulp capping agents in primary canines, *J Dent Child* 54: 423, 1987.

[213] Tziafas D, Molyvdas I: The tissue reaction after capping of dog teeth with calcium hydroxide experimentally crammed into the pulp space, *Oral Surg Oral Med Oral Pathol* 65: 604, 1988.

[214] van Amerongen WE, Mulder GR, Vingerling PA: Consequences of endodontic treatment in primary teeth I A clinical and radiographic investigation into the influence of the formocresol pulpotomy on the life–span of primary molars, *J Dent Child* 53: 364, 1986.

[215] van Mullen PJ, Simon M, Lamers AC: Formocresol: a root canal disinfectant provoking allergic skin reactions in presensitized guinea pigs, *J Endod* 9: 25, 1983.

[216] Venham LL: *Pulpal responses to variations in the formo–cresol pulpotomy technique: a histologic study*, master's thesis, Columbus, 1967, College of Dentistry, Ohio State University.

[217] Webber RT: Apexogenesis versus apexification, *Dent Clin North Am* 28: 669, 1984.

[218] Weiss MB, Bjorvatn K: Pulp capping in deciduous and newly erupted permanent teeth of monkeys, *Oral Surg* 29: 769, 1970.

[219] Wemes JC et al: Histologic evaluation of the effect of formocresol and glutaraldehyde on the periapical tissues after endodontic treatment, *Oral Surg* 54: 329, 1982.

[220] Wemes JC et al: Diffusion of carbon-14-labeled formocresol and glutaraldehyde in tooth structures, *Oral Surg* 54: 341, 1982.

[221] West NM, Lieb RJ: Biologic root-end closure on a trauma-tized and surgically resected maxillary central incisor: an alternative method of treatment, *Endod Dent Traumatol* 1: 146, 1985.

[222] White KC et al: Pulpal response to adhesive resin systems applied to acid-etched vital dentin: damp versus dry primer application, *Quintessence Int* 25: 259, 1991.

[223] Whitehead FI, MacGregor AB, Marsland EA: The relationship of bacterial invasions of softening of the dentin in permanent and deciduous teeth, *Br Dent J* 108: 261, 1960.

[224] Yacobi R et al: Evolving primary pulp therapy techniques, *J Am Dent Assoc* 122: 83, 1991.

[225] Yamada T et al: The extent of the odontoblast process in normal and carious human dentin, *J Dent Res* 62: 798, 1983.

[226] Zander HA: Reaction of the pulp to calcium hydroxide, *J Dent Res* 18: 373, 1939.

[227] Zurcher E: *The anatomy of the root canals of the teeth of the deciduous dentition and of the first permanent molars*, New York, 1925, William Wood & Co.

第 24 章 老年牙髓病学

Carl W. Newton, David Clifford Brown

老龄化群体 / 793	治疗 / 806
内科病史 / 795	隔离 / 808
主诉 / 795	入口 / 808
牙科病史 / 796	制备 / 808
主观症状 / 796	充填 / 812
客观体征 / 796	成功和失败 / 812
诊断及治疗计划 / 804	牙髓外科 / 816
协商与认可 / 804	修复 / 818

人口统计学及流行病学研究发现，4 种主要因素决定牙科的服务需求：

1. 高危人群。
2. 牙病的发病率及患病率。
3. 对治疗水平的认可程度。
4. 大众对牙齿健康的需求和期望[13]。

而随着人口的老龄化，这些因素也在变化。

老龄化群体

据美国人口调查机构报道，从 1965 至 1995 年，美国 65 岁及 65 岁以上人口增长率为 82%。1980~1995 年，美国 65 岁及 65 岁以上人口增长了 28%，达到历史最高点——3 350 万。"最老的"至少为 85 岁，而且这组人群是美国退休公民人群中增长最快的部分。自 1965 年以来，85 岁以上的人口增加了 1 倍多，并且从 1980 年以来的增长率为 40%。

美国自 1946 至 1964 年出生的 7 500 万幼儿人口构成了这一代老人。到 1994 年，这一代占美国人口的近 1/3。不久，这些人将进入 65 岁以上的年龄段。当"幼儿潮"一代开始变老，美国老年人的数量将空前增长。尽管在 1994 年，8 个人中有 1 人是 65 岁或以上，但用不了 30 年，将是 5 个人中就有一个是 65 岁以上人口(图 24-1)[2]。

从美国人口调查机构和国际老龄组织获得的信息表明，美国老龄人口在地域上的分布并不均衡。在人口密度最大的州，老龄人口的数量也最多，目前，佛罗里达和中西部各州老年人比例最大。1993 年，佛罗里达是唯一一个老龄人口超过 16% 的州。然而，预计到 2020 年，32 个州将进入这个行列。

随着修复技术手段和牙周病学的发展，使牙齿的寿命得以延长，牙科学将面临越来越多的老年患者。直到 1983 年，65 岁或以上的人平均每年仅到牙科就诊 1.5 次，比其他年龄组要少[49]。然而，到 1983~1986 年，地方健康调查发现，65 岁及以上年龄者就诊次数增加了 29%[48]。按照这次调查，目前，老年人每年平均到牙科就诊的次数已超过全年龄段均数。未来，普通牙科医师日常将接待逐渐增加的老年患者，他们将占工作量的 1/3~2/3[24,25]。

未来对老年人的牙科服务(包括根管治疗)将主要有 2 种类型：

1. 为身体相对健康的、生活能自理的老年患者服务；
2. 为身体状况复杂，有病，生活不能自理的老

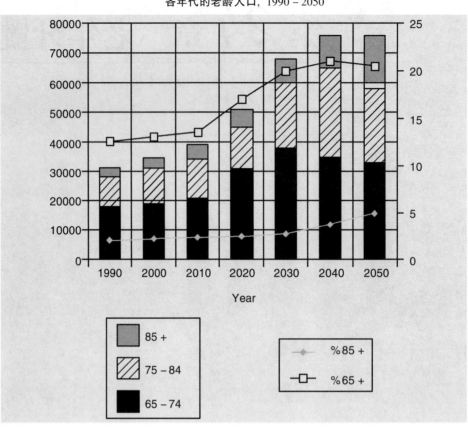

图 24-1 美国年龄在 65 岁以上和在 85 岁以上人口自 1990 年到 2050 年突出的增长百分率

年患者服务[29]。

在第二种情况中,将需要经过良好老年牙科学培训的牙科医师来提供服务。应通过改进有关老龄课程、研究课题和出版物,将这个年龄组纳入牙科教育项目,进行高水平的培训。国家老年机构宣布,所有牙科专业人员将接受有关治疗老年人的培训,并作为基本专业教育的一部分[12,29]。

本章的目的是讨论老龄化对牙髓、牙周疾病诊断和根管治疗的影响。老年人的生活质量可以通过根管治疗保留牙齿而明显提高,而且对他们的牙列、身体和精神健康都具有较大的意义。

随着年龄增大,"吃自己想吃的"这一简单的快乐经常成为问题,而此时却正需要增加合理的饮食和营养。每个牙齿都很重要,老年人不是一定要将好牙换成可摘义齿。为老年患者咨询,可帮助其提高对根管治疗和定期牙齿护理的理解。他们那些认为假牙和真牙一样好甚至更好的朋友或配偶,可能有过长期牙齿不好的经历,或已经忘了用真牙是什么感觉。

社会对老年人的消极态度,已在对他们的关怀程度上体现出来。老年患者正面临被放弃的危险,他们经常被认为无希望或不值得去努力。有时,临床牙医不愿为老年人治疗牙齿,是因为治疗操作太困难或花费太大,或有其他复杂的疾病。有时,根据年龄和外表,临床牙医认为他们无能力负担费用。然而,大多数老年人正从事着正常的工作,能意识到有副好牙的价值,而且能负担得起费用。

应考虑到,大多数老年患者拥有充满活力的、有生产价值的生活,他们非常重视保持他们的尊严,认为应当给自己很好的投资。像对待其他年龄组一样,应当把老年患者作为独立单位来考虑。但有时,许多保健专业人员要把某一个超过 65 岁的人划分到老年组或痴呆型的患者(例如精神错乱,痴呆,对治疗缺乏反应)时,经常会感到非常困难。因为每一位老年患者都有其独特的心理和社会生活史,自己的价值观、需求和一些牙医从其他患者身上见不到的东西。大多数老年人更关心的是如何掌握自己的生活,而不是他们正在变老[36]。

因为牙齿的主要功能是咀嚼,丧失牙齿将不利于咀嚼食物和健康[18]。然而,这并不是老年人寻求治疗的唯一动机。许多时候,社会问题是老年人看牙科医师的动机。当牙医建议一位 93 岁老人拔除下颌前牙时,他对牙医说:"医师,不行,你看我每个星期六要去跳舞,我需要这颗牙,我不能那个样子去。"

在没有对老年患者全面告知的情况下,牙科医师不应该自认为知道什么对他们最好,或者他们能承担多少花费。老年人的需求、愿望可能超出任何其他年龄组,他们也会对非常专业的治疗表示感激。

近年来,老年患者对根管治疗的要求已明显增加。他们意识到这种治疗会进行得很舒适,年龄也不会影响治疗效果[3, 44, 46]。患者应知道并理解,根管治疗比外科拔牙的创伤少并且比镶牙便宜。由于专科牙医师的配置和所有牙科医师都受过根管治疗的培训,使每个患者不管年龄多大,得到根管治疗的可能性都大大增加。牙科保险范围的扩大对退休人员是有利的,对保留牙齿好处的认识提高,使越来越多的老年患者愿意寻求根管治疗而不拔除牙齿[51]。

本章将比较典型老年患者与一般人群对根管治疗的需求(在第12章中已讨论了牙髓的增龄变化;它们对临床治疗的影响将在本章中讨论)。

内科病史

在治疗老年患者时,关注那些提示危险的因素是很重要的。临床牙医必须意识到,一个人的生理和功能上的年龄比数字年龄更重要。在将患者领入治疗室之前,应先详细了解内科病史,可采用标准的表格来识别可能影响治疗或其后果的疾病和已用的药物。通常情况下,老龄化会使心血管系统、呼吸系统和中枢神经系统发生很大变化,从而需要大量的药物治疗。然而,当预测牙科治疗中所用药物(如麻醉药、止痛药和抗菌药等)的效能和与其他药物的相互作用时,应考虑到老年人的肝、肾功能是低下的。

回顾患者的内科病史是牙科医师与患者交流的第一次机会。在开始时所用的时间和对患者关注的程度将决定整个治疗过程的基调。第一次见面应给患者留下一个温暖的、有爱心的牙科医师形象,一个经过高级训练和有能力帮助患者解决复杂治疗的牙科医师的形象。一些老年患者可能不完全明白自己的情况或病史,需要人帮忙填写表格。有些患者可能不写他们的出生年月,隐瞒他们的年龄,这是因为有虚荣心或害怕年龄歧视。由于眼镜陈旧或白内障使视力下降,患者不能阅读病历表格上小的印刷字体。需与患者家属、监护人或他的内科医师商议以完成病历的书写,但最终由牙科医师判断是否需要内科治疗。

每次就诊应收集和复习以往的病史,包括是否依从建议的治疗、是否对药物过敏等。通常情况下,老年人比年轻人用药多,这些药物对牙科医师来说很重要[26]。应当查阅《内科医师桌边参考》和所用药物注意事项或副作用的记录。

尽管老年患者通常对自己的内科病史很清楚,但是一些人可能不明白他们的内科状况与牙科有什么关系,或者不愿把牙科医师当作知心人。老年患者对疾病的认知可能不准确,所以需要调查那些与病情有关的线索。

未被诊断的疾病的症状可能会给牙科医师一个机会,去揭示一个可能会被漏治或将导致急性发作的疾病。因为在牙科诊所很难应对内科急症,最好是预防而不是治疗。

多数家庭中,至少有一个成员由于医学的进步而延长了生命。许多人曾经患有疾病或残疾,但已经治疗控制,这将改变牙科医师对病例的选择。在年龄和健康极端不利的情况下,根管治疗比拔牙的创伤小得多。

主 诉

多数牙疼的患者都患有牙髓病或根尖周病,他们都需要进行根管治疗或拔牙。通常,在主诉中常表达出所需要的牙科治疗,它包含了牙医诊断所需要的信息。诊断过程在于确定是否有牙髓疾病或根尖周疾病?需要姑息疗法(缓解疼痛)还是根管治疗?牙髓的活力怎么样?哪个牙是患牙?

牙医师应当让患者以自己的方式解释问题,不要对其进行诱导。这可使牙医师有机会观察患者在牙科方面的知识和交流的能力,也容易发现患者的视觉和听觉是否有障碍。

应耐心鼓励患者谈论他的问题。他们可能只谈到一些牙医师不太感兴趣的内容,但这也有利于建立必要的亲善和真诚的关系。如果有过治疗失败经历的或者好心的戴假牙的朋友或亲戚声称,他们的假牙有正常的功能而且不需要牙科治疗,患者可能会有不信任的感觉。"病灶感染"学说的影响仍然是明显的,当疼痛不能适当解释的时候,只好将牙齿拔除。那些已经有过根管治疗成功经验的患者是最理想的患者。老年患者很可能已经有过根管治疗的经验,对治疗的经历会有真实的体会。

大多数老年患者不太诉说牙髓或牙周疾病的症状,认为与其他疾病的不适相比不算什么。对儿童,疾病的发生常是急性的,但在老年人则呈慢性或不那么急的方式。只要有牙齿存在就表明有适当的维护能力和对疾病有抵抗力。一些经历过疼痛的人会对牙齿疼痛有不同的理解。

活髓牙的疼痛（如牵涉痛，热、冷和甜引起的痛）敏感性随年龄的增大而减小，严重程度随时间延长而降低。对热敏感是牙髓体积减小的唯一症状，如老年性牙髓[19]。牙髓的恢复能力降低，在微生物入侵后，迅速发生坏死，又使症状减少。

尽管主诉较少，但它通常能给疾病提供决定性的证据。根据主诉足以查出问题，但在进行治疗前仍需拍牙根尖 X 线片。检查前研究 X 线片可能产生偏见，而不能集中注意力，因此，应该在临床检查结束后再观片。

牙科病史

临床牙医师应通过收集患者的经历、挖掘患者的记忆来确定患牙或牙周的病史。病史可能是新近牙髓暴露和修复治疗，或者可能是 15~20 年前有过牙冠预备。治疗前后的疼痛史可以证实变性的开始。因多次龋坏和治疗引起的症状不明显的损伤，可累积进而达到临床的阈限，当再次常规操作时可能超过这个阈限。而在同一个牙齿上重复进行修复治疗是很常见的（图 24-2）。

治疗时进行信息记录似乎是不必要的，但在多年以后，鉴定主诉或疾病的来源时，将证明这是很有用的。一个患者对治疗的记忆通常只维持几年，但是某一材料和装置的存在，如银针，有时可以帮助确定治疗的时间。老年患者的牙科病史很少是完整的，因为可能在不同的地区接受过几个牙科医师的治疗。他们至少比一个牙科医师年龄大，因而不得不与新的、年轻的牙科医师建立关系。新的牙科医师可能发现他的牙齿需要做更先进的治疗。

主观症状

检查者可以设法获得有关的主诉，引起疼痛的刺激或刺激物、疼痛的性质、疼痛与刺激或刺激物的关系等信息。这些信息有助于判断疼痛是否为牙髓疾病引起的，炎症或感染是否已经扩散到根尖，这些疾病是否可逆等。这样，牙科医师就可决定，需要采用什么样的测试来证实检查中的发现和疑点。

诊断程序

老年人的牙髓病通常是慢性的，记住这一点很重要。如果疼痛不能马上定位时，应排除其他口腔、头面部来源的疼痛。从牙医助理经筛选的面谈或诊所接待员接的电话中可收集大量关于主诉、病史和主观症状的信息，从而推测可能需要的治疗并为临床检查提供重点。

客观体征

口内、口外的临床检查可提供关于疾病和过去治疗的、有价值的第一手资料。除专心听取患者的主诉外，也不要忽视口腔状况的全面检查，所有异常情况都应记录和调查。随着年龄的增长，所接触的口腔致癌因素的逐渐积累，许多系统性疾病的前驱症状可表现在口腔。

牙齿的缺失导致功能降低（图 24-3）。咀嚼效率的降低会导致喜欢食用更易致龋的、软的、高碳

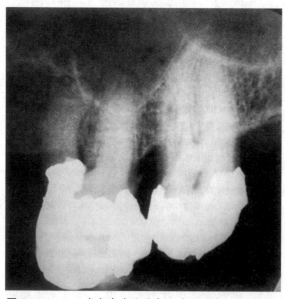

图 24-2　74 岁患者多次修复治疗的牙齿。显示龋坏多次发生，并且治疗过程对牙髓影响积累，引起了亚临床炎症和钙化发生

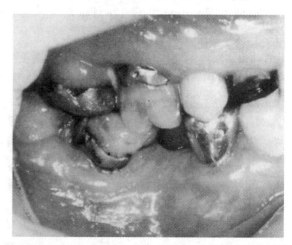

图 24-3　牙齿缺失导致相邻萌出牙的倾斜、旋转和对侧牙功能的减弱，并增加了龋坏和牙周病的易感性

水化合物食物。增加蔗糖摄入以补偿味觉的丧失[17,28]和口腔干燥症[4](常常是因药物引起[40])也是龋易感的因素。

增龄性变化易产生敏感和不易控制的牙龈萎缩,使易患龋的牙骨质和牙本质暴露。一项对600例60岁以上老人的临床研究表明,70%的老人患有根面龋,100%有不同程度的牙龈萎缩[50]。去除根面龋对牙髓有刺激,常导致牙髓暴露或者修复性牙本质形成。如果需作根管治疗,这将影响根管的预备(图24-4)[16]。在多根牙的一个牙根表面的无症状的牙髓暴露,可能引起临床上不常见的、活牙髓和坏死牙髓组织在同一牙上同时存在的状态(图24-5)。

邻面根龋是很难修复的,常因继发龋而使修复失败(图24-6)。尽管疾病的微生物学在不同的年龄组无明显差异,但随着年龄的增长,宿主反应的改变可能改变疾病的进程[47]。

磨损(图23-6)和腐蚀(图24-7)可通过缓慢的过程使牙本质暴露,从而使牙髓发生反应,引起牙本质硬化症的发生和修复性牙本质的形成[42]。在人的一生中,继发性牙本质一直在形成,可能最终会导致髓腔几乎完全闭锁。在上颌前牙,继发性牙本质是在牙髓腔的舌侧壁形成[33];在磨牙,继发性牙本质在髓室底沉积最多[8]。尽管此时牙髓可能出现萎缩,但可能仍有少量的牙髓保留在钙化程度低的管道里,这可导致牙髓暴露。

一般来说,根管和髓腔的容积与年龄成反相关;随着年龄增长,根管变细(图24-8)。由于外伤、磨损和反复龋坏而形成的修复性牙本质也使根管和髓腔变小。另外,随着持续的牙本质沉积,牙本质牙骨质界(CDJ)越来越远离X线片上的根尖部位(图24-9)[21]。年轻的根尖牙骨质厚度是100~200 μm[38],随着年龄增长厚度能增加2~3倍[55]。

在临床上,与年轻牙齿因龋坏、牙髓切断术或外伤(图24-10)发生的钙化相比,因增龄的钙沉积呈一条更直的线状(图24-10)。牙本质小管随年龄增长逐渐闭锁,通透性逐渐降低[27]。侧支根管和副根管可能钙化,从而减少了它们的临床意义。

由于牙体丧失和牙齿倾斜(或磨损)产生的补偿性咬合,可能引起颞下颌关节功能紊乱(TMJ)(老年人较少见)或面部垂直距离的丧失。作者观察到,随着年龄的增长,萌出力降低,牙齿向牙弓中线移动和向对颌萌出的量减少,其可能导致的张口受限,将降低工作效率和使器械操作空间减小。

多个修复体的存在表明曾有过多次的损害和刺激。洞壁的边缘渗漏和微生物污染是牙髓损害的主要原因[9]。违反洞型设计原则和由于牙本质有机成分的减少导致的弹性丧失,将增加裂缝和牙尖折断的可能性。在这种牙齿上做进一步修复时,医师应考虑其对牙髓的影响;如果今后需要做根管治疗的话,应考虑其通过这种修复体进入和预备根管的影响。

由于染色,许多裂痕和裂纹线(图24—7)可能很明显,但并不表明牙本质穿透或牙髓暴露。在老年患者,裂缝引起的牙髓暴露不常呈急性表现,但常通过沟槽引起牙周和根尖周的损害。如果不能及早发现不完全的裂缝,常导致老年人折裂牙的预后不佳(图24-11)。

对于老年人的牙齿,牙周病是主要的问题[14]。牙

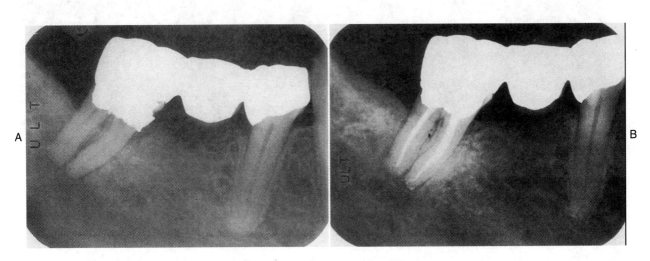

图24-4 牙龈退缩暴露牙骨质和牙本质,使牙齿对龋坏的抵抗力减弱。牙根龋坏(A)有时引起牙髓暴露(B),需要行牙髓治疗

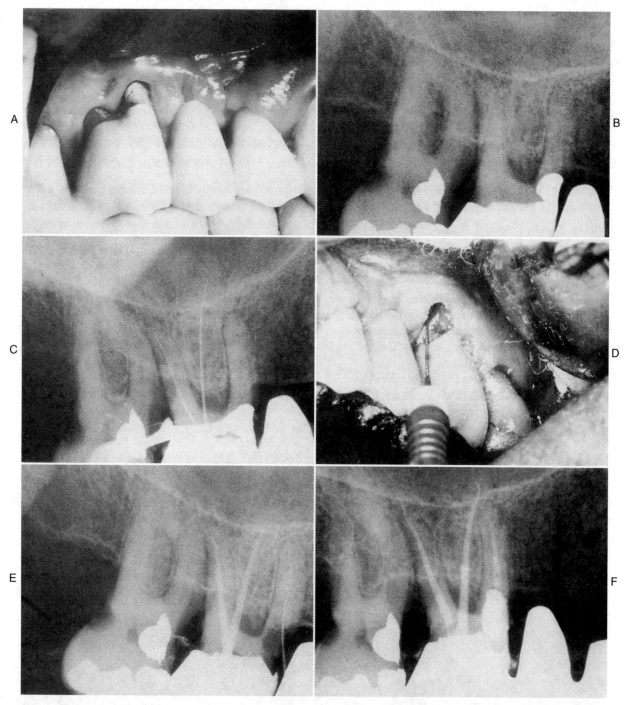

图24-5 A. 用银汞合金修复的根面龋。在基牙(B)近中颊侧根管表面安装有一个长桥。C. 腭侧和远中根管治疗值得商榷,可通过打开殆面进行治疗。D. 在去除银汞合金后,近颊根管治疗需要商议(E)。F. 治疗完成,桥得以保留

第24章 老年牙髓病学

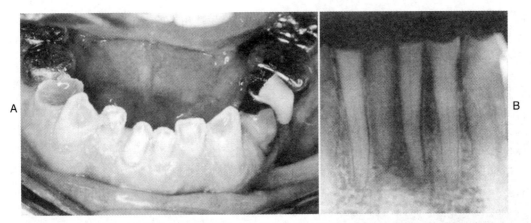

图24-6 A.磨耗造成的牙本质暴露是一个缓慢的过程,使得牙髓可以做出反应,形成修复性牙本质,但牙髓暴露,临床症状很明显

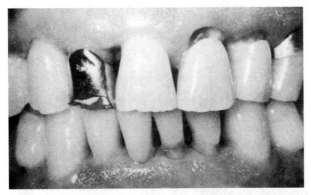

图24-7 牙龈退缩也会暴露牙骨质和牙本质,并对磨耗、侵蚀的抵抗能力减弱,这会暴露牙髓或需要修复治疗,但治疗过程中会激惹牙髓

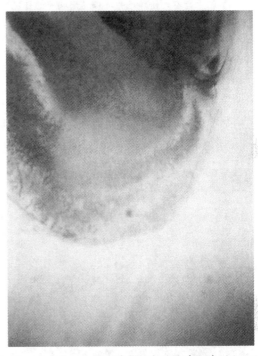

图24-9 在年老病人的牙骨质牙本质界(CDJ)的组织图像中,显示随年龄增长,牙骨质沉积增加,离根尖的距离也增加

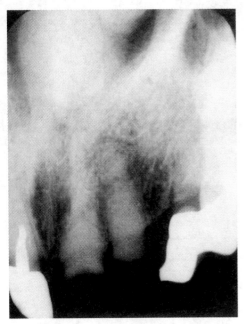

图24-8 大体上,根管和髓室容积与年龄成反相关:随年龄增长根管大小变窄。这些上中切牙的X线片显示了根管和髓室容积在年老病人中减少

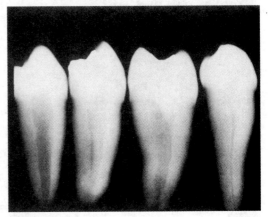

图24-10 这张X线片显示下颌前磨牙髓腔的变化。从左向右看:正常髓腔,邻接面浅的修复有修复性牙本质形成,邻接面广泛的修复有更多的修复性牙本质,随年龄增加髓腔完全钙化

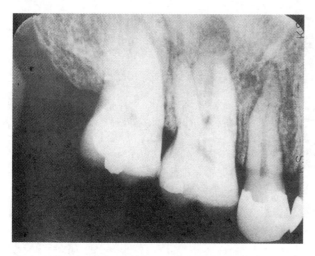

图24-11 牙齿有牙髓坏死并有根尖周病变的情况下,对牙隐裂要仔细探查。裂缝经常扩展至牙周组织,而且预后很差

坏死牙髓相连的、狭窄的骨壁袋常常是窦道,单用根管治疗不能将其治愈。随着时间的推移,它们可变成慢性牙周袋。

牙周治疗可使牙根敏感、病变和牙髓坏死[22]。在制定治疗计划时,确定牙周疾病和牙周治疗对牙髓的影响是非常重要的(图24-13)。随着增龄,牙周疾病的发生率和严重程度可能增加,这会使牙髓牙周综合治疗的需要增加。伴有窦道的慢性牙髓疾病常有牙周袋存在。在牙根切除之前通常需要做根管治疗。随着年龄的增加,作为通道的根尖孔和副根尖孔的大小和数量实际上是减少了[37],牙本质小管的通透性也降低了。

窦道的检查应包括用牙胶尖探查,以确定窦道的起源(图24-14)。窦道可能有较长的临床病史,通常表明有慢性的根尖炎症存在。治疗后窦道的消失是治愈的最好指标。窦道的存在,减少了就诊间和术后发生疼痛的危险,尽管在去除根管内坏死组织或充填后也可施行切开引流术。

髓病和牙周病之间的关联性随着年龄的增大而变得更明显。有牙齿存在就说明对牙周病有些抵抗力。患病率的增高主要是由于保存牙齿人数的增加[23]。牙周组织可成为窦道的通路(图24-12)。与

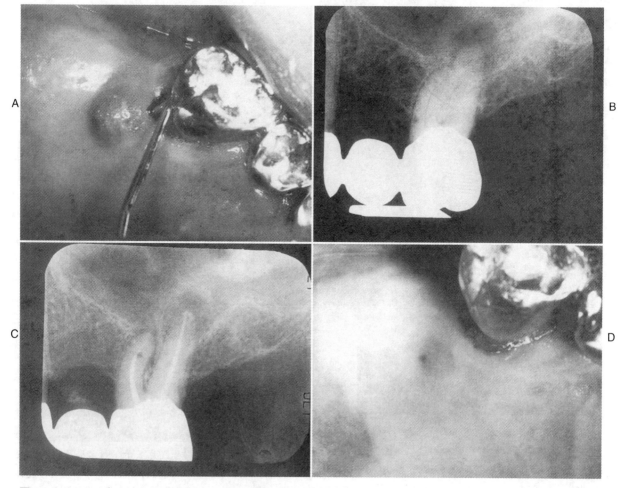

图24-12 A. 在这颗上颌磨牙基牙上可探查到牙周袋和窦道(B);这提示有牙髓或牙周病变或两者都有。C. 根管治疗证实这是由牙髓引起的根尖周病变

第24章 老年牙髓病学

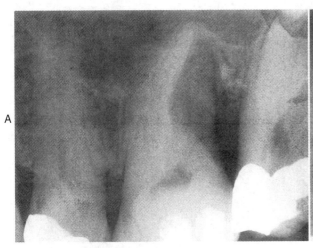
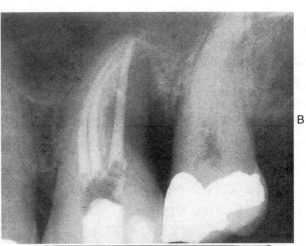
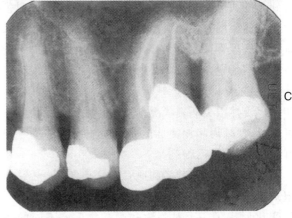

图24-13　A. 在牙周手术过程中，对生活牙髓可能进行不可预计的牙根切断术，这就需要行根管治疗，使残根和牙冠有很好的边缘适应性(C)

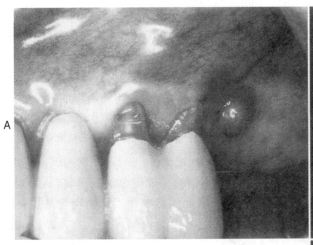
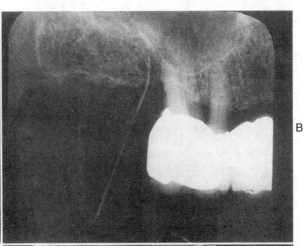
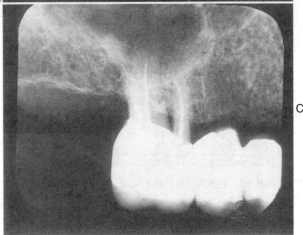

图24-14　A. 这张临床照片显示合适的基牙、牙龈退缩和窦道。B. X线片显示由古塔胶证明的窦道起源。C. 有挑战性的根管治疗挽救了这颗有价值的牙齿

牙髓测试

从患者主诉、病史和临床检查中获得的信息，可能足以确定牙髓活性并指导牙医师采取最有效的技术来判断，哪个牙或哪些牙是患牙。应采取渐进的、轻柔的测试以判断牙髓或根尖周状态，并确定是采取姑息的治疗还是永久的治疗。应将牙髓的活性反应与临床或X线片的检查相结合，以此做为临床判断的补充。

主张采用透照法[34]和染色法以发现裂缝。在没有主诉时，是否有裂痕存在的意义不大。因为大多数老龄牙齿，尤其是磨牙常有一些裂痕。通常，当检查到牙髓和牙周有疾病，而临床、X线片上未发现刺激牙髓的病因时，对垂直性裂痕应给予关注。在入口开放和根管探测时，可利用显微镜的放大作用看清裂痕的范围，从而得以判断预后。如果发现活髓牙有裂痕，立即做全冠修复，预后较好。垂直性裂痕如引起慢性根尖病理状况，说明时间已久，预后不可靠(即使牙周袋深度是正常的)。有牙周袋同时伴有裂痕，提示预后很差。

增龄性牙髓的神经和血管成分减少[7]，牙髓体积减小，基质性质改变[41]。与年轻牙髓相比，所有这些变化形成了一个对刺激和刺激物反应不同的环境（图24-15）。

在增龄的牙髓中，神经分支较少[6]。这可能是由于神经和神经鞘矿化而发生了退变（图24-16）。因此，比起神经丰富的年轻牙髓来，老龄牙齿对刺激的反应较弱。

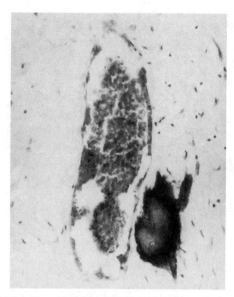

图24-16 纤维变性常沿着变性血管路径发生，并且可能是牙髓钙化的病灶源

牙髓对电牙髓测试的反应程度与炎症程度之间无相关性。有无反应的意义不大，必须与其他的测试、检查、X线结果相结合。大面积修复体、牙髓后退和高度钙化对牙髓电、热刺激的操作和结果的解读都将会有影响。已有一种接触面积小的可传导电刺激的附件，还有人建议用一个探针尖端桥接于牙齿的一个小区[31]。对使用起搏器的患者，采用这样小的电刺激都是不允许的[52]，这种冒险应与有利之处进行权衡。对于电外科装置也同样要谨慎。

由于牙本质神经分布的减少，制洞试验作为最后的诊断手段是无效的。有时可能已将活髓暴露，但用锉扩锉时仅伴有极轻微的疼痛（图24-17），结果根管治疗就变成诊断过程的一部分。当其他资料只能作为参考而不能定论时，才可采用制洞试验。

老年牙髓很少有不能定位的放散痛，从而减少了使用选择性麻醉的必要性。牙髓疾病是进行性的，在相对较短的时间内即可出现有诊断意义的症状。当难以确定与牙髓疾病相关的因素时，或在短时间内急性疼痛不能定位时，应考虑非牙源性因素。

牙齿变色可能提示牙髓坏死，但是对于年纪大的人，牙髓坏死较少引起变色。此时，牙本质厚度增加，牙本质小管对牙髓的血液或分解产物的渗透性减小。牙本质的沉积会产生黄的、不透明的颜色，对于年轻牙髓，这提示有进行性的钙化发生，然而在老年牙齿，这是很平常的。

X线照片

在成年组中，拍X线片的适应证和拍片的技术

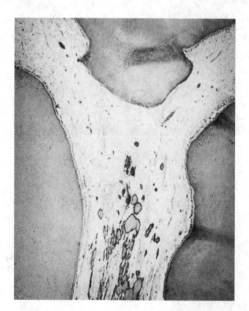

图24-15 在年老病人的牙髓组织中，细胞构成逐渐减少，特别是在多根牙的髓底上，成牙骨质细胞大大减少，而且在一些区域内可能消失

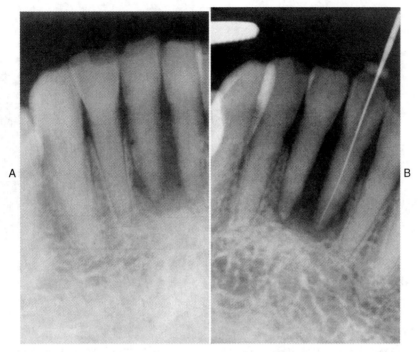

图 24-17　生活牙髓测试不确定(A),尽管可能是原发根尖周病,但仅有轻度不适的话,根管治疗需要商榷。橡皮障比夹板更能隔湿

没有多大差别。然而,一些生理和解剖变化可在很大程度上影响读片。胶片的位置可受隆突的影响,但是由于肌肉附着位于根尖,可使前庭的深度增加而得到补偿。老年人协助放置胶片的能力较差,应考虑使用保证牙片位置的支持架。当有隆突、外生骨赘和高密度骨时(图 24-18),为了有适当的对比度,需要增加曝光时间。正确的操作、适当的亮度和放大可减少读片的主观性。

诊断性 X 线片应包括根尖区域,应从冠部到根尖进行细看。当初始诊断 X 线片提示,需要更多的信息以诊断或确定治疗的难易程度时,可拍有角度的 X 线片。RVG 在检测早期骨改变方面比传统的 X 线片更有用[54]。

在老年患者中,修复性牙本质的形成将加速牙髓的退缩;髓石和营养不良性钙化也会使情况变得更复杂;深的邻面龋或根面龋和修复体亦可引起髓腔与根管之间发生钙化。

髓腔的深度可以从 X 线片上显示的𬌗面和它的近远中位置测量。X 线片上可见髓角明显降低,但在显微镜下看,它可能仍保持较高的位置。深的修复体或大范围咬合面牙冠的降低,可能引起意外牙髓暴露。当倾斜的牙被全冠修复或作为固定或可摘义齿的基牙时,牙冠中轴的倾斜可能会与临床观察到的不相符。在老年患者根管治疗中,进入根管

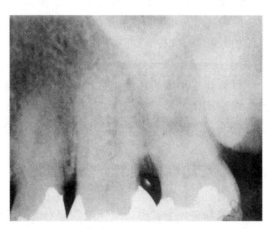

图 24-18　致密骨需要很长的曝光时间,以此来增强区分根管和牙根解剖结构的能力

常受限。

应检查根管的数目、大小、形态和弯曲度,应与邻近牙相比较,老年患者的根管常较细。一个可探及的根管在中部消失提示可能是根管分叉,而不是钙化。根管的钙化均匀地涉及整个根长,除非有刺激物(龋齿、修复体、颈部磨损)将髓腔与根管分离。在根尖切除术中(常用于老年患者的重新治疗),检查根管末端充填物时,发现遗漏的根管和牙根是治疗失败的常见原因[1]。

应对硬板的完整性进行检查,将根尖周透射影和阻射影与解剖标记相区别。当活力试验与 X 线检

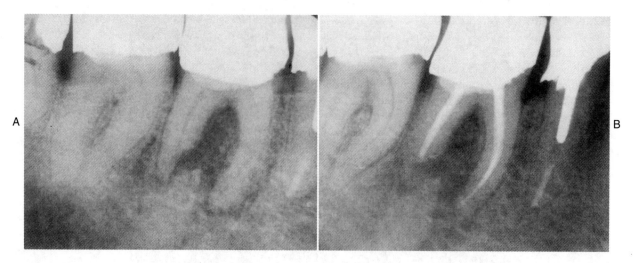

图 24-19　A. 慢性根尖周炎相关的吸收可通过破骨细胞的活动来改变根尖孔的形态和位置。B. 从放射线尖端看根尖最狭窄处向远端移位

查结果不相符时，应该考虑到，一些牙源性或非牙源性的囊肿和肿瘤的可能，这些疾病的发病率随着年龄的增长而显著增加。但骨硬化和致密性骨炎的发病率随年龄的增加而减少。

慢性根尖周炎通过炎性破骨活性引起的吸收，可明显改变根尖的形态和根尖孔的解剖(图 24-19)[11]。由于持续的牙骨质沉积，可能很难判断根管的最狭窄处，它的位置可能会离 X 线片上的根尖越来越远。

牙骨质持续形成的速度正常时，可见根管或根尖孔的终端或出口短于 X 线片上的根尖。牙骨质的增生(图 24-20)还可使根尖部的解剖完全模糊。

诊断及治疗计划

不可能制定一个准确反映牙髓、牙周组织学状态的临床分类标准，这在决定是否做根管治疗方面

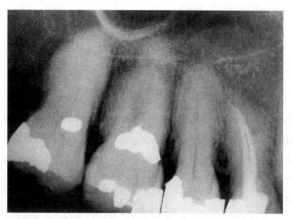

图 24-20　增生的牙骨质可能使根尖的解剖结构完全模糊并造成从 X 线片看明显的狭窄

也是不必要的。对于牙髓活力和根尖周是否有病损存在，牙科医师可依据患者的主诉、病史、症状、体征、测试和 X 线片做出临床判断。当清楚地理解并符合清洁、成型和充填要求时，这种分类未能显示它能预测是否成功、就诊间和术后是否疼痛和完成治疗所需的就诊次数。对治疗程序具有重大临床意义的是估计牙髓状态，以确定顺利完成治疗所需要的麻醉深度。

对老年患者来说，一次完成根管治疗有明显的好处。牙科就诊时间的长短一般不会给患者带来不方便；而多次就诊，特别是当患者需依靠别人帮助才能进入诊室或上手术椅时，会更不方便。

当存在牙尖折裂、牙过度伸长、牙错位、冠内附着体、局部义齿基牙导平面、殆支托窝或覆盖义齿要求牙齿明显缩减时(图 24-21)，应考虑给牙髓正常的牙齿行根管治疗。预测将来是否需要根管治疗和以后牙医是否能完成治疗同样重要，因为在随后的入口预备过程中，由于修复体的厚度和根管大小的减少，失去修复体的危险会增加(图 24-22)。因为血液供应的减少，对于老年牙齿，盖髓术不像年轻牙齿那么容易成功，所以不主张行盖髓术。也应考虑对患者未来的健康是否有任何危险和患者的健康能否承受未来的治疗操作。以后，牙髓外科手术也不能像年轻患者那样可做为一种选择。

协商与认可

应建立和保持与患者的良好交往，不管他们是否身体有病或不能为自己作出治疗决定。如果其亲戚或信任的朋友作出的判断深受患者重视或对认

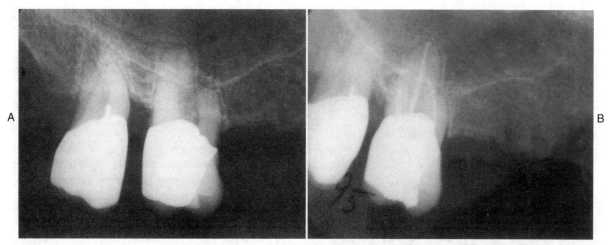

图24-21　A. 一位85岁病人值得保留的上颌第一第二磨牙基牙。B. 因为进入困难,不久后实施的牙髓治疗很具挑战性

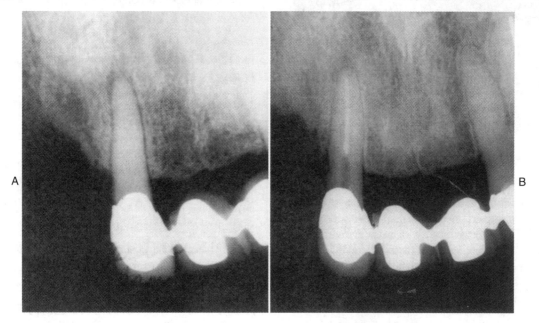

图24-22　A. 作为管内附着体,引导面,桥基的局部基牙已经做过明显的预备而且有大量的金属修复存在,这使牙髓治疗更有可能也更困难。B. 根管很小时,成功的治疗并保留修复体对于技术娴熟的医师来说也是个挑战

可有帮助的时候,他们应参与协商。然而,主要还是依靠牙医师直接与患者进行讨论(图24-23)。

牙医应以能让患者完全理解的方式解释治疗过程,并给患者提问题的机会。可从美国牙髓病协会(AAE)获取"适用于患者"的小册子,它全面解释和阐述了多数根管治疗的操作步骤。最好能获取有患者签名的治疗同意书,在患者健忘时尤其有用。

确定患者的愿望与确定他或她的需要同样重要,并要求获得知情同意。首先处理疼痛和感染,然后,恰当地、无痛地恢复牙齿的健康和功能,这个顺序应当不受年龄的影响(图24-24)。不应当因为患者寿命有限而太多改变治疗计划,寿命也不是拔除牙齿或进行不彻底根管治疗的理由。应当将危险和可采用的治疗方法很好地告知所有老年患者(图24-25)。

保留牙齿对心理和功能的重要性的重视和理解,已取代了牙齿最终要丧失的观点。那些因先前拔牙处理而使生活质量变坏的老年患者,很快就认识到丧失牙齿意味着什么。

也应当考虑到牙医的能力和是否有根管治疗专科医师。如果选择根管治疗而不是拔牙,而牙医师却没有能力去有效地、成功地完成根管治疗,则需要转科。老年患者很可能知道有专家在做根管治疗,但他们仍相信他们的牙科医师,并会按照他们

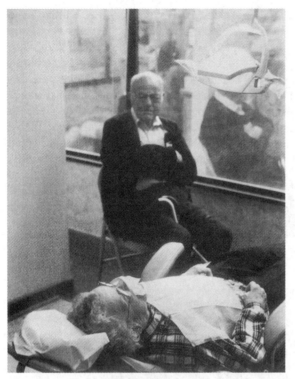

图24-23 一些病人可能要求在咨询和治疗过程中有一位家属在场

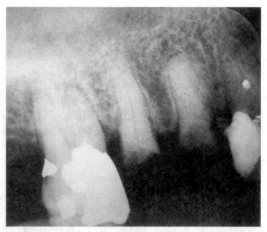

图24-24 一位84岁的病人想知道,她的这些牙齿是否都应该做牙髓治疗和冠修复予以保留。她迫切谋求为了她的远期生活期望而在钱和时间上进行投资。她也关心为什么她以前的大夫没有推荐采取这些治疗方案

的要求去做。在安排就诊之前,提出转诊的牙医师应尽可能地给根管治疗专科医师提供有关患者的信息资料(并向患者解释转诊的理由)。当患者在牙科医师办公室确认同意后,牙医师应考虑给他们预约转诊时间。

在牙科治疗前获得"知情和同意"通常不成问题。然而,药物缠身或有认识障碍的患者,在做出有效的知情同意上有困难。有神经精神损害的患者表达常迟钝,提示语言能力降低。需要时,可请内科和精神健康专家会诊,在有效的知情同意确定前不要进行任何治疗。幸运的是,需要立即解除疼痛和感染的急性牙髓病、根尖周病比症状轻的慢性疾病要少见。

治 疗

大多数需要和要求进行根管治疗的老年患者大都是能走动的和不住养老院的。为住在养老院不能走动的患者服务的临床牙科医师都经过培训,从而能在为使患者容易得到牙科治疗而设计的特殊环境和设备条件下服务(图24-26)。多数养老院都要求有这样的方便条件,但一般却不能做根管治疗。目前,在获得医疗服务执照前,都要求扩大医疗服务设施。牙科诊所的建筑,包括内部设计和外部进出口,都必须适应特殊患者的要求[30],以便为那些使用助走设施(如手杖、助步车、轮椅)的患者提供舒适、安全的通道。这包括停车场地、接待室、

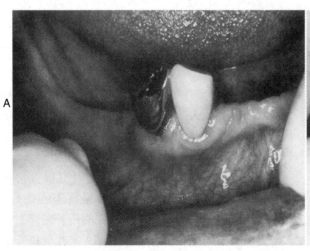 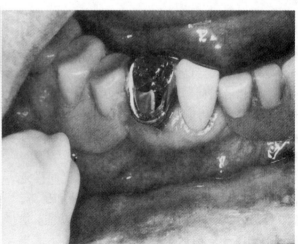

图24-25 A.这两颗残存基牙是一位99岁病人的,他需要保留一个可摘式的修复体(B)

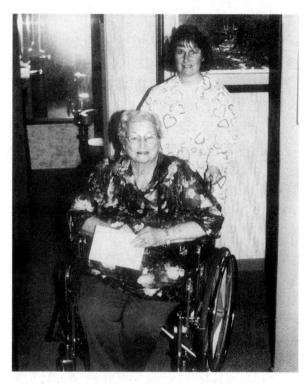

图24-26 办公室的设计要考虑到轮椅和步行人的出入。工作人员应当对帮助病人进出手术间和椅位有经验

手术室和休息室。

应根据患者的体力和精力安排治疗时间和确定治疗时间的长短。应考虑患者日常的进食、休息习惯和药物治疗的时间安排。一些老年患者适合早晨就诊,并按他们是否舒适决定就诊时间的长短。一些患者宁愿上午晚一点或下午早一点就诊,这样可使早晨的僵硬感觉得以消失。

老年患者更能忍受长时间的就诊,尽管椅位和舒适感对老年人比年轻人更重要。患者应在帮助下进入手术室、上下治疗椅,椅位的调整应缓慢。应该提供枕头,并将枕头放置在舒适的部位。应尽力将椅位调整到理想的位置,即使这样可能影响牙医的舒适或接近。

应避免强光照射患者的眼睛。如果为医护人员的舒适所选择的诊室温度对患者来说太低,应准备一条羊毛毯。每次就诊能完成多少就完成多少工作,并按照患者的要求给予间断休息。出现关节疲劳是限制长时间操作的最主要因素,应给予休息。当疲劳明显时,应尽快终止操作。咬合垫可保持操作空间和减少下颌关节疲劳。

退休的患者可能乘坐朋友或亲戚的车或公交车来牙科诊所,他们通常比预约的时间早到,绝大多数老年患者一旦到达后就不着急了。应安排充足的时间做一些其他方面的交流,在操作前应表现出真诚的关心。根管治疗专家初次接诊时,需单独与患者接触交流以评价治疗的困难程度,并确定完成治疗需要的时间长短。工作人员应允许患者不伸手握手,因为这对有关节炎的患者来说是非常不舒服的。从一种行为学和管理学观点看,老年患者是最合作和最愿表示感激的。

年老的、患内科疾病的患者与其他年龄组患者相比,不易发生并发症,所患疾病的缓慢性提醒牙医师要谨慎。再次强调,牙医师应认识到根管治疗对老年患者的损伤要比拔牙小得多。

牙髓活性的状况和橡皮障是否需要夹在牙颈部决定麻醉的选择。老年人更愿意接受无麻醉的治疗,因此,有时需说服他们,进行根管治疗时麻醉是必要的,尽管曾不用麻醉给他们进行过手术。通常老年患者对治疗牙齿没有太多的焦虑,可能因为以往曾有过根管治疗的经验。

在老年人,切割牙本质所产生的反应程度也与青年人不同,原因和不用制洞测试检查牙髓状态一样。在老年人牙本质中,低阈值、高传导速率的神经末梢的数目减少或消失,不向牙本质深部延伸。另外,牙本质小管多数已钙化[7,41]。只有当牙髓急性暴露时,才会有疼痛反应。

在阻滞和浸润麻醉时,引导针头定位的解剖标志在老年患者是非常清楚的。在牙髓治疗过程中需用麻醉时,应考虑肾上腺素的影响。麻醉时应注射得非常缓慢,因为肾上腺素是血管收缩药。

由于牙周韧带宽度减小,使在韧带内注射时针头的进入很困难。在压力下注射麻药能产生骨内麻醉,并可扩散到根尖和邻近牙,但是也有小部分会进入全身[39]。在骨内注射时,只应有少量麻醉剂储留。在重复这一步骤前,应检查麻醉的深度。牙髓内麻醉、骨内麻醉持续时间不长,所以牙髓组织必须在20分钟内去除。大多数接受2%利多卡因1:100 000肾上腺素液骨内注射的患者,会出现短暂的心率加速。然而,由于老年患者的身体状况、对常用药物或肾上腺素敏感,建议要谨慎。3%的mepivacaine是很好的骨内注射代用品[35]。

牙髓腔变小使单根牙的牙髓内麻醉很困难,在多根牙则几乎不可能。很难辨认早期牙髓暴露。用一定的压力以小针头插入每个根管使产生麻醉,这是最后的办法。应尽力达到深度麻醉效果。应鼓励患者说出不舒服的感受,对任何不适都应作出迅速的反应。不应让患者忍受牙髓疼痛。

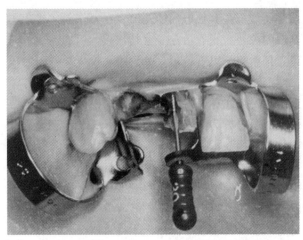

图 24-27　复杂牙分离技术可保护病人免受器械伤害,但无法为有效使用次氯酸钠溶液提供液压环境

隔　离

尽可能采用单个牙齿橡皮障隔离技术。当损害严重的牙齿不能为橡皮障夹提供足够的固位点时,才应考虑采用其他的橡皮障隔离办法(见第5章)。如果邻近牙可夹持固定、唾液流出很少或患者可以忍受放置得当的吸唾器时,可以采用多个牙齿的隔离技术(图24-27)。在口唇和牙龈涂抹一种从石油中提炼的润滑剂,可减少在橡皮障下唾液或汗引起的皮肤发炎。老年人唾液流率和作呕反射的降低,减少了使用吸唾器的必要性。人造唾液是可用的,并只应在隔离前使用,因为橡皮障放置后很难使用。

如果为了隔离,需进行修复,应确定根管并保持其入口通畅。牙医不应试图隔离或进入修复体边缘不完整的牙齿。当用次氯酸钠冲洗时,隔离障不应让水漏出。对于隔离困难的根面龋缺损,最适合使用超声手机,因为它用循环水作为冲洗液。

当隔离成问题时,更应考虑到一次就诊完成根管操作的诸多优点(见第4章)。如果两次就诊间很难获得密封,多次就诊治疗就更不可取。

入　口

合理的入口和找到根管口可能是为老年患者提供的根管治疗中最困难的部分。尽管增龄和多个修复体使髓腔的体积和根管口减小,但它的颊舌、近远中根管的位置仍被保留,这点可通过X线片和临床检查得知。在检查中应注意牙齿根管的位置、牙根的弯曲度或牙根和牙冠中轴的倾斜度(图24-28)。在治疗前应明确告知患者,关于在已有的修复体上制备入口的后果和可能需要去除修复体(图24-29)[862]。当冠部的结构或修复体影响入口预备或充填时,应将它们去除(图24-30)。

2.5倍或4.5倍的放大镜已经成为常用工具,可按医师最适合的工作距离设计。越来越多的人使用根管治疗显微镜,它可将根管清晰度放大25倍或更大,对于治疗细小的老年根管非常有利(图6-4)。

寻找和进入钙化的根管口非常困难,需花费时间。第一根进入根管的最重要的器械是DG16探针。探针不会扎入牙本质,但它在根管内不能移动。一旦找到根管,可用一个不锈钢的21 mm 8#或0# K型锉扩锉。6#锉的体部刚性低,当向尖方轻微施加压力时容易被弯曲,镍钛锉沿长轴强度不足,不适用于开始扩锉。可顺时针方向并向根尖轻轻施加压力扩锉根管。在寻找根管口时,一般不用螯合物,但它可用于扩锉根管。染色法可使根管口与周围牙本质明显区别。

疼痛、出血、探查器械失去方向或者感觉根管异常,可能提示穿孔(图24-31)。穿孔的大小和感染的范围决定修补是否能成功(应立即修补),但不决定治疗的成败(图24-32)。对过度萌出的牙齿,如果没有注意根分叉至𬌗面的距离减小,则很容易穿孔(图24-33)。

长时间的、无成效的寻找根管,将使牙医师和患者都感到疲劳和灰心丧气。另行安排日程进行第二次寻找根管,将是有成效的。根据个人的临床经验和判断,决定什么时候应当停止寻找根管、转诊或选择非手术治疗(图24-34)。

为了有助于进入可对髓腔做一些调改,从扩宽轴壁到完全去除套冠,以提高视野和增强光线。穿过根管到达根尖后,如果牙齿结构仍妨碍器械的操作或充填时,可选择其他方法。

患慢性根尖周炎的牙齿,根管通常是明显的(图24-35)。当根管钙化和牙齿被大面积修复时(图24-37),如有偏离长轴的危险,可采用外科途径(图24-36)。

对极少数老年人牙齿的根管,甚至是上颌前牙,有足够的直径能安全、有效地使用拔髓针。老年牙髓多呈钙化萎缩的临床表现。

制　备

老龄化过程引起的根管钙化,与年轻牙髓因外伤、牙髓切断术、龋坏或修复过程导致的根管过早闭塞相比,表现不同。如果不因修复性牙本质的形成而使其更复杂,这种钙化似乎更呈同心状和线形。当根管一旦被发现,就比较容易进入。老龄牙齿

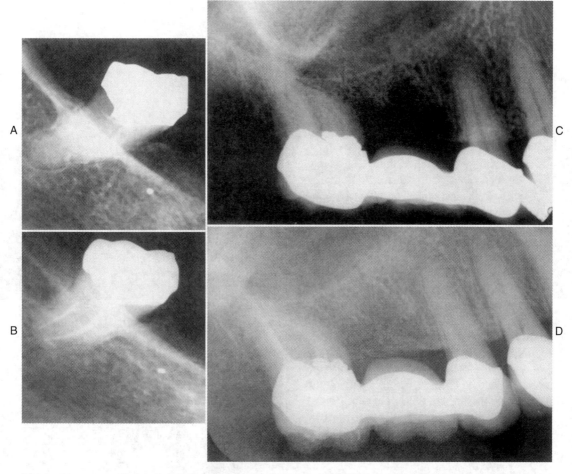

图 24-28　A. 78 岁病人的上颌第三磨牙向近中倾斜并作全冠修复使其直立以便局部可卸戴假牙有共同就位道。B. 成功的根管治疗是最初的目标；保留牙冠，如果可能的话尽量为病人多保留牙体。这个冠将要被取代，柱形空间已预备好。C. 同一病人的上颌第三磨牙向近中倾斜并旋转，这使得治疗进入(D)变得更加困难

常有早期治疗史，从而伴有钙化出现（根管的清理和成型见第 8 章）。

从根尖孔的实际解剖位置到牙骨质牙本质界(CDJ)管的长度，随牙骨质的沉积（一生都在进行）而增加[21]。这种情况在治疗活髓牙时有好处。但当根尖周有病变，在这个较长的根管内有坏死、感染的碎屑时，这种好处就没有了。实际的 CDJ 的宽度或牙本质至根尖的长度随年龄保持恒定[43]。

在操作时，应尽早使根管口张开，以便为冲洗液提供储存空间，同时减少金属器械因根管壁的紧固而承受的力。应进行彻底、反复的冲洗，以去除可堵塞进入的碎屑。当用大于锉的抗折断强度的力量钻孔时，横断面为三角形或正方形的锉将会穿进根管壁和导致器械疲劳、折断。应考虑使用没有前倾角的器械和逐步深入的方法。

因为 CDJ 是根管最窄的部位，因此成为根管预备终止的最佳位置。这一点距 X 线片上的根尖大约 0.5~2.5 mm 不等，临床上很难判定。钙化的根管使牙医师的触觉降低，由于老年患者根尖的敏感性低，患者对穿出根尖孔的反应也降低了。当牙骨质增生时，CDJ 离根尖更远，使穿过狭窄点进入牙骨质根管几乎不可能，因此，获得或保持根尖孔开放非常困难。根尖病变引起的根尖吸收，将进一步改变 CDJ 的形态、大小和位置。有时，在面对大修复的牙齿时，使用电子根尖探测器的作用是有限的，因为当与金属接触时，电流会泄漏。

尚未证明器械操作后发生不适的频率和程度与下列因素有关：制备的量、就诊间用药或暂时充填的种类、牙髓或根尖周状态、牙齿的位置或年龄、是否一次性就诊完成根管充填[46]。牙骨质牙本质界(DCJ)越狭窄，越不易被穿透，使牙周受的损伤也越小。甚至在操作一开始使用小锉时，根尖孔也很难建立和保持开放。在制备的早期牙本质碎屑就形成填质(matrix)[53]，从而减少了器械超出根尖孔或将碎屑挤入根尖周组织的危险[52]，这样就不会导致急性根尖周炎或脓肿。经过根管再进入根尖周组织同

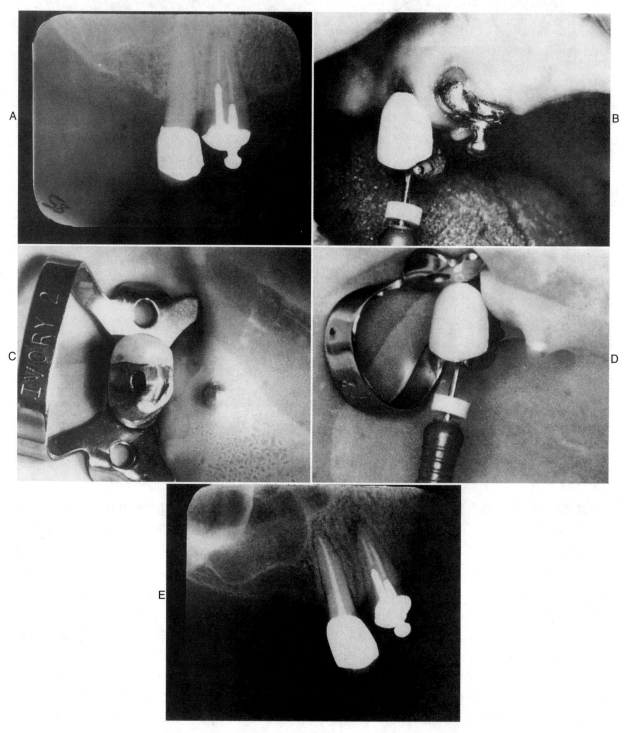

图24-29 A. X线片显示主要基牙和钙化的根管。B. 在分隔牙齿以增加可视度和共同就位道之前,制备开口洞型。C. 制备得既保留牙齿结构又能保证直线进入根管口。用橡皮障隔离患牙(D),治疗结束(E)

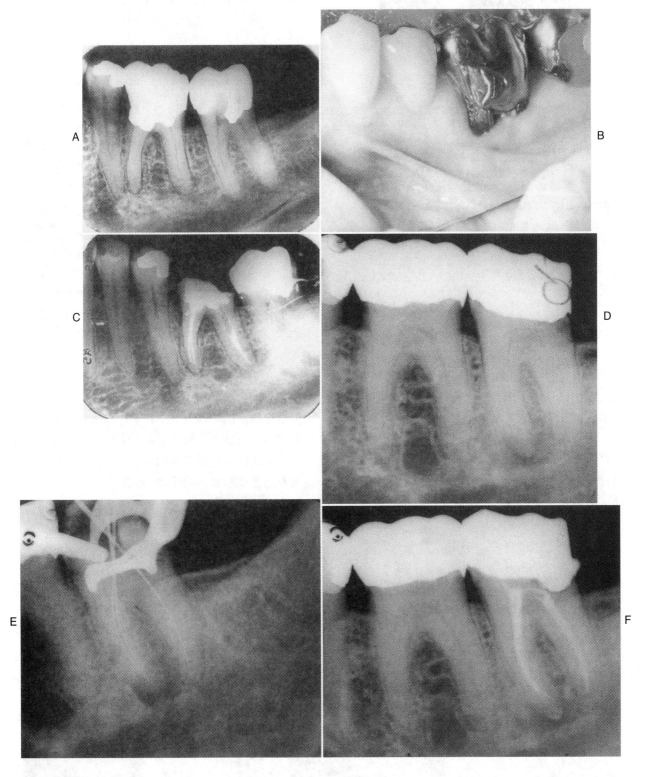

图 24-30　A. 患牙有钙化的根管。B. 并有颊根边缘合金修复体的全冠。C. 要进入所有的根管需要去除冠。D. 冠下的龋坏使隔离变得不可能。E. 为了分离和去龋而去除牙冠。F. 牙髓治疗完成

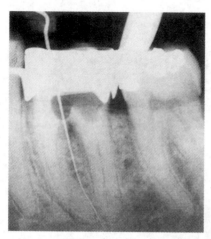

图 24-31 用器械探查时的疼痛、出血、定向障碍会导致侧穿，因此要从 X 线片上即时确定。当穿孔只有针尖大小而且牙周组织仍正常时，修补是可能的

样受到限制。

充填(Obturation)

精明的牙医师会对老年患者选择牙胶尖充填技术，因为它不需要在根中部制备太大的锥度，也不会在该区域产生压力而导致根折（最合适的充填技术见第 9 章）。

冠部的密封对维持根尖部的封闭环境起着很重要的作用，它对远期疗效有很明显的影响[45]。甚至已经根管充填的牙齿也不应使根管暴露在口腔环境里，应尽快进行永久性修复。应恰当地选择和放置中间修复性材料，以保持封闭到换成永久充填材料。当制备的洞型没有足够的机械固位力时，玻璃离子黏固粉在这方面是有用的。

成功和失败(success and failure)

老年患者根管治疗后，根尖周组织的预后是由与所有患者一样的局部和系统因素决定的。如活髓牙的根尖周组织是正常的，应通过无菌技术将预备和充填限制在根管内，使其保持正常状态。当感染的、无活力牙髓伴有根尖周病变时，应使这一过程向有利于宿主组织方面转变，修复取决于组织的反应能力。当根尖周有病变时，其对修复的影响因素将对根管治疗的预后有很大的作用。随着年龄的增大，血管动脉硬化程度将会增加，结缔组织黏度改变，使组织修复更困难。骨形成和吸收的速度随年龄增加而降低，骨的老龄化导致多孔性变和形成的骨矿化程度降低。6 个月后复诊，用 X 线检查来评价修复效果是不够的，因为老年人需 2 年才愈合，而青年人只需 6 个月(图 24-38)。

认为不同年龄组间治疗成功率有差别的研究中，应当注意研究人数较少（通常是老年治疗组）和使治疗困难的局部因素。在老年患者中，根管被遗漏是治疗失败最常见的原因(图 24-39)，这可解释为什么试图进行手术做倒充填的适应证增加（关于失败的评估和重新治疗，详见 25 章）。

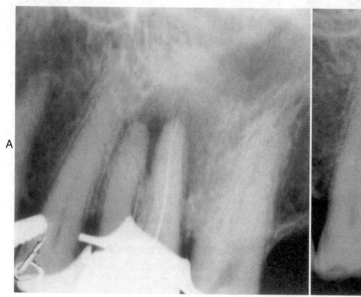
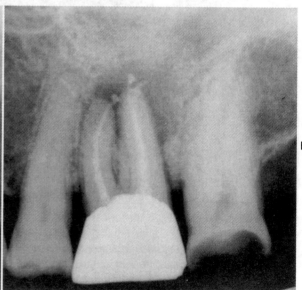

图 24-32　A. 在进入这些钙化根管时发生穿孔。B. 在穿孔后立即完成牙髓治疗

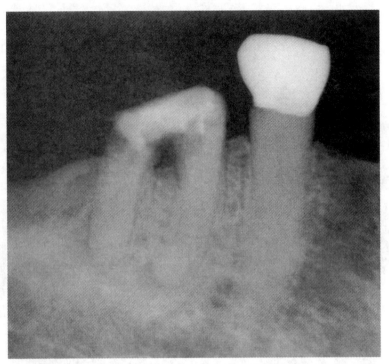

图 24-33 在进入过度萌出的下颌第一磨牙时造成穿孔

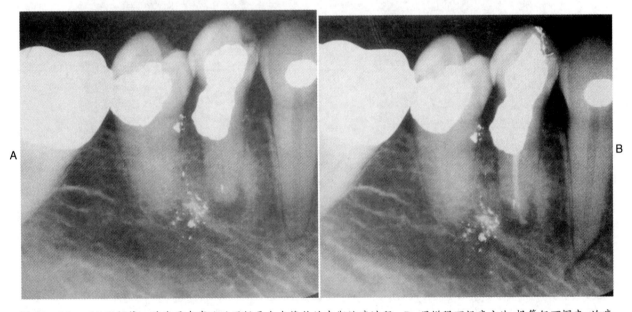

图 24-34　A. 下颌第一前磨牙在穿孔后用银汞合金修补的中期治疗过程。B. 用增强可视度方法,根管仍可探查,治疗可以完成

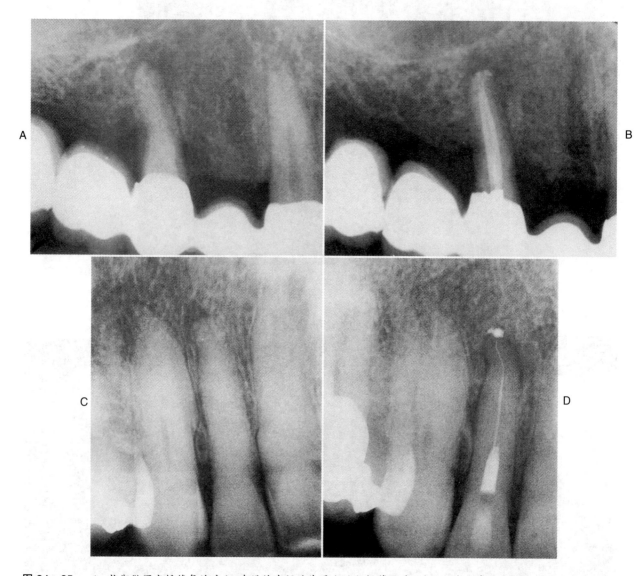

图 24-35 A. 长期做固定桥修复的病人,在设计中间的基牙上施行根管治疗,对于大多数有临床经验的牙医来说是一个挑战(B)。糟糕的冠根比也使牙根末端手术很困难,因此,在使用这颗单独的前磨牙作基牙前就应当作根管治疗。C. 当失活牙髓和慢性根尖周炎存在时,甚至 X 线片上根管不明显,钙化的根管通常还是可以探查和治疗的。活髓牙根管钙化一般无症状,很难发现并值得商榷。D. 这种进入的尝试在牙根中间就终止,当证明有细小根管存在,充填进入道时可将细小根管封闭

第24章 老年牙髓病学

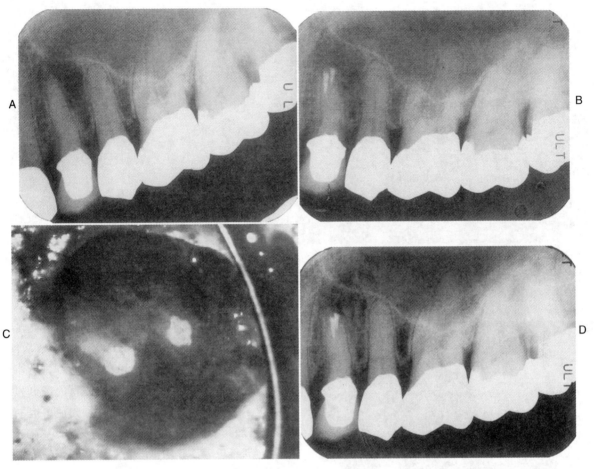

图24-36　A.根管完全钙化,短根,烤瓷熔附金属修复体使穿孔的风险很高。B.外科进入和根管末端充填(C)使穿孔处治愈并完善(D)

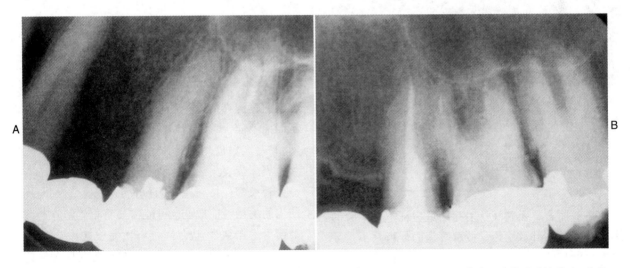

图24-37　A.多钉固定用于保留固定桥的中间基牙。B.保持正常的牙排列,发现和治疗进入道很深的根管时,需要特别仔细并要有特殊的技术

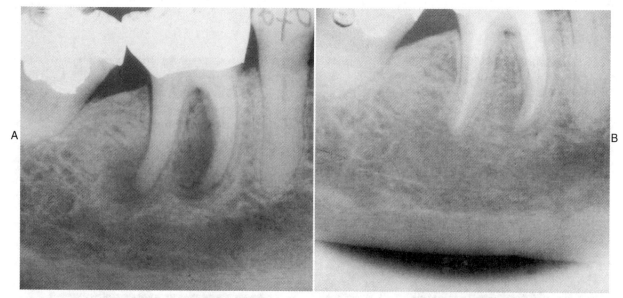

图24-38　A. 患者82岁，左下6有冠修复体，并伴长时间的根尖周骨质透亮区及长时间未愈的瘘管，这些提示要进行牙髓治疗。B. 1年后回访检查显示再矿化

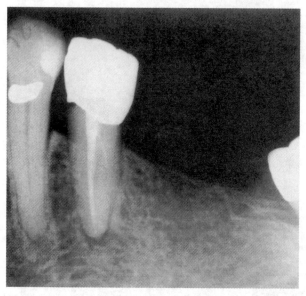

图24-39　遗漏根管导致的治疗失败，在老年人多于年轻人，解释了为什么在手术时进行根管倒充填

牙髓外科

一般而言，牙髓外科治疗的适应证不受年龄的影响。通常需开放引流、缓解疼痛的牙齿并不是牙髓外科治疗的适应证。其适应症主要是根管系统的复杂解剖结构，如根管细小（图24-40）或完全钙化、根管弯曲无法通过、根尖广泛吸收或有髓石，这些在老年患者中发生很频繁。进入时穿孔、器械扩锉中长度不够（losing length）、形成台阶、断针，是治疗钙化根管中容易发生的医源性并发症。

关于内科的情况可能需要会诊，但不存在对拔牙的外科治疗禁忌（图24-41）。在大多数病例中，实施外科治疗比拔牙损伤小，也可能需要经外科手术进入牙槽窝以完全去除牙根。完整的病史和评估可提示是否需要特殊的治疗，如预先使用抗生素类药、镇静药物、住院或更详尽的评估。

老年患者治疗中需要考虑很多局部情况，包括牙根有孔或裂开，外生骨疣（exostosis）发生的增加（图24-42）等。覆盖牙根的软、硬组织的厚度通常减小，肌肉附着向根尖部移位使口腔前庭沟加深。为了达到深度麻醉，只需要较少量的麻醉剂和血管收缩药。组织弹性较小，对反折的阻力也减小。因为唇部容易被拉开，当牙列闭合时，更容易进入口腔。在老年患者，更容易通过外科途径进到根尖。是否能通过这样的途径进入，因口腔外科医师技能的不同而不同。然而，即使是最有经验的口腔外科医师，有些区域也是不能到达的。

当牙齿丧失后，一些解剖结构，如窦、鼻底、神经血管束都保持在原有的位置，但是，它们与周围结构的关系可能改变。可能需要将根管治疗与牙周翻瓣手术相结合，应尽可能一次完成这些操作。

当要实施根尖切除术时，口腔外科医师一定要考虑留下的牙根长度和厚度是否足以维持功能和稳定性。当这些牙拟作为基牙时，上述因素尤为重要（关于外科操作详见第9章）。

皮下溢血（ecchymosis）是在老年患者手术后常见的情况，可能还比较严重。应让患者放心，告知这

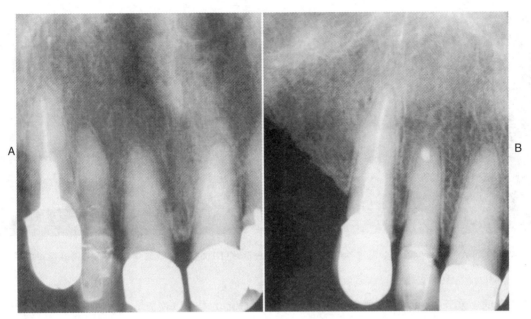

图 24-40　A. 在 X 线片上发现了一个小根管,表明以前曾试图找到它,但是没有成功。B. 很明显,合适的修复体被破坏的危险证明,对这个患者实施外科治疗是有道理的

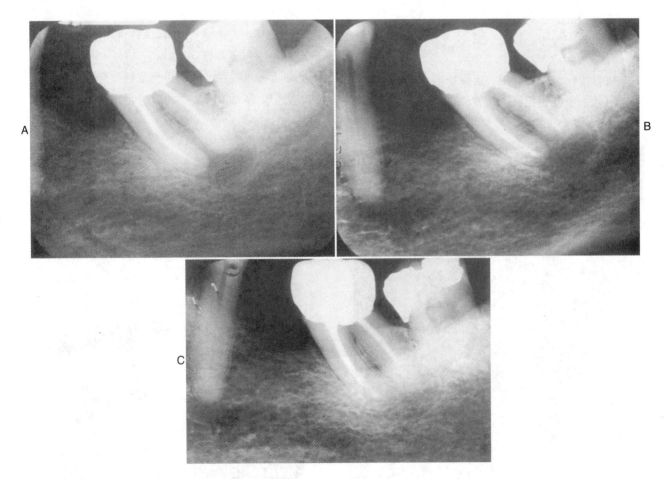

图 24-41　A. 患者 78 岁,下 7,有症状的失败的治疗,外科治疗(B)比拔牙的创伤要小。C. 1 年后完全恢复,看起来不受年龄的影响

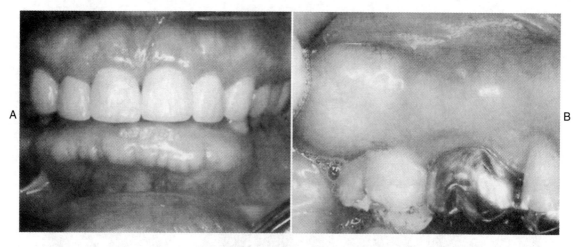

图 24-42　A. 外生性骨疣,如图中所示下颌前沿和上颌磨牙(B)仅有极薄的组织覆盖,很容易在翻瓣时穿孔

种情况是正常的,恢复正常颜色需要 2 周时间。蓝色在消失前会变成棕色和黄色。术后立即使用冰袋可减少出血和促进血液凝结,以减小溢血的范围。以后用热敷可帮助瘀斑消散。

修 复

根管治疗可保留牙根,而修复治疗则可保全牙冠。与几十年前相比,这些方法可使更多牙齿的形态和功能得以恢复。应给桩的设计以特殊的考虑,尤其是当将细桩用于基牙时。当根管锥度大时,根折在老年患者中是时常发生的。当使用小直径平行桩时,常会发生桩的失败或折断(图 24-43)。当根管治疗是穿过还能继续使用的现存的套冠时,通常没有必要采用桩修复(图 24-44)(根管桩修复的一般考虑和操作步骤详见 22 章)。

牙齿的重要性、它的可修复性、牙周状况和患者的愿望,都是根管治疗前应进行评估的部分。当

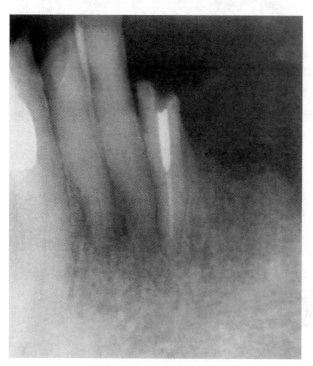

图 24-43　把这个折断的铸造桩取出来很有难度

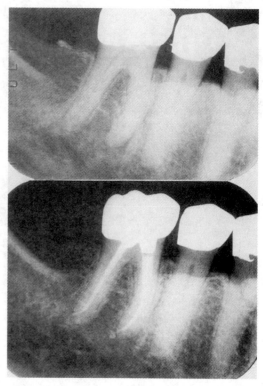

图 24-44　上图,完整的边缘说明,这个冠还可以继续使用,根管用银汞合金核修复

根面龋离完好的边缘距离有限或剩余的牙齿结构不足时,老年患者牙齿的可修复性会受到影响(图24-45)。当对颌牙或邻牙缺失时,也可能没有足够的垂直和水平空间。患者希望保留原有假牙的愿望有时可能会实现,因为用创造性的努力会使它们的寿命得以延长(图24-46)。

总之,当我们使老年人认识到,他们生命中的大部分时间应该有完整的牙列,而不是全口义齿时,老年根管治疗在整个牙科服务中将会有更重要的作用。

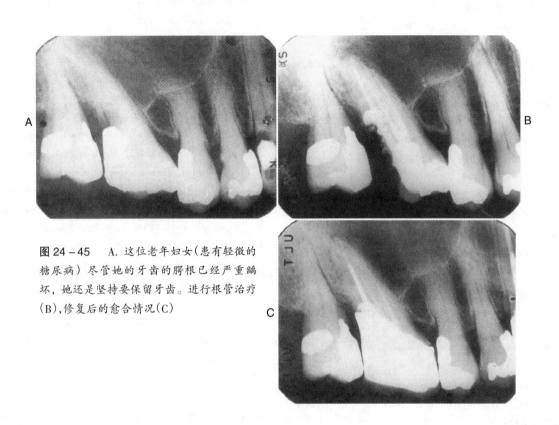

图24-45　A. 这位老年妇女(患有轻微的糖尿病)尽管她的牙齿的腭根已经严重龋坏,她还是坚持要保留牙齿。进行根管治疗(B),修复后的愈合情况(C)

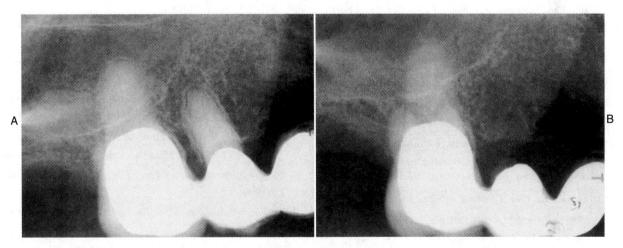

图24-46　A. 基牙第二前磨牙不可修复性龋,不能进行牙髓治疗。B. 在桥下的根被拔除,3年后回访依然有功能

参 考 文 献

[1] Allen RK, Newton CW, Brown CE Jr: A statistical analysis of surgical and nonsurgical endodontic retreatment cases, *J Endod* 15: 261, 1989.

[2] American Association of Retired Persons: *A profile of older Americans*, Washington, DC, 1995, The Association.

[3] Barbakow FH, Clearon-Jones P, Friedman D: An evaluation of 566 cases of root canal therapy in general dental practice: postoperative observations, *J Endod* 6: 485, 1980.

[4] Baum B J: Evaluation of stimulated parotid saliva flow rate in different age groups, *J Dent Res* 60: 1292, 1981.

[5] Berkey DB et al: The old-old dental patient, *J Am Dent Assoc* 127: 321, 1996.

[6] Bernick S: Effect of aging on the nerve supply to human teeth, *J Dent Res* 46: 694, 1967.

[7] Bernick S, Nedelman C: Effect of aging on the human pulp, *J Endod* 3: 88, 1975.

[8] Bhaskar SN: *Orban's oral histology and embryology*, ed 11, St Louis, 1990, Mosby.

[9] Browne RM, Tobias RS: Microbial microleakage and pulpal inflammation: a review, *Endodont Dent Traumatol* 2: 177, 1986.

[10] Campbell PR: *Bureau of the Census, population projections for states, by age, race, and Hispanic origin: 1993 to 2020*, Washington, DC, 1994, US Government Printing Office.

[11] Delzangles B: Scanning electron microscopic study of apical and intracanal resorption, *J Endod* 14: 281, 1989.

[12] Dolan TA, Berkey DB, Mulligan R, Saunders ML: Geriatric dental education and training in the United States: 1995 white paper findings, *Gerodontology* 13: 94, 1996.

[13] Douglas CW, Furino A: Balancing dental service requirements and supplies: epidemiologic and demographic evidence, *J Am Dent Assoc* 121(5): 587, 1990.

[14] Douglas CW, Gammon MD, Orr RB: Oral health status in the U.S.: prevalence of inflammatory periodontal disease, *J Dent Educ* 49: 365, 1985.

[15] Ettinger R, Beck T, Glenn R: Eliminating office architectural barriers to dental care of the elderly and handicapped, *J Am Dent Assoc* 98(3): 398, 1979.

[16] Fedele DJ, Sheets CG: Issues in the treatment of root caries in older adults, *J Esthet Dent* 10: 243, 1998.

[17] Frank ME, Hettinger TP, Mott AK: The sense of taste: neurobiology, aging, and medication effects, *Crit Rev Oral Biol Med* 3(4): 371, 1992.

[18] Joshipura KJ, Willett WC, Douglass CW: The impact of edentulousness on food and nutrient intake, *J Am Dent Assoc* 127: 459, 1996.

[19] Kier DM et al: Thermally induced pulpalgia in endodontically treated teeth, *J Endod* 17: 38, 1991.

[20] Klein A: Systematic investigations of the thickness of the periodontal ligament, *Ztschr Stomatol* 26: 417, 1928.

[21] Kuttler Y: Microscopic investigation of root apexes, *J Am Dent Assoc* 50: 544, 1955.

[22] Lowman JV, Burke RS, Pelleu GB: Patent accessory canals: incidence in molar furcation region, *Oral Surg* 36: 580, 1973.

[23] MacNeil RC: The geriatric patient: a periodontal perspective, *J Indian Dent Assoc* 70: 24, 1991.

[24] Manski RJ, Goldfarb MM: Dental utilization for older Americans aged 55-75, *Gerodontology* 13: 49, 1996.

[25] Meskin LH: Economic impact of dental service utilization by older patients, *J Am Dent Assoc* 120: 665, 1990.

[26] Miller CS: Documenting medication use in adult dental patients: 1987-1991, *J Am Dent Assoc* 123: 41, 1992.

[27] Miller WA, Massler M: Permeability and staining of active and arrested lesions in dentine, *Br Dent J* 112: 187, 1962.

[28] Moeller TM: Sensory changes in the elderly, *Dent Clin North Am* 33: 29, 1989.

[29] National Institute on Aging: *Personnel for health needs of the elderly through year 2020: report to Congress*, Washington, DC, 1987, US Government Printing Office.

[30] Palmer C: New federal law will ban discrimination, *ADA News* 21(11): 1, 1990.

[31] Pantera EA, Anderson RW, Pantera CT: Use of dental instruments for bridging'during electric pulp testing, *J Endod* 18: 37, 1992.

[32] Patterson SM et al: The effect of an apical dentin plug in root canal preparation, *J Endod* 14: 1, 1988.

[33] Philippas GG, Applebaum E: Age changes in the permanent upper canine teeth, *J Dent Res* 47: 411, 1968.

[34] Polson AM: Periodontal destruction associated with vertical root fracture, *J Periodontol* 48: 27, 1977.

[35] Replogle K et al: Cardiovascular effects of intraosseous injections of 2 percent lidocaine with 1: 100,000 epinephrine and 3 percent mepivacaine, *J Am Dent Assoc* 130: 649, 1999.

[36] Rossman I: *Clinical geriatrics*, ed 3, Philadelphia, 1986, JB Lippincott.

[37] Rubach WC, Mitchell DF: Periodontal disease, accessory canals and pulp pathosis, *J Periodontol* 36: 34, 1965.

[38] Selvig KF: The fine structure of human cementum, *Acta Odontol Scand* 23: 423, 1965.

[39] Smith GN, Walton RE: Periodontal ligament injections: distribution of injected solutions, *Oral Surg* 55: 232, 1983.

[40] Sreebny LM, Schwartz SS: A reference guide to drugs and

dry mouth, *Gerodontology* 14: 33 1997.

[41] Stanley HR, Ranney RR: Age changes in the human dental pulp. I. The quantity of collagen, *Oral Surg* 15: 1396, 1962.

[42] Stanley HR et al: The detection and prevalence of reactive and physiologic sclerotic dentin, reparative dentin and dead tracts beneath various types of dental lesions according to tooth surface and age, *J Oral Pathol* 12: 257, 1983.

[43] Stein TJ, Corcoran JF: Anatomy of the root apex and its histologic changes with age, *Oral Surg Oral Pathol Oral Med* 69: 238, 1990.

[44] Strindberg L: The dependence of the result of pulp therapy on certain factors: an analytic study based on radiographic and clinical follow-up examinations, *Acta Odontol Scand* 14(suppl 21): 1956.

[45] Swanson K, Madison S: An evaluation of coronal microleakage in endodontically treated teeth. I. Time periods, *J Endod* 13: 56, 1987.

[46] Swartz DB, Skidmore AK, Griffin JA: Twenty years of endodontic success and failure, *J Endod* 9: 198, 1983.

[47] Tenovuo J: Oral defense factors in the elderly, *Endod Dent Traumatol* 8: 93, 1992.

[48] US Department of Health and Human Services: *Personnel for health needs of the elderly through year 2020*: September 1987 report to Congress, Bethesda, MD, 1987, US Public Health Service.

[49] US Department of Health and Human Services: *Use of dental services and dental health, United States*: 1986, Washington, DC, 1988, US Government Printing Office.

[50] Wallace MC, Retief DH, Bradley EL: Prevalence of root caries in a population of older adults, *Geriodontics* 4: 84, 1988.

[51] Walton RE: Endodontic considerations in the geriatric patient, *Dent Clin North Am* 41: 795, 1997.

[52] Woodly L, Woodworth J, Dobbs JL: A preliminary evaluation of the effect of electric pulp testers on dogs with artificial pacemakers, *J Am Dent Assoc* 89: 1099, 1974.

[53] Yee RDS et al: The effect of canal preparation on the formation and leakage characteristics of the apical dentin plug, *J Endod* 10: 308, 1984.

[54] Yokota ET, Miles DA, Newton CW, Brown CE: Interpretation of periapical lesions using Radiovisiography, *J Endod* 20: 490, 1994.

[55] Zander H, Hurzeler B: Continuous cementum apposition, *J Dent Res* 37: 1035, 1958.

第25章　非外科的牙髓病再治疗

Clifford J. Ruddle

根管再治疗的基本原则　/822
　　成功的标准　/823
　　非外科治疗与外科治疗　/826
　　决定是否进行再治疗的影响因素　/826
拆冠　/829
　　影响修复体拆除的因素　/829
　　拆冠装置　/830
遗漏的根管　/831
　　根管解剖　/831
　　医疗设备和技术　/832
根充材料的去除　/834
　　牙胶的去除　/834
　　银尖的去除　/838
　　以载体为基础的牙胶的去除　/841
　　糊剂的去除　/842
根桩的去除　/844
　　影响根桩去除的因素　/844
　　去除桩的技术　/845
折断器械的去除　/849
　　影响折断器械去除的因素　/849
　　折断器械的去除技术　/849
阻塞、台阶和根尖偏移　/853
　　处理阻塞的技术　/859
　　处理台阶的技术　/861
　　处理根尖偏移的技术　/863
根管穿孔　/865
　　影响穿孔修复的考虑　/865
　　穿孔修复使用的材料　/867
　　修复穿孔的技术　/869
结论　/871

近年来，与拔牙相比，大多数患者更愿意选择根管治疗，使寻求根管治疗的人数大大增加。这就要求牙科全科医师、根管治疗专科医师以及研究生，在根管治疗方面应得到更加好的训练。但是对根管治疗应用的增加可以说是"毁誉参半"。好的方面是指上亿颗牙齿通过根管治疗学、牙周病学及牙体修复学的联合治疗得到了挽救。不好的方面则是进行根管治疗的上千万颗牙齿，由于各种原因宣告治疗失败。

有一些失败的病例是由于对于根管治疗的概念和技术的错误理解；还有一些是由于开业医师墨守成规，拒绝接受相关的新的技术、仪器和材料。遗憾的是，根管治疗领域内改变的飞速发展，使许多医师长期处于对新技术的学习和接受的困惑中。

本章意欲通过强调非外科的牙髓病再治疗能产生的良好结果，及其概念、策略与技巧，以求了解和掌握新的再治疗方法。在过去十年中，由于对根管治疗程序做了大量的改进，增加了根管治疗成功的几率，满足了公众对预后结果的较高期望。只有当新的根管治疗技术整合完善后，它才可以实实在在推动临床应用以及提高成功率。

根管再治疗的基本原则

有大量的文献报道称，根管治疗的成功率为53%~94%[89]，然而，即使远期成功率达到90%，与此相应仍有10%的失败率。仅在美国，每年接受根管治疗的牙齿就超过5千万个，如果失败率为10%，就代表其中500万颗治疗失败[22]。由此推知，在过去三四十年里，根管治疗失败的牙齿数目巨大，可能达到数千万。

根管系统的解剖结构在根管治疗的成败中起

重要作用。这个系统包括在根分叉、侧向的分支以及终止于根尖处的多个出口与牙周附属组织之间的交通途径(图 25-1)[29]。随着对牙髓病变扩散和通过以上解剖途径外溢的刺激物的相互关系的认识,对牙髓来源的损害的诊断及治疗水平也在不断提高[76]。当看到 X 线片显示的病损时应联想到它继发于牙髓崩解及在根尖孔附近形成的损害,这一点很重要(图 25-2)。

根管治疗失败可能是由于根管不恰当的清洁、成型以及充填等医源性因素,或是根管治疗完成之后,发生冠部密封丧失,导致根管系统的再感染[5,85,93]。不管最初的原因为何,总的原因多是渗漏[69,78,100],应适时采用非外科根管再治疗术以消除微渗漏。非外科根管治疗的基本原则,就是清除作为刺激物进入牙周膜的根源——根管内的空隙(图 25-3)。

成功的标准

牙髓源性损害能否成功愈合取决于多种因素,包括诊断、完满的入口、找到所有的根管口和根管系统,采用三维的概念和技术对根管进行清洁、成型和充填等[68,82]。成功的标准有以下 4 条:

1. 患者应该无症状,而且双侧的功能行使良好。
2. 牙周健康,包括有一个正常的附着器。
3. X 线片应该显示治愈或随时间发生的进行性骨填充。
4. 应该达到令人满意的修复标准。

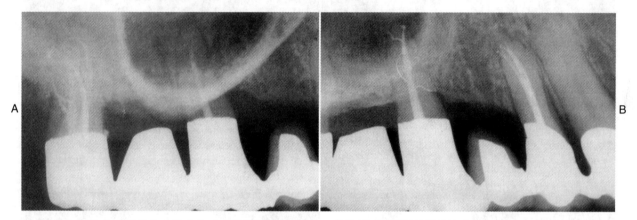

图 25-1　A. 再治疗术前 X 线片显示多学科治疗,左上第一磨牙留下的腭侧根根管治疗失败。B. 三维的根管再治疗是良好修复体的基础

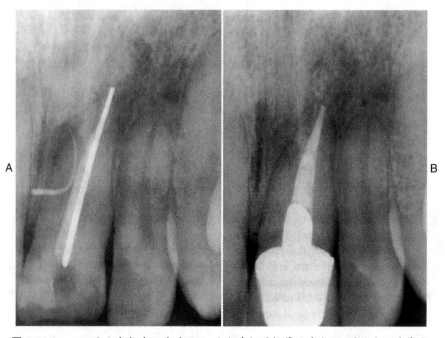

图 25-2　A. 再治疗术前 X 线片显示,上颌中切牙根管治疗失败。牙胶尖沿瘘管进到牙根侧面的病损。B. 三维的根管再治疗 5 年后,可见骨的恢复

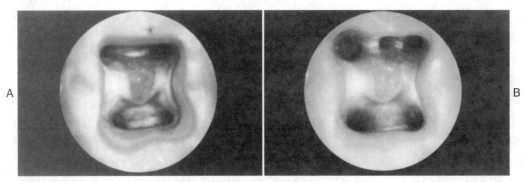

彩图 25-1　A. 下颌第一磨牙的入口洞型图上可见 4 个根管口。B. 照片显示第三个近中根管口，这说明寻找连接近中颊和近中舌系统峡部的重要性

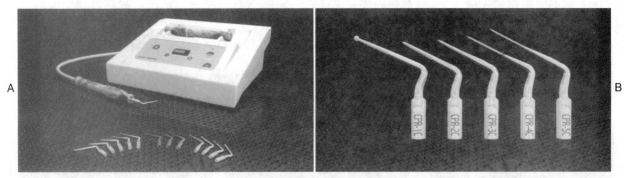

彩图 25-2　A. P5 压电式超声波系统。带有用于根管和牙周治疗的可高压消毒的手机。这套设备可为各种新型超声器械提供动力。B. CPR 1-5 涂有氮化锆表层的超声波探头，它的独特设计改善了治疗过程的可视性和可操控性

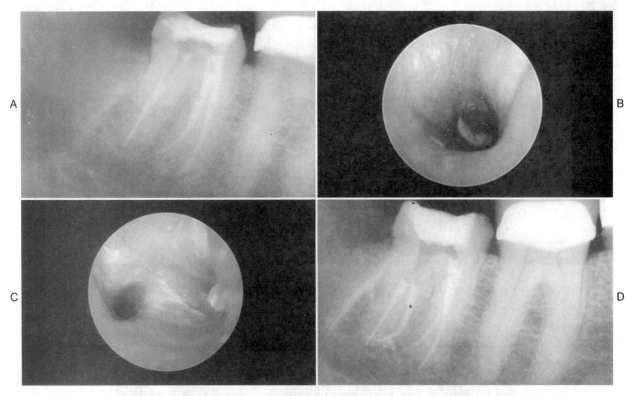

彩图 25-3　A. X 线片显示下颌右侧第二磨牙的 3 个根管经过根管治疗的情况，照片显示根充材料不在远中牙根的中央。B. 图示远中根管口，可见根充材料位于偏离根管的鳍嵴下方。C. 图示经过改善的可直线进入远中舌侧根管的入口以及以前治疗过的远中颊侧根中深处的牙胶尖。D. 治疗后的 X 线片显示远中舌侧根充填的状况

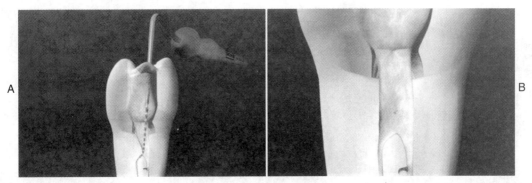

彩图25-4 A. 动画片显示下颌磨牙的远中面。微型扩孔钻偏振手机在治疗入口困难和受限处的开始阶段,提供了良好的视野和更多的操作方便。B. 动画片显示微型扩孔钻去除了牙本质的三角形阻挡,形成进入第二个远中根管系统的直线入口洞型

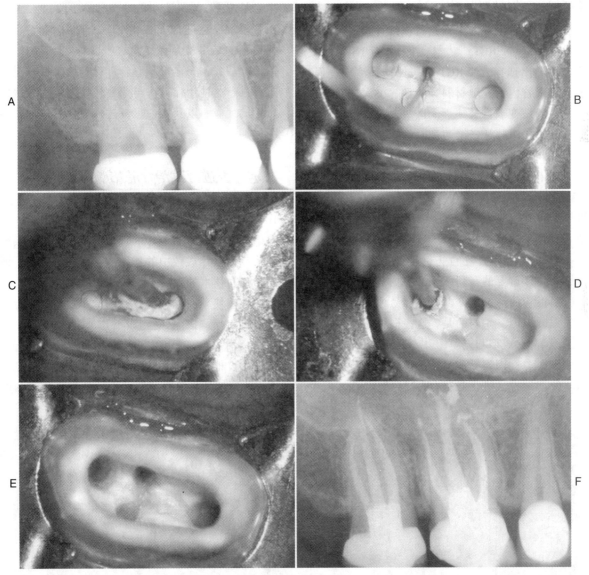

彩图25-5 A. 图片显示上颌左侧第一磨牙根管治疗失败的情况:充填不足以及扩展不足。B. 15倍放大的照片显示去除冠修复体,直线进入和验明第2个近中颊侧根管系统。C. 15倍放大的照片显示利用0.06锥度的钛镍旋转锉去除腭根的牙胶尖的情况。D. 15倍放大的照片显示利用0.06锥度的钛镍旋转锉去除近中颊侧根管中的牙胶尖的情况。E. 15倍放大的照片显示经过根管预备后的髓底及根管口的状况。F. 治疗后的X线片显示非手术根管再治疗的临床价值

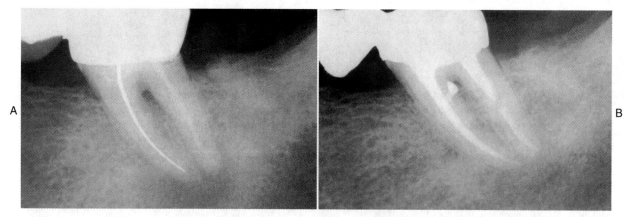

图 25-3　A. X 线片显示，下颌左侧第二磨牙有一个不良修复体，根管内有银尖和糊剂，根分叉和根尖区域有病变。B. 10 年后复查 X 线片，显示三维根管治疗以及优良修复体的重要性

非外科治疗与外科治疗

必须对根管治疗的失败进行仔细评价，以便在非外科再治疗（NSRCT）[3,46,88]、外科治疗（SRCT）或拔牙之间做出选择。NSRCT 是一种根管治疗过程，用于去除根管内的充填材料，并且解决病理性的或是医源性的病变或修补缺损。这些去除以及纠正过程，可以使牙医师从三维角度对根管进行清洁、成型和充填。然而遗憾的是，在根管治疗史上，经常选择根管外科作为根管治疗失败后的主要解决方法（图 25-4）。即使近几年根管外科技术取得了巨大的进步，但仍然只局限于去除根管系统内的牙髓、细菌及其相关的刺激物[14,38,75]。

在对根管治疗失败的病例重新施行非外科治疗时，有许多重要的有利条件。根据冠部渗漏、根折、遗漏根管的情况，可以比较容易评估导致根管治疗失败的原因。重要的是，这些根管还可以再次进行三维清洁、成型和充填[52,74]。事实上，许多由于病理性和医源性因素导致治疗失败的病例，都可以采用非外科的方法进行修复（图 25-5）[73,78]。但在个别情况下，外科治疗仍是必需的手段；但是，如果根管系统已经进行了三维处理，牙科医师对采用外科治疗的结果将会有更大的信心（图 25-6）。在再治疗前应先与患者交谈，告诉患者取出根充材料的重要性；这种治疗方法与疗效较差的治疗方法所需费用的比较；以及告知患者这种治疗方法通常会提高远期疗效。

决定是否进行再治疗的影响因素

目前，根管再治疗的远期成功率可以达到 100%[71]。这种进步与多种因素有关。临床牙医现在对生物学原则有了更好的理解，而其对根管系统解剖及其在治疗成败中的作用有了更多的认识。训练的加强、技术的突破、新技术的出现以及对最佳修复的关注使牙医能达到较好的治疗效果。牙齿是否可以再治疗或拔除，受到以下几个因素的影响。

1. 什么时候考虑再治疗？根据当今的标准，某一颗牙齿根管治疗虽然不恰当，但可能符合成功的定义。这些牙齿除非需要一个新的修复体或预期进

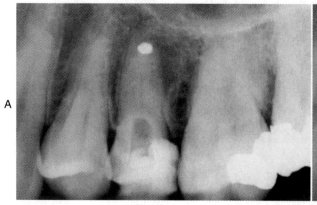
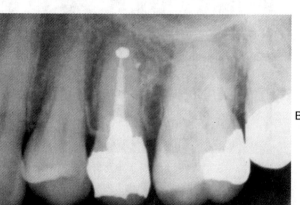

图 25-4　A. 术前 X 线片显示，上颌双尖牙治疗失败，根侧有牙髓源性损害。注意 X 线片中的根管"钙化"以及手术史。B. 再治疗 1 年后复查 X 线片，显示愈合良好，以及非手术再治疗的重要性

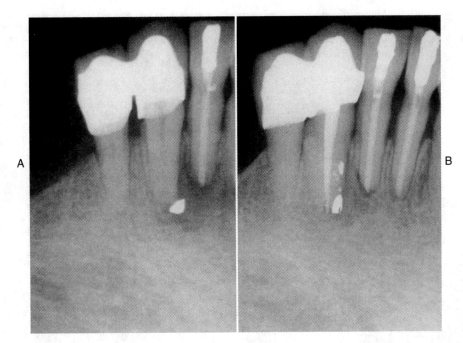

图 25-5 A.X 线片显示,右侧下颌尖牙的治疗失败,有一个倒充填的漂浮的银汞和一个大的不对称病损。B. 2 年后复查 X 线片显示愈合状况,以及非手术根管再治疗的重要性

行综合牙科治疗,宁可进行"观察",而不是再治疗。然而,如果患者出现症状:有继发于牙髓源性的牙周病变,或者 X 线片显示有牙髓源性的损害,则需要决定是再治疗还是拔除[26,81,95]。在开始施行再治疗之前,再治疗的预后及相关的牙体修复处理至少应该与选择其他治疗方案的预后相当。

2. 患者的要求是什么?了解患者想要的、需要的及与他们口腔健康相关的要求是非常重要的。在治疗前,牙医师需要在此花费大量的时间,以便与患者建立和谐和信任的关系,全面解释可选择的治疗方法及讨论可能出现的结果[104],并告诉患者所需的治疗费用。有了这些知识,患者可以选择最能实现其愿望的治疗方法。医患关系也可因此而得到加强,因为"没有什么料想不到的会发生"。有时候,患者可能想继续进行既定的治疗,但由于身体或心理上的原因不能忍受治疗所花费时间,或对某些治疗半信半疑。对这些患者则可在采用镇静药物下进行再治疗;或在某些情况下拔除患牙,可能是最好的选择。

3. 患牙是否对全口牙列有重要意义?牙医师需要仔细检查根管治疗失败的牙齿,并和患者及牙科治疗小组其他成员一起决定这颗牙齿是否重要[87]。有必要探索其他的治疗可能性,由于某种原因,这种可能性对这个具体的患者来讲可能更好或更能预测治疗结果。咨询其他专科牙医师有利于正确评价治疗所需要的时间、费用及预后。在向患者做具体的推荐之前,提供这些信息是明智之举。

4. 对修复体的评价。对根管治疗十分重要的是,使最后完成的修复体美观,设计良好,能行使功能[18,41,105]。往往对冠折的牙齿是否采用冠延长术需进行评估,以便于修复科牙医师能得到所需的环圈效果,建立生物学高度[49,61,83]。当然,根管治疗的牙齿修复后常会发生牙折,因为临床牙医师过多依赖桩和核固位来修复牙冠,而不是靠修复体的边缘紧扣颈缘 2~3 mm 的牙体结构来固位[11,57,67]。冠延长术有利于随后的其他牙科治疗,如隔离牙齿,使髓腔可保留溶剂、冲洗液,在复诊间隔期内的暂封。这一牙周手术还会使边缘界限清楚,可改善印模的准确度,提高试验室制作过程,允许准确的试戴修复体,有利于牙周附着器的健康[42]。临床牙医师必须认识到,冠延长术能明显改善预后,而且在需要时应该将冠延长术与牙体修复相结合。

5. 牙周情况的评估。开业牙医师对支持组织的情况(即它们的健康或健康潜能)应有必要的了解。在估计根管治疗失败的牙齿能否再治疗时,需要检查牙周袋的深度、活动度、冠根比例、软-硬组织的缺陷及任何妨碍健康附着的异常情况。牙周治疗可提供许多的治疗形式,与其他学科一起可使远期疗效得到改善[43,62,79]。

6. 其他学科评价。通过目前已有的治疗技巧、经验和技术,大多数根管治疗失败的牙齿都可以成功地进行再治疗。然而,临床牙医师不应该只注重

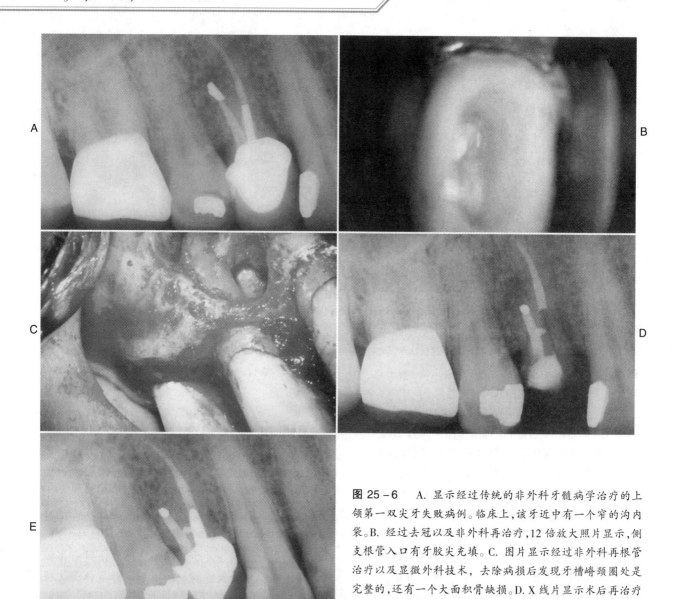

图 25-6 A. 显示经过传统的非外科牙髓病学治疗的上颌第一双尖牙失败病例。临床上,该牙近中有一个窄的沟内袋。B. 经过去冠以及非外科再治疗,12倍放大照片显示,侧支根管入口有牙胶尖充填。C. 图片显示经过非外科再根管治疗以及显微外科技术,去除病损后发现牙槽嵴颈圈处是完整的,还有一个大面积骨缺损。D. X线片显示术后再治疗的有效性和治疗根分叉根管的重要性。E. 10年后回访拍X线片显示了修复体的效果以及良好的根周组织愈合情况

具体的牙齿,而应该重视这颗牙齿在促进口腔健康的治疗计划中的位置。任何牙齿在口腔中的重要作用都必须从全学科的角度进行评价,牙医师必须仔细分析可恢复性、牙周条件、咬合关系、正畸牵引萌出或矫正的可能性以及施行重新根管治疗的能力(图 25-7)[44,80,86]。任何牙齿的价值是许多学科部分的总和。因此,在建立任何治疗之前,必须分别考虑每个学科,然后再综合汇总。当然,从牙科治疗小组其他成员处获得其他的意见是有价值的,并且有时候也是很重要的,以便更好地理解复杂的情况,并在开始治疗前明确它。

7. 在治疗椅上需要的时间和费用。临床牙医应仔细分析并了解患者在治疗椅上需要的时间和费用,并详细告知患者。根据经验,牙医一开始就应预见到安全取出根充材料所需要的时间,由此而确定治疗的费用。从理论上讲,根管再治疗和修复的共同花费应该不少于任何其他治疗所需要的费用(NSRCT+修复≥任何其他选择)。但通常是重新进行根管治疗加上修复所用的时间,比其他综合治疗所需要的时间要多,而费用要低。尽责的牙医必须开出足够的"取出费"来弥补完成再治疗时在治疗椅上花费的时间。遗憾的是,由于保险赔偿业务支持并促使患者选择其他治疗,导致太多的牙齿被拔除。

8. 介绍转科。临床牙医师应该统览前述所有问题,并谨记希波克拉底誓言"做好事的同时避免伤害"。在估计某一颗牙齿能否重新进行根管治疗时,要解决一系列难以应付的问题,以保证能达到可预见的成功的结果。但由此又出现了道德问题,即谁

最适合来解决这一系列难以应付的问题,并产生期望的结果。牙科同行应该来问这样一个问题:"将患者介绍给更有经验,受过更好的培训,拥有成功治疗的技术的专科牙医师是不是更好?"。当然,牙医师应该以他们希望自己如何被治疗的态度,来治疗患者。因此,重要的是要记住,介绍转科是最道德最谨慎的行为。

拆 冠

在临床上确定进入髓腔入口时,如果该修复体的功能良好,合适而且美观,则可保留已有的修复体,并且穿过它进入髓腔。在根管治疗学上,主要根据是否需要附加入口,以便取出根充材料及再治疗,来决定是否去除修复体[74,78]。如果认为修复体不合适或需要附加入口,就应该牺牲修复体。然而,在具体情况下,保存或者去除已有的修复体都是可取的[115]。许多新技术使牙科医师去除冠修复体时更有预测性。

影响修复体拆除的因素

如果对修复牙科学所使用的概念、材料和技术有一定的了解,将极大的有利于修复体的去除。安全地去除修复体取决于以下 5 个因素:

1. 预备类型。牙体预备有不同的固位形,取决于所要覆盖的牙齿的总面积和轴壁的高度、直径和锥度。

2. 修复体的设计和强度。修复体的设计以及最终强度取决于材料的物理特性、材料的厚度、技工室技师做工的质量和技术。

3. 修复材料。修复材料有各种金属和牙色的材料,如瓷等。要考虑在拆冠时,这些材料对所施加的

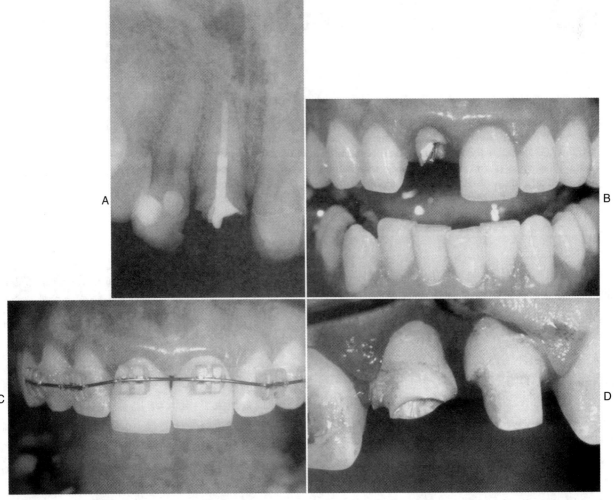

图 25-7 A. 再治疗前 X 线片显示,上颌中切牙有根管治疗史,折断的桩钉以及临床冠全失。B. 再治疗前照片显示冠折以及美学问题。 C. 照片显示临时冠修复以及开始使用正畸力导萌的过程。D. 照片显示临时冠去除,以便进行显微外科冠延长手术

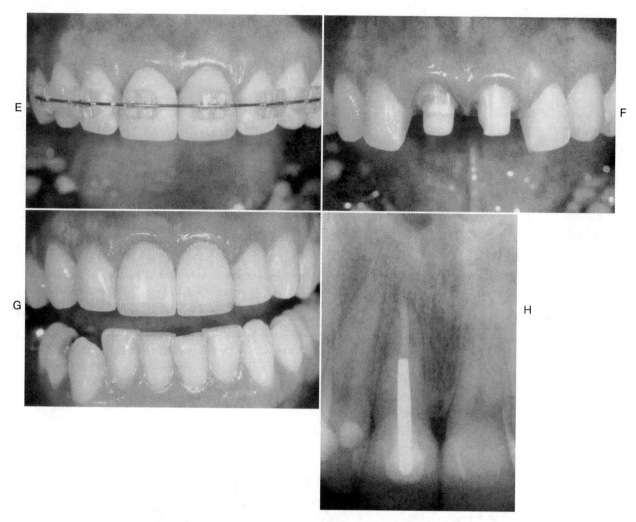

图 25-7（续） E. 外科治疗 1 月后，X 线片显示，正畸治疗结束，牙周愈合良好，并且戴有新的临时冠。 F. 上颌右侧中切牙安装了氧化锆桩和核，照片显示预备完成。 G. 两颗中切牙全瓷冠修复后，临床呈现良好的美学效果。 H. 1 年后回访，X 线片显示愈合良好（Courtesy Dr. Robert R. Winter.）

压力和张力的反应。

4. 黏固剂。黏固剂的固位力范围由弱到强顺序如下：丁香油氧化锌黏固粉，聚羧酸锌黏固粉，磷酸硅，磷酸锌，玻璃离子，树脂改良型玻璃离子，黏结树脂[1]。很明显，新一代黏结材料再加上设计良好的固位形，使修复体的拆除更加困难，所以，拆除有时候可能是不明智的。

5. 拆卸的装置。想安全而成功地拆除修复体，需要具备选择和使用不同拆冠装置的知识。临床牙医师必须能辨认并熟悉每一种装置，它的安全使用方法、效率、局限性和费用[74]。

临床牙医必须详细了解病史，与患者原来的牙医师交换意见（如果合适），与患者协商并详细说明完整去除已有修复体的利弊。

拆冠装置

拆冠的工具有许多种，下面介绍几种最常被用来拆冠的工具。拆冠工具被人为地分成 3 种。它们可单独使用，也可以联合使用，以起到协同拆卸的作用。

夹持工具

总的来说，这类手用工具是通过两个相对的手柄向内加压来工作的。增加手柄的压力即可成比例地增加其夹持修复体的能力。所选择的夹持工具应该能保护修复体，并能产生强的夹持力，同时降低滑动的危险性。这些夹持工具包括 Trident Crown Placer/Remover（CK Dental Specialties, Orange, CA），K. Y. Pliers（G. C. America, Alsip, IL），Wynman Crown Gripper（Miltex Instrument Co., Lake Success, N. Y.）。见图 25-8。

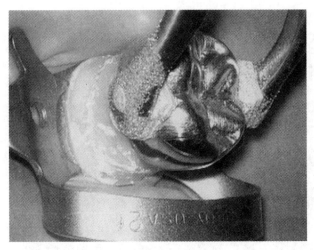

图 25-8 照片显示利用 K.Y. 钳拆除冠的情况。注意将夹持护垫蘸金刚砂粉以减少滑动

打击工具

冲击法去除修复体是使用可以选择和控制的拆卸力量。这一组工具可以直接作用于修复体或间接冲击另一个啮合的修复体拆卸工具。尽管这些装置都是很有用的拆卸工具,但在去除牙色修复体时必须小心、谨慎。冲击工具包括以下几种:Utlrasonic Engergy(Dentsply Tulsa Dental, Tulsa, Okla.), Peerless Crown-A-Matic(Henry Schein, Port Washington, N.Y.), Coronaflex(KaVo America, Lake Zurich, Ⅲ)。所有这类工具都可以用于拆除暂时冠及被黏固的修复体(见图 25-9)。

主动工具

这种工具可以主动啮合修复体,产生一定的移动力量提起修复体。操作时在修复体殆面上开一个小窗便于其发挥机械的作用。这种方法由于保存了患者已有的修复体而大大弥补了在殆面上

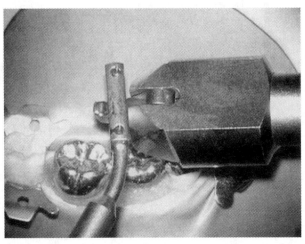

图 25-9 照片显示利用 Coronaflex 拆除固定桥的情况。汽锤可以产生使修复体脱位的力量

开窗并需要修补的微小缺陷。最有效的拆除永久性修复体的主动去冠器有 Metalift(Classic Practice Resources, Baton Rouge, LA), Kline Crown Remover (Brassler, Savanna, GA), Higa Bridge Remover (Higa Manufacturing, West Vancouver, BC, Canada)(举例见图 25-10)。

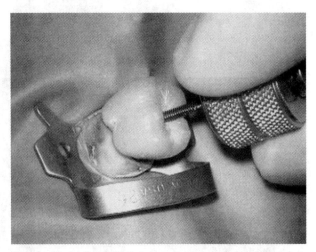

图 25-10 照片显示利用 Metalift 去除烤瓷冠的情况。这个系统通过在冠与牙齿之间施加力量起拆卸作用

遗漏的根管

根管治疗失败的原因是多方面的,统计显示,大部分失败是遗漏根管造成的。遗漏的根管内含有软组织,有时候还有细菌及其产物,这些都不可避免地会引起临床症状及并发牙髓源性的损害[8,21,28](图 25-11)。在根管治疗史上甚至现在,还经常采用根管外科填塞根管末端,希望倒充填的材料能将生物性刺激物终身都封闭在根管系统内(图 25-4、25-5、25-6)[14,38,74]。尽管临床上有这种事发生,但其结果与非外科再治疗一样不可预测。经过清洁、成型及三维充填的根管治疗,可以达到最佳的预后[67,78]。

根管解剖

有几组牙齿的牙根具有额外的根管,需要格外引起注意[13,51]。

- 上颌中切牙,偶尔会有一个或更多的额外根管[36,71]。
- 上颌第一双尖牙有时有 3 个根:近颊根(MB),远颊根(DB)和腭根[35]。
- 上颌第二双尖牙颊舌向较宽,虽然根管口通常呈带状,但要考虑根管可能在深部分叉或有多个根尖孔[96]。

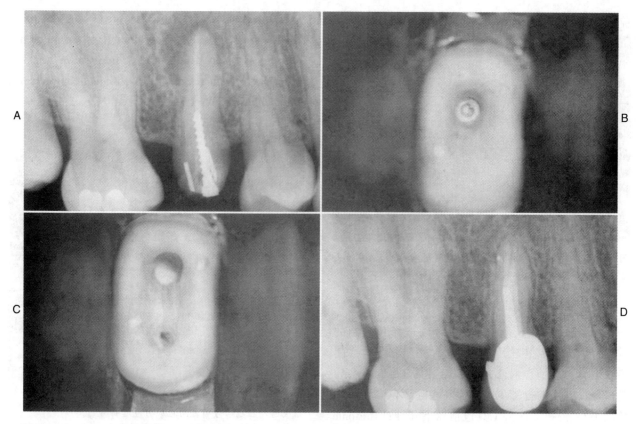

图25-11 A. 上颌右侧第二双尖牙X线片显示钉、桩、不完善的根管治疗以及不对称的病损。B. 12倍放大照片显示颊侧桩以及牙胶尖,有遗漏舌侧根管的迹象。C. 12倍放大照片显示完善的舌侧根管入口。D. 1年后回访显示骨吸收有明显修复,说明三维根管治疗以及良好设计和密封的修复体的重要性

• 上颌第一磨牙近中颊根通常有两个根管,通过峡部相交通[71,99]。在没有显微镜帮助时,有75%这样的交通可辨认并处理;在有显微镜帮助时,有大约90%的根管可辨认和治疗[72,91]。

• 上颌第二磨牙在确定近颊根没有第二个根管(MBII)以前,还应该怀疑存在这个根管[91]。

• 下颌切牙根管唇舌向宽,大约有45%的可能有第2个更靠近舌侧的根管[53]。为找到可能存在的额外根管,入口洞型要更向舌侧预备,有时候要舍弃舌隆突。

• 下颌前磨牙牙根经常含有复杂的根管系统,包括根管口移位,深分叉,环形根管及分支,多个根尖孔[96]。

• 下颌第一、第二磨牙通常在所谓的正常的根管解剖内存在明显的变异,临床医生需要检查近中根寻找第三个根管[13,29],有时第三个根管异位或位于近颊根和近舌根(ML)根管口之间的沟内[73]。较宽的远中根通常含有额外根管,沿着根管长度分开,或在清洁和成型以后又合在一起。然而,远颊和远舌根管系统的确比较常见,根管深部分叉伴随多个根尖出口也是正常的。

• C形根管的磨牙是根管治疗的一个难点,临床牙医师必须熟悉这种异常的解剖情况,而且必须了解不同人群的C形根管磨牙的X线表现及发生率(参见第七章)[56]。

医疗设备和技术

牙科医师在寻找遗漏的根管时可以借助于以下一些概念、医疗设备和技术。

• 在预备入口洞型,或重新开髓进入曾作过根管治疗的牙齿之前,必须熟悉根管解剖结构[13]。

• 分析X线片是估计根管治疗失败时的关键[37,65]。将球管垂直对准胶片,并向近中和远中倾斜可以拍出角度合适的根尖片。这一技术常可显示并阐明牙齿的三维影像。根管治疗比较彻底的病例,不管拍摄的角度如何,在X线片上都可以看到根充材料位于牙根中心;相反如果根充材料在牙根长轴内不对称,则怀疑有根管遗漏(图25-11)[37]。

• 计算机数字显影X线拍片技术(CDR)(Schick Technologies, Long Island City, NY)可提供各种性能的软件,明显提高了X线辨认隐藏、钙化或未处理根管的诊断水平。

- 采用放大镜、头灯及透照设备可以提高根管腔内可见度。牙科手术显微镜（Global Surgical Corp., St. Louis, MO）可以提供特别光线和放大，给予医生最好的可见度，更便于控制，在确认或追寻额外根管过程中增加信心（图 25-12）[15,72]。使用外科长度的钻针由于可以将手机头部远离𬌗面，改善了沿钻针轴照射进来的光线，从而提高了直视度。

- 将入口洞型预备并扩大，使其最小直径可显露髓室底根管口，最大直径位于𬌗面上为原则。用探针用力探查峡部或发育沟，或探查两者以寻找"钩住"的感觉（图 25-13）。

- 压电超声仪（Dentsply, Tulsa, Okla.）以及革新的新一代 CPR 超声仪（Dentsply Tulsa Dental, Tulsa, Okla.）（图 25-14）为探查并辨认遗漏根管提供了突破性进展。超声仪器淘汰了普通手机硕大的头部，后者遮挡视线的缺陷可谓臭名昭著。超声仪的工作端只有最小的球钻的十分之一，而且上面的研磨材料在探查遗漏根管时可以将磨下来的牙本质碎屑像撒沙一样除去（图 25-15）。

- 微型扩孔钻（Micro-Openers）（Dentsply Millefer, Tulsa, Okla.）是一种易弯曲的不锈钢 ISO 大小的手用器械，其特点是设计了符合人类工程学的偏置手柄。微型扩孔钻有限定长度的切削刀片，锥度为 0.04 和 0.06 两种，提高了抗折强度，使其易于找到、穿透并进行最初的根管扩大操作。微型扩孔钻在入口有限的牙齿上操作时视线不受阻挡（图

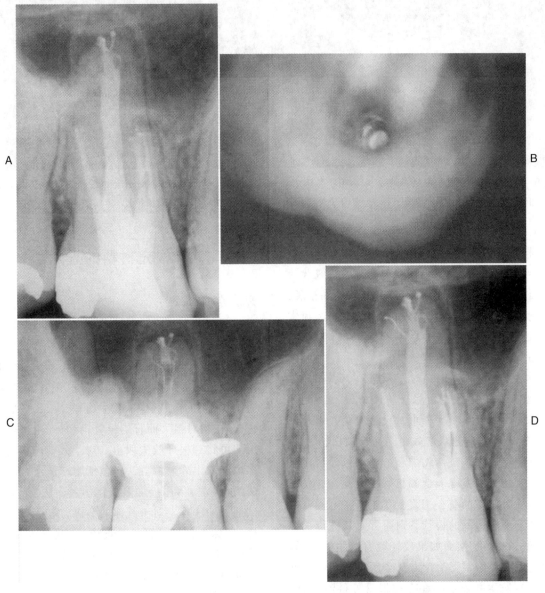

图 25-12　A. X 线片显示上颌右侧第一磨牙腭侧根治疗失败。B. 纵深观察腭侧根管根尖三分之一处，可见侧支根管入口有碎屑。C. 治疗过程中的 X 线片显示一根 10 号锉穿过此侧支根管到了它的终点。D. 治疗后的 X 线片，显示再治疗的成绩

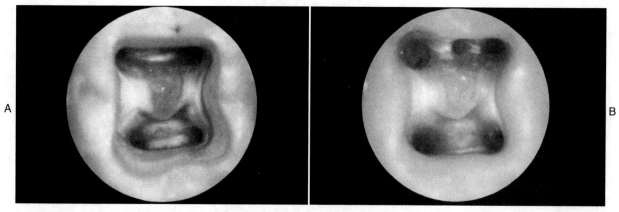

图 25-13　A. 入口洞型图像提示下颌第一磨牙有 4 个根管口。B. 照片显示第三个近中根管口,这说明探查连接近中颊和近中舌根管的峡部的重要性

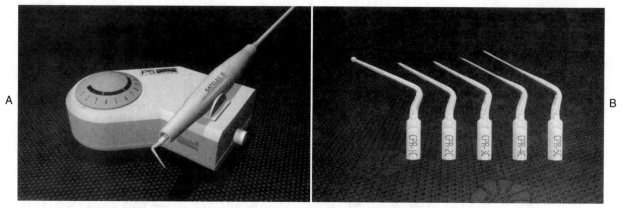

图 25-14　A. P5 压电式超声波系统带有可高压消毒的手机。这一设备可给各种新型根管超声器械提供动力。B. CPR 1-5 涂有氮化锆的超声波探头,它的独特设计改善了治疗过程的可视性和操控性

25-16)。

- 将各种染料如亚甲基蓝可以注入到髓腔,停留片刻后用水彻底冲洗,干燥,可见染料被吸收的区域呈蓝色。这个方法可辅助辨认、处理遗漏根管,包括清楚呈现根折线在内,从而提高诊断率。通常染料被吸收的结构为根管口、鳍状结构、峡部等(指明解剖结构)。

- 次氯酸钠(NaOCl)通过"香槟酒色试验"的方法,可以辅助对遗漏或隐藏根管的诊断[15,73]。其方法为在根管清洁、成型过程中用次氯酸钠充满入口洞型,观察是否有气泡从溶液中向粉面溢出,"气泡反应"阳性表明次氯酸钠或者和治疗中根管内残留的组织发生反应,或者和遗漏根管发生反应,或者和根管预备时留下的螯合剂发生了反应。

如果发现有遗漏的根管,则通常对其进行三维清洁、成型和充填。然而如果仅怀疑有遗漏根管,但不易确定,则转给根管治疗专科牙医是明智的,可避免进一步发生并发症。在考虑根管外科治疗时,由于前面提到的一些利害关系,应该慎重;然而,有时为挽救患牙必须施行根管外科手术。

根充材料的去除

牙胶的去除

根据根管长度、横断面的大小和弯曲度的不同,去除牙胶的难度也有所不同。不管采用哪一种方法,最好渐进性去除牙胶,防止不小心将刺激物推向根尖。实际操作中,可以将根管分成 3 段,先将冠端 1/3 的牙胶去除,然后是中 1/3,最后是根尖 1/3。在相对粗大而直的根管,有时候一根器械一次即可将一根牙胶尖取出。对于其他的根管,有许多可能取出牙胶的方法,包括旋转锉法,超声器械法,加热法,手用锉加热或化学去除法,纸尖蘸化学试剂去除法等。对于具体的病例,先阅读术前 X 线片,临床上估计根管口的直径(重新进入髓腔之后)后再选择最佳方法[103]。当然,通常需要将几种方法联合使用,这样可以安全、有效而且可能彻底地去除根管系统内的牙胶和封闭剂。

旋转去除法

0.04 和 0.06 锥度的钛镍合金 (NiTi) 旋转锉

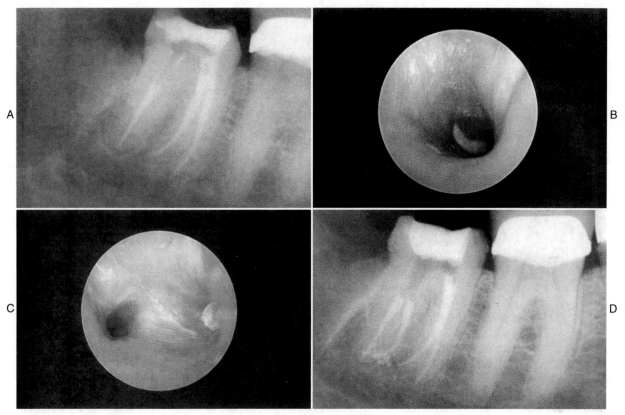

图25-15　A. X线片显示下颌右侧第二磨牙3个根经过根管治疗的情况,充填材料不在远中根的中央。B. 图示远中根管口可见位于鳍嵴下偏离根管的根充材料。C. 图示经过改善的可直线进入的远中舌侧根管入口以及以前治疗过的远中颊侧根管深处的牙胶尖状况。D. 治疗后的X线片显示远中舌侧根管充填的状况

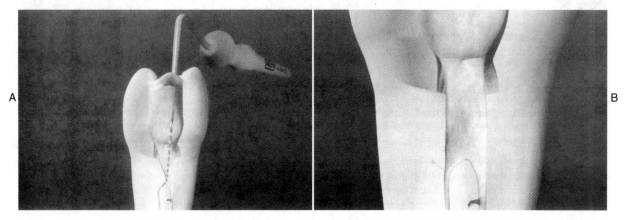

图25-16　A. 下颌磨牙动画片远中面观。微型扩孔钻的偏置手机可在治疗的开始阶段提供良好的视野和用于进入困难及受限区域的治疗。B. 动画片说明微型扩孔钻去除了牙本质的三角形阻挡,为第二个远中根管形成了直线进入的入口

(Dentsply Tulsa Dental, Tulsa, OK)是最有效最经济的一组器械,可以将牙胶从以前做过根管治疗的根管内取出(图25-17)。旋转锉在预备不充分的根管内使用时必须小心,而且如果进入根管不安全则通常不选择用旋转锉取出牙胶。在试图取出牙胶时,可人为的将根管分成3段,选择2号或3号的旋转锉,这两号锉可以顺利进入逐渐狭窄的部分。为了软化并与牙胶机械啮合,旋转锉必须以1 200~1 500rpm的速度进行旋转。最后,旋转的速度要根据机械软化并有效地将牙胶向冠端钻出所需要的磨擦力来选择。快速取出牙胶有利于溶液较快进入根管,方便接下来进行的根管清洁和成型。

超声器械去除法

压电超声系统是快速取出牙胶的一种有用的技术。超声转动器械产生热量,可软化牙胶。专门设计的超声器械可以进入有足够形状可以容纳它的

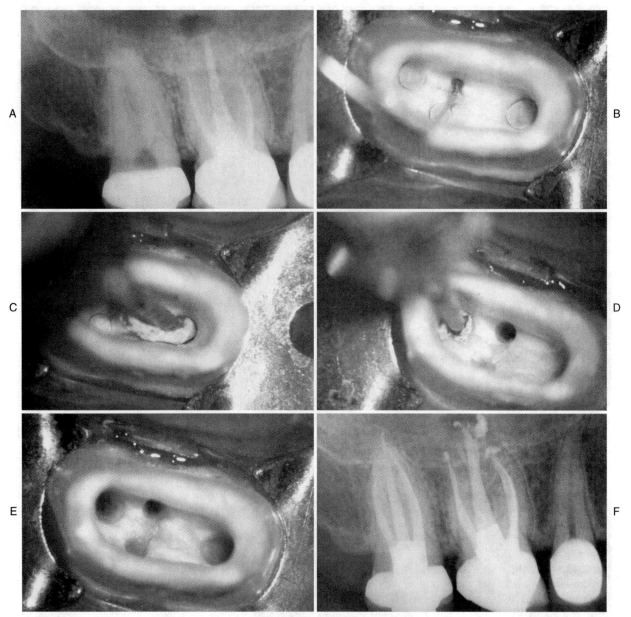

图 25-17　A. X 线片显示上颌右侧第一磨牙根管治疗失败的情况：充填不足以及扩展不足。B. 15 倍放大照片显示冠修复体去除后直线进入和找到近中颊侧第 2 个根管情况。C. 15 倍放大照片显示利用 0.06 锥度镍钛旋转锉去除腭根的牙胶尖的情况。D. 15 倍放大照片显示利用 0.06 锥度镍钛旋转锉去除近中颊侧根的牙胶尖的情况。E. 15 倍放大照片显示经过根管预备后的髓底及根管口的状况。F. 治疗后的 X 线片显示非手术根管再治疗的临床价值

根管，使牙胶浮向冠方进入髓腔，继而被除去。

加热去除法

传统上，与专门的加热输送器，如 5004 Touch-N-Heat(Kerr Corp, Glendora., CA) 或 B 系统 (Analytic Endodontics, Orange, CA) 一起使用的热源，可以用来加热软化牙胶并将其一段一段地从根管系统内取出[77]。加热输送器的横截面直径限制了其插入预备不充分的根管内，也限制了其插入弯曲根管。但是，这种方法适用于较粗大的根管。使用时将器械通电烧红，插入根管最冠端的牙胶内，然后断电，当其冷却时，一段牙胶冷却在其工作端上。将器械从根管内取出时，通常即可将黏附在其末端的牙胶片段一起取出。只要有牙胶持续被带出，就重复进行这个过程。

加热器械去除法

另一种去除牙胶的方法是加热和 H 型锉 (图 25-18)，将一根热的器械插进牙胶中立即取出，使牙胶加热软化。然后选择 35 号或 40 号的 H 型锉迅速而轻柔地旋进软化的牙胶块中[78]，待牙胶冷却后，就会冻结在 H 型锉的凹槽上。在充填不良的根管，有时将 H 型锉取出时，可一次性将拧入的牙胶带出。

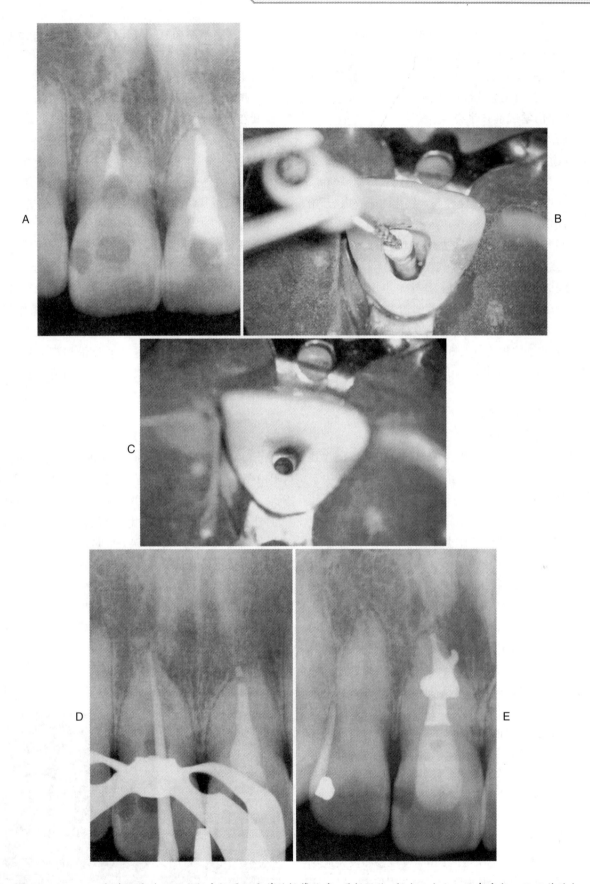

图 25-18 A. 术前 X 线片显示上颌中切牙不完善的根管治疗、牙根吸收、根尖三分之一处有病变。B. 8 倍放大照片显示，用 45 号 H 型锉去除加热软化单根牙胶尖。C. 8 倍放大照片显示重新清理成型的根管以及吸收的部位。D. 试主牙胶尖，X 线片提示需用 Obtura II 型器械在根管充填前从侧面注射热牙胶。E. 术后 X 线片显示非手术再治疗的结果，以及三维充填的效果

这项技术特别适用于牙胶超出根尖孔的病例。

牙医师在尽可能多地取出牙胶后，必须认识到，根管系统内可能还有残留的牙胶和根管封闭剂，这些可以用化学法继续去除。

锉和化学试剂去除法

该方法最适合于去除小而弯曲根管内的牙胶。氯仿是可选择的试剂，其在化学软化牙胶方面起着重要的作用[7,34,92]。这种连续操作法包括用氯仿充满髓腔，选择大小合适的 K 型锉轻轻刺入软化的牙胶内。开始可以用 10 或 15 号的 SS 锉刺入根管冠段 1/3 内的牙胶，然后将氯仿反复注入（结合穿刺动作），使形成导孔和足够大的空间，以便序列使用较大号的锉，去除这部分根管内的牙胶。重复操作这个步骤，直到锉从充满氯仿的根管内取出时，螺旋凹槽内不再有牙胶为止。只有根管冠端 1/3 段的牙胶被全部取出，才能重复这个方法去除根管中 1/3 和根尖 1/3 段的牙胶。这种渐进性的去除技术有助于防止将化学软化的牙胶推向根尖。完成这步操作之后，还应该注意去除根管不规则解剖结构内残余的牙胶和封闭剂。

纸尖和化学试剂去除法

牙胶和大部分的根管封闭剂都溶于氯仿，在其溶解后即可用大小合适的纸尖将其吸出。用纸尖干燥充满溶剂的根管即为"毛细作用"，通常为去除牙胶的最后一步操作[102]。在去除鳍状根管、盲管及变异根管内残余的牙胶和封闭剂过程中，"毛细作用"是重要的一步。首先用氯仿充满根管，然后用大小合适的纸尖从四周向中心将溶解的牙胶及封闭剂吸弃，重复这个步骤，直到纸尖不再有可见的溶解物为止。

即使从根管中取出的纸尖干净、洁白而干燥，仍应该假定根管内还有残余的牙胶和封闭剂。因此，再次用氯仿充满髓腔，但是更多以冲洗的方式进行。将冲洗针管插入根管口下，加压注入反复冲洗后吸干。交替进行冲洗和吸出的动作可以产生强有力的由后向前的湍流，有效地去除根管内充填材料。用纸尖吸干氯仿后，用 70% 的异丙醇大流量冲洗根管，吸干可以进一步除去化学软化的牙胶残余。以上方法可以促进用次氯酸钠进行的根管清洁和成型过程。

银尖的去除

用银尖充填根管失败后，由于慢性渗漏极大地降低了根管的密封性，从而降低了侧方固位力，根据这一点去除银尖相对比较容易。但是在确定银尖去除技术之前，有必要回忆一下用银尖充填根管所进行的根管预备方式。典型的根管预备是将根尖 2~3 mm 预备成相互平行然后向冠端敞开的形状。确定银尖充填失败后，应该要想到银尖全长是平行的，而根管向冠方呈漏斗状。再治疗时，可利用这个空间差[98]。

现在已经开发了多种去除银尖的方法，主要根据其在根管内的长度、直径及位置来选择。有些技术是用于去除在未经成型的根管中紧固一段距离的银尖，另一些技术则是用于去除横截面直径较大的银尖（如与小号根桩直径近似的银尖）。还有一些技术用于去除劈裂的银尖或故意切断的充填到根管深部的银尖[24,25,73]。

开髓

比较典型的情况是，银尖的头部位于髓腔内，埋在黏固粉、复合树脂或汞合金核中（图 25 - 19）。因此，入口洞型的预备必须计划周密和操作仔细，以便将银尖切短的危险性降至最低。预备入口洞型之初可以使用高速的、手术长度的切削工具。进入髓室后必须小心使用超声仪器，刷切清除修复材料逐渐暴露银尖。

镊子去除法

进入洞口后，完全暴露髓室内的银尖，此时选择合适的夹持工具，如 Stieglitz Pliers (Henry Schein, Port Washington, NY)。为了确保达到最佳的去除效果，临床牙医师应该用镊子夹紧银尖，将其轻轻地向外拉，以证实夹持的相对牢固程度。许多同行在操作时容易犯这样的错误，就是过多的处理了银尖的头部，这造成银尖不必要的缩短，这使下一步去除工作要么不可能进行，要么变得困难重重。用镊子夹紧银尖时，不是将其直接向外拉，而是用支轴机械原理，旋转抵住充填物或牙齿结构，撬起以增加作用力（图 25 - 20）[73]。

间接超声法

当一段银尖断片位于根管口以下，而且间隙有

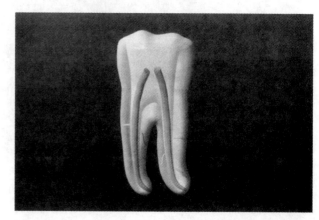

图 25 - 19 下颌磨牙动画片提醒临床牙医师，要严格注意，在重新进入髓室时，避免不必要地缩短银尖长度

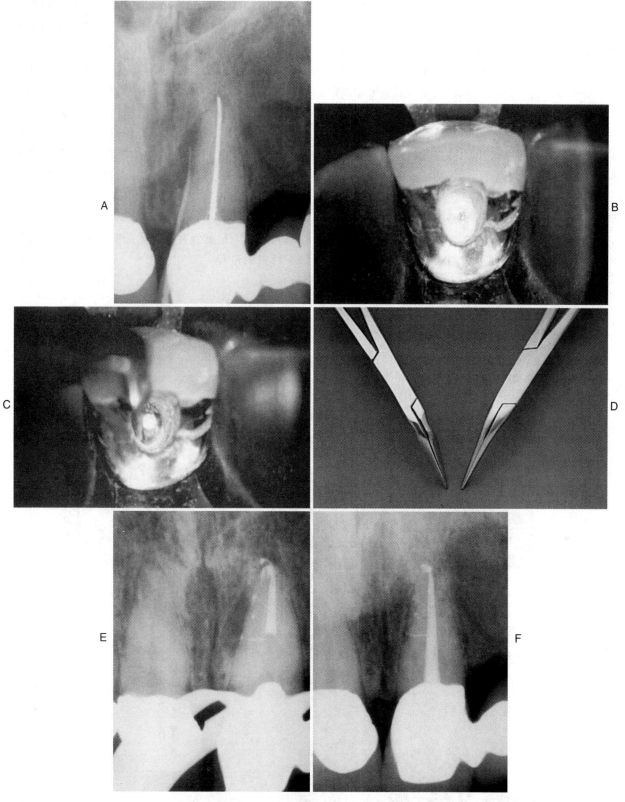

图 25-20　A. 术前 X 线片显示，作为桥基牙的上颌中切牙根管治疗失败，侧面的牙胶尖沿瘘管跟踪到一个大的根侧病损，以及根管充填质量低劣和轻微的超填。B. 15 倍放大照片显示，舌侧入口以及堆集在暴露的银尖周围的修复材料。C. 15 倍放大照片显示，利用 CPR-3 超声波治疗仪去除银尖侧面的充填材料。D. 图片左侧为"Stieglitz"钳用于夹持根管内异物。右侧为改良型"Stieglitz"钳，尖端加工后更加便利进入。E. 向下充填中的 X 线工作片，可见根尖和侧方被填满，注意被热软化和充填的牙胶在最冠方的侧支根管的根尖方。F. 5 年后的照片显示三维根管再治疗效果显著

限时,可以使用 CPR-3,4,5 超声仪器。这些超声仪器有相互平行的壁,可提供逐渐增大的长度和逐渐减小的直径。可以根据预期使用的深度和根管的直径来选择合适的器械。在操作时,用超声器械沿阻塞物四周环钻,打碎黏固粉,安全而尽可能多地暴露银尖。在使用超声器械时必须小心,不能直接接触银尖,否则银元素会变软,而且在处理过程中很快被腐蚀。一旦将银尖周围的材料去除掉之后,超声能量直接转移到夹紧银尖的镊子上,从而协同镊子的作用提高去除作用力。这种间接超声形式有利于将能量沿银尖传导,打碎根管深部的材料,提高去除作用力。

锉、溶剂和螯合剂

如果夹持技术或间接超声法失败,临床牙科医师也不应该放弃。此时要想到银尖是标准圆形,而根管横截面是典型的不规则形,其两者之间的缝隙使医师有机会使用溶剂和 10 号或 15 号的 SS 锉。具体做法是:向髓室内注满溶剂,将锉从银尖的侧方插入根管,捣碎黏固粉,并从银尖下方将其掘松并去除。在预备不足的根管,有时候螯合剂比溶剂更容易使根管锉滑动,从侧方使银尖松动。如果在银尖和根管壁之间存在空隙或能制造出空隙,则可以将 35 号、40 号或 45 号"H"型锉插入该空隙。由于"H"型锉的正斜角切刃能刺入、啮合并且卡紧任何通过冶金技术生产出来的的柔软的银尖(图 25-21),所以"H"型锉替代技术能强有力地促进去除根充材料的过程。

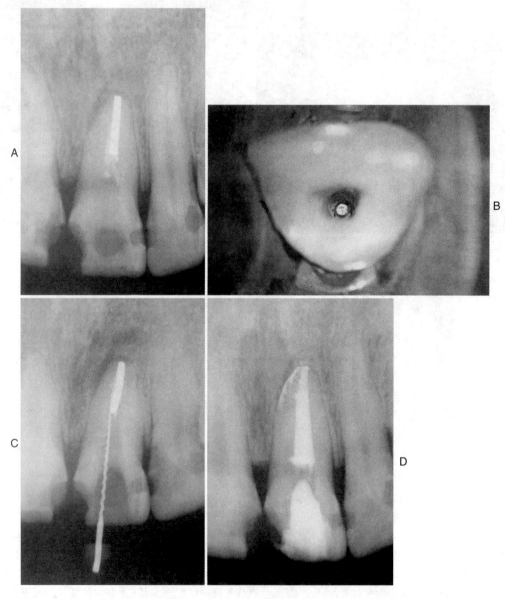

图 25-21 A. 治疗前的 X 线片显示,左侧中切牙根管治疗失败。注意被割断的银尖以及不对称的根尖病损。 B. 照片显示位于深部和暴露的银尖。 C. X 线工作片显示一根 35 号 H 型锉绕过银尖到工作长度。 D. 再治疗后的 X 线片显示完善的根充,根尖孔被密闭和许多侧支根管被填满

微管去除法

- **微管旋塞-旋转法**：根桩去除系统（PRS）（Analytic Endodontics, Orange, Calif.）包括若干小的微管旋塞，可以允许牙医师机械地攻出螺纹，旋转并与任何直径为 0.6 mm 或更大直径（图 25-22）的充填物的大部分冠端相咬合（图 25-22）。这些微管旋塞含有反转螺纹，通过逆时针（CCW）旋转与充填物咬合。由于根管内空隙有限，这个系统通常用于从咬合面伸入髓腔内的充填物，详细内容见本章后面部分。

- **微管机械法**：传统上这项技术是使用微管（Ranfac, Avon, MA）和大小合适的"H"型锉来去除折断器械。操作时，选择的微管要能放在暴露的充填物的大部分冠端外面，然后将"H"型锉穿过微管全长向下插入充填物与微管内腔之间的缝隙，并卡紧（图 25-23）。如果使用得当，这种方法成功率较高。

以载体为基础的牙胶的去除

以载体为基础的牙胶的去除技术与前面描述的牙胶和银尖的去除法相似。以载体为主的阻塞物主要是金属和锉类器具，在过去几年里，这种器具已用易于去除的塑料材料制造，尽管金属载体不再

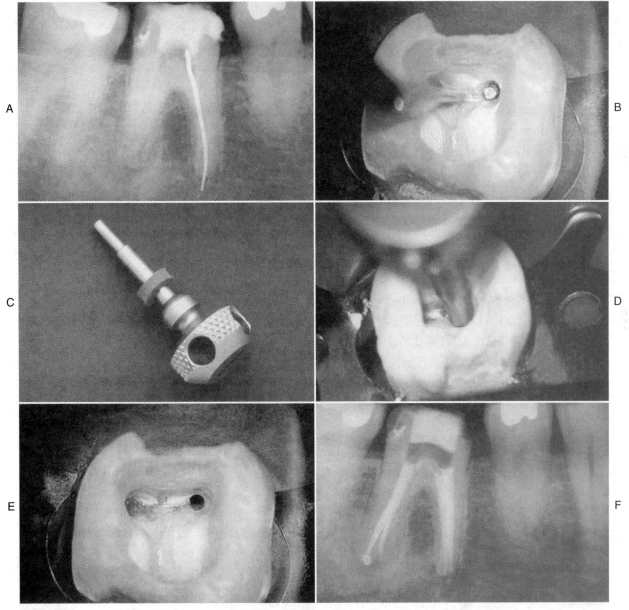

图 25-22 A. X 线片显示，下颌右侧第一磨牙近中根中的银尖，临床冠降低，根尖超填。B. 15 倍放大显示，利用 CPR-3 超声仪用刷切仪除去髓室顶，并且接近银尖。C. 根桩去除系统中的微管旋塞。利用微管旋塞啮合填充物，橡皮垫保护牙齿抵抗拔脱的力量。D. 微管旋塞拧入银尖是通过器械的逆时针旋转。用力不能太大，以避免银尖断在旋塞里。E. 15 倍放大显示银尖去除的状况。F. 图片显示非手术再治疗后的效果。第 3 个近中根管系统已充填和 5 个根尖出口被封闭

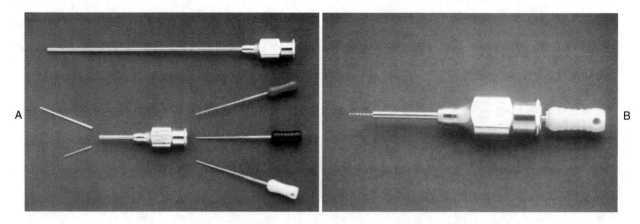

图 25-23　A. 图片显示一根全长的脊柱穿刺针头(STN)。切短的 STN 可以置于冠端暴露的物体上,利用 H 型锉穿过 STN 与根管填塞物啮合。B. 图片显示安装好的 STN。一根 45 号 H 型锉与一段断裂的 STN 相啮合

有售,但有时候在临床上还能碰到。而且由于载体上有切割凹槽,有时与侧方牙本质相啮合(图 25-24),比银尖更难去除。

在小心进入洞口,并将载体四周完全暴露之后,选择一个合适的夹持镊子,紧紧夹住载体的头部,然后试一试载体在根管内的牢固程度。由于载体是被冻结在硬固的牙胶材料内,在去除前考虑到这一点,可以提高成功率。然后可以选择下面的去除载体的技术:

- 用镊子夹紧载体后采用支轴机械法将其取出,而不是将其直接拉出。
- 如果根管内有足够的间隙,可以使用 CPR-3,4,5 超声仪器沿载体插入,加热软化牙胶。将通电超声仪器向根尖方向轻轻移动,则载体往往可以向冠方移动并浮出。
- 可以采用间接超声法,用镊子夹紧暴露的载体,然后将超声器放在镊子上。
- 用旋转仪器取出法可以方便、有效地将塑料载体从根管内钻出。这只能是在根管内有足够间隙

的情况下使用,根管内间隙能主动容纳旋转器械,不会与侧方的牙本质相啮合。

在某些情况下,可以考虑使用仪器补救系统 (IRS) (Dentsply Tulsa Dental, Tulsa, Okla.) 去除载体。这种方法特别适用于载体核心是金属材料且有切割凹槽与侧方牙本质啮合的情况。细节参见本章后面的"折断器械去除法"一节。

化学溶剂可以软化牙胶,使小号的根管锉能进入根管深部,逐渐从载体的下方将其掘松并取出。

如果上述任何一种方法能成功,载体将被松动并从根管中取出。然后就可以按照根管内充填材料为牙胶的情况,采用任何一种去除牙胶的方法将牙胶去除,之后用化学溶剂和纸尖吸出法处理根管。

糊剂的去除

现在有许多种不同类型的糊剂,它们只在化学配方上存在差异。一开始,使用糊剂的目的是为了那些负担不起传统根管治疗术费用的患者,这种改良治疗方法被认为是代替拔牙的一个善举。遗憾的

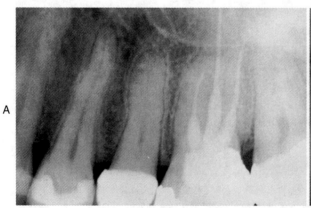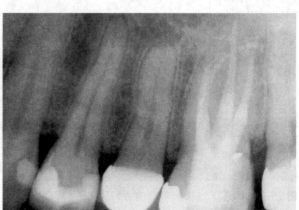

图 25-24　A. X 线片显示上颌右侧第一磨牙"可乐瓶式"根管预备和用载体为基础的填塞物充填的 3 个根管。B. 术后 X 线片显示再治疗后的效果,包括找到并治疗了第 2 个近中颊侧根

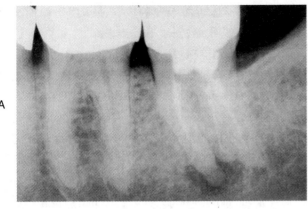
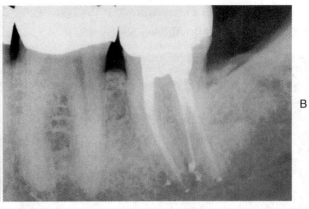

图 25-25　A. 术前 X 线片显示糊剂充填的下颌左侧第二磨牙根管治疗失败的情况,注意额外的远中舌侧根。B. 5 年后回访 X 线片显示多个根尖出口以及完美的骨愈合状态

是,无数的病例都失败了,这种"神奇"的糊剂被经常用于希望能克服根管预备过程中去除刺激物所造成的缺陷(图 25-25)。

临床上使用的糊剂通常被分为两种类型,一种是软的、具有渗透性、可以被去除的糊剂;一种是硬的、无渗透性、有时候不能被去除的糊剂。当评估用糊剂充填需要进行再治疗的病例时,了解这一点是有帮助的[20,52]。典型的美国使用的糊剂在根管内可保持柔软状态而易于去除。在临床上声誉较差的是俄国常用的白色糊剂,以及东欧与环太平洋国家使用的红褐色的树脂糊剂,由于这些糊剂凝固后呈现砖块般硬度而难以去除。然而,重要的是要知道,由于放置方法问题,根管内冠端糊剂最为稠密(材料向根尖移动过程中逐渐变稀薄)(图 25-26)。另外,在再治疗糊剂充填根管时,牙医经常会遇到一些意外情况,如根管钙化,吸收或急性发作等,应该事先考虑到可能会出现这些情况,并与患者充分交流(图 25-27)。

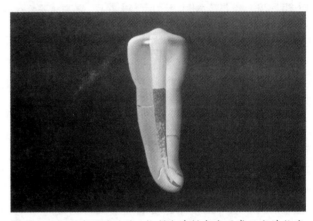

图 25-26　动画图说明,糊剂充填剂密度通常沿充填长度逐渐减低

超声能量

超声仪器与显微镜结合使用,能较好地控制去除根管内直线部分的糊剂[32,45,101]。特别的是氮化锆包被的 CPR-3,4,5 可以用于去除根管口下砖块般硬度的树脂型糊剂。对于根管弯曲尖端的糊剂,可以将一个预弯的根管锉与超声手机上安装的特制

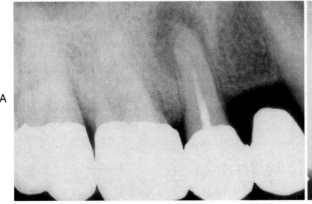
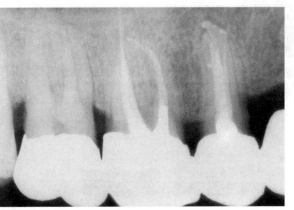

图 25-27　A. X 线片显示,上颌第二前磨牙的不完善的根管治疗和不对称的根尖病损。B. 10 年回访 X 线片显示,完善的根管治疗促进了愈合和远期疗效的成功

接头(Satelec, Inc., Cherry Hill, N.J.)相连接,然后由超声手机激动操作(图25-28)。

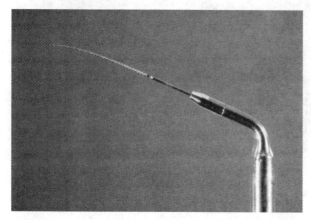

图 25-28 图片显示根管锉的手柄去掉后,立刻将其放入超声启动的连接器上并夹紧

加热

某些树脂型糊剂可以通过加热软化来去除。如果选择这种去除方式则需选择加热载体。

旋转器械

SS 0.02 锥度的手用锉可以成功地进入糊剂类充填物。这些锉可以形成一个导洞,引导末端安全的镍钛旋转器械顺利进入,有效地将有毒的材料向冠端钻出。也可以使用比较危险但有时也很有帮助的、尖端具有切削功能的钛镍旋转器械(Analytic Endodontics, Orange, CA)穿入糊剂。

溶剂和手用锉

化学试剂如 Endosolv "R" 和 Endosolv "E" (Endoco, Memphis, TN) 有助于化学软化硬固的糊剂[20]。"R"表明选择该溶剂可以用于去除树脂型糊剂,"E"表明该溶剂可用于去除丁香油类调制的糊剂(图25-29)。在复诊间隔期内,将浸有这些溶剂的纸尖或棉球暂封于髓腔内,使作用于糊剂型材料,以促进其收缩,便于下一步去除。

微型清创器械(Micro-Debriders)

在去除糊剂型充填材料,完成根管清洁、成型之后,常规认为在不规则根管结构中仍有残存的糊剂,微型清创器械(Dentsply Maillefer, Tulsa, OK)就是专门为准确去除根管系统中残余的糊剂而设计的器械,由于按人类工程学设计了偏置手柄,这些SS器械可以提高可见度,有 D_0 为 0.20 mm 和 0.30 mm 两种直径,锥度为 0.02 且带有 16 mm 经济型"H"型锉切割刀片(图25-30)。

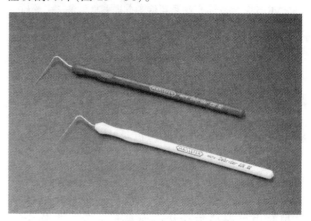

图 25-30 微型清创器械偏置的手柄可提高可见度;16毫米长的"H"型锉切割刀片可用于去除不规则根管结构中残存的糊剂

溶剂和纸尖

在糊剂去除之后,用专门的溶剂处理根管,然后用纸尖吸干,这是进一步去除不规则根管内材料的一种重要手段。

根桩的去除

临床牙医碰到根管治疗的牙齿内含有根桩是很普通的事情[90]。因此在根管治疗失败时,就需要去除桩以便成功进行非外科再治疗。还有一种情况是,虽然根管治疗成功,但由于修复的需要,要求去除已有的桩,以明显提高新修复体的设计、抗力和美观。长时期以来,主张用于去除桩及其他一些根管内阻塞物,如大银尖的技术有很多种[4,53,55]。

影响根桩去除的因素

成功去除桩所涉及的最主要的因素是操作者的判断、训练、经验以及所使用的最佳的技术和技巧[73]。临床医师还必须了解并重视牙体解剖,并熟

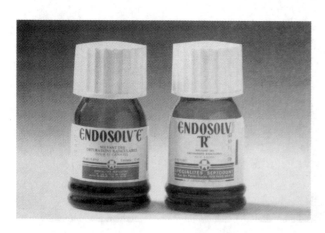

图 25-29 "E"表明该溶剂可用于去除丁香油类调制的糊剂,"R"表明选择该溶剂可以用于去除树脂型糊剂

悉每一类型牙齿可能的变异范围。重要的是要了解每个牙根的形态,包括外部凹陷、根管壁厚度、长度、形状及弯曲度[25],这些信息最好通过术前拍摄3张角度适当的X线片来获得。X线片还可以帮助医师了解桩的长度、直径和方向,帮助确定桩是否向冠部延伸进入髓腔。

其他影响桩去除的因素还有桩的类型和黏固剂的类型[106]。桩可以分为平行桩和锥形桩,主动拧入桩和非主动固位桩,金属桩和新型非金属桩(图25-31)。经典的黏固粉固位桩(磷酸锌黏固粉)通常可以被除去,然而用复合树脂或玻璃离子在根管内黏结的桩去除时则相当困难。另外其他影响桩去除的重要因素还包括可利用的咬合面间的间隙,现有的修复体及桩的最冠端所在的位置是在牙槽嵴之上还是之下。一般而言,桩的去除从前牙到后牙难度是逐渐加大的。

去除桩的技术

要想成功地去除桩,需要除去髓室内桩周围所有的修复材料。可以选择高速、手术长度的钻针,因为这种钻针长度增加,在开髓进入髓室过程中不遮挡视线,可提高可见度。而且这些切割工具可以切割去除埋住各种桩的大块材料(图25-32),而一旦建立了直线型髓腔入口,就已经除去了桩周围的修复材料。

压电超声系统与专门的器械相结合,便于去除根管充填材料,进行再治疗(图25-14)。可将CPR-2超声器械在髓室内开到最大强度,以去除桩四周残余的核心材料;较小的、两边平行的CPR-3、4、5超声器械更为灵敏,使用时应以低强度运转。这些器械被设计用来在小而狭窄、四周有限的空间内使用(如在桩和轴壁之间的空隙,根管口以下,桩与不规则根管牙本质壁之间的空隙等情况)[74]。

如果操作区内空隙非常有限,可以选择CPR-6、7或8号钛超声器械(图25-33),并在低强度档使用。这几种器械与其他几种超声器械相比,直径更细,长度更长。CPR族超声器械可以安全地"刷去"或"雕刻掉"桩上的材料(黏固粉、复合树脂、汞合金等),从而削弱桩的基础。还应该强调的是,所有的非外科超声操作必须在干燥的环境中进行,使视野最清晰。如果在潮湿的环境中操作,产生的碎屑很快就会堆积起来成为"泥浆"。助手可以方便地利用带有White Mac(Ultradent,Salt Lake City,UT)头

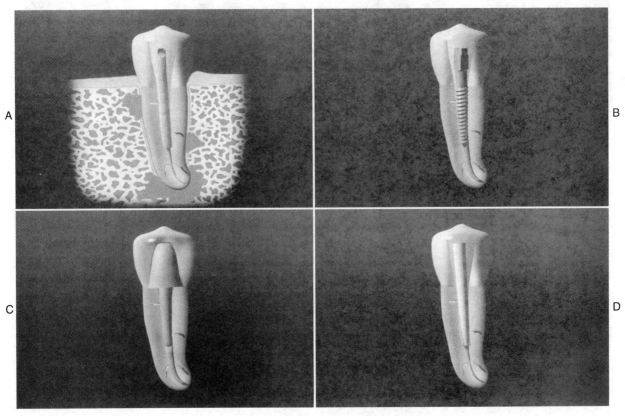

图25-31 A. 平行桩。B. 锥状螺丝桩。C. 金合金铸造桩核。D. 复合树脂桩

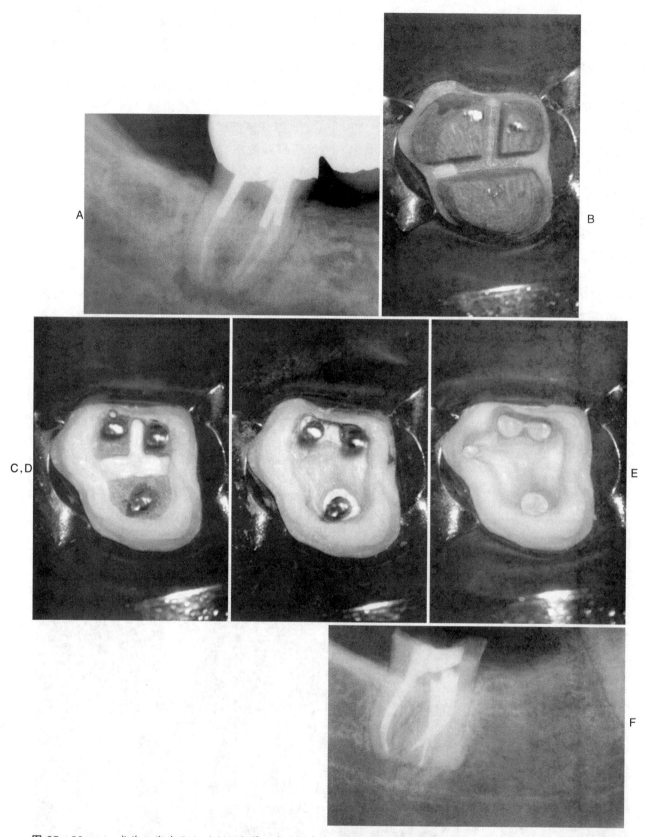

图 25-32　A. 术前 X 线片显示，右侧下颌第二磨牙桥基牙，3 个桩以及原有的根管治疗和根尖病变。B. 除去冠修复体以后，显示在被隔离的牙齿上，核被切割成 3 部分，3 个桩的头部和 1 个显著的近中舌突起。C. 用旋转切割工具向深处逐步切割，以减少堆集的修复材料。然后利用超声仪去除所有的充填材料。D. 暴露髓腔底部，在根管口桩的周围已无修复材料。E. 图示经过三维根管清理、成型、充填术后的髓室底。注意向舌侧移位的根管口。F. 一张球管向近中倾斜拍的 X 线片，证实了拆除的成效和显示了充填和移位的舌侧根管

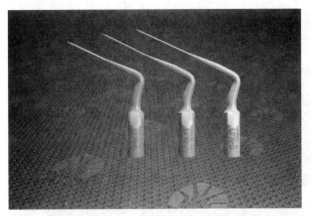

图 25-33　CPR-6,7,8 号钛超声仪,头部更细更长,主要配合显微镜使用

的 Stropko 三通接头(Obtura-Spartan Corp., Fenton, MO),引导并控制气流连续不断地进入工作区(图 25-34),将产生的碎屑吹走,重要的是提供恒定不变的视野[73]。

当桩被完全暴露后,采用旋转超声法可以简单有效地使桩松动而被去除。尖端标准的 Roto-Pro 钻针(Ellman International,Hewlett,NY)是高速、摩擦夹紧的六边器械(图 25-35)。该钻针钻动时,与充填物紧密接触,沿桩周围逆时针旋转,而其边缘每钻动一周产生 6 次振动,持续 2~3 分钟,这样即可潜在地使桩松动并去除之。

如果上述方法失败,则应该选择专门的超声器械如 CPR-1,因其具有极强的能量传递功能,可以使大部分桩松动。CPR-1 工作末端有一个球状物,与桩紧密接触时,使能量传递达到最大(图 25-36)。在强度最大时操作,使 CPR-1 顺着桩暴露的部分向四周上下移动。经验提示,在去除桩四周所有的修复材料后,只用约 10 分钟或不到 10 分钟即可安全成功地将桩大部去除。如果遵照"10 分钟原则",有一些桩仍难以去除,就应该选择其他办法。

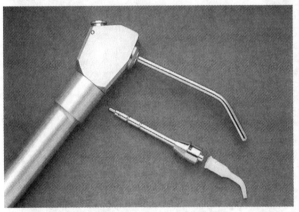

图 25-34　Stropko 3 路连接器有一个 White Mac 的尖端,可将它安装在三用枪上,以提供可控制方向的气流

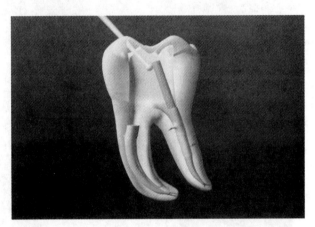

图 25-36　CPR-1 带有球形工作末端,当使用超声仪增能时,强大的振动可以传递至暴露的桩的各个面

PRS 选项

PRS 元件使用简便,而且可以为肯定的去除不同类型的桩及根管充填材料提供特别有力的条件(图 25-37,A)[73,74]。使用 PRS 的准备步骤包括制备直线型入口,完全暴露髓室内从𬌗平面到根管口这部分的桩[73,74]。

直线型髓腔入口建立后,使用可以穿透金属的钻针,沿桩最冠端磨圆削成锥状(图 25-37,B)。形成的"圆顶型"头部,可以引导其后使用的器械作用于桩。为了便于接下来进行的切削过程,需要在桩头部滴一或两滴螯合剂当作润滑剂(图 25-37,C)。为了保证在桩四周刻上凹槽,选择能与桩刚好咬合的最大号的环钻。为保持 PRS 并使桩头冷却,防止变硬,使用环钻时可以采用连续叩击"啄"式钻磨方式。将环钻沿桩头部向下切削 2~3 mm,使其成标准的、横断面为圆形的柱体(图 25-37,D)。

根据切削桩的环钻的大小,选择下一步使用的相应的管状旋塞的大小。在将该旋塞放上之前,将一个橡皮缓冲垫插进旋塞内,以便在下一步进行的去

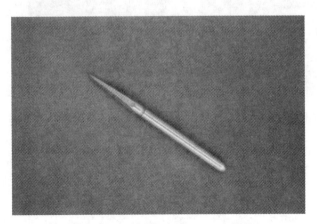

图 25-35　尖端标准的 Roto Pro 钻针

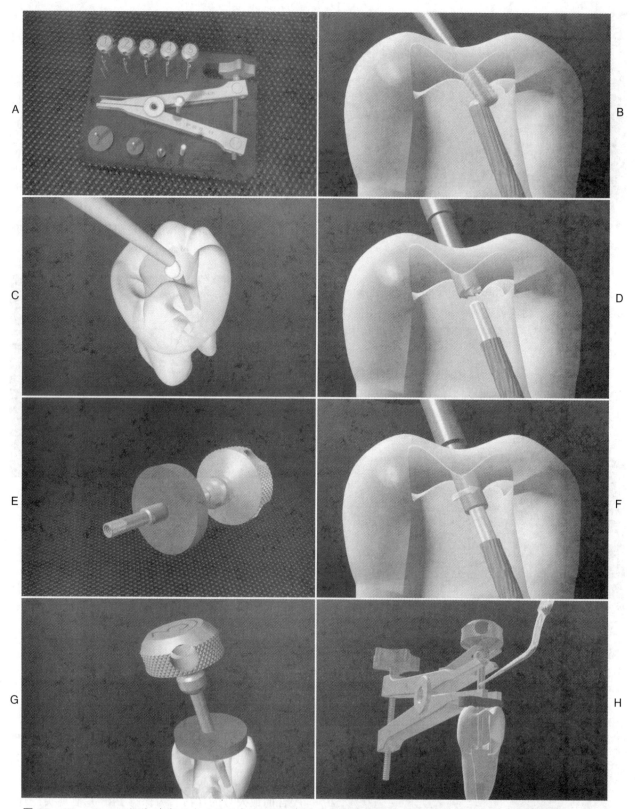

图 25-37　A. PRS 组件，包括 5 个不同尺寸的环钻和相应的旋塞，可切割金属的钻，橡皮垫，扭矩杆以及拔出钳。这个系统可以去除任何桩。B. 切割金属的钻头可有效地切削桩头部使其呈圆顶状。C. 在桩上添加润滑剂。D. 环钻准确地沿桩头部向下切削 2~3 毫米。E. 将 PRS 微型管旋塞插入保护性橡皮垫。F. 将旋塞在桩上逆时针旋转，形成螺纹并与桩啮合。G. 旋塞与桩啮合后以及橡皮垫保护牙齿的情况。H. 图示安装和启动的拔出钳配合增能了的 CPR-1 超声器械，在旋塞上运动的情况

除过程中，对牙齿和修复体起保护和缓冲作用（图 25-37，E）。然后将管状旋塞套在切削好的桩头上，向根尖紧压的同时，向逆时针方向少量旋转，在桩上形成螺纹后与之啮合（图 25-37，F）。操作时必须小心，旋塞旋进桩的深度为 1～3 mm，不能进入太深，因为管内最大深度为 4 mm。如果旋塞降到最低碰到桩头部，可能使螺纹磨损、管壁破裂或使旋塞腔内的阻塞物折断。当旋塞与桩啮合牢固之后，将具有保护作用的橡皮垫向下推到牙齿的咬合面（图 25-37，G）。

然后选择一把去桩钳，将其钳口安在管状旋塞上。用一只手紧紧地握住钳子，用另一只手的手指向顺时针方向转动旋钮，开始打开钳口。当钳口慢慢张开时，注意向旋钮上逐渐加压。牙医师还应该证实一下橡皮垫保护牙齿是否恰当。如果转动旋钮逐渐变得困难，则要么停一会再继续转动，要么采用 CPR-1 超声器在管状旋塞上尽可能靠近桩的地方振动片刻（图 25-37，H）。这种结合使用可以使旋钮进一步转动，可有效地辅助桩的去除。最终，PRS 在超声技术去除桩失败后，为牙医师提供了一种重要的去除手段（图 25-38）。

临床牙医师有时候还会遇到主动啮合的、有螺纹的桩需要去除。PRS 是为处理这种情况特别设计的一种方法，因为每一个管状旋塞都可以按逆时针方向旋转[74]。当桩头部按前述方法磨除后，可将管状旋塞套上旋紧。典型的情况是牙医师用手指加压向逆时针方向旋转，可将桩后退旋出根管。如果遇到桩有螺纹的情况，则禁止使用拔出钳。如果根桩固定较紧，可以用 CPR-1 超声器械在管状旋塞上振动。如果必要，还可将扭矩杆插进手柄口以增加杠杆作用（图 25-39）。

折断器械的去除

在根管预备过程中，器械折断时有发生。多数临床医师往往将"折断的器械"与折断的根管锉相联系，但该词也可以用于银尖、根管糊剂螺旋形输送器、G 型钻（GG）或任何意外遗留在根管内的器械[17,23]。纵观根管治疗史，有不少文献讨论过遗留或旁越折断器械的后果，并提出了去除这些阻塞物的各种方法。随着在操作视野方面取得的技术进步，采用超声器械和微管输送方法，通常可以将折断的器械去除[31,54,59]。牙科手术显微镜可以使根管系统视野清晰（图 25-40），使那句古老的格言所说的话"只要你可以看见，也许你就能做到"不再是梦想。显微镜与超声技术结合形成的"显微超声"，极大地提高了安全去除折断器械的可能性和可预见性（图 25-41）[73]。

影响折断器械去除的因素

在讨论去除根管内折断器械的技术之前，必须先弄清楚几个影响因素。影响折断器械去除的因素包括：根管横截面的直径、长度和弯曲度（这三点进一步受根管的形态包括牙本质的厚度和外部凹陷的深度所控制和限定）。一般的原则是：如果阻塞物全长的 1/3 暴露，则通常可以去除；位于根管通畅部分的折断器械通常可以去除；如果折断分离的器械部分位于根管弯曲附近，而能接近其最冠端，则仍有可能将其去除；如果整个折断器械都位于根管弯曲的根尖端，又不能安全进入，则通常不太可能去除。在这种情况下，如果有症状或体征，有时候需要采用外科手术。

构成阻塞的器械的类型是考虑的另一个重要因素。SS 锉因其在去除过程中不会再次折断而趋向于容易去除；镍钛类器械由于采用超声器所产生的热量的原因可能会再次破裂或折断（在根管深处）。另外，在尝试去除折断器械之前，了解折断的根管锉是顺时针还是逆时针切削的，也是有帮助的。

折断器械的去除技术

开始试图去除折断器械前，特别要注意拍摄术前 X 线片及工作胶片，以显示根管壁的厚度，如果有外部凹陷则还可以显示凹陷的深度。建立冠部的髓腔入口是去除折断器械的第一步。选择高速、具有摩擦夹紧、外科长度的钻针开髓呈直线进入所有根管口，特别是含有阻塞物的根管口和根管系统。预备牙根入口是成功去除折断器械的第二步（图 25-42）[15]。如果牙根入口受限，则逐次使用手用锉（从大到小，从冠端到阻塞物），形成足够的间隙以便 GG 钻（Dentsply Millefer, Tulsa OK）顺利进入。用这种 GG 钻像刷子一样钻出额外的间隙，并使冠端到阻塞物这一段视野清晰。用逐渐加大的 GG 钻，以逐步后退法将根管修整成一个光滑的流线型漏斗状通道，该漏斗在根管口处最宽，在阻塞物处最窄。

如果需要在阻塞物冠部的侧方形成较大入口，则可以采用改良的 GG 钻来完成。具体做法是：选择具有最大横截面直径，且略大于暴露的折断器械的断面的 GG 钻，将其芽状尖端在最大直径横截面处垂直于长轴切断（图 25-43，A）；然后将改良的 GG

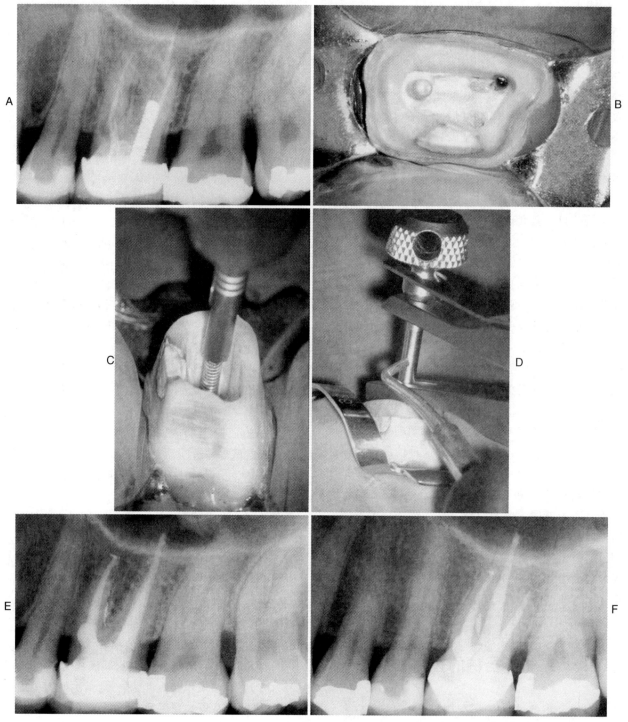

图 25-38　A. X 线片显示失败的根管治疗，注意不合适的冠修复体，内吸收，根分叉也存在吸收，以及粗大的桩。B. 通过直线入口洞型可见完全暴露的桩，近中颊侧根 MB′管口有出血现象和 MB 根管口的痕迹。C. 沿桩钉头部向下切削 2~3 毫米。D. 照片显示配合 CPR-1 超声仪，保护橡皮垫利用扩张钳除去异物的情况。E. X 线片显示，根管内吸收缺损部位得到良好的充填，以及烤瓷冠修复。F. 4 年后回访显示新的冠以及根管治疗愈合良好

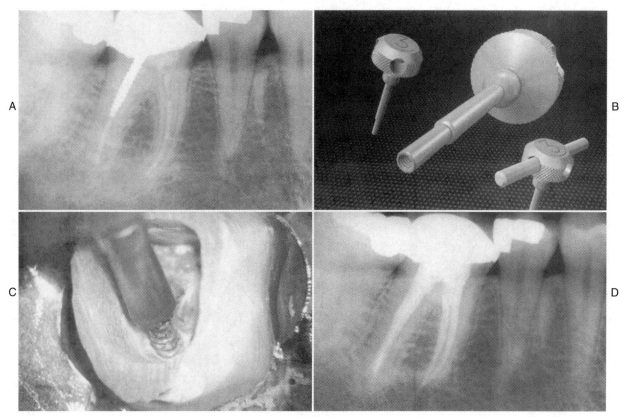

图 25-39 A. X 线片显示右侧下颌第一磨牙,烤瓷冠,螺纹桩以及不完善的根管治疗。B. PRS 旋塞手柄的设计以及内管螺纹的模式,手柄上的横杆更加易于操作。C. 临床的照片显示旋塞向下与桩紧紧地啮合在一起,并且将桩从根管内去除。D. 术后 X 线片显示再黏接的冠修复体和再治疗后的效果

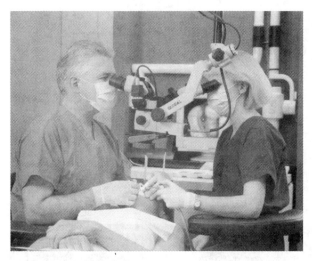

图 25-40 牙科治疗小组利用牙科显微镜技术可以明显改善根管治疗的所有操作步骤

钻以 300rpm 的速度轻柔地钻向根管,向根尖方向直到与阻塞物最冠端轻轻接触;这样可以在阻塞物四周形成一个小的临时平台,以便于氮化锆包被的 CPR-3、4、5 进入;或者如果有限,则可以使用更长、更细的钛 CPR-6、7、8 超声器械(图 25-43,B)。

在进行任何一种牙根内折断器械的去除之前,在其他暴露的根管口处放置棉花球,不失为一种明智之举,因可以防止碎屑再次进入。根据折断的根管锉的深度和可利用的空间选择超声器械,在最低档打开开关,轻轻地围绕阻塞物逆时针转动。除了去除具有逆时针螺纹的锉时外,在操作时要注意保持视野干燥,使工作端与折断的器械之间视野恒定。为了保持视野清晰,牙科辅助人员还可以使用带有合适 luer-lock 头的 Stropko 三通接头持续导入气流,将牙本质粉持续吹出(图 25-34)。超声作用不仅可以将牙本质粉像撒沙般除去,还可以沿阻塞物冠端环钻几微米(图 25-44,A 和 B)。典型的是,在这个过程中,阻塞物开始从根管中松解、松动、旋转。将超声工作端渐渐楔入锥状锉与管壁之间的空隙,通常就会使折断的器械从根管中突然"跳出"。如果折断的器械位置较深,入口又被牙根的体积和形状所限,则选择大小合适的钛 CPR 超声头。这些器械更长、更细的外形允许安全地环钻进入更深处(图 25-44,C)。

有时候虽然建立了较好的冠部及根部入口,确认并暴露了折断器械,也进行了超声环钻过程,但是仍然不能松解折断器械并将其"抛出"根管(图

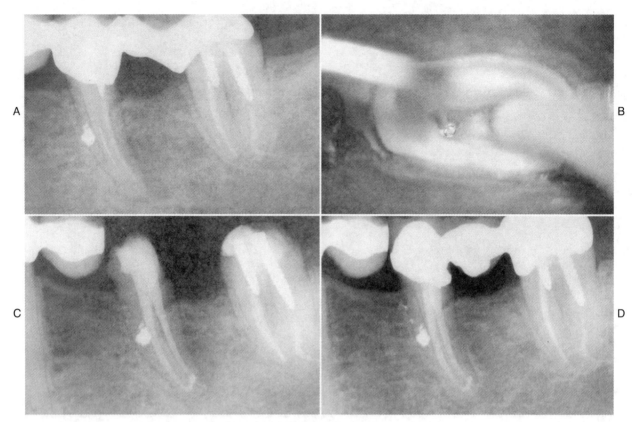

图 25-41　A. 术前的 X 线片显示左侧下颌第一磨牙近中根管治疗失败。注意这个根存在一个较短的桩钉，还有在半切术过程中断裂的器械以及银汞材料的残留。B. 照片显示固定桥去除后，去除桩，并且利用超声仪去除断锉。C. 再治疗后 X 线片显示再治疗的效果。注意近中颊和近中舌之间的第 3 个近中根管。D. 8 年后复查的 X 线片显示，新的固定桥的情况以及良好的根周愈合

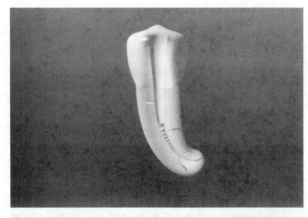

图 25-42　示意图说明由牙冠方向开始，向折断器械冠方建立的直线型入口

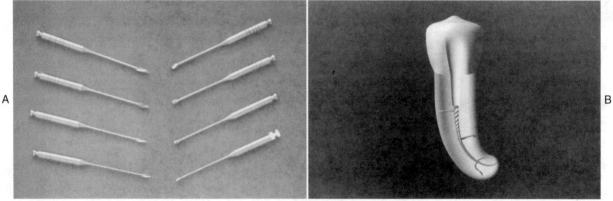

图 25-43　A. 图示为"GG"钻头以及它的改良型。B. 示意图说明利用改良型的"GG"钻头，在折断锉的最冠方建立了一个台阶

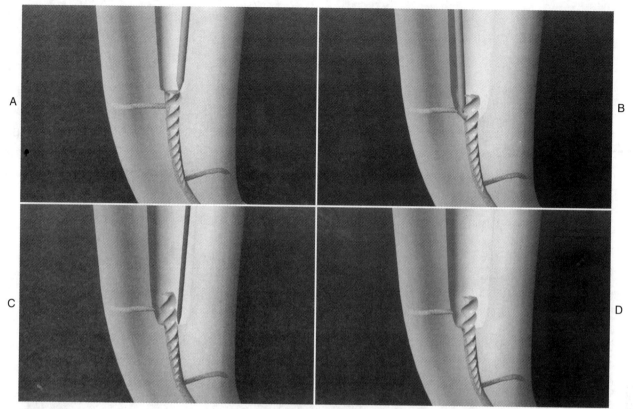

图 25-44 A. 图示说明建立的平台有利于在折断锉的侧面使用超声器械。B. 利用超声器械逐步去除牙本质并暴露折断锉的头部。C. 图示说明使用钛CPR-6的优点,它更细更长的外形有利于保护根部结构。D. 使用超声仪已暴露整个折断锉的三分之一

25-44,D)。多数情况下可以选择微管装置与折断器械啮合后,用可能的机械方法将其去除。

IRS 选项

IRS是去除位于根管深部的折断器械的一个突破性方法。IRS由各种大小不同的微管和插入式楔子组成,这些微管和楔子可以通过测量使与根管内间隙相匹配,并可以插入根管深部(图25-45)。微管有一个小的手柄,使不遮挡视线,其远端呈45度斜面,并刻有窗口。在使用IRS之前,先建立冠根方向的直线型入口,以暴露并使折断器械的最冠端可见。之后使用超声器械(如前所述)在四周预备,暴露断锉2~3mm,如果可能,或暴露全长的1/3。然后选择一个微管,使其滑进根管直到暴露的折断的器械上方。将微管插入根管,如果根管弯曲,则将其末端斜面的长边紧靠根管的外侧壁,将断锉的头部"挖起"引导进入微管的内腔(图25-46,A和B)。然后将楔子通过微管的敞开端向下插入直到与断锉接触(图25-46,C)。顺时针旋转楔子的手柄与断锉啮合并固定。逐渐拧紧的、楔入的过程,通常就会使断锉的头部移位并穿过微管末端的窗口(图25-46,D)。这时或者将微管和楔子拔出而带出断锉;或者根

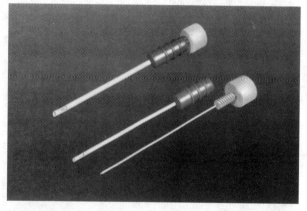

图 25-45 用于夹持折断锉的IRS组件,包括两个不同直径的器械,它们各由微管以及螺纹楔子组成。微管有一个斜的末端和窗口

据断锉的螺纹方向向合适的方向旋转IRS,将断锉取出(图25-46,E和F)。临床应用举例见图25-47。

阻塞、台阶和根尖偏移

不重视、不了解根管清洁和成型的生物-机械学目的,常会增加治疗的难度,而且可能出现不

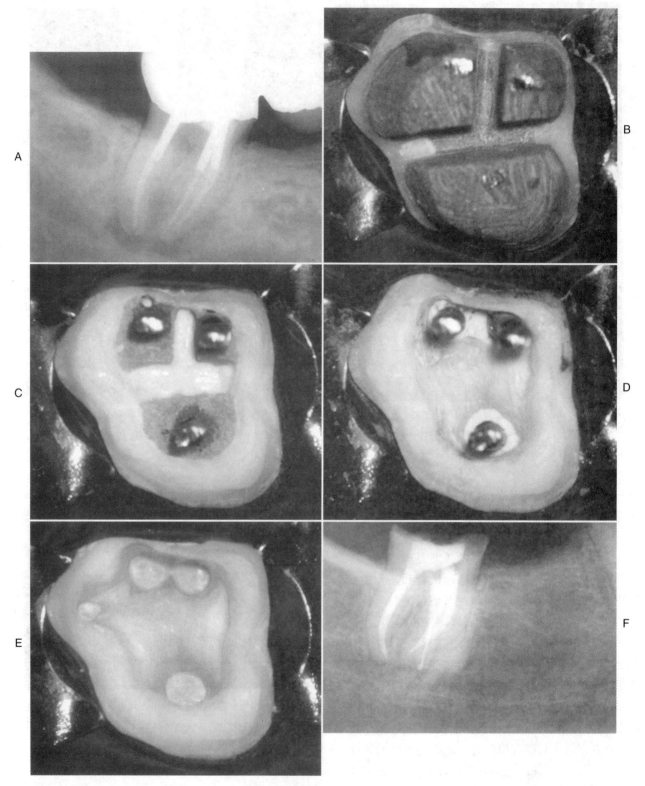

彩图 25-6 A. 术前 X 线片显示右侧下颌第二磨牙桥基牙有 3 个桩以及原有的根管治疗和根尖病变。B. 除去冠以后，在用橡皮障隔离的牙齿上可见被切割成 3 部分的核，3 根桩的头部和向近中舌侧的突起。C. 逐渐磨除桩核，利用超声仪去除所有的充填材料。D. 暴露髓腔底部，除去根管口上方的桩。E. 图示经过三维根管再治疗，成型，充填。注意向远中舌侧移位的根管口。F. 球管向近中倾斜拍摄的术后 X 线片，显示拆除的作用和向舌侧移位的根管系统充填的情况

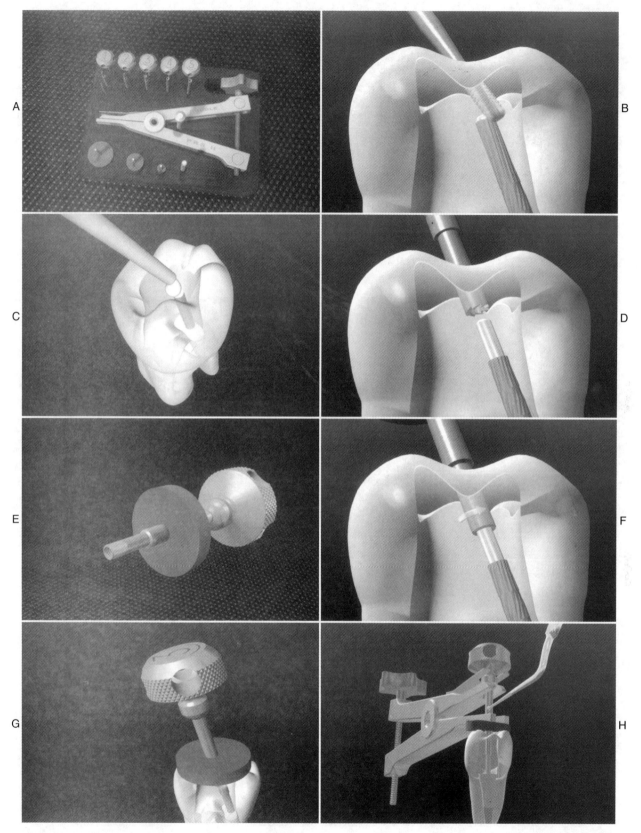

彩图 25-7 A. PRS 组件,包括 5 个不同尺寸的环钻和相应的旋塞,可切割金属的钻,橡皮垫,扭矩杆以及拔出钳。这个系统可以去除任何桩。 B. 图示切割金属的钻头有效地切削桩头部使呈圆顶状。 C. 图示在桩上添加润滑剂。 D. 环钻准确地沿桩头部向下切削 2~3 毫米。 E. 将 PRS 微型管旋塞插入保护性橡皮垫。 F. 图示将旋塞逆时针旋转在桩上形成螺纹并与桩啮合。 G. 图示旋塞与桩啮合后以及橡皮垫保护牙齿的情况。 H. 图示安装和启动的拔出钳配合增能了的 CPR-1 超声器械在旋塞上振动的情况

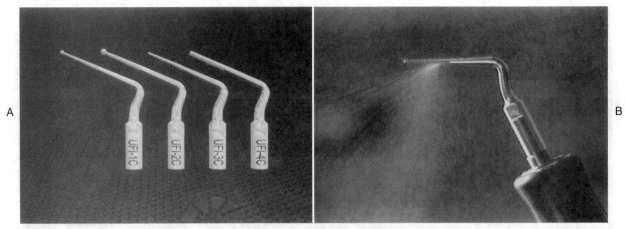

彩图 25-8　A. 照片显示 4 个完成阶段使用的超声仪探头。它们的形态、包被和出口的设计都有利于多种操作。B. UFI 1 号探头的特写照片显示,从它的出口射出一股纤细的、受控制的水雾

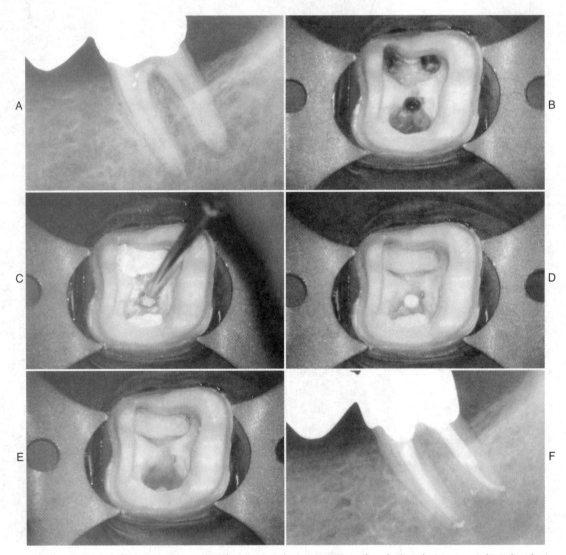

彩图 25-9　A. 术前 X 线片显示作为基牙和牙髓受累的下颌左侧第二磨牙治疗的状况。注意以前预备的入口和髓室底穿孔。B. 照片显示根管口以及根分叉处的髓室底穿孔。C. 照片显示利用 Collacote 覆盖根管口,以及通过 STN 导入硫酸钙至穿孔处。D. 照片显示根分叉处的处理,利用可吸收的塞制剂置于穿孔表面。E. 照片显示利用复合树脂修复穿孔。F. 5 年后回访显示新的桥体以及根分叉和根尖处的骨愈合

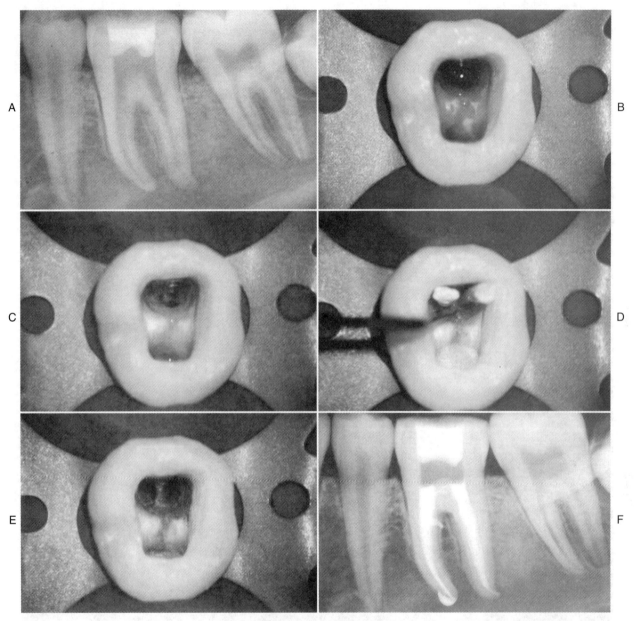

彩图 25-10　A. 术前 X 线片显示，牙髓受累的左侧下颌第一磨牙。注意以前的近中根扩根管过大。B. 重新进入时拍的照片显示近中根管出血明显。C. 图片显示止血以及确定底穿位置。D. 图片显示近中颊侧和舌侧根管中的牙胶尖，以阻止被堵塞。将 MTA 振动导入穿孔部位。E. 接下来的复诊照片显示去除了牙胶尖，穿孔得到修复，准备根管充填。F. 术后 X 线片显示暂封的牙齿，4 个根管充填完毕，以及根尖三分之一的解剖结构

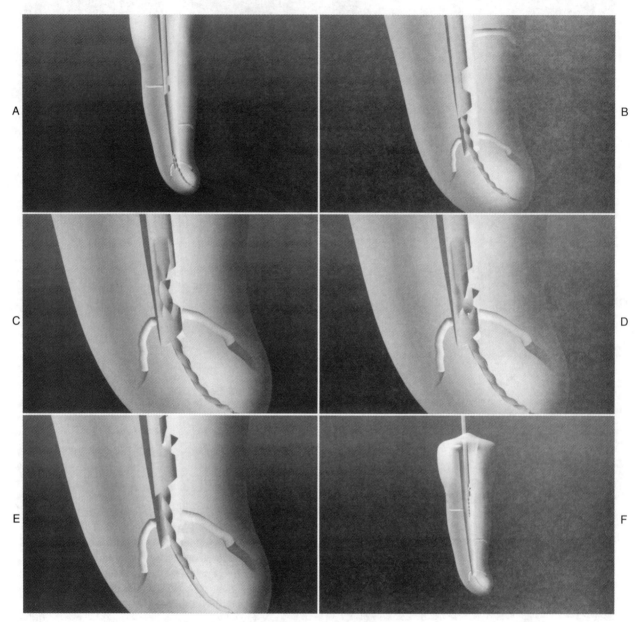

图 25-46　A. 图示说明将微管的尖端沿根管外侧壁进入。B. 图示说明用微管倾斜的尖端"抠起"断针的头部。C. 图示说明微管完全就位,将楔子插入微管管内并向折断的锉靠近。D. 图示插入的楔子通过微管与断锉的头部啮合,并使锉的头部移位,从窗口露出。E. 可以通过 IRS,传递机械力量。F. 最终断锉得以去除

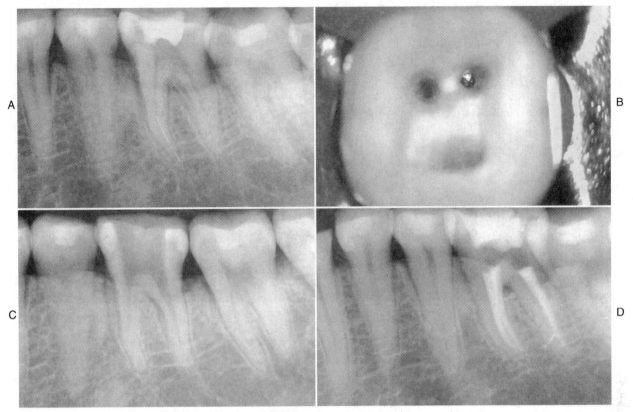

图 25-47 A. 术前 X 线片说明下颌左侧第一磨牙近中根尖三分之一处存在断针。B. 12 倍放大显示直线型根管入口,以及折断的镍钛锉头部。C. X 线片显示断锉已经去除。D. 术后 X 线片显示充填后的情况。注意分叉根管,远中根管系统根尖处有分叉

必要的并发症,如阻塞、台阶、根尖偏移及根管侧壁穿孔等(图 25-48)。这些医源性的根管治疗意外通常都是由于根管清洁和成型的概念不清造成的(参见第 8 章)。

在临床上可以见到偶然会发生的阻塞、台阶和根尖偏移。设法通过阻塞根管,绕过台阶,对付根管偏移的最强有力的方法就是需要决心、坚持和耐心的态度,"我一定会处理好",这是最重要的。

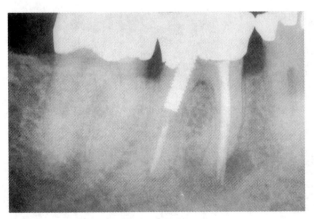

图 25-48 术前 X 线片显示下颌右侧第一磨牙存在种种的修复以及根管治疗的失败

处理阻塞的技术

当遇到阻塞根管时,首先向根管内注满次氯酸钠,然后观察,拍摄角度合适的 X 线片,要注意是否有根管弯曲和根尖病变。牙医师要想到根管内疾病往往是从冠端向根尖方向发展的,还必须联想到牙髓源性的损害会在根尖出口附近形成。既如此,就应将根管锉直接朝着根尖损害区前进。

通常,在处理阻塞根管或有台阶的根管时,选择能达到工作长度的最短的锉。锉越短,其硬度越高,使牙科医生的手指越能靠近器械的尖端,触觉控制也更敏感。要知道根管通常比容纳它的牙根更弯曲。照此,可以将 10 号锉预弯成弯曲根管的形状,并用一块单向性的橡皮标记指明锉弯曲的方向。然后将锉试着插入根管至工作长度。如果不成功,牙科医生应预先扩大根管冲洗后,将根管锉的弯曲度略加大,以方便其到达工作长度(图 25-49,A)。如果遇到阻塞,则用预弯的根管锉以啄的动作向根尖方向扩锉。同时牙科医生应不断调整标记的位置,这会自动调整根管锉尖端的方向以期能通过根管的其余部分。

牙科医生应该使用极短振幅,轻轻的连续啄叩

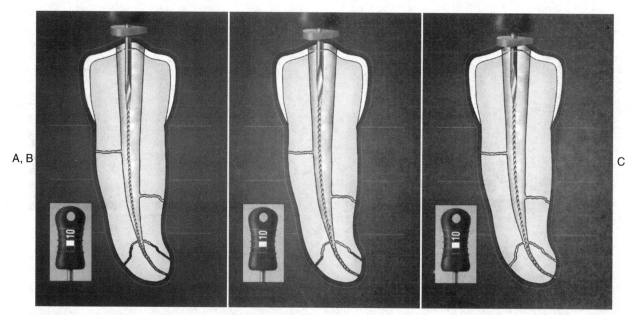

图 25-49 A. 图示说明扩大根管过程中应该使用大量的冲洗，以利于放置预先弯成弧度的 10 号锉。B. 10 号锉工作末端附着残留物并且接近根尖孔。C. 图示说明 10 号锉不断滑向并且轻轻穿过根尖孔从而证实根尖是开放的

动作，以便通过根管的末端。短的啄叩可以确保安全地将冲洗液导入更深处，从而增加扩通根管的可能性（图 25-49，B）。根管锉的尖端与阻塞物啮合后，禁止过度旋转，因为沿工作长度扭力的负荷会使器械易于折断。如果根管锉的尖端插牢或卡住，那么可以将锉的手柄作极小的前后摇动。如果 10 号锉不能向根尖方向移动，则使用更小的、D_0 直径为 0.08 mm 或 0.06 mm 的锉可能更有帮助。此时牙科医生还应该拍摄一张工作胶片或经常把根管锉取出观察其弯曲是否与期待根管形态一致。根据阻塞的严重程度，以上努力通常会顺利到达根尖孔，并建立敞开式根尖。

如果扩锉的努力超过约 3 分钟仍没有进展，则将次氯酸钠从根管中吸出，重新放入黏性螯合剂。如前所述再试一次，只需几分钟时间即可使螯合剂进入根管深部和达到效果。如果 10 号根管锉插牢或卡进碎屑里，则有时候使用更小号的直径 0.08 锉会有帮助。

当根管锉向工作长度移动时，其尖端轻轻地移向并微微地穿出根尖孔。这样可以携带更多的螯合剂送入根管深部，使更多的碎屑溶进悬液，并润滑根管锉使其滑向工作长度。牙医继续使用短振幅推拉动作，使根管锉轻轻地细微地移动 1~2 mm。当根管锉移动自如时，使用稍微长的 2~3 mm 振幅。最后用 3~4 mm 振幅直到根管锉滑到根尖末端为止。当遇到阻塞根管时，临床牙医必须表现出坚忍不拔的精神，通常他们的耐心会得到回报的（图 25-50）。

有时候，有一些临床情况曾用前面提到的技

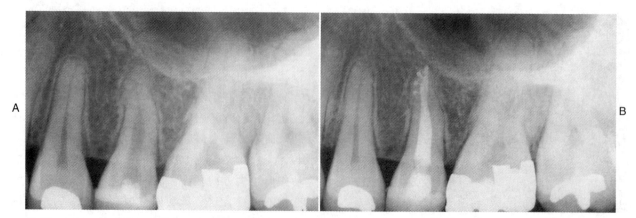

图 25-50 A. 术前 X 线片显示，上颌左侧第二双尖牙的开髓孔以及以前预扩的根管冠三分之二。B. 术后的 X 线片解释了以前根管阻塞的原因。注意根尖的分叉，这个根管系统有 4 个出口

术小心尝试解决，但是，不是根管锉不能向根尖前进，就是不能遵循生理性根管路径。这时就需要深入思考和确定下一步的治疗计划。如果患者确实无症状而且症状未被用药掩盖，牙周健康，无牙髓源性损害，那么也可以将根管预备到阻塞处然后充填。但是要告知患者这种治疗是不太理想的治疗方法，今后定期复诊的重要性及可能将来需要做外科手术治疗。

如果阻塞根管不能扩通，存在临床症状，牙周健康状况较差或存在牙髓源性的损害，则还是应该从三维角度充填根管。有时候术后拍摄的 X 线片表明，液体和固体充填材料充填到了工作长度。不管充填结果如何，都需要告诉患者复诊的重要性以及将来的治疗选择，包括外科手术、牙再植或拔牙。

处理台阶的技术

根管的内部偏移称为台阶，通常是由于牙医师的扩锉短于根管工作长度时造成的(图 25-51，A)。多数台阶使用前述的技术可以成功地旁越[74]。一旦

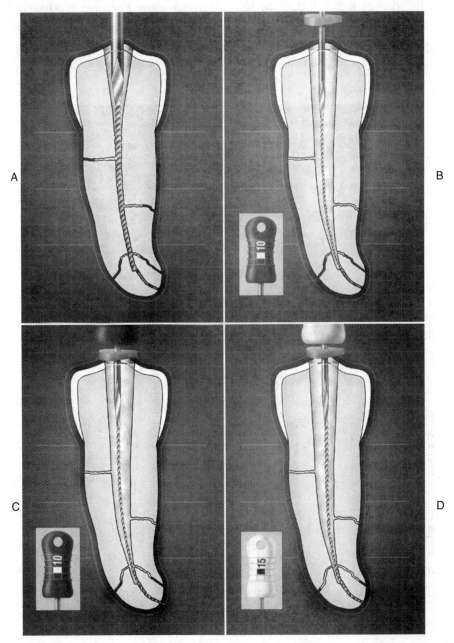

图 25-51　A. 图示说明器械全长度被束缚，并且不能沿着根管的弯曲度前进。B. 图示说明冠方三分之二已预扩展，用预弯的 10 号锉操作未到工作长度，但已至台阶的根尖方。C. 图示说明利用 10 号锉已绕过台阶。D. 图示说明 15 号锉已在堵塞的根尖方并抵达工作长度

根管锉的尖端能到达台阶的根尖方(图 25-51, B),则在这个位置应使用极短距离的推拉的动作进出根管,同时强调应将锉保持在台阶的根尖方。当根管锉能自由移动时,换用较大的推拉动作使台阶变小,并证实根管内壁是否还存在不规则结构。如果根管锉滑动自如,则顺时针方向旋转退出,这样可以使 SS 锉的根尖 1/3 趋于拉直并使其扩锉,缩减或除去台阶(典型的是位于根管弯曲外侧壁的台阶)。在这个过程中应该尽量使根管锉保持在根尖孔的冠方,对待根尖孔要谨慎并使其保持最小。当预见到台阶可以绕过时,则可用 10 号锉(图 25-51,C)建立敞开式根尖孔。即用锥度为 0.02 的 10 号锉轻轻通过根尖孔 1 mm,使其直径增至 0.12 mm 为 15 号锉的进入铺平道路(图 25-51,D)。

处理根管内台阶的突破是大锥度(GT)镍钛手用锉的使用(Dentsply Tulsa Dental, Tulsa, OK)。其去除台阶主要的优势就是 D_0 直径为 0.20 mm,最大凹槽直径为 1.00 mm,锥度比常用的 0.02 的锉大 3~6 倍。有趣的是,只一套 GT 器械就相当于含有 13 种不同号码的 ISO 锥度锉(这些器械的几何形状和使用方法见第 8 章和第 14 章)。

GT 锉只有在台阶被绕过,根管已扩通,根尖已敞开时才能进入根管。绕过台阶并用 15 号锉扩通根管,如果需要,可用 20 号锉建立一个导洞,使 GT 锉的尖端能顺利遵循此路径进入根管。为了使镍钛 GT 手用锉的尖端越过台阶,首先用 Endo Bender Plier(Analytic Endodontics, Orange, CA)(图 25-52, A)预弯 GT 锉。为了成功地预弯镍钛 GT 锉,先将其工作端牢固地夹持在锉折弯钳的上下钳口之间,然后将锉的把手拉过使呈 180°~270°的圆角。由于镍

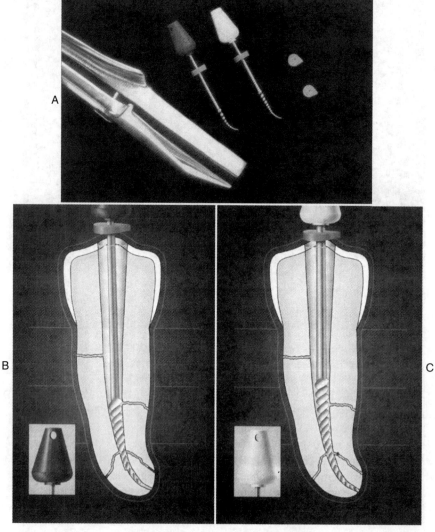

图 25-52　A. 照片显示可用 Endo Bender Pliers 预弯 GT 锉。B. 图示说明预弯的 0.10 锥度的 GT 锉在台阶的根尖方。C. 图示说明预弯的 0.08 锥度的 GT 锉已去除台阶和已到达工作长度

钛合金有弹性记忆,弯曲时需过度,以便使其在从折弯钳上取下时,尖端达到理想的弯曲度。弯好后把一个定位的橡皮标记放在 GT 锉上,旋转使其方向与根尖弯曲的方向一致。GT 手用锉按照从冠端向下,由大到小的方式使用(见第 8 章)。将一根锥度合适的 GT 锉送入根管,用橡皮标记定位,使其预弯的工作端能绕过并移向台阶的根尖方(图 25-52,B)。根据根管形态,此 GT 锉可以达到工作长度,否则选择锥度更小的 GT 锉(图 25-52,C)。使用完 GT 锉之后,用 10 号锉循此路线进入根管,检查台阶是被缩小还是被去除了。临床处理台阶的情况见图 25-53。

最后临床牙医师根据术前 X 线片、牙根容量的大小及经验,作出决定。即如果继续努力消除台阶会削弱或造成根管穿通,是继续进行根管成型,以期彻底消除台阶还是终止。并不是所有的台阶都能或都必须去除。临床牙医师必须权衡利弊并尽可能最大限度地保留牙本质(第 8 章介绍的根管清洁、成型的 4 个目的可以给牙医师以指导)。

在台阶不能被去除的情况,试主尖可能会有些难度。这时,可以修剪主尖使其尖端直径与在工作长度被夹紧的锉的 D_0 直径相同,然后模拟根管弯曲预弯主尖,将根部浸在含有 70% 异丙醇的小碟中,几秒钟后取出,其硬度明显增加。然后在牙胶粗大端刻上一个定位凹痕使牙医师能辨认工作长度和牙胶尖弯曲的方向。这项操作极大地方便了挤压过程中主尖的放置。

处理根尖偏移的技术

由于医疗操作意外使根管生理性末端移位于牙根外表面的新位置,即为根尖偏移。用逐渐加大、加硬的根管锉扩锉到工作长度会导致根尖孔破裂、拉开或撕裂[12,76]。如果发生了根尖偏移,根管就表现为根尖结构颠倒,对牙胶不具有抗力形。这可导致充填不良即竖向超填而内部充填不满[74,77]。总而言之,根尖偏移分为 3 种类型,每一型都需要特殊处理。

Ⅰ型 Ⅰ型根尖偏移是指生理学根尖孔的较小移位(图 25-54,A)。在这种情况下,由于要建立正向的根尖的根管结构(图 25-54,B),需额外去除牙本质,有削弱牙根强度或导致侧方条状穿孔的趋势,因此牙医必须权衡利弊。如果能保留足够多的残余牙本质,并可以在根尖孔上成型,某些Ⅰ型根尖偏移就可以进行三维清洁、成型和充填(图 25-54,C)。遗憾的是,许多根尖孔移位于牙根外表面的根管,不能承受这种治疗方法,而需要采用Ⅱ型和Ⅲ型的治疗方法。

Ⅱ型 Ⅱ型偏移是指根尖孔中度移位(图 25-55)。根尖 1/3 段表现的结构颠倒更甚于Ⅰ型偏移。这时,根管常比较潮湿,而试图建立一个更敞开的根管形状有使根管强度削弱或穿孔的危险。在处理这种病例时,要选择根尖屏障物以控制出血,并在接下来进行的充填中提供防止超填的阻挡[74]。

通常处理Ⅱ型偏移所选择的根尖屏障物为无机物三氧聚合物(ProtRoot)(Dentsply Tulsa Dental, Tulsa,OK)(图 25-56,A)[47,66,94]。使用 ProtRoot 是促进牙根修复的一个惊人突破,可以用于表现为根尖结构颠倒的根管,如偏移或不成熟牙根的修复,非外科性穿孔的修复,或外科修复。值得注意的是牙骨质可以在这个非吸收性的 X 线阻射性的材料上生长,这样可以形成正常的牙周附着。虽然干燥的环境有利于提高可见度,但 ProtRoot 显然不会受到潮湿环境的破坏,并且在 4~6 小时内即可凝结成砖块般硬,其密封作用与今天使用的最好材料的密封

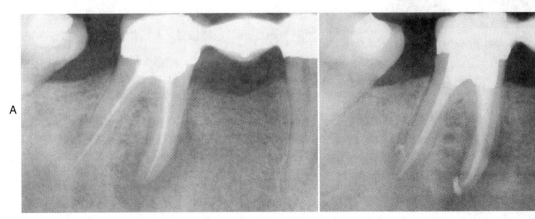

图 25-53 A. 术前 X 线片显示固定桥远中基牙根管治疗失败。注意髓腔内的银汞以及近中根内有台阶。B. 术后 X 线片显示台阶得以处理和通过牙根弧度的充填材料

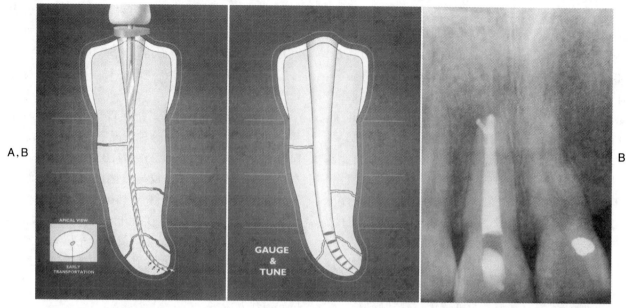

图 25-54　A. 图示说明 I 型根尖偏移。注意根尖孔的轻度移位。B. 通过根尖孔上方成型处理的 I 型根尖偏移。C. 术后 X 线片显示 I 型根尖偏移的治疗情况。成型后的根管为牙胶提供了抗力形

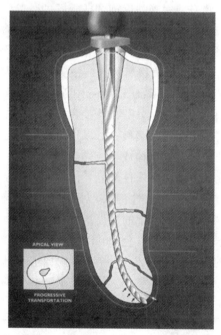

图 25-55　图示说明 II 型根尖偏移。注意根尖孔的中度移位

效果一样好，甚至更好。

ProtRoot 使用方便，可将其粉末与麻醉剂或无菌水调制成黏稠膏状物质。用微管输送器如定制的腰椎穿刺针或 West Perf 修复器械（Analytic Endodoontics，Orange，CA）（图 25-56，B 和 C）的侧面将一小块黏固粉拾起并送进预备好的根管。然后用定制的非标准化的牙胶尖当作有弹性的充填器，轻轻地挤压并慢慢地填塞到工作长度[74]。在较直的根管，可以用 CPR-3、4、5 振动法将 MTA 送进损害区并达到工作长度，或者使用超声激动器。操作时应该根据根管的长度和直径来选择相应的器械，将其插入 MTA 泥中在最低能量档打开开关。这种直接的超声能量可以振动并产生类似于波浪状的运动，便于将 MTA 沿根管送入根尖部并紧密贴合[74]。在开始进行下一步操作前，必须拍摄 X 线片以证实在根管的根尖 1/3 有高密度的 4~5 mm MTA 带。

在修复根管弯曲的根尖方的损害时，首先用有弹性的牙胶充填器，在弯曲处形成一个 4~5 mm 的 MTA 柱，然后将预弯的 15 号或 20 号 SS 锉送进根管弯曲处，插入 MTA 中并进到工作长度末端的 1~2 mm 范围内。将带有 CPR-1 头的间接超声器放在根管锉的杆上。采用间接超声法使 MTA 下落、移动并与根管侧方结构紧密贴合。它也可以控制其移动到根尖并与根尖组织轻轻接触。然后拍摄 X 线片以证实在根管的根尖部有高密度的 4~5 mm MTA 带。

ProtRoot 需要潮湿的环境以促进黏固粉凝固并变成砖块般硬。根管外有液体存在会使已经到位的 MTA 的根尖部分潮湿，以满足其硬固的需要。但仍然需要制作一定大小的棉球，浸水后放进根管，与 MTA 最冠端接触。然后暂封患牙，让患者回去。在下一次复诊时去除暂封及湿棉球。用尖探针用力探及 MTA，以检查其硬度。典型的情况是 MTA 呈砖块般硬，那么牙医师即可在其上充填根管。如果材料仍软则应将其去除，冲洗根管，干燥后放置新调制的

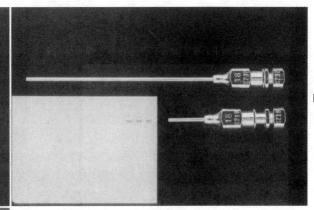
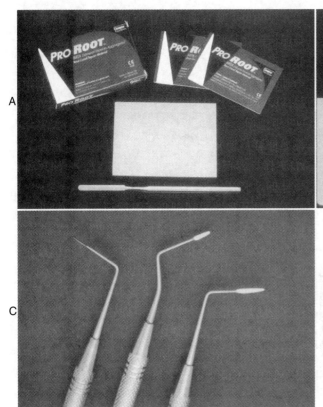

图 25-56　A. ProRoot（MTA）的包装为粉末形式，使用时与无菌水调制成黏稠的糊状。B. 使用切短至合适长度的 18 或者 20 号腰椎穿刺针头输送 MTA。C. West Perf Repair 公司生产的带不同角度的、较细的、柔软性良好的充填器

MTA。在下一次复诊时，应该有硬的屏障，它可以提供防止超填的屏障。处理Ⅱ型根尖偏移的步骤见图 25-57。

Ⅲ型　Ⅲ型根尖偏移应该抢救，它需要尽可能好的根管充填和随后的矫正手术（图 25-59）。采用外科手术仍不能挽救的严重根尖偏移应拔除患牙。

根管穿孔

根管穿孔是指根管管腔与牙周组织之间形成的病理性或医源性交通。穿孔的原因有吸收性损害、龋病或根管治疗中或治疗后发生的医源性意外。不管原因为何，穿孔均侵入牙齿的支持组织，最初引发炎症并造成附着丧失，最后会造成牙齿的丧失。不管穿孔位于骨嵴之上还是之下，都必然会对根管治疗的预后造成严重威胁。多学科的治疗小组成员必须决定是拔除患牙还是努力采用非外科方法进行再治疗、外科手术矫正，或两者结合。

影响穿孔修复的考虑

当评估穿孔的牙齿有无治疗价值时，为了恰当地指导治疗，必须从个体和全体的角度考虑多种变量因素。

穿孔的 4 个方面

治疗牙医师必须确认穿孔的 4 个方面，并了解其中每一方面都会影响到治疗的选择和预后。显微镜、纸尖、电子根尖定位仪，如 Root ZX（J. Morita, Tustin, CA）、现正处于试验阶段的诊断用 X 线阻射对比液，如 Rudder Solution（专利号 5 797 745）（见第 8 章）等均有助于确定穿孔的水平、位置及程度以及成功处理的可能性[15,74]。

穿孔的 4 个方面总是同时存在，从而协同作用使治疗结果复杂化。

- 水平：穿孔在牙根冠 1/3、中 1/3 和根尖 1/3 均可以发生。根分叉穿孔同冠 1/3 穿孔有相同的考虑。这个位置的穿孔由于威胁到龈沟内附着，与更靠近根尖的穿孔相比，治疗难度有所不同。总之，穿孔越靠近根尖，预后越理想。

- 位置：穿孔在牙根的颊侧、舌侧、近中、远中都可以发生。在选择非外科治疗时，穿孔的位置不那么重要，但是如果考虑选用外科方法，则穿孔的位置就很关键，并且可能妨碍外科入口。

- 大小：穿孔的大小极大地影响牙医师建立密封的封闭。圆形穿孔的面积用数学方法表示为 πr^2。因此，用任何钻针或仪器使穿孔直径增大 1 倍都会使

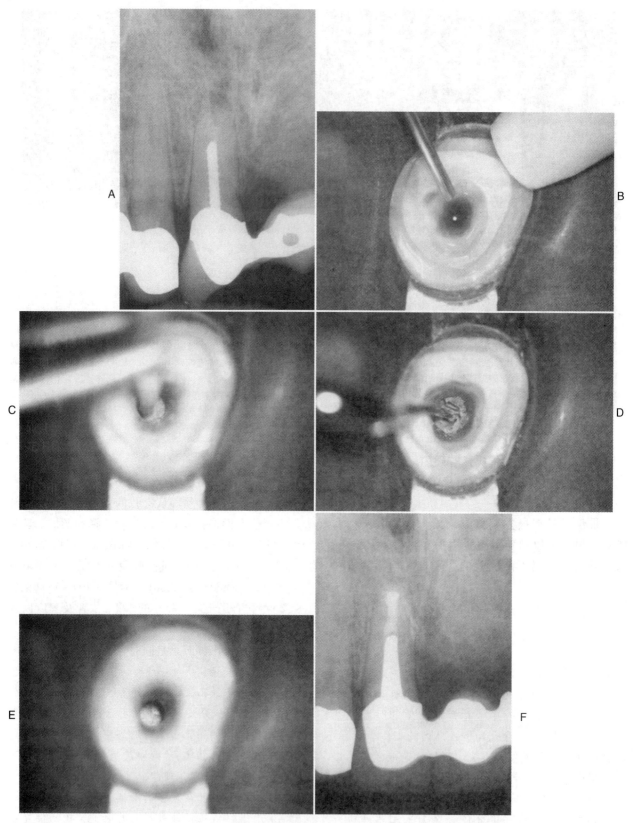

图 25-57 A. 术前 X 线片显示,作为基牙的上颌右侧中切牙有一根桩以及未充填的根尖结构颠倒的根管系统。B. 8 倍放大的照片显示去冠之后,经过清洗以及重新成型,暴露的根尖孔。C. 照片显示利用牙胶尖作为柔性充填器输送 MTA 至根尖三分之一处。D. 照片显示利用 CPR-5 超声仪振动输送 MTA 至根尖三分之一处。E. 复诊时照片显示结固的 MTA。F. 6 年后回访显示新的桥体,桩,非外科再治疗的效果以及骨愈合良好的状况

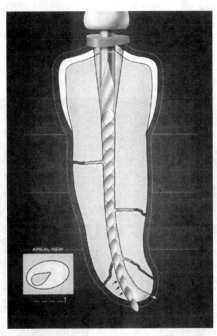

图 25-58　图示说明Ⅲ类根尖偏移。注意根尖孔明显撕裂，以及严重移位

需密封的表面积增加 4 倍。

- 时机：不管穿孔的原因为何，都应该尽快进行修复，以防止附着的进一步丧失及龈沟内上皮的损坏。慢性穿孔由于龈沟内附着丧失，使治疗非常具有挑战性，有可能需要外科手术矫正及引导性组织再生技术来进行治疗[10,38,84]。

牙周条件

已经穿孔的患牙必须要彻底检查牙周情况，特别是要仔细探查这些牙齿的龈沟[26,61,81]。如果牙周附着完整，无牙周袋，治疗的时机就很关键。理想的治疗是直接采用非外科方法修复缺损。但是，如果有牙周损伤并导致附着丧失，则应该由学科间会诊（包括正畸、牙周病科及根管治疗科）及修复科指导治疗计划、治疗顺序和预后。这种情况下，必须在非外科修复和外科矫正之间做出决定，要知道有时候需要联合治疗来挽救患牙。

美观

前牙区穿孔会明显影响美观。唇线较高的患者由于软组织缺损如唇裂、牙龈退缩或牙冠切龈距离与邻牙不符等使美观受到损害[43,61,79]。重要的是，必须仔细选择牙色修复材料来修复需要改善美观的区域，而且要从目前市场上出售的最好的牙本质黏结材料中选择[1]。遗憾的是，某些传统的修复材料会使牙齿变色，软组织着色，严重地影响了美观。

观察

放大镜、头灯、透照装置都能方便观察，而且是处理穿孔时重要的辅助工具。牙科手术显微镜可以显著改善视野，提高非外科修复的可预测性，减少外科手术介入的需要及相应的危险性。

治疗顺序

当牙根有穿孔、根管敞开但尚未恰当成型时，应该先修补穿孔之后再进行最后的根管治疗。如果不先修补穿孔，牙医就不能控制血液流进根管，不能局限冲洗液或不能达到可控制的液压充填。然而，任何有穿孔的根管都应该进行最理想的扩大和预备，以便进入缺损区，增加可见度，使修复后的器械操作减至最低。修复穿孔时，重要的是保持进入生理性根管的通路通畅，因为使用的屏障和修复材料可能不小心阻塞根管。牙胶片段、棉球或胶原塞都可以用来放进缺损区的根尖侧，以防止穿孔修补过程中阻塞根管。有穿孔的患牙如果根管治疗失败，可以用已有的根管充填材料来占住根管，先修复穿孔再继续进行根管材料的拆卸和再治疗。在接下来进行的根充材料的拆除、根管预备和充填过程中，必须小心不能使修复穿孔的材料受到破坏。

穿孔修复使用的材料

止血剂

许多穿孔性损害表现为再次进入时大量出血。因此，临床牙医需要熟悉几种止血效果好的止血剂和止血材料[39]。干燥的术区有利于放置修复制剂，同时可以提高可视度。氢氧化钙是一种使用历史悠久的材料，能被动的注射进入根管，以液态的形式到位，并可以在根管内及缺损区保留 4~5 分钟甚至更长的时间，然后用次氯酸钠将其冲出，如此敷用 2~3 次通常即可开始控制出血。如果达不到止血效果，可以将氢氧化钙留在根管内直到下一次复诊[27]。其他重要的用于止血的材料包括胶原、硫酸钙、冻干骨和 MTA[6,19,84]，其止血机制各有不同。还有几种止血剂由于诸如费用、处理和放置的便利程度或其副产品等因素而不太常用。讽刺的是一些最好的止血剂如硫酸铁，留下的血凝块可以促进细菌生长，损害牙齿与修复材料界面的密封并危及预后[48]。

屏障材料

临床牙医在试图修复穿孔时，面临两个主要挑战：一个是止血；一个是在控制止血的情况下放置修复材料。屏障可以帮助产生"干燥区域"，也可以提供内在基质或"阻挡"，以供稠密的修复材料在其

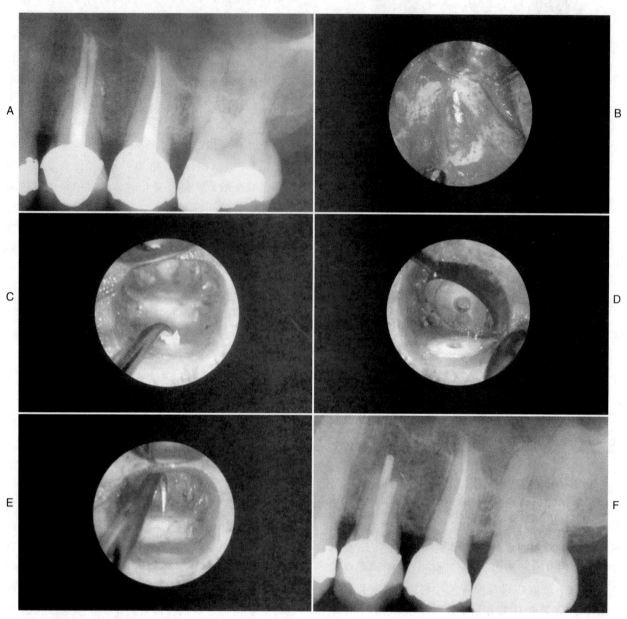

图25-59 A.X线片显示术前的上颌左侧第一双尖牙。注意已充填的颊侧根管,不符合冲洗以及成型的机械学要求。B.12倍放大显示,手术翻瓣后发现,牙胶尖穿出明显撕裂了的、并且发生位移的根尖孔。C.12倍放大显示,骨切开术,根尖切除术,以及用超声仪对颊侧根管进行预备。D.12倍放大显示,利用微型口镜看见的预备完成的颊侧根管根尖部。E.12倍放大显示,利用超声仪对舌侧根管根尖部进行的预备。F.4年后回访X线片显示根管根尖部充填状况,以及完美的骨愈合

上压紧[73]。总的来说,屏障材料可以分为可吸收性材料和不可吸收性材料。但是,关键是要注意所使用的修复材料,通常可以依此决定选择哪一种屏障。

可吸收性屏障　根管内的出血必须处理,可以通过将可吸收性材料采用非外科方法送进入口洞型,在根管内经过穿孔缺损,送进三维骨缺损区来达到止血目的。可吸收性材料要放在骨组织内,不能遗留在牙齿结构内,屏障的形状应该与根分叉或分叉表面的结构相一致。虽然有各种可吸收性屏障,但胶原和硫酸钙最好用,因为这两种材料便于操作、研究和观察临床结果。

- 胶原类材料, 如 Collacote(Sulger Dental, Carlsbad,CA),工作特性优良,能达到彻底止血[39]。Collacote 是生物相容性材料,支持新组织生长,在 10~14 天内即可吸收并留在原位置[10,19,33]。根据缺损和可利用入口的大小,将 Collacote 切成合适大小的片,每次通过入口洞型放进骨缺损区一小片,逐渐增加直到形成与牙根的缺损面大小一致的固体屏障,典型的情况是在 2~5 分钟内即可止血。胶原屏障还可连同汞合金、Supe EBA 及其他非黏结性修复材料一起使用[64]。如果打算黏结牙本质则禁止使用 Collacoto,因为 Collacoto 吸收水分会污染修复材料。

- 硫酸钙,如 Capset(Lifecore Biomedical, Chaska,MN),在处理穿孔时既可以用作屏障材料又可以止血。硫酸钙起填塞作用,一旦凝固即可机械性填塞管状腔道[2,64,84]。Capset 具有明显的生物相容性,不会引发炎症,在 2~4 周内即可被生物学吸收。这种材料可以用微管输送系统通过牙齿注射进入骨缺损区。在注射过程中,硫酸钙即可充满骨缺损区及牙根缺损的部分空隙。硫酸钙既可以快速凝固成砖块般硬,又可以用超声完成器械(UFI)

(Dentsply Tulsa Dental,Tulsa,Okla.)将其方便地、撒砂般地直接送到牙根外表面。UFIs 表面上有涂层用于喷砂,有刻度以便在根管内深处操作,其喷口工艺技术可以将冲洗液准确地注入操作区(图 25-60)[1,30,64]。当使用湿性黏结时,可选择硫酸钙作为屏障剂。重要的是穿孔处缺损要先冲洗去除污染物,并预备后才能黏结。

不可吸收性屏障　MTA 呈现出极佳的组织生物相容性,既可以用作非吸收性的屏障材料又可以用作修复的材料(图 25-56)[40]。MTA 有多种临床用途,是处理牙根穿孔的一个惊人突破[6,47]。在可能出现湿性污染术区或当进入和视野受到限制时,可以选择 MTA 作为屏障材料[6,47]。另外,MTA 还可以单独用作牙根修复材料,或者用作屏障材料,以供另一种材料在其上充填(参见本章前面的"处理根尖偏移的技术"一节)。

修复材料

成功修补穿孔的关键是选择一种使用方便,不可吸收,具有生物相容性,美观效果令人满意而且能提供彻底的密封的修复材料。通常用于修补穿孔的材料有历史悠久的汞合金(但目前的流行性下降),Super EBA 树脂黏固粉(Bosworth Co., Skokie,IL),复合黏结修复材料(Den-Mat Corp., Santa Maria,CA),磷酸钙黏固粉及 MTA[16,58,60]。有助于修补穿孔的修复材料的选择,要根据进入缺损的技术、控制潮湿的能力及美观等因素考虑。

修复穿孔的技术

要根据可靠的研究、判断、经验、训练、美学、是否方便操作以及在具体的临床环境中使用某一材料的利弊,来选择修补穿孔的特殊的屏障和修复材料。本节介绍了修补穿孔的医疗设备、材料及技术。

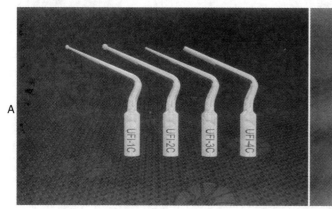
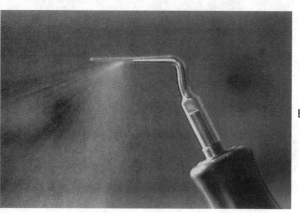

图 25-60　A. 照片显示 4 个超声完成器械。它们的形态、涂层以及喷孔设计有利于进行许多操作。B. 仔细观察 UFI 1 号探头,可见从喷水孔射出的精细、可控制的水雾

冠 1/3 和根分叉穿孔的处理

冠 1/3 穿孔和髓室底穿孔之间的主要区别是由此引起的牙根缺损的形状。发生于髓室底的机械性穿孔通常为圆形，而牙根侧方的穿孔由发生的性质决定，一般为卵圆形。当处理这种穿孔时医师必须首先隔离穿孔区。一般而言，当穿孔是机械性的并刚刚发生时，损伤区可能很清洁。此时如果不出血，可以立即修补穿孔。但是，如果穿孔为慢性过程，并有微渗漏，则需要清洁、预备穿孔区之后用修补材料来修复穿孔。超声完成仪因其具备的几何形状、涂层及喷口工艺技术，是预备穿孔区的理想仪器。

一旦缺损区经过恰当预备，就可以根据下面的美学考虑来选择合适的屏障材料和修复材料。

• 在冠 1/3 处的穿孔，美观是考虑的主要问题，通常使用硫酸钙屏障材料结合使用黏结技术来修复[30]。

• 历史悠久的汞合金和最近出现的 Super EBA 也可以用于修补冠 1/3 穿孔，这时美观不是主要考虑的问题。目前，MTA 由于具有许多理想材料的特点而迅速成为对美观要求不高的冠 1/3 处穿孔的屏障和修复材料。

如果还没有完成三维清洁、成型和充填根管，则可在修补穿孔后进行（图 25-61）。

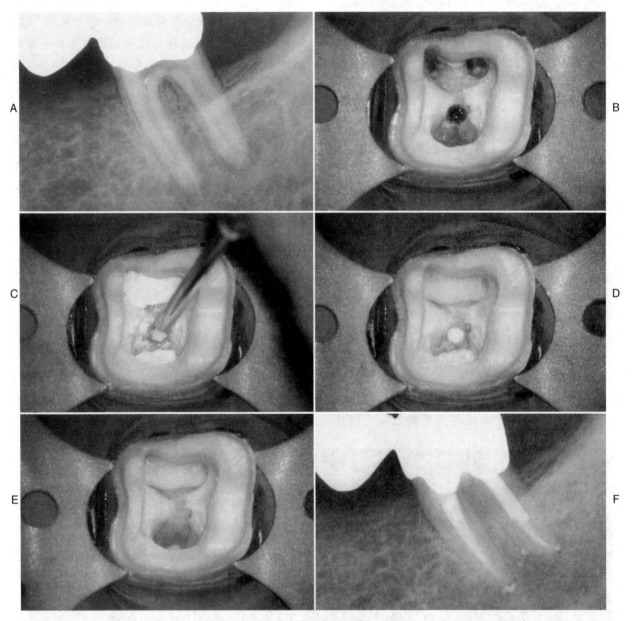

图 25-61　A. 术前 X 线片显示，作为基牙的下颌左侧第二磨牙根管治疗的状况。注意以前的髓室底穿。B. 照片显示根管口以及根分叉处的髓室底穿孔。C. 照片显示利用 Collacote 覆盖根管口，以及通过 STN 导入硫酸钙至穿孔处。D. 照片显示根分叉处的处理，利用可吸收的屏障材料置于穿孔的外表面。E. 照片显示利用光化学固化型复合树脂修补穿孔。F. 5 年后回访 X 线片显示新的桥体以及根分叉和根尖处的骨愈合

中 1/3 穿孔的处理

医源性根中 1/3 穿孔通常是由根管锉、GG 钻或大号根桩方向错误引起。由于发生的性质，这些缺损为卵圆形，有相对较大的缺损需要封闭。在多根牙，根分叉处的穿孔称为根分叉带状穿孔。

根管中 1/3 穿孔时，除了牙医要处理位置更深，离入口洞型更远的缺损外，在技术上的考虑与冠 1/3 穿孔基本相同。成功处理这些更靠近根尖处的穿孔必须要谈到的因素是，止血、进入、显微器械操作技术的应用，以及在这种具有挑战性的环境中最好的材料的选择。当处理位于根管侧壁较深处的穿孔时，如果已有直接入口或者可安全制备直接入口，则可以提高可见度。在某些情况下，如果不破坏牙齿结构的完整性，制备直接入口是不可能的，这时将需要间接修补技术。通常根管预备过度造成的穿孔是无菌的，不需要使用显微器械操作技术即可修补。然而根管治疗失败伴随微渗漏的患牙，则需要采用 UFI 器械预备来清洁，并精修缺损以备修补。

较小的根中 1/3 缺损，如果出血可以止住，根管干燥，则可以在三维充填过程中得到封闭和修补。然而，如果穿孔较大，而且有讨厌的渗出或者如果根管不能被干燥，则必须先修补穿孔，然后再充填根管。在修补穿孔前尽可能好地预备根管是明智之举。如前所述，预备的根管应利于进入缺损区，而且可以使修补后的器械操作减至最低。在修补穿孔过程中为防止阻塞根管，可以先在根管内及穿孔的根尖方放置易于取出的材料，然后再进行修补。

在穿孔进入困难，视野有限，不能确定隔湿效果时，MTA 是可以选择的修复屏障材料。将 MTA 调制后送进穿孔区，用本章前面讨论的技术来处理。再次复诊时，MTA 变硬后，牙医师即可继续进行必要的治疗（图 25 - 62）。

根尖 1/3 穿孔的处理

根尖 1/3 穿孔主要是在根管清洁和成型过程中造成的。由于冲洗不足，不恰当的器械预备，不能建立敞开式根尖招致根管堵塞或形成台阶而引起深部穿孔。使非外科再治疗根尖 1/3 穿孔过程中，易出现意外和受挫。既有阻塞又有台阶的根管在根尖 1/3 发生穿孔相当常见。认识到这类穿孔发生的原因，可以指导采用外科手术来矫正，如根尖切除术和根尖倒充填术。然而，对临床牙医师而言，首先应尝试采用非外科再治疗改善已有的根管治疗，如果有遗漏的根管，则确认并治疗遗漏的根管通常是最佳的选择。

牙医师还应该尽量采用前面提到的概念、器械和技术来尝试扩通生理性根尖（参见本章"处理阻塞的技术"和"处理台阶技术"一节）。有时候根管锉的尖端会黏住，可见手柄颤动，此时，器械才开始顺着真正的根管路径进入。根管锉轻轻扩锉通过生理性根管，建立开放式根尖，可为接下来使用较大号器械铺平道路。然后将更大号预弯的根管锉插入根管向根尖到达穿孔处，但无需到达工作长度。可将这根锉保持在真正的根管路径内，以防止在下一步修补中被阻塞。

ProRoot 是修补深部穿孔应选择的材料，特别是当操作区不能保持干燥，不能建立技术上的入口时。如前所述，将 ProRoot 放入根管。为防止根管锉在 MTA 硬固时冻结在其中，用 Stieglitz Pliers 夹紧根管锉，用短的 1~2 mm 振幅上下振动。然后将松动的保持锉切断使其最冠端位于𬌗平面下。应当拍摄 X 线片以证实 MTA 的位置和修补的质量。将一个湿棉球放进根管置于 MTA 之上，暂封患牙让患者回去。在下一次复诊时，去除保持锉，如果 MTA 呈砖块般硬度，则应大流量冲洗根管并小心地完成根管预备，试主尖并充填根管。每一步操作后暂封患牙，定期复诊，最后充填根管，不失为一种明智之举。处理根尖 1/3 穿孔的临床操作步骤见图 25 - 63。应该承认，并不是所有的穿孔都可以通过非外科方法进行修补，这是很重要的。即使最有经验的牙医、使用最好的技术也不能保证成功。有些病例还得需要外科手术处理或拔除患牙（图 25 - 64）。

结 论

通过培训、实践可以使牙医师在非外科根管再治疗的能力上得到极大的提高。如本章所述，处理根管治疗失败的牙齿的技术有很多，然而，并不是所有失败的病例都能用非外科再治疗方法获得成功。临床牙医师需要权衡利弊并要意识到有时候外科手术或拔除患牙可能对患者最有利。当再治疗程序恰当，则拆除充填材料的牙齿为进行有把握的矫正修补形成了一个通道。根管治疗远期成功的关键就是放置一个设计良好的，可防止微渗漏，具有金属加固环作用，可促进牙周组织健康和协调咬合关系，而且美观效果令人满意的修复体。各学科间的协作是完成治疗、患者满意及获得远期成功的基础。根管治疗的牙齿支持组织的健康逐渐受到重视，自然保留的牙根将被当作最终的牙齿种植

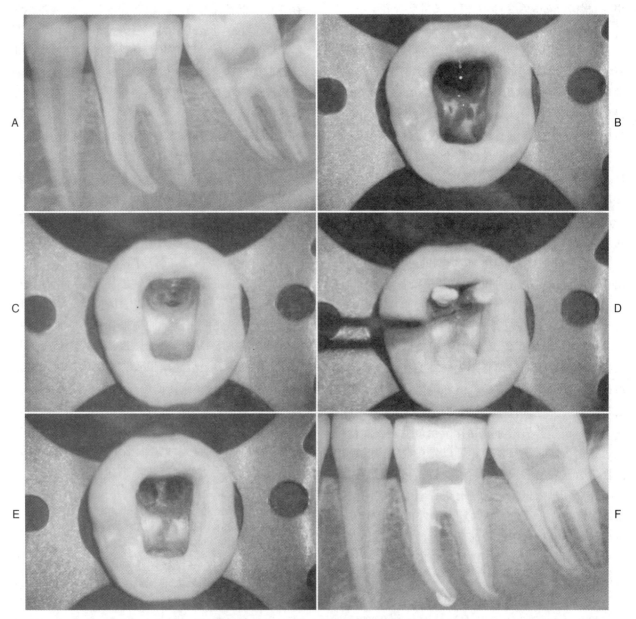

图 25-62　A. 术前 X 线片显示下颌左侧第一磨牙根管治疗的状况。注意以前的过度扩大的近中根管。B. 重新进入后的照片显示，近中根管口出血明显。C. 照片显示止血以及确定带状侧穿的位置。D. 照片显示牙胶尖插入近中颊、舌侧根管以防止阻塞，正要将 MTA 振动导入穿孔缺损处。E. 再次复诊时的照片显示，已去除牙胶尖，穿孔已修补，准备根管充填。F. 术后 X 线片显示暂封的牙齿,4 个根管已充填，以及根尖三分之一处的解剖结构

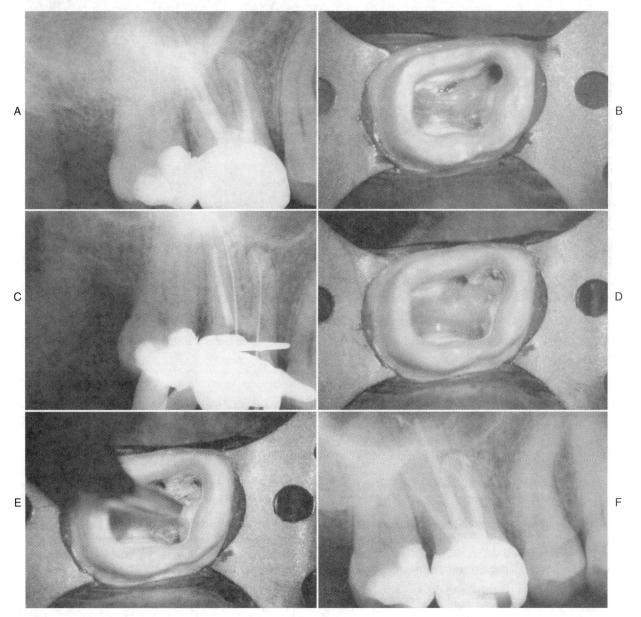

图 25-63 A. 术前 X 线片显示上颌右侧第一磨牙根管治疗失败的状况。注意近中颊侧根尖三分之一处穿孔。B. 照片显示冠去除后,一个近中颊侧根管 MB¹ 口,以及另外一个出血的近中颊侧 MB" 根管口。C. 照片显示 10 号锉在 MB" 的终点。D. 照片显示 MB" 根管预备情况,保留一个锉在 MB¹ 根管内(截断于咬合面以下),使用 MTA 修补穿孔缺损。E. 再次复诊,MTA 结固,照片显示由 MB¹ 根管去除保留锉的情况。F. 术后 X 线片显示 MB¹ 和 MB" 治疗情况,穿孔修补的情况,以及远中颊侧根管和腭侧根管台阶与阻塞的处理状况

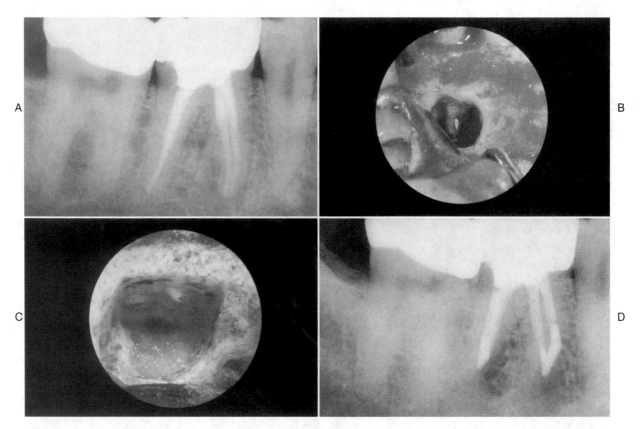

图 25-64　A. 术前 X 线片显示下颌右侧第一磨牙根管治疗失败的状况。这张片子的角度没有显示导致失败的原因。B. 照片说明牙胶尖穿出近中根的颊侧面。C. 照片显示根尖切除术和倒充填术。注意近中颊侧孔和近中舌侧孔之间的峡部的处理。D. 术后 X 线片显示手术的效果

体。根管治疗操作恰当是牙齿修复和结构重建的基石。

参 考 文 献

[1] Albers H: *Toothcolored restoratives*, ed 8, Santa Rosa, Calif., 1996, Alto Books.

[2] Alhadainy HA, Abdalla AI: Artificial floor technique used for the repair of furcation perforations: a microleakage study, *J Endod* 24(1): 33, 1998.

[3] Allen RK, Newton CW, Brown CE: A statistical analysis of surgical and nonsurgical endodontic retreatment cases, *J Endod* 15: 6, 1989.

[4] Altshul JH, Marshall G, Morgan LA, Baumgertner JC: Comparison of dentinal crack incidence and of post removal time resulting from post removal by ultrasonic or mechanical force, *J Endod* 23(11): 683, 1997.

[5] Alves J, Walton R, Drake D: Coronal leakage: endotoxin penetration from mixed bacterial communities through obturated, post-prepared root canals, *J Endod* 24(9): 587, 1998.

[6] Arens DE, Torabinejad M: Repair of furcal perforations with mineral trioxide aggregate, *Oral Surg Oral Med Oral Pathol Oral Radiol Endod* 82: 84, 1996.

[7] Barbosa SV, Burkard DH, Spangberg LS: Cytotoxic effects of gutta-percha solvents, *J Endod* 20: 1, 1994.

[8] Barkhordar RA, Stewart GG: The potential of periodontal pocket formation associated with untreated accessory root canals, *Oral Surg Oral Med Oral Pathol* 70: 6, 1990.

[9] Bertrand MF, Pellegrino JC, Rocca JP, Klinghofer A, Bolla M: Removal of Thermafil root canal filling material, *J Endod* 23: 1, 1997.

[10] Blumenthal N: The use of collagen membranes for guided tissue regeneration, *Compend Contin Educ Dent* (supp 13), March, 1992.

[11] Bragger U, Lauchenauer D, Lang NP: Surgical lengthening of the clinical crown, *J Clin Periodontol* 19: 58, 1992.

[12] Briseno BM, Sonnabend E: The influence of different root canal instruments on root canal preparation: *an in vitro* study, *Int Endod J* 23: 15, 1991.

[13] Bums RC, Herbranson EJ: Tooth morphology and cavity preparations. In Cohen S, Bums RC, editors: *Pathways of pulp*, ed 7, St Louis, 1998, Mosby.

[14] Carr GB: Surgical endodontics. In Cohen S, Bums RC,

[15] Carr GB: Retreatment. In Cohen S, Bums RC, editors: *Pathways of pulp*, ed 7, St Louis, 1998, Mosby.

editors: *Pathways of pulp*, ed 6, St Louis, 1994, Mosby.

[16] Chau JY, Hutter JW, Mork TO, Nicoll BK: An *in vitro* study of furcation perforation repair using calcium phosphate cement, *J Endod* 23: 9, 1997.

[17] Chenail BL, Teplitsky PE: Orthograde ultrasonic retrieval of root canal obstructions, *J Endod* 13: 186, 1987.

[18] Chiche G, Kokich V, Caudill R: Diagnosis and treatment planning of esthetic problems. In Pinault A, Chiche G, editors: *Esthetics in fixedprosthodontics*, Chicago, 1994, Quintessence Publishing Co.

[19] Chung KM et al: Clinical evaluation of a biodegradable collagen membrane in guided tissue regeneration, *J Periodontgl* 61: 732, 1990.

[20] Cohen AG: The efficiency of solvents used in the retreatment of paste-filled root canals, master's thesis, Boston 1986, Boston University.

[21] DeDeus QD: Frequency, location, and direction of the accessory canals, *J Endod* 1: 361, 1975.

[22] Endodontic trends reflect changes in care provided, *Dental Products Report* 30(12): 94, 1996.

[23] Fors UG, Berg JO: Endodontic treatment of root canals obstructed by foreign objects, *Int Endod J* 19: 2, 1986.

[24] Glick DH, Frank AL: Removal of silver points and fractured posts by ultrasonics, *J Prostet Dent* 55: 212, 1986.

[25] Goon WWY: Managing the obstructed root canal space: rationale and techniques, *J Calif Dent Assoc* 19: 5, 1991.

[26] Haitt WH: Pulpal periodontal disease, *J Periodontol* 48: 598, 1977.

[27] Hammerstrom LE, Blomloef LB, Feiglin B, Lindskog SF: Effect of calcium hydroxide treatment on periodontal repair and root resorption, *Endod Dent Traumatol* 2: 184, 1986.

[28] Hess JC, Culieras MJ, Lamiable N: A scanning electron microscope investigation of principal and accessory foramina on the root surfaces of human teeth: thoughts about endodontic pathology and therapeutics, *J Endod* 9: 7, 1983.

[29] Hess W, Zürcher E: *The anatomy of the root canals of the teeth of the permanent and deciduous dentitions*, New York, 1925, William Wood & Co.

[30] Himel VT, Alhadainy HA: Effect of dentin preparation and acid etching on the sealing ability of glass ionomer and composite resin when used to repair furcation perforations over plaster of Paris barriers, *J Endod* 21(3): 142, 1995.

[31] Hulsmann M: Removal of fractured instruments using a combined automated/ultrasonic technique, *J Endod* 20: 3, 1994.

[32] Jeng HW, El Deeb ME: Removal of hard paste fillings from the root canal by ultrasonic instrumentation, *J Endod* 13: 6, 1987.

[33] Johns L, Merritt K, Agarwal S, Ceravolo F: Immunogenicity of bovine collagen membrane used in guided tissue regeneration, *J Dent Res* 71: 298, 1992 (abstract).

[34] Kaplowitz GJ: Evaluation of gutta-percha solvents, *J Endod* 16: 11, 1990.

[35] Kartal N, Ozcelik O, Cimilli H: Root canal morphology of maxillary premolars, *J Endod* 24(6): 417, 1998.

[36] Kasahara E et al: Root canal system of the maxillary central incisor, *J Endod* 16: 4, 1990.

[37] Kersten HW, Wesselink PR, Thoden van Velzen SK: The diagnostic reliability of the buccal radiograph after root canal filling, *Int Endod J* 20: 20, 1987.

[38] Kim S: Principles of endodontic microsurgery, *Dent Clin North Am* 41(3): 481, 1997.

[39] Kim S, Rethnam S: Hemostasis in endodontic microsurgery, *Dent Clin North Am* 41(3): 499, 1997.

[40] Koh ET, McDonald F, Pitt-Ford TR, Torabinejad M: Cellular response to mineral trioxide aggregate, *J Endod* 24(8): 543, 1998.

[41] Kois J, Spear FM: Periodontal prosthesis: creating successful restorations, *J Am Dent Assoc* 10: 123, 1992.

[42] Kois JC: Altering gingival levels: the restorative connection. Part I: biological variables, *J Esthet Dent* 6(1): 3, 1994.

[43] Kois JC: The restorative-periodontal interface: biological parameters, *Periodontol 2000* 11: 29, 1996.

[44] Kokich VG et al: Guidelines for managing the orthodontic-restorative patient, *Semin Orthod* 3(1): 3, 1997.

[45] Krell KV, Neo J: The use of ultrasonic endodontic instrumentation in the retreatment of paste-filled endodontic teeth, *Oral Surg* 60: 100, 1985.

[46] Kvist T, Reit C: Results of endodontic retreatment: a randomized clinical study comparing surgical and nonsurgical procedures, *J Endod* 25(12): 814, 1999.

[47] Lee SJ, Monsef M, Torabinejad M: The sealing ability of a mineral trioxide aggregate for repair of lateral root perforations, *J Endod* 19: 11, 1993.

[48] Lemon RR, Steele PJ, Jeansonne BG: Ferric sulfate hemostasis: effect on osseous wound healing. Part I: left *in situ* for maximum exposure, *J Endod* 19: 170, 1993.

[49] Lenchner NH: Restoring endodontically treated teeth: ferrule effect and biologic width, *Pract Periodontics Aesth Dent* 1: 19, 1989.

[50] Machtou P: *Endodontie-guide clinique*, ed CDP, Paris,

1993, CDP.

[51] Machtou P: Que faire face aux canaus inaccessibles: fautil passer a tant prix, *Rev Odontoestomatol*, 13:4, 1984.

[52] Machtou P, Sarfati P, Cohen AG: Post removal prior to retreatment, *J Endod* 15:11, 1989.

[53] Madeira MC, Heten S: Incidence of bifurcations in mandibular incisors, *Oral Surg* 36:4, 1973.

[54] Masserann J: The extraction of instruments broken in the radicular canal: a new technique, *Acta Odontol Stomatol* 47:265, 1959.

[55] Masserann J: The extraction of posts broken deeply in the roots, *Acta Odontol Stomatol* 75:329, 1966.

[56] Melton DC, Krall KV, Fuller MW: Anatomical and histological features of C-shaped canals in mandibular second molars, *J Endod* 17:8, 1991.

[57] Milot P, Stein RS: Root fracture in endodontically treated teeth related to post selection and crown design, *J Prosthet Dent* 68:428, 1992.

[58] Moloney LG, Feik SA, Ellender G: Sealing ability of three materials used to repair lateral root perforations, *J Endod* 19:2, 1993.

[59] Nagai O, Tani N, Kayaba Y, Kodama S, Osada T: Ultrasonic removal of broken instruments in root canals, *Int Endod J* 19:298, 1986.

[60] Nakata TT, Bae KS, Baumgartner JC: Perforation repair comparing mineral trioxide aggregate and amalgam using an anaerobic bacterial leakage model, *J Endod* 24(3):184, 1998.

[61] Nevins M, Mellonig JT, editors: *Periodontal therapy, clinical approaches and evidence of success*, Chicago, 1998, Quintessence Publishing Co.

[62] Nevins M, Skurow HM: The intracrevicular restorative margin, the biologic width, and the maintenance of the gingival margin, *Int J Periodontics Restorative Dent* 4(3):31, 1984.

[63] Parreira FR, O'Connor RP, Hutter JW: Cast prosthesis removal using ultrasonics and a thermoplastic resin adhesive, *J Endod* 20:3, 1994.

[64] Pecora G, Baek S, Rethnam S, Kim S: Barrier membrane techniques in endodontic microsurgery, *Dental Clinics of North America* 41(3):585, 1997.

[65] Pineda F, Kuttler U: Mesiodistal and buccolingual roentgenographic investigations of 7275 root canals, *Oral Surg* 33:101, 1972.

[66] Pitt-Ford TR, Torabinejad M, Hong CU, Kariyawasam SP: Use of mineral trioxide aggregate for repair of furcal perforations, *Oral Surg* 79:756, 1995.

[67] Ross SE, Garguilo A: The surgical management of the restorative alveolar interface, *Int J Periodontics Restorative Dent* 2(3):8, 1982.

[68] Ruddle C J: Three-dimensional obturation: the rationale and application of warm gutta-percha with vertical condensation. In Cohen S, Bums RC, editors: *Pathways of pulp*, ed 6, St Louis, 1994, Mosby.

[69] Ruddle CJ: Endodontic failures: the rationale and application of surgical retreatment, *Revue Odontostomatol* (Paris) 17(6):511, 1988.

[70] Ruddle CJ: How to profit from endo: finding the fair fee for endodontics, *Dent Econ* 88(11):30, 1998.

[71] Ruddle CJ, Mangani F: Endodontic treatment of a "very particular" maxillary central incisor, *J Endod* 20:11, 1994.

[72] Ruddle CJ: Microdentistry: identification & treatment of MB[II] systems, *J Calif Dent Assoc* 25:4, 1997.

[73] Ruddle CJ: Microendodontic nonsurgical retreatment, *Dental Clinics of North America* 41(3):429, 1997.

[74] Ruddle CJ: Nonsurgical endodontic retreatment, *J Calif Dent Assoc* 25:11, 1997.

[75] Ruddle CJ: Surgical endodontic retreatment, *J Calif Dent Assoc* 19(5):61, 1991.

[76] Schilder H: Canal d6bridement and disinfection. In Cohen S, Bums RC, editors: *Pathways of pulp*, ed 1, St Louis, 1976, Mosby.

[77] Schilder H: Filling the root canals in three dimensions, *Dent Clin North Am* 723, 1967.

[78] Scianamblo MJ: Endodontic failures: the retreatment of previously endodontically treated teeth, *Revue Odontostomatol (Paris)* 17(5):409, 1988.

[79] Shanelec DA, Tibbetts LS: A perspective on the future of periodontal microsurgery, *Periodontol* 2000 11:58, 1996.

[80] Sheets CG: The periodontal-restorative interface: enhancement through magnification, *Pract Periodontics Aesthet Dent* 11(8):925, 1999.

[81] Simon JHS, Glick DH, Frank AL: The relationship of endodontic-periodontic lesions, *J Periodontol* 43:202, 1972.

[82] Smith CS, Setchel DJ, Harty FJ: Factors influencing the success of conventional root canal therapy-a five year retrospective study, *Int Endod J* 26:321, 1993.

[83] Sorensen JA, Engelman M J: Ferrule design and fracture resistance of endodontically treated teeth, *J Prosthet Dent* 63:529, 1990.

[84] Sottosanti J: Calcium sulfate: a biodegradable and biocompatible Barrier for guided tissue regeneration, *Compend Contin Educ Dent* 13(3):226, 1992.

[85] Southard DW: Immediate core buildup of endodontically treated teeth: the rest of the seal, *Pract Periodontics Aesthet Dent* 11 (4):519, 1999.

[86] Spear FM: Occlusal considerations for complex restorative therapy. In McNeill C, editor: *Science and practice of occlusion*, Chicago, 1997, Quintessence Publishing Co.

[87] Spear FM: When to restore, when to remove: the single debilitated tooth, *Compendium* 20(4): 316, 1999.

[88] Stabholz A, Friedman S: Endodontic retreatment-case selection and technique. Part 2: treatment planning for retreatment, *J Endod* 14: 12, 1988.

[89] Stabholz A, Friedman S, Tamse A: Endodontic failures and retreatment. In Cohen S, Bums RC, editors: *Pathways of pulp*, ed 6, St Louis, 1994, Mosby.

[90] Stamos DE, Gutmann JL: Survey of endodontic retreatment methods used to remove intraradicular posts, *J Endod* 19: 7, 1993.

[91] Stropko JJ: Canal morphology of maxillary molars: clinical observations of canal configurations, *J Endod* 25(6): 446, 1999.

[92] Tamse A, Unger U, Metzger Z, Rosenberg M: Gutta-percha solvents-a comparative study, *J Endod* 12: 8, 1986.

[93] Torabinejad M, Ung B, Kettering JD: *In vitro* bacterial penetration of coronally unsealed endodontically treated teeth, *J Endod* 16: 566, 1990.

[94] Torabinejad M, Watson TF, Pitt-Ford TR: The sealing ability of a mineral trioxide aggregate as a retrograde root filling material, *J Endod* 19: 591, 1993.

[95] van Nieuwenhuysen JP, Aoular M, D'Hoore W: Retreatment or radiographic monitoring in endodontics, *Int Endod J* 27: 75, 1994.

[96] Vertucci FJ: Root canal morphology of mandibular premolars, *J Am Dent Assoc* 97: 47, 1978.

[97] Vertucci F, Seelig A, Gillis R: Root canal morphology of human maxillary second premolar, *Oral Surg* 38: 456, 1974.

[98] Weine FS, Rice RT: Handling previously treated silver point cases: removal, retreatment, and tooth retention, *Compend Contin Educ Dent* 7: 9, 1986.

[99] Weller RN, Niemczyk SP, Kim S: Incidence and position of the canal isthmus. I. Mesiobuccal root of the maxillary first molar, *J Endod* 21: 380, 1995.

[100] West JD: The relation between the three-dimensional endodontic seal and endodontic failure, master's thesis, Boston, 1975, Boston University.

[101] Wilcox LR: Endodontic retreatment: ultrasonics and chloroform as the final step in reinstmmentation, *J Endod* 15(3): 125, 1989.

[102] Wilcox LR: Endodontic retreatment with halothane versus chloroform solvent, *J Endod* 21(6): 305, 1995.

[103] Wilcox LR,! Krell KV, Madison S, Rittman B: Endodontic retreatment: evaluation of gutta-percha and sealer removal and canal reinstmmentation, *J Endod* 13: 9, 1987.

[104] Winter R: Visualizing natural teeth, *J Esthet Dent* 5: 3, 1993.

[105] Wright WE: Prosthetic management of the periodontally compromised dentition, *J Calif Dent Assoc* 17: 9, 1989.

[106] Yoshida T, Gomyo S, Itoh T, Shibata T, Sekine I: An experimental study of the removal of cemented dowel-retained cast cores by ultrasonic vibration, *J Endod* 23: 4, 1997.

第26章　数字技术在根管治疗中的应用

Martin D. Levin

技术上的策略规划　/878	Citrix 和 Windows 终端服务器　/895
策略规划　/878	胖-瘦客户端计算模式与互
操作计划　/880	联网　/895
成功的衡量　/882	互联网网站　/896
临床系统　/882	重要软件的功能　/896
显微成像　/882	计算机工作站　/898
口腔内窥镜　/883	中央处理器(CPU)　/899
光导纤维成像　/884	监视器　/900
数字成像　/884	附件　/901
射线成像　/885	打印机　/902
图表　/890	电源和电缆　/903
第三方产品的介入　/891	推车式或固定式工作站　/904
前台系统　/892	顾问与支持　/905
计算机工业标准　/892	备份策略　/905
图形与图像　/893	药物参考软件　/905
单区域-局域网(LAN)　/893	患者宣传教育软件　/905
多区域-广域网(WAN)　/893	互联网的访问　/906
虚拟私网　/894	结论　/906

为更好地与患者交流，掌握患者的情况，决定治疗计划及评估治疗的效果，临床牙科医师需要大量的图片、文字和数据。本章将帮助临床牙科医师设计办公系统，该系统可使用最先进的计算机、数字化X线拍片、摄影、制图与管理等软件，来收集和记录这些重要的信息。

技术上的策略规划

随着信息技术系统日新月异地发展，使决定为临床治疗、前台接待和日常管理购买何种设备成为很棘手的事。牙医师首先应为自己需要的系统制定出明确的目标。总的来说，这样一个技术规划可以分为3个部分：①策略；②操作；③衡量。

策略规划

策略规划的制定应该基于临床、前台及日常管理的整体功能需要。临床牙医应把重点放在为患者提供最好的服务上，并以此建立清晰的优先规则。建立的系统越复杂详细，越能个性化，越能确切地给患者和牙医提供最有价值的信息(表26-1)。

我们的目标是建立一个无纸化的诊所。一个诊所内可以建成一个局域网，在几个诊所间可以建成广域网，这就可增进同行之间的交流，并且可获得互联网上的信息。策略规划就是将这些项目列成一个清单，并建立一个在2年或更长时间之内完成的

表 26-1　虚拟诊所：现在就可以作

为患者提供特别服务的新模式需要复杂的通信系统和专门制定的软件。这种新模式是可以有效地在集成数字化诊所环境中实现的。为患者服务的过程，包括从根管治疗开始到最后的随访，可以包括以下步骤。

1. 整个过程从患者需要根管治疗开始，根管治疗诊所应该提供：
(1) 向患者提供宣传教育和参考材料的网站；
(2) "转诊资料包"用来向患者推荐转诊牙医师 (referring doctors)，包括小册子、到牙医师诊所的地图、定制的转诊表格和回邮信封；
(3) 与转诊牙医师会见互通信息，以增强相互的联系和确定相互的要求。

2. 当患者电话预约时，诊所应该准备好：
(1) 用前台软件为患者预先登记；
(2) 安排预约；
(3) 指示患者在诊所网站填写有安全保证的基本信息和病史数据表格；
(4) 用邮件、传真或电子邮件给患者发送"欢迎资料包"，包括欢迎信，小册子，程序解释，地图，牙医师简历和收费标准等。

3. 当患者第一次就诊时，也可以在接待室中联网的计算机上填写个人信息，或者在等待时观看宣传教育性的材料。基于胶片的 X 线照片可以被扫描到患者数据库中。患者的情况可以记录在根管治疗时间和患者跟踪模块中，这样将使所有的牙医师都知道从患者第一次就诊到结束治疗的过程中的情况。

4. 当患者坐在诊室中时，助手可以拍摄数字射线照片和用口腔内照相机摄取有问题牙齿和区域的 VL 图像。然后助手可以把患者的主诉和病史输入到椅旁计算机工作站中的数字图表中。牙医师做牙髓测试并将发现记录在数字图表中。治疗开始后的每一步都可以用语音命令、鼠标或键盘记录下来。如果需要，可以在治疗中就确定患者下一次治疗的时间，并且将患者的医疗保险信息发送给诊所财务会计或者直接送到患者的保险公司。

5. 当患者离开时，前台的离去工作站已经输入了所有的相关信息。这时，患者可以得到关于他们个人的治疗、下一次的预约、复查、开的处方和发放药物的信息。

6. 前台工作人员可以形成患者的治疗报告和其他相应的材料，并且由牙医师在计算机工作站上检查，最终送去排对打印，并且用邮件、传真或电子邮件发出，然后可以安排随访通知材料。

7. 当患者返回随访就诊时，可拍摄数字射线照片，与术后立即拍摄的胶片和复查时的胶片进行比较，以评估愈合的情况，然后形成报告。

时间表。

一个综合策略规划应涉及实践中产生和需要处理的所有信息。临床牙医师必须作好准备，以处理从患者和转诊牙医师处得到的信息，并通过信件、传真、电子邮件、互联网来记录及交流治疗前、治疗和治疗后的所有信息。一个完成所有这些事情的理想系统，应具备临床、前台和管理等组成要件，且各自应有自己的设备采购单。

临床系统　临床椅旁工作站（图 26-1）储存有患者的临床和其他信息。它们可以用来记录制成图表的数据，储存和显示数字射线照片，由显微镜和口腔内窥镜拍摄的照片，提供药物参考信息，甚至可以保留教育娱乐片供患者观看。手推车式或固定式系统应包括一个快速的多媒体中央处理器（CPU）和足够大的随机存储器（RAM）。它还应有一个多功能的数字化播放机（DVD）、一个大屏幕的监视器、键盘、定位设备（如触摸板，鼠标，数字化的图形输入板，光笔）、话筒及一个不间断电源（UPS）。也可以将辅助输入设备，如显微镜和内窥镜上的声控和可

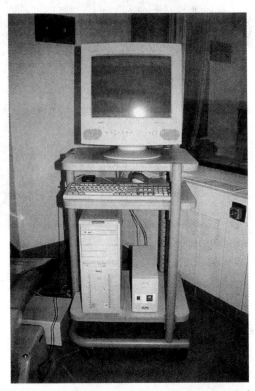

图 26-1　临床椅旁工作站是当今牙科诊所的信息中心

见光（VL）成像加入到系统中。独立的系统还要有一个彩色打印机（在诊室）。网络系统中不需要此打印机，因为可以连接到服务器上的前台工作站控制打印。

前台系统　设在前台的计算机（图26-2）主要用来处理患者的帐目、保险、安排时间和形成患者的治疗报告。一个配备良好的前台工作站应包括一台有大屏幕监视器的计算机，符合人类工程学的键盘，带有转换器的平板式扫描仪和可选的专用胶片扫描仪、激光打印机、彩色打印机、标签打印机，供传真用的调制解调器和一个互联网的接头。另外要考虑的是配置 LAN 和 WAN 的下部结构、备份和归档策略以及人类工程学等问题。

管理系统　基本的管理功能由管理计算机完成（图26-3）。这些系统运行一系列软件，如趋势分析，文字处理，销售，财会，工资及时钟；它们还保存员工手册、工种分类和 OSHA 文件。管理工作站应有足够大的内存，大屏幕高质量的监视器，符合人类工程学的键盘，不间断电源（UPS）以及用以制作图表、商业名片和一般来往函件的黑白激光打印机。另外，还应包括一个自动送纸的扫描仪，一个用来备份的磁带驱动装置，可录制的 DVD 或二者都有。这个管理系统也可以承担服务器和一对一网络工作站的作用。通过计算机与互联网的连接，临床牙医可以搜索网上的信息，定购供应品和获得联机系统的支援。规模较小的诊所也可以将管理的和前台的计算机系统连接到一个工作站中。

操作计划

操作性策略包括规划和确保信息系统每天的平稳运行。全体工作人员的培训和交叉培训是一个完整计划的重要组成部分。首先，至少要有一名员

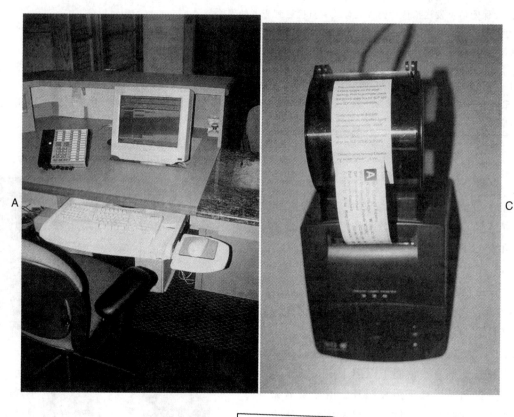

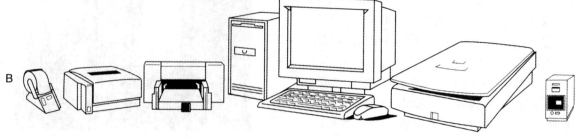

图 26-2　A、B. 典型的前台系统。C. 专用的标签打印机，用于打印标签和供保存的纸质图表

表26-2　雇员的健康与安全要素

以前,关于员工的安全,主要考虑的是在工厂和其他工业环境中,如何避免由于危险因素造成的意外伤害和死亡。随着办公室成为最常见的工作环境,安全方面的注意力也转移到与办公室工作有关的细节上。严重的健康问题,特别是累积损伤异常(CTD)已经变得越来越常见了。

身体的重复运动可能引起肌肉、软组织和神经性的CTD。当重复工作的频率和时间增加时,CTD发生的可能性也会增加。虽然大多数CTD可能发生在身体的任何部位,但一般主要指的是手、腕、臂和肩膀的功能失调。腕管综合征就是CTD的一个例子,典型症状包括疼痛、肿胀、刺痛、麻木或患部热感。这些症状可能发生在工作或休息时。这些异常与简单的劳累不同,后者在休息后就会消失。CTD患者可能在停止工作几天甚至几个星期后,仍然感觉到症状。

人机工程学家指出,这不应完全责怪计算机。虽然重复无变化的工作是大多数CTD的病因,但个人的生理状况很大程度上决定于CTD会不会发生。同时,专家们也认识到,工作站的设计和布局是预防CTD的一个重要环节。例如,工作台面的高度和工作过程的问题(例如一个公司的工间休息政策)影响CTD的发生。对于进行重复运动的员工,经常地休息,即使是每10分钟休息30秒,也会帮助减少CTD发生的可能。工作的变化性也很重要,所以临床牙医师们应该让诊所工作人员交替进行不同种类的工作(与计算机有关的和与计算机无关的),或者交替进行需要不同肌肉群运动的计算机工作。

前台和管理计算机工作站:一般规范如下。

工作台面:工作台面高度为28.3英寸(附加低于工作台面的键盘抽屉,应该使手和手腕处于手腕自然放松的位置),对于前台和管理工作站是合适的。在柜台顶部放置外圆角的边可以避免台面的拐角尖锐。另外,应该将监视器放置在离用户足够远的地方,以减少ELF辐射。

按键(keying):为减少CTD的发生,肘关节应该呈90度,手和前臂应该与地面平行。使用微软的"自然键盘"[20],手腕支承、将鼠标和写作平台放置在容易拿到的区域,也对舒适的工作环境有所贡献。工作台面空间必须能有效地组织文件、纸张和其他材料。应尽量把外设放置在容易达到的地方。

坐姿:坐椅的高度应该可以在离地面16到20.5英寸的范围内调节。坐椅的深度应在15到17英寸之间,并且在用户的膝盖后和大腿下的位置处有向下的曲线,以避免该部位过大的压力。坐椅宽度最小应为18.2英寸。坐椅的倾角应保证当用户的脚平放在地面上时,大腿和小腿之间的角度在60度到100度之间。坐椅倾角应在90度到105度的范围之间。坐椅应该有靠背和扶手。

噪音和灯光:周围环境或背景噪音(例如白天的噪音)应该不影响工作进行(在40到50分贝之间)。光源应该设计和放置在尽量避免反光耀眼的地方,并且能为工作区域提供200到500流明(lux)的照度。阅读文件可能需要专门或者局部的光源。照明最好是间接头顶光源、自然光和专门光源的组合。对于近距离的工作,光线应该从侧面照射到文件上,以避免在监视器上产生耀眼反光,这样可以预防眼睛疲劳和头痛的发生。据美国视力测定协会称,计算机用户反映最多的是眼部疲劳[3]。建议用户经常休息,检查视力,并且设计工作空间应尽量减少视觉压力。

调节监视器的刷新频率以降低闪烁:这也可以减少眼部疲劳。较高的刷新频率使眼睛更舒适。用能够破坏光线闪烁模式的网格替换荧光灯的塑料灯罩,也可以减少荧光闪耀。诊所的色调应该是使眼睛舒适的中性。

通风:合适的通风要求每小时有两次空气交换。温度和湿度应保持常数。温度应该可在68~76℉之间调节。

工懂得计算机的基本操作,尤其是在文字处理方面。全国都有此类培训班教授这些基本技能。可以用自学教材和录像带辅助课堂训练。当然,大部分购买的临床和前台软件系统包括有足够的培训机会。一旦最初的训练完成之后,建议最好将第二期训练放在现场。临床牙医应设法将第二次参观安排在第一次的几个月后。第二阶段的训练将让牙医和全体员工把程序仔细调整到适合具体的情况,同时也可确保他们充分利用该程序的特点。为充分发挥该软件的潜力,牙医和工作人员应定期重读软件培训手册,以发现可能被忽略的细节和捷径。

数据库的安全性管理是一个好的操作计划的另一个重要部分。因为任何系统都对无数的用户开放,所以必须建立密码保护,以控制进入各个信息平台的人数。例如,只设定高级工作人员和牙科医师有权删除文件。

签定和延续硬软件维修合同是另一个需要认真对待的部分。临床牙科医师应建立能监视IT系统关键部件维护情况的程序,特别是数字射线照相和前台软件。

制定计算机硬件、软件和数据的保险承诺范围也要特别注意。通科诊所保险政策局限于计算机软件范围,因此,临床牙科医师应与一个资深的保险公司讨论政策。为保险目的应将购买的物品登记,员工应该保留一份购买物品清单的文件和设备的数字照片。

对一个诊所而言,宣传是无价的,因此,在原有基础上将转诊及宣传教育资料升级是非常重要

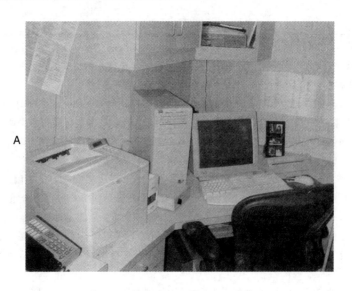

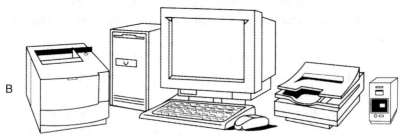

图 26-3　A、B. 管理计算机，它可以附属于前台系统

的。临床牙科医师应定期向患者和转诊医师了解交流的资料是否有效，并按他们的建议修改。积极着手处理这些操作上的问题，是一个效率高和管理好的诊所的标志。

成功的衡量

一旦使用了各种技术系统，临床牙医师就应学会衡量自己向目标进展的情况。如将术前用药说明包括在"欢迎资料包"中寄给新患者，或放到互联网的"欢迎"网页上，员工们就会发现患者能较好地按照说明执行。通过与患者和其他临床牙医师之间交流的增强，可以提高他们的满意度和忠诚度。

临床系统

根管治疗专科诊所的核心功能是为患者提供最好的服务，然而目前大部分的诊所在诊室内还没有计算机！而椅旁临床系统是开始收集重要数据的天然地方。

在根管治疗学中，临床系统是一个很广阔的范畴，大致可以分为两组：①输入设备；②图表软件。输入设备进一步又可以分为射线成像和照相成像设备。

显微成像

有几个厂家可提供医学单帧数字相机[28]。将这种相机（图26-4）连接到牙科显微镜上，可提供高质量的 VL 图像。通过通用串行总线(USB)[38]、火线接口(IEEE 1394,见表26-4)或存储卡，这些高科技相机可将单帧捕获和连续数字视频从手术显微镜直接送到计算机。它们还使牙医能在照相机的显示器上预览。通过光束分离器和相机连接器，可以使照相机和显微镜连接到一起。尽管以35 mm 胶片为基础的相机（图26-5）仍将是获得高分辨率 VL 图像的常用相机，但数字相机可提供即刻的图像，而且其分辨率已接近传统的照相机。

也可以购买到带有连接器（与显微镜视频照相机相连的）的半导体模拟摄像机[29]（图26-6），这些相机可产生模拟信号（复合信号或 S-视频信号）。280线分辨率的复合信号（表26-3），一般比 S-视频格式要便宜，但它们产生的图像分辨率差。能进行 S-视频输出的相机可产生480线分辨率的图

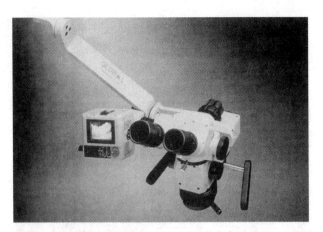

图 26-4 带有数字相机的显微镜可产生高质量 VL 图像,并直接送到临床椅旁工作站(Courtesy Global Surgical, Inc., St. Louis, Mo.)

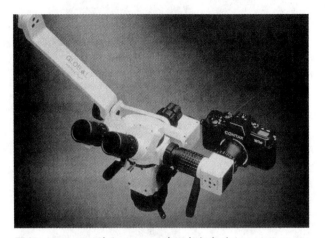

图 26-5 显微镜和 35mm 胶卷照相机相连(Courtesy Global Surgical, Inc., St. Louis, Mo.)

表 26-3　关于视频信号的简短入门信息

> 　　对于装备了照相成像部分的数字诊所而言,了解视频信号技术的基础是很重要的。
> 　　摄像机可产生红、绿、蓝色(RGB)信号,以形成视频图像。如果传送的 RGB 是 3 个分离的信号,则需要很大的存储和带宽能力。然而利用人类视觉系统的特点可以减少存储的要求,这是将 RGB 信号转换成新的视频信号,以在主观图象质量损失最少的前提下,减少对带宽的需求。在欧洲,主要的电视标准是 PAL 和 SECAM。在美国有 3 个常见的 NTSC(国家电视标准委员会)信号规格:
> 　　复合视频信号(两端带有 RCA 接头的单根 75 欧姆电缆):红、绿、蓝色(RGB)信号混合在一起。几乎所有现代家庭视频装置内都存在这种结构。当它与音频一起调制到 RF 载体上时,可通过无线广播电台或同轴电缆电视系统使用。这些系统的信号质量是最低的。
> 　　S-视频:超级视频的缩写。它看起来是单个电缆,但内部有两个 75 欧姆同轴电缆或拧在一起的双电缆,其每个终端都有 4 个针的 DIN 接头。它是把视频信号分为两个单独的信号通过电缆传输的技术,一个是颜色,即彩色信号;另一个是亮度。专业人员称它为 Y/C 视频,而不是 S-视频,因为它更多地描述了视频的格式。这些系统的信号质量中等。
> 　　分量视频:模拟分量视频采用 3 个 75 欧姆同轴电缆,它们通常是有颜色标志,捆绑在一起,并且每个终端带有 RCA 接头。通过减少信号源和显示装置之间视频信号格式变换的次数,以减少伪影及颜色的错误。它将视频信号分离为 Y、R-Y 和 B-Y 信号分别传递。这个系统的信号质量是最高的。
> 　　在专业的和工业的视频设备中,所有这些信号格式都采用阻抗匹配的 75 欧姆 BNC 接头。并且在专业应用中,这些模拟信号格式都能以数字形式进行储存、处理和传输。数字家庭卫星系统接收 MPEG 压缩数字分量信号,但它们只提供复合和 S-视频输出。同样基于 MPEG 技术的 DVD 格式,能用模拟分量视频获得尽可能高的图象质量。
> 　　此外,计算机显示器是按 RGB 信号设计的。大多数数字视频装置,如数字相机和游戏机,产生 RGB 格式视频。所以在计算机显示器上看时,图像是最好的。但在电视机上看时,S-视频格式的图像要比复合视频格式好些。使用 S-视频时,发送和接收装置以及其连接电缆必须是 S-视频兼容的。

像,最适合用于显微成像。可以将它们连接到视频捕获卡上,以便与图像数据库结合,或与视频剪辑器连接,从而可提供几个 S-视频输出。一个输出端可以连接计算机,第二个可以连接模拟监视器,第三个可以连接盒式录相机。甚至有更高级的带有 3 个 CCD 的相机和合成输出端口,以得到最高的分辨率,但它们对于常规临床使用是没有必要的。

口腔内窥镜

现在有带模拟格式复合或 S-视频输出的牙科相机,可以拍摄单颗或一组牙齿,甚至患者的整个面部(图 26-7)。这些相机记录的软、硬组织情况,对于建立档案和对患者进行宣教是非常有用的。相机要带护罩隔离,以防止交叉感染。

当与专业级的模拟合成信号连接时,这个相机可以提供高质量的图像。临床牙医可将相机并入诊所带有模拟网络的系统,该网络可与电视监视器、VCR 磁带录相机和高档彩色打印机连接在一起。但是储存视频录像和打印从屏幕捕获的图片就不太方便,而以计算机为基础的直接捕获系统效率更

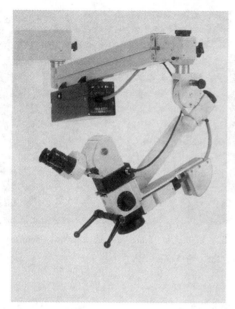

图26-6 显微镜和微型半导体相机（S-视频格式，480线）相连（Courtesy JEDMED Instrument Co., St. Louis, Missouri.）

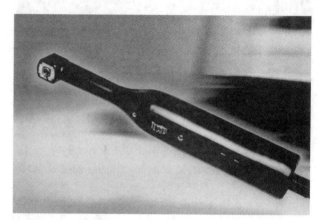

图26-7 口腔内窥镜，提供复合或S-视频格式，能直接将信息送到临床椅旁工作站的捕获板（Courtesy Schick Technologies, Inc., Long Island City, New York）

高，值得推荐使用。从口腔内窥镜直接将VL图像传送到临床椅旁工作站时，可将它们与射线成像照片一起储存在患者数据库，以便恢复。这种相机是显微镜有用的助手，而且成本较低。尽管操作者将显微镜定位并与口镜一起使用有一定的困难，但这些小的容易放置的口内相机则很容易定位。

光导纤维成像

最近引入的专门用于口腔的根管光导纤维内窥镜，可进入根管拍照[5,6]。这种内窥镜OraScope13（Sitca, Inc., Ann Arbor. MI）由0.7mm和1.8mm直径的有光照的光导纤维探头组成，可将0.7mm的光导纤维探头插入根管进行内部观察。这一窥镜可将图像送到半导体摄相机、医学视频监视器和数字图像捕获装置。其他可选择的文献编集设备还有数字化视频记录系统和标准的35mm照相机。可将它们连接在窥镜的远端，以获得分辨率极高的图像。

每个探头由一束柔韧的光导纤维组成，其中一部分传输由金属卤化物光源发出的光，其他部分传输图像。数字信号处理装置将图像过滤后产生增强的连贯的图像。当与临床椅旁工作站连接时，即可完成图像的储存和恢复。在探头末端可放置一次性的光学级的塑料套，以防止交叉感染。

数字成像

许多开业者通常用普通数字相机给他们的患者拍摄照片，以达到鉴别的目的[27]（图26-8）。另外，如果患者有皮肤损害或面部肿胀时，对口内和口周拍摄的照片是很有价值的记录。即刻数字照相相对便宜，并且可高准确度地记录这些图像，其图像质量比口内照相机的好，因为它的分辨率较高，浓淡色度准确且没有阴影与失真。可接受图像的最低分辨率为1600×1200像素。尽管目前数字图像的分辨率低于以胶片为基础的图像，但它确实有很重要的优点，包括不需购买和处理胶片，图像可以归档和即刻评估，便于对图像数据库进行分类和搜索等。另外，临床牙科医师可以在几分钟内打印出

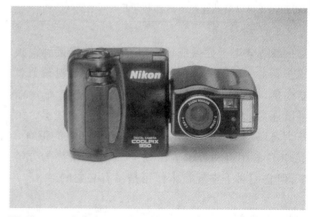

图26-8 消费者级数字静物照相机（Courtesy Nikon, Inc., Melville, N.Y.）

多张高质量的图片。

临床牙科医师应选择一台"立拍得"相机，还应选择一台有闪光灯的、大容量（可调节范围从0到无穷大）的、有方便途经能把图像数据输入到临床工作站的百万像素级的照相机。图像传输的工业标准方法，是直接通过 USB 传输或用一个小存储卡。很多数字射线照相和前台管理软件都接受这些图像，可将其储存在患者的数据库里或者直接显示这些 VL 信息。

射线成像

3 种产生数字图像的方法是：① CCD/CMOS 传感器[15]；② 含磷胶片[39]；③ 传统的胶片扫描。这 3 种技术都可以提供根尖周片和全景片。数字射线照相设备采用普通发生装置产生 X 线能量。直接数字射线照相术和使用含磷胶片与传统的卤化银胶片比起来，有许多优点，如速度快、辐射少、环境污染少、消除了暗室的费用、可用电子邮件传输[27]以及可增强图像的质量。

CMOS - APS 传感器技术实质上是在芯片上的照相机（图 26 - 9），它有一个全数字的接口，所以这个芯片不产生模拟信号。尽管 CCD 系统需要很多的支持构件，如定时发生器和信号处理芯片，但 CMOS - APS 传感器将所有这些功能都汇集到了一个芯片上。因此，任何有 USB 接口的个人电脑，不需要安装独立处理板，均可接受这个传感器。在这方面，Dentsply/Gendex 公司最近推出了带有 USB 接口的 GX - S USB 数字成像系统。当放入患者口腔内时，Schick 公司和 Dentsply/Gendex 公司的传感器，都可以测得 X 线的发射，形成 X 线图像，和读出像素数据。

储存性含磷胶片技术，让这些系统能用柔软的、无线的胶片产生 X 线图像。使用 Denoptix（Dentsply International, Gendex Division, Des Plaines, Ill.）（图 26 - 10）系统时，将胶片装入护套（sheath），曝光，放进圆盘转送带，然后放进扫描仪，在约 90 秒内可以准备好 8 张之多供你阅读的图像。胶片的大小分别适用于根尖、全口和头颅的测定，它们也支持多种曝光装置。

对于真正的无纸化的诊所，胶片扫描仪（表 26 - 4）是必需的，因为它可以将过去的以胶片为基础的 X 线片输入。现在有两种卤化银胶片扫描仪：ScanRite（Smith Companies Dental Products, Freemont, Calif.），公司的专用胶片扫描仪（图 26 - 11A），约 10 秒可提供一个图像，得到的高分辨率图像可以被增强，也可以通过计算机系统 SCSI 接口或 CPU 上的 USB 接口输入给 TWAIN 软件（即标准的软件协议和编制应用程序的界面，该界面可调节应用软件

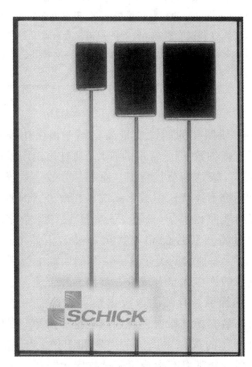

图 26 - 9　CMOS - APS 传感器技术实质是在芯片上的照相机，它能通过 USB 接口与 PC 机相连，从而省去了处理板（Courtesy Schick Technologies, Inc., Long Island City, N. Y.）

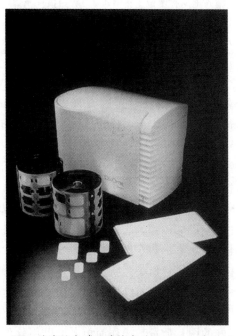

图 26 - 10　储存性含磷胶片技术的 DenOptix 系统（Courtesy Dentsply International, Gendex Division, Des Plaines, Ill）

表 26-4 牙科胶片的扫描

> 扫描仪可以作为基于传感器或者以磷为基础的数字射线成像系统的补充或者替代。扫描的胶片图像可以用数字射线成像系统软件、患者管理软件或者图像软件(例如 Windows 98 操作系统)管理和保存。
>
> **补充系统**
> 作为传感器或者以磷为基础的数字射线成像系统的补充,扫描仪和系统软件都应该是 TWAIN 兼容的。TWAIN 兼容的图像可以被直接扫描到患者数字记录中。有些系统软件甚至能自动给文件命名,将扫描录入的过程简化到只要两次敲击鼠标就能完成。
>
> **替代系统**
> 作为基于传感器或者以磷为基础的数字射线成像的替代系统,扫描仪的投资较少,并且在某些情况下图像质量会更好。如果诊所是联网的或者有监视器连接到诊室,图像可以在任何地方扫描,并且显示在任何联网的计算机上。
> 对于牙科治疗来说,有两种有关的扫描仪:①相对较便宜的平板扫描仪;②较为昂贵的专用胶片扫描仪。
> 平板扫描仪:某些型号的平板扫描仪,有透明胶片适配器用来扫描输入射线成像胶片。平板扫描仪通常最好用来扫描输入文件、照片、全景胶片和头颅测量胶片。相对于胶片扫描仪而言,通常平板扫描仪预览和扫描速度较慢,并且图像质量较差。
> 胶片扫描仪:胶片扫描仪通常用来扫描 35 毫米幻灯片、35 毫米胶片、根尖周和咬翼射线照片。ScanRite Systems 生产了一种高速、优质的专用于根尖周和咬翼胶片以及装框的 35 毫米彩色幻灯片和 35 毫米彩色胶片的胶片扫描仪。
> 选择牙科胶片扫描仪时,主要应考虑分辨率、扫描的灰度级、速度、软件和使用方便。扫描仪分辨率通常用每平方英寸点数(DPI)来表示。基于传感器的射线成像系统通常用每毫米线条对数来表示(506DPI 相当于每毫米 10 线条对)。较高分辨率的图像在被放大时有较好的清晰度。光学分辨率描述硬件的特性。插值分辨率是扫描仪软件在扫描的数据中插入附加像素的能力。另外,图像质量也受扫描或直接数字成像过程中"噪音"的影响。
> 因为每个扫描的像素都被赋予一个颜色,扫描的灰度级或颜色数至关重要。较高的扫描灰度级或颜色数能增强图像质量。过少的灰度或颜色数会产生"条块"图像,就像将计算机监视器调整到低的调色板或深度时来观察图像一样。
> 许多因素影响到扫描速度。好的扫描仪有内部缓冲存储器,使数据不必以多次"突发"的方式送到计算机。好的扫描仪会一次不间断地扫描,并且拥有小型计算机系统接口(SCSI)或者高速接口(一种数据传输协议和互联系统,由电机和电子协会制定为 IEEE 1394 标准,故又称 1394 接口),以达到扫描仪和计算机之间最大的数据传输率。扫描速度也受选择的分辨率、原件的物理尺寸、灰度还是彩色、微处理器的速度、计算机内存容量等的影响。
> 较好的扫描仪能够自动优化每个扫描图像的亮度、对比度和颜色来为用户节省时间。大多数扫描仪软件有在存盘前预览的功能。一个重要的功能是预览图像要足够大而且清晰。通常廉价的扫描仪显示的预览图像较小,分辨率很低。小的预览图像使精确地增强图像比较困难。多数扫描仪允许在存盘前改变亮度、对比度和曝光参数。较好的扫描仪会有改变颜色、选择胶片计量度数、使图像尖锐化、旋转图像、调节输出尺寸、匹配到其他软件应用的输出(例如伽马级)、反转颜色或灰度级、为各种原件保存设定参数的功能。

和成像装置之间的信息传递)来处理。TigerView (rdental.com, Los Gatos, Calif.)公司的平板扫描仪(图 26-11B),可以接受从根尖周片到测量头颅尺寸的胶片,并且可用特殊的软件来校准(align),以增强图像。

平板扫描仪带有透明胶片适配器时,可以扫描以胶片为基础的图像,它们也可扫描纸张文件,并将其补充到患者的数字图表中。

在现代牙科诊所中,特别是根管治疗和种植手术中,即刻数字成像的价值是众所周知的。从总体有用性来说,"一些含磷的和 CCD/CMOS 数字系统有着很好的图片质量,操作简单,可以用软件再次处理以获得更好的效果,从而使它们可以与传统的胶片技术比美"[9]。然而,临床研究协会(CRA)认为,数字射线照相的图像质量尚比不上银卤化胶片的轮廓清晰细致[10]。常规的胶片,通过黑白图像的连续阴影,表达细节较精细,而不是像数字系统那样灰色阴影不连续。但数字系统正在改进(例如数字减影射线照相术[26]改善了分辨率),未来数字图像的质量将与胶片的相等甚至超过。正如 Dunn 和 Kantor[11]在他们的关于这一主题的回顾中提到,"数字成像的许多优点有待进一步探索和证实"。

分辨率 有关图像数据数字表达的一个最重要和最容易被错误理解的问题是分辨率。尽管计算机屏幕的选择、周围的照明和图像的压缩程度等,都对分辨率有影响,但是临床牙医观看牙齿结构时的图像质量是最重要的。根据 CRA 的一篇关于牙齿成像质量的研究,采用 1 到 10 的刻度尺将现有

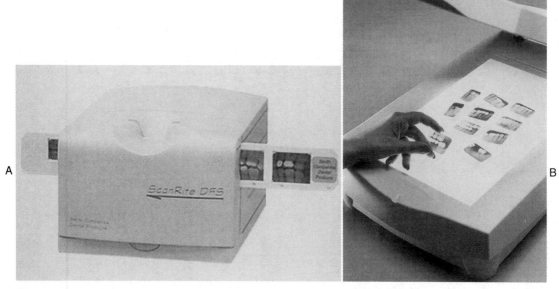

图 26-11 两种卤化银胶片扫描仪。A. ScanRite 口腔胶片扫描仪（Courtesy ScanRite Systems, Fremont, Calif.）。B. TigerView 平板式扫描仪（Courtesy rdental.com, Los Gatos, Calif.）

的一些系统分级排名，发现胶片等级最高为 8.7 级；其次为胶片扫描仪，它的图像质量达到 7 级（但这与原来胶片图像的质量有关）；数字射线成像系统的图像，对口腔应用来说质量稍低，最高才 6.5 级（表 26-5）。

另一方面，基于胶片的图像，却因操作问题而复杂化。例如，化学试剂和胶片的新旧程度，冲洗是否合理，胶片的意外曝光，运输中的维护等。传统的和数字成像系统都能比较可靠地检测出深龋和中龋。但对于早期龋，胶片的清晰度和细节要高于数字系统。遗憾的是，龋坏的情况总是要比数字系统或胶片显示的严重。早期龋和一些根尖周病损对于胶片和数字化系统仍是一个挑战。

Panrazas 等[30]在观察皮质骨和骨小梁中形成的根尖周损害时，发现用 E-速胶片（Kodak, Rochester, N.Y.）、CCD、CMOS 传感器所得到的结果之间没有差异。而且，"一旦病损累及或穿过皮质骨时，它们可高度准确地测定皮质骨的损害"[30]。

放射量 数字成像较之胶片成像需要的放射量少。据 CRA 新闻报道，与普通胶片相比，CCD 和 CMOS 传感器可减少放射量高达 82%，含磷胶片可减少 22%[9]。ForoughLi 等指出，与 Kodak D 速胶片相比，数字成像的放射量平均可减少 55%，与 E 速胶片相比减少了 45%[14]。但是最近出现的 Kodak F 速胶片比 E 速胶片要求的放射量少，同时能提供更好的图像质量，这使得基于胶片的产品仍有相当的竞争力。胶片扫描不会减少放射量，因为仍需要首先产生传统的胶片图像。

成像和重新拍摄需要的时间 传统的胶片和含磷胶片都要求至少 1 分钟的时间来洗像和定影。然而 CCD/CID/CMOS 传感器则是即刻的，一般几秒钟即可完成。假如图像不满意或需要拍摄第二张，采用直接数字传感器时，通过重新放置摄像头和（或）传感器，再一次曝光成像即可。含磷胶片和胶片则需要较长的时间产生第一张图像，从而重新拍摄的时间也需增加，能将第二张图像放在理想的角度拍摄的把握也较少。如果需要重拍，当用 CCD/CMOS 传感器时，改进了的工作流程将提高效率，从而减少患者等待图像的时间。专用胶片扫描仪一般需 10 秒扫描完成一张冲洗后的胶片。

最优化 所有数字射线成像系统都能对图像做最优化处理（图 26-12）。使用现有的软件使数字射线照片和 VL 图像最优化是相对容易的。大部分系统可以改变对比度和亮度，以便观察曝光不足和曝光过度的图像。也可以创建一个翻转的图像，以及使密度均衡、放大和使图像旋转和产生镜像效果的图像。给图像注解是数字射线成像术的另一个优点。有一些软件可以形成标记或注释，用带编号指针描述注解，以提高对图像上特殊细节的注意。在某些系统中，还有可使龋坏轮廓清楚和增强的算法，将来会有更多的改进。另一项改进就是伪装色。基于像素的亮度赋于其伪装色，以帮助患者看清图像。

表 26-5 当前数字成像系统之间的比较

品牌和任类型（按类型和总体排名排序排列）	A. 图像质量	B. 软件易用程度	C. 图像首次出现在屏幕上朝向是否正确	D. 操作过程中传感器转换是否容易	E. 传感器大小是否易改变	F. 放射和成像之间的延迟	G. 放置传感器位置的数量	H. 全景能力	I. 有效区域尺寸（2号传感器或唯一的传感器）	J. 传感器舒适度	K. 最常用性能*	L. 具有3个最常用性能*	品质保证	总体排名**
传统胶片	8.7	不适用	否	不适用	E	P	5个口内镜 3个口外镜	有	1271mm²	F	不适用	不适用	不适用	G-E
扫描仪 TigerView	7.0	E	否	不适用	E	P	和胶片相同	有	1271 mm²	F	有	有	30天包退	G
ScanRite DFS	6.5	G	否	不适用	E	P	和胶片相同	有	1080 mm²	F	无	无	1年包部件和维修	F-G
含磷薄片 Denoptix	6.5	E	否	E	E	F	9个	有	1240 mm²	G	有	有	2年包部件和维修	G-E
Digora	3.0	E	否	E	E	F-G	2个	无	1131 mm²	F	有	有	1年包部件和维修	F-E
CCD/CMOS														
CDR	6.2	G-E	是	G-E	G	E	3个	有	875 mm²	G	有	有	1年包部件和维修	G-E
Dexis	5.3	E	是	G-E	不适用	E	1个	有	800 mm²	E	有	有	1年包部件和维修	G-E
GX-S	4.0	E	否	G-E	不适用	E	1个	有	600 mm²	E	有	有	2年	G
QuickRay DSX 730	5.3	E	是	G-E	不适用	E	1个	有	693 mm²	G	有	有	1年包部件和维修	G
RVGui	4.0	G-E	否	G	F-G	E	2个	有	927 mm²	F	有	有	2年传感器	G
Sen-A-Ray 2000	5.2	G-E	是	F	F	E	2个	无	621 mm²	G	有	有	2年包部件和维修	G

* 根据对设备拥有者的调查表明，3个最常用的性能是：1. 放大；2. 对比；3. 测量。
** 总体排名由所有列（A,B,C,D,E,F,G,H,I,J,K）的平均值决定。图像质量评分为1~10，10为最佳。E, 4=优，G, 3=良，F, 2=中，P, 1=差；4=是（或有），1=否（或无）。放置传感器位置的数量的评分为：1=中，2~3=良，4或更多=优

（根据CRA新闻报道1999年9月刊第4页修改）

第26章 数字技术在根管治疗中的应用

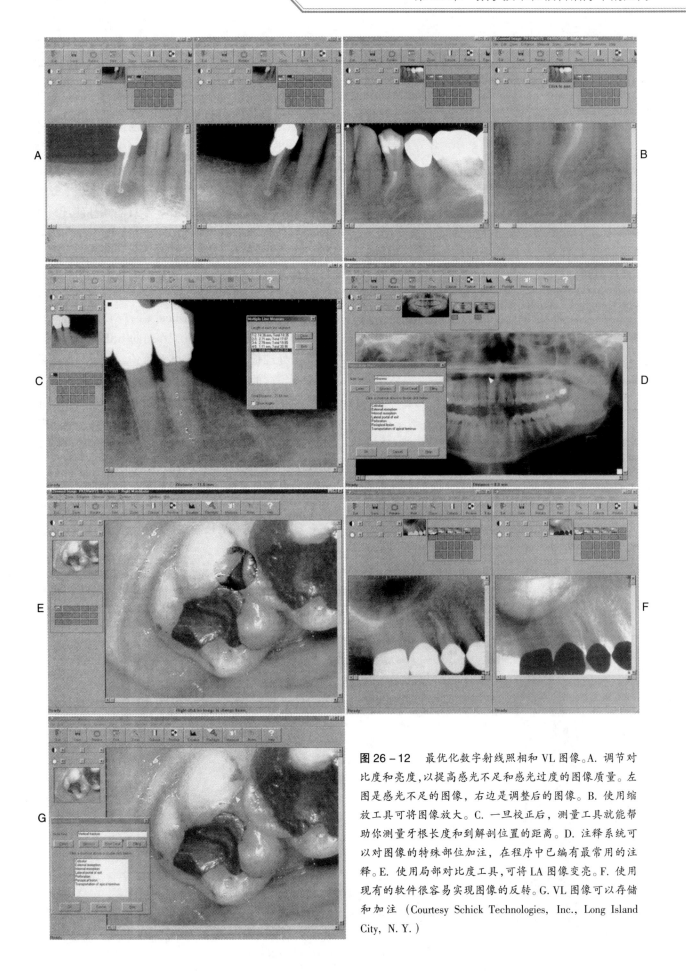

图26-12 最优化数字射线照相和VL图像。A. 调节对比度和亮度,以提高感光不足和感光过度的图像质量。左图是感光不足的图像,右边是调整后的图像。B. 使用缩放工具可将图像放大。C. 一旦校正后,测量工具就能帮助你测量牙根长度和到解剖位置的距离。D. 注释系统可以对图像的特殊部位加注,在程序中已编有最常用的注释。E. 使用局部对比度工具,可将LA图像变亮。F. 使用现有的软件很容易实现图像的反转。G. VL图像可以存储和加注 (Courtesy Schick Technologies, Inc., Long Island City, N.Y.)

测量 现有数字图像的3种测量方式是：①线性测量，它允许牙医以毫米为单位测量两点之间的距离；②角度测量，测量两条线之间的角度；③面积测量，测量某一图像或图像一部分的面积。

由于在所有射线成像测量的准确度上都存在放大和失真，所以胶片和数字系统都存在误差。最近 Eikenberg 和 Vandre 的研究表明，当测量人类颅骨中根管锉长度的准确程度时，"数字图像比基于胶片的图像测量误差少"[12]。然而，作者也指出，在临床情况下，这些测量的差异可能没有意义。正在研制复杂的校准算法，所以将来这些图像的精确测量应该是可行的[7]。

安全性 尽管以胶片为基础的图像很容易复制，但随着复制次数的增加，图片质量也越来越差。然而，数字图像则可以复制无数次，因为它们在存储和产生时没有任何细节被丢失。此外，数字图像可在现场或异地存储，并可在多种媒体上存储，从而有助于减轻因盗窃、火灾或其他意外造成的损失。

自相矛盾的是，数字图像在复制和存储方面的方便，使得射线照片可以被修改而不留任何痕迹[39]。关于更改图像的方便性是引起争议的，目前正在改进安全防护措施[32]。解决办法之一，就是将射线图像以 CD、DVD 或其他可写格式存档，并将这些光学媒体文件异地存储由第三方进行档案管理，以加强防护。当通过互联网来进行传输时，这些数据也容易丢失。现今有两种技术可用来加密数据，即安全套接层技术（SSL）[38]和数字证书技术。它们提供了至少128位的加密，基本上消除了更改和造假的可能。SSL 与互联网服务器连接时,可被使用 http://前缀的地址确认。

标记 有时射线照片和 VL 图像有必要加一个标记，以方便日后工作人员汇编教学或患者宣教资料。也可以用计算机软件来制作标记，这样查找起来将更加容易。在需要特殊跟踪某些患者时，这些定制的标记格外有用。另外，现有的软件使牙科医师得以将图像有重要特点之处加上注解和图文说明(图26-13)。

计算机界面 尽管每种口内直接数字射线成像系统都要求与计算机连接，目前却只有 CDR Shick Technologies, Inc. (Long Island City, N.Y.) 公司的系统有直接联到临床椅旁工作站的 USB 接口，从而消除了处理板和简化了安装和维护。如果牙医想将设备在不同的诊室和不同的诊所间移动，或将它在医院和小型私人医院异地进行操作时，那么笔记本电脑配置(图26-14)将更灵活。它们也因不需要特殊的卡与传感器连结而更方便。尽管大多数笔记本电脑的屏幕使观看的角度受到一些限制，但可将其连接到有高分辨率、阴极射线管（CRT）的大屏幕监视器上。在用笔记本电脑时，要特别注意资料的备份策略，因为有日益增长的被盗窃和丢失的危险。

图 表

在牙科诊所中保存良好的记录是非常重要

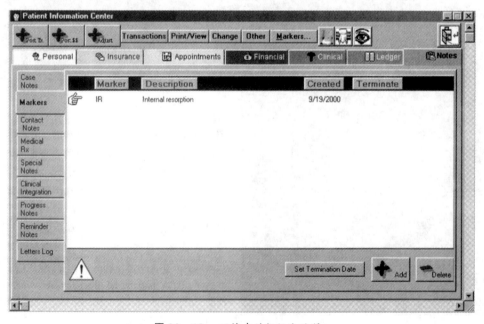

图26-13 可搜索的标记和注释

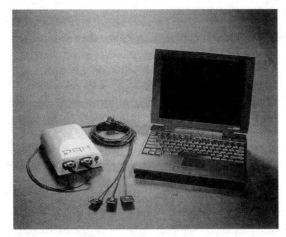

图 26-14 便携式计算机给数字射线照相系统增加了灵活性,特别是诊所有几个诊室在遥远的地点时

的。电子图表可以做所有纸质系统能做的事,甚至更多。近来,根管治疗专科牙医师可以买到许多系统,包括:①供根管治疗专科牙医师使用的数字办公系统(PERF, San Diego, Calif.);②Endo Vision 2000 (Discus Dental Software, Culver City, Calif.)和 Endo chart (PBS Endo, ProBusiness Systems, Cedar Park, Tex.)。对 Endo Vision 2000 图表模块(美国根管治疗专科牙医师协会 AAE 推荐)的讨论将揭示出软件是如何自动记录存档的。

电子图表基本上可满足两个目的:①准确地记录每个患者诊断和治疗数据;②将基于用户自定义的患者记录进行分析和总结来指明趋势。

一个电子图表系统应包括下列内容:

(1) 与常规诊所管理软件汇集为一体。

(2) 大量的趋势分析与报表系统。

(3) 语音集成,即计算机有理解自然语言和记录结果的能力。

(4) 容易理解和使用的界面,包括用户可编程的"需要项",以便在软件允许用户存档和退出前,将某些信息,例如诊断,填入患者记录。

(5) 宏自动化,即软件通过重放一系列录制下来的运算,能够使一些常用功能自动化。

(6) 与扫描仪的集成,允许用户将辅助文件、射线照片和其他的文字记录,通过扫描仪输入。

书签页能提醒使用者逻辑诊断和治疗顺序,它应包括 8 个步骤:

1. 基本统计和健康的信息(患者的基本信息和病史)。

2. 主诉和现病史。

(1) 主诉(在记录域"notes field"用患者的语言记下为什么来就诊);

(2) 病史(在记录域用患者的语言记下现病史)。

3. 临床的检查(以使用者自定义的标准按牙齿的编号描述检查结果)。

4. X 线照片的检查(包括 X 线照片的分析,这必不可少,因为衡量治疗效果时,分析 X 线照片是很重要的)。

5. 病因——使用者自定义致病因素目录。

6. 诊断和治疗计划。

7. 治疗记录——以使用者自定义标准为基础,包括以下信息:

(1) 根管锉-长度。

(2) 注射方式和麻醉药物的类别和剂量。

(3) 牙齿的编号。

(4) 橡皮障夹子。

(5) 根管的数目和名称。

(6) 估计长度和实际长度。

(7) 参考点。

(8) 器械操作技术,冲洗剂。

(9) 最后的器械每次进入情况。

(10) 桩腔。

(11) 根管充填的材料和技术,包括黏结剂(水门汀)。

(12) 药物(包括非处方药)。

(13) 暂封方法及所用材料。

8. 术后和复诊记录及数据,用以发送术后报告和联系记录(输入记录和数据以便与先前的结果进行比较)。

第三方产品的介入

数字射线照像和 VL 图像对现代根管治疗非常重要,尤其是在建立无纸化环境时。几个专用于口腔治疗的软件包可以用来获取、储存、注释、修改和输出许多类型的图像。综合软件包,例如 ViperSoft (Integra Medical, Camarillo, Calif.) 和 TigerView (rdental.com, Los Gatos, Calif.) 可用于模拟照相机、数字照相机、视频照相机、扫描仪和数字射线成像程序。图像一旦被获得,牙医可用这些高级软件来标记和注释这些图像,甚至可以模拟出修补和恢复后的牙齿(即美容的图像)。当基于诊室的计算机成为规范时,牙科数字成像系统也将成为主流。

图像软件对于图像分类有很大帮助,使其易于检索,易于给其他牙医和患者介绍病例,分析和放大图像以改进诊断。高级的诊所管理软件和这些系统紧密结合，从而能扩展诊所软件的功能，并创建一个完整的患者纪录。

前台系统

  一个根管治疗专科医师的诊所管理软件有某些与通科软件相同的功能。另外，对于一个专科市场，特别是根管治疗专业，还有几个关键的需求。对于硬件、网络和产品功能（例如日程、转诊跟踪、预先登记、高级的报表和分析）的考虑与全科牙医诊所管理软件有所不同，这就要求选择一个专门针对根管治疗专科牙医师的产品。选择软件时需要考虑的另一个重要因素是当前牙科软件行业有合并的趋势[17]。所以仔细考察软件公司的同时，还应考察其母公司，以预测未来谁会生存下来。

  杰出的软件就像杰出的建筑物一样，应建立在一个牢固的基础上。尽管设计软件的方法和技术很多，但只有少数是优秀的。在90年代我们看到了桌面系统的强大功能，而现在我们有了工作站/服务器（C/S）模式，使得所有其他系统都黯然失色。简单地说，它的特点是在一个中央计算机（即专用的文件服务器）上运行一个强有力的数据库引擎，这个中央计算机控制着客户工作站对所需数据的读取。在数据库中，这种模式的标准是SQ语言[16]（Structured Query Language），它比其他的数据库系统传输数据更加快捷、高效、安全和简单。

  与其他那些将数据在服务器和工作站之间往返传输的系统不同，C/S系统中所有SQ操作都在服务器端执行，因而减少了网络传输，提高了效能，同时也减少了数据出错的可能性，因为数据从不离开服务器和SQ引擎对它的控制。在以前的模式中，每一个客户工作站从服务器中读取数据，操作，然后发回服务器。因为任何一个客户工作站不会知道任何其他工作站的状况，网络运行类似于一个独立的系统，两个或更多的工作站同时向服务器写入数据是常见的现象。除此之外，老的模式一次只读取数据表中一行数据。而SQ引擎则相反，对于客户的查询，一次就挖掘大量的数据，并把整个结果数据集发回给客户。这就显著提高了运行速度，特别对于远程诊所。

  有些人可能以为当今所有系统都在使用C/S模式，但实际情况正好相反。当前大中型企业、医院、大学、政府机关和军事机关的系统几乎都没有使用这种先进的标准技术，牙医、医师、律师、会计师和其他专业人员的小型企业系统也很少使用这种技术。与之形成鲜明对比的是，EndoVision 2000是一个真正使用SQ数据库的32位C/S产品。

计算机工业标准

  开放式数据库连接（ODBC） 在计算机工业中，一个经典的问题就是每个商家以不同的方式存储和操作他们的数据。结果就是你只能用同一商家生产的工具软件去读取数据。为了解决这一问题，微软推出了开放式数据库连接标准（ODBC）。有了ODBC连接数据库的软件程序，首先与ODBC（另一个软件产品，被称为驱动程序）连结，然后ODBC再与数据库连接，这使得ODBC（和其他派生出来的标准，如JDBC和OLE DB22）在软件程序和数据库之间成了一个（勉强称得上的）翻译机。ODBC的"魔力"在于软件开发者可以连结不同的数据库而不需要改变他们的程序。另外，与ODBC兼容的数据库可以被许多程序读写。

  这对临床牙科医师又有多大的帮助呢？在ODBC之前，临床牙科医师可以用电子制表程序、报表程序、图片程序和其他数据库程序来阅读和分析数据。而在今天开放标准的世界里，购买任何非ODBC兼容的产品都是极不明智的。然而，目前大多数牙科的数据库、程序尚未依从ODBC。

  医学数学成像与交流（DICOM） 尽管从全球的信息角度来看，前面提到的标准十分重要，但牙科成像软件需要特定的标准，因为它要与临床牙科医师的企业信息系统（EIS）以及牙科诊所外的系统交互。第一个这样的标准是医学数字成像与交流（DICOM），它是1985年由美国放射学院（ACR）和国家电子产业协会[31]（MENA）制定的，提出关于在数字化医学图像中与生产厂家无关的数据格式和数据传输的问题[2]。这个为在计算机之间传递放射图像和其他医学信息的工业标准，使在不同生产厂家（如Dexis, Gendex, 和Schick）的系统之间和不同平台（如Macintosh, Windows）间进行数字交流成为可能。DICOM标准在记录头中提供了几百个属性项，其中包括图像的信息（如像素密度，维数，每个像素由几位数据表达），患者信息和病历。虽然早期的版本中并未指明记录头中各项的定义和顺序，但现在标准要求每个厂家公布一个给出有关数据位置的与DICOM一致性的声明。DICOM标准还支持SSL格式（见本章前面关于安全部分）来传递图像。主要要解决的问题是支持通用语言，让使用不同图像软件的两个或多个地点之间的医学或牙医会诊成为可能。与DICOM一致的另一个好处就是可自由选择厂商，而仍能保持数据库的连贯性。

大部分的软件厂家都在努力做到与DICOM完全兼容，一些厂商至少做到了部分兼容。将来牙科和医学成像与交流软件将有更大进展，在系统通讯方面将产生更多的利益。基于DICOM的国际标准，ADA牙科信息标准委员会最近确定了牙科电子标准的4个目标：①互通性；②电子健康纪录的设计；③临床工作站的结构；④牙科信息的电子传播[2]。DICOM就是互通性标准的一个范例。

牙科的系统命名 SNODENT是由ADA发布的[35]关于在电子环境中牙科疾病标准名称的一个综合集。SNODENT被称为医学系统命名(Systematized Nomenclature of Medicine, SNOMED)，是个大的编码集中的一部分[19]，SNOMED是由美国病理学院开发的。这些编码使得牙科医师们可以用标准名称来记录各种情况和危险因素，以帮助牙科医师和其他临床医师之间的交流。另外，SNODENT也使得牙科医师和研究人员可通过标准化的测量结果和循证医学记录[25]来更好地评估某种治疗方案的远期疗效。

图形与图像

对大部分的牙科医师来说，这是一个容易混淆的领域。Windows系统有很多图形标准，但很难确定使用哪一种，然而这种情况正在开始改变。尽管有些牙科成像软件将图形数据以非标准的方式存储，但大部分产品都开始支持计算机工业标准。对于临床牙科医师而言，在一个软件中如何找到图形，要比理解各种不同的图形存储类型的特性更为重要。标准的重要性在于，只要图形以标准格式存储，临床牙科医师就能对图形进行操作，并将其直接调入牙科软件中。

以下是最常用的图像格式：

(1)点阵图(BMP)：这是微软在Windows上的标准。几乎所有的成像软件都使用和理解这个格式，而且大部分在Windows上传递的图形都使用这个格式。它的优点就是非常通用并且质量较高，其主要缺点是它产生的文件没有被压缩，将使得硬盘很快被占满。

(2)联合摄影专家组(JPEG或JPG)：这可能是个人计算机和互联网上最流行的标准。它具有很好的质量并且支持压缩格式（可以得到较小的文件）。

(3)标签图形文件格式(TIFF或TIF)：这也是一个很流行的标准。图像通常有非常高的质量而且独特地支持极微的压缩。

(4)图形交换格式(GIF)：这是一个压缩很大的格式，它是互联网和在线服务最流行的格式，但无助于数字图像的存储。

单区域——局域网(LAN)

局域网通过共享数据和连接在网络上的设备来提高工作效率。最简单的局域网模式是一对一模式，由一个多路汇接器和简单连线，将两台或更多台电子计算机联成一个网络来分享资源和数据（图26-15）。这种类型系统的缺点是只能支持有限的工作站，且当某一个程序出错时，必须重新启动整个网络系统。一个具有更好容错能力的局域网要求一台专用服务器，通过中央多路汇接器用电缆与其他工作站相连(图26-16)。这种网络的优势不可低估。例如，一个放射图像的中央图形库，将允许诊所中每个诊室的椅旁工作站可随时调出所有患者的图像，使得患者不必每次复诊时必须在同一个诊室。基于服务器的局域网还有一些优点，除了具有较好的可靠性和总体速度较快之外，基于服务器的局域网允许单个计算机重新启动而不需要重启整个系统。将服务器隔离在一个安全区域，仍可支持同一地点或多个地点的工作站。

多区域——广域网(WAN)

客户/服务器（C/S）模式也允许开业者与多个诊所之间建立起高速通道，将数据库放到单独的服务器上。基于C/S的系统允许开业者把数据虚拟地分离给两个或更多地点。典型的是，向当地电话公司租赁一条完整的T1电话线即可实现。T1在服务器和远程工作站之间传输数据的速度为每秒1.5兆字节。与其竞争的技术，特别是数字用户线路(DSL)正在越来越引人注目，当前DSL的优势是提供与T1相同的性能，而其费用要小得多。DSL宣称在近期内它将达到局域网的性能。DSL利用现有的电话铜缆传输信号，从而避免了通讯公司铺设新电缆的要求。这意味着整个国家乃至世界上大部分地区都已经连接在线了。然而，使用铜电缆的缺点是，在高速传播数据时会产生很大的阻抗。事实上，3英里以上，DSL信号的质量就已无法使用。因此，只有在离当地电话公司的交

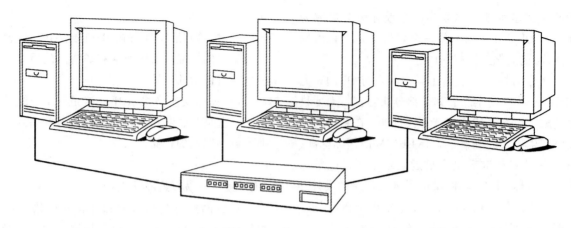

图 26-15　一对一 LAN 只支持有限的工作站,且一旦出现错误时,必须重新启动

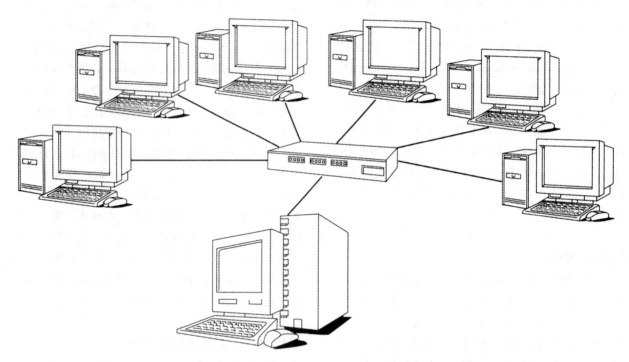

图 26-16　基于服务器的 LAN 可支持较多的工作站;每个工作站可单独重新启动,不必重新启动整个系统

换中心 3 英里以内的客户才可以使用 DSL。但这迟早都会被技术的发展所克服。

虚拟私网

对于很长的距离,无论 T1 还是 DSL 单独都不可行或者费用过高,都不如互联网的虚拟私网(VPN)[18](图 26-17)与 T1 或 DSL 的联合使用。VPN 利用加密技术连接两个或多个地点的诊所,所有的接入点都需安装"防火墙软件",以防止黑客的进攻。不幸的是,DSL 只能在距离本地电话交换中心一定距离的诊所安装(见前 DSL 节)。

VPN 亦可利用互联网作为长距离主干。过程基本如下:

(1) 每个诊所用短距离的 T1 或者 DSL 连接到互联网服务提供商(ISP)。

(2) ISP 将信号通过互联网传输到另一个 ISP,再通过 T1 或 DSL 传输到另一个诊所。

VPN 通讯是私秘的,因为经过互联网的信号是加密的,可防止其他人截获和阅读通讯内容。

随着 VPN 变得越来越普及,人们经常听说传输控制协议/互联网协议(TCP/IP)[34](经常简称为 IP)。IP 是互联网的语言,并用于几乎所有大小的网络系统。每个连接于互联网的计算机都有一个独有的 IP 地址,当使用互联网浏览器的时候,操作者输入一个网页地址,然后浏览器将网页地址翻译成网站的 IP 地址。不论用不用 VPN,广域网都用 IP 来连接网络中的所有计算机。因为每个计算机服务器都有一个为工作站所知的独有地址,通讯可以在它们

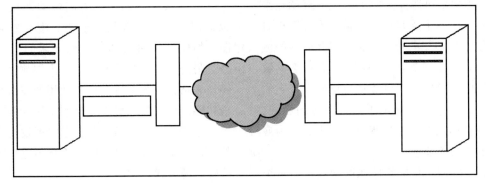

图 26-17　VPN 利用宽带技术将两个或更多的诊所连起来

之间自由地进行。虽然还有其他的通讯协议存在（例如 NETBEUI, IPX/SPX），但现行标准是 IP,尤其是在 C/S 环境中。

路由器是多诊所互联中的另一个环节。它在广域网中的作用就像调制解调器在拨号服务中的作用一样（例如它将计算机信号与电话信号相互转换）。路由器将网络连接在一起。在前面所讨论的多诊所模式中，每个诊所都有一个路由器，一端连接到服务器，另一端连接到 T1 或 DSL 电缆。

Citrix 和 Windows 终端服务器

仅仅几年前，所有的网络都是广域网，由在一个地点的大型机服务器和在其他地点的亚终端组成。这些系统与当前技术的区别在于，这些老的网络仅仅是只能显示文字的接收-发送站。但是这些系统的优点是高效率。因为只有一个中心计算机，没有数据在网络中流动，在服务器和终端之间只有屏幕和键盘输入在动。这些系统只需要低速、价廉的数据通道。大多数互联网服务器实际上仍然运行在 UNIX 平台下。

相对而言，基于 Windows 操作系统的网络非常低效，因为所有的内容在 Windows 操作系统中都是图像，所有的工作站都是计算机。由于实际数据在网络中传输，所以需要高效的通讯通道来传输这些信号。一个叫 Citrix 的公司提供了在 Windows 操作系统上最接近大型机服务器的计算系统。Citrix 软件（例如 WinFrame, MetaFrame, 和 Windows 终端服务器）将所有的数据和程序保存在一个服务器上。就是说，客户工作站（大多数是 PC 机）不运行任何软件，而只是简单地发送和接收 Windows 屏幕以及传递键盘和鼠标信息。由于只有很少量的数据需要在网络中传输，Citrix 系统能在相当低速的通讯通道下很好地工作。

不论临床牙医师选择何种广域网模式，都应优先选用基于 SQ 的 C/S 数据库系统，因为只需要很少的数据在网络中传输。这和其他将数据传输到工作站修改，并将结果传输回服务器保存的软件系统非常不同。在这些非 C/S 的系统中，服务器只是一个被动的存储系统。C/S 系统中的服务器可以动态和主动地控制系统的使用。这就像一个繁忙的十字路口。在 C/S 系统中，交通灯和警察（即 SQ 数据库引擎）控制着系统的运行。在非 C/S 系统中不存在这种控制，所以每个进入十字路口的汽车（即工作站）自己决定何时停止何时行进，这样必然更容易产生碰撞和事故（数据损坏）。

胖-瘦客户端计算模式与互联网

为 PC 机和 Windows 操作系统编写的软件，通常被称为胖客户端模式。这个没有吸引力的名称强调了为 PC 机编写的软件必须在每个客户计算机上分别安装和运行，只有数据库是集中的。每个胖客户终端都必须是一台功能强大的 PC 机，并且单独安装软件。因为数据需要进出客户端，这需要相当大的通讯带宽。带宽是用来描述通讯通道的速度。例如，T1 被称为宽带，因为它每秒可以传输 1.5 兆字节;56k 调制解调器连接被称为窄带,因为它每秒最多只能传输 56 千字节。通讯领域人士经常把带宽称为"通道的尺寸"。

胖客户端模式的另一个缺点是非常高的维护费用。例如：如果一个大的律师事务所的 200 台计算机都运行着相同的软件，当为律师事务所提供软件的公司推出一个更新版本的软件，那么每一个工作站上的软件都需要单独更新。另外，这 200 台工作站都必须是功能强大的 PC 机，这将带来更多的维护上的麻烦。

瘦客户模式较为简单。顺便说一句，它不是一个新的模式。UNIX 和许多大型机网络一直就在采用瘦客户模式。实际上胖客户模式是个人计算机时代的产物。作为最理想的瘦客户网络，互联网的流行使瘦客户模式再次成为首选的模式。在以后的数年中，牙科软件的开发商们可能将会重新设计它们的软件和硬件，以便在互联网上运行图像和制图，以及将患者统计信息存放在远程服务器上，作为瘦客户端模式的解决方案。

实际上，互联网不仅能给临床医师提供另一个运行诊所软件的地方，而且在一个连接到所有人的巨大网络世界中，以前从来没有过的服务功能将成为可能。现列举几个卓越的革新服务如下：

1. 多服务提供者网络。临床牙科医师将成为多服务提供者网络中的一员，患者记录和图像可以在网络成员间通过互联网上的安全区域相互传递。

2. 在线预约。患者可以有限制地使用临床牙科医师的在线预约程序。

3. 在线付费。患者可以在线交付医疗费用。

4. 在线保险。患者可以在线得知保险适用性、报销过程和自动电子保险内容解释信息。

5. 数据分析。临床牙科医师与其他临床医师合作来提供匿名的数据库，以便分析数据来得到关于临床治疗的统计信息。

6. 数据备份。因为数据通常保存在诊所以外的中心服务器上，临床牙科医师能得到备份服务。

7. 在线采购。临床牙科医师可以在互联网网站上购买其需要的仪器设备。

8. 互联网的自动预先登记。一些服务商提供在线患者登记和健康史信息，并能安全地通过互联网直接传输，进入根管治疗软件数据库。

互联网网站

万维网（World Wide Web[3W 网]）已经被证明是牙科治疗有效的通讯和广告手段（图 26-18）。对现在和将来的患者，互联网网站可以提供充分的信息，并且加快通信速度。在网站设计时，应包括能够突出治疗独特之处的信息。另外，如果临床牙科医师想要吸引在网上浏览的新患者，就应该将自己列入尽量多的网站搜索引擎中。

临床牙科医师的网页应包括研究团体和转诊牙医可搜索到的教育材料。网站可以成为通讯中心、科学资料库及治疗和商务信息源。它可以提供在线医学（MEDLINE）和在线继续教育（CE）课程，产品目录、业务管理信息的快速且方便的检索选取。

有些供应商现在可为网站的创建和运行提供包括创造性的患者教育模块、带有方向指示的地图、临床医师简历和有动画效果的过程描述的服务。另外，有些网站能够自动附加数字射线图像的转诊表格，以及供研究团体使用的在线交谈和留言板功能。临床牙医可以自己制定转诊表格的数据内容，并要求必须包括某些信息才可发送到他的电子邮件信箱中。这可以帮助消除将不完全的转诊信息从转诊源发送出去。

重要软件的功能

财务安全 尽管在牙科诊所中，不常细究欺诈行为，然而保守的统计却指出，这是一个重大问题，现在还不能完全解决，因此，关键是防范。大部分的专家建议牙科医师要做以下三件事：

1. 接受教育：临床牙医应学会发现人们如何在诊所中进行盗窃。这可能需要学一、两门课程，或雇佣一名欺诈专家来检视诊所系统，或者两者都用。

2. 关注商业行为：太多的牙科专业人员放弃了他们的前台工作，而充分信任"诊所经理"。这是老板忽略了商业行为，等于是在欢迎欺诈。

3. 选用有安全日志的软件：诊所使用的计算机系统应能自动跟踪所有的删除、编辑和其他所有令人怀疑的行为。除了系统管理员外，任何人不能查看此安全日志。另外，每一个使用系统的人都将记录在案，以便软件知道何人何时在使用系统，在使用哪一个工作站，进行何种操作，是建立、编辑还是删除文件。

转诊跟踪 复杂的转诊跟踪和趋势分析对于一个专科诊所的成功与否是非常重要的。这也是为全科牙医设计的软件中所没有的部分。用 SQ 设计的软件可用来跟踪转诊牙医师在诊所办理业务时有关的财务和其他统计资料（图 26-19），所以这些统计数字总是及时而准确的。

转诊跟踪软件的关键功能包括：

1. 实时统计：软件应能在几个重要方面给牙医提供最新的统计数字（不必运行报告）：①应有的收入；②实际的收入；③应有收入和实际收入之差；④新患者；⑤患者就诊次数；⑥治疗过的牙齿；⑦应有收入和实际收入的比例；⑧实际收入占的百分率。

2. 可将所有转诊牙医师按先前提到的类型中之一实时排名。

3. 根据应有收入、实际收入和治疗情况等可得出既复杂又灵活的报告，并可将其进行图像变更、

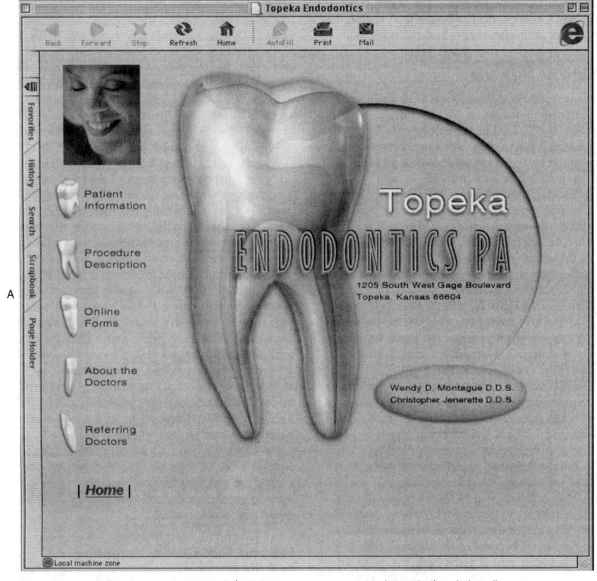

图 26-18 已经证明互联网是新世纪非常重要的通讯工具。A. 一个虚拟的根管治疗诊所"Topeka Endodontics P. A."的主页,它充分展示了专业人员设计的艺术性

筛选和分类。

4. 可提供通讯联系、标签和给转诊牙医师的信封。

5. 可从患者的屏幕上看到转诊牙医师的信息、时间表和使医师快速做出决定的其他重要信息,以及察看转诊医师的其他信息。

6. 关于转诊牙医师和与转诊牙医师有关的患者治疗情况的图表和图像。

7. 对转诊医师类型的跟踪:

(1)转诊来源;

(2)全科牙医;

(3)合作的内科等医师。

8. 通过转诊牙医师从多个诊所收集的、先前提到的数据。如果转诊来源有几个诊所,临床牙医师应跟踪那些诊所和为所有诊所总结出一个有关数目的综合集。

9. 通过诊所开业者的公司收集先前提到的数据。如果同一个公司雇用了几个转诊来源,可让临床牙医师通过公司辨别会计数据。

预先登记 使用一个专用系统,EndoVision 2000 的预先登记(记录转诊患者信息的过程,但还没有被临床牙医师看过),就可获得各个层次上的详细信息(图 26-20,A~C)。这种高级的系统不仅代替了并且远远超过了大部分牙科诊所使用的传统的预先登记表的功能,因为它在结构上是和其他程序紧密编排在一起的。

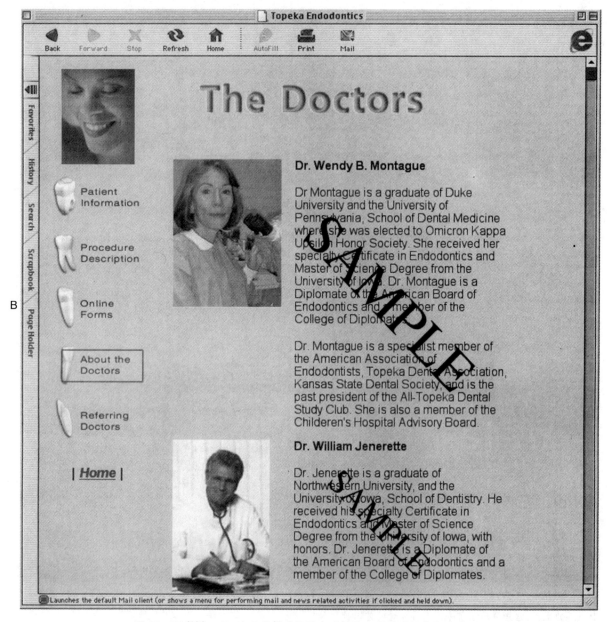

图 26-18(续) B. 这网页帮助访问者了解临床牙科医师和他的资历

预先登记系统的主要功能有：

1. 记录所有的关于转诊患者的数据，包括保险,转诊的来源,预约就诊前的健康情况。有足够的供患者和其他临床医师用的留言区，直接连接到电子邮件和住宅、单位的电话图标,以便快速联系。自动地产生"欢迎信"和患者第一次预约来就诊的相关信息,并和"小册子"一起发出(图 26-20,A)。

2. 内置的与时间表的连接,允许牙科医师很容易地将预先登记的记录记入预约本中,以完成对预先登记的所有相关信息的处理。

3. 当建立了预先登记记录后,可自动与患者联系。

4. 内置的与预先登记模块的连接,可以使系统自动创建患者及其保险的记录,而不必重新输入数据。高级的算法将不断地根据以前提交的情况更新保险数据。当系统自动登记患者时,这个信息将形成患者的保险记录(图 26-20,B)。

5. 按照预约登记表形式将预先登记资料打印出来。

计算机工作站

有两种计算机工作站：①临床椅旁工作站；②前台和管理工作站。临床椅旁工作站位于诊室,以

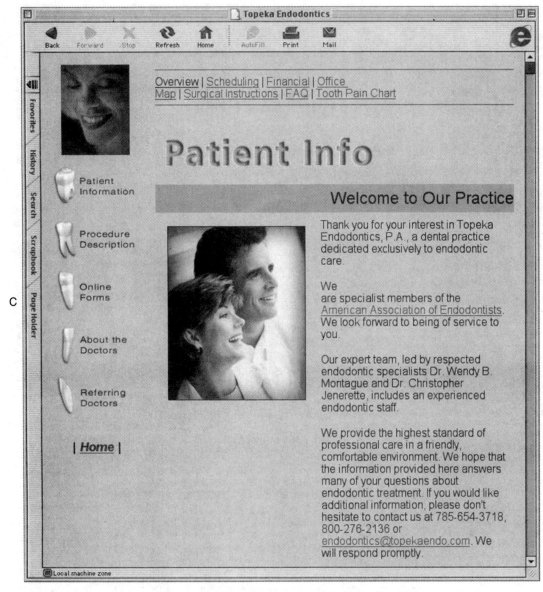

图 26-18(续) C."患者信息(Patient INFO)"网页介绍诊所及联络信息表

存储和显示临床信息；而前台和管理工作站则按需要可位于前台、经理办公室或医师办公室。不像管理工作站那样，椅旁工作站没有打印机，只有触摸屏、数字化输入板、鼠标或光笔，以及用屏障技术保护的键盘。一台椅旁工作站使用 Matrox G450 双监视器显示板，可以支持两台显示器，一台给助手用，一台给牙科医师用。另外，它也可以同时显示时间表、图表及数字射线照片。

中央处理器(CPU)

CPU 应尽可能选用速度最快的处理器，应有足够的内存，以便同时运行几个程序，至少要有两个 PCI 插槽和一个驱动架 (drive bay) 以连接附加的外部设备。通常，一台较快的处理器将延长机器的使用期限，系统内存至少要比操作系统(OS，推荐使用 Windows 2000, Windows XP) 所要求的高上一个档次。将内存至少增加到 128 兆，这会提高现代绘图软件的运行速度。幸运的是现在内存相对不贵，值得增加投资。

硬盘是计算机用来储存软件、操作系统 (OS) 和患者教育材料的地方。由于硬盘空间不断地扩大，而相应的每一兆的价格降低了，要选一个至少要大于 30G 的大硬盘，这对大多数的情况来讲已经足够了。

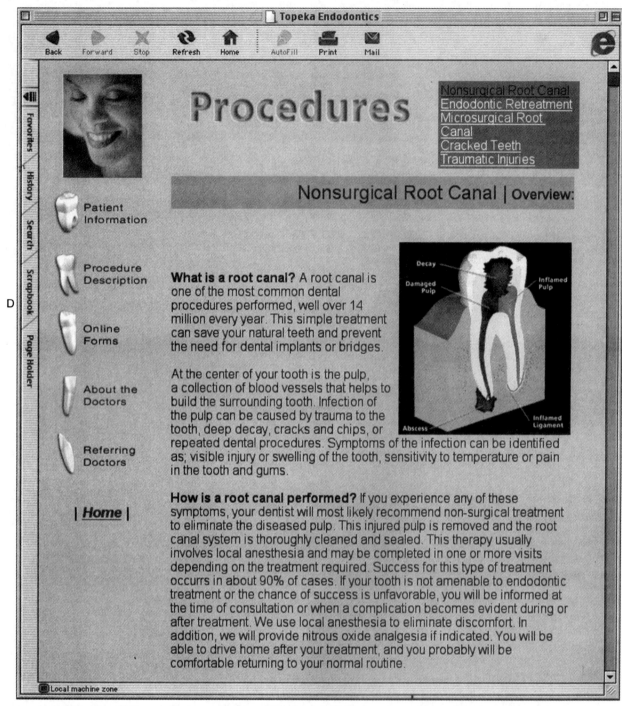

图 26-18(续) D. 患者可以观看生动的图解和录像以了解治疗过程。这里是介绍非手术治疗的网页

监视器

监视器的尺寸和图像质量对于图像的分辨率是关键性的。临床牙医应购买其所能负担的最好质量的监视器。多数情况下，监视器要比任何单一的CPU耐用。要求分辨率至少为 1024×768 像素，点距（屏幕上二点间的距离）为 0.25 mm 或更小。但是，监视器的规格可能混乱，例如，测量的水平距离和通常的条距或点距不一样，从一个蓝条到另一个蓝条或从一个蓝点到另一个蓝点测量到的水平条距或点距，比通常对角测量的要短一些。因此，通常 0.26 mm 的点距等于 0.22 mm 的水平点距。

牙科医师应选用纯平监视器以减少失真，来观看最好的无闪烁的图像。由于监视器与操作者的距离一般是 48 英寸或更远，建议在诊室中使用与诊室大小相适合的最大监视器，如 19 英寸或更大的监视器。内置话筒是很有用的，它们有助于给患者

第 26 章　数字技术在根管治疗中的应用

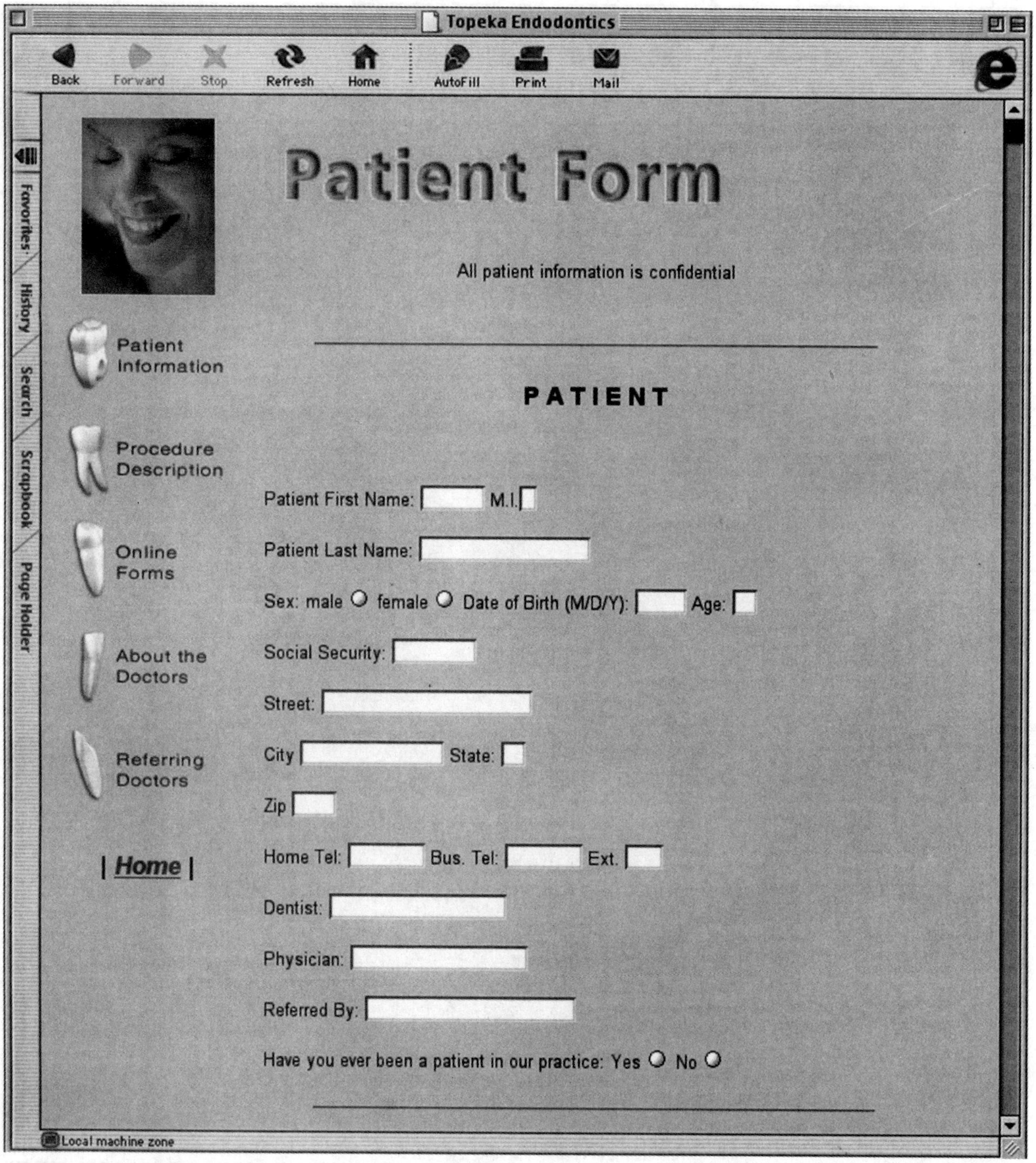

图 26-18(续)　E. 患者基本信息、病史和经济情况,能保密并直接送入根管治疗数据库

展示教育材料和娱乐节目。

因为监视器的尺寸太大,临床牙医应尽量选择短颈 CRT 射管的监视器,或液晶平板监视器。尽管液晶监视器价格昂贵,并且没有像 CRT 监视器那么宽广的视角,但减少了体积和散热是其最大的优势。因为在平板监视器上的大多数高质量图像都是数字信号的而不是模拟信号的,所以监视器要能接受数字和模拟两种信号,以提高灵活性。数字信号的输入需要在 CPU 内有专用的数字图像卡来完成。所有的监视器都有老化问题,尤其是平板监视器更为严重,这还有待技术的进一步提高。

附　件

当选择触摸屏和键盘时,应考虑到安放的位置,方便使用和控制感染。在诊室中,临床牙科医师应选用带屏障保护的触摸屏,并可用 Velcro 黏到工作面上以节省空间。无线键盘是临床牙科医师和助手使用计算机的另一方便附件。大多数的无线设备

901

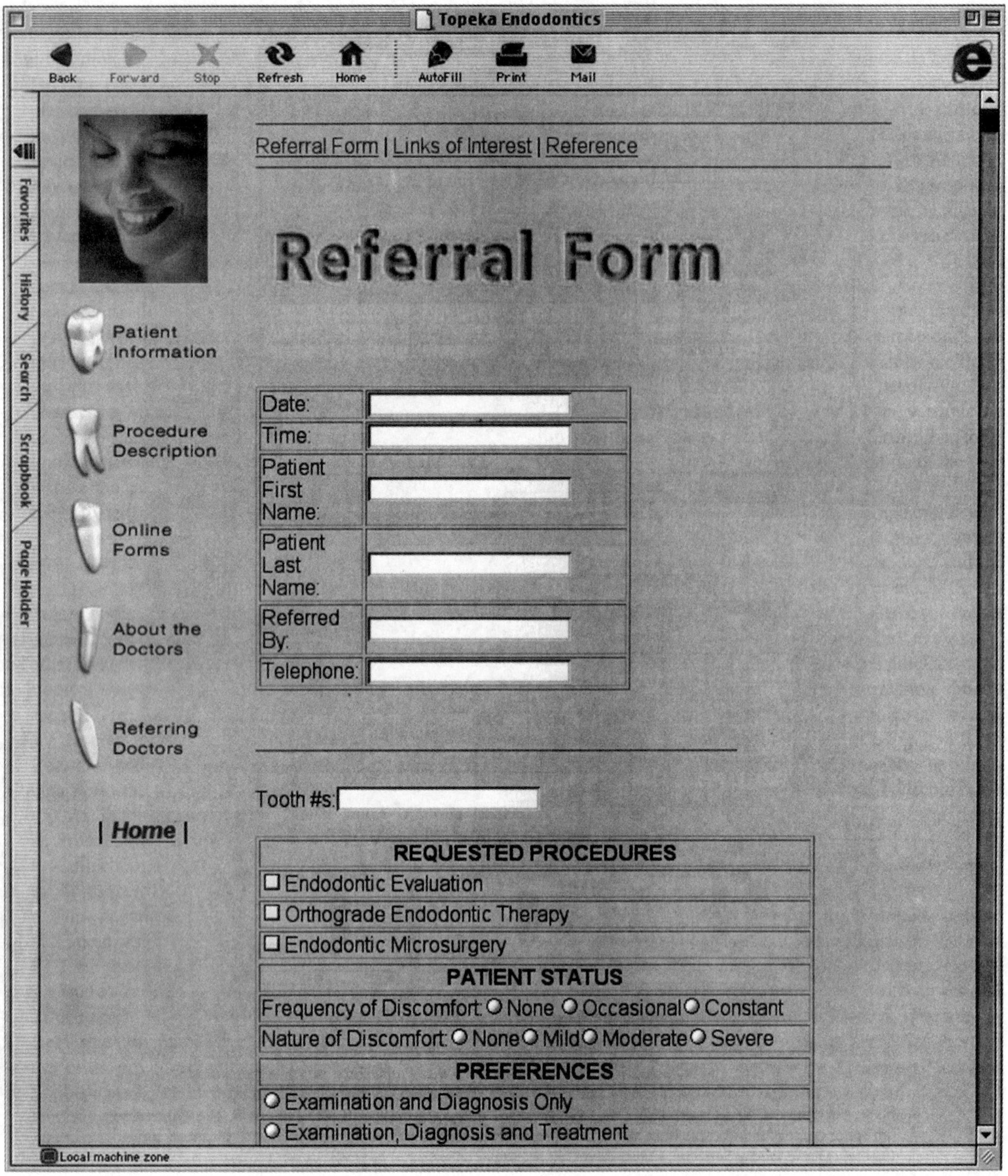

图 26–18(续)　F. "转诊单"加强了和其他医师的联系。它甚至能设置成通过互联网直接传输数字射线照片（Courtesy PBHS, Inc., Pomona, N.Y.）

都有红外线发射器（IR），所以接收器必须在"可视"范围内。遥远的 IR 信号发生器就须用中继器把信号送到接收器。

打印机

恰当的打印机对整个计算机系统是非常有用的。前台计算机应有一台单色激光打印机，以打印报告、保险材料和做一般文字处理工作。临床牙科医师应有一台可以打印照片的喷墨打印机，以打印信件大小的治疗报告(图 26–21)。还要有一台打印图表标签的标签打印机。可以将几台打印机通过 USB 接口连到一个 CPU 上，也可用网络连接的方式来共享打印机。

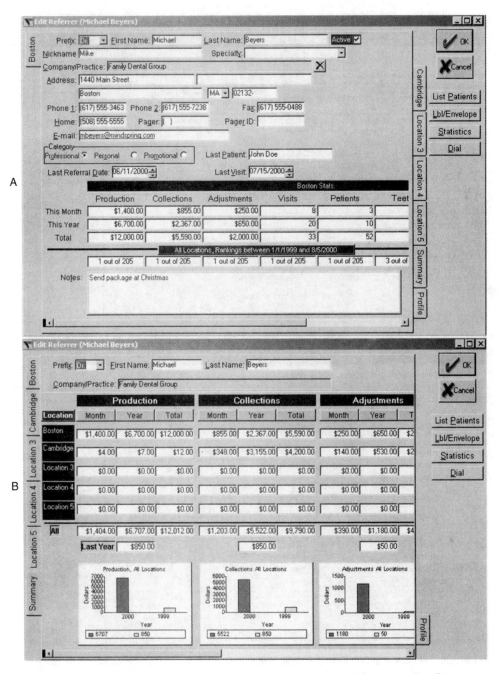

图 26-19　EndoVision 20000 软件。A. 转诊医师网页分成 5 个："诊所地址书签页"（Office Location Tabs），"小结书签页"（Summary Tab）综合所有地区的统计资料，"基本情况书签页"（Profile Tab.）其内容在预先登记时用作系统预设定值。在这张图里展示了波士顿"地址书签页"显示了转诊医师的统计资料。在屏幕上可见从前一年 1 月 1 日到现在对转诊医师按顺序排名进行的比较。B."小结书签页"综合 5 个地区的统计资料和各统计类型的图表（Courtesy Discus Dental Software, Culver city, Calif.）

电源和电缆

诊所中的每一个工作站都应使用不间断电源（UPS），也叫做"电池组备份"的电力保护系统[23]。UPS 装置（图 26-22）被用来保护 CPU 和外围设备免受电压下跌、突发事件和应用新技术带来电压波动所产生的影响。临床牙医应确保计算机和监视器插入的是有保护装置的电源。激光打印机应连接到另外的电源上，因为它们的电流太大。所有的网上

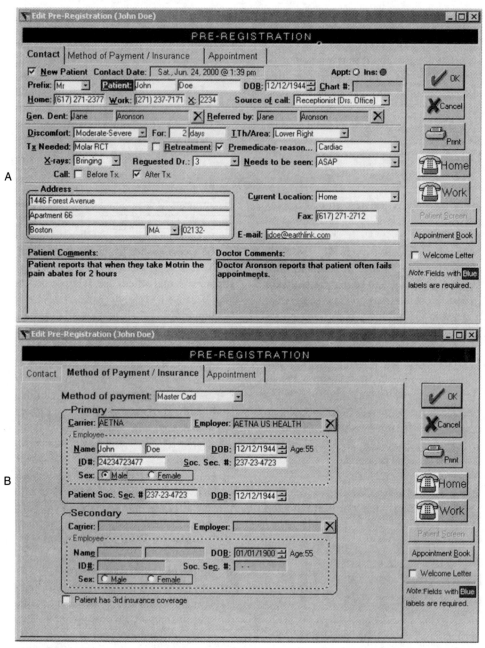

图 26-20　EndoVision 20000 软件的预登记模式。A."联系表"记录患者所有的有关信息。B."付款/保险方式表"允许诊所预先记录患者的保险信息

电脑都应安装"防火墙"以防止黑客的骚扰。

临床医师应将电源和以太网（Ethernet，一种 LAN 技术，它使计算机间的信息传输速率可达 100 兆/秒）的墙上插座放在靠近椅旁工作站。另外，在每个地方它们都应是专用的双电源输出，带有复合的墙上插座板包括二个以太网和一个电话线输出。以太网内部联线要用无保护的双股铜缆（UTP）的 Cat 5E 线连到 RJ45 接口上。Cat 5E 和 Cat 6 最高能支持 1G 的传输速率。

推车式或固定式工作站

另外需要重点考虑的就是用推车式椅旁工作站还是用内置的结构。推车式工作站允许自由摆放，尤其当在诊所有惯用左手及惯用右手的医师时更有意义。远处的监视器可固定在天花板上或固定在墙上，尤其当空间有限时就显得非常实用。手推

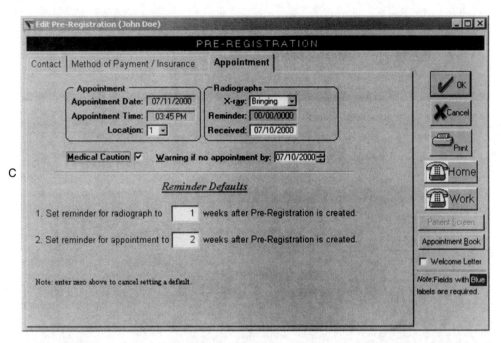

图 26-20（续） C. "预约单"记录患者的预约信息，并允许诊所设置自动提示信息（Courtesy Discus Dental Software, Culver City, Calif.）

车的以太网和电源的接口应该放在当它落下时不会造成伤害危险的地方。如果牙医选择了内置的系统，装有 CPU 的机箱内应配备风扇以保持空气的循环，并能方便地接上 DVD 和其他外部设备。

顾问与支持

最好能雇用当地的顾问来设计网络系统。这些厂家基本上都被 Microsoft（微软）或 Novel 或二者所认同，当系统出现故障时，可以对系统提供技术支持。由于技术更新速度极快，诊所也需要有专业人员来处理系统软、硬件的升级，下载"补丁"程序、"固件"和帮助更换一些元件。这些人员常是按小时收费，也可以按贴现率每月或每季度定期来进行维修。

备份策略

"只有已备份的数据才是可靠的"，因为所有硬设备都会有故障，所以遵循连贯的备份规定是绝对必要的。最好的办法是在计算机的例行程序表中设置自动备份的任务。夜间自动进行碎片处理和磁盘扫描的例行程序是必需的。大多数诊所采用磁带备份，但网上备份[8]和灾难恢复数据程序已经越来越可靠，并且简单易用。

药物参考软件

现在有许多软件可作为临床药物学的参考书使用。临床药物学（Clinical Pharmacology, Gold Standard Multimedia, Inc., Tampa, Fla.）软件有广博的索引、相互的参照和联系药物的特点，从而能快速地搜索。例如，牙医只需简单地输入药名，程序即可给出该药物在纲要中的每一个参考资料。使用者可细看按字母顺序排列的目录表、药物分类主要索引，产品鉴定（通过药物的使用说明），副作用，药物的相互作用等。这一软件包括美国所有药物在临床应用方面的专题文章，并可快速、准确地鉴别药物的相互作用和禁忌证。它按季度更新，随着续订可保持提供最新信息。可在 www.gsm.com 网站找到本软件的网上参考。另一个网上参考是内科医师桌上参考（Physician Desk Reference, medical Economics Co., Inc., Montvale, N.J），网站是 www.pdr.net。

患者宣传教育软件

对患者的宣传教育是现代牙科治疗中的重要组成部分。经 Candler 和 Silversin[32] 为 AAE 做的研究表明，对患者的宣传教育和他们对根管治疗的体验呈统计学上的正相关。有些公司推出了信息软件程序供网上和当地计算机使用。患者可以在互联网上、接待室的计算机上和椅旁工作站上观看这些软件。

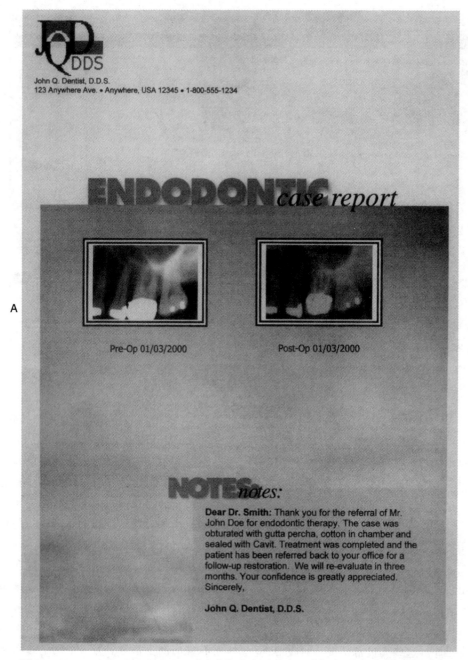

图 26-21　A. 用 ALPS MD 5000 型打印机打印的患者治疗报告,分辨率为 2400×720,使用了"Micro Dry"墨水技术

互联网的访问

从牙科诊所访问互联网是现代计算机系统的另一个重要优点。临床牙医可用来连接到继续教育课程、电子邮件学院、订购牙科物资和下载最新的软件。这对患者也有利,因为当他们出现问题时可以和临床牙医联系,甚至人在海外,当时区妨碍了其他联系方式时。

结　论

事实证明,计算机和相关的软件是进行治疗时非常宝贵的助手。如果没有这些复杂的系统,多数临床牙医将不会考虑进行某些治疗。然而,科技并不能代替治疗的完美性。无论使用的是何种设备,临床牙医都应为患者努力提供优质的医疗服务。

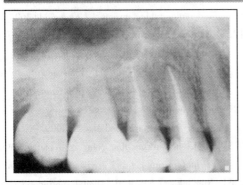
Pre – Op February 12, 2001

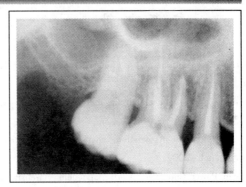
Post – Op March 15, 2001

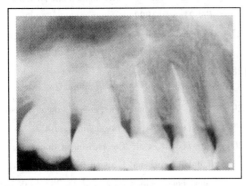
Re – Eval May 12, 2001

图26-21(续) B. 此报告是用 Epson 980 喷墨打印机打印的，分辨率为 2 880×720，使用了"Micro Piezo"墨水技术

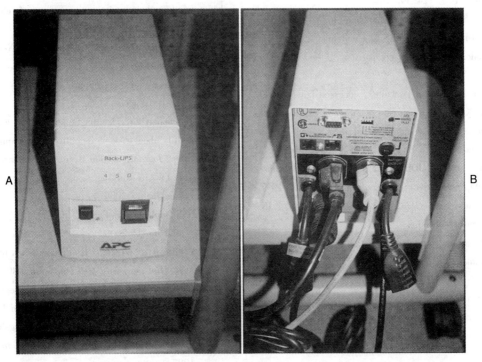

图26-22 A. 每个 CPU、监视器、照相机电源和相应的外部设备都要配备 UPS 加以保护。B. 将关键设备插入电池输出口以提高系统可靠性，当电源不正常时可避免数据和文件被破坏

参 考 文 献

[1] 1394 Trade Association. ta. org (website), accessed Jan 1, 2000.

[2] ADA moves forward on electronic standards, *ADA News*, Aug 23, 1999.

[3] American Optometric Association, aoanet. org (website), accessed Jan 1, 2000.

[4] American Power Conversion Corp., apc. com (website), accessed Jan 1, 2000.

[5] Bachall J, Barss J: Orascopy: a vision for the new millennium, part 1, *Dent Today* 18(5): 66, 1999.

[6] Bachall J, Barss J: Orascopy: a vision for the new millennium, part 2, *Dent Today* 18(9): 82, 1999.

[7] Burger CL, Mork TO, Hutter JW, Nicoll B: Direct digital radiography versus conventional radiography for estimation of canal length in curved canals, *J Endod* 25: 260, 1999.

[8] Chandler L, Silversin J: What do patients think of you? Building relationships, Chicago, American Association of Endodontists (videotape).

[9] Clinical Research Associates, cranews. com (website), accessed Jan 1, 2000.

[10] Digital radiographs, state-of-art, *CRA Newsletter* 23(9): 1, 1999.

[11] Dunn SM, Kantor ML: Digital radiology facts and fictions, *J Am Dent Assoc* 124: 39, 1993.

[12] Eikenberg S, Vandre R: Comparison of digital dental x-ray systems with self-developing film and manual processing for endodontic file length comparison, *J Endod* 26: 65 1999.

[13] Sitca, Inc., sitca. com (website), accessed Jan 1, 2000.

[14] Foroughi K et al: Comparison of radiation exposure rates necessary to produce computerized images and conventional radiographs, *J Endod* 25: 305 1999 (abstract).

[15] Fossum, Eric: CMOS evolution: the digital camera-on-a-chip gets active, *Advanced Imaging* 12: 13, 1997.

[16] Fronckowiak JW: *OLE and ADO*, Indianapolis, IN, 1991, Sams Publishing.

[17] Levato C: Advancing the state of the art, *Dental Practice and Finance* 7(8), 1999.

[18] Loshin P: *TCP/IP*, ed 2, San Diego, CA, 1997, AP Profesional.

[19] McKee L: SNODENT to provide inclusive means of transmitting dental information, *ADA News* 30(9): 1, 1999.

[20] Microsoft, microsoft. com (website), accessed Jan 1, 2000

[21] Mistak EJ et al: Interpretation of periapical lesions comparing conventional, direct, and telephonically transmitted radio-graphic images, *J Endod* 11: 262, 1998.

[22] National Electric Manufacturers Association, nema. org/standards (website), accessed Jan 1, 2000.

[23] Nemzow M: *Fast Ethernet, implementation and migration solutions*, New York, 1997, McGraw-Hill.

[24] IBM, networking. ibm. com (website), White paper: *thin server feature*, accessed Jan 1, 2000.

[25] IBM, networking. ibm. com, (website), White paper: *virtual private network overview*, accessed Jan 1, 2000.

[26] Nummikoski PV et al: Digital subtraction radiography in artificial recurrent caries detection, *Dentomaxillofac Radiol* 21: 59, 1992.

[27] Olympus, olympusamerica. com (website), accessed Jan 1, 2000.

[28] Olympus, olympusamerica. com (website), accessed Jan 1, 2000.

[29] Panasonic, panasonic. com/medical_industrial/index.html (web-site), accessed Jan 1, 2000.

[30] Paurazas SB et al: Comparison of diagnostic accuracy of digital imaging and E-speed film in the detection of peri-apical bone lesions, *J Endod* 25: 285 1999 (abstract).

[31] The Radiological Society of North America, Inc., rsna. com (website), *DICOM: the value and importance of an imaging standard*, accessed Jan 1, 2000.

[32] Schick D: Letter to the editor: alteration of computer dental radiography images, *J Endod* 25: 475 1999.

[33] SCSI Trade Association, scsita. org (website), accessed Jan 1, 2000.

[34] Sinclair JT, Merkow M: *Thin clients*, New York, 2000, Academic Press.

[35] College or American Pathologists, snowmed. org (website), accessed Jan 1, 2000.

[36] Technology and Health: Compaq to put warnings on keyboards about risk of repetitive-stress injuries, *The Wall Street Journal*, section B, p. 6, February 1995.

[37] The TWAIN working group, twain. org (website), accessed Jan 1, 2000.

[38] USB Implementers Forum, Inc., usb. org (website), accessed Jan 1, 2000.

[39] Vandre RH, Webber RL: Future trends in dental radiology, *Oral Surg Oral Med Oral Pathol* 80: 471, 1995.

[40] VeriSign, Inc. Enterprise & Internet Security Solutions, www. verisign. com (website), accessed Jan 1, 2000.

[41] Visser H, Kruger W: Can dentists recognize manipulated digital radiographs? *Dentomaxillofac Radiol* 26(1): 67, 1997.

[42] Worden DJ: *Sybase developers handbook*, San Diego, 1999, AP Professional.

展 望

正如 Dr. Gutmann 在第八版《根管治疗学——牙髓之路》前言中所说的，今天的根管治疗学的专业水准已经很高，这主要体现在丰富而曲折的过去，及为未来完美的临床应用所作的准备等方面。基础研究与技术开发的紧密结合已成为这一领域的特色，并将持续推动这一学科的发展和进步。

最能显示出这种探索和开发正在不断进行的事实是：目前根管治疗方面，最有意义和最令人兴奋的发明创造和技术进步，在很多情况下，都是牙医学家过去就已经提出、研究和发表的概念的增益和精炼。

可以预言，在 Alfred Einhorn 发明的乙酰水杨酸（阿司匹林）和普鲁卡因基础上的研发，将带来无痛根管治疗术；而 Einhorn 工作的进一步延伸，将可预防根管治疗的术后疼痛，并最终使根管治疗术自始至终完全无痛。

牙医 Otto Walkhoff 和 C. Edmund Kells 通过对传统 X 光片的精炼，给牙科带来了可以大大减少电离发射的数字 X 线照相技术。根据目前的发展趋势，几年后，在多数牙科诊所，数字 X 线照相技术将完全取代传统的、以胶片为基础的 X 线照相技术。

越来越被循证医学所支持，并证明其高效率和高效益的一次性根管治疗术，是早在 19 世纪就已被提出并实践的基本概念的再现。据此，当前已达到一个共识，即只要有可能，对活髓牙行一次性根管治疗术是首选的治疗方案。下一个新领域将是无症状死髓牙的一次性根管治疗。很明显，一次性治疗死髓牙的国际研究正在蓬勃坚定地发展，越来越多设计完善的、可重复的，并已在牙科杂志上发表的研究成果，将最终使这个根管治疗中的技术变得合法化。

在今后几年中，甚至牙胶也将会被生物相容性良好的抗渗漏材料所取代。在这方面，目前的研究重点是开发一种输送系统，以便牙医能将精细的、无色的颗粒填充到多数根管的根尖 1/3 处，从而达到严密的封闭效果和良好的生物相容性。目前还有研究在寻找一种能精确判定早期牙髓炎症的、容易使用的方法——即开发一种无害化学物质，像石蕊变色实验那样，可通过颜色的改变来提示牙髓炎症。这样，当牙医将其涂于新鲜切割的牙本质小管渗出物上，就能知道完成最后的修复前是否需要进行根管治疗。

计算机技术，特别是网络技术的发展，意味着每一个新的发现、进展和临床发明会立刻传遍世界各地，这些新的知识将鼓舞我们每一位牙医。同时，这也意味着我们的患者也能得到这种信息，这将激励他们要求牙医必须提供所能达到的最好的治疗。这是新千年中，牙医将面临的新的职业挑战和新的医疗盟约。

Stephen Cohen